A COMPREHENSIVE ATLAS OF HAND SURGERY

私の手の外科

――手術アトラス

改訂第4版

広島大学名誉教授 津下健哉 著

南江堂

A COMPREHENSIVE ATLAS OF HAND SURGERY

4th Edition

KEN-YA TSUGE MD
Professor Emeritus
Hiroshima University
Hiroshima

© Ken-ya Tsuge, 2006
Published by Nankodo Co., Ltd., Tokyo, Japan

Designed by Kōji Itō
Printed and bound in Japan

All rights reserved. This book is protected by copyright. No part of this book may be reproduced in any form or by any means, including photocopying, or utilized by any information storage and retrieval system without written permission from the publishers and author.

本書の複製は著者および出版社の許諾なくしてはいかなる形式においてもできません．

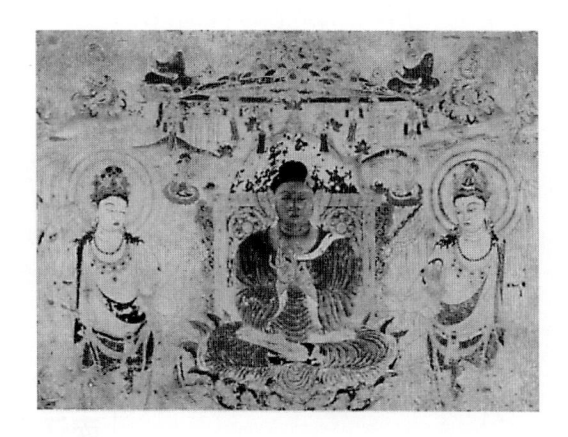

〔箱とカバーのデザインの手の図について〕
デザインの「手」の図は，法隆寺金堂壁画西大壁（6号壁）「阿彌陀浄土図」の一部分をさす，図の中央に阿彌陀如来の説法図がある．両手の姿があまりにも美しいので勿体ないことながら表紙に入れさせていただくことにした．印相は転法輪印とかで，如来の説法をされる容を表したものとのことである（著者）．（「奈良の寺⑧法隆寺金堂壁画」30頁，岩波書店，1975より．法隆寺ならびに岩波書店より1984年9月写真転載許可ずみ）

第 4 版 序 文

　第3版の出版が平成7年（1995年）であるから今日で早や10年を経過したこととなる．初版が昭和59年（1984年），2版が昭和63年（1988年），3版が1995年で数年毎に改訂してきたのであるが年齢のこともあり，最早改訂は不可能であろうと諦めていた．しかし未だ毎年多くの読者に恵まれることを思うにつけ，手の外科の進歩に遅れた内容の不足を申し訳なく思うと共に，広島手の外科・微小外科研究所という施設をまかされ，また健康にも一応恵まれたことを思うと，全面改訂はともかくとして，何とか必要最小限の改訂はできないものかと思い付いた．それに若いエネルギーの固まりである当院木森部長の手術を見るにつけ，最近の手の外科の考え方と内容にも触れることができ，思い切って南江堂とも相談したところ改訂を薦められたこともあり，可能な範囲での改訂を行うこととした．

　さて以前は私自身で図を描き，それを画家の方に修正して戴いたのであるが，最早年齢の関係で手に震えがあり，見苦しい線しか引けなくなったこともあって，今回は鉛筆画で原図をお渡しし，あとは画家の方にお願いして図を作製して戴くこととした．それに以前はオリジナルの画のみをと考えたが今回は一部他の方の図をお許しを得て使用させて戴くこととした．許可を載いた方々に厚く御礼を申し上げる．

　過去10数年の手の外科の進歩は予想以上のものがあり，私の空白の10年を埋めるには無理があるようだが，気のついた点のみ補修を行った．もちろん十分とは云い難いがお許しを戴きたい．また今回の改訂に際しても生田名誉教授，渡部長，杉田部長，水関部長らのお世話になり，さらに当院木森部長には多大の刺激を受け，本書の中にも多くの症例を入れさせて戴いたことを此処に厚く御礼申し上げる．それに研究所の水野優子さん，そして校正の面倒をみて戴いた南江堂の篠原，矢吹両氏，図を作製戴いた画家の鈴木氏に厚く御礼を申し上げる．

　なお，今回は検索の便のためインデックスシールを附した．ご利用戴ければ幸いである．

　　2006年1月

広島手の外科・微小外科研究所にて

津下　健哉

第 3 版 序 文

「私の手の外科―手術アトラス」の初版は私の大学定年の前年，すなわち昭和59年（1984年）に発刊しましたが間もなく内容の不足に気が付きこれを補足して改訂第2版を出版したのが昭和63年（1988年）でした．本書も幸い多くの人々に好評裏に迎えられ，今日まで数回の増刷を繰り返し，さらにこれを原本として英訳したものが英，独，伊，中国，韓国版として発刊されたことも望外の喜びでした．

しかし第2版出版からはや7年，この間に手の外科も各方面で急速の進歩をとげ，新しい術式の開発やら，新しい概念の導入などがなされ記載不足の部が目立つようになってきました．そこで力不足を自覚しながらもここに改訂第3版をだすこととしました．今回は私のもっとも弱い手根部不安定症とか橈骨末端骨折，および指の骨折の部の一部追加，また皮弁作製とか，肘関節形成の部に変形性関節症とか離断性骨・軟骨症を加え，それに頚髄損傷時の手の機能再建術とか痙性麻痺手の部，リウマチの部などにも訂正，追加を加えました．以上でページ数の増加は36ページ，またところどころにあった図の間違いの訂正，修正，または追加は126図に上りました．それに従来は図のみで説明文は最小限としてきましたが今回は多少とも説明文を追加させていただきました．

以上のごとくですがもちろん独りで手の外科のすべての面をカバーすることはできず，各所に不足の部の存在することは否定できません．しかし現在，そして今後出版されるであろう手の外科手術書はおそらく分担執筆の形をとらざるを得なくなり，本書が一人で書き上げた最後の手の外科手術書となるのではないかと思います．両者にはそれぞれ特徴があり，にわかに良否を云々することはできませんが，私自身過去40年間積み重ねてきた手の外科の総括を汲み取っていただければ幸いに存ずるとともに，手の外科将来の正しい進歩に少しでも役立つことができればと念願している次第です．

以上のごとく改訂第3版も多くの人に愛され，実地医家の方々のお役に立つことができればと存じている次第です．宜しくお願い申しあげます．

1995年9月10日

津下　健哉

第 2 版 序 文

「私の手の外科—手術アトラス」が発刊されて早や4年が経過しました．この間幸いにも好評を得て多くの方々に愛され，利用されてきたことは私の大変な喜びとするところであります．そしてこのたび改訂版を発刊することとなりました．

さて私は本書出版後の昭和60年に広島大学を定年退官し，広島県立身体障害者リハビリテーションセンターに勤務することになりましたが，ここでは当然のことながら取り扱う疾患が大学当時とはまったく異なり，痙性麻痺とかリウマチ，また頚髄損傷などの特殊疾患に遭遇することが多くなり，これまでの私の経験不足の部を補ってくれるとともに，アトラス集の中の記載の不足，また私の考えの誤りなどに気づくことになりました．

以上のような次第でアトラス集にもこれら不足の部に新しい図を挿入するとともに，一部記述の追加，訂正を行い，さらに新しく進歩のあった手根部の諸問題に関する図も少し挿入できたことは幸いでした．その他，図の修正，誤字の訂正，説明不足の部の補足なども加えて改訂版を出すこととしましたが，これら修正個所，その他については多くの方々の好意ある御指導をいただきましたことをここに厚く御礼申しあげます．そして本書が引き続いて実地医家の皆様に愛され続けることを願ってやみません．

それにこの手術アトラスもインドからの留学生であった Dr. R.R. Kanaugia 君らの援助で約2年をかけて英訳を完成，本年6月には McGraw-Hill 社からイタリア版が出版され，また近く Year Book Medical 社からアメリカ版が，そしてさらに Hippoclates 社からのドイツ語版も出版される予定となっています．

このようにして私の手の外科が世界の外科医により利用され，それがまた世界の多くの患者さんの治療に役立つことになれば本当に喜ばしいことです．今後もこの書に暖かい御支援を賜わりますようお願いする次第です．

1988年9月

津下　健哉

初 版 序 文

　手の外科のアトラス集の発刊を考えてから5年あまりが経過した．初めのうちは構想もまとまらず，しかも閑な時間をみつけての仕事であったから実質的には3年半から4年ばかりの仕事といってよいであろう．要は先に発刊した「手の外科の実際」と対をなすものであり，互いに不足するところを相補うものである．

　手の外科を始めて30年が経過したが，その経験のすべてを集約することができればと考えたものの結局のところ理想には程遠いものに終わってしまった．しかしそれぞれの図は多くの症例の中から代表的なものを選び，問題となるべき諸点を凝縮して呈示することにより，手の外科の本質を理解していただくよう努力するとともに，治療方針の建て方とか実施にあたっての心構えなどについての注意を喚起したつもりである．図はすべて著者自身の筆になるオリジナルとし，一部に他図を参考としたものもあるが引用は皆無である．手術操作については術中のスケッチとかスライド写真を参考にしたが，また多年の経験から得られたものを頭の中で整理・作図したものも多い．しかし素人の悲しさ，気になる譜図も少なくないがお許しいただきたい．

　さらにこの5年の間には私の考え方なり治療方針に変化があったり，術式の変更もあり，記述に不統一の点もないとしない．それに現在もいまだ未解決のまま不安な気持で作図したものも含まれている．読み返せば読み返すほど不安な点，不満な点，そして不足のところ，気になるところが止めどなく出てくるのが実情であるが，将来における追加，修正を予定するということでお許しをいただきたい．

　そしてこれはあとにも書かせていただいたが，本書を「私の手の外科」とさせていただいた．「私の」と入れることについては編集室にも種々御意見があったようであり，私自身にも迷いはあったが，内容はすべて私の過去30年間の経験の積み重ねからのものであり，誰々の術式ではあってもそれは最早私の術式に変貌している面も少なくないこと，それに「手の外科」は私にとって我が子のごとき存在であり，何か「私の」を入れたほうが私の気持にピッタリすると考えたことによることを御了解願いたい．そして本書が多くの人に愛されることを期待するとともに，疑

問の点，間違いの点，その他お気付きの点は直接著者あて御指摘いただければ幸いである．

　最後に，ともに手の外科を行なってきた教室の生田義和，渡　捷一両講師をはじめとする教室員諸君の御助力に深謝するとともに，症例の記載，写真の整理に多大の御援助をいただいた研究室の松禾史子君に心からの御礼を申しあげたい．

　1984年8月16日

津下　健哉

目　　次

- Ⅰ. 本書の刊行にあたって ———————————————————————— 1
- Ⅱ. 図譜の作製 ———————————————————————————— 1
- Ⅲ. 使用上の注意 ——————————————————————————— 2
- Ⅳ. 最良の指導書 ——————————————————————————— 2
- Ⅴ. 「手の外科」にあたっての基本 ———————————————————— 2
  - 1. 創造の医学 ——————————————————————————— 2
  - 2. 解剖的修復の重要性 ———————————————————————— 2
  - 3. 目標の設定と患者への説明 ————————————————————— 3
  - 4. Atraumatic な操作の重要性 ————————————————————— 3
- Ⅵ. 後療法の重要性 —————————————————————————— 4
  - 1. ハンドテラピストの育成，指導 ———————————————————— 4
- Ⅶ. 手の外科手術手技ビデオ集 ————————————————————— 4

第1章　手の外科一般 ———————————————————————— 7

1-1　「手の外科」とは ———————————————————————— 7

1　手における長軸アーチと横軸アーチ……… 8	16　切開のいろいろ………………………… 19
2　長軸アーチの開閉………………………… 8	17　手術の実施………………………………… 20
3　長軸アーチの解剖………………………… 8	18　皮膚縫合…………………………………… 22
4　指の伸展…………………………………… 9	19　ペンローズドレーンの作成・使用………… 22
5　指の屈曲…………………………………… 9	20　吸引ドレーン……………………………… 23
6　横軸アーチの開閉………………………… 9	21　術後における手の挙上位保持…………… 23
7　力の介達…………………………………… 10	22　通院時における手の挙上位保持………… 24
8　手関節の背屈と掌屈……………………… 10	23　後療法の開始……………………………… 24
9　手の良（機能）肢位と不良肢位 ………… 11	24　Life line の重要性………………………… 25
10　Rest position（機能肢位）時における指の肢位 12	25　筋力増強…………………………………… 26
11　手関節掌側における landmark ………… 12	26　各種 dynamic splint の利用 …………… 26
12　手関節背側における landmark ………… 13	A．指屈曲用スプリント………………… 26
13　麻酔に必要な局所解剖………………… 13	B．指伸展用スプリント………………… 30
14　手術の準備……………………………… 15	C．母指対立位保持用スプリント……… 32
15　術中におけるX線透視………………… 16	27　浮腫の防止………………………………… 34

第2章　新鮮外傷・火傷 ──────────────── 35

2-1　創傷の処置 ──────────────── 35
　Ⅰ．創の清掃 ──────────────── 35
　Ⅱ．骨折，脱臼の整復 ──────────── 35
　Ⅲ．深部組織の修復 ─────────────── 35
　Ⅳ．創の閉鎖 ───────────────── 35
　Ⅴ．後療法の早期開始 ──────────── 35

1. 創傷の清掃 …………………………… 36
2. 挫滅創の処置 ………………………… 36
3. 圧挫創の処置 ………………………… 38
4. 剝皮創の処置 ………………………… 38
5. 剝皮創の処置（分層植皮）………… 40
6. 肉芽創の処置 ………………………… 40
7. 骨折・脱臼を伴う挫滅創 …………… 41
8. 高度な挫滅創に対する処置 ………… 43

2-2　指の挫滅と切断 ──────────────── 46
　Ⅰ．切断の適応 ──────────────── 46
　Ⅱ．切断のレベル ─────────────── 46
　Ⅲ．多数指挫滅 ──────────────── 46
　Ⅳ．母指の重要性 ─────────────── 46
　Ⅴ．切断指の利用 ─────────────── 46
　Ⅵ．指の切断 ───────────────── 46

1. 指の切断 ……………………………… 47
2. 切断指の利用（neurovascular flap として） 48
3. 切断指の利用（fillet として）……… 50
4. 多数指の切断（示・中・環指）…… 51
5. 多数指の切断（母指以外の全指挫滅）… 52
6. 創の閉鎖に隣接皮膚の利用 ………… 53
7. Island pedicle（kite flap）の利用 …… 54

2-3　Degloving injury の処置 ──────────────── 55
　Ⅰ．剝離皮弁の再縫合 ──────────── 55
　Ⅱ．遊離植皮 ───────────────── 55
　Ⅲ．有茎植皮 ───────────────── 55
　Ⅳ．遊離・有茎植皮の合併 ────────── 55
　Ⅴ．Microsurgery の利用 ─────────── 55

1. Degloving injury の処置
 　（有茎植皮と分層植皮）…………… 56
2. Degloving injury の処置
 　（有茎植皮と全層植皮）…………… 57
3. Degloving injury の処置
 　（paired flap の利用）……………… 59
4. Ring injury の処置（microsurgery の利用）… 60
5. Ring injury の処置（有茎植皮の実施）……… 61

2-4　新鮮外傷処置の総括 ──────────────── 62

1. 一次的機能再建術の重要性………… 62
2. 深部組織の一次的修復の重要性…… 64

2-5 化膿創に対する処置 — 65

① 肉芽創の処置 ……………………… 65
② 化膿創に対する処置（degloving injury）… 66

2-6 熱傷（手）の治療 — 67

Ⅰ. 再汚染の防止 — 67
Ⅱ. 救急処置としての ice-water 療法 — 67
Ⅲ. 創の cleansing — 67
Ⅳ. 手の固定肢位 — 67
Ⅴ. 包帯の実施 — 67
Ⅵ. 包帯の交換 — 67
Ⅶ. 壊死組織の除去 — 67
Ⅷ. 皮膚移植 — 67
Ⅸ. 後療法 — 67

① 第Ⅱ度熱傷の処置 ……………………… 68
② 第Ⅲ度熱傷の処置 ……………………… 69
③ 電撃火傷の処置 ………………………… 70
④ 陳旧性電撃火傷の処置 ………………… 71
⑤ Heat press injury の処置（bipedicle graft）… 73
⑥ Heat press injury の処置（有茎植皮）…… 74
⑦ 放射線火傷の治療 ……………………… 77

第3章　爪の損傷 — 79

① 指尖部の解剖 …………………………… 80
② 爪の損傷とその修復 …………………… 80
③ 末節骨骨折と爪の剝離 ………………… 81
④ 爪の変形（爪床処置）………………… 81
⑤ 爪の変形（指尖形成）………………… 82
⑥ 爪の移植 ………………………………… 82
⑦ 陥入爪，爪根炎 ………………………… 82

第4章　指尖部損傷 — 83

4-1 実施にあたっての注意 — 83

Ⅰ. 指の種類 — 83
Ⅱ. 年　齢 — 83
Ⅲ. 切離の方向 — 83

① 指尖部切断 ……………………………… 84
② 指尖部斜切断 …………………………… 84
③ 指尖部横切断 …………………………… 86
④ 指尖部掌側斜切断 ……………………… 88
⑤ 指尖部切断（V-Y 法）（Atasoy-Kleinert）… 89
⑥ 指尖部切断（Kutler 法）……………… 89
⑦ 指尖部切断（手掌皮弁法）…………… 90
⑧ 指尖部切断（掌側皮弁前進法）(1)…… 90
⑨ 指尖部切断（掌側皮弁前進法）(2)…… 90
⑩ 逆行性指動脈島状皮弁法（児島）…… 91
⑪ 母指指尖部切断（掌側皮弁前進法）… 92
⑫ 母指指尖部切断（neurovascular flap 法）… 92

xii 目次

⑬ V-Y 法による掌側皮弁前進法（Kojima）…… 93
⑭ 母指指尖部切断（cross-finger 法）………… 93
⑮ 母指指尖部切断（sensory cross-finger 法, Gaul Jr 法）…………………………………… 94
⑯ 母指指尖部切断（sensory cross-finger 法）… 95
⑰ 母指指尖部切断（neurovascular flap 法）… 96
⑱ 母指指尖部切断（microsurgery の利用）…… 97
⑲ 指尖部断端変形の矯正……………………… 98

第5章 指の切断 ———————————————————— 99

5-1 実施にあたっての注意 ———————————————— 99
　Ⅰ．指の長さ———————————————————————— 99
　Ⅱ．指の種類———————————————————————— 99
　Ⅲ．断端の皮膚縫合———————————————————— 99
　Ⅳ．関節離断——————————————————————— 99
　Ⅴ．神経・腱・血管の処置 ———————————————— 99

① 指の末節での切断………………………… 100
② 指の DIP 関節での切断 ………………… 100
③ 指の中節での切断………………………… 101
④ 指切断端の痛み…………………………… 102
⑤ 指切断と形成手術………………………… 103
⑥ 示指切断と形成手術……………………… 103
⑦ 小指切断と形成手術……………………… 106
⑧ 中指切断に対する示指中手骨移行術…… 109
⑨ 環指切断に対する小指中手骨移行術…… 111

第6章 瘢痕拘縮と植皮 ———————————————— 113

6-1 瘢痕処置の原則 ———————————————————— 113
6-2 熱傷性瘢痕と外傷性瘢痕の区別 ————————————— 113
6-3 手術時期の決定 ———————————————————— 113
6-4 瘢痕の完全除去と変形の矯正 —————————————— 113
6-5 植皮の種類の決定 ——————————————————— 114
　Ⅰ．遊離植皮・有茎植皮の選定 —————————————— 114
　Ⅱ．全層植皮・分層植皮の選択 —————————————— 114
6-6 植皮縫合線のデザイン ————————————————— 114
6-7 植皮後の後療法 ———————————————————— 114

Ⅰ．瘢痕拘縮の治療………………………… 115
① 遊離全層植皮術…………………………… 115
② 瘢痕拘縮（小児）の治療 ………………… 119
③ 瘢痕拘縮（陳旧症例）の治療 …………… 120
④ 植皮の簡便法……………………………… 123
⑤ 指の瘢痕による屈曲拘縮（瘢痕切除と植皮）… 125
⑥ 指の瘢痕による屈曲拘縮（コ字切開の利用）… 125
⑦ 指の瘢痕による屈曲拘縮（掌側 V-Y 法の利用）…………………………………………… 126
⑧ 指の瘢痕による拘縮（側方 V-Y 法の利用）… 126

⑨ 瘢痕拘縮（手背）の治療 ……………… 127
⑩ Z-形成の角度と延長の関係 …………… 128
⑪ Z-形成の縫合時の注意 ………………… 128
⑫ Multiple Z-形成の実施 ………………… 129
⑬ 線状瘢痕に対するZ-形成の利用 ……… 129
⑭ 指間部水かき形成に対するZ-形成 …… 130
⑮ Opposed double Z-plasty with V-Y advancement 法の実施 ………………… 130
⑯ 指間部水かき形成の治療……………… 131
　A．Opposed double Z-plasty ………… 131
　B．Rotational flap 法………………… 131
　C．V-Y 法 …………………………… 131

D．"Rabbit ears" flap（児島）………… 132
⑰ 指間部水かき形成に対する指間形成………… 133
⑱ 指根部瘢痕の治療……………………… 133
　A．局所皮弁の利用と遊離植皮の合併… 133
　B．MP関節掌側瘢痕に対する局所皮弁の利用 134
　C．Dorsal flap with double-opposing lateral digital extensions ………… 134
⑲ PIP関節背側瘢痕に対する局所皮弁の利用… 135
⑳ 母指の内転拘縮に対するZ-形成変法の利用（Brand法）………………………… 135
㉑ 外傷性瘢痕に対する植皮……………… 137
㉒ 種々の植皮の併用……………………… 138

第7章　有茎植皮術 — 141

7-1　遠隔位皮膚の利用（distant flaps） — 141
7-2　局所皮膚の利用（local flaps） — 141
7-3　遊離植皮と有茎植皮の比較 — 141

① 有茎植皮術……………………………… 142
② 機能再建を予定しての有茎植皮の範囲……… 146
③ 手背瘢痕に対する有茎植皮…………… 146
④ 有茎植皮における二次手術（脂肪除去術と腱剥離術）…………………………… 148
⑤ Multiple pedicle flap の利用 ………… 150
⑥ 指屈側瘢痕に対する cross-finger 法 … 152
⑦ Paired flap 法の利用 …………………… 153
⑧ Tubed pedicle（2段階法）の作製（Bunnell法）……………………… 154
⑨ Tubed pedicle（1段階法）の作製 …… 154
⑩ Groin flap の利用 ……………………… 155
⑪ 小皮弁の作製（chest flap）…………… 157
⑫ Island pedicle（kite flap）の利用 …… 158
　A．示指背側皮膚の利用……………… 158

　B．Neurovascular island pedicle 法 … 159
　C．逆行性前腕皮弁（radial forearm flap）…… 159
　D．逆行性後骨間皮弁（reverse posterior interosseous flap）………………… 159
　E．筋肉皮弁の利用（musculocutaneous flap） 161
⑬ Flag flap 法の実施 …………………… 161
⑭ 逆行性背側中手動脈島状皮弁………… 162
⑮ 局所皮膚の利用………………………… 163
　A．Rotation 法のいろいろ ………… 163
　B．指背側皮下血管網………………… 163
　C．Advancement 法のいろいろ …… 164
⑯ Local flap の実施 ……………………… 164
　A．Local flap の利用（1）………… 164
　B．Local flap の利用（2）………… 165
⑰ Double Z-rhombic repair 法の実施 … 165

第8章　骨折と脱臼 — 167

8-1　骨折治療の原則 — 167
　Ⅰ．整　復 — 167
　Ⅱ．固　定 — 167
　Ⅲ．早期運動開始 — 167

1. 末節骨の骨折 — 168
2. 末節骨の剥離骨折 — 168
3. 末節骨の剥離骨折の処置に用いられる切開 — 170
4. 末節骨の開放骨折 — 170
5. 突き指による母指 IP 関節の脱臼骨折 — 170
6. 突き指による母指 DIP 関節内骨折 — 171
7. DIP 関節内骨折（木森） — 172
8. 突き指による DIP 関節脱臼 — 172
9. 突き指による末節骨剥離骨折 — 172
10. 陳旧性骨性槌指変形の矯正（木森） — 173
11. 中節骨骨欠損に対する骨移植 — 174
12. 移植骨片の形成 — 174
13. 骨折と解剖 — 174
14. 中節骨骨折とその転位 — 175
15. 骨折の整復 — 175
16. 中節骨頸部骨折 — 176
17. 中節骨骨頭骨折とその固定 — 176
18. 陳旧性 DIP 関節内骨折（木森） — 177
19. PIP 関節の脱臼・骨折（徒手整復） — 177
20. 伸展型骨折に対する extension block 法 — 178
21. PIP 関節の脱臼・骨折（3 方向牽引） — 179
22. PIP 関節背側脱臼・骨折の処置 — 179
23. 軸圧型 PIP 関節の脱臼・骨折（新鮮例に対する観血的整復） — 180
24. 中指 PIP 関節背側脱臼・骨折（木森） — 181
25. 環指中節骨基部骨折（木森） — 181
26. CM 関節からの骨・軟骨移植を用いての関節形成 — 182
27. PIP 関節の脱臼・骨折（陳旧例に対する Eaton 法） — 183
28. 複雑な PIP 関節脱臼・骨折の処置 — 184
29. PIP 関節の脱臼・骨折（陳旧例に対する牽引療法） — 184
30. PIP 関節の脱臼・骨折（陳旧例に対する観血的整復） — 185
31. PIP 関節の掌側脱臼 — 186
32. PIP 関節掌側板剥離骨折 — 187
33. PIP 関節の掌側脱臼・骨折 — 188
34. 基節骨の骨頭骨折 — 189
35. 基節骨の陳旧性頸部骨折 — 189
36. 基節骨骨折 — 190
37. 基節骨骨折と骨端線離開 — 191
38. 小指基節骨基部骨折（木森） — 193
39. 小指 MP 関節内骨折（木森） — 193
40. 圧挫による基節骨骨折 — 194
41. 金属副子による固定 — 194
42. 創外固定器による整復と固定 — 195
43. 示指 MP 関節の背側脱臼 — 195
44. 中手骨骨折 — 197
45. 中手骨頸部骨折 — 198
46. 中手骨骨折の観血的整復 — 199
47. 指骨骨折のいろいろな固定法 — 199
48. 指骨骨折のさいには回旋転位がないよう注意する — 200
49. 指骨変形治癒の矯正（楔状骨切り術） — 201
50. 指骨変形治癒の矯正（ドーム型骨切り術） — 202
51. 母指 MP 関節の脱臼 — 202
52. 母指基節骨基部剥離骨折 — 203

| 53 | 母指中手骨基部骨折のいろいろ……………… 204
| 54 | 母指中手骨基部横骨折……………………… 204
| 55 | 母指中手骨頸部骨折の整復・固定（木森）… 205
| 56 | 母指中手骨 Rolando 骨折 ………………… 205
| 57 | Bennett 骨折（母指 CM 関節の脱臼・骨折）の整復・固定………………………………… 206
| 58 | Bennett 脱臼（母指 CM 関節の脱臼・骨折）と変形性関節症の発生………………………… 207
| 59 | Bennett 骨折の治療………………………… 208
| 60 | 母指 CM 関節の脱臼に対する靱帯形成術 … 208
　　A．橈側手根屈筋腱の利用
　　　　（Eaton and Littler 法）………………… 208
　　B．橈側長手根伸筋腱の利用……………… 209
| 61 | 指 CM 関節の脱臼・骨折（木森）………… 210
| 62 | 手関節背側面および掌側面における主要靱帯構造……………………………… 210
| 63 | 手関節における掌側靱帯断裂と手根不安定症の発生……………………… 211
| 64 | 手関節部における骨折・脱臼の発生………… 212
| 65 | 橈骨遠位端骨折のいろいろ（転位と整復）… 213
| 66 | 橈骨遠位端骨折の分類と治療……………… 214
| 67 | 骨移植を要する圧迫骨折…………………… 215
| 68 | 単純関節内骨折群と粉砕関節内骨折群（斎藤の分類）…………………………… 215
| 69 | 粉砕 Colles 骨折の亜分類（斎藤の分類）…… 216
| 70 | 背側または掌側 Barton 骨折と chauffeur 骨折の合併（斎藤の分類）……………………… 216
| 71 | Colles 骨折に対する骨片転位の計測と創外固定法の利用…………………………… 217
| 72 | Colles 骨折の経皮的整復（木森）…………… 218
| 73 | Dorsal split depression 型骨折（木森）……… 218
| 74 | 掌側 Barton 骨折（手関節掌側脱臼・骨折）の整復・固定（木森）………………………… 220
| 75 | 月状骨周囲脱臼のいろいろ………………… 220
| 76 | 舟状骨骨折を伴う舟状骨周囲脱臼………… 221
| 77 | 舟状骨骨折部位と骨癒合期間……………… 222
| 78 | 陳旧性月状骨周囲脱臼の観血的整復……… 222
| 79 | 舟状骨遷延治癒骨折に対する楔状骨移植…… 224
| 80 | 舟状骨遷延治癒骨折に対する骨移植法（Russe 法）………………………………… 225
| 81 | 舟状骨偽関節形成に対する骨移植と茎状突起切除……………………………… 226
| 82 | 中枢列手根骨切除…………………………… 227
| 83 | 有鉤骨骨折………………………………… 230
| 84 | 橈骨遠位端変形治癒骨折の矯正…………… 230
| 85 | 橈骨遠位端変形治癒骨折の矯正骨切りと骨延長術…………………………………… 232

第 9 章　手，指における靱帯損傷 ―――――― 233

| 1 | PIP 関節側副靱帯断裂の治療………………… 234
| 2 | PIP 関節脱臼・骨折と側副靱帯の断裂……… 235
| 3 | PIP 関節側副靱帯の再建（Milford 法）…… 236
| 4 | PIP 関節の過伸展による掌側関節囊の断裂… 237
| 5 | PIP 関節の過伸展変形の治療……………… 237
| 6 | 母指 MP 関節尺側側副靱帯断裂（新鮮例）… 238
| 7 | 陳旧な母指 MP 関節尺側側副靱帯断裂（示指伸筋腱移行）……………………… 240
| 8 | 陳旧な母指 MP 関節尺側側副靱帯断裂（靱帯形成術）……………………………… 240
| 9 | 母指 MP 関節尺側側副靱帯基節骨付着部断裂 241
| 10 | 母指 MP 関節尺側側副靱帯中手骨骨頭付着部断裂………………………………… 241
| 11 | 陳旧性母指 MP 関節亜脱臼………………… 242
| 12 | 母指 MP 関節橈側側副靱帯再建…………… 243
| 13 | 示指 MP 関節ロッキング…………………… 243
| 14 | 示指 MP 関節ロッキングに対する側方進入路 245
| 15 | 母指 MP 関節ロッキング…………………… 246

16 手関節の捻挫と掌側靱帯断裂……………… 248
17 手関節の尺側障害………………………… 249
　A．TFCC の構造……………………………… 249
　B．TFCC の作用……………………………… 249
18 尺側手根伸筋腱の脱臼に対する靱帯固定…… 250
19 遠位橈尺関節の亜脱臼（橈骨と尺骨の関係）… 250
20 尺骨遠位端の背側亜脱臼に対する腱固定…… 251
21 その他：手関節尺側障害について…………… 252

第10章　関節の変形・拘縮 ― 253

10-1　関節の変形・拘縮に対する手術 ― 253
　I．関節固定術 ― 253
　II．関節形成術 ― 253

1 DIP 関節固定術（1）……………………… 254
2 DIP 関節固定術（2）……………………… 254
3 DIP 関節の変形性関節症（Heberden 結節）… 255
4 PIP 関節固定術…………………………… 256
5 関節内骨欠損に対する骨・軟骨移植（生田）… 256

10-2　PIP 関節の屈曲障害の原因 ― 257
10-3　PIP 関節の伸展障害の原因 ― 257

1 PIP 関節の伸展拘縮（屈曲障害）に対する手術 258
2 PIP 関節の屈曲拘縮（伸展障害）に対する手術 259
3 PIP 関節掌側の靱帯構造……………………… 260
4 PIP 関節拘縮（伸展・屈曲両障害）の除去… 261
5 PIP 関節の変形性関節症…………………… 262
6 PIP 関節に対する surface replacement 人工関節
　（Mayo 型）………………………………… 263
7 基節骨骨折と腱剥離術……………………… 264
8 MP 関節の拘縮に対する手術 ……………… 265
9 中手骨骨折に伴う MP 関節拘縮の手術……… 267
10 母指 MP 関節固定術……………………… 268
11 母指 CM 関節の変形性関節症に対する
　固定用装具（ネオプレン材使用）…………… 269
12 母指 CM 関節固定術（Howard 法）………… 270
13 母指 CM 関節固定術の別法
　（Leach and Bolton 法）…………………… 271
14 母指 CM 関節の変形性関節症に対する
　形成術（1）（木森）………………………… 271
15 母指 CM 関節の変形性関節症に対する
　形成術（2）………………………………… 272
16 母指 CM 関節の変形性関節症に対する骨切り術 272
17 手関節固定術……………………………… 273
18 指 CM 関節の陳旧性脱臼に対する関節切除と
　固定術……………………………………… 277
19 尺骨遠位端切除術（Darrach 手術）………… 278
20 尺骨遠位端を残存せしめる場合…………… 279
21 除神経術…………………………………… 279
22 尺骨突き上げ症候群に対する尺骨短縮術…… 280

第11章　フォルクマン拘縮 ― 281

11-1　急性期症状 ― 281
11-2　急性期処置 ― 281
11-3　筋膜減張切開の問題点 ― 281

11-4 分　類 —————————————————————————— 282
Ⅰ．軽　症 —————————————————————————— 282
Ⅱ．中等症 —————————————————————————— 282
Ⅲ．重　症 —————————————————————————— 282
11-5 手術時期の決定 —————————————————————— 283
11-6 フォルクマン拘縮の治療 ——————————————————— 284

1. フォルクマン拘縮（軽症例）と指の拘縮 … 284
2. 定型的なフォルクマン拘縮（中等症）と
   前腕筋解離手術の切開 …………………… 284
   A．Ellipsoid infarct の発生と切開 ………… 284
   B．前腕屈筋解離手術の実施 ………………… 285
3. フォルクマン拘縮に対する腱移行術 ………… 288
4. フォルクマン拘縮（重症例）に対する
   筋肉移植 …………………………………… 290

11-7 フォルクマン拘縮治療の総括 ———————————————— 291
Ⅰ．軽症例 —————————————————————————— 291
Ⅱ．中等症例（定型例） ———————————————————— 291
Ⅲ．重症例 —————————————————————————— 291
11-8 手に限局したフォルクマン拘縮 ——————————————— 292

1. Intrinsic plus 拘縮の診断（Bunnell） ……… 292
2. 手に限局したフォルクマン拘縮の治療 ……… 293
3. 陳旧性フォルクマン拘縮（前腕）に対する
   手根骨摘出術，または手関節固定術 ………… 296

第12章　デュプイトレン拘縮 ———————————————————— 297

1. 手掌腱膜および指の腱膜の構造 ……………… 298
2. McFarlane によるデュプイトレン拘縮の
   発生病理 …………………………………… 298
3. デュプイトレン拘縮の診断（拘縮の進行と
   種々の切開） ………………………………… 299
4. 指の拘縮と血管神経束の転移 ………………… 300
5. Skoog 切開の利用 …………………………… 301
6. V-Y 法の利用 ………………………………… 301
7. 直線切開に Z-形成を利用する方法 …………… 301
8. 高度拘縮指の切断 …………………………… 302
9. 母指のデュプイトレン拘縮 …………………… 303
10. 小指のデュプイトレン拘縮 …………………… 303

第13章　キーンベック病 ——————————————————————— 305

1. 橈骨短縮術 …………………………………… 306
2. 壊死骨の血行再建（revascularization） …… 306
3. 有茎骨片移植法 ……………………………… 308
4. Silastic implant の挿入（Swanson 法） …… 309
5. 腱球挿入法（Carroll） ……………………… 310
6. 部分的関節固定術 …………………………… 311
7. Salvage 手術 ………………………………… 311
付：Microgeodic disease（Maroteaux） ……… 311

第14章　母指の機能再建 — 313

1. 母指を考えるにあたっては著者は常に……… 314
2. 母指の可動範囲（掌面）…………………… 314
3. 母指の運動と指との相互関係…………… 315
4. 母指を固定する筋肉群（背面）…………… 315
5. 母指を固定する筋肉群（掌面）…………… 315

14-1　母指内転拘縮の治療 — 316

1. 線状瘢痕に対するZ-形成 ………………… 316
2. 線状瘢痕に対するbutterfly plasty ………… 317
3. 線状瘢痕に対するtetrahedral Z-形成
   （Furnas法）…………………………………… 317
4. 第1指間のrelease operation（Brand法）… 318
5. 第1指間への有茎植皮（Littler変法）……… 319
6. 母指の外傷性内転拘縮…………………… 320
7. 母指の外傷性内転拘縮の治療（三浦法）…… 321
8. 母指内転拘縮に対するrelease operation
   （Sandzon法）………………………………… 324
9. 前腕皮弁の利用…………………………… 324

14-2　母指の延長 — 325

1. 母指の短縮・欠損に対する処置………… 325
2. 母指の延長（cocked hat法）……………… 325
3. 母指の延長（逆cocked hat法）…………… 327
4. 第1指間のdeepeningと逆cocked hat法の
   合併…………………………………………… 328
5. 指の延長術（Matev法, DeBastiani）……… 329
6. On top plasty法（Kelleherらの法）………… 329

14-3　Phalangization — 332

1. Phalangizationの実施（全層植皮）……… 332
2. Phalangizationの実施（骨移植）………… 332

14-4　母指化手術 — 334

1. 母指化手術の切開と操作………………… 334
2. 母指化手術の実施例（1）………………… 336
3. 母指化手術の実施例（2）………………… 338

14-5　母指における知覚再建 — 340

1. 母指におけるneurovascular island pedicle法の
   実施…………………………………………… 340

14-6　手関節切断に対するKrukenberg法 — 342

1. 切　開……………………………………… 342
2. 筋の分離…………………………………… 342
3. 皮膚の閉鎖………………………………… 343

14-7　術式の選択 — 344

Ⅰ．母指短縮・欠損に対する術式の選択 — 344
Ⅱ．母指における知覚の再建 — 344
Ⅲ．造母指手術 — 344

第15章　マイクロサージャリー ─── 345

15-1　手の外科に用いられるmicrosurgeryの利用分野 ─── 345

1. 顕微鏡を使用しての手術風景 …… 346
2. Microsurgeryに必要な手術器具（生田）…… 347
3. 微小血管縫合の順序 …… 348
4. 微小血管縫合と外膜 …… 349
5. 血管壁への針の刺入角度 …… 350
6. 半周縫合位の血管反転 …… 350
7. 開存試験（patency test）…… 351
8. 切断部分の保存方法 …… 352
9. 上肢切断の症例 …… 352
10. 手掌部切断の症例 …… 354
11. 切断指再接着時における腱縫合 …… 357
12. 指の再接着の症例 …… 357

15-2　指の再建接着にさいしての注意事項 ─── 359

- Ⅰ．指の再接着術の適応 ─── 359
- Ⅱ．2チームの編成 ─── 359
- Ⅲ．縫合の順序 ─── 359
- Ⅳ．縫合する血管の数 ─── 359

1. 直接に動脈の端々縫合が不可能な場合の処置 360
2. 母指の再接着の症例 …… 360
3. 母指の引き抜き損傷 …… 362
4. ドプラー血流検出器 …… 362
5. 皮弁移植としてしばしば用いられる鼠径皮弁（groin flap），また下腹皮弁（epigastric flap）の採取部位と血行 …… 363
6. 皮弁の採取の状況 …… 363
7. 足背よりの皮弁採取と血行，ならびに神経支配 364
8. 手背に対する血管柄付き皮弁移植 …… 364
9. 母指に対するfree sensory skin（hemipulp）flap transfer …… 366
10. Degloving injuryに対する有茎植皮，および神経・血管柄付き皮弁による母指再建 …… 368
11. Toe to thumb transfer，関節移植 …… 370
12. Microsurgeryの重要性 …… 370
13. 将来のmicrosurgery …… 370

第16章　屈筋腱損傷 ─── 371

屈筋腱損傷の治療原則　371

16-1　一次腱縫合の適応 ─── 371
- Ⅰ．受傷からの経過時間 ─── 371
- Ⅱ．受傷原因の如何 ─── 371
- Ⅲ．損傷部位の如何 ─── 371
- Ⅳ．創の状況の如何 ─── 371

16-2　一次縫合と二次縫合 ─── 371

16-3　腱縫合にさいしての注意 ─── 372

16-4　腱縫合の評価法 — 372
Ⅰ．指各関節の屈曲角の総和からするもの（米国手の外科学会） — 372
Ⅱ．指尖-手掌間距離（TPD）からするもの（Boyes変法） — 373
Ⅲ．White法とその変法 — 373
Ⅳ．Buck-Gramcko法 — 373

16-5　屈筋腱損傷の治療 — 374
1. 屈筋腱損傷の治療に必要な解剖 … 374
2. 腱の栄養 … 374
3. 腱鞘の解剖 … 375
4. 腱の損傷と後退 … 375

16-6　腱の縫合法 — 377
1. ループ状糸付き針を用いての腱縫合（津下法） … 377
2. ループ状ナイロン糸付き針による腱縫合時の注意事項 … 380
3. ループ状ナイロン糸付き針を用いての腱縫合法の利点 … 381
4. 今日までに用いられてきたいろいろな腱縫合法 … 382

16-7　部位別腱損傷の治療法 — 383
1. 腱損傷のzone区分（Verdan） … 383
2. ZoneⅠでの腱縫合法 … 383
3. ZoneⅠでの腱前進法 … 385
4. 腱固定術 … 386
5. ZoneⅠでの腱損傷（陳旧例） … 386
　A．腱移植法（Pulvertaft法） … 386
　B．深指屈筋腱付着部の剝離断裂 … 388
6. ZoneⅡ（末梢側1/3）での腱損傷（新鮮例） … 389
　A．腱縫合（一次） … 389
7. ZoneⅡ（中央1/3）での腱損傷（新鮮例） … 390
　A．腱縫合（一次） … 390
8. 腱鞘内腱縫合の実施 … 393
9. ZoneⅡ（中枢側1/3）での腱損傷（新鮮例） … 394
　A．腱縫合（一次） … 394
10. ZoneⅡでの二次腱縫合 … 395
11. ZoneⅡでの腱損傷（腱移植） … 397
12. 移植腱の末梢端縫合 … 400
13. 移植腱の中枢端縫合 … 401
14. 移植腱の中枢端縫合の別法（石井） … 401
15. 腱損傷修復後の固定肢位 … 402
16. ZoneⅡでの腱損傷に対する腱移行 … 403
17. 長母指屈筋腱（ZoneTⅠ）での損傷（新鮮例） … 404
　A．腱縫合 … 404
　B．腱前進法 … 405
18. 長母指屈筋腱（ZoneTⅡ, Ⅲ）での損傷（陳旧例） … 406
　A．腱移植 … 406
　B．腱移行 … 408
19. 長母指屈筋腱損傷の術後固定肢位 … 408
20. 手掌部（ZoneⅢ）での腱損傷（新鮮例） … 409
　A．腱縫合 … 409
21. 手掌部（ZoneⅢ）での腱損傷（陳旧例） … 410
　A．腱損傷と癒着の発生 … 410
　B．腱移植（long graft） … 410
22. 手根管部（ZoneⅣ）での腱損傷（新鮮例） … 411
23. 手根管部（ZoneⅣ）での腱損傷（陳旧例） … 412
　A．腱移植（bridge graft） … 412
24. 前腕掌側（ZoneⅤ）での腱損傷（新鮮例） … 414
25. 前腕掌側（ZoneⅤ）での腱損傷（陳旧例） … 416
26. 前腕での挫創による屈筋腱損傷 … 418
27. 屈筋腱の断裂例（1） … 420
28. 屈筋腱の断裂例（2） … 422

㉙ ZoneⅡでの一次腱縫合後の腱剝離 ………… 423
㉚ 手掌部での腱縫合と癒着発生部位………… 425
㉛ 腱移植後の腱剝離……………………………… 426
㉜ 陳旧性腱縫合例に対する腱剝離……………… 427
㉝ 陳旧性腱損傷例に対する腱剝離と腱鞘再建… 427
㉞ 腱剝離と有茎植皮……………………………… 430
㉟ 不良位置瘢痕と絹糸…………………………… 431
㊱ 腱損傷に対する silicone rod の使用 ………… 432
㊲ 陳旧性 heat press injury に対する rod の使用 434

第17章 伸筋腱損傷 — 435

17-1 伸筋腱損傷の治療 — 435
① 伸筋腱の構造………………………………… 436

17-2 伸筋腱の部位別治療法 — 436
① 伸筋腱損傷の zone 区分 …………………… 436
② DIP 関節背側での伸筋腱の新鮮損傷（槌指変形）の原因 ……………………… 437
③ 保存的療法のいろいろ……………………… 437
④ 観血的療法…………………………………… 439
⑤ DIP 関節背側での伸筋腱の陳旧損傷……… 440
⑥ 陳旧症例に対する観血的療法……………… 440
⑦ 陳旧症例に対する Snow 法 ……………… 441
⑧ 陳旧症例に対する Iselin 法 ……………… 441
⑨ 母指 IP 関節背側での腱損傷 ……………… 441
⑩ PIP 関節背側での伸筋腱損傷……………… 442
⑪ 新鮮症例の処置……………………………… 443
⑫ 陳旧性ボタン穴変形の保存的矯正………… 443
　A．保存的療法……………………………… 443
　B．観血的療法……………………………… 444
⑬ 陳旧性ボタン穴変形に対する腱移植（Fowler 法）……………………………… 446
⑭ 陳旧性ボタン穴変形に対する Matev 法 …… 446
⑮ 陳旧性ボタン穴変形に対する切腱術（Fowler 法）……………………………… 447
⑯ 陳旧性ボタン穴変形に対する Burkhalter らの方法……………………………………… 447
⑰ MP 関節背側での伸筋腱損傷 ……………… 447
　A．指の伸展障害…………………………… 447
⑱ 手背での伸筋腱損傷………………………… 448
⑲ 母指 MP 関節背側での伸筋腱損傷………… 449
⑳ 長母指伸筋腱損傷に対する腱移行術……… 449
㉑ 伸筋腱に対する腱剝離術…………………… 450
㉒ 手関節背側での伸筋腱損傷………………… 451
㉓ 手関節橈側での伸筋腱損傷………………… 454
㉔ 手関節背側での陳旧性伸筋腱損傷………… 455
㉕ 前腕掌側での伸筋腱損傷…………………… 457
㉖ 前腕背側での伸筋断裂……………………… 459
㉗ 伸筋腱の脱臼………………………………… 459
㉘ 特発性伸筋腱脱臼…………………………… 460
㉙ 小指伸筋腱脱臼……………………………… 460

第18章 神経損傷 — 461

18-1 神経損傷の治療原則 — 461

18-2 正中，尺骨，橈骨神経機能評価法（日本手の外科学会案） — 461
Ⅰ．知覚機能評価 — 461
Ⅱ．運動機能評価 — 462

18-3　神経損傷の分類模式図（Sunderland） — 465

1. 末梢神経損傷の治療 …………… 466
2. 緊張下での神経縫合（anchoring funicular suture） …………… 468
3. 指神経の縫合 …………… 468
4. 手掌での神経損傷 …………… 468
5. 手掌での尺骨神経分岐部損傷 …………… 470
6. 尺骨神経分岐部損傷（陳旧例） …………… 472
7. 手掌での正中神経分岐部損傷 …………… 472
8. 前腕における正中・尺骨神経損傷，屈筋腱損傷 …………… 474
9. 陳旧性正中神経損傷の縫合 …………… 475
10. 手関節橈側での橈骨神経知覚枝損傷 …………… 478
11. 前方移動による尺骨神経縫合 …………… 479
12. 神経の部分損傷の縫合 …………… 480

18-4　神経縫合か移植か，適応決定 — 481

1. 移植神経の採取 …………… 482
2. 神経移植術 …………… 483
3. 正中・尺骨神経損傷に対する神経移植術 …… 484
4. 家庭電気鋸による5週前の母指損傷に対する神経移植 …………… 485
5. 橈骨神経の露出 …………… 485
6. 後面よりの橈骨神経運動枝の展開 …………… 486
7. 血管柄付き神経移植 …………… 487

18-5　神経縫合を受けた患者さんに（知覚再教育の1例） — 488

第19章　腱鞘炎 — 489

19-1　弾撥指の治療 — 489

1. 成人における弾撥母指 …………… 490
2. ステロイドの腱鞘内注入 …………… 491
3. 指における弾撥指 …………… 491
4. 小児における弾撥母指 …………… 492
5. 小指伸筋腱の弾撥現象 …………… 493
6. PIP関節での弾撥現象 …………… 493
7. 腱交叉部での弾撥現象に対する浅指屈筋腱一側交叉の切除 …………… 494
8. 狭窄性腱鞘炎（de Quervain 腱鞘炎）の治療 494
9. Intersection syndrome …………… 496
10. 手関節の弾撥現象（trigger wrist） ………… 496

第20章　絞扼性神経障害（entrapment neuropathy） — 497

1. 手根管症候群の治療 …………… 497
2. 陳旧性手根管症候群に対する母指対立再建 … 501
3. 尺骨神経管症候群の治療 …………… 503
4. 肘部管症候群（cubital tunnel syndrome） … 504
    A．内上顆切離術（King法） …………… 504
    B．外反肘を伴う遅発性尺骨神経麻痺に対する尺骨神経の前方移動術（Learmonth法） … 508
    C．肘部管症候群の原因のいろいろ …………… 511
5. 後骨間神経麻痺の治療 …………… 513
6. 前骨間神経麻痺の治療 …………… 515

第21章　腱移行術 ─────────── 517

- 21-1　麻痺手に対する腱移行術 ─────────── 517
- 21-2　腱移行に対する5つの原則（Bunnell） ─── 517
- 21-3　その他注意すべき諸点 ─────────── 517
- 21-4　腱移行の適応 ───────────────── 517
- 21-5　低位，および高位正中神経麻痺に対する機能再建 ─── 518
  - Ⅰ．正中神経麻痺の症状 ─────────── 518
  - Ⅱ．術前の処置 ─────────────── 518
  - Ⅲ．機能再建 ──────────────── 518

Ⅰ．低位正中神経麻痺 ……………………… 519
1. 低位正中神経単独麻痺に対する機能再建 …… 519
2. 小指伸筋を用いての母指対立再建 …………… 520
3. 環指浅指屈筋を用いての母指対立再建 ……… 522
4. 短母指伸筋腱を用いての神経対立再建
   （Enna 変法） ……………………………… 523
5. 手根伸筋を用いての母指対立再建
   （Henderson 法） …………………………… 525
6. 手根管切開と手掌腱膜の移行による母指対立再建
   （Camitz 法） ………………………………… 525
7. 小指外転筋を用いての母指対立再建
   （Hüber-Littler 法） ………………………… 526
8. 長母指屈筋腱の移動による母指対立再建
   （Makin 変法） ……………………………… 527

Ⅱ．高位正中神経麻痺 ……………………… 527
1. 高位正中神経単独麻痺に対する機能再建 …… 527

Ⅲ．正中神経麻痺の陳旧症例 ………………… 529

- 21-6　正中神経単独麻痺に対する腱移行の総括 ─────── 531
  - Ⅰ．力源の選択 ─────────────── 531
  - Ⅱ．移行腱の縫合 ────────────── 531
- 21-7　低位，および高位尺骨神経麻痺に対する機能再建 ─── 531
  - Ⅰ．尺骨神経麻痺の症状 ─────────── 531
  - Ⅱ．術前の処置 ─────────────── 531
  - Ⅲ．機能再建 ──────────────── 531

Ⅰ．低位尺骨神経麻痺 ……………………… 532
1. 尺骨神経の神経支配 ………………………… 532
2. 尺骨神経麻痺の症状 ………………………… 532
3. 骨間筋機能再建 ……………………………… 533
4. 橈側手根伸筋に腱移植を行っての
   骨間筋機能再建法（Brand 法） ……………… 534
5. MP 関節掌側関節囊縫縮術（Zancolli 法） … 535
6. MP 関節掌側関節囊縫縮術（Zancolli 法）の
   実施 ………………………………………… 536
7. "Lasso" 法によるかぎ爪変形の矯正
   （Zancolli 法） ……………………………… 537
8. 移行腱先端の基節骨固定法（Burkhalter
   and Strait 法） …………………………… 538
9. 低位尺骨神経単独麻痺に対する "lasso" 法を
   用いての機能再建 ………………………… 538
10. "Lasso" 法の変法 …………………………… 541

⑪ 母指内転機能再建のいろいろ……………… 542
⑫ 示指外転の再建（Neviaser 法）…………… 543

Ⅱ．高位尺骨神経麻痺……………………………… 544

21-8　尺骨神経単独麻痺に対する腱移行の総括 —— 544
　Ⅰ．かぎ爪変形の矯正 —— 544
　Ⅱ．母指内転機能再建 —— 544

21-9　低位正中・尺骨両神経麻痺に対する機能再建 —— 544
　Ⅰ．低位正中・尺骨両神経麻痺の症状 —— 544
　Ⅱ．術前の処置 —— 544
　Ⅲ．機能再建 —— 544

① 低位正中・尺骨両神経麻痺に対する機能再建
　（Fowler 法）……………………………… 545
② 力源として長橈側手根伸筋（背側）を用いる
　もの─ Brand 法（1）……………………… 546
③ 力源として長橈側手根伸筋（掌側）を用いる
　もの─ Brand 法（2）……………………… 546
④ 力源として橈側手根屈筋を用いるもの
　（Riordan 法）……………………………… 547
⑤ かぎ爪変形矯正後の固定肢位と後療法……… 547
⑥ 移行腱の先端を基節骨に固定する方法
　（Burkhalter and Strait 法）……………… 548
⑦ 低位正中・尺骨両神経麻痺に対する機能再建
　（"lasso" 法）……………………………… 549

21-10　低位正中・尺骨両神経麻痺に対する腱移行の総括 —— 551
　Ⅰ．かぎ爪変形の矯正 —— 551
　Ⅱ．母指対立再建 —— 551
　Ⅲ．母指内転機能再建 —— 551

21-11　高位正中・尺骨両神経麻痺に対する機能再建 —— 552
　Ⅰ．高位正中・尺骨両神経麻痺の症状 —— 552
　Ⅱ．術前の処置 —— 552
　Ⅲ．機能再建 —— 552

① 高位正中・尺骨両神経麻痺に対する機能再建
　……………………………………………… 552

21-12　高位正中・尺骨両神経麻痺に対する腱移行の総括 —— 555
　Ⅰ．かぎ爪変形矯正 —— 555
　Ⅱ．母指対立再建 —— 555
　Ⅲ．母指内転機能再建 —— 555

21-13　橈骨神経麻痺に対する機能再建 —— 556
① 橈骨神経の神経支配………………………… 556
② 高位橈骨神経麻痺の症状…………………… 556
③ 低位橈骨神経麻痺の症状…………………… 557

21-14　橈骨神経麻痺に対する腱移行術 —— 557
　Ⅰ．術前における注意 —— 557

① 高位橈骨神経麻痺に対する腱移行術………… 558
② 低位橈骨神経麻痺に対する腱移行術………… 562

21-15　神経損傷，伸筋腱損傷合併例に対する腱移行 ―――― 563

第22章　頸髄損傷の機能再建 ―――――――――― 565

22-1　頸髄損傷による上肢の麻痺 ―――――――――― 565

A．Zancolliの分類………… 565
B．頸髄損傷に対する国際分類………… 566
① 肘関節伸展が不能なものに対する上腕三頭筋再建法（Moberg法）………… 566
② 肘関節の屈曲は可能であるが，手関節背屈が不能なものに対する機能再建………… 567
③ 手関節の背屈が可能であるが掌屈不能で，指の屈伸も不能なものに対する機能再建………… 568
④ 手関節の背屈が可能であるが，指の屈伸が不能なものに対する機能再建………… 569
　A．一次手術………… 570
　B．二次手術………… 571
⑤ 伸筋群に腱固定でなく腱移行を行う場合…… 574
　A．一次手術………… 574
　B．二次手術………… 576
⑥ 指の伸展は可能であるが，指の屈曲が不能なものに対する機能再建………… 577
　A．一次手術………… 577
　B．二次手術………… 577
⑦ 指の伸展は可能であるが，母指屈曲不能・骨間筋機能障害型に対する機能再建………… 579

第23章　腕神経叢麻痺の機能再建 ―――――――――― 581

① 腕神経叢の解剖と高位分類………… 582
② 腕神経叢手術に用いられる切開………… 582
③ 神経移植………… 582
④ 肘屈曲再建としてのOberlinらの方法………… 583
⑤ Double muscle法（土井）による肘と手の機能再建………… 583
⑥ 肘屈曲再建術（1）－前腕屈筋の利用（Steindler変法）………… 584
⑦ 肘屈曲再建術（2）－大胸筋の利用（Clark法）………… 586
⑧ 肘屈曲再建術（3）－広背筋の利用………… 589
⑨ 肋間神経移行術（津山法）………… 591
⑩ 肩関節固定術………… 593
⑪ 前腕における回外拘縮の矯正（Zancolli法）　594

第24章　肘関節の手術 ―――――――――― 597

24-1　肘関節形成術 ―――――――――― 597

① 肘関節内側アプローチ………… 598
② 肘関節後側方アプローチ………… 599
③ 肘関節内・外両側アプローチ………… 604
④ 転位の著明な陳旧性顆上骨折………… 605
⑤ 肘関節周囲骨化形成に対する関節形成術…… 606
⑥ 重度変形性関節症に対する肘関節形成術…… 608
⑦ テニス肘に対する手術療法………… 611
⑧ 離断性骨軟骨症の治療………… 611
⑨ 肘内側側副靱帯の再建（1）（村上，村田）… 613
⑩ 肘内側側副靱帯の再建（2）（木森）………… 614

目次

⑪ 肘外側側副靱帯の再建（木森）……………… 614
⑫ 橈骨頭骨折の治療（木森）…………………… 615
⑬ Morrey による成人橈骨頭骨折の分類 ……… 615
⑭ 橈骨頭切除と floating prosthesis（Judet）… 616
⑮ 上腕骨遠位端粉砕骨折（木森）……………… 616

第 25 章 痙性麻痺 — 617

25-1 痙性麻痺手の治療 — 617
Ⅰ．手術適応 — 617

① 母指内転・屈曲拘縮に対する治療…………… 618
② 前腕回内・手関節屈曲変形軽症例の解離術… 619
③ 前腕屈筋の解離術……………………………… 620
④ 前腕回内変形の矯正…………………………… 622
⑤ 手関節屈曲・前腕回内変形の矯正…………… 624
⑥ Swan-neck 変形に対する浅指屈筋腱固定術（Swanson 法）……………………………… 626
⑦ S-P 腱移行術（Braun）………………………… 626

第 26 章 炎症性疾患 — 627

26-1 化膿性疾患の治療 — 627

① 爪根炎の治療…………………………………… 628
② 陥入爪………………………………………… 628
③ 瘭疽の治療…………………………………… 629
④ 骨髄炎に移行した瘭疽……………………… 630
⑤ 化膿性腱鞘炎の保存的療法………………… 630
⑥ 化膿性腱鞘炎の観血的療法………………… 631
⑦ 手の腱鞘，および滑液包の解剖…………… 633
⑧ 示指の化膿性腱鞘炎………………………… 634
⑨ 化膿性腱鞘炎の母指腔，中央手掌腔への波及経路………………………………… 634
⑩ 指環と化膿……………………………………… 635
⑪ 化膿性腱鞘炎の広範な波及………………… 636

26-2 結核性腱鞘炎の治療 — 637

① 結核性腱鞘炎，屈筋腱断裂………………… 638
② 結核性手関節炎……………………………… 639

第 27 章 リウマチの肘と手 — 641

27-1 リウマチ手の治療 — 641
Ⅰ．滑膜炎と変形の発生 — 641
Ⅱ．リウマチ X 線像の Larsen 分類 — 641

① 肘関節の滑膜切除術（津下）………………… 642
② 骨の虫食い像と侵入肉芽の摘出…………… 645
③ 橈骨骨頭切除と silastic implant（Swanson）の使用………………………………………… 646
④ 肘関節に対する人工関節…………………… 646
⑤ 手関節の滑膜切除術………………………… 647
⑥ 伸筋腱の滑膜切除術………………………… 652
⑦ 手関節の掌側脱臼と伸筋腱断裂…………… 653
⑧ 伸筋腱の断裂………………………………… 654
⑨ 伸筋腱（環指）断裂の治療………………… 654
⑩ 伸筋腱（環・小指）断裂の治療…………… 655
⑪ 伸筋腱（中・環・小指）断裂の治療……… 658

⑫ Palmar shelf arthroplasty ……………… 658
⑬ 橈骨遠位端掌側面の破壊……………… 659
⑭ 手関節部分固定術……………………… 660
　A．腱固定術（石井ほか）……………… 660
　B．Sauvé and Kapandji 法 ……………… 660
　C．限局性関節固定術…………………… 661
　D．全手関節固定術（1）……………… 662
　E．全手関節固定術（2）……………… 663
⑮ MP 関節の滑膜切除 …………………… 664
⑯ MP 関節脱臼と滑膜切除 ……………… 666
⑰ 指の尺側偏位と MP 関節滑膜切除…… 667
⑱ 陳旧性 MP 関節脱臼の治療（resection arthroplasty）………………………… 669
⑲ Avanta 型 implant の使用例 ………… 672
⑳ MP 関節脱臼と指尺側偏位の矯正（Zancolli 法）………………………… 673
㉑ MP 関節脱臼と指尺側偏位の矯正（関節切除と腱移行）……………………… 676
㉒ Swan-neck 変形と切開 ………………… 677
㉓ Swan-neck 変形の矯正（軽症例）…… 678
㉔ Swan-neck 変形の矯正（中等症例）… 680
㉕ Swan-neck 変形の矯正（重症例）…… 681
㉖ PIP 関節の滑膜切除 …………………… 681
㉗ PIP 関節の変形の発生 ………………… 684
㉘ PIP 関節滑膜嚢の腫大 ………………… 684
㉙ ボタン穴変形手………………………… 684
㉚ 陳旧性ボタン穴変形の矯正…………… 685

　A．Fowler 法 …………………………… 685
　B．Burkhalter 法………………………… 686
　C．人工関節 Avanta PIP implant の挿入 …… 686
㉛ DIP 関節における滑膜腫脹…………… 687
㉜ 長母指伸筋腱断裂の治療……………… 687
㉝ 母指 MP 関節の滑膜切除 ……………… 689
㉞ 母指 MP 関節の滑膜腫大と逆 swan-neck 変形の発生………………………………… 690
㉟ 逆 swan-neck 変形の矯正 ……………… 691
㊱ 逆 swan-neck 変形に対する関節固定術 …… 691
㊲ 母指 IP 関節の側方偏位と関節固定術 ……… 691
㊳ 母指 Swan-neck 変形の発生と治療 …… 691
㊴ 母指 CM 関節の滑膜腫大と swan-neck 変形の発生………………………………… 692
㊵ 母指 CM 関節の破壊性脱臼に対する骨切り術 692
㊶ 母指 CM 関節障害に対する大多角骨人工関節置換（Swanson）…………………… 693
㊷ 母指 CM 関節腱形成術（Martini 変法）…… 694
㊸ 母指 CM 関節の関節固定術 …………… 695
㊹ 指屈筋腱腱鞘炎の治療………………… 696
㊺ 関節の滑膜肥厚と腱鞘滑膜肥厚の関連…… 696
㊻ 多数指における屈筋腱腱鞘炎の治療…… 697
㊼ リウマチに合併する手根管症候群…… 698
㊽ 手掌から前腕にいたる滑膜炎（手根管症候群を合併）の治療（1）…………… 699
㊾ 手掌から前腕にいたる滑膜炎の治療（2）… 699

第 28 章　先天異常 — 701

28-1　先天異常に対する治療原則 — 701
Ⅰ．両親との信頼関係の確立 — 701
Ⅱ．先天異常の原因と発生 — 701
Ⅲ．先天異常の分類と把握 — 701
Ⅳ．治療の開始時期 — 702
Ⅴ．手の先天異常症例（著者，1958～83 年）— 702

28-2　多指症の治療 ——— 703
　Ⅰ．母指多指症のWassel分類 ——— 703
　Ⅱ．手術時期 ——— 703

1　末節型母指多指の治療 ……… 704
　A．橈・尺側成分が同大の場合の治療
　　　（Bilhaut-Cloquet法）……… 704
　B．しばしば認められるCloquet法実施後の爪の
　　　変形 ……… 704
　C．橈側成分が劣勢の場合の治療（片側切除に
　　　よる骨抜き皮弁形成法）……… 705
　D．骨抜き皮弁形成法後の指先の変形 ……… 705

2　基節型母指多指の治療 ……… 705
　A．Type Aに対する手術 ……… 706
　B．Type Bに対する手術 ……… 708
　C．Type Cに対する手術 ……… 711

3　中手骨型母指多指の治療 ……… 712
　A．Wassel Ⅴ型に対する手術 ……… 712
　B．Wassel Ⅵ型に対する手術 ……… 713

4　3指節型母指多指（Wassel Ⅶ型）の治療 … 713
　A．Wassel Ⅶ型のType Cに対する手術 …… 714
　B．Wassel Ⅶ型のType Dに対する手術（1） 714
　C．Wassel Ⅶ型のType Dに対する手術（2） 715
　D．Wassel Ⅴ，Ⅶ型に対する手術 ……… 716

5　母指多指症術後変形の諸原因とその矯正 …… 718
　A．母指多指症術後のZ-変形の矯正
　　　（骨切り術）……… 718
　B．母指多指症術後のZ-変形の矯正
　　　（皮膚形成）……… 719
　C．Z-変形が強度な場合の矯正（骨の回旋）… 720
　D．母指MP関節の固定性の獲得，腱移行の
　　　利用（1）……… 720
　E．母指MP関節の固定性の獲得，腱移行の
　　　利用（2）……… 721
　F．年長児における母指MP関節の固定術 …… 722

6　3指節母指の治療 ……… 723

7　尺側多指症の治療 ……… 724
　A．両側尺側多指（1）……… 724
　B．両側尺側多指（2）……… 725

8　中央列多指症の治療 ……… 726

28-3　合指症の治療 ——— 727
　Ⅰ．手術時期 ——— 727

1　浅い水かき形成に対するopposed double
　　Z-plasty with V-Y advancement法 ……… 728

2　皮膚に多少の余裕のある合指症 ……… 728
　A．三角皮弁指間形成法 ……… 728
　B．台形皮弁指間形成法 ……… 729
　C．Bauer, Tondra and Trusler法 ……… 729
　D．丸毛らの方法 ……… 730

3　皮膚に余裕のない合指症 ……… 731
　A．三角皮弁指間形成法 ……… 731
　B．全面植皮法 ……… 731

4　短合指症に対する指の分離（1）……… 732

5　短合指症に対する指の分離（2）……… 733

6　短合指症のいろいろ ……… 734

7　合指症の術後療法 ……… 735

8　合指症の術後瘢痕拘縮の矯正 ……… 735

9　アペール症候群の手の変形と指の分離 …… 737

28-4　裂手の治療 ——— 739
　Ⅰ．手術時期 ——— 739

1　裂手の閉鎖方法 ……… 740

2　指列を寄せる方法 ……… 741

3　一般的裂手の治療 ……… 742

4　裂手に母・示指間の合指を合併する場合 …… 744

5　裂手のいろいろ（複合裂手）……… 746
　A．Cross boneを有する裂手 ……… 746

B．Cross bone の特殊例 ……………… 747
　　C．中央列多指の裂手への移行 ……… 748
　　D．裂手・合指合併の複合裂手例 …… 749
⑥ 複雑な複合裂手の治療
　　（裂手における指の分離） ……………… 750
⑦ 広範な指骨癒合を伴う複合裂手の治療
　　（裂手における指の分離） ……………… 751

　　A．遊離植皮の実施 ……………………… 751
　　B．複合裂手における指の分離
　　　（有茎植皮の実施） ………………… 752
⑧ 指骨癒合（複合裂手）の1つと考えられる
　　delta phalanx 例 ………………………… 754
⑨ 環指列裂手例 …………………………… 755

28-5　先天性拘縮症の治療 ——————————————————————— 756
　　Ⅰ．先天性母指屈曲・内転拘縮 ——————————————————————— 756
　　Ⅱ．屈指症 ————————————————————————————————— 756
　　Ⅲ．風車翼状手 ——————————————————————————————— 756
　　Ⅳ．アルトログリポージス ————————————————————————— 756
　　Ⅴ．伸筋腱欠損症 —————————————————————————————— 756

Ⅰ．母指屈曲・内転拘縮 ……………… 757
① 母指屈曲・内転拘縮に対する矯正位副子固定 757
② 母指屈曲・内転拘縮の治療 ………… 758
　　A．母指屈曲・内転拘縮の治療（1）………… 758
　　B．母指屈曲・内転拘縮の治療（2）………… 759
　　C．MP 関節固定術 ……………………… 760
Ⅱ．屈指症 ……………………………… 762
① 屈指症に対する矯正位副子固定 ……… 762
② 屈指症の実際 ………………………… 762
　　A．両側小指屈指症 ……………………… 762

　　B．中・環指の屈指症 …………………… 763
　　C．年長児の屈指症に対する手術 ……… 764
③ 風車翼状手の治療 …………………… 765
　　A．軽度症例の外科的矯正 ……………… 765
　　B．重度症例の外科的矯正 ……………… 766
④ 指伸筋腱の先天性欠損 ……………… 769
　　A．指伸筋腱の先天性欠損（1）…………… 769
　　B．指伸筋腱の先天性欠損（2）…………… 770
⑤ 第1指間の拘縮と示指斜指 …………… 771
⑥ 手関節屈曲拘縮（多発性関節拘縮症による） 773

28-6　橈側列発育不全症の治療 ——————————————————————— 774
　　Ⅰ．母指発育不全 —————————————————————————————— 774
　　Ⅱ．内反手 ————————————————————————————————— 774
　　Ⅲ．手術時期 ———————————————————————————————— 774

Ⅰ．橈側列発育不全の治療 …………… 775
① 母指球筋発育不全（1, 2度）の治療 ……… 775
② Myocutaneous flap による母指対立再建
　　（生田法）………………………………… 777
③ 浮遊母指（3度）の治療 ……………… 778
④ 浮遊母指手に対する母指化手術（Blauth 法）779
　　A．皮切のデザイン ……………………… 779
　　B．母指化完了 …………………………… 780
　　C．別縫合 ………………………………… 780

⑤ 母指高度発育障害（4, 5度）に対する母指化
　　手術（Buck-Gramcko 法）……………… 781
⑥ 4指手（5度）に対する母指化手術
　　（Buck-Gramcko 法）
　　A．皮切のデザイン ……………………… 784
　　B．母指化完了 …………………………… 784
⑦ 5指手に対する母指化手術（Blauth 法）…… 785
　　A．皮切のデザイン ……………………… 785
　　B．母指化完了 …………………………… 785

⑧ 5指手に対する母指化手術（生田法）......... 786
⑨ 有茎植皮を用いての母指の再建............... 787
II. 内反手の治療............................. 788
① 内反手に対する centralization の考え方 788
② 内反手に対する centralization 789
③ Radialization による内反手の矯正
　（Buck-Gramcko 法）...................... 791

28-7　尺側列発育不全の治療 — 793

① 尺側列発育障害の治療..................... 793
② 尺側指の発育不全（癒合症）の治療 794

28-8　絞扼輪症候群の治療 — 796
　I. 特　徴 — 796
　II. 手術時期 — 796

① 絞扼輪症候群の治療....................... 797
② 複雑な形態を示す acrosyndactyly 798
③ 絞扼輪の除去に用いられるいろいろの手術法 799
④ 両手の絞扼輪症候群の治療................. 799
⑤ Acrosyndactyly の分離 800
⑥ 絞扼輪に対する V-Y 法の利用 801

28-9　巨指症の治療 — 802
　I. 特　徴 — 802
　II. 治　療 — 802

① 巨指に対する骨端線切除................... 803
② 巨指の短縮............................... 803
③ 巨指の短縮と縮小（1） 804
④ 巨指の短縮と縮小（2） 804
⑤ 巨指の短縮（Barsky 法）................... 805
⑥ 巨指の短縮（Tsuge 法）................... 805
⑦ 巨指の切断............................... 805
⑧ 巨指症に対する関節切除................... 807
⑨ 巨指と正中神経肥大の合併................. 808

28-10　短指症の治療 — 809

① 短指症（小指中節骨）の治療 809
② 短指症（中手骨）の治療................... 809
③ 短合指症の分類と治療..................... 810
④ 横軸発育停止（欠損症） 811

28-11　その他 — 811

A. カーナー（Kirner）変形の矯正............. 811
B. 母指 MP 関節過伸展例..................... 812
C. マーデルング変形手....................... 813
D. 短指伸筋の存在........................... 813

第 29 章　手の腫瘍 — 815

　I. 軟部腫瘍手術例 — 815
　II. 骨腫瘍手術例 — 815

29-1　手に発生する悪性腫瘍 — 816

① 扁平上皮癌............................... 816
② メラノーム（melanoma） 816
③ 転移癌................................... 816

29-2　軟部組織よりの腫瘍 — 817

① 脂肪腫（lipoma）......................... 817
② ガングリオン（ganglion）................... 817

A．もっとも多いガングリオン……………… 817	⑧ 血管腫（haemoangioma）…………………… 827
③ いろいろのガングリオン………………… 818	A．指に発生した硬化性血管腫……………… 827
A．もっとも多いガングリオン……………… 818	B．手に発生した広範な硬化性血管腫……… 828
B．比較的まれな部におけるガングリオンの発生……………………………………… 818	C．手掌における海綿状血管腫……………… 830
	D．前腕における海綿状血管腫……………… 830
C．長い柄を有するガングリオン…………… 819	⑨ リンパ管腫（lymphangioma）……………… 832
D．屈筋腱腱鞘よりのガングリオン………… 820	⑩ グロムス腫瘍（glomus tumor）…………… 833
E．DIP 関節における粘液嚢腫（mucous cyst）821	A．指先部のグロムス腫瘍…………………… 833
④ 良性巨細胞腫（giant cell tumer）………… 822	B．爪下グロムス腫瘍の摘出………………… 833
A．指における良性巨細胞腫………………… 822	⑪ 外傷性仮性動脈瘤（pseudoaneurysm）…… 834
B．広範な良性巨細胞腫……………………… 822	⑫ 先天性動静脈瘻（arteriovenous fistula）… 835
⑤ 類上皮嚢腫（epidermoid cyst）…………… 824	⑬ 幼児性指線維腫（infantile digital fibromatosis）……………………………… 836
⑥ 肉芽腫（granuloma）……………………… 824	
⑦ 神経鞘腫（schwannoma）………………… 825	⑭ 若年性腱膜線維腫（juvenile aponeurotic fibromatosis）……………………………… 837
A．単発性の神経鞘腫………………………… 825	
B．多発性の神経鞘腫………………………… 826	

29-3　骨組織よりの腫瘍　　838

① 内軟骨腫（enchondroma）………………… 838	⑥ 類上皮嚢腫（epidermoid cyst）…………… 841
② 多発性内軟骨腫（multiple enchondroma）… 839	⑦ 外骨腫（exostosis）………………………… 842
③ 月状骨嚢腫に対する掻爬と骨移植（bone cyst）…………………………… 840	⑧ 爪下外骨腫（subungual exostosis）……… 843
	⑨ 類骨骨腫（osteoid osteoma）……………… 843
④ 軟骨性外骨腫（cartilaginous exostosis）（1） 840	⑩ 動脈瘤性骨嚢腫（aneurismal bone cyst）… 844
⑤ 軟骨性外骨腫（cartilaginous exostosis）（2） 841	⑪ 創外固定器による仮骨延長術……………… 845

文　　献　　847

索　　引　　885

I. 本書の発刊にあたって

今日まで多くの手に関する図書が発行されてきた．私も『手の外科の実際』を発刊し，幸いにも多くの方々に愛読されてきたことは望外の喜びとするところである．しかし「手の外科」を学ぶにあたって書物のみによることは意外に労多くして功少なしの感を否定しえない．それは書物による記載には限度があり，とくに「手の外科」でもっとも大切な手術・手技につき，そのすべてを明確に読者に伝えることは不可能であるからである．手術においてもっとも大きなことは途中経過であるが，書物での記載は得てして始点と終点であり，その結果としての細かい操作は省略されることが多い．したがって，もし操作に差異があれば終点は似て非なるものとなるわけで，その結果を云々してもそれは無意味といわなければならない．学会においても多くの演題が発表され，討議が繰り返されるが，手術での途中操作に差異があればお互いの討議はすれ違いに終わり，意味のない討論に終始することになるであろう．

では「手の外科」を学ぶにあたってもっともよい方法は何であろうか．それはお互いが顔をつき合わせ，手術を公開し，個々の手技に検討を加えてのち成績を比較して初めて術式の良否が判定され，成績の向上が期待されるわけで，「手の外科」を学ぶ最良法は経験ある先輩の手術をより多く見学することにあるように思われる．私も今日まで世界各地における多くの方々の手術を見学し，自分としてはもっとも適当と思われる手技を私なりにつくりあげて今日にいたっている．

著者としてはこれら手術を多くの方々にみていただき，批判を願えればと考えているが，これを実施することは時間的にも，また物理的にも不可能である．

II. 図譜の作製

そこで私は過去30年間における私の手の外科の総括をアトラス集として公開し，御批判を仰ぐとともに，これから「手の外科」を始めようとされる方々の参考ともなればと考えた次第である．写真は真実を伝えるようであるが細部については意外にわかりにくいものである．私は最初手術の1コマ1コマを漫画風にとも考えたが，私には漫画を描く才能はないので結局できるだけ解剖に忠実なペン画とし，必要な説明は図内に挿入して理解を容易にし，とくに手術時の注意事項とかコツというようなものをできるだけ細かく記載することとした．

各図譜については，多少の不安はあったが少数のものを除いて，ほかはすべて私自身で描くこととし，墨入れも自分でしたのち専門家の修正をいただいた．したがって所々に線の乱れなど気になるところも少なくないが御容赦をいただきたい．要はできるだけ解剖に忠実であることを願うとともに，本書を利用される方々に誤解をおこすことのないよう願っている次第である．しかし間違いがないとはもちろん言いがたい．お気付きの点があれば直接著者あて御指摘をお願いしたい．

本書を『私の手の外科』とさせていただいたが，これは過去30年近く多くの文献を読み，多くの先輩の手術を見学し，それに自分なりの工夫を加えて現在私

としてもっともよいと考え，実施している術式をそのままここに紹介したことによるものである．誰々の術式と呼ばれるものも数多く含まれるが，細かい操作についてはオリジナルのそれとは多少異なるところもあることを御理解願いたい．

なお本アトラスの製作にあたっては多くの教室員諸君の御協力をいただいたが，とくにマイクロサージャリーの項に関しては生田義和君の，また先天異常の項については渡　捷一君の図譜を参考，利用させていただいたことを深謝申しあげる．

III. 使用上の注意

本書は図譜を主とし，説明文は最小限にとどめることとした．それは別に発刊している『手の外科の実際』（南江堂刊）と併用していただければとも考えたからである．もちろん本書のみの利用も結構である．とくに「手の外科」をある程度経験された方には便利であり，かつ利用度も高いのではないかと考えている．

ただもっとも心配するのは，まったくの初心者が本書の図譜を見よう見まねで手術をされないかという点である．もちろん手術によってはそれも可能であろうが，「手の外科」でもっとも大切なことは適応決定の過程であり，またそれぞれの手術操作の過程であって，同じ手術を行うにしても過程に違いがあれば，その成績には大きな差異が現れ，患者を不幸にする結果となるであろう．

そこで著者の希望としては，本書の全項目に目を通していただいて「手の外科」の何たるかを理解され，さらに挿入図譜の1つ1つを一応記憶にとどめ，症例ごとにいつでも適宜術式を変更できる可能性をもって手術に臨んでいただきたいと念願している．

IV. 最良の指導書

最後に「手の外科」の最良の指導書は，書物ではなくて経験ある人の手術を少しでも多く見学，観察することであることを再度付け加えておきたい．

V.「手の外科」にあたっての基本

1. 創造の医学

「手の外科」は「機能外科の極地」であるといって過言でない．手の外科においてはいかにして手の機能を温存するか，また失われた機能があればいかにしてこれを再建するかが常に問われるところであって，そこでは整形外科学，形成外科学，神経外科学のすべての面をフルに活用しなければならず，いわば機能を創る「創造の医学」ともいってよい．そして科学とは別にさらに芸術性をも要求される手術の分野といってよいであろう．

2. 解剖的修復の重要性

機能的回復には解剖的修復が要求される．解剖的完全は機能的完全を意味するわけで，したがって局所の

解剖と運動機能を熟知したうえで，できるだけ完全な解剖的修復に努めることは手の外科の基本となる．これはすべての組織について望まれるところであって，さらに手術操作による瘢痕の形成は最小限にとどめなければならない．瘢痕があれば機能が障害されるのは当然であり，解剖的修復とは瘢痕のない修復ともいいかえることができよう．瘢痕のない修復のためには，組織壊死，ないし細胞死を最小限とする必要があり，atraumatic の操作が必要となる．

ヒポクラテス（ガレヌス，またパラセルススとも言う）の言葉に「医は自然の臣僕也」というのがある由である．治すのは自然の力，神の力であり，医師はその臣僕として治りやすい状態をつくってやるということであろう．われわれ外科医にできることはできるだけ解剖的修復をして治りやすい状態をつくり，しかも瘢痕を少なくして機能的によりよい回復が得られるよう努力すべきであろう．修復の名のもとに組織を殺して予後を不良にすることだけは極力避けなければならない．

3. 目標の設定と患者への説明

手術にあたっては一応の最終目標を設定し，これにつき患者に説明，了解を得ておく必要がある．目標の設定にはかなりの経験と知識を必要とすることはいうまでもない．患者の了解と協力は良成績を得るための基本である．

4. Atraumatic な操作の重要性

組織は解剖的に，しかも瘢痕がもっとも少ない状態で修復されなければならないが，そのためには atraumatic な操作ということが要求される．瘢痕の原因となる組織壊死は最小限にとどめなければならない．そのためには，次のごとき諸点に注意すべきであろう．

a. **解剖の熟知**

平面的解剖でなく立体的解剖をよく知っておく必要がある．これは次に述べる手術の計画性とも相俟って手術をスムーズに行ううえにきわめて重要である．

d. **手術の計画性**

手術の分割が必要であれば前もって患者によく説明し，納得を得ておく必要がある．手術にあたってはその順序を頭に描き，一度頭の中で手術をやってみることが大切．これにより器具の不足などの初歩的ミスは防止されるはずである．

c. **止血帯の使用**

いかなる小手術にさいしても止血帯の使用を原則とし，横着をきめ込むことは厳に戒める．「急がばまわれ」ということを忘れるべきでない．なお止血帯の使用は1時間30分以内とし，子ども，成人により230〜300 mmHg を使用する．

d. **手術器具の選択**

Atraumatic な操作の可能な先の細いピンセット，鉗子，ハサミなどを使用する．組織の圧挫をきたすような器具は使用すべきでない．針，縫合材料の選択もきわめて大切である．異物反応の強いものは使用すべきでない．

e. **拡大鏡の使用**

原則として 2.5〜3.6 倍大の拡大鏡を使用して不必要な組織の損傷を防止しなければならない．

f. **組織の取扱い**

組織は丁寧に取扱いその損傷を最小限にするよう努める．またしばしば食塩水を使用して組織の乾燥を防止するとともに，ガーゼの使用にさいしては組織をこするなどして圧挫することのないよう注意する．要は組織の気持ちになって組織を扱うことが大切である．

g. **止血の重要性**

止血点は bipolar coagulator によりそのつど止血し

ていく．結紮は異物を遺すこととなるので最小限にとどめ，しかも血管のみを結紮して周囲組織を含めないようにしなければならない．

なお，止血帯をゆるめたのちは充血をきたして出血が強くなるので時間をかけて確実に止血する．また，原則としてドレーンを留置する．血腫形成は瘢痕を増大し，予後を不良にする最大原因となることを忘れてはならない．

h. 術後処置

術後は適度な圧迫包帯のもと手を挙上位に保つが，これらは術後の出血，浮腫，ひいては疼痛の軽減に大切であり，ひいては組織の瘢痕化，fibrosis化の防止に大切である．

以上，これを要するに「手の外科のコツ」は上記基本を忠実，確実に行うことにあるといってよいであろう．

i. マイクロサージャリー手技の重要性

さらに言えば手の外科はマイクロサージャリーの手技に習熟することなしには良結果は得られないので，手の外科を行う者は必ずマイクロサージャリーの手技を習熟ののちにこれを行うべきものと考える．

VI. 後療法の重要性

術後の成績は手術そのものに大きく影響されることはもちろんであるが，さらに後療法の如何にも大きく影響されることを忘れるべきでない．患者には手術の内容をよく理解せしめて協力，指導していく態度が重要である．各種理学療法の指示のしっぱなし，スプリントの与えっぱなしはもっとも不可である．与えるリハビリテーションでなく経過に適した指示のもと，患者からの積極的意欲を引き出すリハビリテーションを行うことが大切である．筋力とか意欲は他から与えるものでなく，自らの努力により初めて得られるものであることを忘れるべきでない．

1. ハンドテラピストの育成，指導

ハンドテラピストの育成，指導はとくに大切である．馴れないテラピストはすぐ手を出し，いわゆるマッサージをしたがるものであるが，最初は観察のみ，手術記事，X線所見を見て主治医と相談ののちに理療にかかるべきである．医師も積極的に問題点を説明し，局所の病状，たとえば骨の癒合状況とか瘢痕の程度などを理解させる必要がある．また，手術見学の機会もたびたび持つことが大切である．要はテラピストが治すという考えは放棄し（医師の場合も同じ），その手の機能が治るためには如何なる援助ができるかを考えるべきである．テラピストが治すのではなく患者自身が治すよう指導することが大事である．各種dynamic splintも積極的に作製，使用せしめるよう指導する．

そして早期職場復帰はしばしばもっともよい後療法となることも忘れてはならない．

VII. 手の外科手術手技ビデオ集

　先にも述べたが手の外科手術ではその過程が大切であって，同じ「atraumaticな操作」といっても人によりかなりの差異があると思われる．すなわち手術成績の如何は手術の過程，すなわち手技如何により大きく異なることとなる．「手の外科は知識ではない．知識と訓練に裏付けされた技術」といってよいであろう．知識は比較的容易に伝達可能であるが，技術は先輩の手術を盗み，自分も工夫し，経験を積み重ねていく以外に方法がない．そのためにもと考え，先年来，手の外科手術手技研修用のビデオ集を作製した．

　幸いにも日本手の外科学会より研修用ビデオライブラリーに採用されているが，当院木森部長の手術を短縮，録画したもので，第1集〜第8集は基本的な症例82症例を収録したものであり，さらに第9集は「手術器具の選択」，第10集は「後療法と装具」とした．もちろん満足なものではないが，手技，技術の修得に役立ててもらえれば幸いである．これはスポーツと同じで知識のみでは進歩はない．知識の上での訓練が大切である．これによって「カン」とか「コツ」というものが会得されるわけである．「学而不思則罔」（くらし）（論語）で「思う」ことの重要性を強調しておきたい．

第1章　手の外科一般

　手は2つのアーチより成り立っている．すなわち長軸アーチと横軸アーチであり，手の機能はこれら2つのアーチの開閉により行われると理解される．

したがってこれら2つのアーチの構造（解剖）と運動の機構（メカニズム）を理解することは手の治療にあたってきわめて大切である．

1-1 「手の外科」とは

　これら2つのアーチが外傷，炎症により破壊された場合，アーチそのものを修復するとか，アーチの運動性が障害された場合にはこれを除去してやる必要がある．これが「手の外科」であるといってよい．

　障害の原因は，皮膚，筋，腱，神経，骨，関節，靱帯，腱膜などのいずれか1つに，または複雑に合併して存在するわけで，われわれはアーチの破壊が，またその運動性の障害原因がいずれにあるかを的確に診断し，その障害を除去してやらなければならない．

8　第1章　手の外科一般

1 手における長軸アーチと横軸アーチ

手は両アーチの組合わせよりなり，手の運動はこれらのアーチの開閉により行われる．示・中指のCM関節は固定されて動かず1つのユニットを形成し，運動の中心軸をなす．

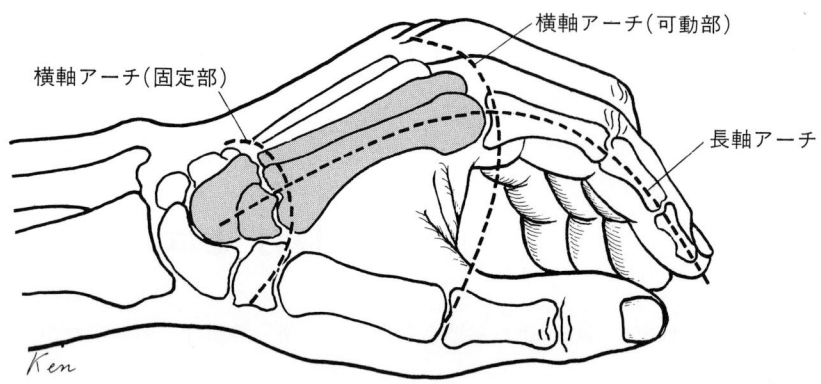

横軸アーチ（可動部）
横軸アーチ（固定部）
長軸アーチ

2 長軸アーチの開閉

関節は両側を靱帯により支持されている．

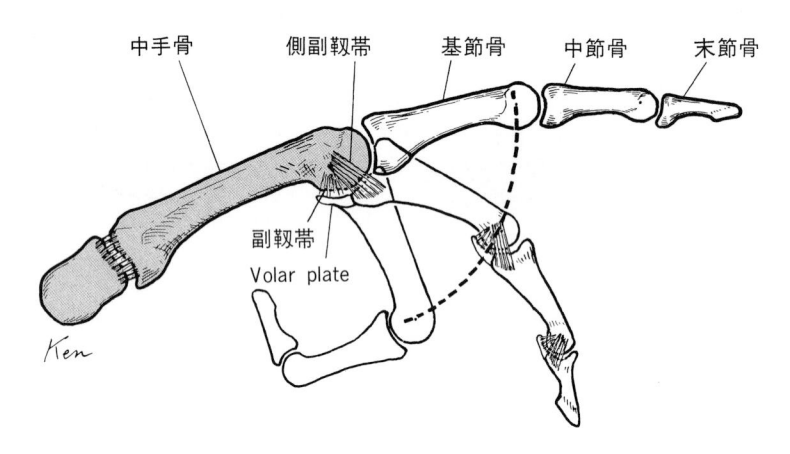

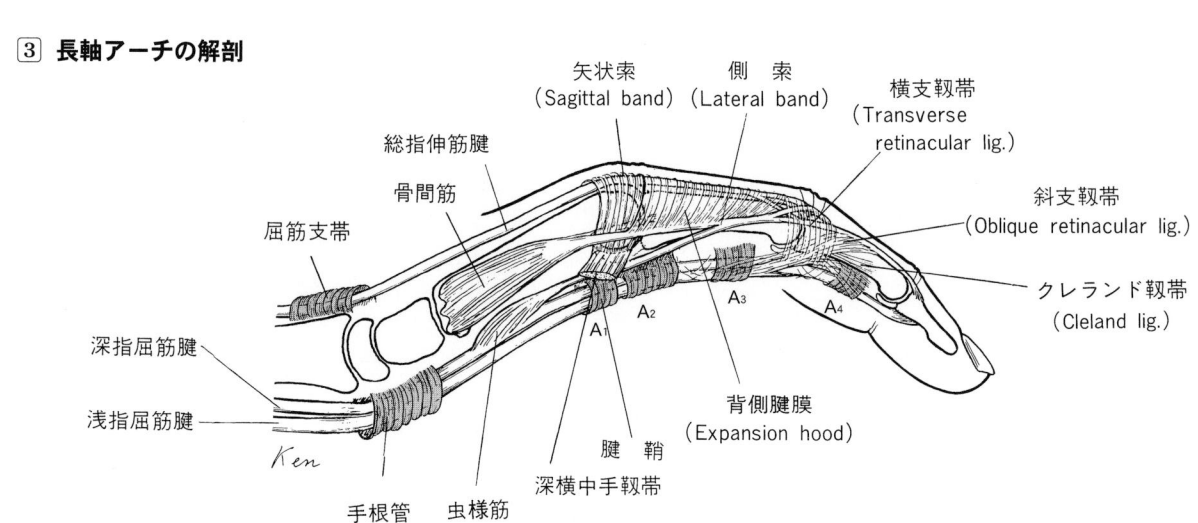

中手骨　側副靱帯　基節骨　中節骨　末節骨
副靱帯
Volar plate

3 長軸アーチの解剖

矢状索（Sagittal band）
側索（Lateral band）
横支靱帯（Transverse retinacular lig.）
総指伸筋腱
骨間筋
斜支靱帯（Oblique retinacular lig.）
屈筋支帯
クレランド靱帯（Cleland lig.）
深指屈筋腱
浅指屈筋腱
背側腱膜（Expansion hood）
手根管　虫様筋　腱鞘　深横中手靱帯

4 指の伸展

指の伸屈には総指伸筋の作用のほか，骨間筋の作用がきわめて重要となる．

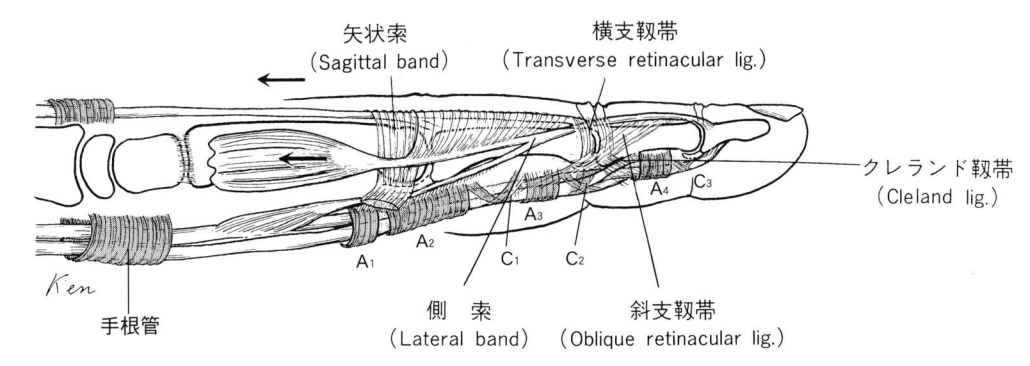

矢状索 (Sagittal band)
横支靱帯 (Transverse retinacular lig.)
クレランド靱帯 (Cleland lig.)
側索 (Lateral band)
斜支靱帯 (Oblique retinacular lig.)
手根管

5 指の屈曲

浅指・深指屈筋腱の作用のみでは，指の「巻き込み」現象がおこって真の屈曲とはならない．指が一定の屈曲位アーチを保持するためには，骨間筋の緊張が大切である．

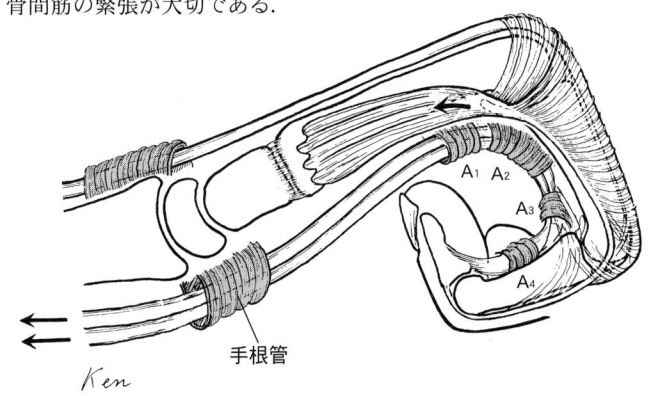

手根管

6 横軸アーチの開閉

示・中指の中手骨は運動の中心として，CM関節は固定されて動かないのに対して母指はよく可動する．ついで小指，また環指も可動して横軸アーチの開閉が行われる．閉鎖には母指球筋，小指球筋が作用し，開放には伸筋群が作用する．

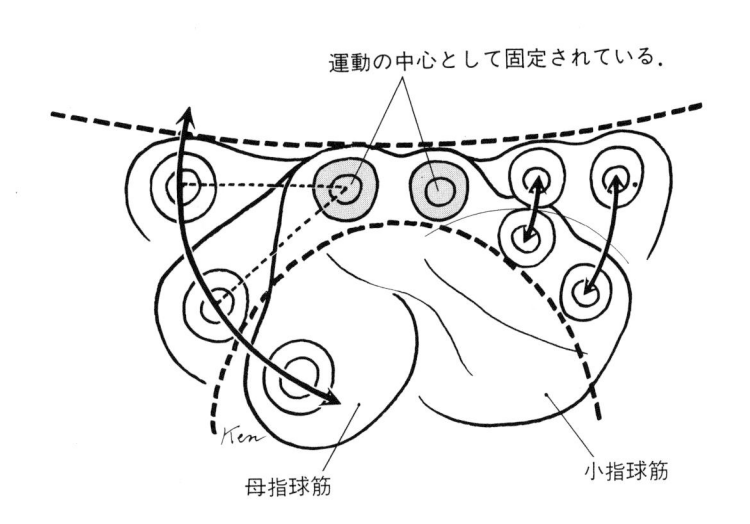

運動の中心として固定されている．
母指球筋
小指球筋

7 力の介達

　示・中指の中手骨は手根骨と固定されて運動の中心軸となり，力を橈骨に介達．これはさらに骨間膜をクッションとし，橈骨より尺骨に及び，肘関節を通じて上腕に向かうこととなる．

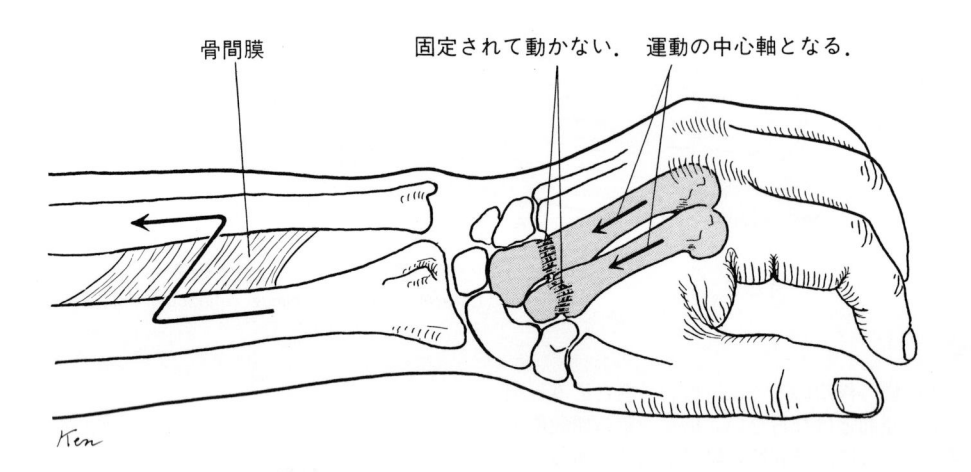

骨間膜　　固定されて動かない．　運動の中心軸となる．

8 手関節の背屈と掌屈

　手関節の背屈時に手は背・橈屈位を，掌屈時には掌・尺屈位をとる．掌屈にさいしては尺側手根屈筋が，背屈には長・短橈側手根伸筋が強力に作用するからである．

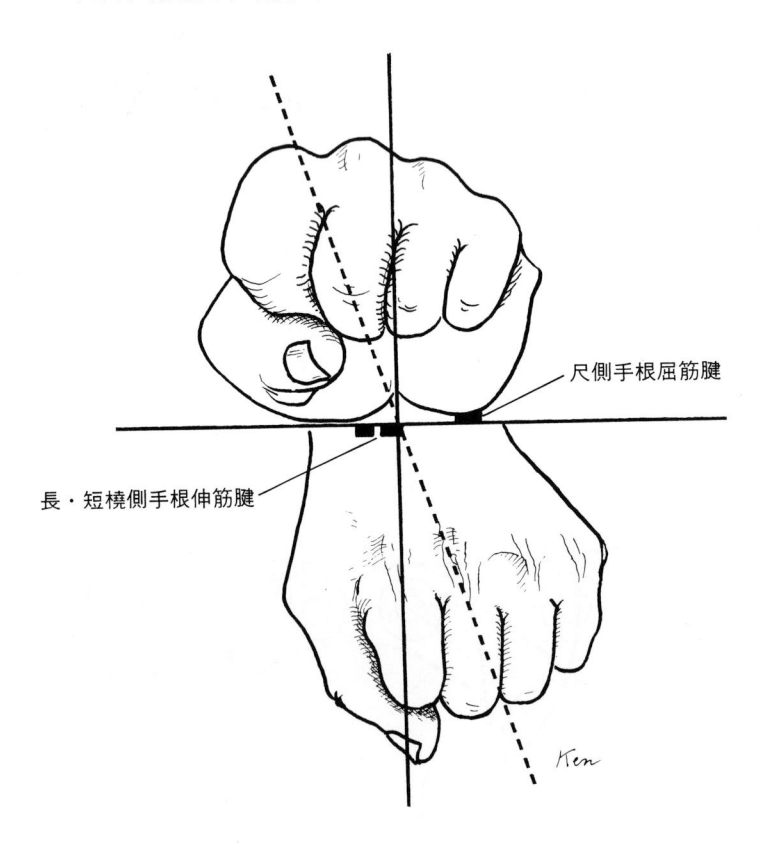

尺側手根屈筋腱

長・短橈側手根伸筋腱

9 手の良（機能）肢位と不良肢位

a．機能肢位

手指の少しの動きが機能に結びつく肢位である．

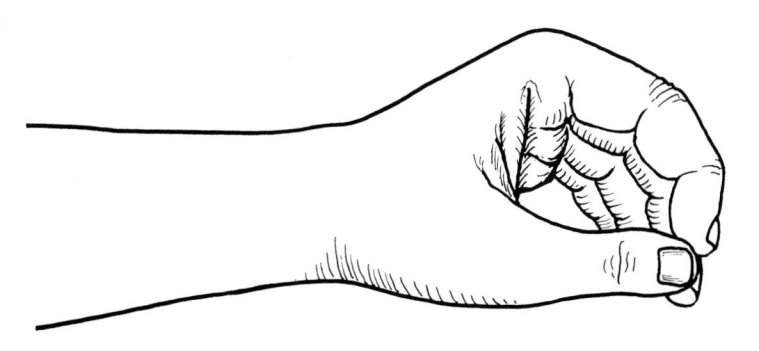

b．不良肢位

この肢位は少しでも早く矯正されなければならない．

手関節は key joint（Bunnell）と呼ばれ，その肢位は手の機能上きわめて重要である．手関節の肢位が矯正されなければ，指の肢位も機能も矯正されないであろう．

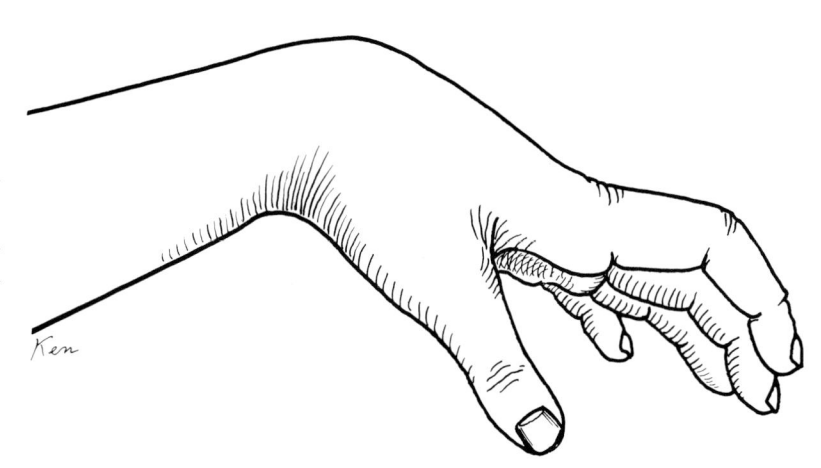

c．安全肢位

外傷後，また術後には原則としてこの肢位で固定する．MP 関節屈曲，指伸展位とすることが望ましい．母指は対立位とする．

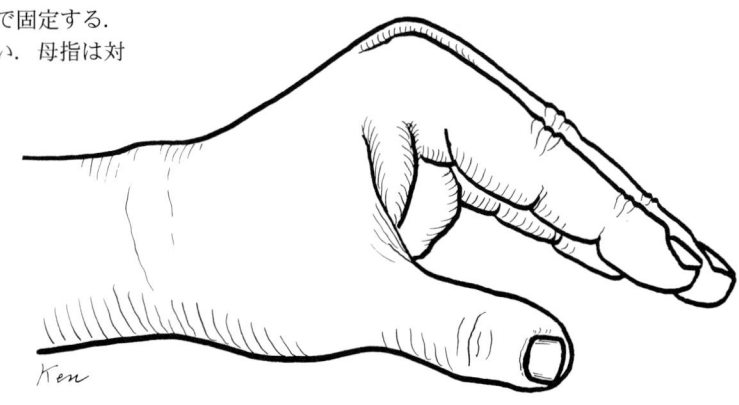

10 Rest position（機能肢位）時における指の肢位

　指の屈曲は示指より小指に向かって強くなっている．筋の緊張はこの肢位でもっともバランスがとれていると言うことができ，手術にあたっては常にこの緊張を念頭におく必要がある．

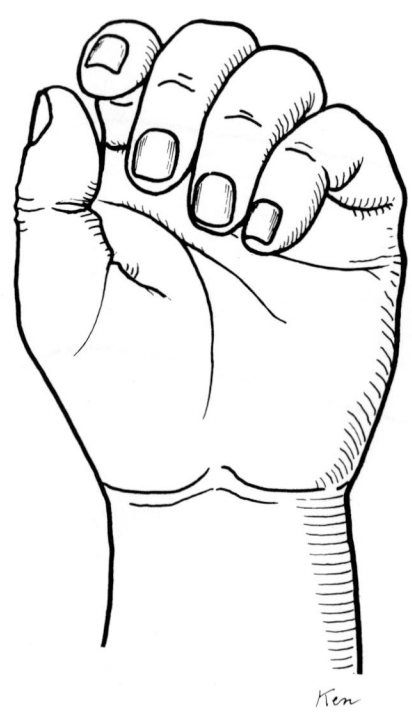

11 手関節掌側における landmark

　Cardinal line（Kaplan）とは母指指根の尺側縁より近位手掌皮線に平行に引いた線である．

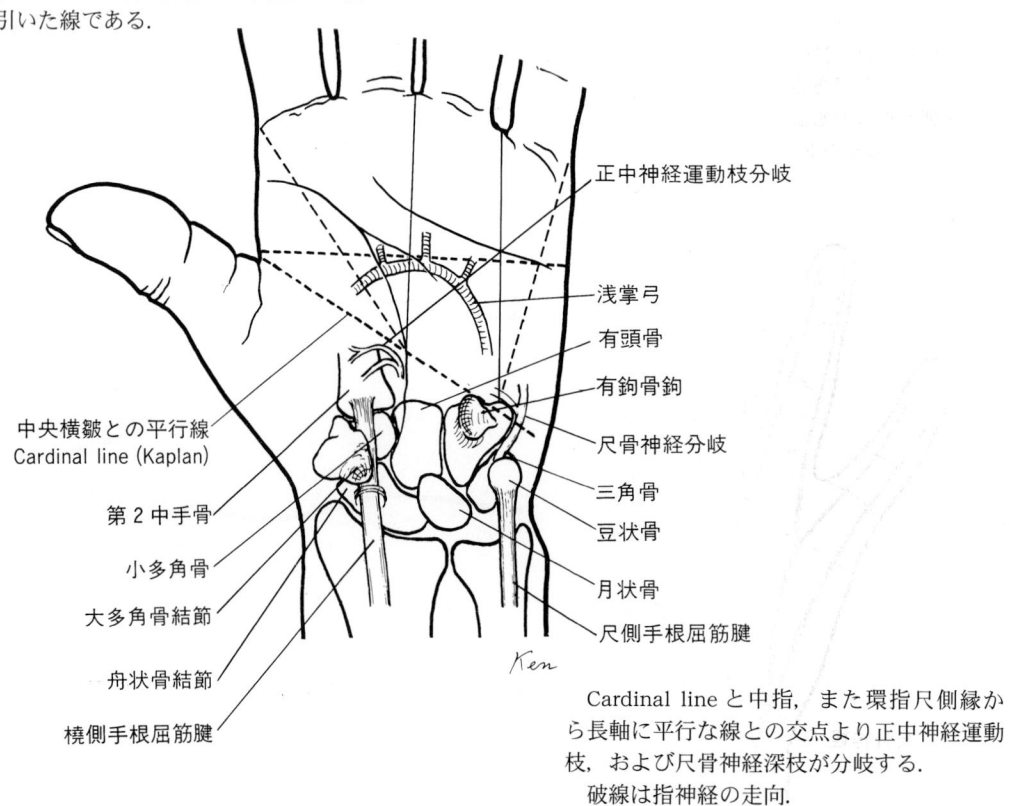

中央横皺との平行線
Cardinal line (Kaplan)
第2中手骨
小多角骨
大多角骨結節
舟状骨結節
橈側手根屈筋腱

正中神経運動枝分岐
浅掌弓
有頭骨
有鉤骨鉤
尺骨神経分岐
三角骨
豆状骨
月状骨
尺側手根屈筋腱

　Cardinal line と中指，また環指尺側縁から長軸に平行な線との交点より正中神経運動枝，および尺骨神経深枝が分岐する．
　破線は指神経の走向．

12 手関節背側における landmark

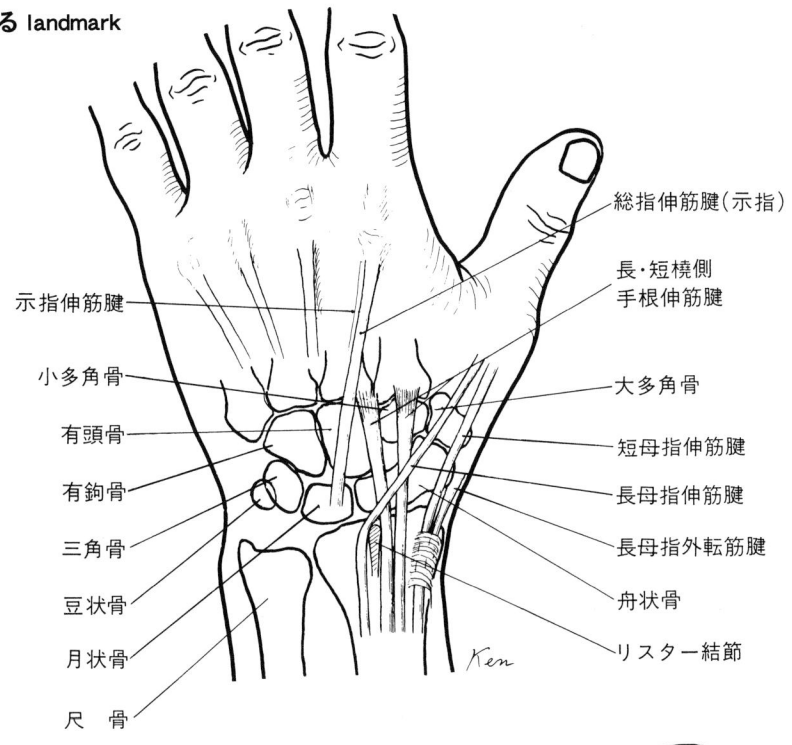

図中ラベル:
- 総指伸筋腱(示指)
- 長・短橈側手根伸筋腱
- 示指伸筋腱
- 小多角骨
- 有頭骨
- 有鉤骨
- 三角骨
- 豆状骨
- 月状骨
- 尺骨
- 大多角骨
- 短母指伸筋腱
- 長母指伸筋腱
- 長母指外転筋腱
- 舟状骨
- リスター結節

13 麻酔に必要な局所解剖

a. 指神経のブロック

b. 手掌知覚枝のブロック

指根部のブロック（×印）は，指の循環障害の原因となるので行わない．神経の分岐部，すなわち MP 関節部で行ったほうが安全である．疼痛が少ないということで背側より針を刺入するのもよい．

1％カルボカイン 2〜3 mL を注入する．

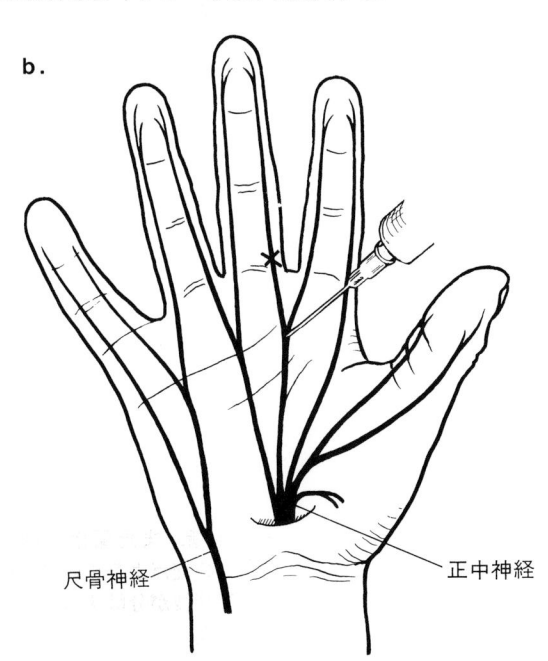

c. 手背知覚枝のブロック

1％カルボカイン約 5 mL を注入する．

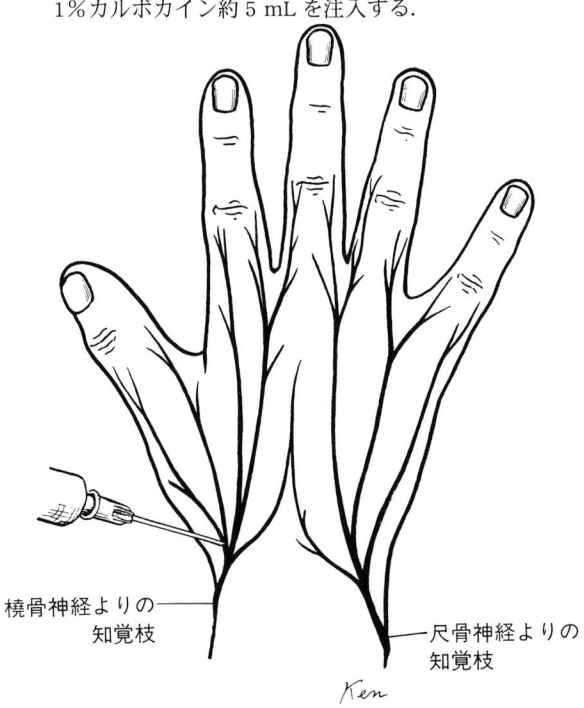

図中ラベル:
- 尺骨神経
- 正中神経
- 橈骨神経よりの知覚枝
- 尺骨神経よりの知覚枝

d．手根部におけるブロック

正中神経に向かって1％カルボカイン約5 mLを注入する．

e．手根部におけるブロック

尺骨神経に向かって1％カルボカイン約5 mLを注入する．

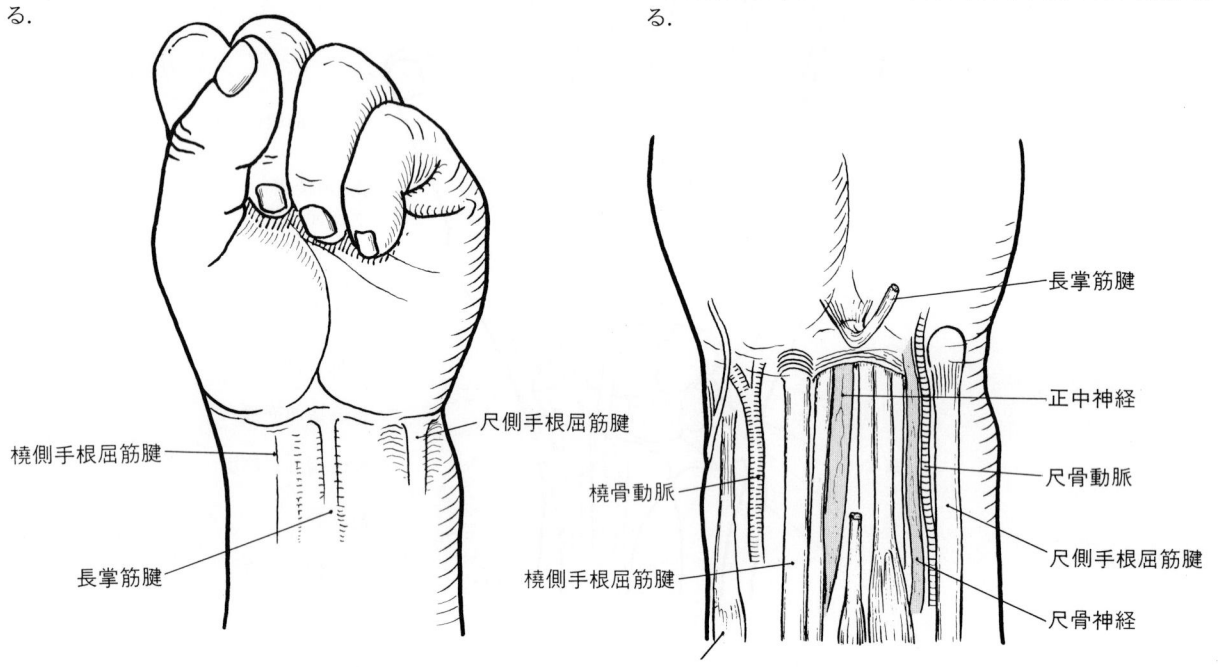

f．肘部および腋窩部での神経ブロック

ふつう腋窩部でのブロックが用いられ，1％カルボカイン約10 mLを内側の二頭筋溝内に注入する．

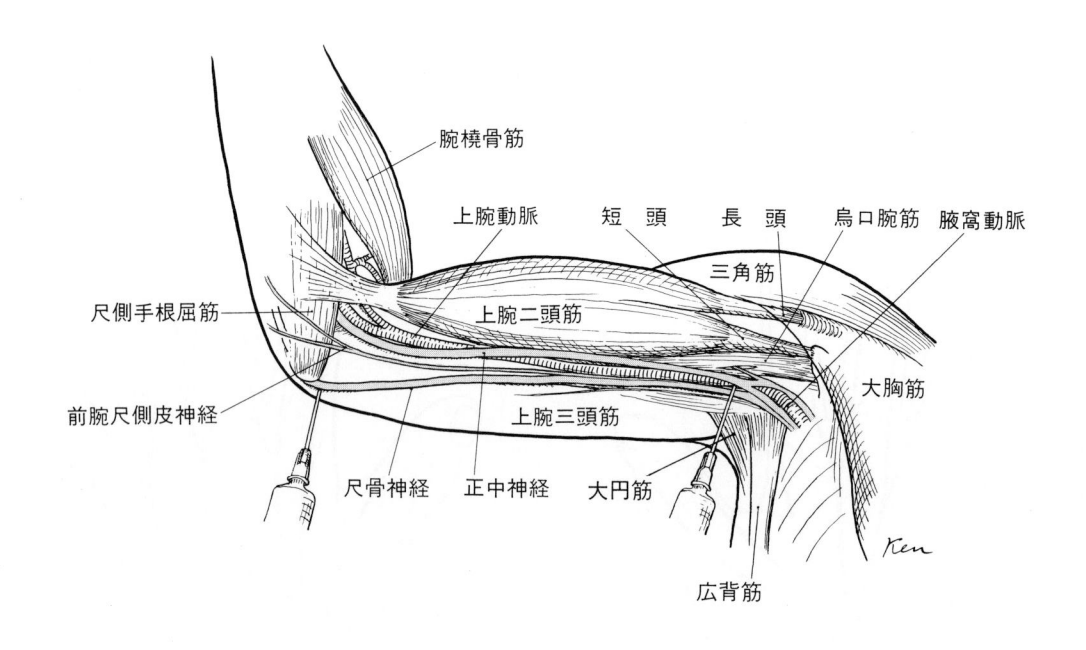

g．腕神経叢ブロック

1％カルボカイン 10〜20 mL を腕神経叢内に注入するが，深く刺入して肋膜を損傷しないよう注意する．

最近では超音波で（エコーガイド下に）局所を見ながら鎖骨下部で腕神経叢ブロックを行うことが多い．

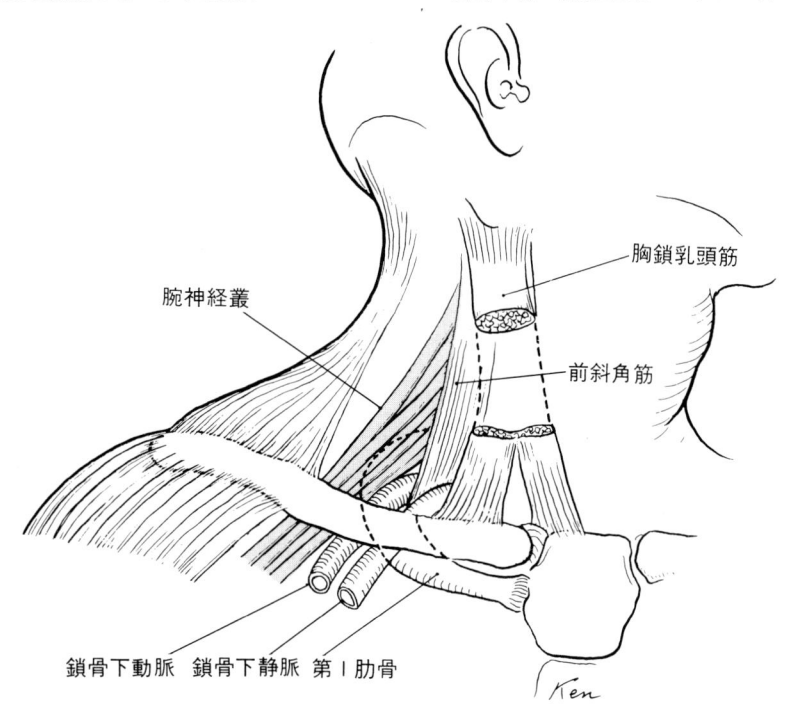

胸鎖乳頭筋
腕神経叢
前斜角筋
鎖骨下動脈　鎖骨下静脈　第 I 肋骨

14 手術の準備

a．麻酔と止血帯

① 麻酔
② 止血帯：必ず止血帯を使用する．成人では 260 mmHg で 1 時間半以内とし，小児においては大きさに応じて 200〜250 mmHg 程度とする．
③ タオル，または綿花を下敷とする．
④ 石鹸水によるブラッシングののち，消毒したシーツでカバーされた手
⑤ 手術台

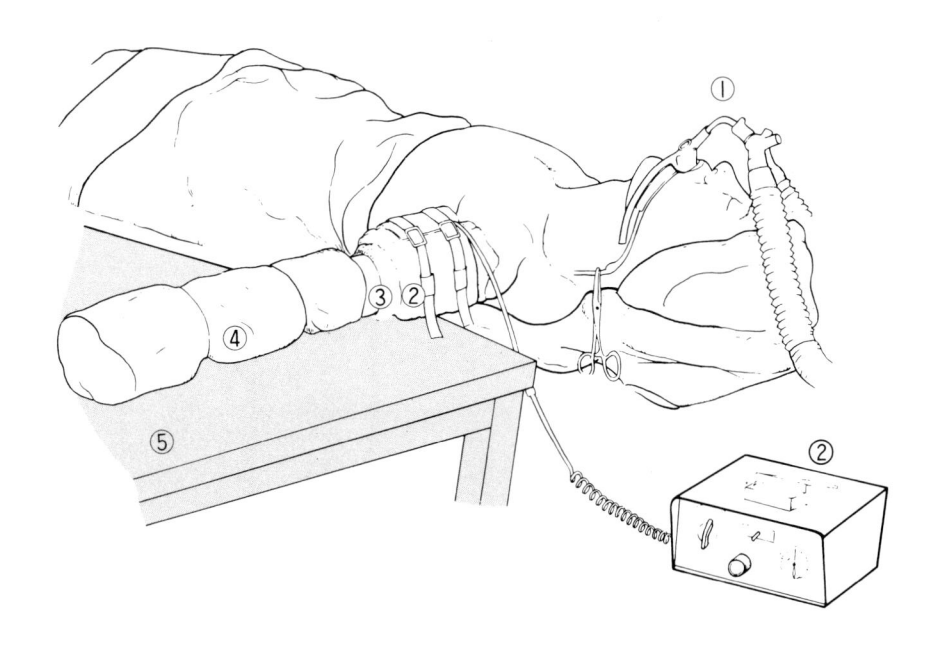

b．手の手術台と椅子

① 止血帯
② 手術台：十分広い，固定性のよい手術台を準備する．著者は 81 × 70 × 50 cm 大のものを使用している．
　図は木製のもので，術中透視を要さない場合に使用される．
③ 椅子：著者は「もたれ」のない「車付き」の椅子を愛用している．「もたれ」があると不潔になりやすく，「車付き」は体の移動に便利なためである．
④ Bipolar coagulator：必ず準備する．止血に絶対必要．

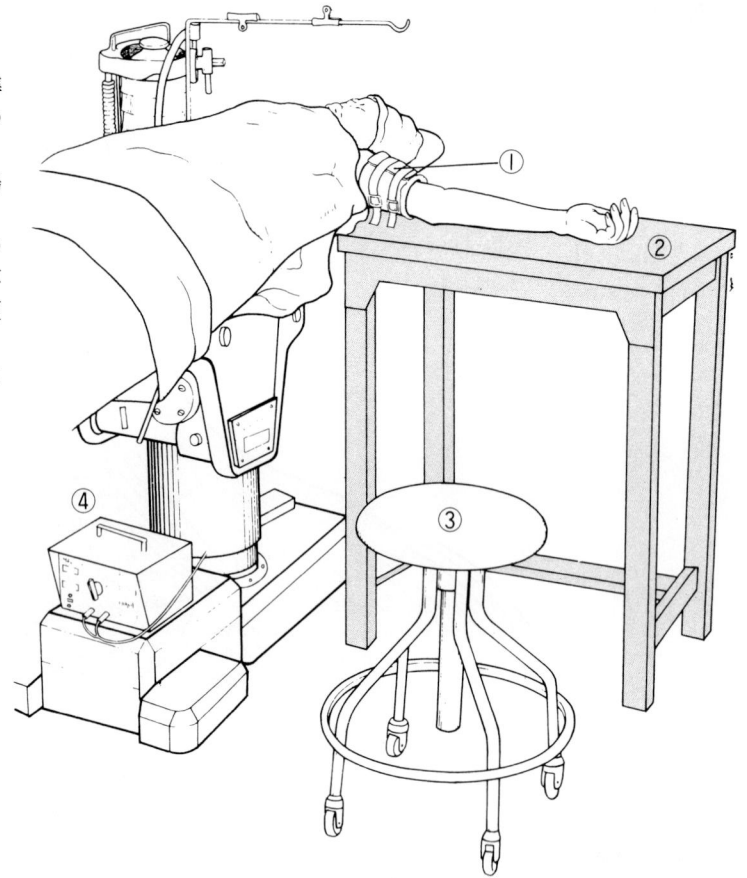

15　術中におけるX線透視

骨の手術にさいしては，術前・術中・術後を通してX線透視が多用される．

a．術中の透視

われわれは図のごとき Xiscan を常用している．操作が容易で，しかも画面が鮮明との利点がある．図は管球部を清潔なシーツでカバーしているところ．

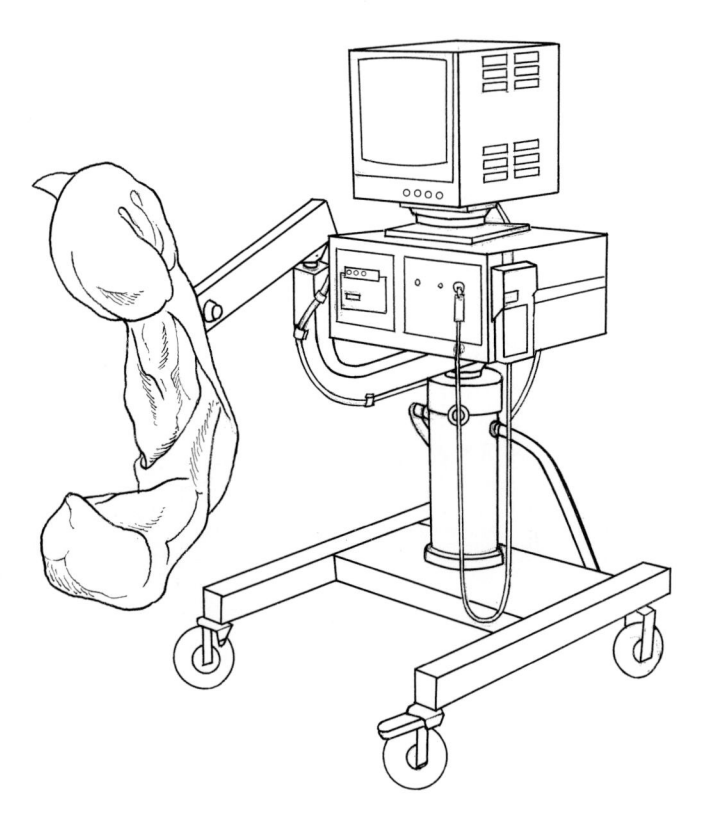

b．透視用手術台

透視が予定される場合には，図のごとくプラスティック製の台に特殊なスポンジのマットを敷いたものを使用．

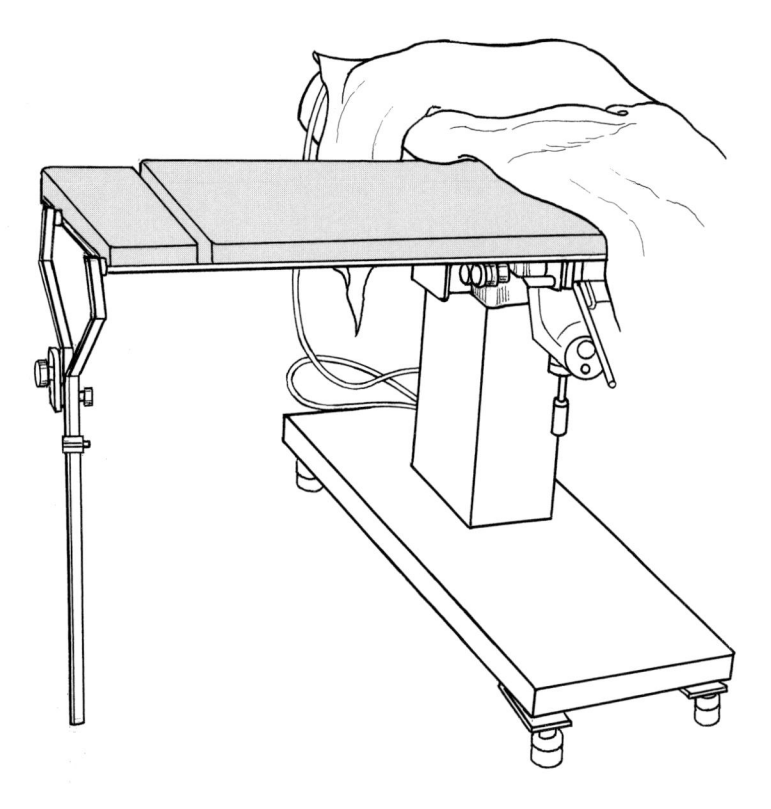

c．手術の配置

O：術者　　　　　m：小器械台：よく使用する器具を並べ術者が自由に
A₁：第1助手　　　　　採れるよう整理しておく．
A₂：第2助手　　M：大器械台：使用頻度の少ない器具を置く．
N：看護師

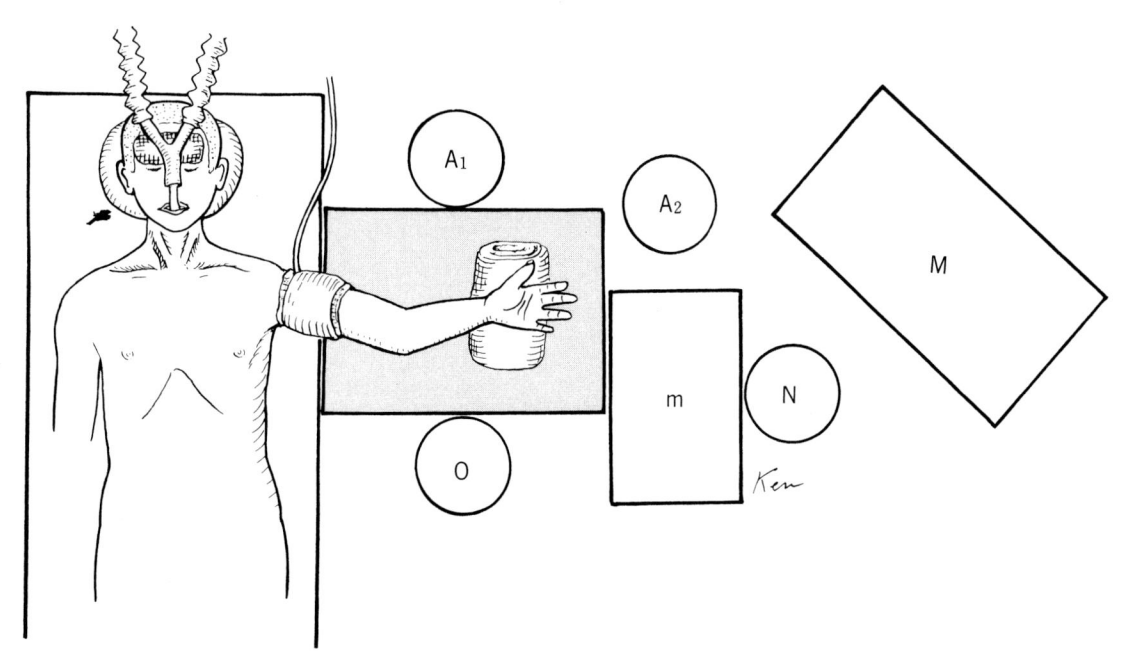

d．手術の実施状況

著者の使用している拡大鏡は2.5倍の旧式のものであるが，現在では3.6倍のものが常用されるべきであろう（マイクロサージャリーの項も参照）．

① 術者：著者が手術をしているところ．手術にさいしては原則として2.5～3.6倍程度の拡大鏡を使用する．
② 第1助手
③ 第2助手
④ 看護師

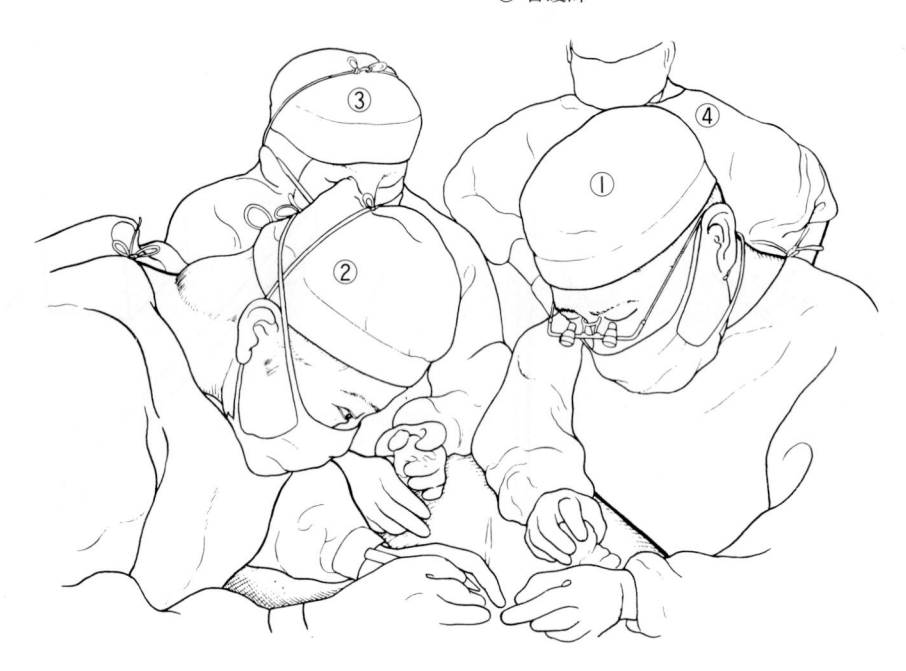

16 切開のいろいろ

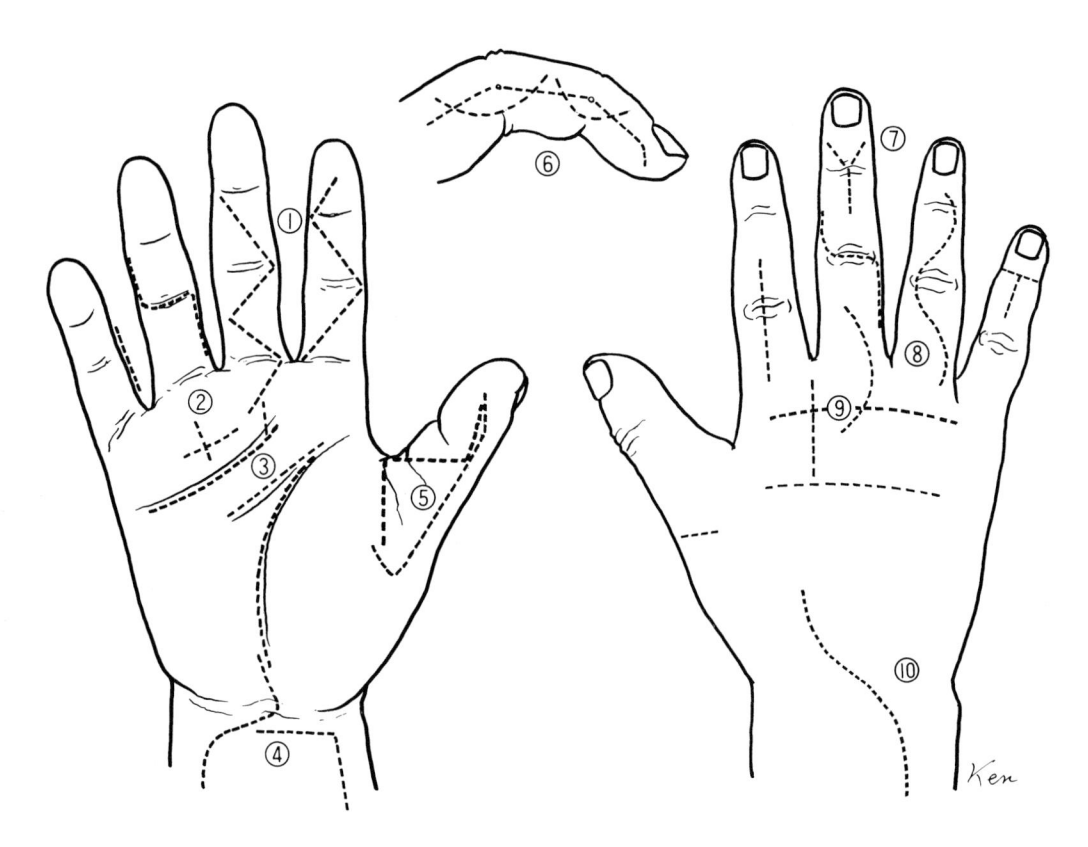

① **指掌側ジグザグ切開**：指屈筋腱損傷などのさい，しばしば用いられる．

② **弾撥指に対する腱鞘切開**：手掌横皺に沿う切開でもよいが，少し末梢におくと便利．しかしあまり末梢によりすぎると，かえって障害になるので注意する．縦の小切開を用いるのもよい．

③ **手掌部切開**：腱損傷，その他に用いられる．指のジグザグ切開とは状況により連続せしめることも可能．

④ **手関節掌側切開**：中枢に伸ばして前腕での腱・神経損傷の治療に用いられる．尺側にカーブする切開は手根管切開によく用いられる．

⑤ **母指側正中線切開**：長母指屈筋腱損傷，指神経損傷などに用いられる．なおジグザグ切開を用いることも可能．

⑥ **指側正中線切開**：以前は腱損傷の処置にしばしば用いられたが，現在でも特殊症例に用いられる．切開は正中線よりも少し上目とする．関節側方に弧状切開を使用することもある．

⑦ **DIP 関節背側切開**：V-Y 法で腱の処置，関節の処置に用いられる．その他，横切開，Z-切開も用いられる．

⑧ **指背側切開**：伸筋腱，PIP 関節などの処置にしばしば用いられる．縦切開またはS字状切開が用いられる．

⑨ **MP 関節背側切開**：伸筋腱，MP 関節などの処置に用いられる．横切開は，術後意外に目立ちやすいのであまり使用しないほうがよい．

⑩ **手関節背側切開**：手関節滑膜切除，伸筋腱に対する処置，固定術などのさい用いられる．Z-切開とすると角の部の皮膚壊死がおこりやすいので注意．背側縦の直線切開でもよい．

17 手術の実施

a. 手台と主要器具

① **台**：手台として敷布を折りたたんだものを使用する．
② **メス**：ふつうNo.15の替え刃のメスを使用する．別に11の尖刃があれば好都合である．特殊微細手術用メスとか角膜刀なども時に使用される．
③ **スキンフック**：組織の損傷を少なくする意味でフックをよく使用する．組織保持のためのピンセットの代用にもなる．
④ **双鉤**：鋭なものを使用する．
⑤ **Bipolar coagulator**：切開と同時に出血点はそのつど止血していく．

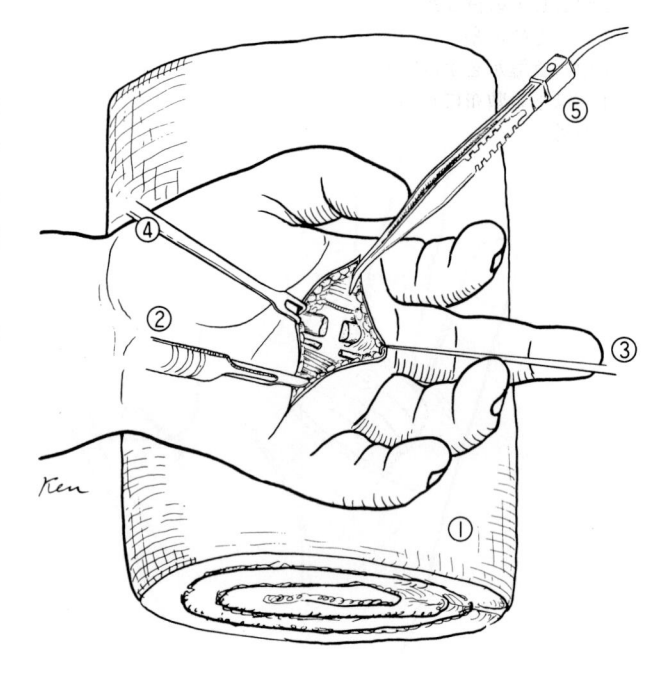

b. Icing System の使用

肘関節などの術後，また手の化膿創などの冷却に使用する．

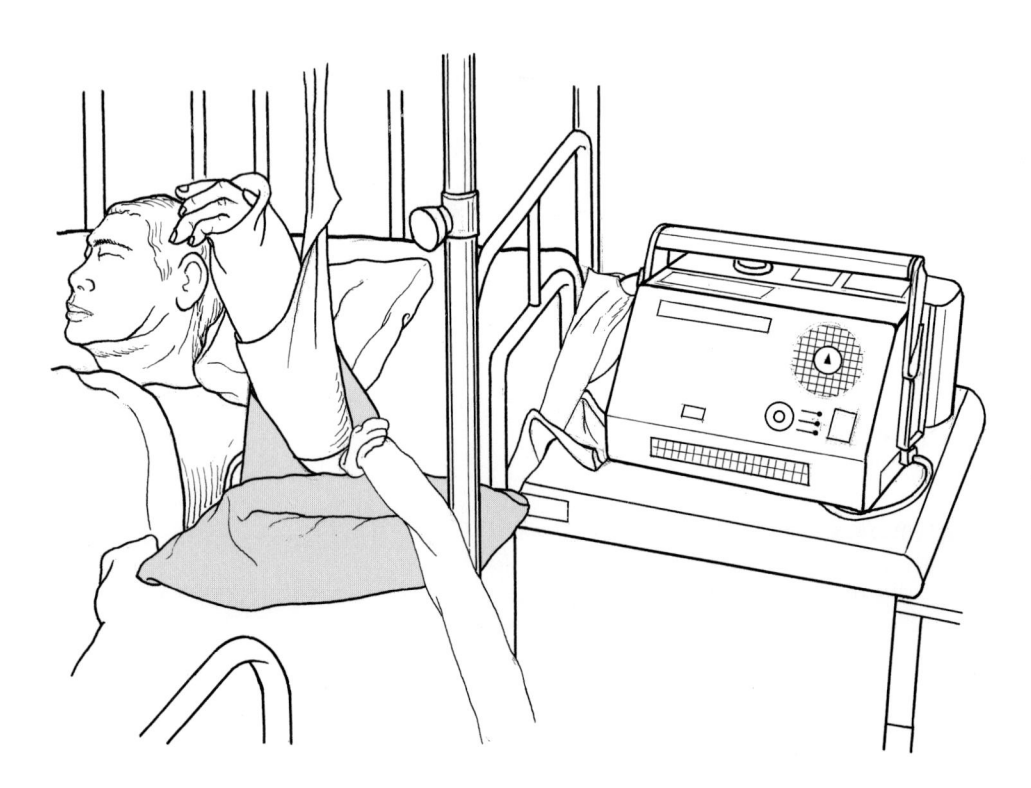

c．食塩水による乾燥防止

① 手台としての折りたたんだ敷布
② 開創のための糸
③ 術中は食塩水をかけて組織の乾燥を防ぐ．食塩水，血液は下の敷布にしみ込むこととなる．
④ 止血帯

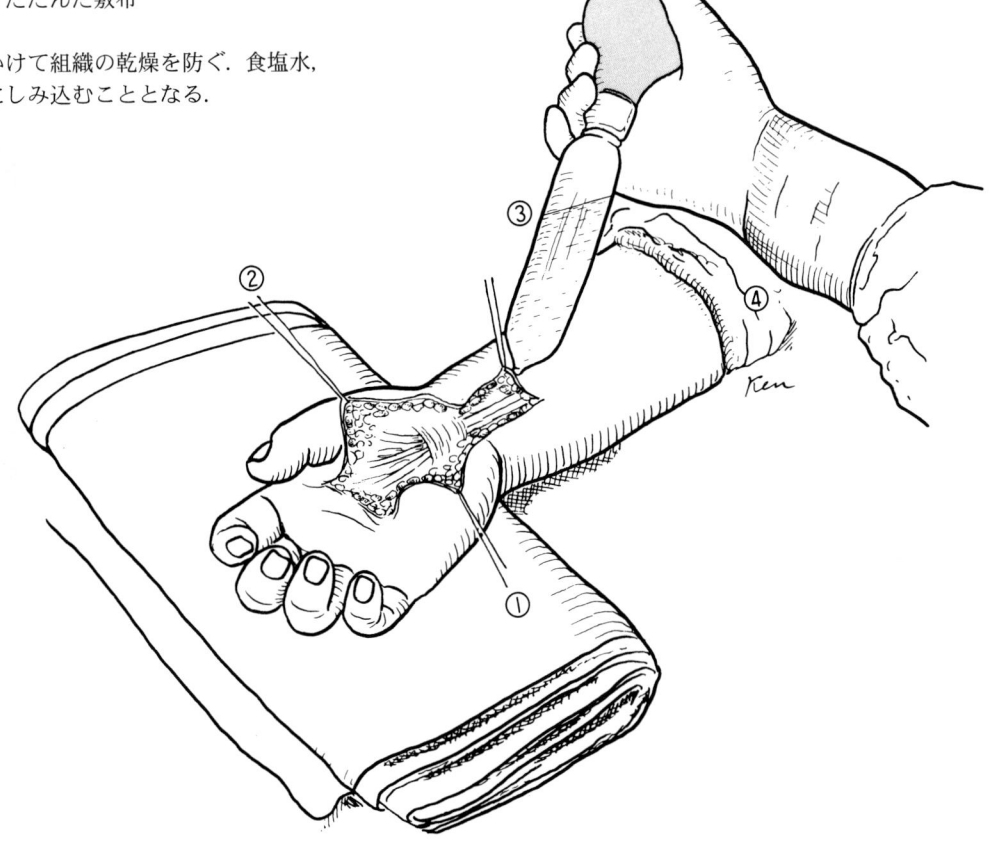

18 皮膚縫合

正しい縫合が大切．血腫形成は瘢痕を増大し疼痛を増す．

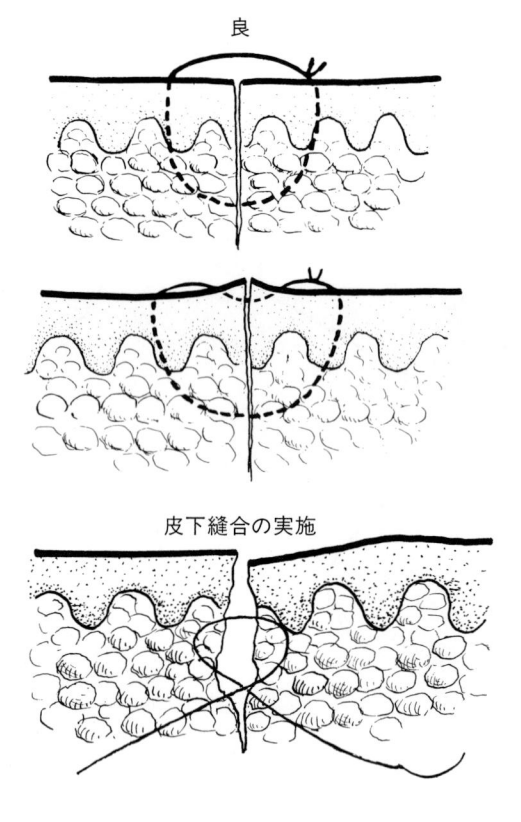

良

皮下縫合の実施

創縁の喰い違い

血腫形成

創縁のめくれ込み

19 ペンローズドレーンの作成・使用

術後，血腫形成のおそれがある場合には，原則としてドレーンの挿入を行う．ドレーンの抜法は通常術後48時間ごろに行う．図は木ノ葉状のものを示すが，長・短いろいろのものを使用する．このさい末端は必ず中枢側に出すようにし，血液の誘導につとめる．

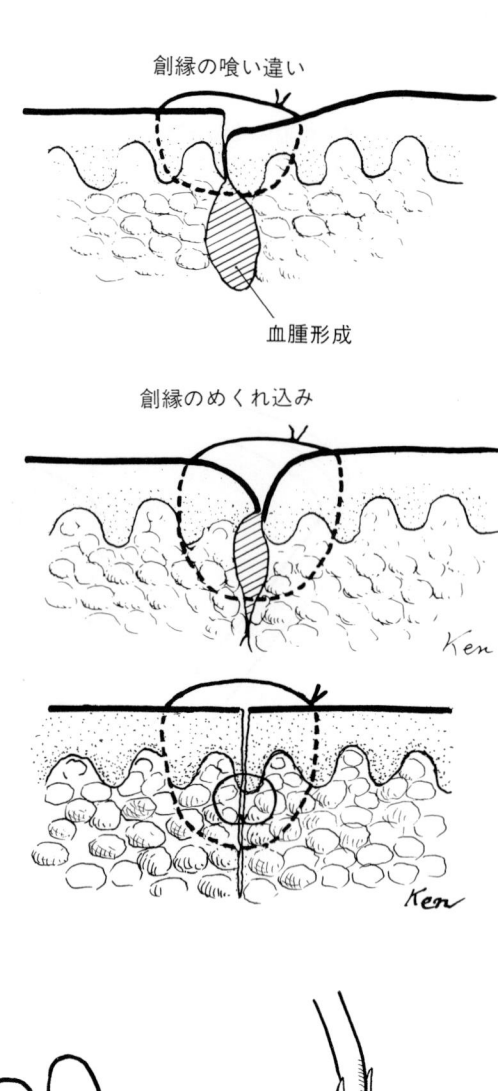

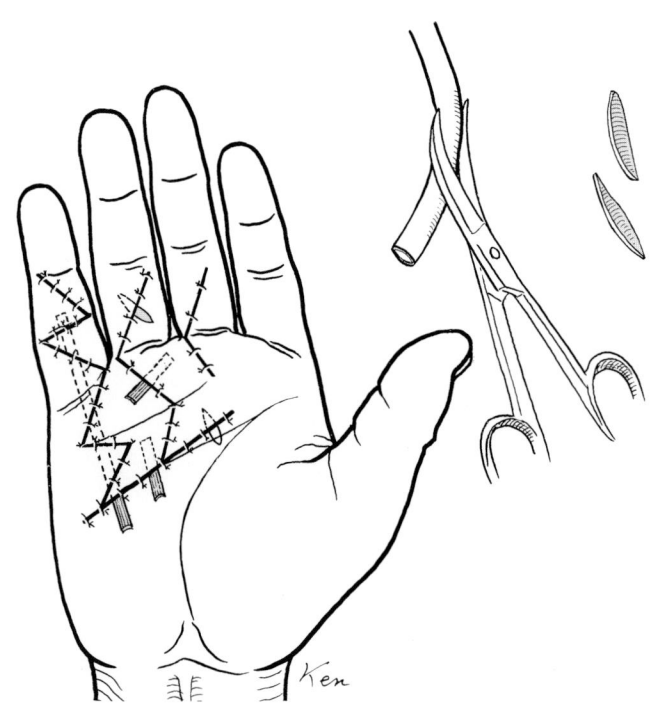

20 吸引ドレーン

a．J-vac サクション

上腕，肘，前腕などの比較的大きい手術が行われた場合に使用する．

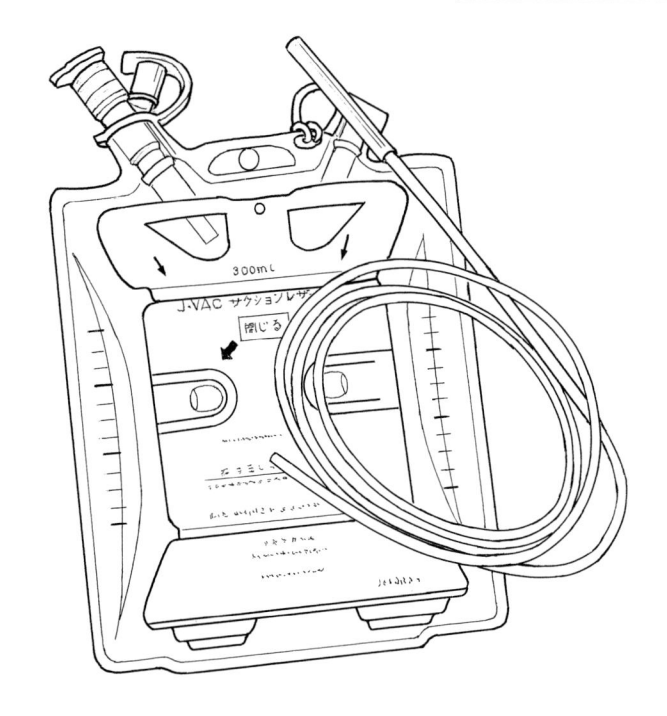

b．小型吸引ドレーン

小型のサクション吸引ドレーンがあればこれを使用してよい．

21 術後における手の挙上位保持

出血防止，浮腫防止，疼痛防止に重要である．術後はできるだけこの肢位を保持する．
指は可能な限り長期間，屈伸により血行を促進せしめ浮腫を防止する．

支柱

スポンジ製腰痛バンドを転用．利用して便利を感じている．

22 通院時における手の挙上位保持

三角布，またはスリングの使用を行わしめる．なお，手は心臓より高位とする．ただし，長時間この肢位を保持すると肩の疼痛をきたすことになるので，1日数回，Bのごとく挙上位として指の屈伸を，また肩の運動をせしめるのがよい．

指の屈伸と，肩・肘関節の屈伸運動は筋内圧を高め，また静脈弁の効果をよくし，静脈血，組織液の中枢への帰りを良好にする．これはMobergによってmain pumping systemと呼ばれた（Moberg E: Splinting in Hand Surgery, Thieme, 1983）．浮腫の発生防止にきわめて大切である．

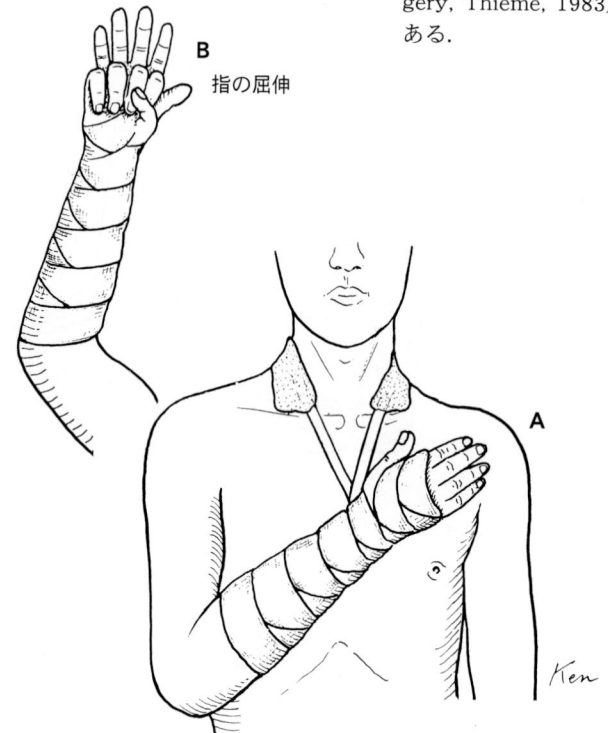

23 後療法の開始

後療法の開始にあたっては「気持ちの切り換え」が大切．今までは治療を受ける側であったが，以後は自らの主体性・積極性が要求される．

自動運動：

温水（石鹸水）中での自動運動がもっとも一般的で家庭でも利用される．実施1日2〜3回，それぞれ15〜20分間とし，木片ブロックまたスポンジなどを握りしめる運動を行う．

後療法でもっとも大切なことは機能回復への積極的意欲を与えることである．そして機能回復には筋力の回復が大切であるが，筋力は自らの努力により得るもので他のものが与えてくれるものでないことを理解せしめることが大切．電気，温浴，パラフィン浴など種々の方法が用いられるが，いずれも補助的手段であることを知るべきである．

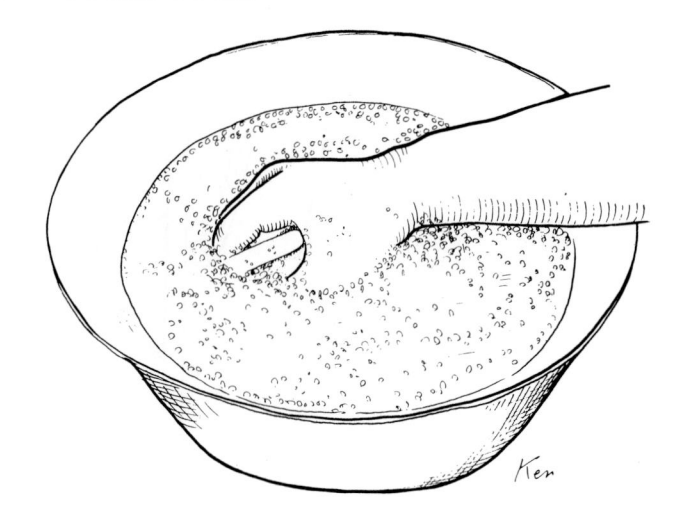

24 Life line の重要性

a. Life line を示した.

固定範囲はここまでにとどめないと指屈曲が制限されるわけで，ギプス，また装具も固定はこの範囲にとどめる．

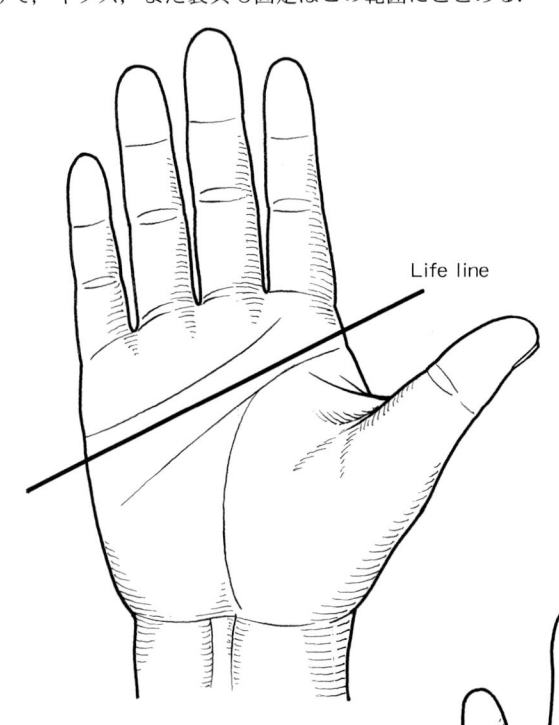

b. 握りこぶしの動作

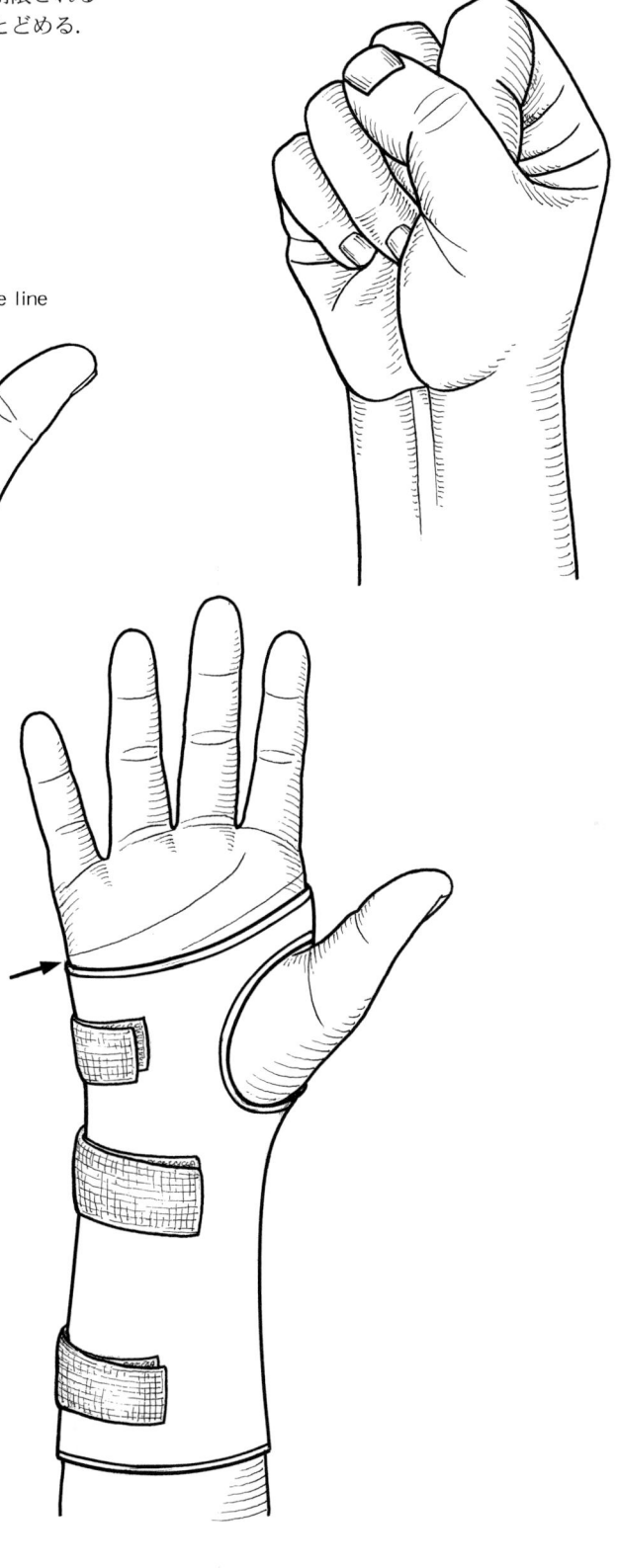

c. Life line と固定

装具もギプス固定も life line の線までにとどめる．これを越えると，指，とくに MP 関節の拘縮が発生する（とくに小指 MP 関節について）．

25 筋力増強

後療法でもっとも大切なことは筋力の増強である．それも在外筋，とくに前腕屈筋の筋力増強が大切．

a．木片ブロックによる筋力増強

木片ブロックを用いての握り運動は，前腕筋の筋力増強，および指の関節拘縮の除去に効果的である．ポケットに木片を保持させ，暇なときにはこれの握り運動を行うよう指導する．

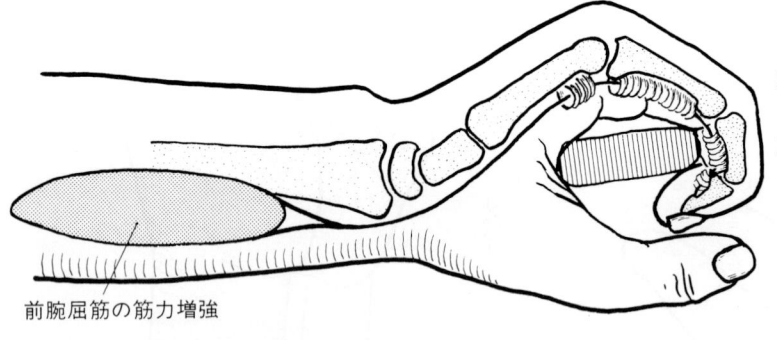

木片ブロック：
　手の大きさによって，大・中・小適当な大きさのブロックを与えて使用せしめる．

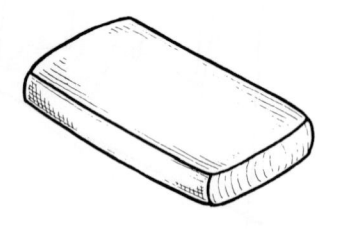

前腕屈筋の筋力増強

b．ボールによる指の屈伸運動の問題点

丸いボールを握りに使用することがあるが，これが硬球ボールのごとき硬いボールでは，intrinsic muscles の訓練にはよいが，前腕筋の筋力増強・指の拘縮除去には効果が薄いことを知るべきである．

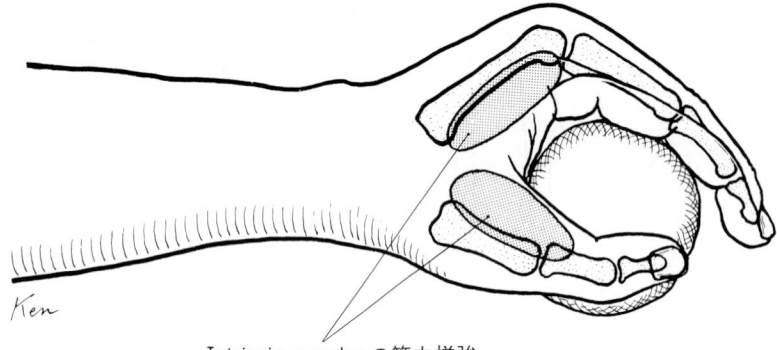

Intrinsic muscles の筋力増強

26 各種 dynamic splint の利用

術前，術後の拘縮除去，筋力増強に dynamic splint が利用される．種類としては，次の3つに大別される．
① 指屈曲用スプリント
② 指伸展用スプリント
③ 母指対立位保持用スプリント

以下，著者らが常用しているものを示す．

A．指屈曲用スプリント

a．指屈曲用バンド

ゴム入り平紐を用いて作成した．

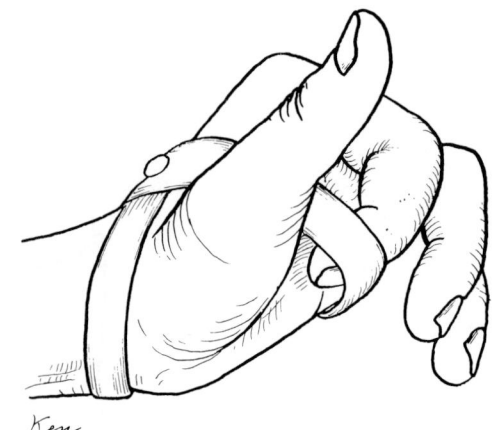

b．マジックバンドの利用（バギーテーピング）

・右のごときマジックバンドを用い，健側の屈伸運動を利用して拘縮の除去を行う．外来でも作製容易．

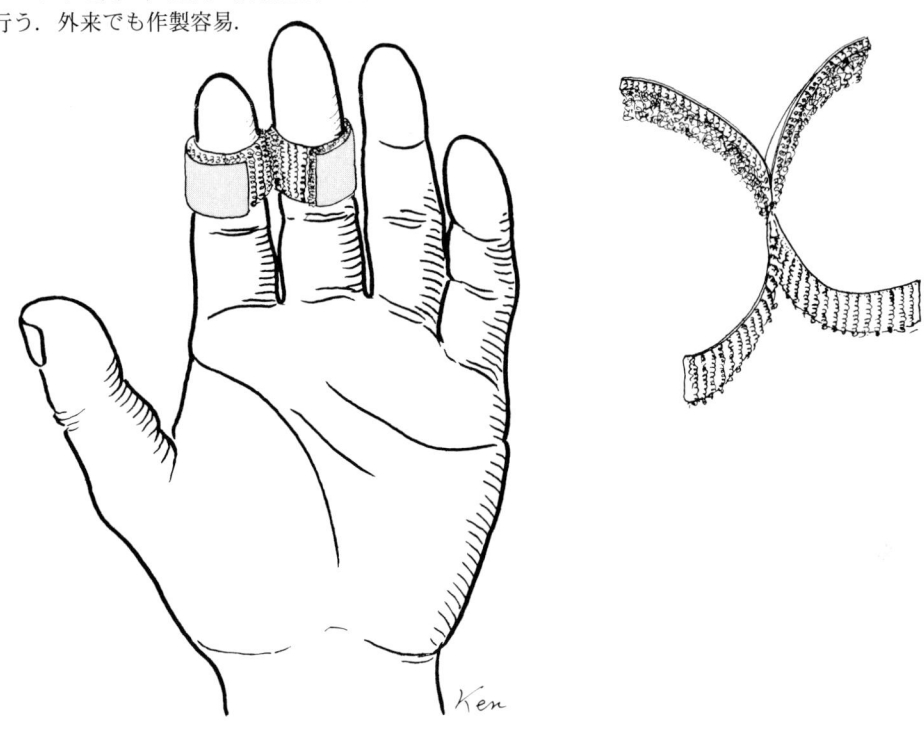

c．多数指の屈曲障害のさいに用いられるスプリント

　平ゴムにマジックバンドを用いて作製したが，手指のみでは抜け落ちやすいので，手関節に固定用のバンドを取り付けた．

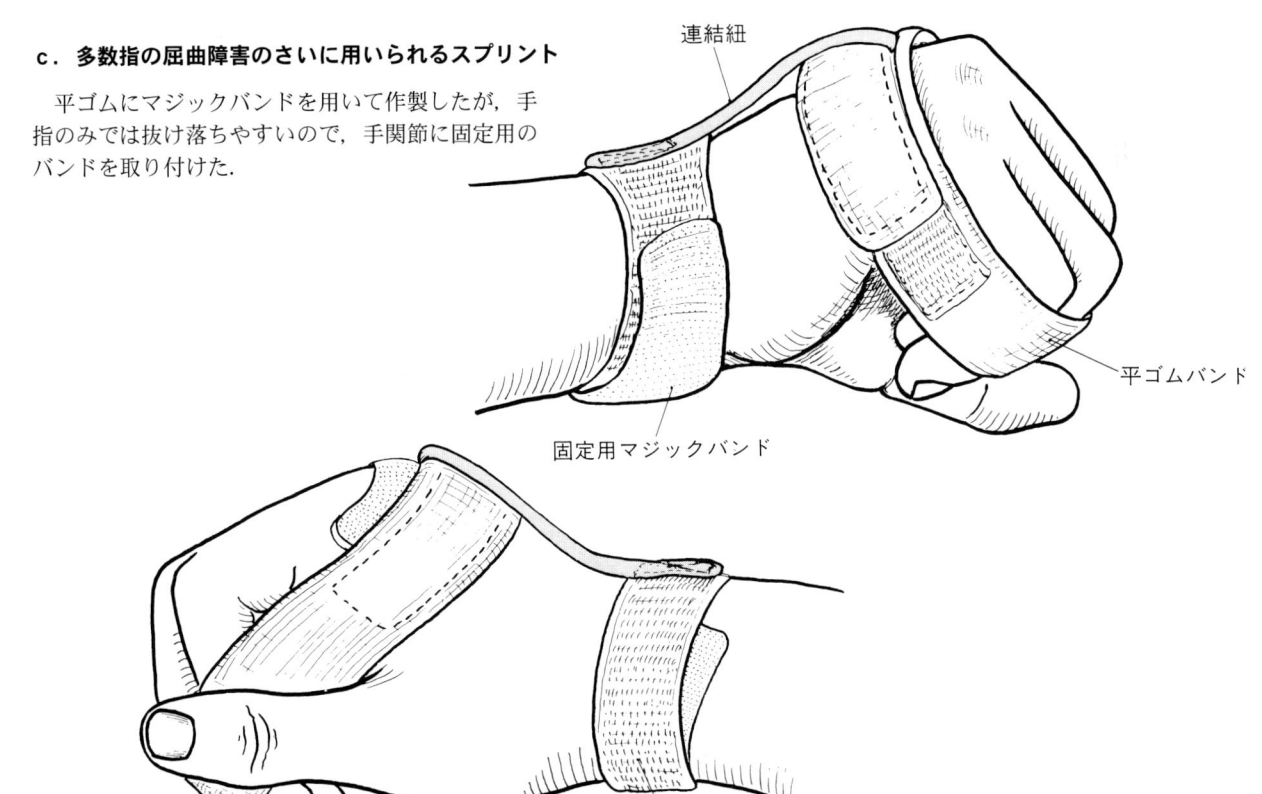

連結紐

平ゴムバンド

固定用マジックバンド

平ゴムバンド

固定用マジックバンド

d．1指の屈曲障害のさいに用いられるフレキションバンド

1）1指に用いるフレキションバンド

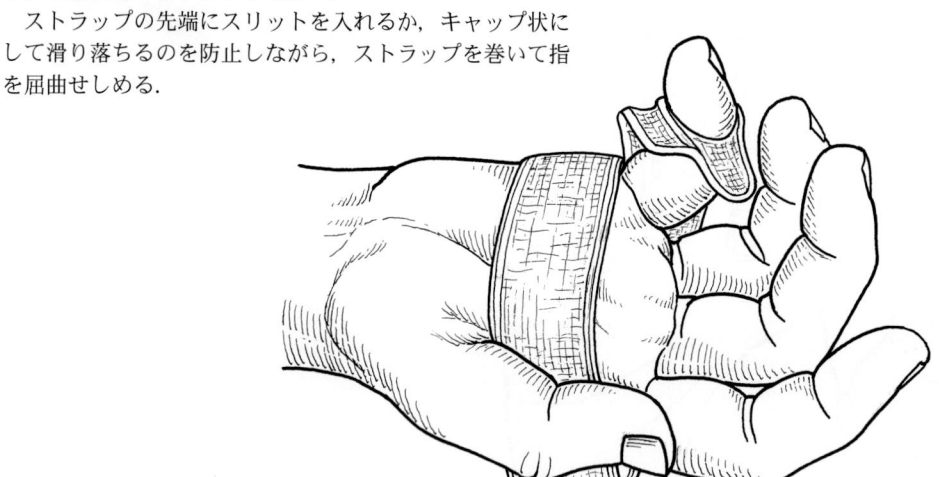

ストラップの先端にスリットを入れるか，キャップ状にして滑り落ちるのを防止しながら，ストラップを巻いて指を屈曲せしめる．

2）指を屈曲せしめたところ

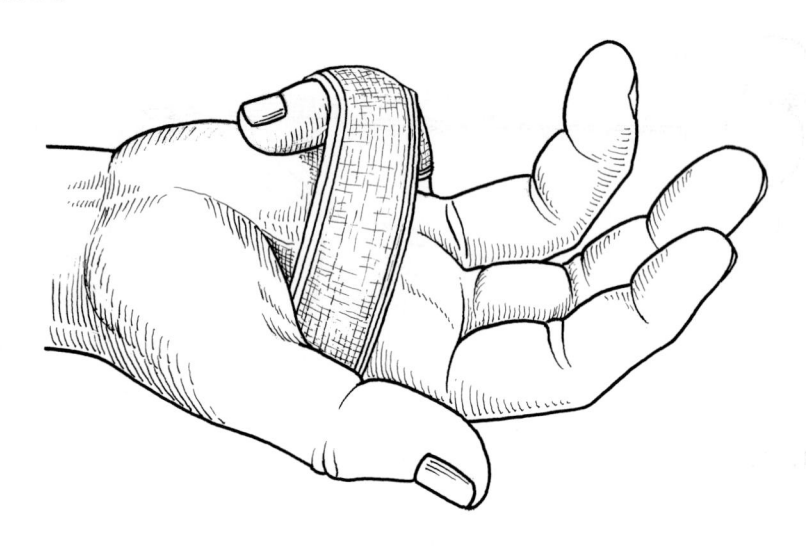

e. ゴム紐による指屈曲用スプリント

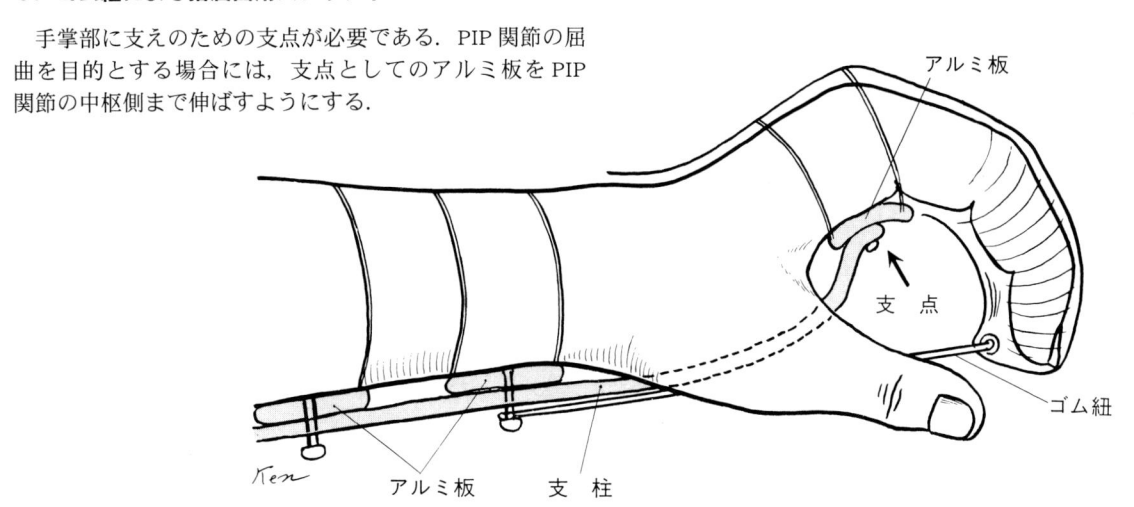

手掌部に支えのための支点が必要である．PIP関節の屈曲を目的とする場合には，支点としてのアルミ板をPIP関節の中枢側まで伸ばすようにする．

f. 手袋を用いた指屈曲用スプリント

手袋の先端にハトメを取り付け，これをゴム紐で引っぱることとした．

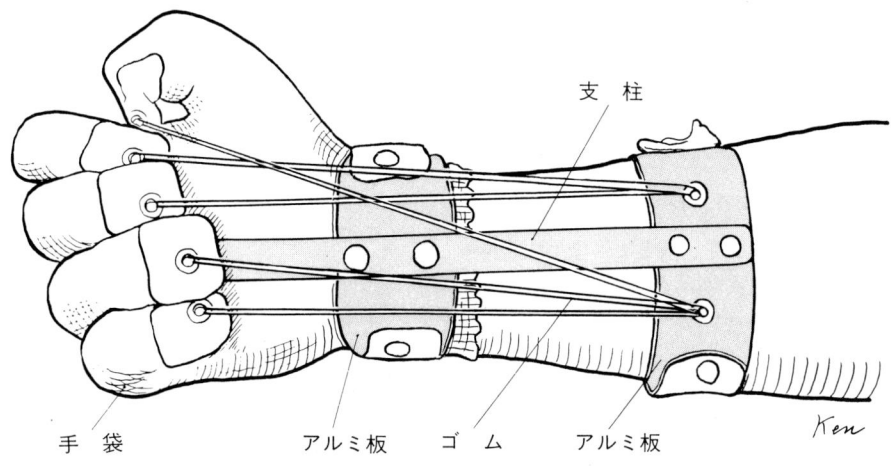

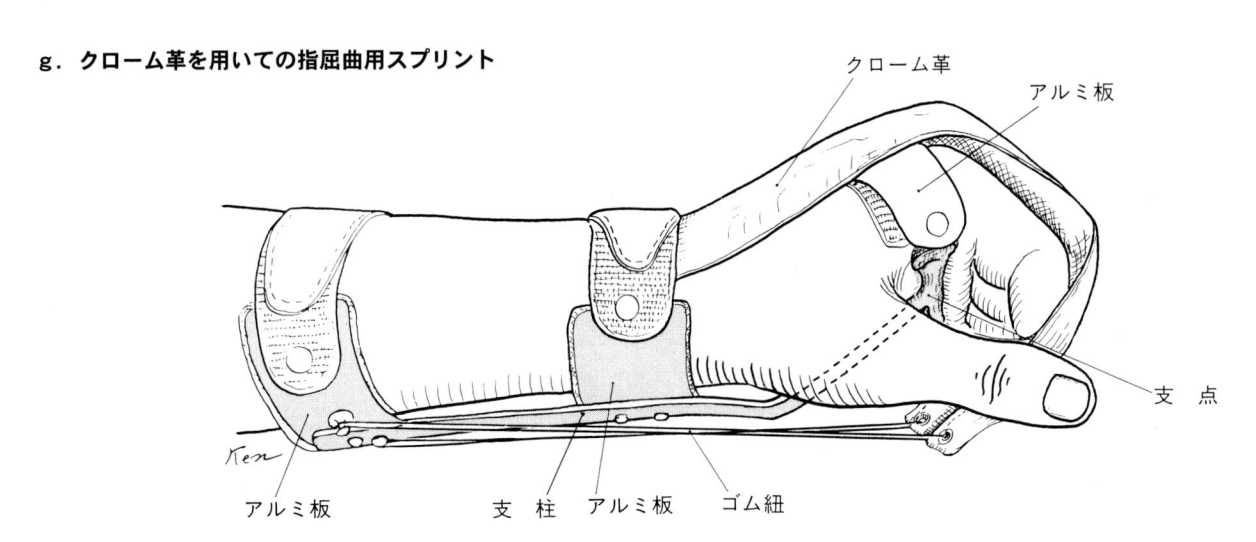

g. クローム革を用いての指屈曲用スプリント

B．指伸展用スプリント

a．ゴム紐による指伸展用スプリント

手掌部と基節背側に支点が必要である．手掌部のみの固定であれば，MP 関節が過伸展位をとり真の指伸展は得られない．

このスプリントは指の屈曲拘縮の除去のみでなく，かぎ爪変形の矯正とか屈筋の筋力増強の目的に使用される．

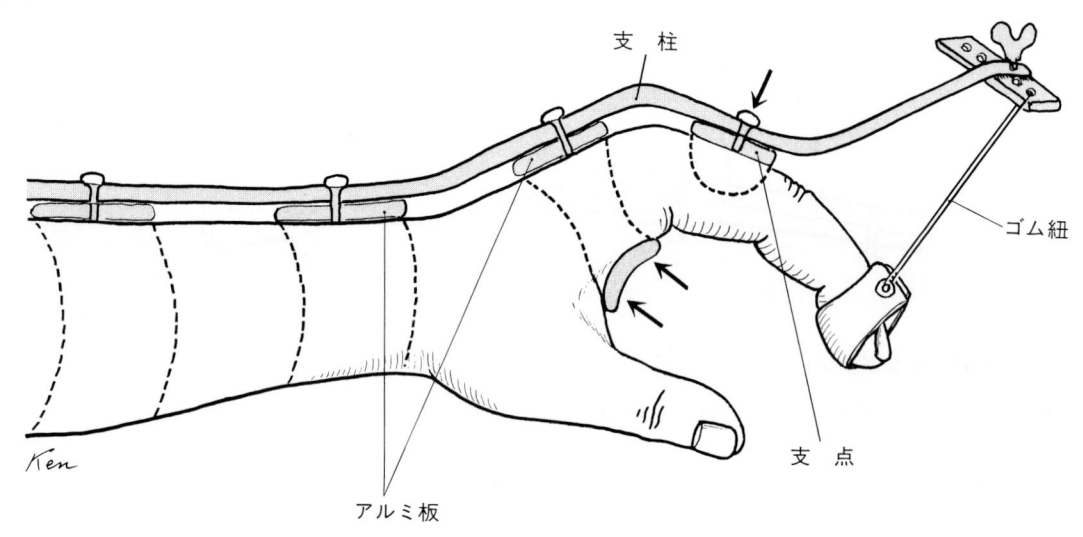

b．ゴム紐による指伸展用スプリント

全指伸展用であり，前腕屈筋の筋力増強にも効果的である．

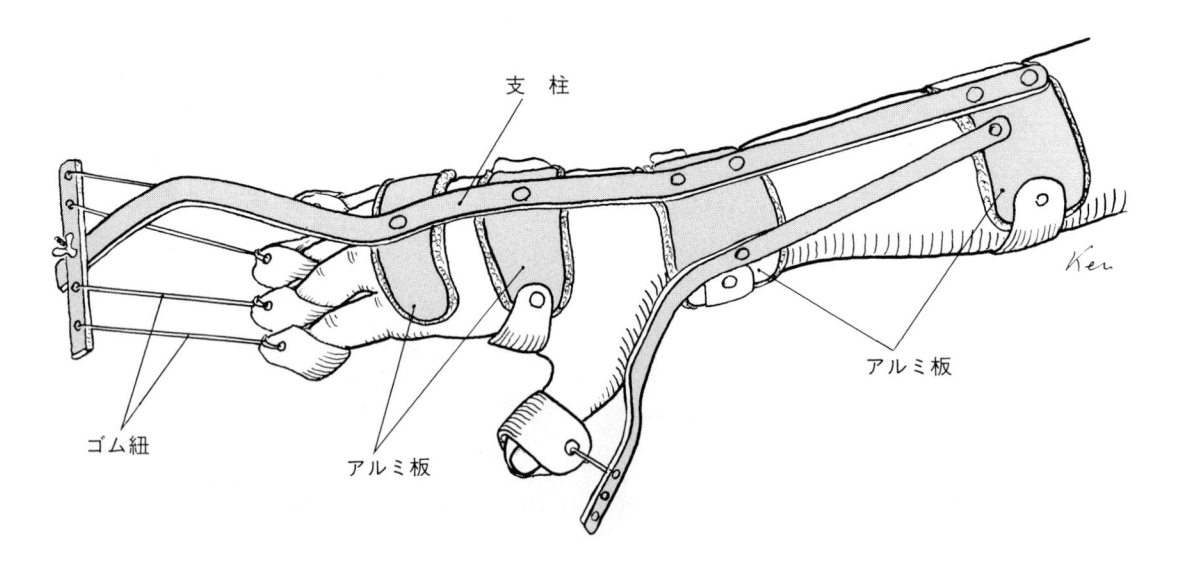

c．ゴム紐による指伸展用スプリント

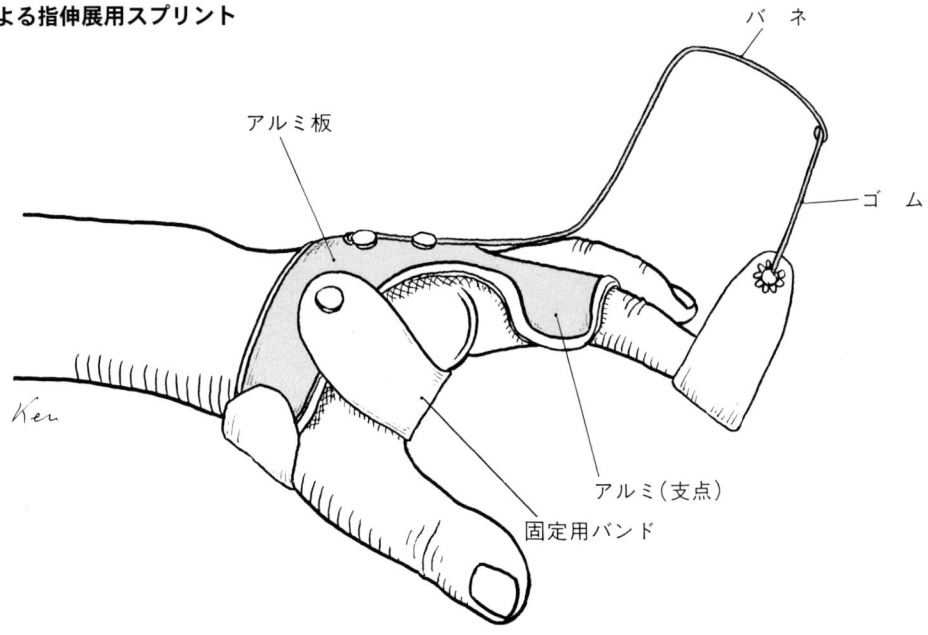

バネ
アルミ板
ゴム
アルミ（支点）
固定用バンド

d．8字型リングスプリント

リウマチなどのswan-neck変形のさいのPIP関節過伸展変形の矯正に用いられる．図はオルトプラストにより作製されたもの．
　既製品にリングメイト（京セラ）がある．
　反対に向けてボタン穴変形の矯正に用いることもある．

e．コイルスプリント（Capener型）

拘縮の軽いPIP関節の屈曲拘縮（ボタン穴変形）の矯正に多用される．

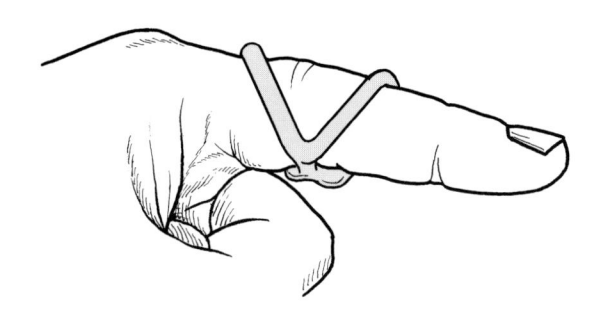

f．ジョイント・ジャックスプリント

拘縮の強いPIP関節拘縮例に用いられる．

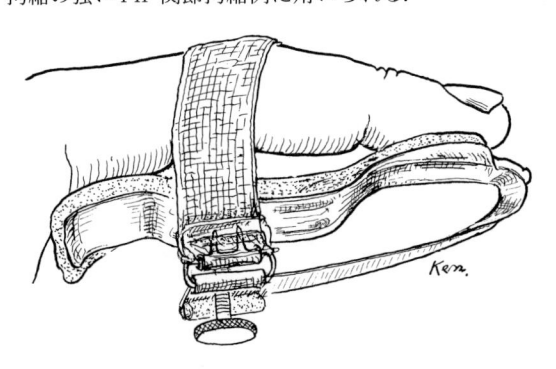

g．安全ピンスプリント

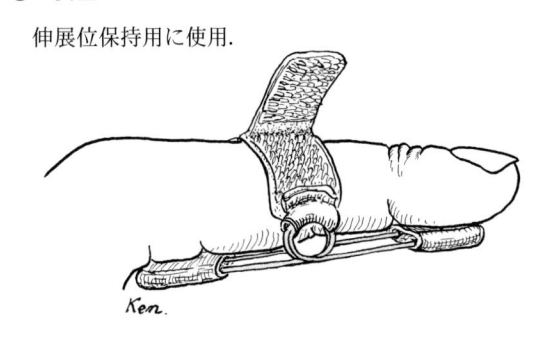

伸展位保持用に使用．

h. PIP 関節の屈曲拘縮を矯正するための即席 screw splint（名古屋掖済会病院）

拘縮の強い PIP 関節屈曲拘縮例に用いられる（ジョイント・ジャックスプリントの亜型）.

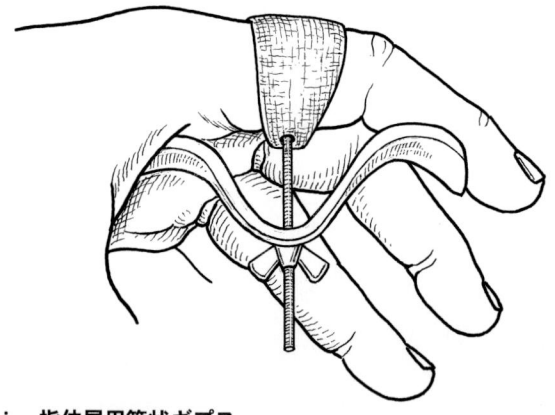

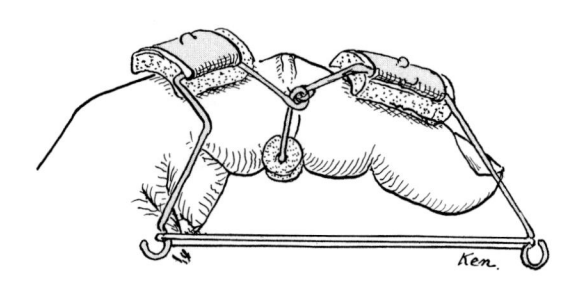

j. 指伸展用筒状ギプス

Plaster cylinder cast (Bell JA) と呼ばれるもので，指にラノリンを塗布，その上に細いギプス包帯を巻き，筒状のものを作製．指伸展位を保持するもので，数日毎に更新していく．Serial cylinder corrective cast とも呼ばれる．

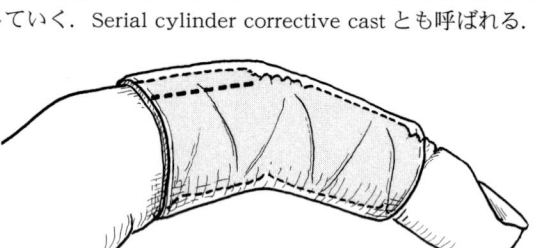

i. PIP 関節屈曲用スプリント

反対に使用して伸展用とすることもある．

k. Knuckle bender splint

MP 関節屈曲用スプリント（Bunnell）．

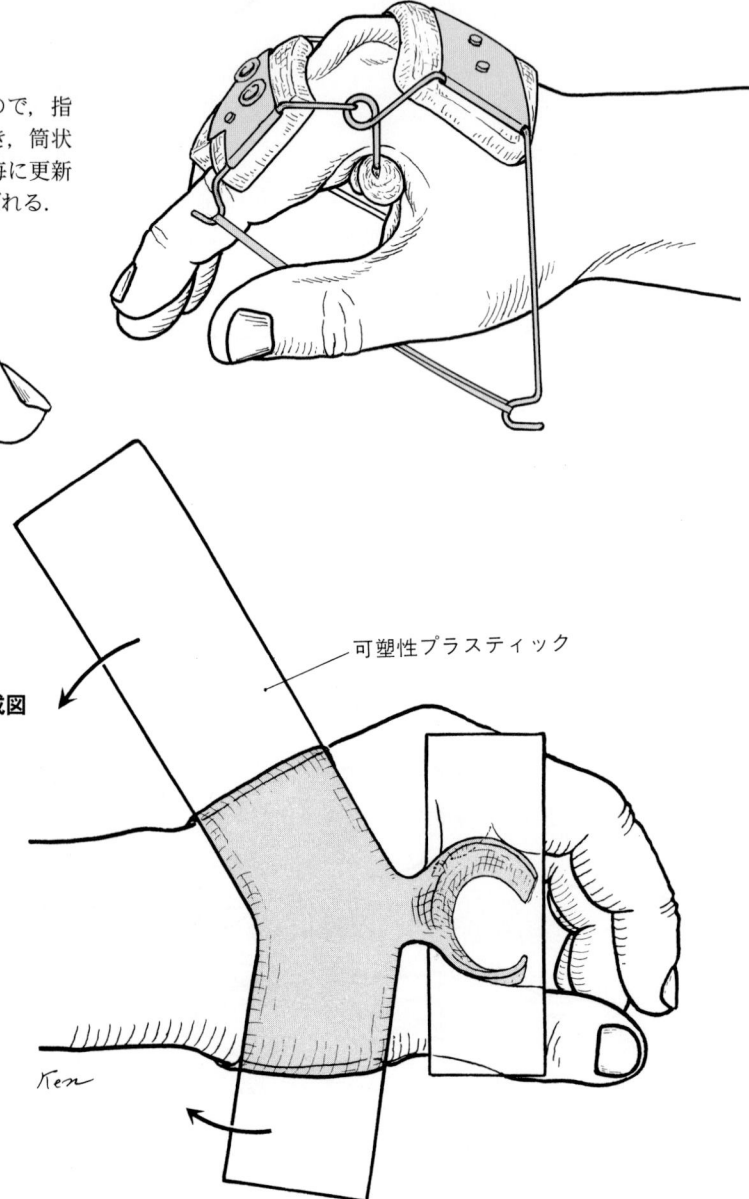

C. 母指対立位保持用スプリント

a. 簡単な母指対立用スプリントのデザインと完成図

プラスチックを折り曲げて作製する．
テルモスプリントなど好都合．

可塑性プラスティック

b．母指対立用スプリントとその固定

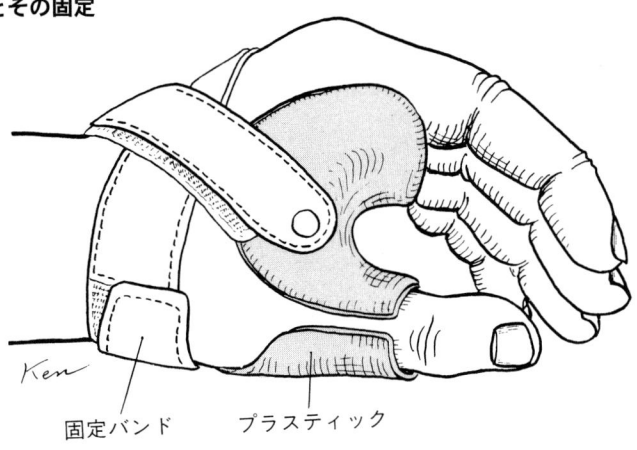

固定バンド　プラスティック

c．水道管また自転車のタイヤなどを用いての母指内転拘縮除去

指間が狭ければスポンジをつめ込むこともある．

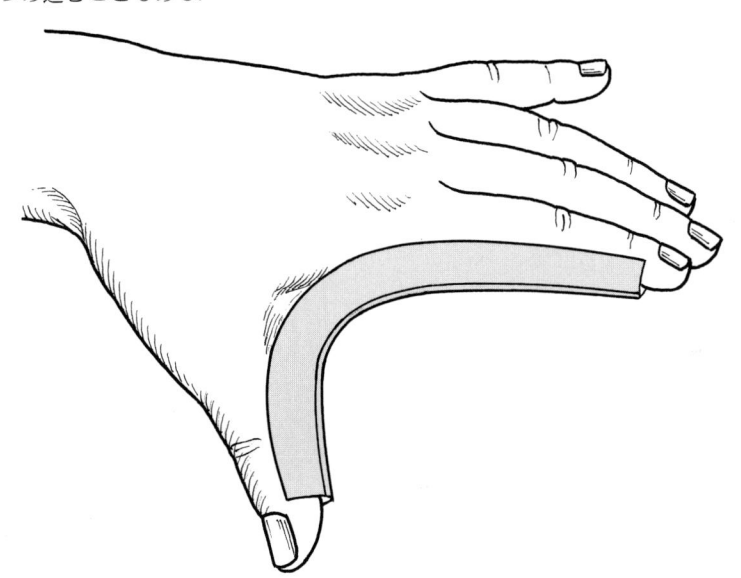

d．ターンバックルによる内転拘縮除去

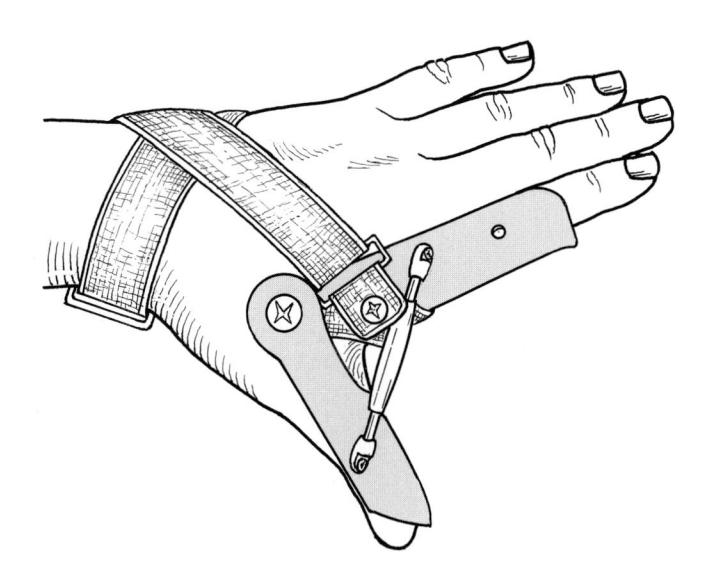

27 浮腫の防止

浮腫の継続は fibrosis の原因となり，関節拘縮，腱癒着の原因となるので早期に除去する必要がある．それには挙上位保持とともに Jobst が好都合で，一定の間隔で空気を注入・加圧することにより浮腫の除去につとめる．外傷・術後の浮腫の防止・除去に有効である．Sudeck の骨萎縮に合併する浮腫にも用いられる．

以上で，ある程度機能が回復すれば早期に職場に復帰せしめる．仕事は治療としても大切であり，休暇は治療放棄につながることもある．最近は Medomer を使用している．

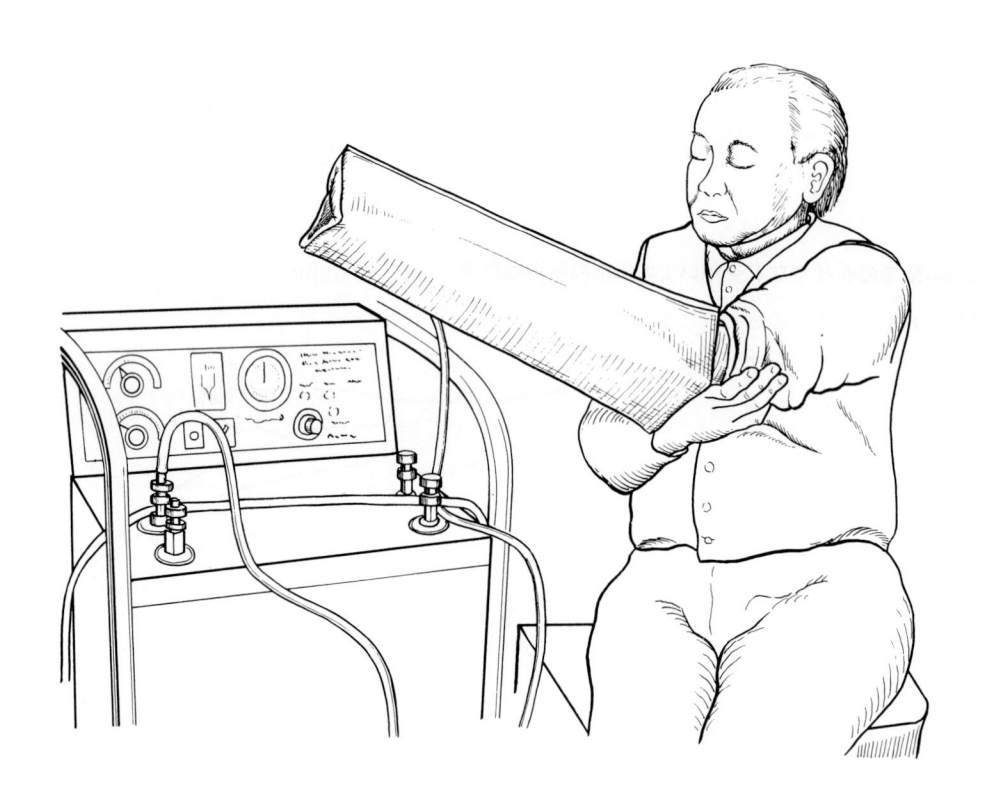

（註）浮腫の防止には Jobst, Medomer もよいが，もっとも大切なことは前腕筋の筋力増強であり，指の屈伸運動により前述した Moberg の pumping up system を最大限に利用することである．

第2章　新鮮外傷・火傷

2-1　創傷の処置

創の運命は最初に処置する医師の処置如何に左右されることとなるので，医師たるものは常に，次に述べる5つの創傷処置の治療原則を銘記していなければならない．いわゆる"5C"と呼ばれるものである．

I．創の清掃（cleansing）

これはscrubbing, washing, débridementの三者よりなる．これを確実に行うことにより化膿は絶対に防止しなければならない．化膿がおこれば治癒は遅れ瘢痕は増大して，機能は大きく障害されるからである．

薬物は化膿防止の補助には使用してよいが，これのみで化膿を防止することは不可能である．

II．骨折，脱臼の整復（correct）

骨折，脱臼は必ず一次的に整復する．一次的な整復は容易なはずであり，またこれにより循環は改善され創の治癒は良好となる．転位のまま放置すれば，血行は障害され，浮腫は増大しfibrosisを増強せしめて予後を不良にする．また血腫形成，瘢痕増大，化膿発生の危険性も多い．

III．深部組織の修復（connect）

もし大・中の血管損傷があればこれを縫合することにより血行は改善され，浮腫は減退して創傷治癒は促進されるであろう．

腱・神経も一次的に縫合するのが原則である．二次縫合は組織の剝離に時間を要し，しかも瘢痕を増大してその成績はよいものではない．

組織の取扱いにあたっては，atraumaticな操作がとくに大切である．

IV．創の閉鎖（cover）

創は必ず閉鎖する．開放のまま放置すれば化膿が併発し，瘢痕が増大するからである．細いナイロン糸を用いてatraumaticな操作のもと創の修復を行う．もし皮膚に欠損があれば，分層植皮，全層植皮，また症例によっては有茎植皮が必要となる．

V．後療法の早期開始（commencement of early motion）

術後は患肢の挙上位保持を行わしめるが，これは出血防止，浮腫防止，疼痛防止に大切である．次に創の一期癒合が得られれば続いて早期運動を開始する．運動は自動運動を主とし，機能回復への積極的意欲が重要となる．機能回復には筋力回復が大切であることは言を待たないが，筋力は他のものが与えてくれるものではなく，自らの努力により獲得するものであることをよく患者に理解せしめる必要がある．

早期職場復帰は最良の後療法であることも忘れてはならない．電気・温浴・パラフィン浴などはまったくの補助手段であって，その後に行う自動運動をやりやすくするためのものであることを知るべきである．

要は化膿防止ののち長軸，横軸アーチを回復せしめ，組織の修復に際してはその回復力（自然良能の作用）を最大限に利用すべく，これを阻止するがごとき操作は避けなければならない．

1 創傷の清掃

Scrubbing, washing, débridement の三者を行う．ちょうど術者の手洗いと同様に，石鹸水を用いて創およびその周囲の scrubbing と washing を約10分間繰り返し，最後に生理食塩水を十分に流して débridement を実施する．これによりきたない創もきれいにして，のち組織の修復，創の閉鎖に移る．

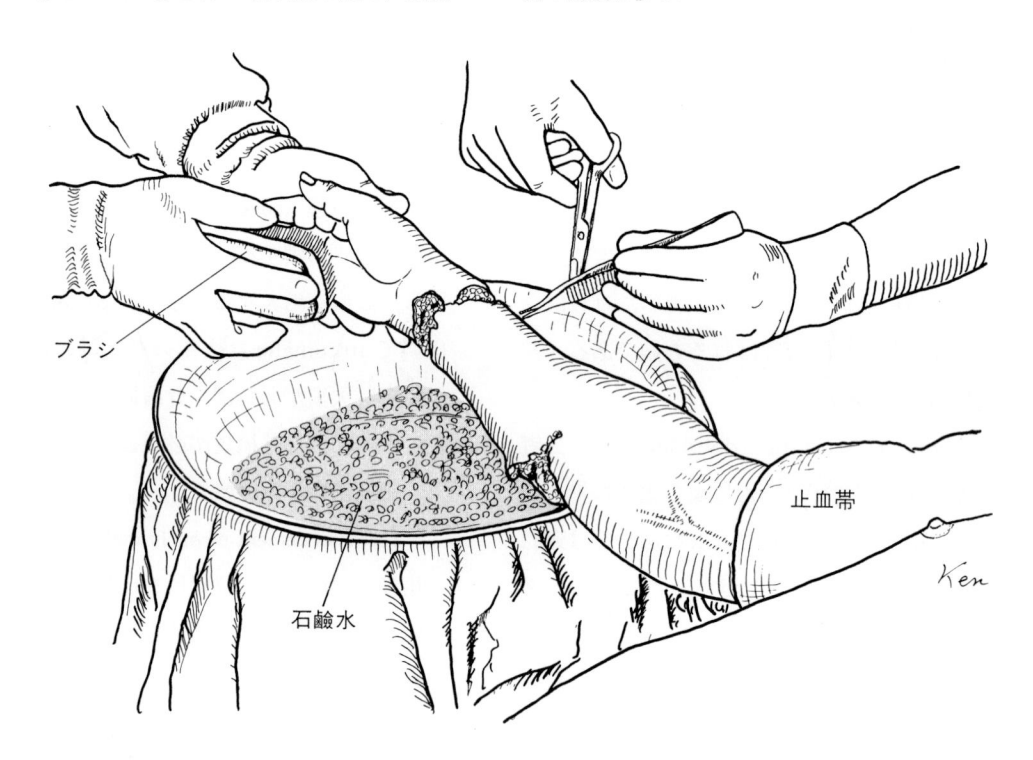

- ブラシ
- 石鹸水
- 止血帯

2 挫滅創の処置

a．来院時所見

5歳，女児．
自動車の事故による圧挫創．
一部に腱も露出している．

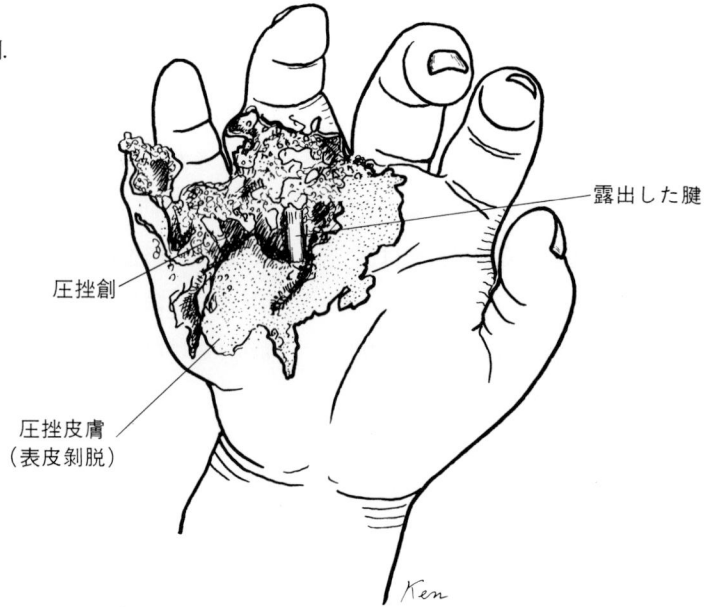

- 露出した腱
- 圧挫創
- 圧挫皮膚（表皮剝脱）

b．創の閉鎖

創の cleansing ののち細いナイロン糸を用いて丁寧に創の修復を行った．初診のさいには創の損傷がきわめて高度と思われるものでも早期であれば創は意外にうまく修復でき，しかもよく治癒するものである．植皮は行っていない．もちろん皮膚欠損があれば植皮が必要となるが，手の débridement は必要最小限にとどめるべきで，とくに手の掌側皮弁は他部の皮膚では代用されない特殊な皮膚であることを銘記すべきである．

c．創の治癒と指屈曲拘縮の発生

のちにおこった拘縮所見を示す．環・小指の屈曲不良，受傷時に腱の圧挫が認められ，これが癒着の原因と考えられた．

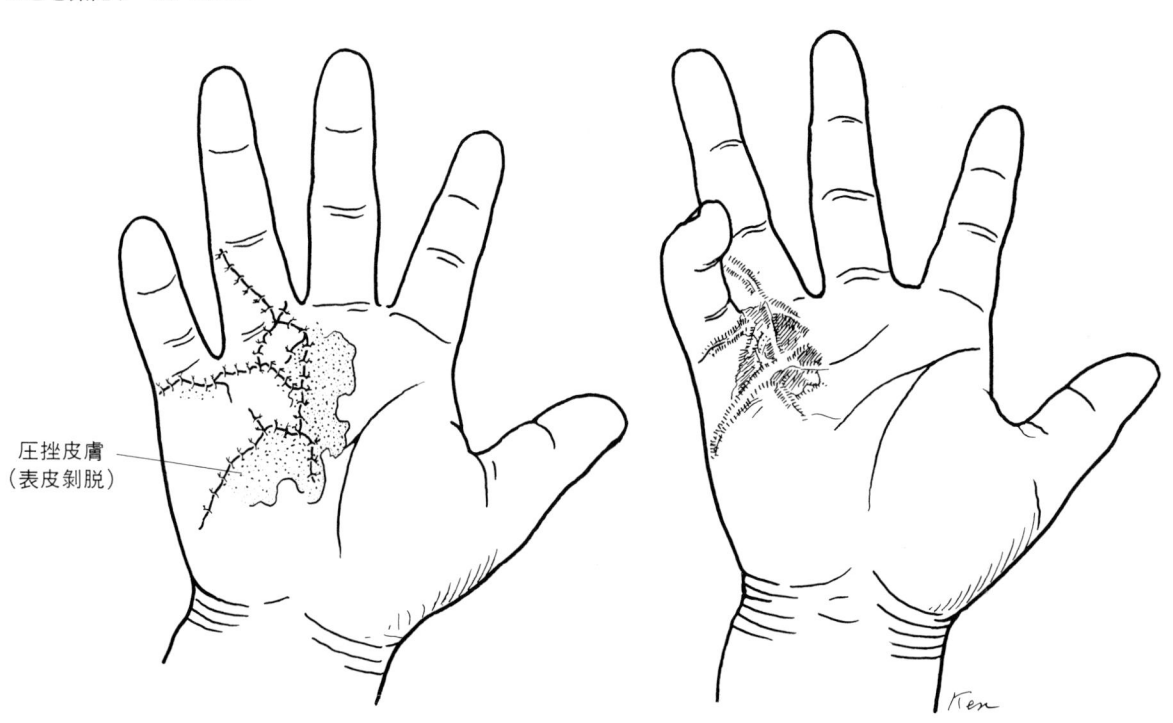

圧挫皮膚
（表皮剝脱）

d．有茎植皮の実施

二次的に瘢痕を切除，腱剝離を行ったのちに，腹部よりの有茎植皮を行った．

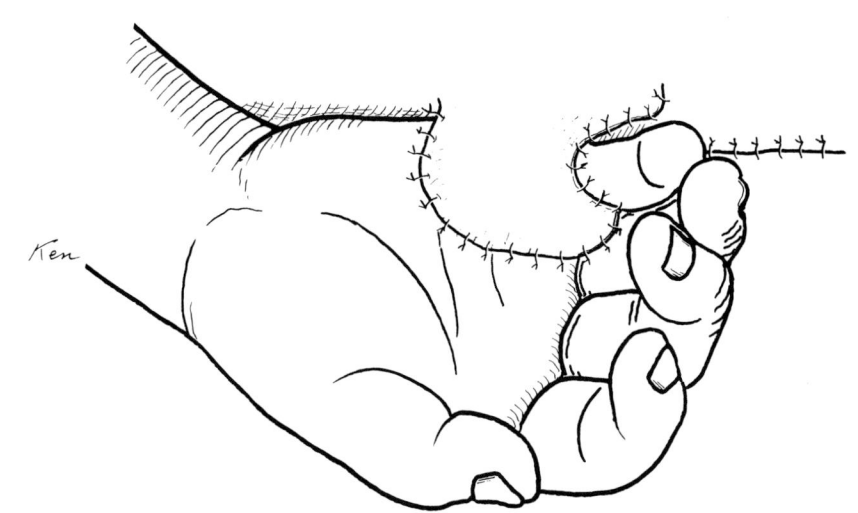

3 圧挫創の処置

a．来院時所見

16歳，男．
コンベアーにはさまれて受傷．ただちに cleansing ののち，細いナイロン糸による創縫合を行った．植皮は行っていない．

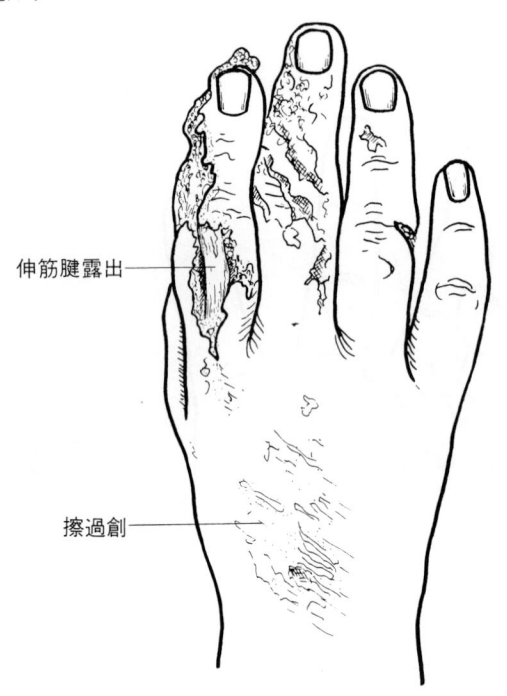

伸筋腱露出
擦過創

b．創治癒後の状況

丁寧に縫合すれば創はよく治癒し，機能もあまり障害されないものである．

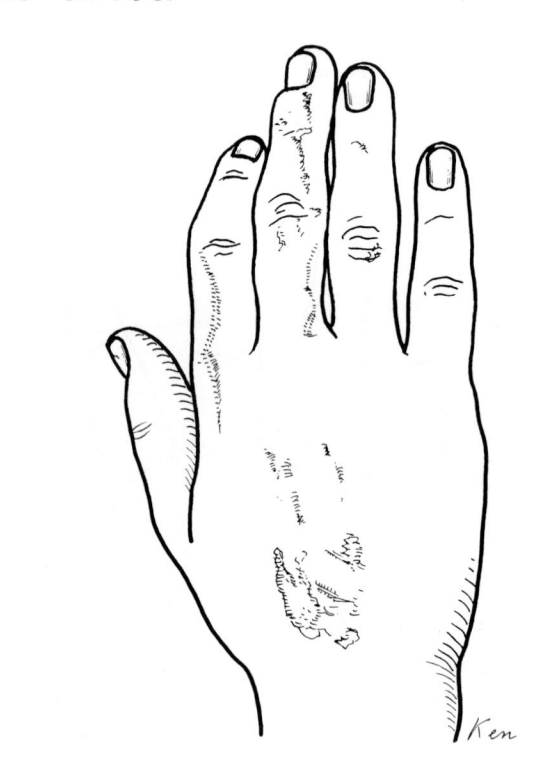

4 剝皮創の処置

創は必ず一次的に閉鎖する．

a．来院時所見

55歳，女．
手背皮膚の剝皮創．中指基部に骨折あり．掌側突変形を示す．皮弁をもとに帰して縫合すると，一部先端が壊死に陥ると考えられたのでこの部を切除．

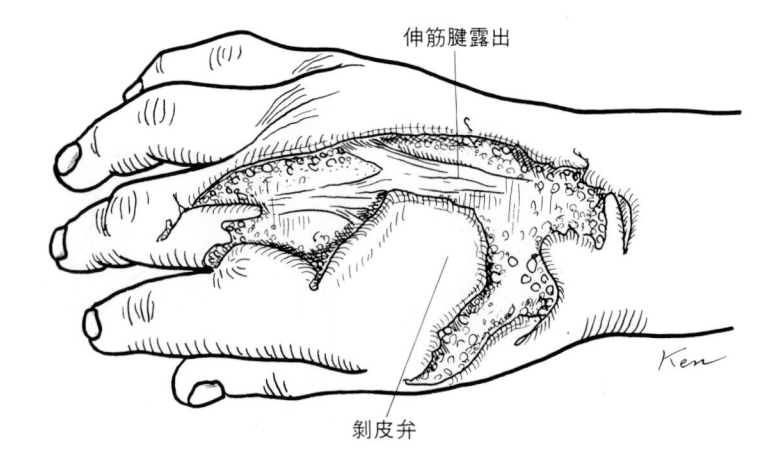

伸筋腱露出
剝皮弁

b．治癒後の所見

骨折は徒手整復し，皮膚欠損部には植皮を行った．図は創治癒後の所見．植皮は腱が露出しているので全層植皮とした．

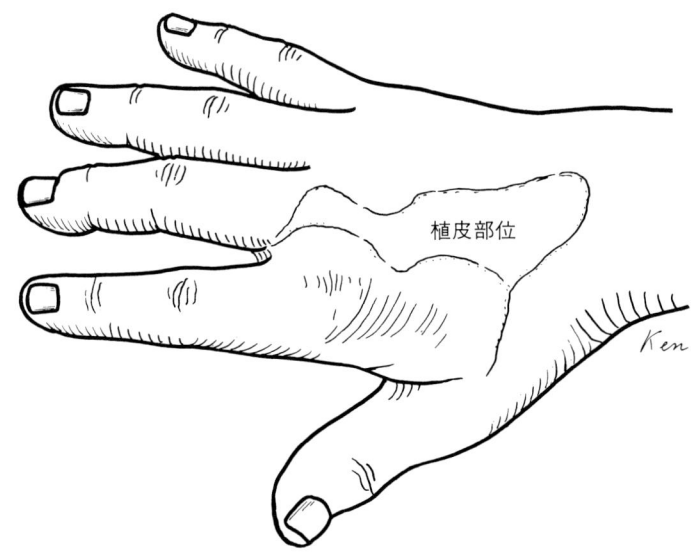

植皮部位

c．A and H 型植皮刀による分層皮膚の採取

デルマトームには種々の型のものがあるが，術者はそのいずれかに馴れておく必要がある．皮膚採取後の創面はソフラチュールガーゼで被覆するのがよいであろう．癒着の防止に効果的である．

図は A and H 型植皮刀の使用状況で，きわめて簡便な利点があるが多少の馴れが必要である．

デルマトームには，その他，Brown 型，Zimmer 型，Padjett drum 型などがあり，メッシュをつくるためには mesh maker がある．

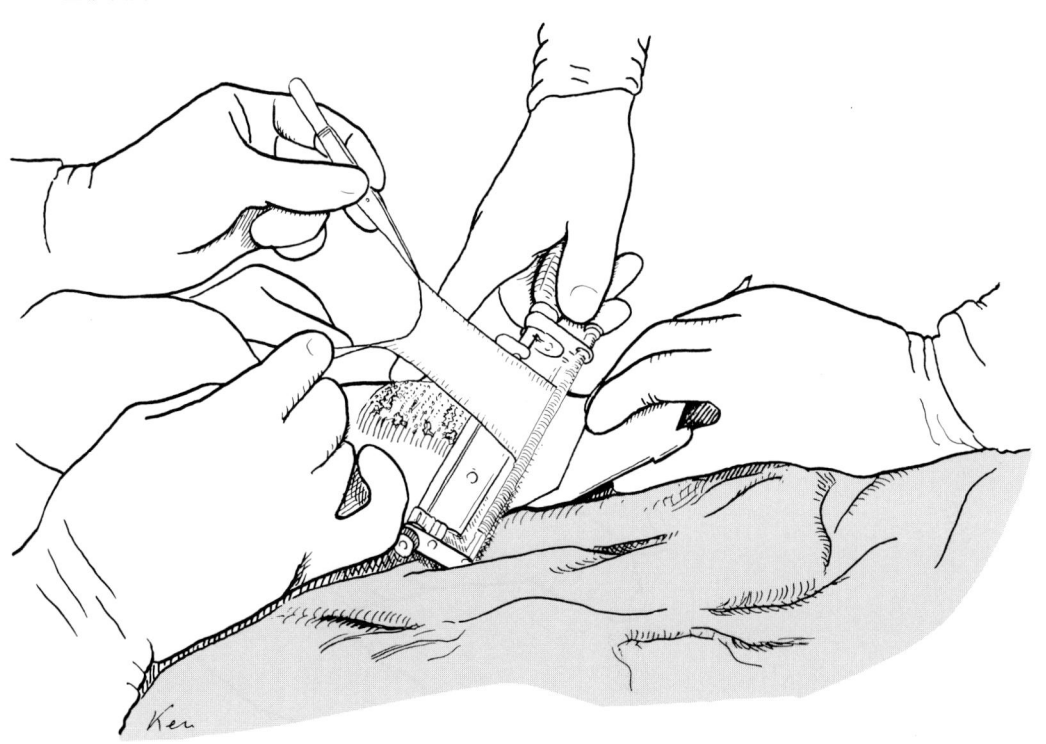

5 剝皮創の処置（分層植皮）

創は必ず早期に閉鎖する．開放のまま放置してはならない．

a．来院時所見

19歳，女．

綿打機による作業中，ローラーに手をはさまれ受傷した．Cleansing ののち創を閉鎖．のち圧迫固定するも手背皮膚は壊死に陥ったので分層植皮を行うこととした．肉芽創には全層植皮でなく分層植皮が望ましい．

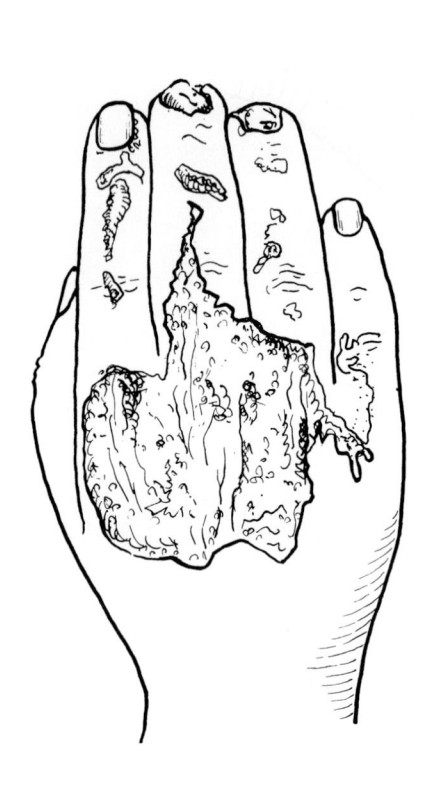

b．治癒後所見

植皮はよく生着したが，指間部に水かき形成ができたので二次的に Z-形成を行った．機能的にはまったく障害なし．

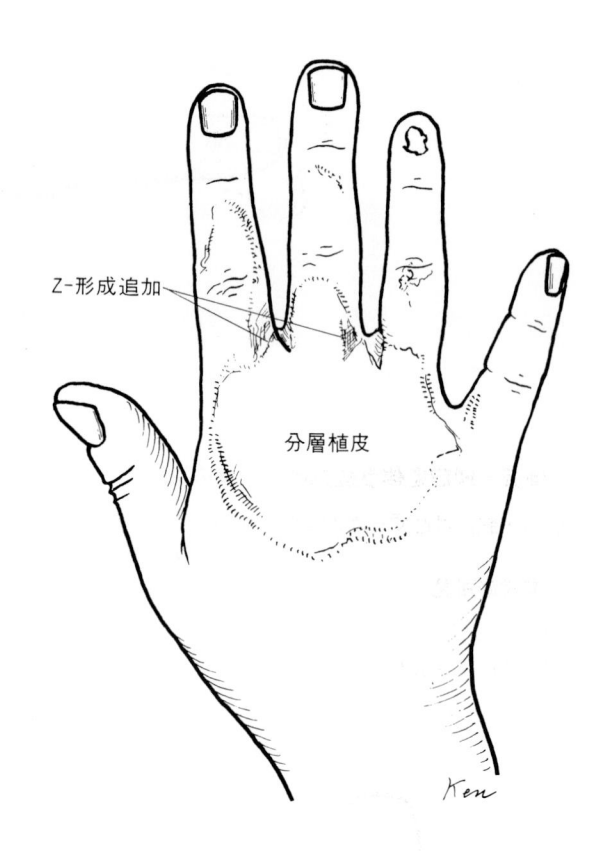

6 肉芽創の処置

a．来院時所見

34歳，男．

重量物落下による手背圧挫創で受傷1ヵ月後に肉芽創をもって来院した．

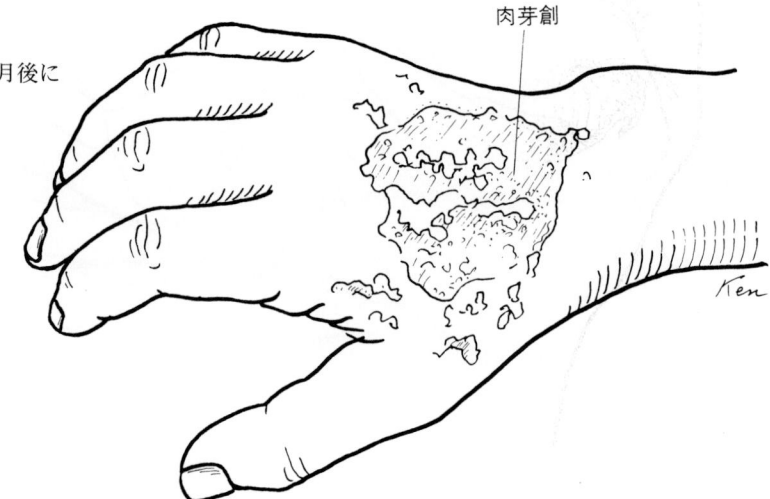

b．治癒後所見

分層植皮はよく生着した．

手背でしかも肉芽創のような場合には，全層植皮でなく分層植皮が適応となる．

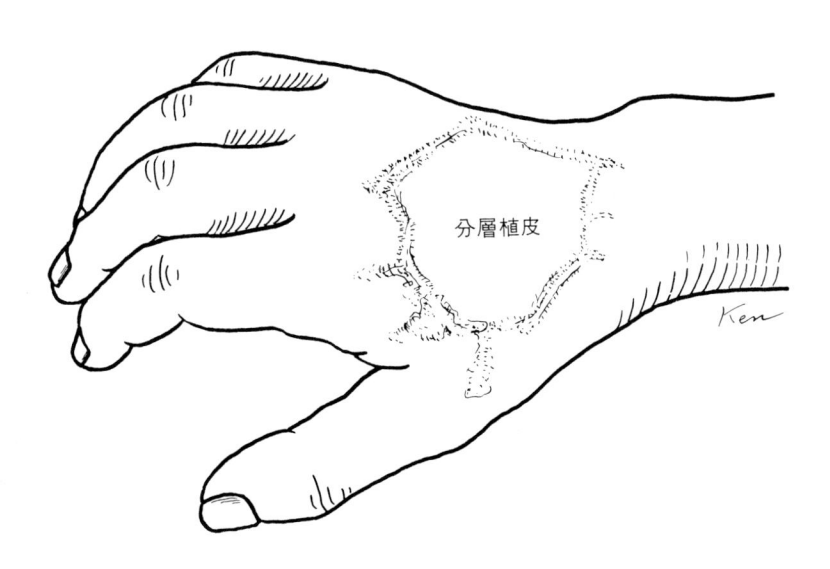

7 骨折・脱臼を伴う挫滅創

骨折・脱臼は必ず一次的に整復する．

a．来院時所見

31歳，女．
プレスにはさまれて受傷した．

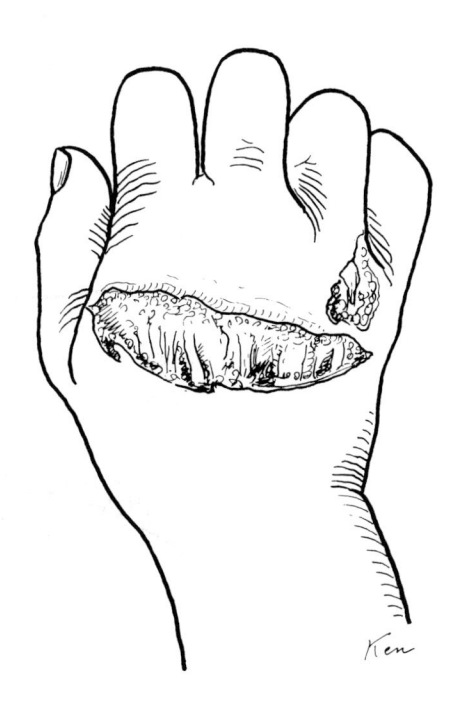

b．骨間筋の一部が圧挫され創面よりはみ出している．

指の循環が不良でも，骨折転位を整復（アーチを回復）すれば循環は改善されるのがふつうである．もし改善されないようであれば血管損傷を合併するものであるので，血管縫合（microsurgery）が必要となる．

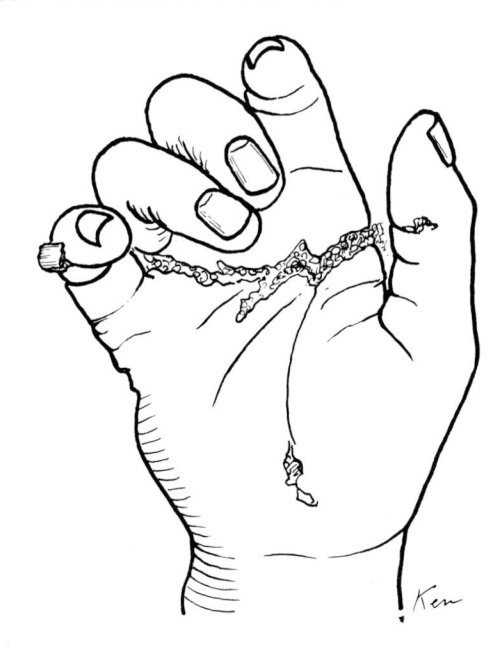

c. 術前 X 線所見

　創の cleansing ののち骨折転位を整復した．骨転位は放置することなく，必ず一次的に整復するのが原則である．これにより創の治癒機転は促進される．

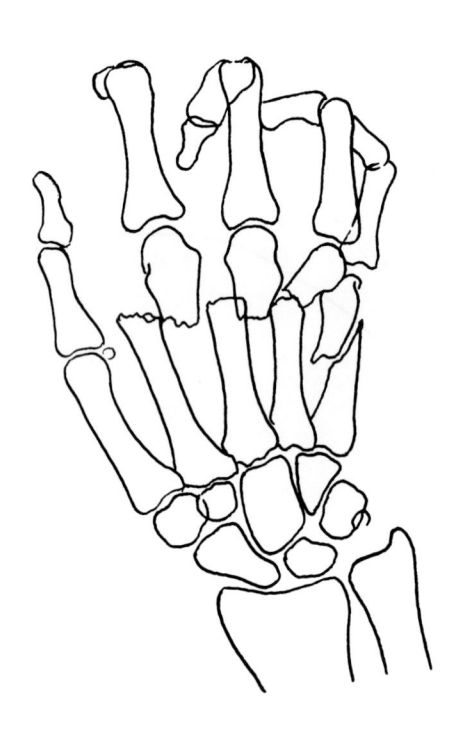

d. 術後 X 線所見

　骨折は最小限のキルシュネル鋼線で固定し，のち創を閉鎖することにより創の一期癒合に成功した．処置を誤ると手のフォルクマン拘縮をきたすことがまれでないので注意する．なお，整復にさいしては回旋転位に注意する．回旋が起これば指は屈曲時に交差して，使用に困難をきたすからである．

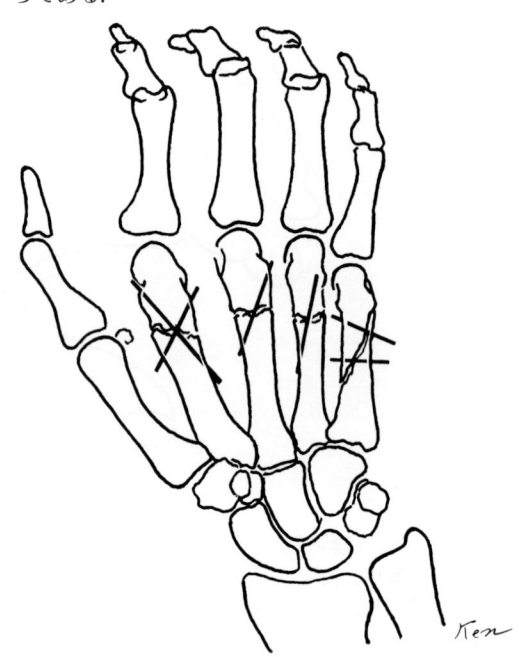

e. 術後 2 年の指伸展

　骨折の治療にあたっては，個々の骨片の整復よりもアーチの回復，alignment の回復に心掛けるべきである．

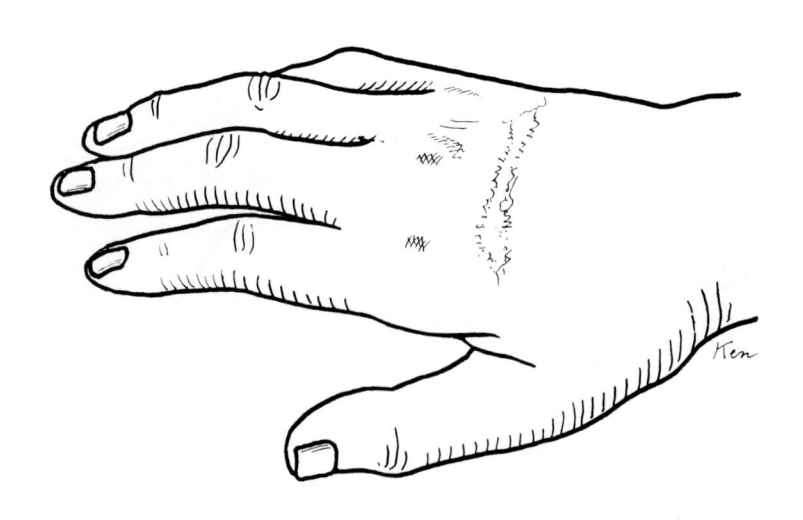

f．術後 2 年の指屈曲

指屈曲はわずかに制限されている．

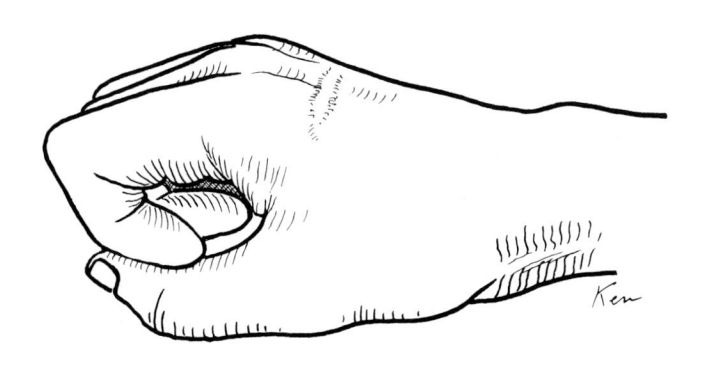

8 高度な挫滅創に対する処置

血行不良に対しては血管縫合が必要となる．

a．来院時所見

30 歳，女．

単独乗車中，三輪車と衝突して受傷した．手指の血行が不良である．受傷時の創は一見高度の挫滅と見えても丁寧に修復すれば意外によく修復可能で，しかも良好な機能獲得の得られる場合が少なくない．

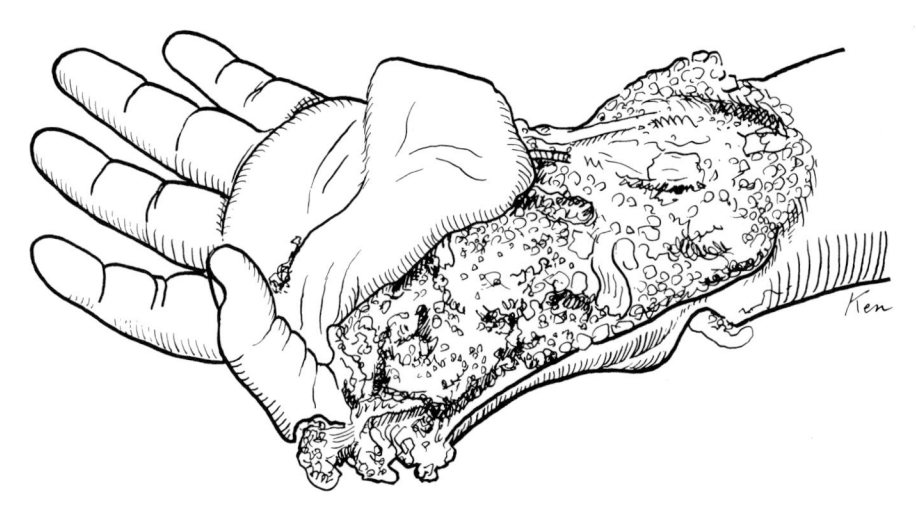

b．来院時 X 線所見

創内には多数の異物（砂）を見る．

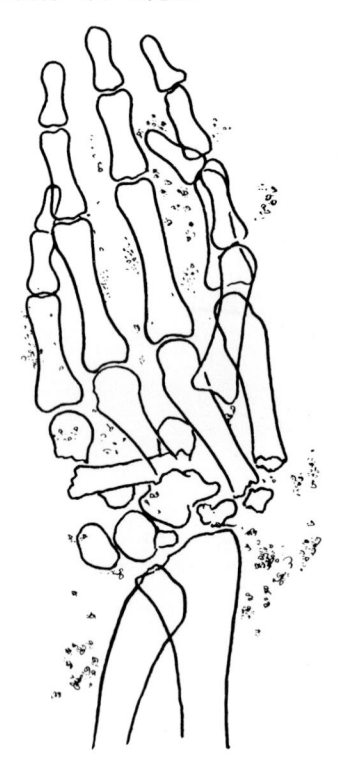

c．整復，固定

創の cleansing ののち，骨折の整復，固定を行った．

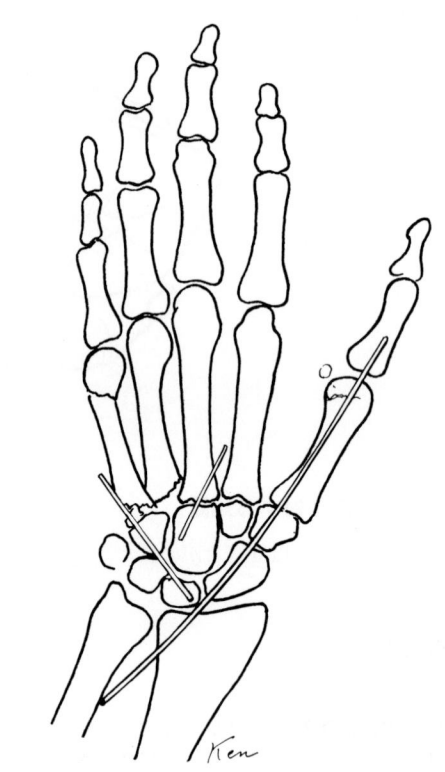

d．血行改善のための静脈移植

手指はチアノーゼを呈し循環不良のため，cleansing と骨片整復ののちに尺骨動脈に対して静脈移植を行った．

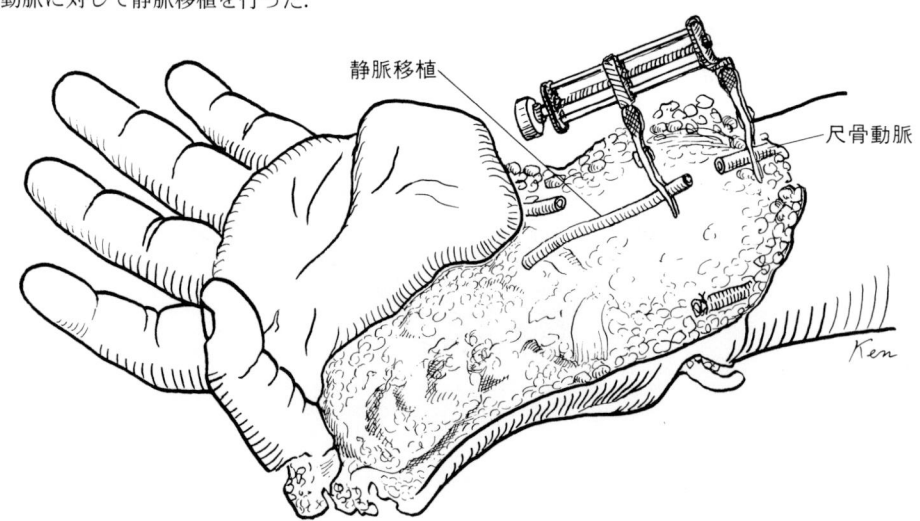

静脈移植

尺骨動脈

e．術後所見（1）

　静脈移植ののち，背面は分層植皮によりカバーした．
　広範な創の閉鎖には，degloving injury の項（55頁）も参照されたい．

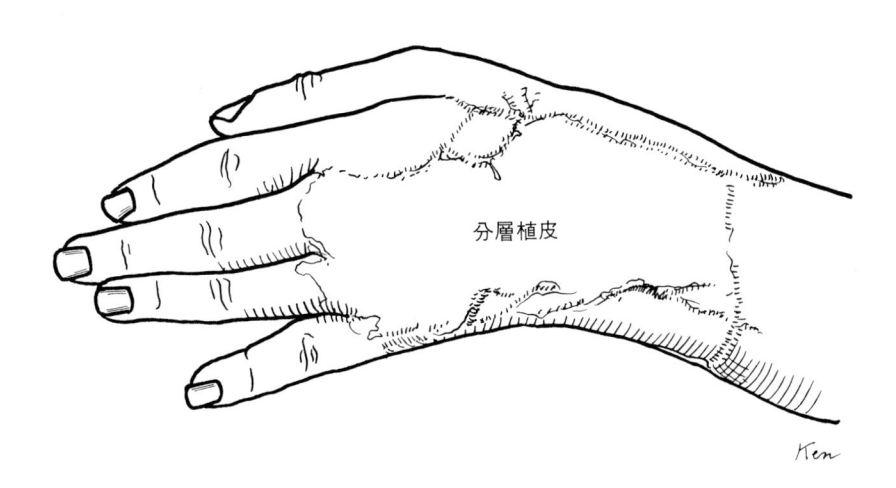

分層植皮

f．術後所見（2）

　掌面は有茎植皮により被覆して創を閉鎖し，有用な手としてかなりの機能を残すことができた．母指の対立運動がやや不良でこれに対しては二次的再建が必要と思われた．

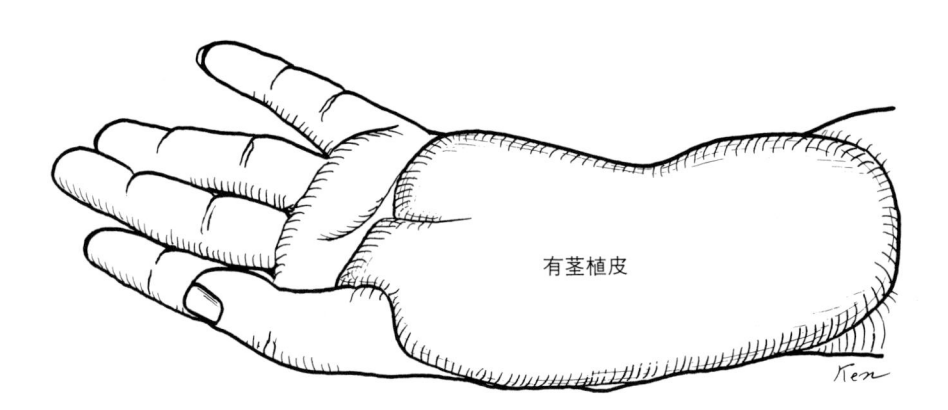

有茎植皮

2-2 指の挫滅と切断
(指尖部切断,また指の再接着については別項参照)

I. 切断の適応
　高度の挫滅が1〜2指に限局する場合には切断が適応となる．これの治療に長時間を要して他指にまで障害をきたすことがあってはならない．もちろん患者の職業，年齢，性別などを考慮しなければならないが，切断も時に機能再建となることを忘れるべきでない．

II. 切断のレベル
　指はなるべく長く残すようつとめる．しかし断端の知覚と無痛性はとくに大切であるので，指の多少の短縮はやむを得ない．母指については別に考慮すべきで，短縮の少ないしかも知覚の良好な断端が要求される．

III. 多数指挫滅
　多数指が同時に挫滅されている場合は，極力切断は避ける．しかしやむなく切断する場合には常にその後の機能を考慮し，少なくともピンチ (side pinch) の運動は確保するなり，その可能性を残すようにする．

IV. 母指の重要性
　母指の機能はきわめて大切であるので，切断，短縮は極力避ける．これは基節，中手骨についても同じであり，MP関節，とくにCM関節は極力温存する．母指球筋も切除することなく温存するようつとめる．

V. 切断指の利用
　切断にさいしては，切除されるべき皮膚，腱，神経，骨，関節の利用法につき検討する．Digital fillet法はもっともしばしば利用されるところである．

VI. 指の切断
　その手技および形成に関しては，第5章を参照されたい．

1 指の切断

a. 来院時所見

45歳, 女.
ファンの中に手を巻き込まれて受傷した.

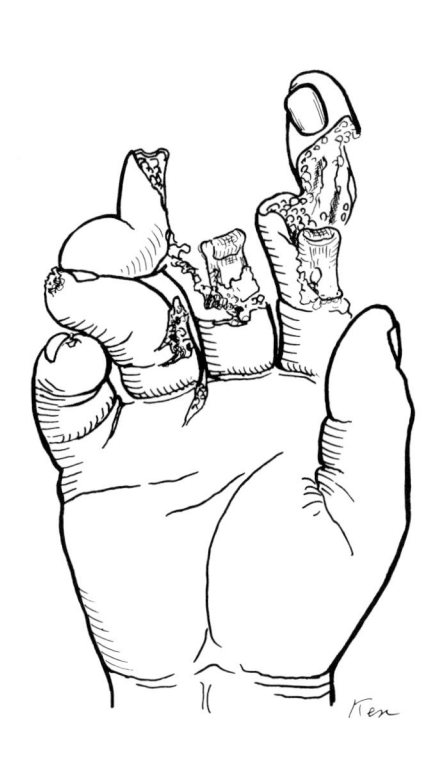

b. 来院時のX線所見

ところどころに脱臼・骨折を認める.

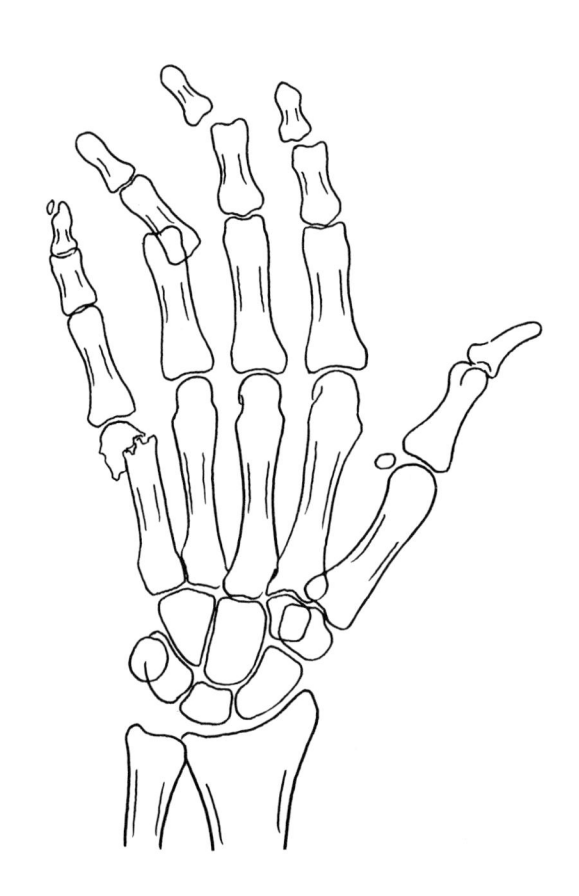

c. 手術完了

脱臼・骨折を整復・固定したところ. 挫滅の強い示指については切断を行った.

手指の挫滅はかなりひどいように見えても, 丁寧に修復すればよく修復しうるものである.

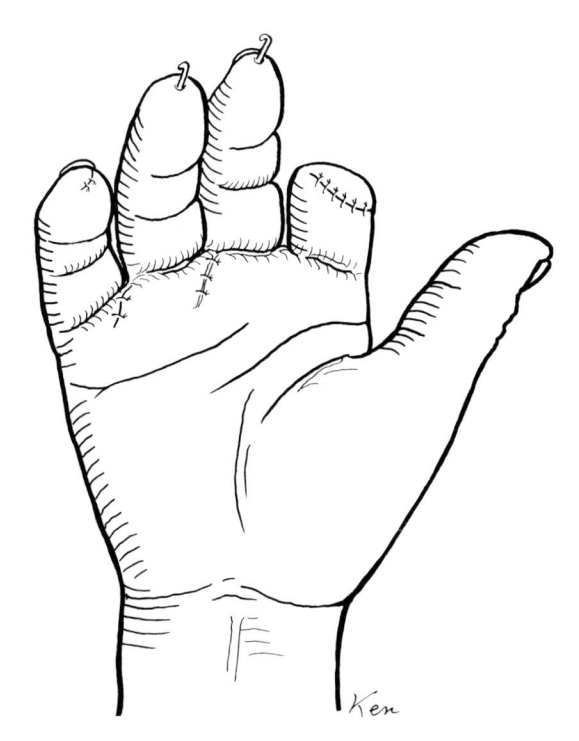

d．術後のX線所見

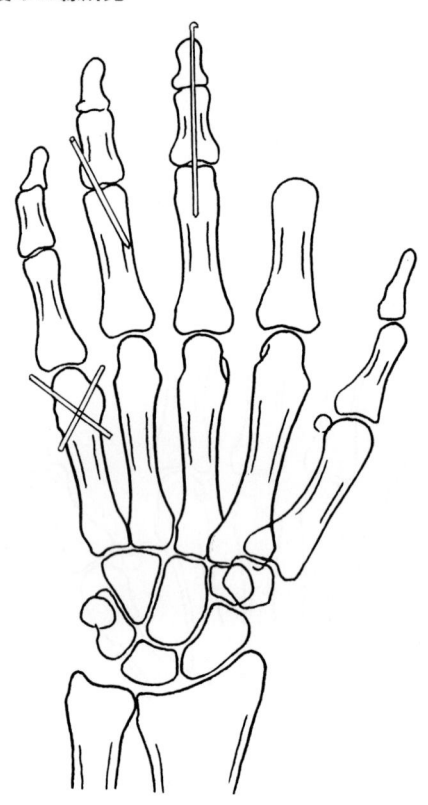

e．術後の指の屈曲状況

　示指の切断は機能的にはあまり障害とならないので，温存に無用の努力をすべきでない．

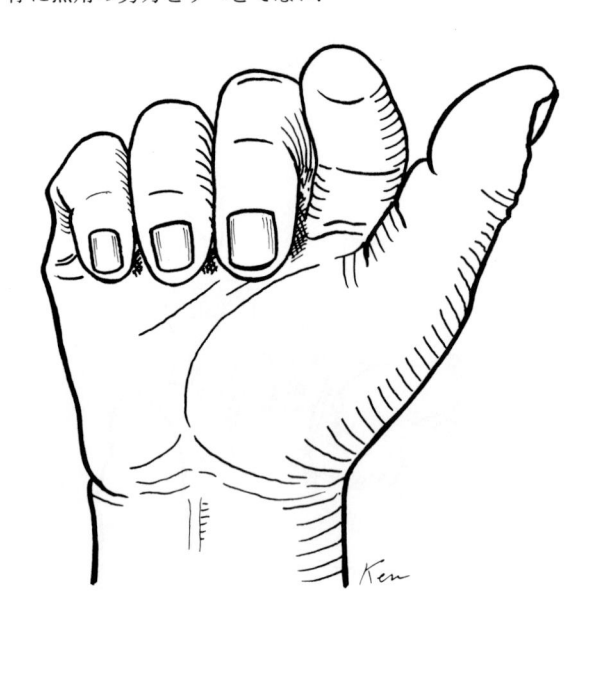

2 切断指の利用（neurovascular flap として）

a．来院時所見

　19歳，男．
　仕事中ミキサーに手を巻き込まれ受傷した．示指は挫滅が強く切断以外に方法がない．

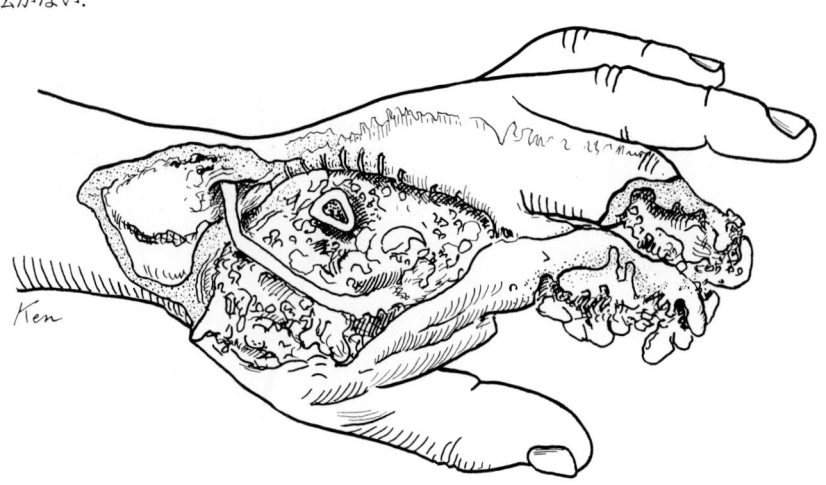

b．一次手術完了

　示指の皮膚には利用可能な部位が残っていたので，この皮膚を用いて，中指の橈側の皮膚欠損部を被覆し，中指の短縮を防止した．手関節橈側の皮膚欠損部は分層植皮でカバーし，tie-over 法で固定した．

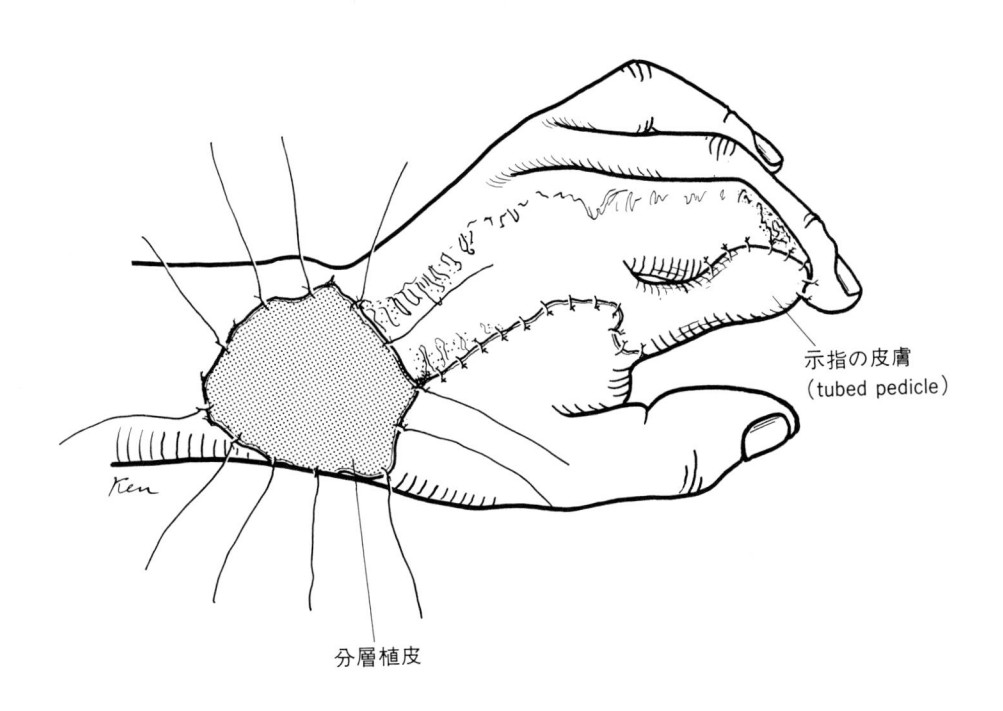

示指の皮膚
(tubed pedicle)

分層植皮

c．手術完了後所見

　示指の neurovascular bundle は，その後二次的に図のごときジグザグ切開で中指の皮下に埋め込まれた．これにより中指の短縮を防止するとともに，先端に良好な知覚を獲得することができた．

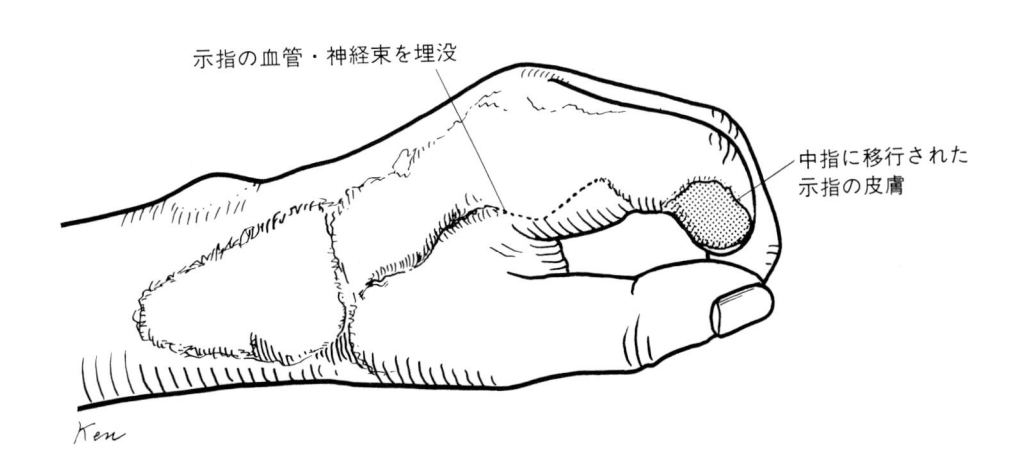

示指の血管・神経束を埋没

中指に移行された示指の皮膚

③ 切断指の利用（fillet として）

a．来院時所見

　57歳，男．農業従事者．
　稲刈り機にはさまれ受傷．近くの医院で母指および中・環指切断を受け，10日後に来院．

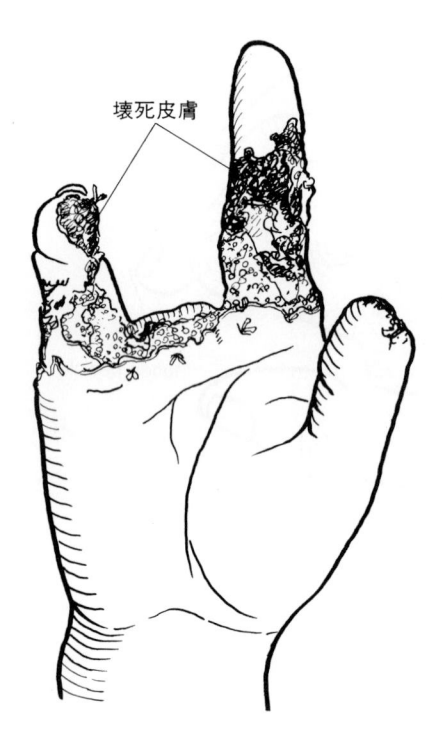

b．壊死組織の除去

　石鹸水中の soak により壊死組織をほぼ除去したところ．しかし骨および腱の露出をみる．指先部に知覚障害がある．

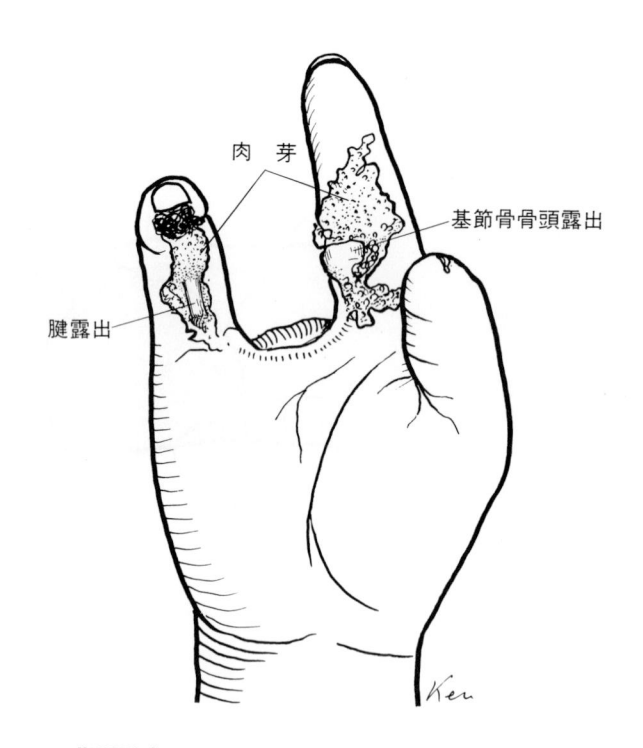

c．創の閉鎖

　Digital flap として指を短縮．創を閉鎖した．この症例の場合，知覚のない長い指よりも知覚のある短い指のほうが好都合である．

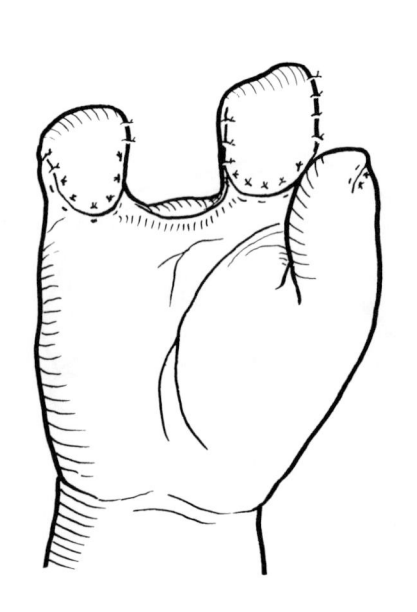

d．指間形成

　その後，指間の引きつり現象が強くなったので opposed double Z-plasty で矯正を行った．これにより両指の独立運動も可能となる．

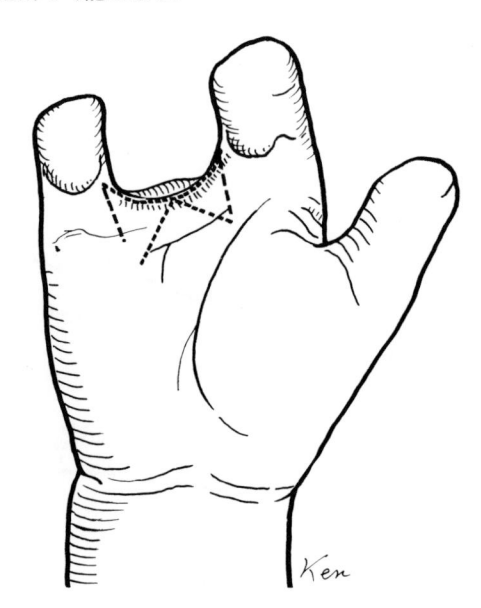

4 多数指の切断（示・中・環指）

切断にさいしては常に術後の機能につき考慮する必要がある．

a．来院時所見

22歳，男．
電気面取り器により受傷．示・中・環指を切断．母指の一部に皮膚移植を行い，小指PIP関節の脱臼は整復後キルシュネル鋼線で固定した．

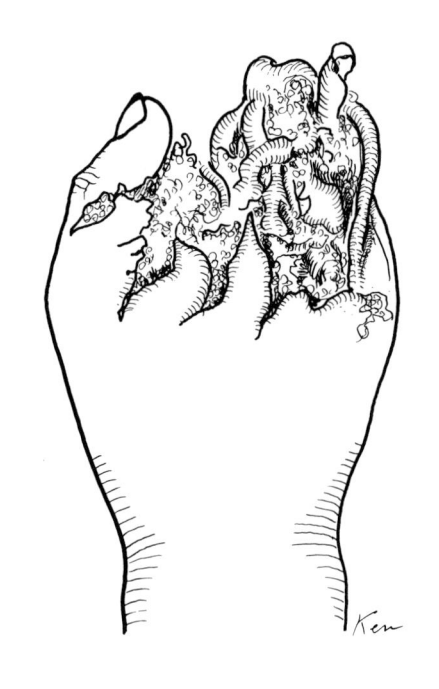

b．術後のピンチの状況

もしピンチが不十分であれば，二次的に小指を中手骨の部で回旋骨切りしてピンチの改善をはかる必要がある．

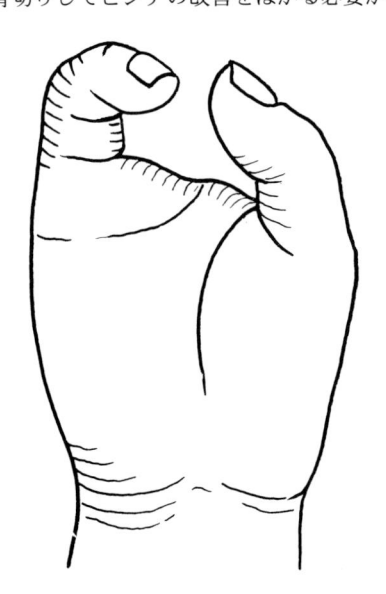

c．術後の指の拡がり

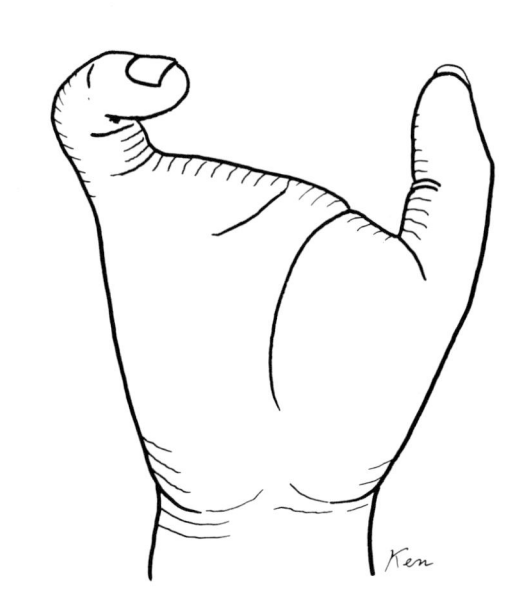

5 多数指の切断（母指以外の全指挫滅）

a．来院時所見

27歳，男．
　工作用プレスにより受傷．母指以外の全指挫滅を受ける．

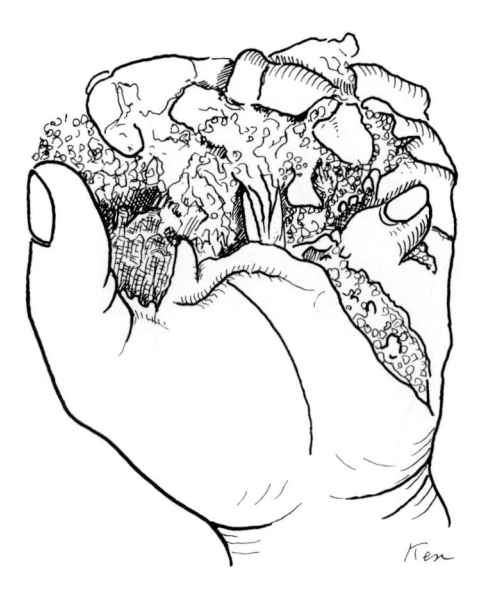

b．X線所見

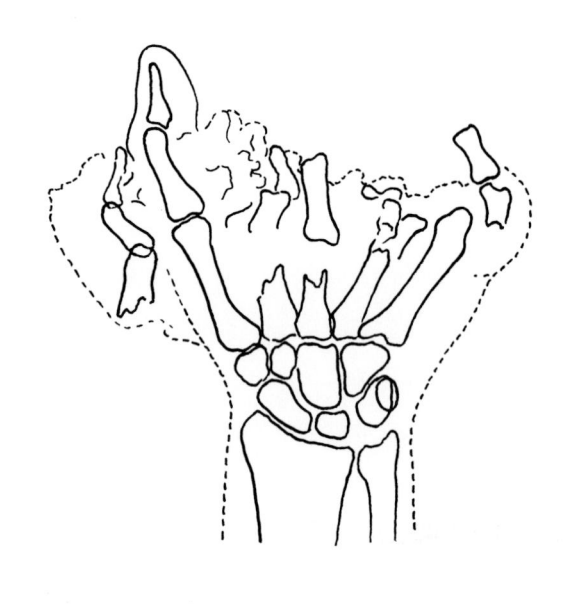

c．術後のピンチの状況

d．術後の背側面

　一次的に小指側に有茎植皮と骨移植を行い，母指の対立指とした．

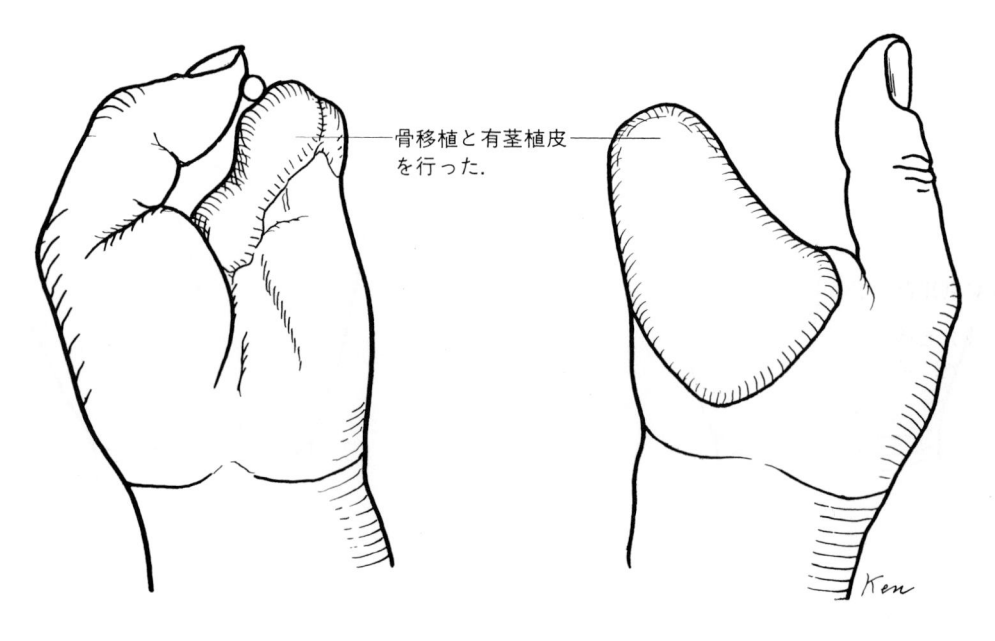

骨移植と有茎植皮を行った．

e．術後のX線所見

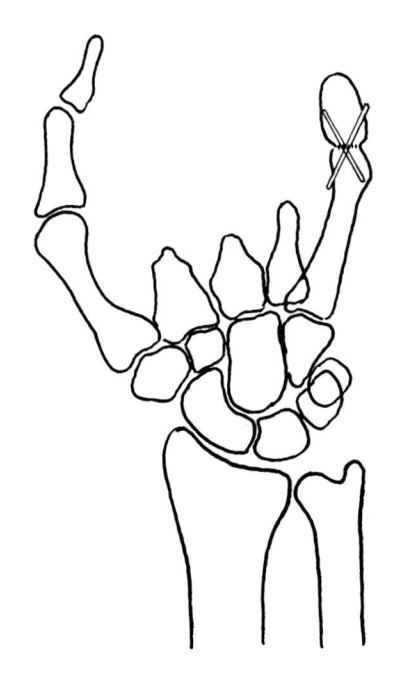

6 　創の閉鎖に隣接皮膚の利用

a．創と皮弁の作製

　一般的にいって，新鮮外傷直後に局所皮膚を用いて創の閉鎖を試みることは危険である．なぜなら，その皮弁の循環にも障害が及んでいる可能性があるからである．

　しかし，特殊な場合に利用される．有茎植皮の項も参照．

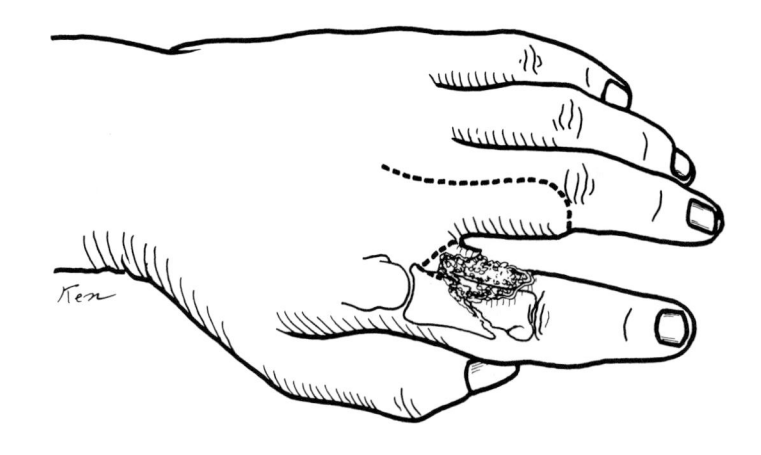

b．局所皮膚の利用と創閉鎖

　骨片固定後皮弁を移動．できた皮膚欠損部は植皮により被覆した．示指の回旋変形がおこらないよう注意する．

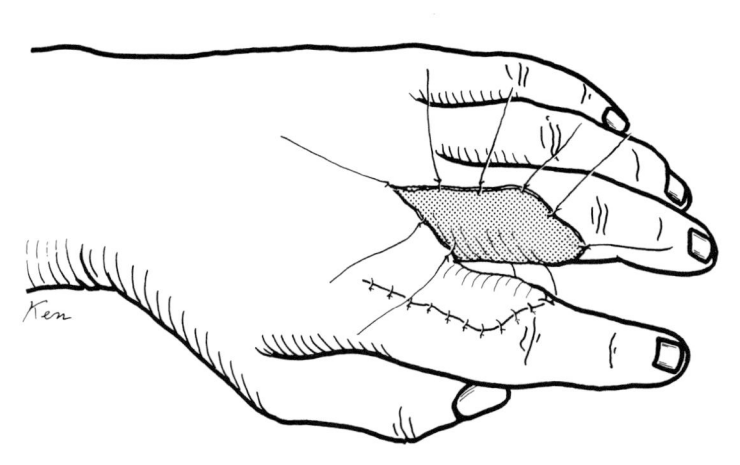

7 Island pedicle (kite flap) の利用

有茎植皮の項も参照のこと．

a．創と皮弁の作製

PIP関節背側の創に対し，これをisland pedicleで被覆せんとした．

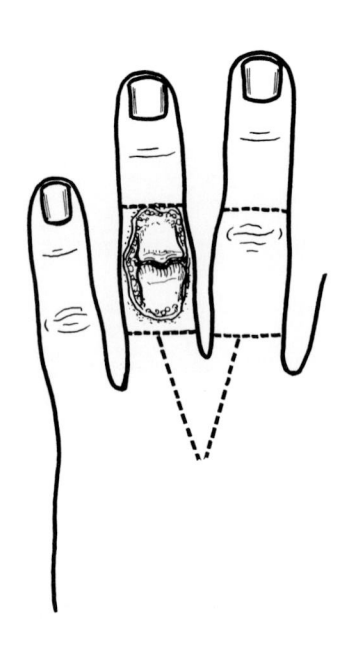

b．Island pedicleの作製

柄部には静脈を含め皮下の組織をなるべく多く含めるようにする．組織の分離にはatraumaticの操作がとくに大切．動脈枝ははっきりしないことが多い．

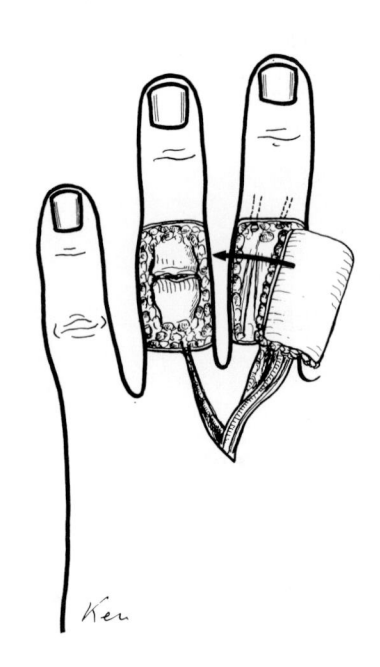

c．皮弁の移植と分層植皮

Island pedicleには無理な緊張が加わらないよう注意する．無理があれば不成功に終わることとなるので，適応の決定と手技には慎重でなければならない．
中指の皮膚欠損部は全層植皮で被覆した．

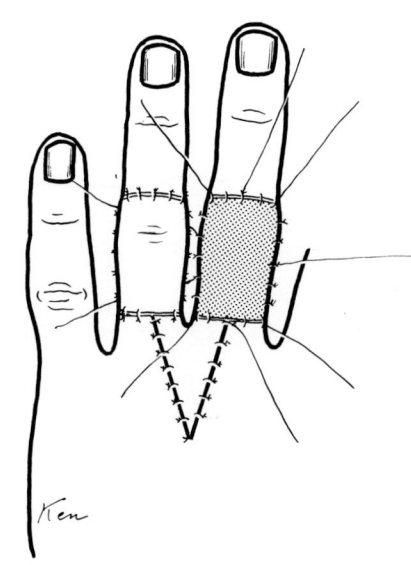

2-3 Degloving injury の処置

治療原則は一般創傷のそれと同じであるが，特異な点を列記すると，

I．剥離皮弁の再縫合

Deglove された皮膚をもとに返して縫合しても着床に成功することは困難．Microsurgical に血管縫合を行っても，血管は各所で損傷されているので成功の可能性は少ない．

II．遊離植皮

手背・手掌に使用．指には例外はあるも多くの場合使用困難．剥離皮弁を切離，皮下脂肪を除去して全層植皮として使用することがある．

III．有茎植皮

指のカバーに使用する．多指のさいは全体をカバーし，二次的に分離する．

指の処置：植皮のさいは少なくとも DIP 関節は切断し指の短縮をはかる．損傷指は短いほど，使用に便利であるし，また末節を切除することは，指をカバーする皮膚の節約にもなる．同じ意味で示指を切断することもある．

IV．遊離・有茎植皮の合併

Degloving injury の被覆には広範な皮膚を要するので，両者の合併が必要となることが多い．

V．Microsurgery の利用

これについてはマイクロサージャリーの項を参照されたい．

1 Degloving injury の処置（有茎植皮と分層植皮）

a．来院時所見

22歳，男．
ゴムローラーによる degloving injury の症例．

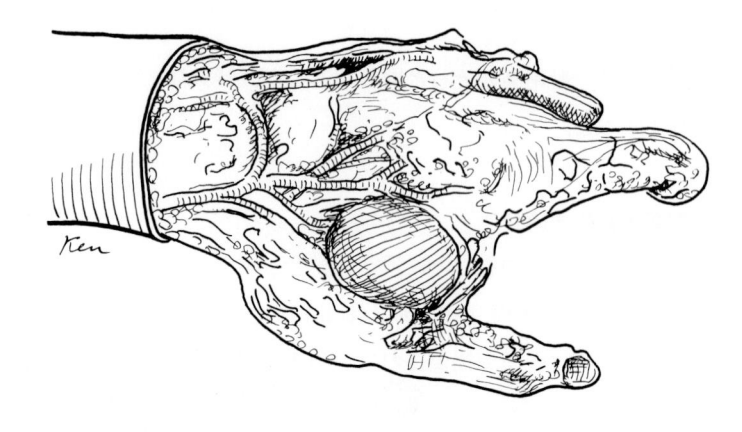

b．創の閉鎖

母指のみ有茎植皮で被覆し，他の部はすべて分層植皮でカバーした．

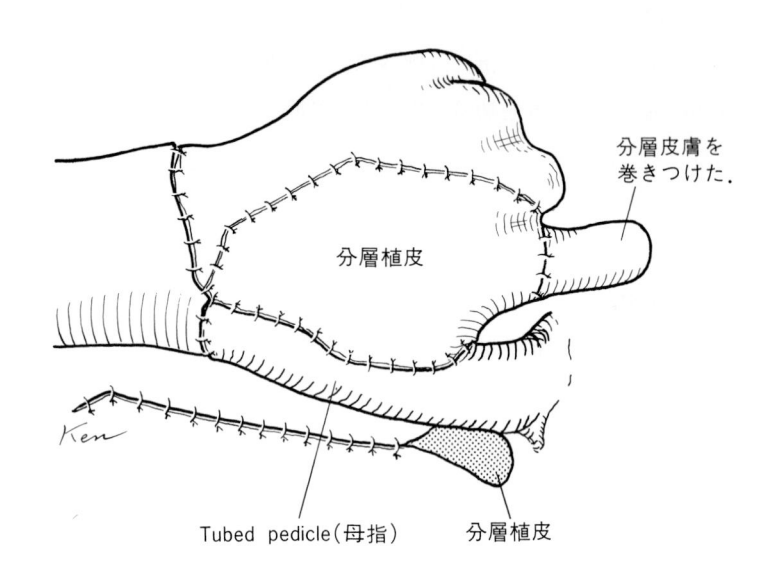

分層皮膚を巻きつけた．

分層植皮

Tubed pedicle（母指）　分層植皮

c．創治癒後の所見

術後は手をかなりよく使用している．問題は知覚がよくないという点であるが，これは将来 microsurgery を用いての wrap around flap などを考慮すべきであろう．これについてはマイクロサージャリーの項参照．

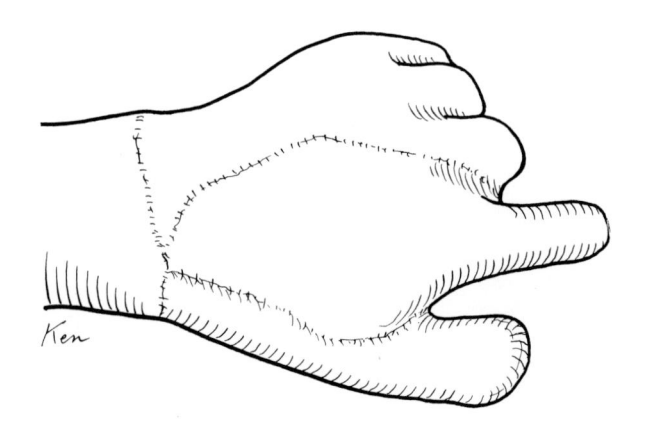

2 Degloving injury の処置（有茎植皮と全層植皮）

a．来院時所見

19歳，男．
機械に巻き込まれ受傷．

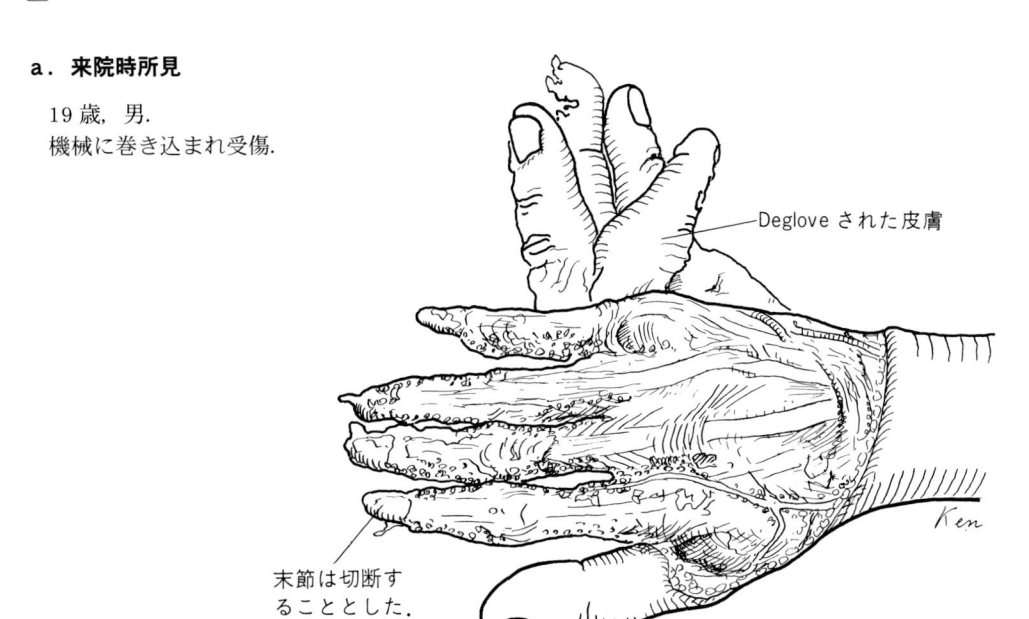

- Degloveされた皮膚
- 末節は切断することとした．

b．創の被覆

手背および手掌面にはdegloveされた皮膚を用い，これの皮下脂肪を除去した全層皮膚を遊離移植し，指の部はDIP関節で末節切断後，まとめて腹部よりの有茎植皮で被覆した．なお指間には血行を障害しない程度に「しつけ糸」をおき，のちに行う指の分離を容易にした．

Degloving における microsurgery の利用についてはマイクロサージャリーの項（368頁の図10）も参照されたい．

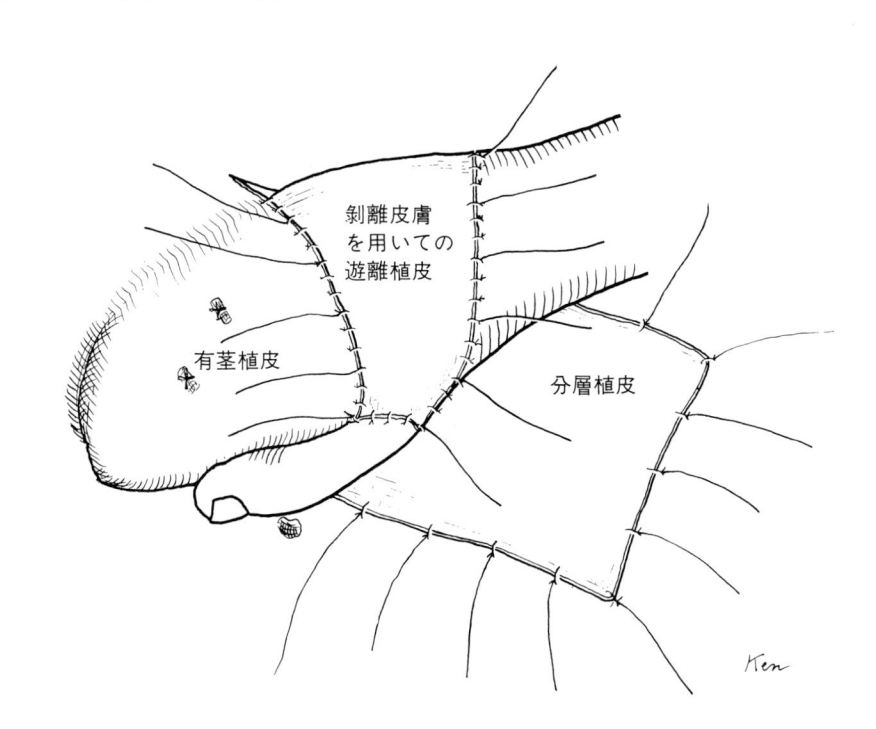

- 剝離皮膚を用いての遊離植皮
- 有茎植皮
- 分層植皮

c．皮弁切離

有茎植皮を切り離したところ（術後3週目）．

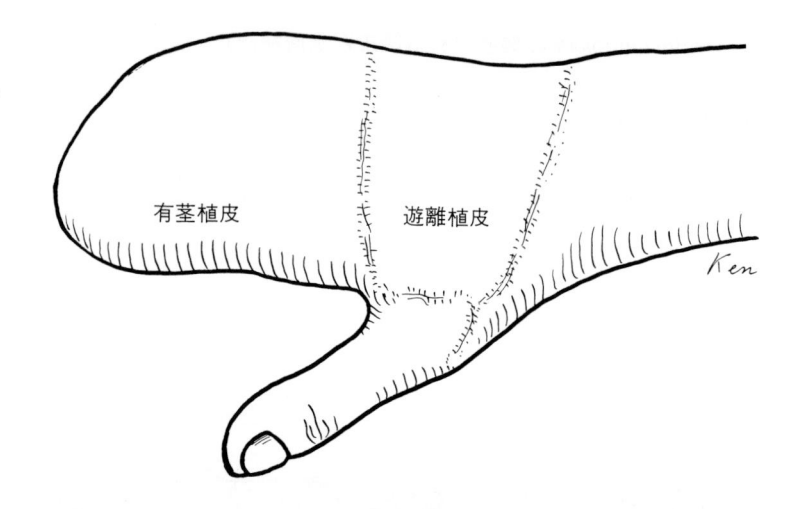

有茎植皮　遊離植皮

d．指間形成

第1回の指間分離を行ったところ．指の分離は合指症の手術の場合とほぼ同様である．

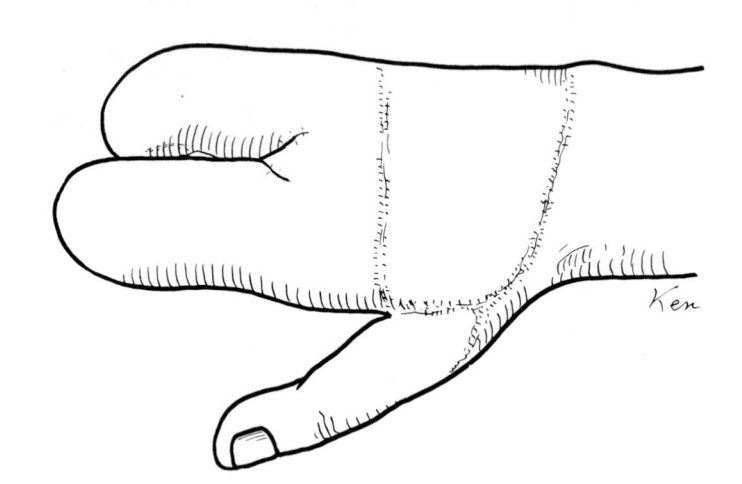

e．指間形成の完了

全部の指間分離を終えたところ．指の知覚には問題があるが有用な手にすることができた．母指が損傷を免れたことは幸運であった．

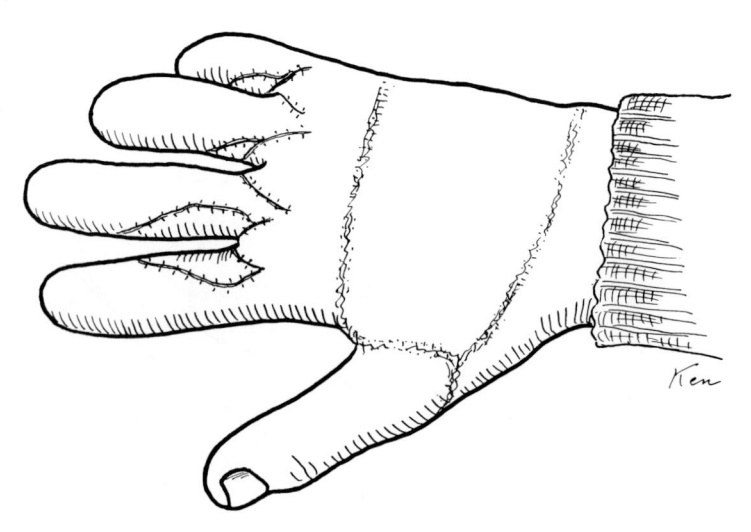

3 Degloving injury の処置（paired flap の利用）

a．来院時所見

2歳，女児．
うどんを伸ばすローラーに巻き込まれ受傷，来院した．

b．図のごときデザインで腹部に paired flap（三浦）を作製

これについては有茎植皮の項も参照のこと．

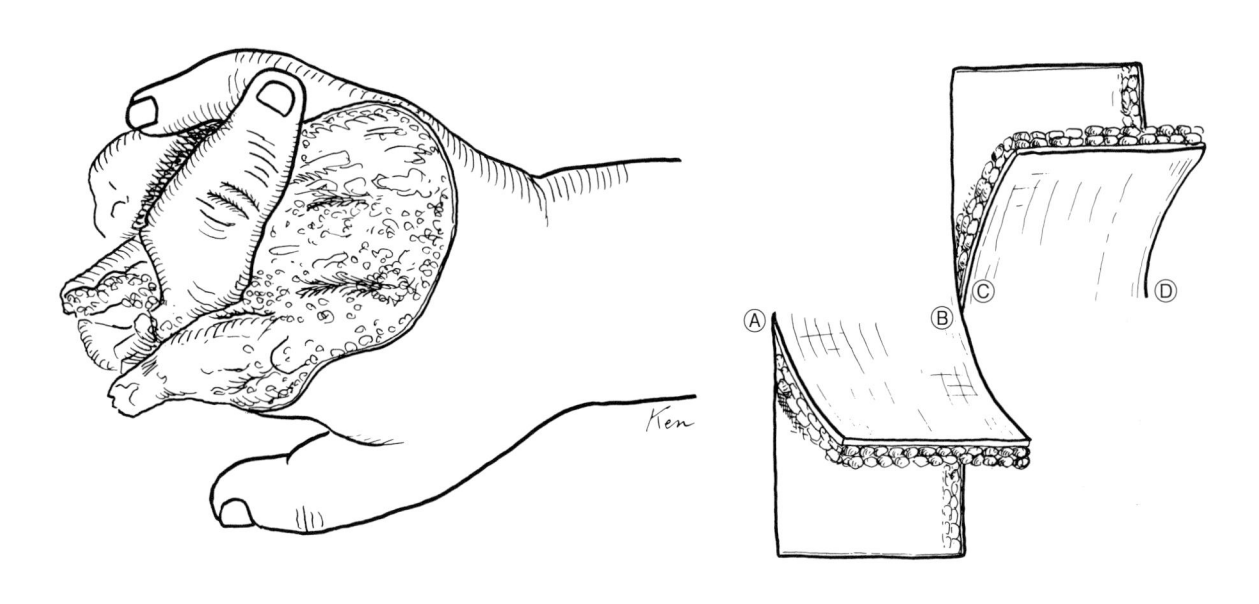

c．創の閉鎖

Paired flap で deglove された指を，背・掌両面より被覆．指間にはそれぞれ2ヵ所に「しつけ糸」をおき，将来における指の分離を容易にした．

60　第2章　新鮮外傷・火傷

d. 術後所見（1）

指の分離を完了したところ．背面所見．

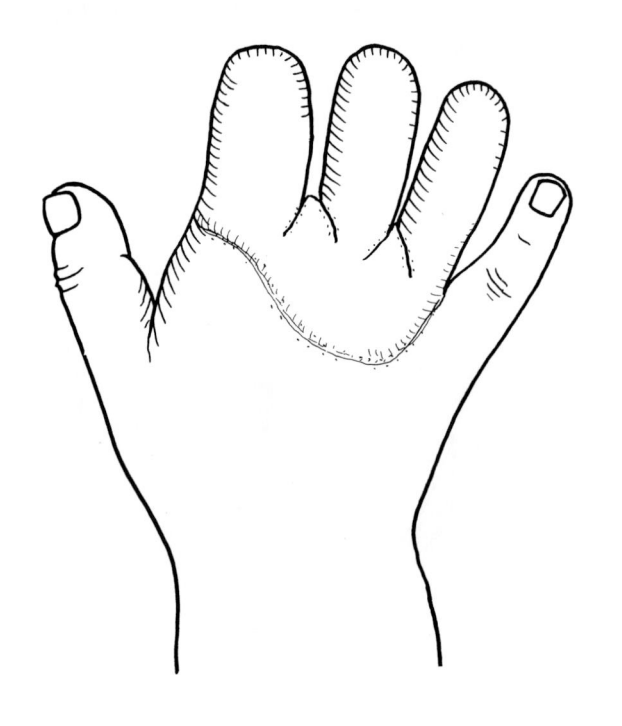

e. 術後所見（2）

術後掌面所見．指は少し太目とした．

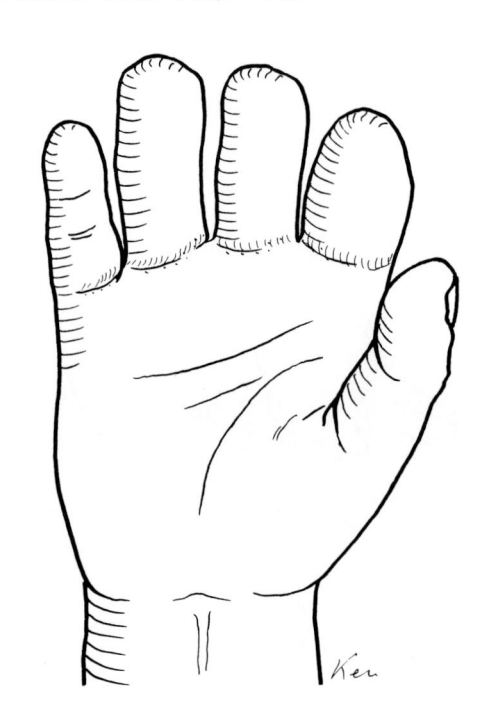

④ Ring injury の処置（microsurgery の利用）

a. 来院時所見（1）

29歳，男．
自動車の窓の金具に指環が引っかかり ring injury をきたす．指神経は連続性を有するも，動脈は断裂している．

b. 来院時所見（2）

背側面で静脈も断裂している．

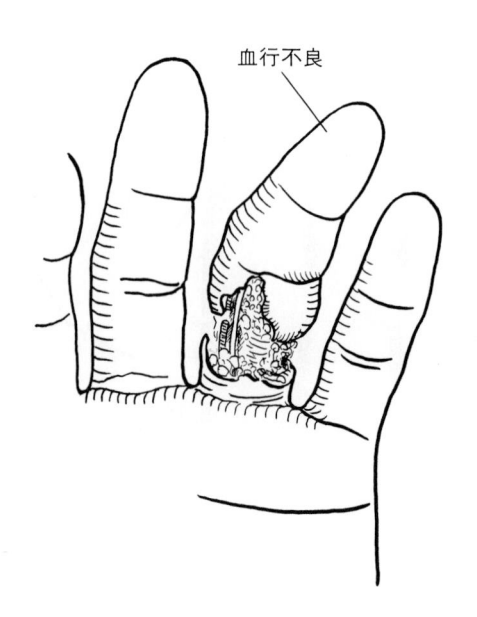

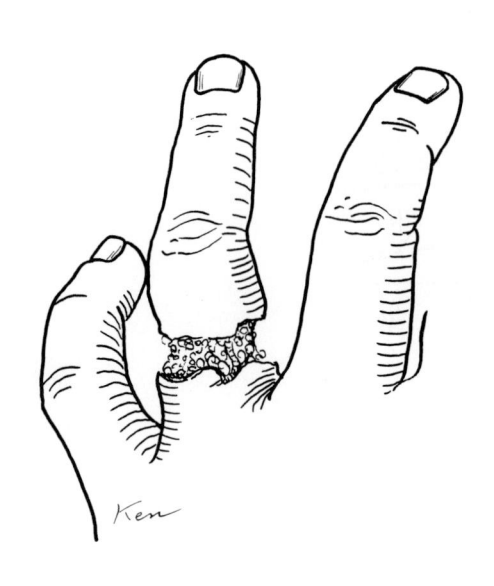

血行不良

c．創治癒後所見

　動・静脈縫合により指の壊死は免れたが，創の周囲の皮膚は壊死に陥り，植皮術が必要となった．指の機能回復は思わしくない．

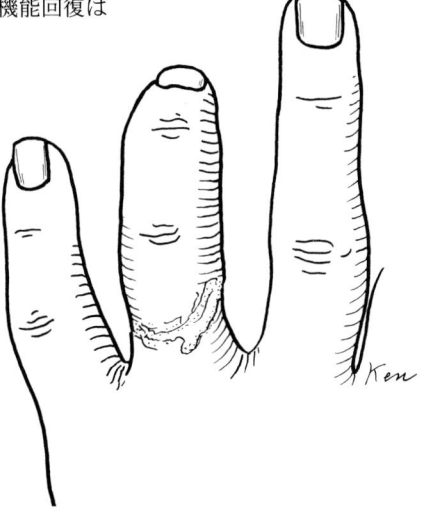

5 Ring injury の処置（有茎植皮の実施）

a．来院時所見

　22歳，女．
　Ring injury により環指の degloving をきたす．Tubed pedicle で被覆することとしたが，男性，とくに労働者であれば切断にすべきであろう．

b．皮弁の作製

　皮下脂肪の少ない前胸部の皮膚を用いて皮弁を作製した．両脚の長さに差のある皮弁をつくり創を閉鎖すると，皮弁の方向が変わって好都合のことがある．

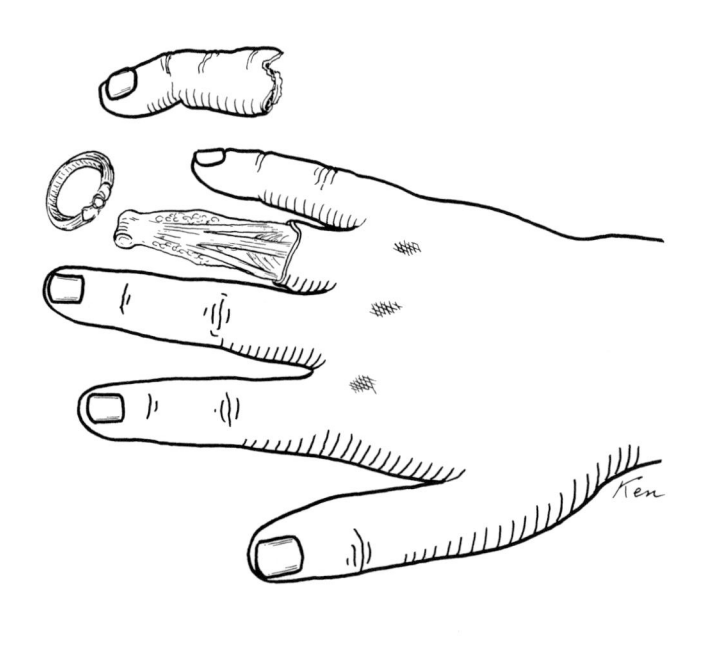

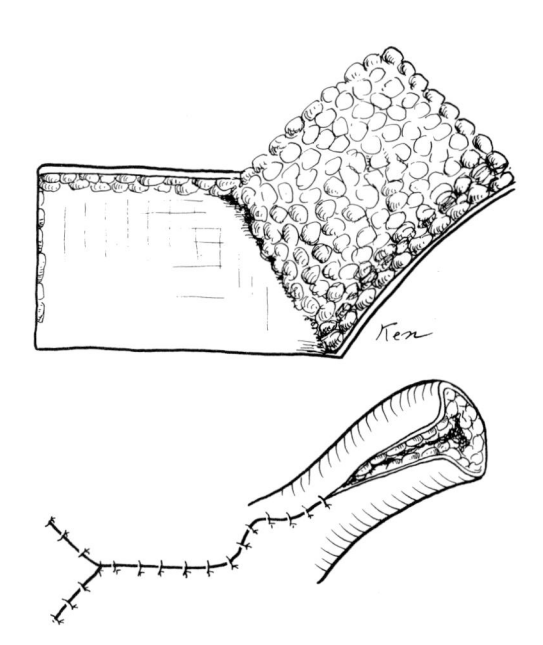

c. Tubed pedicle の実施

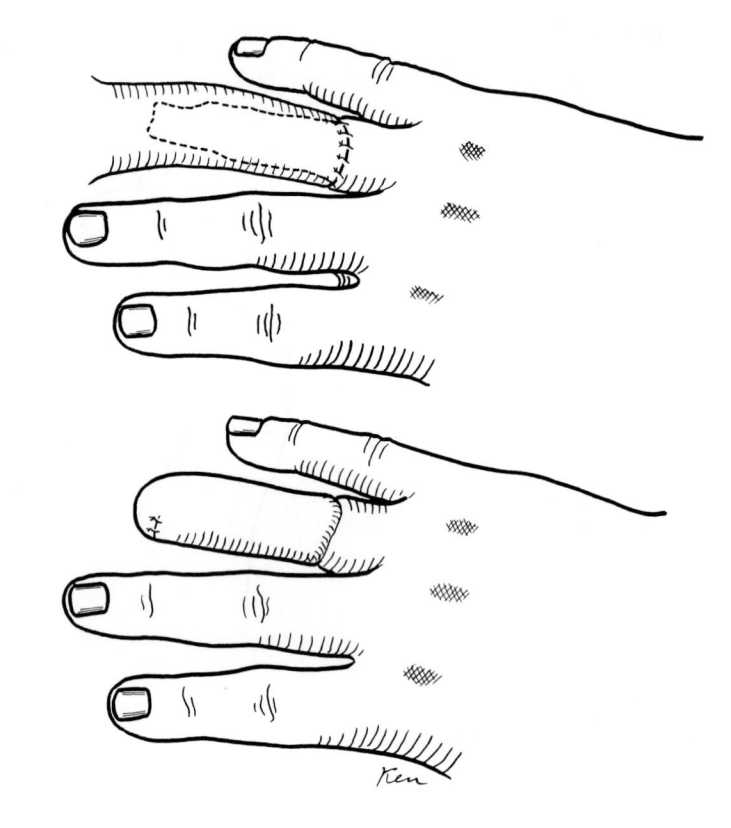

d. 術後所見

若い女性のため実施したが，多くの場合は切断が適応であることを忘れてはならない．

2-4 新鮮外傷処置の総括

1 一次的機能再建術の重要性

これはかなりの経験と知識を要することであるが，新鮮創の処置にさいしては，残った組織，血行などの状況から救急処置時にただちに機能再建をやってしまうことがある．もちろん危険性がないわけではないが，成功すれば患者にとっては大きな喜びであり，機能的にも創の治癒を待って二次的に行う機能再建よりもよりよい機能が得られることとなる．すなわち一次処置には，二次的では遅すぎる処置が可能であるからである．

a. 来院時所見

24歳，男．
電動機により母指を圧挫・切断した．
ただちに簡単な創縫合ののち紹介され来院した．

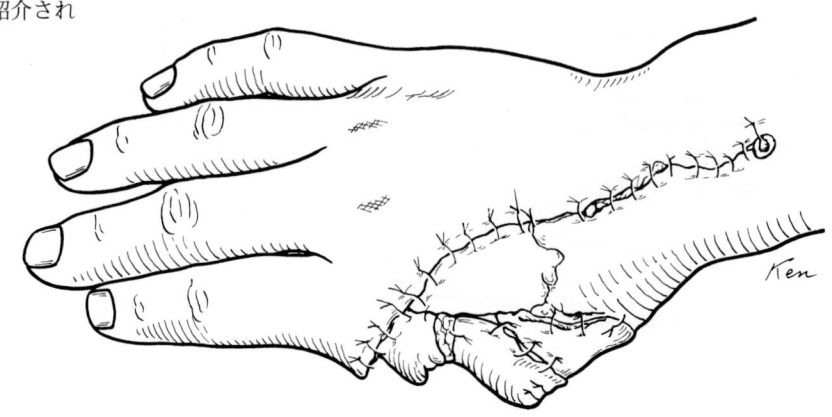

b．X線所見と血管像

示指の血行はよく保たれている．

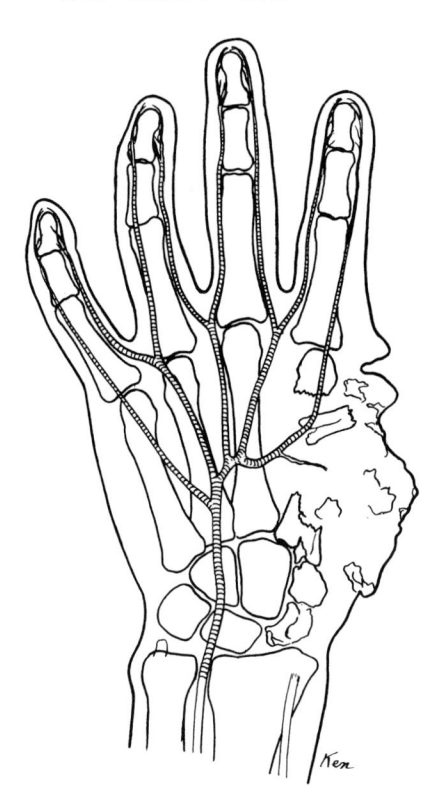

c．示指の母指化手術の実施

手術の実施については，母指機能再建の項を参照されたい．
母指化手術により創の閉鎖も容易となる．

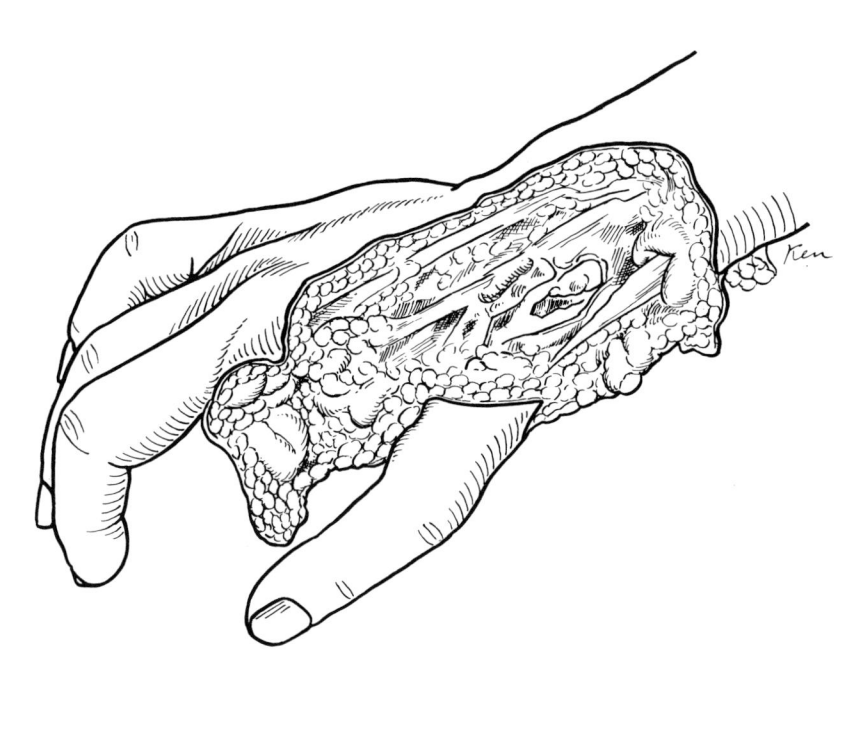

d．示指の母指化手術

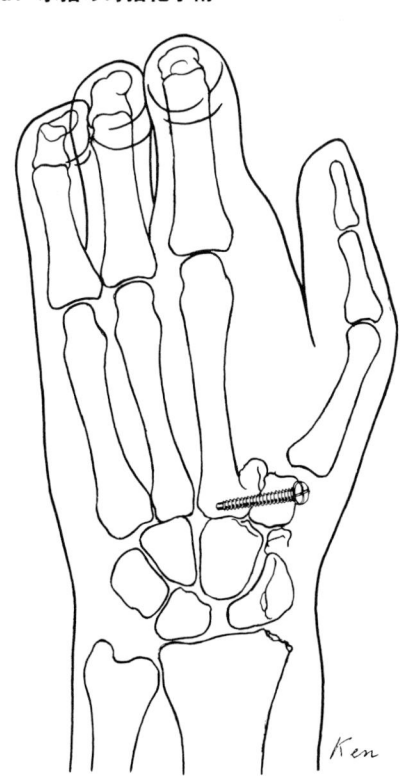

e．術後の所見

外見的には良結果が得られたが，母指の対立，およびピンチ力の弱さを訴え，二次的に腱移行を含む機能再建術が必要となった．

反　省：
　一次的機能再建術を行う以上は確実な手術を行うべきで，二次的修正を要するような一次手術は行うべきでない．

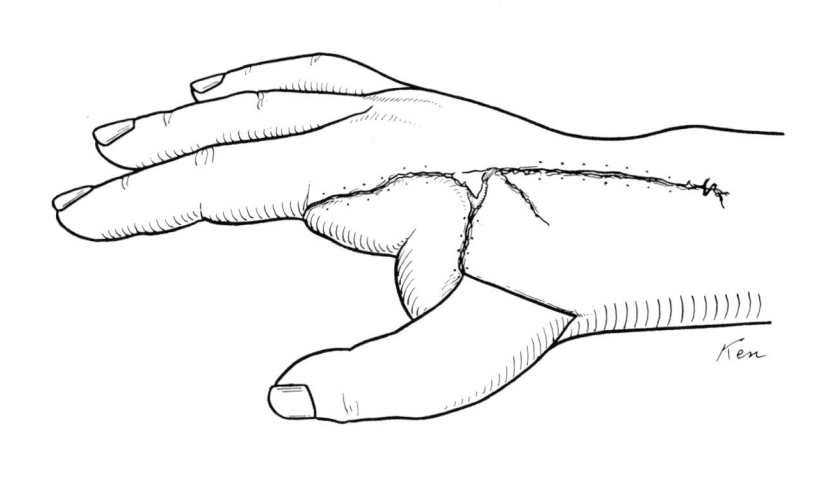

2 深部組織の一次的修復の重要性

a．来院時所見

35歳，女．

木工電気鋸による受傷．腱・神経損傷，それに一部に骨の損傷も認められる．かつてはこのような症例は単に創の閉鎖のみを行い，二次的に腱・神経の修復をするのがよいとされていた．しかし現在においては創の cleansing ののち，すべての損傷組織の修復を行うのが望ましいと考える．

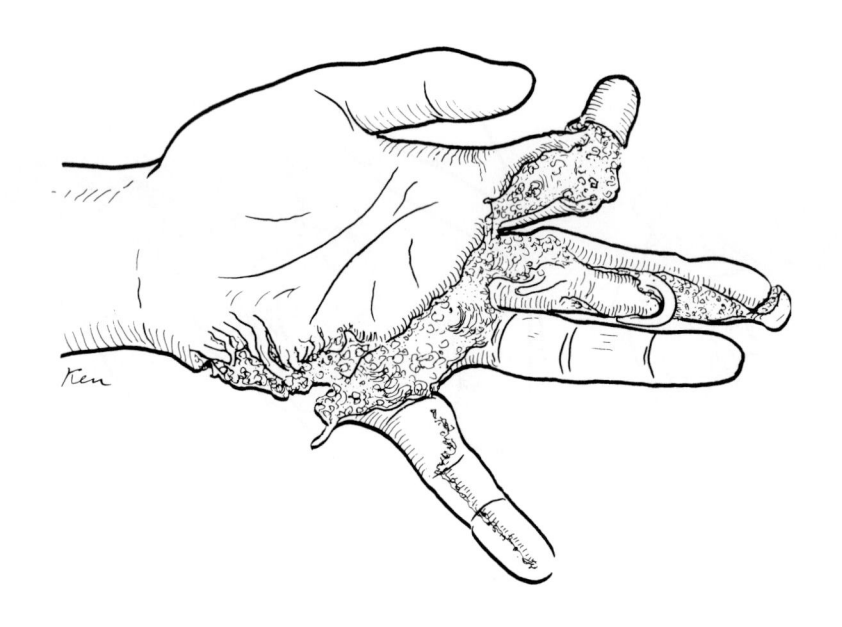

b．修復時所見

損傷された骨・関節囊，それに腱・神経の修復を行い，のち細裂した皮膚の修復を行った．皮膚移植は行っていない．新鮮創は一見複雑にみえても丁寧に修復すればよく修復可能なものであり，これは一次手術においてのみ可能で，二次手術では不能となることを知るべきである．

術後指の可動性は良好ではないが，屈曲拘縮位をとり母指とのピンチに不自由がなく，現在のところ患者は二次手術を希望していない．

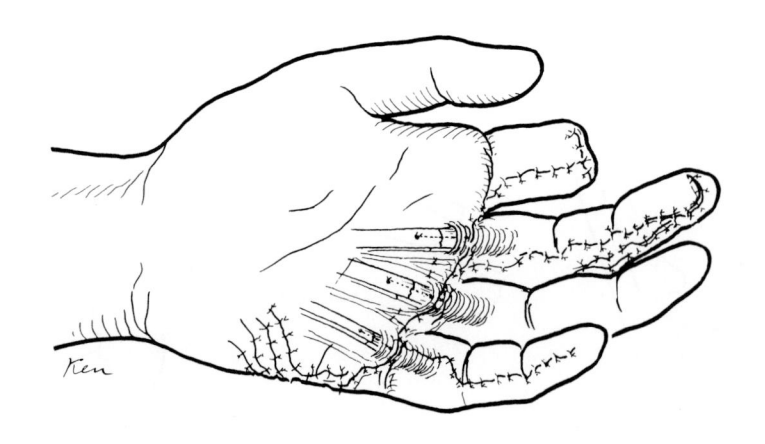

2-5 化膿創に対する処置

温かい石鹸水中での soak と運動を1日2～3回行う．

目　的：
① 創の清掃・膿汁除去
② 壊死組織の溶解・除去
③ 血行改善
④ 拘縮除去・筋力回復

以上により壊死組織の除去と肉芽の改善を待ち，分層植皮を行って創を閉鎖する．肉芽創が広範であれば mesh graft の使用が好都合である．分層植皮のさいには乱切を加えて組織液の漏出をはかるようにする．

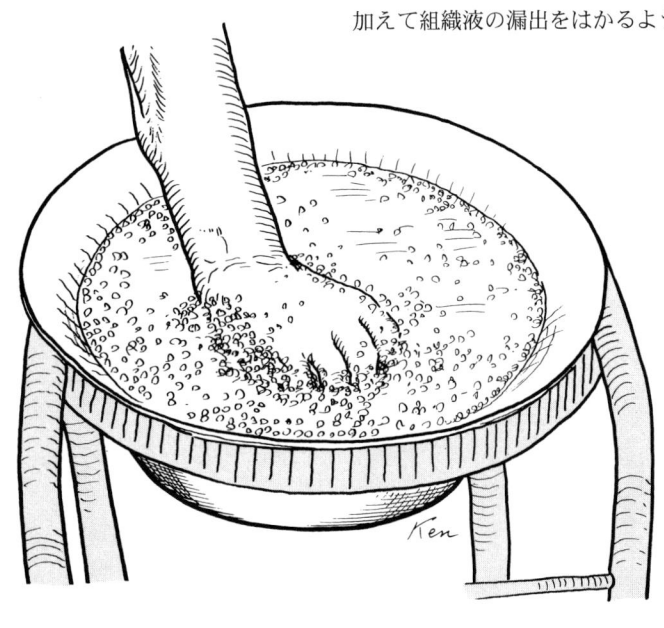

1 肉芽創の処置

a．来院時所見

19歳，男．
製紙加工作業中ローラーにはさまれ受傷．2週を経過して化膿創となり来院した．

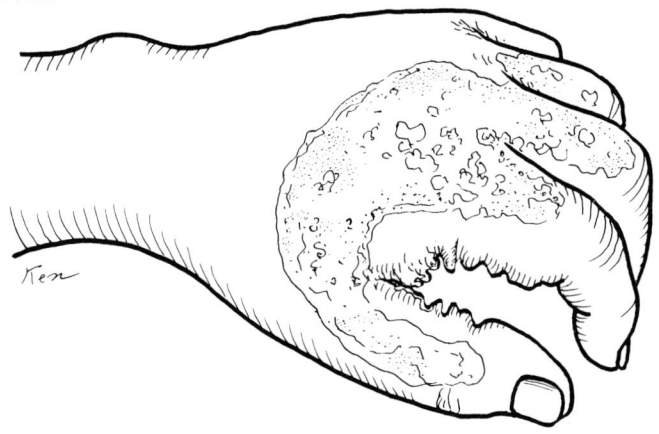

b．創治癒後所見

温かい石鹸水中で soak しながら壊死組織を除去，のち分層植皮を行い創を閉鎖した．

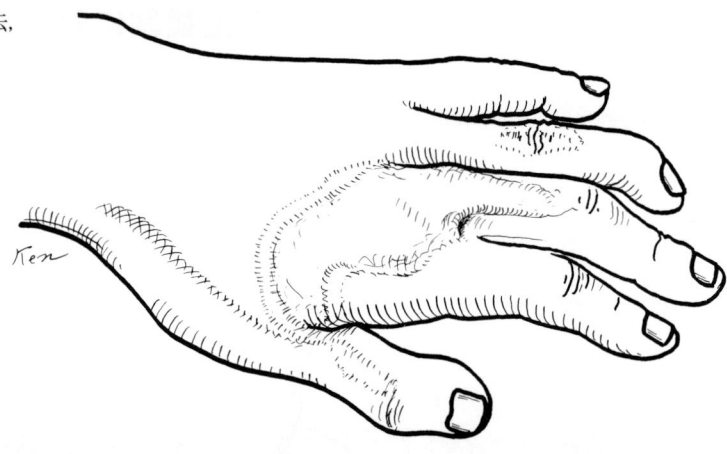

2 化膿創に対する処置（degloving injury）

a．来院時所見

10歳，男児．
製麺機にはさまれ受傷．Degloving injury をきたす．修復術を受けたが化膿をきたし，皮膚も壊死に陥ったので，3週後に来院．

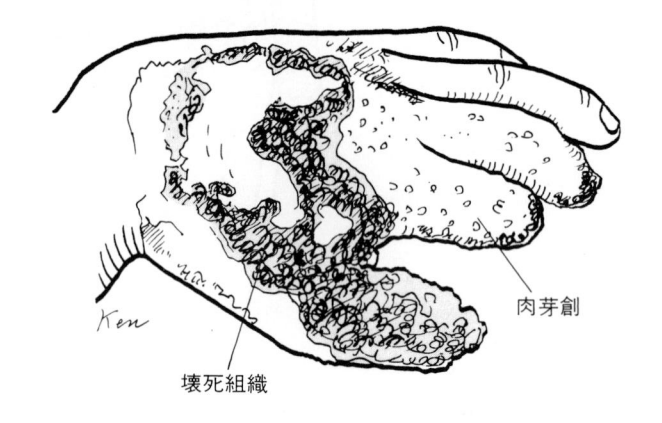

肉芽創
壊死組織

b．治癒後所見

石鹸水中での soak ののち壊死組織を除去．肉芽の改善を待って分層植皮を行い，その後，第1指間の拘縮に対して有茎植皮を行った．術後のピンチの状況を示す．

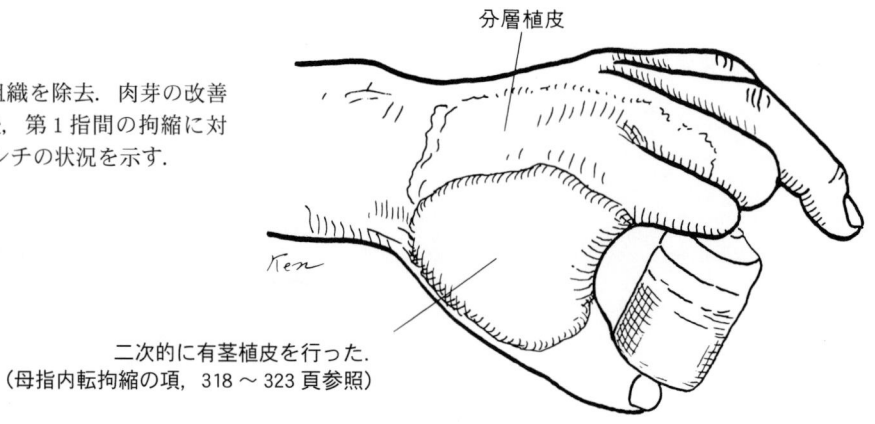

分層植皮

二次的に有茎植皮を行った．
（母指内転拘縮の項，318〜323頁参照）

2-6　熱傷（手）の治療

I．再汚染の防止
シャツなどは脱がせるのでなく，ハサミで切除したほうがよい．

II．救急処置としての ice-water 療法
ただちに洗面器などに水をとり石鹸水を作製，これに氷塊（冷蔵庫のものでよい）数個を入れて 5〜10 ℃程度としたものに手を浸す．最初は流水でもよい．これにより疼痛は漸次軽減するはずである．その時間は 30 分〜2 時間を要するが，これにより化膿は防止され，発赤，水疱形成，また浮腫も軽減され，組織の壊死範囲も減少するとされている．

III．創の cleansing
石鹸水による soak，wash を主とし，scrub は周囲組織のみにとどめる．

IV．手の固定肢位
安全肢位とするが，とくに背面火傷の場合は，のちにおこるであろうボタン穴変形の発生を防止するため，MP 関節屈曲，指伸展位として固定することが大切である．この肢位を安全肢位（safe position）と呼ぶ．

V．包帯の実施
まずソフラチュールガーゼを創面にのせ包帯材料との癒着を防止し，さらにその上に多数のガーゼ，綿花をのせ，軽く圧迫包帯して挙上位保持を行わしめる．

VI．包帯の交換
疼痛，発熱，臭い，滲出液の状況を参考に時期を決定するが，普通は 7〜10 日間放置してよい．

VII．壊死組織の除去
14 日も経過すれば壊死範囲は明瞭となるはずである．そのあとは食塩水湿布，石鹸水中での soak により壊死組織の軟化・除去を行い，下面よりの肉芽の育生をうながす．

VIII．皮膚移植
壊死組織除去後の肉芽創にはなるべく早期に皮膚移植を行うこととなるが，その時期は 2〜4 週ごろとなるであろう．

IX．後療法
早期に自動運動を開始し，さらに dynamic splint の使用も必要となろう．二次的矯正手術を要することも多いが，その時期は創治癒から 3 ヵ月以上後とするのがよい．

1 第Ⅱ度熱傷の処置

a．来院時所見

45歳，男．
実験中のアルコール引火による火傷．第Ⅱ度熱傷で水疱形成，表皮剥離あり．ただちに ice-water 療法を開始した．

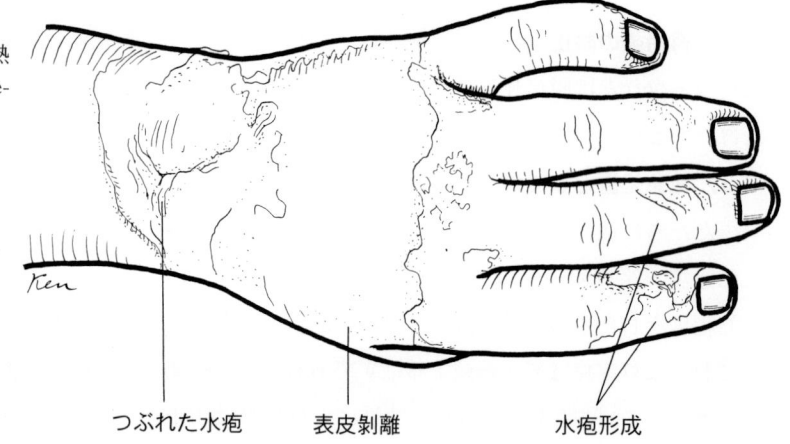

つぶれた水疱　表皮剥離　水疱形成

b．火傷時における固定（安全）肢位

MP 関節屈曲，指伸展位とすることが望ましい．母指は対立位とする．これを安全肢位と呼ぶ．

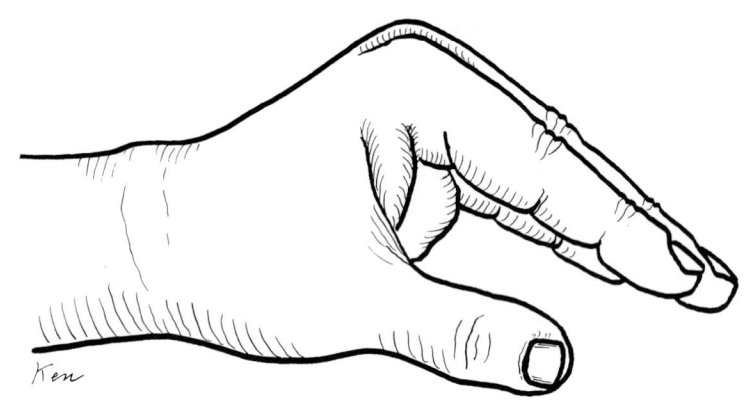

c．創治癒4年後の所見

植皮は行っていない．

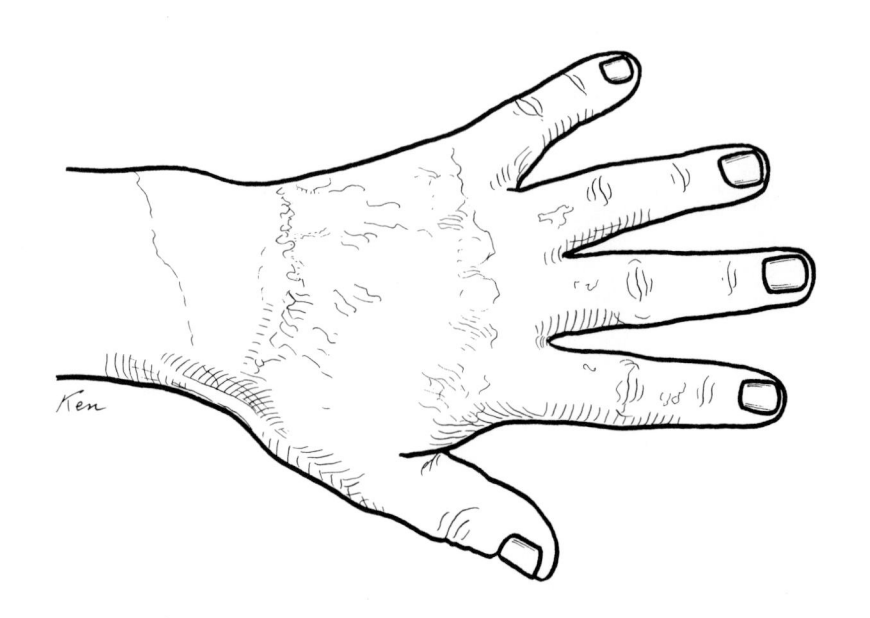

2 第Ⅲ度熱傷の処置

a．来院時所見

42歳，男．

食物油の引火による受傷ののち，3週を経て来院した．手背には肉芽が形成されている．

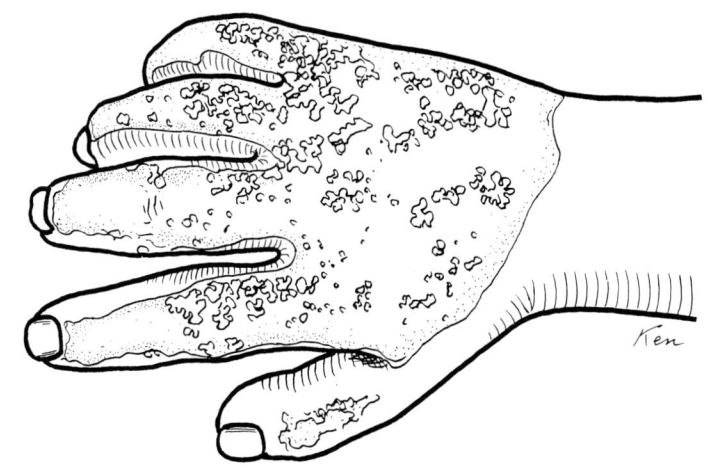

b．創の閉鎖

数日間の温水中での soak と壊死組織の除去後，分層植皮を行った．

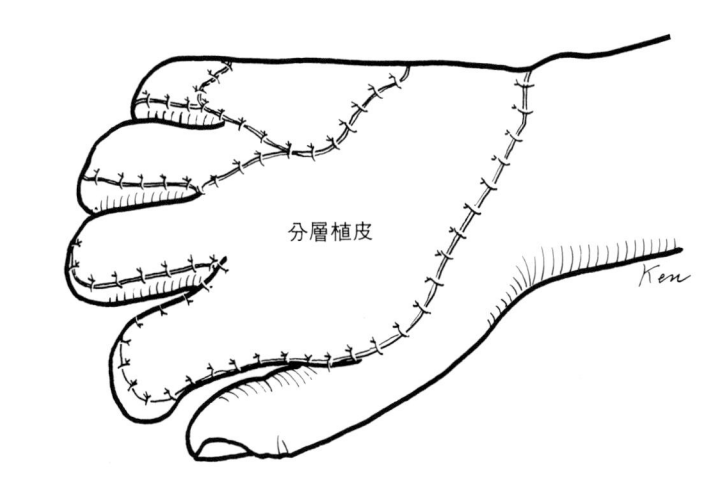

c．植皮後の固定（安全）肢位

MP 関節屈曲・指伸展・母指対立位の安全肢位とすることが望ましい．指を軽度屈曲のいわゆる機能肢位とすると PIP 関節にボタン穴変形が発生しやすいからである．

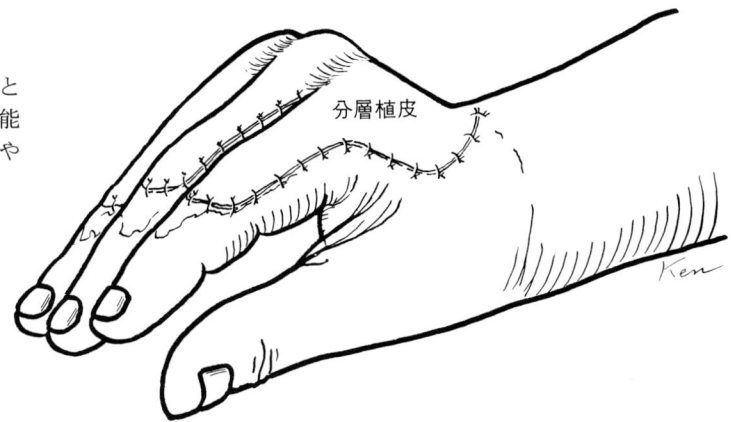

d. 手背火傷瘢痕に続発したPIP関節のボタン穴変形

PIP関節は皮膚のすぐ下に伸展機構の腱組織が存在するため，火傷時には容易にこの組織が損傷されてボタン穴変形を発生することとなる．したがってこの変形防止のためには，受傷時の指の固定は，先述の安全肢位としなければならない．かかる症例の治療には有茎植皮が必要となる（有茎植皮および伸筋腱損傷の項を参照）．

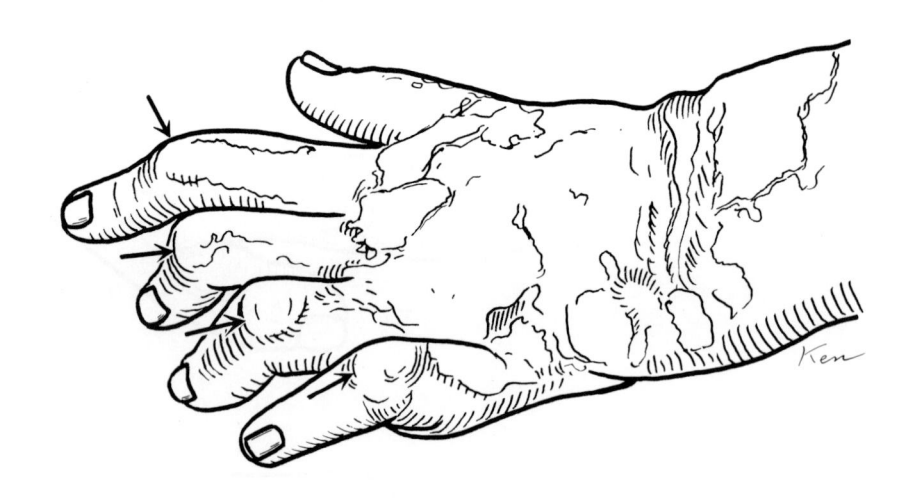

③ 電撃火傷の処置

電気抵抗の比較的強い皮膚を破って体内にはいった電流は，抵抗の少ない筋・血管・神経などを通って流れることとなり，これらの障害をきたす．したがって外表所見よりも深部損傷が強いのが特徴．治療としては化膿の防止と，早期に壊死組織を除去，有茎植皮を行い，ついで機能再建手術を考慮するのがふつうである．

a. 来院時所見

23歳，男．

工事中1,500Vの電気に感電．電気は手掌より手関節の尺側部に抜けたという．正面所見，正中・尺骨神経領域に知覚障害を認める．

一部炭化所見をみる．

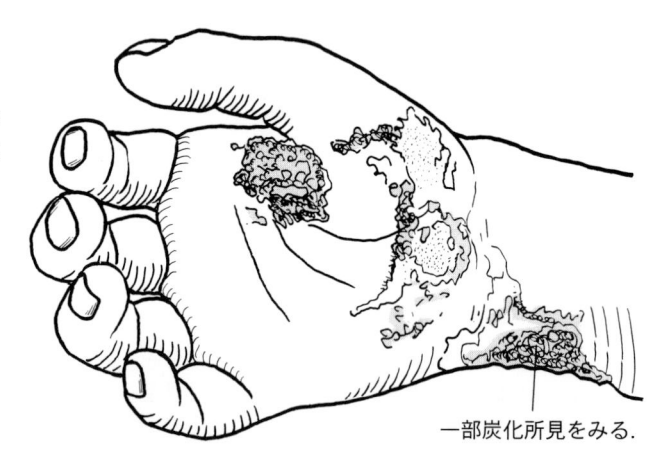

一部炭化所見をみる．

b. 尺側面所見

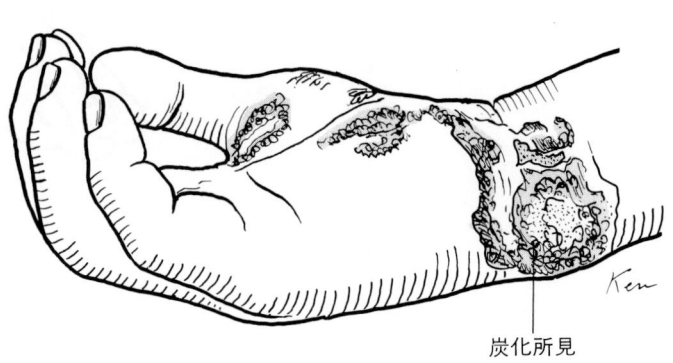

炭化所見

c. 有茎植皮の実施状況

受傷2日目に有茎植皮を行った．これにより知覚障害も漸次回復し，機能再建術は不要となった（手技については，有茎植皮の項を参照）．

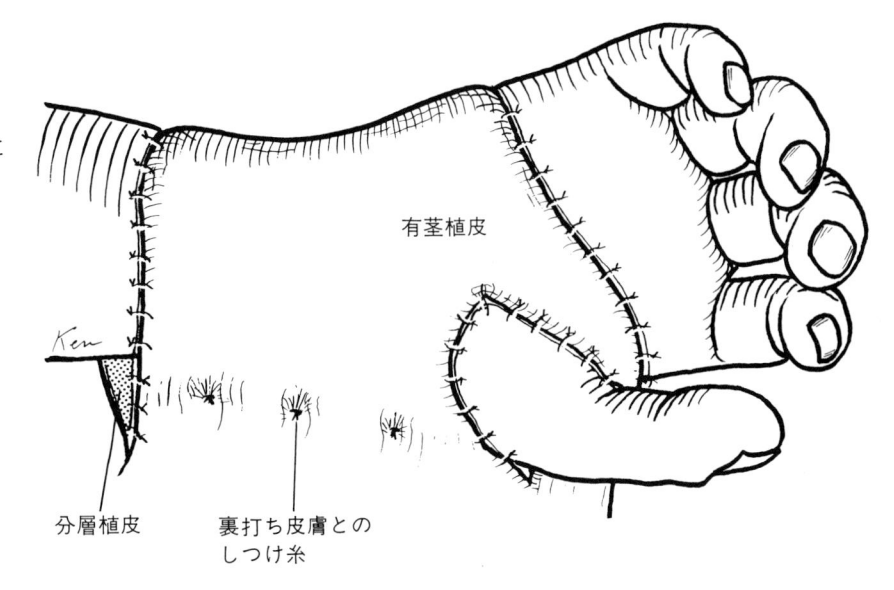

（図中ラベル：有茎植皮，分層植皮，裏打ち皮膚とのしつけ糸）

4 陳旧性電撃火傷の処置

多くの場合，有茎植皮と機能再建手術が必要となる．有茎植皮はなるべく広範に行う必要があり，これがしばしば予後を決定する要因となるので注意する．

a. 来院時所見

25歳，男．
作業中に電撃火傷を受ける．10ヵ月を経て来院した．指の屈伸運動ならびに知覚障害が著明．

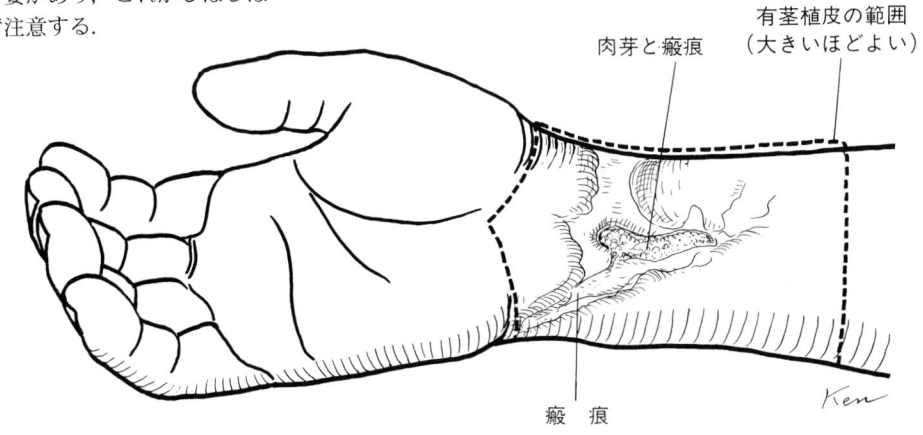

（図中ラベル：肉芽と瘢痕，有茎植皮の範囲（大きいほどよい），瘢痕）

b. 有茎植皮の実施

有茎植皮を実施することとした．なるべく広目に皮膚を反転，腱・神経の剝離術を行う．

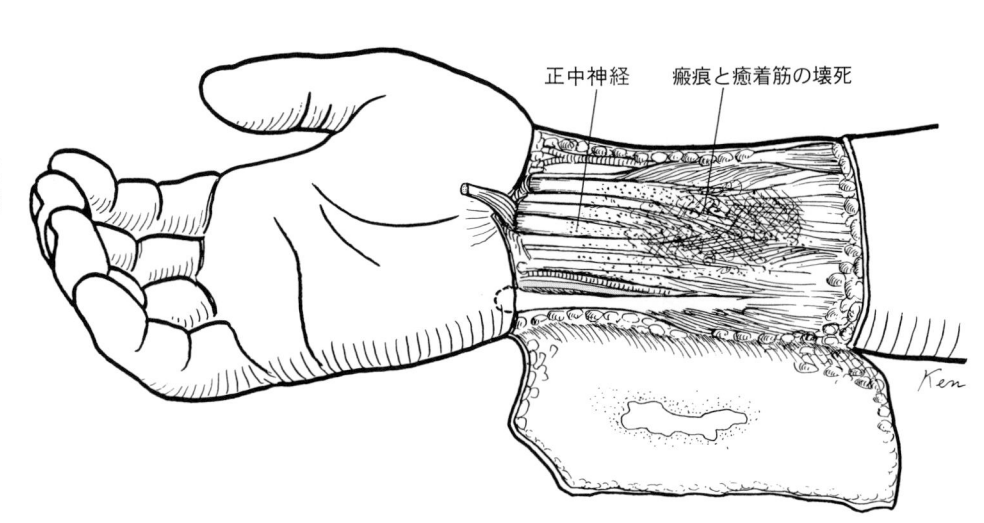

（図中ラベル：正中神経，瘢痕と癒着筋の壊死）

c. 腱移行，神経移植の実施

壊死筋切除後には腱移行術を，また神経には欠損があるため神経移植を行うこととした．

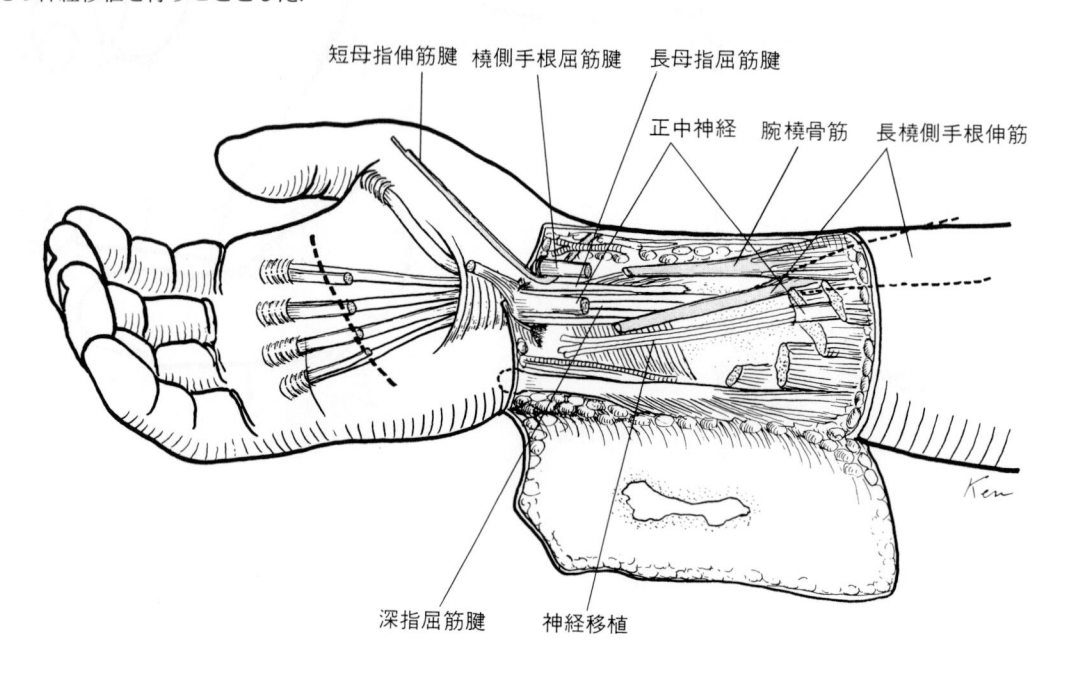

図ラベル：短母指伸筋腱　橈側手根屈筋腱　長母指屈筋腱　正中神経　腕橈骨筋　長橈側手根伸筋　深指屈筋腱　神経移植

d. 腱移行，神経移植の完了

長母指屈筋腱には腕橈骨筋を，4指の深指屈筋には長橈側手筋伸筋腱を移行することとし，さらに正中神経にはsural nerve を用い，6 cm のギャップに3本のケーブル移植を行った．また同時に，短母指伸筋腱を用いて母指対立再建術（Enna 変法）も合併した．

移行術に関しては，腱移行の項を参照のこと．

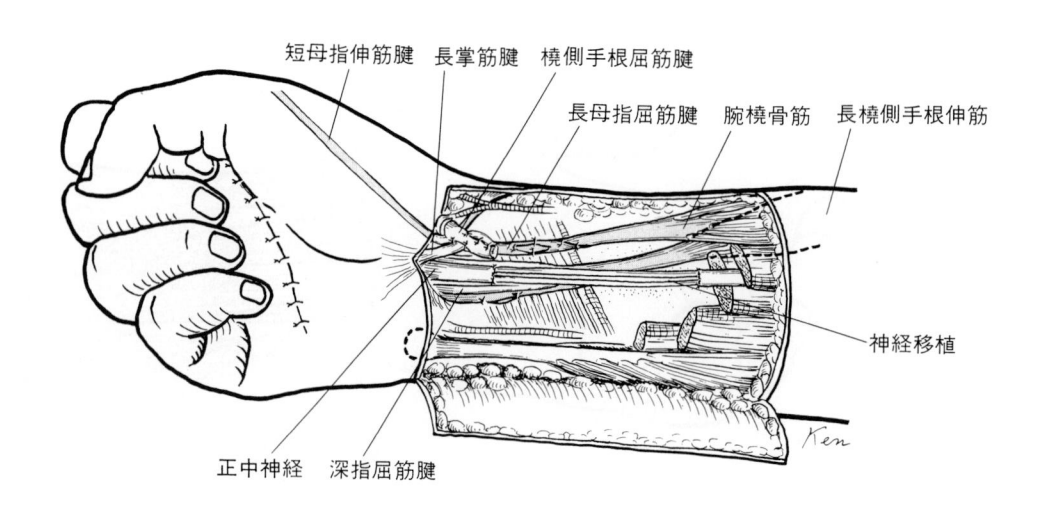

図ラベル：短母指伸筋腱　長掌筋腱　橈側手根屈筋腱　長母指屈筋腱　腕橈骨筋　長橈側手根伸筋　神経移植　正中神経　深指屈筋腱

e．手術の完了

以上ののち皮弁で創面を覆い，創は確実に閉鎖した．以上，この例では有茎植皮と同時に深部組織の修復をも行ったが，手の手術にあまり習熟していない者にとっては一次的には植皮のみを行い，のち二次的に腱・神経に対する処置を行うのが安全であろう．

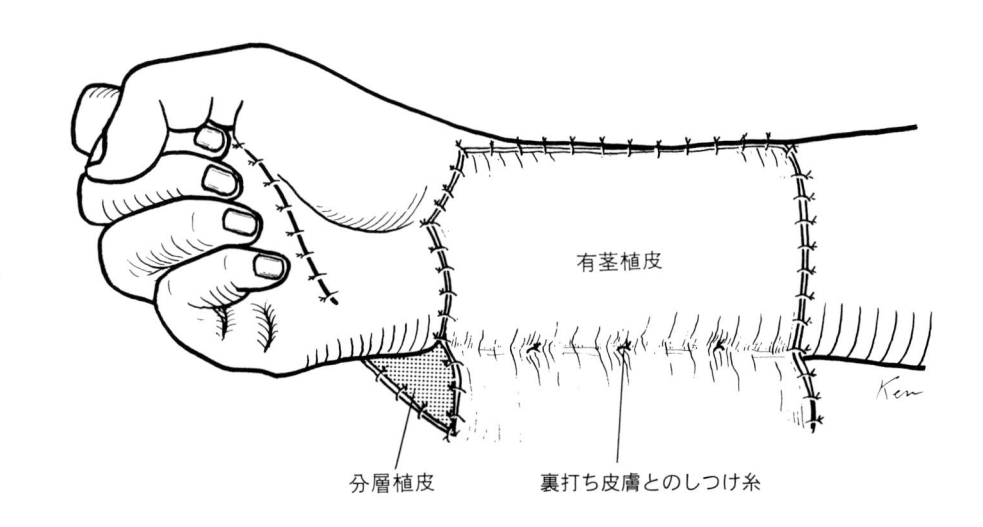

分層植皮　　裏打ち皮膚とのしつけ糸

5 Heat press injury の処置（bipedicle graft）

本症の特徴は損傷が深部に及ぶものの，その範囲は限局されているので，早期に有茎植皮で被覆したのち，機能再建手術を実施すればよい．

a．来院時所見

23歳，男．

電熱板によりプレスされて受傷．創面には焼けた骨皮質が露出しており，伸筋腱は断裂している．

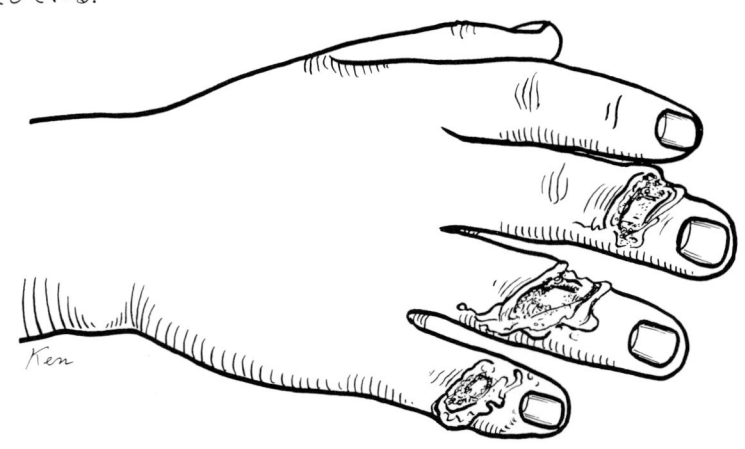

b．有茎植皮の実施

周囲の壊死組織を切除後，DIP 関節伸展位としてキルシュネル鋼線を斜めに刺入・固定したのち，腹部皮膚を用いて bipedicle graft を行った．

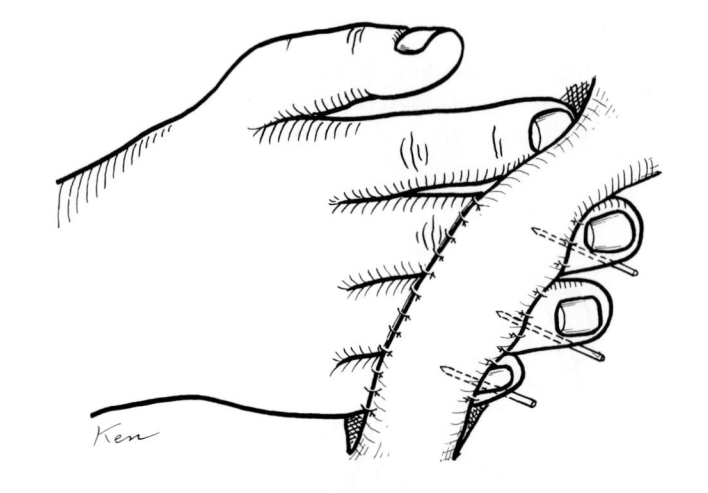

c．手術完了

Bipedicle の切離と指の分離後の状況．

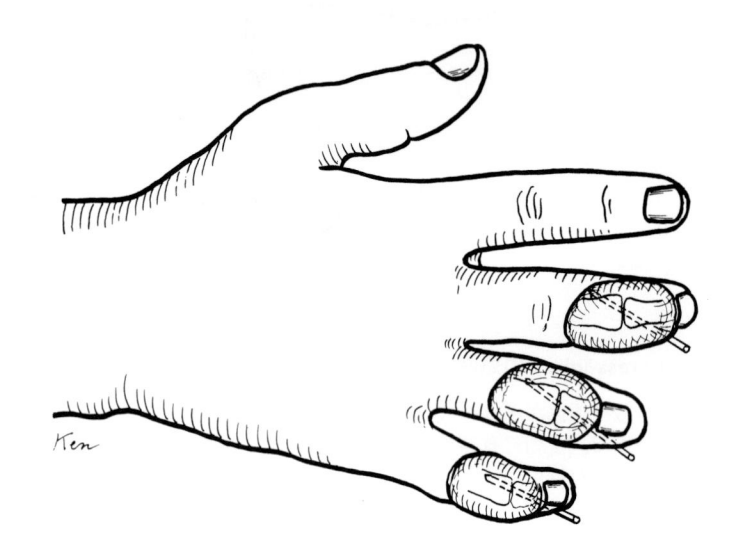

6 Heat press injury の処置（有茎植皮）

a．来院時所見

26 歳，女．
うどんの真空包装用のシール器にはさまれ受傷．これの除去までに 5 分を要したという．受傷部位は黒色に変色し，手背には浮腫が著明であった．

b．有茎植皮の実施

ただちに受傷部位を広目に切除したのち，下腹部よりの有茎植皮を行った．手をおこして掌面を示す．有茎植皮をおこしてできた皮膚欠損部は分層植皮で被覆している（有茎植皮の項を参照）．

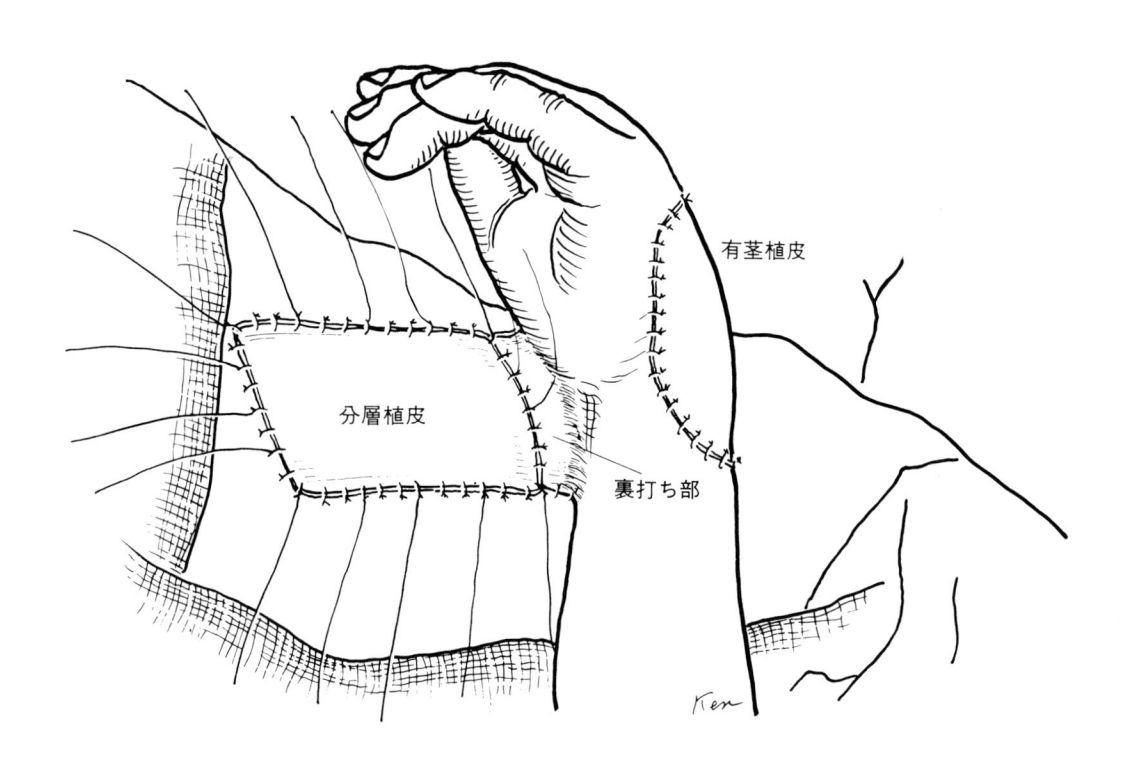

c．有茎植皮の完了

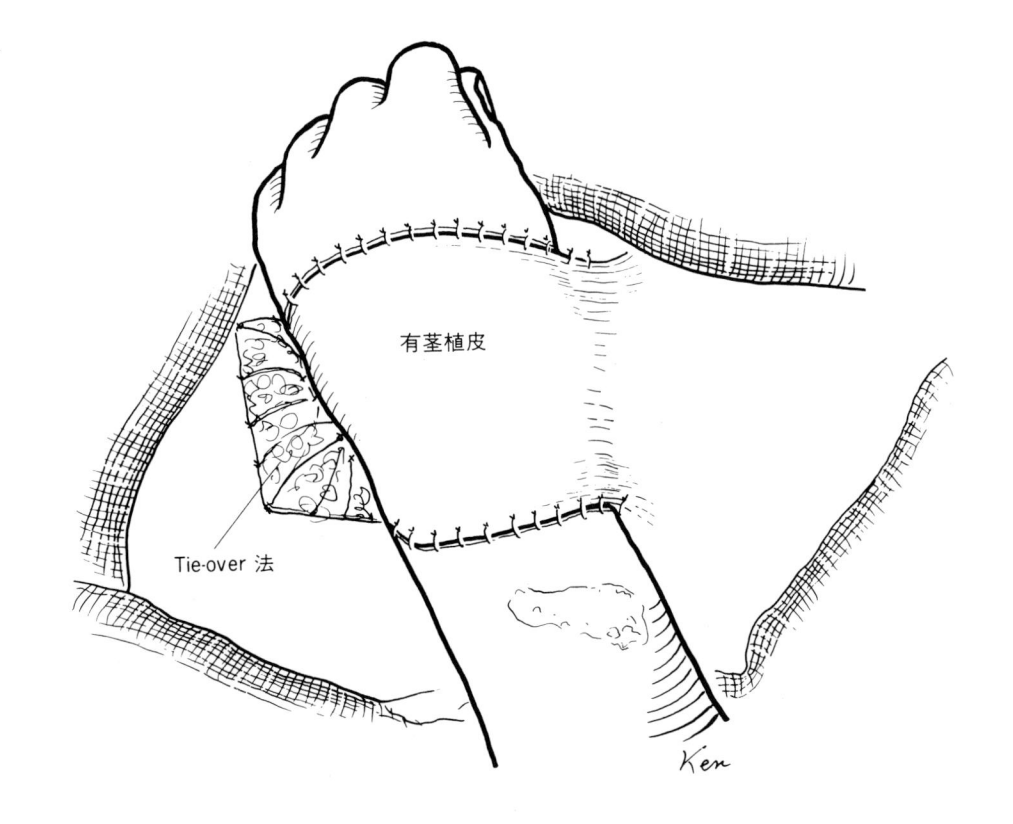

d．伸筋腱の欠損

有茎植皮の切り離しを行ったところ．伸筋腱断裂のため指の伸展が不能である．

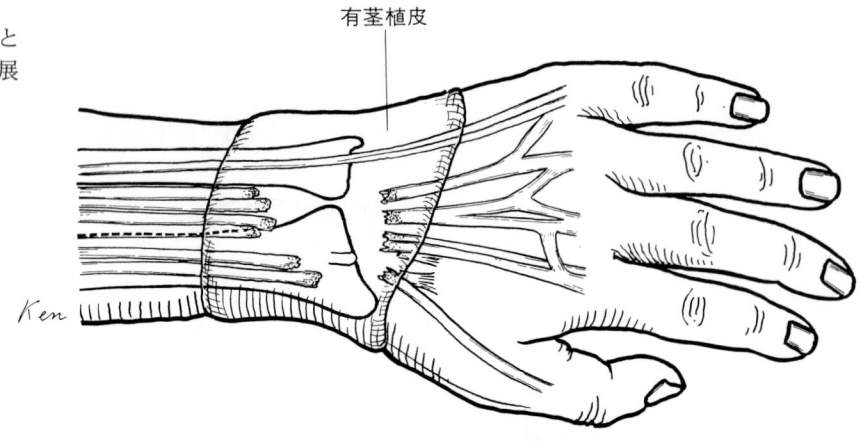

e．腱の移植と移行

皮弁の切り離し後2ヵ月で，脂肪組織の除去と同時に腱移植を行った．母指については長母指伸筋腱を手関筋橈側に移行し，長掌筋腱と縫合した．

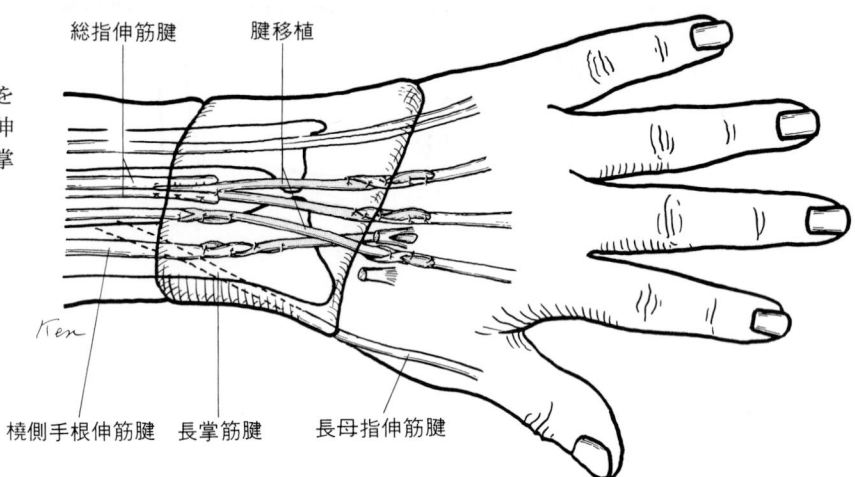

f．術後の指・母指の伸展状況

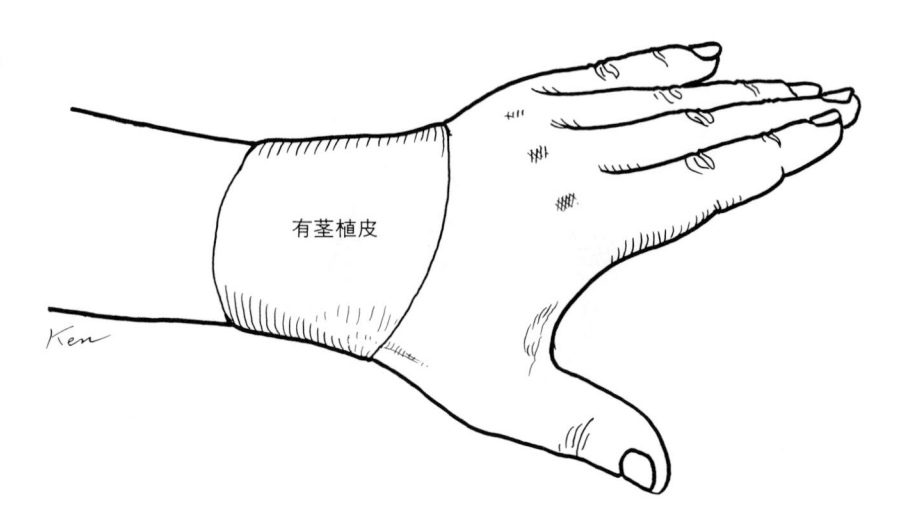

7 放射線火傷の治療

状況によるが，切断術，また遊離植皮あるいは有茎植皮が行われる．

a．来院時所見

54歳，男．外科医師．

- 皮膚萎縮と脱屑
- 爪の変化
- 潰瘍
- 組織的に悪性化の所見を認める．

b．手術実施

示・環指の切断と中指には遊離植皮を行った．

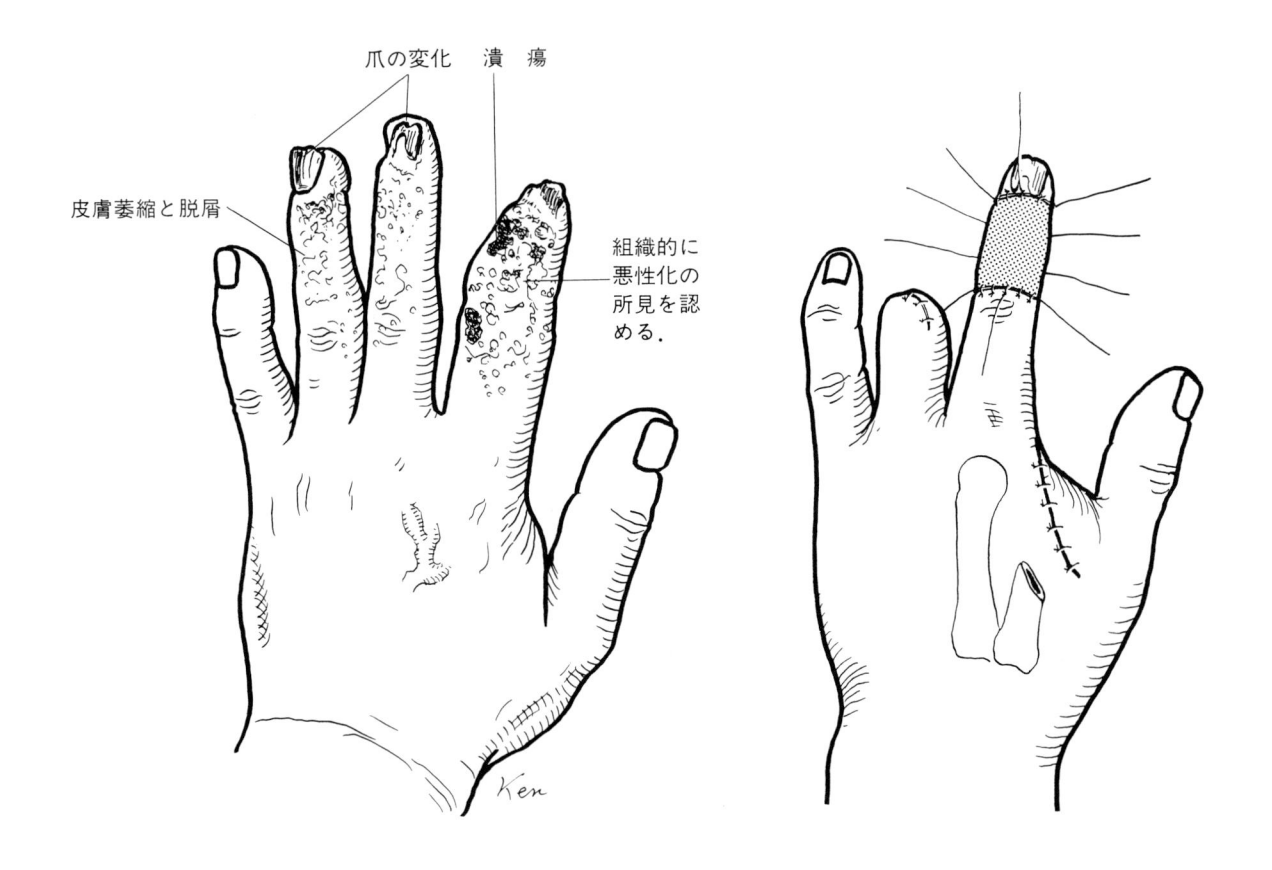

第3章　爪の損傷

　抜爪はなるべく避ける．爪は指尖部の副子としてきわめて重要な役割をなしているからである．
　しかし爪床，爪母に損傷があれば，抜爪ののち，これの丁寧な修復を行う．この部の瘢痕が大きければ，それだけ爪の変形も高度となるからである．

第3章　爪の損傷

1 指尖部の解剖

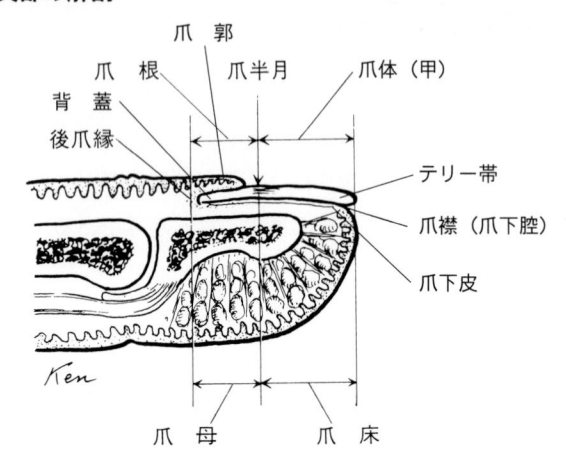

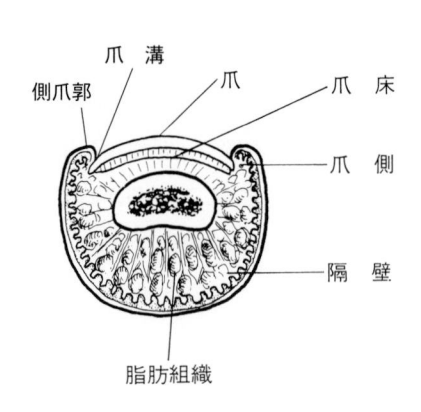

（図の説明ラベル）
- 爪郭
- 爪根
- 爪半月
- 爪体（甲）
- 背蓋
- 後爪縁
- テリー帯
- 爪襟（爪下腔）
- 爪下皮
- 爪母
- 爪床
- 爪溝
- 側爪郭
- 爪
- 爪床
- 爪側
- 隔壁
- 脂肪組織

2 爪の損傷とその修復

a．爪を抜去して，爪床および皮膚を縫合する．

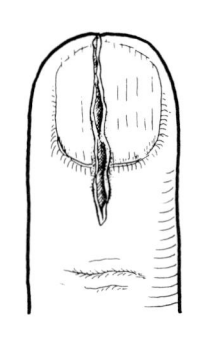

b．縫合後は爪根の抜去された空隙にソフラチュールガーゼを差し込み，癒着の防止をはかる．

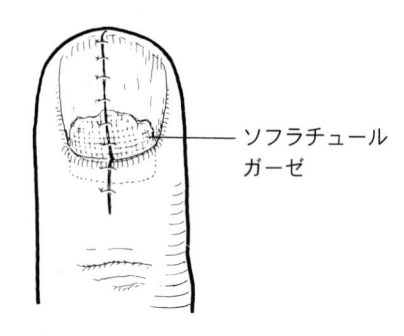

　　　　　　　　　　　　　　　　　　　ソフラチュールガーゼ

c．爪抜去

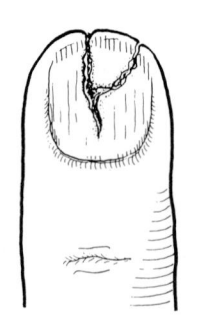

d．爪床縫合

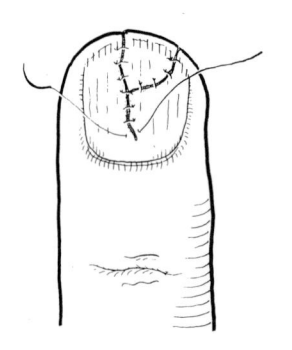

e．ソフラチュールガーゼで被覆する．

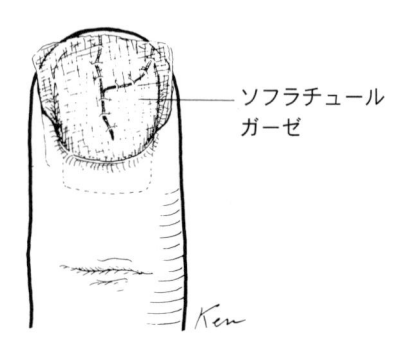

　　　　　　　　　　　　　　　　　　　ソフラチュールガーゼ

細いナイロン糸または吸収糸で丁寧に縫合する．

3 末節骨骨折と爪の剝離

爪下血腫形成に関しては，末節骨骨折の項を参照．

a．骨折と爪根剝離

なるべく早い時期に整復，固定する．

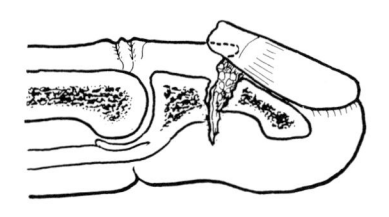

b．骨折および爪根の整復

爪根をもとの位置に引き込むようにする．このさい爪根中枢端の一部切除がしばしば必要．

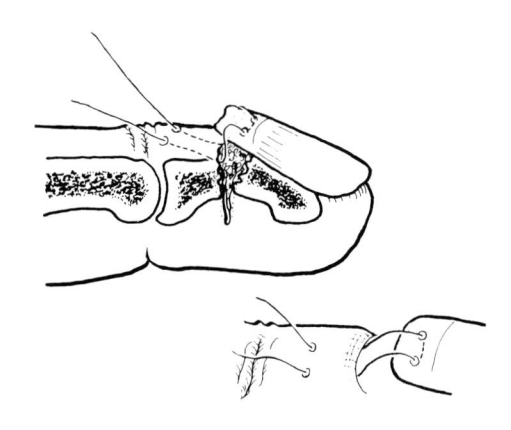

c．整復完了

（註）末節骨骨折については168頁の図1も参照のこと．

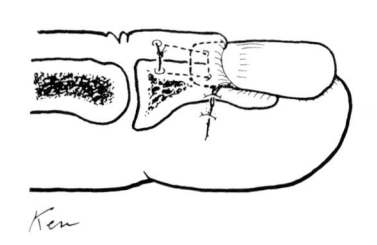

4 爪の変形（爪床処置）

a．割れ爪

瘢痕部を除去し，爪は抜去する．

b．爪抜去と形成

爪床（爪母）と背面皮膚の間を剝離して癒着のないことを確かめたのち，皮膚，および爪床を縫合．両者間にはソフラチュールガーゼを挿入して両者の癒着を防止する．

c．側面像

背側皮膚の下縁と爪母間の癒着発生を防止する．

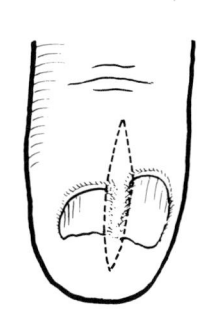

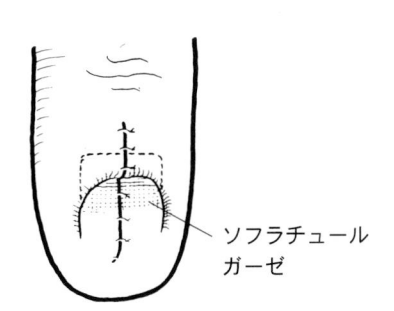

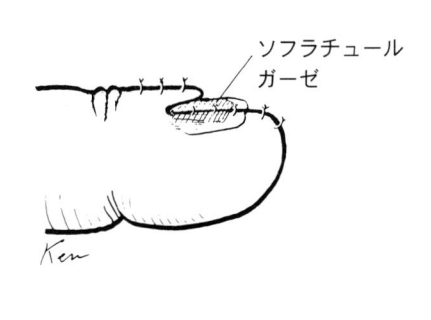

5 爪の変形（指尖形成）

a. 切 開

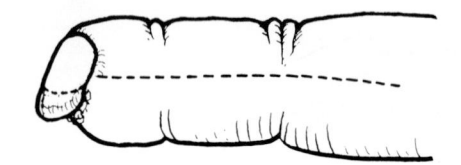

b. 皮弁作製

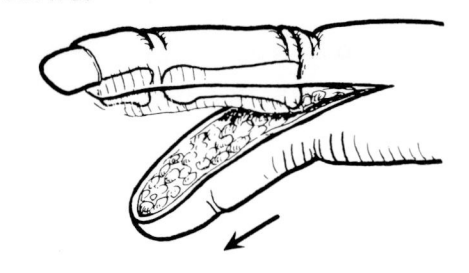

c. 手術完了

Volar flap advance 法による爪，および断端の形成．ただし骨の支えがないと再発傾向が強い．

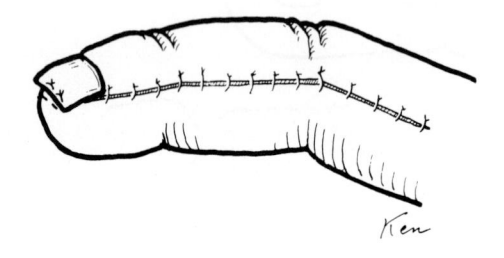

d. 爪を含めて上の皮弁を push back する方法

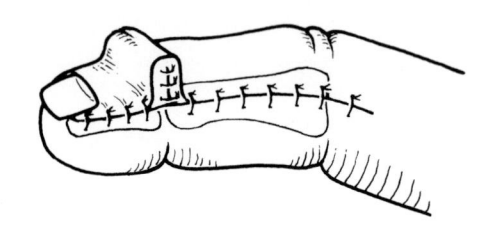

（註）爪変形の矯正に逆行性指動脈島状皮弁（91頁の図10参照）を使用し，良結果を得るとの報告もある．

6 爪の移植

これについてはマイクロサージャリーの項，または別の専門書を参照されたい．ただ爪床欠損に対しては足の第1趾の爪甲を除去し，爪床中央より Beaver blade で爪床の厚さの約半分の爪床を採取．これを移植，固定することにより採取部の爪の欠損なく，しかも移植部に良好な爪の再生を得るという．

7 陥入爪，爪根炎

陥入爪，爪根炎については炎症の項を参照のこと．

第4章　指尖部損傷

4-1　実施にあたっての注意

　指の短縮はできるだけ少なく，しかも知覚のよい無痛断端を得るようつとめる．ただしいずれが大切かといえば，もちろん後者で，指は短くとも良断端であれば使用できるが，その反対では使用できないからである．

I．指の種類
　母指と他指は別に考慮する．とくに母指の扱いは慎重でなければならない．

II．年　齢
　小児では治癒傾向が強いので，composite graft，また非観血的療法もよく行われる．高齢者では，十分な骨短縮による確実な創閉塞を行うのがよいであろう．

III．切離の方向
　横切断か斜切断か，斜切断も側方，掌側，背側などいろいろであるので，それぞれに応じた閉鎖方法を検討しなければならない．

　以上のごとくであるが，母指は別として，一般にはなるべく単純な方法を選ぶのが望ましいと考える．

84　第4章　指尖部損傷

1 指尖部切断

アルミ箔とテープで固定するのもよいという（金谷：OS NOW 28：12-17, 1997）.

a．指尖部損傷

指尖部が削ぎ取られているような場合は，composite graft として再縫合する．壊死に陥っても創は自然に治癒するものである．小児のさいはとくに適応.

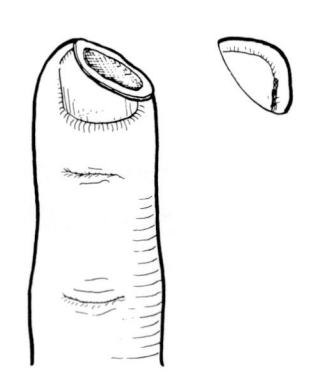

b．再縫合（composite graft）

Composite graft 不能の場合はそのまま，また骨が露出している場合は，短縮後にアルミ箔で断端を被覆しておけば，創は周囲よりの上皮化により自然治癒し，患者の満足度も高いという.

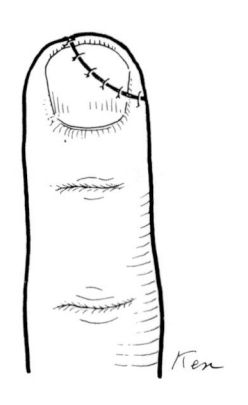

2 指尖部斜切断

a．指尖部斜切断

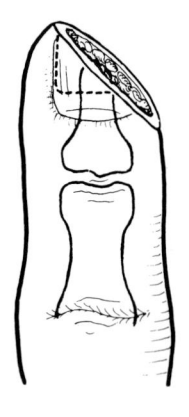

b．断端の閉鎖

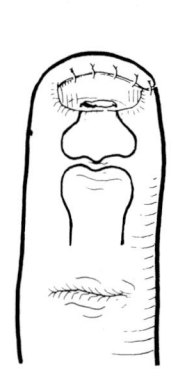

c．V-Y法の利用

斜切断のさいには，骨を少し短縮して側方の皮膚で断端をおおう．必要があれば植皮を追加する．また，下図のごとく骨切除後に側方皮膚をV-Y法により移動，被覆するのもよい方法である.

なお，V字切開の先端を側正中線切開によりPIP関節まで延ばし，三角皮弁を血管・神経柄付き島状皮弁（oblique triangular flap）とすれば，断端の被覆はより容易となる.

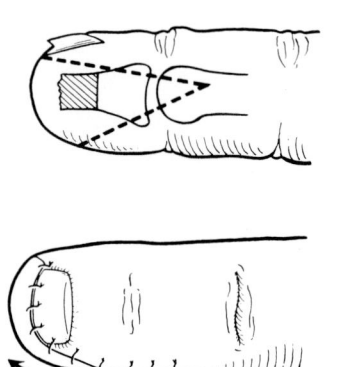

d．Oblique triangular 法（児島）

（児島忠雄：手の皮弁手術の実際，克誠堂出版，p117, 1997）

1）皮弁のデザイン

三角皮弁の一辺は側正中線上にデザインされている．

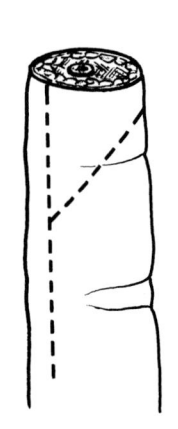

2）神経血管束を中枢側へ剥離する．

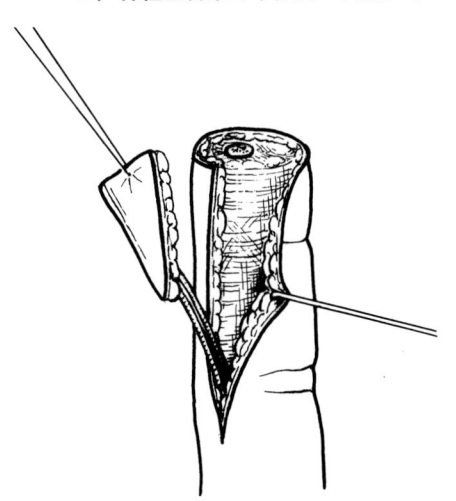

3）手術終了時

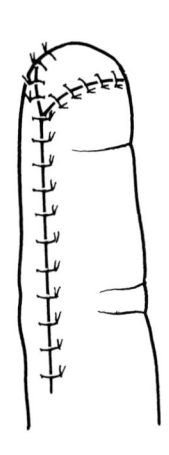

3 指尖部横切断

遊離植皮の実施につき述べるが,あまり望ましい方法でなく,骨短縮による閉鎖,または掌側皮弁前進法やV-Y法が望ましいであろう.

a. 指尖部横切断

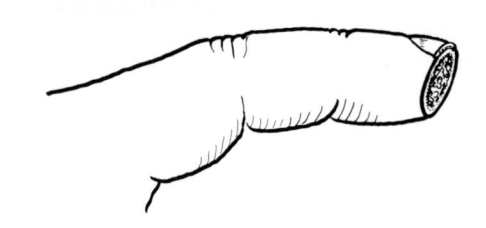

b. 皮膚の採取

肘の前面,または前腕の内側面より採取.

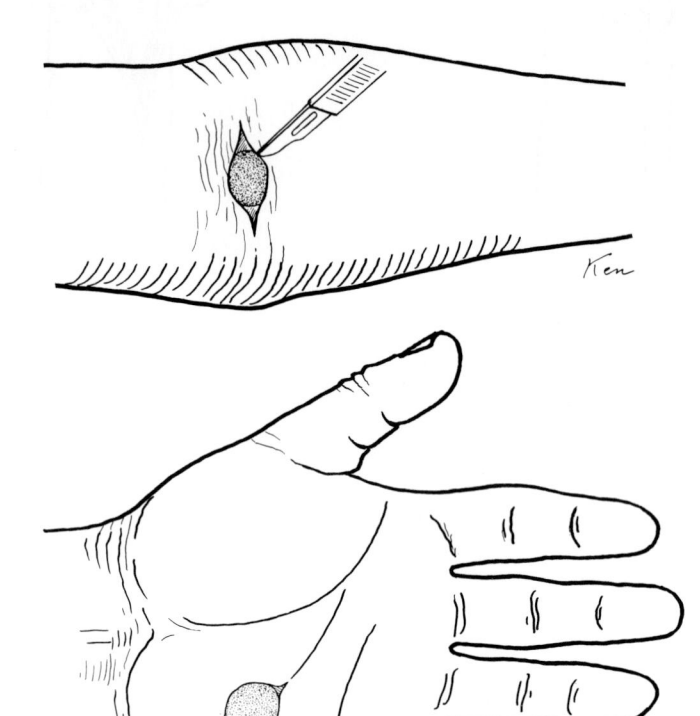

c. 手掌皮弁

小指球部より皮膚採取するのもよい.

d. 土踏まず皮弁

足の土踏まず,また内果部周辺より皮膚採取することもある.

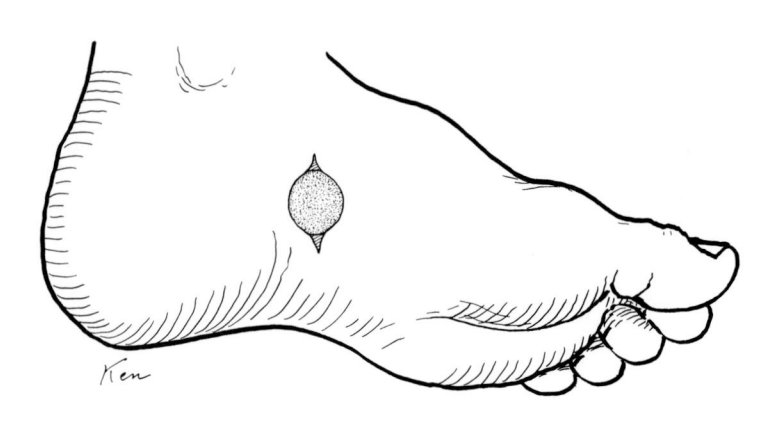

e. 皮下指肪の除去

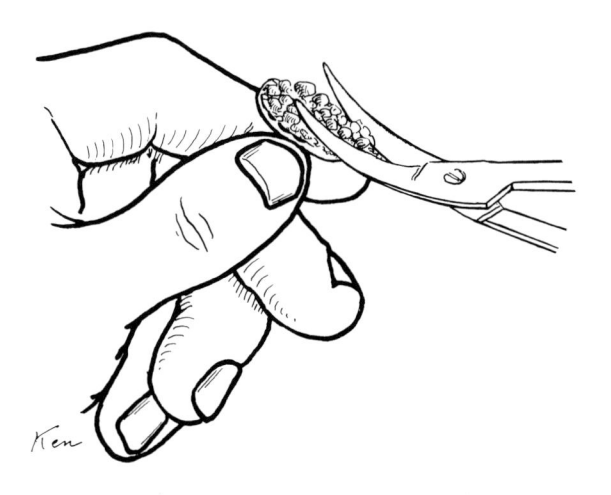

f. 指尖部の被覆（植皮）

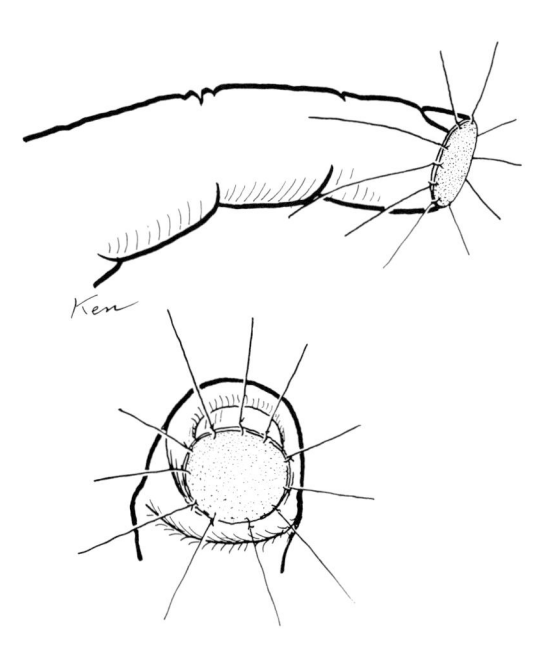

g. Tie-over 法の実施

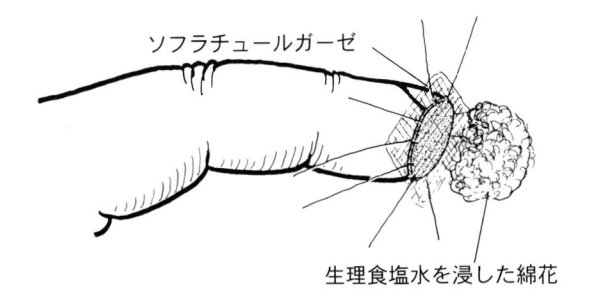

ソフラチュールガーゼ
生理食塩水を浸した綿花

h. Tie-over 法の完了

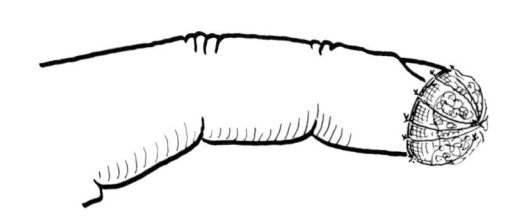

i. 術後の包帯

10〜14 日後に包帯除去．創は治癒しているはずである．

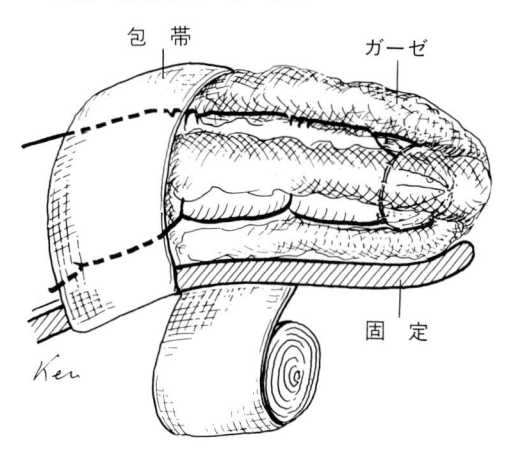

包帯　ガーゼ
固定

断端に知覚がないのが問題．疼痛も訴えやすい．

4 指尖部掌側斜切断

Cross-finger 法の実施.

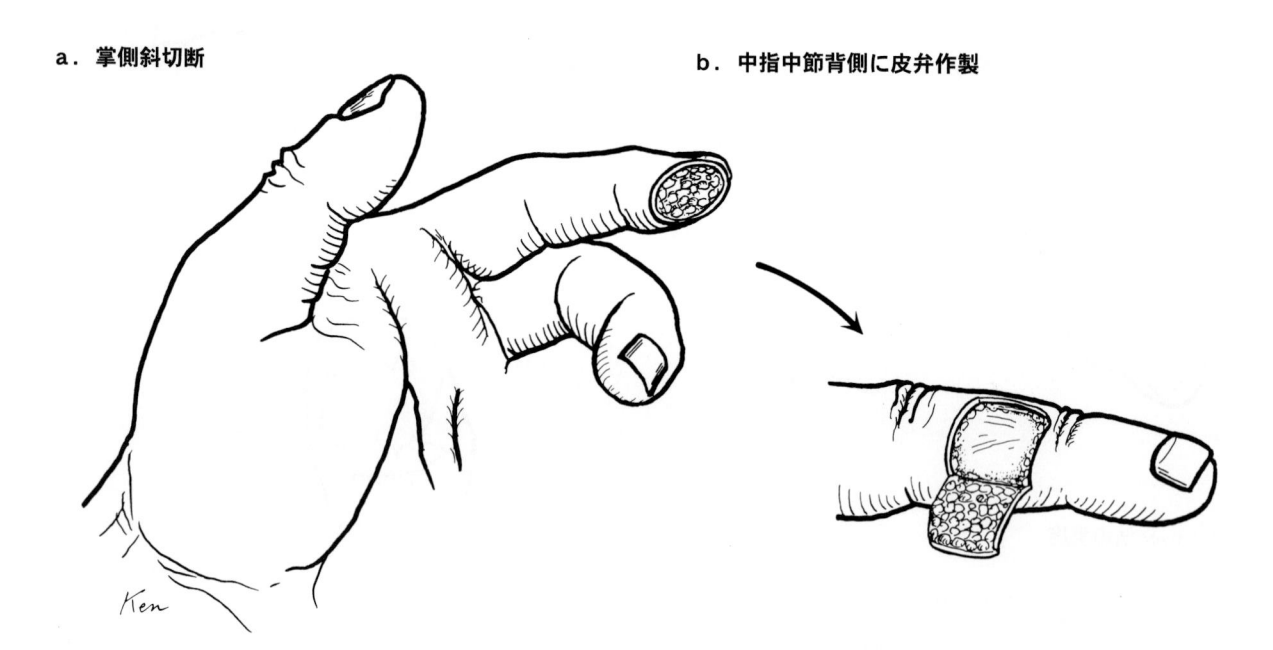

a．掌側斜切断

b．中指中節背側に皮弁作製

c．皮弁のあとを植皮により被覆し，tie-over 法で固定

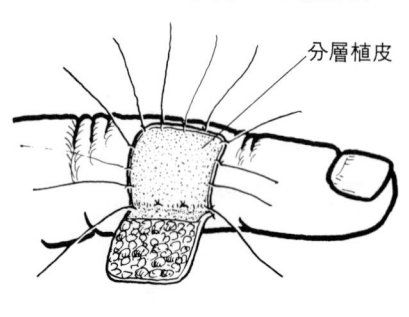

分層植皮

Tie-over は薄目に，厚くなると cross-finger 操作の邪魔になる．

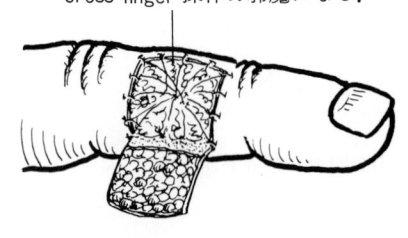

d．Cross-finger 法の完了

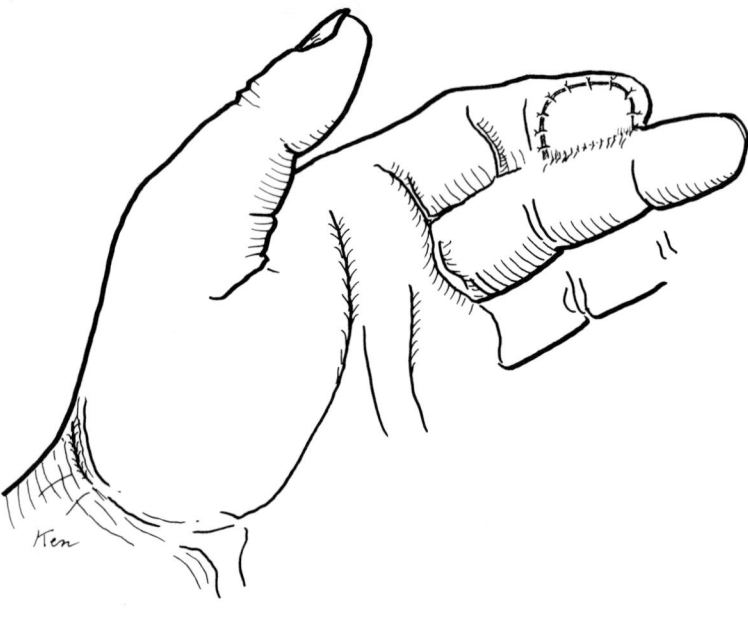

e．有茎部切離

2 週後切離を行う．
知覚がないのが問題．

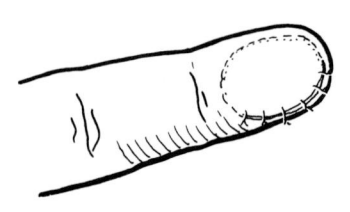

5 指尖部切断（V-Y法）(Atasoy-Kleinert)

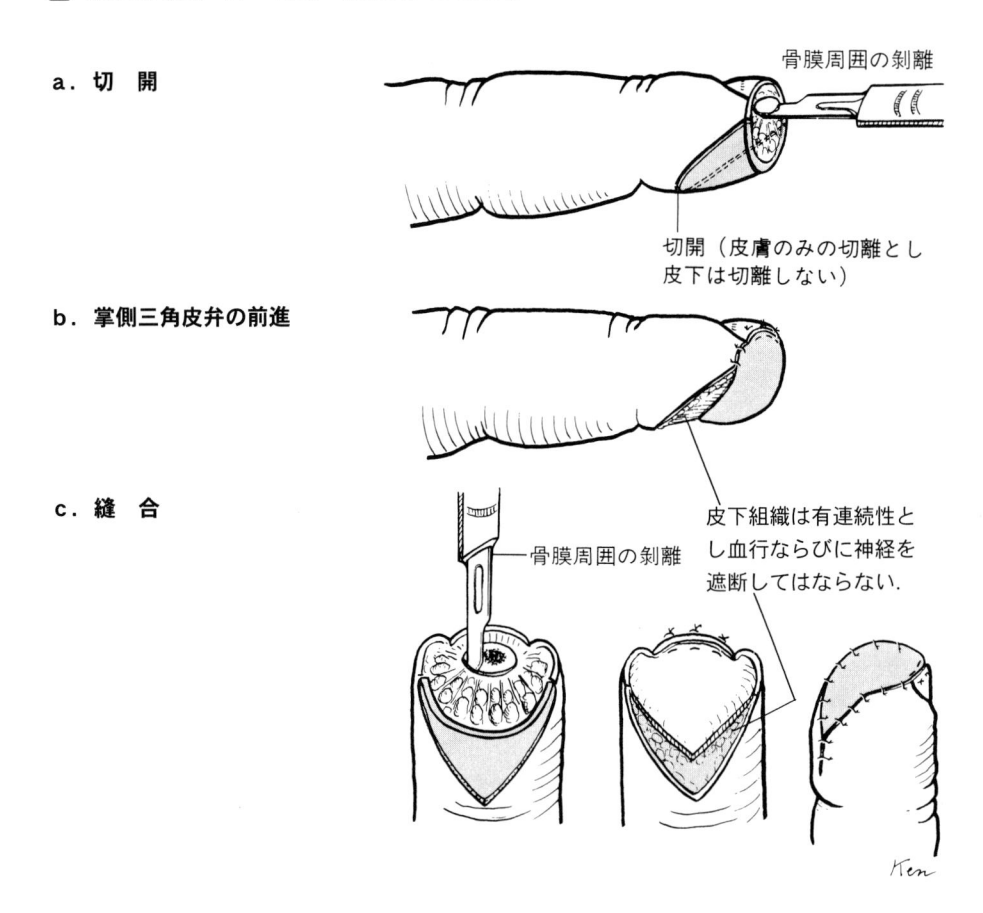

a. 切　開

骨膜周囲の剝離

切開（皮膚のみの切離とし皮下は切離しない）

b. 掌側三角皮弁の前進

c. 縫　合

骨膜周囲の剝離

皮下組織は有連続性とし血行ならびに神経を遮断してはならない．

6 指尖部切断（Kutler法）

2つの三角弁をつくるため操作がめんどうで，しかも瘢痕が多くなる欠点があり，先のV-Y法のほうが望ましいと思われる．ただし切開をPIP関節まで延して三角皮弁を血管・神経柄付き島状皮弁として利用（一側のみで可）するoblique triangular flap法は，創の閉鎖にきわめて便利である．

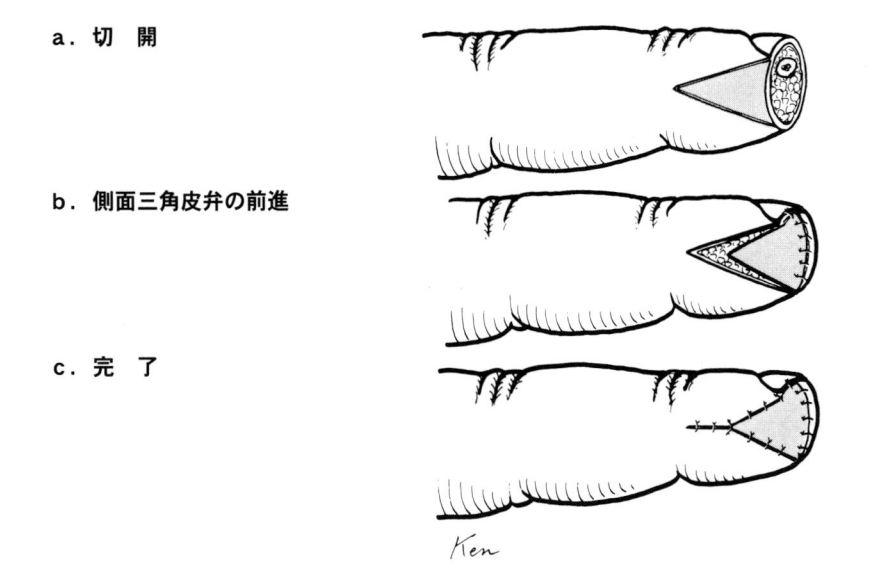

a. 切　開

b. 側面三角皮弁の前進

c. 完　了

7 指尖部切断（手掌皮弁法）

手掌皮弁法の実施．

a．皮弁作製

手掌部に皮弁をおこし，皮膚欠損部は閉鎖するか遊離植皮を行う．

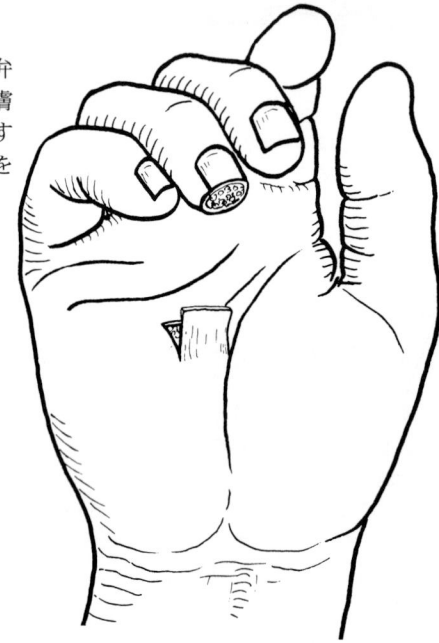

b．手掌皮弁（palmar flap）

有茎植皮として指尖部を被覆する．しかし，この方法は指の屈曲拘縮をきたす欠点があり，とくに中・高齢者には好ましい方法とは言いがたい．

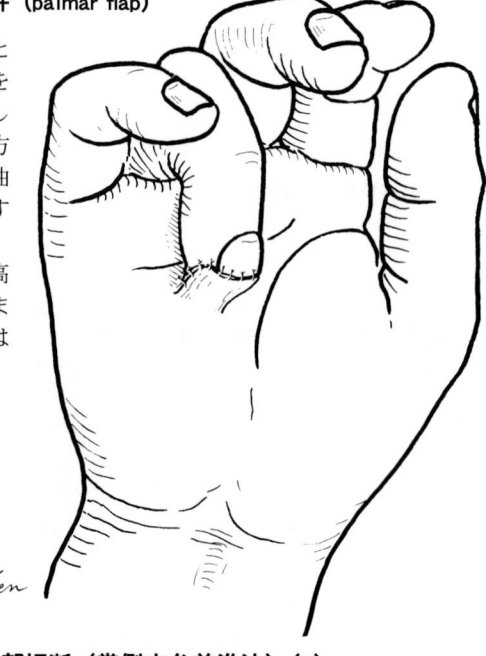

8 指尖部切断（掌側皮弁前進法）(1)

Volar flap advance 法：
指については特殊な場合にのみ利用される．

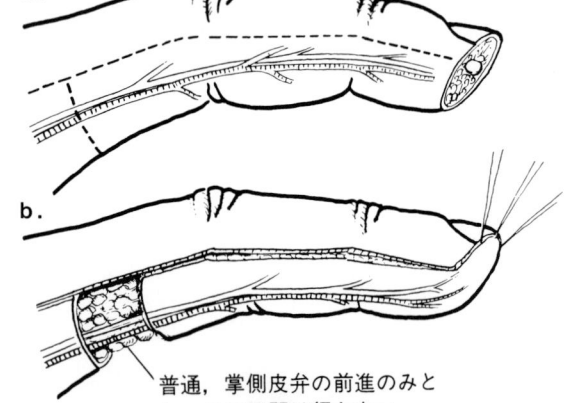

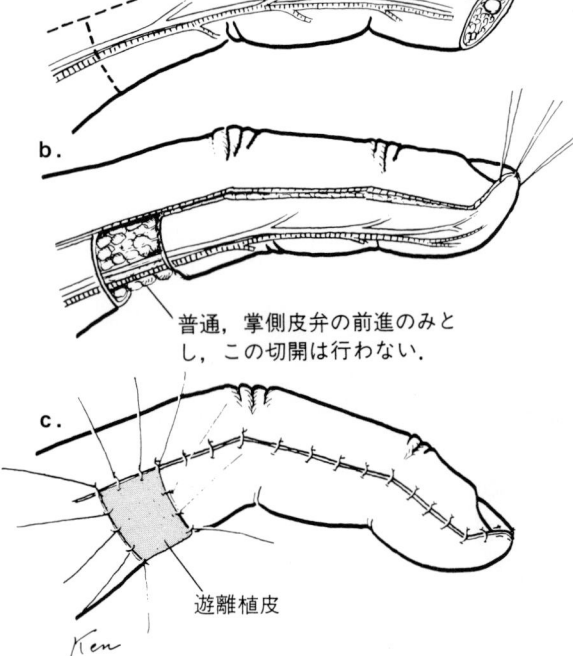

a.

b.

普通，掌側皮弁の前進のみとし，この切開は行わない．

c.

遊離植皮

9 指尖部切断（掌側皮弁前進法）(2)

a．側正中線切開と末節骨の短縮

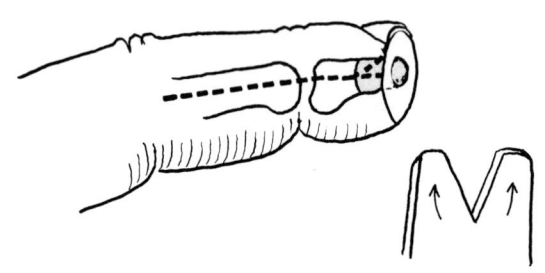

b．掌側皮弁も前進せしめ，先端中央もV字に切り形成する．

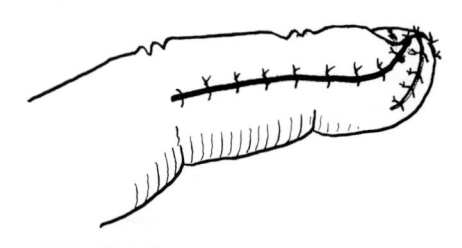

c．断端形成後の所見

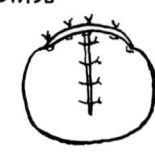

10 逆行性指動脈島状皮弁（児島）

a．皮弁と皮切のデザイン

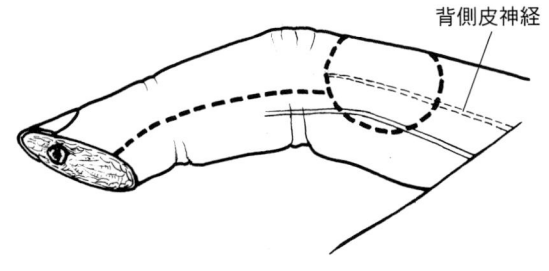

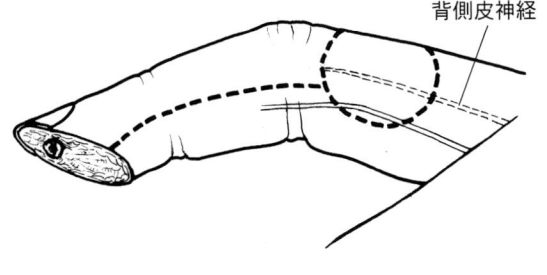

背側皮神経

b．皮弁の背側に皮切を加え，背側指神経の必要な長さを皮弁に含める．

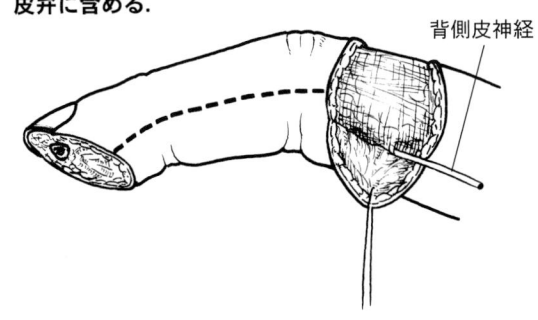

背側皮神経

c．指動脈を切断し，末梢への指神経から分離していく．

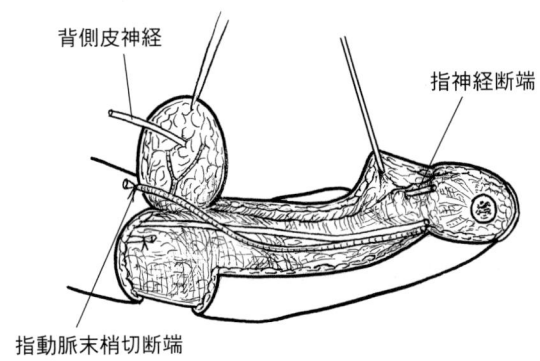

背側皮神経　　指神経断端

指動脈末梢切断端

d．指の dominant side の指神経と神経縫合を行う．

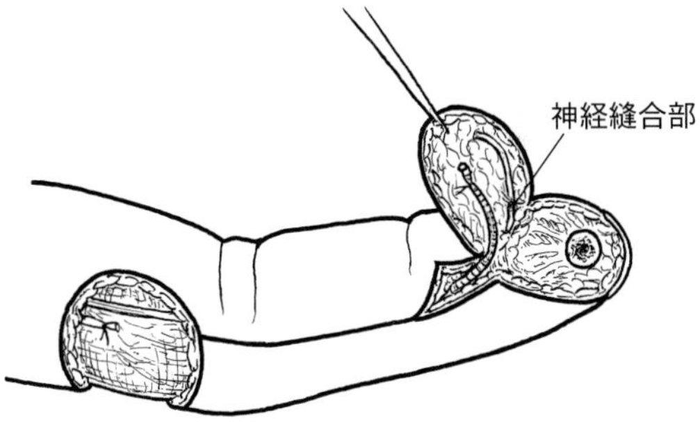

神経縫合部

e．手術終了時

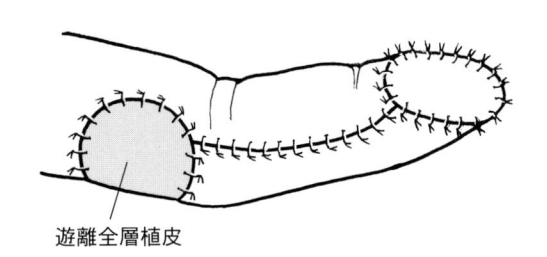

遊離全層植皮

（児島：手の皮弁手術の実際，克誠堂出版，p167，1977）

11 母指指尖部切断（掌側皮弁前進法）

Volar flap advance 法：
　主として母指に利用される．

a．切　開

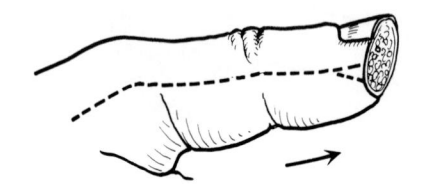

b．完　了

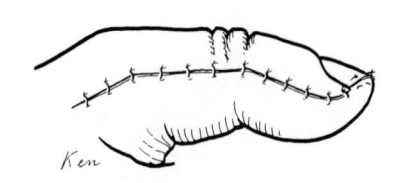

12 母指指尖部切断（neurovascular flap 法）

Neurovascular pedicle flap 法：
　主として母指に利用される．

a．切　開

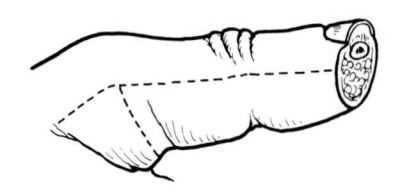

b．皮弁の前進

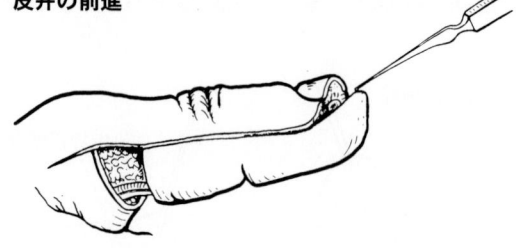

c．完了，植皮と tie-over 法の実施

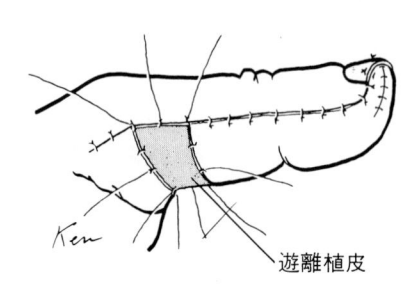

遊離植皮

13 V-Y法による掌側皮弁前進法（Kojima）

a．切 開

血管・神経束の剝離と皮弁の前進．

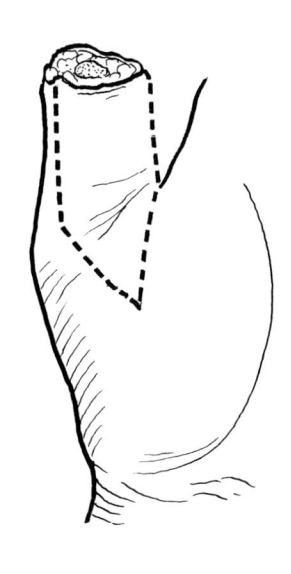

b．手術完了

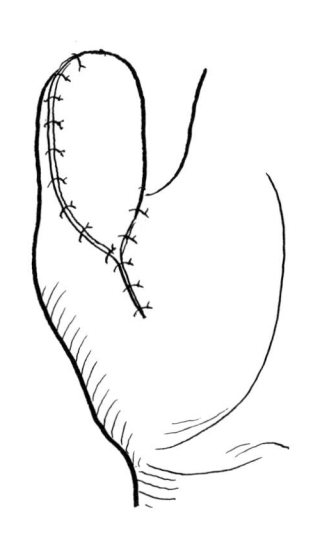

14 母指指尖部切断（cross-finger 法）

a．母指指尖部切断

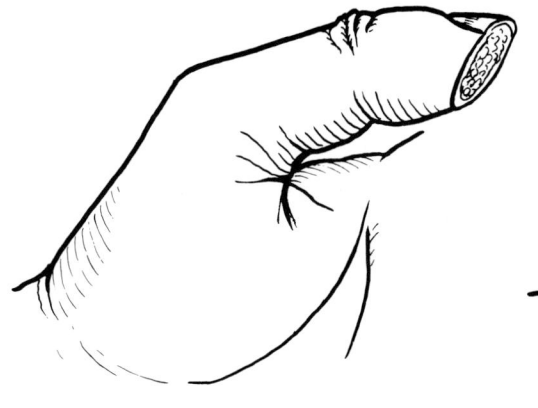

b．中指に皮弁をおこす．

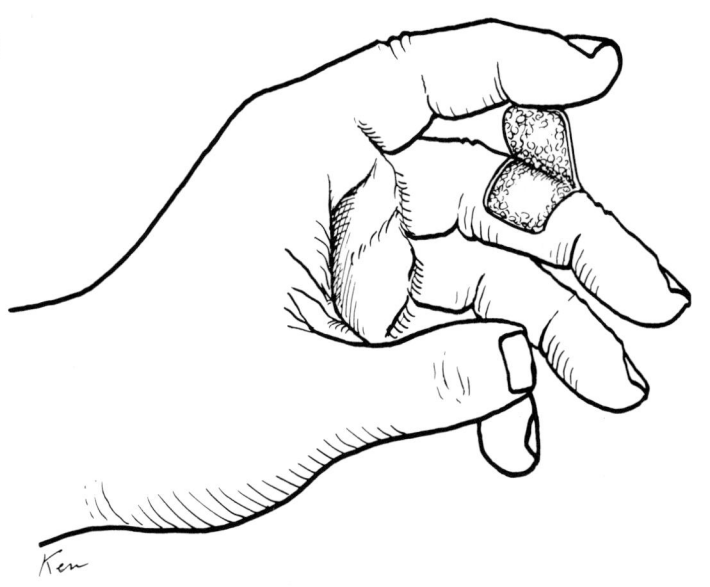

c．皮弁作製と創閉鎖

皮弁をおこした後の皮膚欠損部を植皮と tie-over 法により被覆する．

d．皮弁の縫着

皮弁で母指先端を覆う．

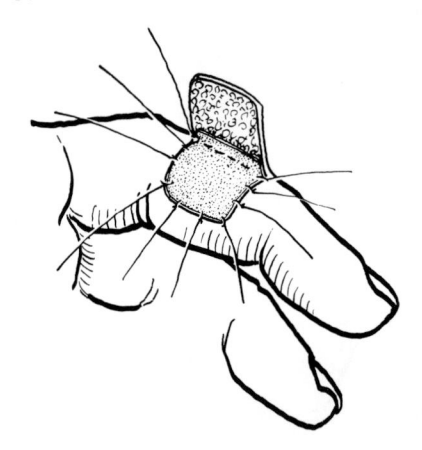

植皮

e．Cross-finger 法の完了

指の固定にキルシュネル鋼線を用いるのもよい．
皮弁の切離は 2 週前後とする．高齢者では関節拘縮が発生しやすいので注意する．

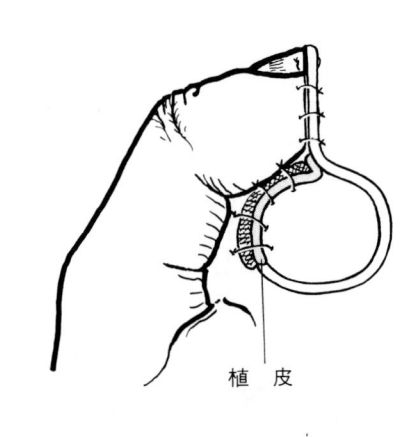

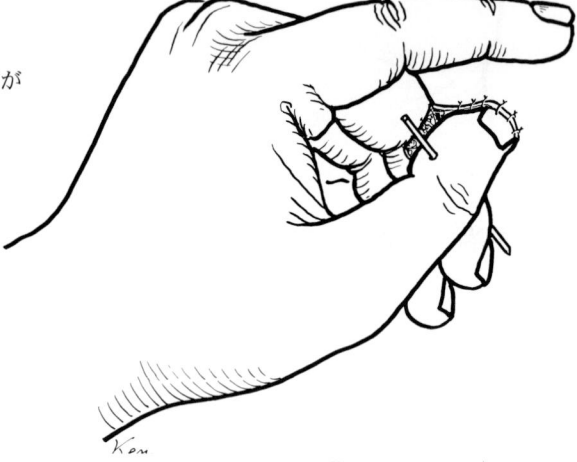

15 母指指尖部切断（sensory cross-finger 法，Gaul Jr 法）

Sensory cross-finger pedicle graft 法（Gaul Jr 法）．

a．母指指尖部切断

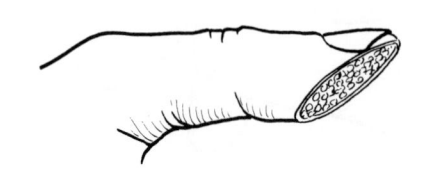

b．神経支配と皮切デザイン

示指基節部背側皮膚に橈骨神経知覚枝を含むような皮弁を形成する．

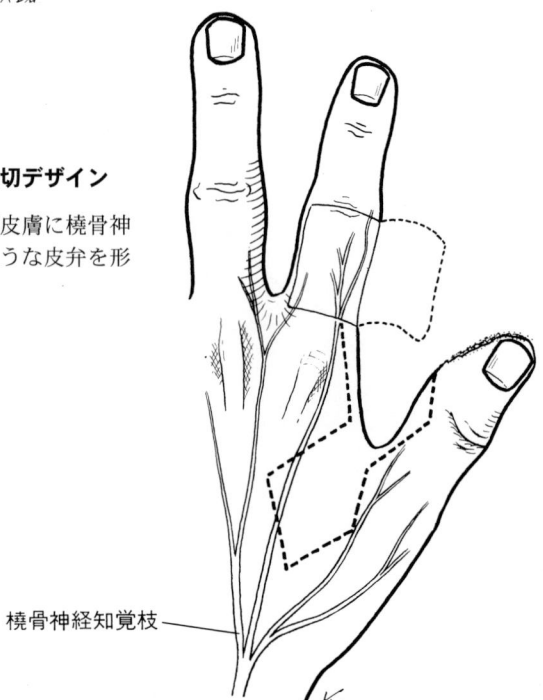

橈骨神経知覚枝

c. 皮弁の作製

橈骨神経知覚枝を含む皮弁を反転し，同時に知覚枝を中枢に剝離して母指側に移動する．

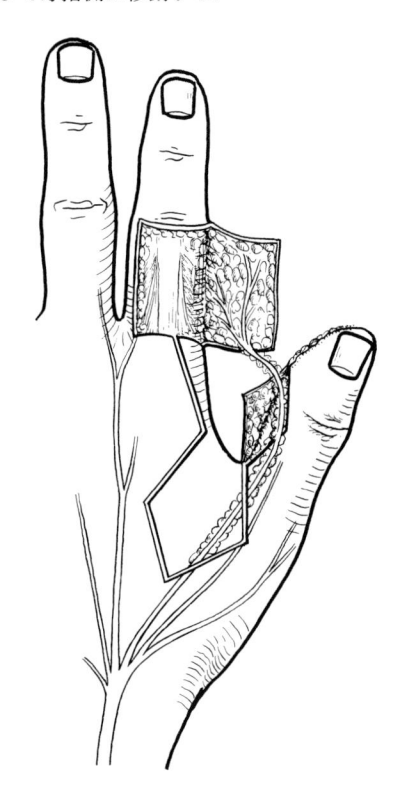

d. Sensory cross-finger 法の完了

示指基節背側の皮膚欠損部には植皮を行い，tie-over 法で固定する．

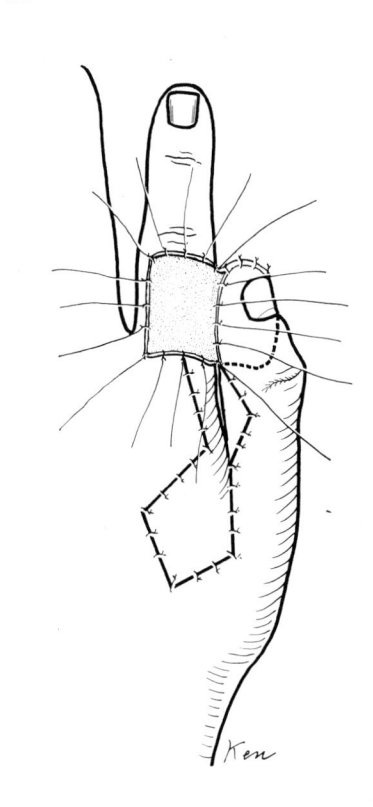

16 母指指尖部切断（sensory cross-finger 法）

Sensory cross-finger pedicle graft 法（Bralliar and Horner 法）．

a. 皮弁の作製

基節骨背側に橈骨神経知覚枝を含む皮弁を形成する．

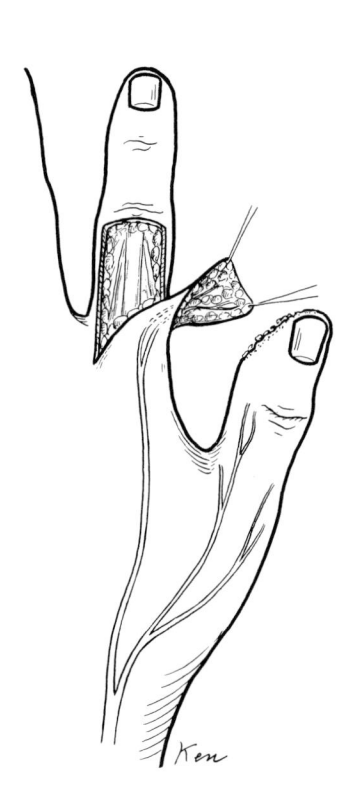

b．Cross-finger 法の実施

皮弁を反転して母指先端の創を覆い，次に示指基節背側の皮膚欠損部には植皮を行う．

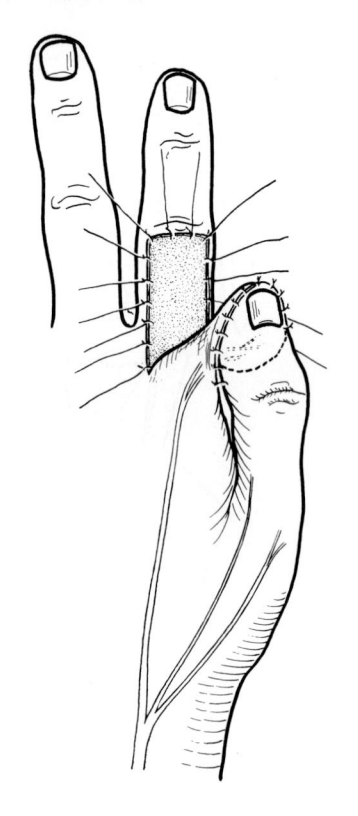

c．皮弁切離と神経移動

有茎植皮の切り離しのさい，知覚神経を中枢に剥離しこれを母指側に移動，皮下に埋める．

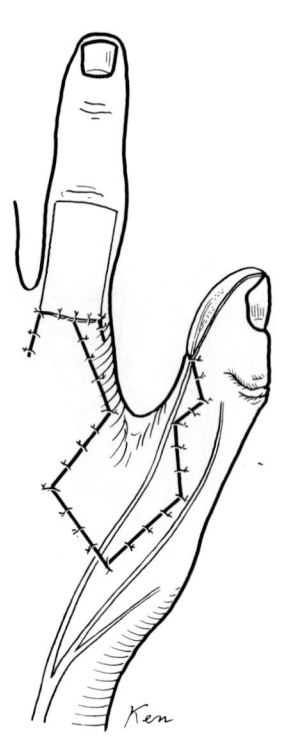

17 母指指尖部切断（neurovascular flap 法）

Neurovascular bundle flap 法（Foucher and Braun 法）．

a．解剖と切開デザイン

示指背側の血管，神経の走行を考慮しながら切開をおく．

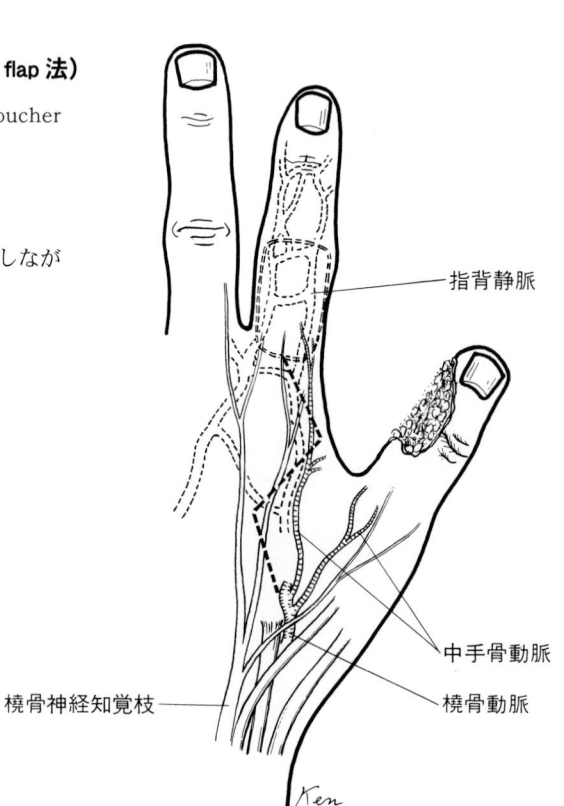

- 指背静脈
- 中手骨動脈
- 橈骨動脈
- 橈骨神経知覚枝

b．Neurovascular bundle flap の作製

　示指基節背側に母指を覆う皮弁をとり，この部にいたる動・静脈，神経を皮下組織を含めてなるべく広範囲に中枢側に剝離し，neurovascular bundle flap を作製する．次にこの創と母指の創の間にトンネルをつくり，この下を通して皮弁を母指側に移動する．

　操作は慎重でなければならず，拡大鏡下の操作が必要．動脈枝が確認できないことも多い．

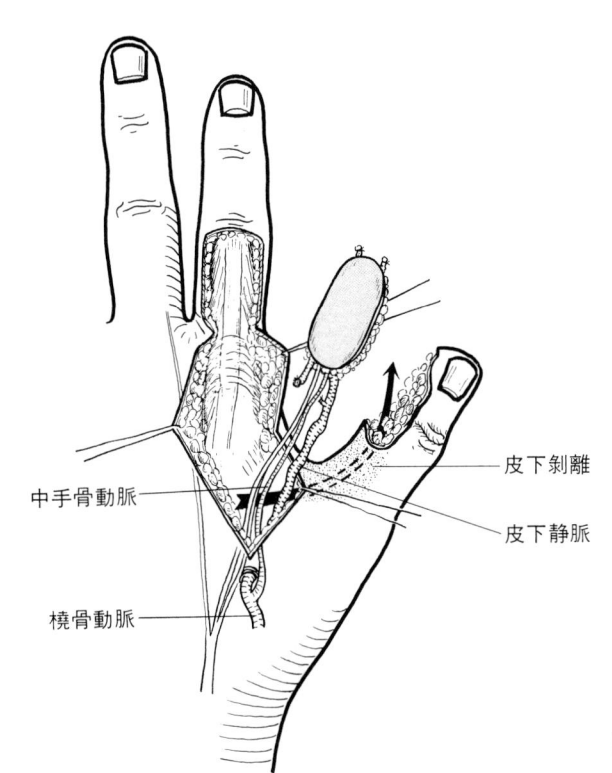

c．手術完了

　皮弁を母指に縫合，示指基節背側の皮膚欠損部には植皮を行い，tie-over 法固定をする．

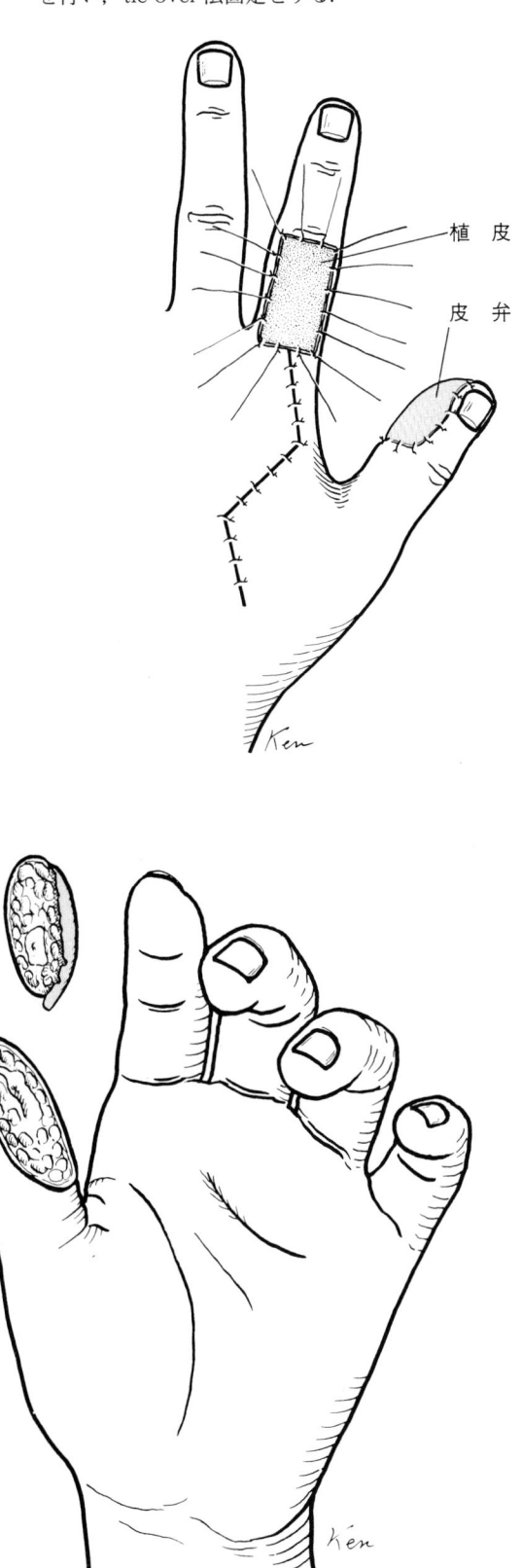

18　母指指尖部切断（microsurgery の利用）

a．来院時所見

b．損傷面の観察

c．顕微鏡下での血管・神経縫合

指腹

d．完了所見

生着に成功した（教室村上手術）．

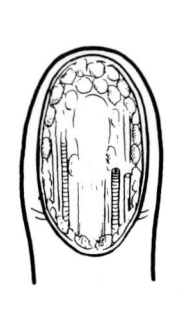

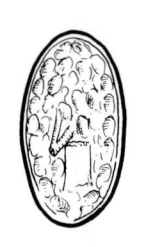

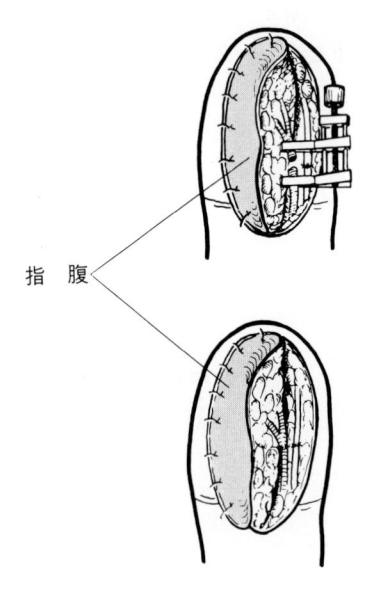

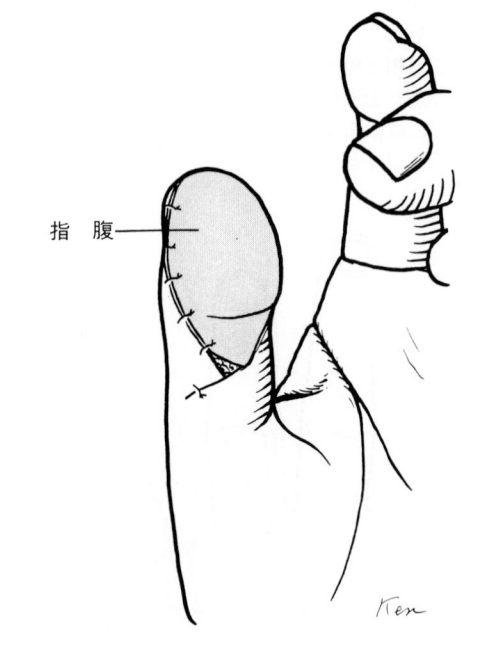

指腹

19 指尖部断端変形の矯正

a．断端変形

末節基部での切断のさいには，図のごとく尖端が横に広くなり変形を呈することがある．

b．変形の矯正

基節骨両側顆部の切除と皮膚の形成により矯正を行う．

c．手術の完了

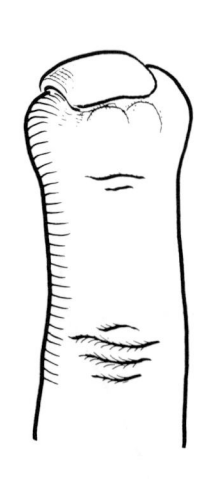

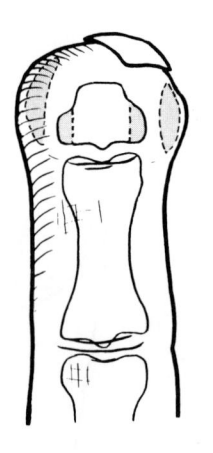

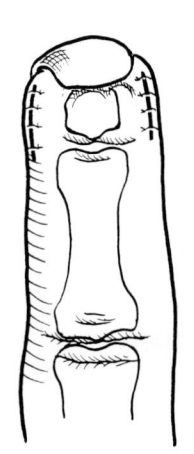

第 5 章　指の切断

これに関しては，第 2 章（46 ～ 54 頁）も参照．

5-1　実施にあたっての注意

I．指の長さ

なるべく長く残す．ただし良断端を得ることがより大切で，知覚のよい無痛性の断端を得るようつとめる．

II．指の種類

母指は一定の長さが絶対必要．母指の切断については，第 14 章，母指の機能再建の項で述べる．

示指については中指が存在する以上，多少の長さは犠牲にしてもよい．

中指もあまり長さにこだわる必要はない．しかし，**環・小指**は母指とのピンチ，またグリップにきわめて重要となるのでなるべく長さを残すようつとめる．

III．断端の皮膚縫合

断端皮膚の縫合は多少皮膚に余裕をもってこれを行う．無理な縫合を行えば断端の血行が不良となり，瘢痕が多く，有痛性断端となりやすいからである．

IV．関節離断

関節離断にさいしては軟骨を除去する．顆部を残すのであれば，顆部骨隆起の切除を行うのが望ましい．

IV．神経・腱・血管の処置

血管は bipolar で凝固，また細い糸で結紮し，腱は少し引き出して切除．神経はさらに引き出して，断端が健常な組織内にあるよう鋭利に切断する．

第5章 指の切断

1 指の末節での切断

a．指尖部挫滅

b．末節切断

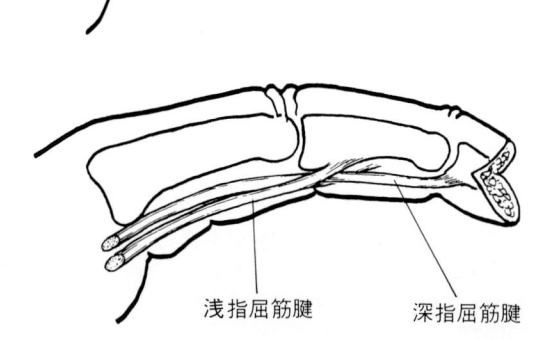

浅指屈筋腱　深指屈筋腱

c．切断完了

皮膚は余裕をもって縫合することが大切．

2 指のDIP関節での切断

a．末節部挫滅

屈筋腱は少し引き出し切断する．腱が不潔であると化膿性腱鞘炎を続発することがあるので注意する．

深指屈筋腱

b．DIP関節切断

指神経も引き出して切断．断端は健常組織内にあるごとくする．皮下にとどまることのないよう注意する．

指神経

浅指屈筋腱　指動脈

c．切断完了

関節軟骨は切除する．皮膚は余裕をもって縫合する．

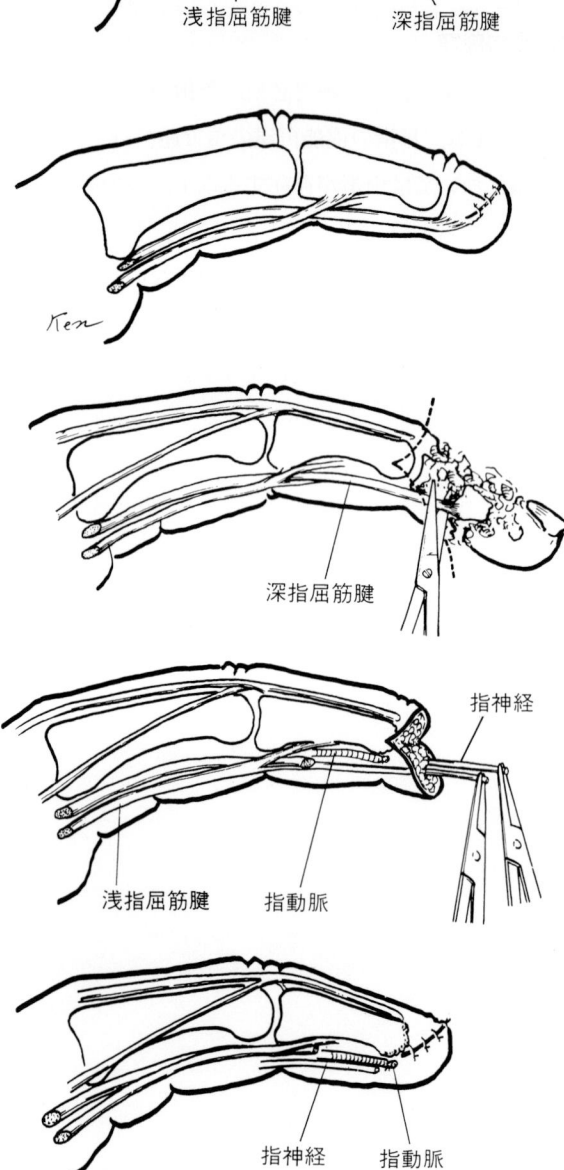

指神経　指動脈

3 指の中節での切断

a．中節部挫滅

挫滅が強ければ，当然切断が適応となる．

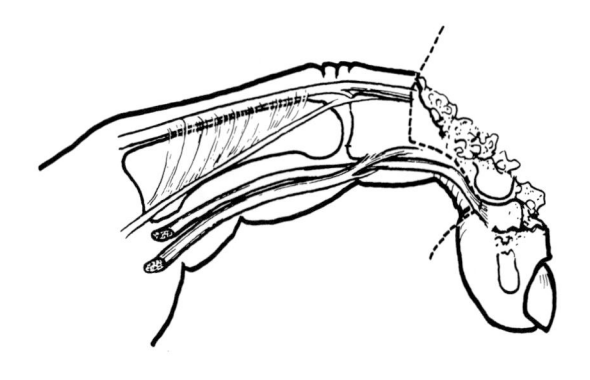

b．中節切断

腱は少し引き出して切断する．強く引いて切断すると断端が引っ込み，化膿性腱鞘炎や癒着の原因となり，他指の可動性を障害することがあるので注意する．

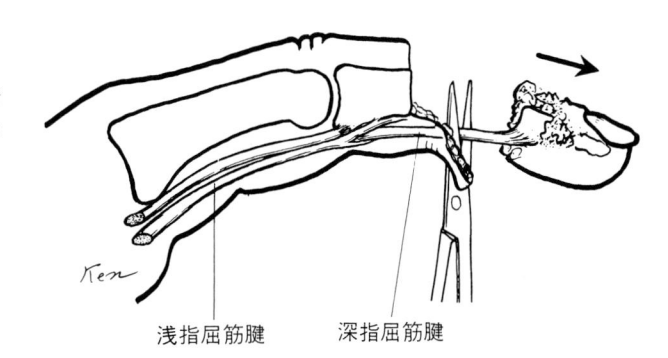

浅指屈筋腱　深指屈筋腱

c．断端形成

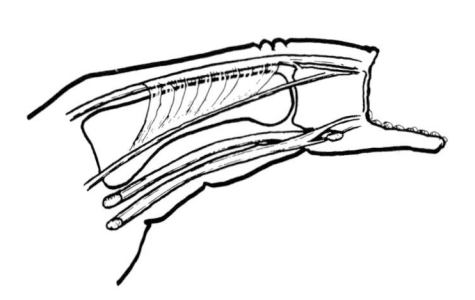

d．血管・神経の処置

指動脈の結紮．指神経も少し引き出して鋭利に切断．断端が健常組織内にあるごとくする．皮下にとどまることのないよう注意する．

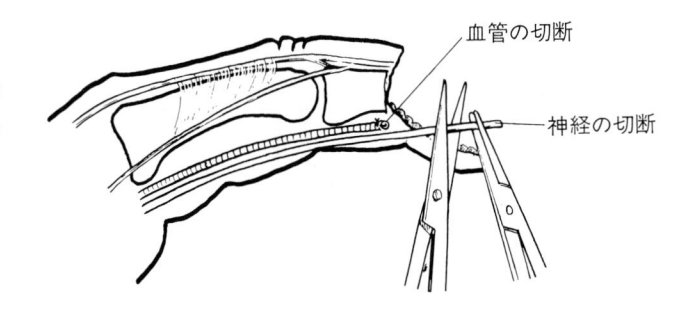

血管の切断
神経の切断

e．切断完了

皮膚は無理なく，多少の余裕をもって縫合する（無理があれば創を開き，骨の短縮をして再縫合する）．

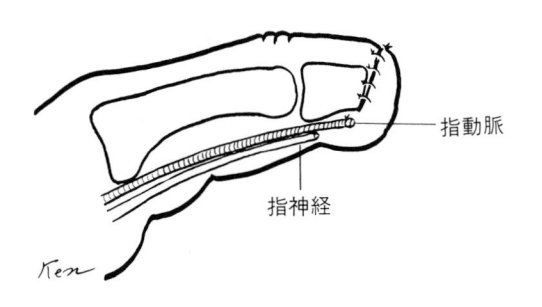

指動脈
指神経

④ 指切断端の痛み

a．断端痛

断端に瘢痕が多く，しかも瘢痕内に神経断端が埋もれているような場合は疼痛の原因となる．

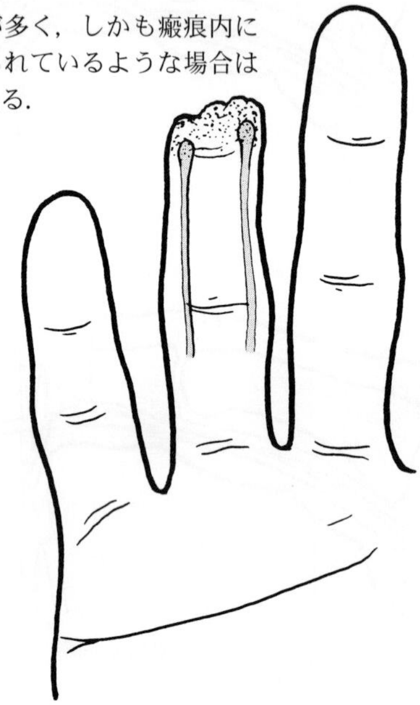

b．再切断

断端の切断．

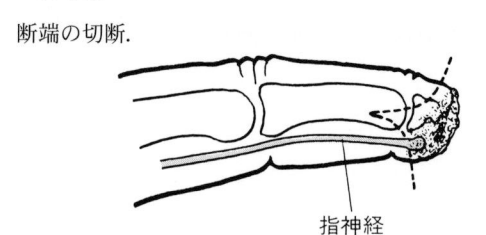

指神経

c．手術完了

切断の完了．指神経は少し引き出して鋭利に切断．断端が健常組織内にあるごとくする．皮膚は無理なく余裕をもって縫合する．緊張下に縫合すれば，断端には再び瘢痕が形成されることとなるからである．そのほか次のごとき方法を考慮する．

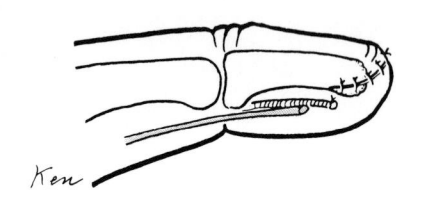

d．神経断端の結紮

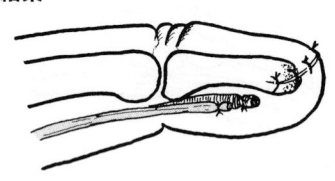

e．神経断端の相互縫合

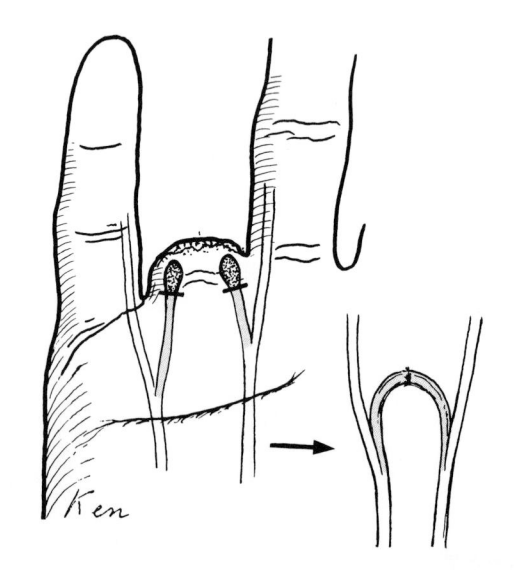

f．神経断端の骨内埋没（Goldstein, 1985）

余裕を持たせての埋没が必要．

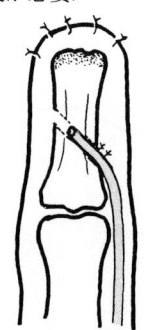

g．指血管周囲自律神経切除術

固有指動脈分岐部の約1cm中枢より指基部中央部付近まで外膜を切除する．

これに神経断端形成とか骨内埋没法を合併するのもよい．

h．その他，理学・薬物療法

神経ブロック，温冷交代浴などを考慮する．

5 指切断と形成手術

骨間筋の解剖.

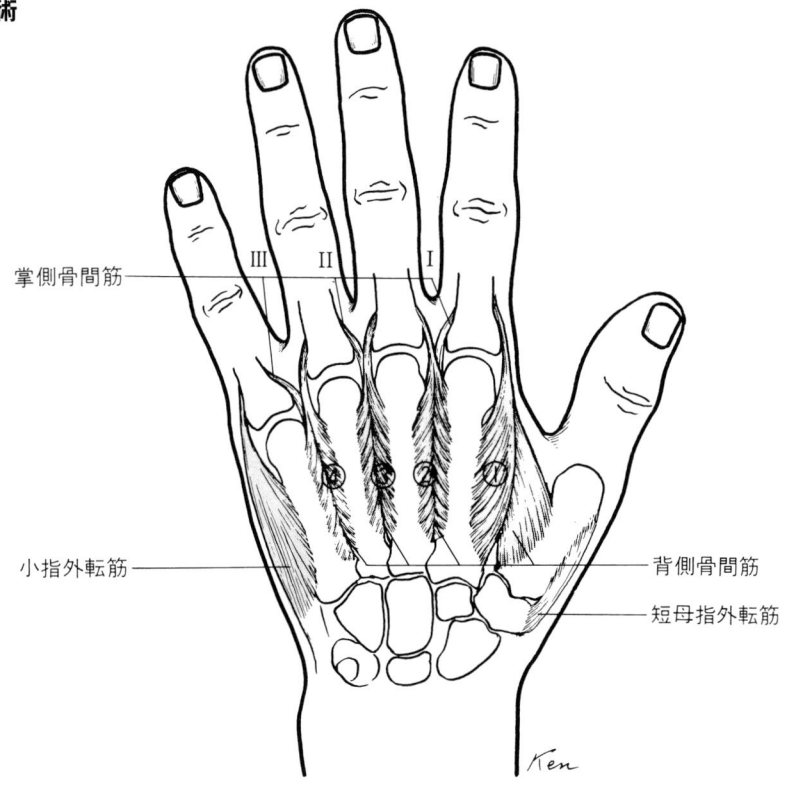

（図中ラベル）
- 掌側骨間筋 III II I
- 小指外転筋
- 背側骨間筋
- 短母指外転筋

6 示指切断と形成手術

手術適応：
　断端は目立ちやすいが，これを切除すると美容的に改善が得られる．しかし握力が多少とも低下することとなるので，ふつうは女性または机上作業者に適応となり，労働者に対してはあまり適応とされない．

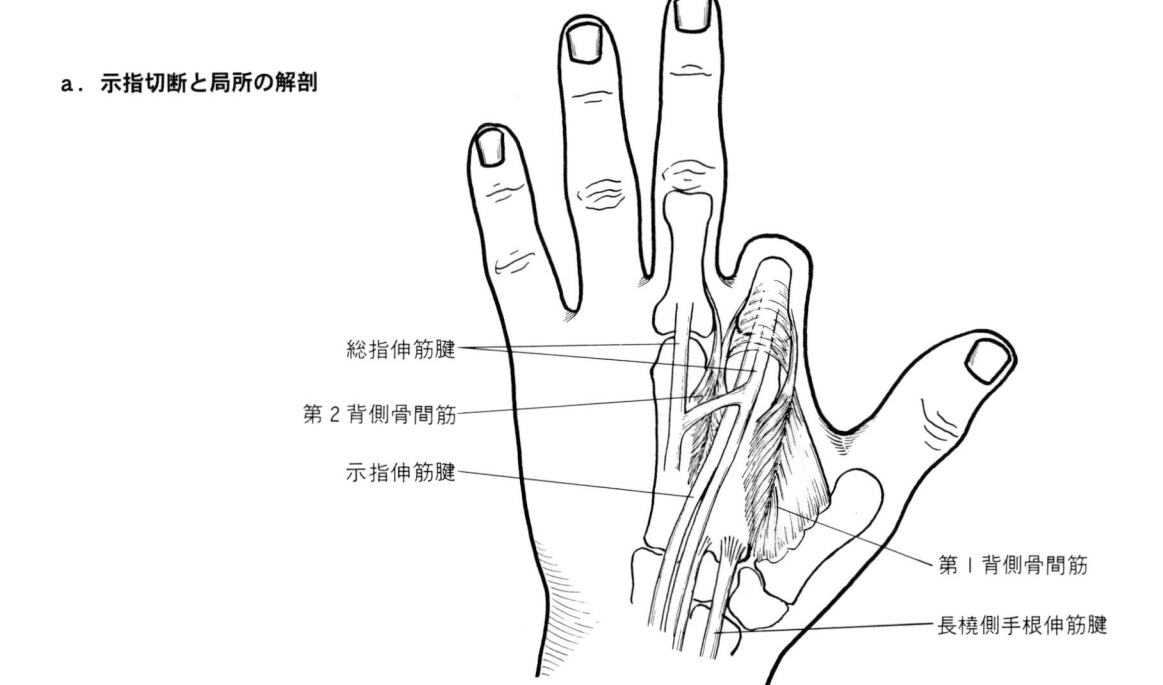

a．示指切断と局所の解剖

（図中ラベル）
- 総指伸筋腱
- 第2背側骨間筋
- 示指伸筋腱
- 第1背側骨間筋
- 長橈側手根伸筋腱

b. 切開のデザイン

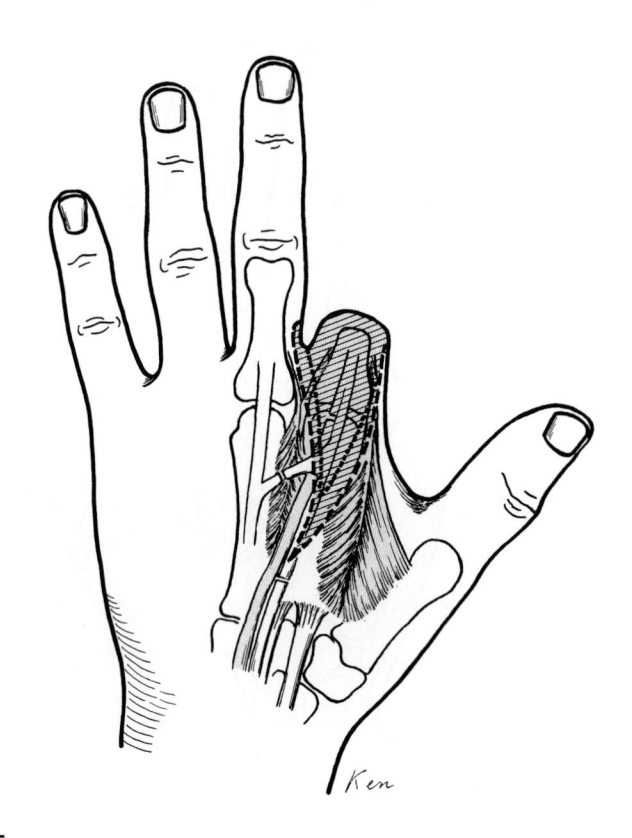

c. 示指中手骨の剥離と骨切り術

示指（固有）伸筋腱を残存せしめ，中指に移行することとした．

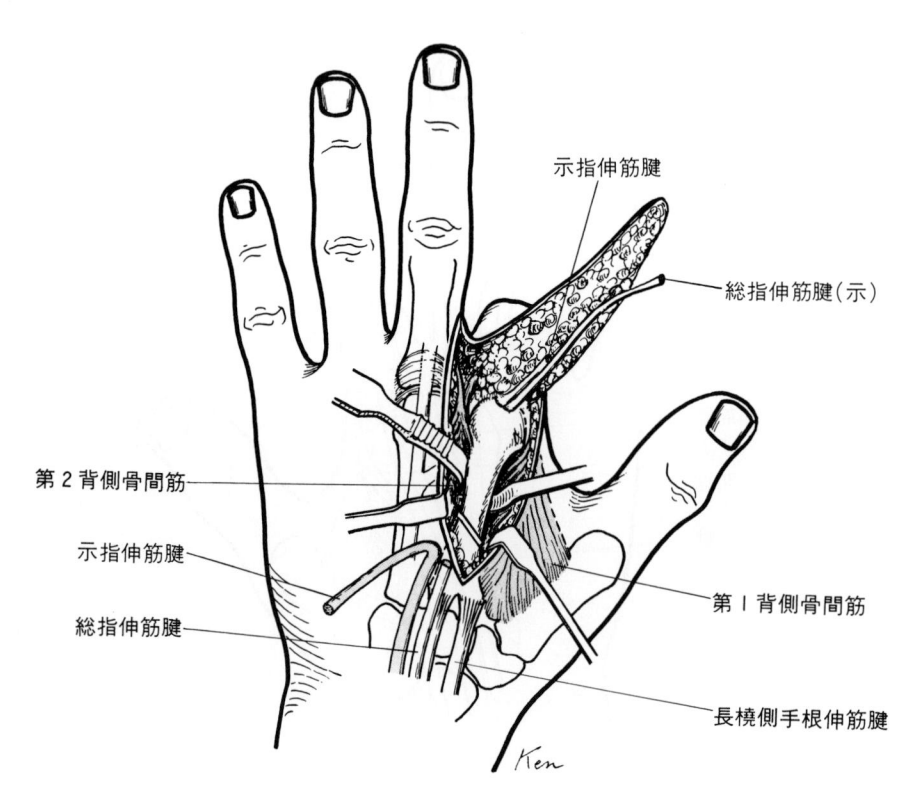

d．示指中手骨の切断（背面）

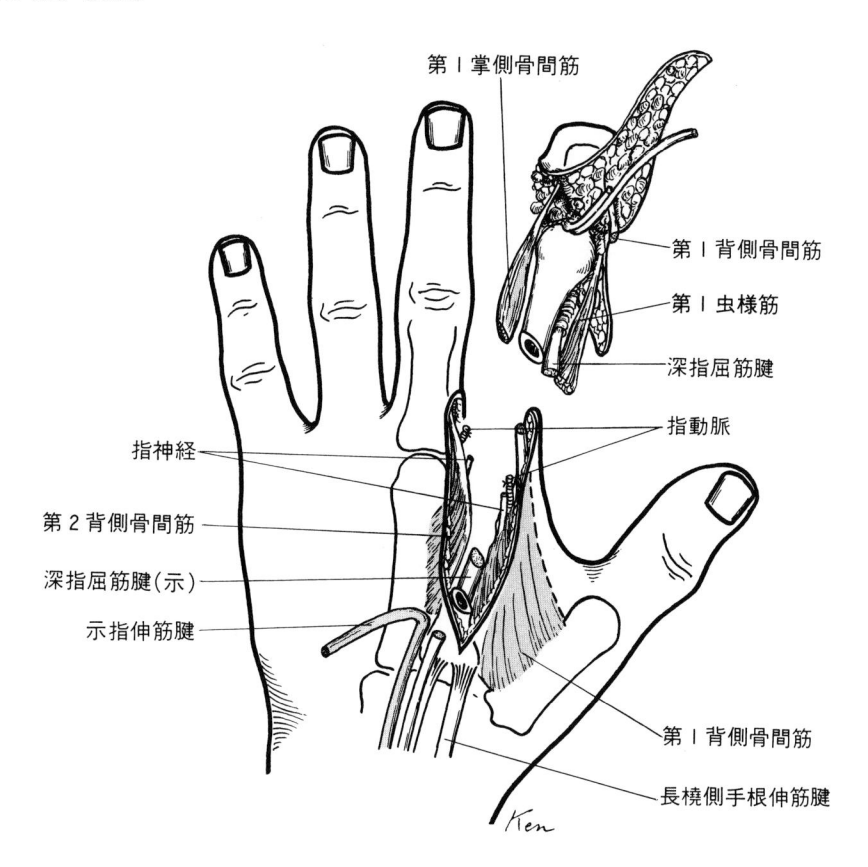

第1掌側骨間筋
第1背側骨間筋
第1虫様筋
深指屈筋腱
指動脈
指神経
第2背側骨間筋
深指屈筋腱（示）
示指伸筋腱
第1背側骨間筋
長橈側手根伸筋腱

e．示指中手骨の切断（掌面）

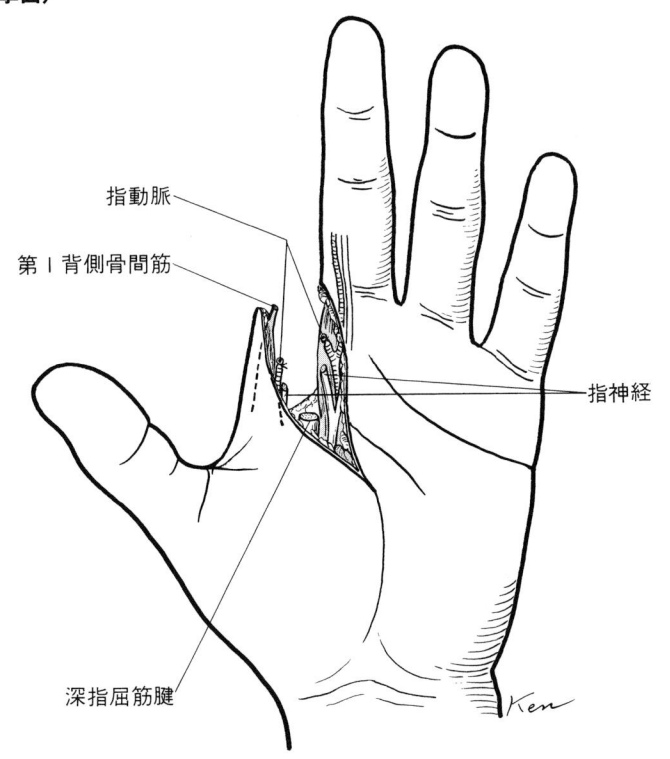

指動脈
第1背側骨間筋
指神経
深指屈筋腱

f. 創の閉鎖

第1背側骨間筋を第2背側骨間筋に移行．また示指（固有）伸筋腱を中指の橈側腱膜に移行し，中指に外転作用を与えるようにしたのち，創を閉鎖する．

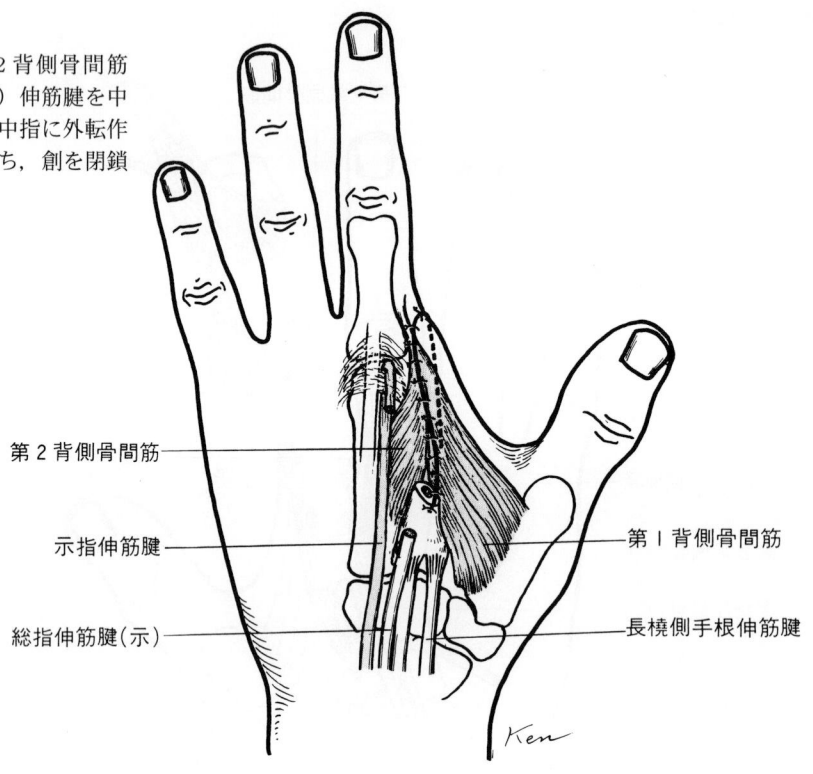

- 第2背側骨間筋
- 示指伸筋腱
- 総指伸筋腱（示）
- 第1背側骨間筋
- 長橈側手根伸筋腱

7 小指切断と形成手術

適 応：
断端が目立ちやすいので美容上の観点から切除を行うことがある．

a. 小指切断の局所解剖と切開

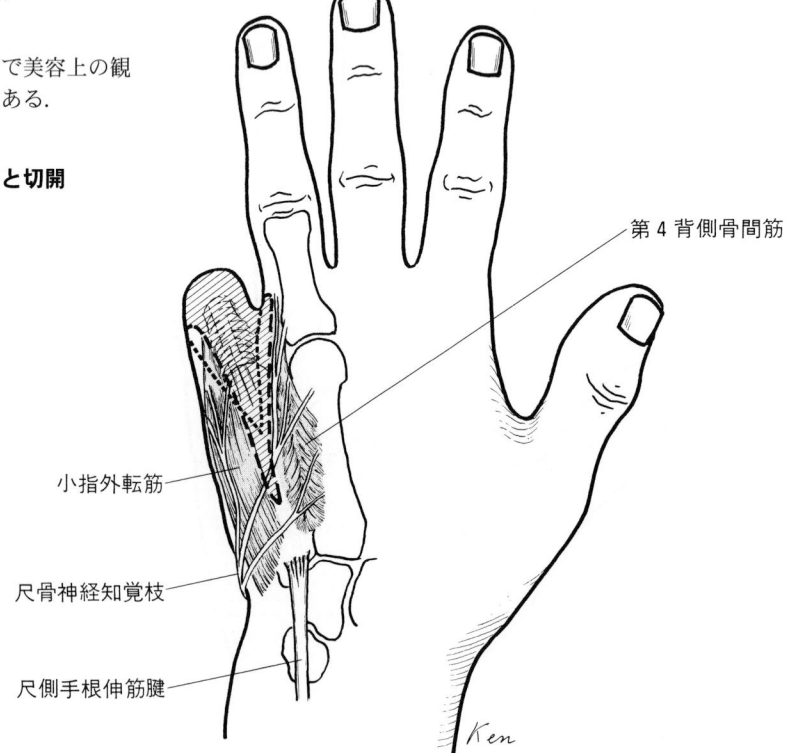

- 第4背側骨間筋
- 小指外転筋
- 尺骨神経知覚枝
- 尺側手根伸筋腱

b．小指中手骨の剝離と切断

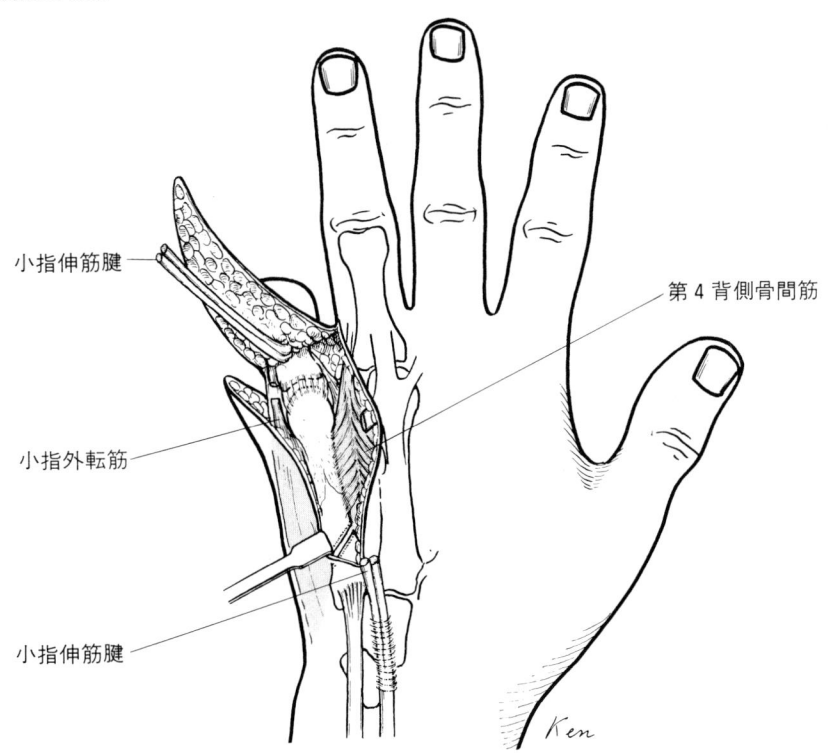

- 小指伸筋腱
- 小指外転筋
- 小指伸筋腱
- 第4背側骨間筋

c．小指中手骨の切断（背面）

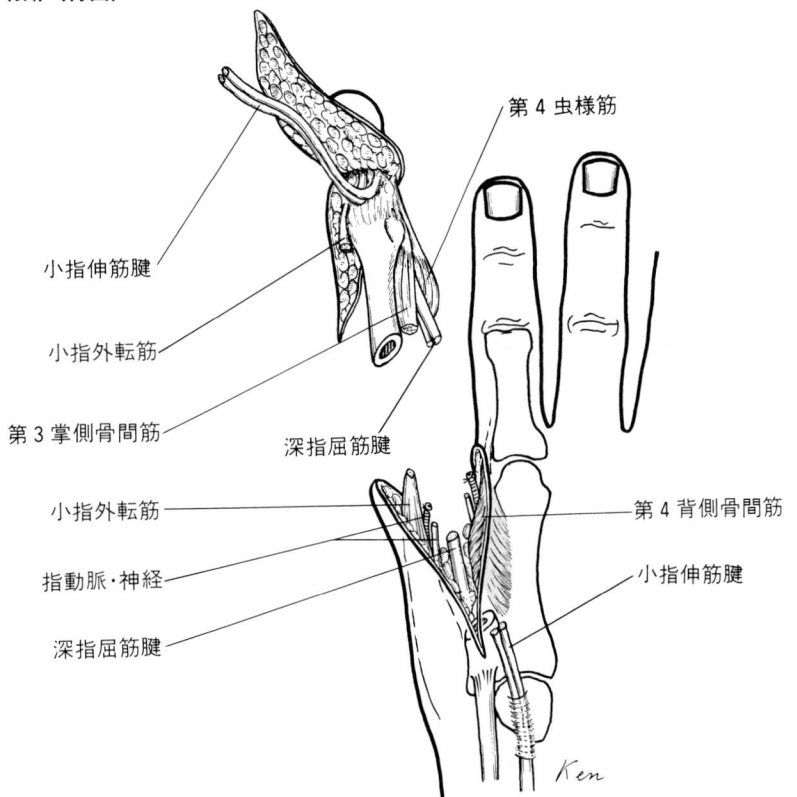

- 小指伸筋腱
- 小指外転筋
- 第3掌側骨間筋
- 小指外転筋
- 指動脈・神経
- 深指屈筋腱
- 第4虫様筋
- 深指屈筋腱
- 第4背側骨間筋
- 小指伸筋腱

d. 小指中手骨の切断（掌面）

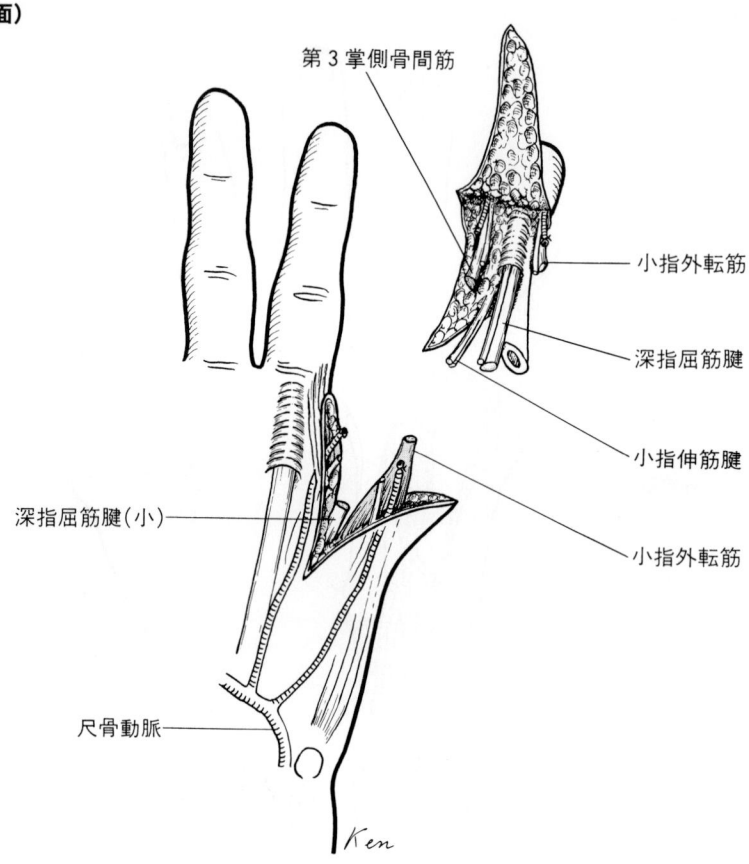

e. 創の閉鎖

小指外転筋を第4背側骨間筋に移行したのち，創を閉鎖する．

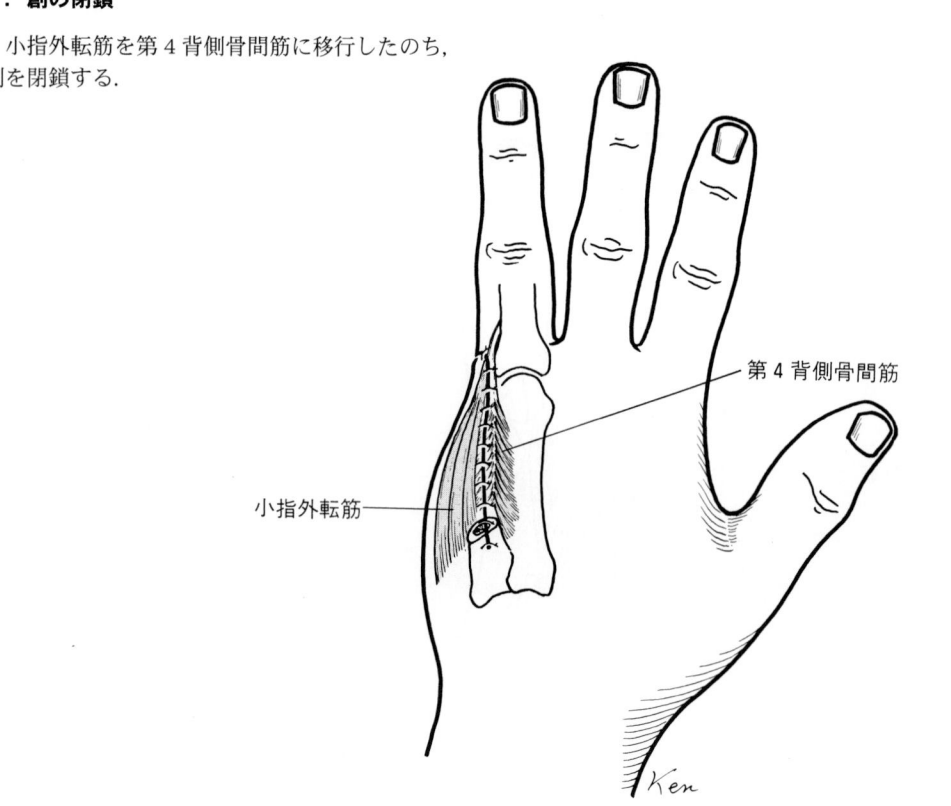

8 中指切断に対する示指中手骨移行術

中指欠損は目立ちやすく，またこの間から握った物がこぼれ落ちるという欠点があり，しかも両側指が内側に偏位する傾向がある．

a．中指切断と隣接指内転

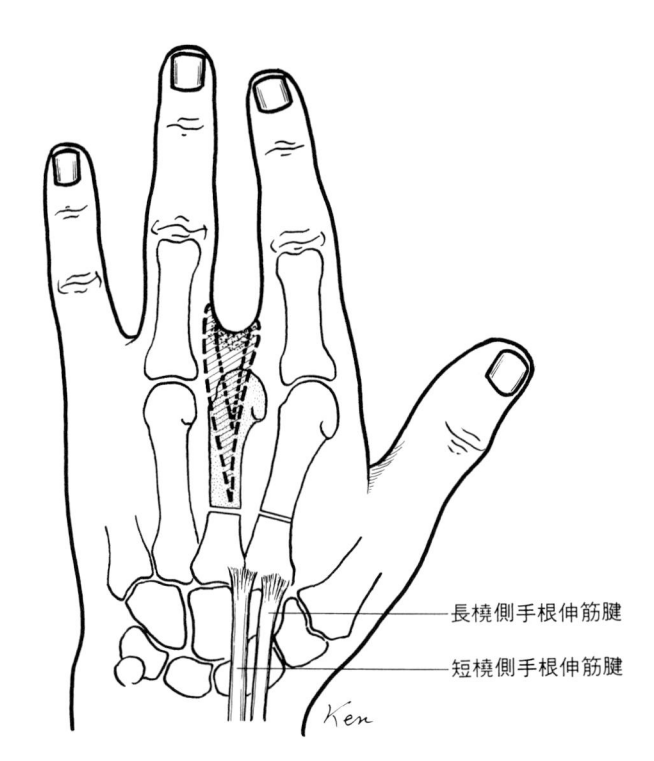

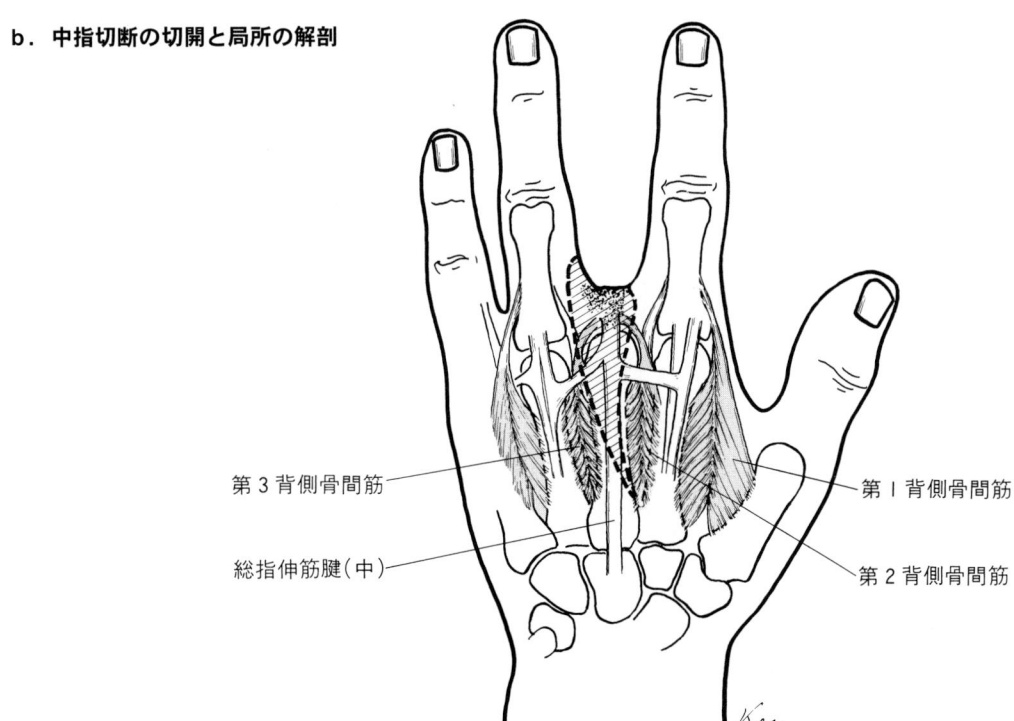

長橈側手根伸筋腱
短橈側手根伸筋腱

b．中指切断の切開と局所の解剖

第3背側骨間筋
総指伸筋腱(中)
第1背側骨間筋
第2背側骨間筋

110　第5章　指の切断

c．中指中手骨の剥離と中手骨基部における骨切り術

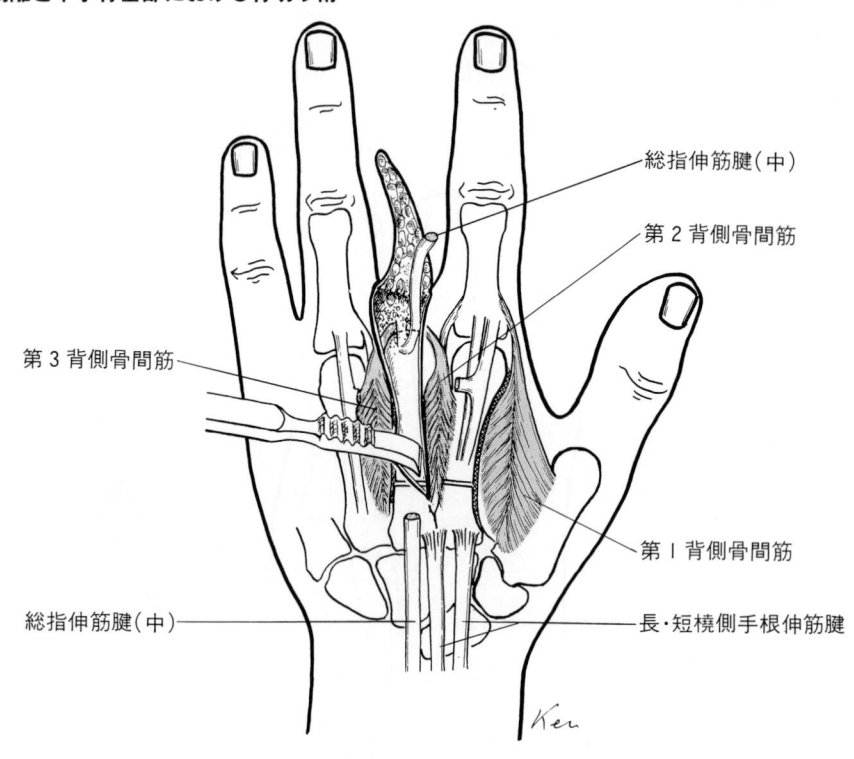

- 総指伸筋腱（中）
- 第2背側骨間筋
- 第3背側骨間筋
- 第1背側骨間筋
- 総指伸筋腱（中）
- 長・短橈側手根伸筋腱

d．中指中手骨の切除

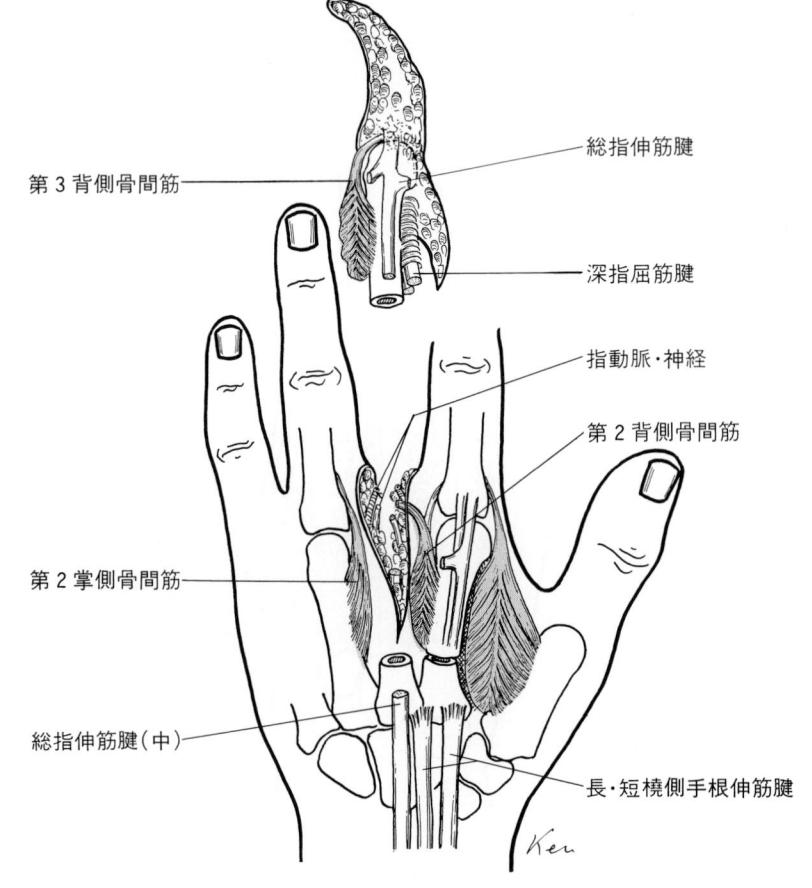

- 第3背側骨間筋
- 総指伸筋腱
- 深指屈筋腱
- 指動脈・神経
- 第2背側骨間筋
- 第2掌側骨間筋
- 総指伸筋腱（中）
- 長・短橈側手根伸筋腱

e．示指中手骨の移行完了

示指中手骨を中指中手骨基部の上に移行．切断指の骨を用いて髄内性に移植，固定を行い，ついで深横中手靱帯の縫合ののち創を閉鎖する．

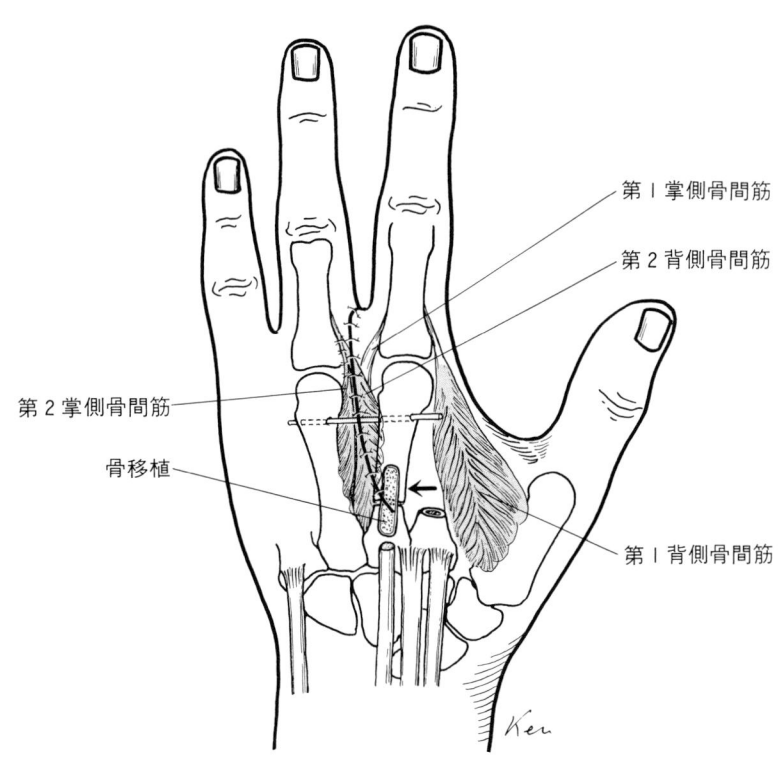

- 第1掌側骨間筋
- 第2背側骨間筋
- 第2掌側骨間筋
- 骨移植
- 第1背側骨間筋

9 環指切断に対する小指中手骨移行術

a．環指中手骨切除の切開と骨切り術

- 第3背側骨間筋
- 小指外転筋
- 第4背側骨間筋
- 骨切除
- 尺側手根伸筋腱

b．小指中手骨の移行完了

　環指側に移行するにさいして小指は少し長目とする．このほうが中指とのバランスがよくなるからである．なお深横中手靱帯の縫合を加えるのは，示指の場合と同様．

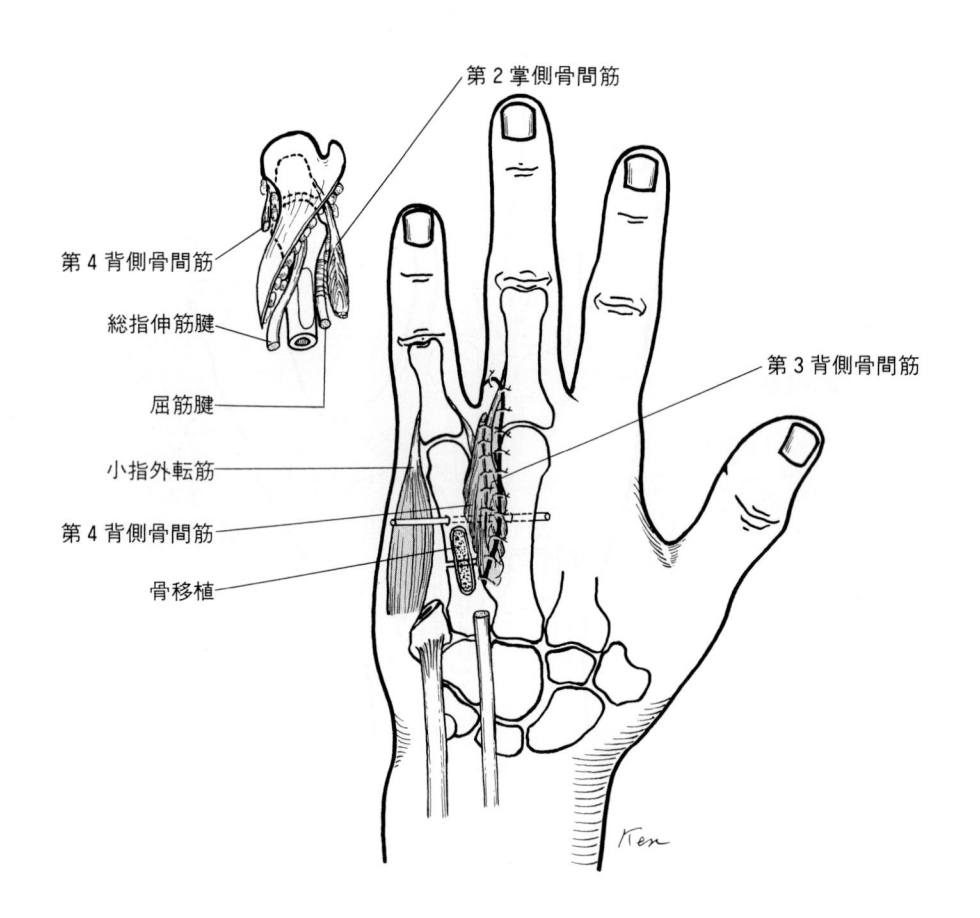

第 2 掌側骨間筋
第 4 背側骨間筋
総指伸筋腱
屈筋腱
小指外転筋
第 4 背側骨間筋
骨移植
第 3 背側骨間筋

第6章　瘢痕拘縮と植皮

6-1　瘢痕処置の原則

瘢痕は必ず拘縮をおこして，手のアーチの破壊，および運動性の障害を結果することとなる．したがって適当な時期にこれを除去し，健康な皮膚に置き換えてやることが必要となる．

6-2　熱傷性瘢痕と外傷性瘢痕の区別

熱傷性瘢痕の特徴は表在性で障害が深部組織にまで及ぶことが少ないため，これを除去し，健康な皮膚に置き換えれば，ほぼ正常の機能が回復しうるという点にある．しかし外傷性瘢痕はしばしば瘢痕が深部に及ぶため，骨，関節に対する処置が必要なことも少なくなく，有茎植皮が必要となるなど，両者の処置はまったく別に考えて対処する必要がある．

6-3　手術時期の決定

熱傷後の瘢痕形成に対して植皮を行う時期については，組織反応の沈静化を待つ意味で最低3～6ヵ月は待期するのが原則である．この間に局所の発赤・腫脹は消退し，瘢痕もほぼ成熟，限局化してくるはずである．

なお6ヵ月以内の瘢痕拘縮は副子などによる矯正も可能であるので，これを行い，手術は急ぐべきでない．なお以上は肉芽の閉鎖を目的とする植皮とは別であることを注意する．

6-4　瘢痕の完全除去と変形の矯正

瘢痕は原則として全切除して変形も完全に矯正，または過矯正してから植皮を行うべきものであるが，瘢痕があまりにも広い場合には，一部瘢痕は残存せしめなければならない場合もあるであろう．しかし関節周囲，腱周囲などの瘢痕は完全切除すべきであり，これを残せば変形は矯正されず，機能の良好な回復は期待されない．

6-5　植皮の種類の決定

Ⅰ．遊離植皮・有茎植皮の選定

　主として瘢痕の深さによるわけで表在性瘢痕には遊離植皮が用いられるが，外傷性瘢痕による深い瘢痕の除去後にはしばしば有茎植皮が必要となる．これは関節，腱など重要組織の周囲に瘢痕が及ぶさいに，とくに言いうるところである．

Ⅱ．全層植皮・分層植皮の選択

　著者は手に対しては，鼠径部よりの全層植皮を行うことを原則としているが，瘢痕が小範囲であれば足の土踏まずの皮膚を用いるのもよい．手背については分層植皮を用いるのもよいであろう．肉芽組織の被覆には当然分層植皮を用いるべきであり，創治癒後に全層とか有茎植皮に置き換えることを要する場合もあるであろう．

　以下，植皮の種類決定につき原則を述べると，

1. **遊離植皮**（浅い瘢痕の切除後）
   全層植皮：手掌など．手背にも用いられる．
   分層植皮：手背，肉芽創など
2. **有茎植皮**（深い瘢痕の切除後，腱・関節などの可動構造部位の被覆）
   局所皮弁：限局した深い瘢痕の切除後
   遠隔位皮弁：比較的広範な深い瘢痕で，とくに二次手術が予定されるような場合
3. **特殊な植皮**
   遊離皮弁：Microsurgery の利用
   筋肉皮弁移植：Microsurgery の利用

6-6　植皮縫合線のデザイン

　全層・分層にかかわらず，また有茎植皮にさいしてもその縫合線は一定の瘢痕性収縮が予想されるので，一定のジグザグ線とすべく，とくに掌面においては皮膚の横皺を利用したジグザグ切開とすることが望ましい．もしこれを間違えると，縫合線は再び縮んでもとの機能障害を再発することとなるので注意する．

6-7　植皮後の後療法

　植皮完了後は tie-over 法を行い，植皮と母床間に血腫の貯留を防止し，両者の確実な接着をはかる．固定期間は 10～14 日とし，tie-over を除去，皮膚の着床がよければ漸次運動療法に移行する．

　なお肉芽創への植皮のさいには膿汁が植皮下にとどまって生着に失敗することがあるので，mesh graft を使用するとか乱切を加えるのが望ましい．そして早目に包帯交換し，もし貯留傾向があればこれを除去，再圧迫しなければならない．

　次に運動療法開始後も拘縮が強いとか，再拘縮発生の傾向があれば，適宜矯正装具とか，dynamic splint の使用が必要となる．

I. 瘢痕拘縮の治療

1 遊離全層植皮術

a. 術後所見

39歳, 女.
熱傷による瘢痕で, 受傷後6ヵ月を経過している.

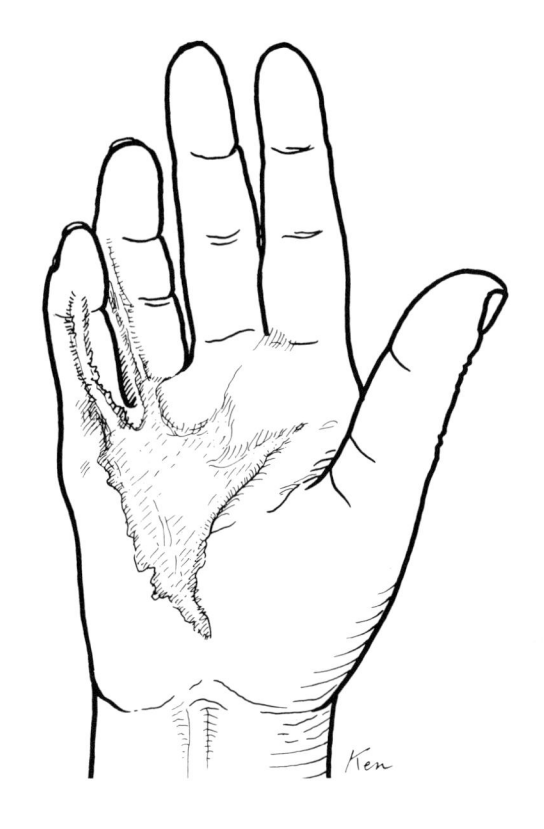

b. 瘢痕の切除

① 線状瘢痕に対するZ-形成：瘢痕が狭い線状瘢痕の場合には, 瘢痕を切除することなくZ-形成を行う.
② 瘢痕切除：機能を考慮したうえでのジグザグ切開による切除を行う. したがって瘢痕の形とは必ずしも同一でなく, 健常な皮膚の切除もしばしば必要となる. しかも瘢痕は確実に切除し, 残さないようつとめる. そして指の屈伸が無理なく可能であることを確かめる.

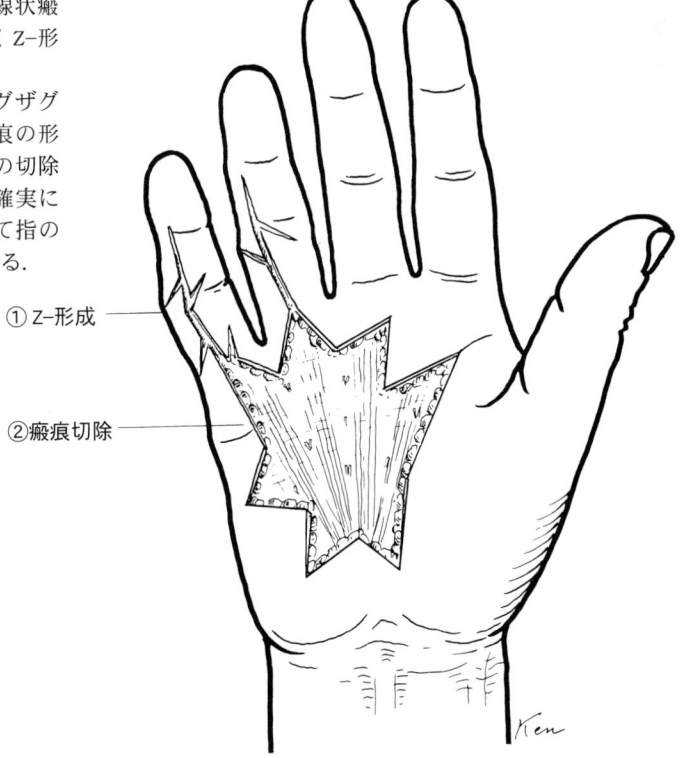

① Z-形成
② 瘢痕切除

c．移植皮膚の採型（1）

手掌側への皮膚移植には原則として全層植皮を用い，分層植皮は用いない．

① Z-形成の縫合完了
② 採取皮膚の採型には少し厚目のビニールシートを使用．これをあてて皮膚欠損部と同型・同大の採取皮膚のデザインを行う．以上が終われば止血帯をゆるめて確実な止血を行う．

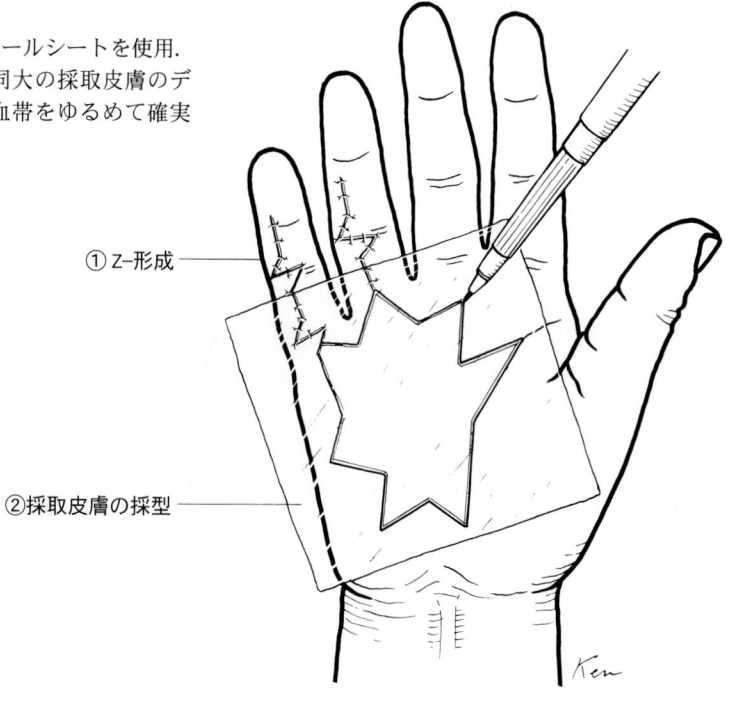

① Z-形成
② 採取皮膚の採型

d．移植皮膚の採型（2）

ビニールシートを切って，採取皮膚と同型・同大のものをつくる．

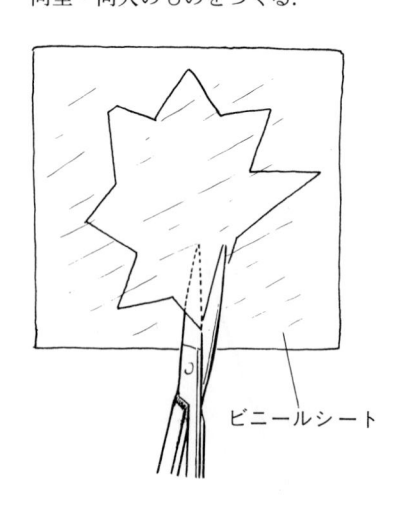

ビニールシート

e．移植皮膚の採型（3）

これを皮膚採取部（鼠径部）にあてて，ペンで採取皮膚のデザインをする．

f．移植皮膚の採取

デザインした線に沿いメスを入れ，一端をフックで持ち上げながら皮弁の切離を行う．

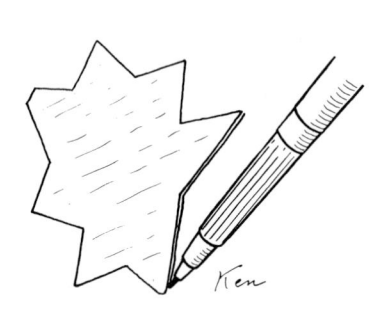

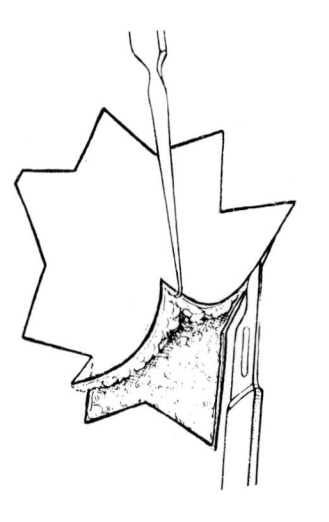

g．脂肪組織除去

採取皮弁を反転して脂肪組織の切除を行う．脂肪除去は手掌の上で行うのもよいが，エスマルヒのゴムバンドをロールに巻いたものの上で行うと便利である．剪刀は彎曲のものを使用する．

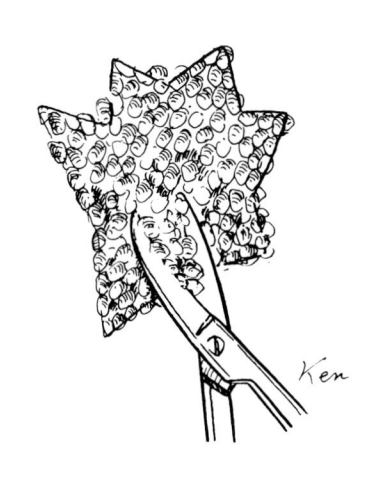

h．移植皮膚の縫合

止血完了ののち，まず角と角，そしてその他の主要部位を絹糸で縫合，糸の一端を長く残して tie-over 用の糸とし，他の部は5-0ナイロン糸による結節縫合を行う．

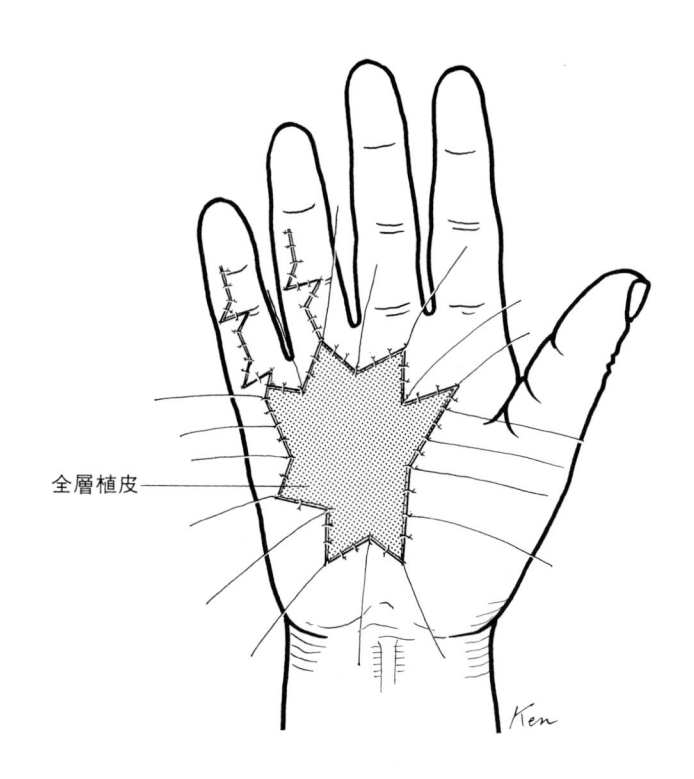

全層植皮

i. Tie-over 法の実施

　移植皮膚の上にまずソフラチュールガーゼをのせ，ついでこの上に食塩水を浸した脱脂綿をつみ重ね，これを圧迫，植皮皮膚と創の間に血液，空気などがたまらないようにする．脱脂綿がよく創と密着していることを確かめたのち，絹糸を相互に結んで tie-over 法を行う．

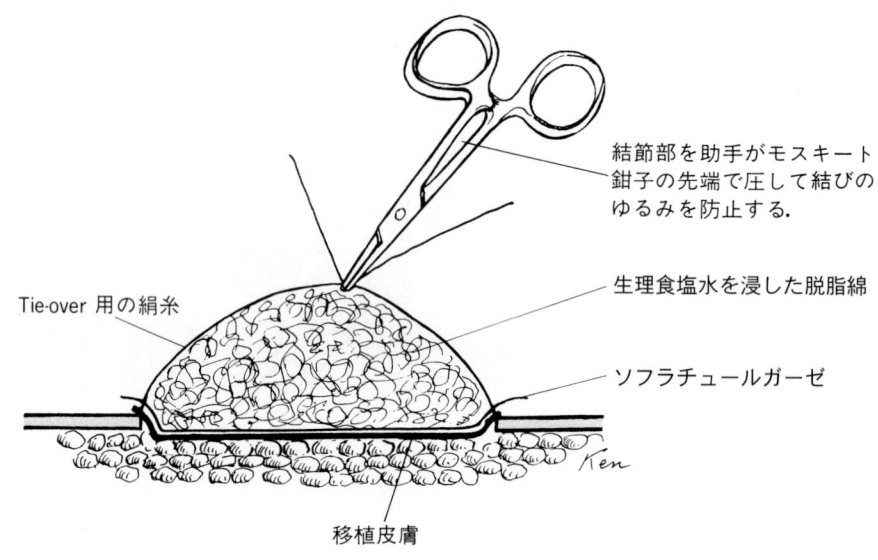

- 結節部を助手がモスキート鉗子の先端で圧して結びのゆるみを防止する．
- Tie-over 用の絹糸
- 生理食塩水を浸した脱脂綿
- ソフラチュールガーゼ
- 移植皮膚

j. 手術の完了

　Tie-over 法と Z-形成が全部完了したところ：Tie-over 法完了後はさらに食塩水をかけ，術者はいま一度圧迫を加えて，移植皮膚が確実に密着していることを確かめたのち，包帯に移る．以上ののち，掌側，または背側副子固定を行う．

　術後は 10～14 日で抜糸，以後後療法に移る．もし屈曲変形の発生傾向があれば，120 頁の図 2f のごとき副子固定と絆創膏を用いて矯正位保持を行い，漸次使用時間を短縮するが，夜間副子はなるべく長期間（数ヵ月間）使用する．

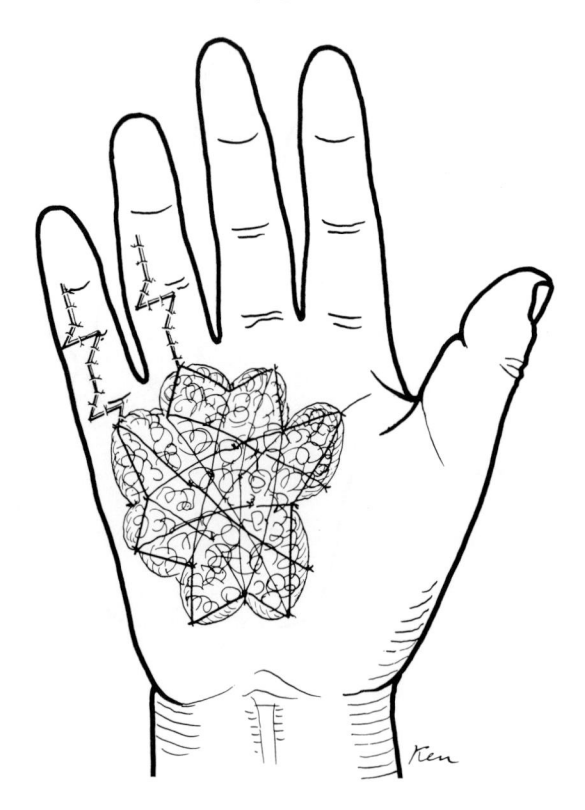

2 瘢痕拘縮（小児）の治療

手術は成人の場合と同様，受傷後3〜6ヵ月以上待機して組織反応の沈静化を待って，植皮を行う．

a．術前所見

1歳，男児．
ストーブによる．

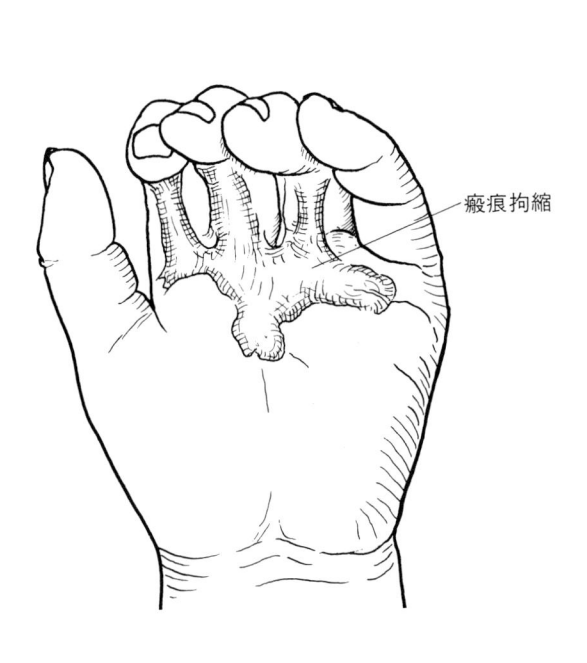

b．瘢痕切除と創縁の形成

縫合線がジグザグとなるようデザインし，瘢痕の全切除を行う．指間部には水かき形成ができないよう切れ込みを入れる．

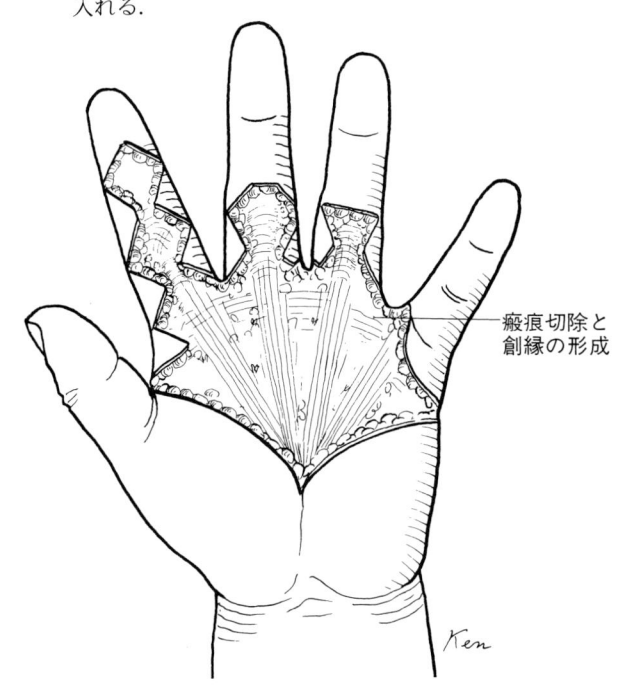

c．移植皮膚のデザイン

皮弁のデザインと採取．指間には水かき形成防止のため三角弁をつくる．皮弁の横幅は創の横幅より少し広くデザインする必要がある．

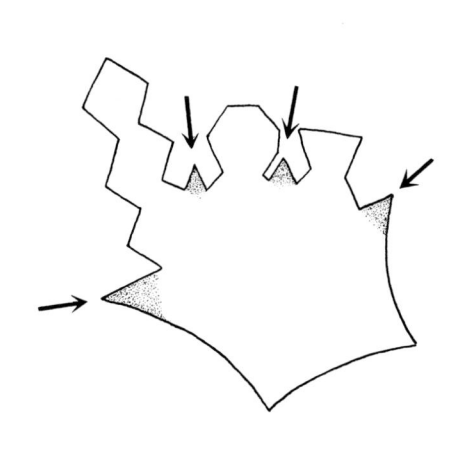

d．移植皮膚の縫合（掌面）

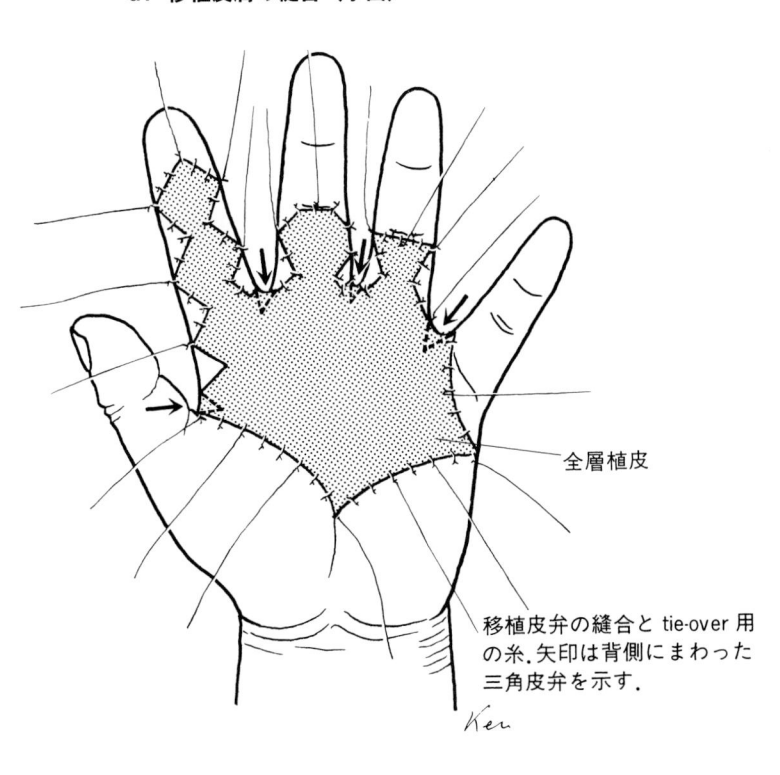

移植皮弁の縫合と tie-over 用の糸．矢印は背側にまわった三角皮弁を示す．

e. 皮弁の縫合（背面）

矢印は指間に挿入した三角皮弁の先端を示す．

Tie-over 後は指伸展位のままで副子固定を行い，10～14日後に抜糸，創の状況により後療法にはいる．

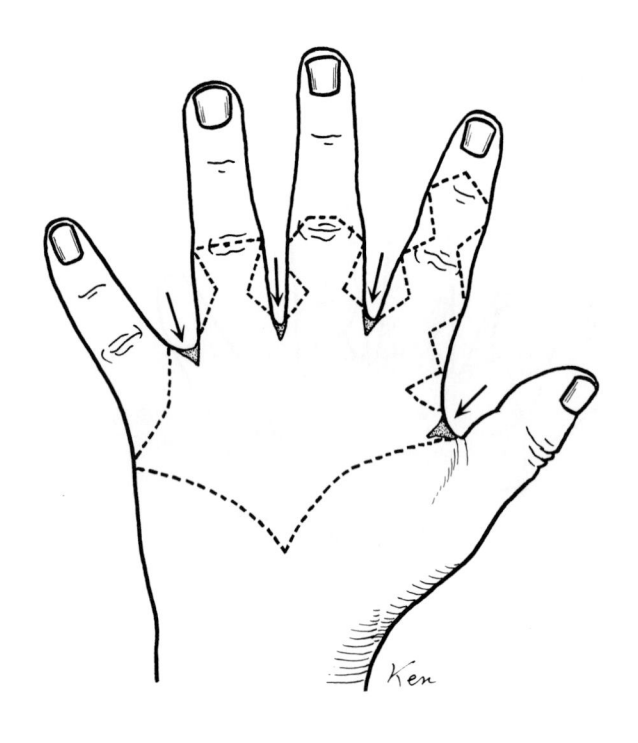

f. 術後における再拘縮防止

アルミ板を手に合わせて切り，下巻きと包帯を巻いて副子を作製し，これに絆創膏を用い手の矯正位固定を行う．

なお，絆創膏が直接皮膚に接する部には，薄いガーゼを当てるのがよいであろう．本 splint は night splint とし，夜間のみ使用せしめるのもよい．

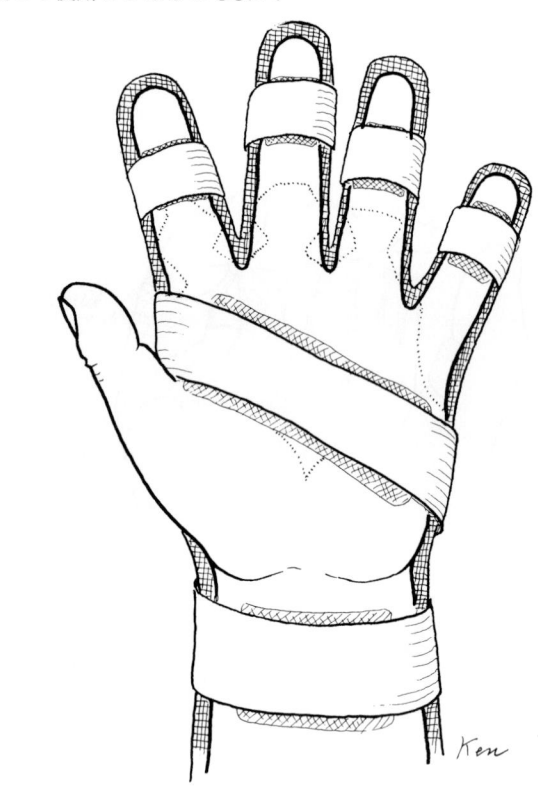

③ 瘢痕拘縮（陳旧症例）の治療

a. 術前所見

小児期の熱傷性瘢痕に対し植皮を受けたが，再拘縮が発生した．15歳で来院．拘縮の原因は植皮デザインの不良にあったと思われる．

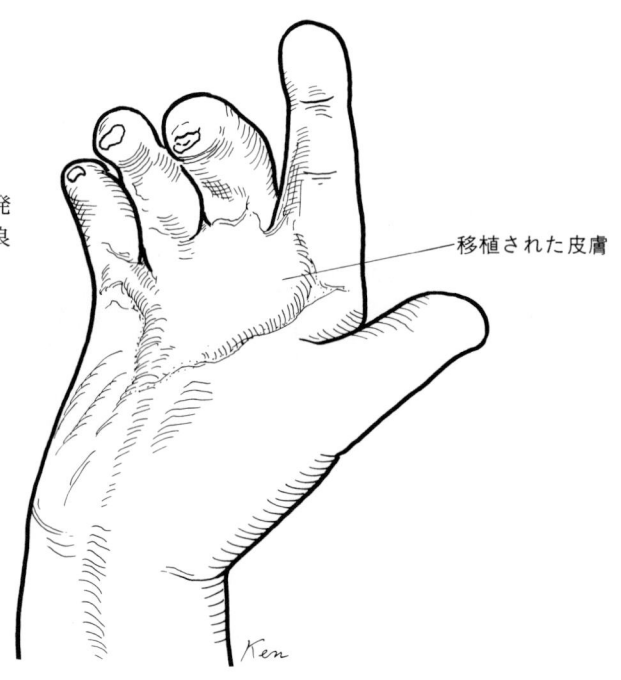

——移植された皮膚

b．瘢痕の切除と拘縮除去

血管，神経を損傷しないよう注意しながら，瘢痕はすべて切除する．指については側正中線まで切除した．なお，瘢痕を切除するも指の伸展が不十分なさいには無理をせず，その程度にとどめる．無理をすれば循環が不良となり植皮に失敗するとか，知覚障害をきたすこととなるので注意する．

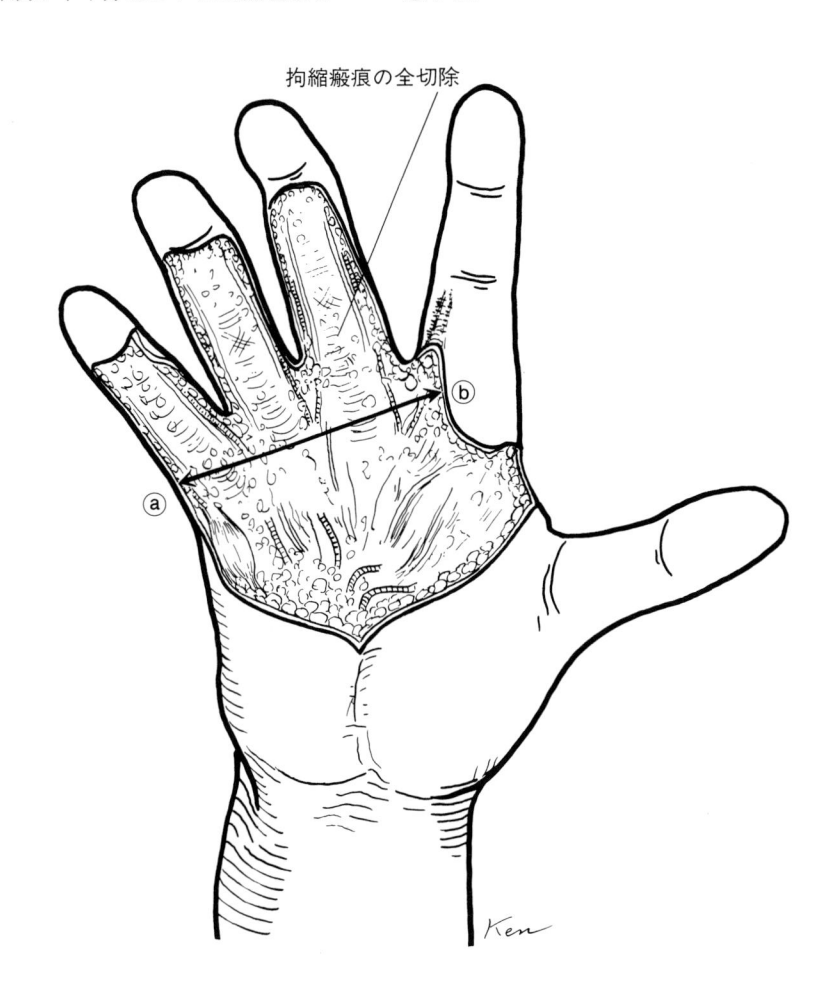

拘縮瘢痕の全切除

c．指の植皮

側正中線まで瘢痕を切除した場合，植皮片の幅は下図のように意外に広くなるので注意．

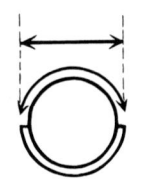

d．植皮弁の大略のデザイン

ⒶⒷの長さは図ｂのⓐⓑの長さよりかなり長く，すなわち幅広くなることを忘れてはならない．

ⒶⒷ＝ⓐⓑであれば，植皮は必ず失敗する．

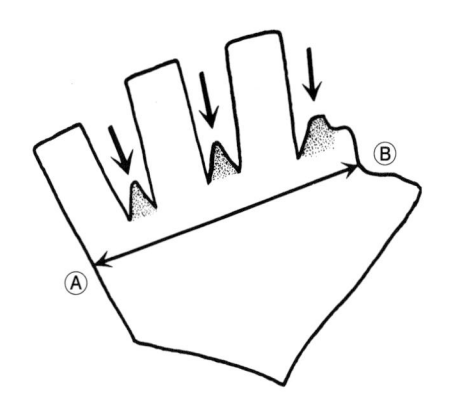

e．皮弁の縫合

植皮弁の縫合を終えたところ：PIP 関節は無理のない程度の伸展位でキルシュネル鋼線を刺入，固定した．指尖の血行，および知覚に注意する．

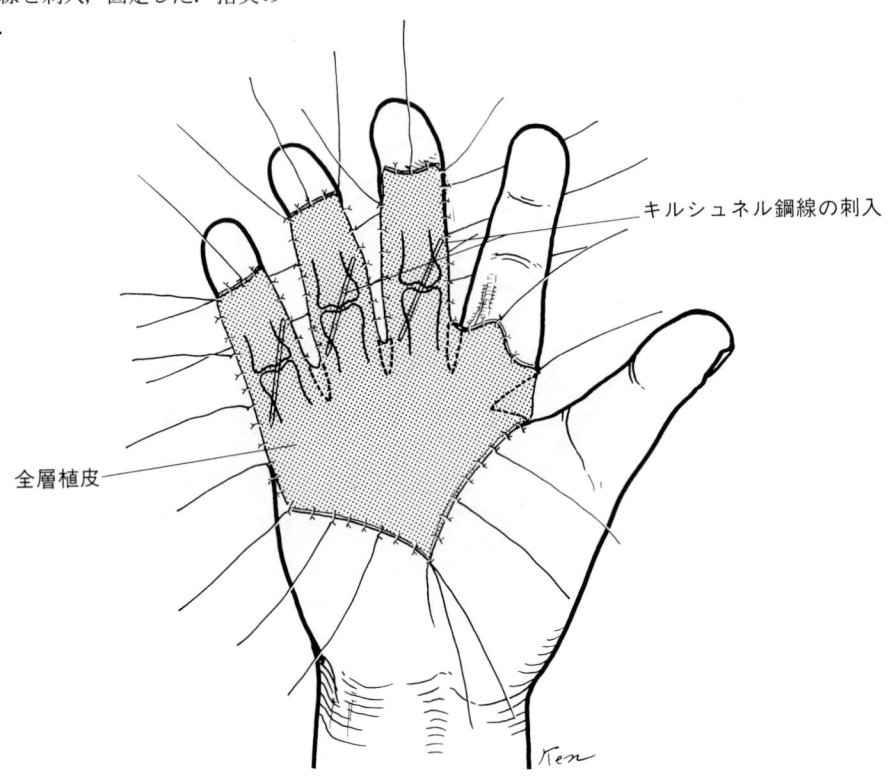

キルシュネル鋼線の刺入

全層植皮

f．Tie-over 法の完了

指尖部の循環に注意する．

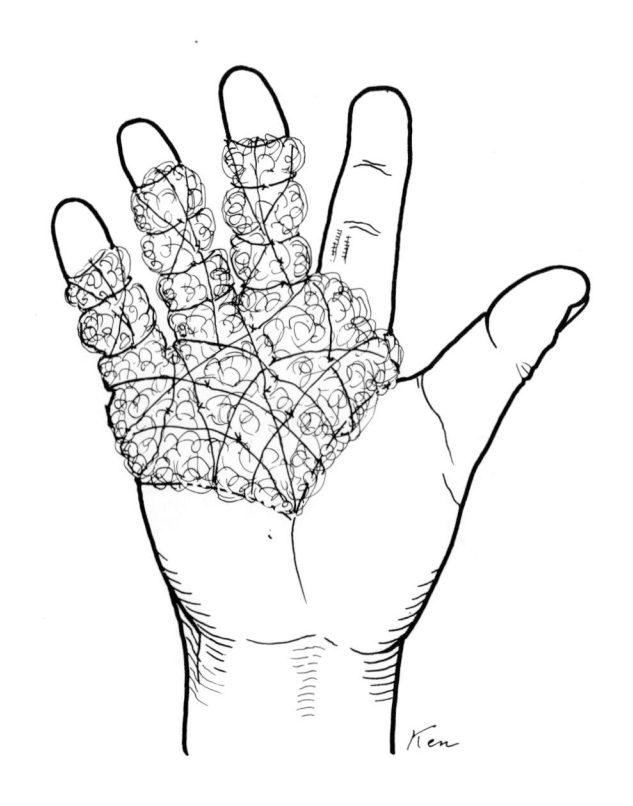

g．包帯と背側副子固定

陳旧症例の拘縮除去の場合，指尖の循環には常に注意しておく必要がある．

包帯は 10〜14 日で除去．抜糸を行い，以後運動を開始する．経過によって 3 週ごろより伸展用，または屈曲用 dynamic splint を使用する．

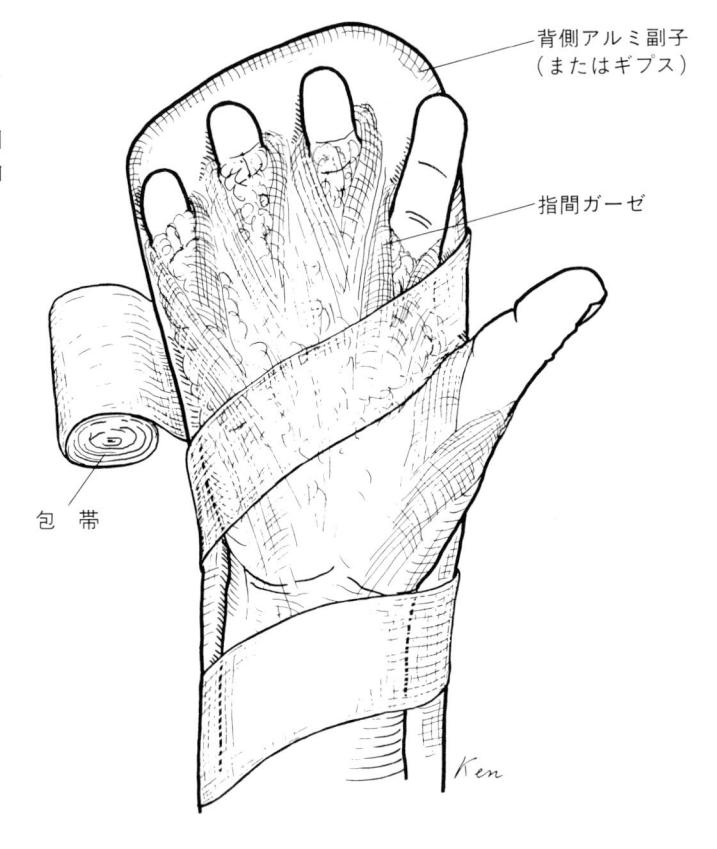

背側アルミ副子（またはギプス）

指間ガーゼ

包帯

4 植皮の簡便法

原則的には先に述べたごとくに行うべきものであるが，これを実施するためにはかなりの長時間の手術を要することとなる．そこで簡便法として次のごとくに行うことがある．

a．植皮簡便法（1）

① まず瘢痕を確実に切除するが，そのデザインは比較的単純とし，指については側正中線部での切除が好都合である．
② 植皮面積よりやや広い分層，または全層皮膚を採取する．
③ 絹糸を用いて $A_{1,2,3}$ を固定，ついで $B_{1,2,3,4}$ を固定する．これらの糸は tie-over 用として，それぞれの糸の一端を残すようにする．

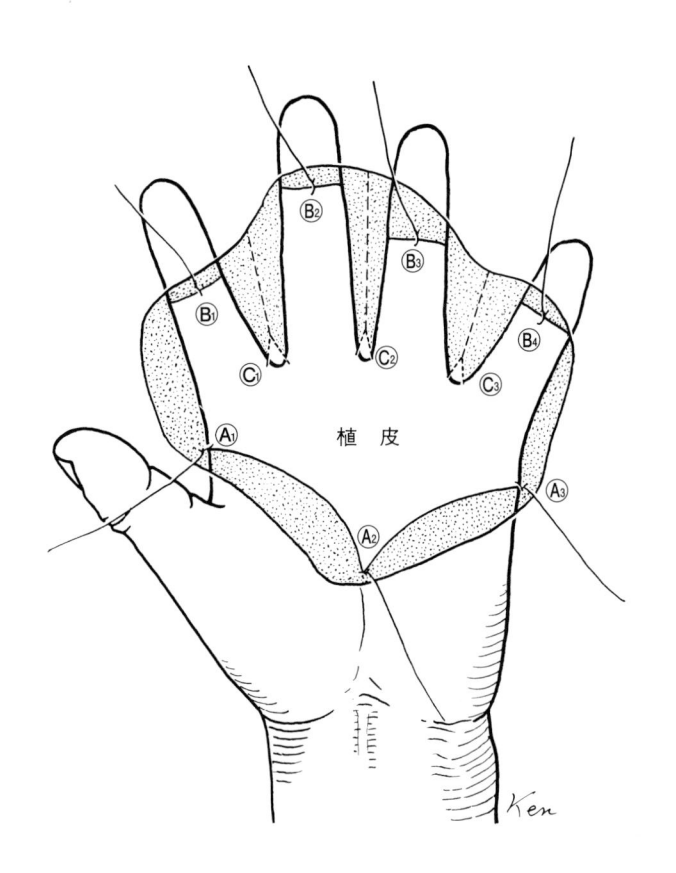

b．植皮簡便法（2）

④ 次に指間部にハサミを入れ，C 点までの切離を行う．C 点は指間裂隙に挿入する三角皮弁の先端となるもので，それぞれの $C_1, _2, _3$ を縫合する．これも tie-over 用として糸の一端を残す．

⑤ 以上ののち，皮弁のトリミングを行いながら主要点の縫合を追加し，これも tie-over 用として糸の一端を長く残す．

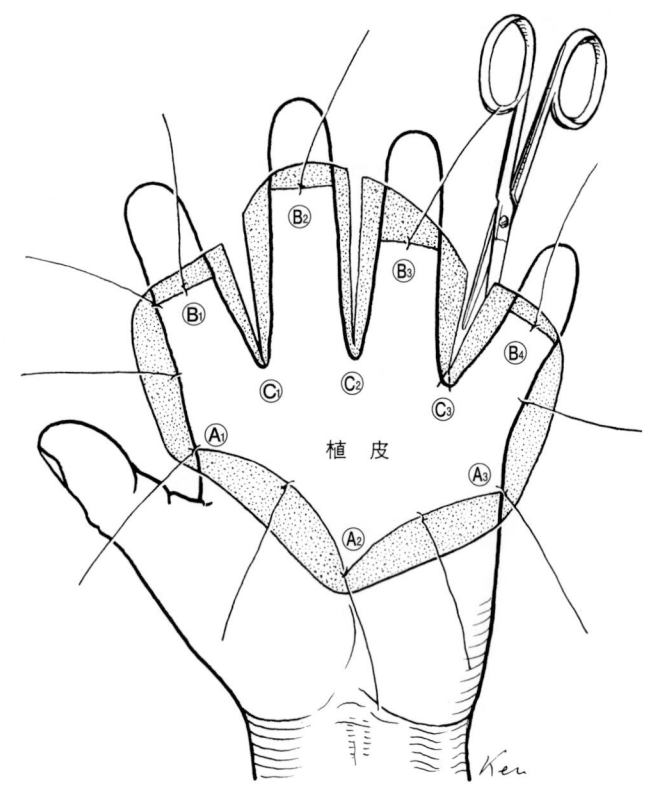

c．指間の縫合線

指間部におけるできあがりの状況を示す．

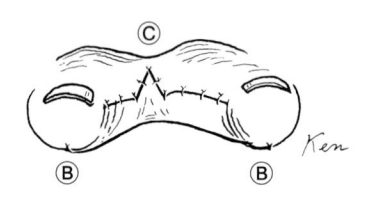

d．植皮の完了

⑥ 最後に細部の縫合はナイロン糸を用いて結節縫合し，

⑦ のち，型のごとく tie-over を行い，副子固定して手術を終える．

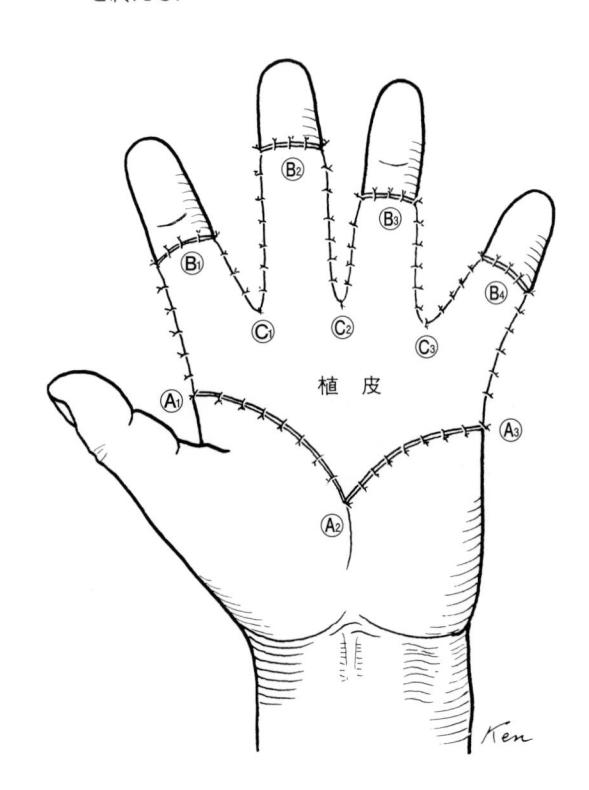

5 指の瘢痕による屈曲拘縮（瘢痕切除と植皮）

a．ジグザグ切開による瘢痕切除

ⒶⒷⒸ点はなるべく背側よりとする．

b．瘢痕切除後における移植皮膚のジグザグ縫合

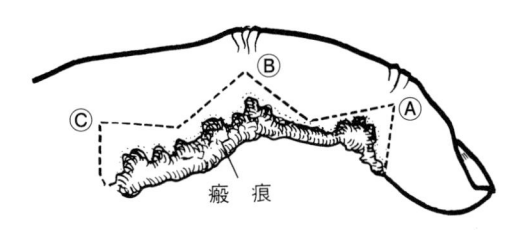

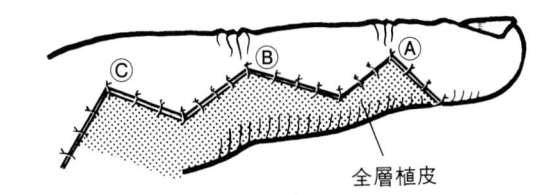

c．側正中線切開（やや背側より）による瘢痕切除と植皮

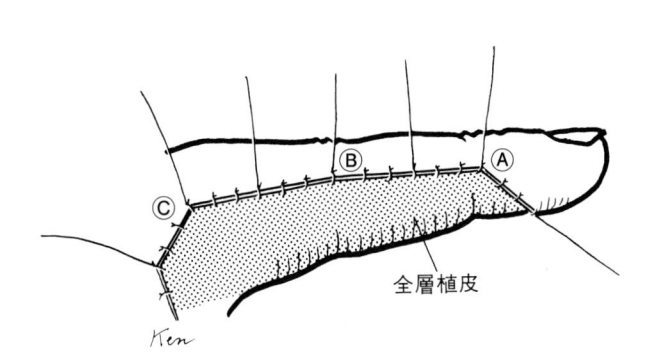

6 指の瘢痕による屈曲拘縮（コ字切開の利用）

a．拘縮と切開

瘢痕が比較的浅い場合に用いられる．横の切開は側正中線（やや背側より）とする．

b．拘縮除去と植皮

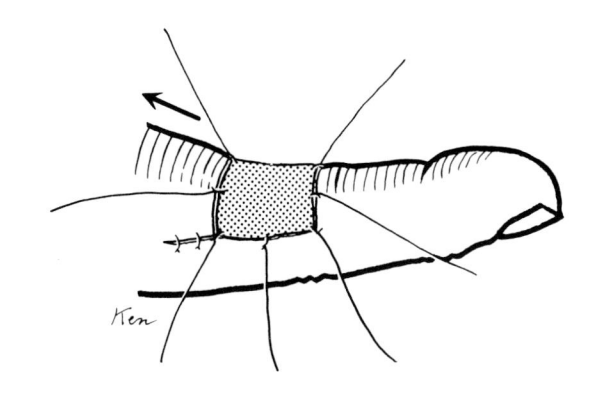

第6章 瘢痕拘縮と植皮

7 指の瘢痕による屈曲拘縮（掌側V-Y法の利用）

a．切開

瘢痕が比較的浅い場合に用いられる．

b．V-Y法の実施

c．V-Y法の完了

Z-形成を利用するのもよい．

8 指の瘢痕による拘縮（側方V-Y法の利用）

a．術前所見（背面）

b．側面所見と切開

c．V-Y法の実施と指の伸展

d．V-Y法の完了

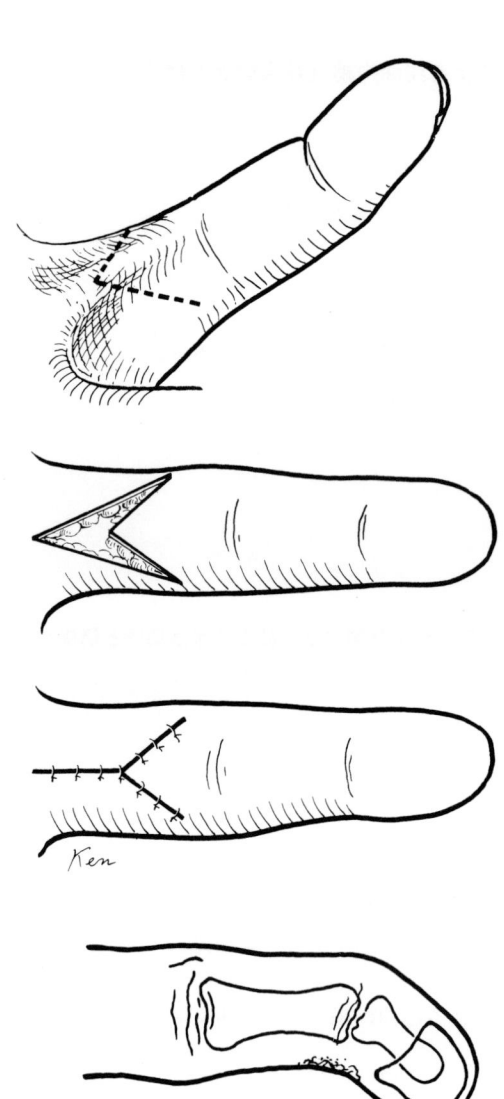

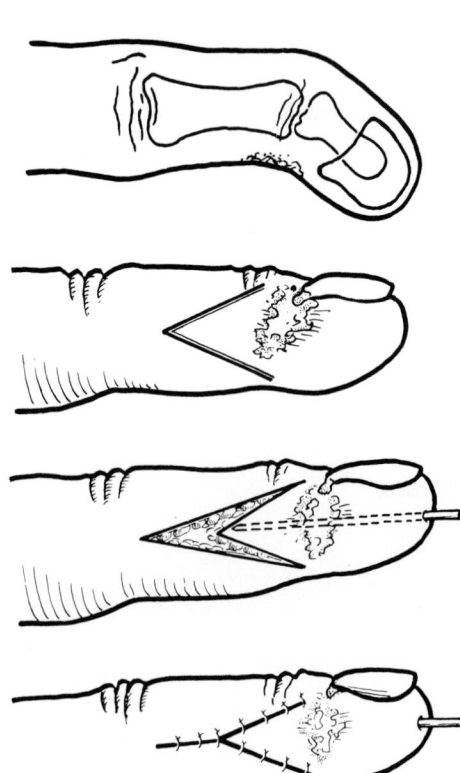

9 瘢痕拘縮（手背）の治療

a．術前所見

手背に移植する皮膚も，特別の場合を除き原則として全層皮膚を移植することとしている．もちろん分層でよいこともあるが，われわれ東洋人については全層植皮のほうが安全であると考えている．

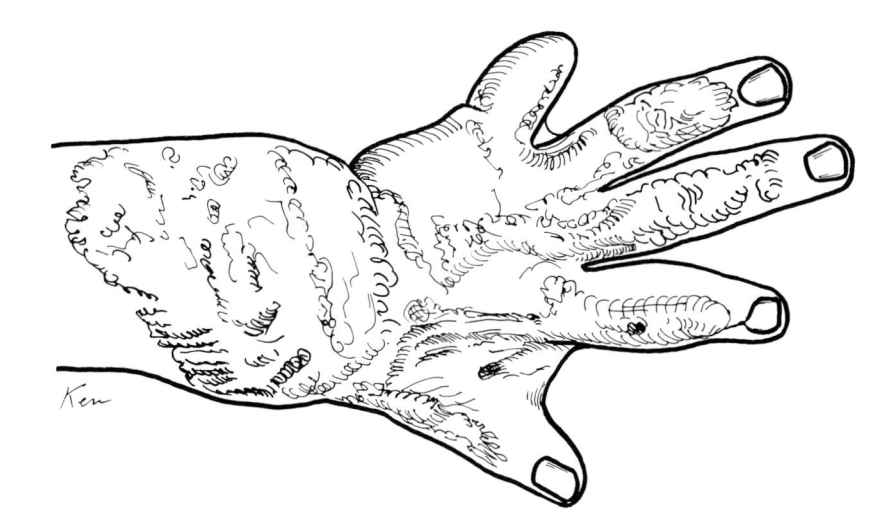

b．移植皮膚のデザイン

矢印は指間に挿入すべき三角皮弁である．なお皮弁の横幅は手の横幅よりかなり広くなるはずである．

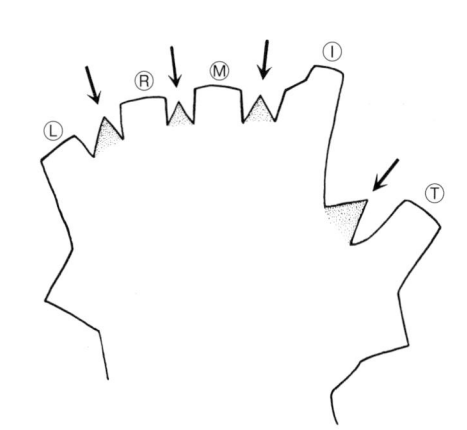

c．移植皮膚の縫合

MP関節は屈曲位として指間部には三角皮弁を挿入する．術後はもちろん安全肢位で固定する．

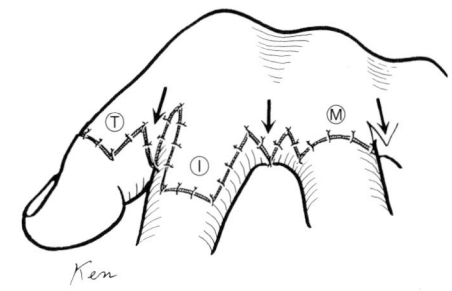

d．術後3年の所見

矢印はそれぞれ指間に挿入された三角皮弁．

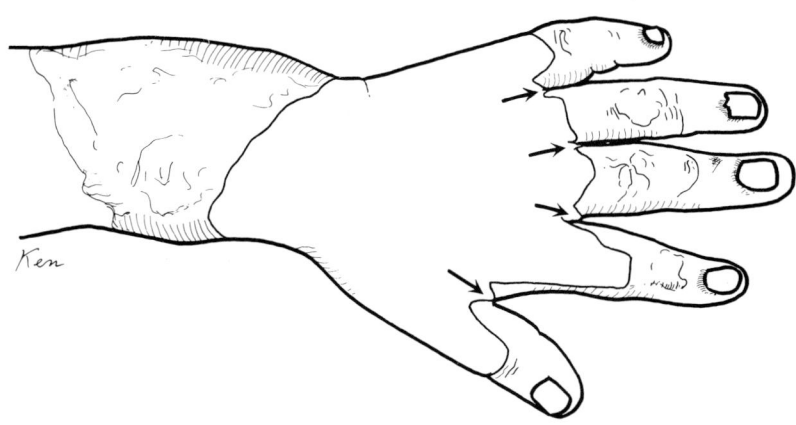

10　Z-形成の角度と延長の関係

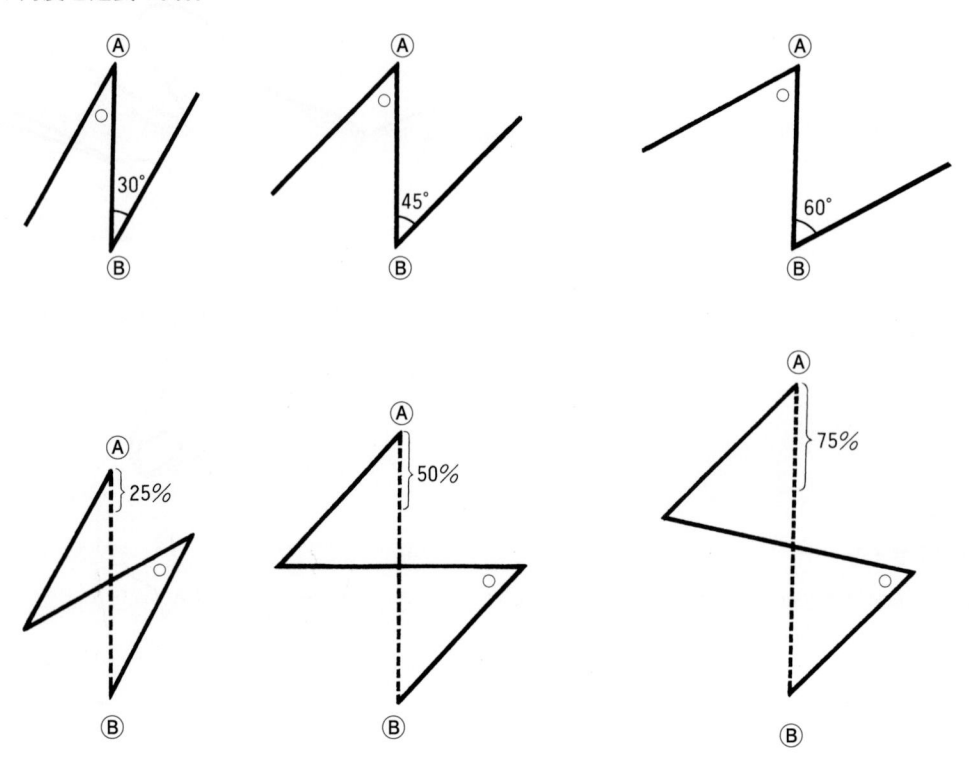

11　Z-形成の縫合時の注意

　Z-形成時における三角弁先端の縫合．
a，b：正しい縫合
c，d：好ましくない縫合：三角弁の先端は壊死になりやすい．少なくとも図dは避けなければならない．

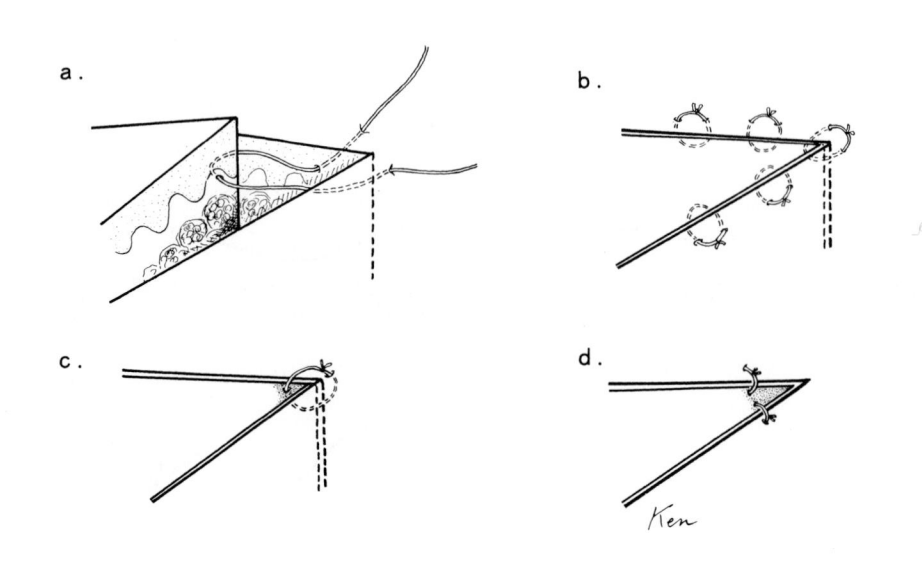

第6章 瘢痕拘縮と植皮　129

12 Multiple Z-形成の実施

a．切開デザイン

指の不良線状瘢痕の形成にしばしば利用される．

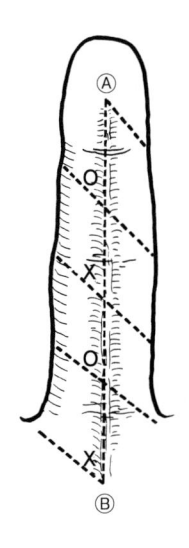

b．手術完了

Z-形成の横の線が指の横皺の部に来るようデザインするのが望ましい．

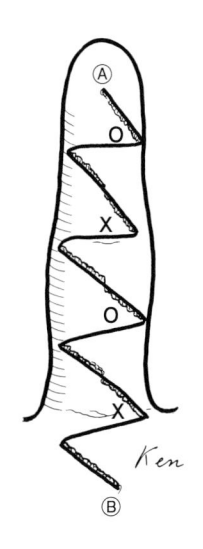

13 線状瘢痕に対するZ-形成の利用

a．線状瘢痕形成

腱損傷に対する不良線状瘢痕に対するZ-形成で，向かい合う2つのZ-形成を行った．

実施にあたっては，三角皮弁の先端がもっとも循環障害をおこしやすいので，その取扱いはatraumaticでなければならず，また切開にさいしてメスは垂直に入れ，皮弁が薄くならないよう注意する．また，先端が鋭になるより少し鈍になるようデザインするのがよい．

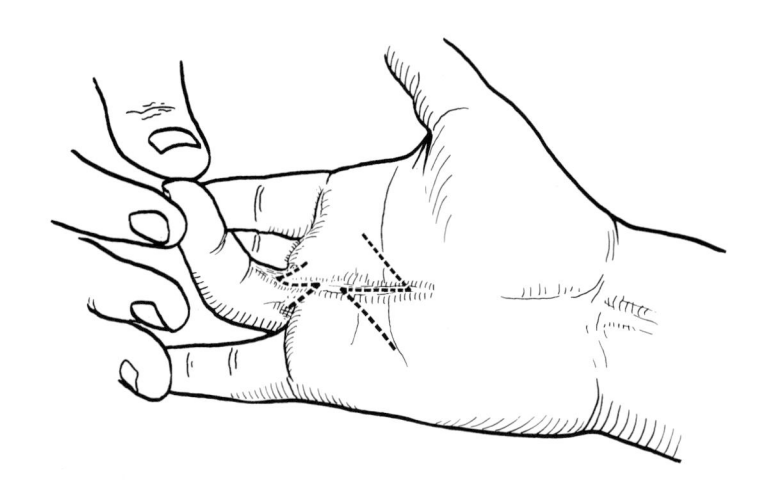

b．手術完了

Z-形成のできあがり．

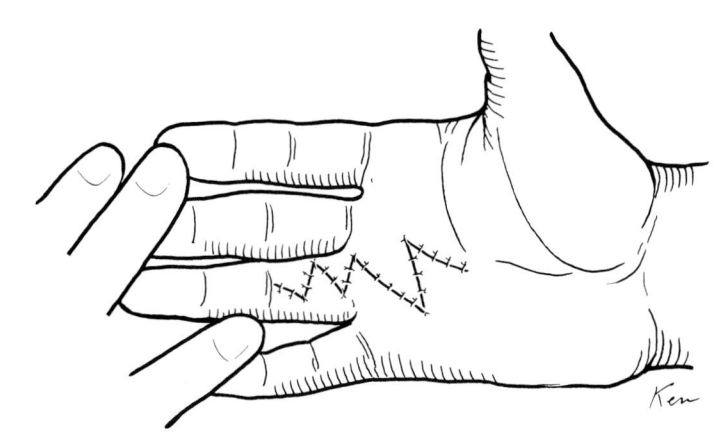

14 指間部水かき形成に対するZ-形成

a. 線状瘢痕に対するZ-形成

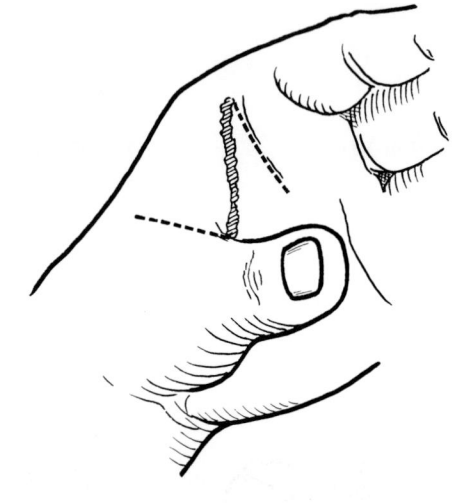

b. Z-形成の完了

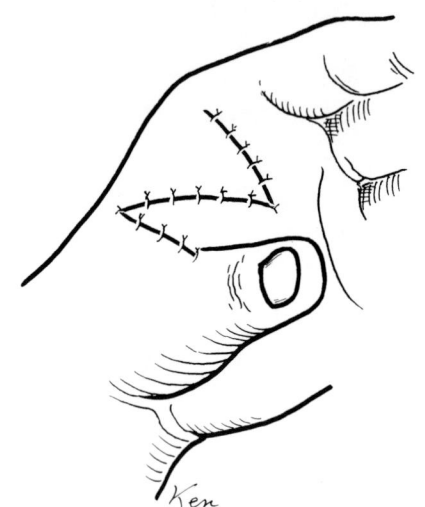

15 Opposed double Z-plasty with V-Y advancement 法の実施

a. 切開のデザイン

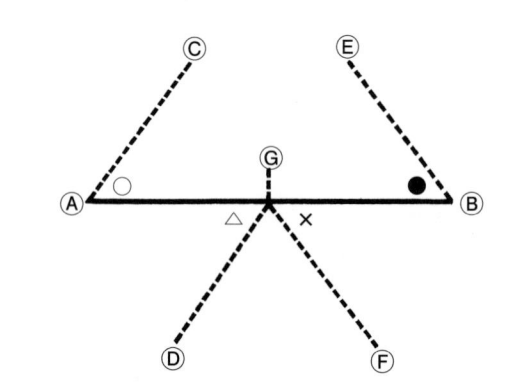

b. できあがり図

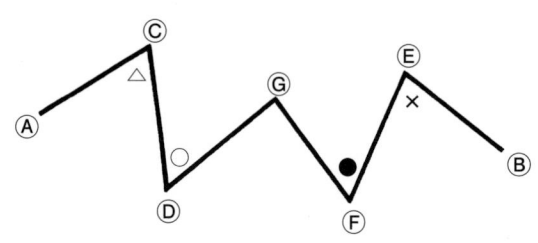

　この切開は鞍部形成に好都合であるので，指間形成によく利用される．
　単なる opposed double Z-plasty でもよいが，多くの場合，G字切開を加えることが望ましい．

16 指間部水かき形成の治療

A. Opposed double Z-plasty

a. デザイン

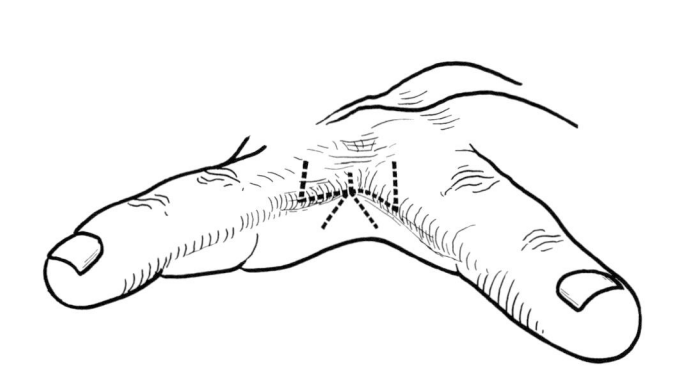

b. 手術完了後の所見

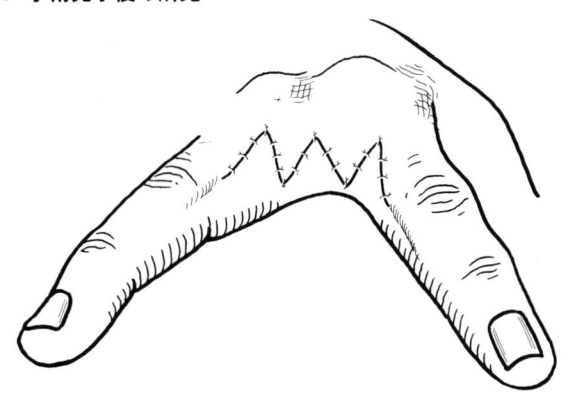

B. Rotational flap 法

a. デザイン

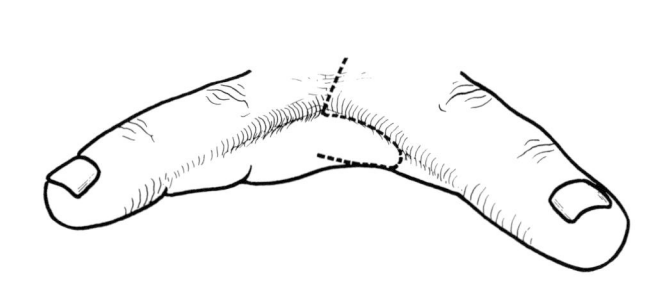

b. 手術完了後の所見

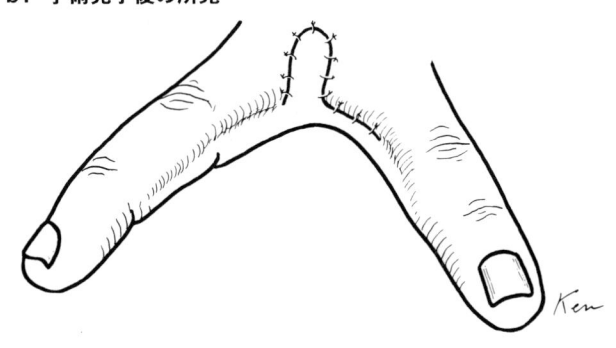

C. V-Y法

a. デザイン

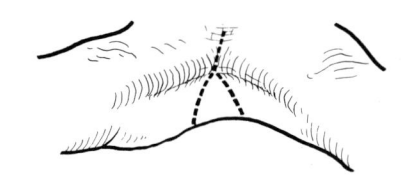

b. 手術完了後の所見

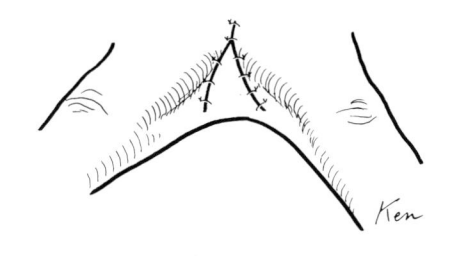

D. "Rabbit ears" flap（児島）

手背瘢痕で背側水かき形成の矯正に用いられる.

a. 皮弁のデザイン

瘢痕を形成している指間中央部に縦切開を加える.

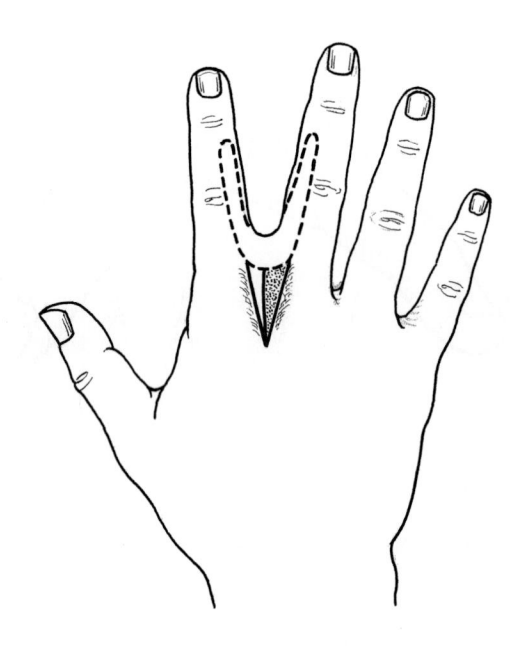

b. 皮弁を挙上し，反転する.

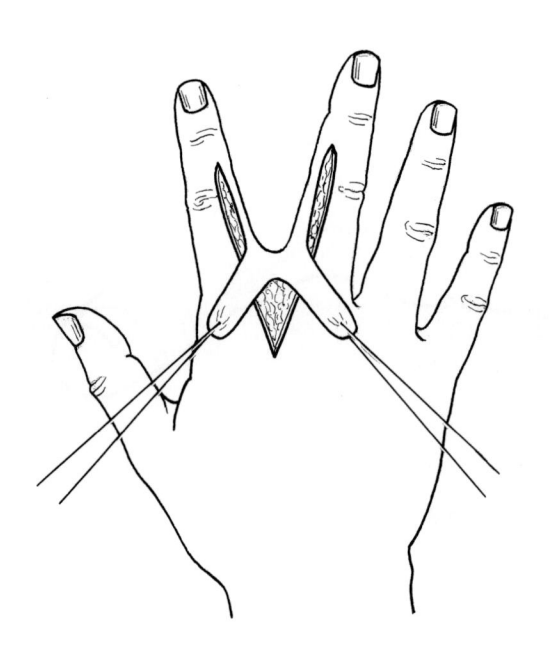

c. 反転した皮弁同士を縫合する.

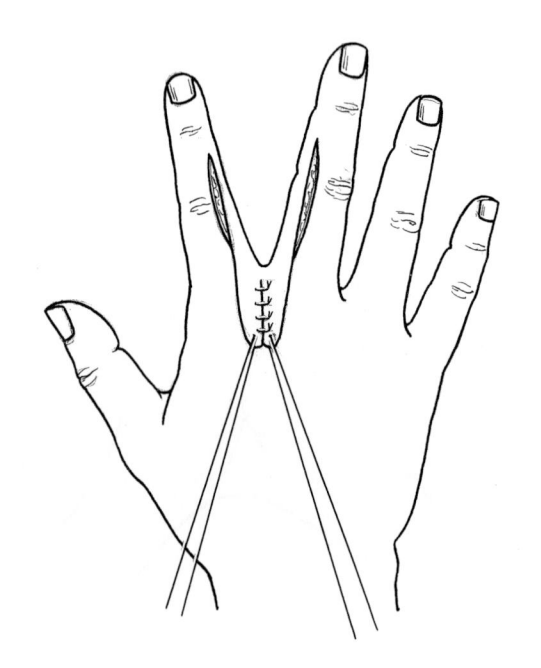

d. 皮弁を手背側へ縫合し，皮弁採取部は縫縮する.

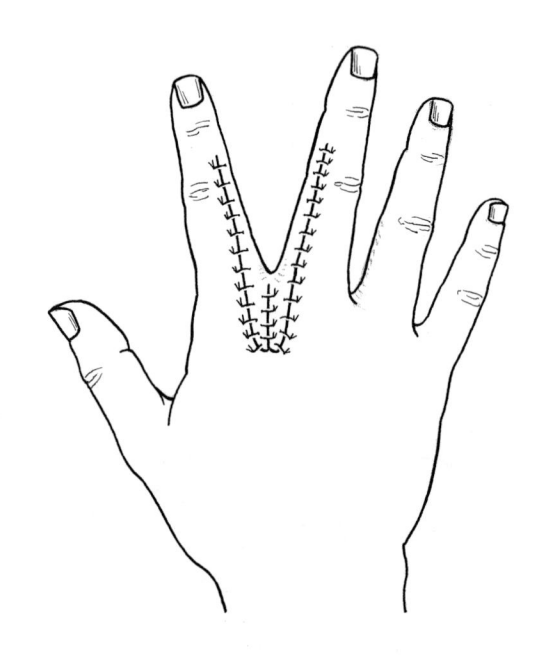

（児島：手の皮弁手術の実際, 克誠堂出版, p82, 1997）

17 指間部水かき形成に対する指間形成

a．背側切開

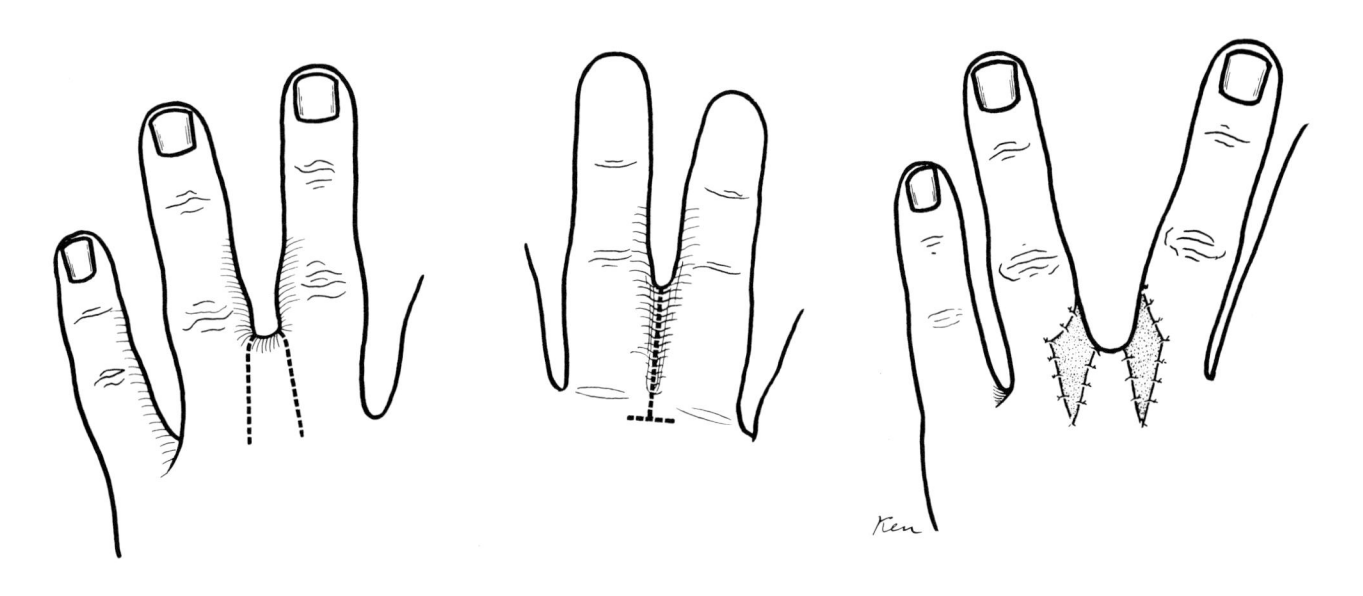

b．掌側切開

c．手術の完了

両側皮膚欠損部には植皮を行う必要がある．

18 指根部瘢痕の治療

A．局所皮弁の利用と遊離植皮の合併

a．指根部瘢痕

指根部の瘢痕は，腱・神経損傷などと合併して処置に困惑することがある．

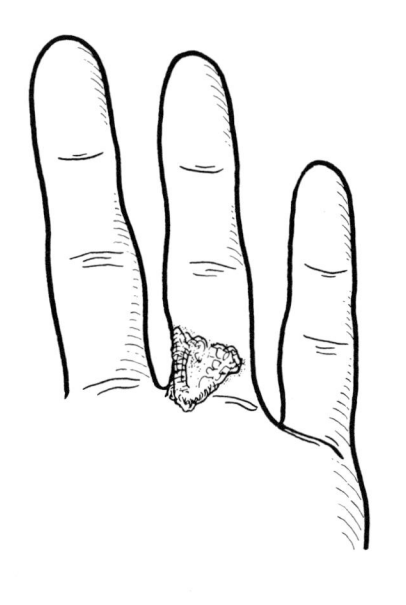

b．瘢痕切除と local flap

指側方の皮膚は血行が良好であるため，しばしば局所皮弁として利用される．皮弁は大き目に作製することが大切．

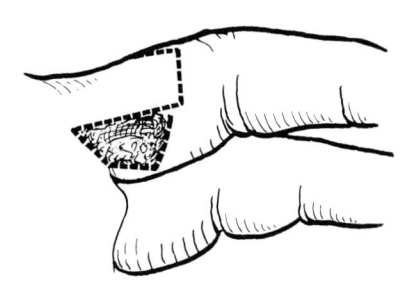

c．創の閉鎖と植皮

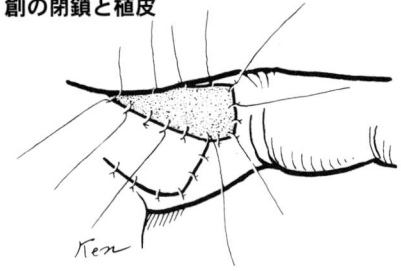

B. MP 関節掌側瘢痕に対する局所皮弁の利用

a. 皮弁の作製

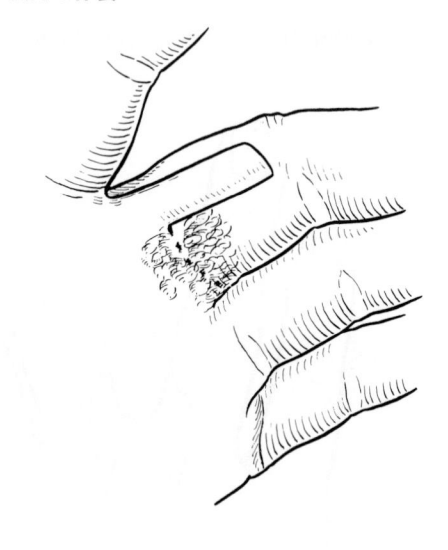

b. 皮弁の移動

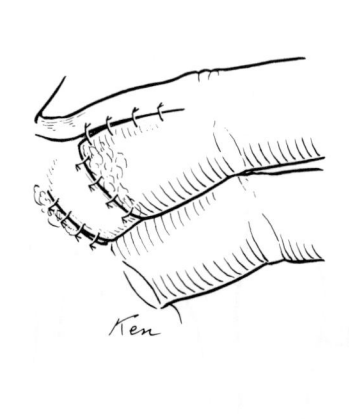

C. Dorsal flap with double-opposing lateral digital extensions（児島）

瘢痕による掌側水かき形成に使用．その他，外傷性拘縮，合指症，アルトログリポージスにも応用可能．

a. 皮弁のデザイン
茎部は 7 mm 以上とする．

b. 掌側の皮切のデザイン

c. 皮弁を掌側へ移動し，皮弁採取部は縫縮する．

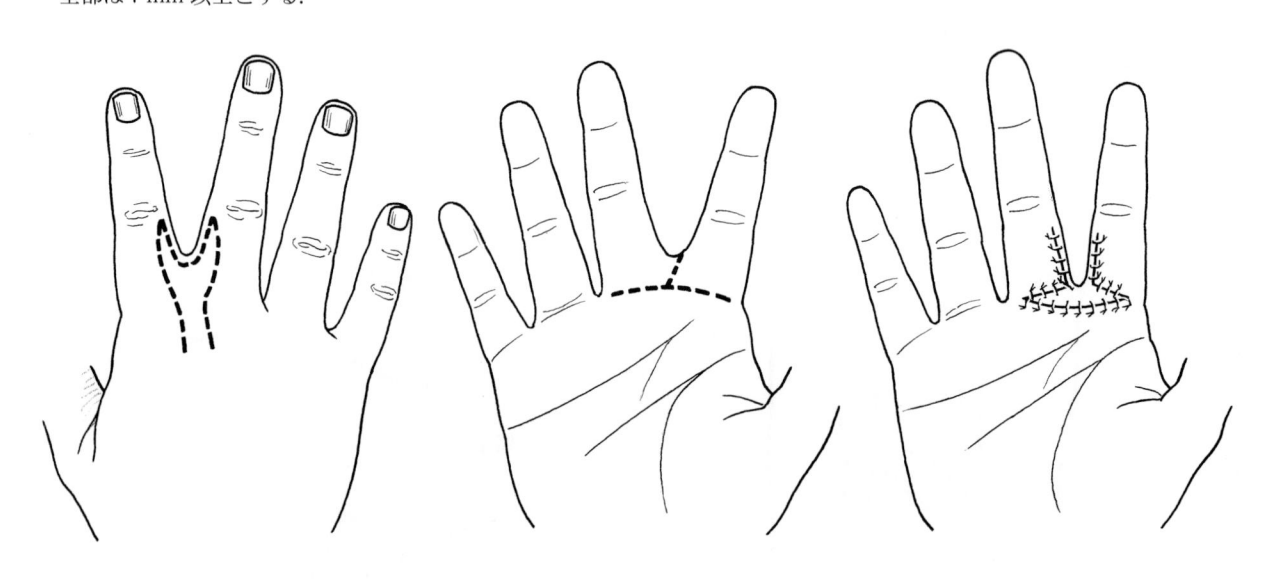

（児島：手の皮弁手術の実際，克誠堂出版，p84, 1997）

19 PIP 関節背側瘢痕に対する局所皮弁の利用

a．皮弁の作製

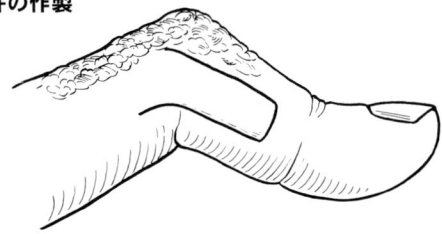

b．皮弁の移動

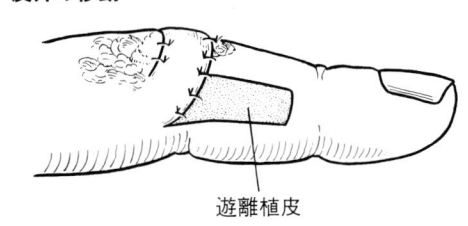

遊離植皮

c．背面所見

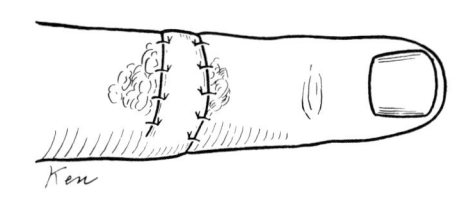

20 母指の内転拘縮に対するZ-形成変法の利用（Brand法）

母指内転拘縮の項（318頁の図4）も参照されたい．

a．切開のデザイン

瘢痕が深ければ有茎植皮，とくに逆行性前腕皮弁の使用が望ましい．

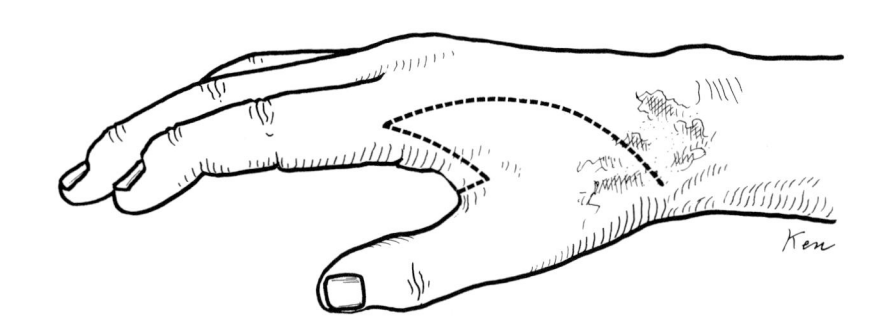

b．皮弁の剥離と母指の外転

筋膜切離とか骨間筋の骨膜下剥離が必要となる．

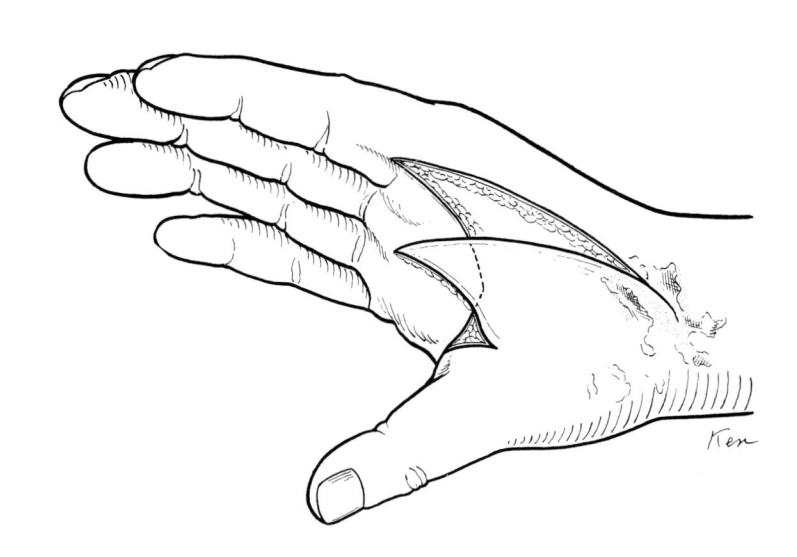

c．母指内転拘縮の除去

　筋膜切離，第1背側骨間筋の剝離，および母指内転筋の切離を行う．さらに必要があればCM関節の拘縮関節囊切除を行う．骨間筋，内転筋の切離にさいしては指神経を，CM関節の拘縮除去にさいしては橈骨動脈を損傷しないよう注意する．

　なお，内転筋切離を完全に行うと母指内転力が弱まり，術後その使用が困難となるので，斜走筋の一部は残存せしめる．

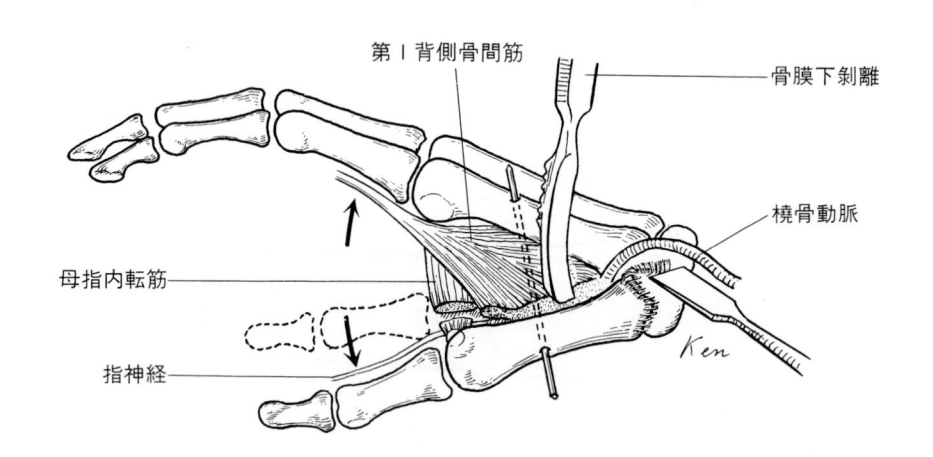

d．母指内転拘縮の除去と植皮

　移植皮弁はtie-over法により圧迫・固定される．
　拘縮はよく矯正されるが，移植皮膚と普通皮膚との間に段差ができやすいとか，着色に差があり目立ちやすいなどの欠点がある．

　瘢痕が深い場合には，有茎植皮（318頁の図4）または逆行性前腕皮弁（159頁の図C, D）のほうが望ましい．

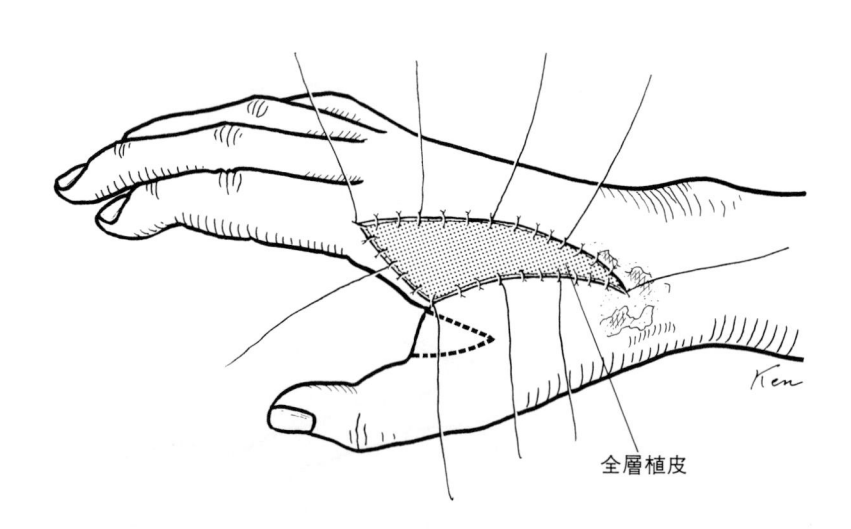

21 外傷性瘢痕に対する植皮

外傷性瘢痕は，熱傷性瘢痕よりしばしば深部に及び，深部組織の損傷を合併することがあるので注意する．状況により遊離植皮の予定を有茎植皮に変更しなければならないことも少なくない．これについては有茎植皮の項も参照されたい．

a．術前所見

15歳，男．
ベルトコンベアーによる損傷．

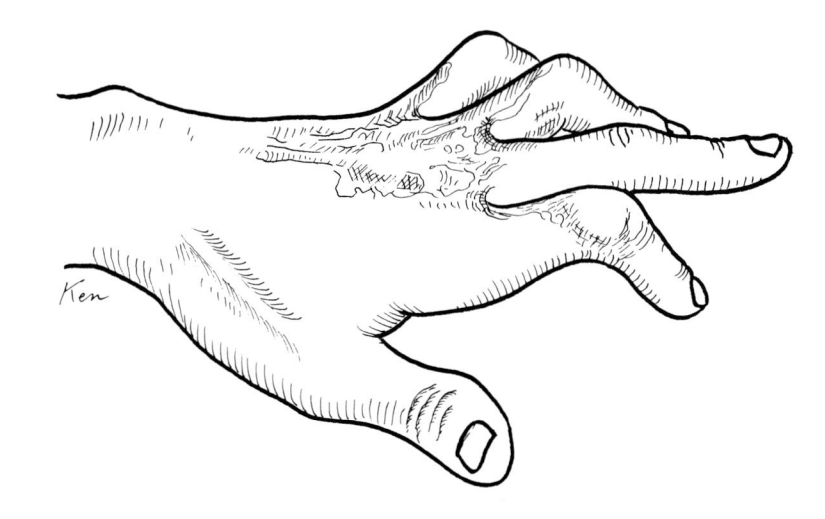

b．手背瘢痕

手背瘢痕の状況と水かき形成の状況を示す．

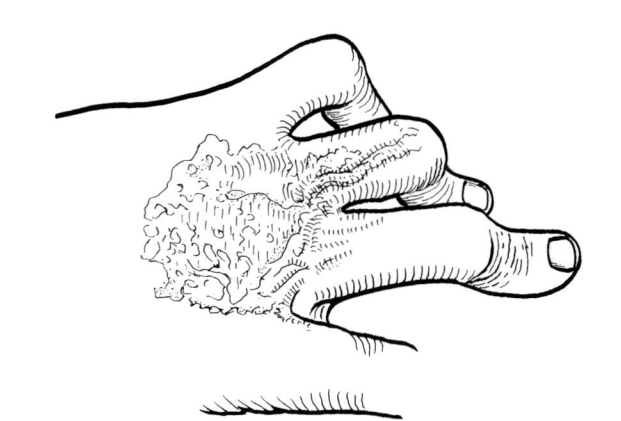

c．瘢痕切除と植皮

同時に伸筋腱の腱剥離も行った．矢印は指間に挿入した三角皮弁．

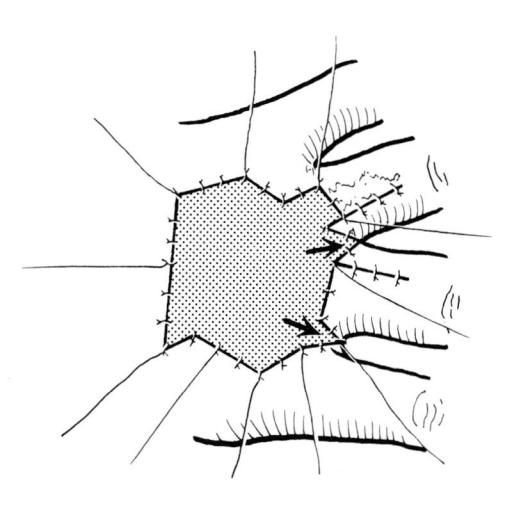

d．ボタン穴変形の矯正

コイルスプリントによる矯正を行った．拘縮が強ければジョイント・ジャックスプリントを使用する．

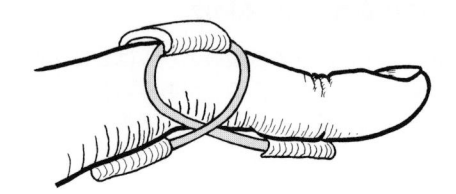

e．腱移植術の実施

拘縮除去後にFowler法による腱移植を行った．これについては伸筋腱損傷の項を参照．なおPIP関節の背側瘢痕が強い場合には，これの切除とその後の遊離，または有茎植皮後にFowler法を行うほうが安全である．

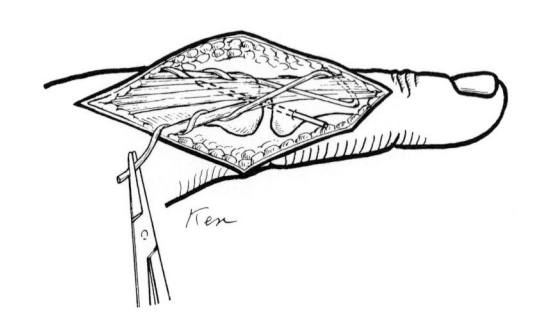

22 種々の植皮の併用

a．術前背面所見

29歳，男．
ガソリンの引火による火傷．瘢痕形成．
5ヵ月後に来院．

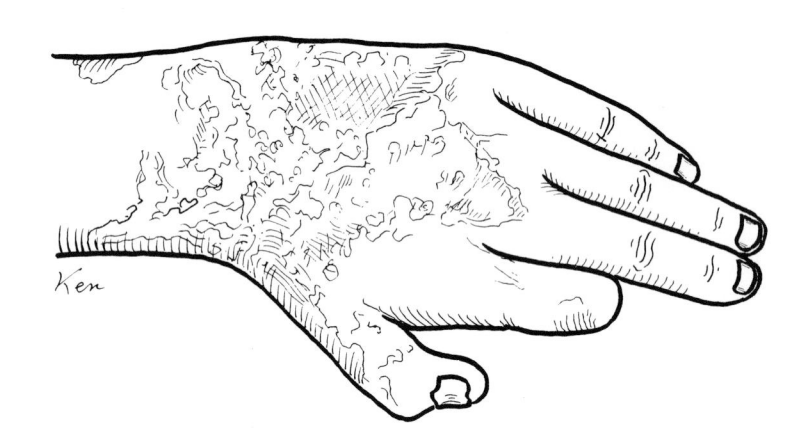

b．術前側面所見

最初にメスを入れる切開線を示した．この切開を側方に拡大しながら拘縮を除去し，瘢痕切除の範囲を決定していくのが便利である．

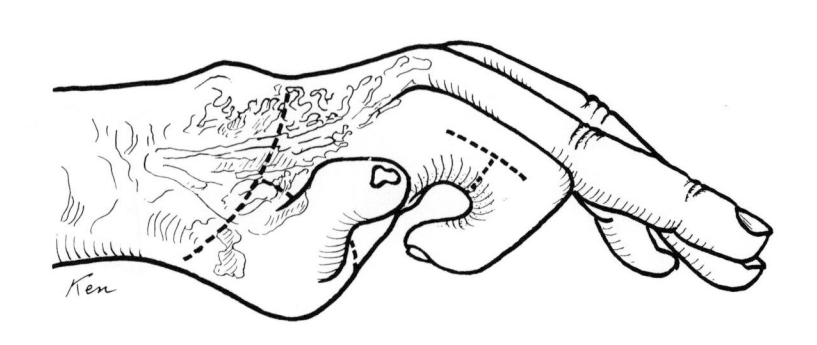

c．瘢痕の切除と拘縮除去

手背瘢痕の切除と母・示指背側瘢痕の切除による母指内転拘縮除去後に，遊離全層植皮を行った．なお示指の屈曲拘縮に対しては，cross-finger 法による有茎植皮を行った．

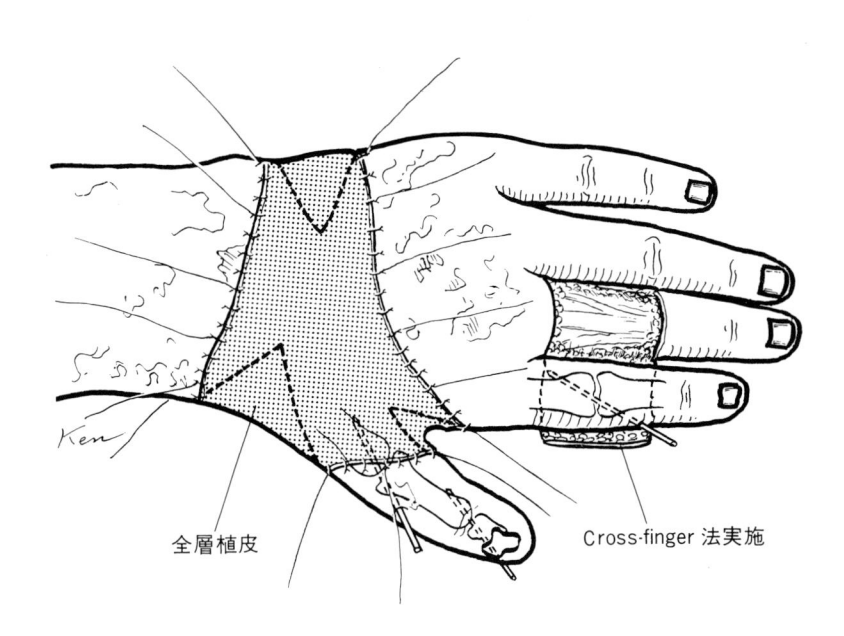

全層植皮

Cross-finger 法実施

d．Tie-over 法の実施

手術の完了したところを示す．

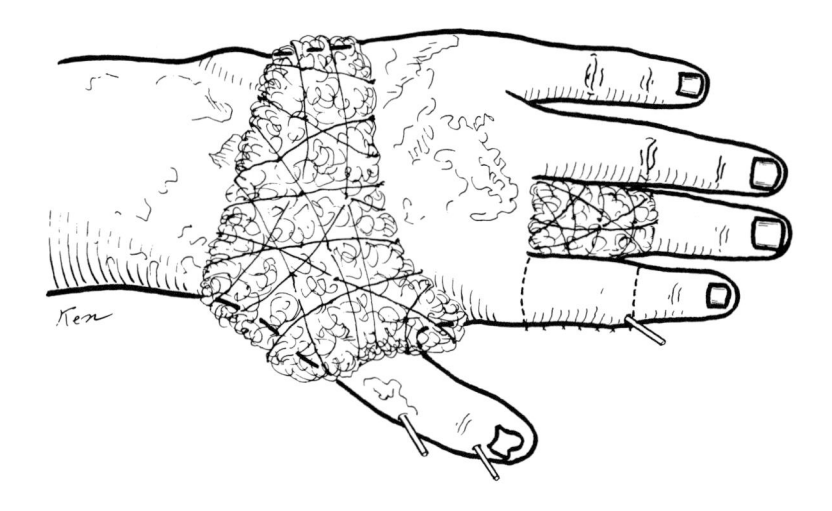

第7章　有茎植皮術

瘢痕の機能に及ぼす悪影響は想像以上に強いものである．したがって一定以上のしかも深い瘢痕に対しては積極的に有茎植皮を利用したほうがよい．しかもなるべく大き目の有茎植皮が望ましい．小さい有茎植皮はかえって瘢痕を増強して，悪影響を及ぼすことさえあるので注意する．

7-1　遠隔位皮膚の利用（distant flaps）

① Flap 法
　a．Chest-abdominal flap 法
　b．Cross-arm 法
　c．Cross-finger 法
　d．Finger tip-palm 法
　e．Paired flap 法
② Bipedicle 法
　Multipedicle 法
③ Tubed pedicle 法
④ Island pedicle 法
　a．Groin flap 法
　b．Radial forearm flap 法
　c．Posterior interosseous flap 法
⑤ Myocutaneous flap 法
⑥ Free flap 法
⑦ Reverse flap 法

7-2　局所皮膚の利用（local flaps）

① Rotation 法
② Advancement 法
③ 両者の合併
④ Z-plasty（既述）
⑤ その他

7-3　遊離植皮と有茎植皮の比較

遊離植皮	有茎植皮
・皮膚のみの移植	・皮下脂肪組織を含めて移植可能
・移植床からの血行で生存	・皮弁自体の血行で生存しうる
・色素沈着をおこしやすい	・色素沈着をおこさない
・弾力性，移動性が少ない	・弾力性，移動性に富む
・外力に対する抵抗が弱い	・外力に対する抵抗が強い
・術後収縮をおこす	・術後の収縮が少ない
・血行不良な移植床に使用できない	・血行不良な移植床にも用いられる
・骨，腱などに癒着する	・骨，腱などに癒着しない
・二次手術に不適当	・二次手術が可能
・手術は1回でよい	・少なくとも2回の手術を要する

142　第7章　有茎植皮術

1　有茎植皮術

a．術前背面所見

　交通事故（タイヤ）による外傷で全周に瘢痕があり，手指は絞扼性の浮腫を示す．かかる場合には，ほぼ全周にわたっての有茎植皮が望ましい．

b．術前掌面所見

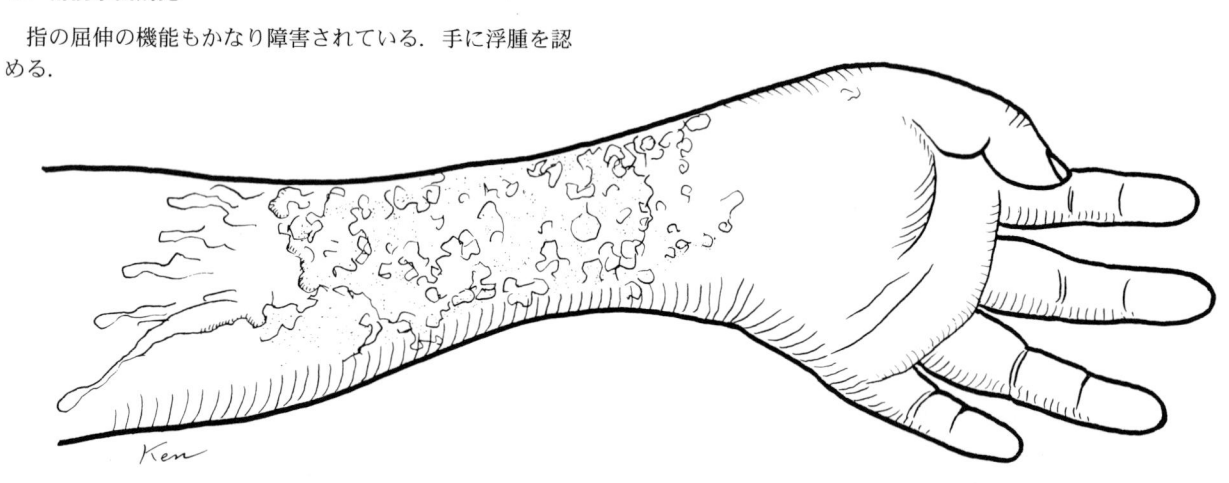

　指の屈伸の機能もかなり障害されている．手に浮腫を認める．

c．瘢痕の除去

背側瘢痕の除去範囲はなるべく広目とすることが大切．狭くて小さい有茎植皮は無意味で，かえって予後を不良にすることがあるので注意する．

次に瘢痕除去にさいしては，有茎植皮の肢位によりどちらに茎部をおくかを決定し，その側に切離する瘢痕皮弁の茎部をもってくるごとくにする．

以上ののち，筋膜切除，伸筋腱に癒着，絞扼があればこれらを除去．変形を矯正したのちにビニールシートを用いて有茎皮弁の大きさを型取りし，無理のない肢位を考慮しながら腹壁に皮弁のデザインを行う．

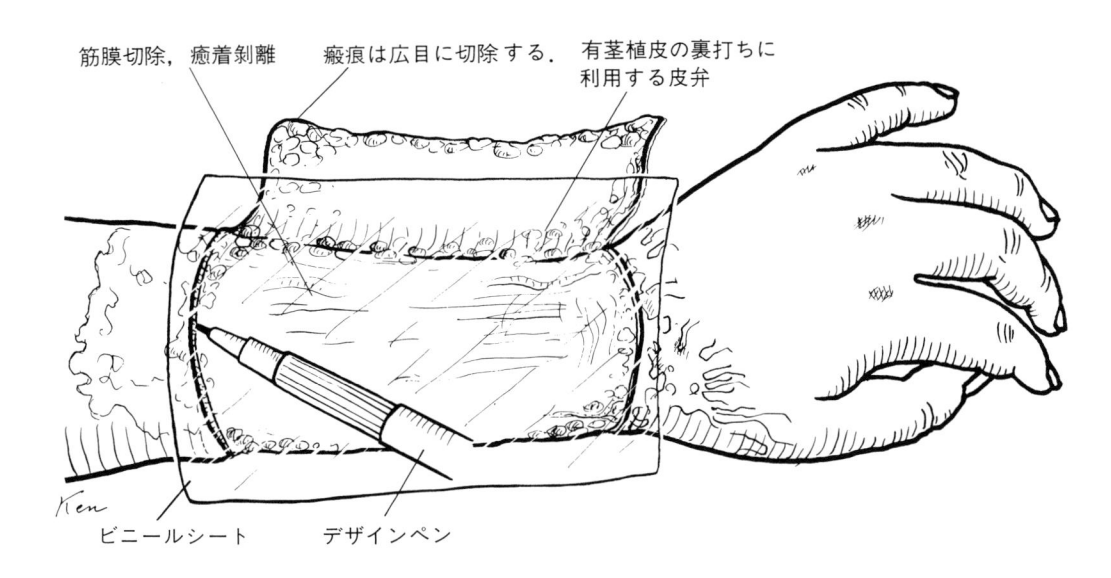

d．有茎植皮の実施

有茎皮弁をおこした皮膚欠損部は縮小縫合ののち，なお欠損部が残れば大腿よりの分層植皮を行い，tie-over法で固定する．なお皮弁茎部については内側面を先に反転した瘢痕皮膚，および移植する分層植皮で覆うようにする．

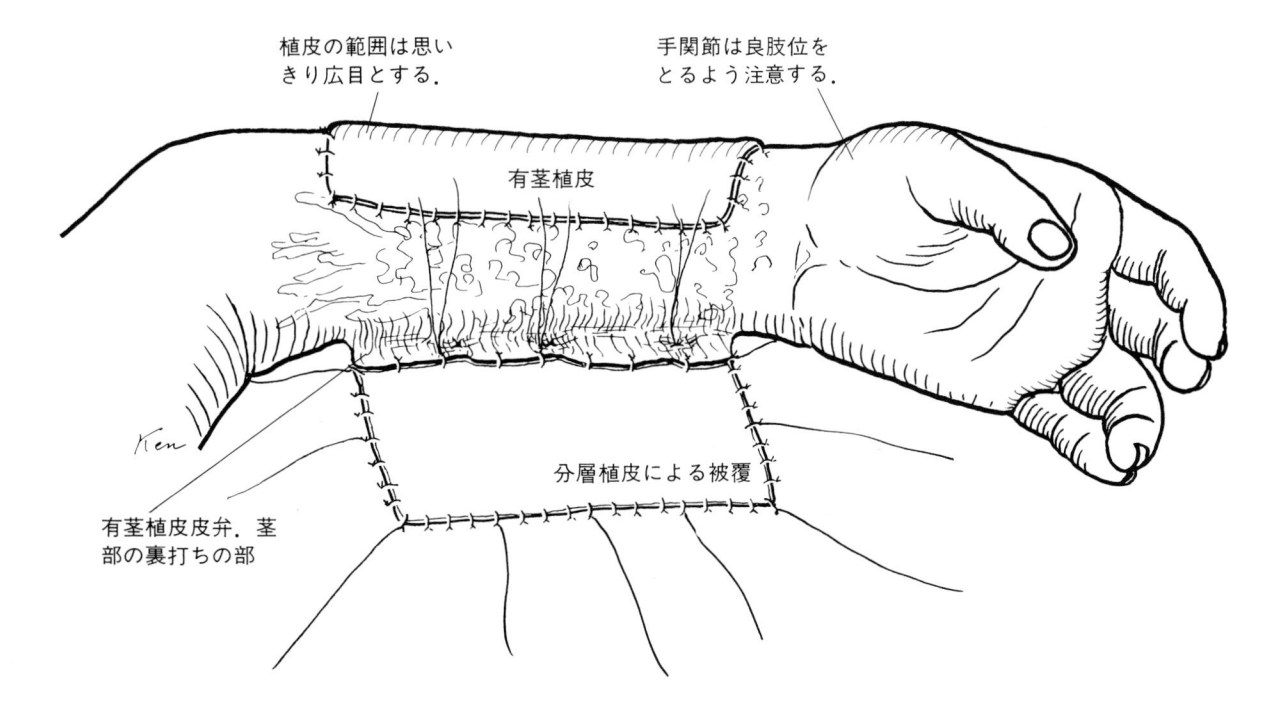

e．有茎植皮の完了

　皮弁をおこした後にできた皮膚欠損部には分層植皮を行い，これを tie-over 法により固定した．このさい，生理食塩水を浸した綿花を多量に使用すると手の邪魔になるので，綿花は少な目にしたほうがよい．

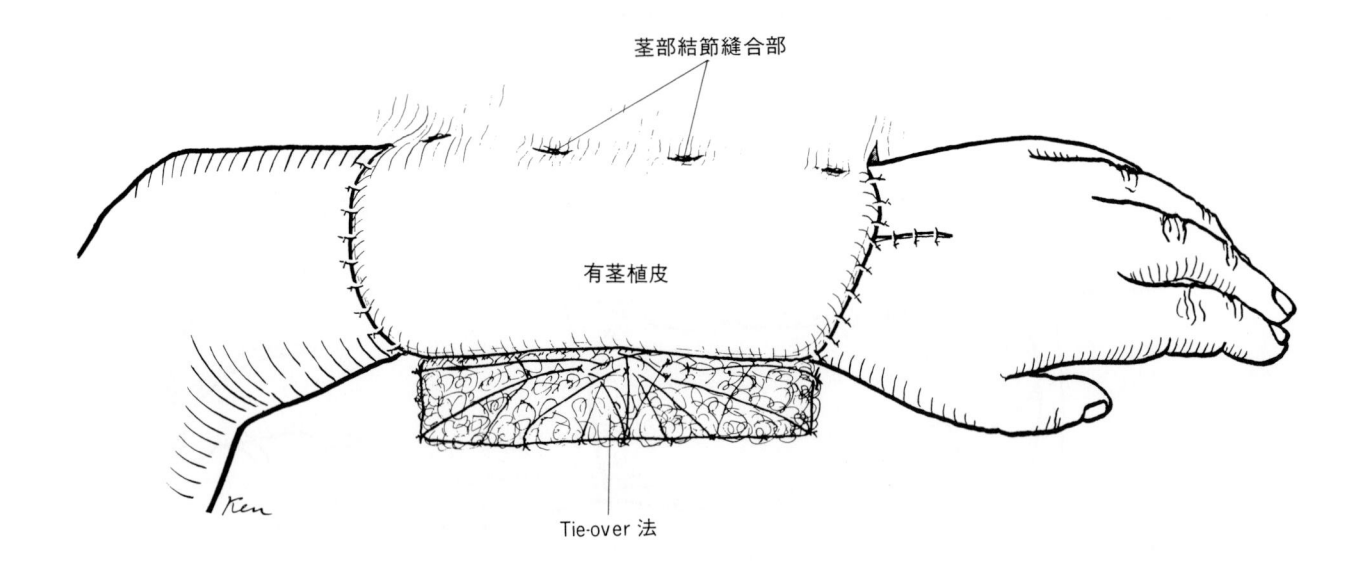

f．瘢痕の除去と皮弁の作製

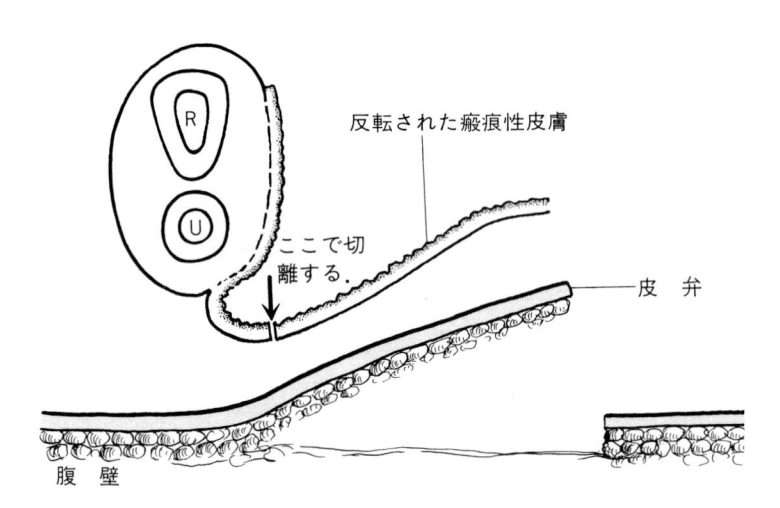

g．有茎植皮の実施と分層植皮による皮膚欠損部の被覆

　茎部が開かないように 2, 3 個の結節縫合をおく．ただし血行を障害しないように注意．

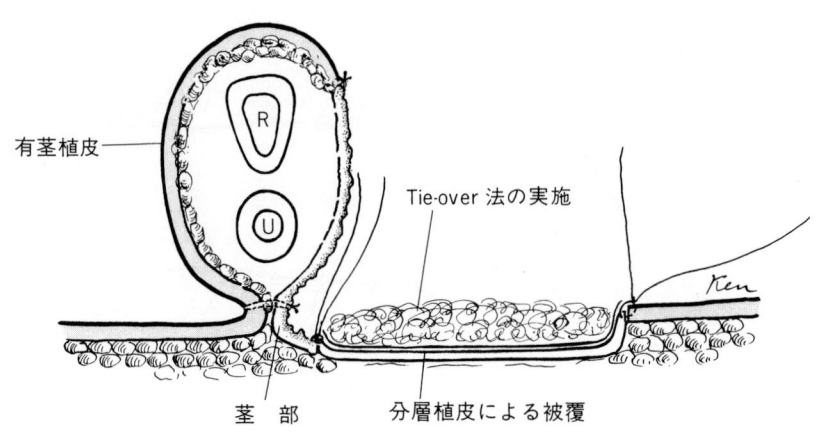

h. 有茎植皮の完了

前腕の回旋を防止するためにはキルシュネル鋼線を刺入しておくと便利である．茎部の切り離しは術後 2.5～3 週で行うが，切離部位は茎部より少し離れて余裕をもって切離する．

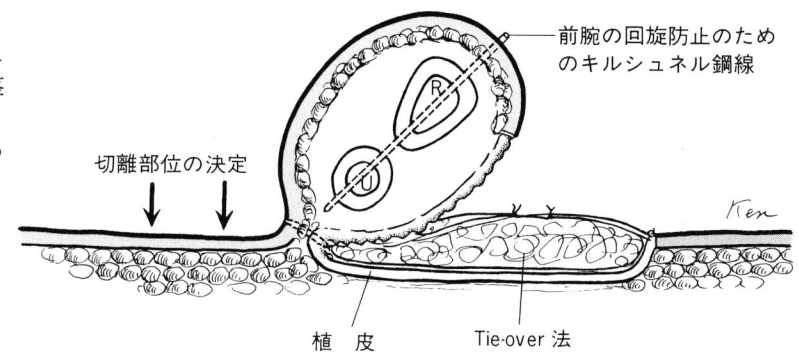

i. 術後の固定

手の肢位に注意する．手指が良肢位で母指対立位になるよう，また手関節が屈曲位とならないよう，肢位に無理がないよう注意する．固定にはギプス包帯が確実であるが，絆創膏，弾性包帯を利用するのもよい．

破線は切離線で茎部より少し離れて切離する．

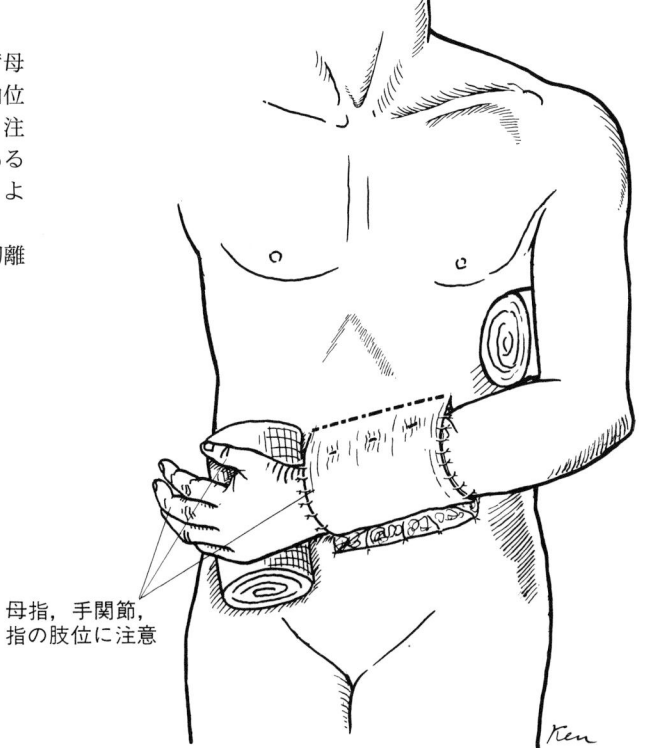

j. 有茎植皮の切り離し

切り離しにさいしてもっとも注意すべきことは切り離し部皮弁の取扱いである．この部はもっとも循環が不良であるから，少し無理をすれば容易に壊死に陥ることを忘れてはならない．縫合も最小限にとどめ，丁寧な縫合はかえって壊死を招来することとなるので注意する．

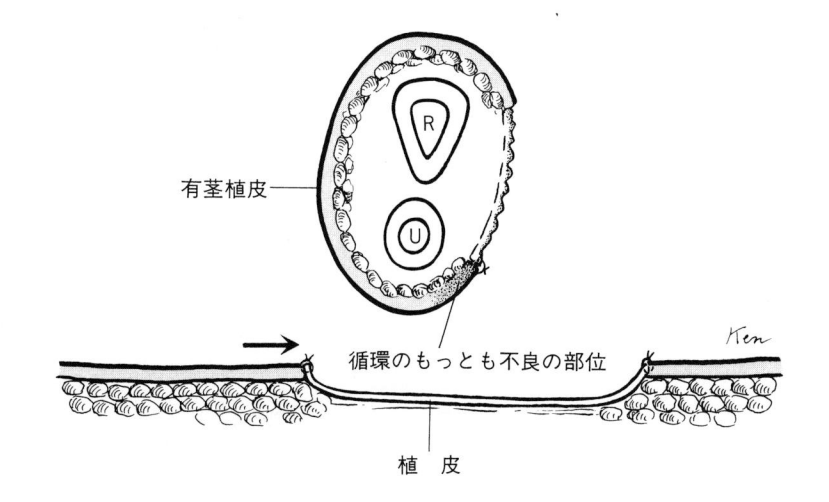

2 機能再建を予定しての有茎植皮の範囲

大きい皮弁移植の重要性：

前腕に有茎植皮を行い，二次的に腱移行などの機能再建を考慮する場合にはなるべく大きい植皮を行うことが大切である．

この症例は電撃火傷例に有茎植皮が行われていたものであるが，小さすぎたため再度有茎植皮をやり直すことが必要となった．

（註）手術時間とか操作の手間は有茎植皮の大小に影響されない．しかし相対的瘢痕量の占める割合は小さい有茎植皮においてはきわめて大きいのに対し，大きい有茎植皮においては著しく減少する．したがって二次手術も容易となり，その成績も良好となる．大きな有茎植皮を行うことは良好な機能再建の絶対条件であることを忘れてはならない．

なお，かかる症例においては神経縫合，腱移植，または腱移行ののち，有茎植皮を行うのがよいであろう．もちろん有茎植皮を先に行い，二次的に深部修復を行うのが原則ではあろうが同時に行えば時間の節約となる．これについては電撃火傷の項（71頁の図4）も参照．

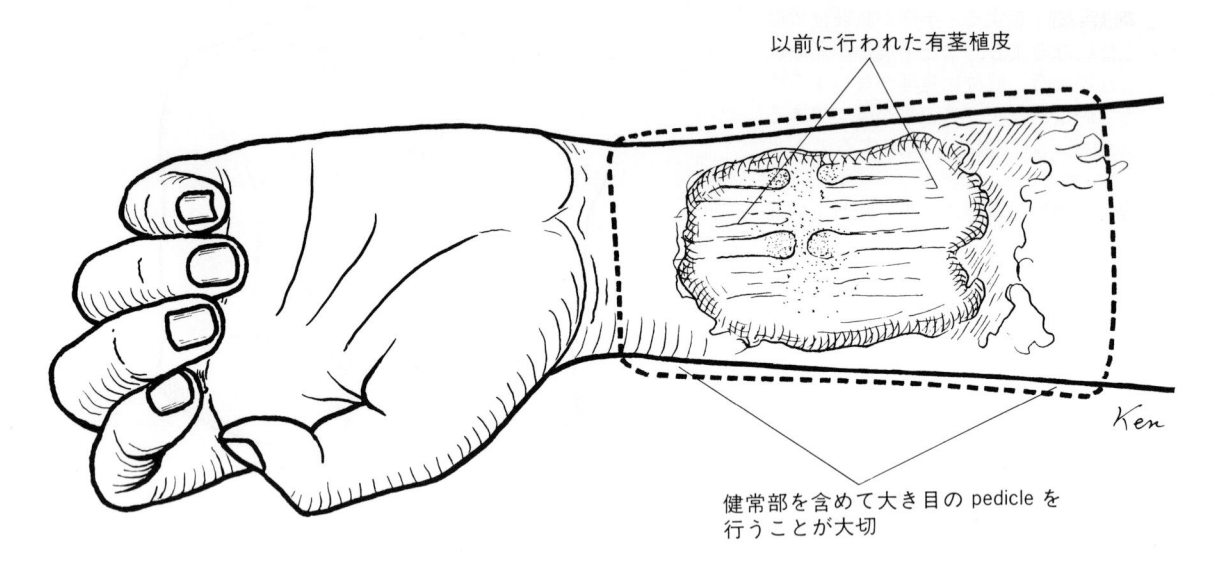

以前に行われた有茎植皮

健常部を含めて大き目の pedicle を行うことが大切

3 手背瘢痕に対する有茎植皮

a．術前手背所見

40歳，女．
精肉用プレスによる陳旧性圧挫瘢痕症例．

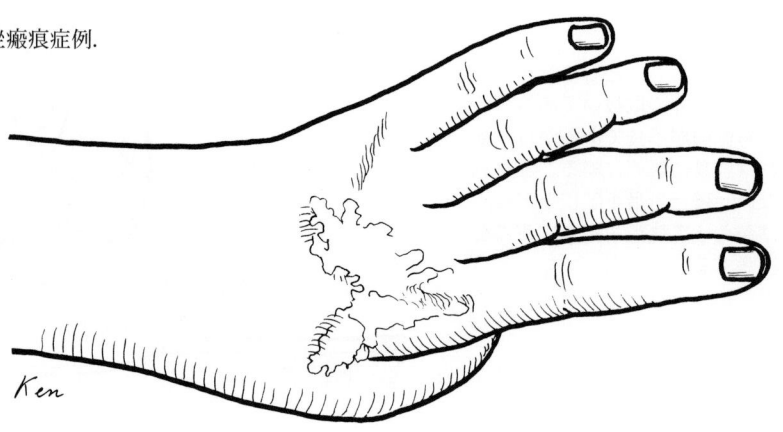

b．術前手側面所見

　外傷性瘢痕は深部に及び，骨と癒着しているので有茎植皮が必要となった．

　機能の回復にはアーチの回復がもっとも大切である．

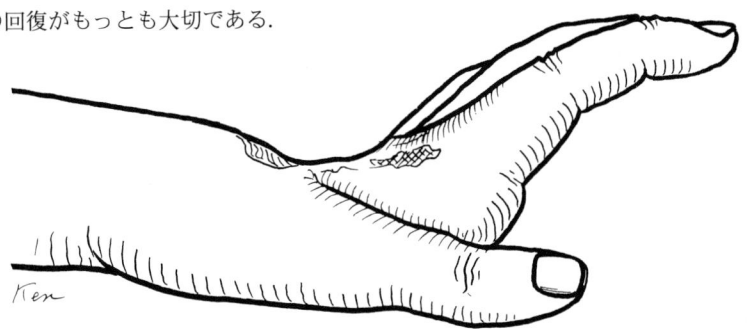

c．瘢痕切除

　瘢痕切除と MP 関節の関節囊切離，および伸筋腱剥離により変形を矯正，母指は対立位としてキルシュネル鋼線で固定した．皮弁の基部が狭い場合は，さらに皮膚を切除して茎部を広くするか，血行を有する groin flap を利用する．

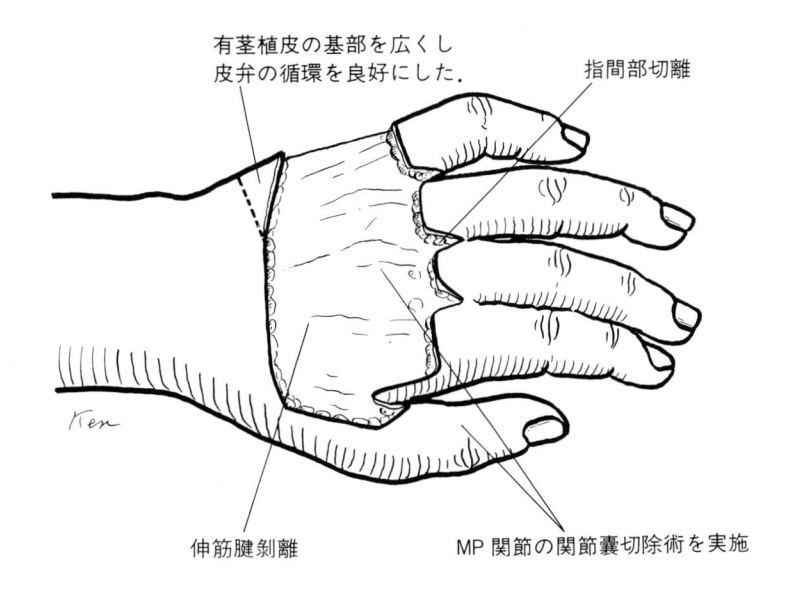

有茎植皮の基部を広くし
皮弁の循環を良好にした．

指間部切離

伸筋腱剥離

MP 関節の関節囊切除術を実施

d．有茎植皮の実施

　手背有茎植皮の実施状況で，指間部には三角皮弁を挿入するごとくにした．

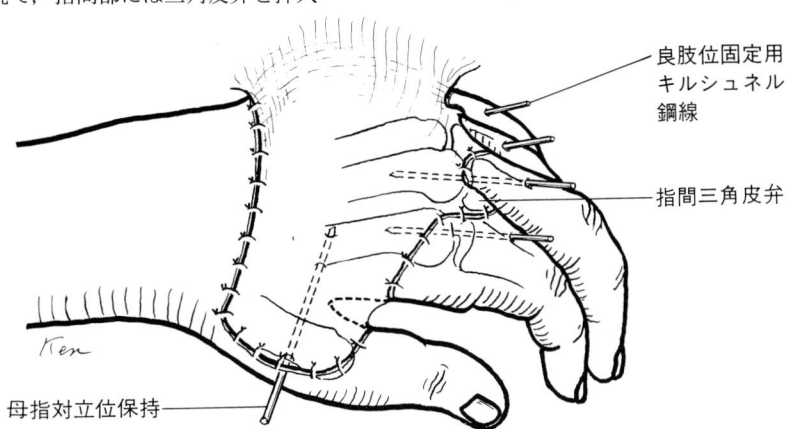

良肢位固定用
キルシュネル
鋼線

指間三角皮弁

母指対立位保持

4 有茎植皮における二次手術（脂肪除去術と腱剝離術）

　症例は，外傷による手背皮膚欠損と伸筋腱損傷に対し有茎植皮が行われたものであるが，植皮の形，とくに指間部の処置にいま少し工夫が必要であったと思われる．MP関節には屈曲制限が強い．術後の安全肢位保持が不十分であったためと思われる．

a．指の伸展（術前）

　17歳，女．
　手背開放創に対し有茎植皮を受けたが，変形と機能障害を主訴として来院した．

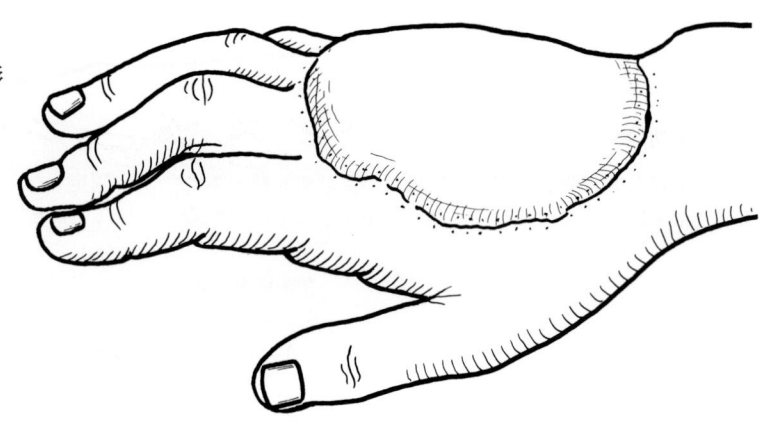

b．指の屈曲（術前）

　MP関節の拘縮が強い．

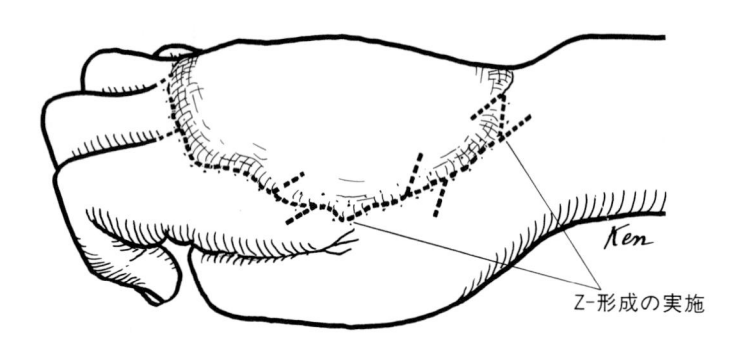

Z-形成の実施

c．伸筋腱剥離と脂肪除去

　脂肪組織の除去と同時に伸筋腱の剥離術，およびMP関節の側副靱帯切除を含む形成術を行い，この関節の屈曲が容易となったことを確かめたのち，MP関節屈曲位としてキルシュネル鋼線を刺入する．皮膚縫合にさいしてはZ-形成3個をおき，指間部には三角皮弁をおいて創を閉鎖した．

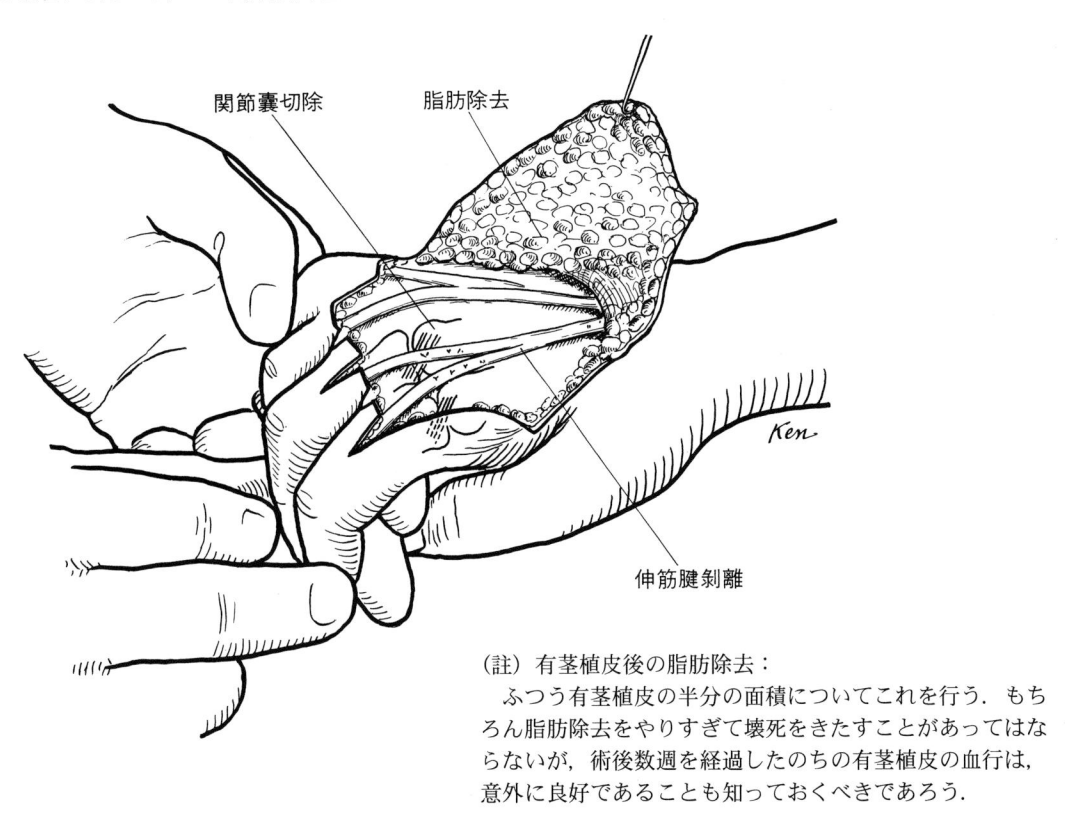

関節囊切除　脂肪除去　伸筋腱剥離

（註）有茎植皮後の脂肪除去：
　ふつう有茎植皮の半分の面積についてこれを行う．もちろん脂肪除去をやりすぎて壊死をきたすことがあってはならないが，術後数週を経過したのちの有茎植皮の血行は，意外に良好であることも知っておくべきであろう．

d．術後の所見

　指間部にも切開を加え，三角弁を挿入し，水かき形成を防止することとした．術後は安全肢位で固定を行った．

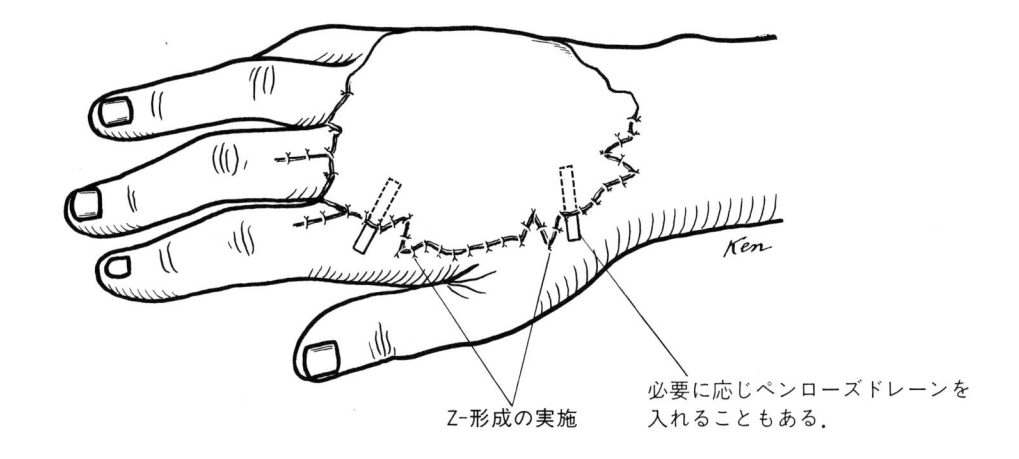

Z-形成の実施　必要に応じペンローズドレーンを入れることもある．

5 Multiple pedicle flap の利用

Bipedicle flap 法については，第 2 章の heat press injury（73〜76 頁）の項を参照．

a．来院時背面所見

48 歳，男．

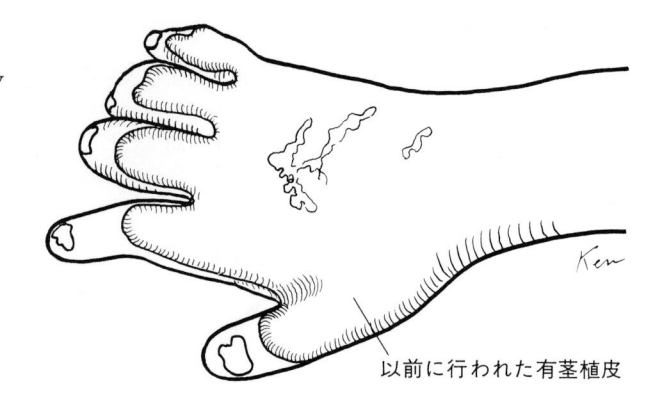

以前に行われた有茎植皮

b．来院時側面所見

ガソリン引火による火傷後に植皮術を受けたが，このような拘縮，変形が生じたため，紹介されて来院した．

（註）拘縮，変形の原因は，植皮のデザインと固定肢位，および後療法に問題があったものと思われる．

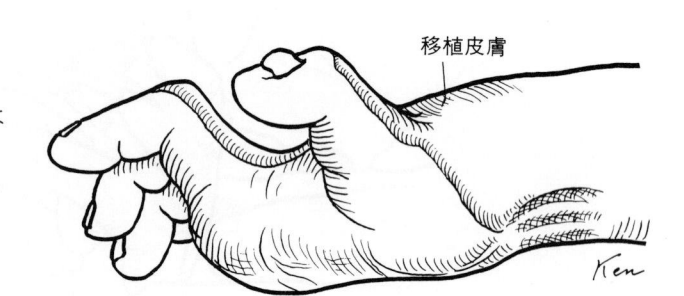

移植皮膚

c．肢位の矯正

図のごとき切開で肢位を矯正し，キルシュネル鋼線の刺入を行ってアーチの回復につとめた．

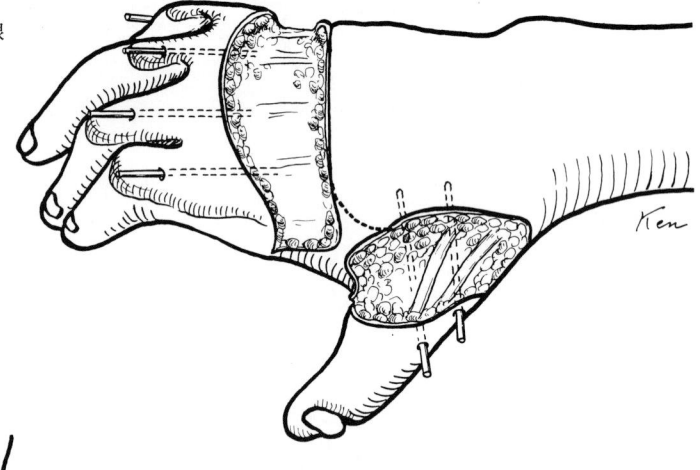

d．Tripedicle flap の作製

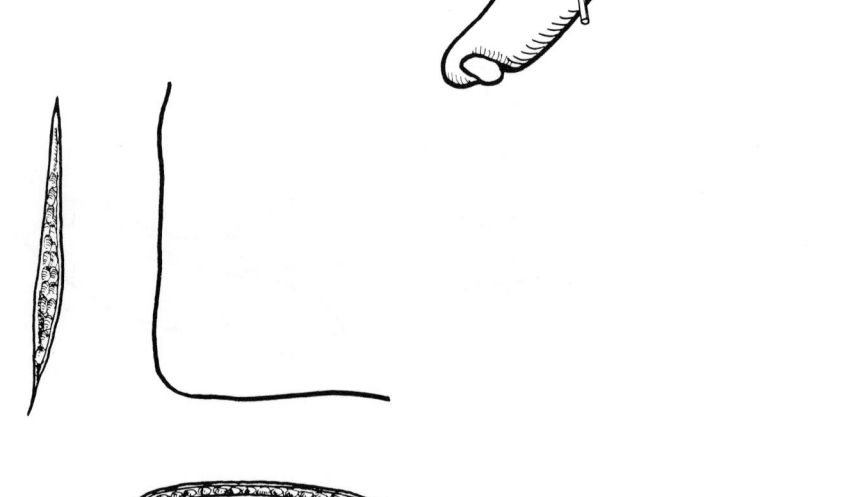

e．有茎植皮の完了

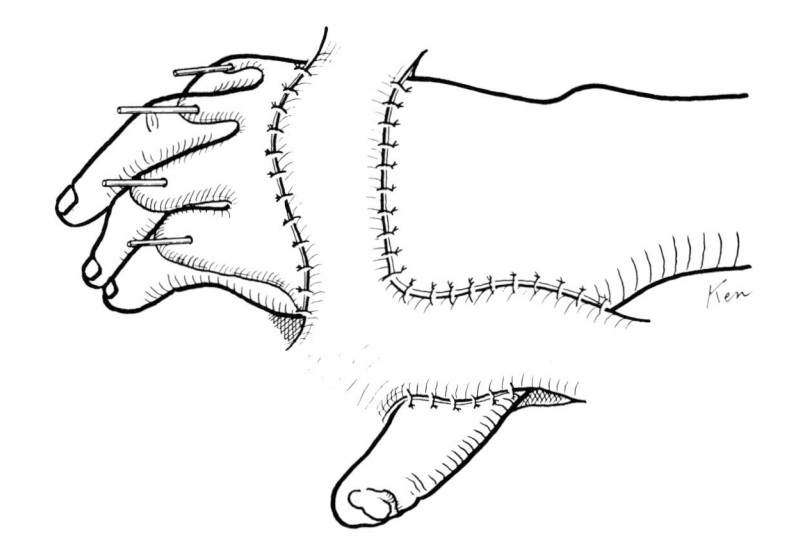

f．指の分離（1）

　一次手術の完了 2 ヵ月後に指の分離手術を行った．分離は点線に沿う切開と円形部皮膚切除ののち，下図 g のごとき遊離植皮を行った．

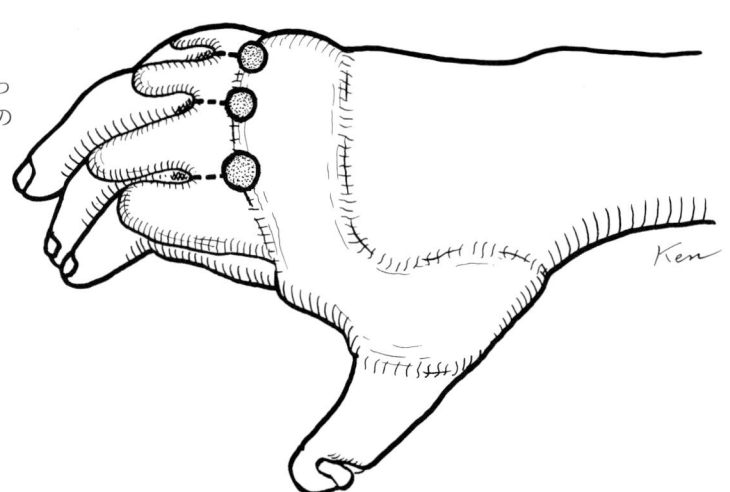

g．指の分離（2）

　遊離植皮は，確実に tie-over 法により圧迫固定することが大切である．
　これについては第 28 章の先天異常の項（731 頁の図 3，735〜736 頁の図 8）も参照．

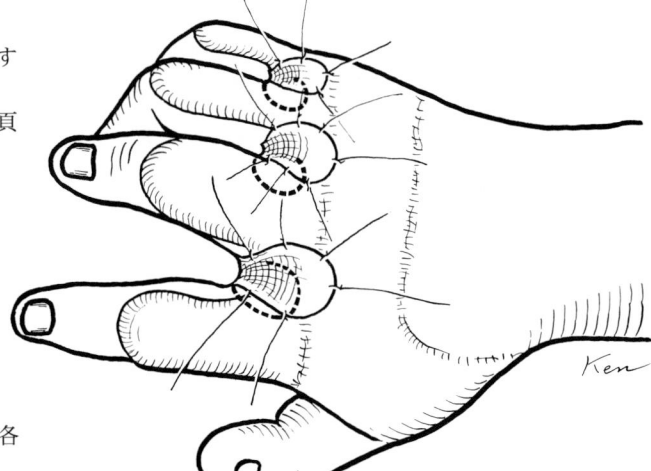

h．指間への移植皮膚

　指分離後，指間に図のごとき全層植皮を行い，各指の独立運動を獲得せんとした．

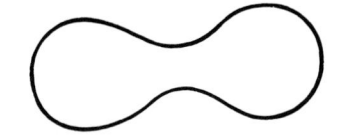

第 7 章　有茎植皮術

6 **指屈側瘢痕に対する cross-finger 法**

a．掌面所見

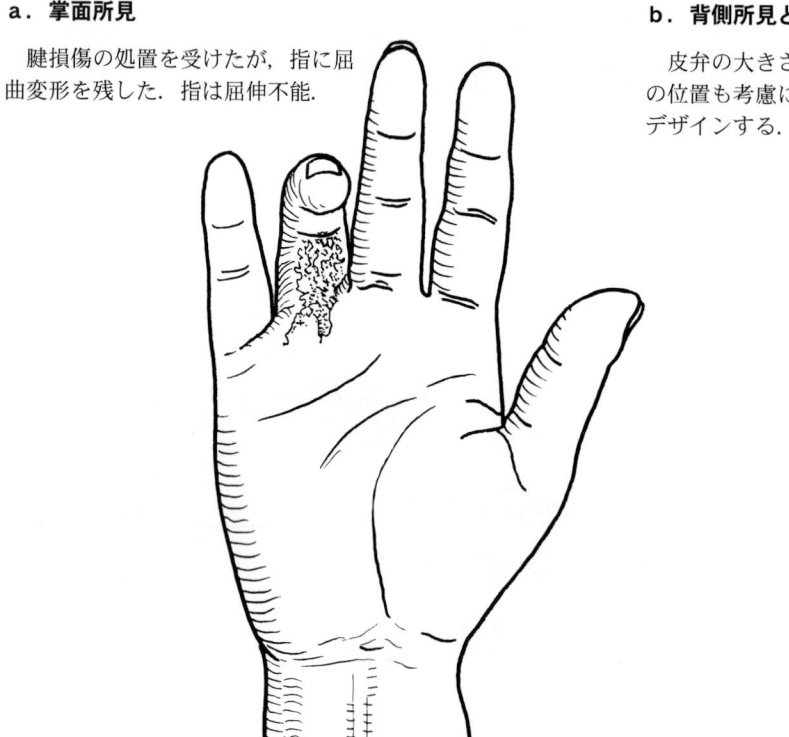

腱損傷の処置を受けたが，指に屈曲変形を残した．指は屈伸不能．

b．背側所見と皮弁のデザイン

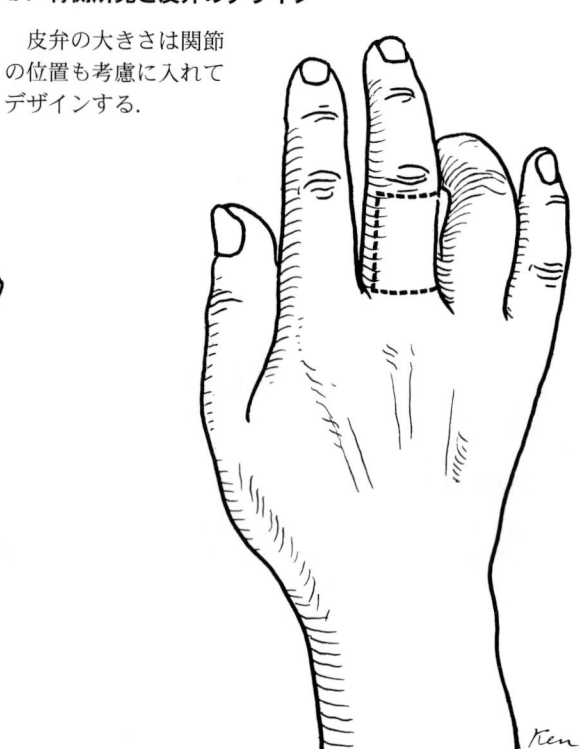

皮弁の大きさは関節の位置も考慮に入れてデザインする．

c．Cross-finger 法の実施（掌面）

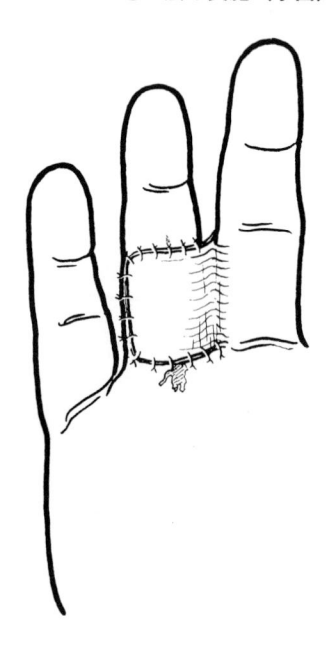

d．Cross-finger 法の実施（背面）

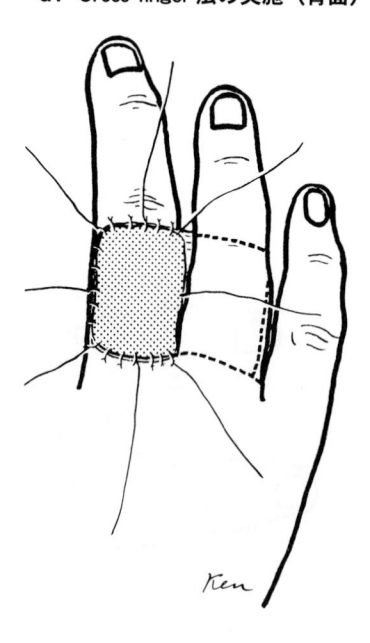

e．Cross-finger 法のシューマ

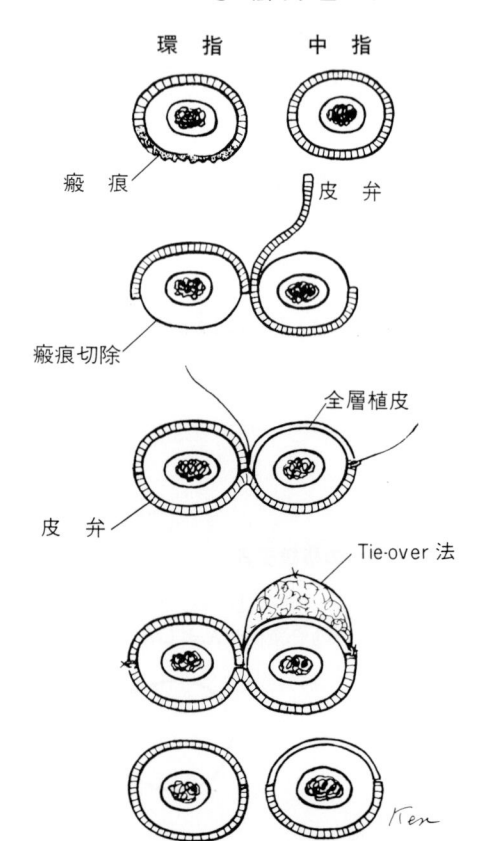

環指　　中指

瘢痕

皮弁

瘢痕切除

全層植皮

皮弁

Tie-over 法

7 Paired flap 法の利用

a．皮弁のデザイン

両面に皮弁を移植するさいに用いられる．たとえば手指の背・掌両面の被覆のような場合に利用される（59頁の図3参照）．

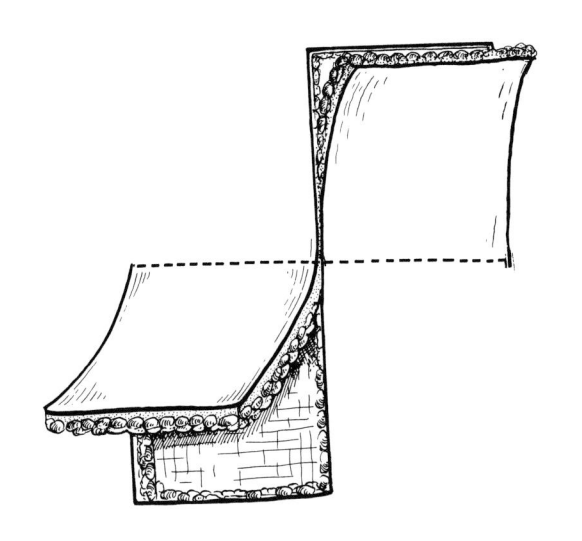

b．両面皮弁の作製

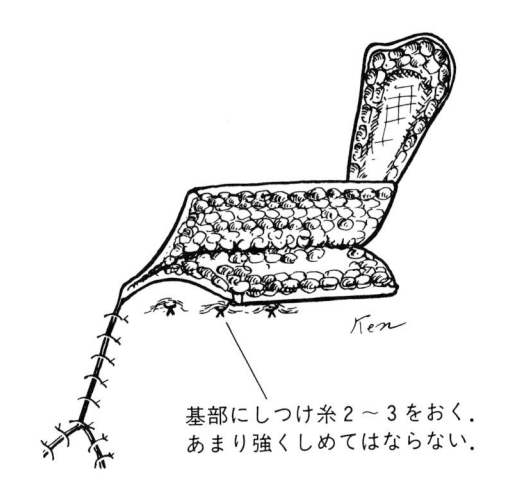

基部にしつけ糸2〜3をおく．あまり強くしめてはならない．

c．三角皮弁の paired flap

母指内転拘縮のさいなどに用いられ，第1指間を両面より被覆する（三浦法，321頁の図7参照）．

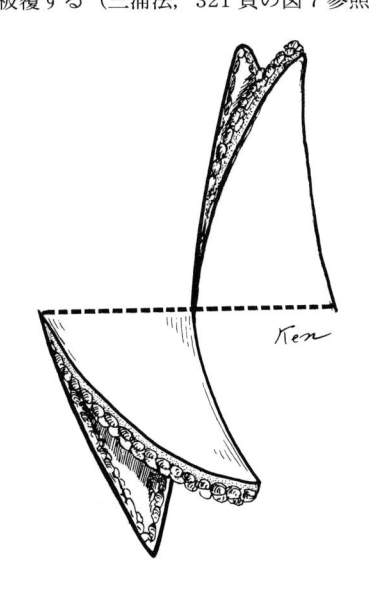

d．Praying hands

Albrecht Durer（1471〜1528）．

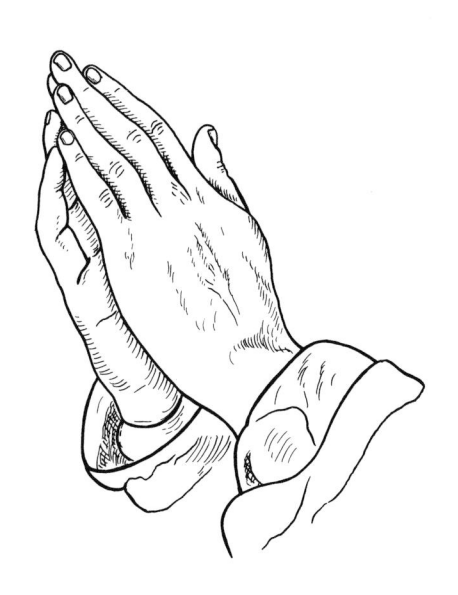

8 Tubed pedicle（2段階法）の作製（Bunnell 法）

　以前は造母指などにしばしば用いられたが，最近ではあまり使用する機会がなくなった．それは，母指化手術とか母指延長術が主体をなし，造母指術そのものの機会が少なくなったことと，造母指を行うさいにはしばしば後述のgroin flap が用いられるようになったからである．

a．Tubed pedicle のデザイン

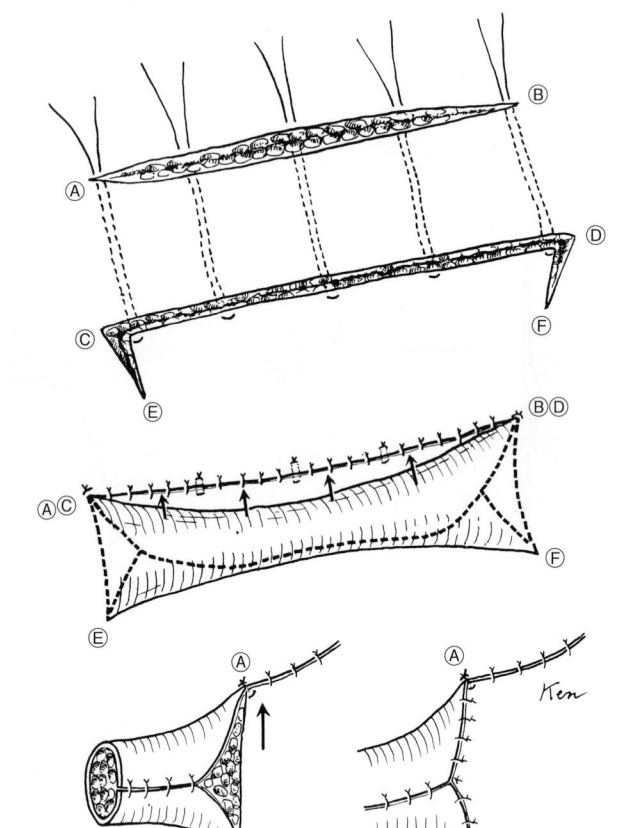

b．Tubed pedicle の作製

c．Tubed pedicle の脚部裏面

創の閉鎖の状況を示す．

9 Tubed pedicle（1段階法）の作製

a．切　開

　次項に示すごとく groin flap として皮弁の中に血行を含めるのもよい．

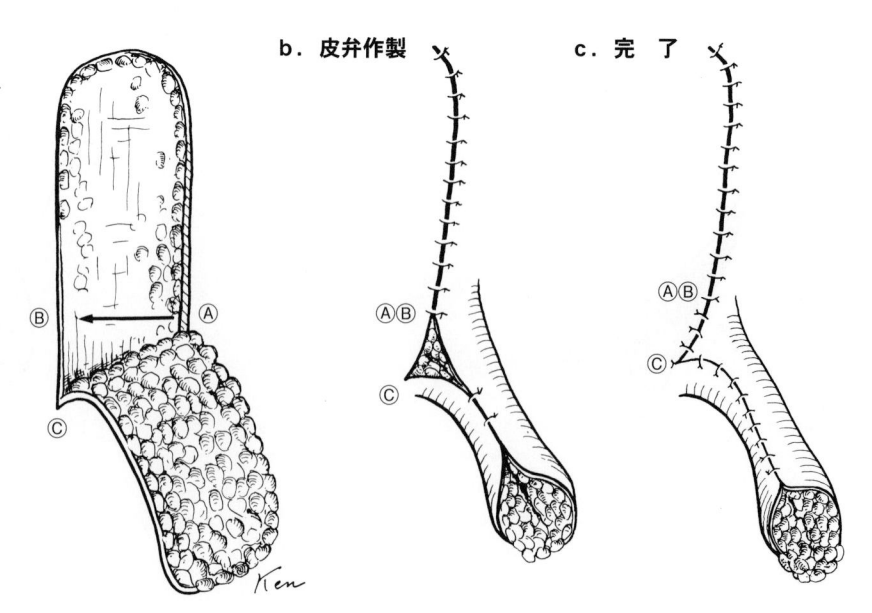

b．皮弁作製

c．完　了

10 Groin flap の利用

16歳, 男.

プレスによる母・示指の圧挫で, 示指は切断, 母指は残存せしめたが, 壊死になってきた. 受傷後5週で来院した.

a. 来院時所見

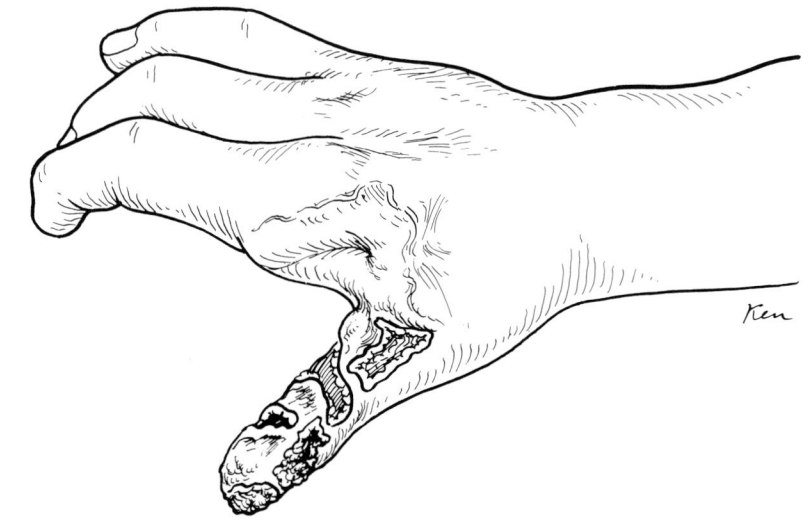

b. 血行と皮弁のデザイン

浅腹壁動・静脈
腸骨前上棘
浅腸骨回旋動・静脈
股動脈
縫工筋
股静脈
長内転筋

c. Groin flap の作製

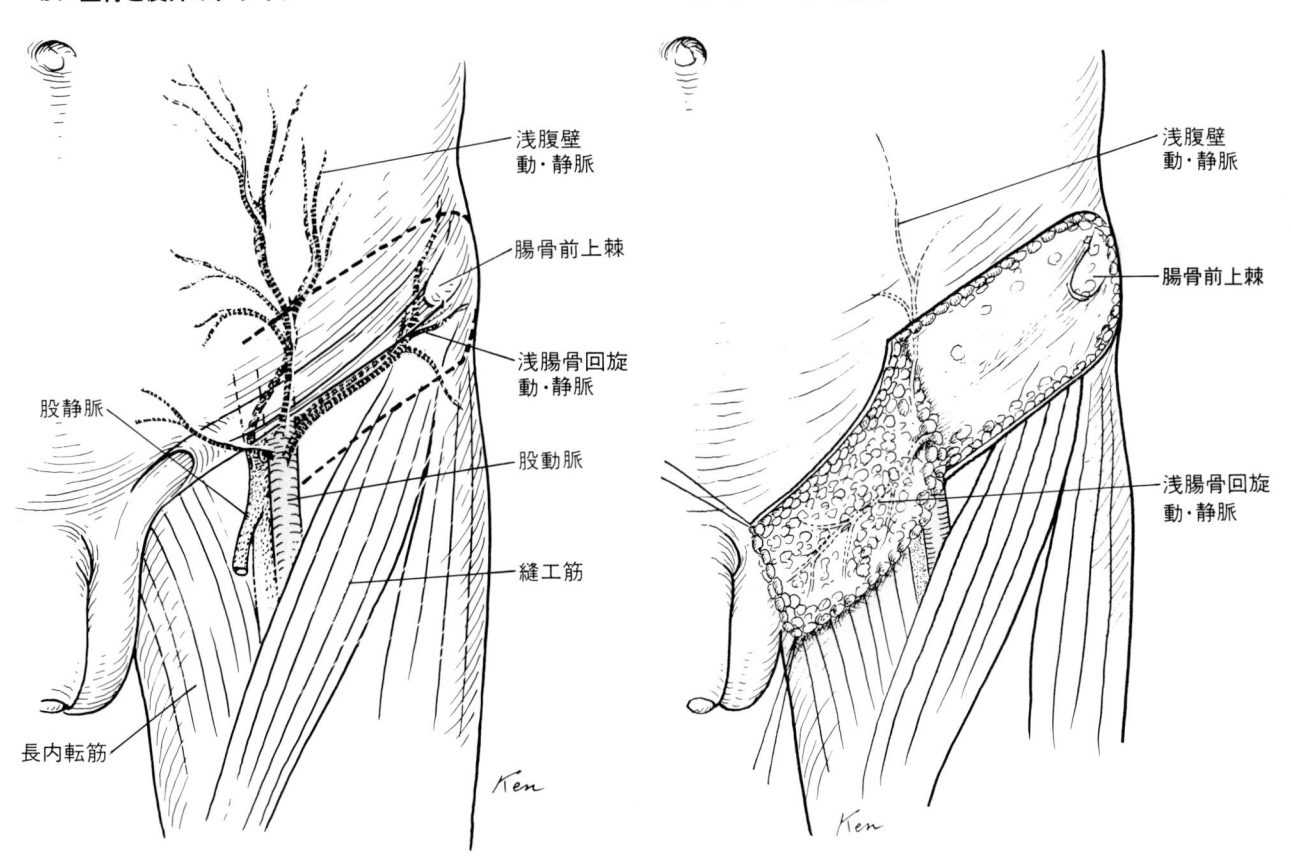

浅腹壁動・静脈
腸骨前上棘
浅腸骨回旋動・静脈

血行が含まれるため長い皮弁が作製できる利点があるが, 切離時に一時的に血行が遮断されて断端壊死をきたす欠点がある. 従来の皮弁法の利点も忘れるべきではない.

d．母指の被覆

母指の壊死に陥った組織をすべて除去して，これを groin flap で被覆した．

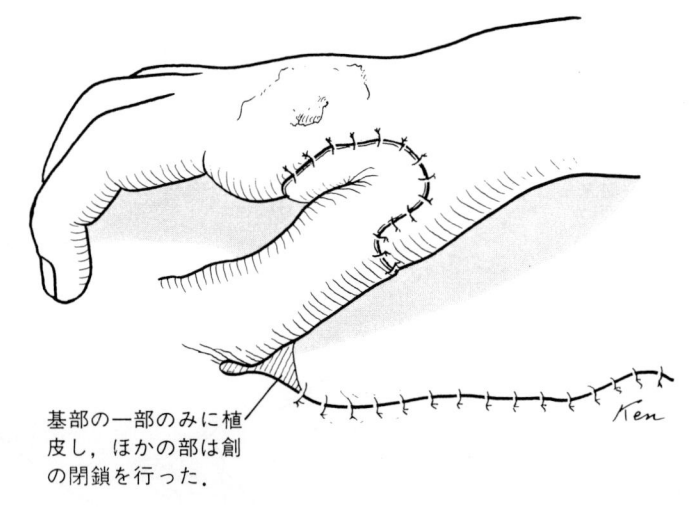

基部の一部のみに植皮し，ほかの部は創の閉鎖を行った．

e．皮弁の切離

3週後に皮弁の切離を行った．このさい皮弁断端の血行はもっとも不良となるので，その操作はできるだけ atraumatic でなければならない．糸の縫合が強ければ，断端は容易に壊死に陥るので注意する．

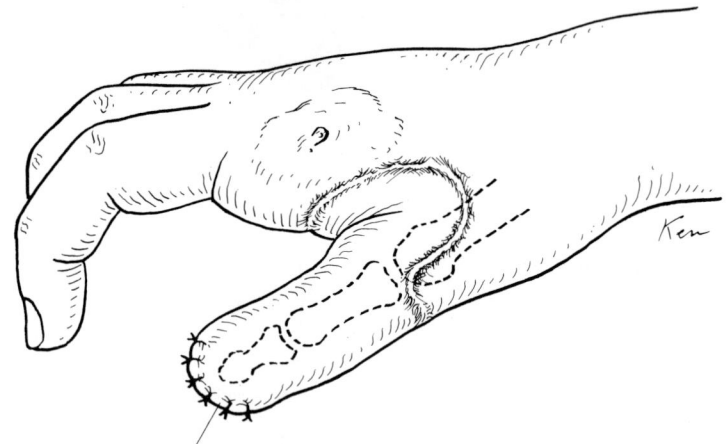

断端が壊死に陥りやすいので注意する．
縫合系は少な目のほうがよい（図は少し多すぎる）．

f．足指よりの hemipulp flap の採取

有茎植皮の groin flap を用いて形成された母指には，断端に壊死が発生しやすいことのほか，知覚がないという問題点がある．そこで三次手術として足指よりの hemipulp flap の移植を行うこととした．図は採取した hemipulp であるが，ここでは詳細は述べない．

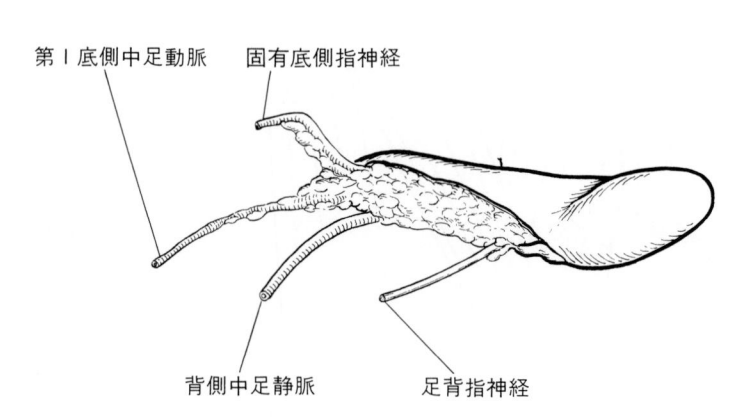

第Ⅰ底側中足動脈　　固有底側指神経

背側中足静脈　　　足背指神経

g．Hemipulp flap の移植

Hemipulp flap の移植により良好な血行と知覚のある母指の再建を期待したものである．詳細については，マイクロサージャリーの項，または専門書を参照されたい．なお図中に記載されていない足背指神経は橈骨神経の背側枝と縫合した．

なお，本例では hemipulp flap が使用したが，後述（340〜341頁）する環指からの neurovascular island pedicle flap，または wrap around flap を使用するのがより一般的であろう．

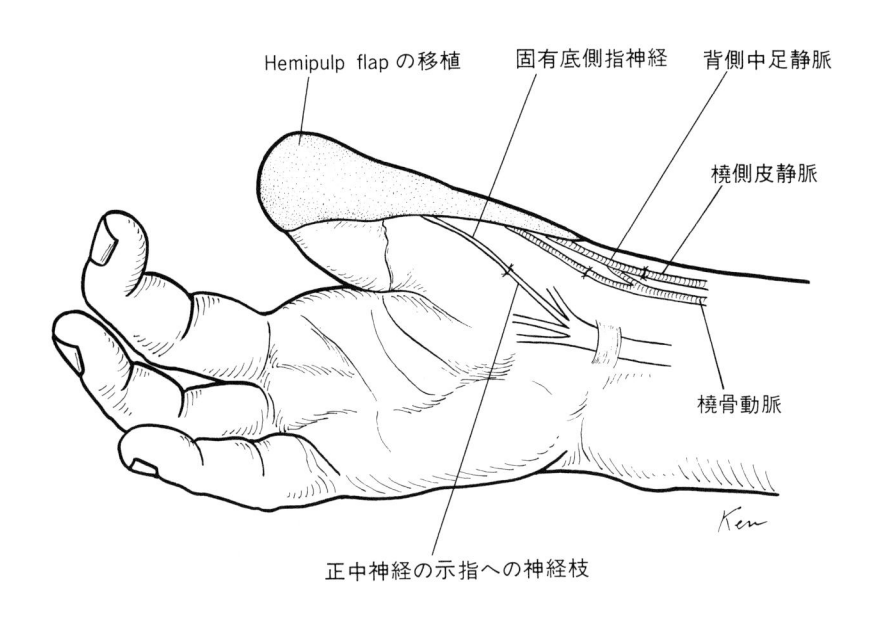

11 小皮弁の作製（chest flap）

a．鎖骨下部皮膚の利用

指に対する皮膚としては，下腹部の皮膚よりも前胸部の皮膚が，皮下脂肪が少なくて好都合である．ただし前胸部は肥厚性瘢痕を形成する可能性もあるので注意する（61頁の図5，ring injury の項も参照）．

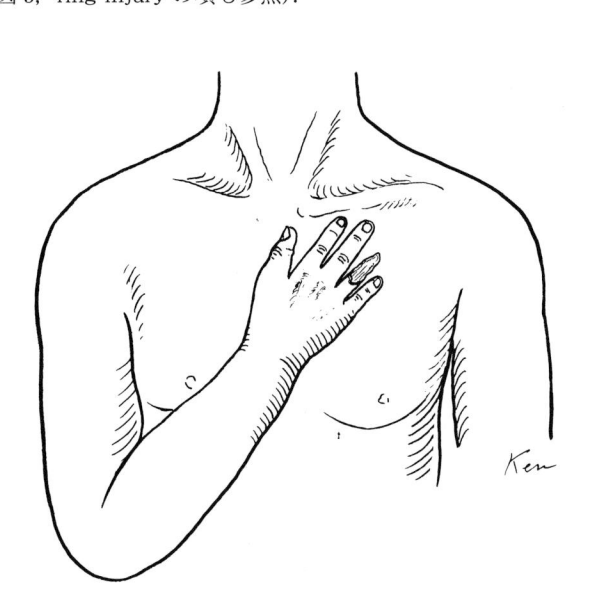

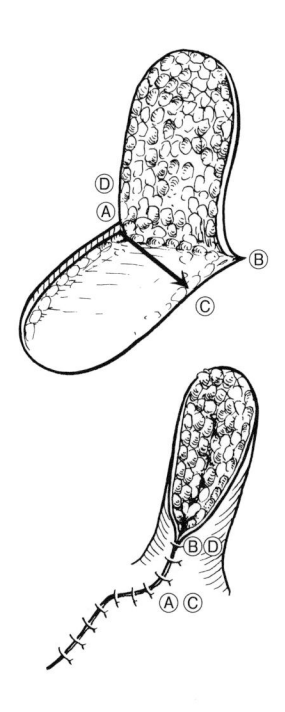

b．小皮弁のデザイン

　脚の長さの異なる皮切をおき皮下を剝離，図のごとく創を閉鎖すると，ほぼ90°向きを変えた皮弁が得られる．皮弁の方向が変わるのでデザインに注意．胸壁の皮膚がよく用いられる．

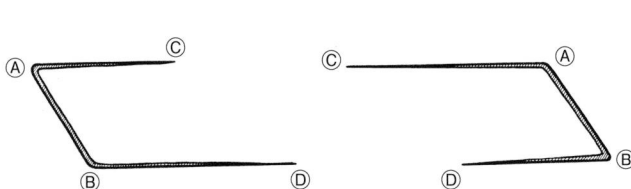

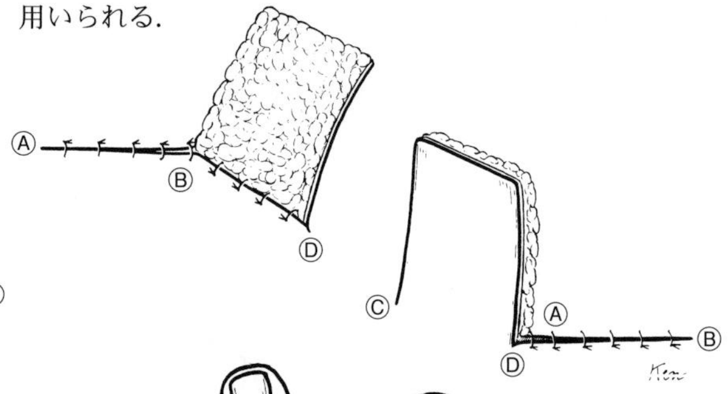

12 Island pedicle（kite flap）の利用

A．示指背側皮膚の利用

　これについては54頁の図7，および96頁の図17も参照．

a．示指の神経支配

　示指基節骨背面の皮膚は橈骨神経知覚枝により支配されているので，この神経のほかに皮下の動・静脈を含めて neurovascular island flap として母指側に移動し，母指の知覚を再獲得せんとするものである．

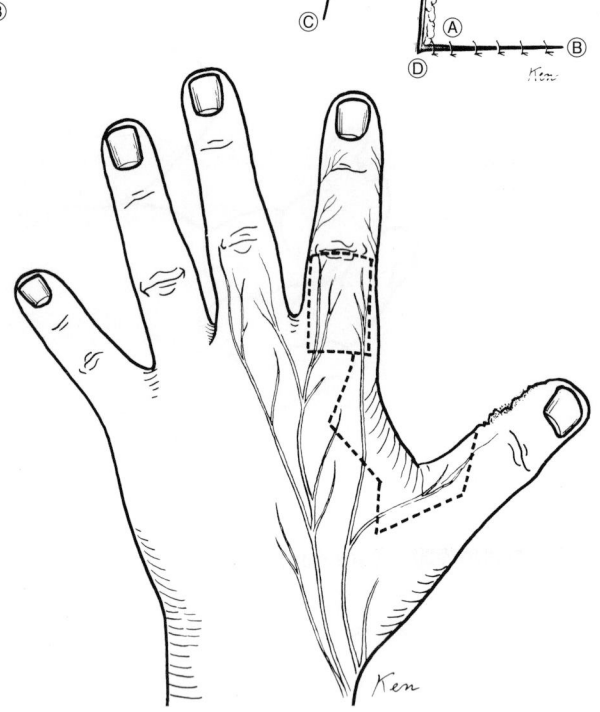

b．Kite flap の作製

　神経と皮下動・静脈を含めた柄を有する kite flap．一種の背側中手動脈皮弁である．逆行性皮弁としても使用可能．

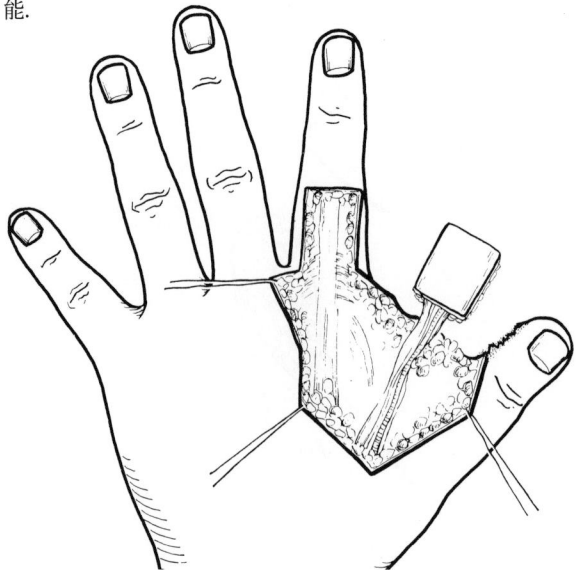

c．手術の完了

　Kite flap を母指に移植．示指の皮膚欠損部には全層植皮を行う．

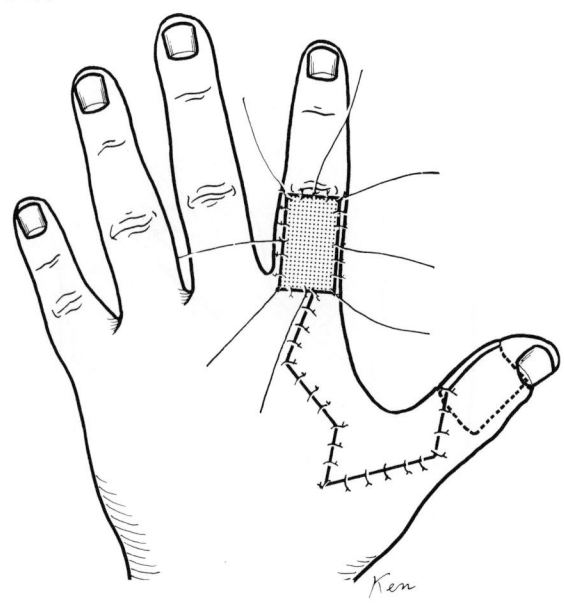

B. Neurovascular island pedicle 法

母指の知覚再建に用いられるが，これについては 340 〜 341 頁を参照．ここでは図は省略する．

C. 逆行性前腕皮弁 (radial forearm flap) (Yang, 1978)

橈骨動脈からの支配皮膚を利用するものであるが，術前ドプラー血流検出器による血行状態のチェックが望ましい．手背面，また母・示指間の拘縮解離後の被覆のみならず，手掌面の被覆にも利用されることがある．

皮弁側方の結紮糸は皮膚と筋膜の縫合で脂肪組織のずれを防止するものである．

（註）皮弁の中には，腕橈骨筋腱，橈側手根屈筋腱また長掌筋腱とか神経をも含めることが可能．本法は橈骨動脈の逆行性血行を利用するものである．ただし皮弁採取部位には分層植皮が必要となり，術後これが目立ちやすいという欠点がある．

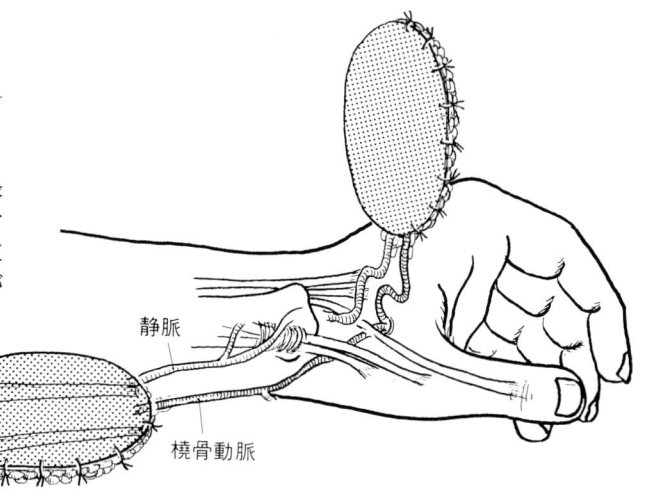

D. 逆行性後骨間皮弁 (reverse posterior interosseous flap) (Zancolli and Angrigini)

(J Hand Surg 13B: 130-135, 1988)

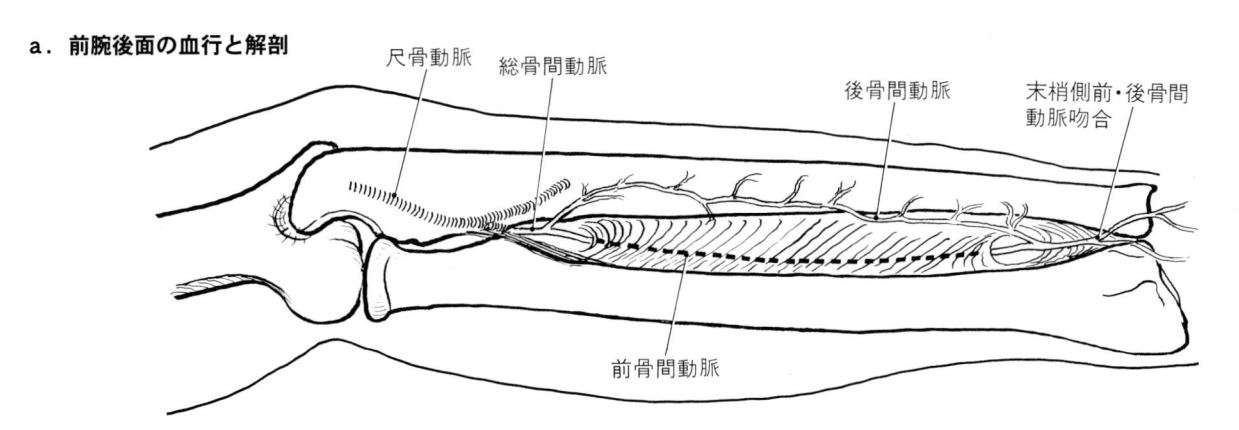

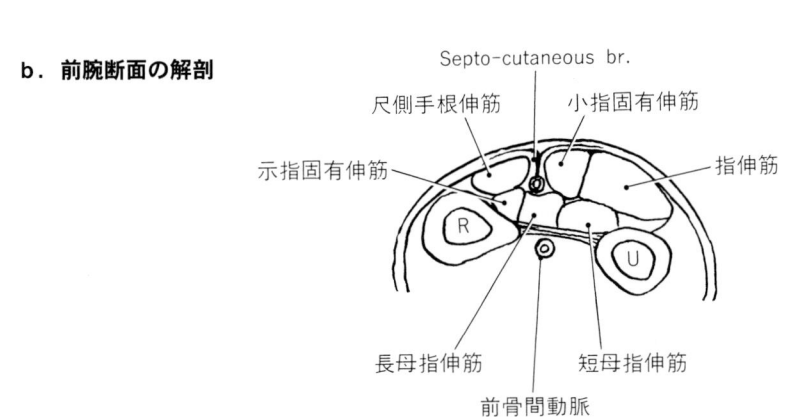

a. 前腕後面の血行と解剖

b. 前腕断面の解剖

c. 皮弁作製のデザイン

　図中の Ⓧ は上腕骨外上顆，Ⓧ' は遠位橈尺関節より 2 cm 中枢で前・後骨間動脈の吻合点であり，将来皮弁の回旋中心となる．血行についてはドプラーでの術前のチェックが望ましい．

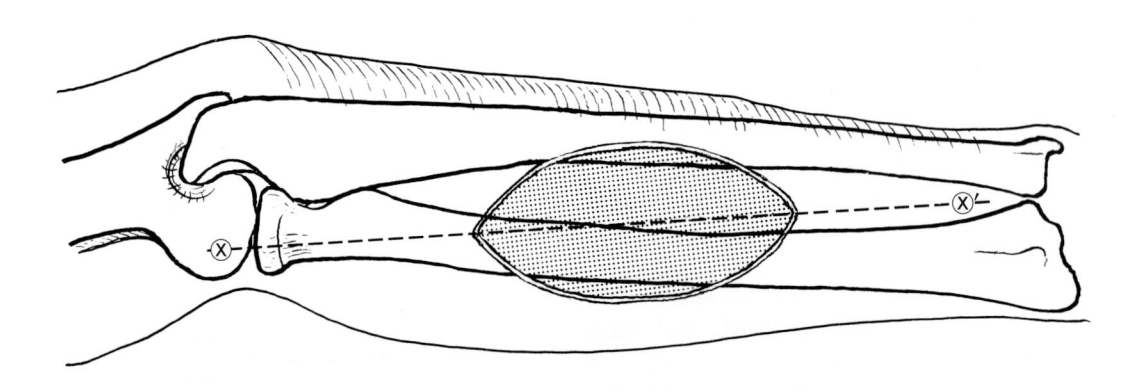

d. 逆行性後骨間皮弁の作製

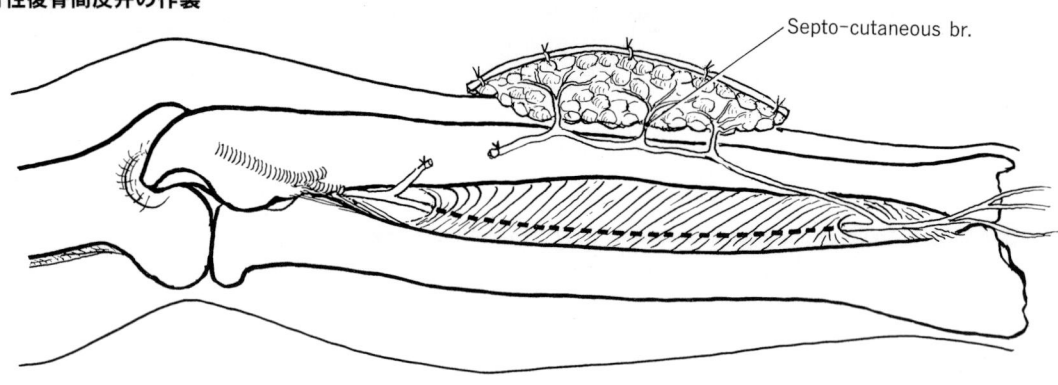

Septo-cutaneous br.

e. 皮弁の縫合

　この例は第1指間の拘縮を除去し，ここに皮弁を移植せんとするところ．

　本法は操作がやや複雑であり，失敗することもありうるので，先の逆行性前腕皮弁，その他の方法がより安全であろう．

　皮弁側方の結紮糸は筋膜との縫合で皮膚のずれを防止するためのものである．

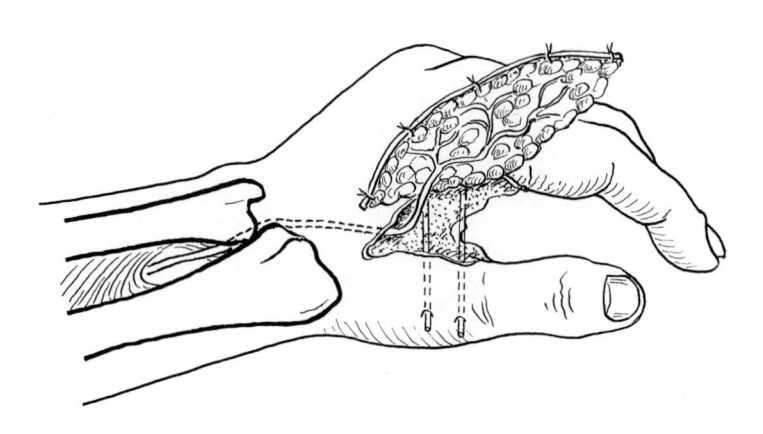

E．筋肉皮弁の利用（musculocutaneous flap）

a．来院時所見

37歳，女．
前腕背側の高度の圧挫で橈尺骨ともに複雑な骨折像を呈し，しかも伸筋群は削ぎとられて欠損している．受傷後1ヵ月を経過．

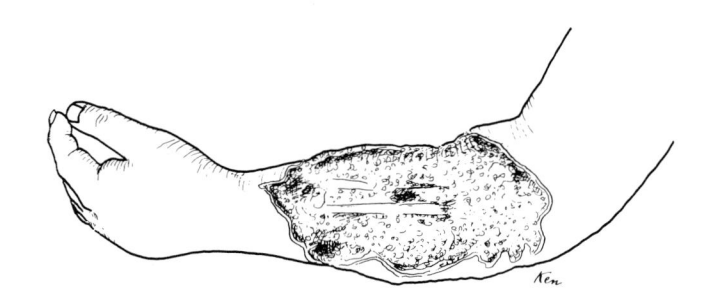

b．筋皮弁で創を閉鎖

広背筋に皮弁をつけ，筋皮弁として上腕後面を通し，前腕の創閉鎖に用いた．詳細については，589～590頁を参照．本法は上腕のみならず前腕の創にも使用可能である．

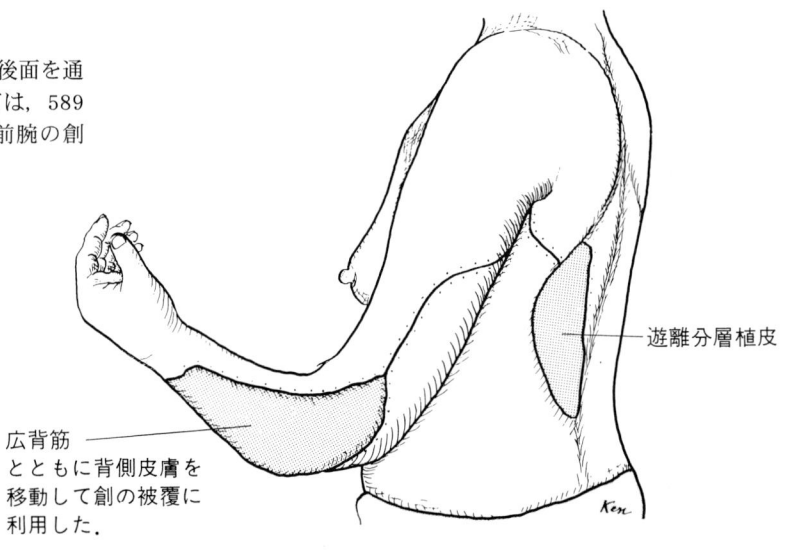

遊離分層植皮

広背筋とともに背側皮膚を移動して創の被覆に利用した．

13 Flag flap 法の実施

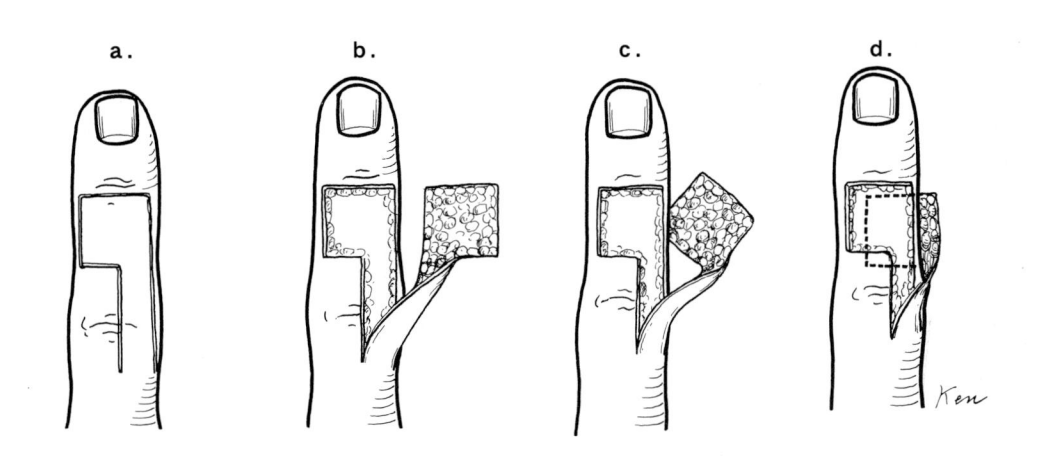

a.　　b.　　c.　　d.

14 逆行性背側中手動脈島状皮弁

　中手骨骨頭間に位置する背側・掌側血管の distal perforatinig artery を pivot point として皮弁を反転し，指背側方の被覆に使用するものである．静脈も大切に扱う．

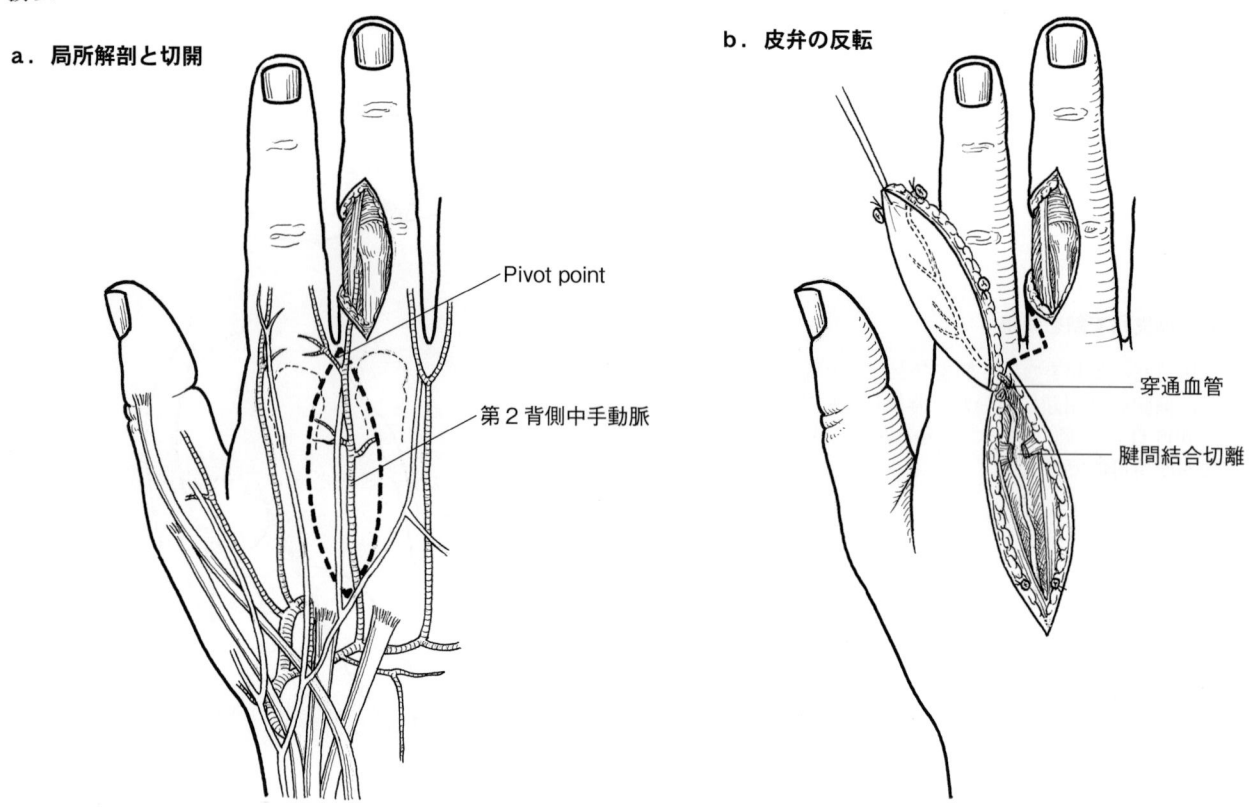

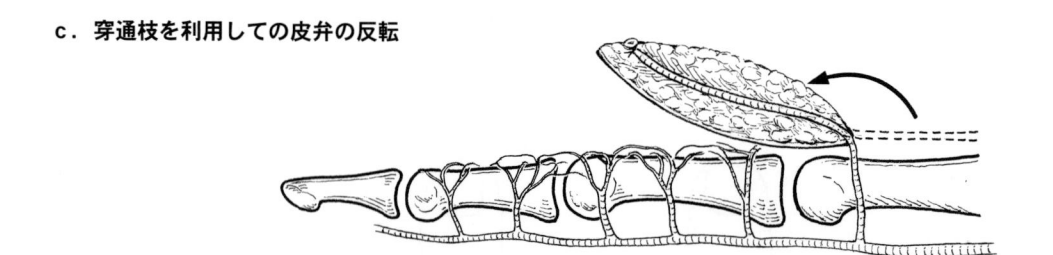

a．局所解剖と切開

Pivot point
第2背側中手動脈

b．皮弁の反転

穿通血管
腱間結合切離

c．穿通枝を利用しての皮弁の反転

15 局所皮膚の利用

A. Rotation法のいろいろ

a. Rotation flap のデザイン

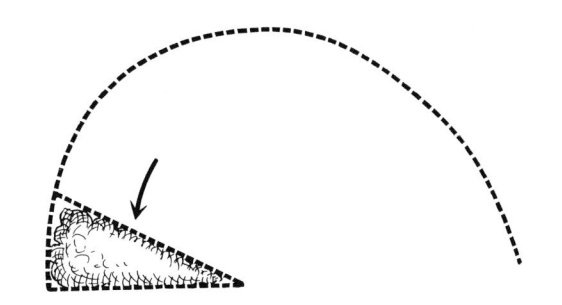

b. 創の閉鎖

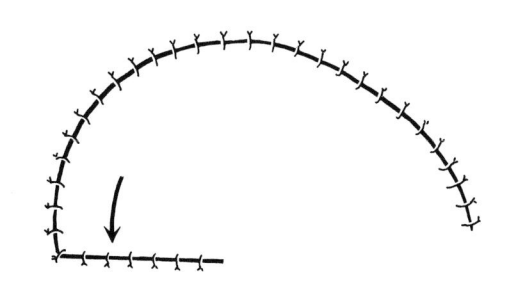

c. Local flap のデザイン

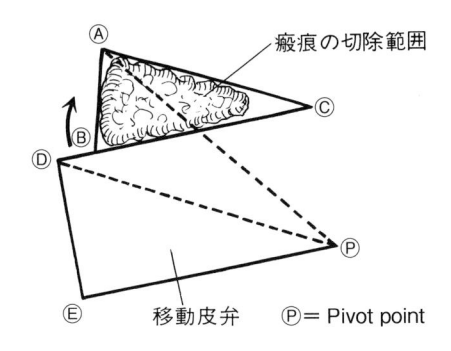

瘢痕の切除範囲
移動皮弁　Ⓟ= Pivot point

Ⓐ Ⓟ = Ⓓ Ⓟ となるごとくデザインする.
Ⓒ Ⓐ = Ⓒ Ⓓ であってはならない.
　移動する皮弁は思いきって大きく作製することが大切で，小さ目であれば必ず失敗するであろう.

d. 創の閉鎖

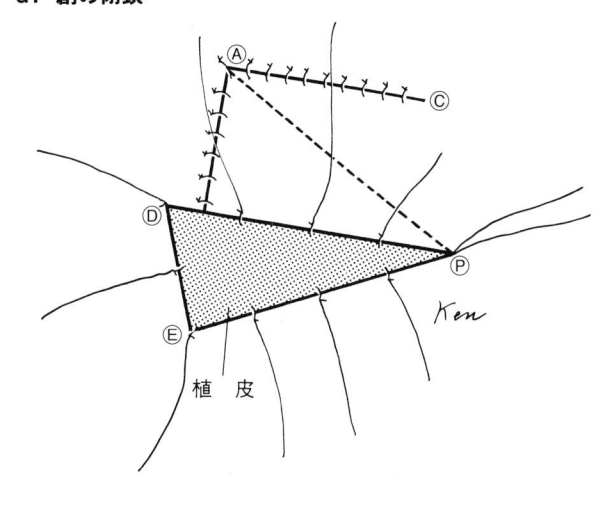

植　皮

B. 指背側皮下血管網

① 背側中手動脈
② 指動脈
③ Distal perforating artery
④ 背側指動脈
⑤〜⑨ 指動脈背側枝

ⓐ 背側皮下脂肪組織への枝
ⓑ 基節骨頭骨端線への枝→ transverse prearticular anastomosis を形成
ⓒ 腱側面脂肪組織への枝→ longitudinal anastomosis を形成
　ⓐⓑⓒと⑧により periarticular arterial circle を形成.

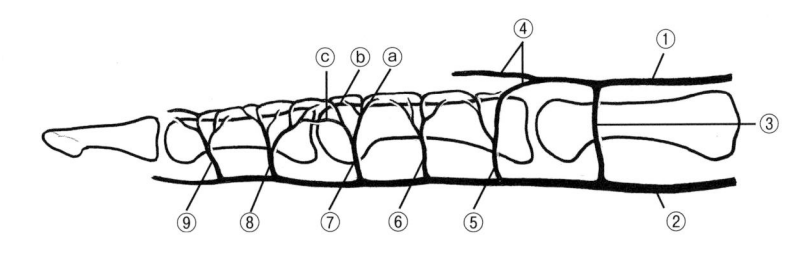

(Valenti P et al: Surg Radiol Anat 12: 235-239, 1990 より改変)
(児島：手の皮弁手術の実際, 克誠堂出版, p179, 1997)

C. Advancement法のいろいろ

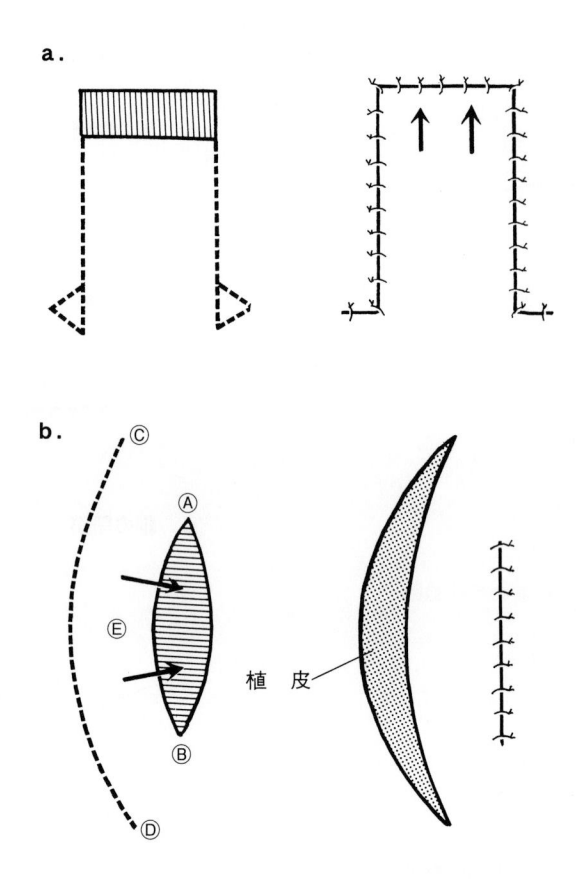

a.

b.

この場合 bipedicle flap でもある．
ⒸⒹ＞ⒶⒷ×2　　　　　Ⓔ＞ⒶⒷ×1/2

16 Local flap の実施

A. Local flap の利用 (1)

　比較的小さな皮弁で限局した範囲の重要組織を被覆するのに利用される．

a. Local flap のデザイン

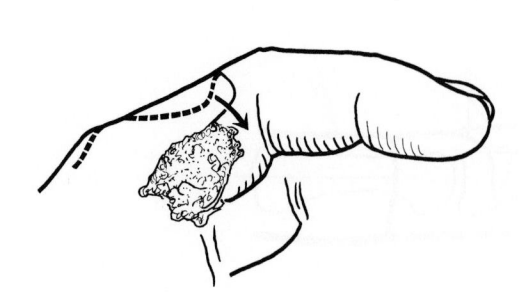

b. 創の閉鎖

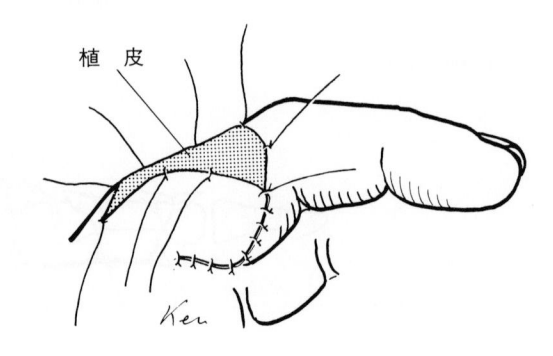

植皮

B. Local flap の利用（2）

a. Local flap のデザイン

b. 創の閉鎖

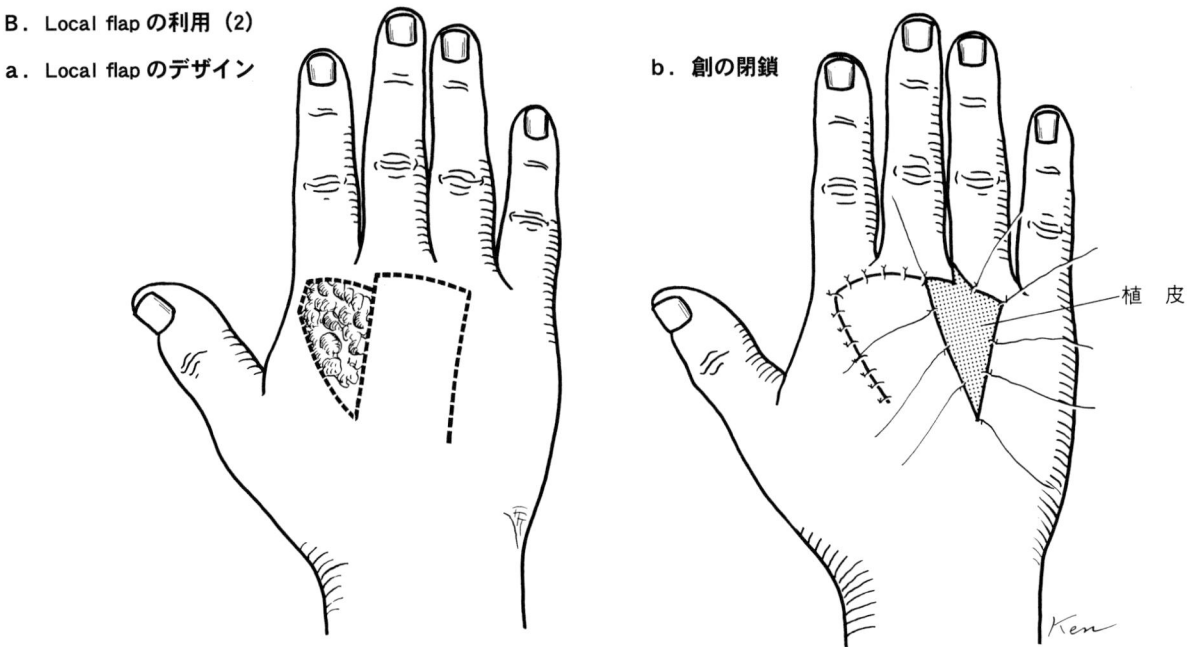

植皮

17　Double Z-rhombic repair 法の実施

　菱形の皮膚欠損部の被覆に便利．とくに手背など皮膚の移動性が良好な部位に利用される．

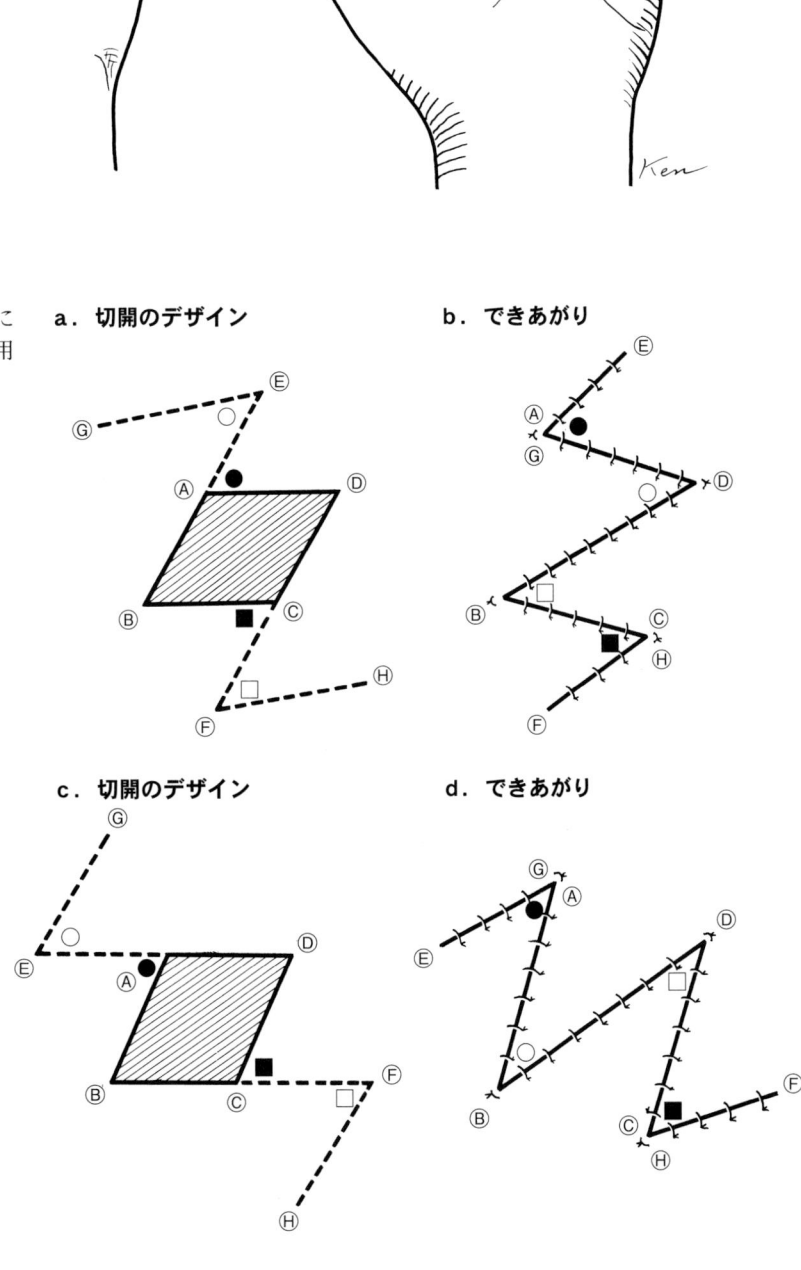

a. 切開のデザイン

b. できあがり

c. 切開のデザイン

d. できあがり

第8章　骨折と脱臼

8-1　骨折治療の原則

　骨折治療の原則は，ほかの大きな長管骨のそれと同様であり，確実な診断のもと早期に完全整復，完全固定，早期運動開始の三者よりなることは言を待たない．整復・固定にさいしては，必ずX線透視で確認する必要がある．なお，術前には原則としてCT（3D-CT）撮影により骨片転位の確認を行う．

I．整復

　徒手整復が原則であるが，不安定な折れ方の骨折に対しては積極的に観血的整復を行い，正しい整復のもと確実な固定を行う．整復にさいしては，骨片間の肉芽・瘢痕を除去し透視下に正しい整復を行うことが大切で，回旋変形の矯正に注意する．とくにDIP，PIP関節部の骨折・脱臼に対しては操作が繊細となるので，拡大鏡使用のもとmicrosurgery用の器具を使用する必要がある．

II．固定

① 原則として，手関節を固定，指は安全肢位固定とする．
② 種々の固定法が用いられるが，抜去の便利なキルシュネル鋼線が多用される．螺子も時に使用されるが，金属副子は前腕・上腕骨は別として，なるべく使用すべきでない．なぜならば副子使用のさいは剥離の範囲が広く，したがって癒着の範囲も広くなるからである．
③ 鋼線の刺入は一側の手で骨片を固定，他側の手のみでこれを行うこととなるので，小型のエアートーム，電動ドリル，またピンバイスを利用するのが便利である．固定はできるだけ確実とし，早期運動を可能のごとくにする．もし骨欠損部があれば必ず海綿骨を移植する．
④ なお，術後にはさらに外固定を追加するのが原則．牽引は整復時のみで固定には使用しない．
⑤ 骨折治療の予後を不良にするもっとも大きい原因は，自信のないまま不確実な固定をダラダラと長期間継続することにあるといってよい．

III．早期運動開始

　部位にもよるが，確実な固定を2〜3週間行い，のち早期に後療法を開始する．たとえ骨癒合は完成していなくとも，指がmuscle balanceの肢位にあれば再転位の心配は少ない．なお陳旧症例の遷延治癒骨折で骨の癒合が得にくいと考えられる場合には，骨癒合をあきらめ早急に運動を開始して，関節周囲の拘縮を除去，その後二次的に骨移植などの処置をすることもある．

1 末節骨の骨折

a．末節骨骨折のいろいろ

横骨折は癒合が遷延しやすいので，細いキルシュネル鋼線2本を平行に刺入固定する．また症例によっては骨釘移植を要するものもある．

一般に副子固定により治療されるが，時にキルシュネル鋼線の刺入を要することもある．とくに図の右端のものは不安定で手術を要するものが多い．

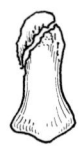

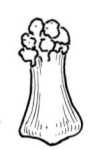

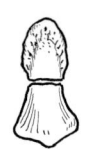

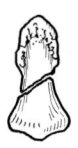

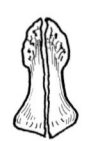

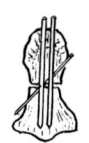

b．末節骨骨折と爪下血腫

骨折のさいにはしばしば爪下血腫を形成する．血腫による内圧亢進は強い疼痛の原因となるので，爪に穿孔を加えて，これを外に誘導してやることが必要となる．穿孔はクリップの先端を熱したもので爪を焼くことにより行う．血腫排出後は圧迫固定する．

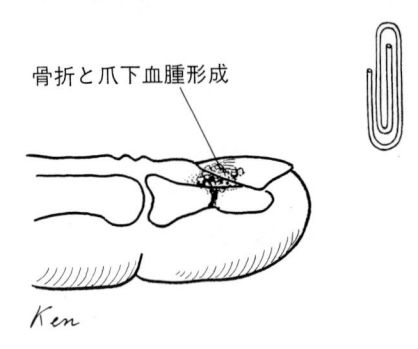

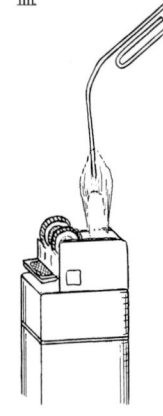

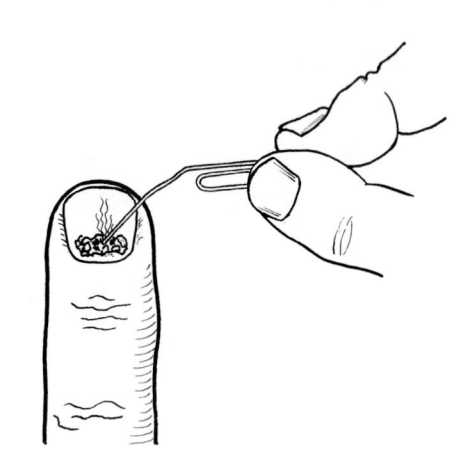

骨折と爪下血腫形成

2 末節骨の剥離骨折

a．槌指変形の発生

一般に手術は行わず副子固定（伸筋腱損傷の項を参照）またはキルシュネル鋼線刺入による石黒法が行われる．

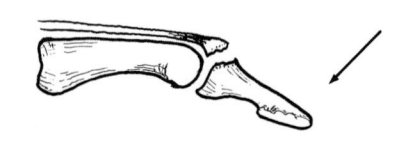

1）過屈曲

2）長軸圧掌側脱臼

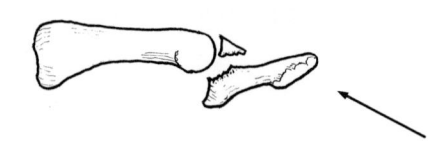

3）背側脱臼

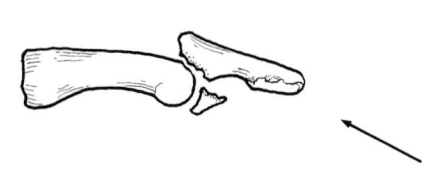

b．背側副子による固定

骨片がないか，あっても骨片が小さく脱臼のないものに用いられる．固定期間は 6 週とする．

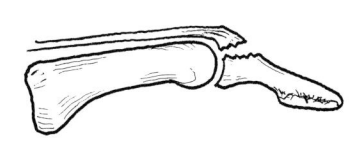

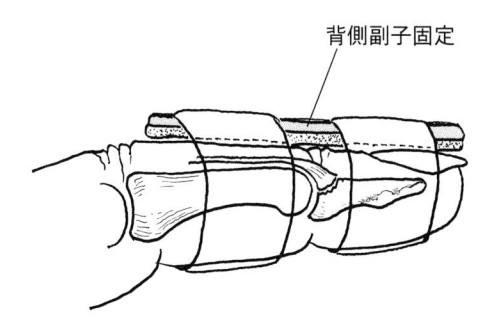

背側副子固定

c．Extension block による整復（石黒法）

骨片が大きく末節骨が亜脱臼をとるような場合に用いられる（日手会誌 5：444-447，1988）．

1）石黒法の実施

DIP 関節最大屈曲で X 線透視下に extension block 用のキルシュネル鋼線を刺入する．

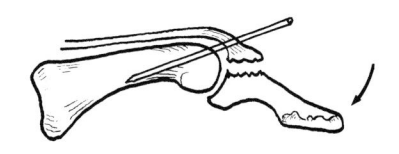

2）整復と固定

矢印方向に圧迫を加えて整復後に，DIP 関節を経皮的に固定する．鋼線抜去は 4 週後とする．

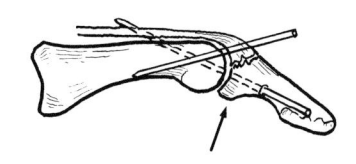

d．末節骨掌側脱臼

骨折が大きく末節骨が掌側脱臼をとる場合．手術的整復とキルシュネル鋼線による固定．石黒法が使用される場合もある．

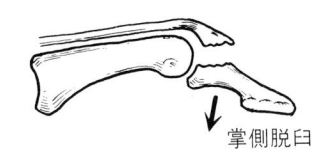

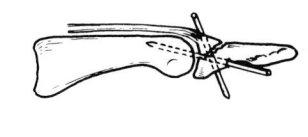

掌側脱臼

e．末節骨背側脱臼

骨片が大きく末節骨が背側脱臼をとる場合．マイクロスクリューを利用するのもよい方法である．

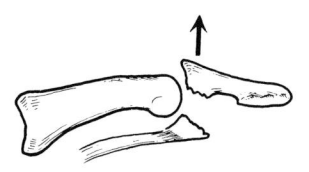

長軸圧

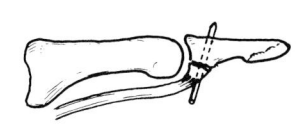

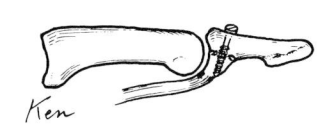

3 末節骨の剥離骨折の処置に用いられる切開

図 a の切開が便利であろう．関節固定術にも使用される．

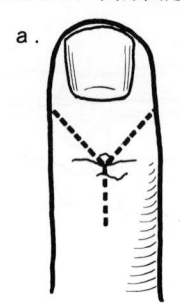

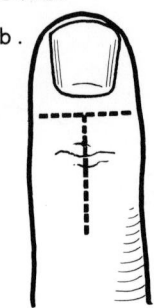

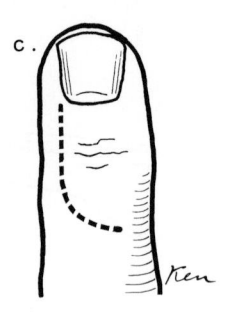

4 末節骨の開放骨折

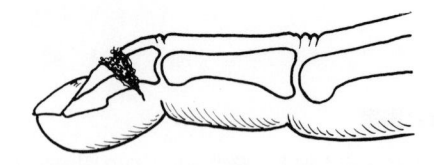

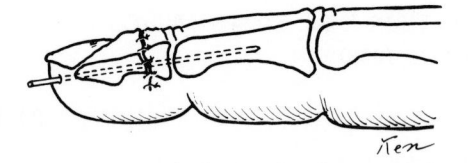

5 突き指による母指 IP 関節の脱臼骨折

a．来院時 X 線所見と切開

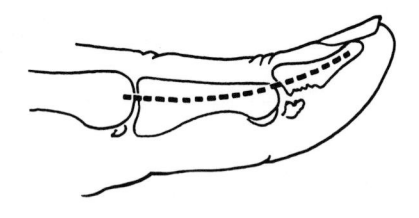

b．側正中切開で骨片を出し，キルシュネル鋼線を刺入して整復・固定を行う．

しばしば側副靱帯の切離が必要．

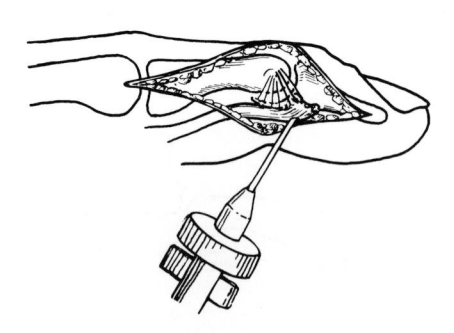

c．骨片の固定の完了

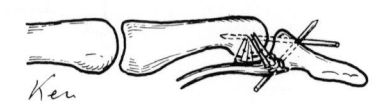

6 突き指による母指 DIP 関節内骨折

a．X線所見（正面）

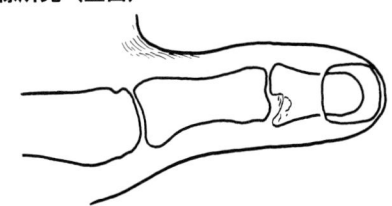

b．X線所見（側面）

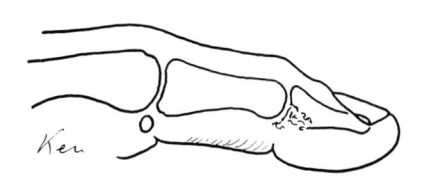

c．側正中切開（切開は骨折側におく）

斜走靱帯を切離反転．

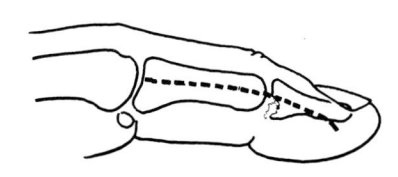

d．側副靱帯中枢端の切離

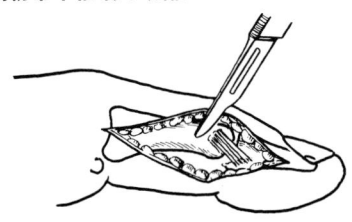

e．側副靱帯の反転と関節内面の観察

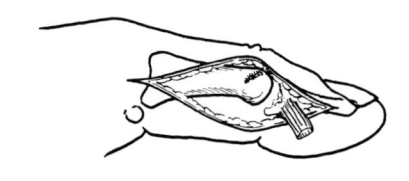

f．骨片の整復

　注射針の先端を鉤状に曲げたものを使用するとなかなか便利である．必要に応じ骨移植を追加する．もし関節面に陥没があれば，これを起こして下面に海綿骨移植をする．

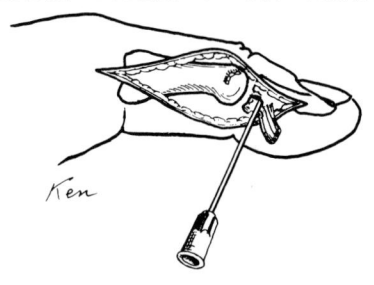

g．骨片整復後の固定

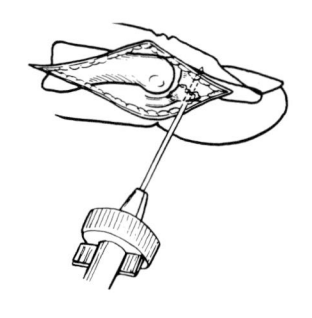

h．側副靱帯の再縫合

　靱帯の縫合には Mitek mini bone anchor を使用するのもよい．

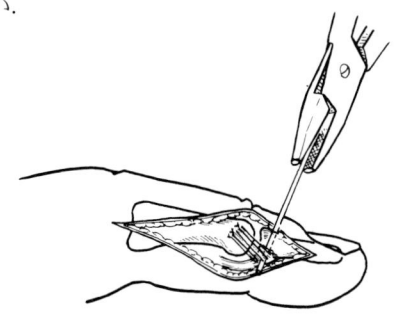

i．終　了

　固定期間は4週とし，後療法に移る．

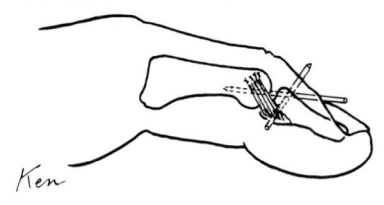

7 DIP 関節内骨折（木森）

16歳，男．野球による突き指．

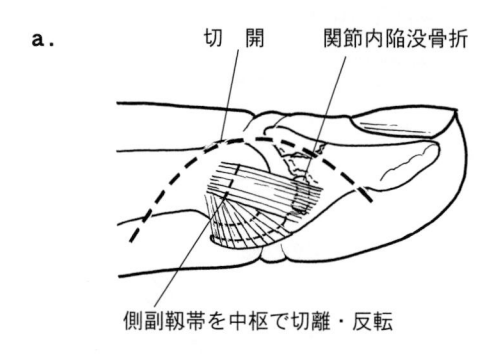

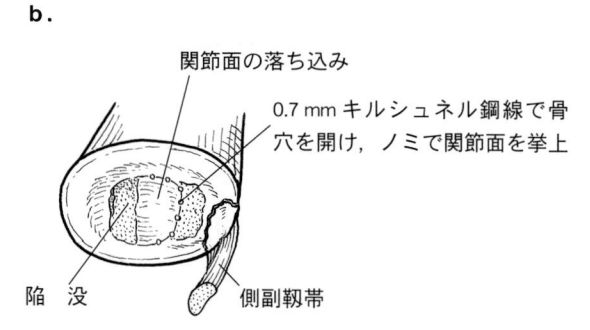

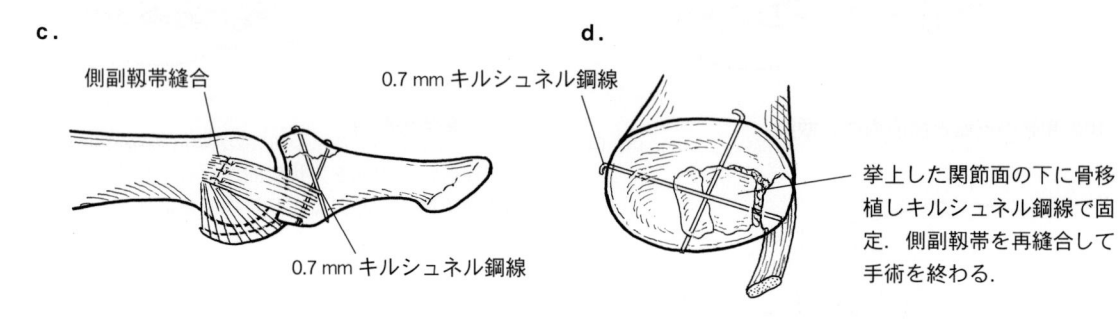

a.
切開　関節内陥没骨折
側副靱帯を中枢で切離・反転

b.
関節面の落ち込み
0.7 mm キルシュネル鋼線で骨穴を開け，ノミで関節面を挙上
陥没
側副靱帯

c.
側副靱帯縫合
0.7 mm キルシュネル鋼線

d.
0.7 mm キルシュネル鋼線
挙上した関節面の下に骨移植しキルシュネル鋼線で固定．側副靱帯を再縫合して手術を終わる．

8 突き指による DIP 関節脱臼

多くの場合，徒手整復が可能．整復後は側方動揺性をチェックする．3週間固定ののち，後療法に移る．

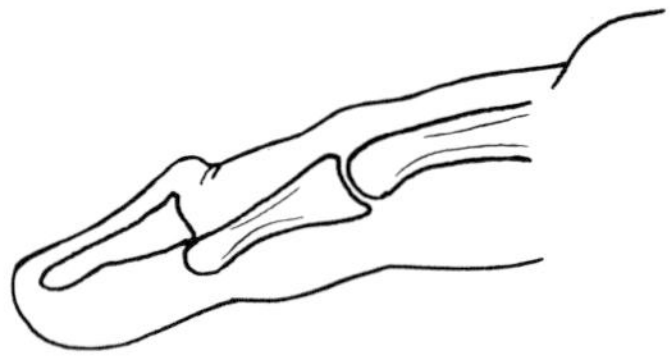

9 突き指による末節骨剥離骨折

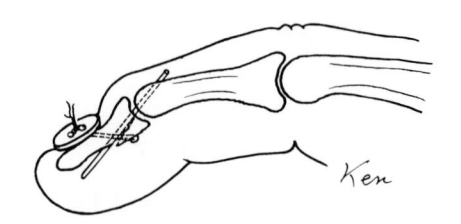

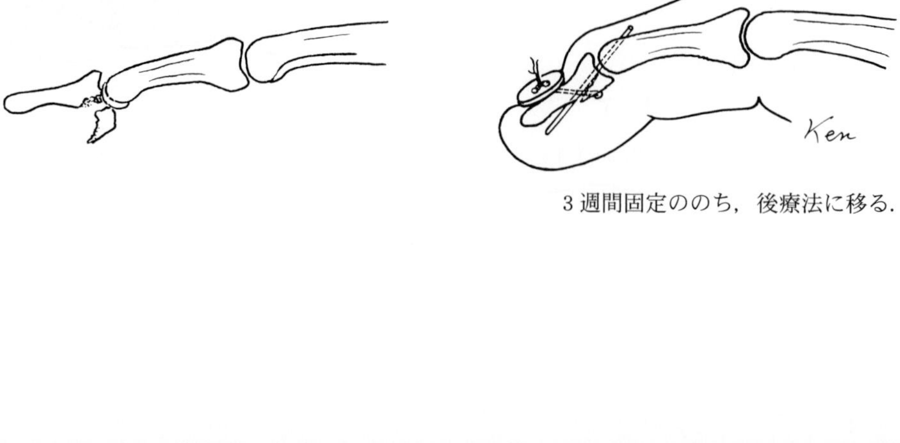

3週間固定ののち，後療法に移る．

10 陳旧性骨性槌指変形の矯正（木森）

陳旧例で石黒法の適応でない場合に使用する.

a．2ヵ月を経過した骨性槌指変形

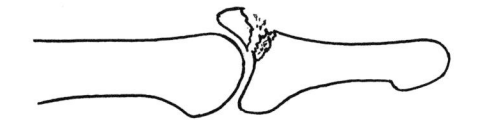

b．骨片の剝離と軟鋼線の通し方（背面）

Y字切開で局所を開き骨片を剝離．あいだの瘢痕をリューエル，メスで除去．末節基部両側縁に0.7 mmキルシュネル鋼線でドリル穴を作製．

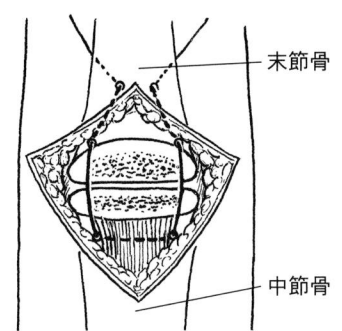

末節骨
中節骨

c．骨片の整復と軟鋼線の通し方（側面）

No.36軟鋼線を伸筋腱付着部に通し，直針を用いて掌側に引き出す．

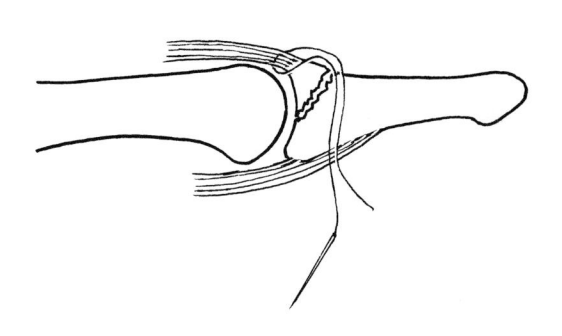

d．海綿骨採取

橈骨遠位端で掌側，また背側第2～3区画間に切開を加え，海綿骨を採取．

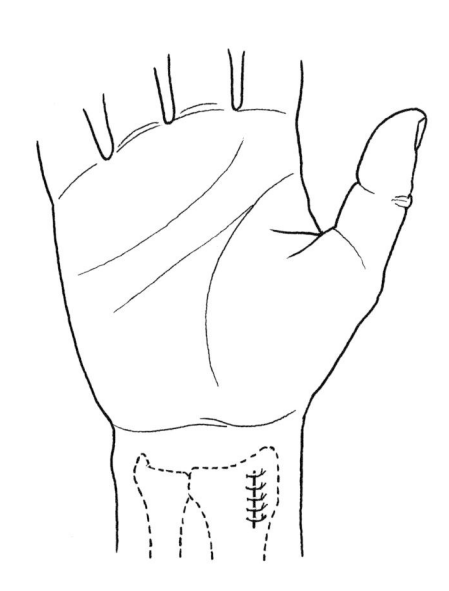

e．骨片の整復と固定の完了

骨欠損部には海綿骨をつめ込み，掌側に横切開（または縦切開）を加え，軟鋼線を骨に接して結節縫合・固定．透視で骨片の整復を確かめ，0.7 mmキルシュネル鋼線を刺入する．

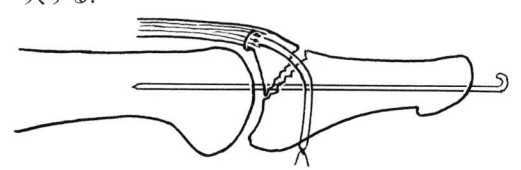

f．掌側横切開での結節縫合

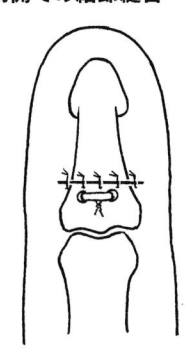

11 中節骨骨欠損に対する骨移植

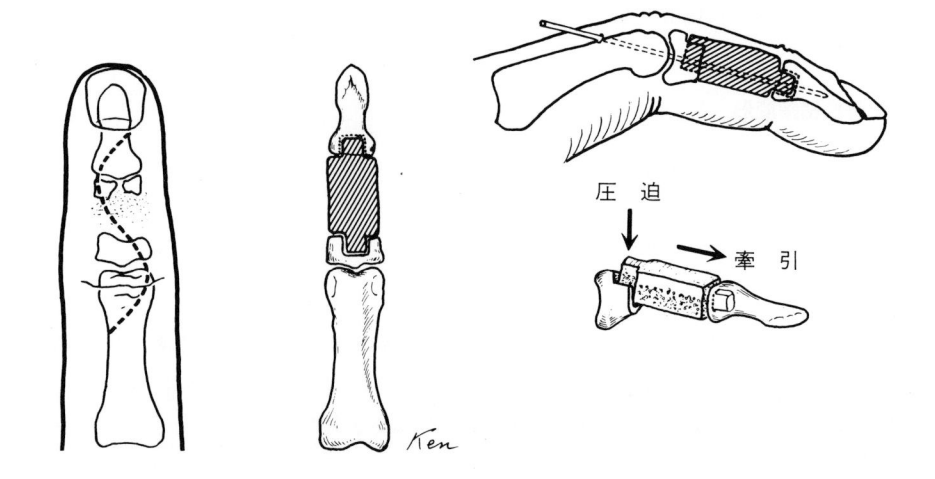

12 移植骨片の形成

　移植骨としては腸骨の骨陵部を含めて使用するのがふつうであり，形成には小型のリューエル，また電動ドリルやメスを利用する．どのような形成をするかは，症例ごとに局所の所見をみながら決定する．

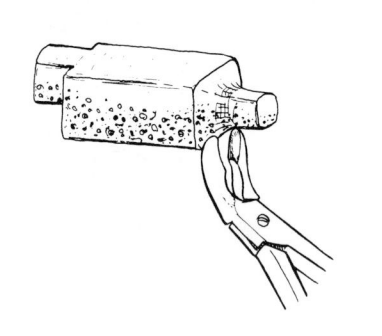

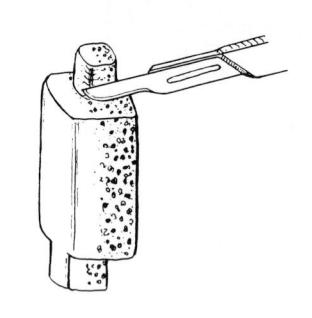

13 骨折と解剖

　局所の解剖と muscle balance の状況をよく理解しておくことは，骨折の治療にさいし，とくに大切である．

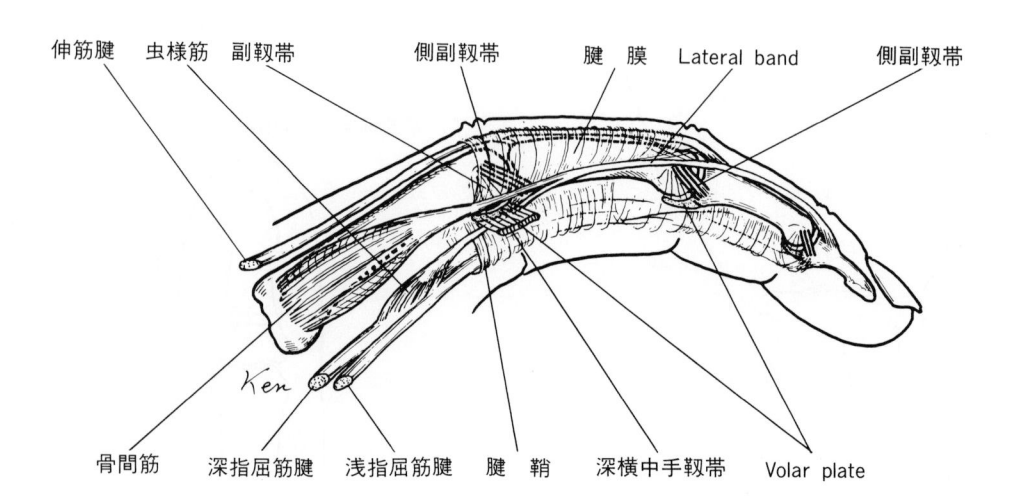

伸筋腱　虫様筋　副靱帯　側副靱帯　腱膜　Lateral band　側副靱帯

骨間筋　深指屈筋腱　浅指屈筋腱　腱鞘　深横中手靱帯　Volar plate

14 中節骨骨折とその転位

a．浅指屈筋腱の付着部より中枢側での骨折転位

背側凸となる．

b．浅指屈筋腱の付着部より末梢側での骨折転位

掌側凸となる．
　その整復は牽引よりも指を屈曲位とすることが必要．すなわち muscle balance の肢位とする．Muscle balanced position とは，すなわち安全肢位（9頁の図9c）であることに注意．

15 骨折の整復

a．整復のための局所麻酔

指神経ブロック（11頁の図13a）のほうが望ましい．

b．整復と固定肢位

　整復には牽引よりも屈曲が大切である．Muscle balanced position，すなわち安全肢位とすれば，骨片は整復されやすく，しかも再転位の可能性が少ない．指の回旋肢位には注意する．図は掌側副子固定を示す．

c．アルフェンスによる背側副子固定

　固定を確実にし，回旋変形防止のため隣接指と一緒に固定するのがよい．

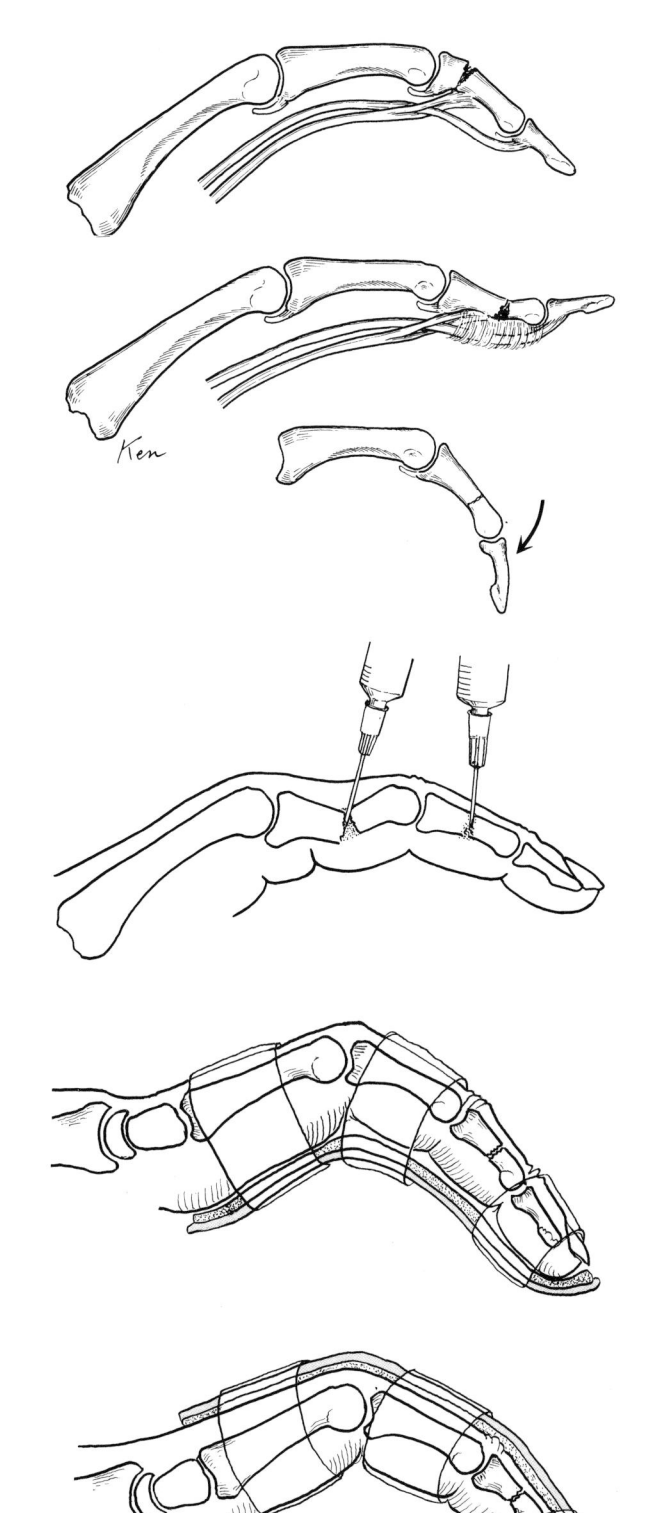

16 中節骨頸部骨折

年少者でスポーツによりしばしば発生する．

a．骨片は背側転位を示す．

徒手整復困難で，多くの場合は手術が必要．

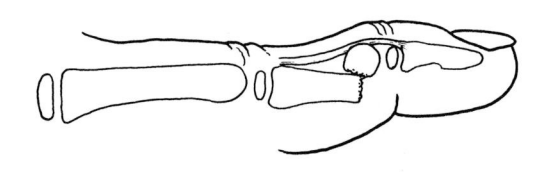

b．切　開

進入路として，新鮮例では伸筋腱の両側方からはいるが，陳旧例については伸筋腱を縦に裂いたほうが好都合のこともある．

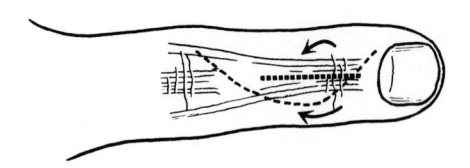

c．骨片の整復・固定

0.7 mm 程度のキルシュネル鋼線を刺入する．刺入には図のごとき電動ドリル，またはピンバイスが便利．

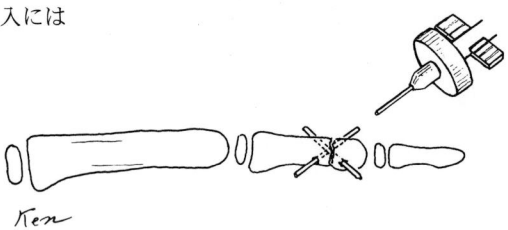

17 中節骨骨頭骨折とその固定

発　生：
① 牽引によるもの
② 圧迫によるもの
③ 圧挫によるもの

治　療：
① 関節面に対しては常に正しい接合が重要となる．もし欠損があれば骨移植を，時に欠損が大きければ，
② 有頭骨遠位側から骨軟骨をとり移植し，関節を形成することがある（256 頁の図 5 参照）．

a．牽引による骨折

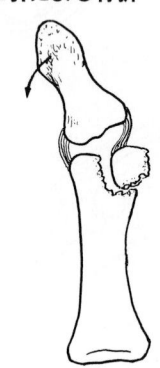

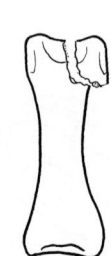

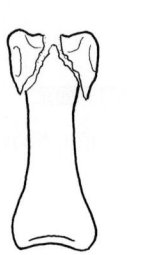

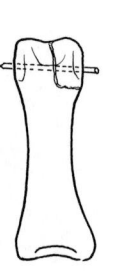

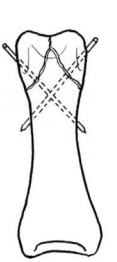

b．圧迫による骨折

18 陳旧性 DIP 関節内骨折（木森）

　関節嚢を開き反転．末節骨を牽引しながら骨折部を露出．肉芽，瘢痕を除去．関節面を合わせて螺子，またはキルシュネル鋼線固定を行い，のち関節嚢を縫合する．必要に応じて海綿骨移植を追加．

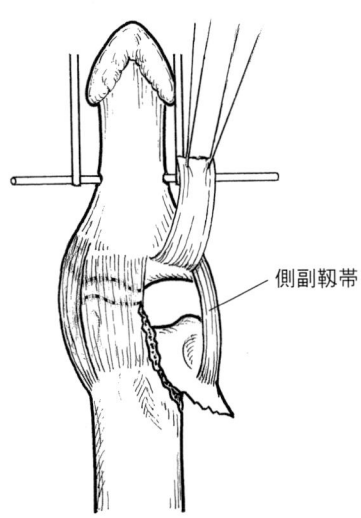

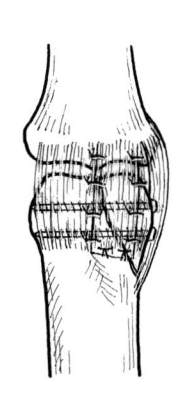

側副靱帯

19 PIP 関節の脱臼・骨折（徒手整復）

発　生：

　本症の発生に軸圧型と伸展型があり，前者は中央に嵌入骨片を形成するもので，徒手整復は困難であり，常に手術が必要となるが，後者は掌側骨片のみを有し，ふつう非観血的整復が可能である．術前には，必ずCT（3D-CT）により骨片の転位，数の状況を確認する．

（註）徒手整復は，掌側骨片のみを有する伸展型骨折のしかも新鮮症例にのみ用いられる．

a．伸展型

掌側に三角骨片のみを有するもの（非観血的整復が原則）．

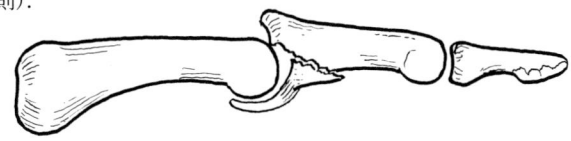

b．軸圧型

中間に陥入骨片を有し，手術が必要となる．

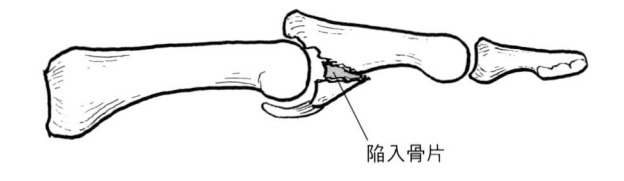

陥入骨片

c．伸展型骨折に対する徒手整復法（PIP 関節脱臼・骨折の所見）

1：スポーツ外傷によりしばしば発生する．突き指として放置されることが多いが，陳旧例の処置は非常に困難となるので，早期の処置が大切である．
2：①②の方向に牽引．③の方向に圧迫する．ついで，
3：MP 関節屈曲位として整復する．以上で整復位が安定していればこのままギプス固定を行うが，もし不安定のようであれば，
4：キルシュネル鋼線を経皮的に刺入して固定をはかる．

1）伸展型 PIP 関節背側脱臼・骨折

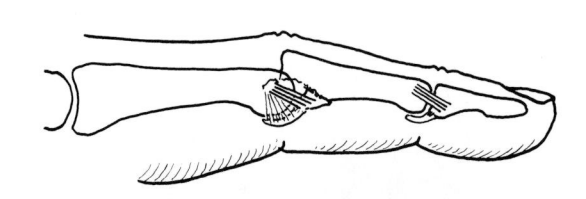

2）伸展型骨折の徒手整復

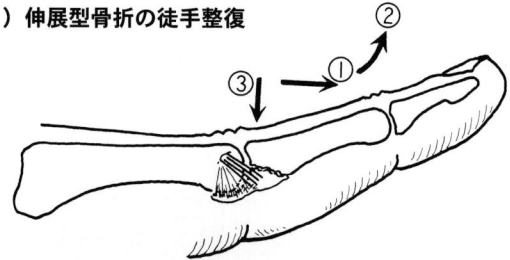

3）整復位保持

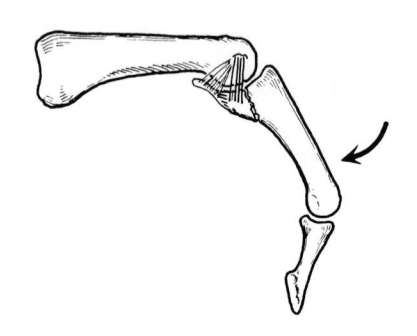

4）キルシュネル鋼線の経皮的刺入・固定

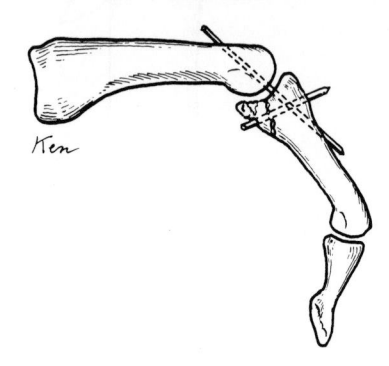

20 伸展型骨折に対する extension block 法（須川，1981）

a．伸展型骨折の転位

掌側骨片のみで中間骨片のないものに使用される．

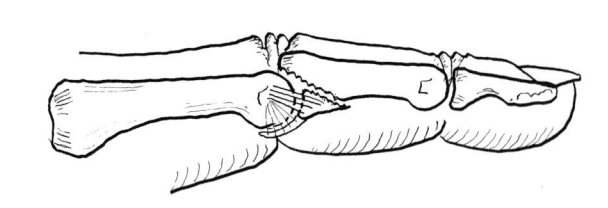

b．Extension block 法

指神経ブロック下に指を牽引，中節基部を整復，屈曲を加えながら透視下に骨片の適合性を確認したのち，ピンバイスを用いてキルシュネル鋼線を経皮的に刺入し，PIP 関節の伸展を防止する．術後はすぐ指を使用させてよい．鋼線は 3 週で抜去．徐々に自・他動運動を開始する．

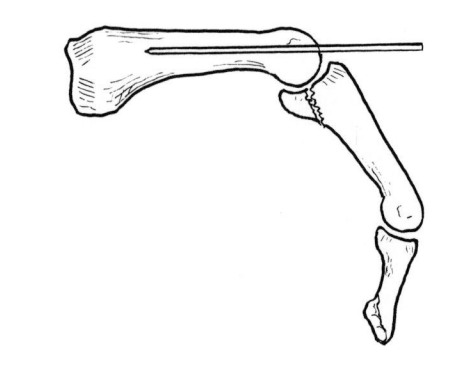

21 PIP関節の脱臼・骨折（3方向牽引）

a．牽引による整復（3方向牽引）

Robertson, Cawley and Fairs法（1946）：伸展型骨折で骨癒合が完成していなければ，数週を経過した陳旧例にも使用されてよい．

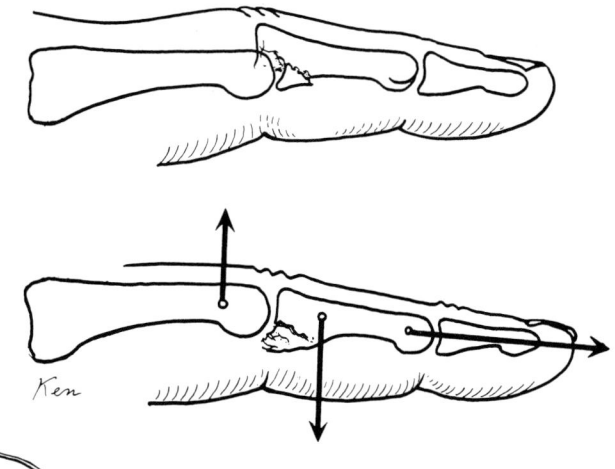

b．3方向牽引による骨折・脱臼の整復

牽引の期間は症例により異なるが，ふつう4〜5週とする．なお牽引を行いながら指の屈伸を行わしめる．

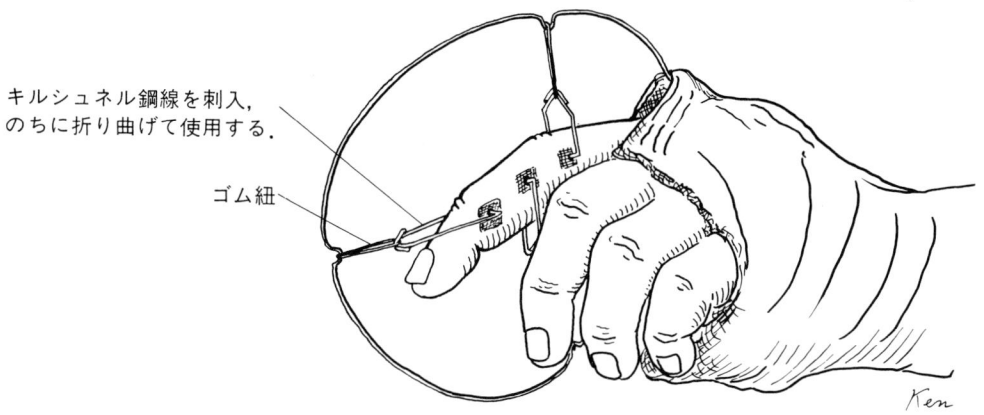

キルシュネル鋼線を刺入，のちに折り曲げて使用する．
ゴム紐

22 PIP関節背側脱臼・骨折の処置（木森）

a．中節骨基部骨折と靱帯損傷

骨折側弧状切開で入り，横支靱帯を切り，側索を上方に引き側副靱帯を観察すると背側2/3の付着部断裂あり．

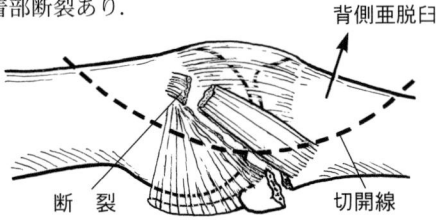

背側亜脱臼
断裂　切開線

b．骨片整復と靱帯修復

健常側副靱帯を切り，反転．関節面を見ながら骨片を整復する．0.7 mmキルシュネル鋼線2本で固定．側副靱帯はMitek mini bone anchorを用いて縫合，固定した．

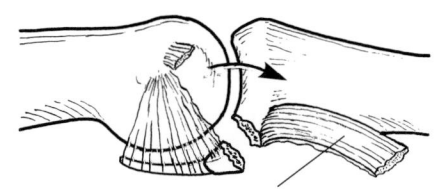

側副靱帯の反転

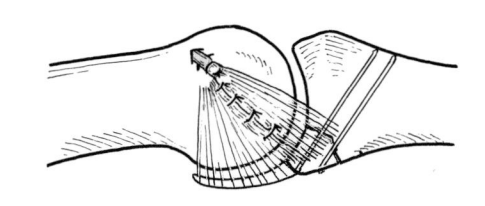

23 軸圧型 PIP 関節の脱臼・骨折（新鮮例に対する観血的整復）

軸圧型骨折で中央に陥入骨片がある場合には，徒手整復は成功しないのでただちに手術的整復を考える．陳旧になればなるほど操作が困難となるので，なるべく早いほうがよい．術前には必ず CT 撮影が必要．操作は繊細を要するので，拡大鏡下，microsurgery 用器具の使用が必要となる．経験のない人はメスをとるべきではない．予後を不良にするだけである．

a．切 開

図は尺側に基部を有する掌側ジグザグ切開を示したが，側正中線切開を用いることもある．このさい，先端は少し掌側に屈曲せしめ術野の拡大をはかる．切開線は必ず陥入骨片のある側におくようにする．

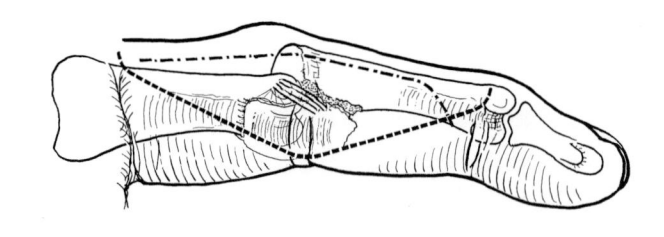

b．骨片転位の状況

中間陥入骨片の存在に注意．

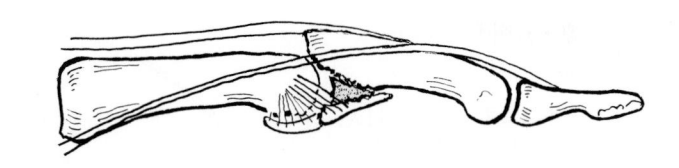

c．関節面の観察

骨片の整復・固定：
　側副靱帯を一時的に切離し，関節を開放，掌側骨片を掌側によけ，中間骨片の陥入状況を観察ののち，これの整復を行う．操作には小型のエレバトリウムを使用．骨欠損部には橈骨遠位より採取した海綿骨移植を行う．

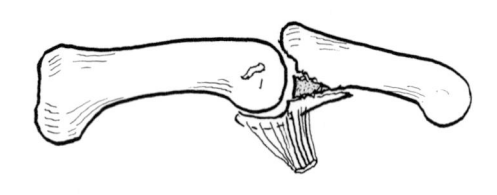

（註）上の図は側副靱帯，副靱帯の両者を切離反転しているが，側副靱帯のみでよいこともある．

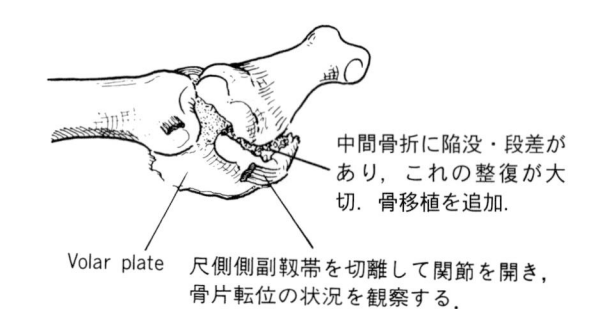

Volar plate　尺側側副靱帯を切離して関節を開き，骨片転位の状況を観察する．

中間骨折に陥没・段差があり，これの整復が大切．骨移植を追加．

d．骨片の整復・固定

整復が可能となれば，掌側より背側に向かって斜めに 0.7 mm キルシュネル鋼線を刺入し，骨片を固定したのち，側副靱帯の再縫合を行う．術後は透視でのチェックが必要．3 週でギプス除去，自動運動開始，5 週でキルシュネル鋼線を抜去する．側副靱帯の固定はボタンではなく Mitek mini bone anchor などのほうがよいであろう．

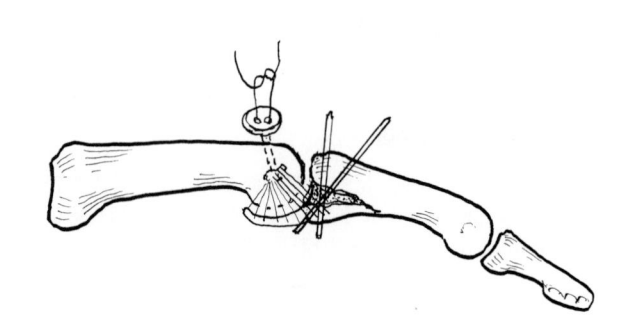

24 中指 PIP 関節背側脱臼・骨折（木森）

受傷 6 日目手術．

a．切 開

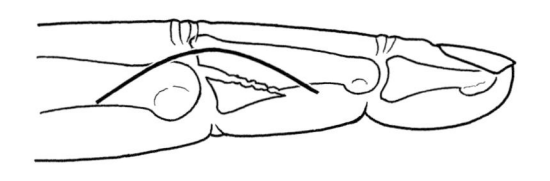

b．掌側骨片の整復

関節囊を開いて掌側転位骨片のキルシュネル鋼線仮固定．のちにライビンガー螺子 2 本を使用し，固定．

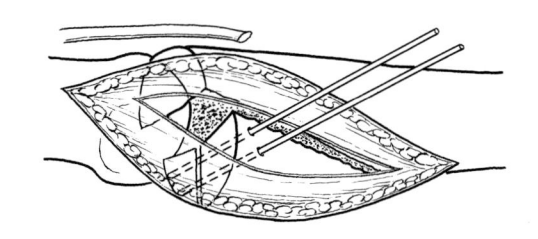

c．掌・背側骨片の整復

掌側骨片の後退，整復，キルシュネル鋼線仮固定，のちライビンガー螺子 3 本で固定．透視で整復．固定性を確認．

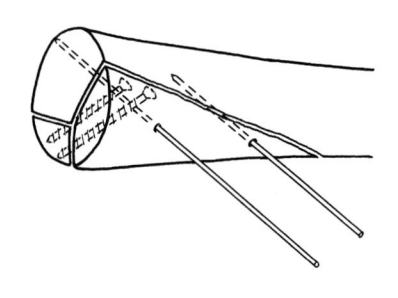

d．中央索の再縫着

中央索の再縫着に Mitek mini bone anchor を使用．

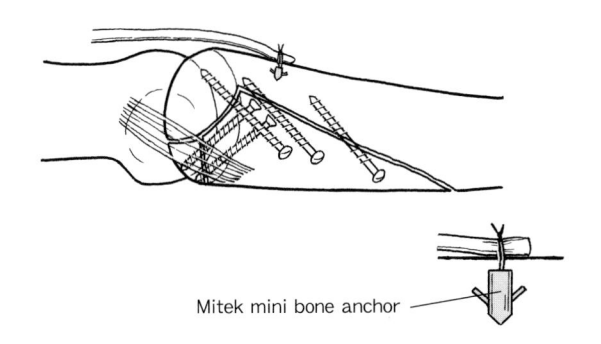

Mitek mini bone anchor

25 環指中節骨基部骨折（木森）

受傷 9 日目手術．

a．掌側切開

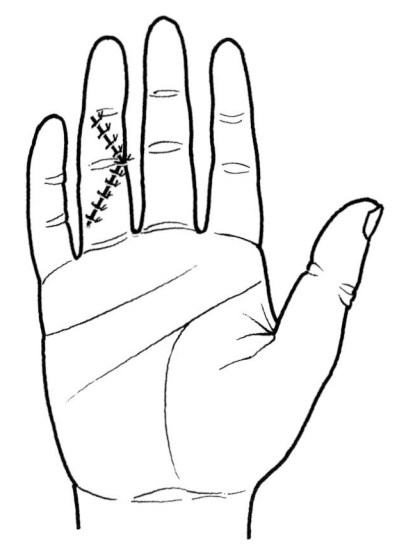

b．側面所見

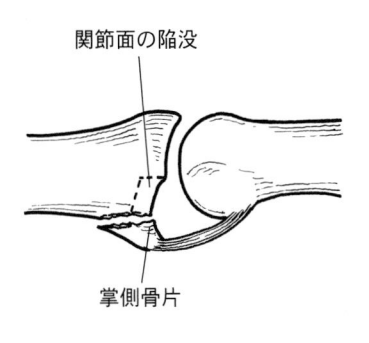

関節面の陥没

掌側骨片

c．陥没関節面を起こす．

　C_1〜C_2腱鞘を切離．屈筋腱にテープをかけ橈側に引き，透視下に骨折部を確認．骨片を中枢に移動して関節内を見るに関節面の陥没をみる．よってノミで陥没面を起こしてその間に骨移植のつめ込みを行う．

d．骨欠損部に骨移植

　関節面を起こしてできた骨欠損部に移植骨を充填．

e．掌側骨片の固定

　掌側骨片を元にかえしてキルシュネル鋼線で仮固定．透視で整復を確認，のちライビンガー螺子を刺入・固定し，先に切離した腱鞘を腱の背側に敷いて螺子頭部を覆うように修復した．

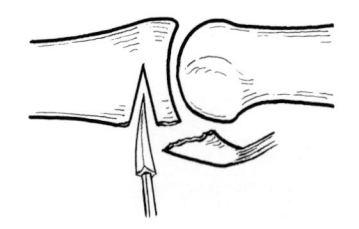

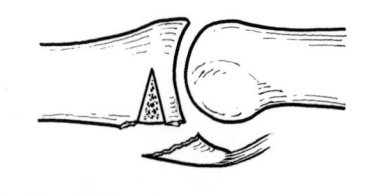

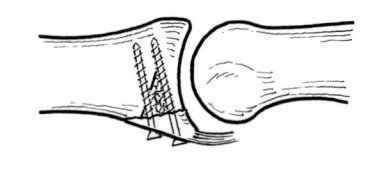

26 CM関節からの骨・軟骨移植を用いての関節形成

　陳旧例で中節関節面の損傷が50％以上に及ぶ際に考慮される．

a．第4，5 CM関節（有鉤骨）の利用（Hemi-Hamate Autograft）

　掌側切開ではいり腱鞘を切開．屈筋腱を側方に引き，側副靱帯を切離して進入する（詳細は文献参照）．

　有鉤骨の背・遠位側の関節面を用いて骨移植する（有鉤骨の第4〜5指間の突出部を利用する）．

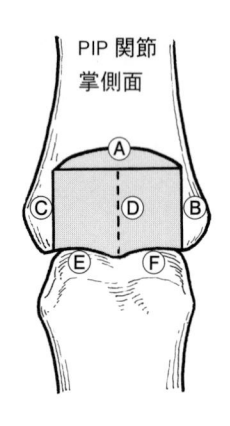

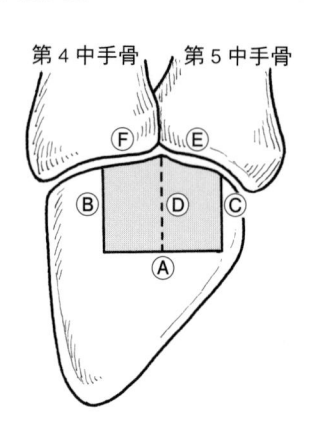

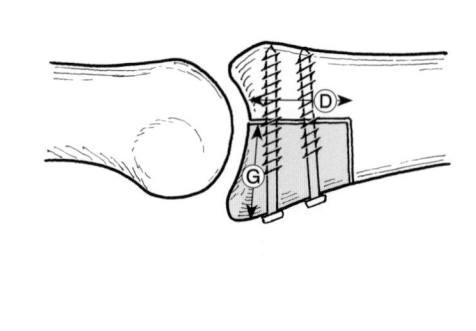

（Williams et al: J Hand Surg 28A: 856–965, 2003）

b．第3 CM関節（中手骨基部，または有頭骨）の利用（木森）

第3中手骨基部より骨軟骨片を採取し，これを骨切りして関節面のカーブを移植床に合わせて形成する．これを移植し固定することによってPIP関節で平均伸展－8°，屈曲95°の成績を得たとの報告がある（木森研治ほか：日手会誌 20：145, 2003）．

1）キルシュネル鋼線刺入による突出部の作製

骨切り後に適度に曲げ，キルシュネル鋼線で固定して突出部を作製，使用する．

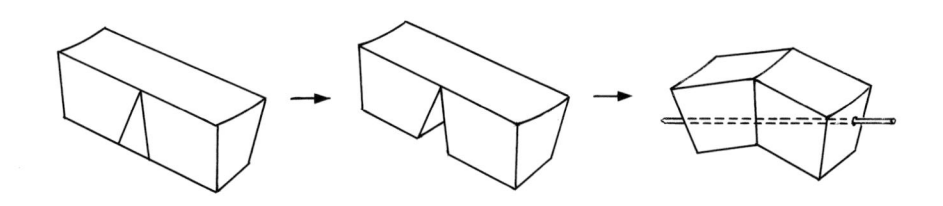

27 PIP関節の脱臼・骨折（陳旧例に対するEaton法）

a．Eaton法の実施

整復困難のさいには，volar plateに付着した骨片を切除して，volar plateのみをpull out wire法により前進固定することがある（Eatonによるvolar plate arthroplasty法）．しかしあまりよい結果は期待されない．

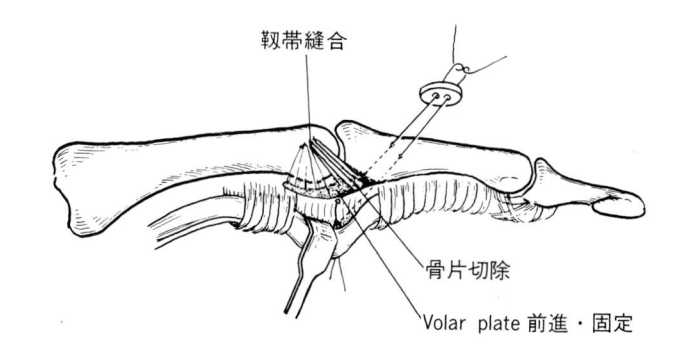

b．固　定

PIP関節は約110°屈曲位としてキルシュネル鋼線固定とする．鋼線は術後2週ごろ抜去．伸展をブロックした副子を使用しながら，3週ごろより屈曲を主とした運動を開始する．

（註）観血的整復と先述した3方向牽引のいずれを選ぶかについては種々の問題もあろうが，後者のほうがより安全という点は否定できず，観血的整復の実施には慎重でなければならない．しかし中央に陥入骨片を認めるものについては観血的整復が必要となるのがふつうである．

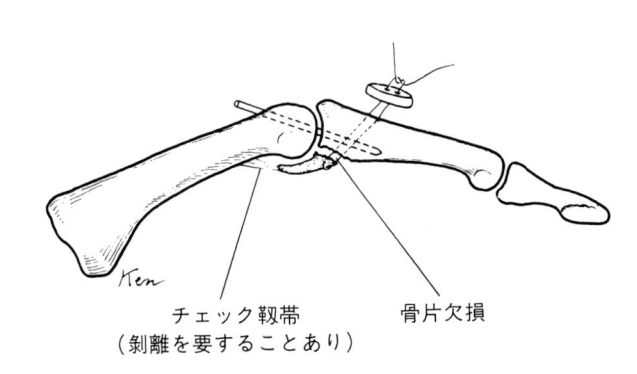

28 複雑なPIP関節内骨折の処置（木森）

a．転位側に弧状切開　　b．側面像　　c．術後コンパスPIPジョイント
　　　　　　　　　　　　　　　　　　　　ヒンジ付き創外固定器を使用

早期にDIP関節での自動訓練
を可能とする目的で使用．

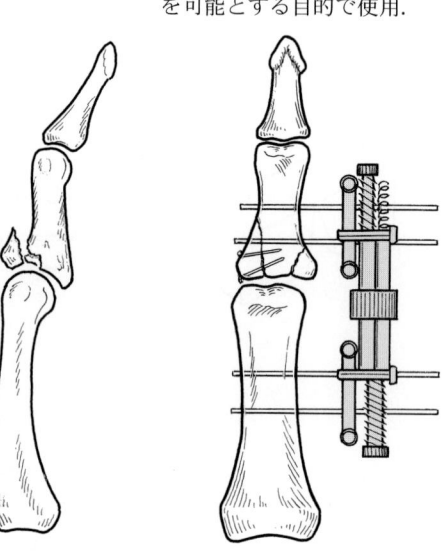

d．関節面の整復

側索を背側によけて骨折部を出し，
⑦骨片を横によけたのち，③④⑤の深
層に骨移植し，その後，②と③，⑦と⑥
を0.7mmキルシュネル鋼線で固定．

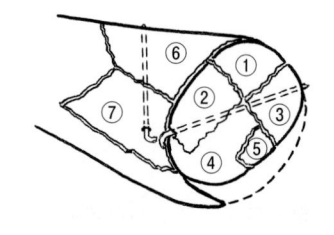

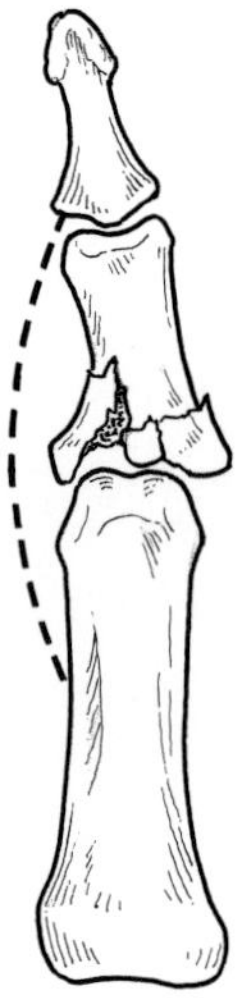

29 PIP関節の脱臼・骨折（陳旧例に対する牽引療法）

転位の少ない軽症例，また捻挫後の拘縮に有効．きわめ
て安全であり，多用されてよい．
　36歳，男．受傷後12ヵ月を経過．軽いswan-neck変
形と屈曲制限をみる．

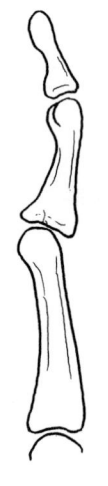

a．側面像　　　　　　　b．正面像 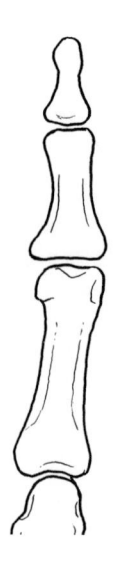　　　　　　c．牽引中の所見

生田式創外固定器を用いた1週間
の牽引で，変形は意外に矯正され，
屈曲は大いに改善された．

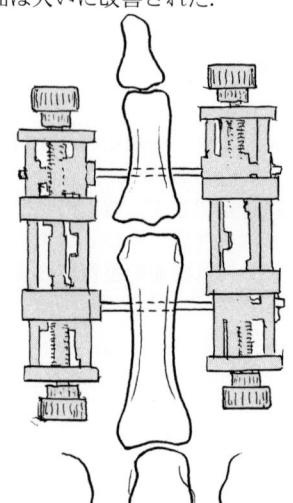

30 PIP 関節の脱臼・骨折（陳旧例に対する観血的整復）

数週以内の症例については，3方向牽引法とか創外固定器による牽引が安全である．もし骨癒合が完成して骨切り術が必要な場合でも，術前の牽引は有意義である．

a．側正中切開

尺側側正中切開を示したが，しばしば両側切開が必要となる．

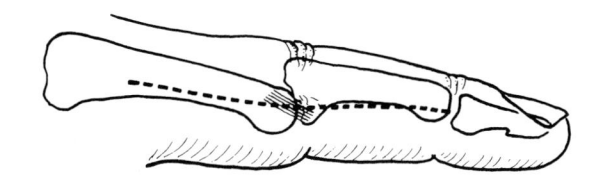

b．背側 S 字切開で皮膚を両側に下ろし，尺側より関節に到達する．

側副靱帯を切離して関節を開き，整復を試みるのもよい．

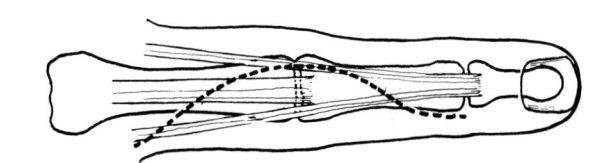

c．尺側側副靱帯の切離と関節面の観察

靱帯は Z 字状に切離するのもよい．

切離した尺側側副靱帯　関節面段差
（Z 字状に切離するのもよい）

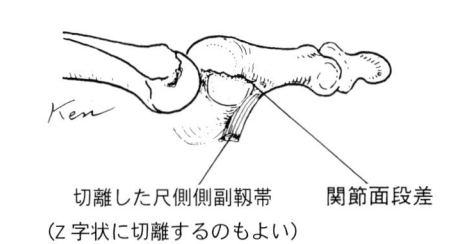

d．骨切り線の決定とキルシュネル鋼線による穿孔

0.7〜1.0 mm のキルシュネル鋼線を用いる．

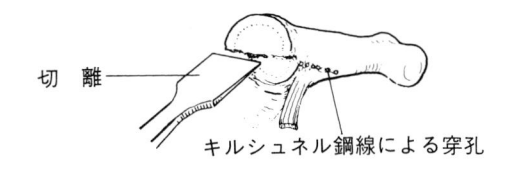

切　離

キルシュネル鋼線による穿孔

e．骨片の整復と海綿骨移植ののち，鋼線の刺入，固定および側副靱帯の縫合を行う．

靱帯の縫合・固定には Mitek mini bone anchor を使用するのもよい．

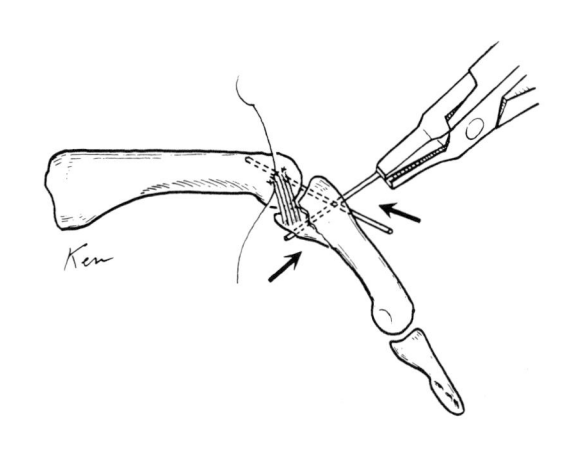

（註）最後の手段としては関節固定，または silastic implant 法が考えられるが，これらについてはそれぞれの項を参照．

31 PIP関節の掌側脱臼

指の屈曲・回旋作用によりまれに発生する．

a．その所見（指はPIP関節屈曲・回旋位をとる）

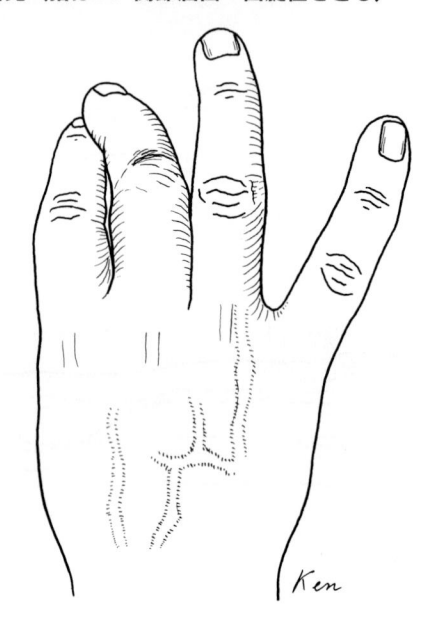

b．X線所見

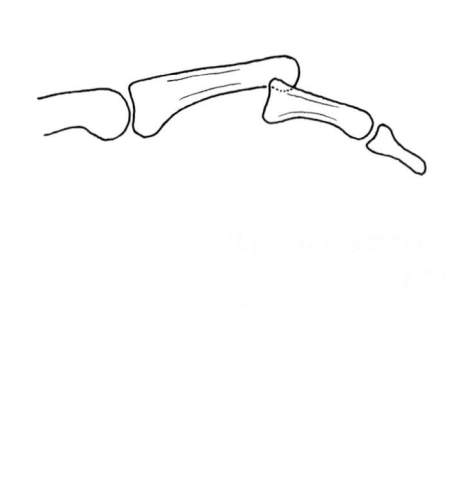

c．手術所見

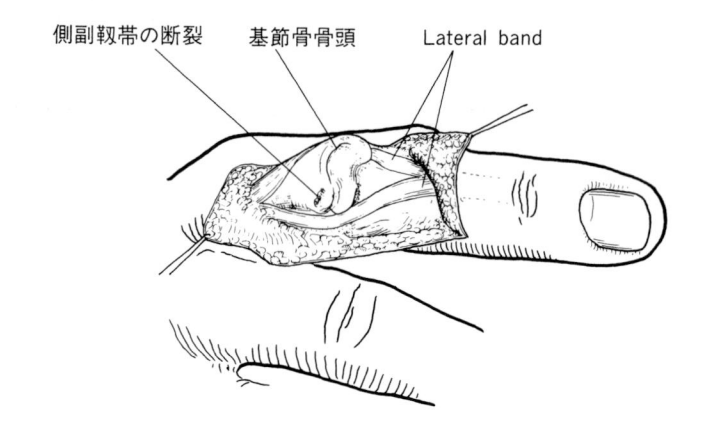

側副靱帯の断裂　基節骨骨頭　Lateral band

d．脱臼の発生

側副靱帯の断裂とlateral bandが側方に転位し，両骨片間に挟み込まれている．またcentral bandの中節骨基部背側の付着部が，剥離しているのがふつうである．

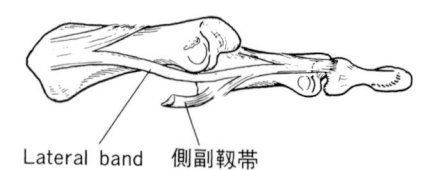

Lateral band　側副靱帯

e．整復と靱帯の縫合

脱臼整復後，キルシュネル鋼線を斜めに刺入してこれを固定，次にcentral bandを縫着，また側副靱帯の中枢側断裂部も再縫合して手術を終える．

靱帯の縫着にはMitek mini bone anchorがよく使用される．

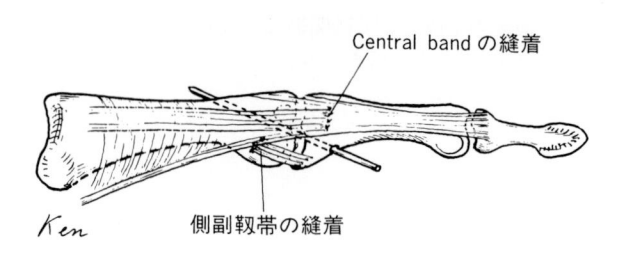

Central bandの縫着　側副靱帯の縫着

32 PIP 関節掌側板剥離骨折

a. 転位軽症例
転位がなければ屈曲位固定とする．

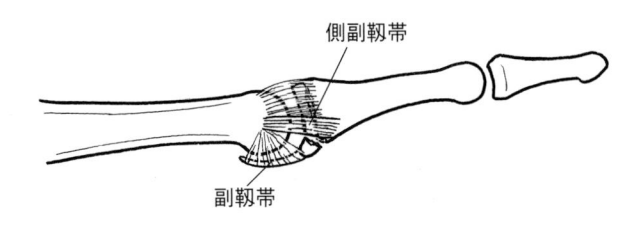

b. 骨片転位例
回旋転位が認められれば，手術が適応となる．
　骨折側の切開ではいり，骨折が中央にあれば掌側V字切開ではいる．腱鞘 A_3，C_2 を切離し屈筋腱を引いて，骨折部掌側を出す．

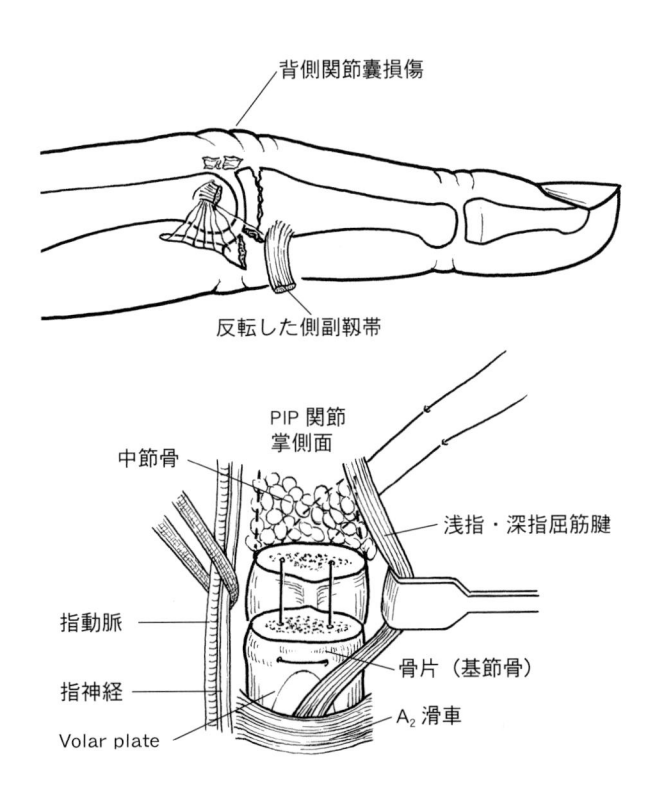

c. 手術による整復と固定
キルシュネル鋼線，または螺子固定でもよい．

d. Pull out wire 固定
小螺子またはキルシュネル鋼線で固定するのもよい．
　下の図はボタンで固定しようとしているが，ボタンはゆるみやすいので，直接骨皮質上で結節，固定したほうがよい．

切離した側副靱帯はもとの位置に縫合するが，Mitek mini bone anchor を使用するもよい．

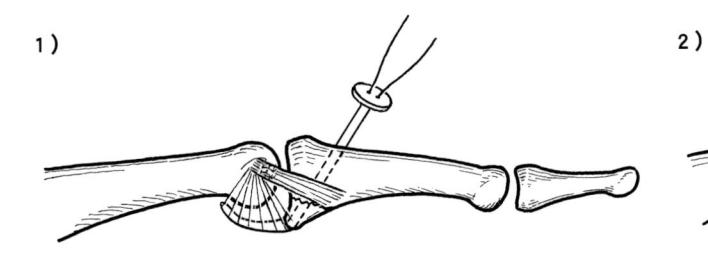

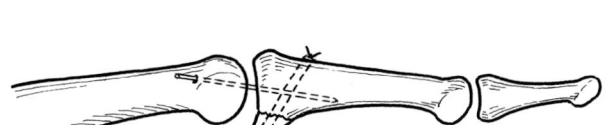

1)

2)

33 PIP関節の掌側脱臼・骨折

きわめてまれで，観血的整復・固定が必要となる．手術進入路に特別の配慮が必要となる．骨片が壊死に陥らないよう注意．

a．X線所見

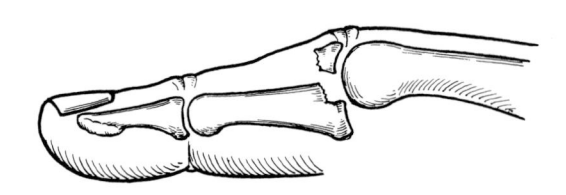

b．進入路

皮膚切開後に伸筋腱を縦に裂いて骨折部を露出した．

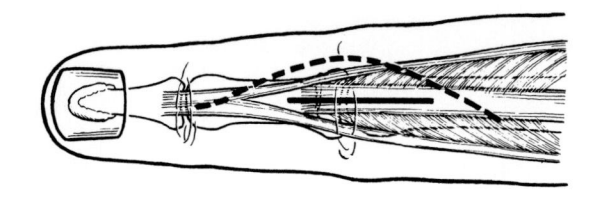

c．骨折部の露出

一側の伸筋腱のみを側方に引いて骨折部を露出し，骨片の相互関係を精査ののち瘢痕を除去する．

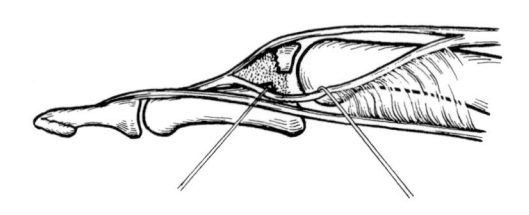

d．骨片の整復・固定

骨片の整復・固定ののち伸筋腱を縫合．創を閉鎖する．

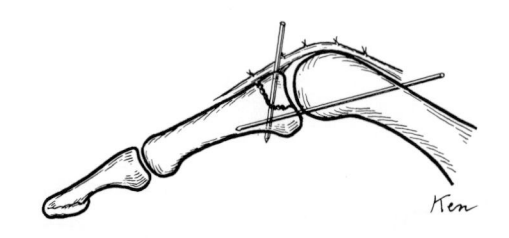

34 基節骨の骨頭骨折

上下の力で挟まれた場合に発生（まれ）．

a．骨頭骨折（正面）

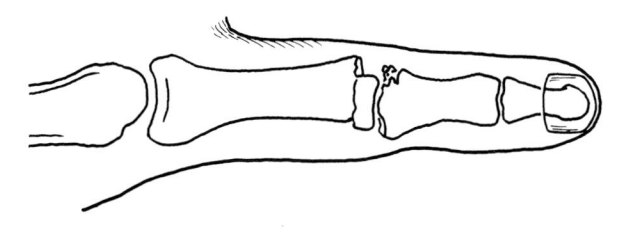

b．骨頭骨折（側面）

c．キルシュネル鋼線刺入（正面）

早急な整復・固定が必要で，遅れると骨片の壊死が発生する．背側切開により目で見ながら確実な整復・固定を行う．

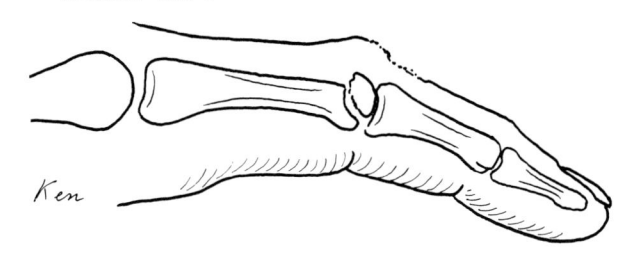

d．キルシュネル鋼線刺入（側面）

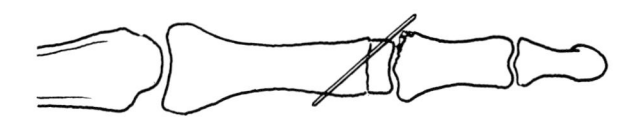

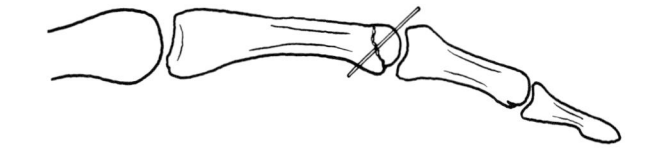

35 基節骨の陳旧性頸部骨折

小児にしばしば発生し背側転位をきたす．整復には早期の手術が必要．遅れると整復困難となる．

a．側面像

陳旧例で骨癒合がほぼ完成している．

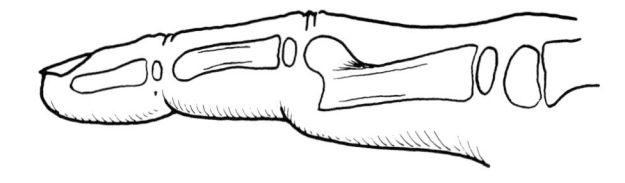

b．正面像

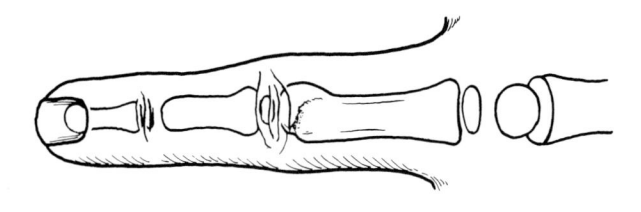

c．切　開

直線切開でもよい．

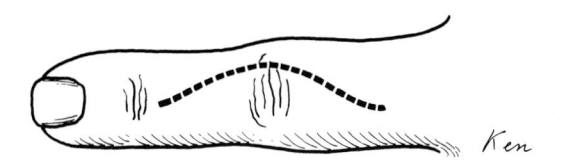

d．仮骨の除去

　Central band を縦に裂いて仮骨の切除を行う．新鮮例では下図 g のごとく lateral band の側方よりはいって整復するのがよい．

　仮骨と皮質の境界は針で刺してみるか，基節骨皮質を遠位にラスパトリウムを用いて剝離してゆくことにより明らかとなる．仮骨を除去すると骨転位の部位，方向が明らかとなる．

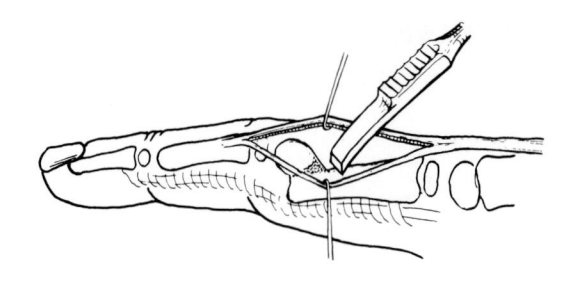

e．整　復

　骨片の整復には薄い小型のヘラが好都合．

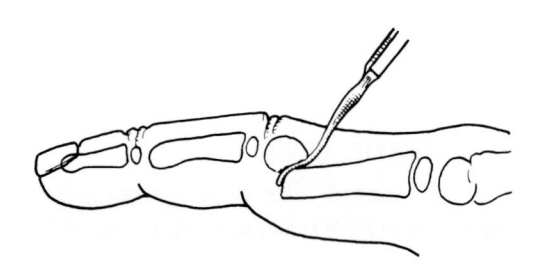

f．固　定

　0.7 mm キルシュネル鋼線使用．Central band の縫合．

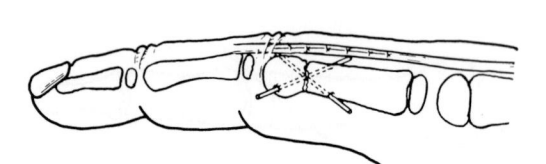

g．側方進入路

　新鮮例については，lateral band の側方よりはいって整復するのがよいであろう．

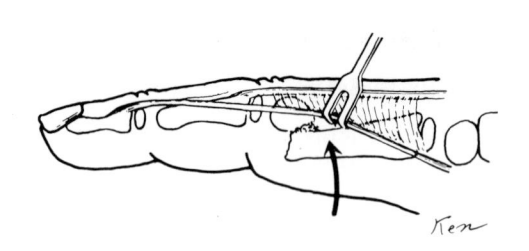

36 基節骨骨折

a．骨片転位

　骨折部は，局所の筋力のバランスの関係から常に掌側凸の転位をとる．掌側には屈筋腱が走り，これの癒着の原因ともなるので早急な整復が必要である．

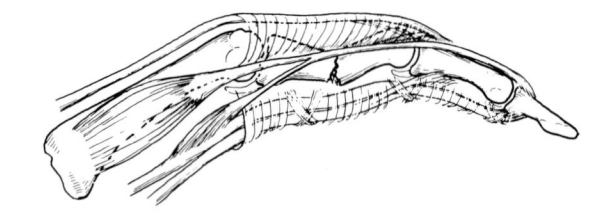

b．整復操作

　掌側凸の骨片転位は，指を牽引しても整復されない．整復には屈曲が必要であることを理解すべきである．

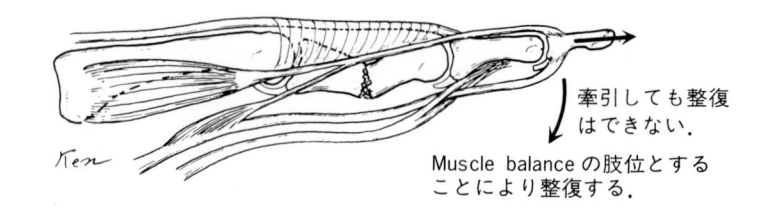

牽引しても整復はできない．
Muscle balance の肢位とすることにより整復する．

c. 整復と固定

骨折の整復後は安全肢位で掌側副子固定とする．固定は原則として患指のみとするが，隣接指と同時に固定するのもよい．

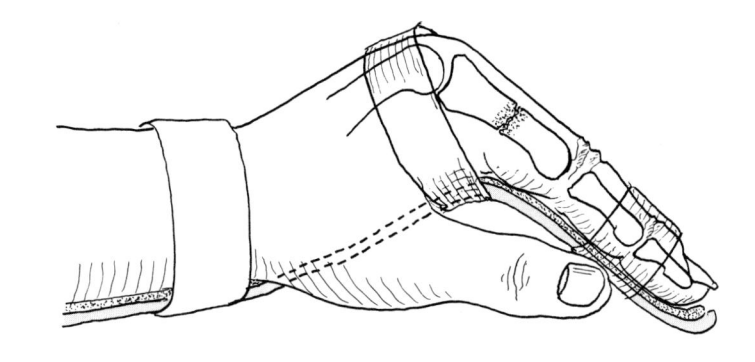

d. 整復と固定

背側副子とし，隣接指を含めて固定するのもよい．指の回旋変形に注意する．

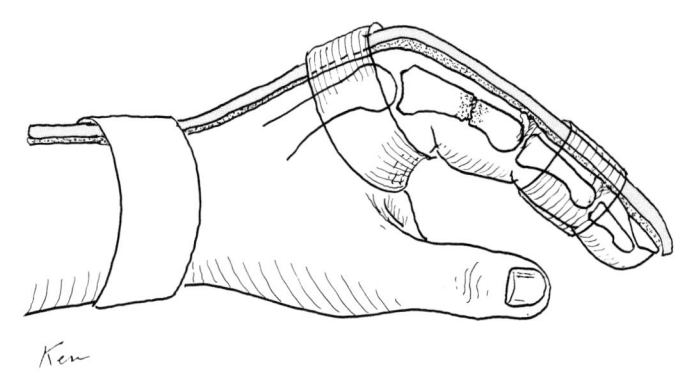

37 基節骨骨折と骨端線離開

若年者においては基節骨基部の近位骨端線離開の型をとることが多い．

a. 正面所見

術前X線所見と皮切（弧状切開），および伸筋腱の縦切による骨の露出．

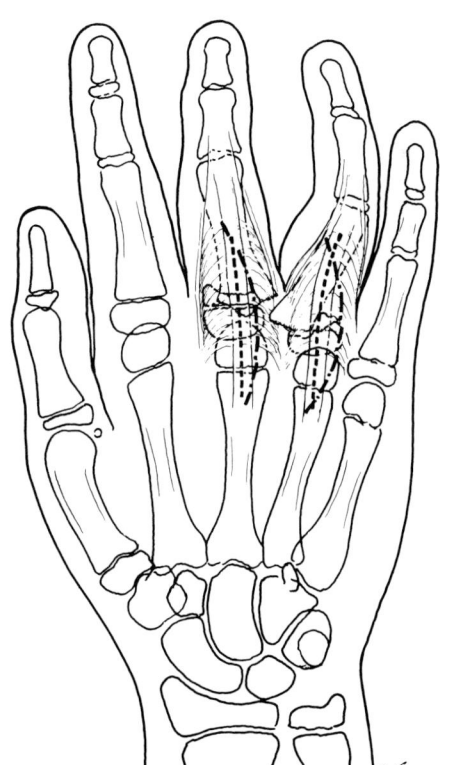

b. 側面所見

側面所見で掌側凸の転位を示す．

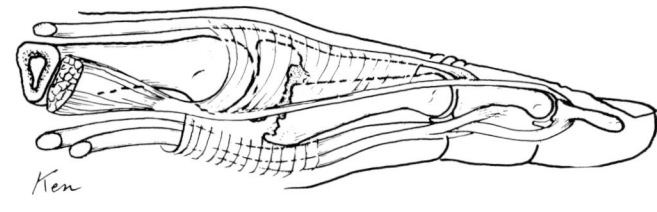

c．進入路

伸筋腱を縦に裂いて骨折部を露出したところ．

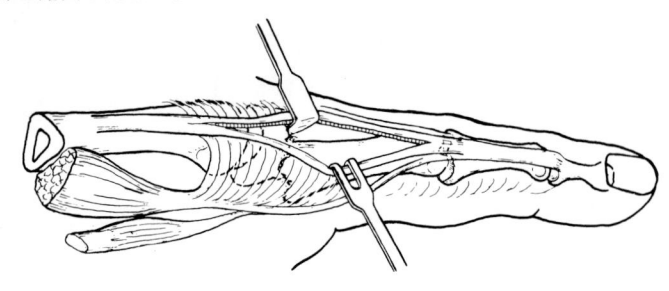

d．整復・固定

骨片の整復・固定ののち伸筋腱を縫合した．整復には先の細いリューエル鉗子による肉芽瘢痕の除去と，エレバトリウムなどが利用される．キルシュネル鋼線（0.7〜1.2 mm 程度）の刺入には電動ドリルの使用が便利である．

整復にさいしては指の回旋転位がないよう注意する（200 頁の図 48 参照）．指骨骨折に対する金属副子固定はなるべく使用しないこととしている．

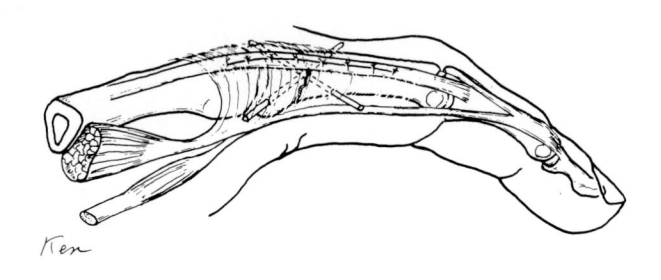

e．術後における X 線所見

早期に運動を開始する．

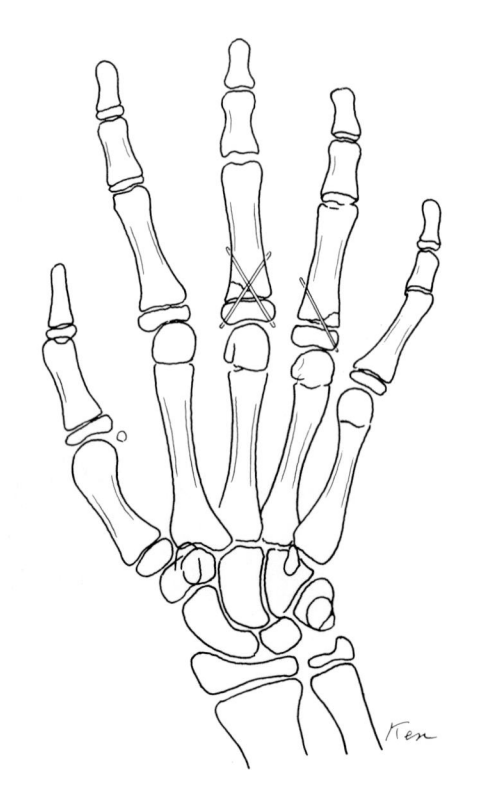

38 小指基節骨基部骨折（木森）

a．正面像
41歳，女．自転車で転倒．左小指基節骨骨折をきたす．

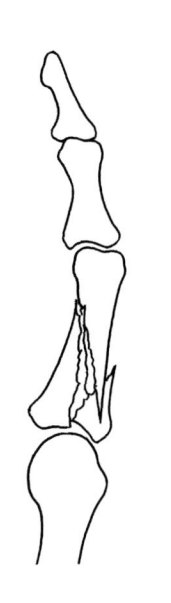

b．側面像
MP関節面で段差を認める．

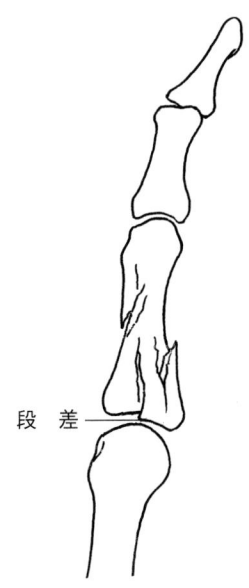

段差

c．整復・固定後所見
最初に段差を整復．キルシュネル鋼線で仮固定ののち縦割れ骨片を整復し，のちライビンガー螺子での固定を行った．

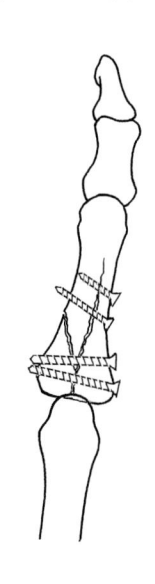

39 小指MP関節内骨折（木森）

a．掌側ジグザク切開
切開線

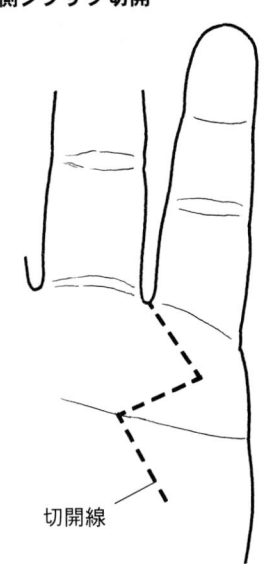

b．骨折部の露出
A_1滑車を除去または反転し，腱を側方に引いて骨折部を出す．骨折間の肉芽・瘢痕は除去する．

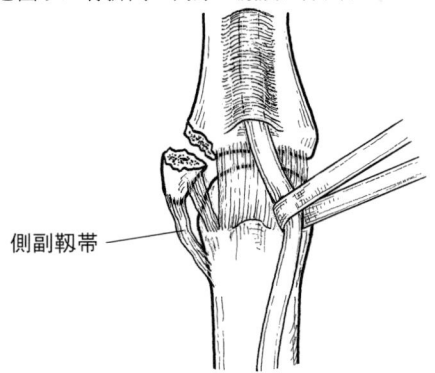

側副靱帯

c．骨折の整復・固定
透視下に整復し，0.7 mmキルシュネル鋼線を刺入・固定する．

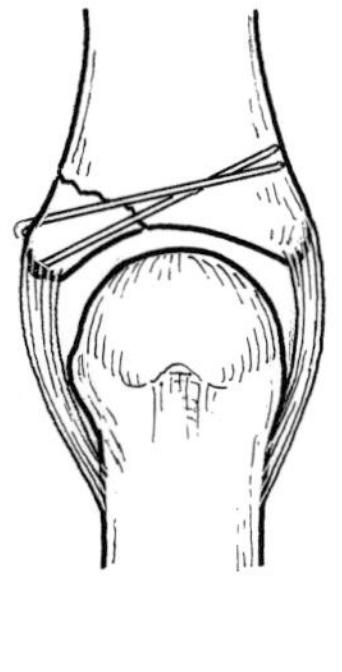

194　第8章　骨折と脱臼

40 圧挫による基節骨骨折

47歳，男．
プレス機による複雑な圧挫創で，開放骨折を合併した症例．

a．術前X線所見

創の cleansing ののち，muscle balance の肢位を考慮しながら骨片を整復し，電動ドリルによるキルシュネル鋼線の刺入を行う．

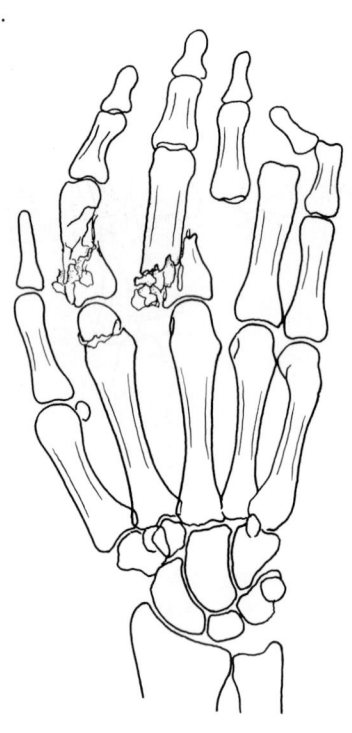

b．術後X線所見

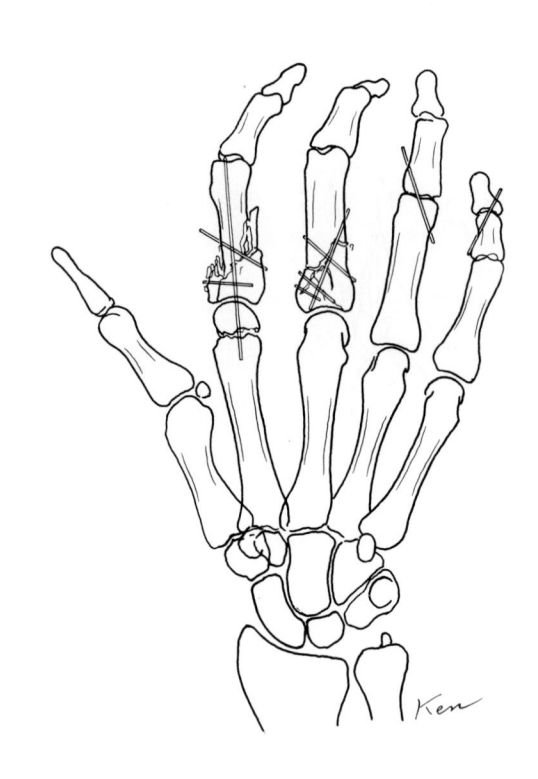

41 金属副子による固定

　最近多くの金属副子や螺子が発売されているが，多用すべきでない．やむを得ない場合にのみ使用する．なぜなら副子固定のためには，広い手術野と広い骨膜剥離が必要であり，これは血行を障害し，骨癒合を遅延させる．また，癒着を発生し周囲組織の機能障害の原因ともなり，さらに抜去の二次操作が必要となるからである．

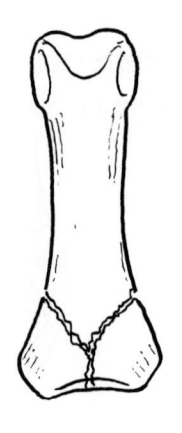

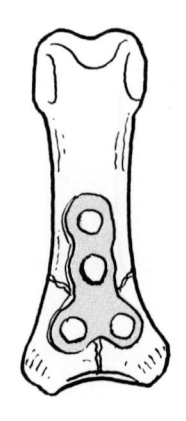

第 8 章　骨折と脱臼　195

42 創外固定器による整復と固定

複雑な折れ方の骨折整復には，創外固定器による牽引と整復・固定を同時に行うのもきわめてよい方法である．

a．術前X線所見

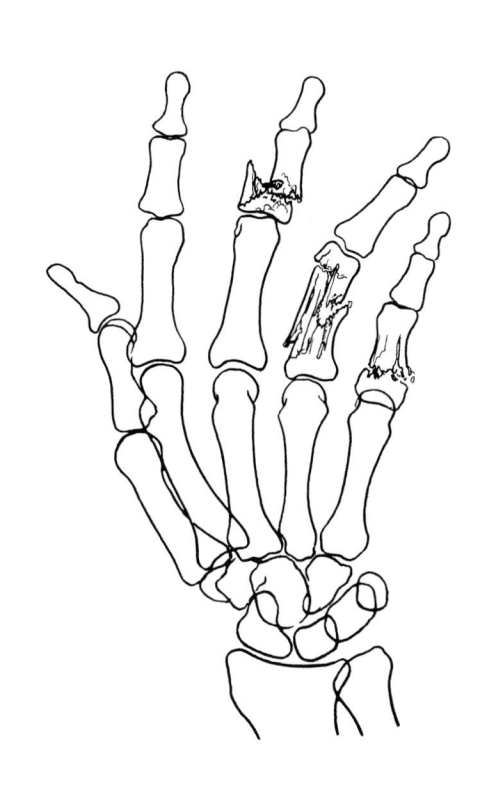

b．術後X線所見

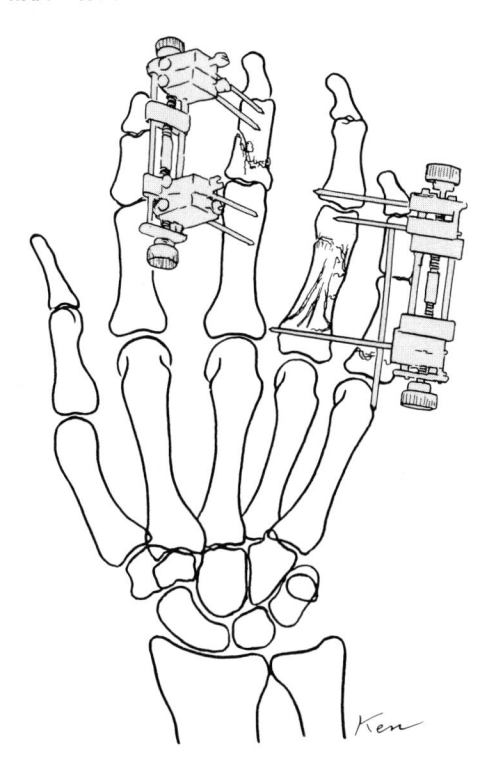

43 示指 MP 関節の背側脱臼

若年者において，示指が MP 関節で過伸展を強制された場合に発生する．

a．背側面所見

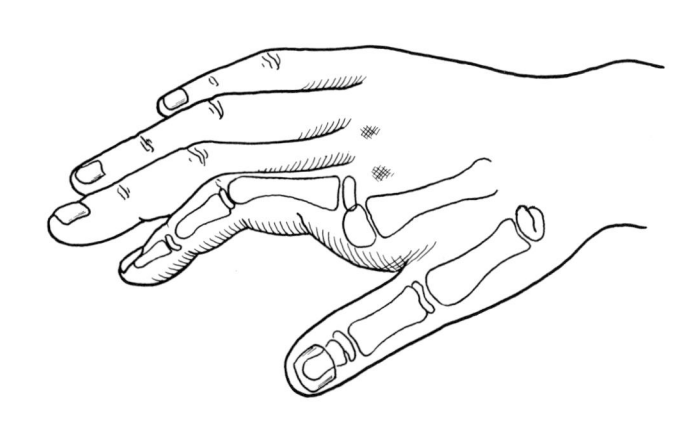

b. 背面所見

示指は MP 関節で過伸展，PIP，DIP 関節で軽度屈曲位．指は尺側に偏位する肢位をとる．徒手整復は多くの場合不能で手術が必要となる．示・中指の中手骨間は開大傾向を示す．

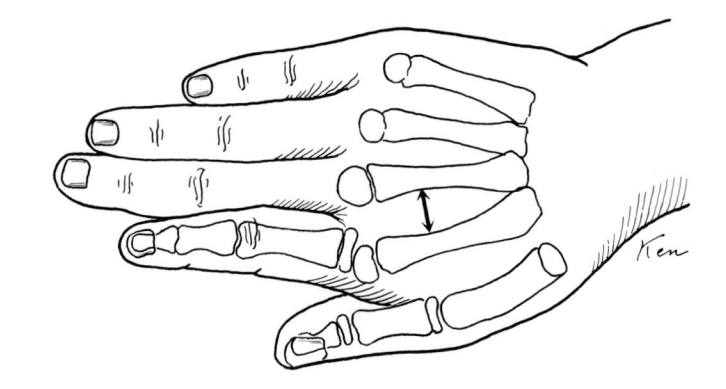

c. 背側切開を使用

かつて Kaplan（1957）により掌側切開が推奨されたが，著者は背側切開を常用している．
その利点とするところは，
① 全体の所見の把握が容易
② Volar plate の整復が容易
③ 骨片の処置が容易
などの諸点である．

掌側切開では骨片の確認，処置が困難，または不能である．

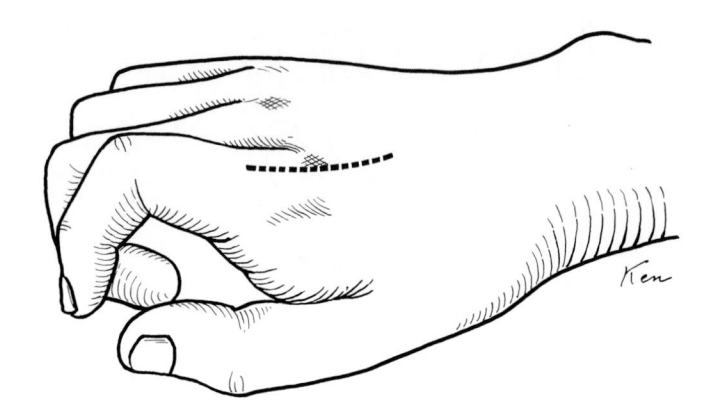

d. 背側進入路

背側切開ではいり，ついで総指および示指固有伸筋腱の間より進入，関節を開放する．これにより基節骨の関節面と volar plate の関節面を直下にみることとなる．そして，尺側には側副靱帯の付着した剝離骨片を認めるのがふつうである．

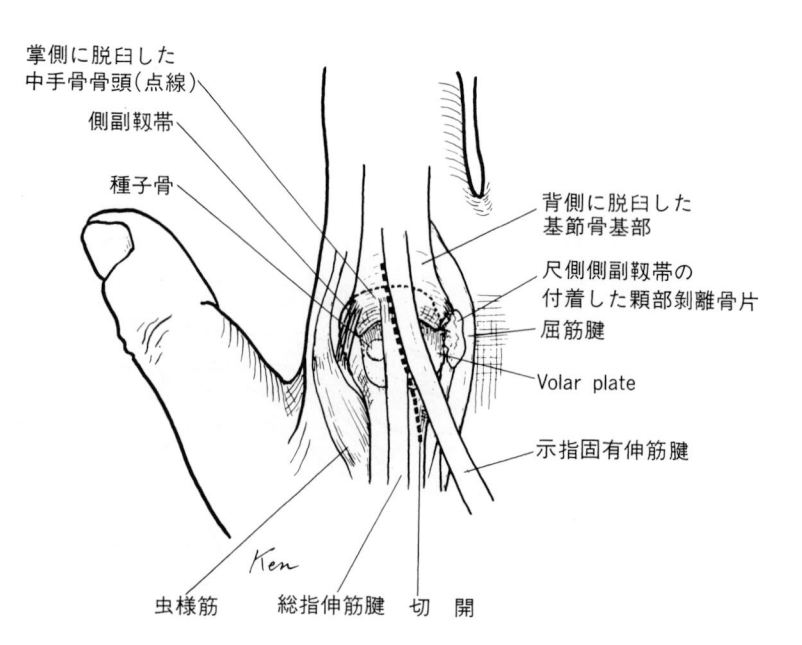

e．脱臼と整復障害因子

さて指が過伸展された場合，まれに骨頭が横走手掌腱膜を横に裂いて，この間から骨頭が皮下に突出し，靱帯による引っかかり現象が発生することがある．これが発生すると，骨頭頸部に骨の切れ込みが発生することもあるので注意する．整復には当然この靱帯の切離が必要となる．そしてこれは手掌側皮膚の dimple 形成の原因をもなすわけである．

以上のごとくであり，整復の障害因子としてはvolar plate（種子骨を含む）と，骨頭に引っかかっているかもしれない横走靱帯に注意すべきである．

下の図は骨頭背側の骨に切れ込みをみた 1 例．

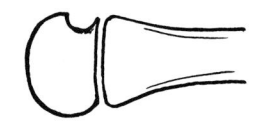

f．整復と骨片の固定

脱臼の整復は MP 関節を過伸展しながら，volar plate を小エレバトリウムで圧し込むようにして行う．整復後は骨片を整復固定し，さらに陳旧症例では関節の再脱臼傾向があるので，キルシュネル鋼線の刺入による固定を追加したほうがよい．

術後の固定期間は約 3 週とし，以後後療法を始める．

右の図は MP 関節を斜め上方からみた所見を示す．

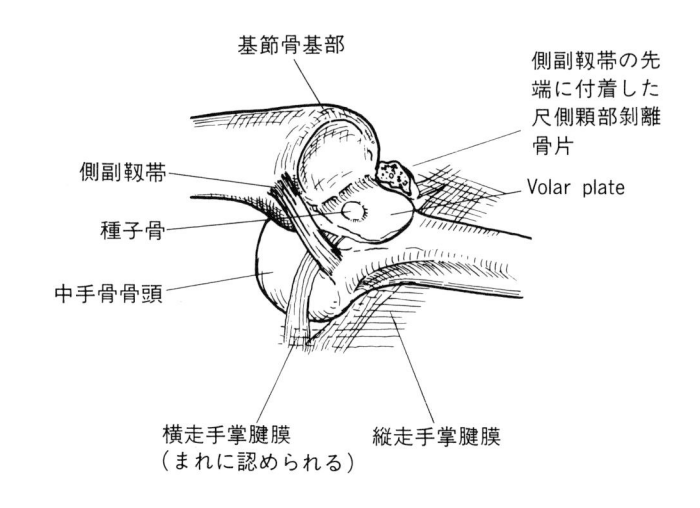

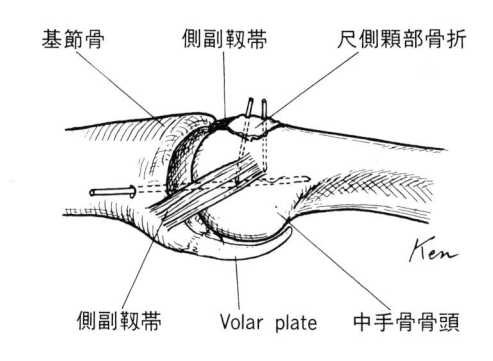

44 中手骨骨折

a．骨片転位

局所の解剖から常に背側凸の骨片転位をとる．整復はこの部を圧迫するとともに指を屈曲位としてこれを行う．

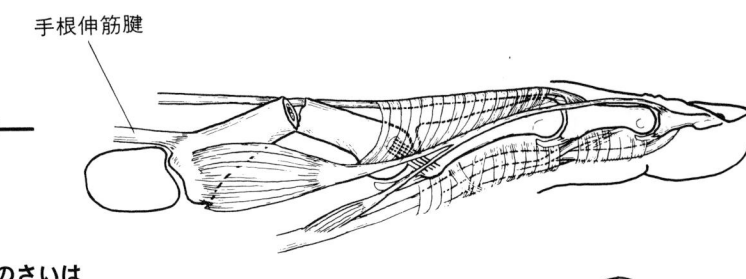

b．整復と固定（背側副子とするのがよい．このさいは掌側に綿花包帯を抱かせるのもよい）

なお，中手骨幹部骨折が多数指に及ぶ場合には転位も強く，手術が適応となる．固定にさいしては常に回旋変形に注意し，指屈曲時に隣接指と重なることのないよう気をつける．なお，MP 関節の屈曲位保持が確実であれば，PIP, DIP 関節の多少の可動は許してよい．

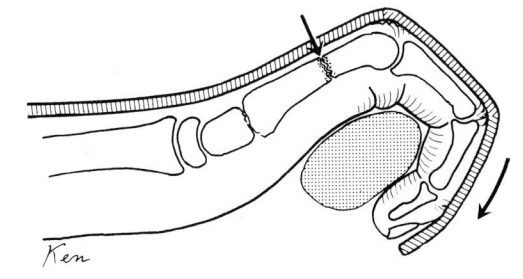

45 中手骨頸部骨折

けんかなどによりしばしば小指に発生し（boxer's fracture），同じく背側凸の転位をとる．

a．骨片転位

牽引しても整復はできない．放置すると骨頭が掌側に膨隆して疼痛の原因となる．ただし20°以下の屈曲変形はさほどの障害とならない．

b．整　復（1）

①②③の順に，矢印方向に圧迫・牽引を加えて骨片を整復する．

c．整　復（2）

MP関節屈曲位とし，突き上げるごとくにして整復する．

d．骨頭圧迫骨折（まれ）

時に骨頭の圧迫骨折が発生する．

e．髄内釘による固定

1）小指中手骨頸部骨折

術前のX線所見で約50°の変形あり．徒手整復が不可能であれば局所に切開をおかなければならないが，可能であれば，

2）髄内固定法の実施

第5中手骨基部尺側に約2 cmの切開を加え，3.0 mmドリルで穴を開けたのち，骨折部を徒手整復し，ドリル穴から先端を約30°屈曲させた1.0 mmキルシュネル鋼線2〜3本を透視下に徒手的に挿入．骨折部を固定し隣接指との交叉のないことを確かめたのち，基部を曲げて切離した．

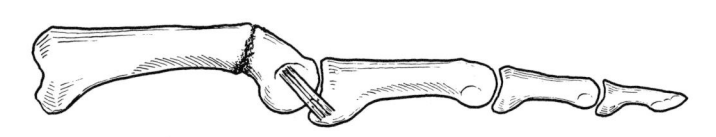

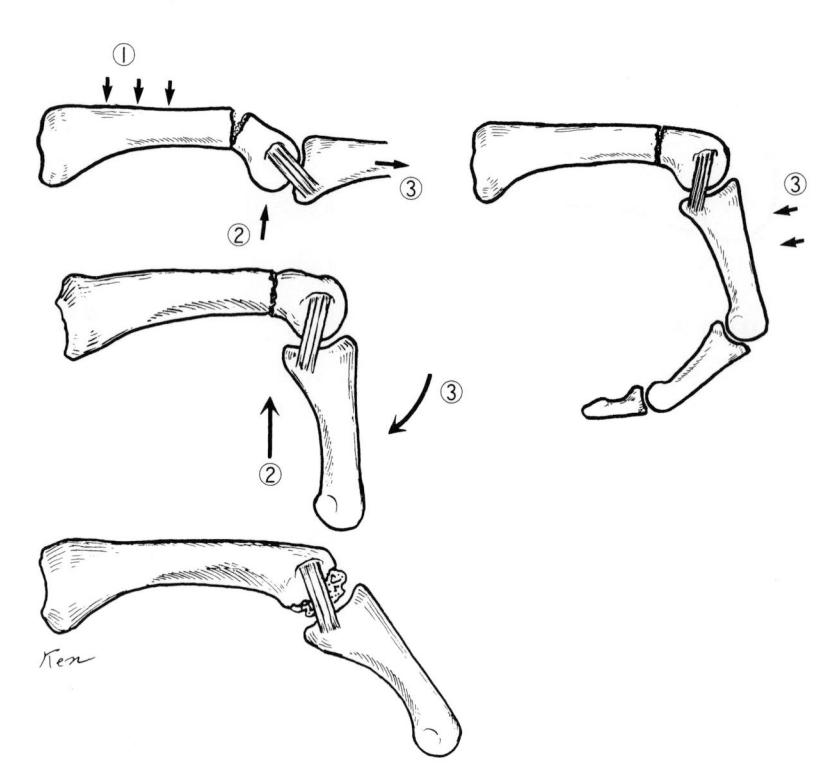

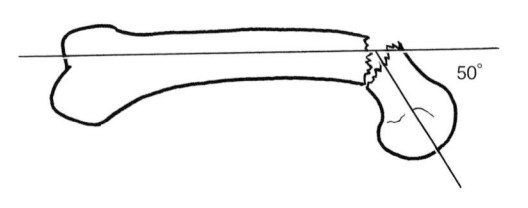

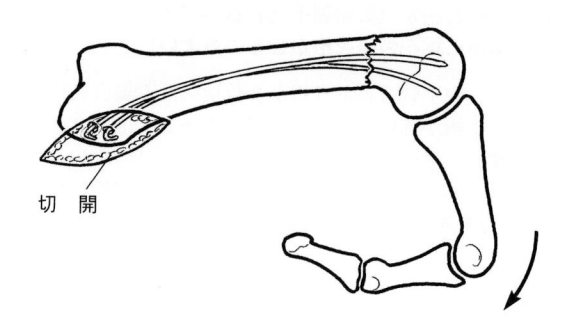

46 中手骨骨折の観血的整復

a．骨片整復・固定

圧迫による徒手整復と経皮的キルシュネル鋼線（1.2〜1.5 mm）刺入による固定する．金属副子などの使用は極力避ける．

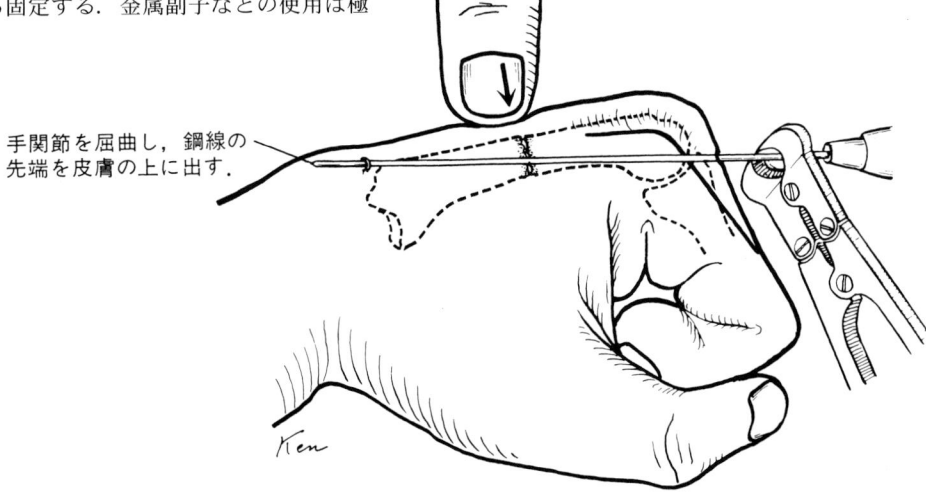

手関節を屈曲し，鋼線の先端を皮膚の上に出す．

b．鋼線の刺入

鋼線を骨頭より刺入．近位に引いて関節内に鋼線の先端を残さないようにする．

c．骨片固定

縦軸・横軸両方向よりの鋼線の刺入により骨片を固定することもある．指の回旋転位には常に注意する．

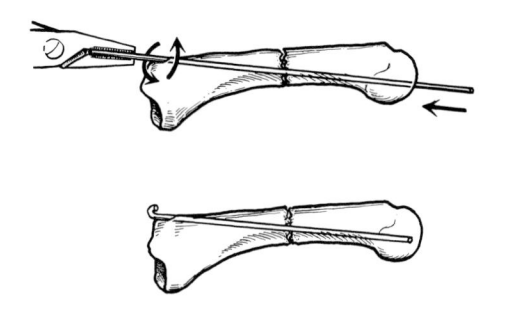

47 指骨骨折のいろいろな固定法

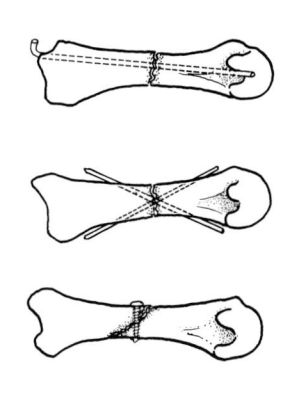

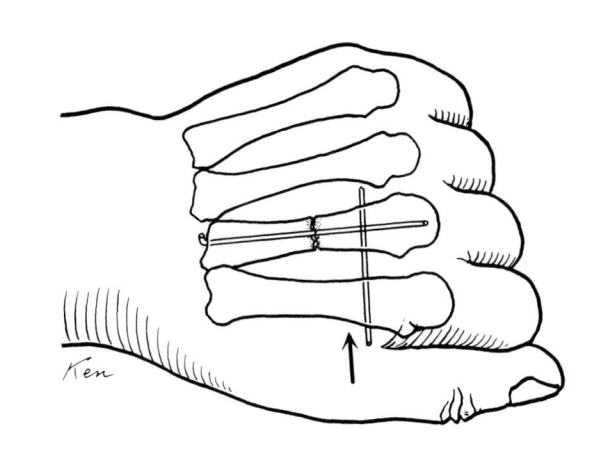

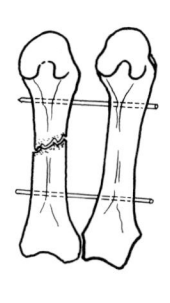

48 指骨骨折のさいには回旋転位がないよう注意する．

a．指屈曲時における指軸の方向

指屈曲時に指先は舟状骨の方向に向かうのが正常である．

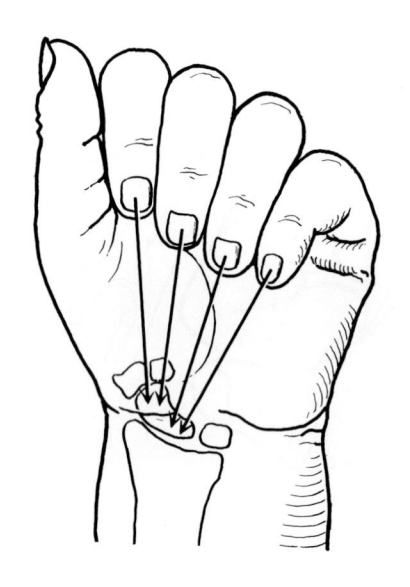

b．指の回旋転位による障害

もし骨折のさい，指に回旋転位がおこると指屈曲にさいして隣接指と交叉することとなり，機能障害が増大する．

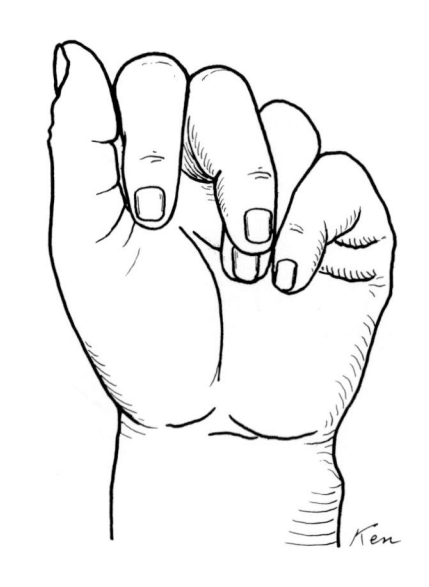

c．骨切り術による矯正

指に交叉があれば，骨切り術による矯正が必要となる．骨切り部は中手骨頸部または基部が適当であろう．

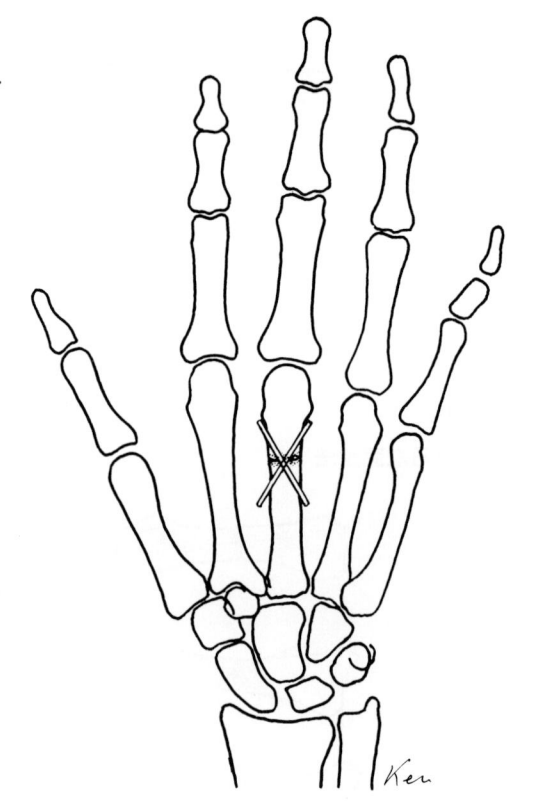

49 指骨変形治癒の矯正（楔状骨切り術）

a．基節骨頸部骨折の変形治癒

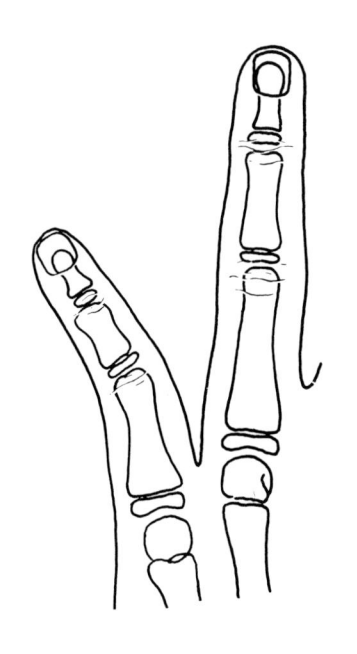

b．骨切り術前のドリリング

側正中切開で局所を開け，骨切り部に一致して小ドリルで多数の穴を開ける．Bone saw が使用できれば，この操作は不要．

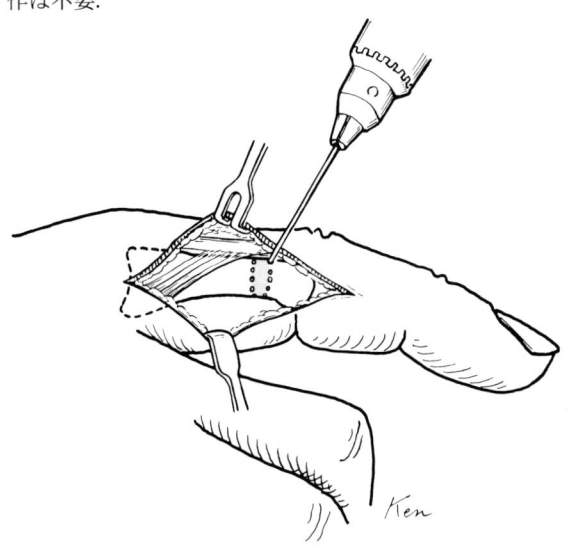

c．骨切りの実施

小さいリューエル鉗子，またはメスで楔状骨切りを行う．

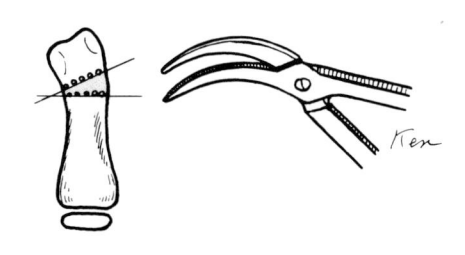

d．変形を矯正

キルシュネル鋼線（0.7～1.0 mm 程度）を刺入して固定する．

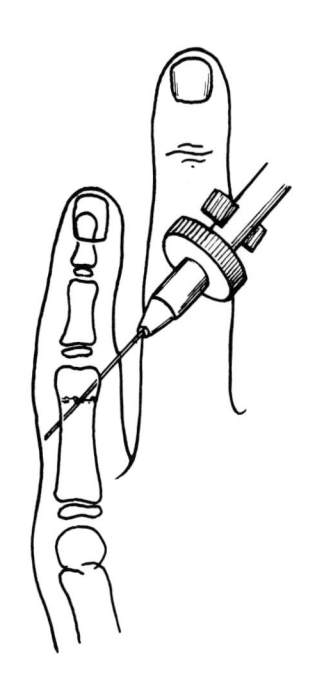

50 指骨変形治癒の矯正（ドーム型骨切り術）

a．変形所見と切開

b．X線所見

この症例ではドーム型骨切り術を行うこととした．

c．骨切り術の完了

（教室生田の手術）

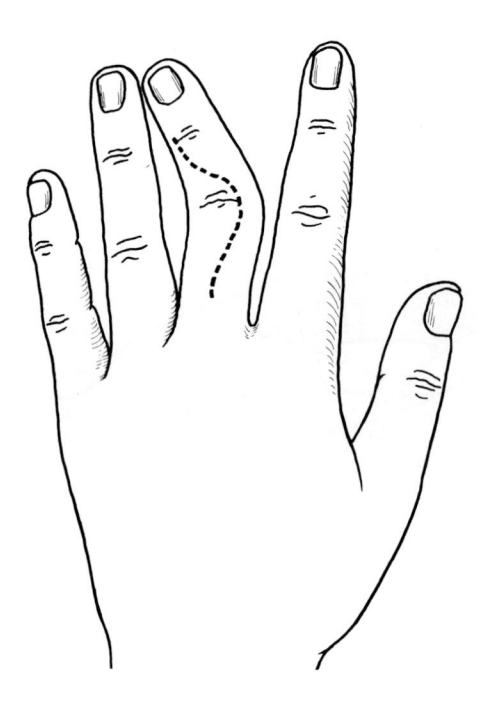

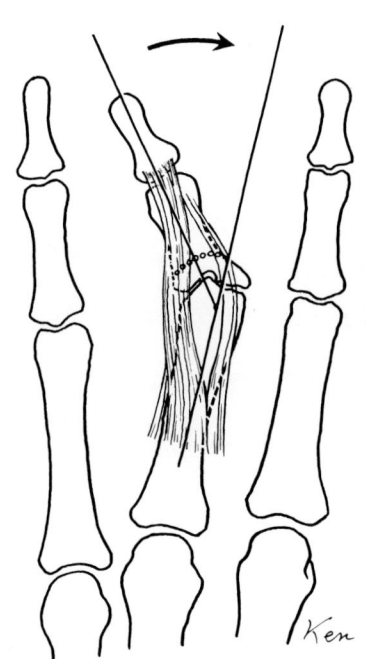

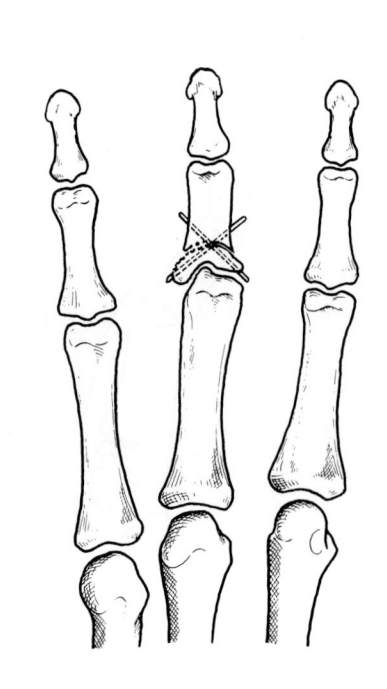

51 母指 MP 関節の脱臼

a．X線所見（背側）

弧状切開を用い，長母指伸筋腱と短母指伸筋腱の間より進入，関節を開放する．

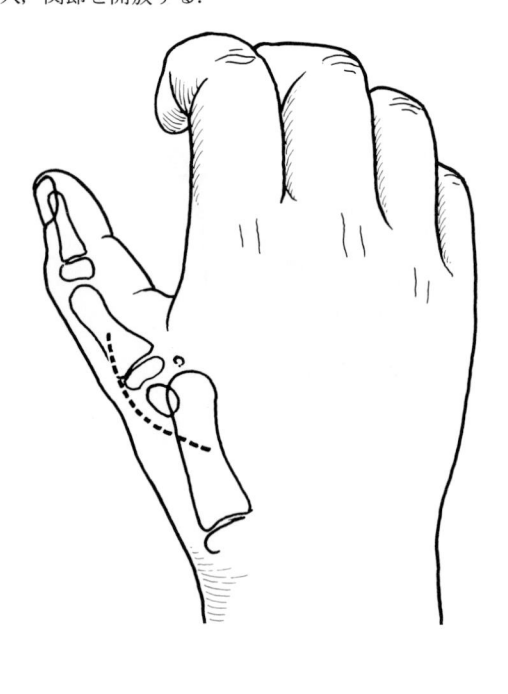

b．X線所見（掌側）

母指 MP 関節ロッキングとの鑑別に注意（ロッキングについては，捻挫，靱帯損傷の項を参照）．

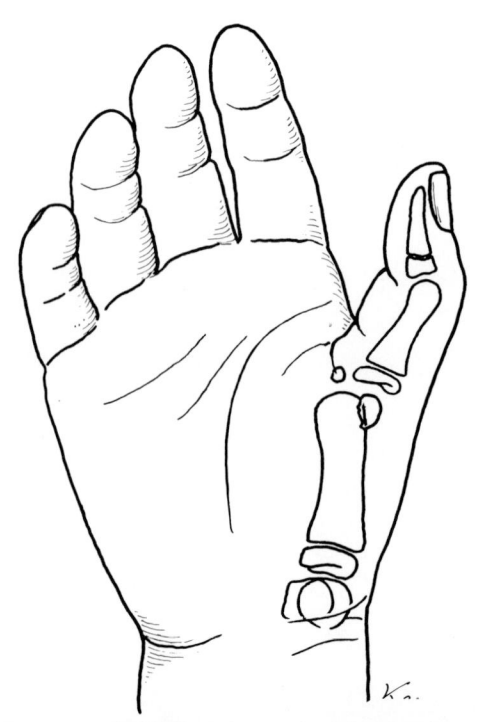

c．脱臼所見

基節骨背側脱臼と尺側側副靱帯付着部の骨折の項（196～197頁の図43d, e, f）も参照．

母指のMP関節背側脱臼は，示指の場合と異なり徒手整復が可能なことも多いので，一応試みるべきである．

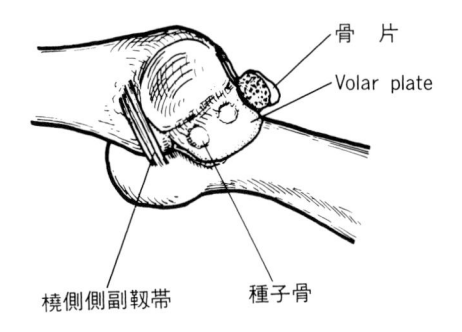

d．背面像

示指MP関節背側脱臼の場合と同様にして整復する．

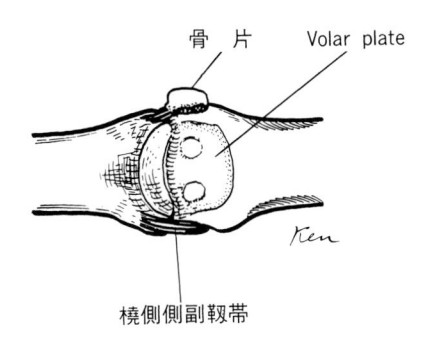

52 母指基節骨基部剥離骨折

14歳，男．

骨片を剥離．骨片間の肉芽除去後，整復．透視で整復を確認後，キルシュネル鋼線刺入，内転筋腱膜縫合．

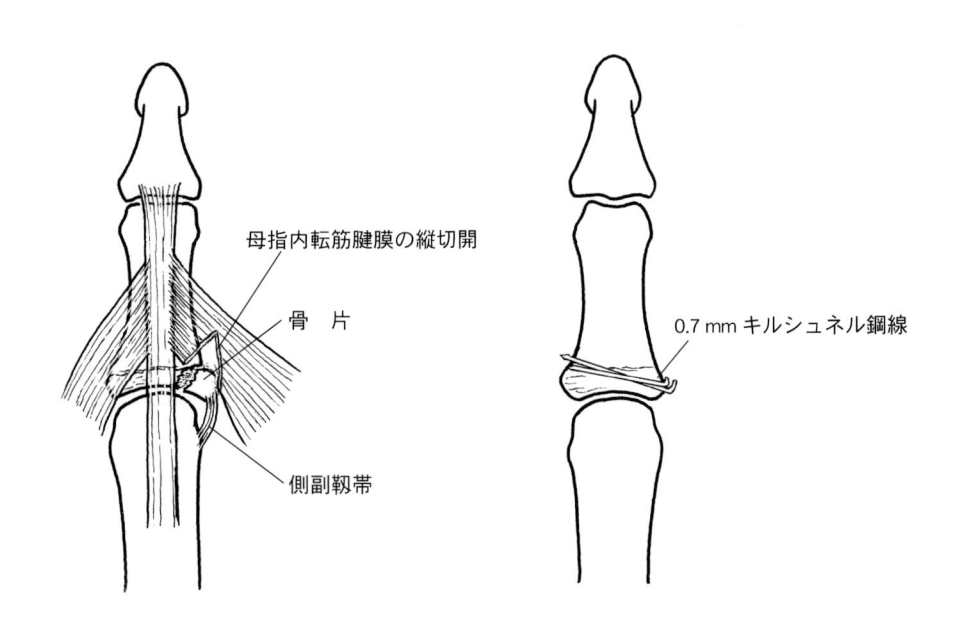

53 母指中手骨基部骨折のいろいろ

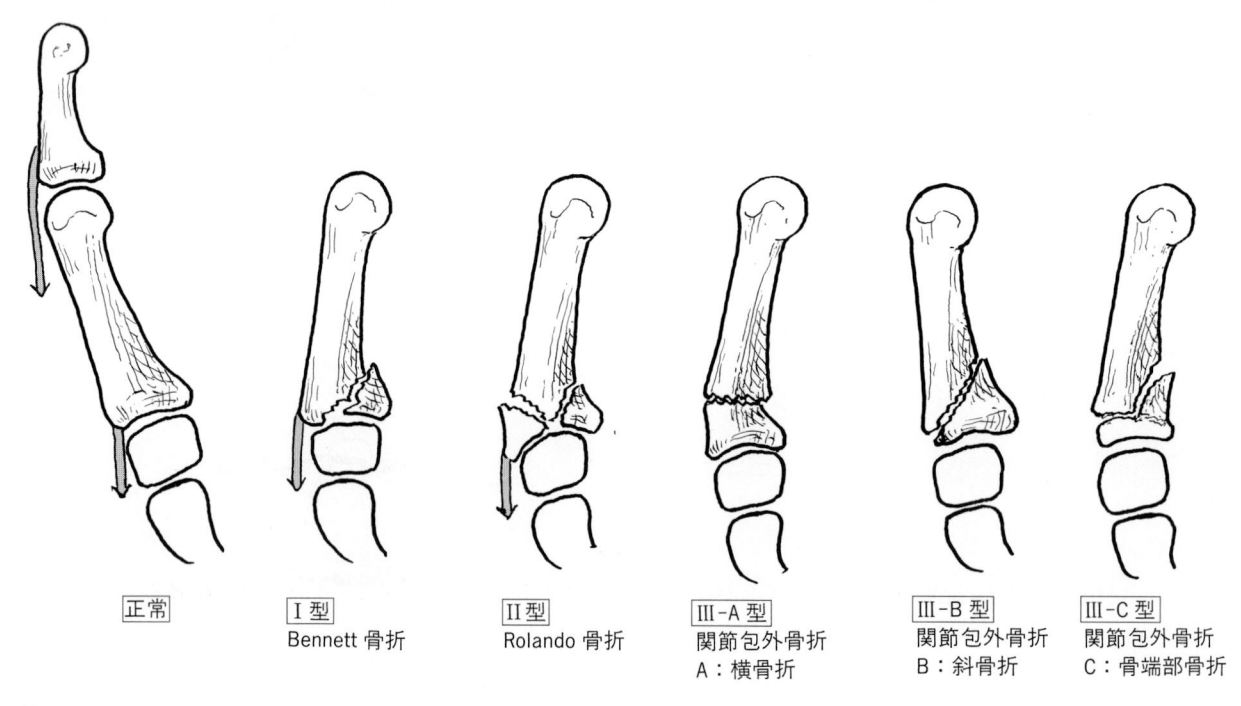

正常　　Ⅰ型　　Ⅱ型　　Ⅲ-A型　　Ⅲ-B型　　Ⅲ-C型
　　Bennett骨折　Rolando骨折　関節包外骨折　関節包外骨折　関節包外骨折
　　　　　　　　　　　　　A：横骨折　　B：斜骨折　　C：骨端部骨折

54 母指中手骨基部横骨折

a. 背側凸変形と切開

切開
長母指外転筋腱

b. 骨片の整復

外転
圧迫

c. 整復と固定

指の屈伸は早期より始めるが，骨折部の固定期間は5〜6週とする．

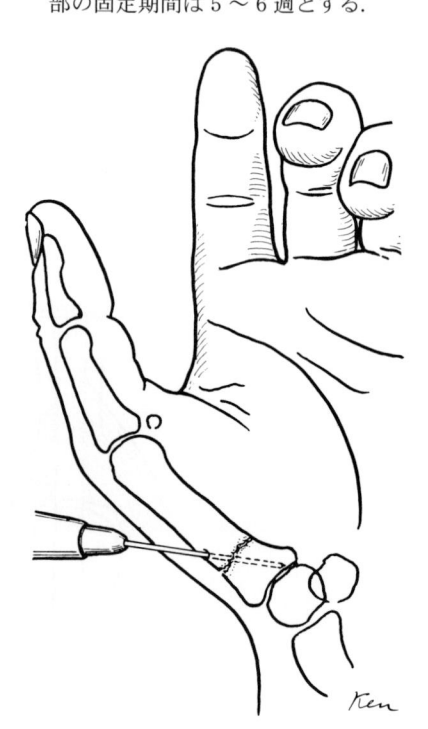

55 母指中手骨頸部骨折の整復・固定（木森）

a．突き指による骨折

58歳，男．来院時所見．

b．骨折の整復と副子による固定

長・短母指伸筋腱の間より進入．骨片間の瘢痕を除去．骨頭を整復してキルシュネル鋼線を橈側より刺入し仮固定を行い，7穴プレートで固定．次に海綿骨を骨片間につめ込んだのち，尺側側副靱帯の付着した尺側第3骨片を整復．キルシュネル鋼線2本で固定し，さらに tention band wiring を追加した．

c．術後側面像

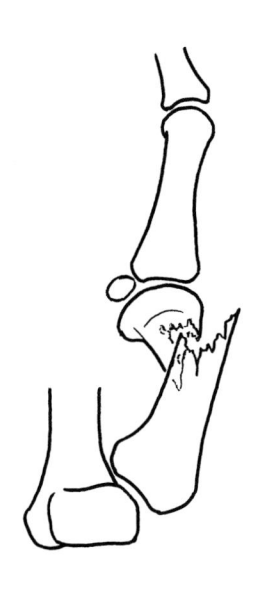

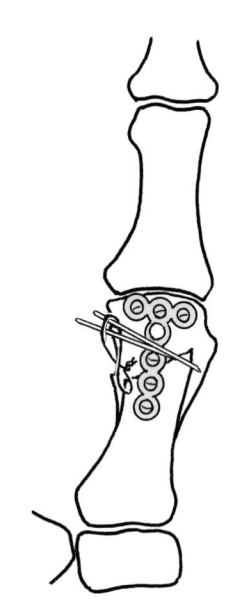

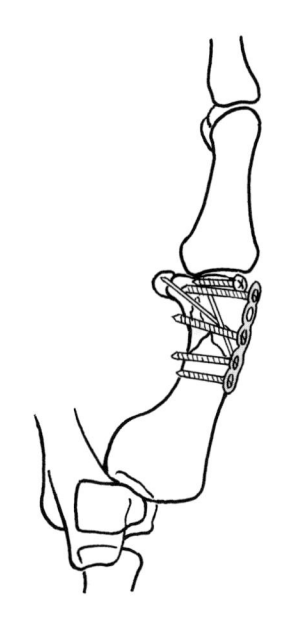

56 母指中手骨 Rolando 骨折

掌橈側にL字切開を加え，神経，腱をよけ骨膜を剝離．関節囊も開いて骨折部および CM 関節を出す．まず①③の骨片を整復，キルシュネル鋼線で仮固定し，ついで①と②の間も仮固定を行う．以上ののち①と③の間をライビンガー螺子のLサイズで，①と②の間をMサイズで固定．背側小骨片の④は 0.7 mm キルシュネル鋼線で固定した．

a．来院時所見

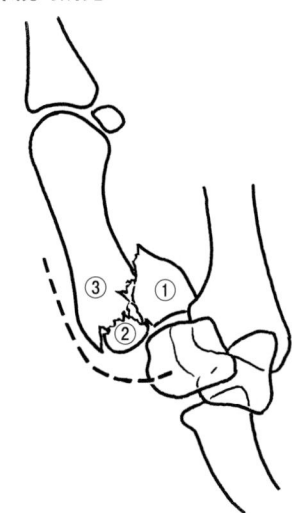

b．術後正面像

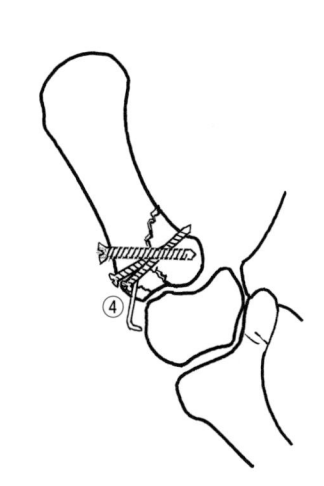

c．術後側面像

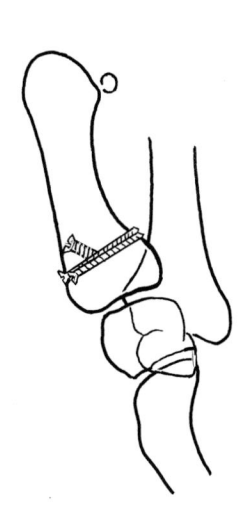

57 Bennett 骨折（母指 CM 関節の脱臼・骨折）の整復・固定

a．CM 関節脱臼・骨折の発生

矢印は外力の方向．
長母指外転筋の作用により，中枢方向に脱臼と母指の内転拘縮が発生する．

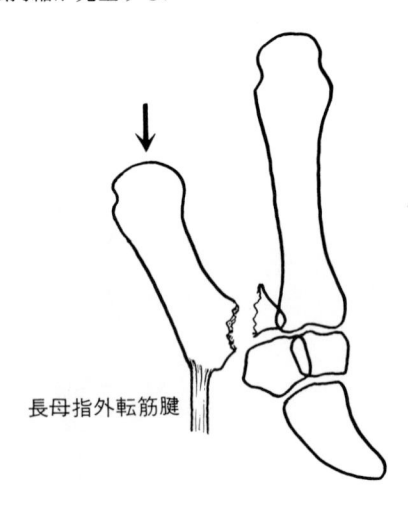

b．徒手整復の実施とキルシュネル鋼線の経皮的刺入による固定（Milford）

母指に牽引を加えながら回旋を加え，さらに圧迫を加えてゆすり込むごとくにして整復を行う．整復後は，図のごとくにキルシュネル鋼線を刺入して固定を行う．

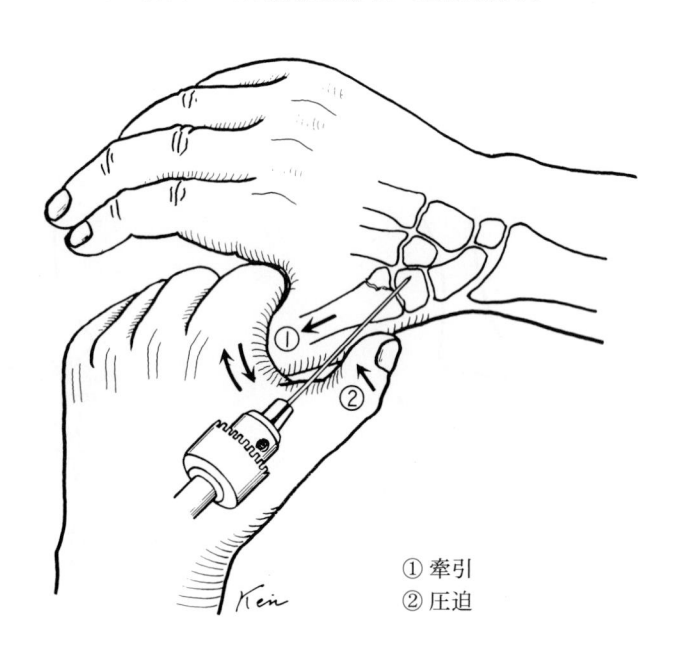

① 牽引
② 圧迫

c．観血的整復法（Moberg and Gedda 法）

キルシュネル鋼線の先端にワイヤーをかけ，これでコントロールしながら整復位で鋼線を刺入し，骨折部の固定を得る．鋼線は母指背側皮膚に引き出し，手掌側の鋼線は骨片を保持するに十分なだけにとどめる．ついでワイヤー抜去，さらに第 2 のキルシュネル鋼線を斜方向に刺入して，CM 関節を固定する．鋼線は断端は皮下に埋没したのち，ギプス包帯を行い 6～8 週間固定を続ける．

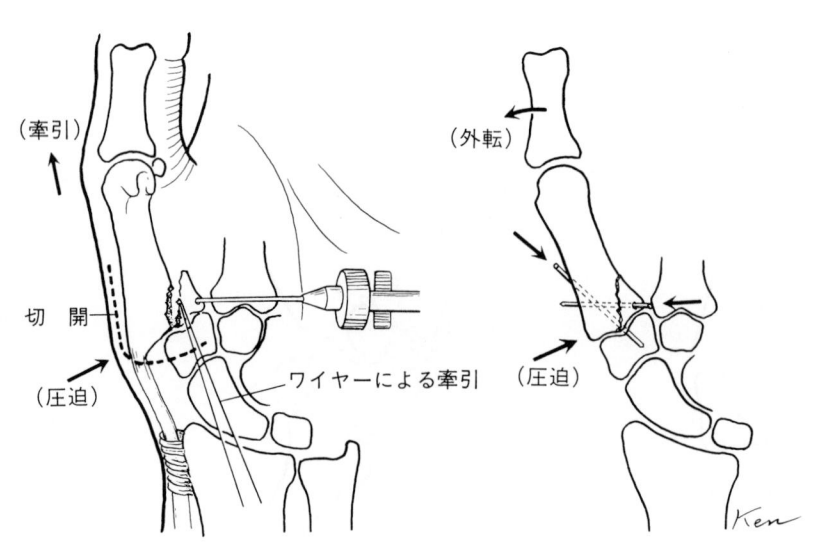

d. 整復後の固定

徒手的，また観血的整復の如何にかかわらず，母指は外転位をとるごとく固定するが，このさい MP 関節が過伸展しないように注意する．

指の IP 関節は屈伸を許すが，母指 MP 関節は固定する．固定期間は骨癒合が確実となるまで 6～8 週とする．

固定は life line までとし，環・小指 MP 関節の拘縮防止につとめる．

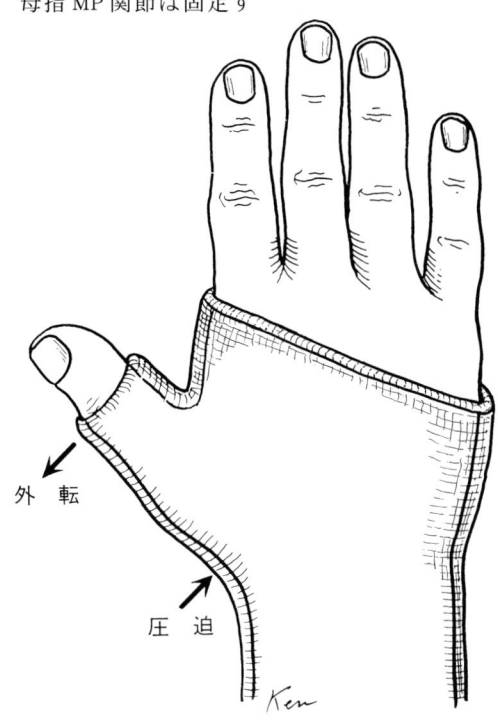

58 Bennett 骨折（母指 CM 関節の脱臼・骨折）と変形性関節症の発生

この関節の固定術，形成術については，270 頁の図 12 を，また silicone implant についてはリウマチの項（693 頁の図 41）を参照のこと．

a．正常の CM 関節（saddle joint）

b．CM 関節の脱臼・骨折

c．脱臼位のまま骨癒合したところ

変形性関節症をおこし疼痛の原因となる．

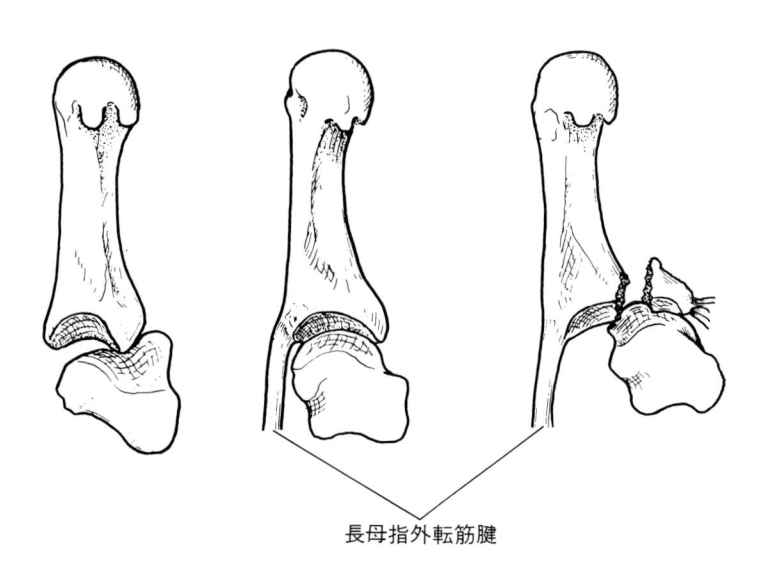

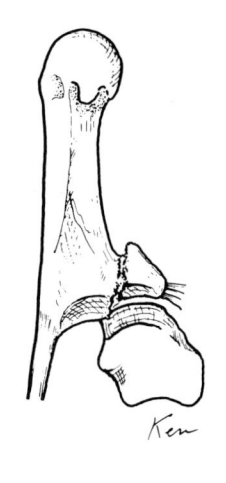

長母指外転筋腱

59 Bennett 骨折の治療

a. 骨片の転位

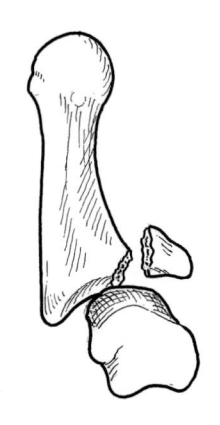

b. 関節囊の逆V字切開
- 短母指伸筋腱
- 長母指伸筋腱
- 逆V字切開
- 長母指外転筋腱

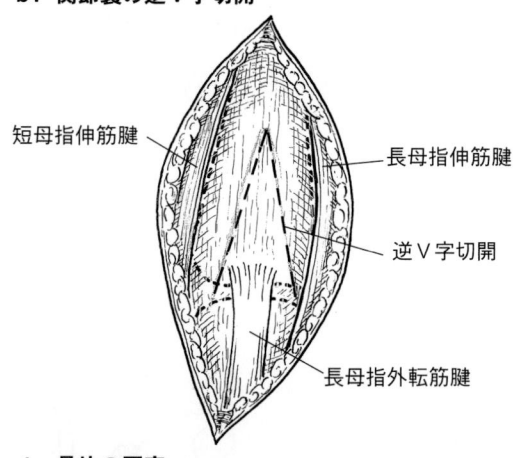

c. 関節の開放
- 短母指伸筋腱
- 長母指伸筋腱
- 掌側骨片
- 反転した骨膜, 関節囊弁

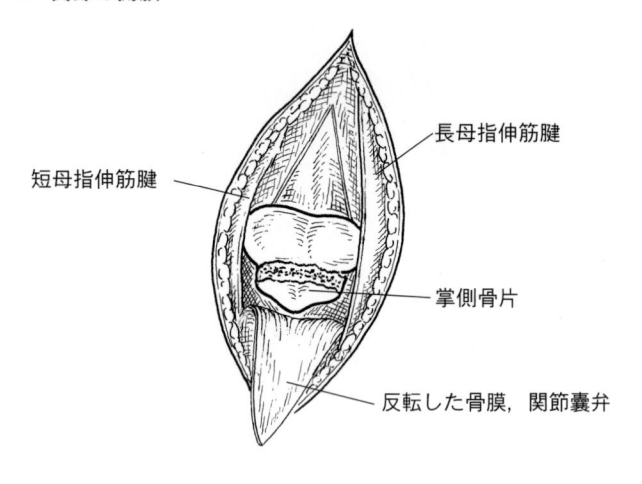

d. 骨片の固定
整復を確認した後, ライビンガー螺子2本 (14 mm, 15 mm), V字弁を前進, 緊張下に縫合.

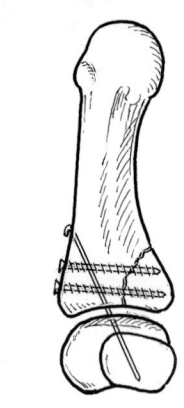

60 母指CM関節の脱臼に対する靱帯形成術

A. 橈側手根屈筋腱の利用 (Eaton and Littler 法)

a. 局所の解剖と切開

関節の摩滅・変性, リウマチなどによるもので, 軽症例に適応であり, ある程度進行したものには, 形成術とか関節固定術が適応となろう.
これらについては別項参照. 方法は橈側手根屈筋腱を半分に裂き, これを用いて中手骨基部を整復位に保持せんとするものである. 固定期間は5～6週とする.

(註) 橈側手屈筋腱の分離には, 舟状骨結節の切離が必要となる.

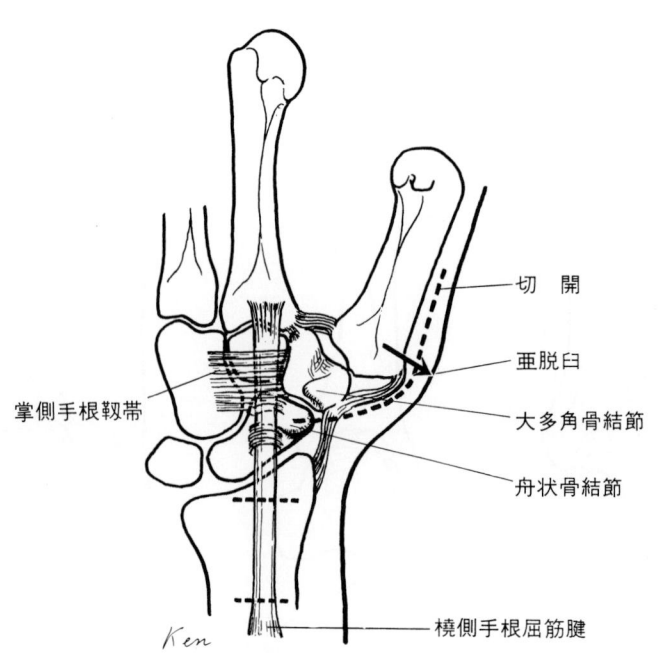

- 切開
- 亜脱臼
- 大多角骨結節
- 掌側手根靱帯
- 舟状骨結節
- 橈側手根屈筋腱

b．橈側手根屈筋腱の分離とドリル穴作製

橈側手根屈筋腱の線維の方向は必ずしも平行とは限らず，回旋していることが多いので分離には注意する．

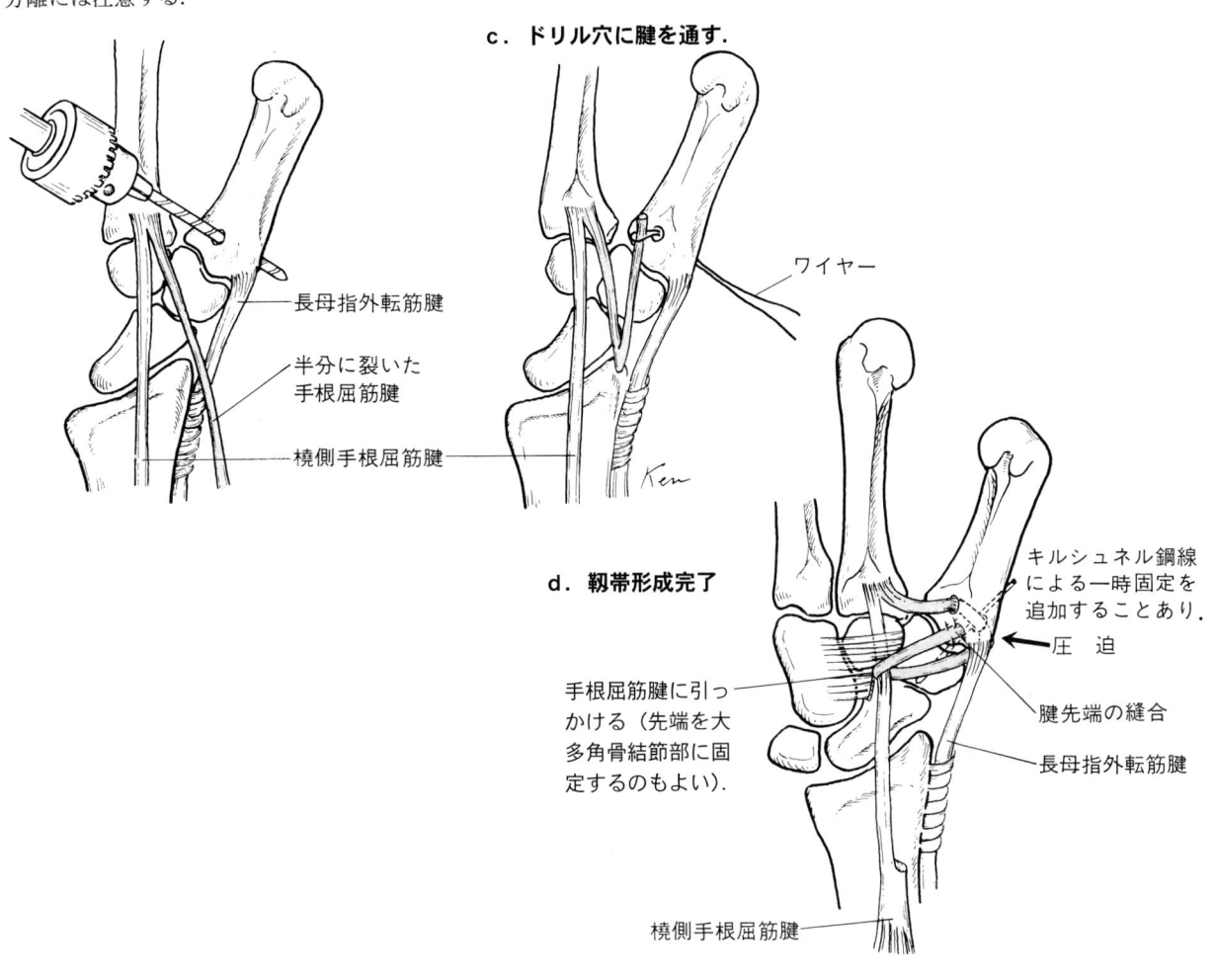

c．ドリル穴に腱を通す．

長母指外転筋腱
半分に裂いた手根屈筋腱
橈側手根屈筋腱
ワイヤー

d．靱帯形成完了

手根屈筋腱に引っかける（先端を大多角骨結節部に固定するのもよい）．
キルシュネル鋼線による一時固定を追加することあり．
圧迫
腱先端の縫合
長母指外転筋腱
橈側手根屈筋腱

B．橈側長手根伸筋腱の利用（星野ら，1991）

母指中手骨基部の穴は，爪の面に垂直に形成して第1中手骨間靱帯を形成せんとするものである．
リウマチの項も参照されたい．

（註）母指 CM 関節の変形性関節症の手術については，第10章の関節の変形・拘縮の項，および第27章のリウマチの項も参照．

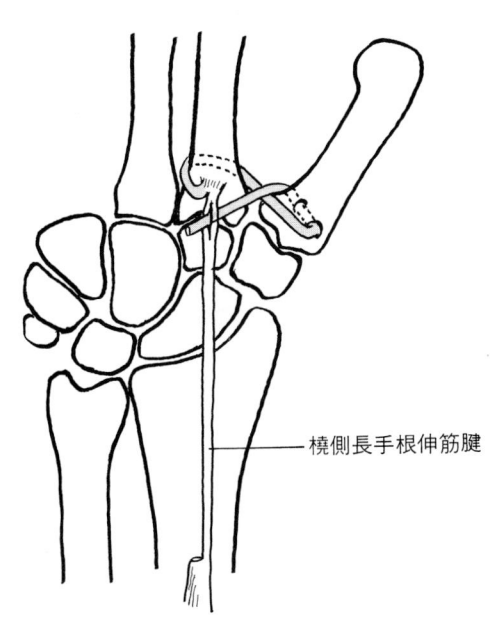

橈側長手根伸筋腱

61 指CM関節の脱臼・骨折（木森）

新鮮症例は牽引と圧迫により容易に整復されるのがふつう．再脱臼傾向があればキルシュネル鋼線を経皮的に刺入すればよい．固定期間は約4週とする．陳旧症例に対してはしばしば関節切除と骨移植による固定術（関節固定の項，277頁の図17参照）が必要となる．

第5中手骨基部のみが脱臼し，尺側手根筋により中枢側に牽引，転位することがある．見逃さないよう注意．

a．環・小指CM関節背側脱臼・骨折

23歳，男．2週前の外傷．骨折間の瘢痕，肉芽をリュエル，鋭匙で搔爬・除去し②③を整復，ライビンガー螺子2本で固定．①と③は0.7 mmキルシュネル鋼線で固定．小指中手骨基部を整復．キルシュネル鋼線を斜めに刺入して固定．次に有鉤骨骨折④を整復，0.7 mmキルシュネル鋼線2本で固定．さらに小指中手骨から中指中手骨に横にキルシュネル鋼線を刺入，固定を確実にして手術を終える．

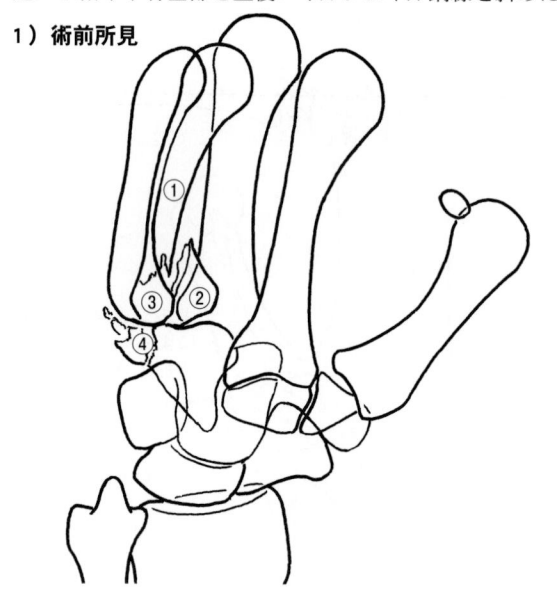

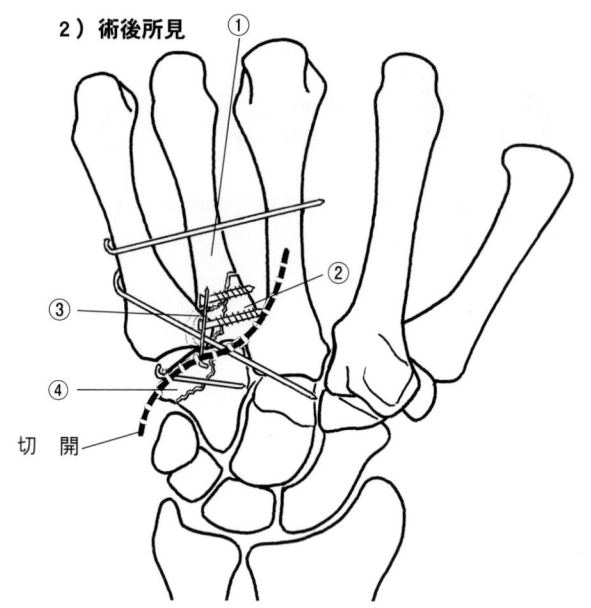

1）術前所見

2）術後所見

62 手関節背側面および掌側面における主要靱帯構造

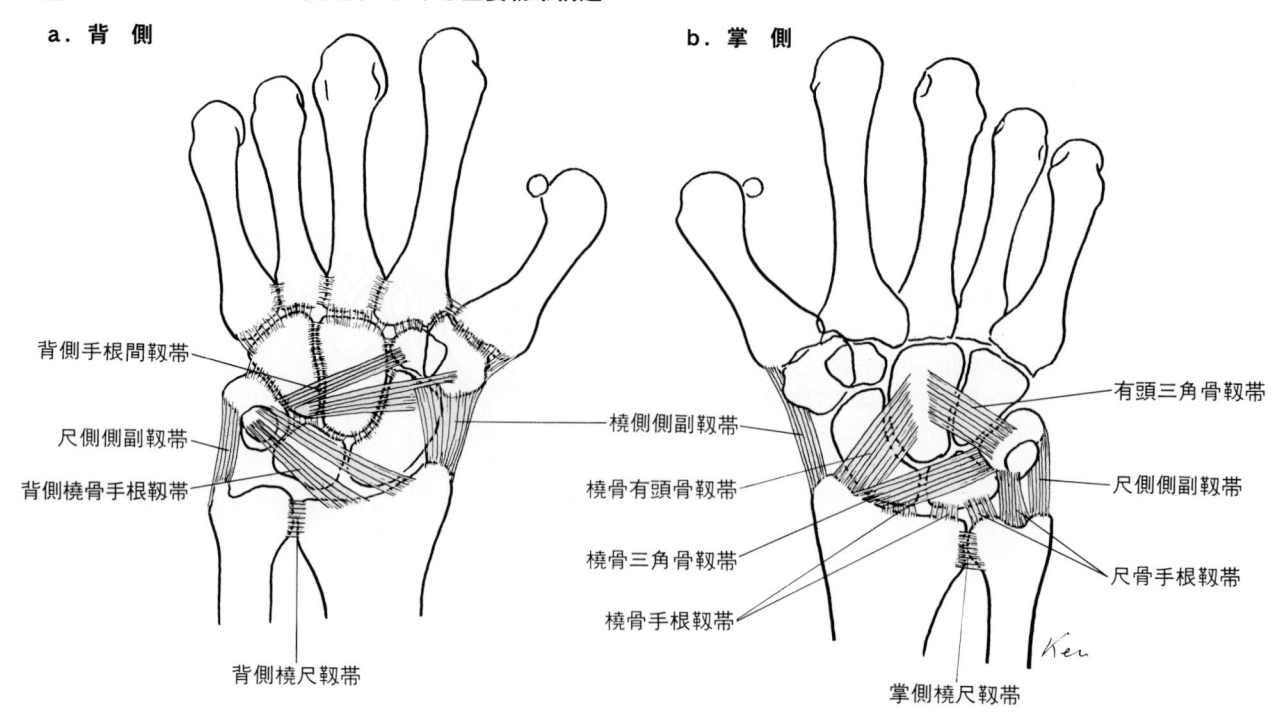

a．背側

背側手根間靱帯
尺側側副靱帯
背側橈骨手根靱帯
橈側側副靱帯
橈骨有頭骨靱帯
橈骨三角骨靱帯
橈骨手根靱帯
背側橈尺靱帯

b．掌側

有頭三角骨靱帯
尺側側副靱帯
尺骨手根靱帯
掌側橈尺靱帯

63 手関節における掌側靱帯断裂と手根不安定症の発生

図は Mayfield ら（1980）のものを参考にした．

a．掌側靱帯断裂と手根不安定症の発生

矢印で示した月状骨・舟状骨間の開大は重要で，X 線上これが認められれば，新鮮例においてはキルシュネル鋼線の刺入による固定が，また陳旧例においては靱帯形成などが適応となる．舟状骨の回旋転位が発生して，carpal instability を結果するからである．しかし治療はなかなか困難．

① 舟状・月状骨間の開大（scapholunate dissociation）：
　正常 < 3 mm
② 舟状骨の短縮（rotary subluxation of scaphoid）
③ 指環状陰影（cortical ring shadow）

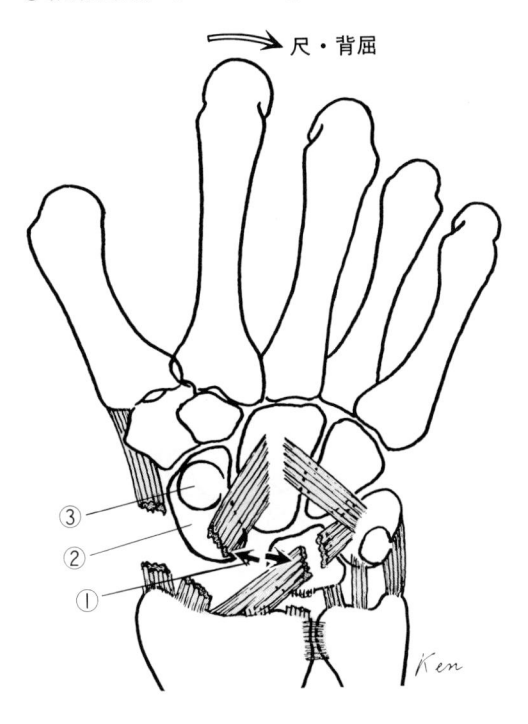

b．手根不安定症における舟状・月状骨角（scapholunate angle）の増減

1）正常側面像

橈骨・月状骨・有頭骨・第 3 中手骨の長軸は平行，または一直線上になる．舟状・月状骨角は平均 47°．

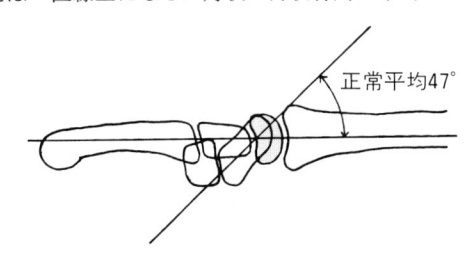

2）DISI 変形

月状骨が背屈し，舟状・月状骨角は増大する．

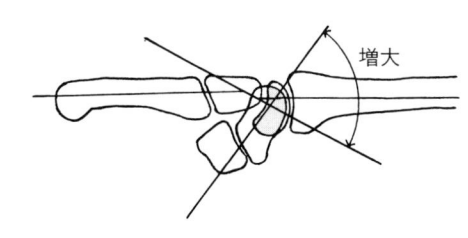

3）VISI 変形

月状骨は掌屈し，舟状・月状骨角は減少する．

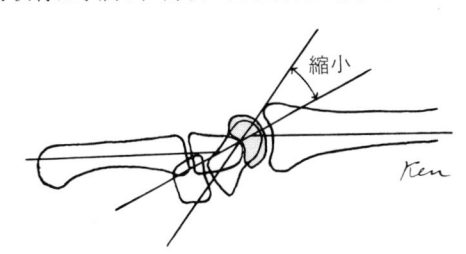

DISI = dorsal flexed intercalated segment instability
VISI = volar flexed intercalated segment instability

c. 手関節の関節造影正常像

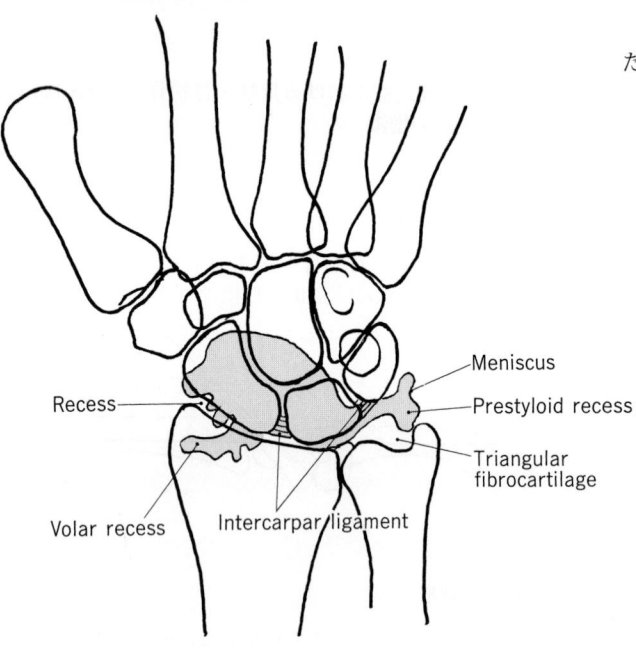

Meniscus
Recess
Prestyloid recess
Triangular fibrocartilage
Volar recess
Intercarpar ligament

d. STT 関節固定術（triscaphoid 関節固定）

手根不安定症（scapholunate dissociation）の治療，またキーンベック病の治療などに用いられることあり．

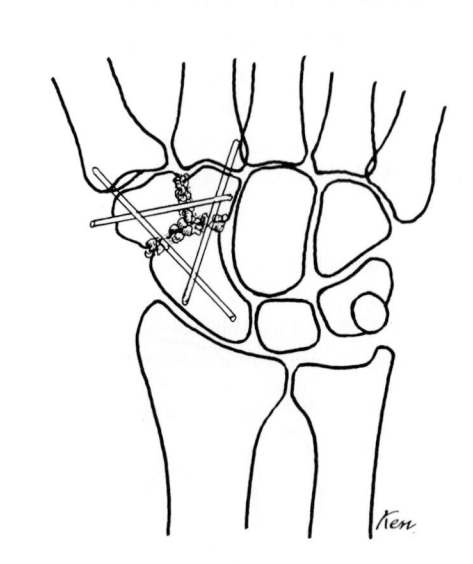

64 手関節部における骨折・脱臼の発生

手をついた場合の関節角度により，いろいろの骨折・脱臼が発生することとなる．

a. 橈骨遠位端骨折（Colles 骨折）

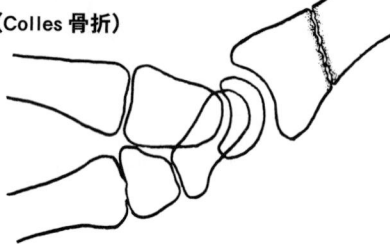

b. 背側辺縁骨折，手関節背側脱臼を合併する（背側 Barton 骨折）．

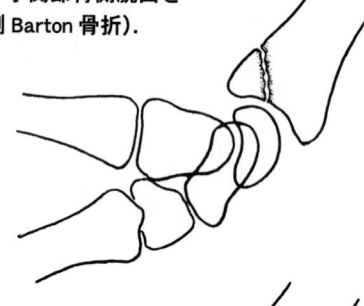

c. 舟状骨骨折

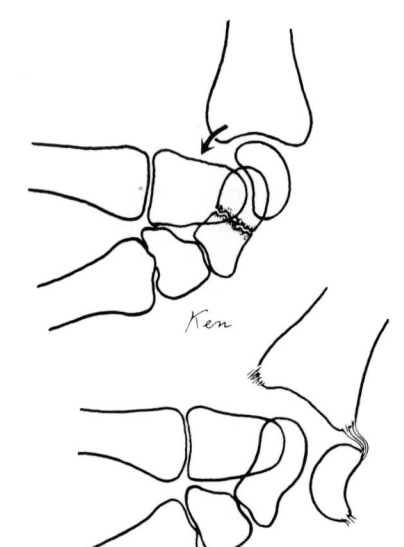

d. 脱臼の発生

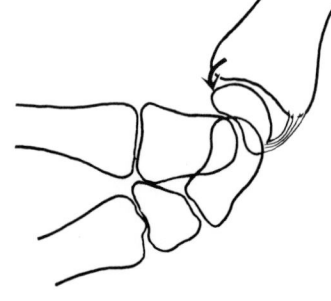

e. 月状骨脱臼

f. 舟状骨骨折を伴う月状骨周囲脱臼

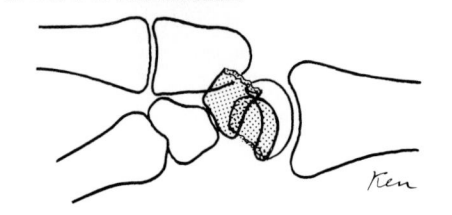

65 橈骨遠位端骨折のいろいろ（転位と整復）

a．Colles 骨折（側面）

フォーク型変形.

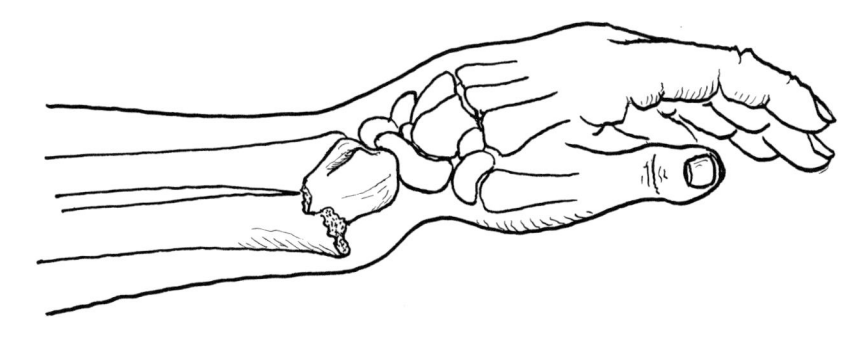

b．橈側偏位（背面）

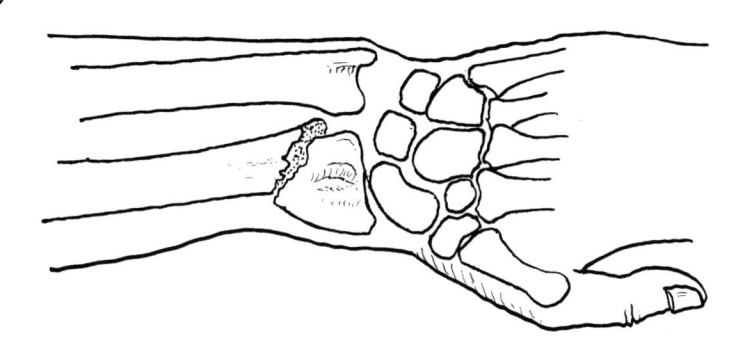

c．橈尺骨伸展骨折

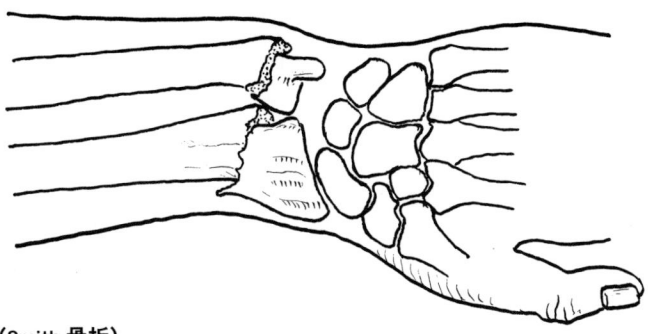

d．橈骨遠位端屈曲骨折（Smith 骨折）

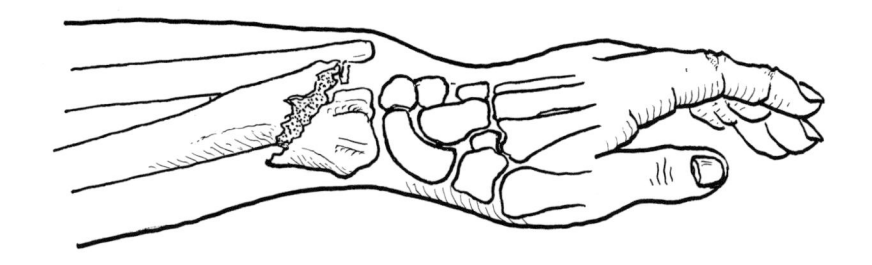

e．背側Barton骨折の転位と整復

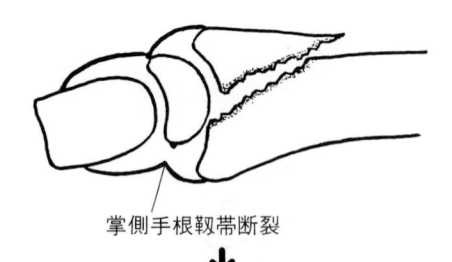

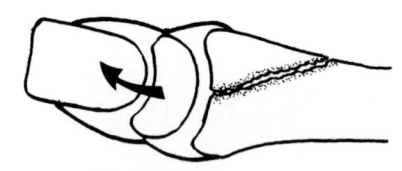

掌側手根靱帯断裂

背屈位で上腕から固定

f．掌側Barton骨折の転位と整復

背側手根靱帯断裂

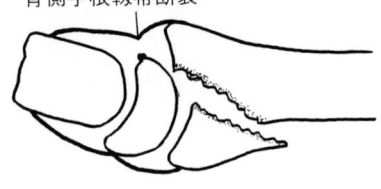

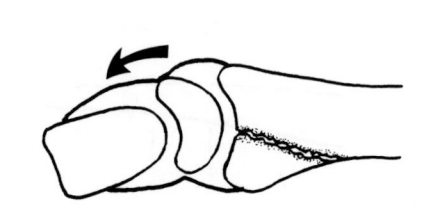

掌屈位で上腕から固定

66 橈骨遠位端骨折の分類と治療

a．Garland分類（JBJS 33A: 895-907, 1951）

関節外骨折をgroup I，関節内骨折で骨片の転位のないものをgroup II，関節内骨折で骨片の転位を伴うものをgroup IIIとする．

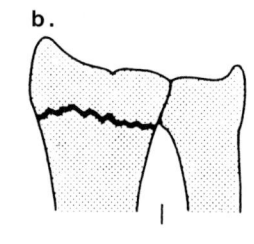

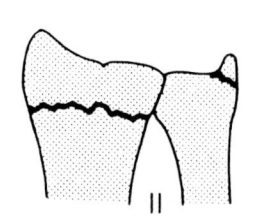

b．Frykmann分類（Acta Orthop Scand 108 (suppl): 1-153, 1967）

右図のとおり，型番号の奇数番号型は尺骨茎状突起骨折の合併のない骨折である．III型からVIII型までは関節内骨折で，型番号が大きくなるほど予後不良である．

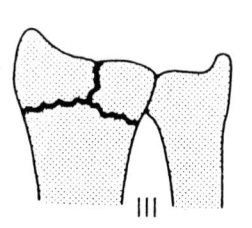

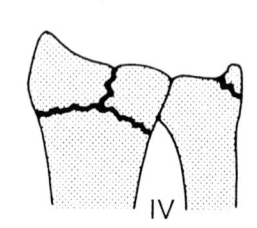

c．斎藤の分類（整・災外 32：237-248, 1989）（215～216頁詳述）

その他，Melon分類（Orthop Clin North Amer 15: 217-236, 1984）などが知られている．

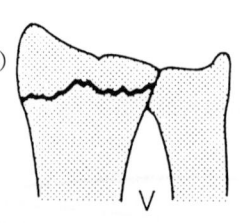

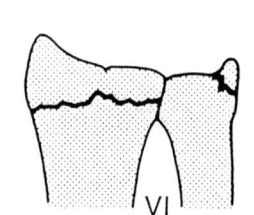

d．治療

① 徒手整復・ギプス固定
② 透視＋経皮的ピンニング
③ 創外固定法
④ 観血的整復固定

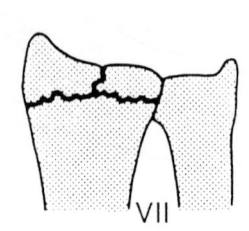

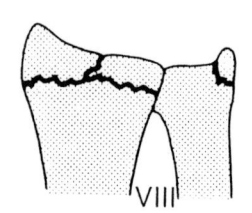

67 骨移植を要する圧迫骨折

a. 陥入骨折のための骨質欠損を伴うのがふつう

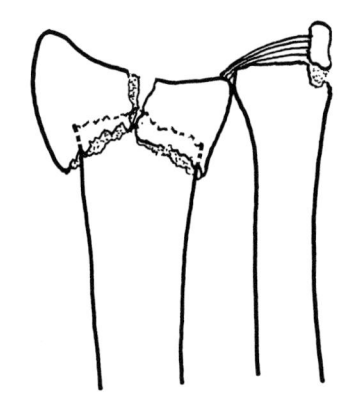

b. 関節面を整復

横の固定を最初に行い，ついで腸骨よりの骨細片を骨間につめ込みながら中枢骨折線の整復，固定を行う．T型プレートの使用もよい．できれば尺骨茎状突起骨折の固定も行う．Tension band wiring 法を追加するのがふつう．

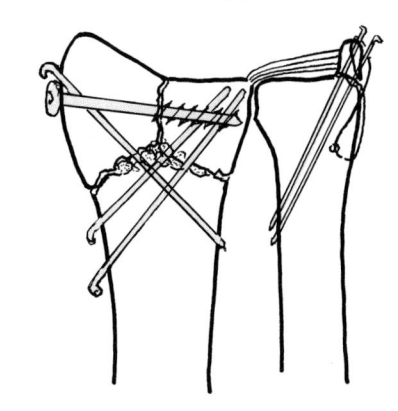

68 単純関節内骨折群と粉砕関節内骨折群（斎藤の分類）

(Saito H: Classification and treatment of intra-articular fractures of the distal radius. Fractures of the Distal Radius, Martin Dunitz, p131-142, 1995)

a. 単純関節内骨折群

1) Chauffeur 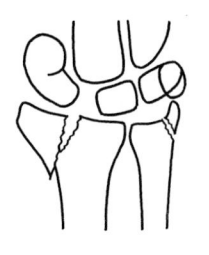
2) Medial cuneiform 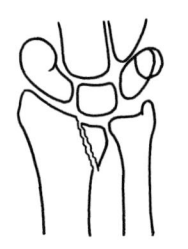
3) Dorsal Barton 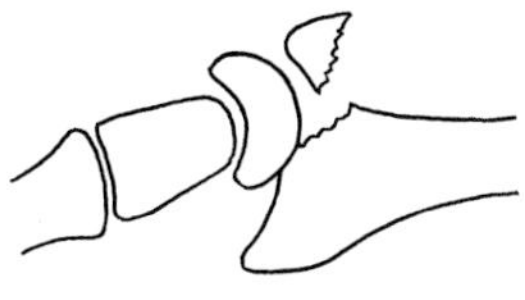
4) Palmar Barton

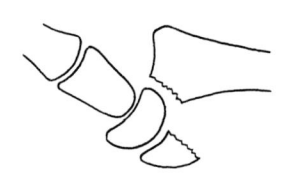

b. 粉砕関節内骨折群

5) Comminuted Colles 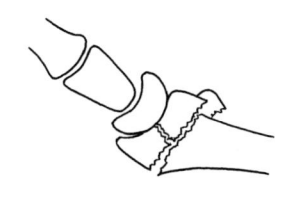
6) Comminuted Smith 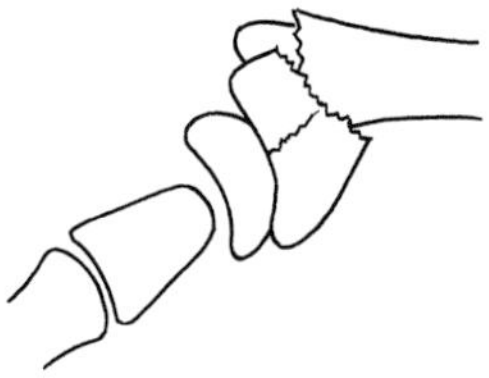
7) Dorsal Barton & chauffeur 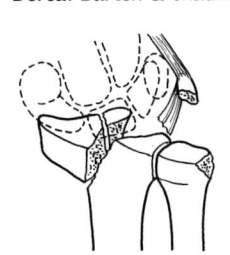
8) Palmar Barton & chauffer

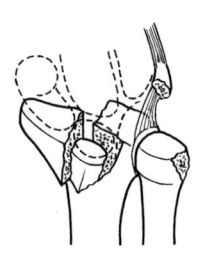

69 粉砕 Colles 骨折の亜分類（斎藤の分類）

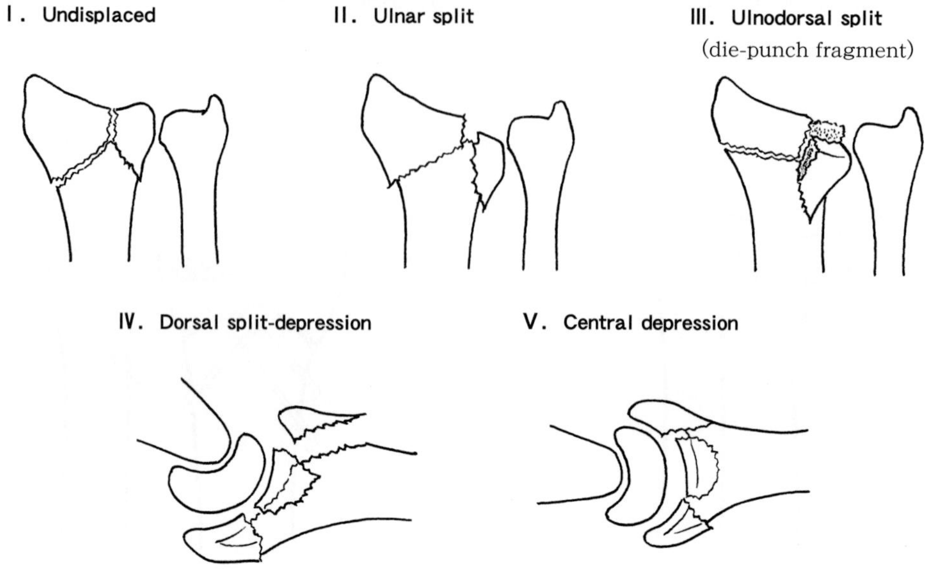

I. Undisplaced　　II. Ulnar split　　III. Ulnodorsal split
　　　　　　　　　　　　　　　　　　（die-punch fragment）

IV. Dorsal split-depression　　V. Central depression

70 背側または掌側 Barton 骨折と chauffeur 骨折の合併（斎藤の分類）

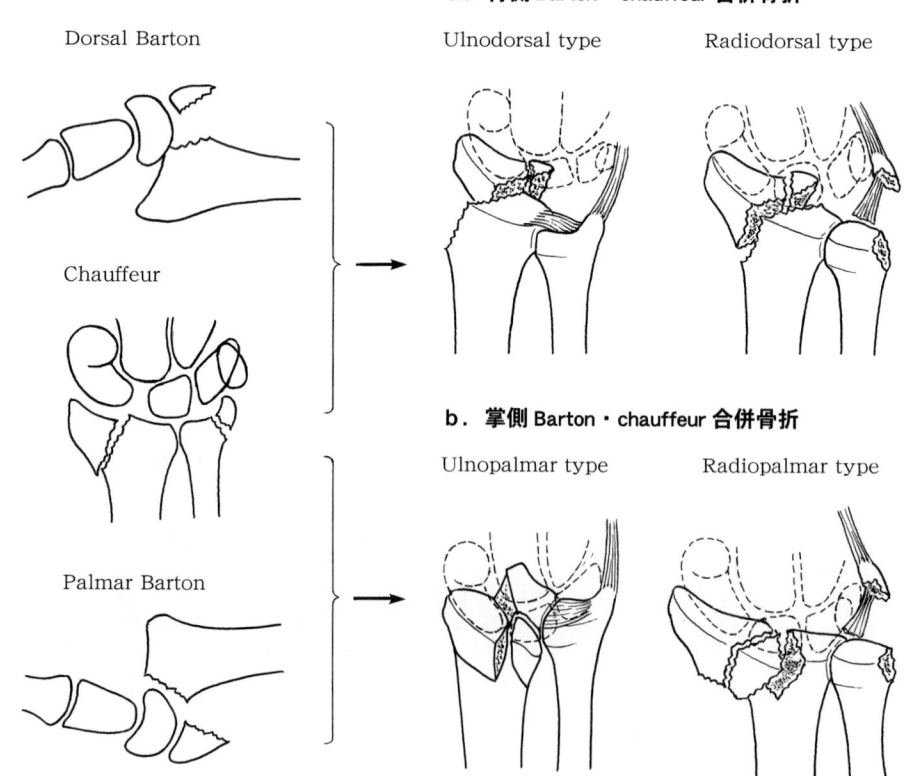

Dorsal Barton

Chauffeur

Palmar Barton

a．背側 Barton・chauffeur 合併骨折

Ulnodorsal type　　Radiodorsal type

b．掌側 Barton・chauffeur 合併骨折

Ulnopalmar type　　Radiopalmar type

（註）橈骨遠位端骨折の治療成績評価基準については，同じく斎藤らのものがあるがここには略す．

71 整復時の計側資料

Colles骨折は原則として保存的に治療されるが，複雑骨折の場合には創外固定法がしばしば用いられる．固定期間は6～8週であるが途中で3mm程度の緩みをつくり化骨の促進をうながすことがある．しかし7～10日ののち手術療法に移行する場合が多い．

a．Colles骨折に対する骨片転位の計測

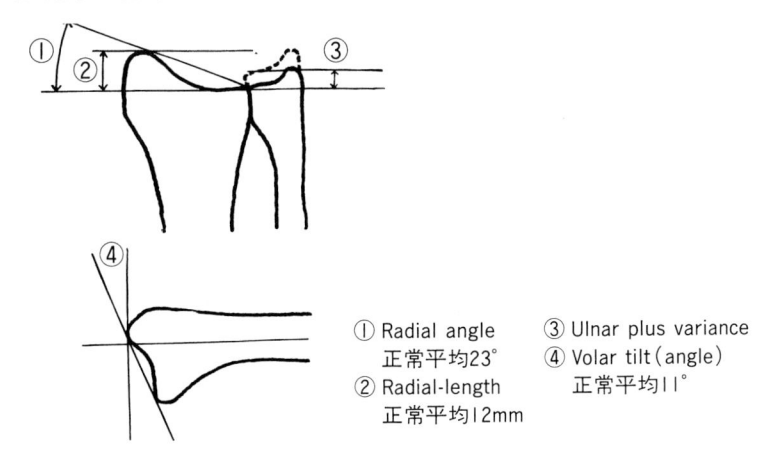

① Radial angle 正常平均23°
② Radial-length 正常平均12mm
③ Ulnar plus variance
④ Volar tilt (angle) 正常平均11°

b．創外固定法の利用

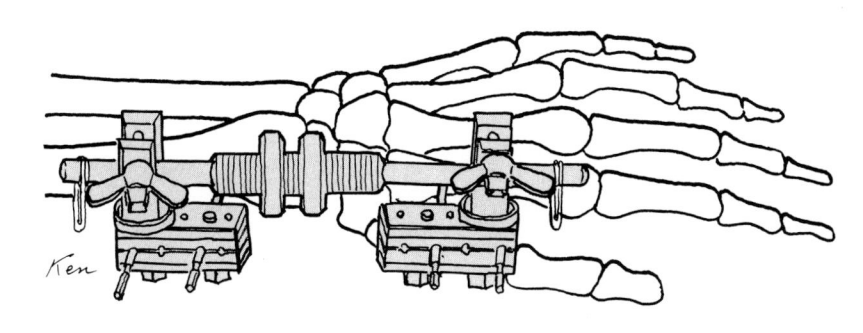

72 Colles 骨折の経皮的整復（木森）

38歳，女．転倒．橈・尺骨遠位端骨折．

a．来院時所見

局所麻酔下に Chinese finger trap を使用し，牽引しながら徒手整復を試みるも，図のごとくで整復不十分．

b．徒手整復後

整復不十分．

c．経皮的キルシュネル鋼線刺入と人工骨挿入

Chinese finger trap での牽引下，1.8 mm キルシュネル鋼線を経皮的に骨折間に挿入，梃子の原理で透視下にこれを整復．1.8 mm キルシュネル鋼線を交叉して刺入し，骨片を固定した．尺骨については 1.5 mm キルシュネル鋼線を使用．なお，第 2～3 区画間に約 3 cm の切開を加えて骨皮質を開き，人工骨バイオペックスを注入した．術後の可動域は E/F 50°/50°，S/P 75°であった．

（註）その他，比較的単純な Colles 骨折，Smith 骨折に対しては，橋詰らの Node anchoring system（2001）を利用するもよい．

73 Dorsal split depression 型骨折（木森）

a．来院時所見

30歳，男．転落事故．

b．1週間後に創外固定を行うも整復不十分

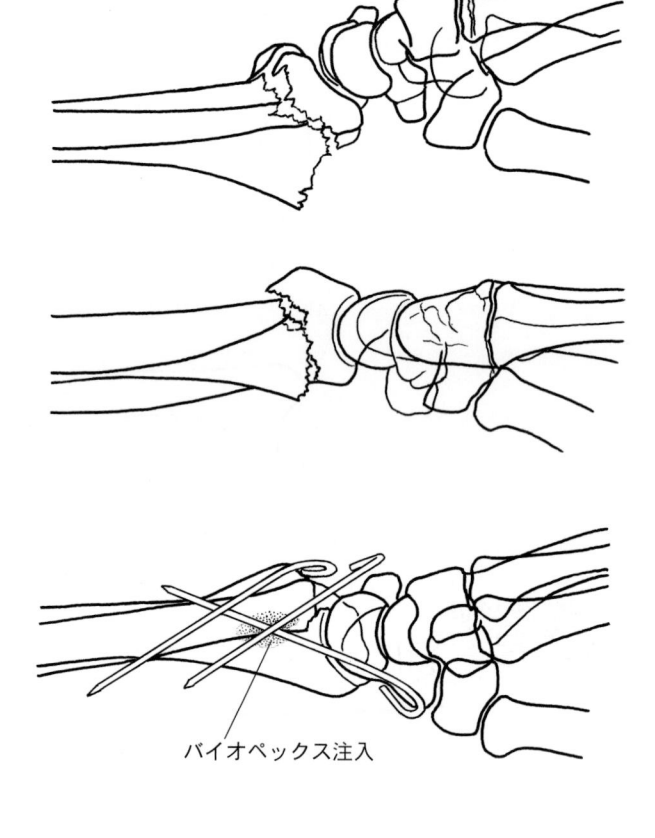

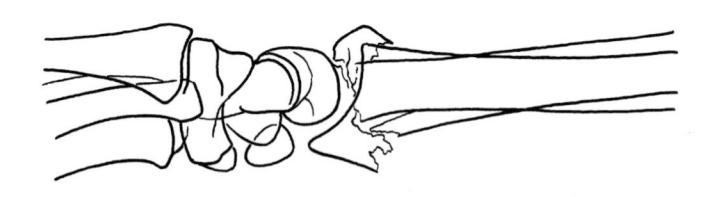

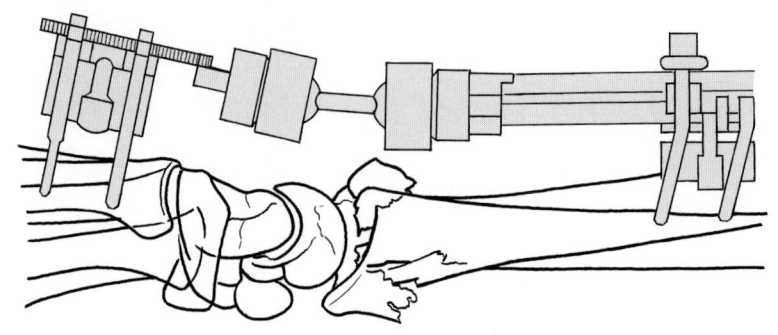

c．掌側からの操作

掌側侵入路で方形回内筋を切り，掌側骨片を整復．キルシュネル鋼線3本で固定．同時に Ace symmetric volar plate で固定を行った．

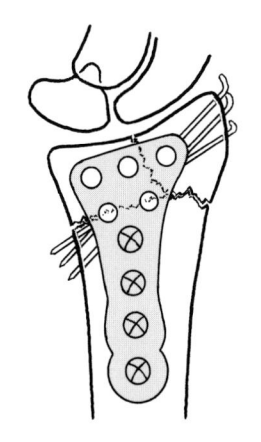

d．背側からの操作

背側では第4区画を開き，伸筋支帯を左右に分けて背側骨片を出し，split した骨片を一時的に摘出．関節を開放しながら depression した関節を整復し，できた骨欠損部には腸骨片を移植．摘出骨片を元にかえしてキルシュネル鋼線4本で固定した．

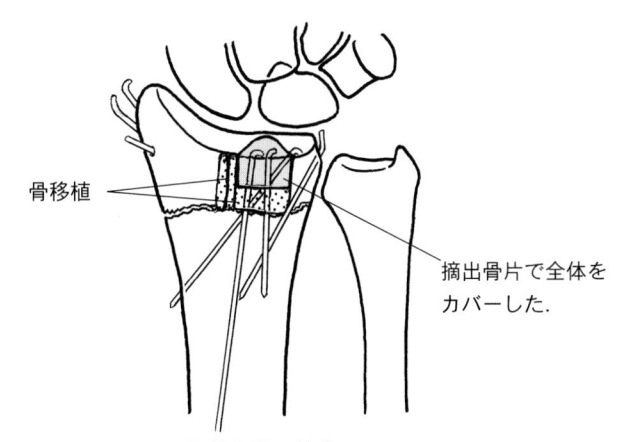

骨移植

摘出骨片で全体をカバーした．

e．方形回内筋の切開と関節の開放

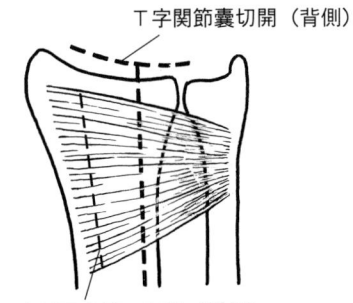

T字関節囊切開（背側）

方形回内筋の切離（掌側）

（註）関節面の観察には関節囊を切離して直接に観察するか，または関節鏡を挿入して観察する．ギャップは1mm以内になるようつとめる．

f．伸筋支帯の縫合

創は伸筋支帯を二分し，近位で骨折部を，遠位で腱の bow string を防止するごとくに縫合．

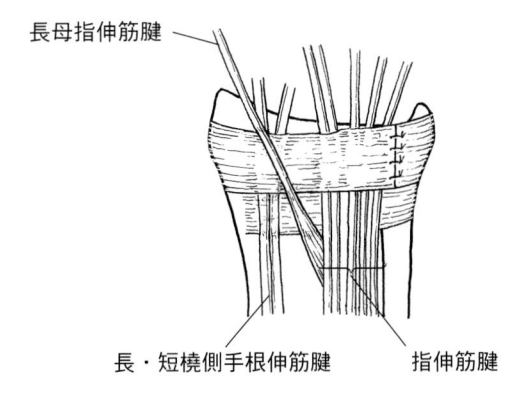

長母指伸筋腱

長・短橈側手根伸筋腱　指伸筋腱

g．術後1年の所見

術後1年の所見．術後6ヵ月の可動域は E/F 50°/45°, S/P 90°/75°であった．

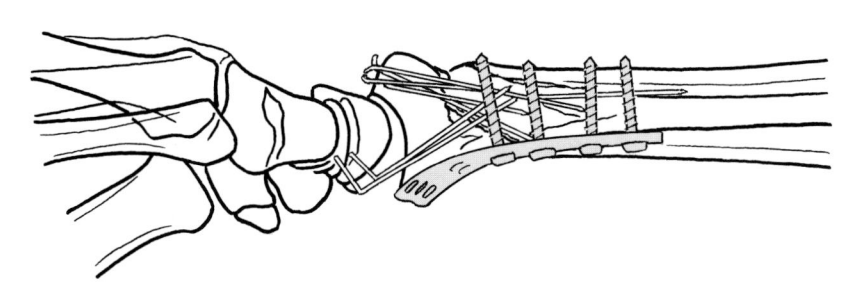

（註）最近では掌側進入路による副子固定にさいしては，locking compression plate，また fixed angle fixation plate を使用して便利を感ずることが多くなった．

（森谷ほか：臨整外 40：1155-1158, 2005）
(Slutsky DJ, Gutow AP：Distal Radius Fractures, Hand Clinic vol.21. WB Saunders, 2005)

74 掌側 Barton 骨折（手関節掌側脱臼・骨折）の整復・固定（木森）

29歳，男．交通事故による．
受傷後12日で創外固定と牽引を行う．

a．来院時所見

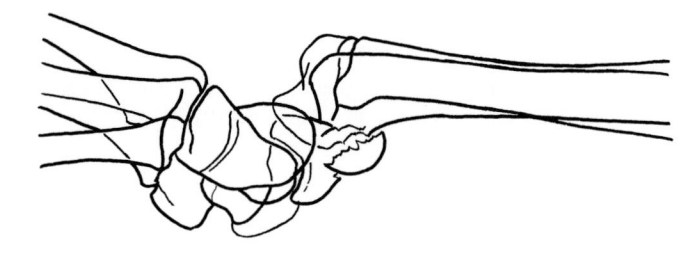

b．CT所見

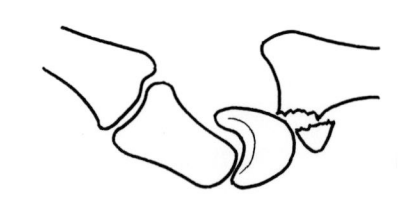

c．術後所見

　7日後，掌側切開で進入．橈側手根屈筋腱および屈筋腱を橈側に，長母指屈筋腱，正中神経を尺側によけ，掌側関節囊を出し，これを横切する．手関節，および骨折部を露出．肉芽，瘢痕を除去し，骨片を整復．2本のキルシュネル鋼線で固定．中枢にできた骨欠損部には腸骨よりの海綿骨をつめ込む．その後，尺骨茎状突起骨折の固定（tension band wiring）を行った．
　術後6ヵ月の可動域はE/F 60°/40°，S/P45°/45°であった．

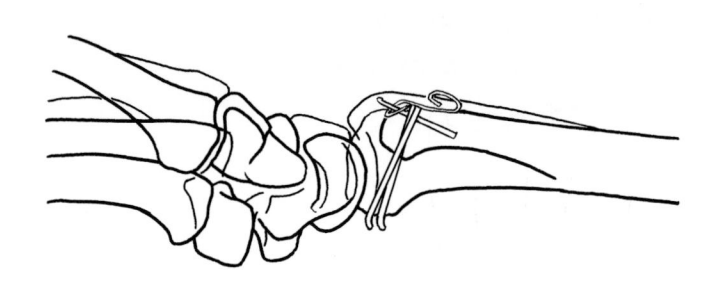

75 月状骨周囲脱臼のいろいろ

① Perilunar periscaphod 脱臼
② Radio-scaphoid perilunar 脱臼
③ Trans-scaphoid perilunar 脱臼
④ Trans-styloid, trans-scaphoid perilunar 脱臼

その他，いろいろの脱臼がありうることを知る．

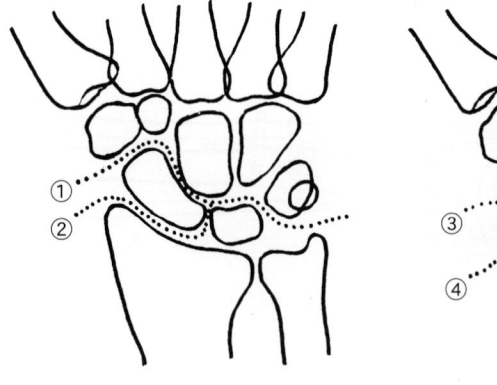

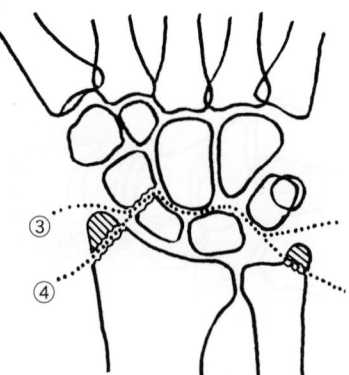

76 舟状骨骨折を伴う月状骨周囲脱臼

本症の整復は新鮮症例であれば，牽引と圧迫により比較的容易である．整復後舟状骨は，キルシュネル鋼線の刺入や螺子などにより固定されるが，癒合が遅延するようであれば骨移植が必要となる．

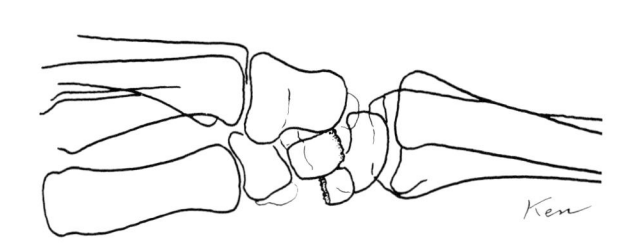

a．正面X線像

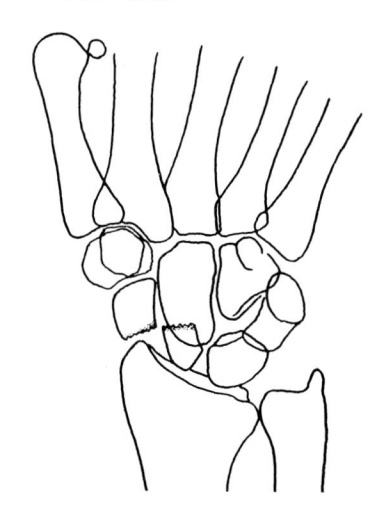

b．側面X線像

c．整復後の正面X線像

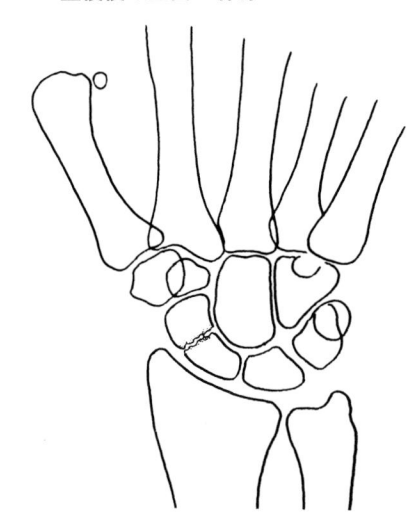

d．ギプス固定の範囲

固定期間は舟状骨骨折に骨癒合が認められるまでとし，ふつう8〜12週．ただし骨癒合が遅延するとか，偽関節形成となることが多い．したがって，初期にただちにHerbert screw固定を行うのもよい．

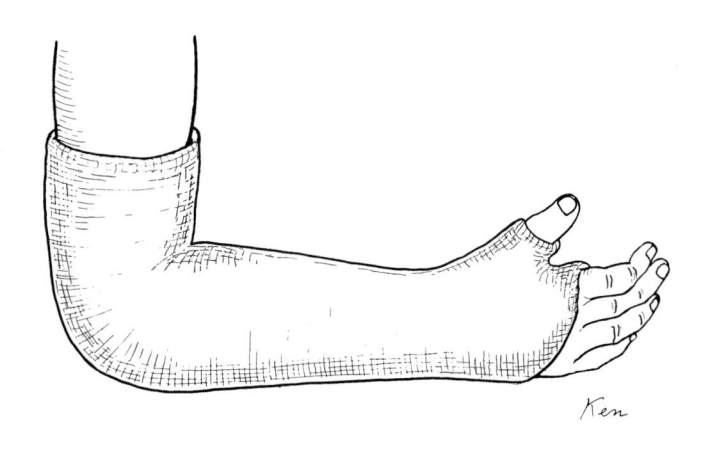

77 舟状骨骨折部位と骨癒合期間 (O. Russe)

近位 1/3 部での骨折は比較的少ないが，骨折線の走行，また血行の関係から，偽関節形成とか無腐性壊死に陥りやすいのでとくに注意が必要．

骨 折 部	平均骨癒合期間
遠位 1/3　20%	6〜8 週
中央 1/3　70%	6〜8 週
近位 1/3　2%	10〜12 週

78 陳旧性月状骨周囲脱臼の観血的整復

53 歳，男．

2 ヵ月前の外傷．術前には牽引療法を行うのが望ましい．

a．術前正面像

手関節部の変形，疼痛と正中神経領域の知覚障害を主訴として来院した．

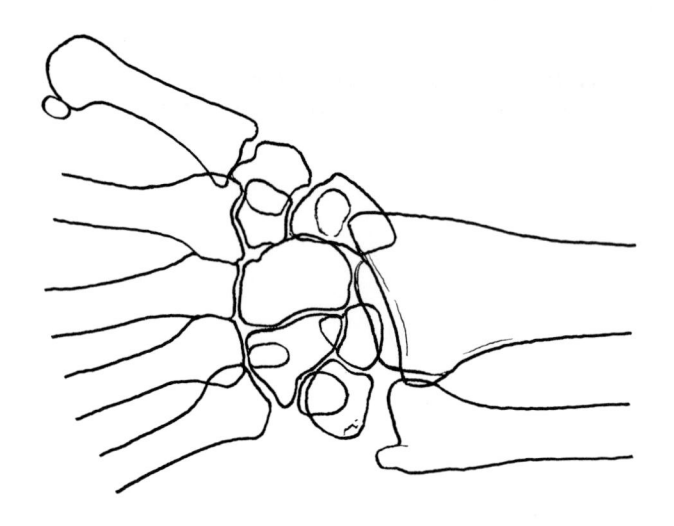

b．術前側面像

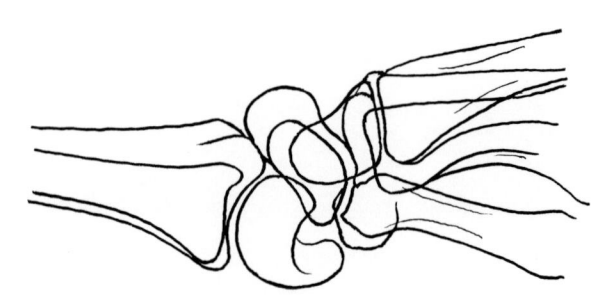

c. 創外固定器による牽引を1週間継続

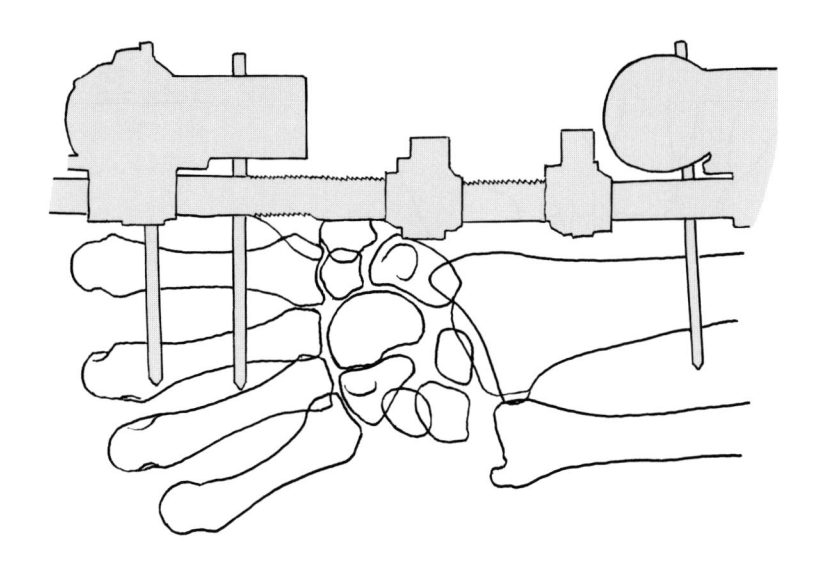

d. 術後所見

　整復位をキルシュネル鋼線で固定した．
　この症例では舟状骨骨折は認められなかったが，もし存在すればHerbert screw固定を合併するのが望ましいであろう．
　舟状月状骨間に解離を認めたが，これの処置は行っていない．

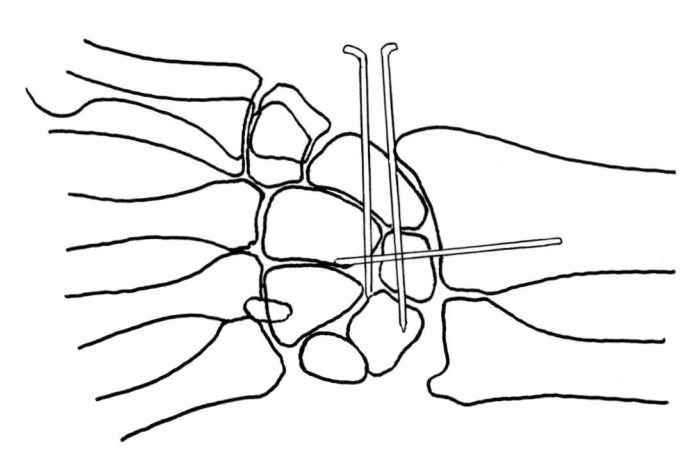

79 舟状骨遷延治癒骨折に対する楔状骨移植

a．局所解剖と切開

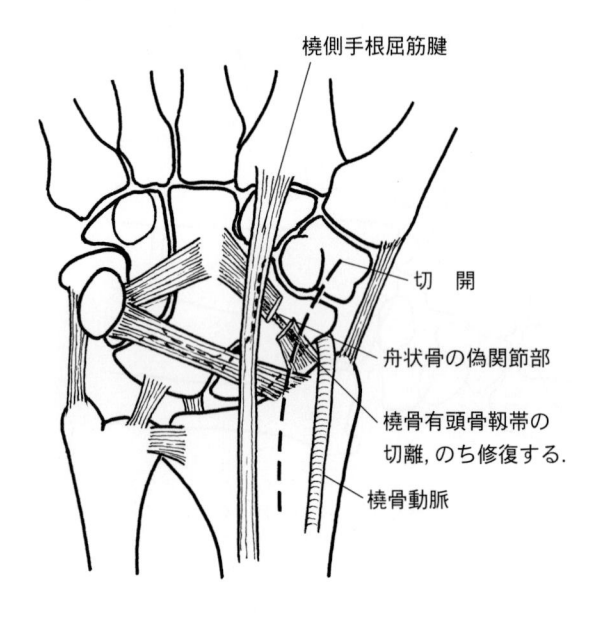

- 橈側手根屈筋腱
- 切開
- 舟状骨の偽関節部
- 橈骨有頭骨靱帯の切離，のち修復する．
- 橈骨動脈

b．偽関節の新鮮化

キルシュネル鋼線を刺入し，両側に引いて骨の屈曲変形を矯正する．その後，小型リューエル鉗子，または bone saw で骨面の新鮮化をはかり，骨欠損部には海綿骨を挿入する．

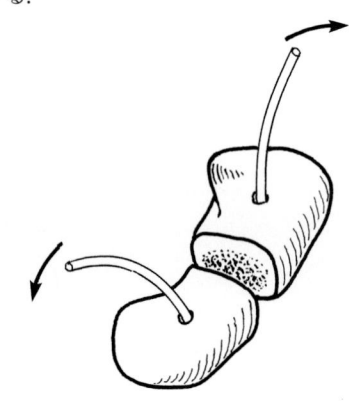

c．移植骨の形成

楔形に形成した腸骨からの移植骨片．

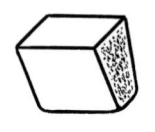

d．骨移植と Herbert screw

キルシュネル鋼線での一時的固定，のち抜去する．

- キルシュネル鋼線での一時的固定，のち抜去する．
- 楔状移植骨の挟み込み，舟状骨の屈曲変形を矯正する．
- 以上ののち，Herbert screw を刺入・固定する．

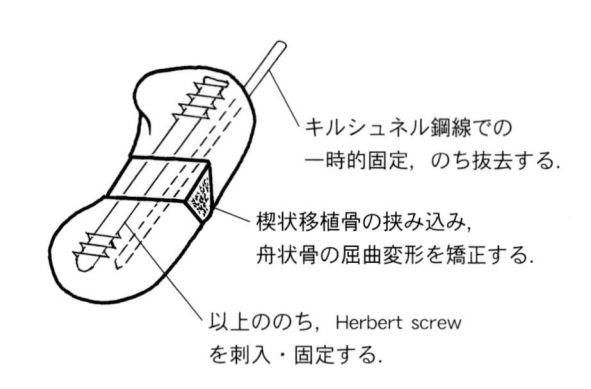

80 舟状骨遷延治癒骨折に対する骨移植法（Russe 法）

a．局所解剖と切開

橈側手根屈筋腱に沿う切開ではいり，橈骨有頭骨靱帯を切り関節囊を開くと，舟状骨が露出する．

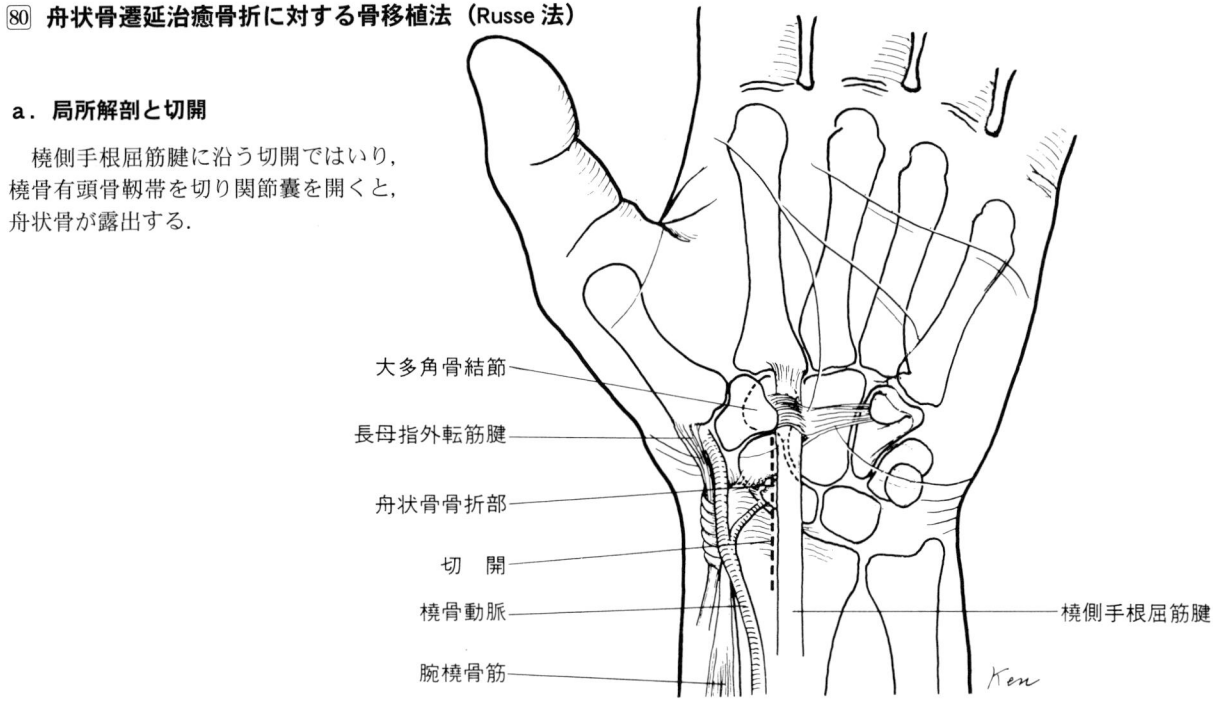

大多角骨結節
長母指外転筋腱
舟状骨骨折部
切　開
橈骨動脈
腕橈骨筋

橈側手根屈筋腱

b．骨折部露出

関節を動かすと，骨折部に相当して異常可動性があるのを認めるので，この部を中心としてエアートームを用いて矩形の溝を掘る．

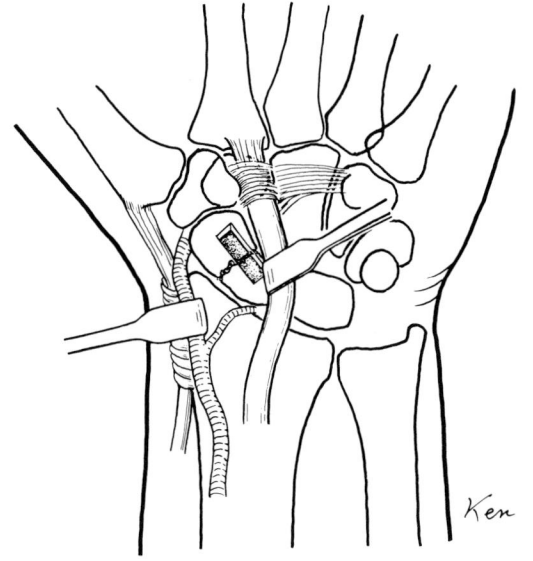

c．溝の形成

軟骨面を避けて矩形の溝を掘る．
Bone saw を使用するのもよい．
図は箱型の溝を掘っているが，バーを用いて洞穴状のものをつくるもよい．

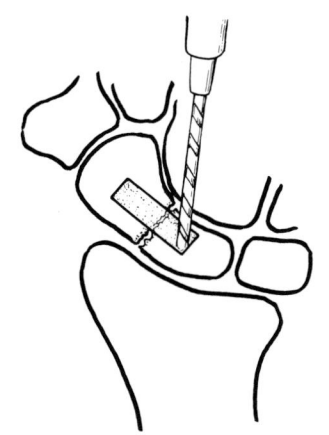

d．溝の形成

溝のそれぞれの面が凹凸不平にならないようメスで形成する．骨片転位による背側突（掌側屈曲）の変形が認められるので手関節を背屈し，背側を圧迫しながら変形を矯正したのち，溝を掘り，骨の移植を行う．

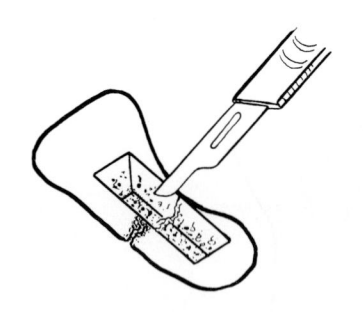

e．移植骨の形成

腸骨片を採取し溝に合わせて形成する．メス，またはエアートームを用いて，表面を平滑にし，溝にはめるさいの引っかかりを少なくする．原法では骨皮質の付いた骨を向かい合わせて挿入するようであるが，図は著者の常用する方法である．

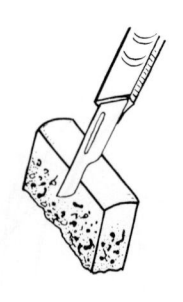

f．骨移植完了

移植骨片を確実に打ち込んだのちメス，またはエアートームを用いて表面を平滑にし，運動に障害がないよう形を整える．さらに間隙には，海綿骨を十分につめ込む．術後は肘を含めてギプス固定を行い，固定期間は骨癒合がX線上確実になるまでとする．

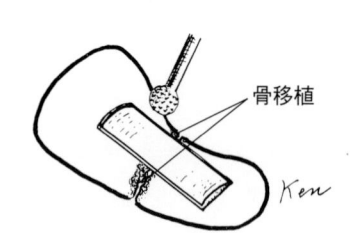

（註）なお箱型の溝の場合にはこれに合う移植骨の形成が必要となるが，洞穴状の穴のさいには海綿骨の小骨片をつめ込みのみでなく，骨皮質の付いた骨片を用いて変形の矯正も同時に行う必要がある．

81 舟状骨偽関節形成に対する骨移植と茎状突起切除

a．局所解剖と切開

切開は先の場合と同じでもよいが，状況により末端を手関節橈側にカーブ延長する．このさい橈骨神経枝，また橈骨動脈を損傷しないよう注意する．

b．溝形成と茎状突起切除

　橈骨動脈は橈側・尺側いずれによせてもよいが，損傷しないよう注意する．関節嚢を広目に開き橈骨茎状突起を骨膜下に剝離し，骨折部との相互関係を確認しながら，ノミにより茎状突起の切除を行い，関節外骨折とする．のち舟状骨の骨移植に移るが，これについては先に述べたと同様．

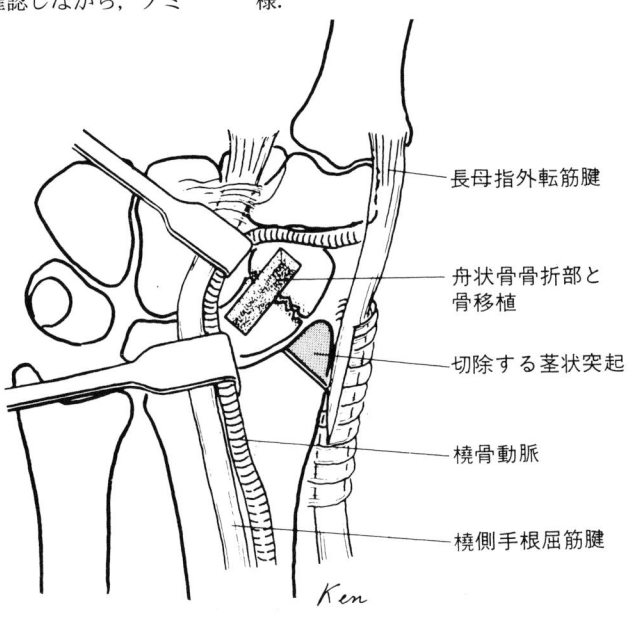

- 長母指外転筋腱
- 舟状骨骨折部と骨移植
- 切除する茎状突起
- 橈骨動脈
- 橈側手根屈筋腱

82 中枢列手根骨切除

　月状骨周囲脱臼の陳旧症例で，もはや整復が困難な症例には本手術が適応となる．その他，舟状骨折難治例，またキーンベック病などで局所に変形症所見がみられるような症例に適応となる．
　症例は月状骨周囲脱臼の掌側脱臼例で比較的まれな症例を示した．

a．側面X線像

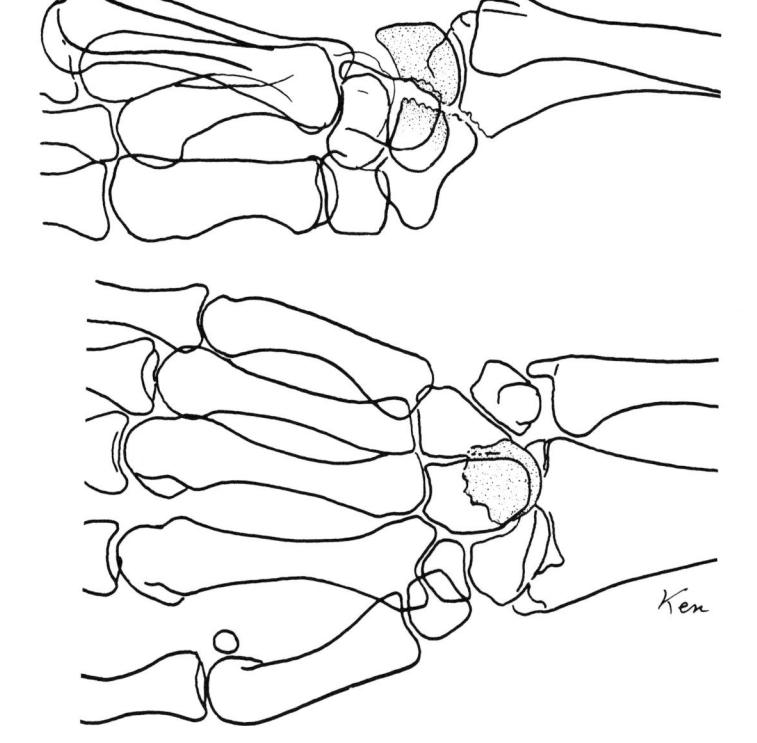

b．正面X線像

c. 切開と局所の解剖

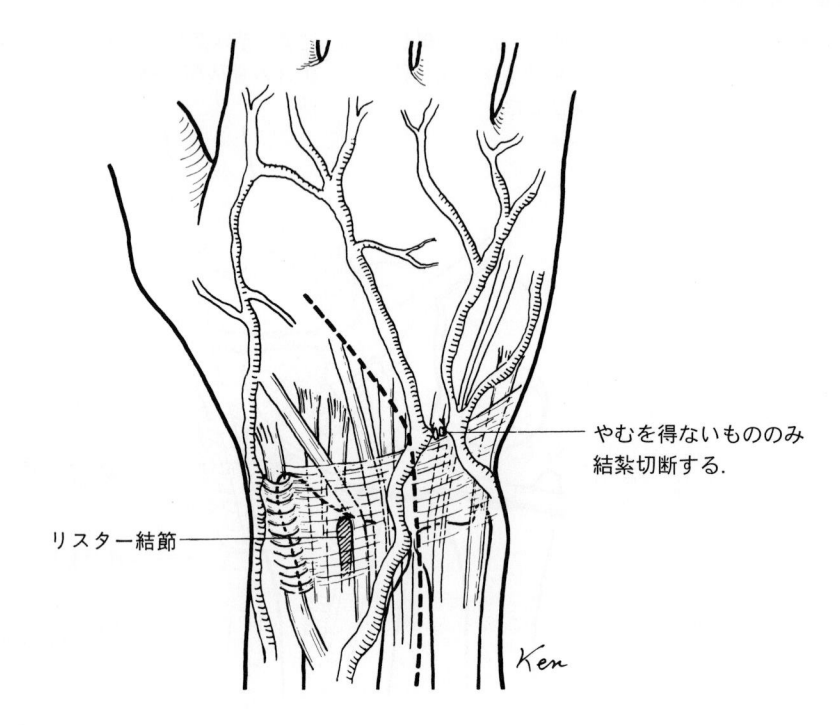

やむを得ないもののみ結紮切断する．

リスター結節

d. 関節囊露出

　伸筋支帯を反転し，指伸筋腱を尺側に，長母指伸筋腱を橈側によけ，関節囊を露出，これにT字切開を加えて関節囊を開かんとするところ．

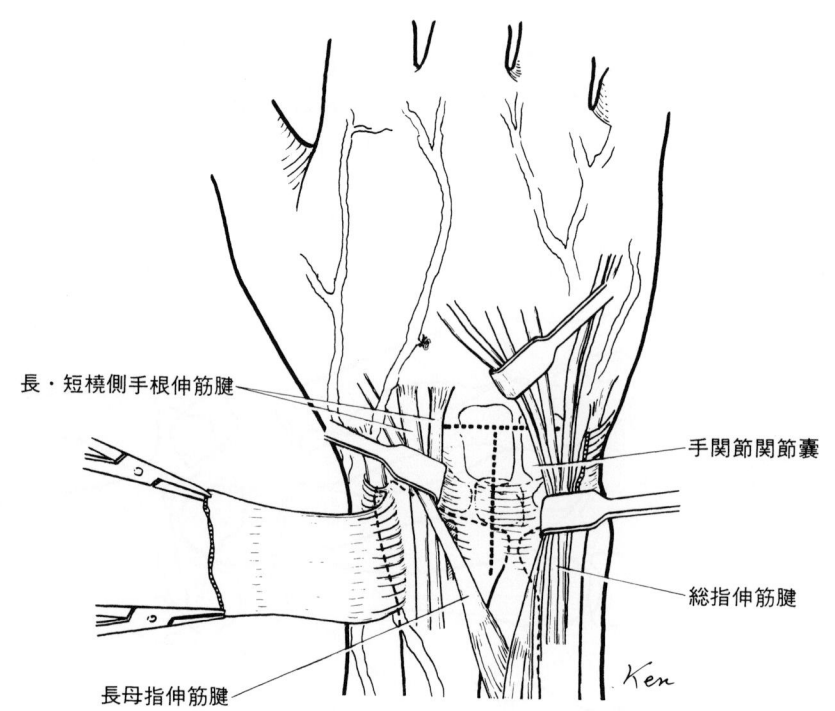

長・短橈側手根伸筋腱

手関節関節囊

総指伸筋腱

長母指伸筋腱

e. 関節開放と中枢列切除

関節囊を開いたのち，まず月状骨を摘出，手関節を牽引，屈曲しながら三角骨，舟状骨と摘出する．舟状骨は全摘出することもあるが，また有頭骨の中枢縁のレベルまで中枢側半分のみを切離することもある．

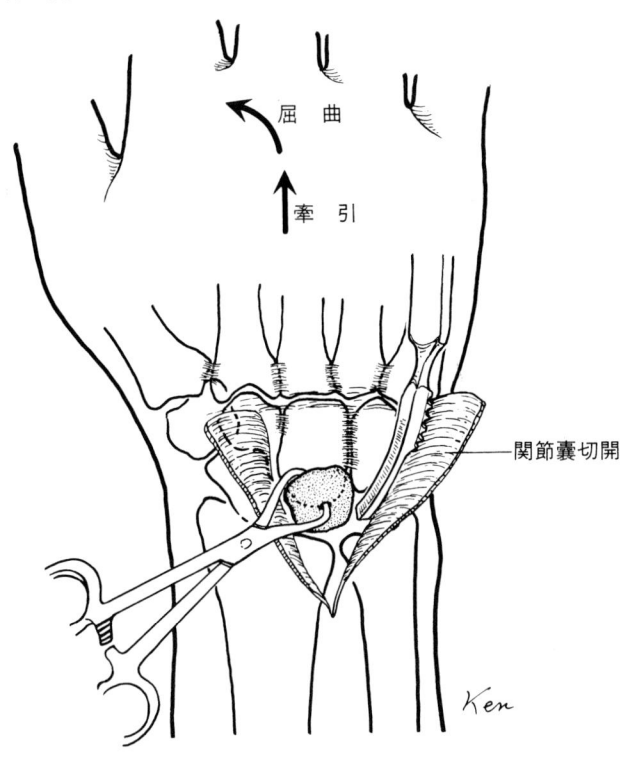

f. 中枢列手根骨切除

斜線部は骨を切除した範囲．網点部も含めて全摘出するのもよい（後者がふつうか）．

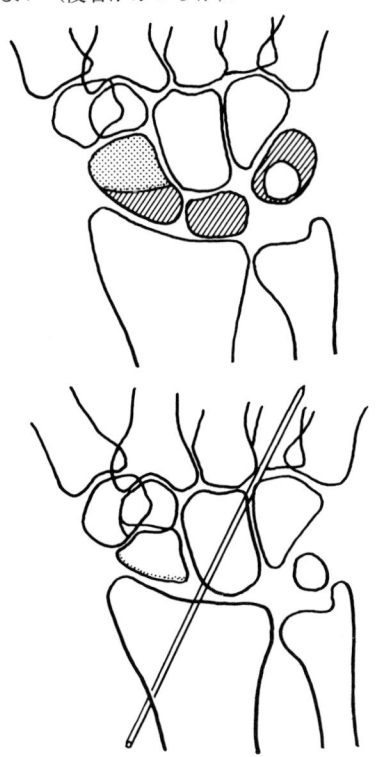

g. 創の閉鎖

手根骨の中枢列を切除したのち，関節を正常位にかえし，キルシュネル鋼線を斜めに刺入して，整復位を保持したのち関節囊を縫合閉鎖する．その後，伸筋支帯を二分して，遠位側のものは腱の下に通し，中枢側のものは腱の上にかぶせて，元のところに縫合したところ．

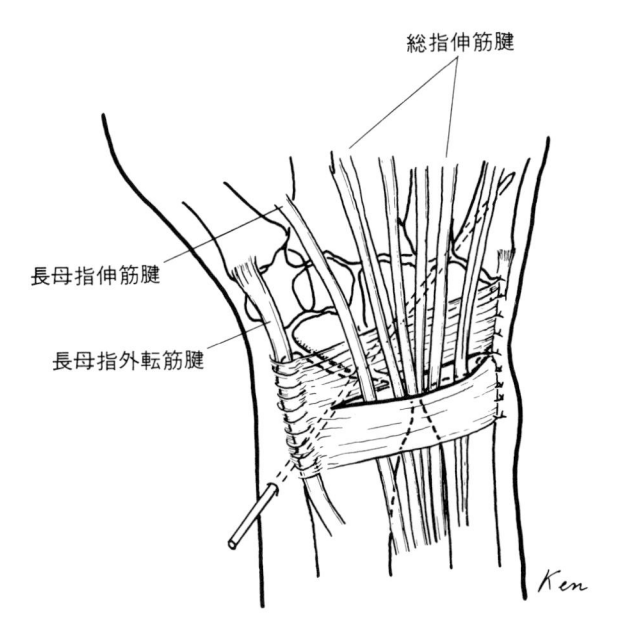

83 有鉤骨骨折

野球，テニスなどにより発生．小指球筋部に圧痛を認める．治療としてはふつう摘出術が適応となる．骨癒合をはかるのであればHerbert screwやAcutrakを使用する．放置すると小指屈筋腱断裂の原因となることあり．鉤には屈筋支帯，豆状有鉤靱帯，小指対立筋，短小指屈筋が付着．摘出にさいしては尺骨神経深枝に注意．切除後は屈筋支帯を縫合し，屈筋腱の断裂を防止する．

a．手根管撮影法

手関節斜位撮影も利用される．

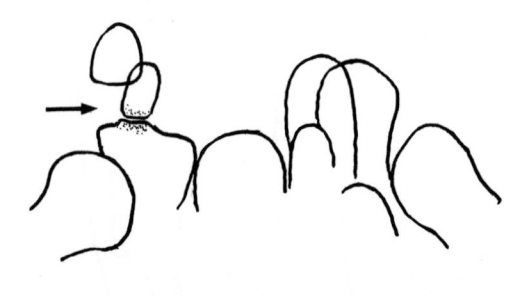

b．CT所見

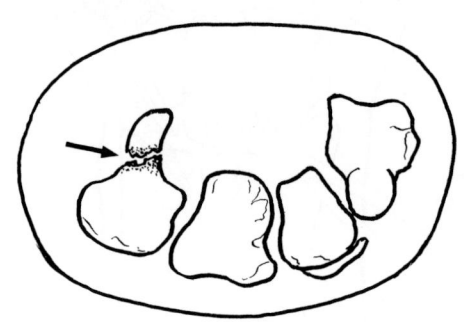

（註）骨シンチが補助診断法として有効（村上）．

84 橈骨遠位端変形治癒骨折の矯正

橈骨遠位端骨折（Colles骨折）はきわめて多いものであるが，なかに変形治癒して，Sudeck骨萎縮や手根管症候群を合併するものがある．変形がある程度以上に高度であれば，骨切り術による矯正が必要となる．また症例によっては尺骨遠位端切除や尺骨短縮術が適応となる．

橈骨遠位端骨折の合併症：
① 神経障害　　　④ 変形性関節症
② 尺骨茎状突起骨折　⑤ 腱断裂
③ 変形治癒　　　⑥ 骨成長障害など

a．来院時所見（側面）

15歳，男．
受傷後9ヵ月を経過．手根管症候群を合併していた．

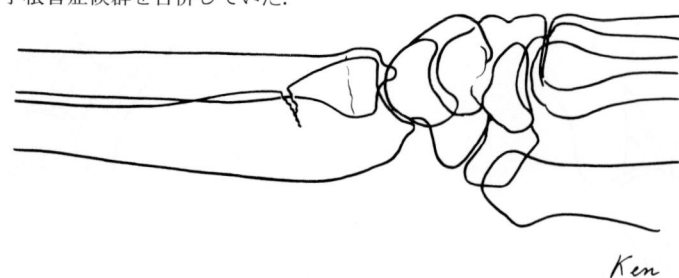

b．来院時所見（正面）

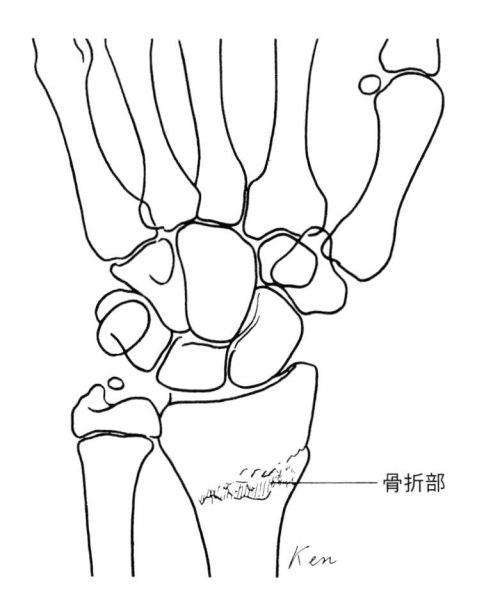

骨折部

c．骨切り術による矯正と骨移植を実施（側面像）

　比較的早期例であれば創外器定器を使用するのもよいであろう．また術中に創外固定器を使用し，骨を延長しながら骨移植を行うのも一法である．

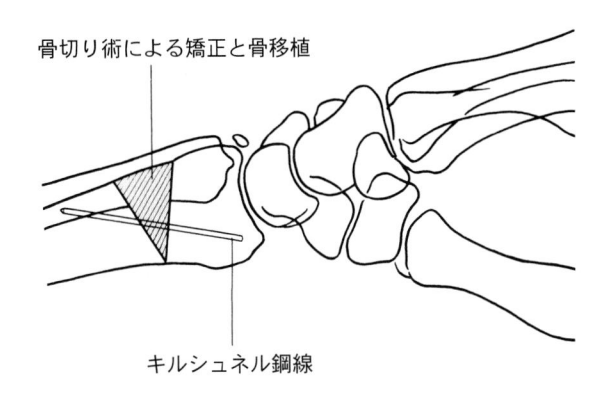

骨切り術による矯正と骨移植

キルシュネル鋼線

d．術後所見（正面）

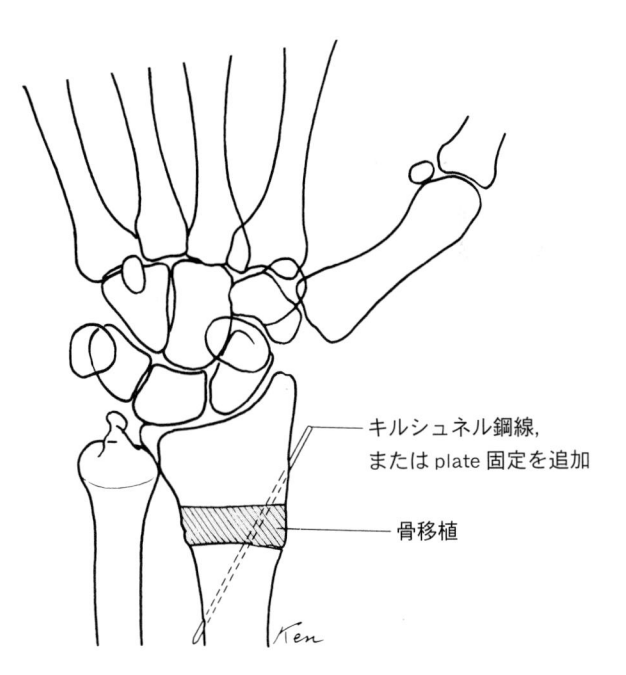

キルシュネル鋼線，または plate 固定を追加

骨移植

85 橈骨遠位端変形治癒骨折の矯正骨切りと骨延長術（木森）

44歳，女．7ヵ月を経過した橈骨遠位端骨折後変形，および尺骨突き上げ症候群．伸筋支帯を開いて遠位端より15 mm 近位で骨切り，Orthofix 創外固定器で牽引し，palmar tilt, radial inclination を矯正．15 mm 延長して腸骨片を移植し，Ace-T-plate で固定した．palmar tilt, radial inclination は共に改善．尺骨 variant は 0 となり，手関節の可動域は E/F 60°/50°，S/P 80°/70° となった．

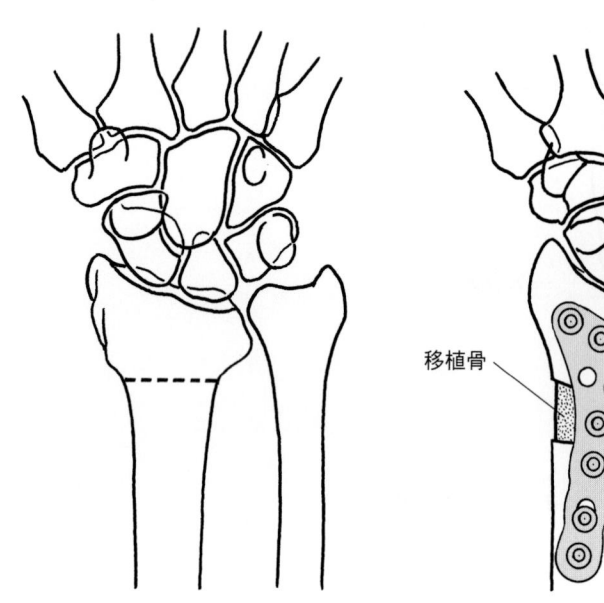

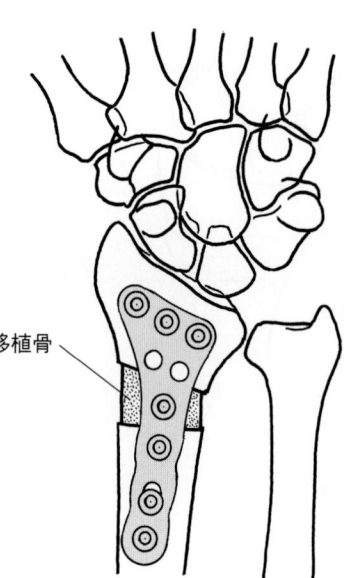

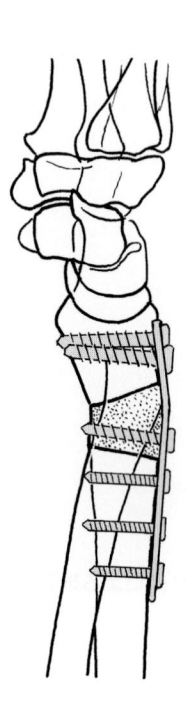

第9章 手，指における靱帯損傷

しばしばスポーツ外傷として，とくに球技のさいに発生する．靱帯とか関節嚢，また volar plate などの損傷を主とするが，小骨折，剝離骨折を合併することも少なくない．

主として保存的に治療されるが，自然修復が困難と考えられる症例とか，陳旧症例で関節の不安定性をきたしたものなどに対しては，手術療法が考慮される．手術適応の決定にさいしては，関節内造影の変形とか漏れ，またストレス-X線所見，CT所見，MRI所見の結果などが参考とされる．なお靱帯損傷については前章，骨折と脱臼の項も参照されたい．

1 PIP関節側副靱帯断裂の治療

多くの場合，野球などのさいの突き指として発生する．ふつう保存的に治療されるが，関節の不安定性とか疼痛が残れば靱帯形成術が適応となる．

a．PIP関節側副靱帯断裂による指の側方転位

靱帯は中枢端で断裂することが多い．

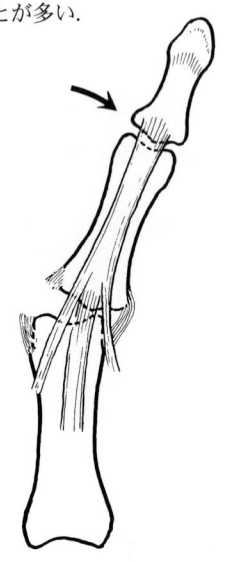

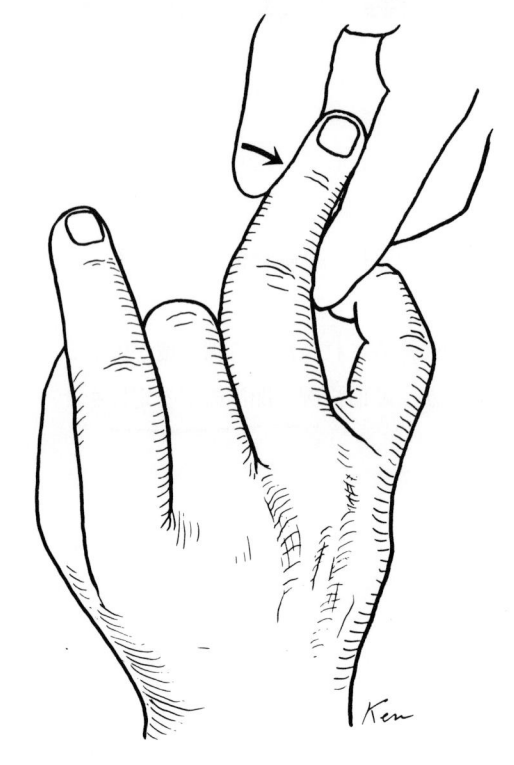

b．患側で背側突の切開と屈筋腱の解剖（掌面）

深指屈筋腱　浅指屈筋腱

c．浅指屈筋腱の患側半分の切離

C_1，A_3，C_2 の腱鞘を開いたのち浅指屈筋腱の切離を行うが，操作は atraumatic でなければならない．

d．ドリル穴の形成

関節包を開き靱帯の損傷状況を精査ののち，術式を決定する．

e．側副靱帯の再建

中節の側副靱帯付着部および関節包にスリットを入れ，これに移行腱を通したのち，PIP関節軽度屈曲位で pull out wire 法により固定する．スリット通過部では腱を縫合，ついで腱鞘縫合ののち創を閉鎖する．固定期間は3週とし，以後後療法を始める．

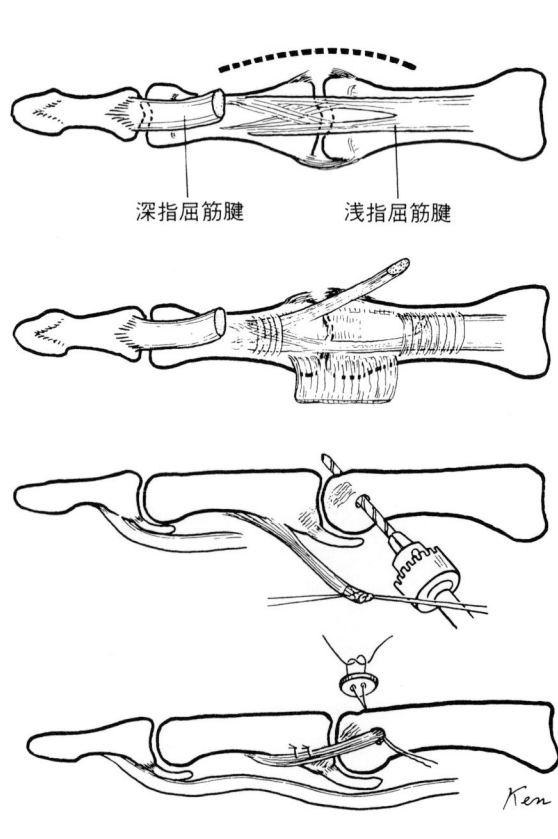

2 PIP 関節脱臼・骨折と側副靱帯の断裂

37歳, 男.

中指 PIP 関節の橈側側副靱帯は中枢側で掌側部を残して断裂していたが, 骨片整復のため残存靱帯を切離. 中節にキルシュネル鋼線を通して牽引. 関節を開大しながら骨片を整復し, 0.7 mm キルシュネル鋼線で固定. ついで Mitek mini bone anchor を挿入, 2-0 エチボンドで側副靱帯の断端にかけ縫着. 最後に 1 mm キルシュネル鋼線で関節を仮固定して, 手術を終わった.

a. 切 開

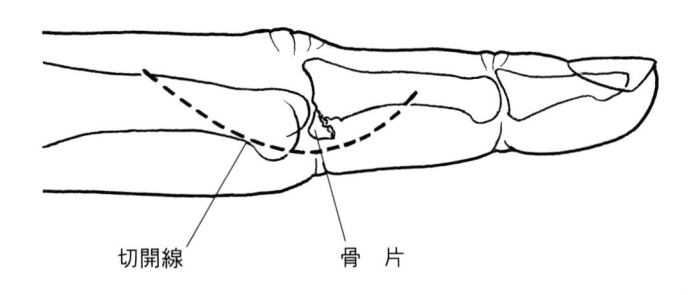

切開線　　骨 片

b. 側副靱帯の中枢端の断裂

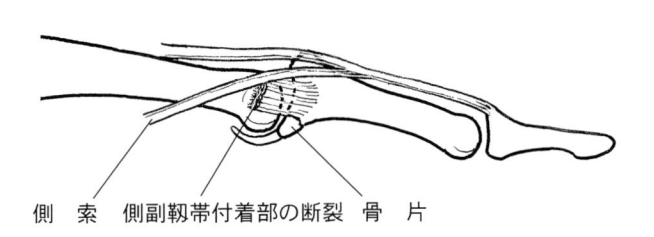

側 索　側副靱帯付着部の断裂　骨 片

c. 骨片固定と側副靱帯の縫合

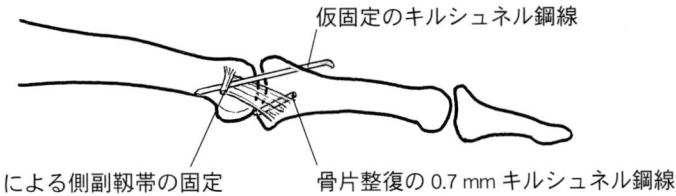

仮固定のキルシュネル鋼線

Mitek mini bone anchor による側副靱帯の固定　　骨片整復の 0.7 mm キルシュネル鋼線

236　第9章　手，指における靱帯損傷

③ PIP関節側副靱帯の再建（Milford法）

a．腱の移植
腱としては長掌筋腱の半分がしばしば利用される．

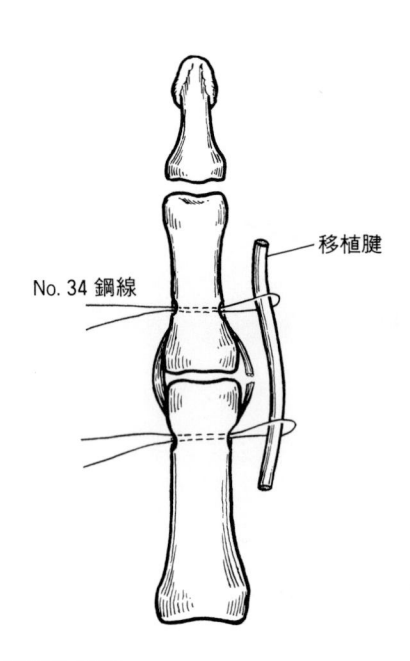

b．Pull out wire法による固定
PIP関節軽度屈曲位として腱を移植する．しかし，これのみでは腱の固定は不十分であろう．

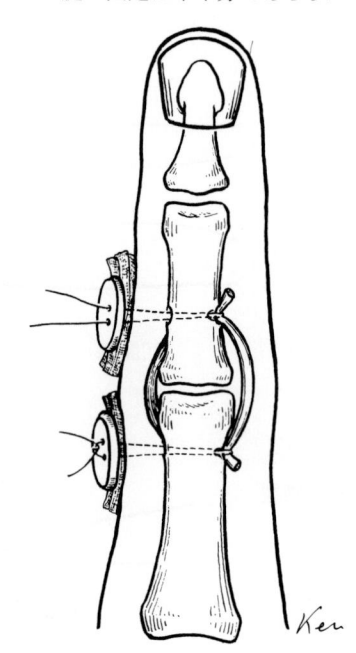

c．より確実な固定
大き目の2.5mm程度の骨穴をつくりワイヤーで移植腱を引き込んだのち，骨に接したボタンに固定する．骨穴の大きさに余裕があれば骨釘を打ち込み，固定を確実にする．

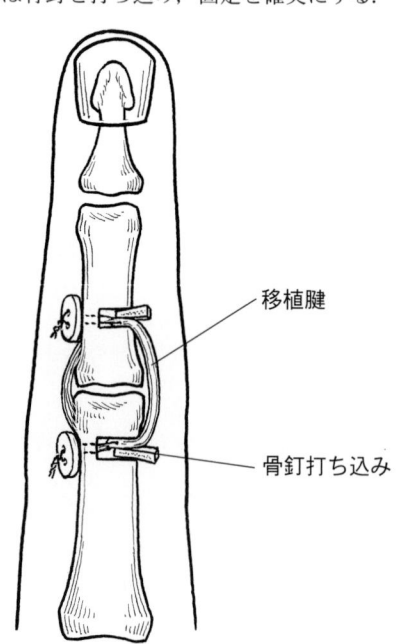

d．靱帯の縫着にMitek mini bone anchorを使用
TJ screw systemを使用するのもよいかもしれない．

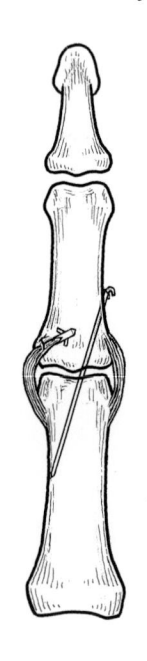

e．Mitek mini bone anchorと1.3mmドリル

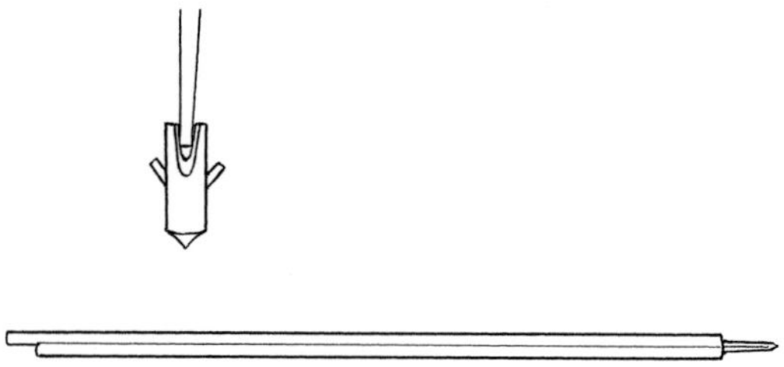

（註）なおMitek mini bone anchorを使用するのもよいと思われる．

4 PIP 関節の過伸展による掌側関節嚢の断裂

突き指により発生する．

a．Volar plate 付着部の断裂

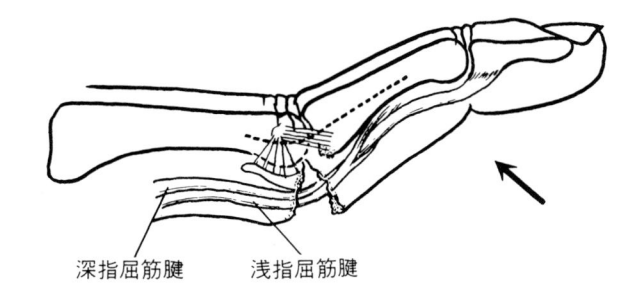

深指屈筋腱　浅指屈筋腱

b．中節骨基部掌側に剥離骨折をみる．

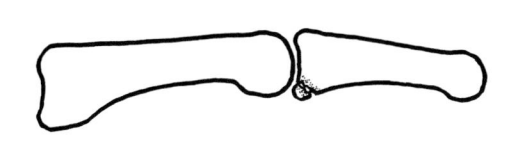

c．断裂部の修復

腱鞘（A_3，C_2）切除ののち，断裂部を露出．

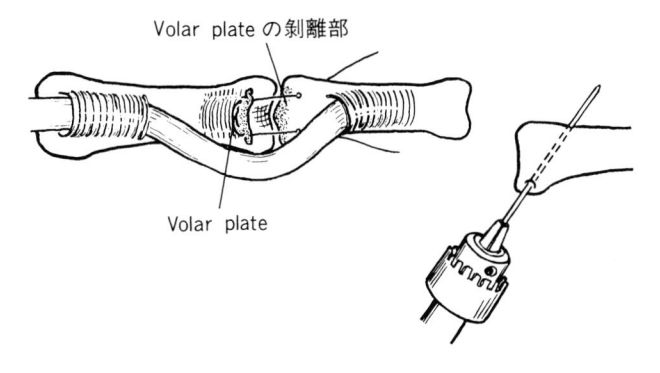

Volar plate の剥離部
Volar plate

d．断裂部の修復・固定（pull out wire 法による）

固定期間は3週とする．

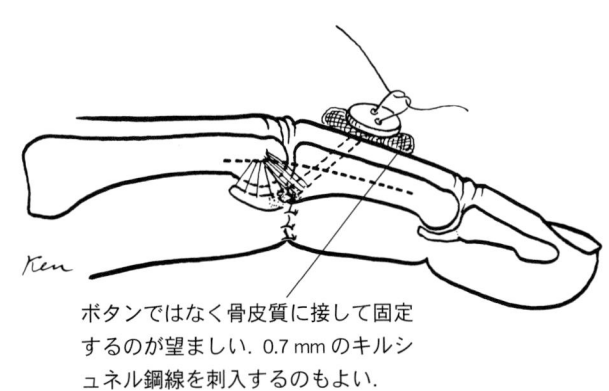

ボタンではなく骨皮質に接して固定するのが望ましい．0.7 mm のキルシュネル鋼線を刺入するのもよい．

5 PIP 関節の過伸展変形の治療

術前に関節拘縮が強い場合には，3方向牽引や創外固定器による牽引を行いながら，指屈伸を実施せしめて拘縮除去を試みるのがよい．

a．PIP 関節過伸展変形

PIP 関節の過伸展変形で，指は swan-neck 変形をとる．

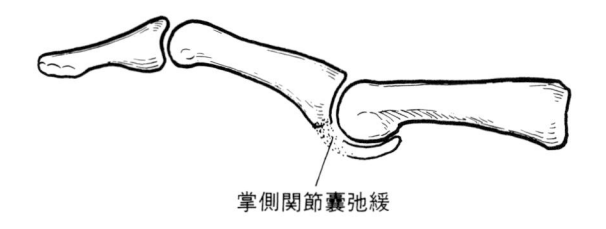

掌側関節嚢弛緩

b．浅指屈筋腱の半分を用いての腱固定

掌側ジグザグ切開で腱鞘の一部切除ののち，浅指屈筋腱の半分をとり，ついで基節骨頸部にドリル穴を開ける．

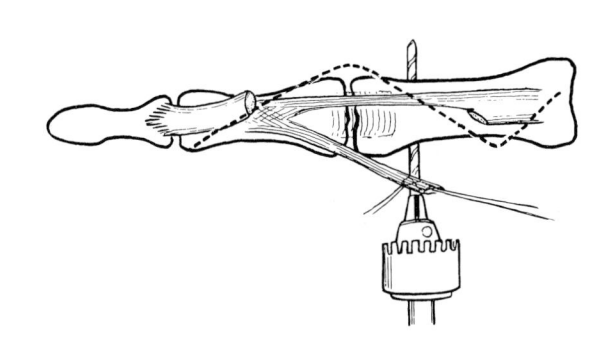

第9章 手，指における靱帯損傷

c．腱固定による変形の矯正

先の浅指屈筋腱の半分をこの穴に引き込み，過伸展変形を矯正する．なお，腱固定の前に PIP 関節を軽度屈曲位として，キルシュネル鋼線で一時的に固定を行うのもよい．

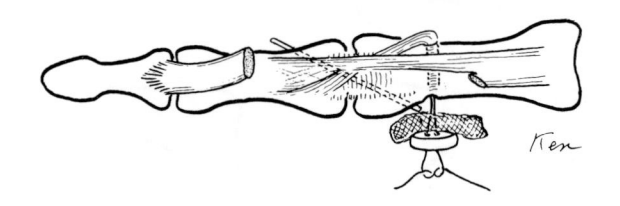

6 母指 MP 関節尺側側副靱帯断裂（新鮮例）

突き指により発生．尺側靱帯に発生することが多い．

a．尺側側副靱帯断裂の発生

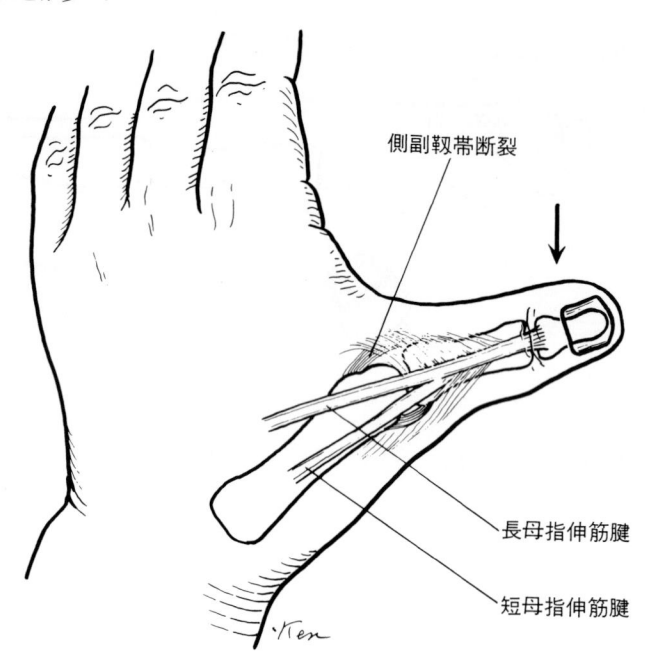

b．断裂した側副靱帯と切開

断裂した靱帯の断端は，内転筋腱膜のため背側に反転，転位することとなる．したがって断端は互いに接することがないので手術が適応となる．これについては Stener の論文（JBJS 44B：869-879, 1962）があり，Stener's lesion とも呼ばれる（西浦ほか：OS NOW 28：62-69, 1997）．

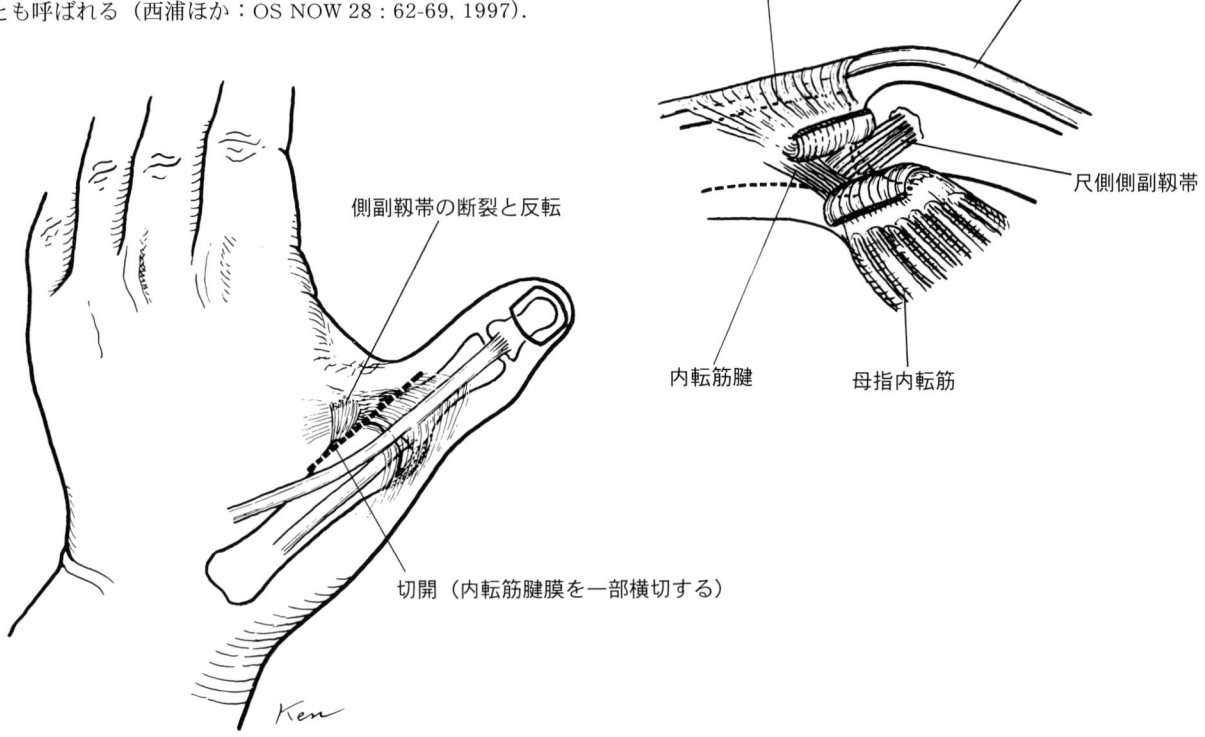

c．母指 MP 関節尺側の解剖

内転筋腱膜を横切して尺側側副靱帯を露出したところ．

d．Pull out wire 法による靱帯の修復

靱帯の固定後には内転筋腱膜の修復が必要となる．術後の固定期間は 3 週とし，以後自動運動を開始する．

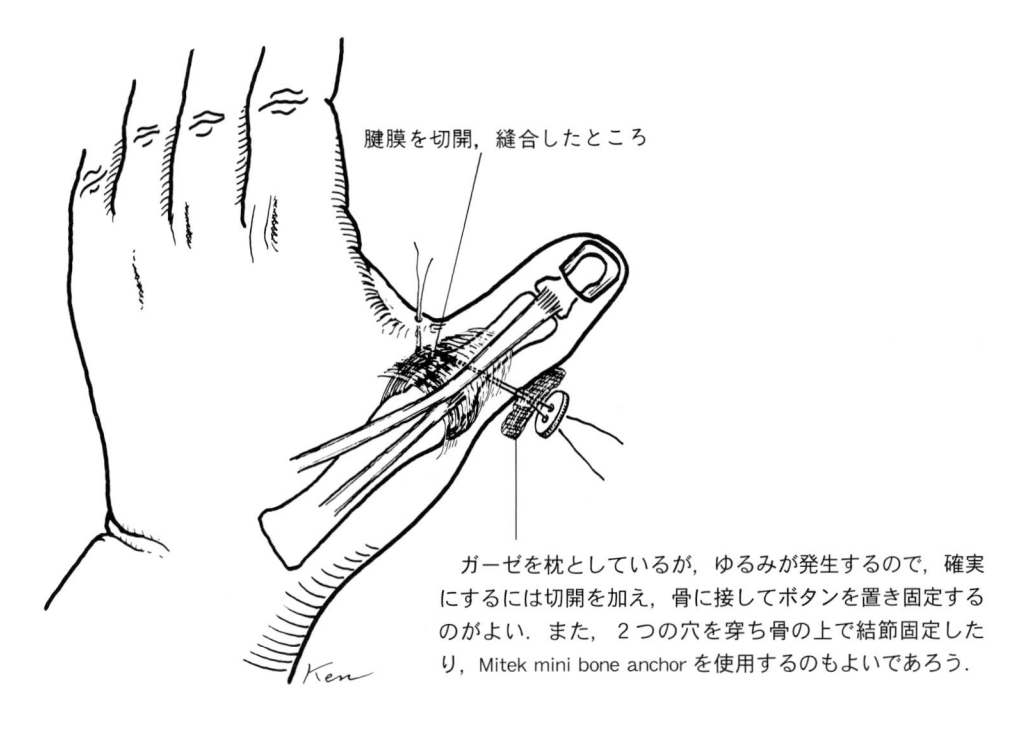

240　第9章　手，指における靱帯損傷

7　陳旧な母指 MP 関節尺側側副靱帯断裂（示指伸筋腱移行）

　MP 関節尺側に疼痛を訴えるとか，この関節の不安定性を認めるような場合に手術が必要となる．

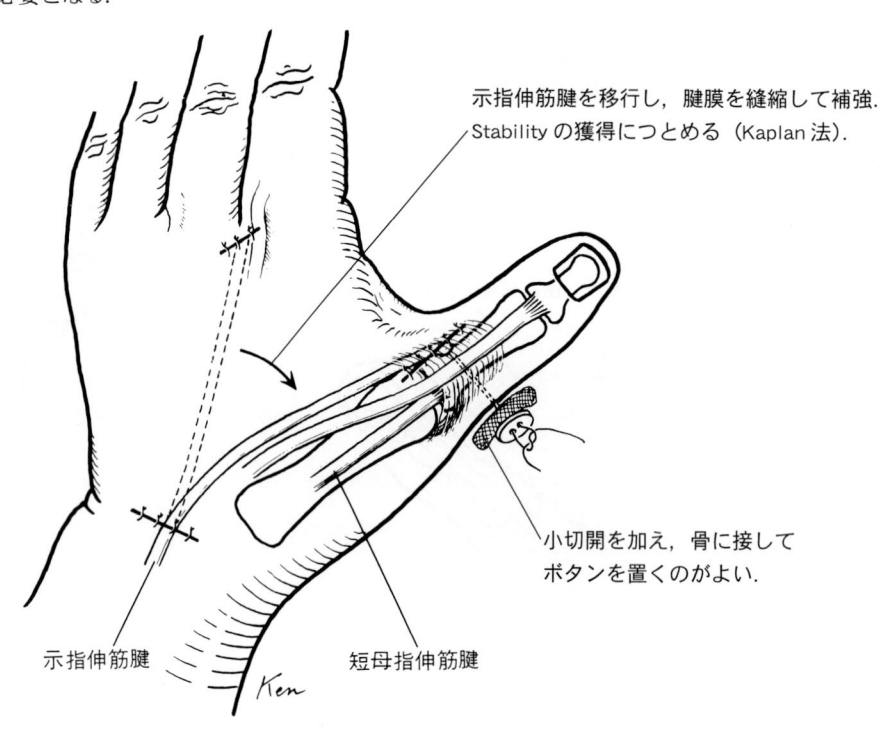

- 示指伸筋腱を移行し，腱膜を縫縮して補強．Stability の獲得につとめる（Kaplan 法）．
- 小切開を加え，骨に接してボタンを置くのがよい．
- 示指伸筋腱
- 短母指伸筋腱

8　陳旧な母指 MP 関節尺側側副靱帯断裂（靱帯形成術）

　短母指伸筋腱の利用．

a．ドリル穴の作製

- 断裂した側副靱帯
- 長母指伸筋腱
- 短母指伸筋腱
- 長母指外転筋腱

b．短母指伸筋腱を用いての尺側靱帯形成

　固定期間は3週とする．

- 確実な固定のためには骨の上にボタンを置くようにする．

9 母指 MP 関節尺側側副靱帯基節骨付着部断裂

a．基節骨付着部の剥離骨折

骨折面が反対を向いていた．多発する．

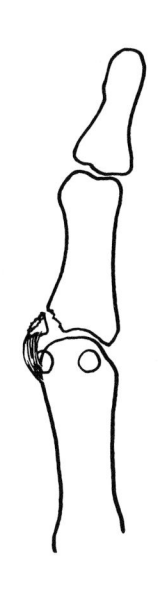

b．Pull out wire 法による整復・固定

キルシュネル鋼線で固定するのもよい（203 頁，図 52 参照）．

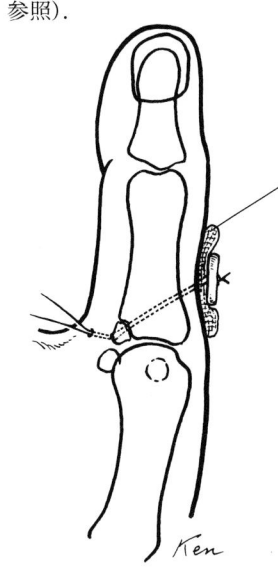

ボタンは切開を加え骨皮質上に置くのがよい．または骨皮質上で直接締結するのがよい．

10 母指 MP 関節尺側側副靱帯中手骨骨頭付着部断裂

a．中手骨付着部の剥離骨折

発生は比較的少ない．

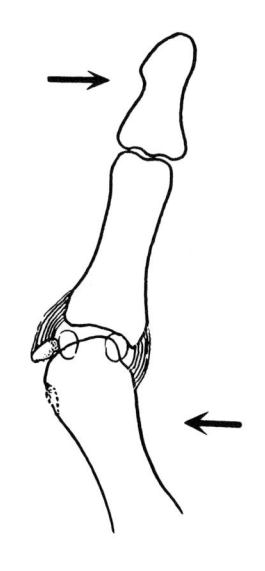

b．Pull out wire 法による整復・固定

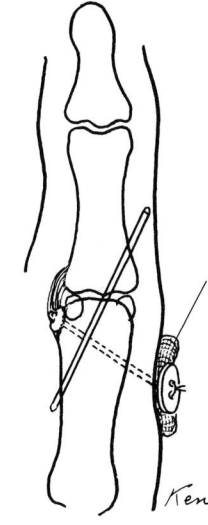

ゆるみ防止のため，ボタンは骨皮質の上に置いて鋼線で固定するのがよい．骨皮質上で直接締結するのもよい．

11 陳旧性母指 MP 関節亜脱臼

48歳, 男.
学生時代に野球で突き指. 最近疼痛をきたすようになった.

a. 母指 MP 関節亜脱臼

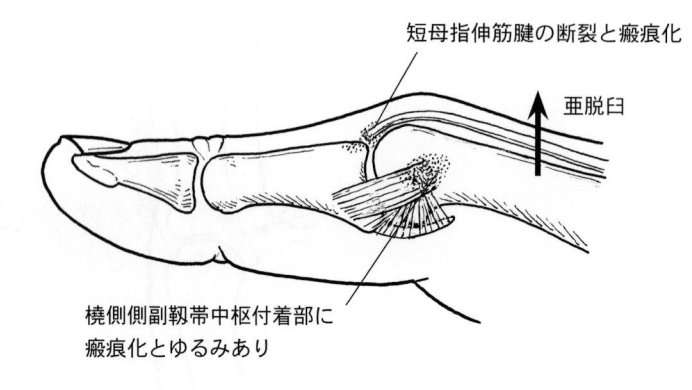

短母指伸筋腱の断裂と瘢痕化
亜脱臼
橈側側副靱帯中枢付着部に瘢痕化とゆるみあり

b. 整復と靱帯修復

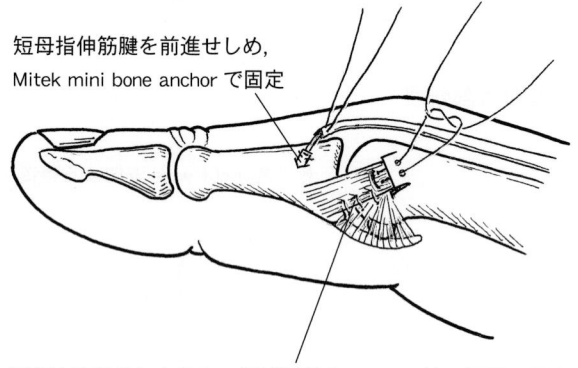

短母指伸筋腱を前進せしめ, Mitek mini bone anchor で固定
関節を正常位にかえし, 側副靱帯を pull out 法で矯正・固定

12 母指MP関節橈側側副靱帯再建

Mitek mini bone anchor を使用するのも可.

a. 側面像

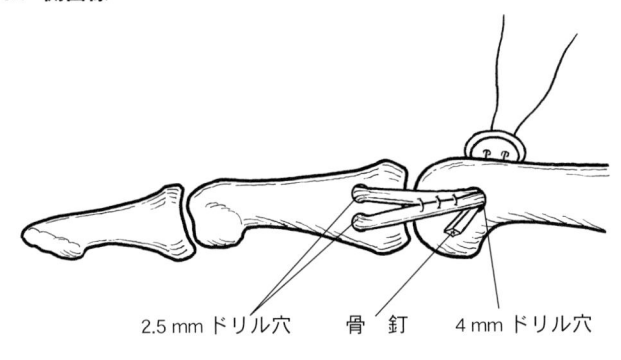

2.5 mm ドリル穴　骨 釘　4 mm ドリル穴

b. 正面像

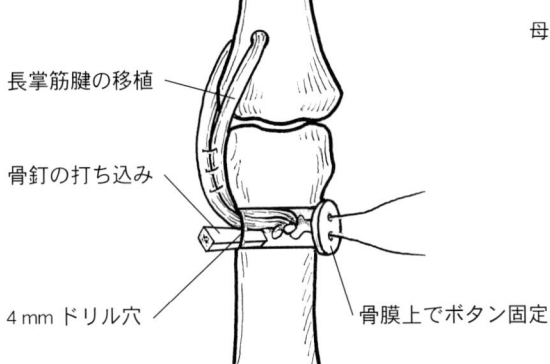

長掌筋腱の移植
骨釘の打ち込み
4 mm ドリル穴
骨膜上でボタン固定

c. 解剖と切開

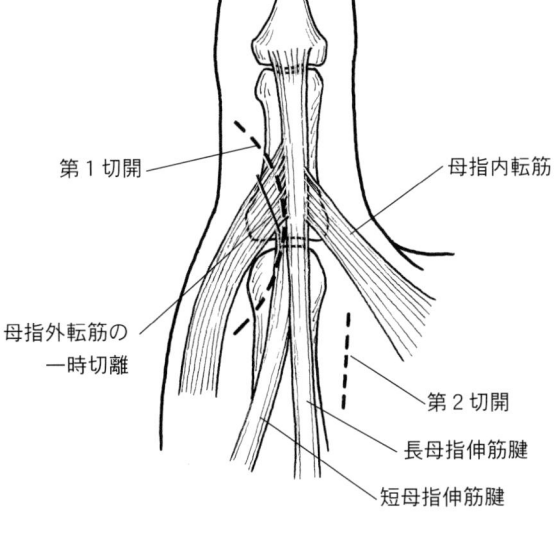

第1切開
母指内転筋
母指外転筋の一時切離
第2切開
長母指伸筋腱
短母指伸筋腱

13 示指MP関節ロッキング

原　因：
① 変性群：高齢者で骨棘による.
② 自然群：若年者で中手骨骨頭の掌側隆起
③ その他：遊離体, 奇形, 外傷変形

a. 術前の所見

　MP関節が屈曲位をとり伸展できない. 屈曲は可能.
　徒手整復を試み成功しなければ手術が必要となる. 関節内に生理食塩水, または局所麻酔薬を注入する ballooning が効果的なこともある.

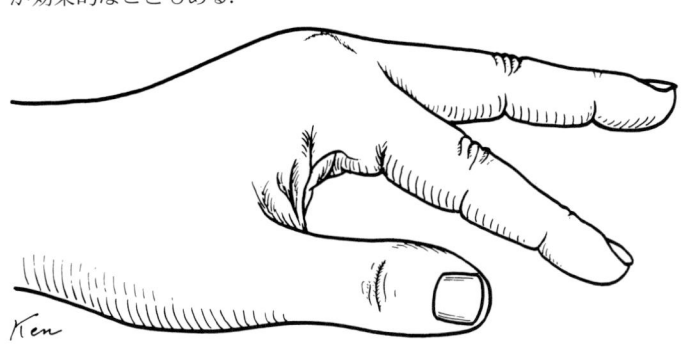

b. X線所見

矢印は中手骨骨頭橈側にみられる volar lip.

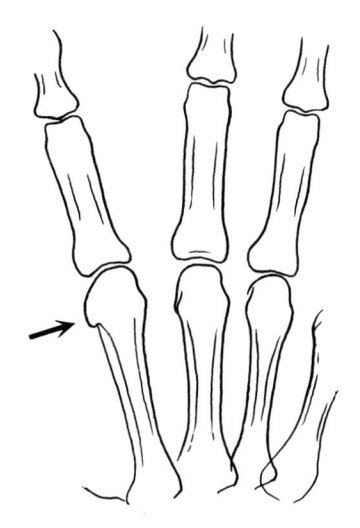

c．掌側進入路

腱鞘の一部（橈側縁）を切って反転，腱を尺側に引いたのち，腱鞘橈側縁の部に直角にメスを入れ，関節を露出する．

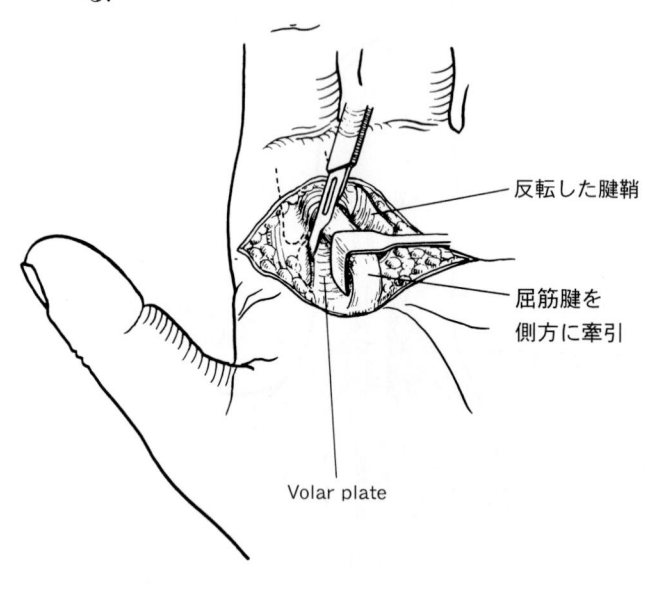

- 反転した腱鞘
- 屈筋腱を側方に牽引
- Volar plate

d．関節露出と volar lip 切除

- 側副靱帯内面
- 反転した腱鞘
- 屈筋腱
- 中手骨骨頭の volar lip（切除する）

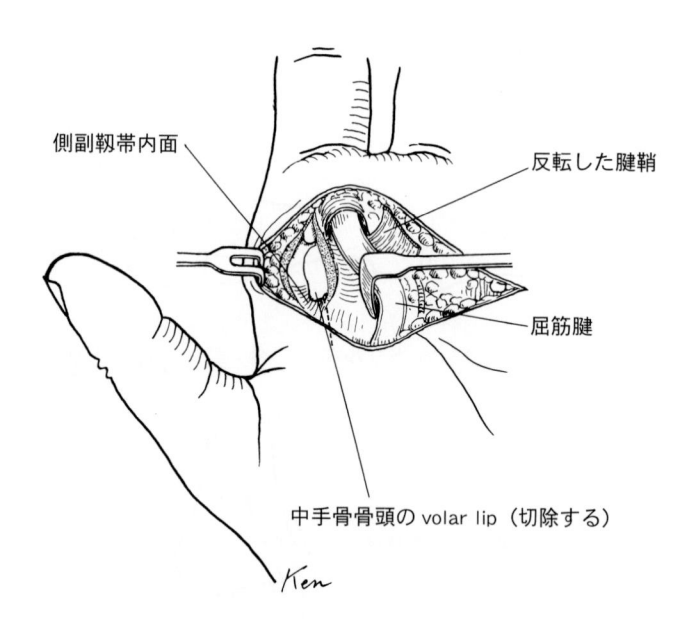

e．副靱帯ロックの側面像

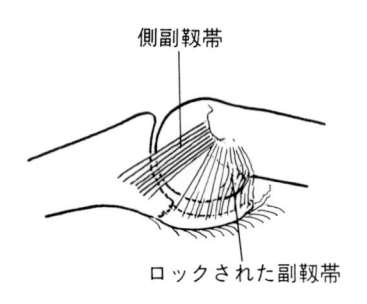

- 側副靱帯
- ロックされた副靱帯

f．断面図と掌側進入路

矢印は進入路で，volar lip または骨棘に引っかかった靱帯をはずし，これの切除を行うこととなる．

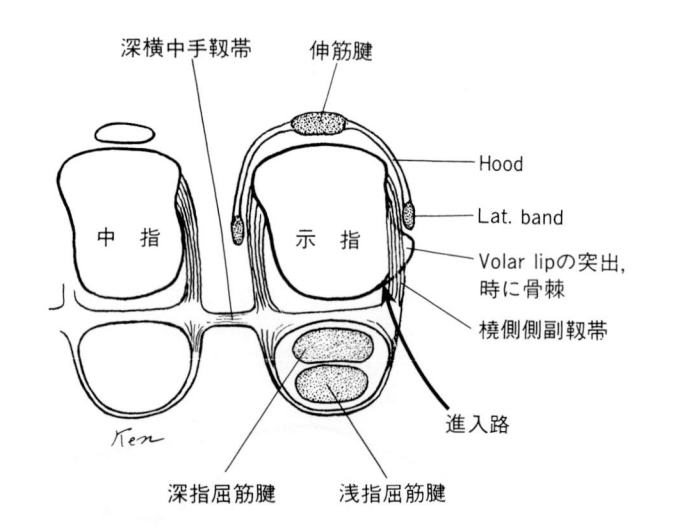

- 深横中手靱帯
- 伸筋腱
- 中指
- 示指
- Hood
- Lat. band
- Volar lip の突出，時に骨棘
- 橈側側副靱帯
- 進入路
- 深指屈筋腱
- 浅指屈筋腱

14 示指 MP 関節ロッキングに対する側方進入路

示指 MP 関節の橈側に原因のあることが明らかな場合には，側正中線切開を用いるのも便利である．

a．側正中線切開

まず橈側の伸筋腱膜を露出．

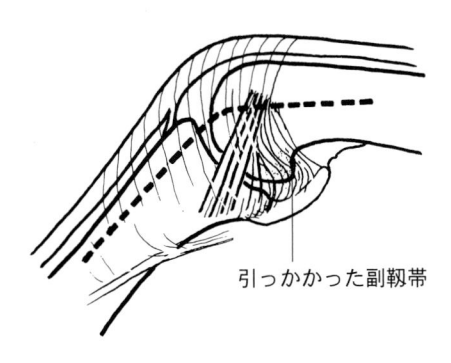

引っかかった副靱帯

b．副靱帯の切離と反転

伸筋腱膜を末梢に引いて関節側面を出し，副靱帯を切離・反転するとロックははずれ，指は伸展可能となる．

ロックの原因である突出顆部や骨棘は，ノミまたはリューエル鉗子で切除する．

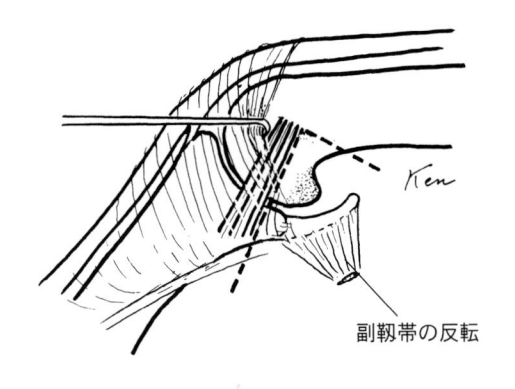

副靱帯の反転

15 母指MP関節ロッキング

球技などにより母指MP関節が過伸展された場合に発生する．この部の疼痛，腫脹と矢印のごとき過伸展変形をみ，MP関節の屈曲は障害される．またMP関節に多少の尺側偏位をみることが多い．IP関節には異常をみない．

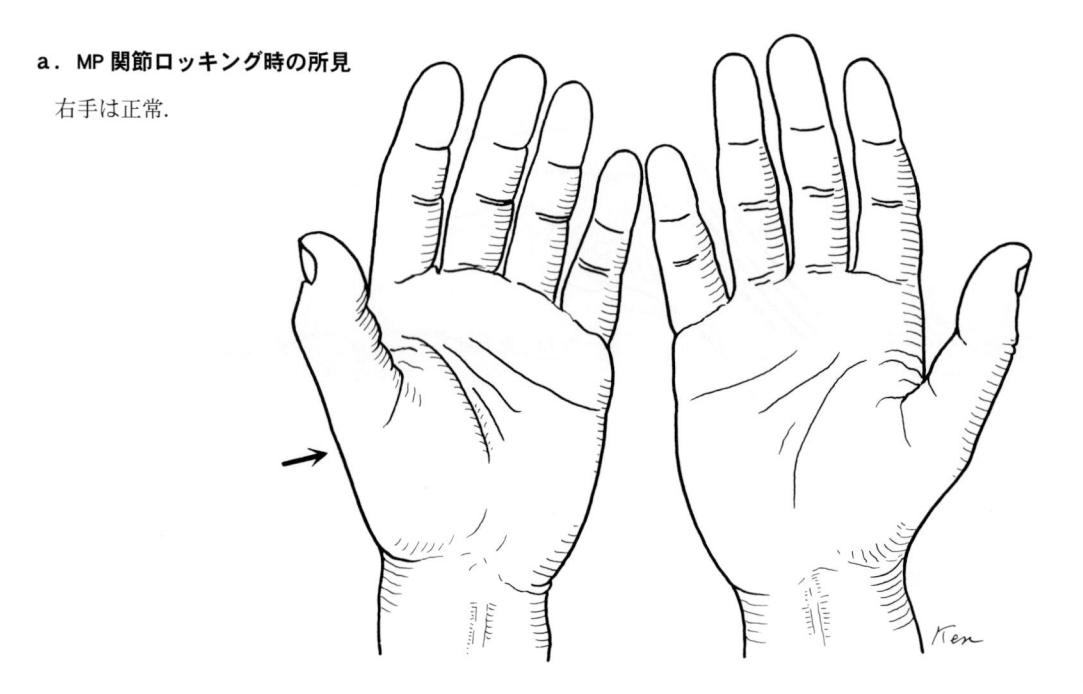

a．MP関節ロッキング時の所見

右手は正常．

b．母指MP関節ロッキング時のX線所見（側面）

MP関節は少しく過伸展し，橈側種子骨が関節裂隙に挟まったごとき所見を示す．

c．母指MP関節ロッキング時のX線所見（正面）

MP関節は軽度の尺側偏位を示す．

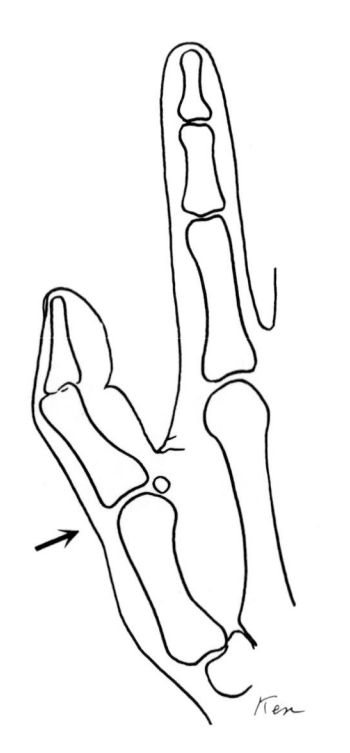

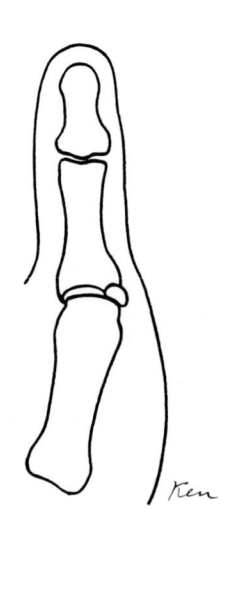

d. 橈側顆部の異常と溝形成（側面所見）

　原因は必ずしも明らかでないが，中手骨骨頭の変形によることが多く，とくに顆部と骨頭間に溝が形成されているとか，顆部に棘が形成されていることによる．とくに前者による場合が多いが，これはMP関節が過伸展されるさい，橈側種子骨の関節面が顆部関節面を越えて尺側に移動し，溝の間に挟まって滑脱しなくなるためと考えられる（なお不明の点も多い）．

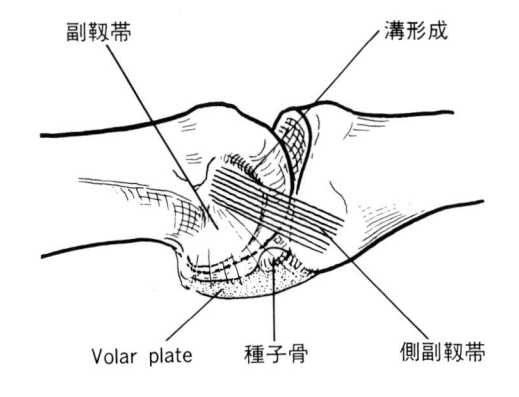

e. ロッキング発生時の背面所見

　原因は種子骨よりも靱帯の引っかかりが主因で，種子骨の転位はその結果かも知れない．

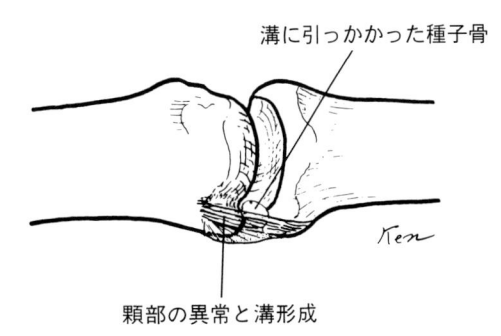

f. ロッキング発生時の側面所見

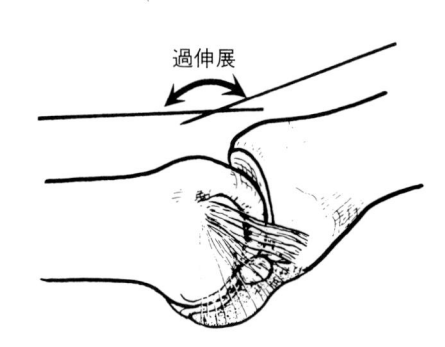

g. 棘によるロッキング発生

　その発生は比較的少ないが，示指MP関節の場合と同様，顆部橈側に棘形成があり，これに副靱帯が引っかかることがある．

　なお中手骨骨頭の橈側変形は多指症などとも多少の関連があるのかも知れない．

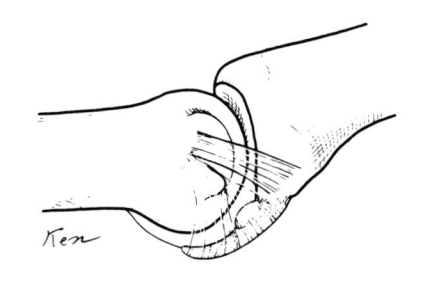

h. 切開，進入路

局所麻酔，またはブロック麻酔のもとで徒手的にロッキングの除去を試みるが，不能であれば手術的解離が必要となる．関節内に局所麻酔液を注入し ballooning 後，徒手的に整復操作を試みるのもよい．

i. ロッキングの除去

ロッキングの解離後は，骨の突出部を切除して再発を防止する．

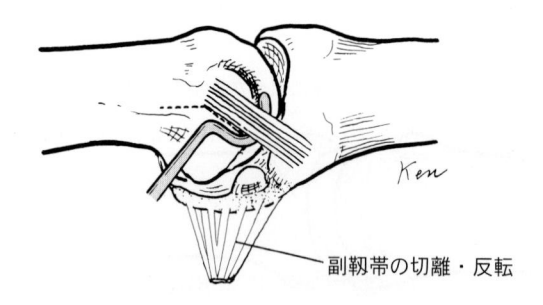

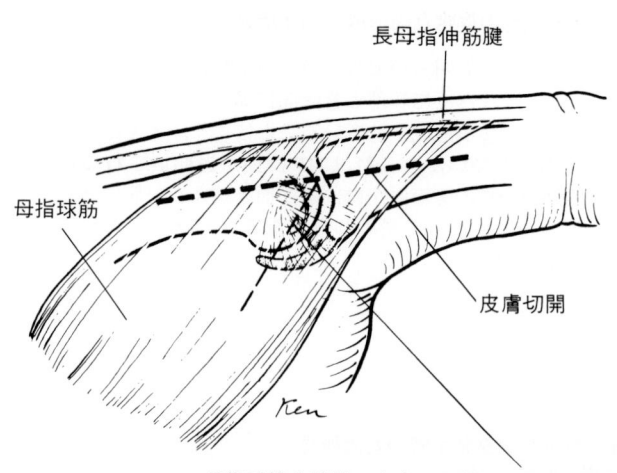

副靱帯の切離・反転

長母指伸筋腱
母指球筋
皮膚切開

母指球筋を線維の方向に分離して関節の側面を露出する．必要に応じて副靱帯を切離し関節腔を観察する．ふつう中手骨骨頭橈側に骨の異常を認め，これへの引っかかり現象が原因となる（指のMP関節ロッキングも参照されたい）．

16 手関節の捻挫と掌側靱帯断裂

靱帯損傷による舟状骨・月状骨間の解離や，舟状骨骨折の有無に注意する（211頁の図63参照）．治療としては一定期間の固定を行い，不安定性の発生を防止する．

① 舟状・月状骨間の開大（scapholunate dissociation）
② 舟状骨の短縮（rotary subluxation of scaphoid）
③ 指環状陰影（cortical ring shadow）

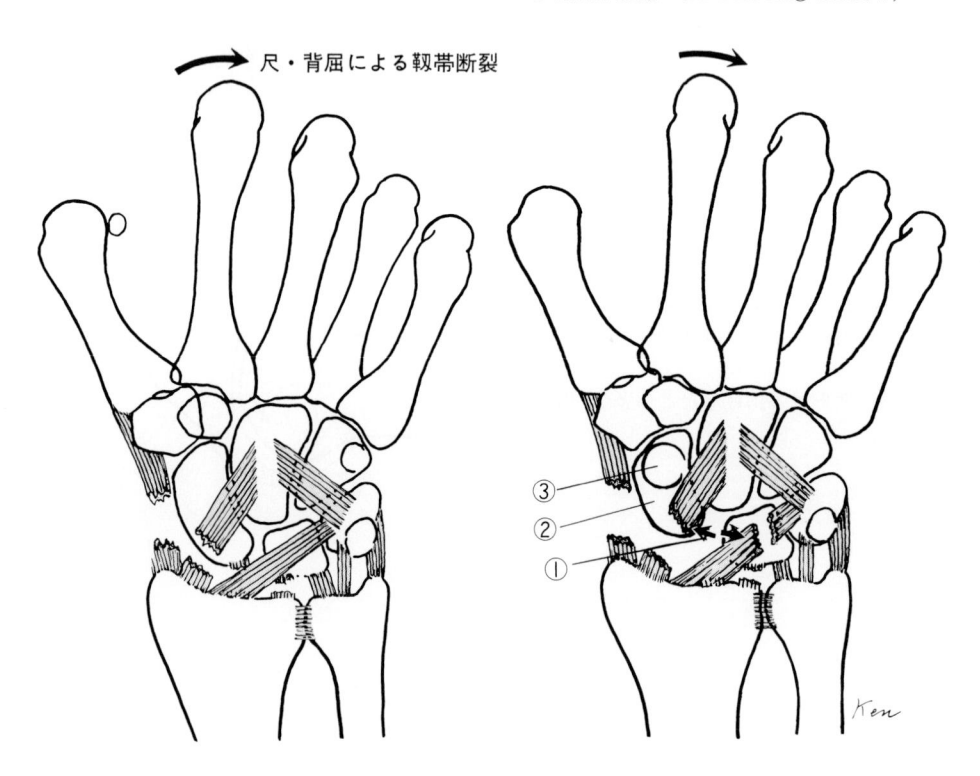

尺・背屈による靱帯断裂

17 手関節の尺側障害

原　因：
① 三角線維軟骨複合体（TFCC）の損傷
② Ulnocarpal abutment syndrome
③ 遠位橈尺関節障害
④ 尺骨茎状突起偽関節

A. TFCC の構造 （中村ほか：整・災外 28：1477, 1985）

関節鏡または TFCC の修復などについては別の専門書を参考のこと.

TFCC の障害：
Class I ；外傷性
　A. 中央部穿孔
　B. 尺側遠位端付着部断裂
　C. 尺骨月状, または尺骨三角靱帯からの断裂
　D. 橈骨尺側縁付着部断裂
Class II ：変性（尺骨突き上げ症候群）
〔Palmer (1989) より, 一部略〕

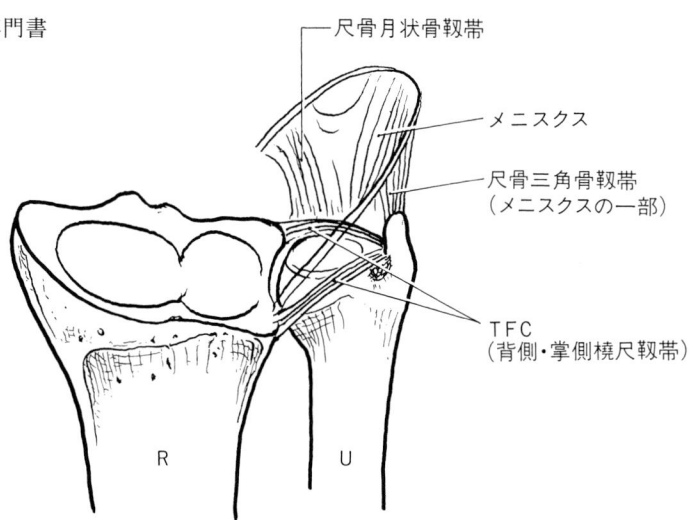

これらの治療に画一的なものはないが, 尺骨遠位端の処置については 278 ～ 279 頁も参照されたい.

TFC と尺骨三角靱帯との間には prestyloid recess と呼ばれる陥凹部がある.

B. TFCC の作用

a. 関節円板（suspended meniscus）

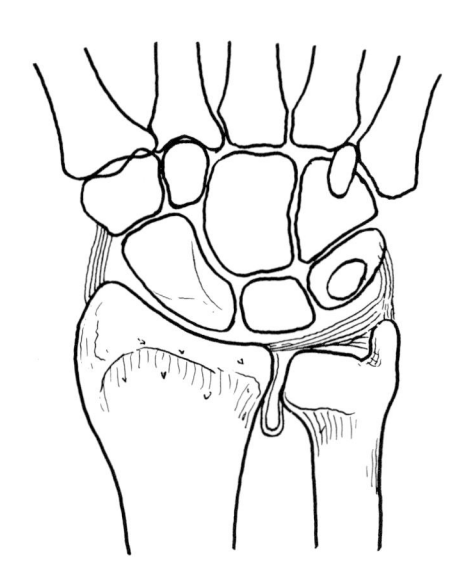

b. 前腕の回旋運動と TFCC の伸縮

TFCC は伸縮運動により断裂・穿孔をきたし, 疼痛の原因となる. それには外傷か, または変性が誘因となる.

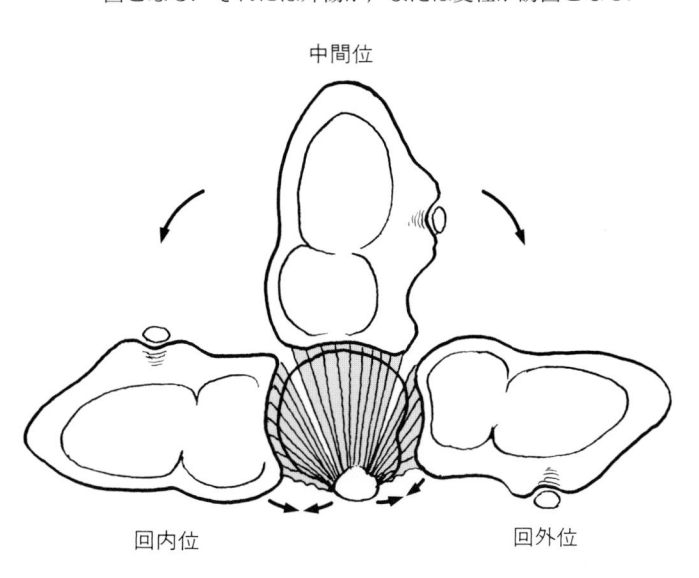

⑱ 尺側手根伸筋腱の脱臼に対する靱帯固定 (Burkhart SS et al: J Hand Surg 7: 1-3, 1982)

　尺骨遠位端背側に弧状切開をおき，尺骨神経知覚枝をよけ伸筋支帯を出し，sling を作製．ついで第6区画を切って尺側手根伸筋腱を出し，滑膜肥厚があればこれを切除．次に第6区画の尺側線維壁が損傷されているのでこれを縫合．腱の脱臼が防止されたことを確認後，伸筋支帯を縫合し，long arm splint を6週間装着．

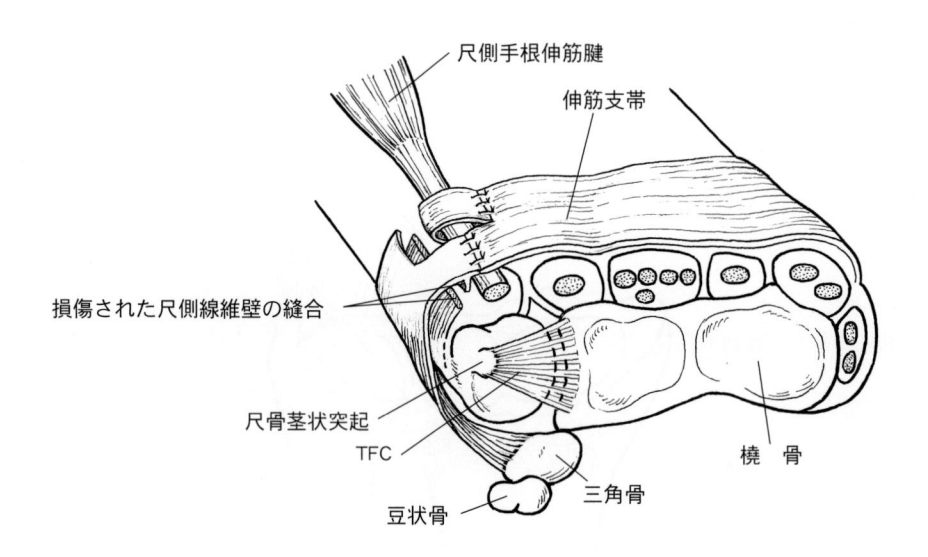

⑲ 遠位橈尺関節の亜脱臼（橈骨と尺骨の関係） (Mino DE et al: J Hand Surg 5: 23-31, 1983)

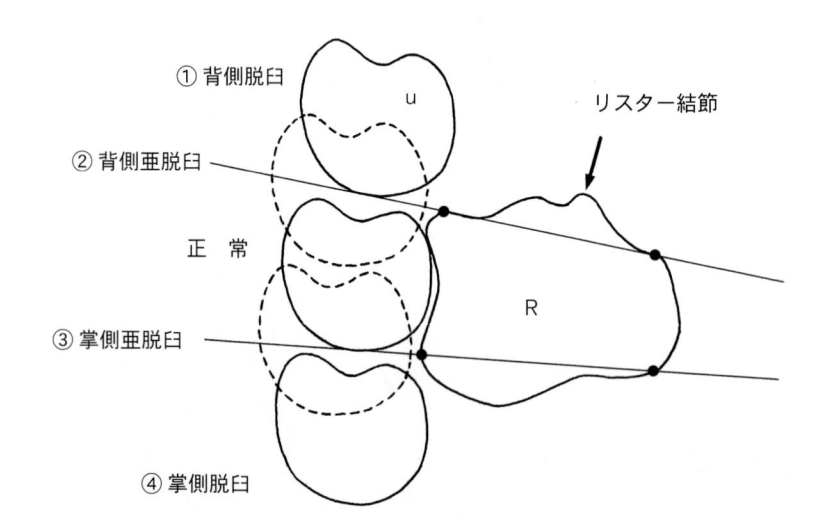

20 尺骨遠位端の背側亜脱臼に対する腱固定 (Hui FC, Linscheid RL: J Hand Surg 7: 230-231, 1982)

　回内位で尺骨遠位端背側に弧状切開をおき，尺骨遠位端を露出．掌・尺側切開で尺側手根屈筋腱を出し，末梢約10 cm を半切・反転，豆状三角骨靱帯に slit を開け，これを通し，ついで尺骨頭に作製した斜めの骨穴を通して背側に引き出す．次に前腕回外位として尺骨の脱臼を整復，この位置でキルシュネル鋼線を橈・尺骨間に通して整復位を固定，のち背側に引き出した半切した腱を強く引いて掌側に回し，掌側の尺側手根屈筋腱付着部で確実に固定する．Long arm plaster を 6 週間装着．

a．回内位保持

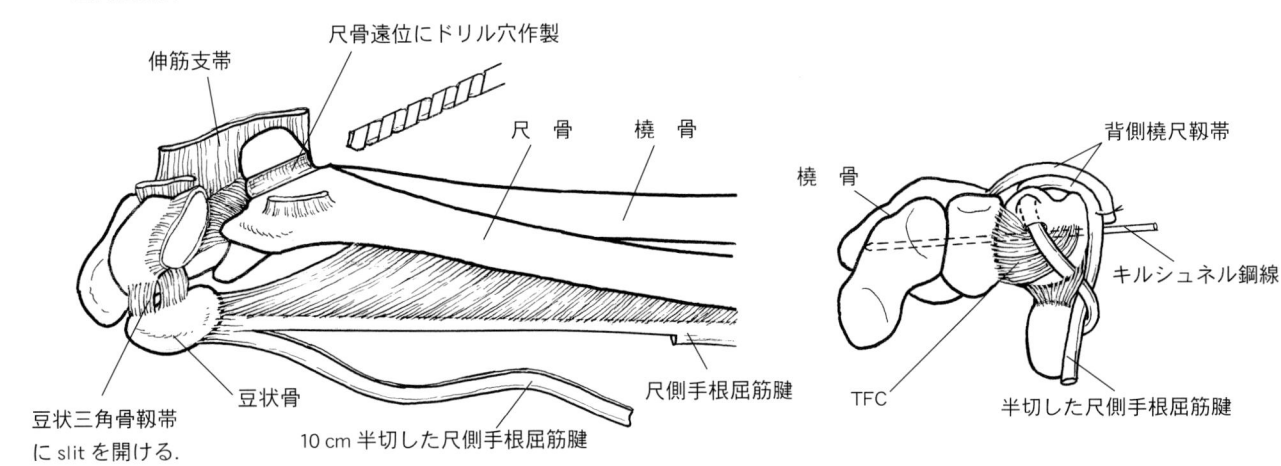

- 伸筋支帯
- 尺骨遠位にドリル穴作製
- 尺骨
- 橈骨
- 豆状三角骨靱帯に slit を開ける．
- 豆状骨
- 10 cm 半切した尺側手根屈筋腱
- 尺側手根屈筋腱

b．前腕回外位

- 橈骨
- 背側橈尺靱帯
- キルシュネル鋼線
- TFC
- 半切した尺側手根屈筋腱

c．回外位保持

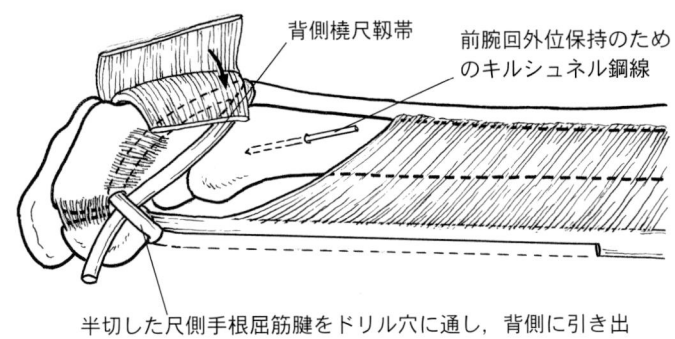

- 背側橈尺靱帯
- 前腕回外位保持のためのキルシュネル鋼線
- 半切した尺側手根屈筋腱をドリル穴に通し，背側に引き出し反転，掌側に引いて尺骨を圧し下げ，掌側で固定する．

21 その他：手関節尺側障害について

TFCCを含めその他の手関節尺側障害に対しては，X線検査，関節造影診断，CT，MRI 診断などによる精査ののち，関節鏡視下での精査も必要となる．

なお ulnocarpal abutment syndrome（尺骨突き上げ症候群）については尺骨短縮術（280頁参照）が，また遠位橈尺関節障害に対しては Sauvé and Kapandji 手術（279頁参照）などが考慮される．

尺骨茎状突起偽関節には，骨移植を伴うキルシュネル鋼線による骨接合術が行われる．

a．Sauvé and Kapandji 法

橈尺関節に変形性関節症があり，疼痛の原因をなす場合とか，手根骨の尺側へのとり防止（リウマチの場合など）に用いられる．

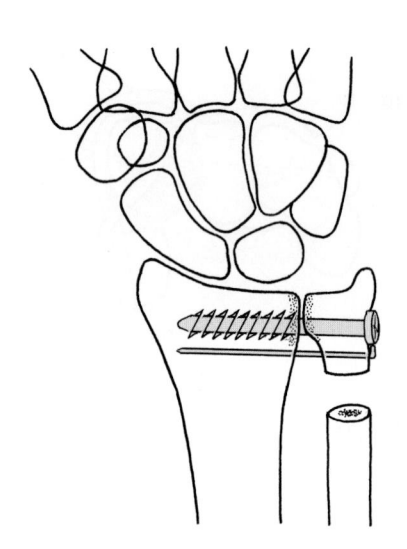

b．尺骨茎状突起偽関節に対する手術

尺骨神経の背側知覚枝をよけて局所に達し，骨折部を出し新鮮化ののち，0.7 mm キルシュネル鋼線 2 本で固定．さらに tension band wiring を追加する．症例により海綿骨移植を追加する．

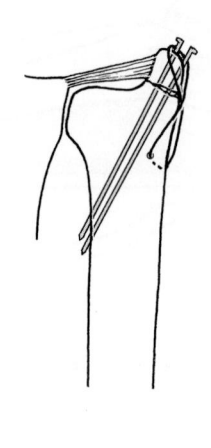

第 10 章　関節の変形・拘縮

10-1　関節の変形・拘縮に対する手術

この項では主として関節固定術，および関節形成術について述べる．

I．関節固定術

関節周囲組織の損傷，瘢痕化が強いとか，関節自体に損傷を伴うような場合に用いられる．関節固定術は簡単で，しかも有用な機能再建術の1つであることを忘れてはならない．それは関節に大切な無痛性と固定性が確実に得られる利点があり，しかも術後の予測が比較的容易にたてやすい利点があるからである．年齢，性別，職業を考慮し適応を決定する．

II．関節形成術

関節拘縮の原因を分析して，その原因を除去することにより可動性が期待される場合に手術適応となる．

手術にさいしては，関節の構造をよく理解して可動性障害の原因を確実に除去していくことが大切．予後不明だが手術をやってみるという考えは絶対に避けなければならない．

最近関節形成術といえば，ただちに人工関節というような悪い習慣がみられるようであるが，これは厳にいましめなければならない．人工関節は，たとえ刺激はなくとも異物であることに間違いなく，その使用には慎重でなければならない．安易に使用することは絶対に避けていただきたい．

なお，術前にはCT（含 3D-CT）像，またMRI所見などで詳細な検討ののち，これを行う必要がある．

1 DIP 関節固定術（1）

a．皮切には V-Y 切開が便利

もちろん L 字切開，Z 字切開を用いるのもよい．伸筋腱を横切し，関節を開放する．

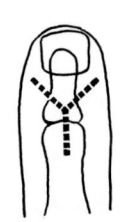

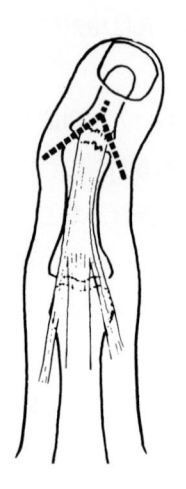

b．関節面を一定の角度で切離

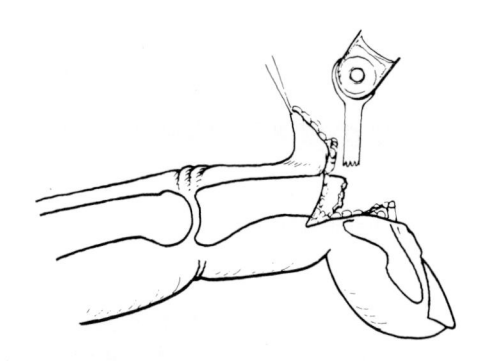

c．術後側面像

キルシュネル鋼線を交叉して刺入・固定したのち，伸筋腱を縫合する．骨釘を髄内性に刺入すれば癒合が早期に得られる．これについてはリウマチの項を参照のこと．Acutrak screw を使用するもよい．

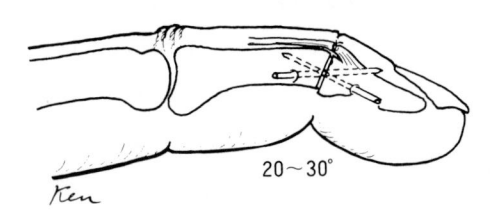

d．完成所見

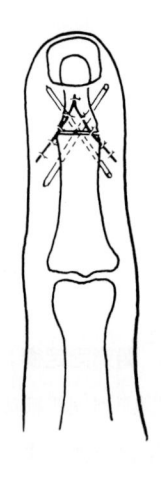

2 DIP 関節固定術（2）

Heberden 結節，またリウマチ患者などに使用される．
DIP 関節背側に Y 字切開．関節を開き bone saw で関節を切除．
IP 関節屈曲 5°で Acutrak 24 mm screw を刺入．

a．関節切除

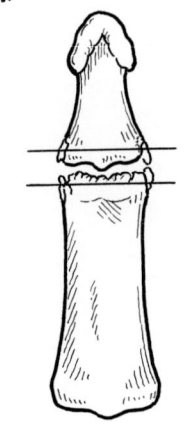

b．関節固定

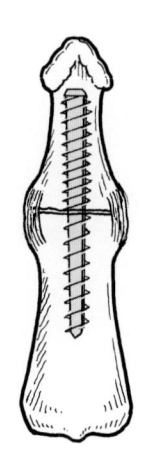

3 DIP 関節の変形性関節症（Heberden 結節）

a．正面像

しばしばガングリオンを，またはこれが破れて難治性の mucous cyst（粘液嚢腫）を合併することがある．腫瘤は左右連絡し，関節とも交通しているので注意する．

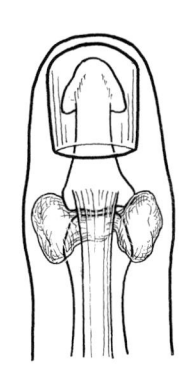

b．X線側面像

変形，疼痛が強く，腫瘤を認めるような時は手術適応となる．

背側Y字切開で侵入，腱をよけながら腫瘤を剝離し，骨棘はリューエル鉗子で切除，のちバーなどで扁平化をはかる．

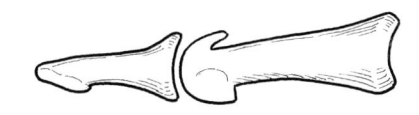

c．粘液嚢腫の切除と皮弁のデザイン

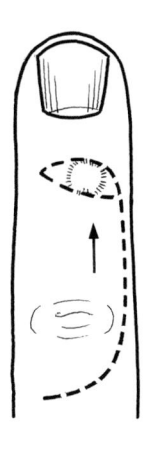

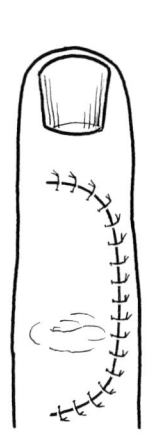

4 PIP 関節固定術

a．皮切，長軸縦切開，またはS字切開

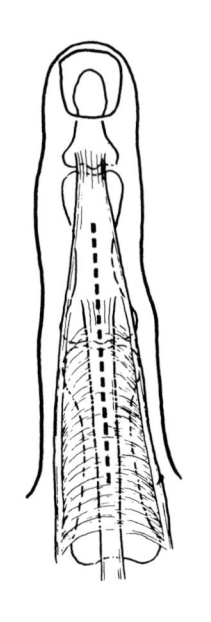

b．関節面を一定の角度で切離

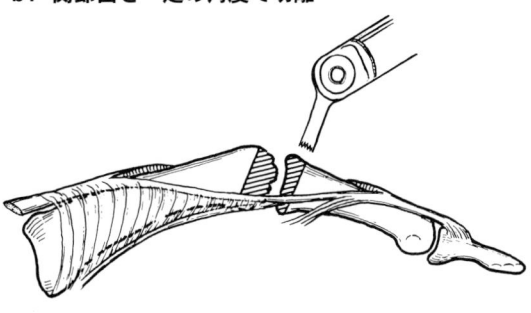

c．キルシュネル鋼線を交叉して刺入・固定

骨の接合面が確実に接着するようつとめる．固定期間は4～5週とする．骨の接合面がよく接着していれば骨移植の必要はない．

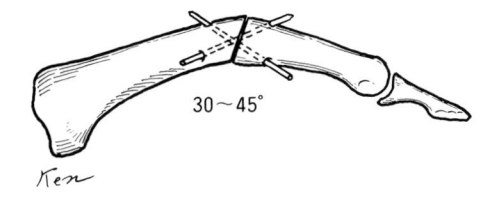

d. PIP 関節固定術

1）鋼線を交叉して刺入・固定　　2）Chevron 法　　3）Zuggürtung 法（側面）（tension band wiring）

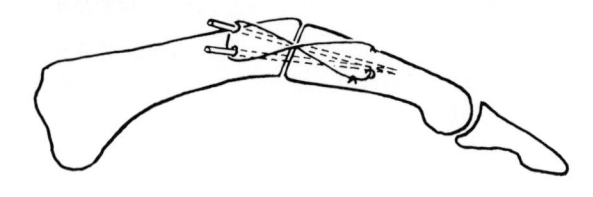

4）Zuggürtung 法（背面）

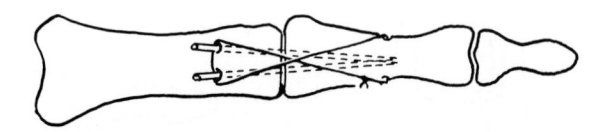

5）Moberg 法（bone peg 刺入）

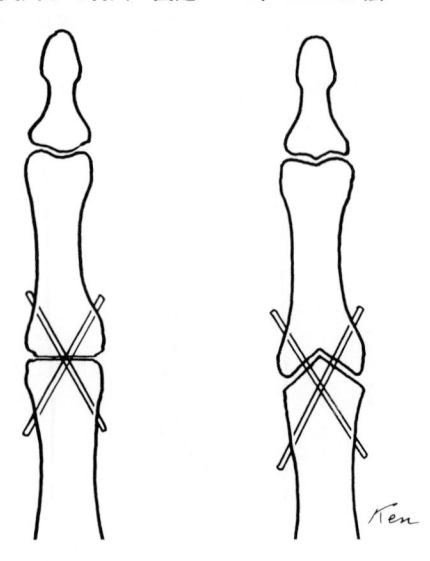

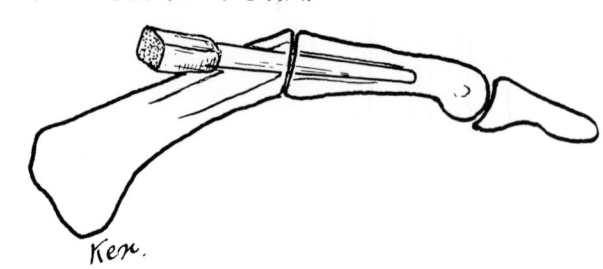

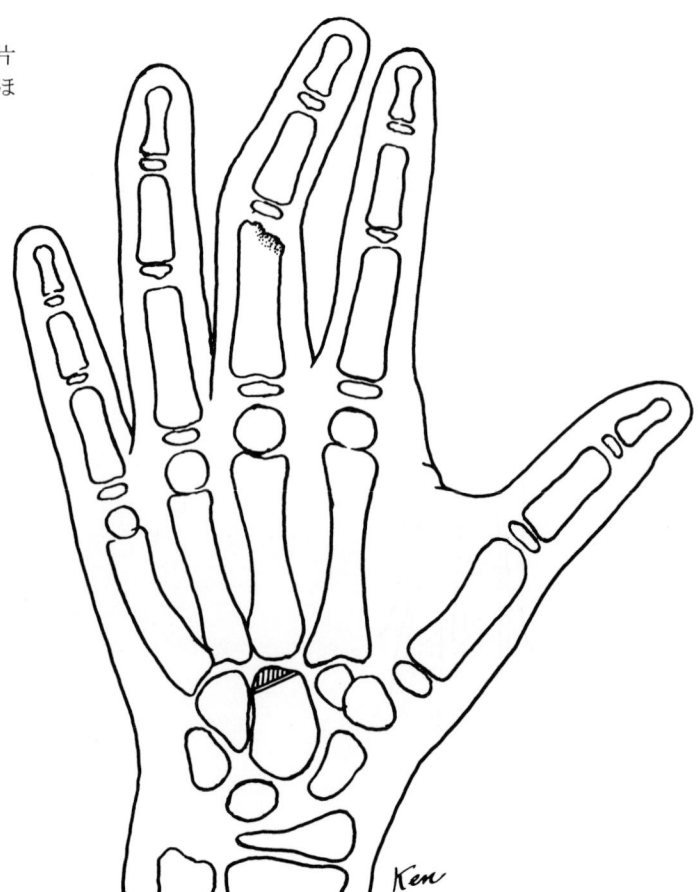

（註）骨の rotation, deviation および固定角に注意．Moberg 法は操作が複雑なため，あまり使用しなくなった．

5 関節内骨欠損に対する骨・軟骨移植（生田）

とくに小児の場合に有用．実施にあたっては移植片の強固な固定と，正確な適合性が要求される（生田ほか：日手会誌 2：505-508, 1985）．

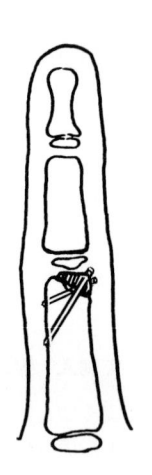

10-2　PIP関節の屈曲障害の原因

① 指背の瘢痕形成
② 伸筋腱の拘縮，および癒着
③ 骨間筋の拘縮
④ Lateral band の癒着
⑤ Retinacular lig. と関節嚢の癒着
⑥ 側副靱帯の拘縮
⑦ Volar plate と基節骨との癒着
⑧ 骨性異常，関節面の異常

10-3　PIP関節の伸展障害の原因

① 掌側の瘢痕形成
② 腱膜の拘縮
③ 屈筋，および屈筋腱の拘縮
④ Volar plate の拘縮・癒着
⑤ Retinacular lig. と側副靱帯の癒着
⑥ 側副靱帯の癒着・拘縮
⑦ 骨性異常（含関節面）
⑧ Checkrein lig. の拘縮

　PIP関節拘縮の原因には，これらの原因が複雑に絡み合っているので，術前にはその分析を行い，手術にさいしては確実にこれらを除去していくことが大切である．

258　第10章　関節の変形・拘縮

1　PIP関節の伸展拘縮（屈曲障害）に対する手術

術前に創外固定器で約1週間牽引を加えるのもよい．

a．PIP関節の解剖

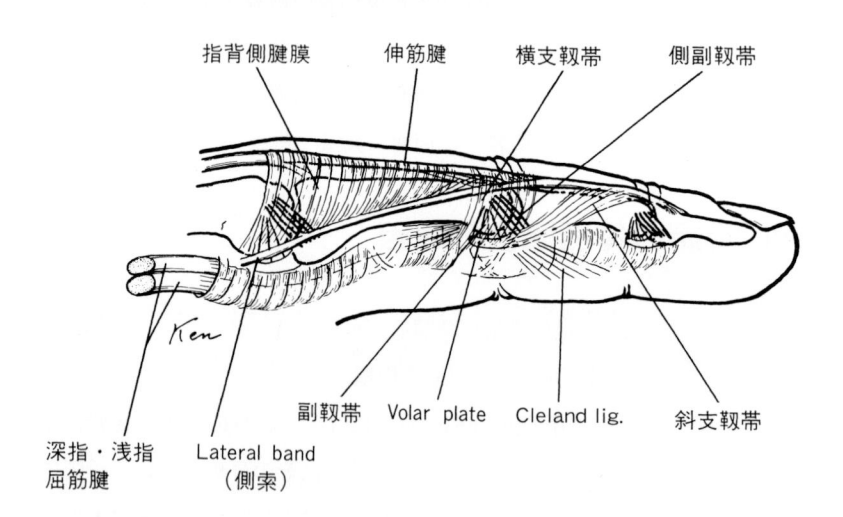

（図中ラベル：指背側腱膜，伸筋腱，横支靱帯，側副靱帯，副靱帯，Volar plate，Cleland lig.，斜支靱帯，深指・浅指屈筋腱，Lateral band（側索））

b．拘縮除去に用いる切開

長軸切開でもよい．

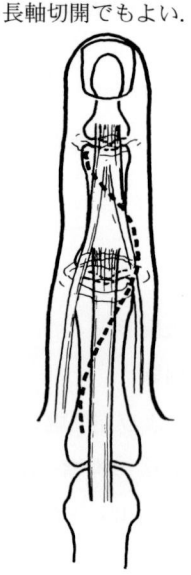

c．各層における障害因子の除去

皮膚を側方に引いて屈曲障害の原因を精査する．
① 伸筋腱，lateral band，および指背腱膜と骨の間に癒着があればこれを剝離する．
② 背側関節囊に拘縮があればこれの解離，または切除が必要となる．
③ また retinacular lig. と関節囊の間に癒着があればこれも剝離する．
④ 側副靱帯の拘縮が原因と考えられるさいには，これを切除するが，方法は retinacular lig. を側方に引いて，その下で側副靱帯を切除する．Retinacular lig. を残すのは側副靱帯切除後の関節の不安定性を防止するためである．
⑤ 同様の操作を両側において行う．
⑥ なお関節の可動性が不良であれば，それは基節骨骨頭と volar plate との癒着が考えられるので，曲がりモスキート鉗子でこれの剝離を行う．
⑦ その他，屈筋腱の癒着が考えられれば，これの剝離術もこの切開で可能である．

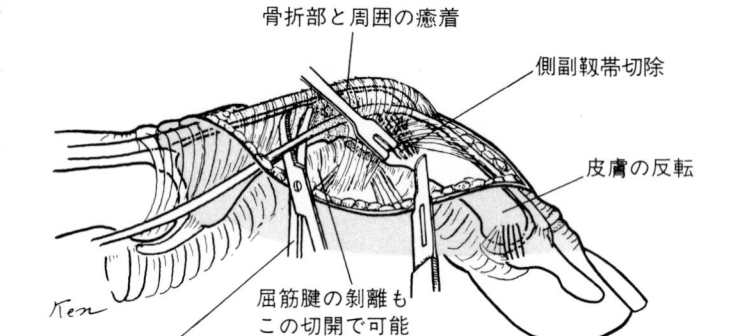

（図中ラベル：骨折部と周囲の癒着，側副靱帯切除，皮膚の反転，屈筋腱の剝離もこの切開で可能，曲がりのモスキート鉗子による骨と伸筋腱，hood，lateral band などの癒着剝離）

d．側副靱帯切除後の関節の屈伸

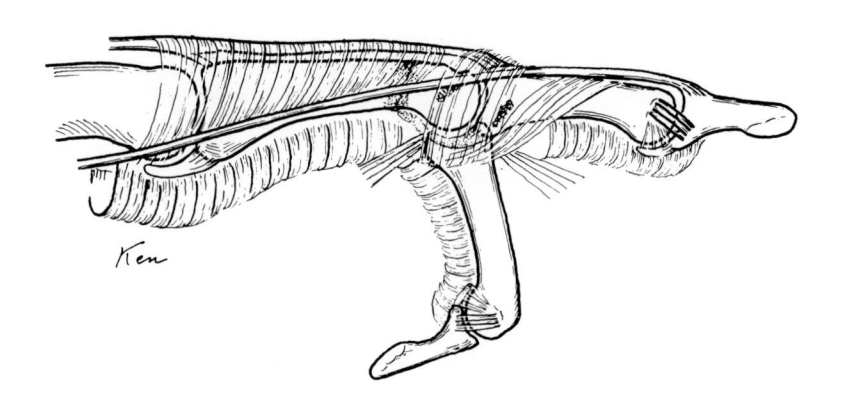

2 PIP 関節の屈曲拘縮（伸展障害）に対する手術

術前に創外固定器で牽引を加えるのもよい．

a．各層における障害因子の除去

屈側に障害があることが明らかであれば掌側ジグザグ切開ではいるが，そうでなければ伸展拘縮に対する場合と同様の切開ではいり，側方から lateral band，背側腱膜，また retinacular lig. などの癒着の有無を観察する．さらに屈筋腱についても考慮を払い，これらに異常がなければ原因は volar plate と基節骨骨頭の間にあることが多いので，この関節を開く．

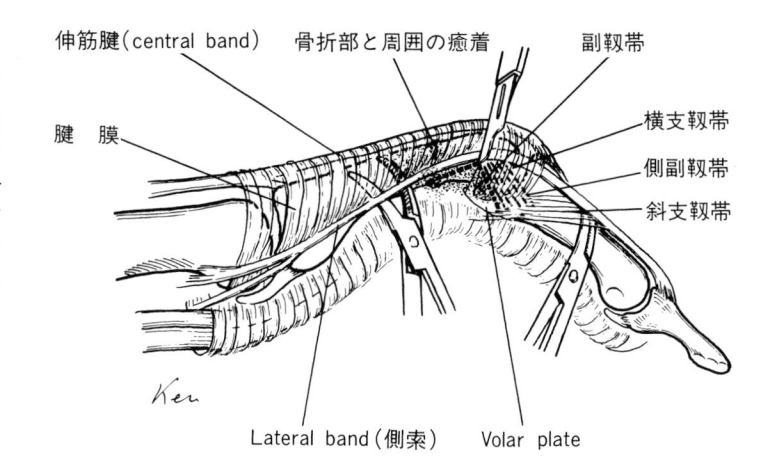

b．側副靱帯の露出

横支靱帯を反転して側副靱帯を露出する．

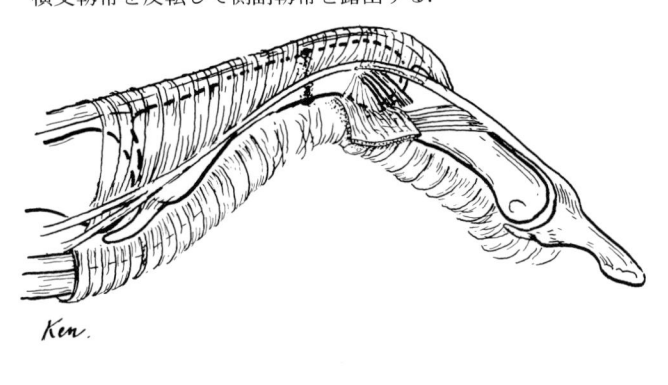

c．副靱帯の反転

PIP 関節の掌側関節囊を開く．

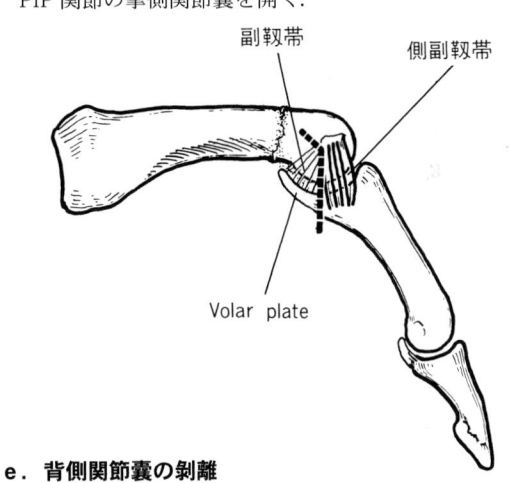

d．掌側関節囊の開き方

副靱帯を切離して関節を開く．

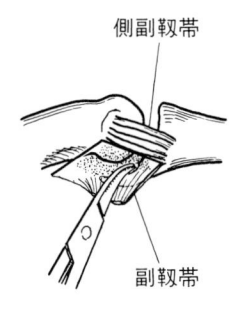

e．背側関節囊の剝離

骨頭と volar plate との間に癒着があればこれを剝離する．

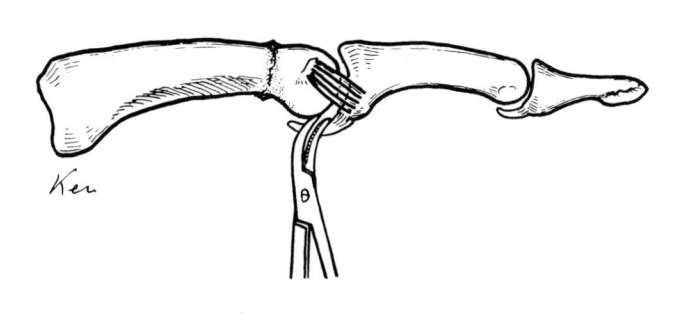

f．拘縮除去後の一時固定

　癒着を剝離しPIP関節伸展位として，キルシュネル鋼線を斜めに刺入しこれを固定したところ．後療法はただちに開始，キルシュネル鋼線も数日後に抜去する．また適宜dynamic splintを利用する．

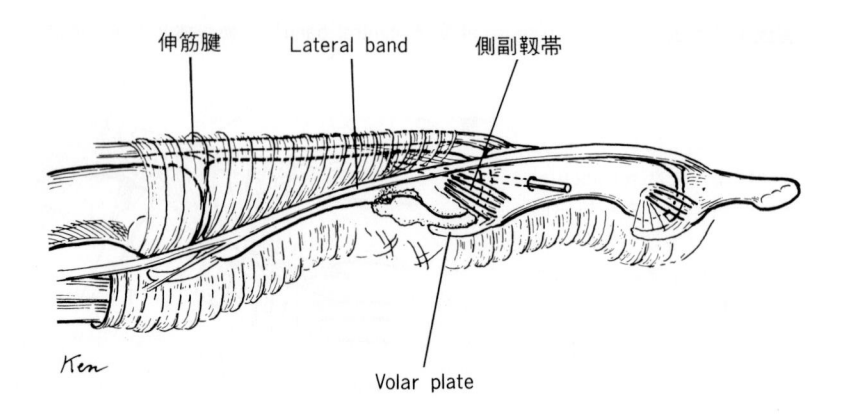

③ PIP関節掌側の靱帯構造

　PIP関節の屈曲拘縮がcheckrein lig.の拘縮にあることがある．そのさいにはこれの切除が必要となる．Bowersら（J Hand Surg 5: 79-88, 1980）の図を参考にした．

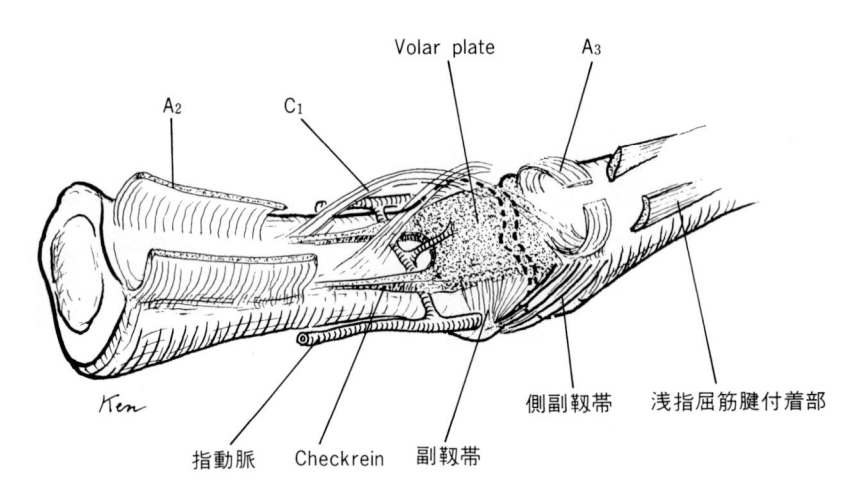

4 PIP 関節拘縮（伸展・屈曲両障害）の除去

術前に創外固定器で牽引を加えてみるのもよい．背側皮膚切開を用いて，皮膚を両側によけて lateral band を出し，次のごとき切開を加える．

a．Lateral band に沿う切開

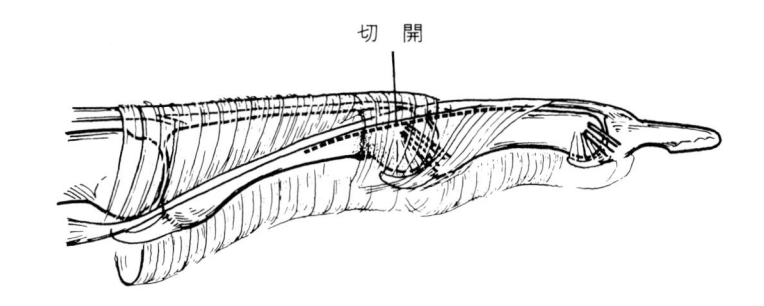

b．側副靱帯の露出

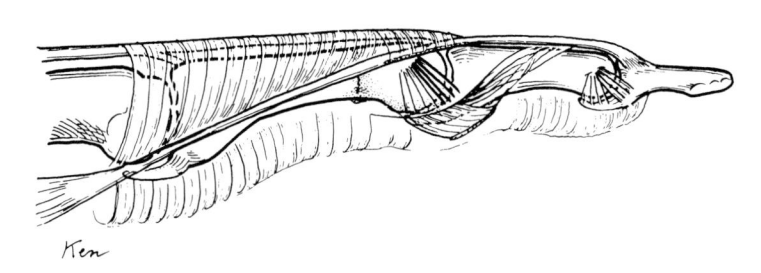

c．側副靱帯の切開

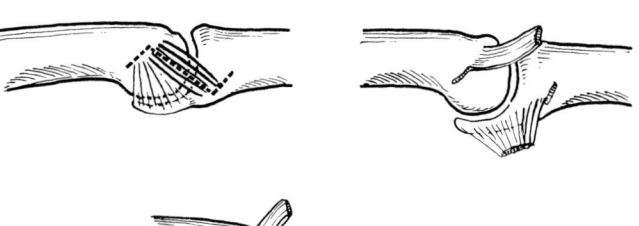

d．関節開放

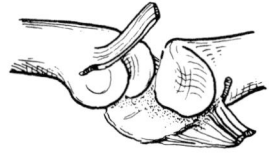

（註）もし関節面に破壊がある場合には骨・軟骨移植を必要とすることがある．骨・軟骨採取部位としては有頭骨の遠位側関節面を利用し便利を感じている．

e．側副靱帯の修復

f．Retinacular lig. の修復，創の閉鎖

後療法はなるべく早目に開始する．24〜48時間で少しずつ自動運転を開始する．数日後からは dynamic splint の使用も追加する．

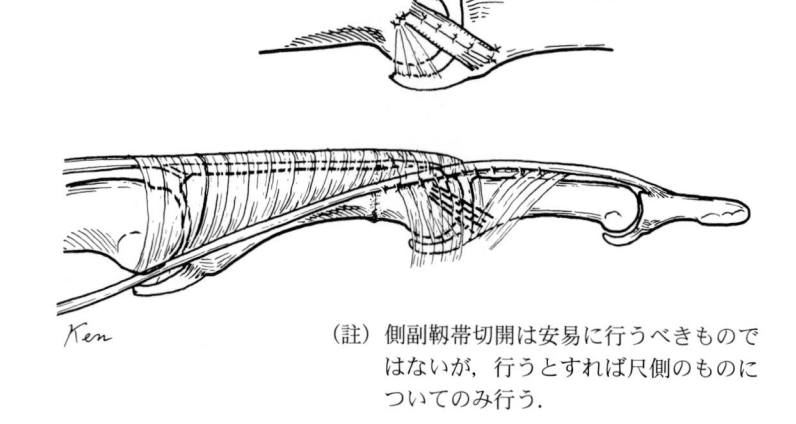

（註）側副靱帯切開は安易に行うべきものではないが，行うとすれば尺側のものについてのみ行う．

5 PIP 関節の変形性関節症

あまり多いものではないが，中高年者の PIP 関節に時に認められ，疼痛，運動制限の原因となる．

a：基節骨頭部の背側に棘形成を，掌側に骨増殖所見を認め，これが屈伸運動の制限となる．背側縦切開または両側正中線切開ではいり，皮膚を剝離して関節の両側面を出す．
b：Lateral band に沿う切開を加え，横支靱帯を反転して側副靱帯を出す．次に lateral band を背側に引いて背側の棘を出し，これをメスで切除する．切除は両側から十分に行い，取り残しのないよう注意する．
c：側副靱帯の副靱帯を切り，反転して関節掌面と volar plate の間を開いて基節骨頭部掌側の骨増殖部を出し，これの切除を行い屈伸が回復したことを確かめる．
d：副靱帯をもとの位置に再縫合する．
e：皮膚縫合を行い手術を終わる．後療法は2〜3日後より開始する．

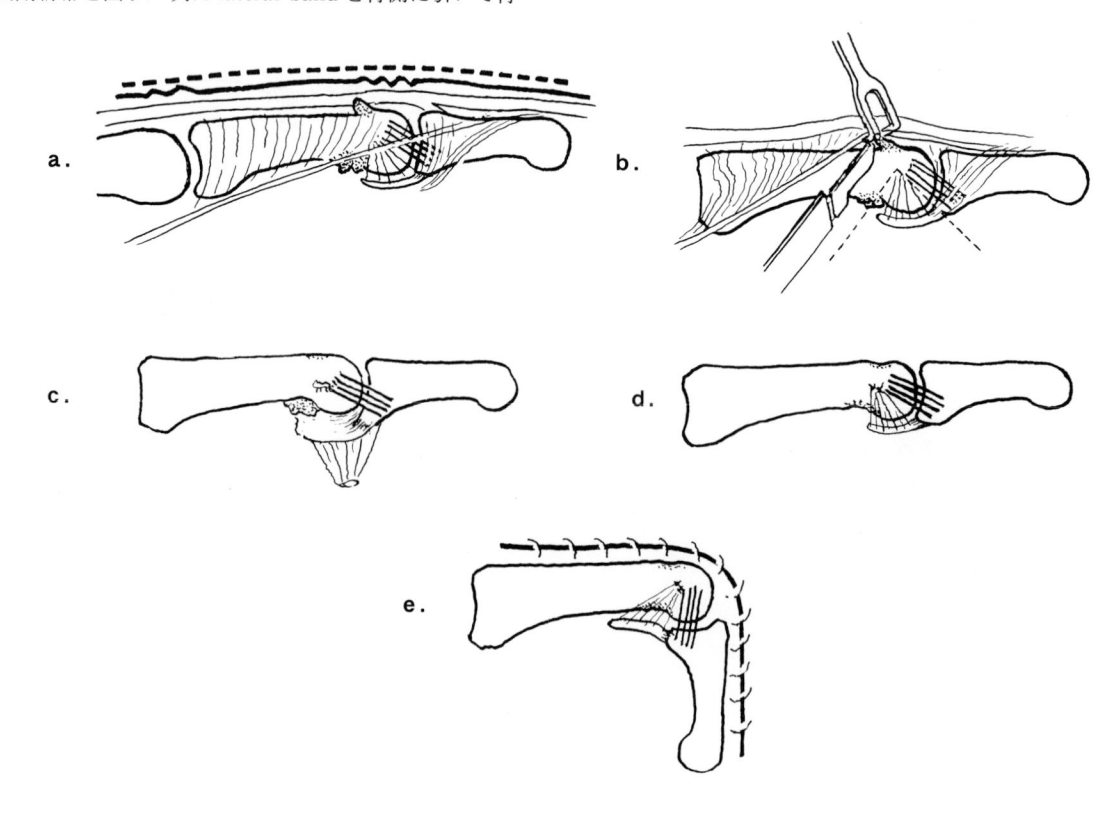

6　PIP関節に対するsurface replacement 人工関節（Mayo型）（Avanta Orthopaedics）（木森）

若年者で周囲に瘢痕の少ない症例のみが適応となる（リウマチに対する人工関節については，リウマチの項を参照）(Dirrscheid et al: J Hand Surg 22A: 286-298, 1997)．

a．関節切除

背側切開で進入．側副靱帯は残して断端を垂直にカットする．

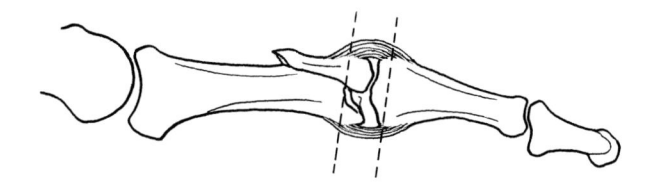

b．基節コンポーネント挿入

髄腔拡大ののちにmetal trialでテストを行い，骨セメントを注入．のち人工関節を挿入．

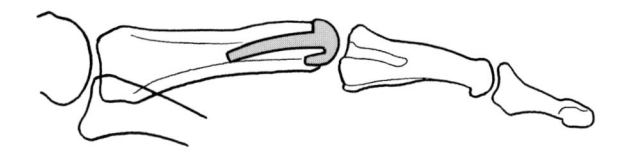

c．人工関節挿入後の正面像

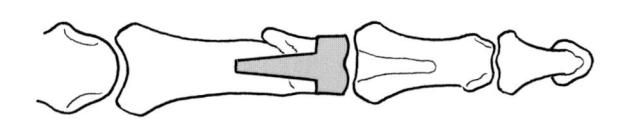

d．人工関節（PIP関節用）

中節，基節それぞれのコンポーネント．

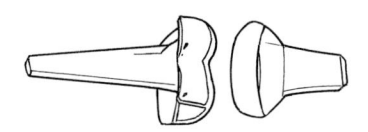

7 基節骨骨折と腱剥離術

基節骨骨折は常に掌側凸の転位を示すので，このまま放置すると屈筋腱腱鞘内にも癒着が及び，腱の可動性が障害されることとなる．

a．基節骨骨折の転位と屈筋腱の癒着発生

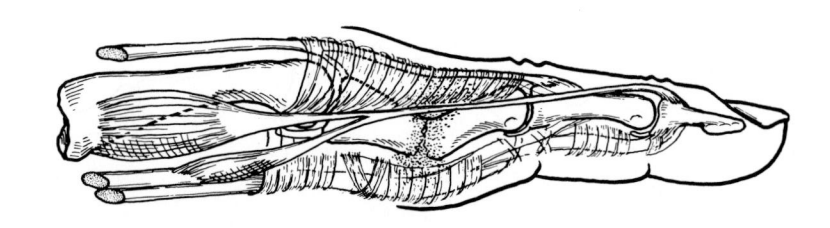

b．掌側面と腱剥離のための切開

屈側のみに障害（癒着）のあることが確かな場合には，掌側ジグザグ切開で侵入してよい．しかし背側・掌側ともに癒着のある可能性があれば，背側切開，または側正中線切開ではいったほうが好都合であろう．

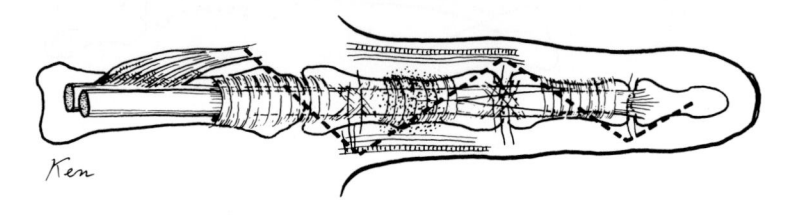

c．腱鞘の切開・反転と腱の剥離

剥離は腱と骨の間の癒着のみならず，浅指・深指両屈筋腱間の癒着も剥離しなければならない．場合により浅指屈筋腱の抜去を要するものもある．腱鞘は同方向でなく左右に反転したほうがよい．

この図では切離の範囲が広すぎたようで A_2 pulley の一部は残すべきであろう．できれば C_1，A_3，C_2 のみの切離，反転とする．

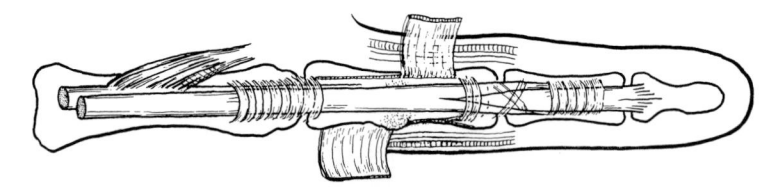

d．腱鞘の利用

腱剥離後，腱鞘を腱と骨の間に入れて癒着防止に使用することがある．

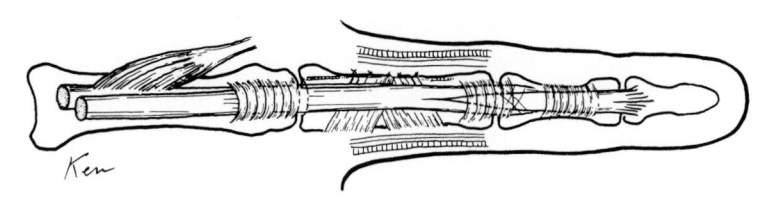

e．腱剥離の確認

腱剥離のさいには，中枢側で腱を引いて確実に腱剥離が行われていることを確認する．止血を確実にして手術を終える．術後はただちに，または 24 時間後より積極的な自動運動を開始せしめる．

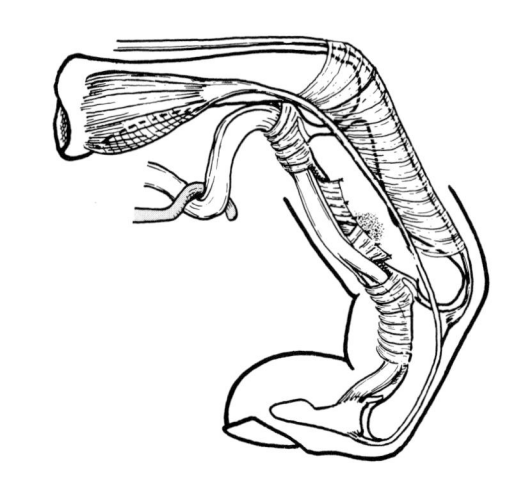

8 MP 関節の拘縮に対する手術

a．MP 関節の側面解剖

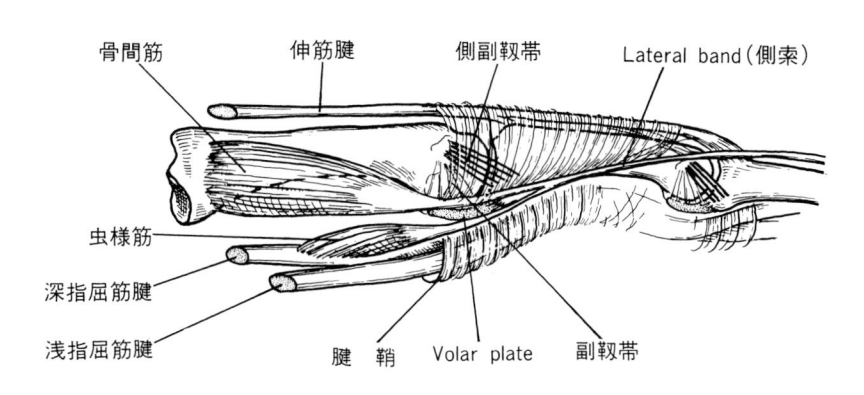

b．MP 関節の屈曲

腱・腱膜・靱帯などの動きのメカニズムをよく理解しておく必要がある．

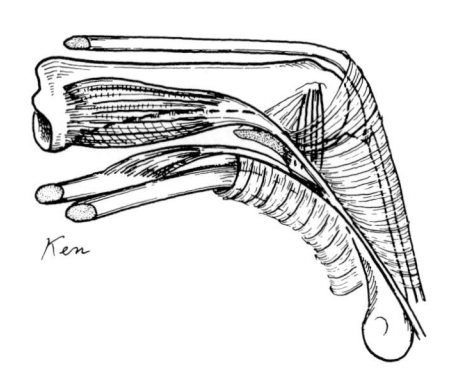

c．側副靱帯の露出

背側縦切開で進入，伸筋腱を縦に裂いてこれを MP 関節の両側面に向かって剝離を進め，関節囊および側副靱帯を露出する．

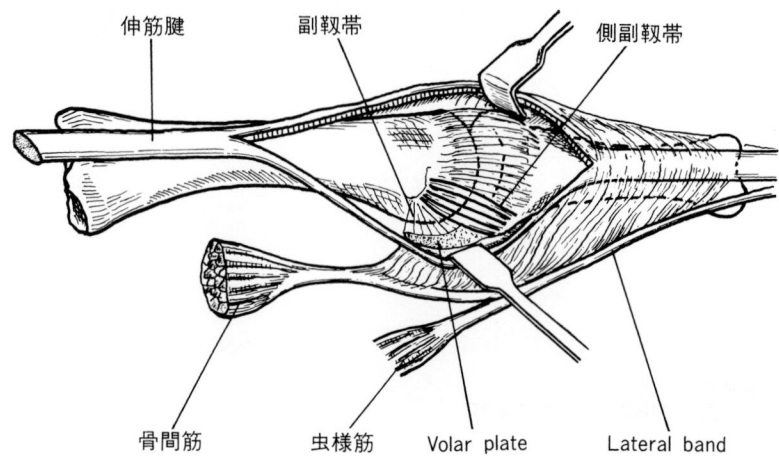

d．関節囊の切除

背側関節囊が肥厚・拘縮して関節の屈曲障害の原因となっていることが多い．したがってこれの切除が必要となる．これによっても屈曲が得られなければ，次の操作に移る．

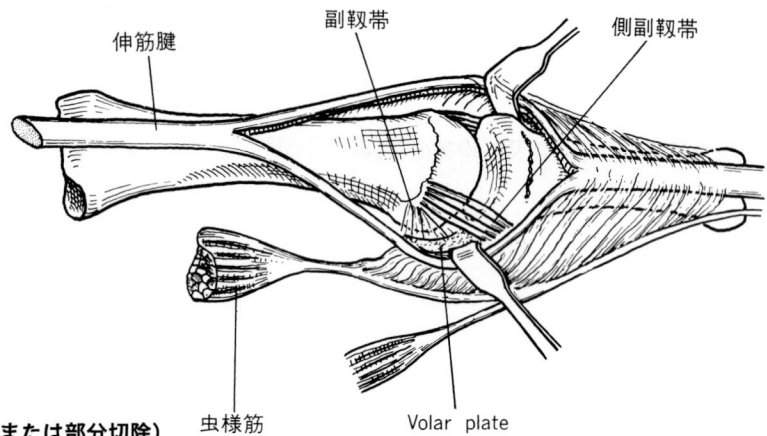

e．側副靱帯の切除（付着部の切離のみ，または部分切除）

偏側，または両側につき側副靱帯切除を行う．このさい骨頭に hook を引っかけ，これを回転せしめたほうが操作がしやすい．

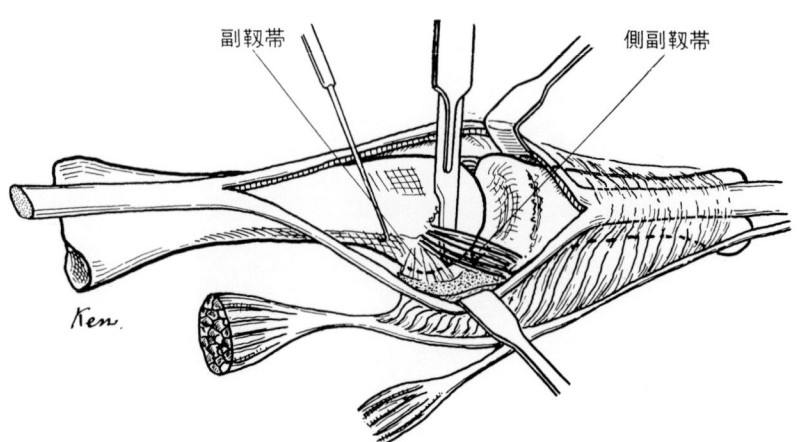

f．掌側関節裂隙の剝離

先の曲がった剝離子，またはモスキート鉗子を用いて，中手骨骨頭と volar plate 間の癒着を剝離し，基節骨関節が中手骨骨頭を掌側にスライドするごとくにする．

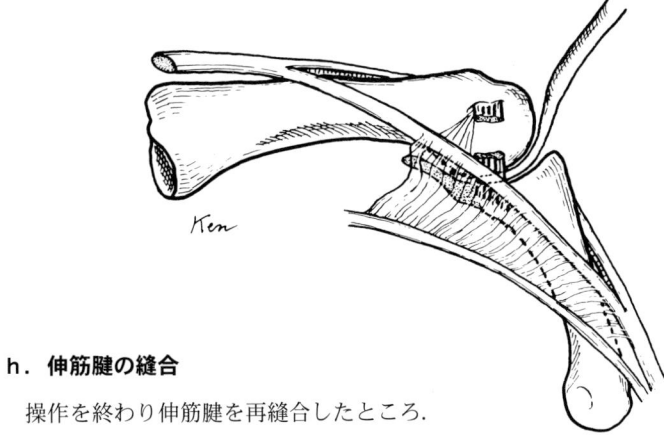

g．屈曲時正面像

MP 関節直角屈曲位として，関節掌側の剝離を行う．後療法としての屈伸運動は早期より行わしめ，さらに dynamic splint を使用せしめる．

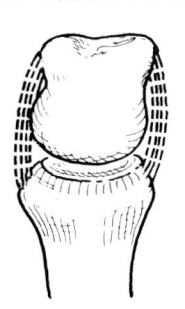

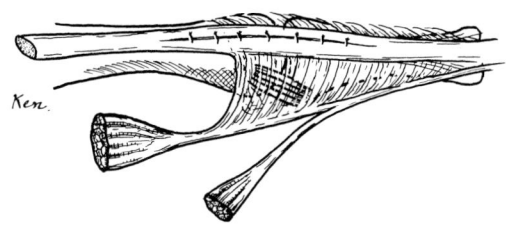

h．伸筋腱の縫合

操作を終わり伸筋腱を再縫合したところ．

9 中手骨骨折に伴う MP 関節拘縮の手術

a．術前所見と切開

伸筋腱の癒着と MP 関節拘縮の両者を認める．とくに環指の拘縮が強い．

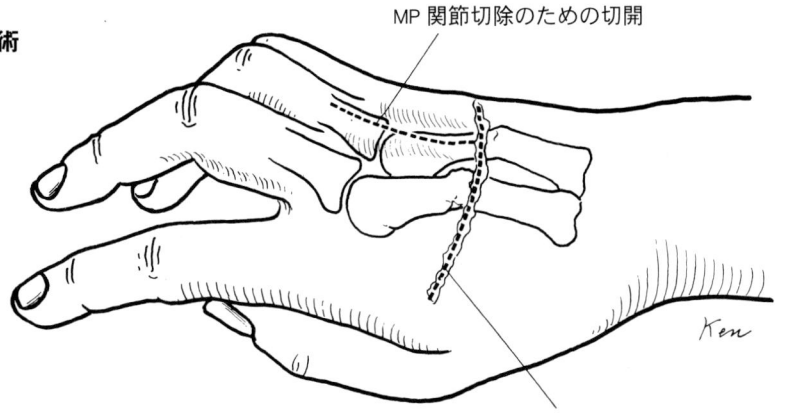

MP 関節切除のための切開

瘢痕に沿う切開（伸筋腱剝離に必要）

b．X線所見

環指については中手骨骨頭の切除を行うこととした（次頁の図 d 参照）．

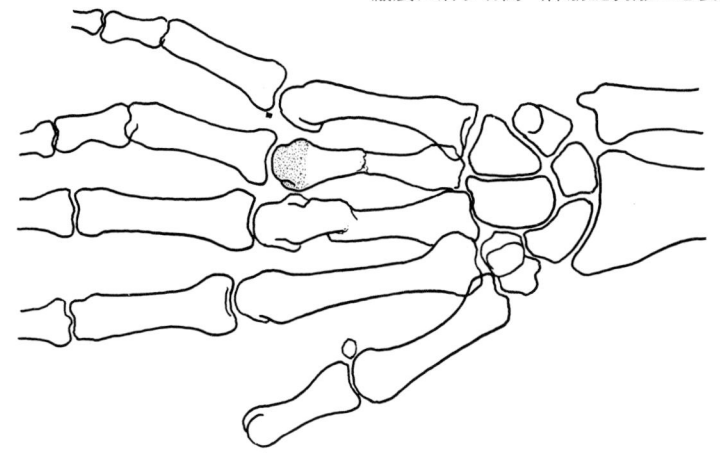

c. 中指に対する手術

① 伸筋腱の剝離,
② 骨突出部の切離,
③ 側副靱帯の切離ののち,
④ 指の屈曲が可能なことを確かめてから，MP 関節屈曲位でキルシュネル鋼線を刺入した．

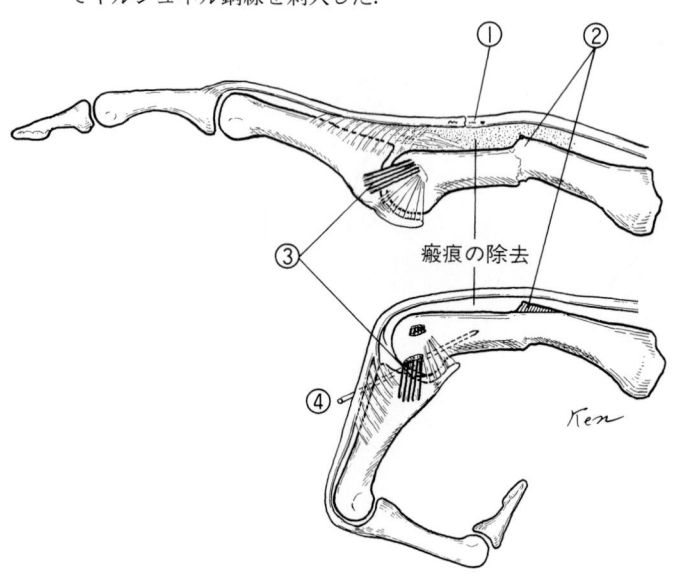

d. 環指に対する手術

環指について中指と同様の手術をしたが，MP 関節が book open になるので，結局骨頭を切除することとした．

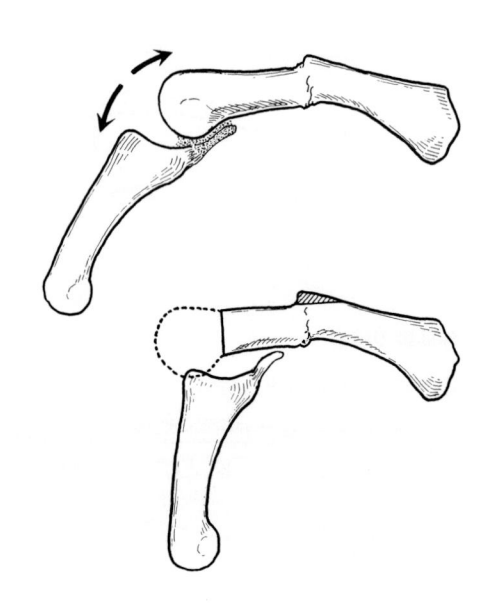

10 母指 MP 関節固定術

a. 切 開

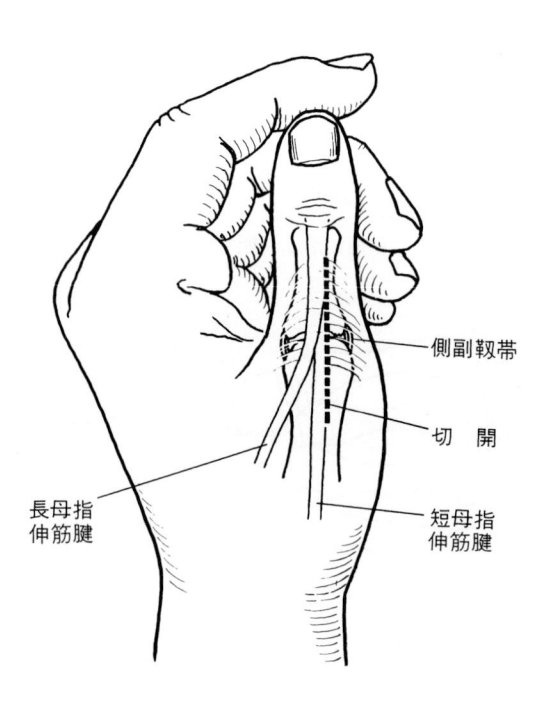

b. 関節切除

関節を開き側副靱帯を切離して，関節面を拡大したのち，リューエル，または bone saw を用い関節面を切除する．

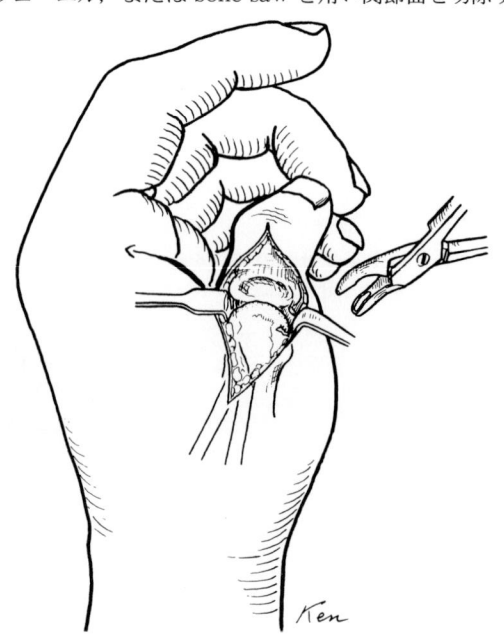

c．関節固定

関節を確実に接合したのち，キルシュネル鋼線を交叉して刺入・固定する．母指の肢位に注意．固定期間は5～6週とする．

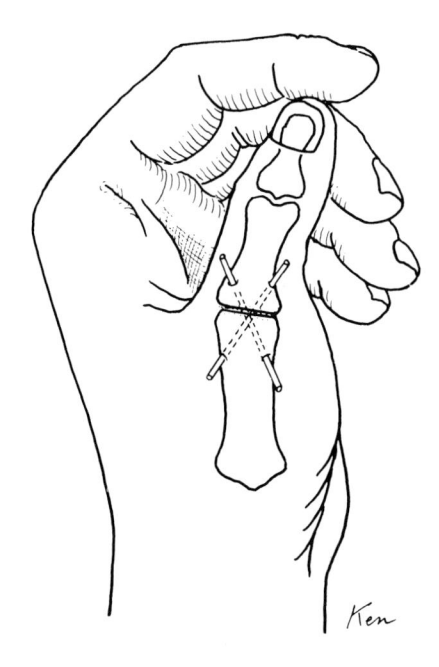

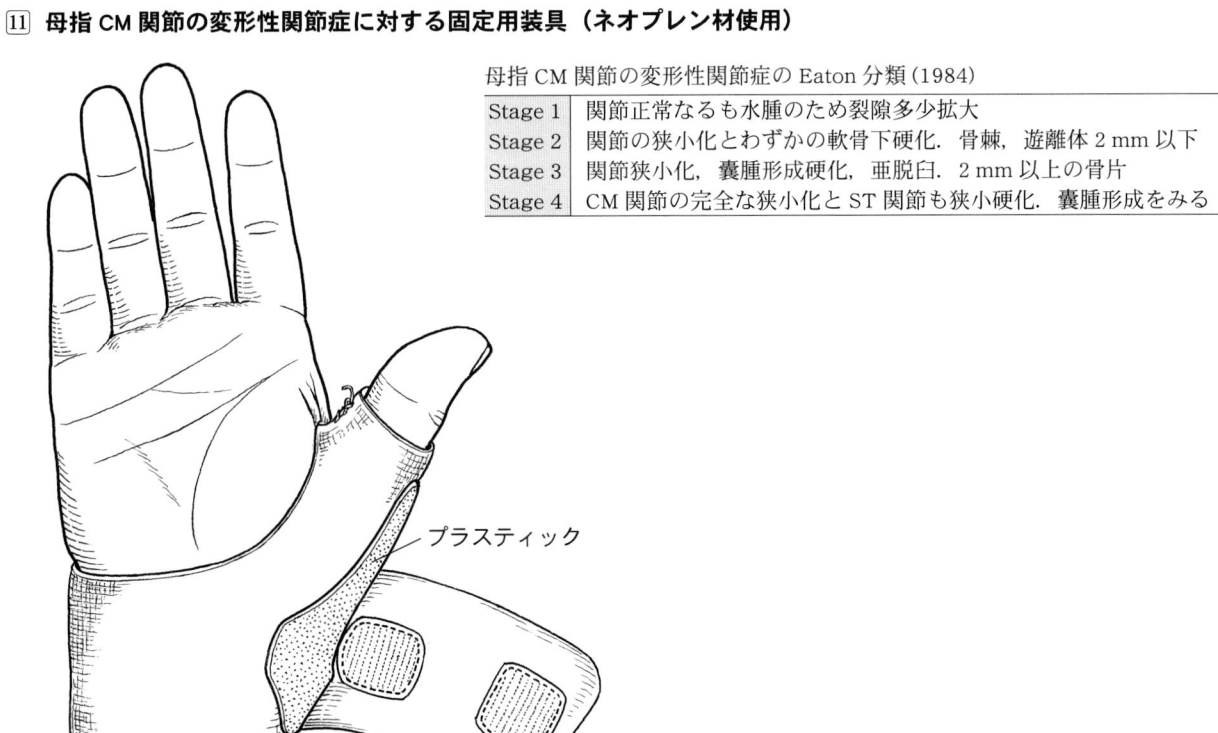

11 母指CM関節の変形性関節症に対する固定用装具（ネオプレン材使用）

母指CM関節の変形性関節症のEaton分類（1984）

Stage 1	関節正常なるも水腫のため裂隙多少拡大
Stage 2	関節の狭小化とわずかの軟骨下硬化．骨棘，遊離体2mm以下
Stage 3	関節狭小化，囊腫形成硬化，亜脱臼．2mm以上の骨片
Stage 4	CM関節の完全な狭小化とST関節も狭小硬化．囊腫形成をみる

12 母指 CM 関節固定術（Howard 法）

外傷による関節内骨折（Bennett 骨折），変形性関節症，またリウマチなどにより，関節が亜脱臼位をとり，疼痛が強い場合で，とくに男性の場合に適応となる．女性においては靱帯形成や silastic implant の挿入もよいであろう（これについてはリウマチの項，692〜695 頁も参照）．

a．切　開

神経・血管の走向に注意する（次頁の図 13 参照）．

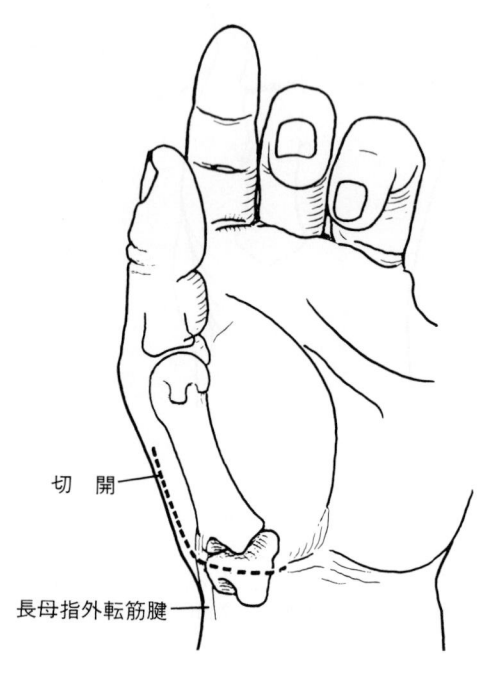

切開
長母指外転筋腱

b．関節切除

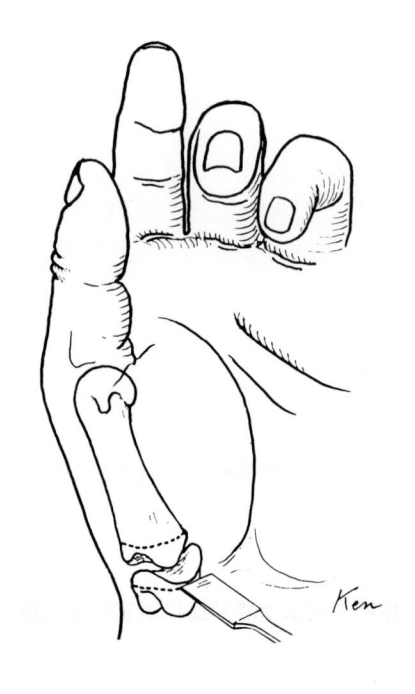

c．骨移植

腸骨よりの骨移植とキルシュネル鋼線による固定．固定肢位についてはとくに注意する．

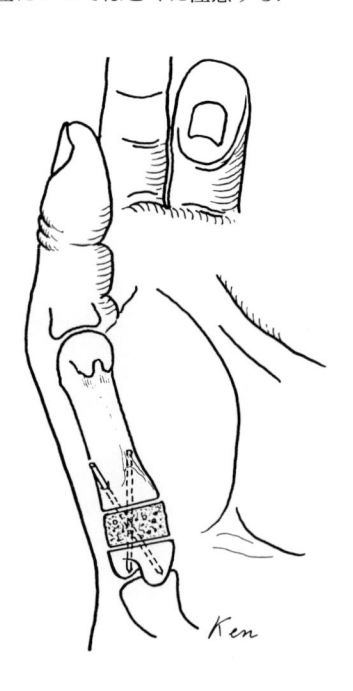

d．母指 CM 関節の切除と骨移植

術後の固定期間は 6〜8 週とする．

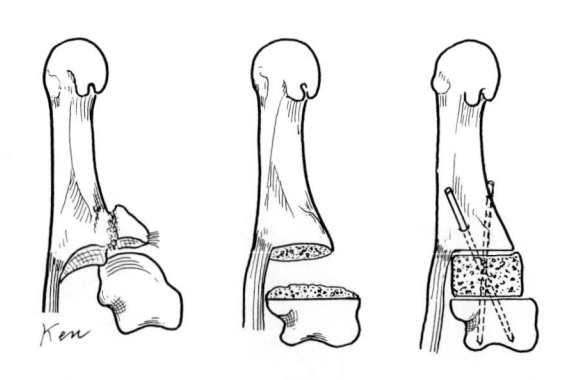

（註）固定肢位は掌側外転 35〜45°，橈側外転 20〜30°とし，橈側外転をつけすぎないことが大切．

13 母指 CM 関節固定術の別法（Leach and Bolton 法）

　CM 関節の上下にまたがる溝を掘り，これに骨移植を打ち込み固定する．操作にさいして神経・血管を損傷しないよう注意する．固定期間は 6～8 週．固定肢位にはとくに注意する．母指中手骨はしばしば内転位をとるので，これの矯正が大切．矯正が不十分となりやすい欠点がある．

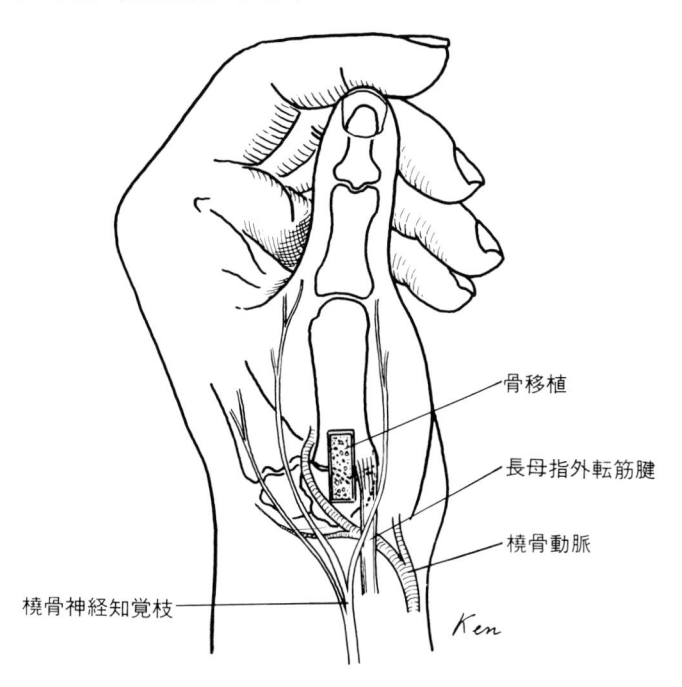

骨移植
長母指外転筋腱
橈骨動脈
橈骨神経知覚枝

14 母指 CM 関節の変形性関節症に対する形成術（1）（木森）

a．大菱形骨切除と靱帯形成

　L 字切開で大菱形骨を摘出．中手骨基部を bone saw で切離，骨棘の切除を行う．橈側手根屈筋腱を半切し，屈筋支帯を切り，付着部まで切離をすすめる．ついで基部に 4.5 mm の穴 2 個を作製．

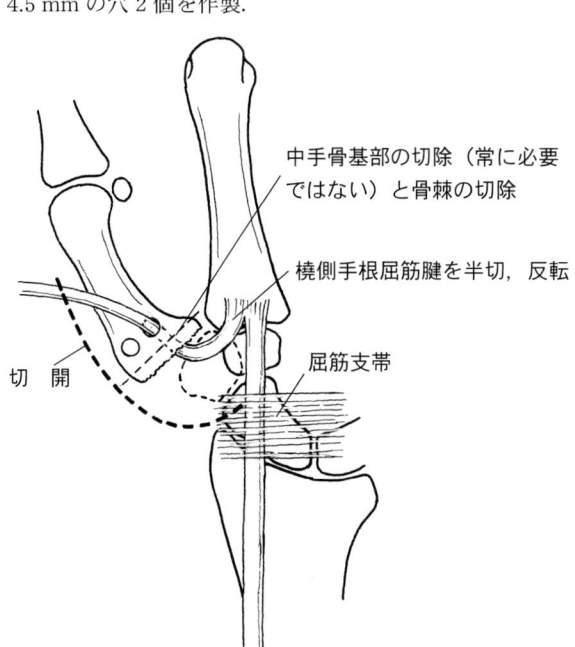

中手骨基部の切除（常に必要ではない）と骨棘の切除
橈側手根屈筋腱を半切，反転
屈筋支帯
切開

b．手術完了

　半切・反転して，腱は中手骨髄腔から第 1 骨穴に通し，確実に骨に固定する．ついで第 2 骨穴に通して骨髄腔に引き出し，これを元の腱に 2 回巻きつけ，縫合，固定する．余剰腱で tendon ball を作製する．長掌筋腱を追加するのもよい．

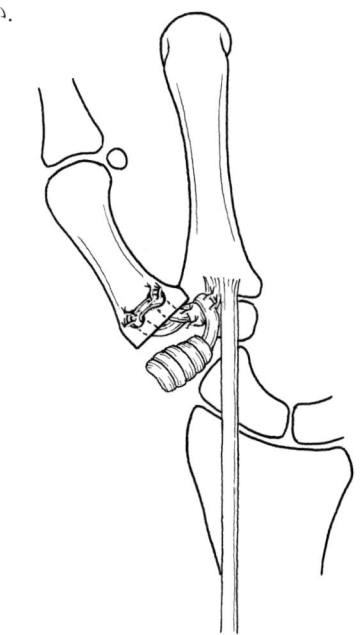

15 母指 CM 関節の変形性関節症に対する形成術（2）

a．変形性関節症（術前所見）

73 歳, 男. 術前所見.

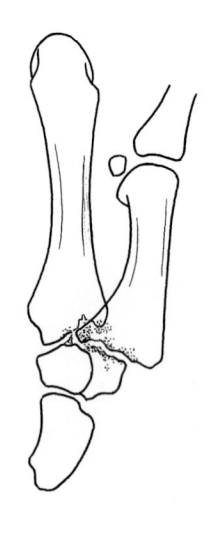

b．大菱形骨切除と腱形成の術後所見

疼痛消失.

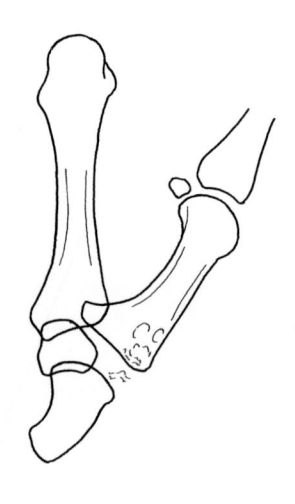

16 母指 CM 関節の変形性関節症に対する骨切り術

（二見俊郎：手根中手関節症. OS NOW 28：170-174, 1997）

a．変形性関節症による母指内転・Z 字変形

高齢者で母指が内転位をとり疼痛があり，これの使用困難の場合，姑息的方法として骨切り術を行うことがある．

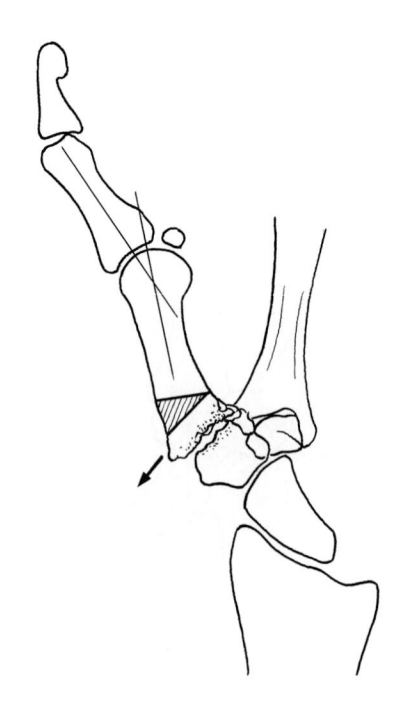

b．骨切り術による矯正

母指の内転拘縮と swan-neck 変形が矯正され，良結果を得ることがある（リウマチの項，692 頁，図 40 も参照）．

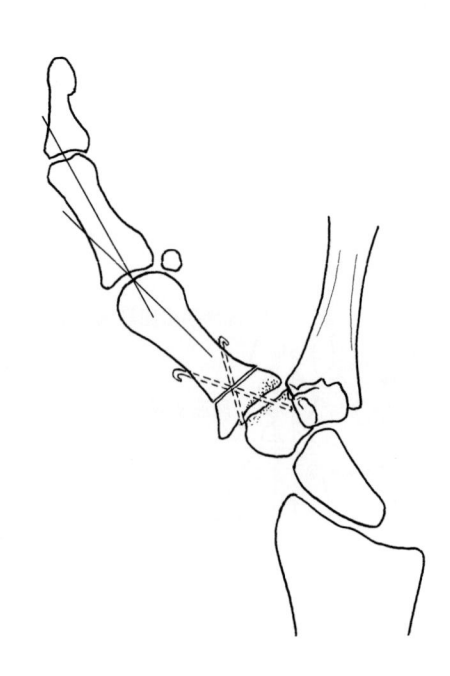

17 手関節固定術

a. 皮 切

ゆるい弧状切開とする．直線切開でも可．リウマチの手関節滑膜切除の項（647～651頁）も参照．

適 応：
① 結核性関節炎
② 化膿性関節炎
③ リウマチ性関節炎
④ 外傷後の変形性関節症などで変形・疼痛が強い場合

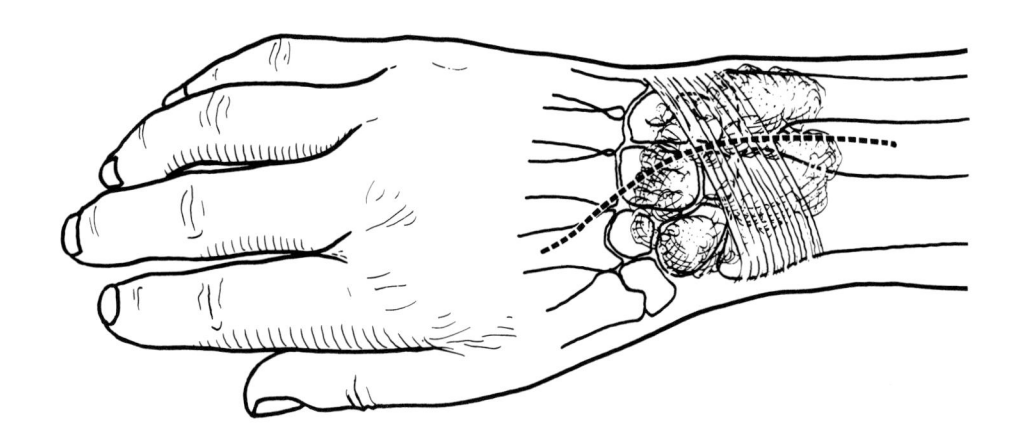

b. 関節の展開

伸筋支帯を切離・反転し，指伸筋腱を尺側に，長母指伸筋腱を橈側に引き，関節嚢を露出したところ．関節嚢はT字切開で開き関節腔を出す．

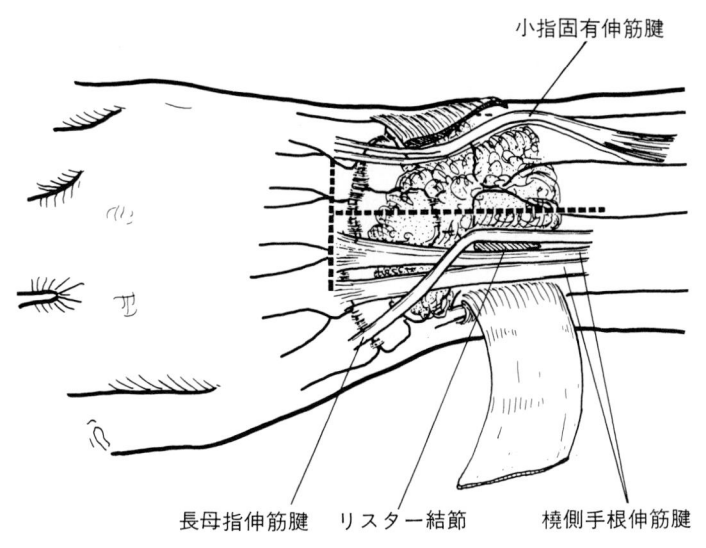

小指固有伸筋腱

長母指伸筋腱　リスター結節　橈側手根伸筋腱

c．肥厚滑膜の切除

状況にもよるがしばしば尺骨遠位端も切除する（278頁参照）．

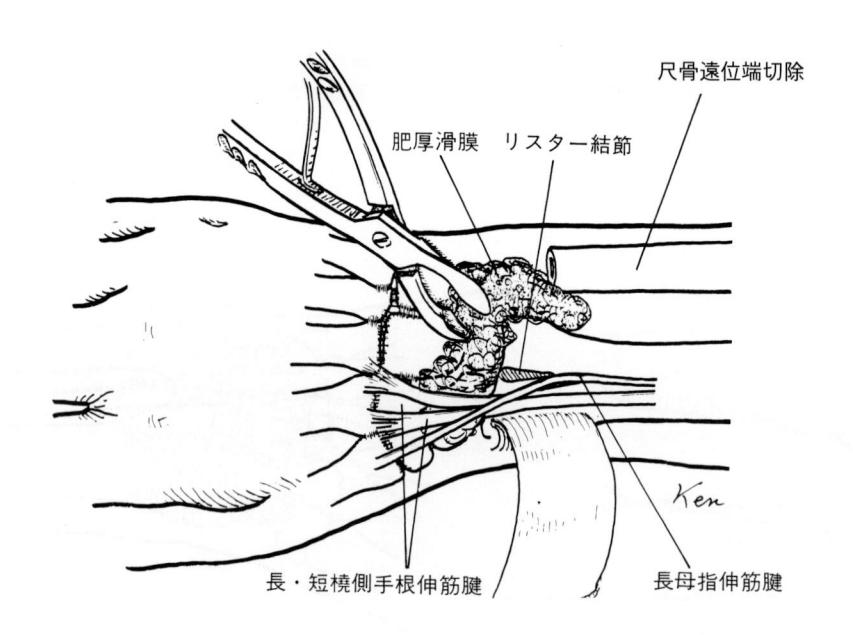

尺骨遠位端切除
肥厚滑膜　リスター結節
長・短橈側手根伸筋腱　長母指伸筋腱

d．骨溝の作製（1）

示・中指中手骨基部から橈骨にかけ溝を掘る．
溝枠を切るには bone saw の使用が便利．

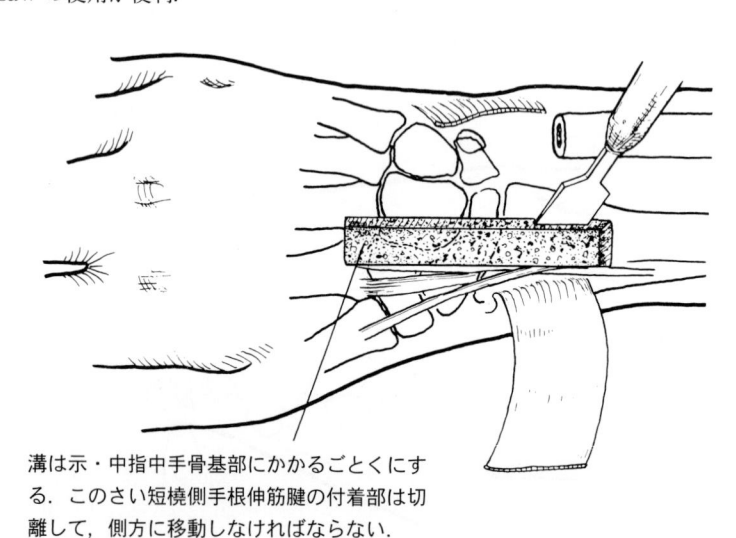

溝は示・中指中手骨基部にかかるごとくにする．このさい短橈側手根伸筋腱の付着部は切離して，側方に移動しなければならない．

e．骨溝の作製（2）

　溝はリューエル鉗子，または鋭匙を用いて作製する．次に腸骨より移植骨を採取し，溝に合わせてノミ，またはエアートームを用いて，その大きさ，形をととのえる．このさい溝，移植骨ともに，表面が凹凸でなく，打ち込みに無理がないよう形成することが大切である．

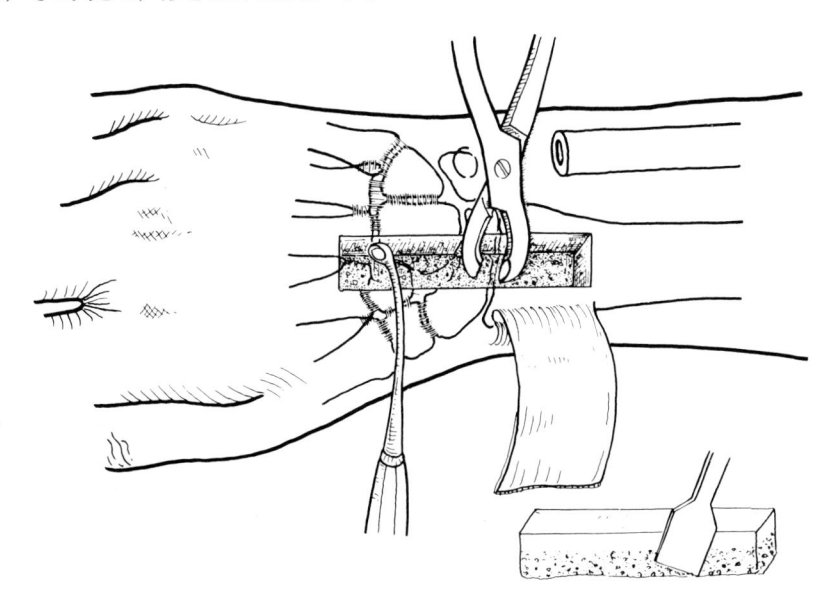

f．創の閉鎖

　骨移植後はキルシュネル鋼線を刺入して，関節を固定し，その後関節囊を可及的に縫合．さらにこの上に伸筋支帯をかえして，関節の背面を被覆する．このさい靱帯は伸筋腱の深層に位置することとし，手術した部位と腱との癒着を防止する．

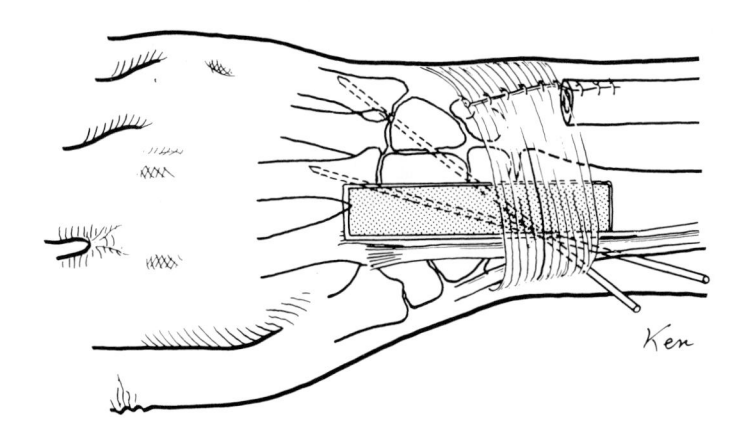

g．手術の完了

伸筋腱は伸筋支帯の表層に位置することとなる．術後は症例によりドレーン挿入，ギプス固定を約4～5週継続する．

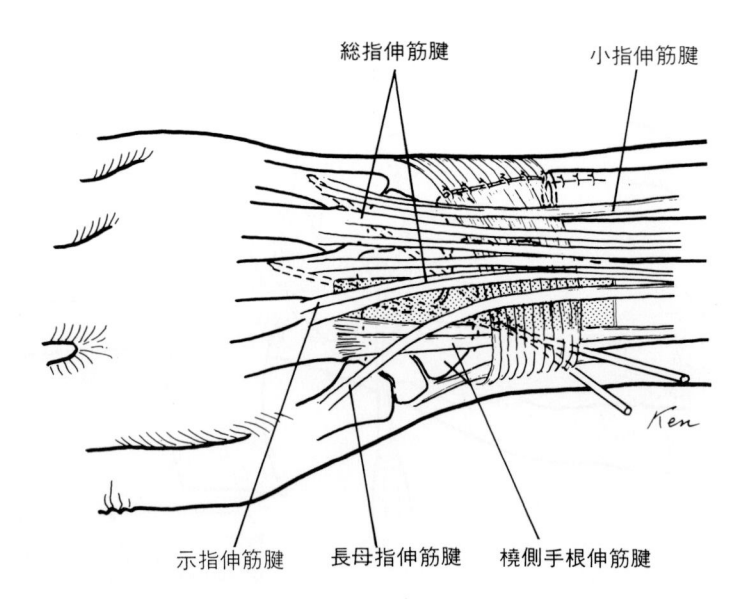

図中ラベル：総指伸筋腱，小指伸筋腱，示指伸筋腱，長母指伸筋腱，橈側手根伸筋腱

h．橈骨月状骨部分固定術

図a～gでは手関節の汎関節固定について述べたが，これは多少とも可動性を残すことを目的とした部分固定で，変形症はもちろん，リウマチでも最近よく使用されるようになった．手関節の尺側ずれと掌側転位を防止するものである．軟骨を除去し，キルシュネル鋼線，または螺子固定を行う．

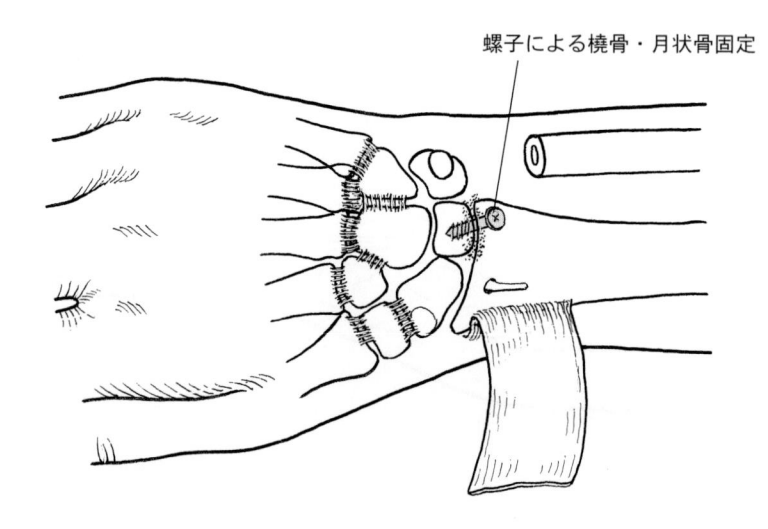

図中ラベル：螺子による橈骨・月状骨固定

18 指 CM 関節の陳旧性脱臼に対する関節切除と固定術

a．中・環・小指 CM 関節背側脱臼

切開にさいしては尺骨神経知覚枝の走向に注意する．

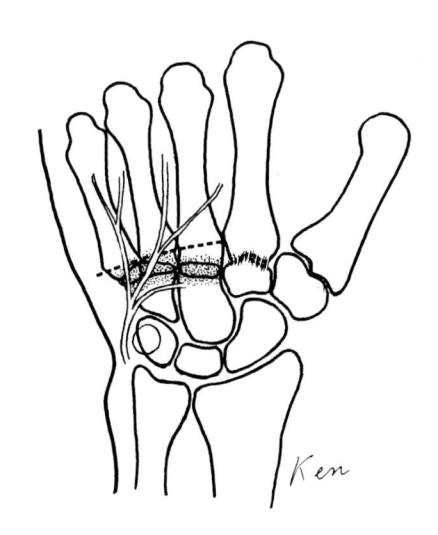

b．関節切除

脱臼した中手骨基部と手根骨の遠位端を切離する．

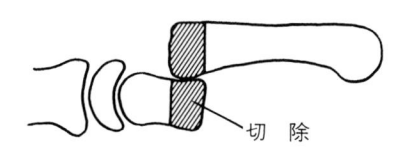

切除

c．脱臼関節の整復

関節を整復し，できたギャップに骨移植を行う（CM 関節脱臼・骨折の新鮮例については，骨折と脱臼の項，210頁，図 61 を参照）．

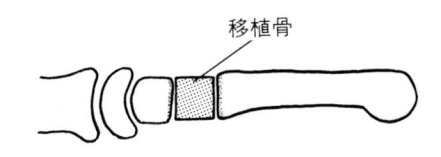

移植骨

d．骨移植の完了

固定期間は 4 週とする．

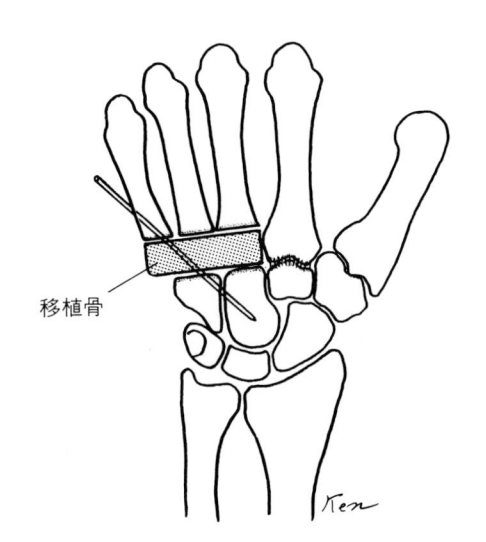

移植骨

19 尺骨遠位端切除術（Darrach 手術）

橈骨遠位端骨折などのための骨短縮とか，少年期における骨端線離開で，橈骨の成長障害がおこり，尺骨の遠位端が背側方に突出して，疼痛の原因（ulnocarpal abutment syndrome）となるときには，これの切除を行うことがある．ただし術後筋力減退がおこるので，適応決定は慎重でありたい．リウマチのさいにもしばしば切除が行われるが，これについてはリウマチの項（647〜651 頁）を参照．

a．切　開

尺骨神経背側枝に注意する．切離にさいしては，予定部位にドリルで穴を開け，この部で切離を行う．切離は必要最小限とし，断端が橈骨と接触しない程度にとどめる．

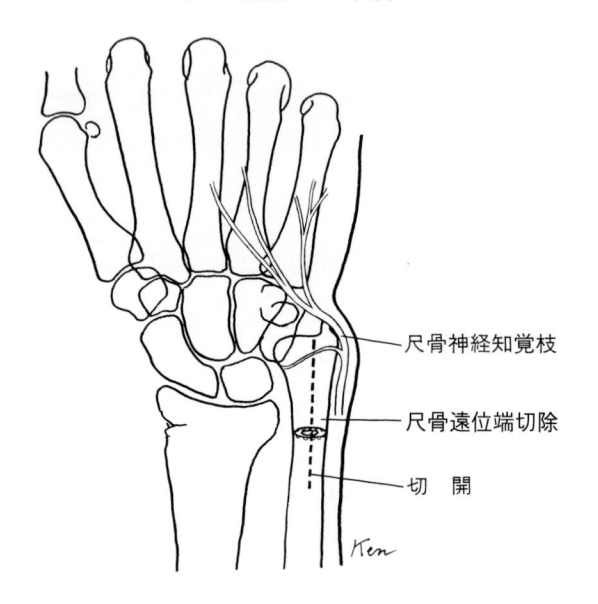

b．尺骨遠位端切除

切除は図のごとく．近位から遠位側に向かって骨膜下に剝離をすすめ，遠位端骨を摘出する．

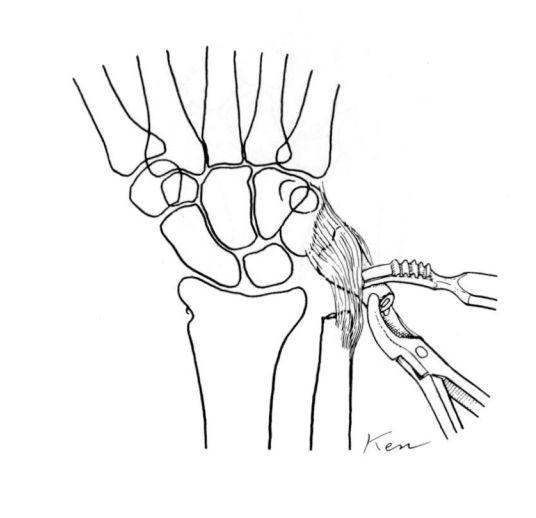

c．骨膜・靱帯の縫縮

遠位端摘出後は骨膜・靱帯を正しく修復して，断端の固定性を得るごとくにする．以上ののち，固定を約 2 週間続けたのち運動を開始する．

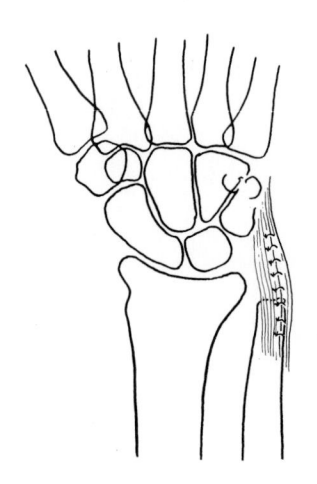

d．Darrach 手術後の靱帯形成

尺骨遠位端切除後の末端の固定を図のごとく試みるのもよいであろう．これについてはリウマチの項（651 頁の図 41）も参照されたい．

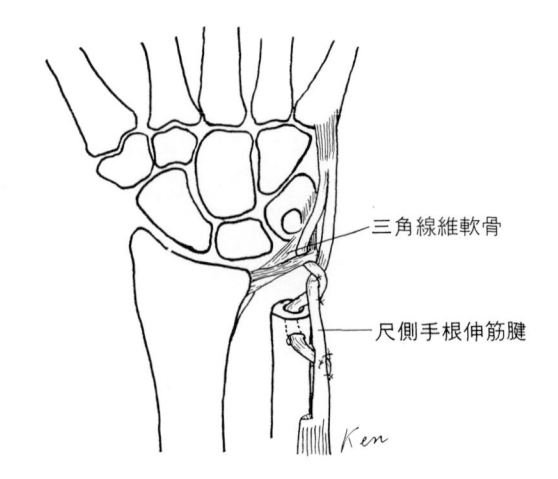

20 尺骨遠位端を残存せしめる場合

a．Sauvé and Kapandji 法

遠位橈尺関節に変形症があり，疼痛の原因をなす場合とか，手根骨の尺側への辷り防止（リウマチの場合など）に用いられる．

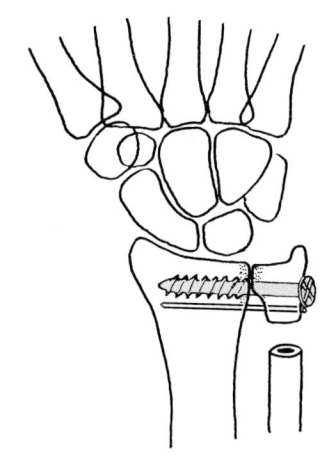

透視でチェックののち，最初にキルシュネル鋼線を刺入．骨片の回転を防止して螺子を挿入する．

b．Milch 法（1941）

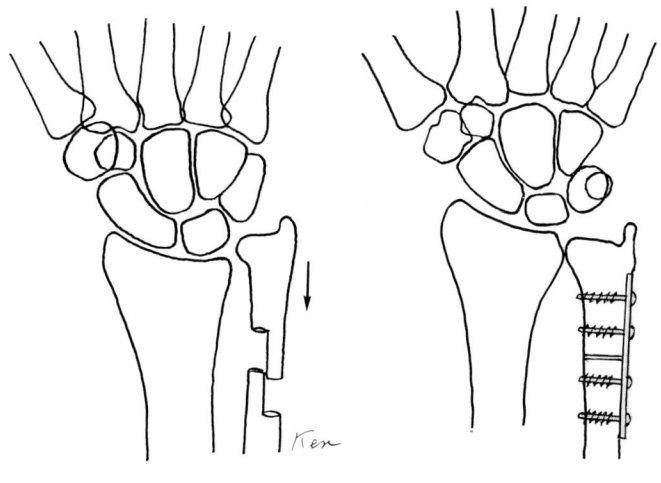

Step cut は骨折をおこしやすいので注意する．

骨癒合が遅延しやすいので注意する．原則として海綿骨移植を追加する（次頁参照）．

c．Baldwin 法（1921）

斜線部を切除し，円回内筋でギャップを埋める．

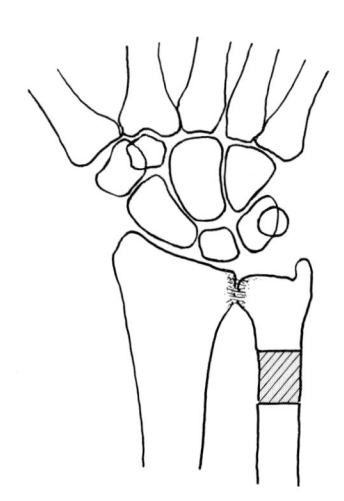

d．Bower 法（1985）

Ulnar head hemiresection 法（J Hand Surg 10A: 169-198, 1985）．

間に腱を丸めた interposition を入れる．

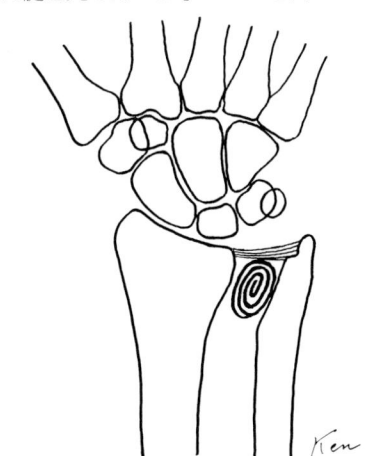

21 除神経術

キーンベック病，舟状骨偽関節，橈骨遠位端骨折などの後の手関節痛除去に，Wilhelm の除神経術を行うことがある．

22 尺骨突き上げ症候群に対する尺骨短縮術

a．骨短縮術

骨は正しく平行に骨切りすること．癒合が遷延しやすいので注意．

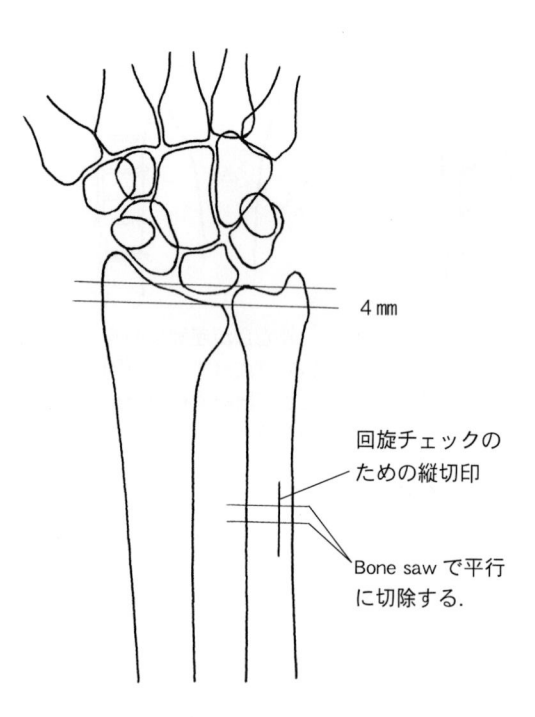

b．尺骨短縮術の完成

側方切開で筋・骨膜を剥離する．プレートをあて遠位2本の螺子固定を行い，のち抜去．骨切り後，断端の接合をはかり，遠位・近位の螺子固定を行う．回旋にはとくに注意．断端の接合には骨鉗子，またキルシュネル鋼線刺入を行う．海綿骨移植の追加も望ましい．

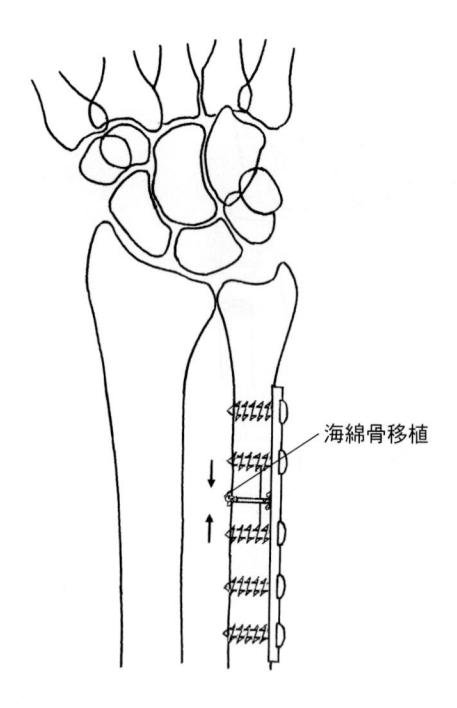

4 mm

回旋チェックのための縦切印

Bone saw で平行に切除する．

海綿骨移植

（註）なお，水関は尺骨短縮ガイドとテンプレートを用いての尺骨短縮術を報告している（整形外科治療のコツと落とし穴－上肢，p150，1997，中山書店）（J Hand Surg 26A: 931-939, 2001）．また，Chen and Wolfe (J Hand Surg 28A: 88-93, 2003)の報告もある．

第11章　フォルクマン拘縮

11-1　急性期症状

　フォルクマン拘縮の急性期症状として，pain, pallor, puffiness, pulslessness, paralysis の"5P"がよく知られているが，これらがすべてそろうということはない．とくに脈拍が完全に消失するというようなことはまれである．なお本症は1つの compartment syndrome と考えてよいであろう．

　診断にあたっては，とくに疼痛の性状，腫脹の程度，また指のシビレ感に注目する．シビレの存在は神経の圧迫を示すものであり，内圧の亢進を意味するもので，正常の筋内圧は 0～8 mmHg とされているが，これが 30 mmHg，またはそれ以上に達するさいには，早急に筋膜切開による除圧が必要となる．なお，筋内圧測定器としては市販のもので Stryker STIC が便利であろう．

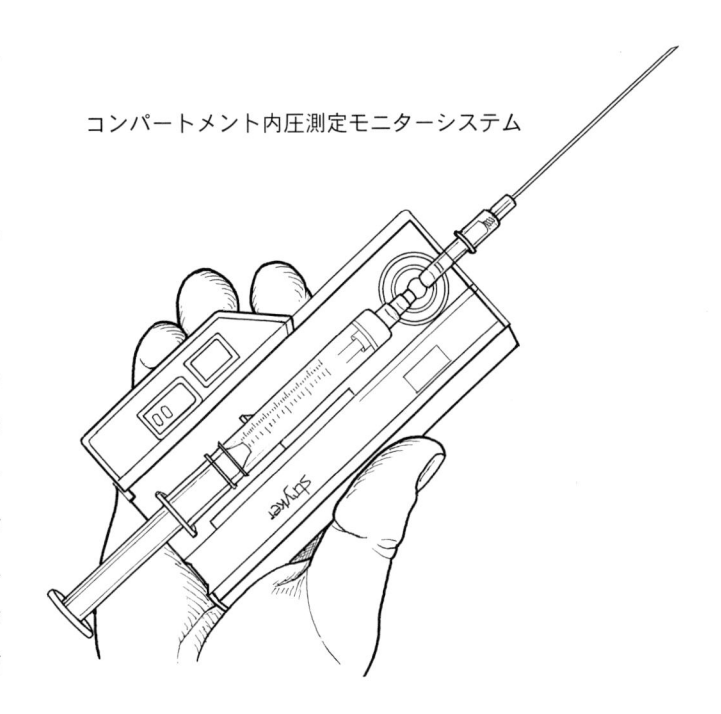

コンパートメント内圧測定モニターシステム

11-2　急性期処置

① 包帯（ギプス）除去
② 患肢の挙上位保持
③ ガングリオンブロック
④ 骨片転位の整復（徒手，または観血的）
⑤ 筋膜減張切開（除圧）
⑥ 血管に損傷があればこれの処置

11-3　筋膜減張切開の問題点

　筋の変性が可逆性の段階にあるか，非可逆性の状態にまで進行しているかにより，処置は大きく変更されねばならない．もし可逆性の段階であれば，早急に手術することにより血行を回復せしめねばならないのに対し，非可逆性の変性をおこしていれば，減張切開は行ってよいものの，筋に対する複雑な操作はかえって筋の壊死を増大することになるので，注意しなければならない．しかもその時期は受傷後 24～48 時間以内であることを知っておかなければならない．なお減張切開後には創は原則として閉鎖せず放置，または分層植皮か人工皮膚で閉鎖する．

11-4 分類

　発生機転からも考えられるごとく深層の筋肉ほど障害が強いのがふつう．したがって筋の壊死，瘢痕化は深層筋の中心から始まることが理解される．なお，分類にはCT，MRI所見が参考になる．

I．軽症
　障害は深層筋の一部に限局し，症状としては，中・環指の拘縮が強く，神経症状は認めない．

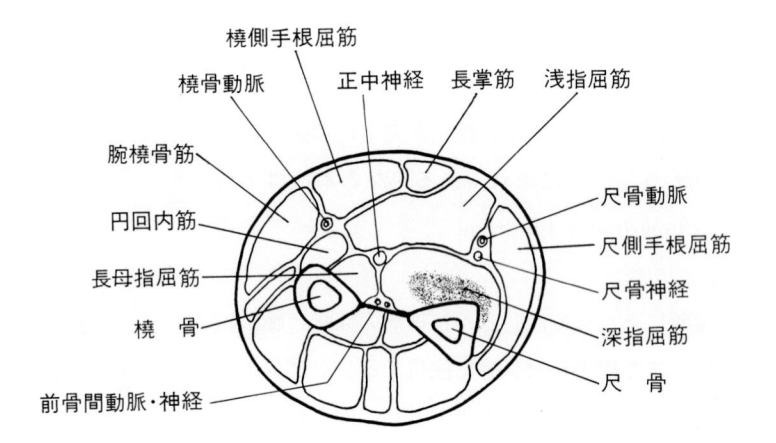

（図中のラベル：橈側手根屈筋，橈骨動脈，正中神経，長掌筋，浅指屈筋，腕橈骨筋，尺骨動脈，円回内筋，尺側手根屈筋，長母指屈筋，尺骨神経，橈骨，深指屈筋，前骨間動脈・神経，尺骨）

II．中等症
　深層筋のみならず，浅層筋の障害も認められ，それに正中・尺骨神経麻痺を合併して，指はかぎ爪変形をとり，定型的な拘縮変形を示す．

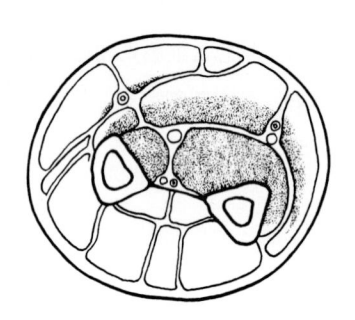

III．重症
　障害が全屈筋のみならず，伸筋群にも及ぶもので，神経障害も強くかぎ爪変形をとり，治療としては時として筋肉移植が適応となる．中等症でも陳旧になるとか手術に失敗するなどすると本型に移行する．

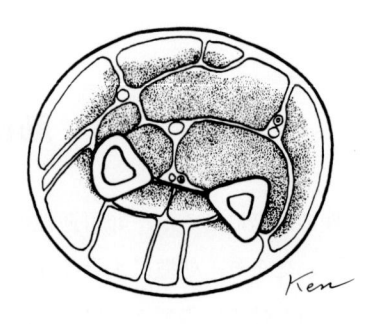

11-5 手術時期の決定

　いったん発生してしまったフォルクマン拘縮に対しては，受傷後少なくとも3ヵ月以上，多くの場合6ヵ月前後は期待して，のち機能再建手術を考慮する．骨の癒合に少なくとも2ヵ月近くかかるであろうし，それに残存筋の筋力増加のための訓練の期間が必要となる．あまりに早期の手術は，回復すべき筋を損傷し，かえって予後を不良にする可能性が多いからである．ただ，注意すべき点は，軽症であればゆっくり待期してよいが，重症例についてはなるべく早く手術を行う．神経機能の回復をはからなければならないからである．ただし普通の損傷で小児例の場合，神経機能はよく回復するものであり，したがって拘縮も意外に軽快するので，急いで筋肉移植などの操作に移らないほうがよいと考える．

　なお手術待機の期間中は，変形矯正のために各種 dynamic splint が使用されるが，bivalve splint による serial corrective cast 法もきわめて有効である．ただし知覚障害のため，無理な矯正をして手指に障害をきたすことのないよう注意する．

（註）主要血管に閉鎖がある症例では，機能回復の予後が不良となるので注意する．急性期に血管の閉鎖に気付けば血栓除去や血管の再縫合などの処置が望ましい．

11-6　フォルクマン拘縮の治療

1　フォルクマン拘縮（軽症例）と指の拘縮

　分類のところでも図示したごとく，軽症例では筋の変性は深層筋の一部に限局しているので，指の拘縮も中・環指などの中心指のみにこれをみるのがふつうである．ほかの指には拘縮がないか，あっても軽度．神経症状はないのがふつうであり，また前腕部の筋硬結も限局して触れるのがふつうである．

治　療：
　1・2指の屈曲拘縮は，腱の延長とか筋の硬結部切除などにより除去することが可能であるが，硬結の範囲が広くなれば，硬結を含めて筋の全体を遠位方向に移動する解離手術が必要となる．

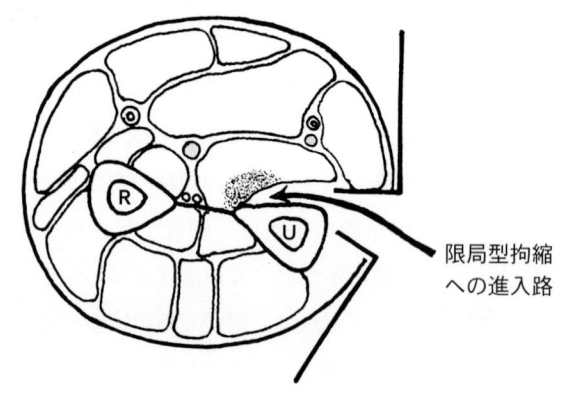

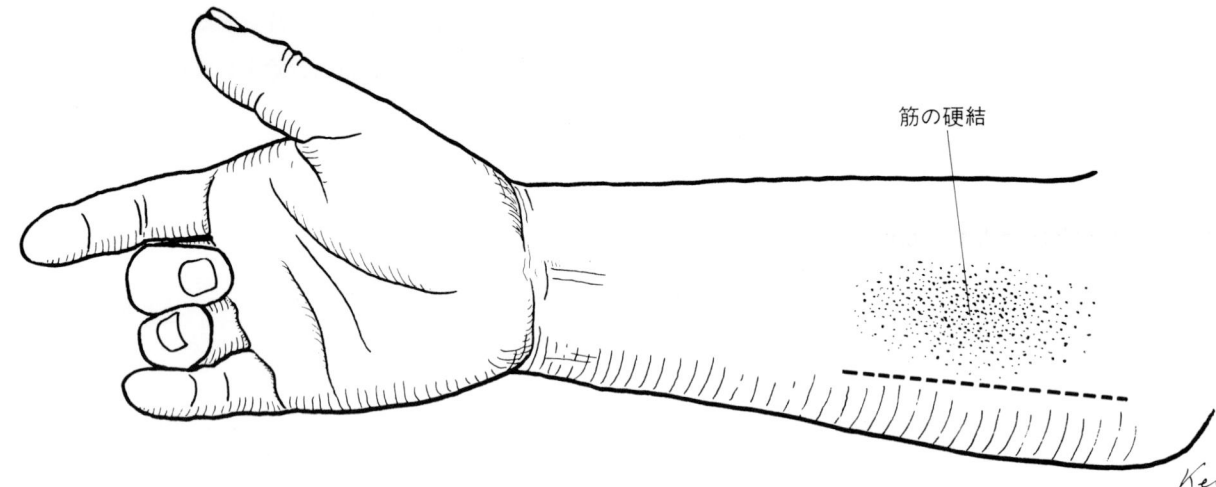

2　定型的なフォルクマン拘縮（中等症）と前腕筋解離手術の切開

A．Ellipsoid infarct の発生と切開

　フォルクマン拘縮の定型的な変形（中等症）を示した．筋の変性は筋腹の中心部で，しかも深層がもっとも強く，辺縁に向かうにしたがって弱くなる．いわゆる ellipsoid infarct を示すのがふつう．したがって神経も変性筋の中を通過する正中神経のほうが，尺骨神経のそれより強いことが多い．

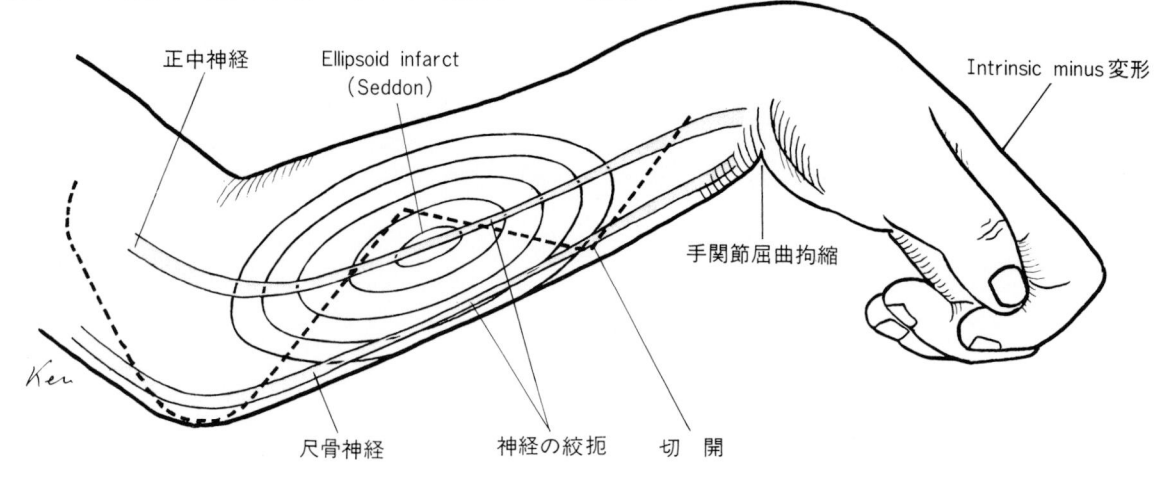

B. 前腕屈筋解離手術の実施

a. 前腕屈筋の解離手術と局所の解剖

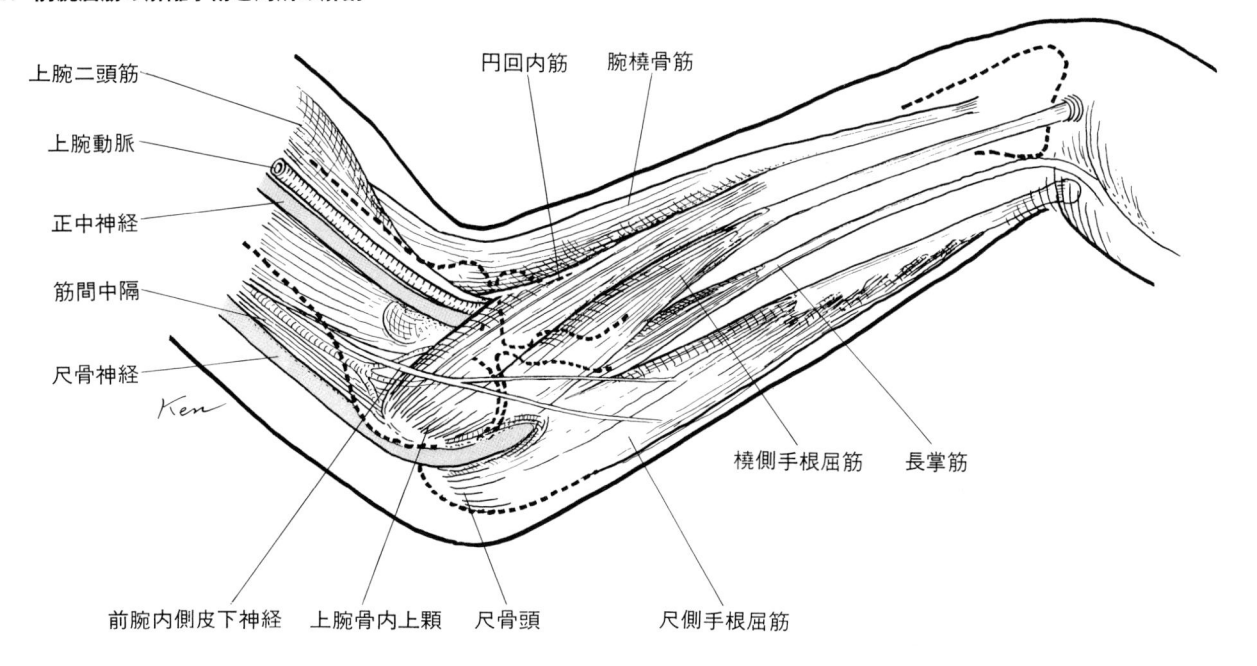

（図中ラベル）
上腕二頭筋／上腕動脈／正中神経／筋間中隔／尺骨神経／前腕内側皮下神経／上腕骨内上顆／尺骨頭／尺側手根屈筋／橈側手根屈筋／長掌筋／円回内筋／腕橈骨筋

b. 前腕屈筋群の剝離とその範囲

尺骨神経を剝離したのち筋剝離に移るが，まず上腕骨内上顆に付着する円回内筋，および手根屈筋群と上腕筋腱の間にエレバトリウムを挿入し，筋付着部を骨に接して切離，ついで尺側手根屈筋の尺骨頭付着部も切離し，これらの筋を末梢側に剝離してゆく．剝離の範囲は拘縮の程度により，重症であればあるほど末梢までの剝離が必要となる．

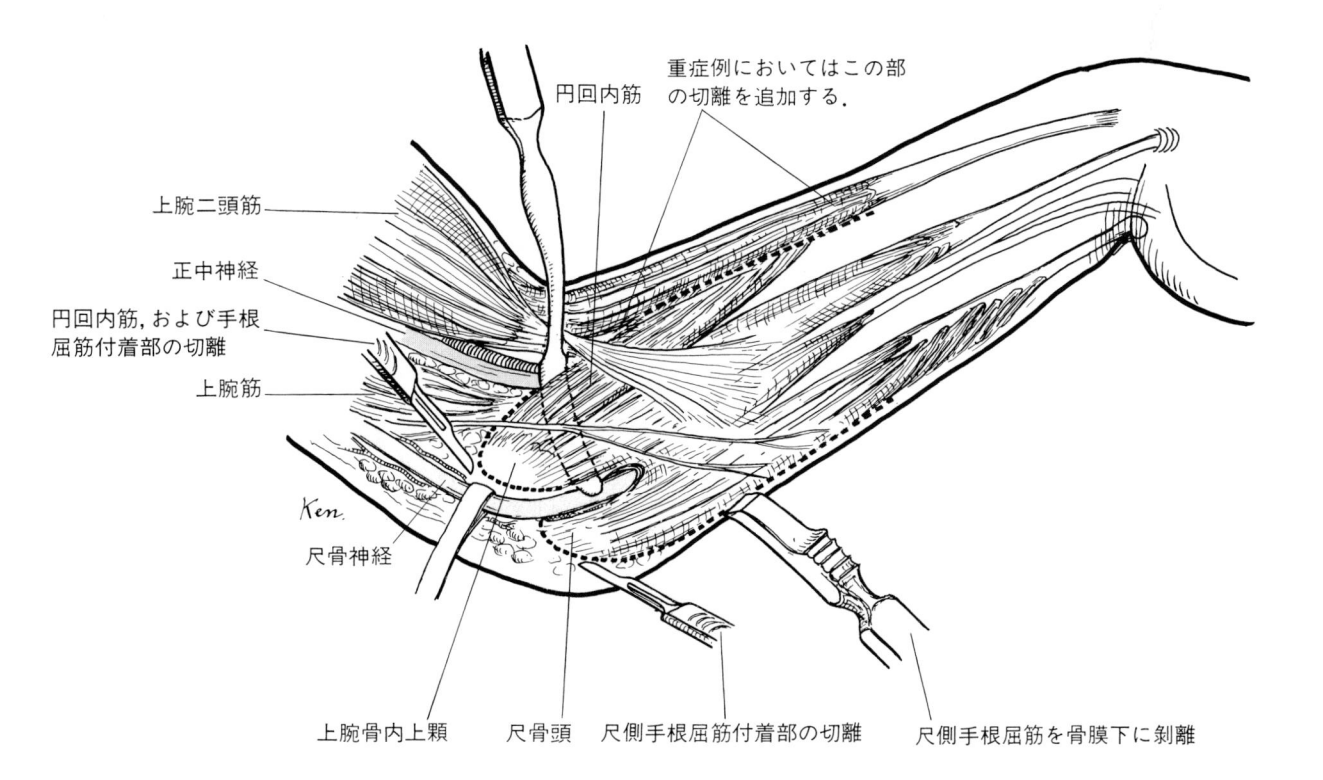

（図中ラベル）
上腕二頭筋／正中神経／円回内筋，および手根屈筋付着部の切離／上腕筋／尺骨神経／上腕骨内上顆／尺骨頭／尺側手根屈筋付着部の切離／尺側手根屈筋を骨膜下に剝離／円回内筋／重症例においてはこの部の切離を追加する．

c. 前腕屈筋群の剥離（1）

　上腕骨内上顆，および尺骨に付着する屈筋群を骨膜下に剥離するが，組織の損傷は最小限にとどめなければならない．剥離は拘縮のある手関節，また指を屈伸せしめながらすすめてゆく．

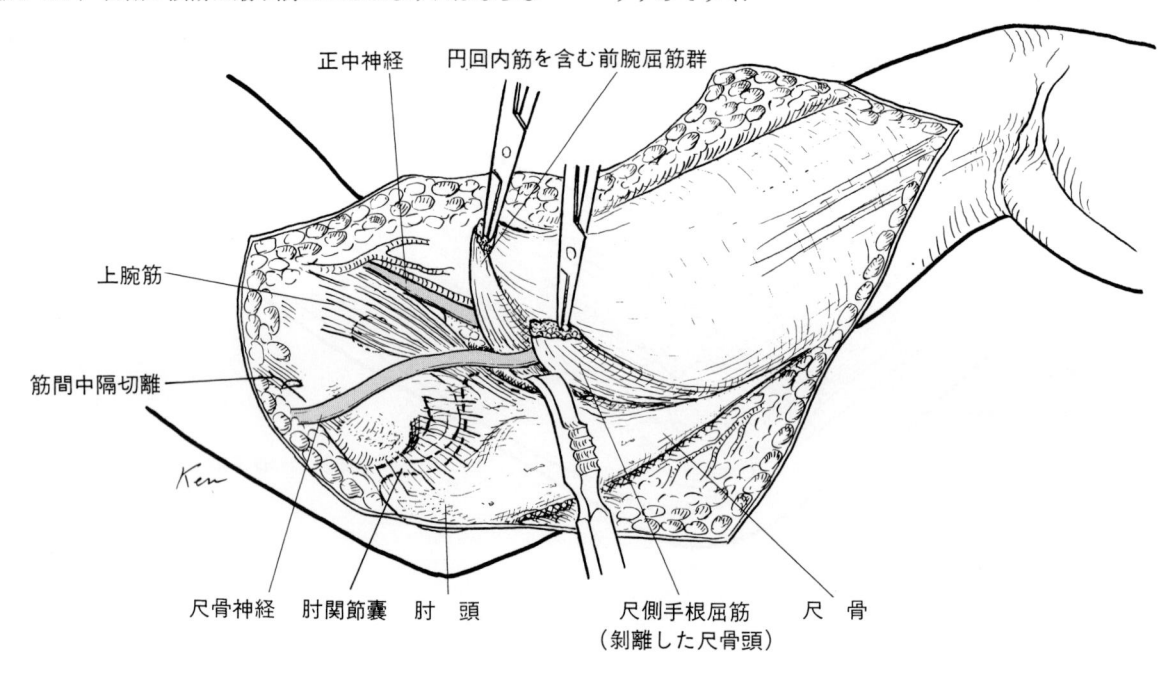

d. 前腕屈筋群の剥離（2）

　屈筋群の剥離を末梢にすすめ，骨間膜を露出したところ．剥離にさいしてもっとも注意すべきところは，橈・尺骨の接する中枢部分で，この部に付着する深指屈筋，または長母指屈筋を剥離することにより，指はバリバリと音をたてて伸展可能となることが少なくない．なお，この部の剥離にさいしては，総骨間動・静脈，およびこれより分岐する前，および後骨間動・静脈，また背側に向かう穿通枝を損傷しないよう注意することが大切．

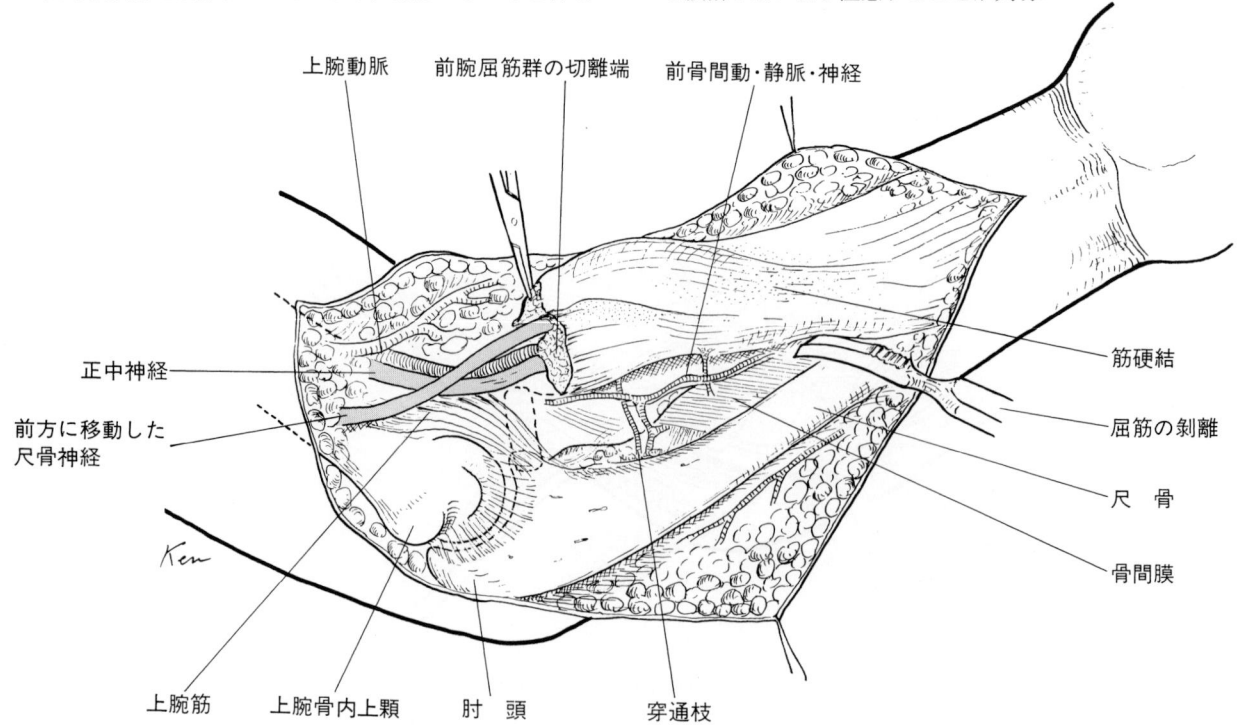

e. 前腕屈筋群の剥離 (3)

　以上でなお，拘縮がとれない場合には，拘縮の部位を指で触知しながら，筋の剥離を末梢にすすめるとともに，母指にも屈曲拘縮があれば骨間膜を越えて橈骨に達し，瘢痕化した長母指屈筋の剥離を行う（下図 f 参照）．このさい前骨間動・静脈および神経を損傷しないように注意する．

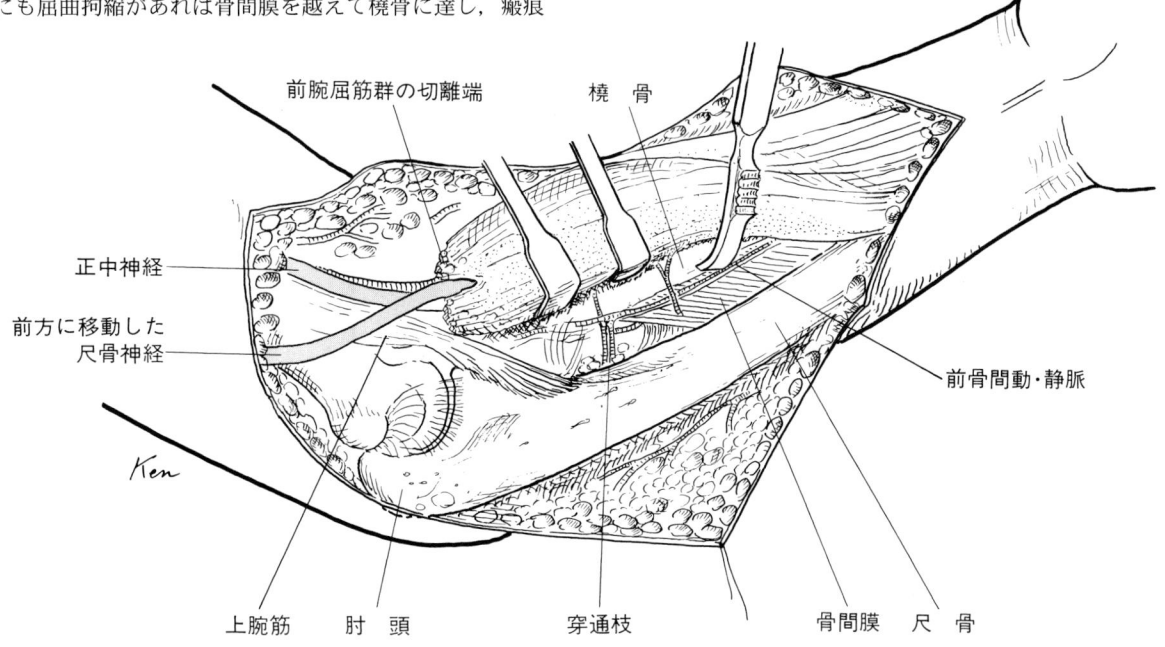

（図中ラベル：前腕屈筋群の切離端，橈骨，正中神経，前方に移動した尺骨神経，上腕筋，肘頭，穿通枝，前骨間動・静脈，骨間膜，尺骨）

f. 前腕屈筋群の剥離 (4)

　以上によるも，なお母指の屈曲拘縮がとれない場合には，皮膚を橈側に剥離し，腕橈骨筋を橈側によけながら，長母指屈筋を骨膜下に橈骨より剥離する．このようにすれば，図のごとく全屈筋群は，骨・骨間膜より遊離され末梢に移動することとなり，さらに回内筋の拘縮もとれて回外運動が可能となるはずである．

　なお母指に対する操作が困難と思われれば，長母指屈筋を切断し，一次的また二次的に腱移行を行うのもよい．これについては次頁を参照．

神経剥離：

　以上で筋の解離を終えるが，神経麻痺が強い場合には筋の硬結部位を触知しながらその部を通過する神経の剥離を行う必要がある．正中・尺骨両神経についてこれを行う．神経は正常の半分，またはそれ以上に絞扼，縮小しているのがふつうである．

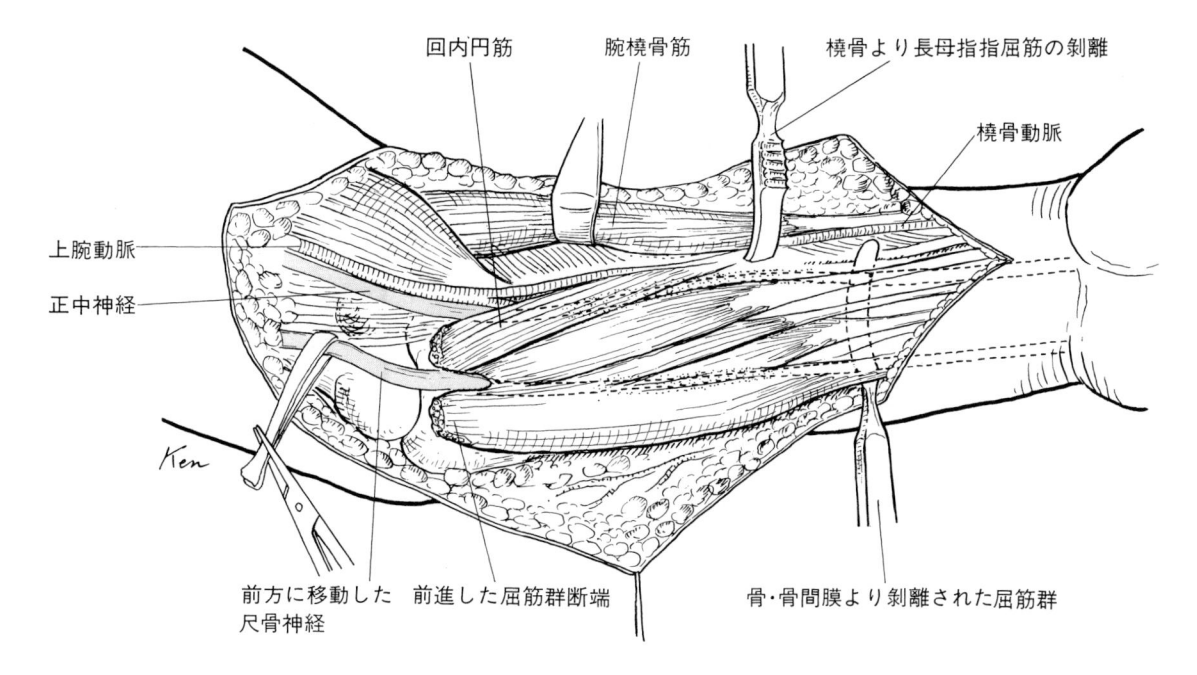

（図中ラベル：回内円筋，腕橈骨筋，橈骨より長母指屈筋の剥離，橈骨動脈，上腕動脈，正中神経，前方に移動した尺骨神経，前進した屈筋群断端，骨・骨間膜より剥離された屈筋群）

g．前腕屈筋の前進

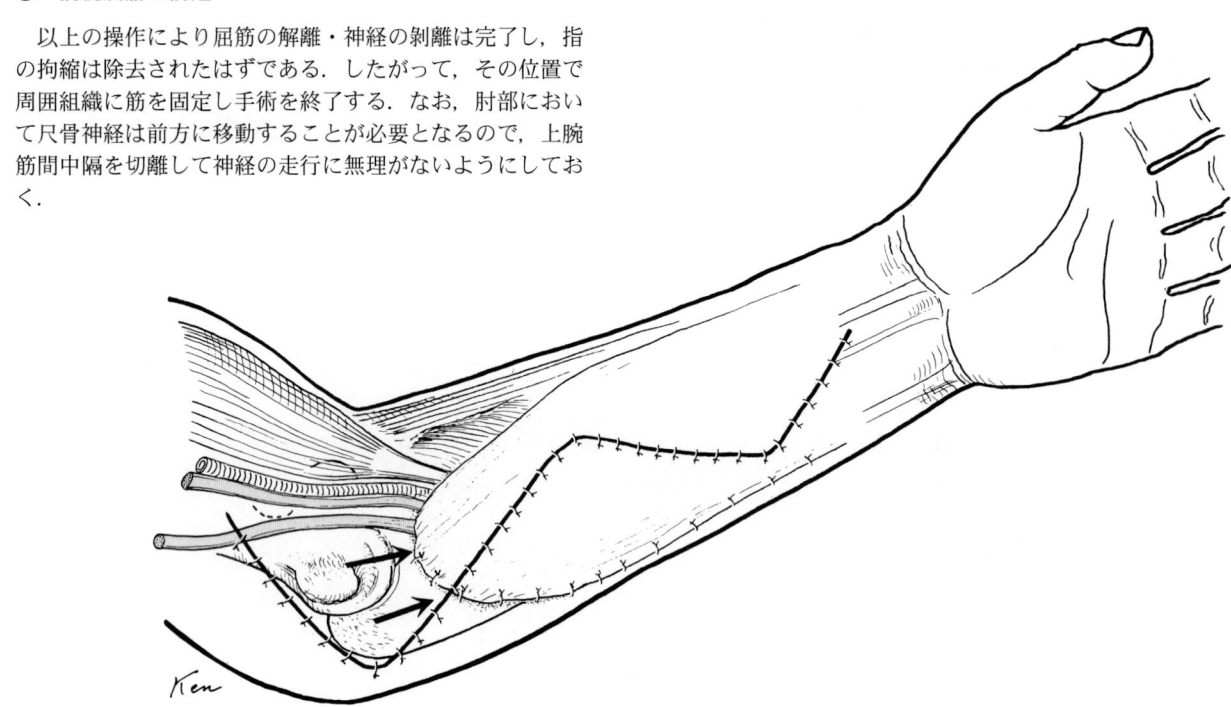

　以上の操作により屈筋の解離・神経の剝離は完了し，指の拘縮は除去されたはずである．したがって，その位置で周囲組織に筋を固定し手術を終了する．なお，肘部において尺骨神経は前方に移動することが必要となるので，上腕筋間中隔を切離して神経の走行に無理がないようにしておく．

③ フォルクマン拘縮に対する腱移行術

適　応：
　屈筋群の変性が強く，解離手術のみでは良結果が期待されない場合で，しかもほかに力源が求められる場合，また求められると期待される場合に行う．切開は先の場合と同様でよい．まず両側手根屈筋腱の切離を行う．

a．拘縮と切開

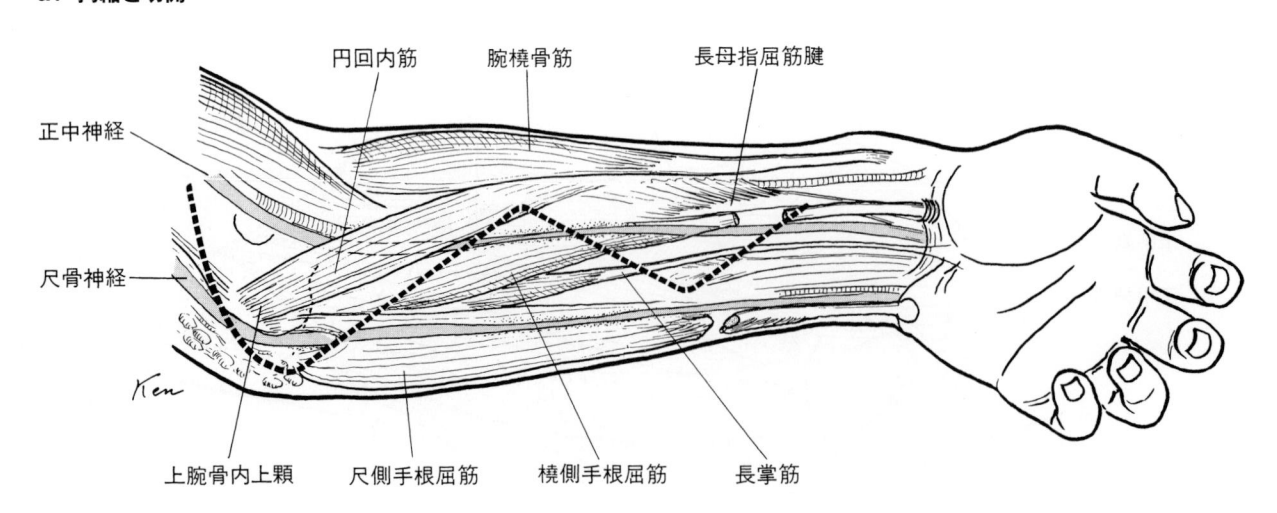

b. 拘縮の除去と神経剝離

まず両側手根屈筋腱を切離，続いて筋の変性状況をみながら，浅指屈筋腱，深指屈筋腱と切り離していく．切離は筋腱移行部で行い，瘢痕の強い部は切除する．末梢部で腱を切離することは，その後の腱移行操作を困難にするので行ってはならない．以上ののち，または一緒に正中・尺骨神経の剝離を行う．これは前腕での神経回復は得られなくとも，手における intrinsic muscles の機能，また手の知覚の回復が得られることを期待して行うものである．

以上ののち，力源が得られればただちに腱移行に移るが，得にくいようであれば創を閉鎖し，機能訓練して二次手術のための力源の獲得につとめる．その間に intrinsic muscles の機能とか知覚の回復が得られればきわめて好都合である．

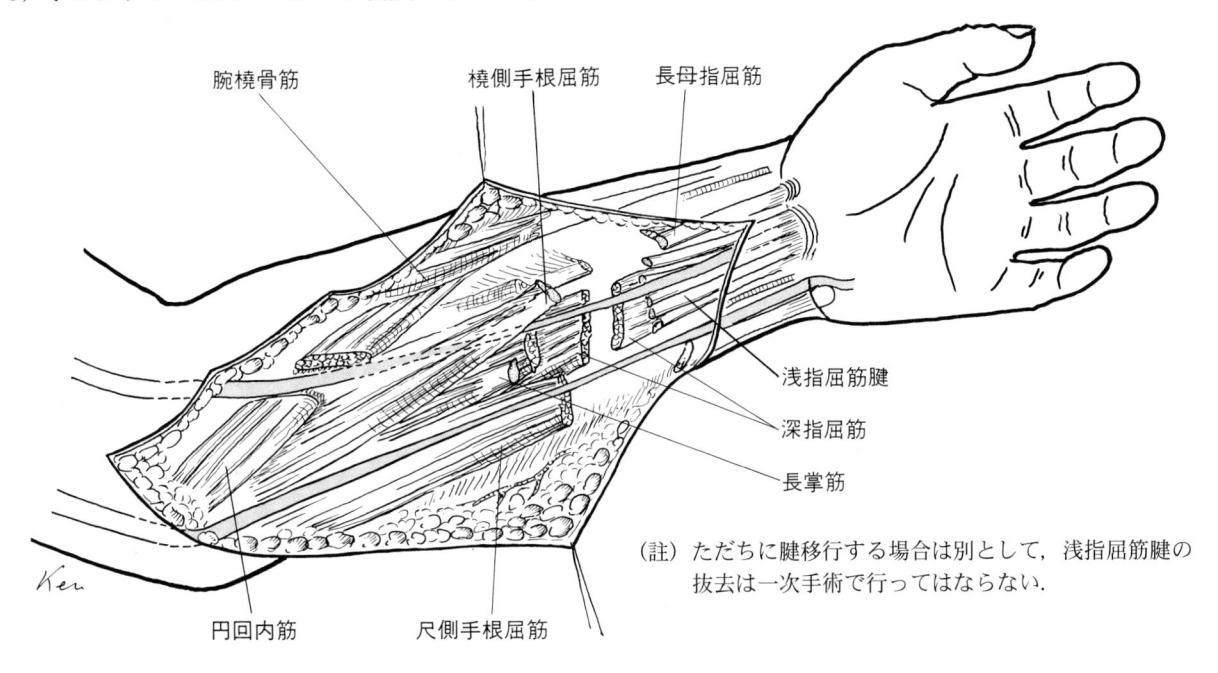

(註) ただちに腱移行する場合は別として，浅指屈筋腱の抜去は一次手術で行ってはならない．

c. 腱移行術

二次的に腱移行を行う場合は，上図 b の手術後 3～6 ヵ月を経過して，拘縮が除去され，力源筋の筋力がよく回復したのちに行うのが望ましい．方法としては屈筋腱を出し，これを剝離して腱の十分な滑動性を得るようにする．このさい浅指屈筋腱は，手掌の横切開で切除するのが望ましい．これにより深指屈筋腱の滑動性も得られ，指の屈曲・伸展が得られることとなる．以上ののち，たとえば腕橈骨筋腱を長母指屈筋腱に，長橈側手根伸筋腱を 4 本の深指屈筋腱に移行する（腱移行の項，529 頁の図 1d 参照）などの方法をとる．

術後の固定期間は 2～3 週とし，以後は自動運動を開始する．

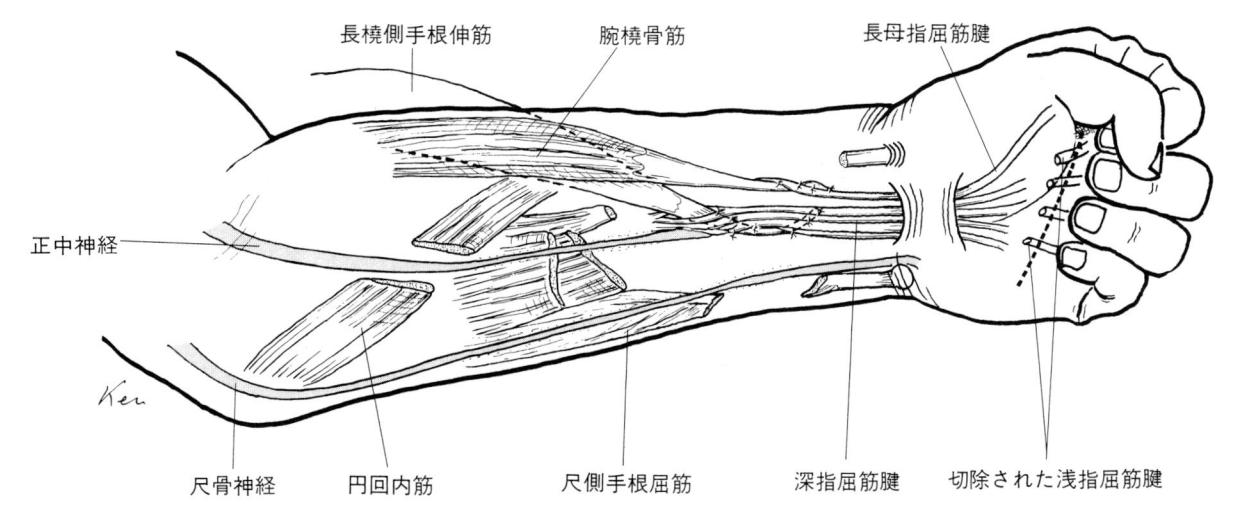

4 フォルクマン拘縮（重症例）に対する筋肉移植

a．瘢痕化した筋の切除と神経剥離

適応：

重症例で屈筋群の変性がきわめて強い場合には，最初から，また前頁図 b のごとくにして，力源の回復を待つも思うほどの回復が得られない場合には二次的に筋移植を行う．なお，皮膚に創面を残すとか瘢痕が強い場合においては，myocutaneous flap として皮膚移植を同時に合併するのもよい．

図は，正中・尺骨神経，それに血管を残して変性筋の切除を行い，同時に腱の剥離を行い，指の十分な可動性を得たところ．腱の可動性を得るためには先述のごとく浅指屈筋腱の抜去が必要となる．

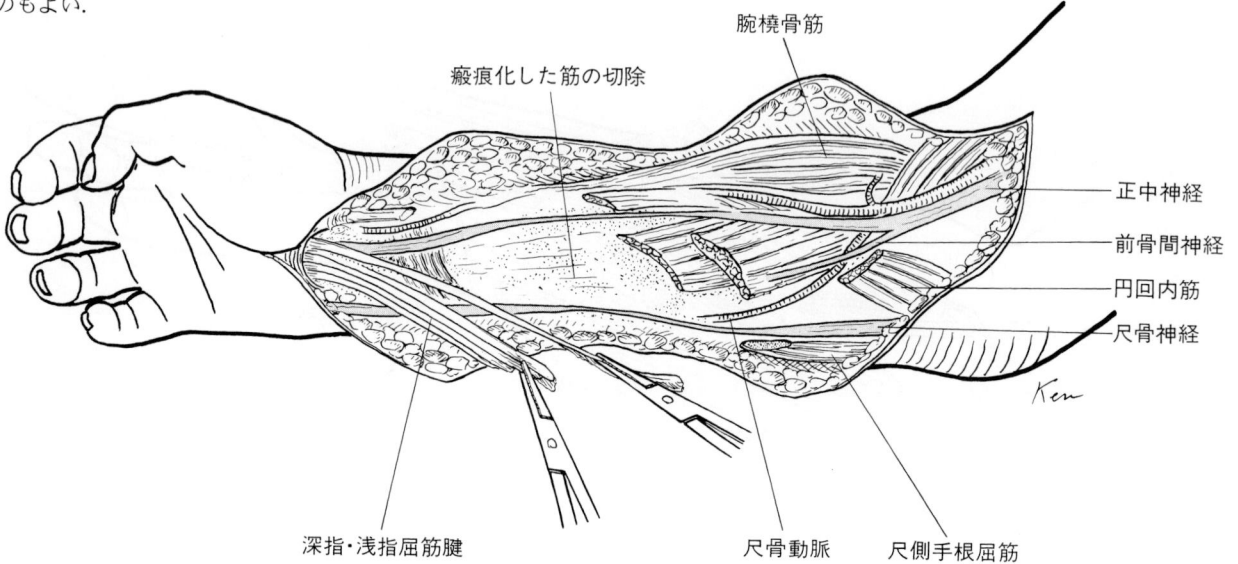

b．筋肉移植の実施

十分な腱の可動性を得るためには浅指屈筋腱の抜去が必要となる．以上で指の屈伸が無理なく可能であることを確かめたのち，筋肉移植に移る．

筋肉としては必要とする筋の量により，大胸筋または薄筋が用いられる．移植筋の長さは肘屈曲位での筋の長さとする．まず動脈を縫合，ついで静脈，そして神経の縫合に移るが，これらについては microsurgery の項，および専門書をみていただくこととし，ここでは詳述しない．

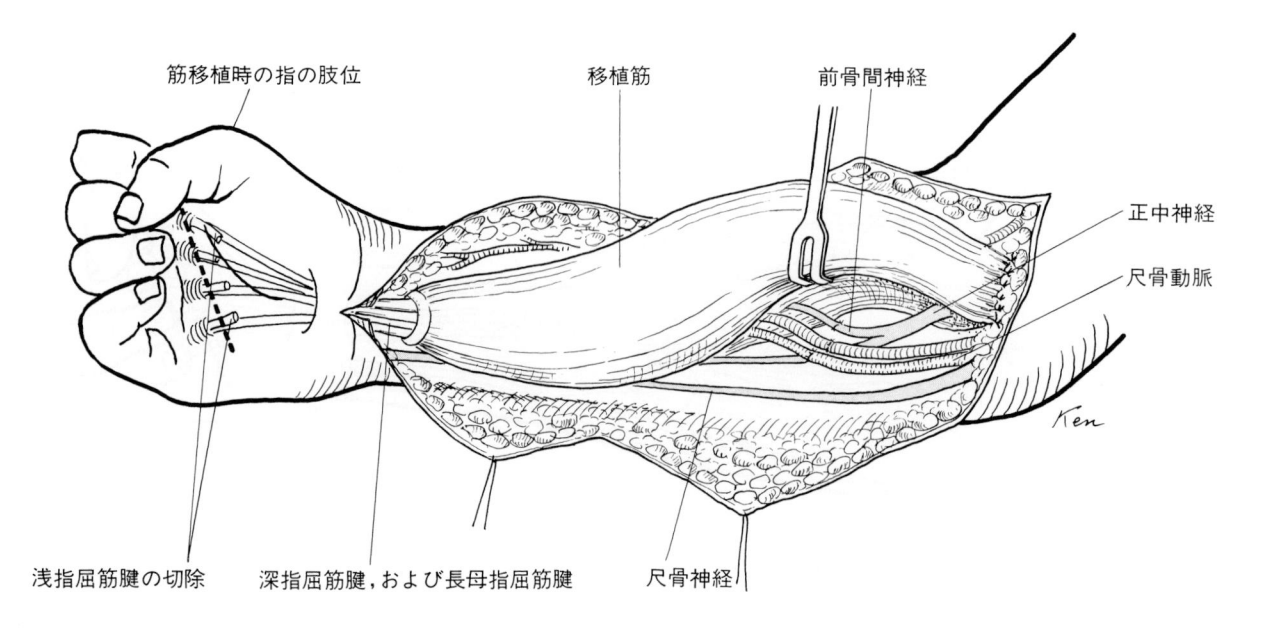

c. 創の閉鎖

図は筋肉移植と同時に myocutaneous flap として，皮膚移植をも合併して行ったところを示した．術後の固定期間は4週とし，以後は電気刺激療法を開始すると5〜6ヵ月ごろより筋の収縮をみるようになるのがふつうである．

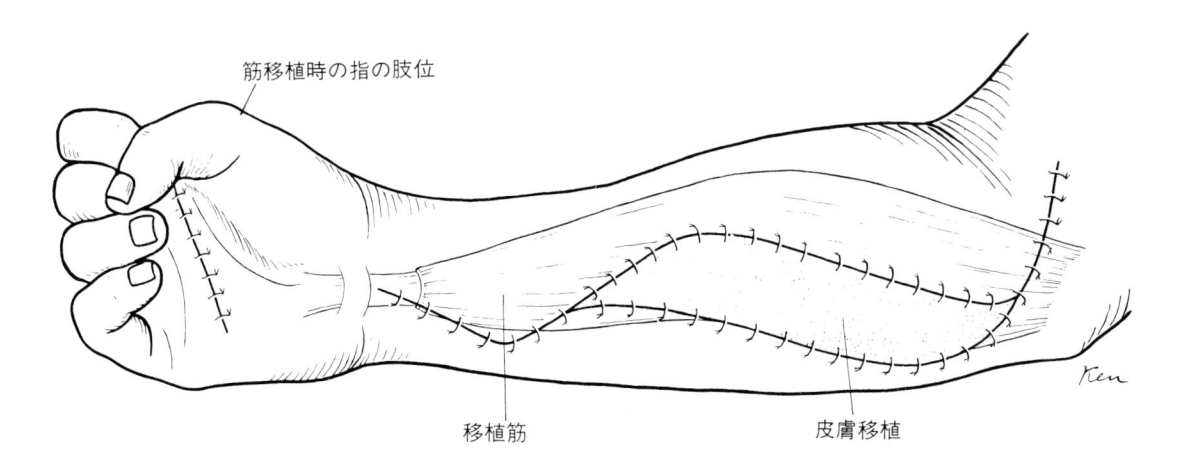

筋移植時の指の肢位
移植筋　*皮膚移植*

11-7　フォルクマン拘縮治療の総括

I．軽症例
① 1〜2指に限局した拘縮……腱延長
② 3〜4指の拘縮……前腕屈筋解離術
　神経剝離は不要．

II．中等症例（定型例）
① 前腕屈筋解離術
② 母指の拘縮も強ければ，長母指屈筋の解離も追加する．
　多くの場合，神経剝離を要する．

III．重症例
壊死筋切除と神経剝離後，
① 力源があればただちに腱移行（浅指屈筋腱抜去）
② 力源がなければ創を閉鎖し，機能訓練を3〜6ヵ月続けて，力源の回復（伸筋）とか intrinsic の機能回復ののち腱移行を行う（浅指屈筋腱抜去は一次手術で行わず，腱移行のさいに行う）．
③ 力源の獲得の見込みがなければ，ただちにまたは二次的に筋肉移植を行う．

11-8　手に限局したフォルクマン拘縮

　手の圧挫や薬物による昏睡の後の著明な腫脹に引き続いて発生するcompartment syndromeの1つで，intrinsic musclesの拘縮のため，手は特有なintrinsic plus positionをとることとなる．すなわち，MP関節屈曲，PIP，DIP関節伸展位で母指は内転拘縮位をとり，指の屈曲は障害される．図はその定型的な手の肢位を示した．

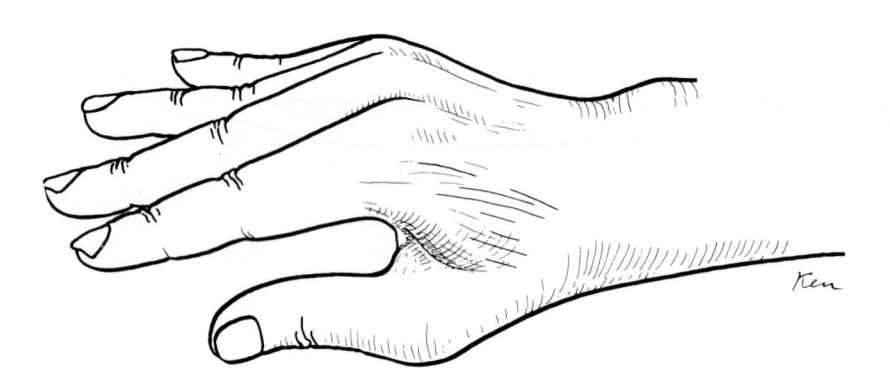

治療：
　早期より浮腫の除去と各種の理学療法，それにdynamic splintを用いての機能訓練が行われる．

手術時期の決定：
　前腕でのフォルクマン拘縮の場合とほぼ同様であるが，骨折を合併することが少ないので，より早期での手術が可能となろう．

1　Intrinsic plus 拘縮の診断（Bunnell）

a．MP関節伸展で指屈曲不能
　骨間筋に拘縮がある場合にはMP関節に伸展力を加えると指の屈曲が不能となる．これは骨間筋の拘縮のためである．

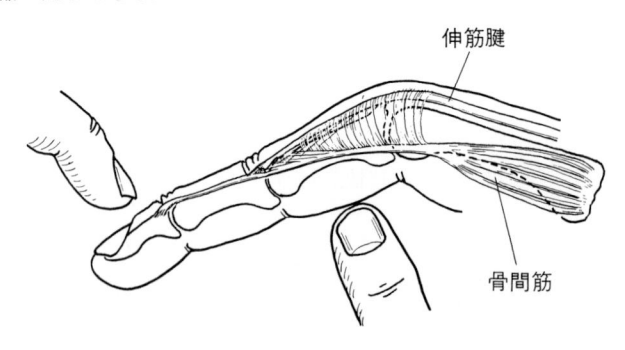

b．MP関節屈曲で指屈曲可能
　しかし，MP関節屈曲位にすると指の屈曲は可能となる．

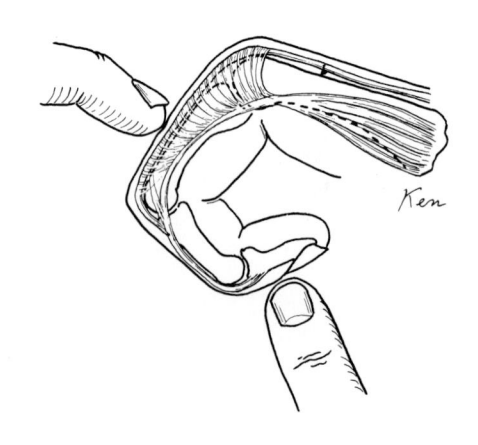

2 手に限局したフォルクマン拘縮の治療

a. 母指内転拘縮の除去

母指中手骨尺側縁に沿う切開を加え，第1背側骨間筋を骨膜下に剝離する．また母指内転筋も切離する．このさい指神経を損傷しないよう注意する．なお，第1背側骨間筋，母指内転筋を切離しても，なお母指の外転ができない場合には，中手骨基部において大多角骨のなす関節靱帯の切離が必要となることがある．そのさいは橈骨動脈を損傷しないよう注意する．

なお，内転拘縮除去に有茎植皮を要する場合には，母指の機能再建の項，母指内転拘縮の治療（319〜324頁の図5,6,7,9）を参照されたい．

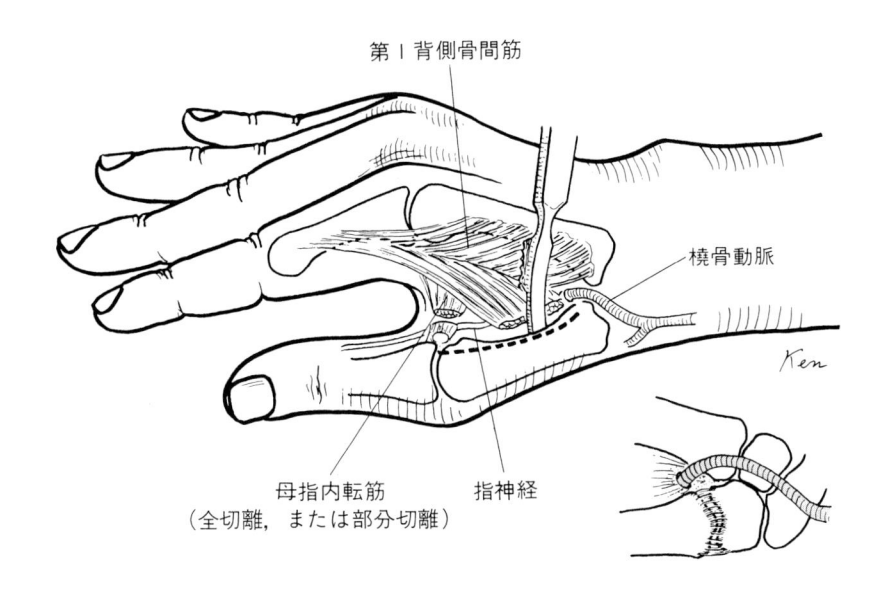

b. MP関節屈曲拘縮の除去

横切開を加える．指の拘縮については次に述べる．

母指内転拘縮が，先述の方法のみで除去されない場合には，反回神経を避けながら図のごとき切開を用いて，母指球筋の解離を行うことがある．しかし，骨間筋，内転筋，それに母指球筋のすべてを解離すると，拘縮は除去されても母指に力がはいらなくなることとなるので注意する．

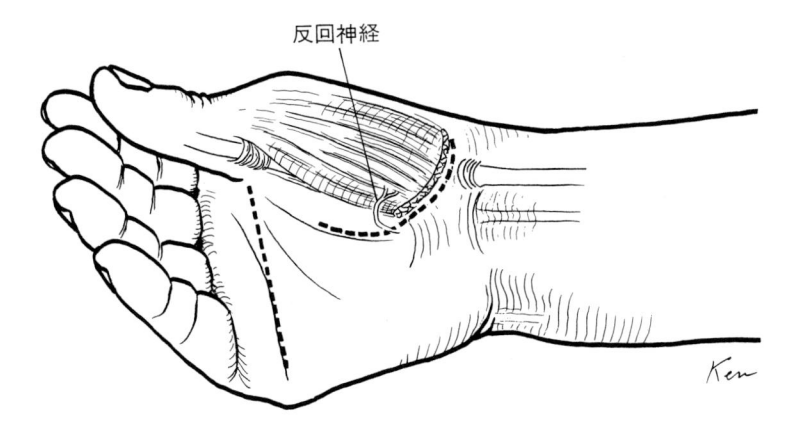

c. MP関節部の解剖と母指球筋, 母指内転筋の切離

d. MP関節屈曲拘縮の除去

MP関節屈曲拘縮の原因は, 骨間筋の拘縮によるものであるから, これの切離により伸展可能となるはずであるが, 陳旧例においては側副靱帯の拘縮とか, 掌側関節嚢の癒着が加わるので, これらの切離やvolar plateのreleaseが必要となることがある.

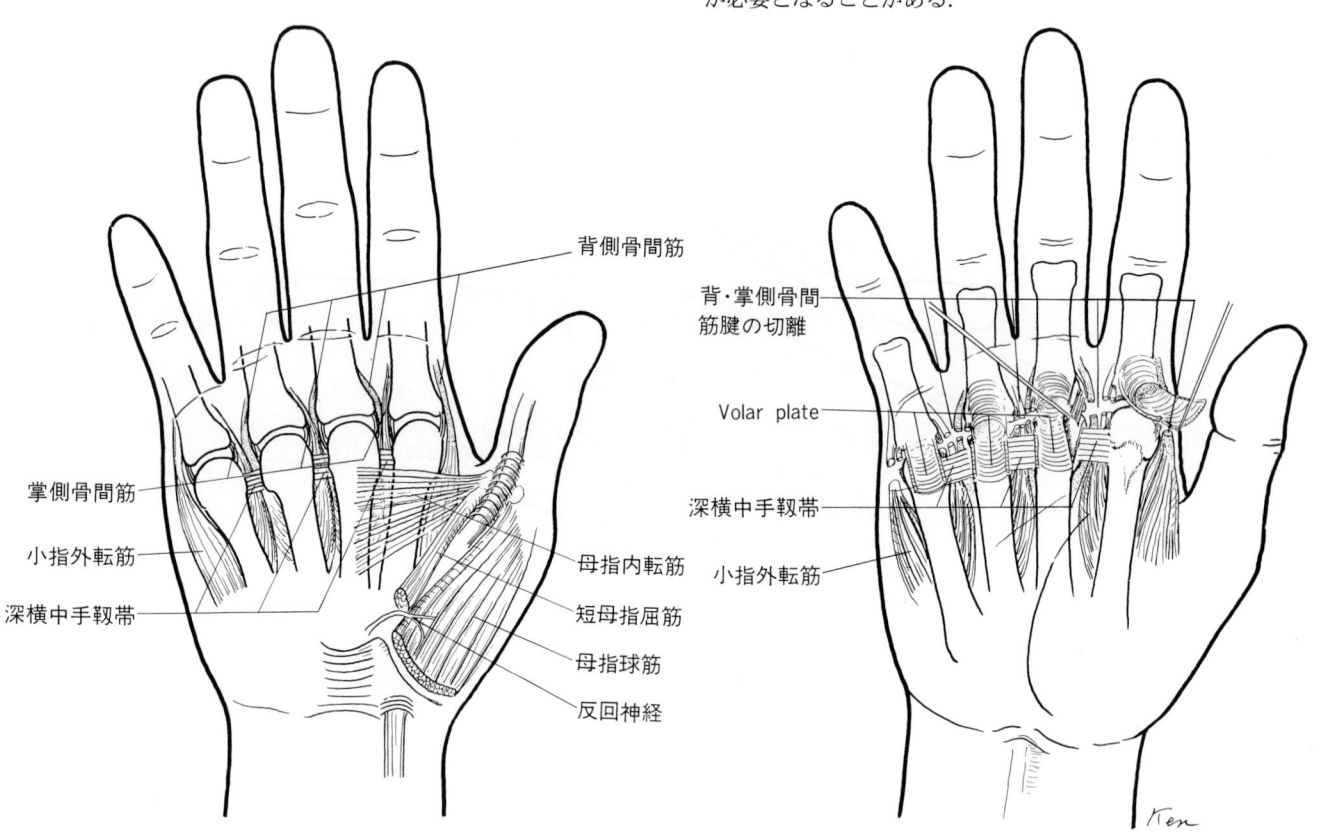

e. MP関節部の解剖と拘縮の除去

MP関節の拘縮除去のためには, MP関節掌側で腱鞘入り口の部において腱鞘を切離（または切除）, 屈筋腱を側方に引いてvolar plateの部を出し, 次にその側縁で深横中手靱帯との境界部を切離して中手骨骨頭を露出する.

このようにすれば側副靱帯の確認は容易であり, またその側方に骨間筋腱が走っているのでこれらの切離は容易である. さらに必要に応じてvolar plateをreleaseするが, これらの操作を全MP関節について行えば, 関節の拘縮は除去されるはずである.

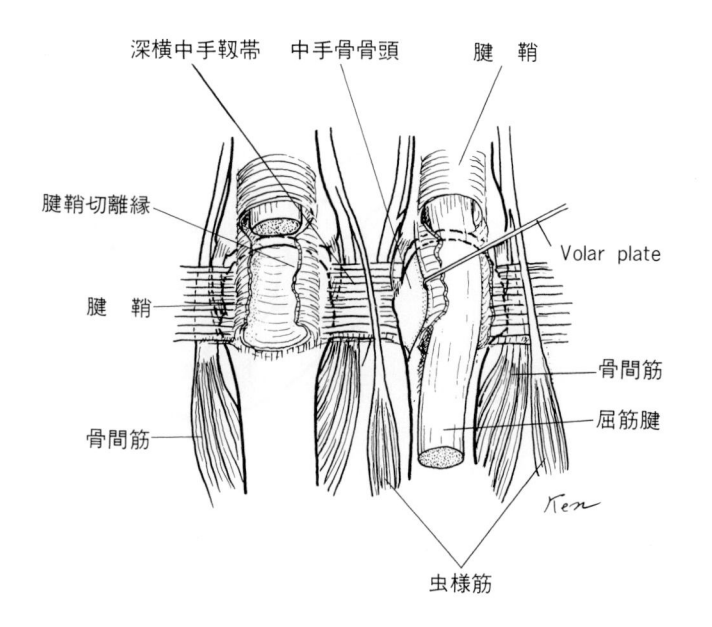

f．MP 関節屈曲拘縮の除去

1）Intrinsic tendon の切離

骨間筋腱部の切離を行わんとするところ．矢印の部での切離がより実際的であろう．術式については 766〜768 頁の図 d 〜 g も参照．

2）側副靱帯の切離

骨間筋腱の切離後，さらに側副靱帯の切離を加えているところ．

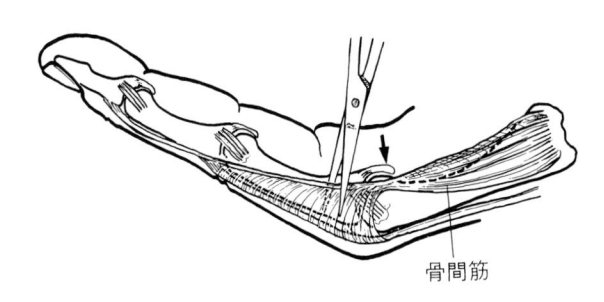

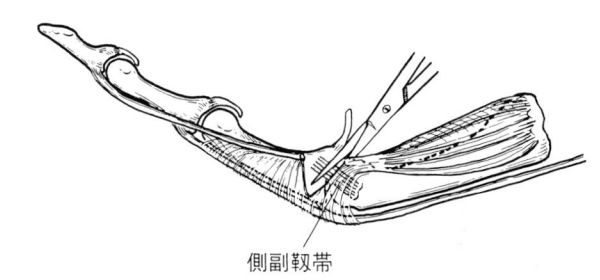

3）指の伸展

屈曲拘縮が除去されたのち，キルシュネル鋼線を斜め方向に刺入して伸展位保持を行う．

術後は母指伸展・外転位，指伸展位での固定を約 2 週間続けて，以後は後療法にはいる．Dynamic splint を使用し再発を防止する．

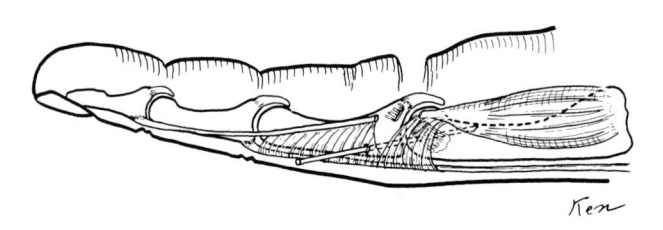

4）後療法

後療法に用いられる knuckle bender splint．

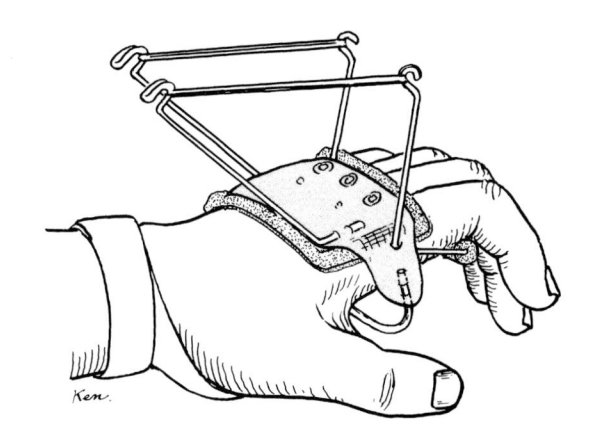

③ 陳旧性フォルクマン拘縮（前腕）に対する手根骨摘出術，または手関節固定術

　年長児，また成人例においては，手関節屈曲変形の矯正のみを目的として中枢列の手根骨摘出とか，そののちにさらに関節固定術を追加することがある．症例によっては骨切り術も適応となろう．

a．X線所見

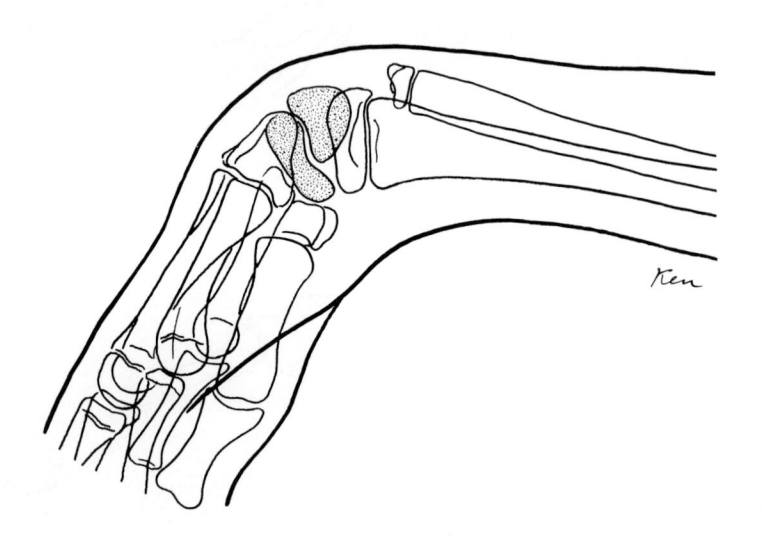

b．骨・軟骨切除の範囲

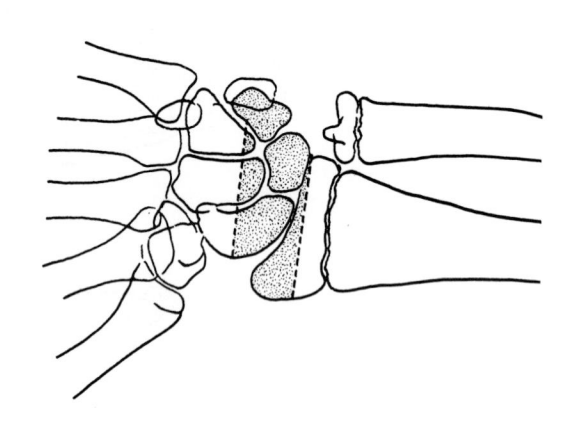

c．その後の固定術

　橈骨の骨端線を損傷しないよう注意する．しかし関節面の軟骨は切除し，骨端核の骨質は確実に露出する必要がある．この例ではキルシュネル鋼線を使用したが，staple を骨端線にかからないよう使用するのもよい．

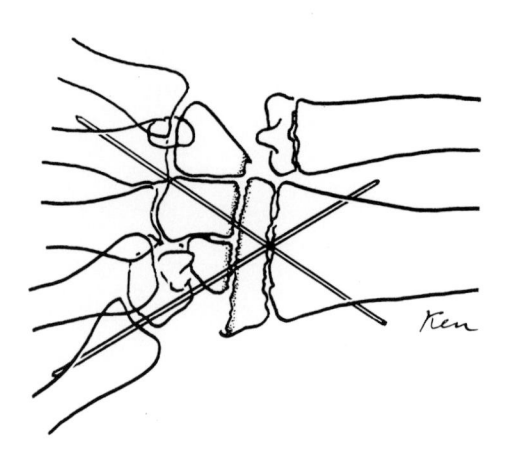

第12章　デュプイトレン拘縮

　日本人においてはその発生は比較的少なく，また，程度も軽症であるので，著者の25年間の経験は80例のみであり，あまり多いものではない．しかし近年，原因不明なるも増加の傾向にあるようだ．

　症状としては中年以後の男性に発生，女性にはまれで，しばしば両側性であり，手掌にpit形成から始まり，noduleを形成，cord形成と指の屈曲拘縮が進行する．環・小指に多発，中指，母指にも発生するが示指にはまれ．合併症として指にknuckle padを，足底，またペニスにfibrosisをみることがある．しばしば糖尿病，高血圧，アルコール常飲，心，肝疾患を合併することがあるも関連不明．外傷との関連は認められない．

治療法についての著者の方針を述べると，
① 腱膜切除を原則とし，切開として軽症例においてはジグザグ切開，Z-形成，V-Y法を使用する．
② 中等症に対してもジグザグ切開を主とし，時に長軸線状切開に2～3のZ-形成を追加するもの，またはSkoog法を用いる．拘縮指にしたがい2列または3列の切開をおき，皮下をトンネルとして腱膜切除を行うことはきわめて危険であり，また十分な腱膜切除ができない欠点があるので注意する．
③ 重症例に対しては関節切除とか，指の切断術を行い，場合により手掌皮膚・腱膜の横軸切離と開放療法を行うのもよいかも知れないが，著者にその経験はない．

Meyerding 分類（1936）

Grade 0	結節を認め，皮膚に多少の変化あるも指の屈曲変形のないもの
Grade 1	上記のほか，一指のみの屈曲変形をみるもの
Grade 2	一指以上の屈曲変形をみるも60°を超えないもの
Grade 3	一指以上の屈曲変形をみ，少なくとも一指の屈曲が60°を超えるもの
Grade 4	全指にいろいろの屈曲変形を認めるもの

第12章 デュプイトレン拘縮

1 手掌腱膜および指の腱膜の構造（デュプイトレン拘縮に関与する腱膜）

浅横走靱帯は拘縮の原因には一般に加わらない（母指側，小指側およびCleland lig.の一部は別）が，pretendinous band, spiral lig., natatory lig., Grayson lig., lateral digital sheathらはすべて拘縮の原因となる．

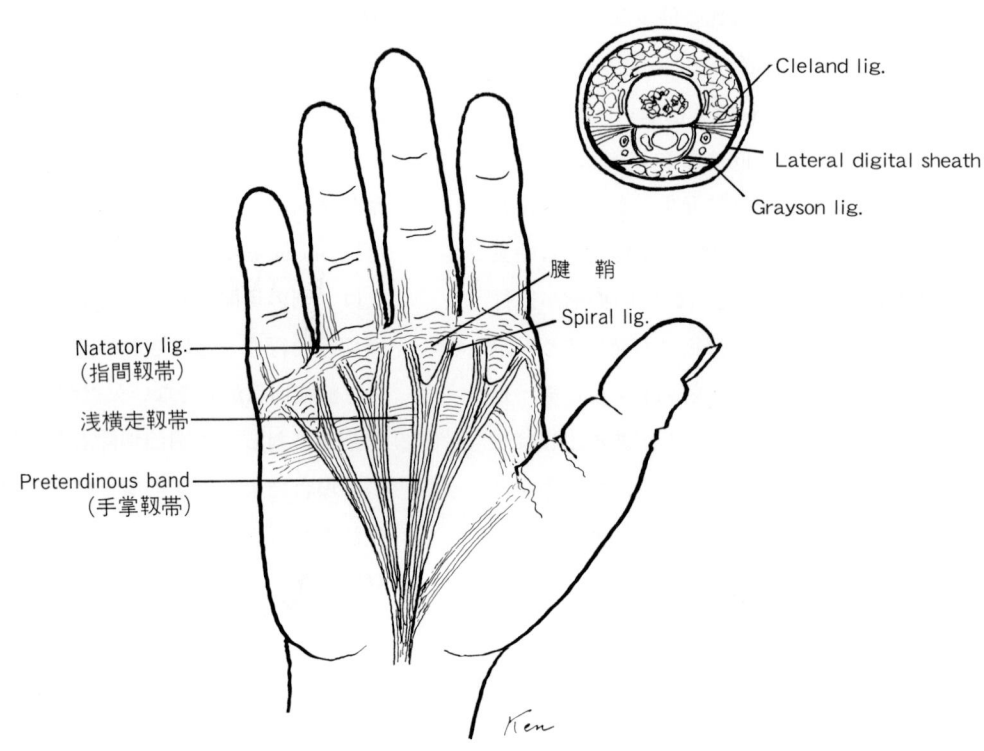

2 McFarlaneによるデュプイトレン拘縮の発生病理

a．正常指掌側の靱帯

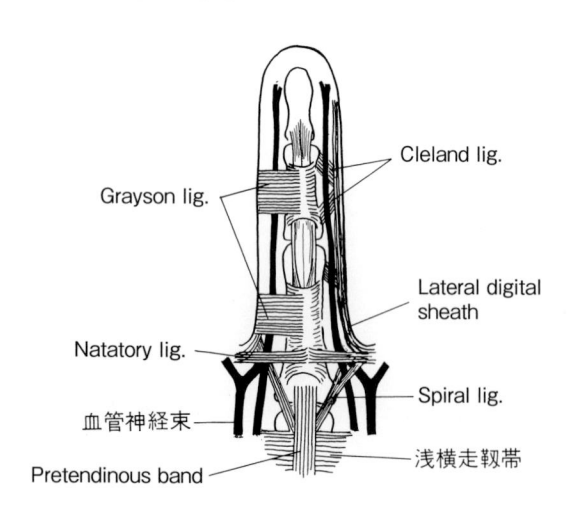

b．拘縮発生時における靱帯の態度

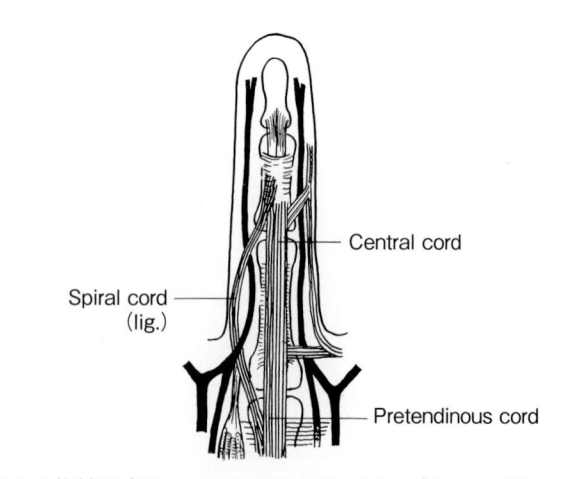

指の血管神経束はspiral lig.により，図のごとくしばしば螺旋状に取り巻かれているので，これの切除にあたっては神経，血管を損傷しないよう十分注意する必要がある．

McFarlane (Plast Reconst Surg 54: 31-44, 1974) の図を参考にした．

3 デュプイトレン拘縮の診断（拘縮の進行と種々の切開）

a．Pit の形成

初期症例に認められる．

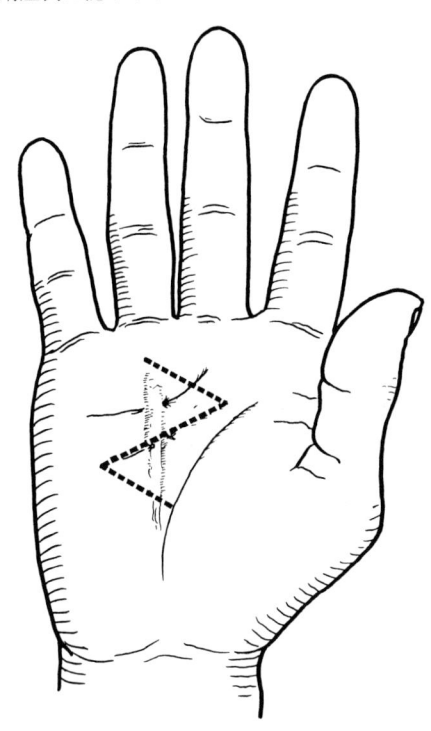

b．Nodule の形成

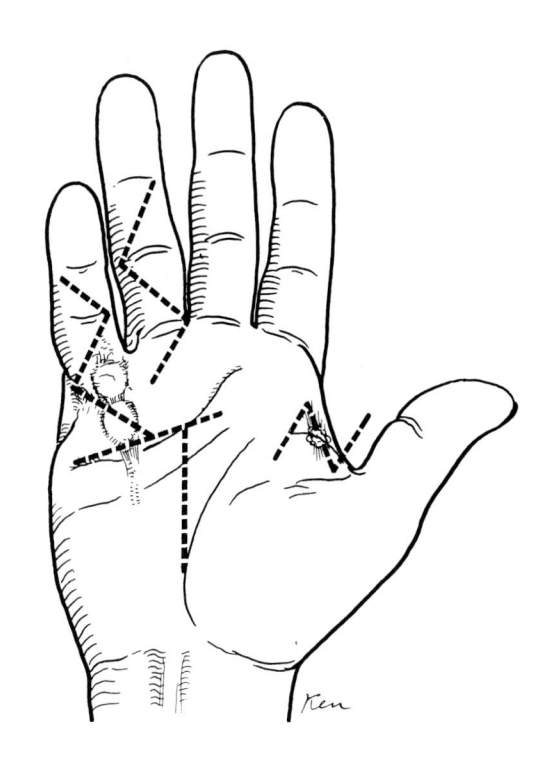

　手術には必ず拡大鏡を使用する．拡大鏡なしに手術を行ってはならない．

　切開はそれぞれの症例ごとに適宜決定しなければならないが，単純なものについてはジグザグ切開（V-Y 法を含む）を，拘縮の強いものについては直線切開に Z-形成を合併するとか，Skoog 法類似の切開を用いることとしている．最近ではジグザグ切開を多用．

術式のいろいろ：
① 広範腱膜切除　　⑤ Open palm 法
② 部分腱膜切除　　⑥ 関節固定術
③ 腱膜切離　　　　⑦ 指切断
④ 皮膚移植

c. Cord の形成

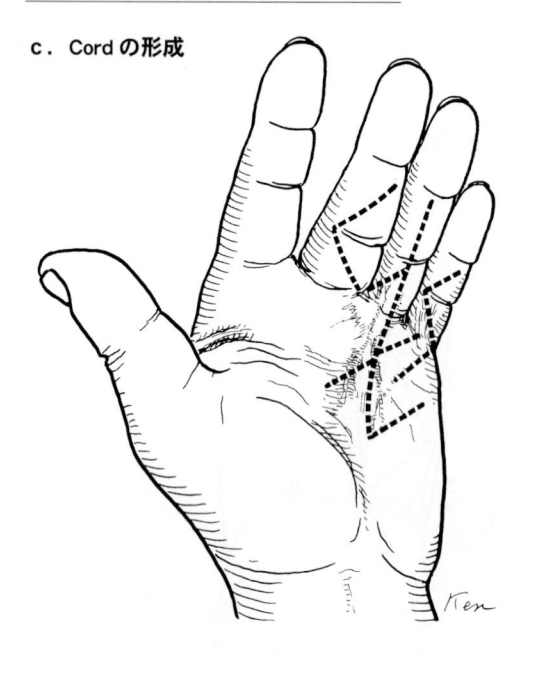

4 指の拘縮と血管神経束の転移

McFarlane の図を参考にした．拘縮の進行とともに血管神経束は内側，前方，中枢側に移動して皮膚のすぐ下に位置し，術中に損傷を受けやすくなるので注意．

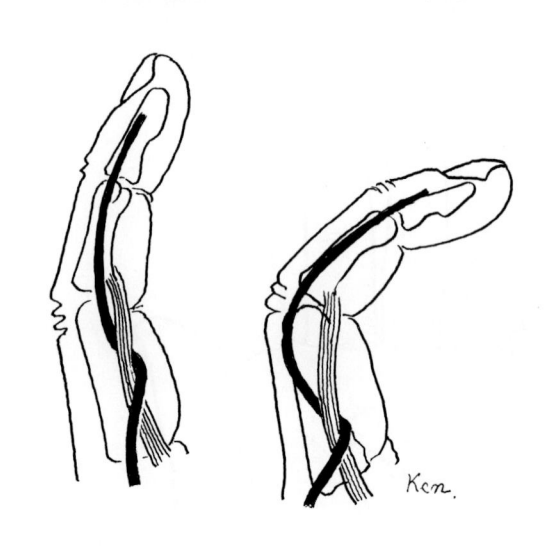

5 Skoog 切開の利用

a. 切開

なお，Skoog はデュプイトレン拘縮の主な原因は，手掌腱膜のうち長軸線維にあるとし，これの切除を行うこととして，横走線維は残存せしめ，手の横のアーチ保持に役立てるとしているが，著者としては両線維を含めて切除することが多い．

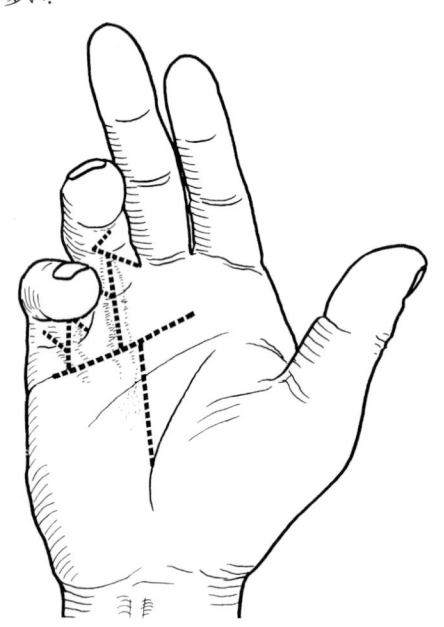

b. 手術の終了と縫合

手術は pretendinous band を中枢で切離することから始め，血管，神経束を末梢に追い，拘縮を除去する．もし神経束を見失うことがあれば方向を変え，末梢側からの剝離を始める．

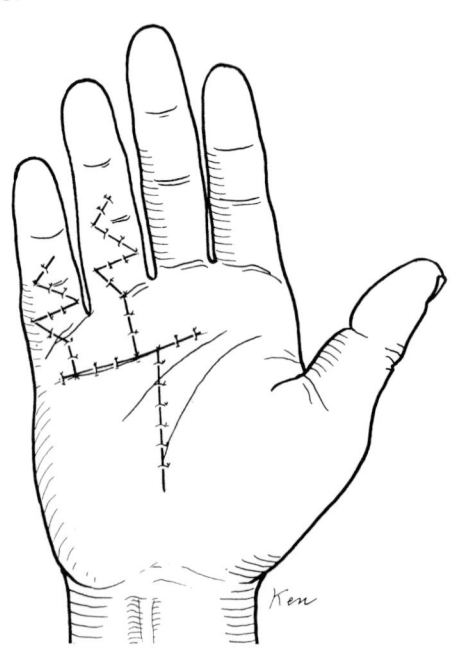

（註）デュプイトレン拘縮の手術に成功するか否かは切開の如何にあり，広い手術野で腱膜切除を確実に行うことであり，皮下トンネルを通じての腱膜切除は失敗のもとといってよい．腱膜は浅横走靭帯また腱間隔壁を含めて除去，また指については指間靭帯，spiral lig. さらに Grayson lig. から lateral cord を確認のもとに除去する．単に指の伸展が可能になっただけで満足すべきでない．

第12章 デュプイトレン拘縮　301

6 V-Y 法の利用

a．切開のデザイン

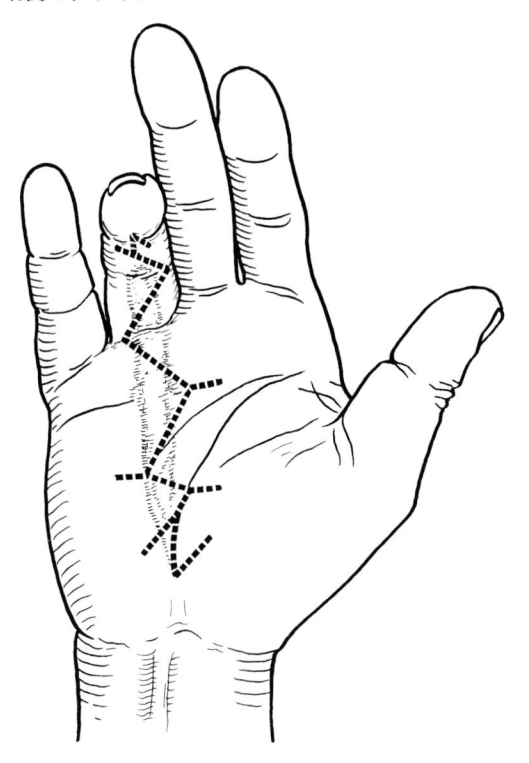

b．術完了後の縫合線

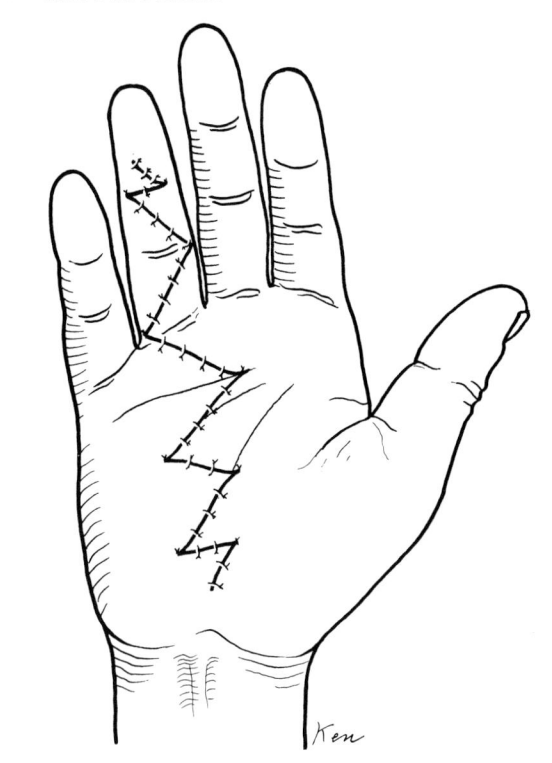

7 直線切開に Z-形成を利用する方法

a．切 開

　皮膚の剝離にさいしては，メスの使用時にその角度・牽引方向に工夫を加え，また，背面を使用するなどして，皮膚の損傷をできるだけ少なくする必要がある．数種のメスが準備できれば，なお好都合である．また，ハサミを上手に使い分けながら，組織を剝離することも大切．皮膚に穿孔をつくることのないよう注意する．

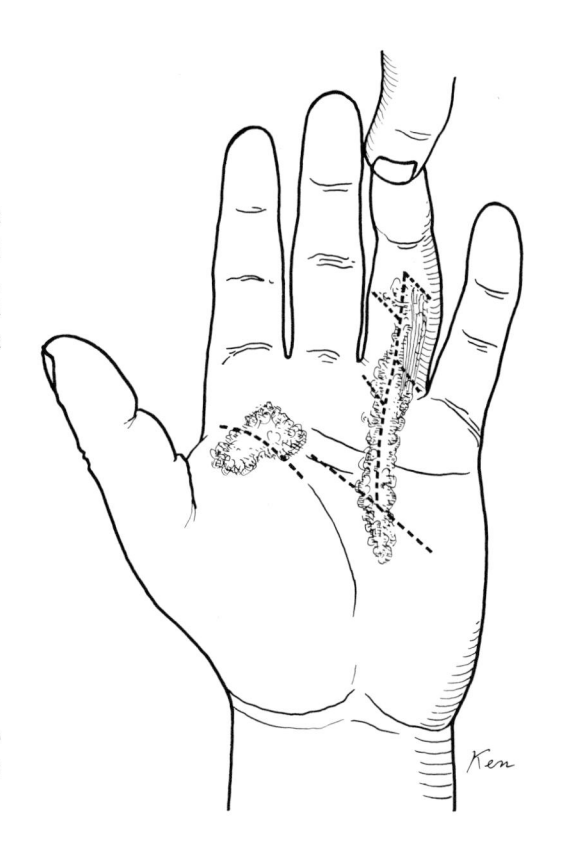

（註）大切なことは広い手術野で atraumatic な操作を行いながら，拘縮をできるだけ完全に切除することである．

b．腱膜切除術

指神経と肥厚腱膜は互いに交叉し，入り組んで走向するので，ちょっとの不注意が神経損傷を招来することとなる．神経・血管は必ず目で見て確認しながら切離をすすめなければならない．

血管神経束はまず中枢から追い，追求が困難になれば末梢健常側からこれを追いながら剝離をすすめる．

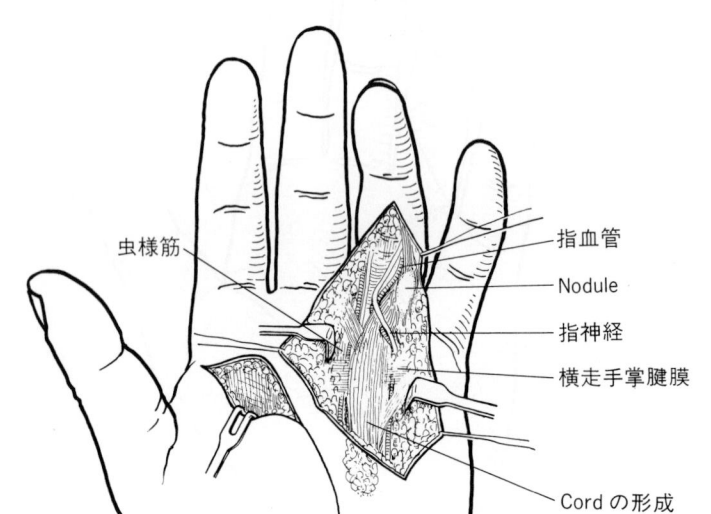

c．手術の完了

後療法：

術後は止血を確実にし，必ずドレーンまたはサクションをおく．指伸展位とし皮膚の血行を確かめたのち，圧迫包帯し10〜14日で抜糸，以後 dynamic splint も使用しながら運動を開始する．再発の原因は組織の扱いが粗雑であったか，病的組織の取り残しによることが多い．

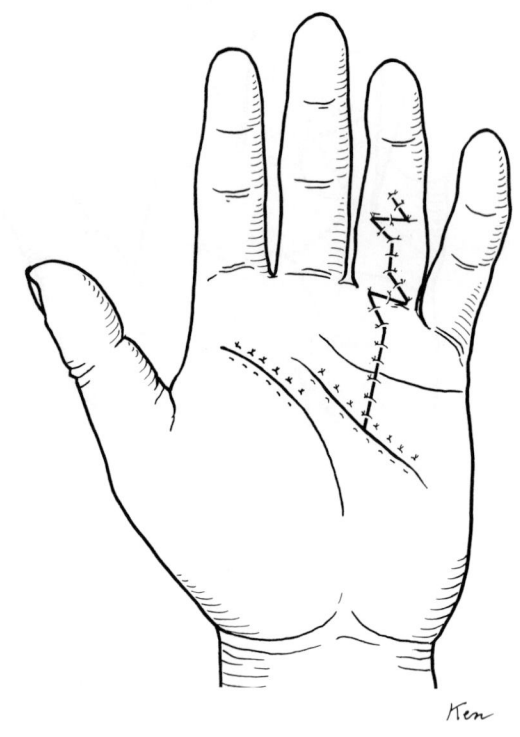

8 高度拘縮指の切断

a．拘縮指の切断（まれ）

拘縮が高度で，しかも患者が高齢者の場合には，切断術が適応となることがある．

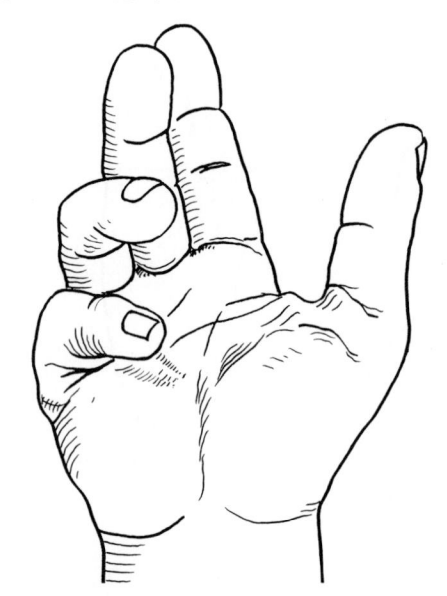

b．切断指の皮膚を fillet flap として創の閉鎖に利用する．

腱膜切除後，皮膚欠損部を小指皮膚をもってカバーする．

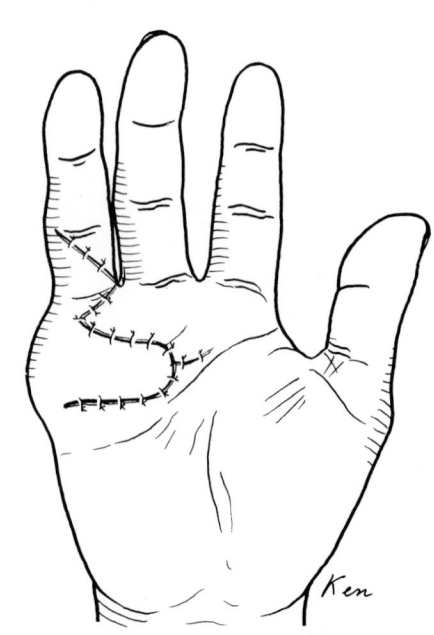

9 母指のデュプイトレン拘縮

環・小指のデュプイトレン拘縮に母指の拘縮を合併することがまれでない．見落とすことなく拘縮を除去する．原因は，pretendinous band, natatory lig. および superficial trans. palm. lig. の一部の拘縮によるもので，母指内転拘縮を除去することが大切である．

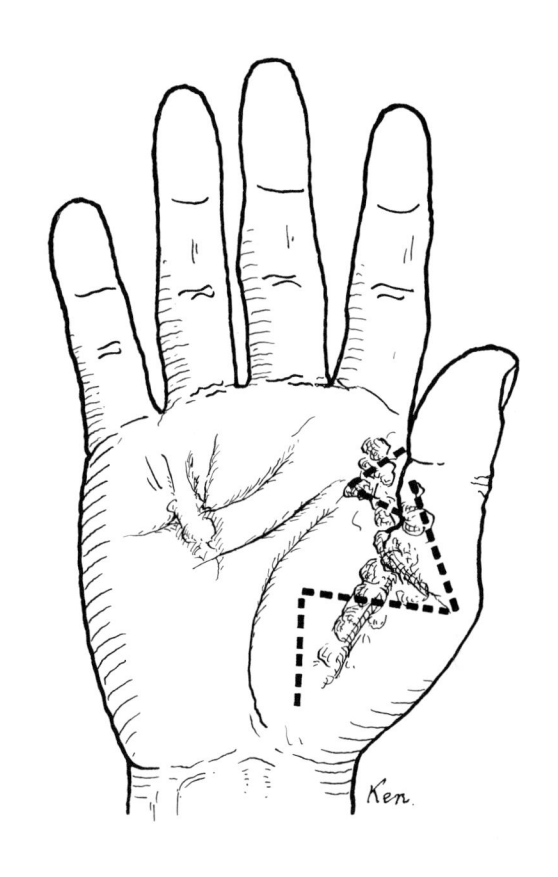

10 小指のデュプイトレン拘縮

デュプイトレン拘縮は環・小指に多発するが，小指の拘縮除去はとくに治療困難．しばしば再発傾向あり．この部では各種靱帯が複雑にからみ合い，それに小指球筋筋膜の拘縮も加わって結節をつくるなどの原因による．症例によっては図のごとく DIP 関節過伸展位をとるものがある．

PIP 掌側の肥厚腱膜剝離もなかなか困難で，central cord, Grayson lig. と lateral cord の確認，腱鞘と癒着の剝離とおのおのの組織を確認しての剝離・切離が大切．漫然と瘢痕を剝離・摘出し，関節を伸ばすだけであれば，再発の可能性が高い．再発の多くは腱膜組織の取り残しによることが多いと思われる．

a．再発防止のための副子固定

術後はしばしば指伸展の副子の使用が必要となる．2～3ヵ月間使用．

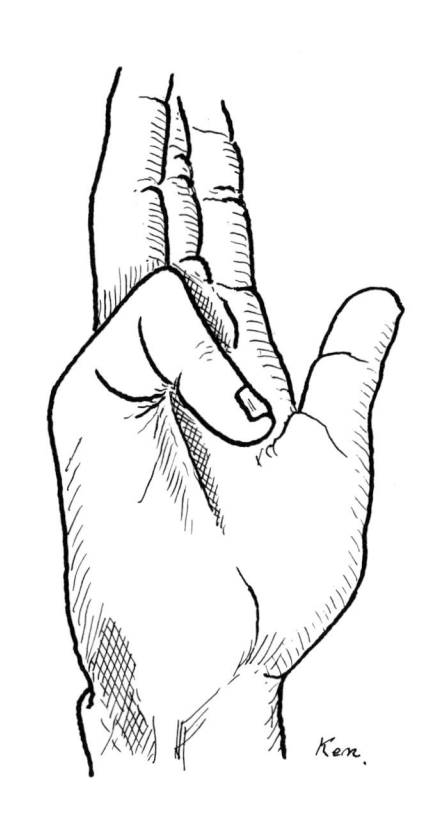

第13章　キーンベック病

　キーンベック病の治療法としては，橈骨短縮により月状骨への免荷を除く方法，また stage の進行したものに対しては，これを摘出したあとの空隙を silastic implant，または腱・筋膜などを丸めたもので補塡する方法，さらに最近では，微小血管外科的手技を用いて動・静脈血管束を誘導移植し，壊死骨の revascularization を得ようとする方法などがある．

　著者は橈骨短縮術の経験はないので，ここでは簡略に記す．著者の今日までの方針としては，stage の初期・中期の一部のものには revascularization を，極期・終期のものには Swanson implant，または腱球を，さらに一部のものには STT 固定術などを行ってきたので，これらについてのみ記述することとする．

　なお術前には MRI による精査が必要．

　高田（1972）は，本症を X 線上，次のごとく分類している．

Stage 1：変化が明らかではないか，あるいはわずかに骨梁の不規則化をみるもので，臨床上の所見を主とするもの

Stage 2：形態に異常なく骨陰影濃度増加および骨梁の不規則化のあるもの

Stage 3：月状骨の圧迫扁平化および濃淡陰影を主体としたもので分節のないもの

Stage 4：分節のあるもので stage 2，3 の所見を合併したもの

　次に Lichtman 分類と対応する治療法を下表に示す．

Lichtman 分類

		治療法
Stage Ⅰ	・線状または圧迫骨折の可能性あるも，他に X 線上所見をみない．臨床上は疼痛，使用で増悪	・安静・固定
Stage Ⅱ	・X 線上陰影濃厚，しかし変形をみない．骨折線をみることあり．臨床上疼痛，腫脹，圧痛	① 尺骨（＋）variant の場合： Revascularization ② 尺骨（－）variant の場合： 橈骨短縮術
Stage Ⅲ	・全体として圧迫扁平化，陰影濃厚，月状・舟状骨間開大	
Ⅲ-A	・以上で舟状骨回旋転位（ring 形成）のないもの	
Ⅲ-B	・舟状骨回旋転位（ring 形成）のあるもの	・大・小菱形骨・舟状骨（STT）固定術，舟状骨・有頭骨（SC）固定術
Stage Ⅳ	・全体に変形症所見をみるもの	・手根骨中枢列切除術，または手関節固定術

1 橈骨短縮術

a．橈骨短縮術

尺骨遠位端が橈骨遠位端に比し，マイナスvariantである場合には，橈骨を短縮し，1〜2mmのプラスvariantのごとくにし，舟状骨の免荷をはかり良結果を得るという．短縮の程度が強いと手関節尺側部に疼痛をきたすことがあるので注意する．

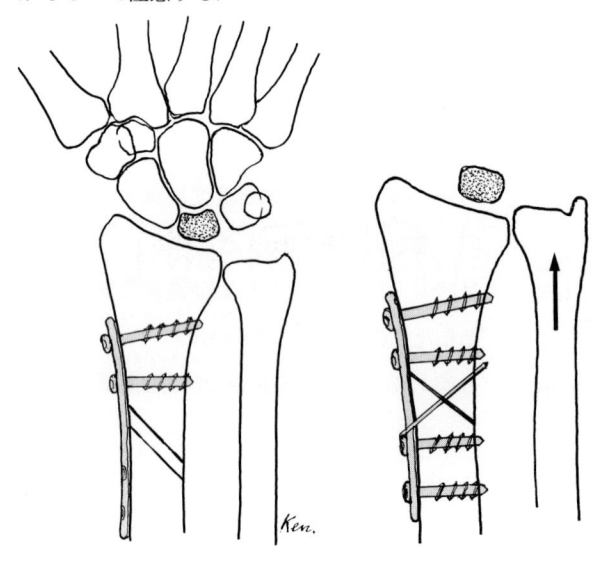

b．橈骨楔状骨切り術

橈骨遠位端近くに約15°の楔状骨切りを行い良結果を得るとの報告もある（津村：整形外科33：1400-1402, 1982）．尺骨マイナスvariantであれば，同時に橈骨短縮を加え，1〜2mmのプラスvariantとするのがよい．

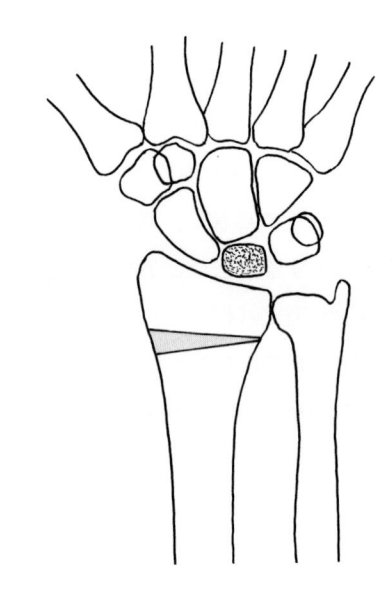

2 壊死骨の血行再建 (revascularization)

Stage 1，またはstage 2の初期のもののみに適応であり，分節をみるようなものは適応ではない．

a．切開と局所の解剖

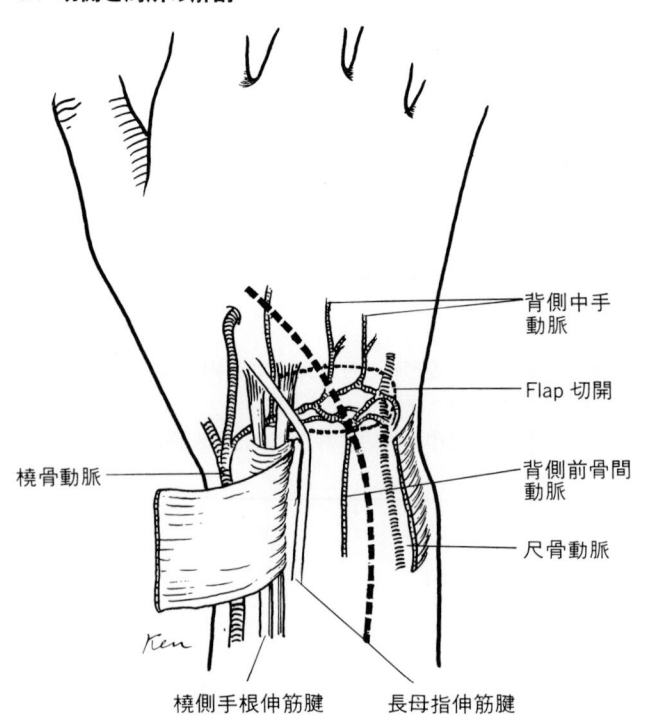

b．手関節背側に血管網弁を作製

伸筋支帯を反転したのち，伸筋腱を側方によせて手関節背面の血管網を出し，これのflapを作製する．Flapには多く橈骨動脈よりの，または尺骨動脈よりの分枝を含めることとし，背側関節嚢との剥離は，メスを斜めにして行えば血管を損傷することは少ない．

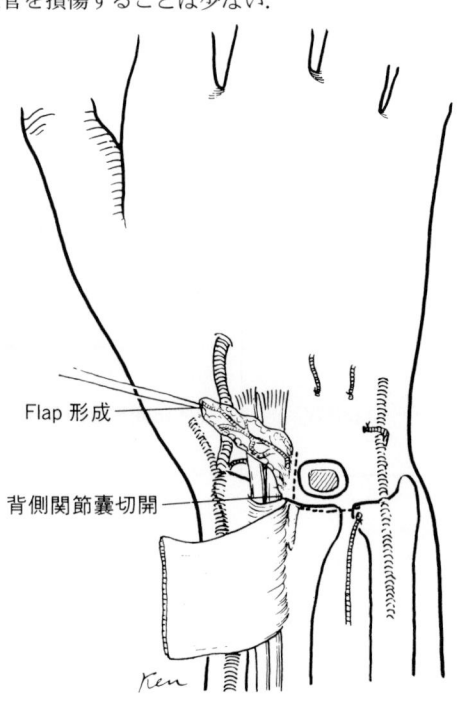

c. 壊死骨の掻爬

1）骨穴作製と壊死骨掻爬

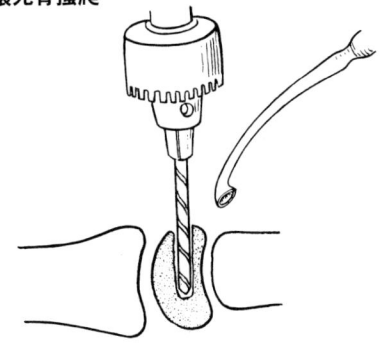

2）血管網弁の作製

Flap は長目に作製する．
壊死骨掻爬後は海綿骨移植を合併する．

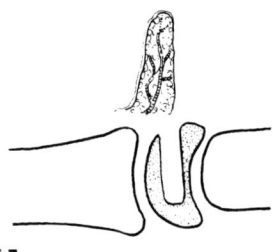

3）Flap の骨内挿入

血行が障害されないよう，また flap が抜けることのないよう固定を加える．

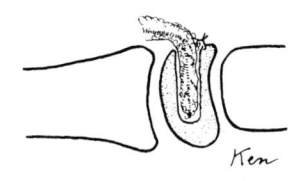

d. Flap の骨内挿入

術後の固定期間は5週とし，以後運動を開始する．なお，本法の成績，とくに壊死骨の血行改善についてはなお不明の点も多いが，手技が正しく行われれば，手関節屈曲制限の多少の増強はあるものの，疼痛は消失し，X線所見も改善するものと考えている．

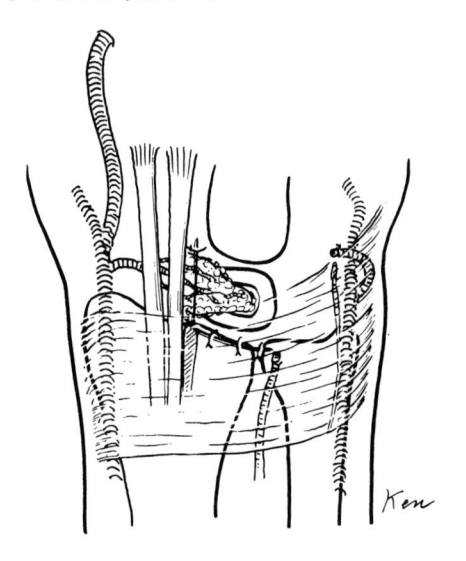

③ 有茎骨片移植法

a．有茎骨片移植法と解剖

　最近はflapの先端に中手骨基部の骨を付着せしめて移植する方法をとっているが，常にこの方法が実施できるとは限らない．骨としては示指・中指中手骨基部の骨を用い，血管柄としては移動する距離により一側の枝を結紮，尺骨動脈，または橈側動脈をベースとして骨片を移動する．

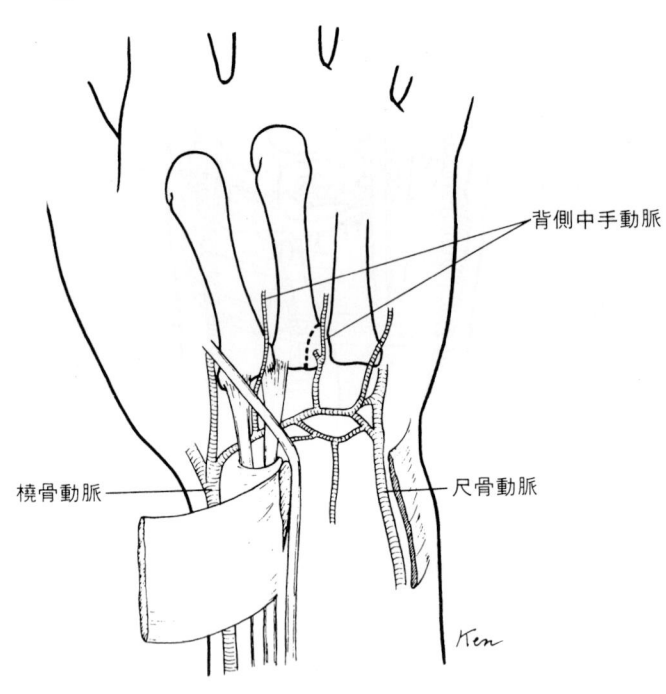

b．有茎骨片の挿入

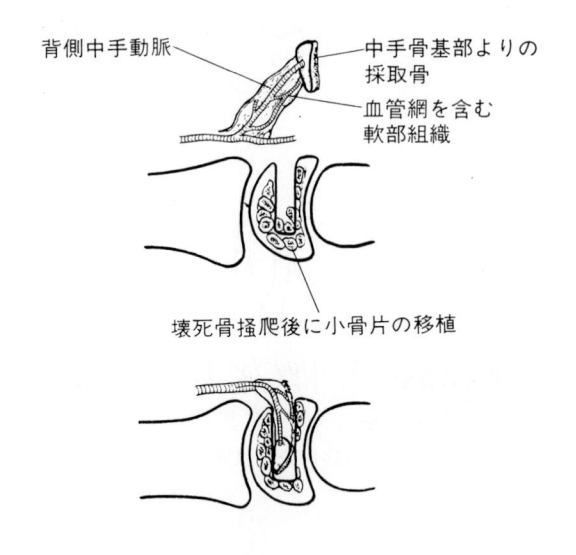

c．血管束の移植（玉井）

　ドプラー検査で拍動の強い背側中手動脈を決定．下の図では第2背側中手動・静脈，および骨間筋筋膜を束にして剝離し，中手指関節部で結紮，切断，これを反転して月状骨孔に引き込む．引き込んだ血管束の先端は，手関節掌側に切開を加え掌側関節包に縫着する（玉井：整形外科治療のコツと落し穴―上肢，p192，中山書店，1997）．

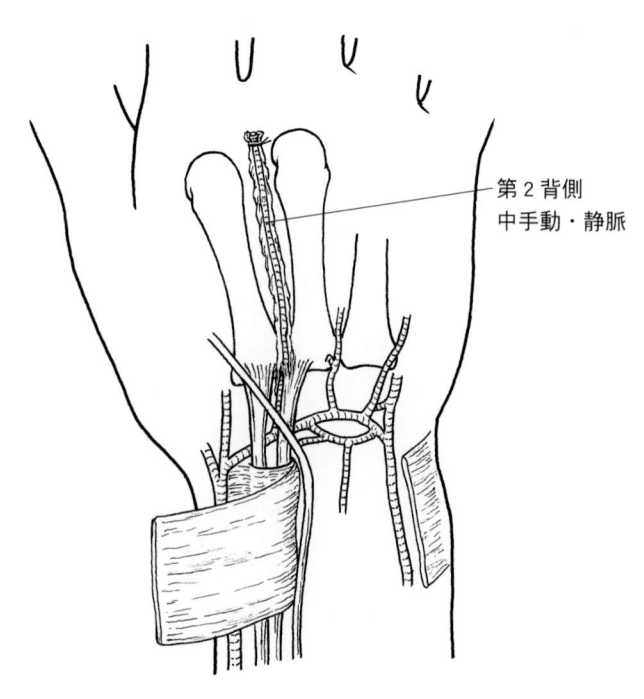

d．橈骨遠位端よりの血管柄付き骨移植
　　　（Sheetz KK et al: J Hand Surg 20A: 902, 1995）

　最近では橈骨遠位端の骨を血管柄付きとして月状骨壊死に利用する方法が開発されているが，著者には経験がない．圧壊した月状骨の矯正も可能という．

　以上は小海綿骨移植と合併して，さらに創外固定器を併用して骨の圧壊を防止する．

4 Silastic implant の挿入（Swanson 法）

骨破壊の強い後期のものに使用．しかし最近ではその機会は少なく，筋膜球を挿入することが多くなった．

a．切　開

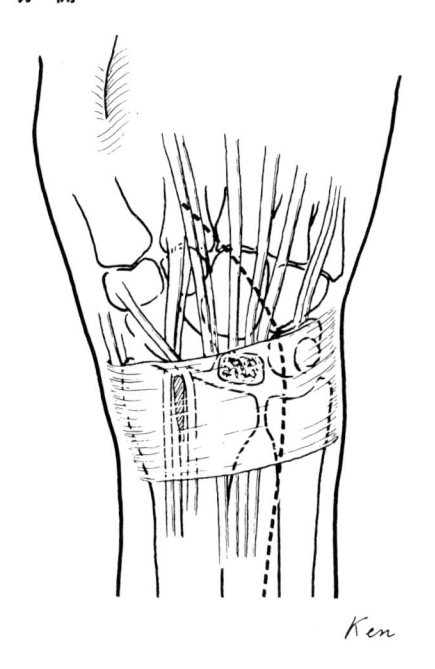

b．背側関節囊露出と切開

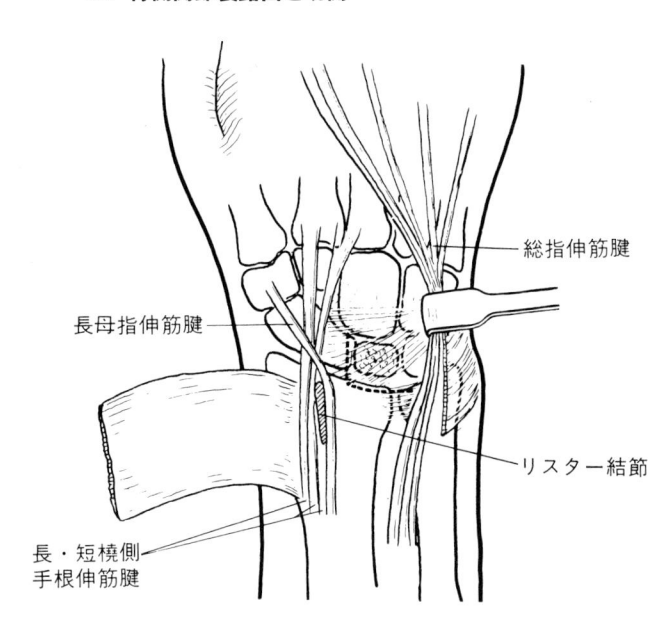

- 総指伸筋腱
- 長母指伸筋腱
- リスター結節
- 長・短橈側手根伸筋腱

c．月状骨の摘出

先のカーブした剝離子で掌側靱帯付着部を切離し摘出する．なお一塊としての摘出困難であれば，分割摘出するのもよい．

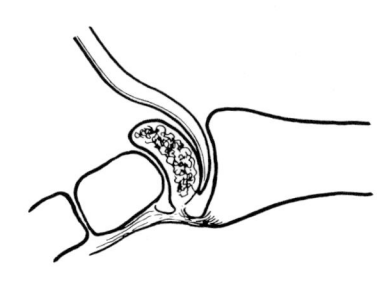

d．三角骨へのドリル穴の作製

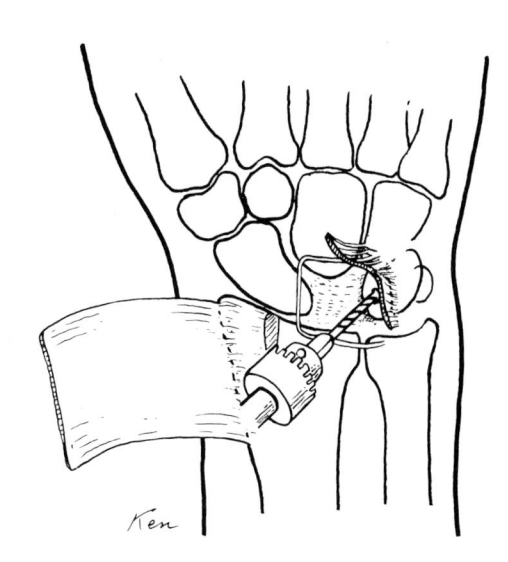

e．Silastic implant の挿入

固定期間は5週として，以後は後療法にはいる．近年 silicone synovitis への移行が知られ，あまり使用されなくなった．

（註）当然のことながら背・掌靱帯は切離されるため，舟状骨の回転がおこり，多少の carpal instability の発生することは否定できない．腱球を挿入する場合も同様である．そこで Swanson らは最近では implant と舟状骨間に結節縫合を加えるなど，短橈側手根伸筋腱の一部を使って関節囊閉鎖のさいの補強に使用する方法を述べている．

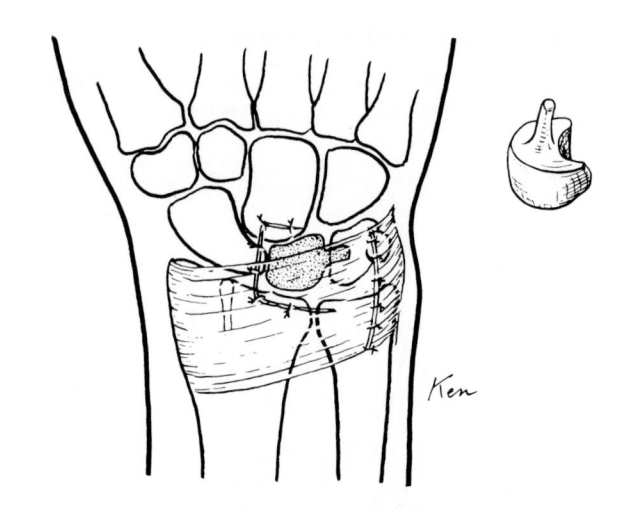

5 腱球挿入法（Carroll）

a．破壊の強い月状骨を摘出する．

腱球は多少大き目とし，あとは創外固定器で牽引，関節の開大をはかったほうがよい（上羽）．

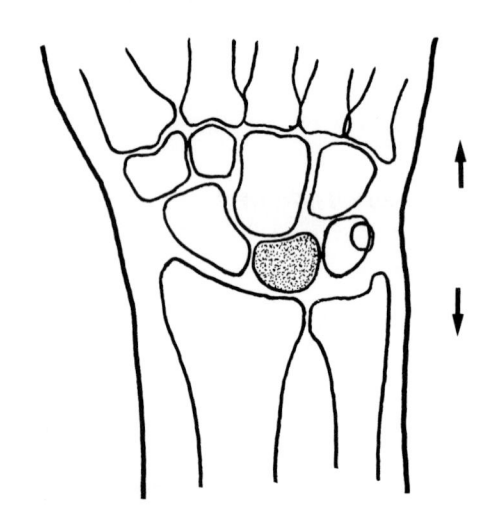

b．腱球の作製法（上羽）

腱または筋膜をピンセットを使用しながら丸め，最後に長掌筋腱，または足底筋腱横にほぐして拡げ，これで全体をカバーする．腱球の中心に移植骨を入れるのもよい（生田）．

c．筋膜球の作製

最近では大腿側方より1.5 cm×15 cm の筋膜を採取し，これをロール状に巻き，両端・断端をナイロン糸で縫合したものを作製・使用している．大きすぎるようであれば，適宜縮小して使用する．

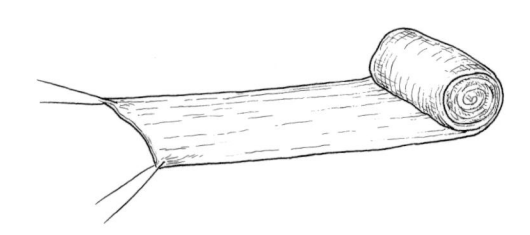

6 部分的関節固定術

部分固定術として橈骨と月状骨，また月状骨と三角骨などの関節固定も行われるが，最近では舟状骨と大・小多角骨を固定するSTT固定，または舟状骨と有頭骨を固定するSC固定が行われる．これにより，力の介達を月状骨から舟状骨に転じようとするものである．

STT固定には，もちろん月状骨の摘出と筋膜球の移植が合併される．

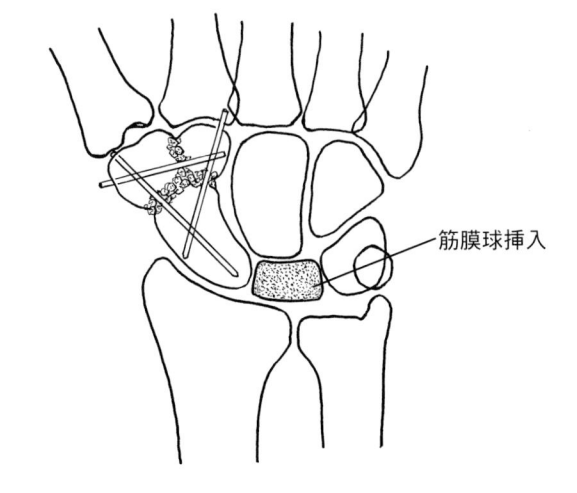

7 Salvage 手術

月状骨の破壊が進行し，周囲に変形性関節症をみるものについては手根骨中枢列の切除術，また関節固定術が考慮されるが，これらについては別項を参照．

付：Microgeodic disease（Maroteaux）

寒冷期に，幼稚園児または小学校児童の指に凍傷様症状をきたし，X線上骨幹端部に虫食い像をきたすもので，温暖化とともに自然治癒する．

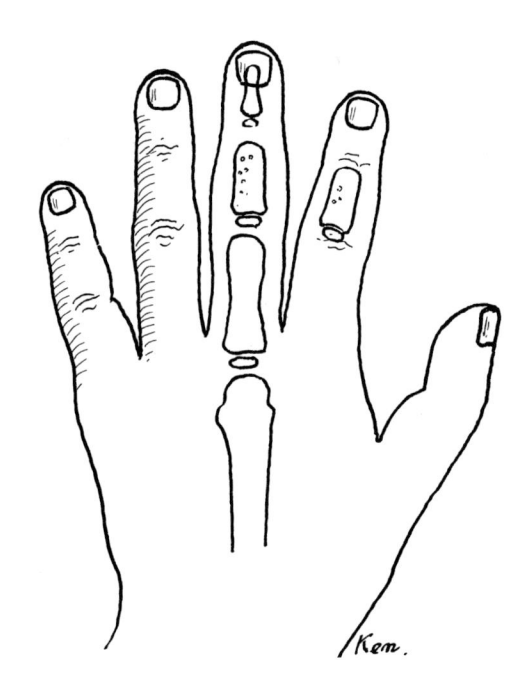

その他：

骨壊死性疾患としてはPreiser病（舟状骨壊死），Dietrich病（中手骨骨端症）などがあるが，ここでは略す．

第14章　母指の機能再建

　母指の機能は手全体の40%を占めるとされている.
　母指が十分な機能を発揮するためには,
① 一定の長さを有すること
② 一定範囲の自由な可動性を有すること
③ その位置での固定性を有すること
④ 健常な知覚を有すること

以上の諸点が必要となる．母指の機能再建にあたっては常にこれらの諸点を考慮に入れて再建計画を立てる必要がある．さらに重要な点, それは,
⑤ 疼痛がないこと, である.

1 母指を考えるにあたっては著者は常に

a. 母指の安定性確保

旗ざおを立てることを考える．旗ざおが立つためにはしっかりした固定が必要となる．

b. 母指の不安定性

また，梯子の上でのアクロバットを考えるのもよいであろう．すなわち，

c. 母指の安定性の確立

母指にはIP，MP，CMの3関節がある．母指の指先がほかの指としっかりと対立し，ピンチするためには，各関節についてしっかりした固定性の必要なことが理解されよう．

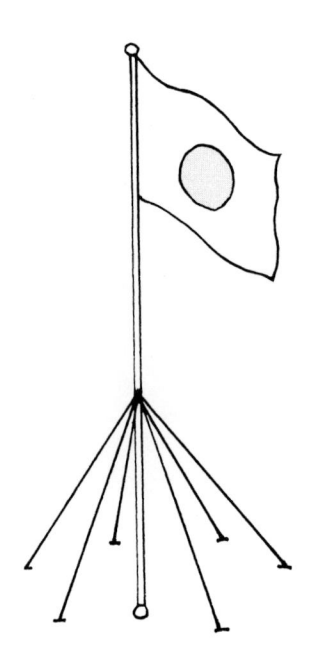

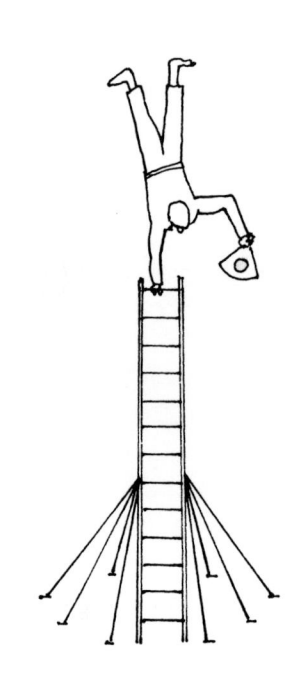

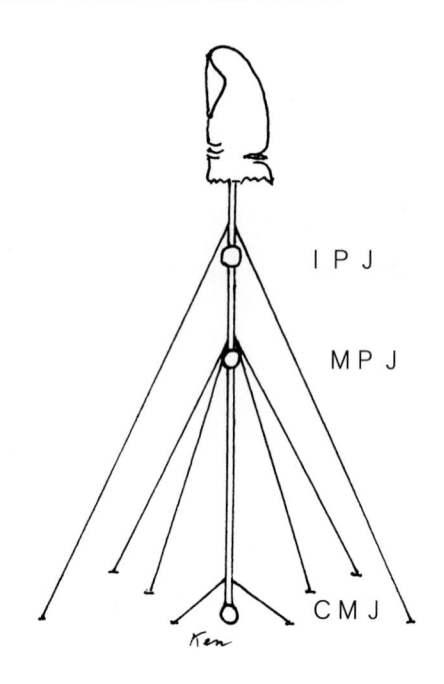

2 母指の可動範囲（掌面）

母指の可動範囲はきわめて大きいものである．すなわちsaddle jointであるCM関節を中心として各方向に自由に動き，しかも希望の肢位での固定性を得ることができる．

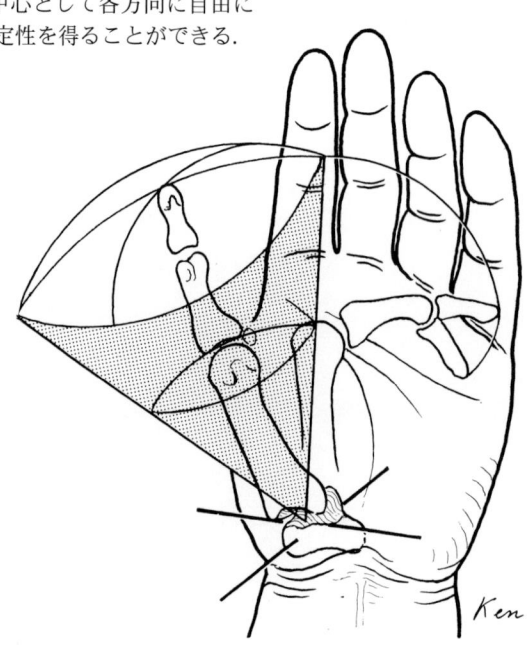

③ 母指の運動と指との相互関係

横軸アーチ開閉の状況を示した．

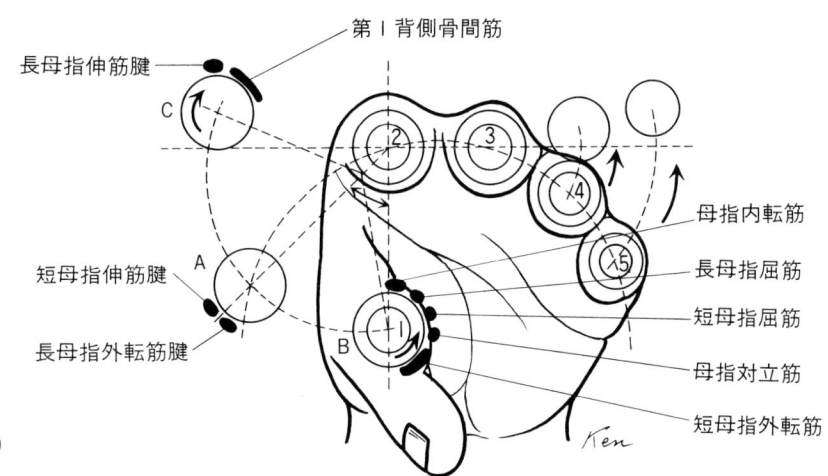

④ 母指を固定する筋肉群（背面）

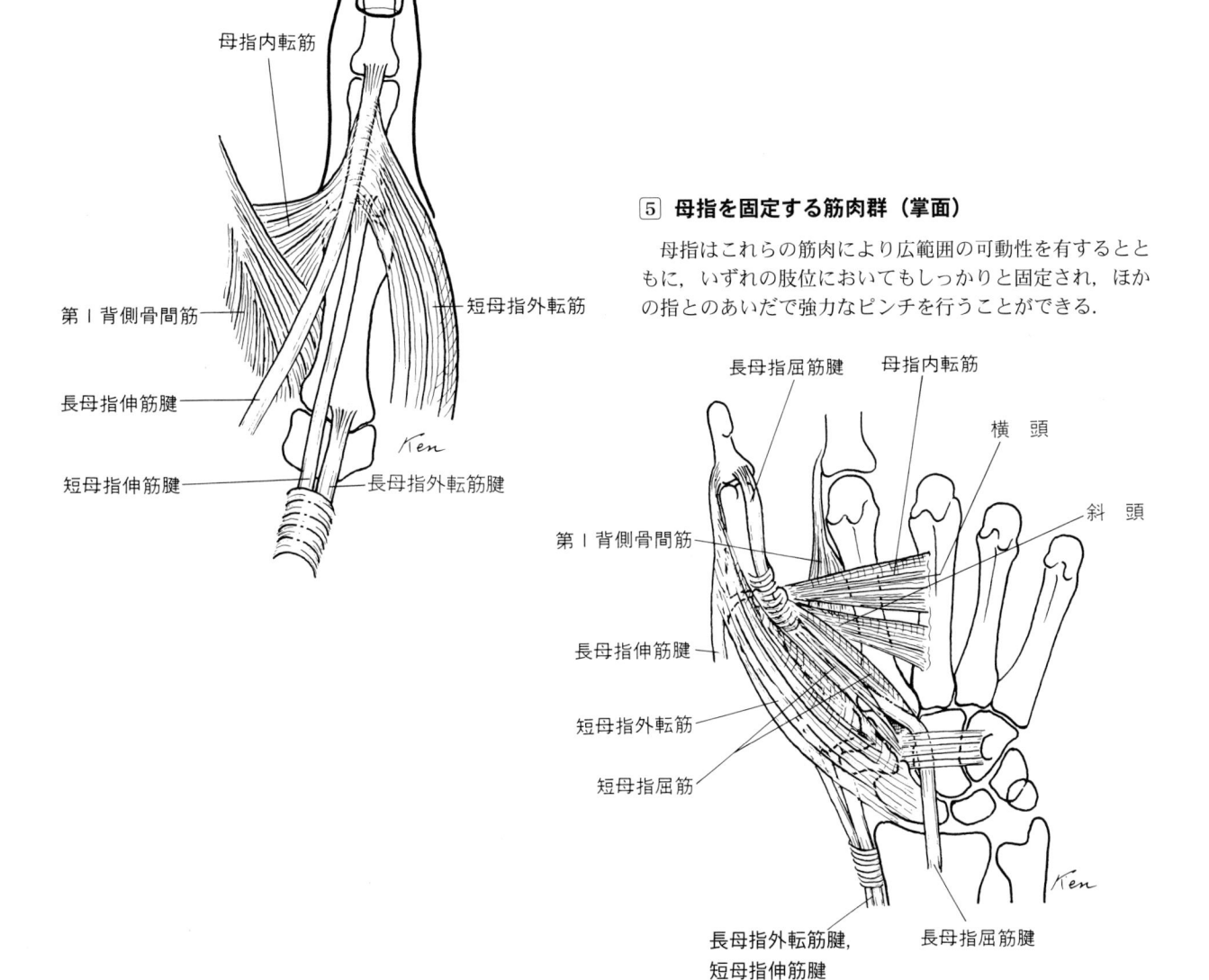

⑤ 母指を固定する筋肉群（掌面）

母指はこれらの筋肉により広範囲の可動性を有するとともに，いずれの肢位においてもしっかりと固定され，ほかの指とのあいだで強力なピンチを行うことができる．

14-1　母指内転拘縮の治療

原因としては，次のごときものがある．
① 熱傷・外傷性瘢痕による内転拘縮
② 骨・関節の損傷による内転拘縮
③ 不良肢位固定（包帯，ギプスなど）による内転拘縮
④ 神経麻痺（たとえば正中神経麻痺など）による内転拘縮
⑤ 阻血性拘縮による内転拘縮

1 線状瘢痕に対する Z-形成

a．切　開

瘢痕拘縮の Z-形成の項，128 〜 130 頁も参照．

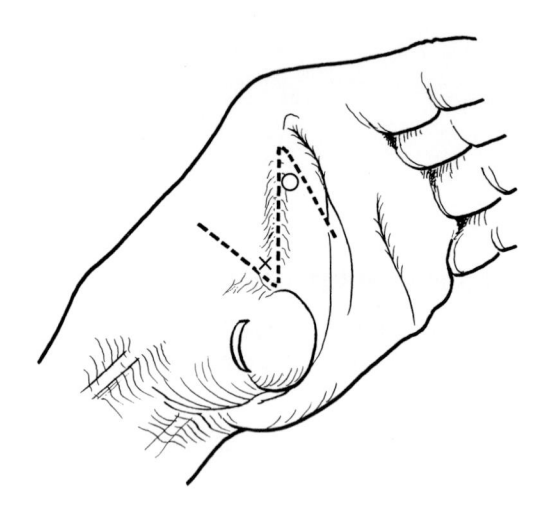

b．手術完了

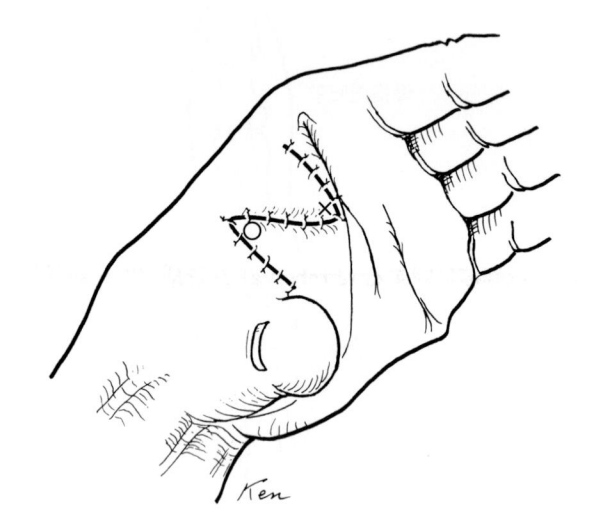

2 線状瘢痕に対する butterfly plasty

瘢痕拘縮の項，130頁の図15も参照．

a．切　開

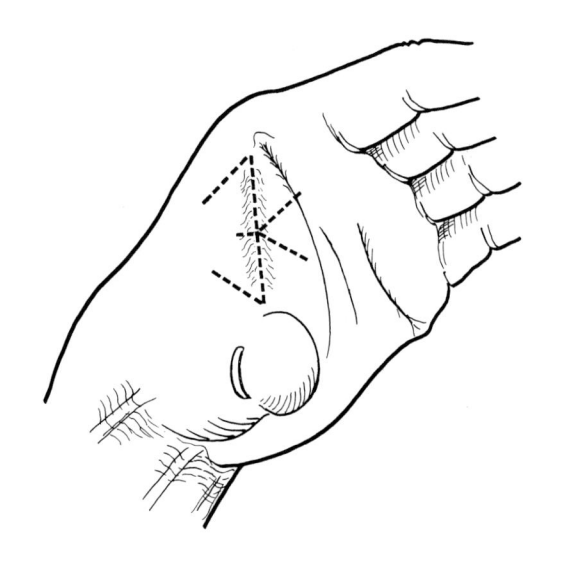

b．手術完了

鞍部形成には単なる Z-形成よりも，これのほうができあがりがきれいである．

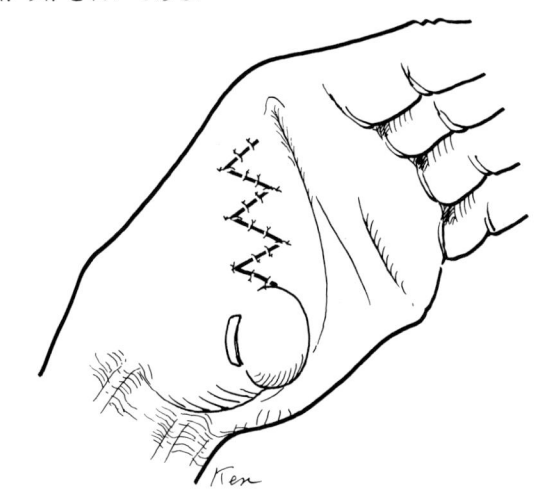

3 線状瘢痕に対する tetrahedral Z-形成（Furnas 法）

a．切　開

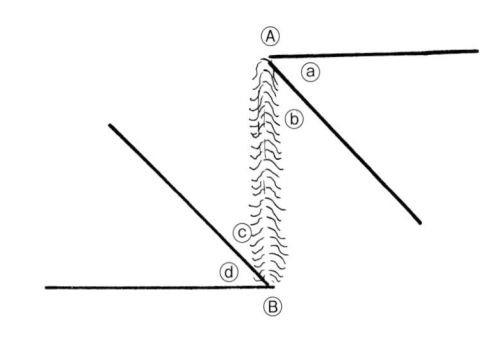

b．手術完了

これらはすべて第1指間のごとき鞍部に使用するのがもっとも適応である．

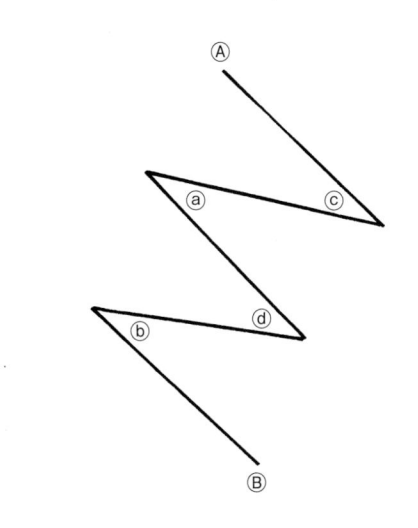

④ 第1指間の release operation (Brand法)

a. 切　開

　図のごとき切開で皮弁をつくり，これを回転・前進して掌側に縫合する．皮膚のみの拘縮はこれにより除去されるが，筋肉にも拘縮があれば下の図bのごとく骨間筋剥離，内転筋の切離が必要となる（瘢痕拘縮の項，135頁の図20も参照）．

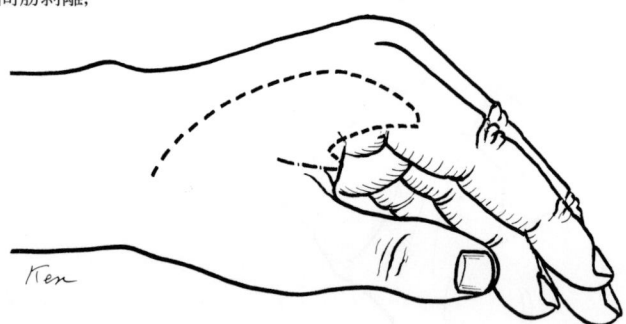

b. 拘縮の除去

　軽症例では皮膚のreleaseと筋膜切離程度でよいこともあるが，拘縮が強いさいには骨間筋の剥離，内転筋切離が必要となり，さらに関節拘縮も存在すればCM関節の関節嚢切離を要することとなる．内転筋切離は横頭のみとし，斜頭は残存せしめる．全部切離すると内転力，すなわちピンチ力が弱くなるからである．

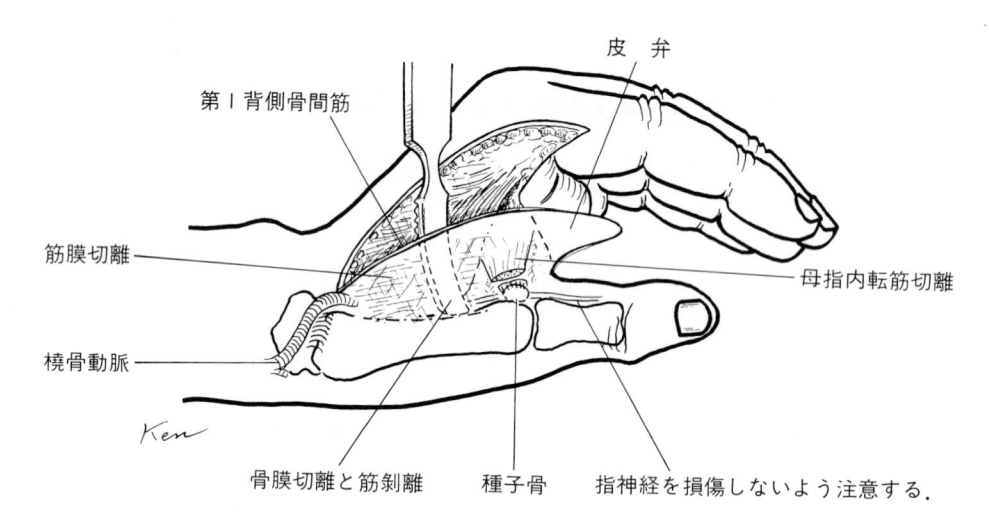

c. 手術完了

　皮膚欠損部には植皮を行いtie-over法により固定する．

欠　点：
　植皮部が目立ちやすい欠点がある．

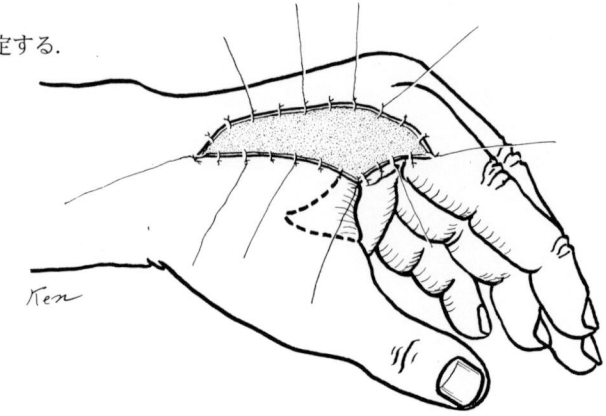

5 第1指間への有茎植皮（Littler変法）

第1指間の皮膚・筋に瘢痕拘縮が強いような場合に利用される．

a．拘縮の除去と有茎植皮の準備

① 骨間筋・内転筋の剝離にさいしては，指神経を損傷しないよう注意する．
② CM関節嚢の切離にさいしては，橈骨動脈を損傷しないよう注意する．
③ 筋の切離・剝離をあまりにすすめると，術後母指の内転力が失われることとなるので，多少の拘縮は残存せしめたほうがよいこともある．

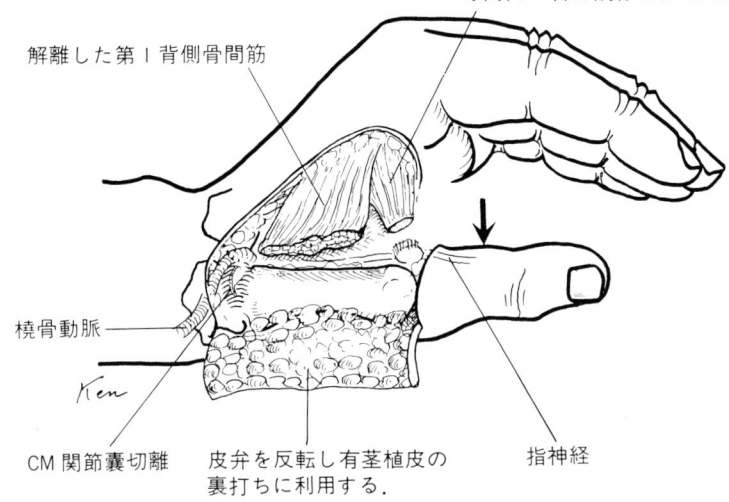

切離した内転筋：
斜頭の一部は残存せしめたほうがよい．

解離した第1背側骨間筋

橈骨動脈

CM関節嚢切離　皮弁を反転し有茎植皮の裏打ちに利用する．

指神経

b．有茎植皮のデザイン

掌側にいく三角弁Ⓑは，背側にあたる三角皮弁Ⓐより小さくてよい．あまり大きくすると，先端は循環障害が招来されることとなるので注意する．Ⓒは茎部となる．

c．有茎植皮の実施

皮弁をおこした後にできた皮膚欠損部には分層植皮を行うが，この上に行うtie-over法は上に手が来ることを考慮して薄目にしたほうがよい．皮弁茎部と裏打ち皮膚の間には2〜3の結節糸をおき，両者間に空隙ができないようにする．しかし血行を障害することがあってはならない．

基部の破線は，切離線で皮弁茎部より少し離れて余裕をもって切離する．あまりにも短く切離すると，創の閉鎖が困難となり，創縁の壊死をきたすことがある．

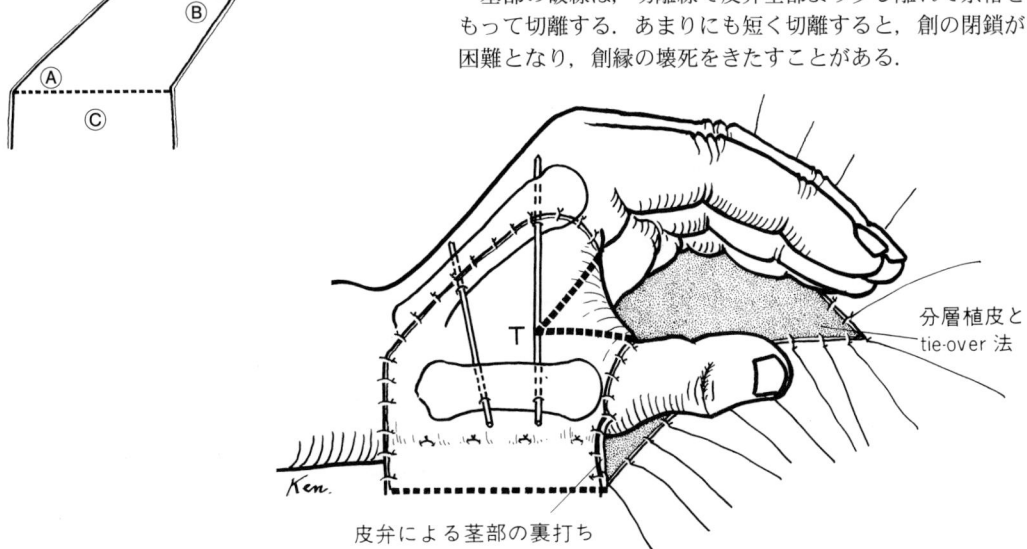

分層植皮とtie-over法

皮弁による茎部の裏打ち

d．術後の固定

術後はギプス包帯，または絆創膏による確実な固定ののち，2週半〜3週間後に茎部を切離する．肢位は無理のない楽な肢位とすべく，皮弁に緊張が加わらないよう，また手は良肢位を保つよう工夫する．

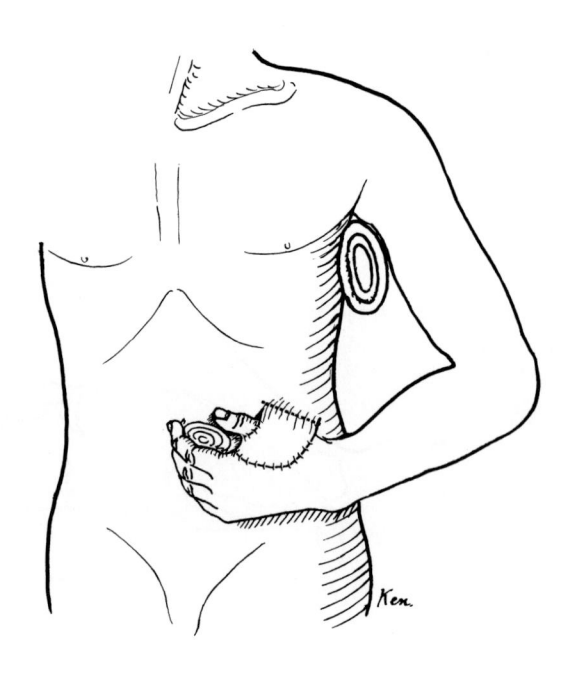

6 母指の外傷性内転拘縮

a．術前所見と切開

外傷性の場合には，瘢痕が常に深部に及んでいることを忘れてはならない．

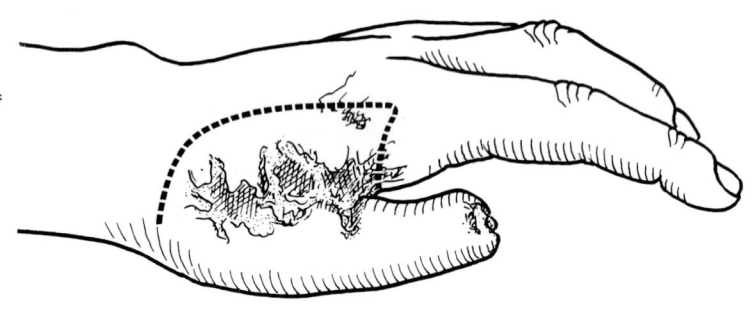

b．拘縮の除去と有茎植皮の準備

実施にあたっては，先に述べた注意事項を参照のこと．母指は確実な伸展・外転位とする．

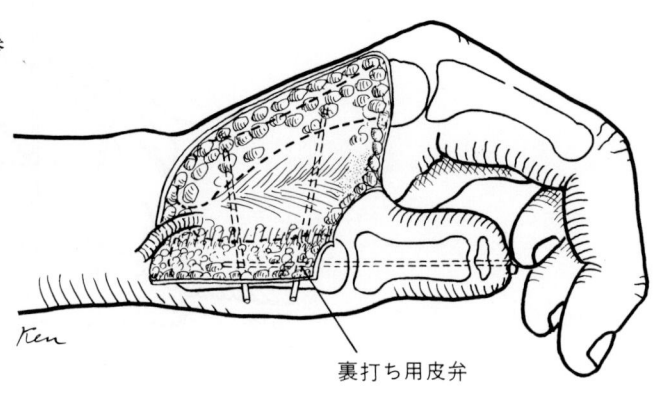

裏打ち用皮弁

c．有茎植皮の完了

　ギプス包帯，または絆創膏包帯により固定，2週半～3週間後に茎部の切離を行う．切離にさいして皮弁は少し長目に切除し，その取扱いは慎重でなければならない．なぜなら血行のもっとも不良な部であるからで，縫合は少な目に，しかも強く絞めれば必ず壊死が発生するであろう．

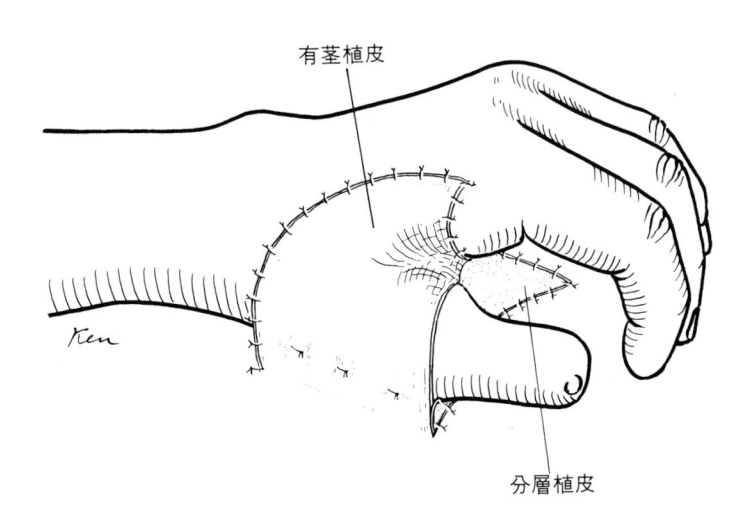

（図：有茎植皮・分層植皮）

⑦ 母指の外傷性内転拘縮の治療（三浦法）

a．術前所見と切開

　単純な縦切開が用いられるが，瘢痕は切除してよい（有茎植皮の項，153頁の図7も参照）．

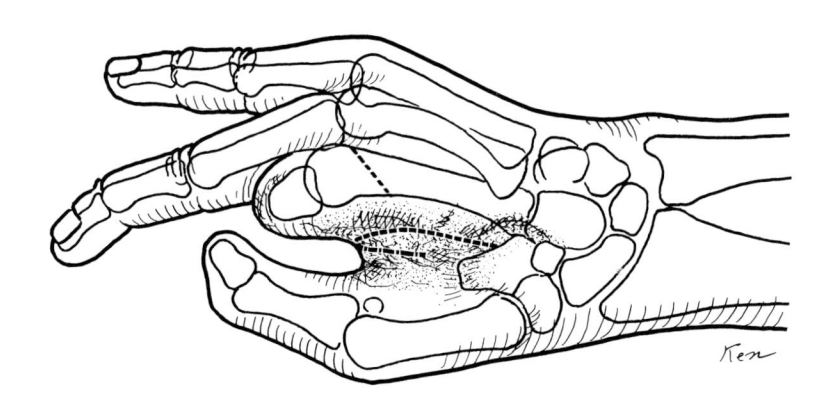

b．内転拘縮の除去

既述の方法で拘縮を除去．外転位としてキルシュネル鋼線を刺入する．

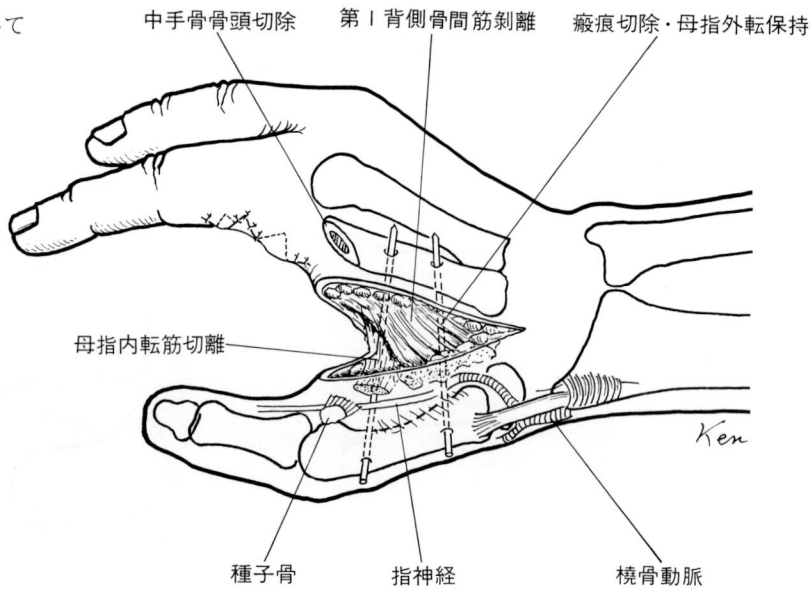

中手骨骨頭切除　第Ⅰ背側骨間筋剝離　瘢痕切除・母指外転保持

母指内転筋切離

種子骨　指神経　橈骨動脈

c．Paired triangular flap の作製（三浦）

図は同大の三角皮弁を作製しているが，本症例については掌側三角皮弁は背側三角皮弁より小さくてよい．

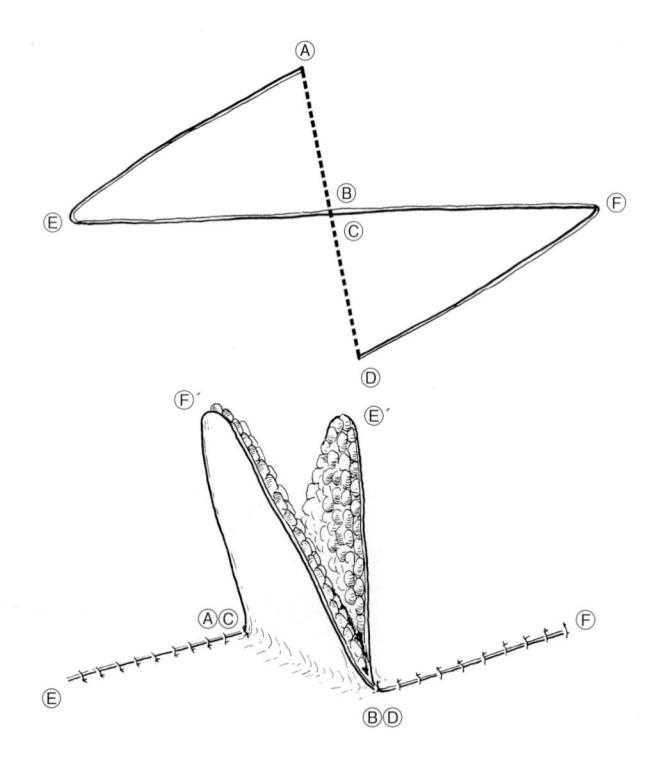

d．Paired flap の縫着

掌側の三角皮弁が反転し茎部が絞扼されて，循環障害をきたすことがあるので，皮弁は長目に作製するなり手の位置に工夫を加えて，循環障害がおこらないよう注意する．

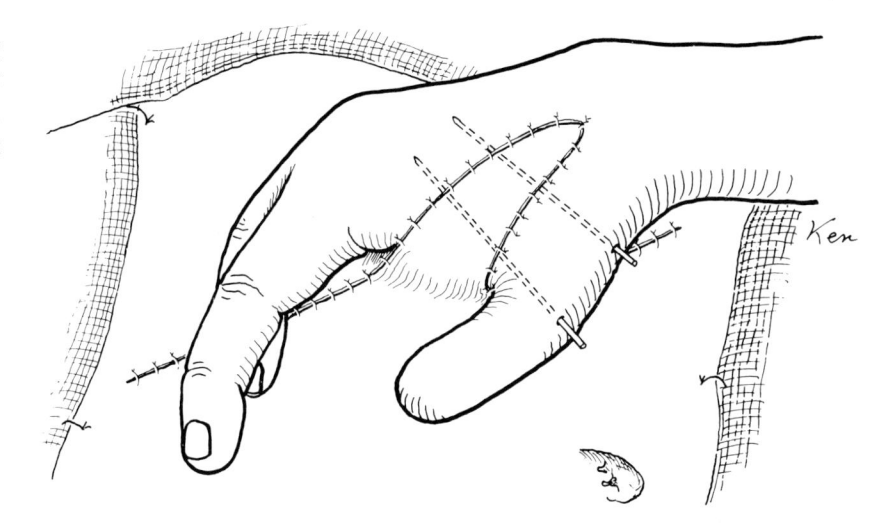

e．皮弁の切り離し

皮弁切り離し後の縫合線はジグザグとする．

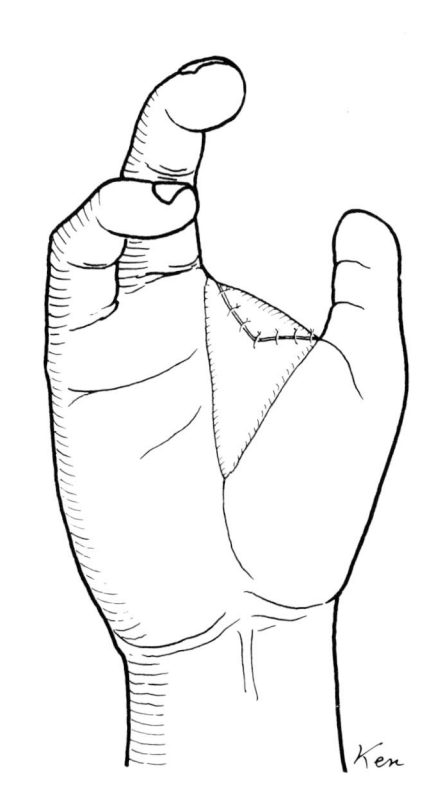

8 母指内転拘縮に対する release operation（Sandzon法）

Brand法が何らかの理由で使用しにくいような場合に使用する．

a．切 開

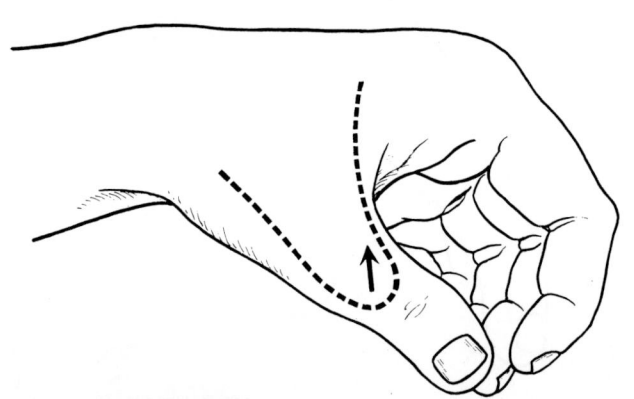

b．皮弁をおこし母・示指間の拘縮解離

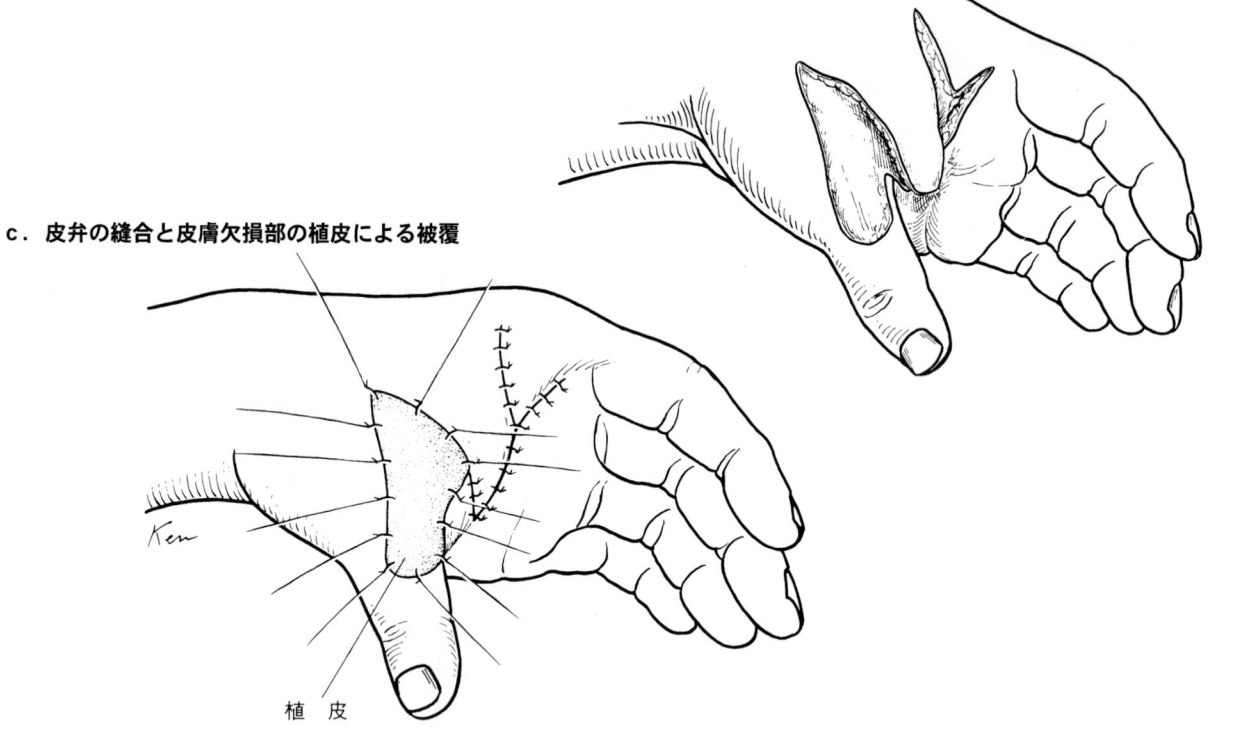

c．皮弁の縫合と皮膚欠損部の植皮による被覆

植 皮

9 前腕皮弁の利用

Retrograde forearm flap とも呼ばれ，第1指間に前腕掌側の皮膚を移植することがある．これについては159頁の図12cも参照のこと．

栄養血管としては橈骨動脈と前腕橈側皮静脈を有茎として逆行性に利用するものである．

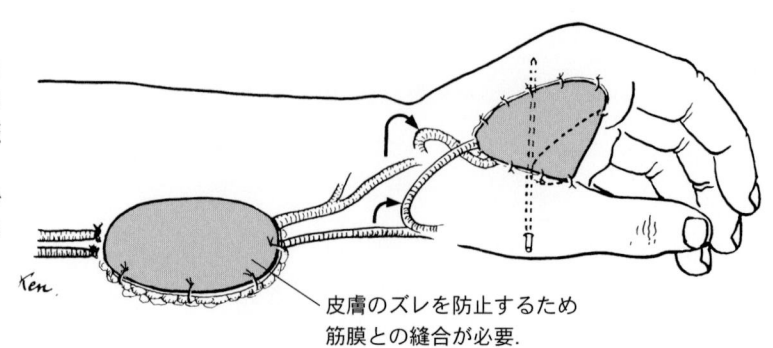

皮膚のズレを防止するため筋膜との縫合が必要．

14-2 母指の延長

1 母指の短縮・欠損に対する処置

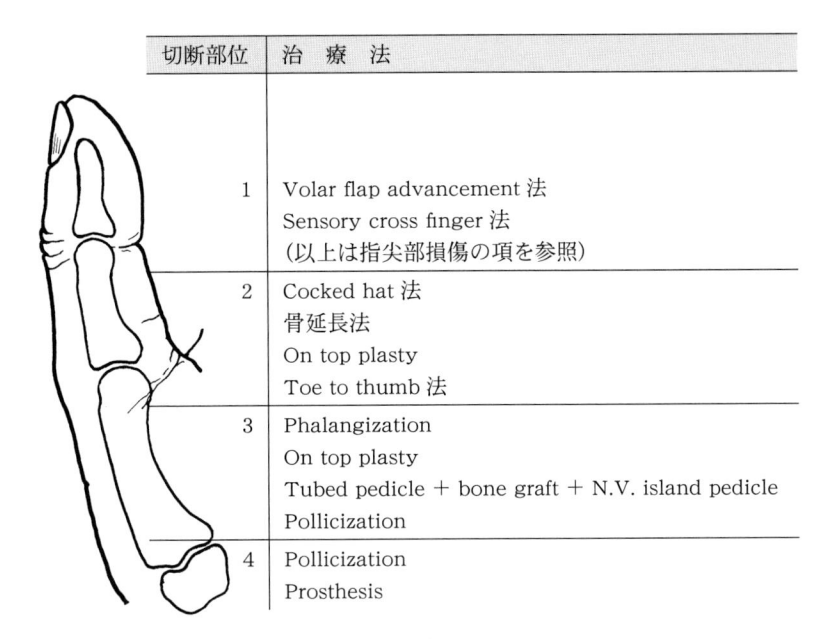

切断部位	治療法
1	Volar flap advancement 法 Sensory cross finger 法 （以上は指尖部損傷の項を参照）
2	Cocked hat 法 骨延長法 On top plasty Toe to thumb 法
3	Phalangization On top plasty Tubed pedicle ＋ bone graft ＋ N.V. island pedicle Pollicization
4	Pollicization Prosthesis

2 母指の延長（cocked hat 法）

Toe to thumb 法については，マイクロサージャリーの項，または専門書を参照されたい．

a．切　開

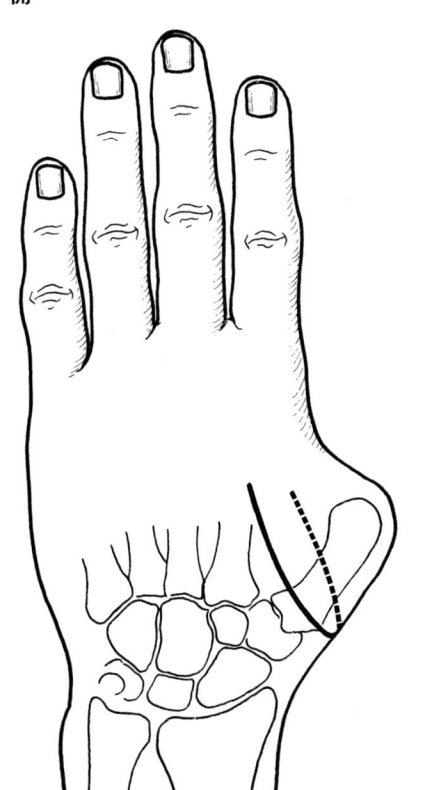

b．皮弁の反転

断端の露出．

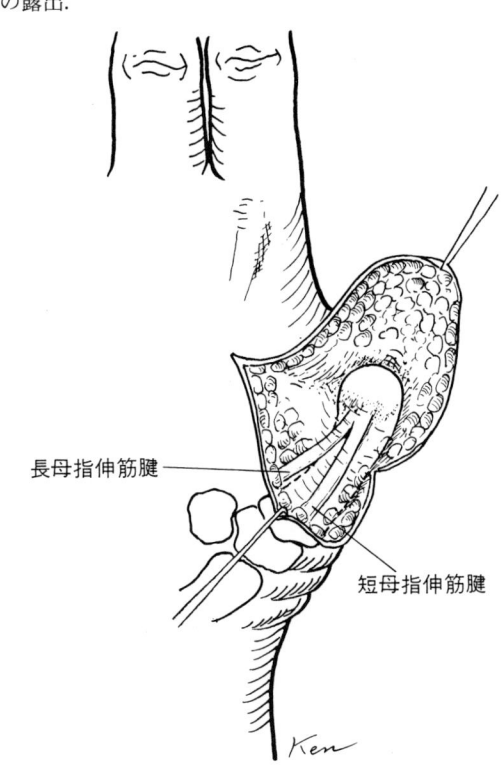

長母指伸筋腱

短母指伸筋腱

c. 腸骨片の採取と形成

海綿骨部を切除し，皮質部を差し込み部とする．

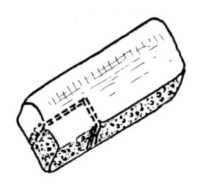

d. 移植骨による延長

延長はふつう 1.5～2.0 cm である．瘢痕が多ければもちろん延長は制限される．周囲における十分な皮下の剥離が大切である．しかも，血行・知覚についてはとくに注意が必要である．

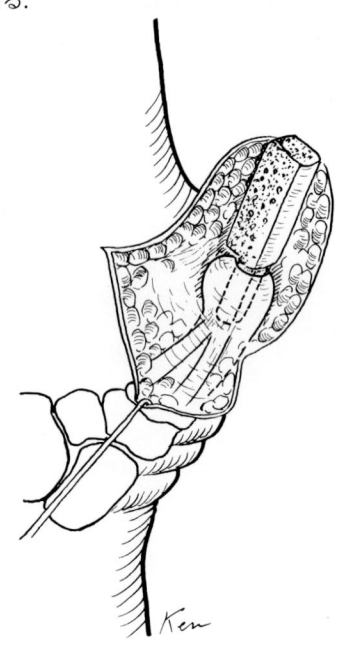

e. 移植骨の挿入法

骨片を挿入したのちこの上に皮弁をかぶせる方法では，大きな骨片は挿入できない．図のごとく骨片を皮弁の中に入れ，これを断端に差し込むほうが好都合である．ただし，先端の循環にはよく注意する．無理があるようであれば，骨片の短縮をはかる．

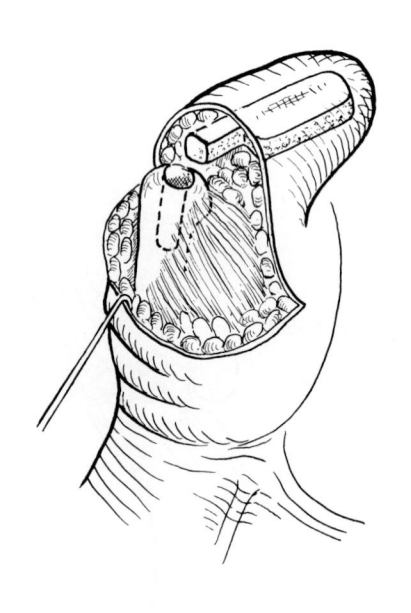

f. 皮膚欠損部への植皮

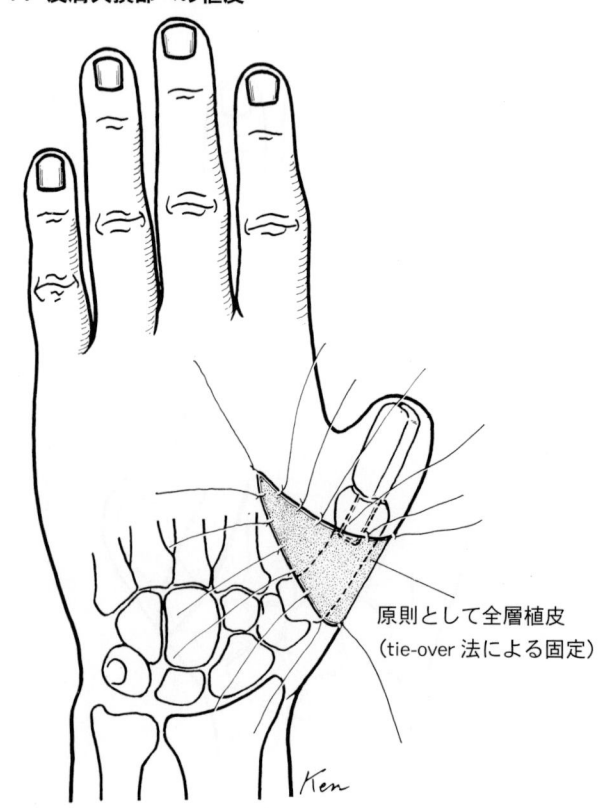

原則として全層植皮
(tie-over 法による固定)

g．母指内転拘縮に対する二次的矯正

Cocked hat 法により母指を延長すると，二次的に母指内転拘縮が発生しやすい．これの矯正にはしばしば Z-形成，または butterfly plasty が適応となる（316 頁の図 1，317 頁の図 2 を参照）．

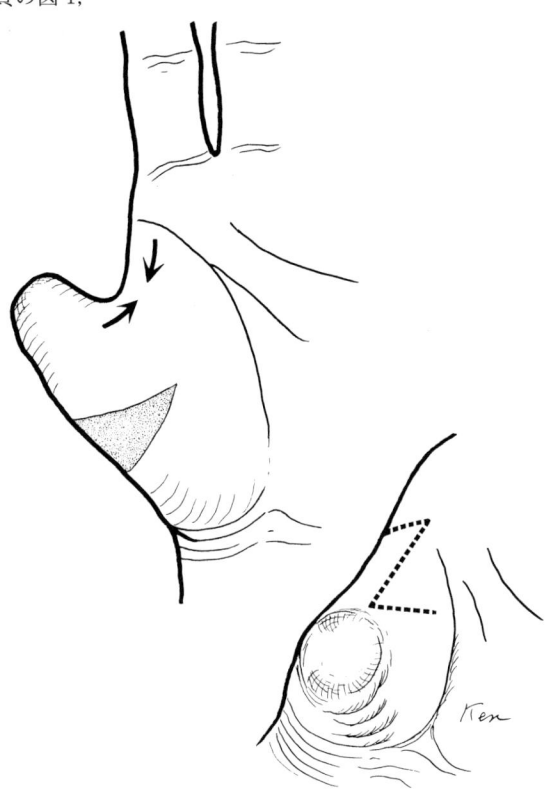

③ 母指の延長（逆 cocked hat 法）

これは第 1 指間の deepening と母指の延長とを同時に行わんとするものである．

a．切　開

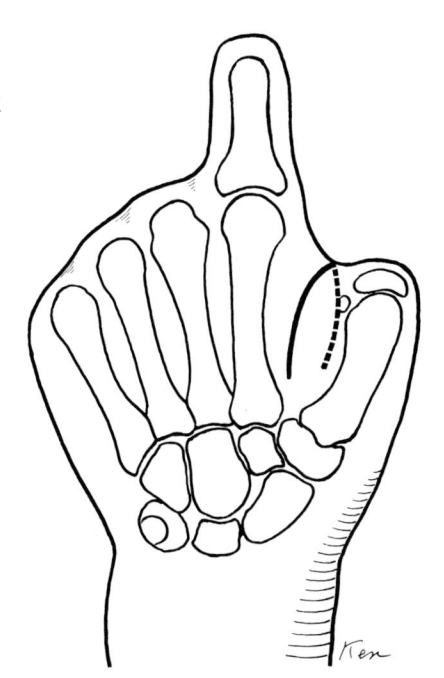

b．皮弁の剥離と骨の延長

皮弁は，母指中手骨の周囲全般にわたり広範な皮下の剥離が望ましい．骨の延長は 1.5 cm 前後で，あまり多くを望むべきでない．

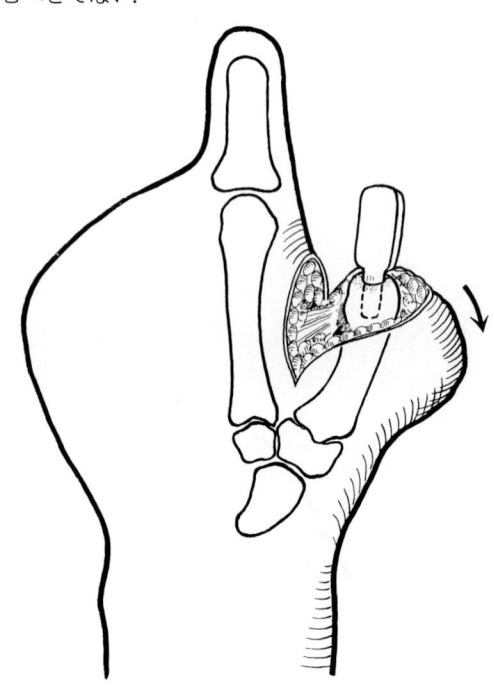

c．母指の延長と指間の deepening

皮弁はもとに返し，指間には全層植皮を行う．植皮は tie-over 法により圧迫・固定する．

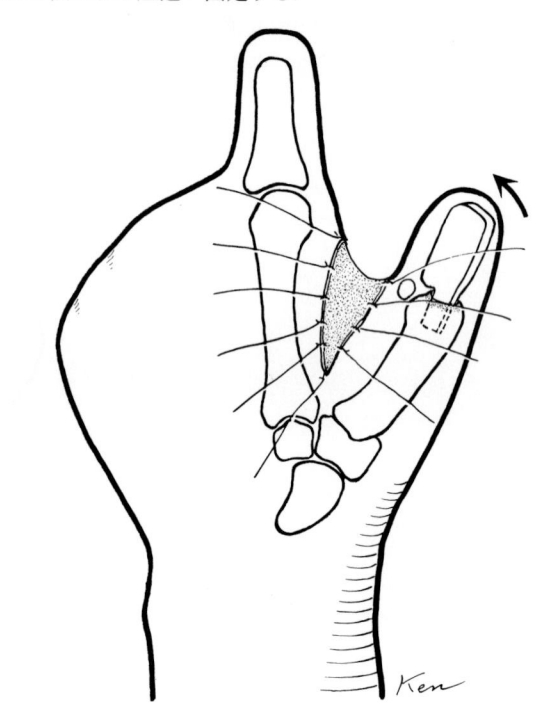

4 第1指間の deepening と逆 cocked hat 法の合併

a．切　開

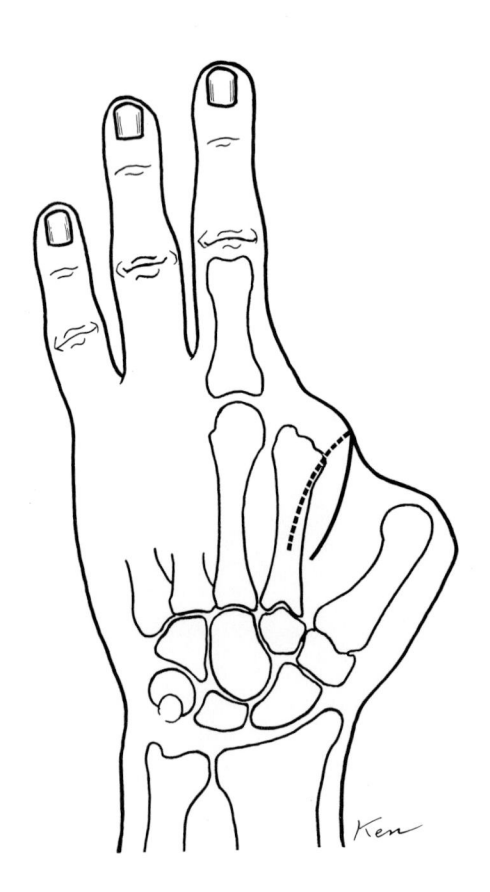

b. 手術完了

　第2中手骨の切除と母指に対する逆 cocked hat 法，それに第1指間に植皮を行い，これの deepening を行った．第2中手骨茎部には手根伸筋腱が付着するので，この部は残存せしめる必要がある．

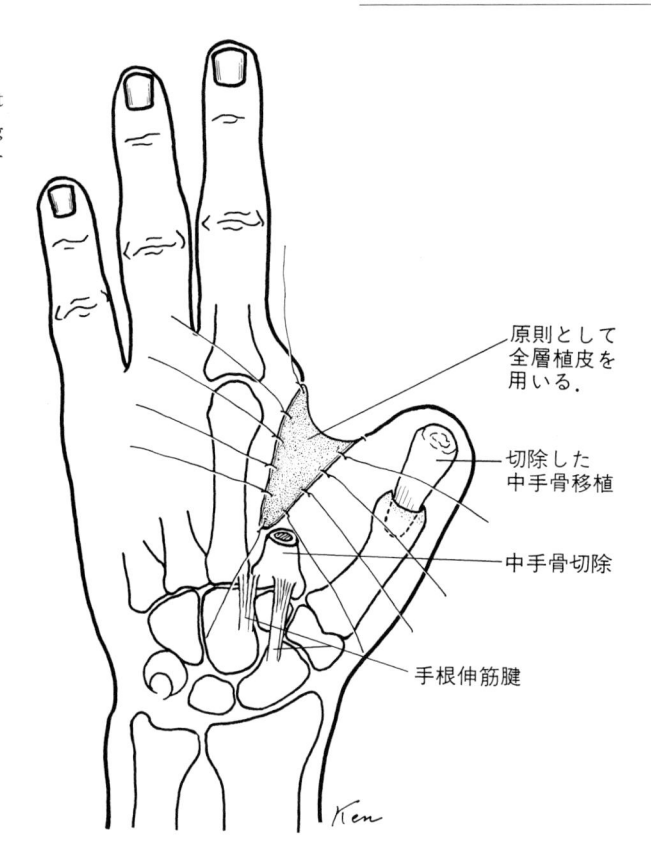

原則として全層植皮を用いる．

切除した中手骨移植

中手骨切除

手根伸筋腱

⑤ 指の延長術（Matev 法, 1980, DeBastiani, 1987）

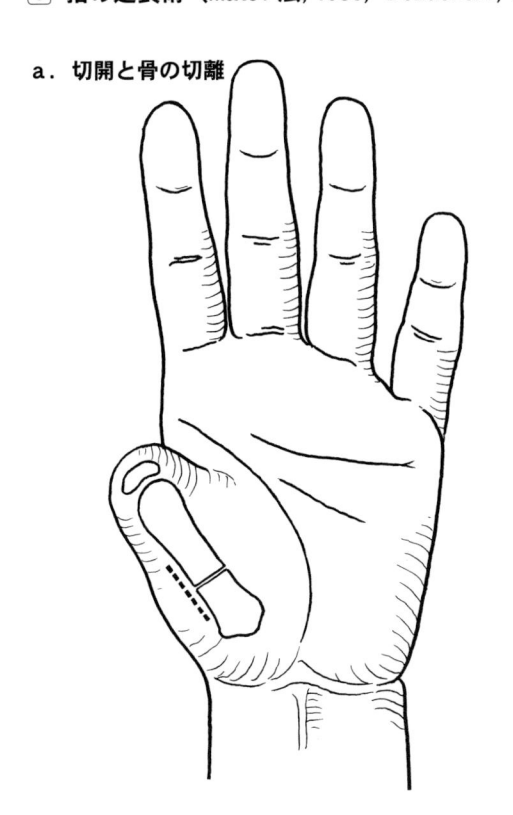

a．切開と骨の切離

b．骨の延長

　図は，生田試作の瑞穂医科工業製延長器2個を用い，1.5 mm キルシュネル鋼線を直角方向に刺入したところを示す．骨の延長については1日1mmとし20日で20 mm とした．この時期になると断端部に知覚障害を認めるようになるので，これを指標として延長の程度を決める．なお，最近では仮骨延長法（callotasis）の考えが導入され，一般化されつつある．

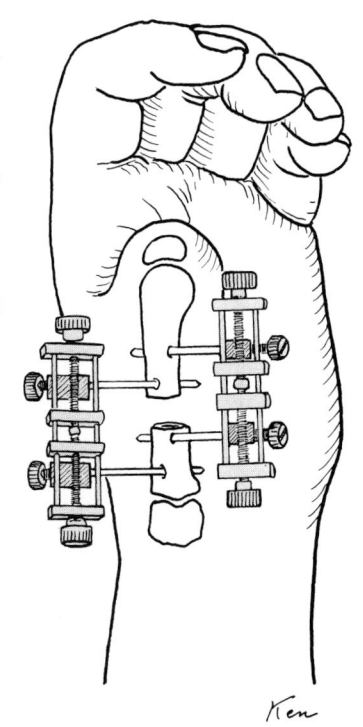

c. 術前のX線所見

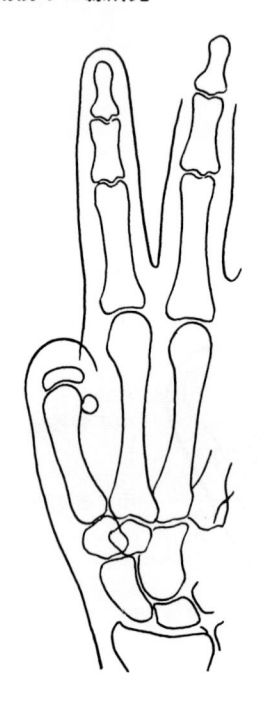

d. 術後のX線所見

　約20 mmの延長ができたところで，腸骨よりの骨移植を行った．骨移植は必ずしも必要でないという人もあるが（callotasis），著者らは原則としてこれを行い，確実な骨の延長と固定を得ることとしている．以上で母指内転拘縮が発生するようであれば，二次的に解離手術が必要となる．

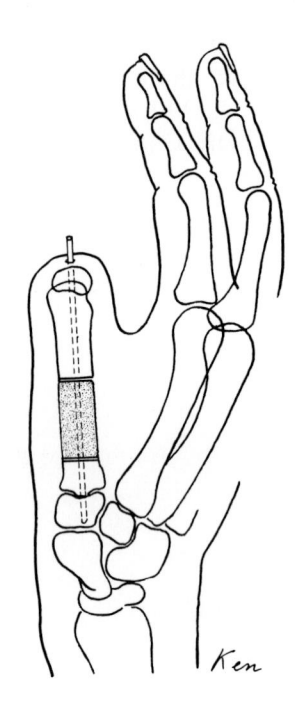

⑥ On top plasty 法（Kelleher らの方法，1968）

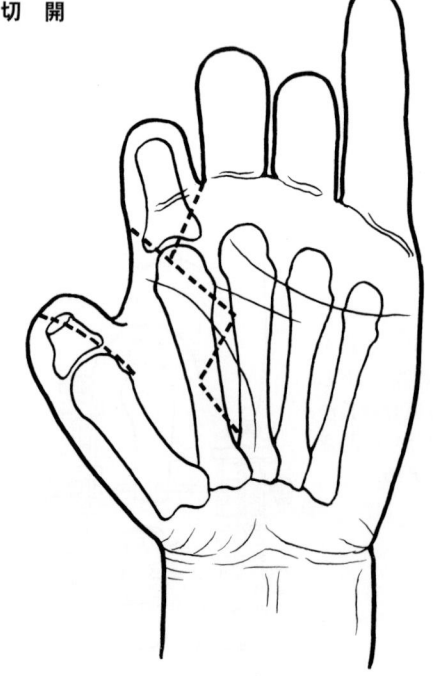

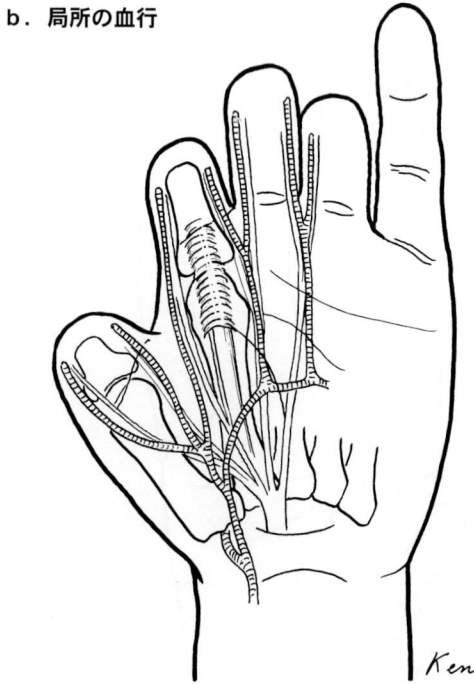

a. 切　開

b. 局所の血行

第 14 章　母指の機能再建　331

c．第 2 指（示指）の分離

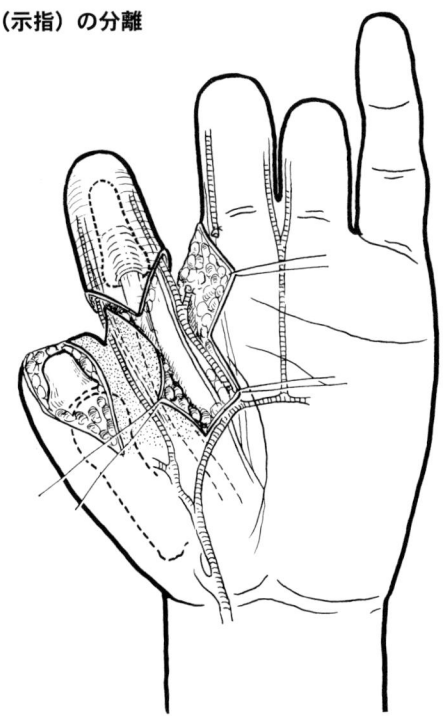

d．手術の完了

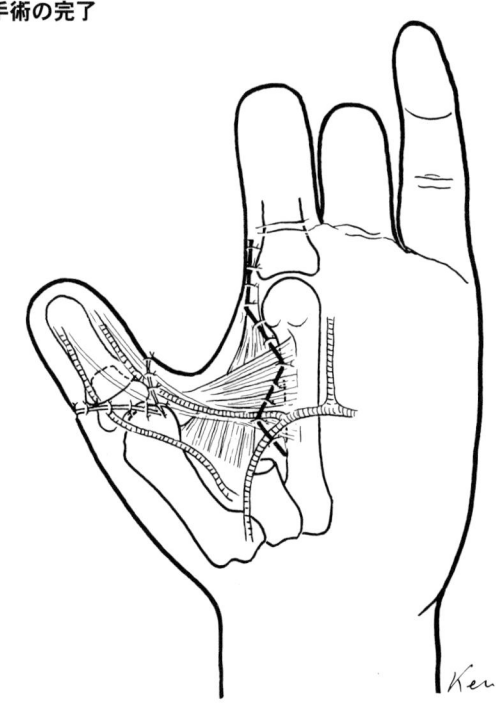

14-3 Phalangization

1 Phalangization の実施（全層植皮）

a．切 開

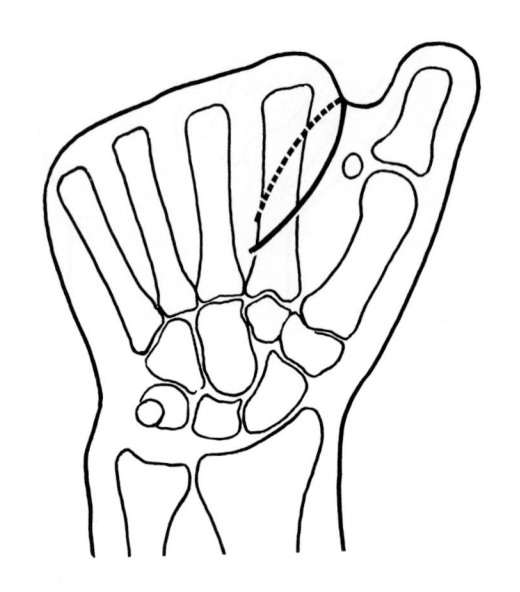

b．Phalangization の実施

同時に中指中手骨の延長術を行い，それに第1指間に植皮を行って，これの deepening を行った．

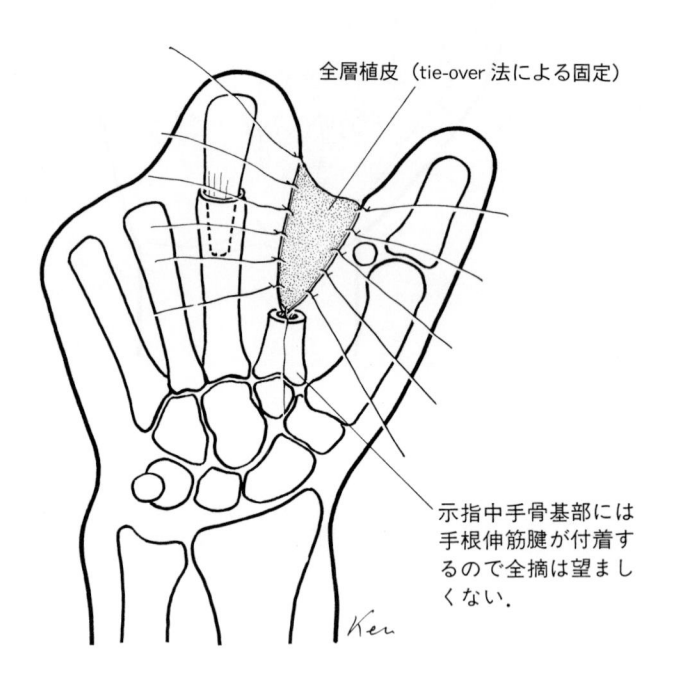

全層植皮（tie-over 法による固定）

示指中手骨基部には手根伸筋腱が付着するので全摘は望ましくない．

2 Phalangization の実施（骨移植）

a．切開（背面）

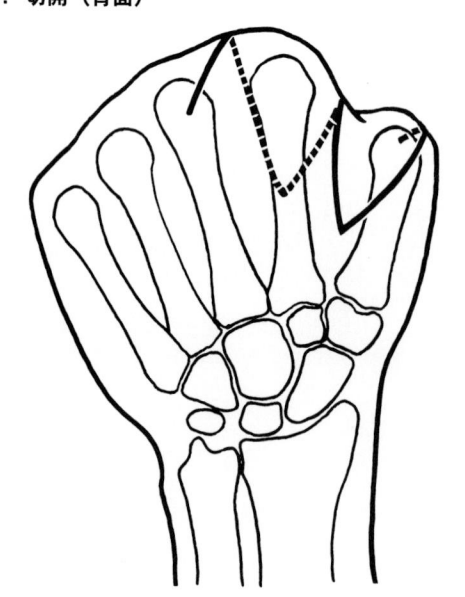

b．切開（掌面）

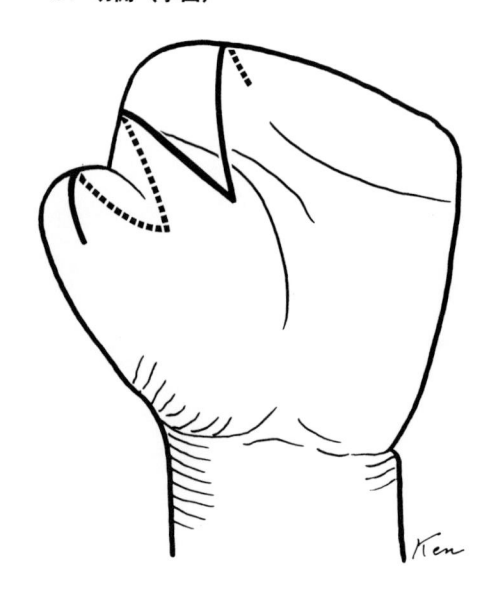

c. 第2中手骨の切除

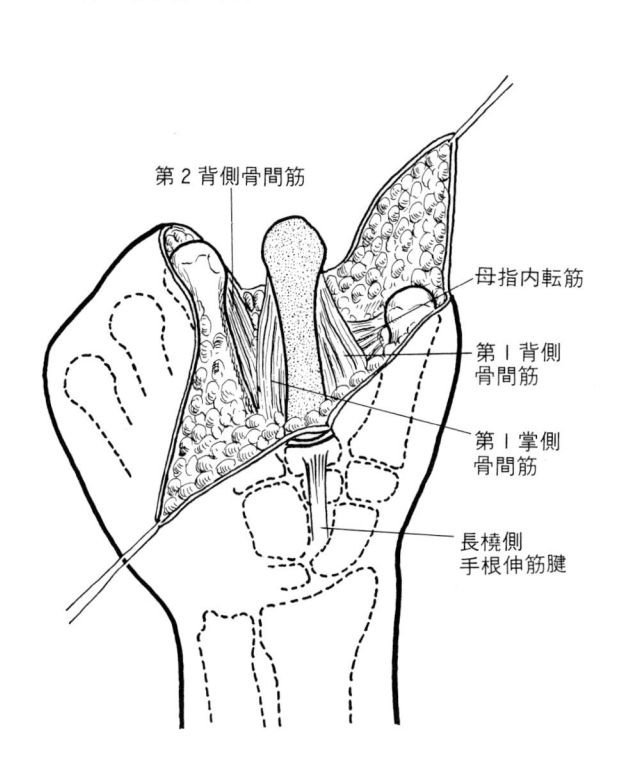

- 第2背側骨間筋
- 母指内転筋
- 第1背側骨間筋
- 第1掌側骨間筋
- 長橈側手根伸筋腱

d. 第1, 3中手骨の延長を同時に行った.

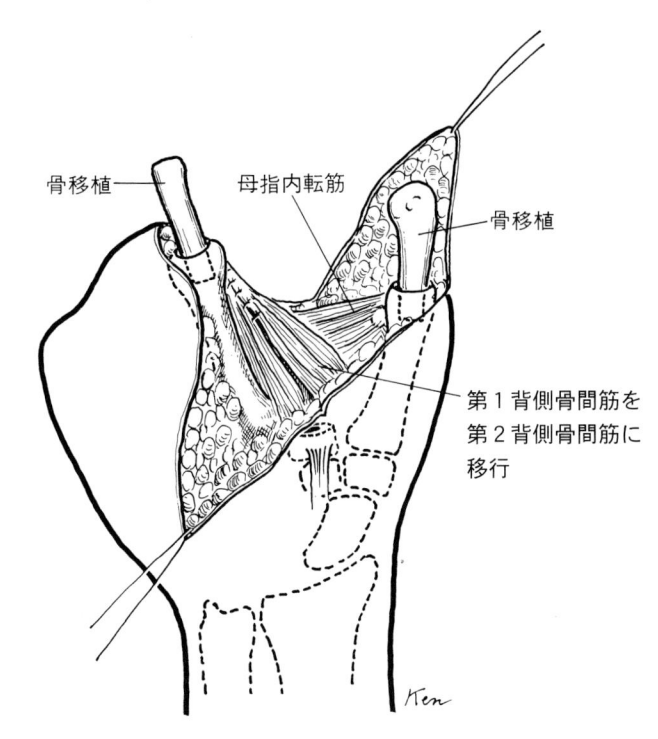

- 骨移植
- 母指内転筋
- 骨移植
- 第1背側骨間筋を第2背側骨間筋に移行

e. 指間の deepening

　植皮により創の閉鎖を行う．指尖の循環にはとくに注意し，無理な延長はすべきでない．
　内転拘縮除去のため母指内転筋の横走線維は切除してもよいが，斜走線維は残存せしめるごとくにする．母指内転ができなくなるからである．

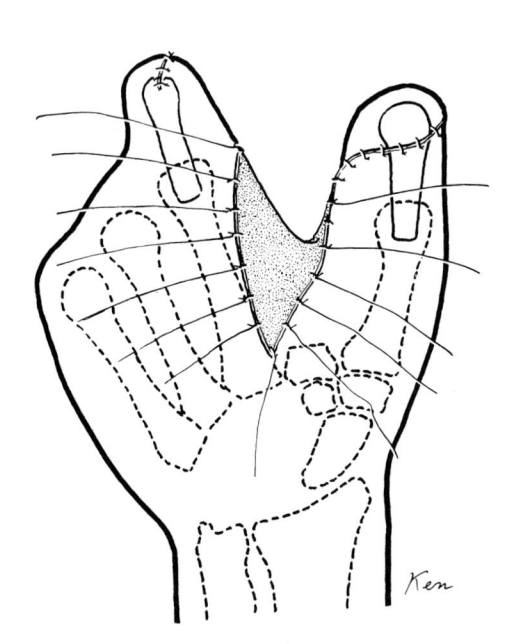

14-4　母指化手術

1　母指化手術の切開と操作（Buck-Gramcko, 1977）

　先天性母指形成不全のさいの母指化手術については，先天異常の項，779〜785頁の図4〜7も参照されたい．

a．切　開（1）

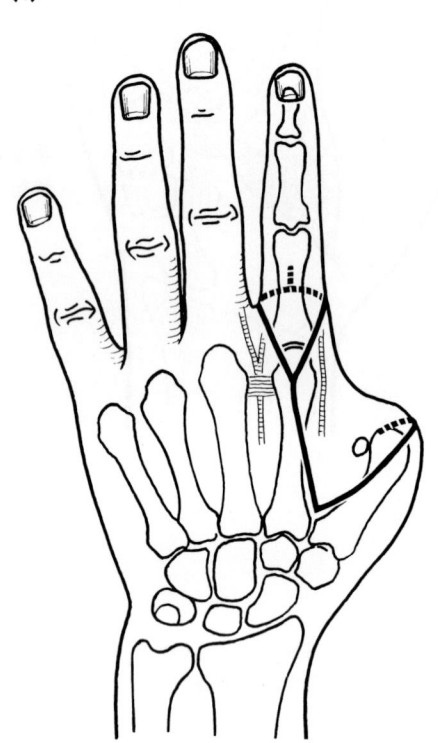

b．切　開（2）

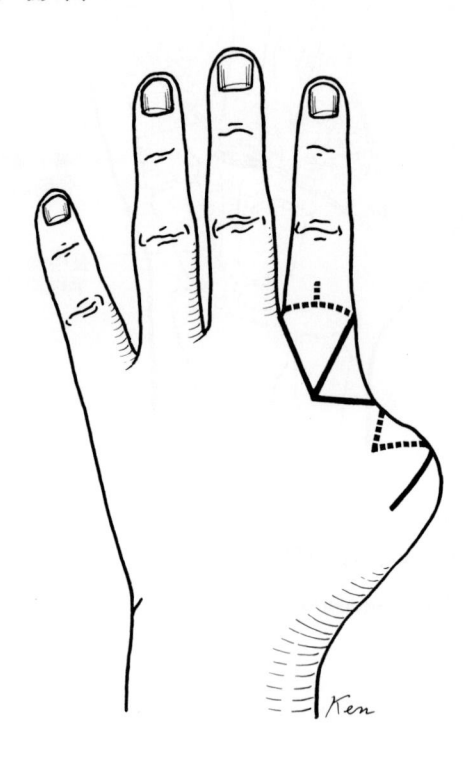

c. 第2指（示指）の分離

① 示指の総指伸筋腱，および固有伸筋腱を中枢で切る．
② 示指の血管神経束を出し，中指への指動脈を結紮，切断する．神経は中枢に分離する．
③ 示-中指間の深横走中手骨靱帯を切離する．
④ 示指の背・掌側骨間筋を筋腱移行部で切離する．
⑤ 示指をMP関節で離断し，基節骨基部で切離する．
⑥ 示指中手骨は基部で切除する．

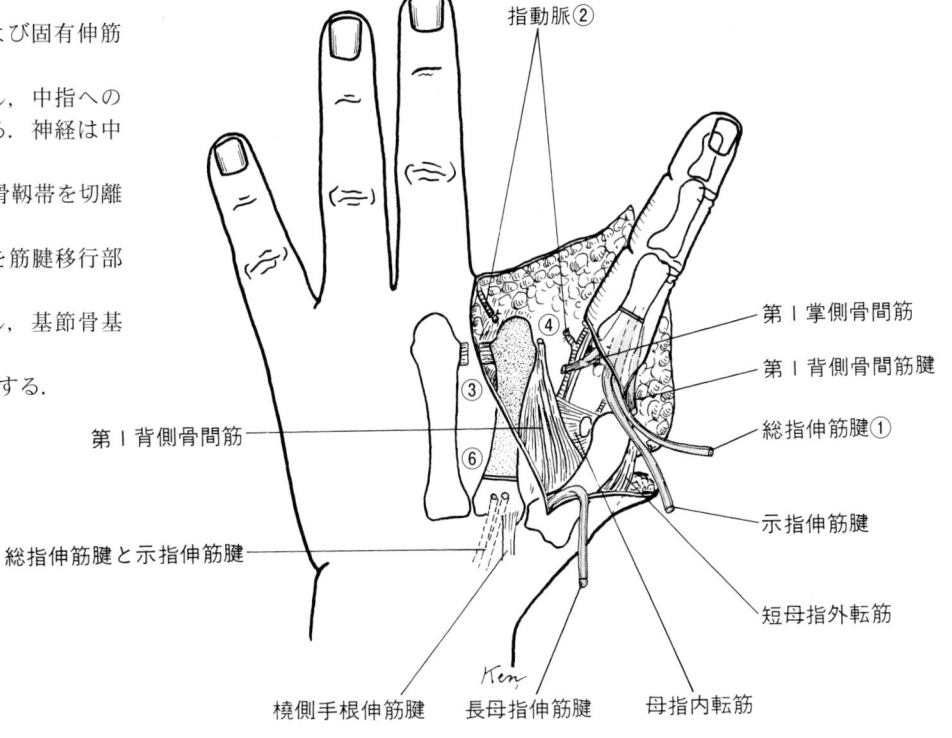

d. 母指への移行・固定

① 示指基節骨を母指中手骨に固定する．
② 長母指伸筋腱を示指の総指伸筋腱，および固有伸筋腱に縫合する．
③ 短母指外転筋を第1背側骨間筋腱に縫合する．
④ 母指内転筋を第1掌側骨間筋腱に縫合する．
⑤ 第1背側骨間筋は第2背側骨間筋に移行する．

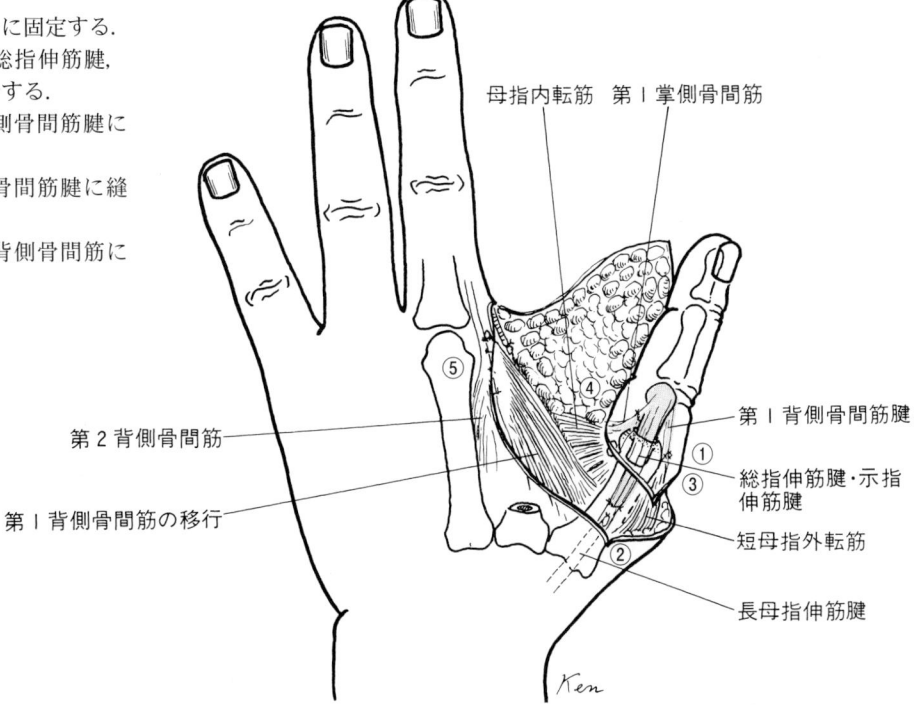

336　第14章　母指の機能再建

e．切開（1）を用いたさいの手術完了の図

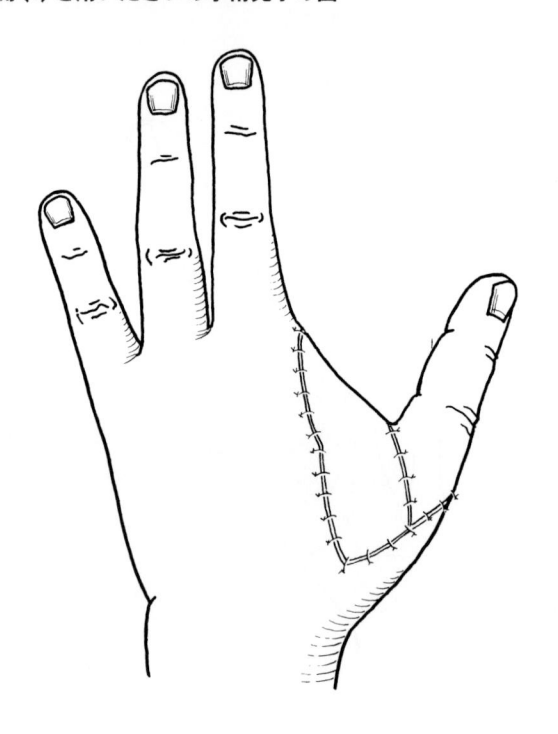

f．切開（2）を用いたさいの手術完了の図

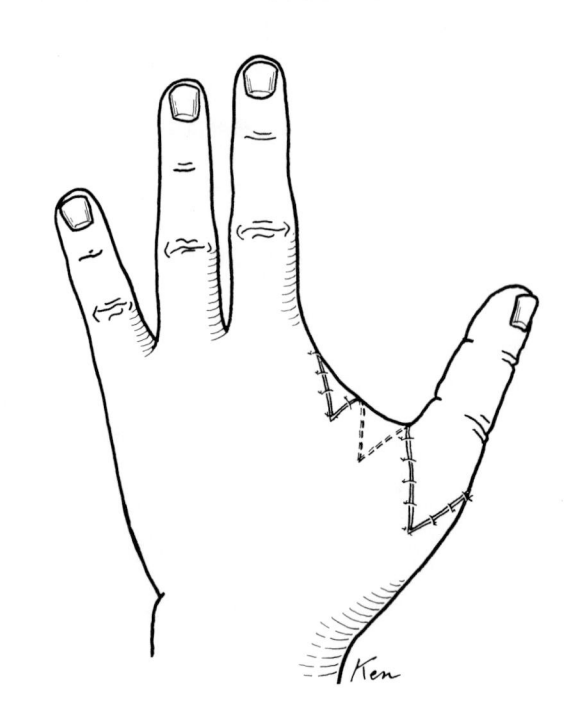

2　母指化手術の実施例（1）

a．術前所見と切開

示指中手骨基部での骨切り術．

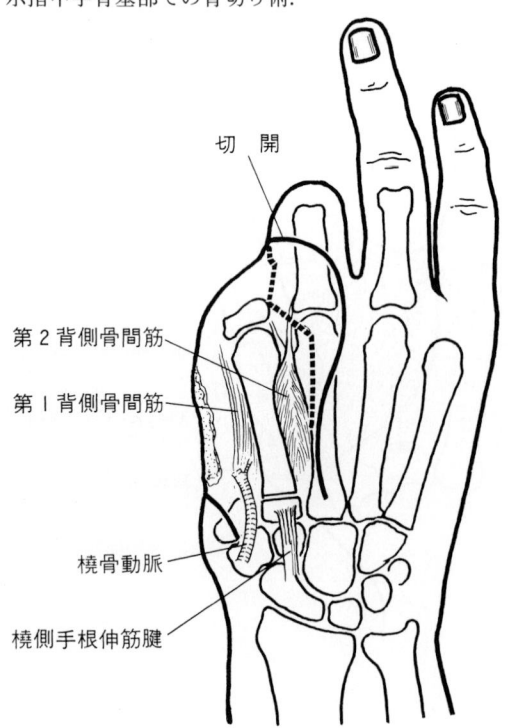

切開
第2背側骨間筋
第1背側骨間筋
橈骨動脈
橈側手根伸筋腱

b．母指化手術には常に術前に血管造影が必要となる．

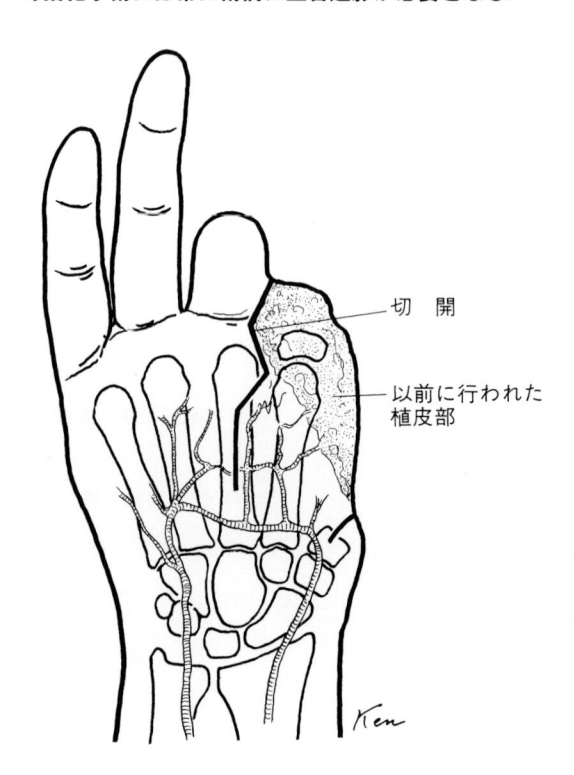

切開
以前に行われた植皮部

c. 第2中手骨の母指化手術

示指中手骨基部で骨切除を行い，これを母指側に移行し，キルシュネル鋼線で固定した．

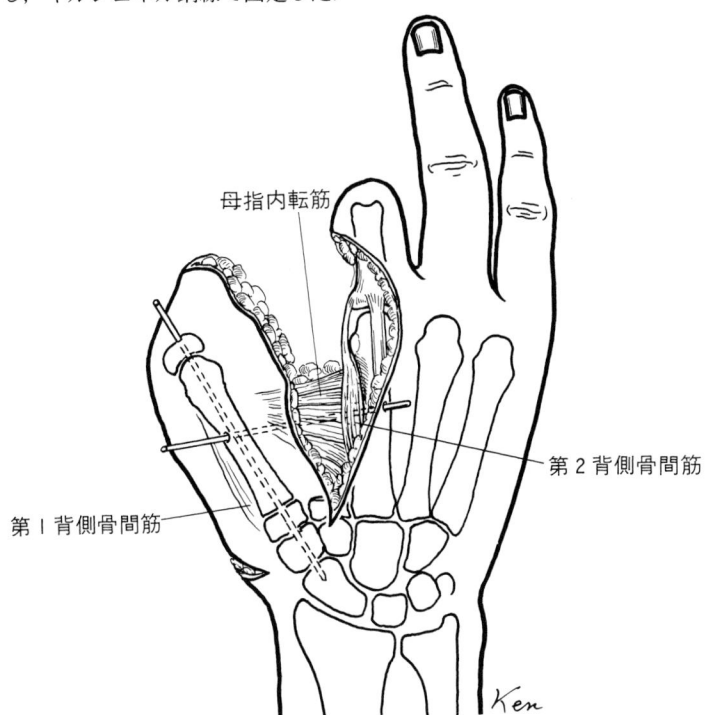

母指内転筋

第2背側骨間筋

第1背側骨間筋

d. 手術の完了

皮膚欠損部は全層植皮でカバーした．

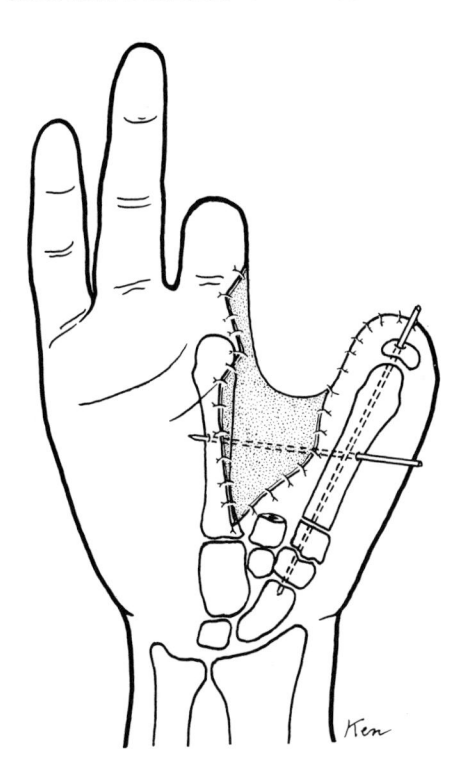

338　第14章　母指の機能再建

③ 母指化手術の実施例（2）

a．術前所見

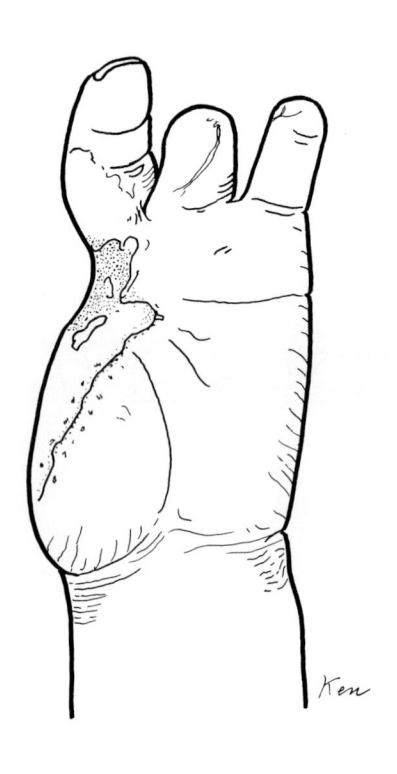

b．血管造影所見

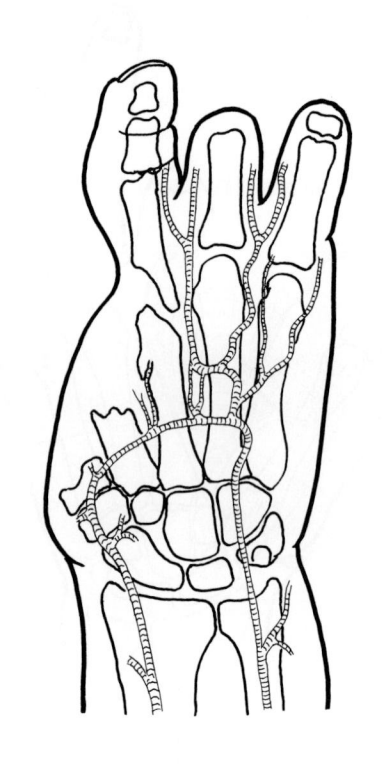

c．切　開

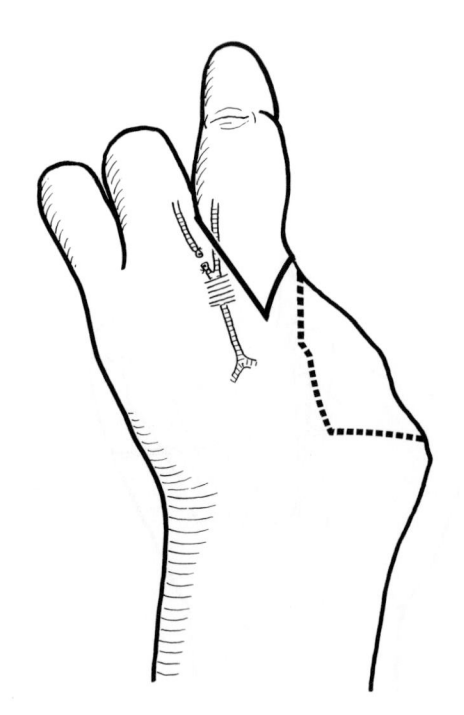

d．第3指（環指）の移動

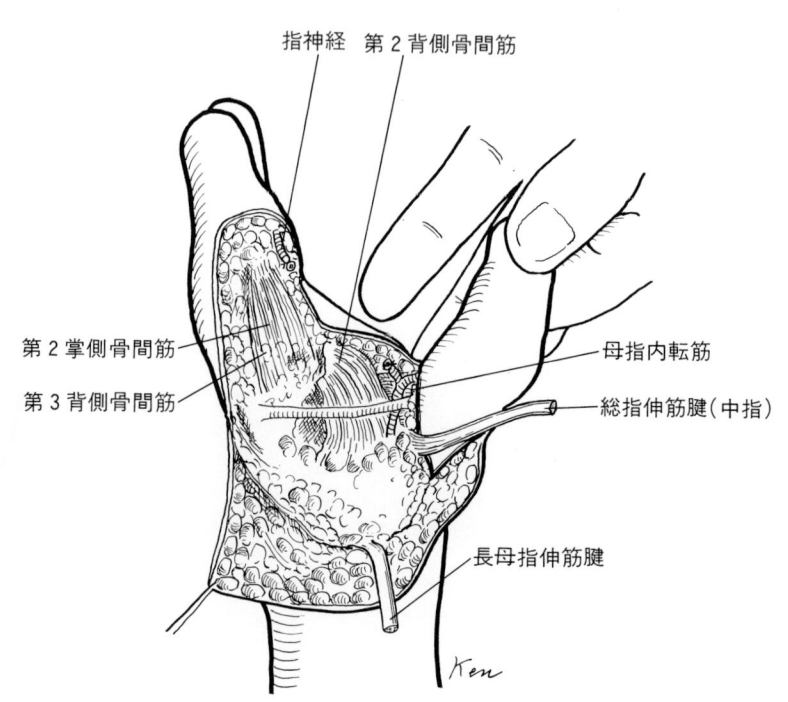

指神経　第2背側骨間筋
第2掌側骨間筋
第3背側骨間筋
母指内転筋
総指伸筋腱（中指）
長母指伸筋腱

e. 第3指（環指）の固定と腱の形成

- 第2掌側骨膜筋
- 深指屈筋腱
- 短母指外転筋
- 長母指屈筋腱
- 深指・浅指屈筋腱

f. 創の閉鎖，手術の完了

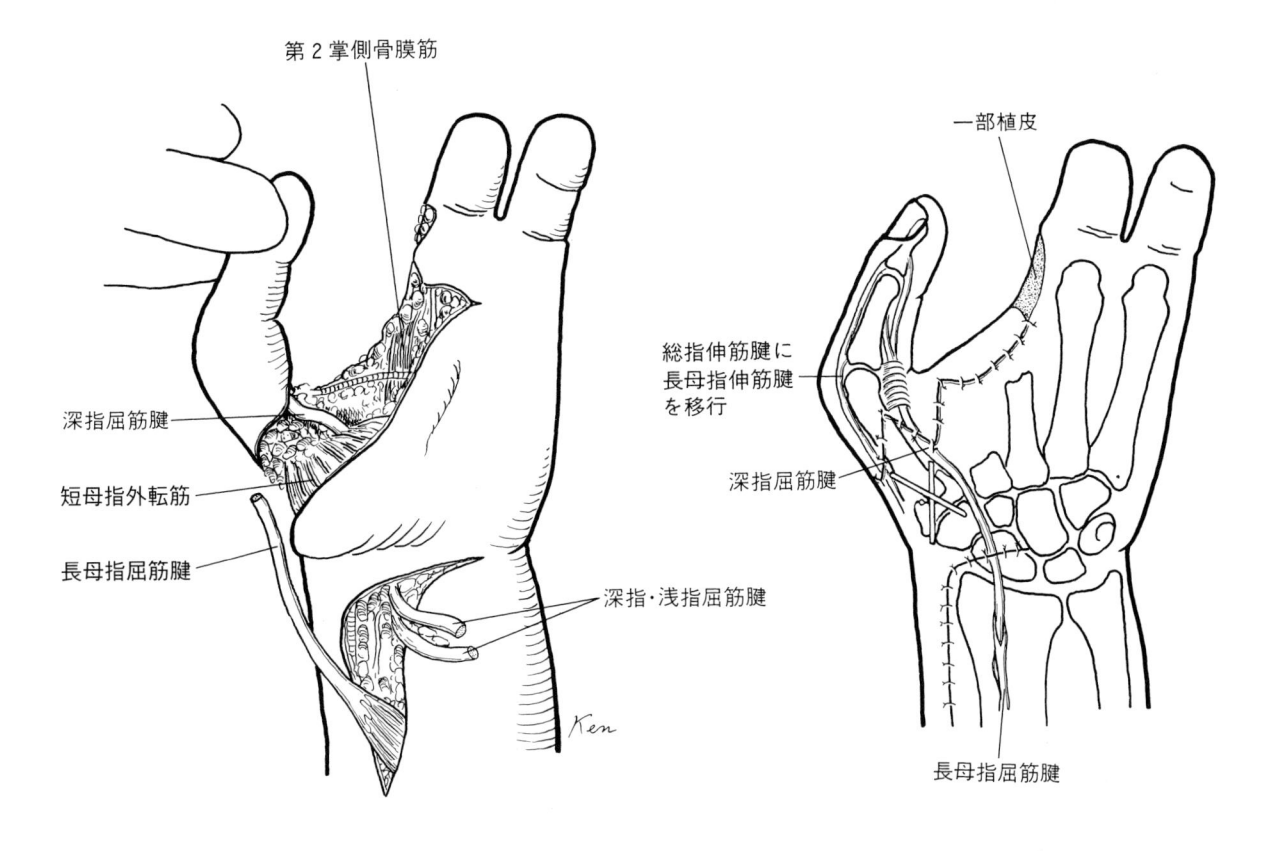

- 一部植皮
- 総指伸筋腱に長母指伸筋腱を移行
- 深指屈筋腱
- 長母指屈筋腱

14-5　母指における知覚再建

1　母指における neurovascular island pedicle 法の実施

a．母指先端の壊死

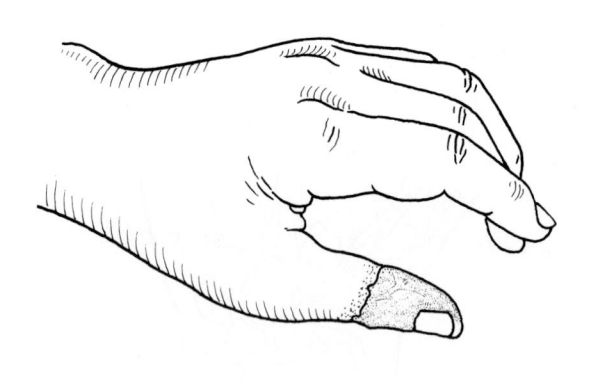

b．壊死組織の切除と tubed pedicle による被覆

　この症例の場合は皮膚のみが deglove され，壊死化していたため，内部の骨，腱はほぼ正常に保たれていた．もし完全切断であれば骨移植を行い，同時にこれを tubed pedicle で被覆することもできる．切り離しは3週後とする．

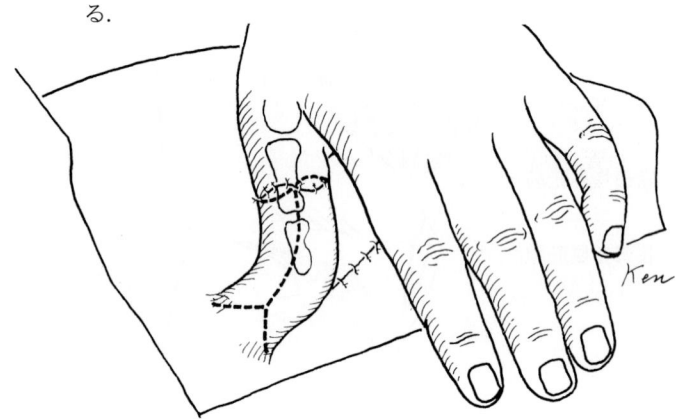

c．Neurovascular island pedicle 法の切開

　局所の解剖と切開．
　環指を用いたが中指を使用するのもよい．

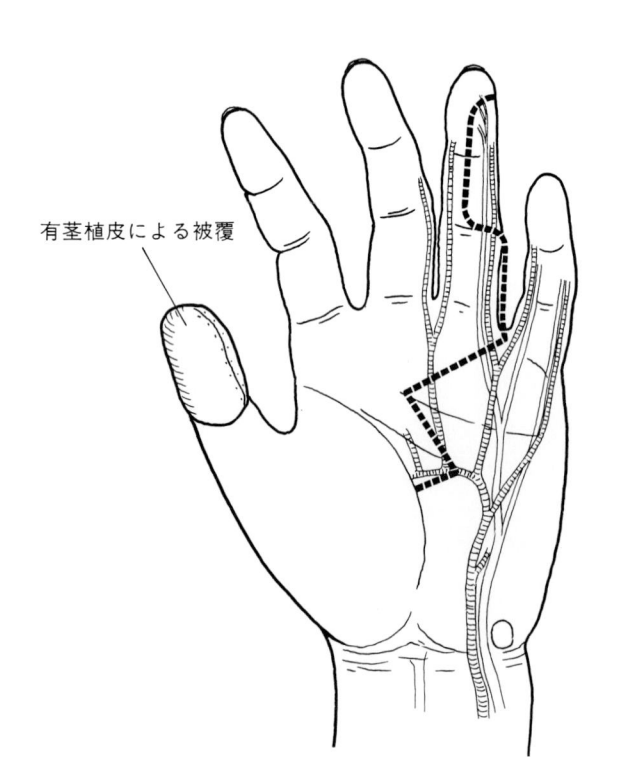

有茎植皮による被覆

d．Neurovascular island pedicle flap の遊離

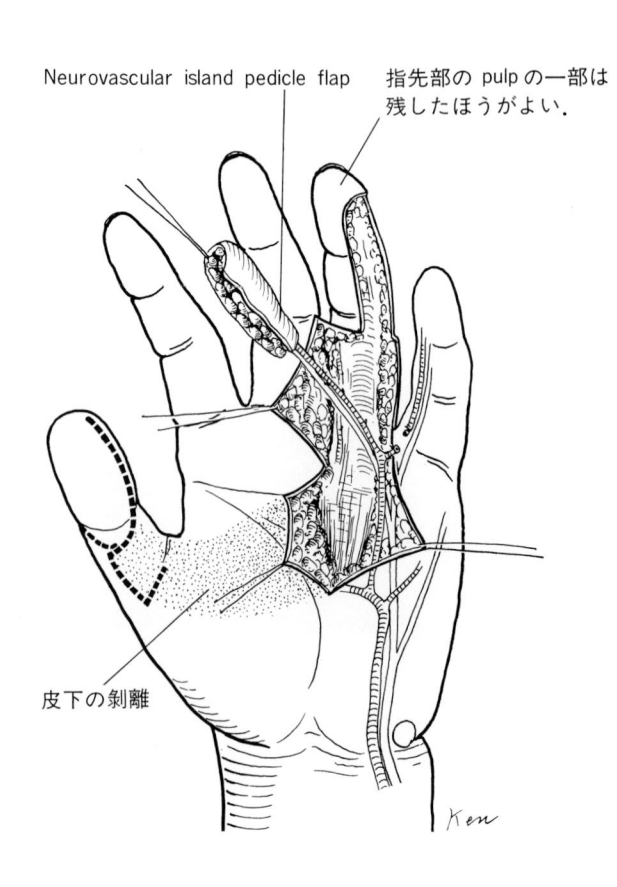

Neurovascular island pedicle flap
指先部の pulp の一部は残したほうがよい．

皮下の剝離

e．手術の完了

157頁のhemipulp flap，369頁のwrap around flapの項も参照．

Neurovascular island pedicleの実施にあたって：
① 外傷の既往歴のある症例においては，術前に必ず血管造影が必要となる．
② Flapの採取部位は原則として，あまり知覚の障害とならない環指の尺側のpulpを利用するが，時に中指の尺側pulpも利用される．Pulpの切除にさいしては，先端の一部を残すが，これは指の先端に植皮部が来ることが好ましくないからである．
③ Flapは母指への移植部位を考慮しながら，なるべく大きいものを採取する．
④ 血管，神経の剥離は個々には行わず，周囲の組織を含めて一塊として分離し，余裕をもって中枢まで剥離をすすめる．もし剥離が不十分であれば血行に無理がおこったり神経についても知覚の回復が不満足になるとか，分岐部にTinel症状が出たりするので注意する．
⑤ Island pedicleを通過させ，皮下の剥離は十分に行う．
⑥ 術後は止血帯をゆるめて，血行が確実であることを確かめる．なお止血は確実に行わなければならない．

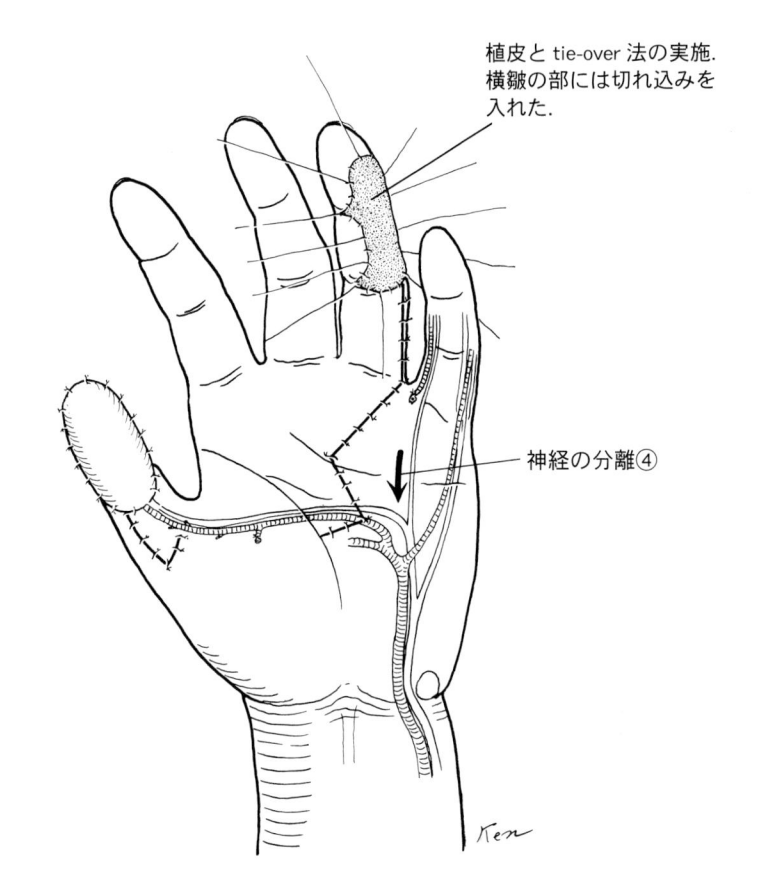

14-6 手関節切断に対するKrukenberg法

1 切 開

　手関節切断，しかも両手の切断でピンチができないような場合がもっともよい適応で，これによりタバコを吸うことも，マッチを擦ることも可能であり，日常の生活はほとんど不便がないまでに機能する．ただし見かけがグロテスクなのが難点である．以下Swanson（Clin Orthop 148: 55-61, 1980）を参考に述べる．

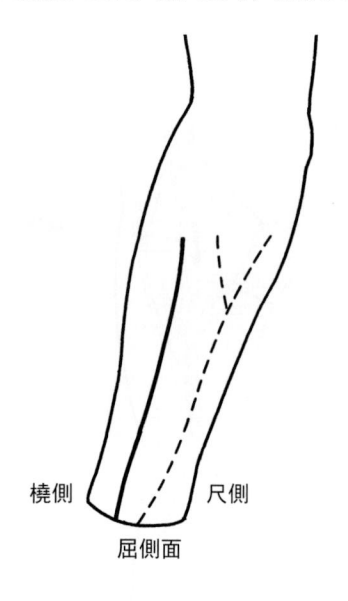

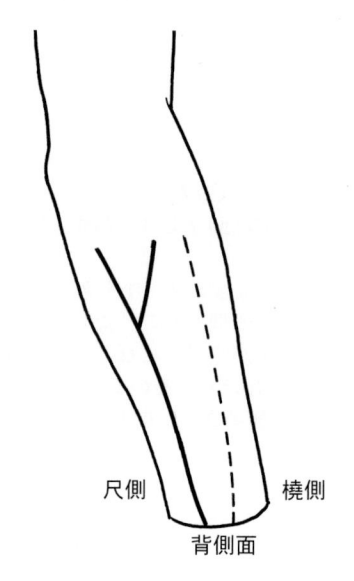

2 筋の分離

　筋肉は，橈側肢に浅指屈筋と総指伸筋の橈側半分と長橈側手根伸筋，短橈側手根伸筋，腕橈骨筋，長掌筋および円回内筋を，尺側肢に浅指屈筋と総指伸筋の尺側半分と橈側手根屈筋を振り分け，正中神経は橈側肢に，尺骨神経は尺側肢に含める．骨間膜は尺骨縁付着部で切離し，先端は6〜12 cmの開大とする．

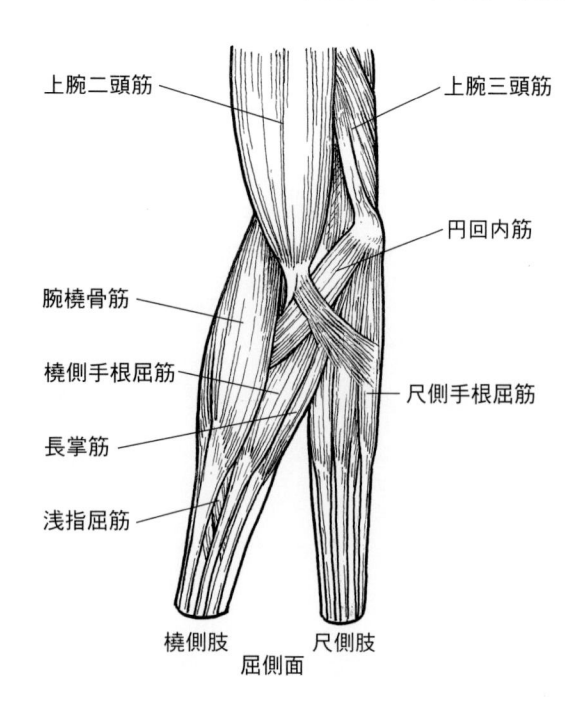

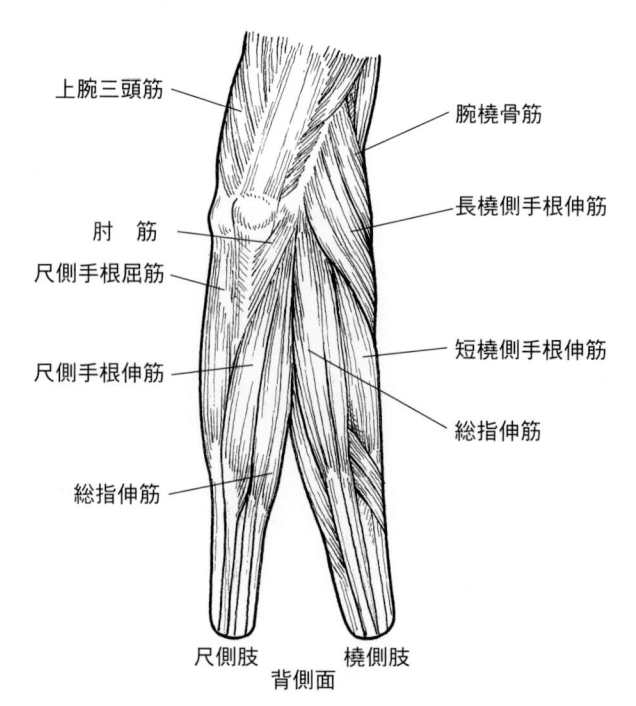

③ 皮膚の閉鎖

一部に植皮を要する.

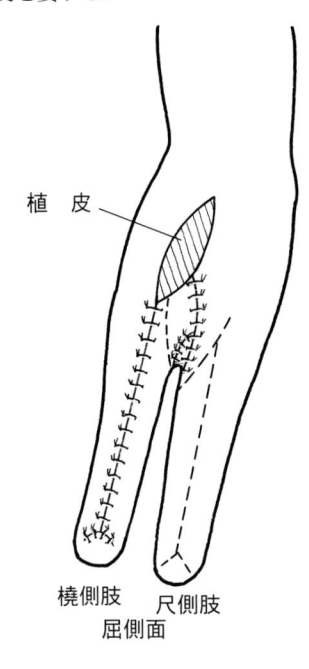

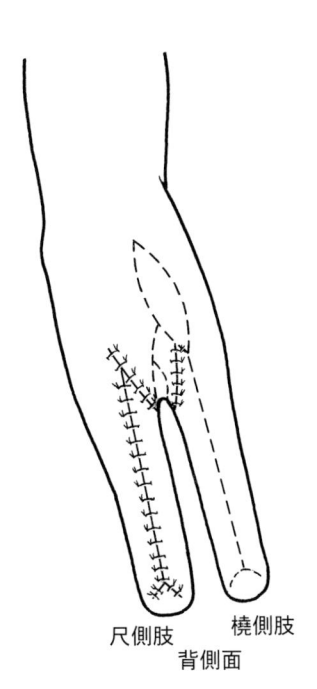

植皮

橈側肢　尺側肢
屈側面

尺側肢　橈側肢
背側面

14-7　術式の選択

以上種々の術式について述べてきたが，これを要するに，

I．母指短縮・欠損に対する術式の選択

それぞれの術式の特徴を熟知して，症例ごとにいずれの方法を使用するかを決定しなければならないが，著者が現在もっともよく利用する方法は，母指のみの切断に対しては，骨延長法（Matev法），他指にも切断があれば on top plasty を考え，そのほか母指の短縮が強いか，欠損するものに対しては，母指化手術が適応となろう．全指の切断には phalangization 以外に方法がなくてこれに cocked hat 法を合併することとなるが，cocked hat 法のみの利用の機会は少なくなった．これは Matev 法などのほうが優れていると考えるからである．

特別の場合は，microsurgery を利用しての toe to thumb の方法も考えられるが，著者自身この方法の本当の適応はあまり多いものではないと考えている．

II．母指における知覚の再建

母指先端部における損傷に対しては，volar flap advance 法または sensory cross finger 法が使用されるが，これらについては指尖部損傷の項（94～95頁の図15～18，158頁の図12）を参照されたい．ここでは neurovascular island pedicle graft のみにつき述べた．

III．造母指手術

かつては有茎植皮後に骨移植を行って，さらに neurovascular island pedicle graft を追加して造母指を行っていく術式が用いられていたが，現在では pollicization, on top plasty, microsurgery を用いての toe to thumb などに置き換えられ，ほとんど行うことがなくなったので，ここでは省略する．

もし必要ならば有茎植皮の項の groin flap の実施症例，155頁の図10 など参考にされたい．

第15章　マイクロサージャリー

　手の手術にさいしては，原則として2～3倍の拡大鏡を使用すべきであるが，さらに細かい神経・血管の縫合にさいしては，当然のことながら顕微鏡下での操作が必要となる．本書の最初において，「手の外科」にあたっての心得として解剖学的にできるだけ完全な修復を目指すことの重要性を述べたが，これはマクロの段階はもちろん，ミクロの段階をも要求されるわけで，より完全な修復は，より完全に近い機能回復を得るはずである．

　したがって「手の外科」を行う者，すべてmicrosurgeryに関心をもつべきであり，これなくしては将来の手の外科は成立しえなくなるであろう．顕微鏡を通して見た世界，そこには肉眼で見る手術野とはまったく次元を異にした世界が展開するはずであり，とくに，これから「手の外科」を志す若い諸君には必ずmicrosurgeryの技術をマスターしていただきたいものと考えている．

　なお，本書はmicrosurgeryのための書物ではないので，必要事項のみ簡略な記載にとどめることとした．詳細は専門書を参考にされたい．なお図示した症例，器具などは，教室生田義和博士のご厚意によるものである．

15-1　手の外科に用いられるmicrosurgeryの利用分野

① 微小血管の縫合　┐
② 神経の縫合　　　├ 切断指の再接着
③ 腱の縫合　　　　┘ 足指・手指移植
④ 遊離皮弁移植
⑤ 遊離筋肉移植

⑥ 筋肉皮弁移植
⑦ 血管柄付き骨・関節移植
⑧ 大網移植
⑨ リンパ管の外科
⑩ その他：複合組織移植など

346　第15章　マイクロサージャリー

1 顕微鏡を使用しての手術風景

a. 拡大用ルーペの使用（3.6倍 Zeiss製）

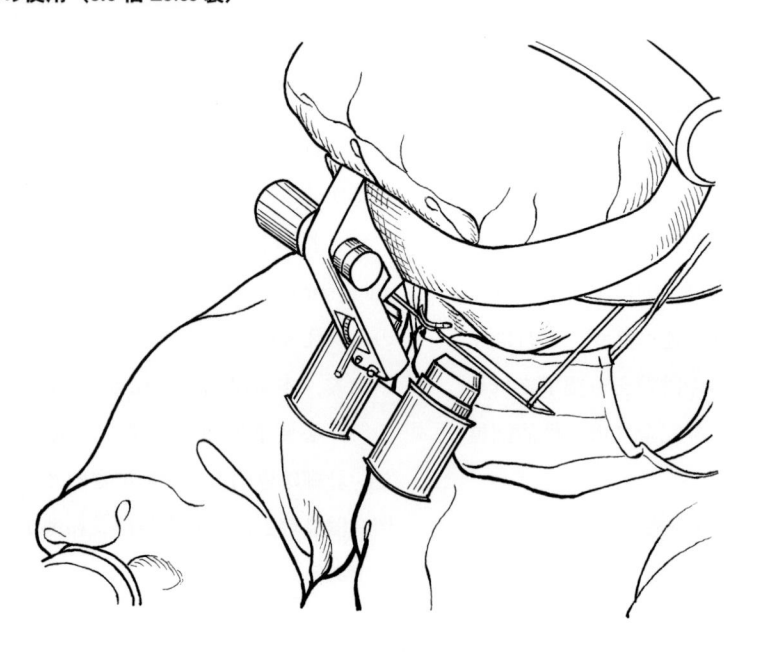

b. 術中所見

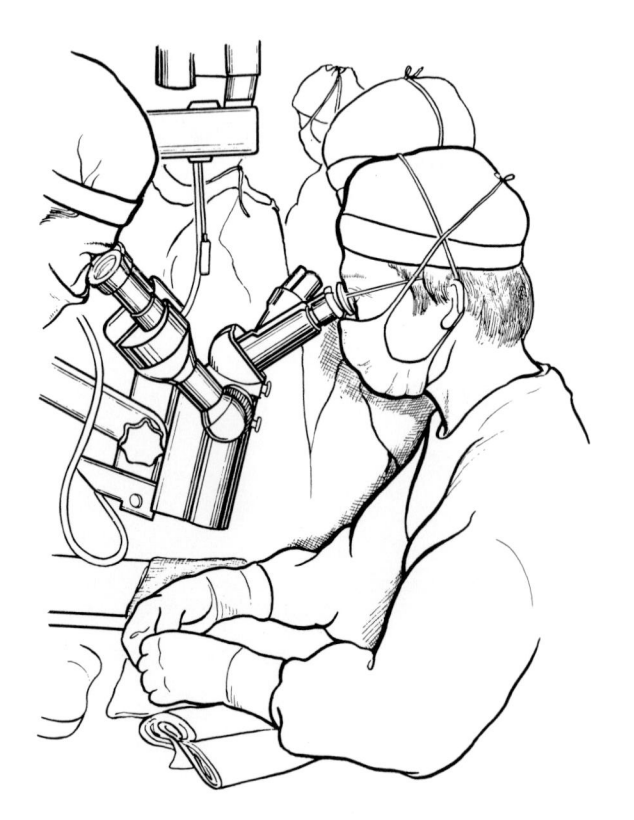

c. Microsurgery用顕微鏡（Zeiss製）

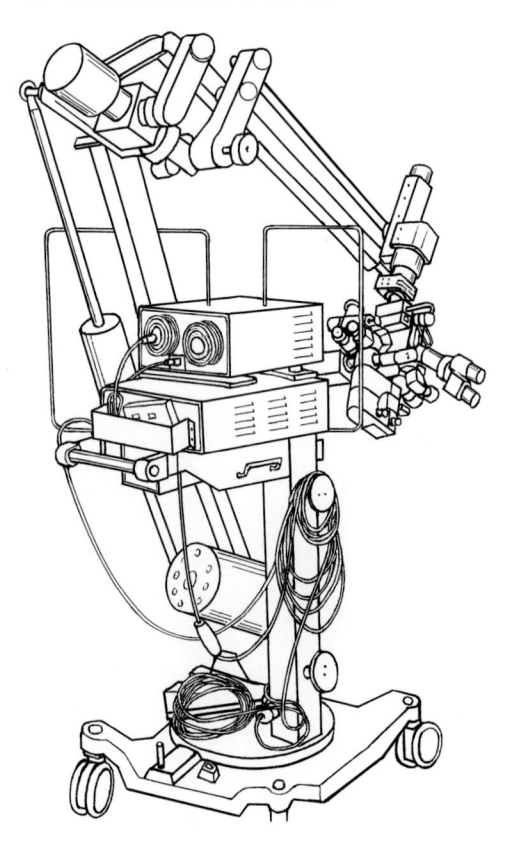

2 Microsurgery に必要な手術器具（生田）

a．微小用硬性持針器（瑞穂医科工業）

b．微小用組織剪刀（瑞穂医科工業）
組織の切離だけでなく分離にも使用．

c．微小用糸切剪刀（瑞穂医科工業）
刃が鋸歯状となり，糸を逃さないよう配慮がされている．

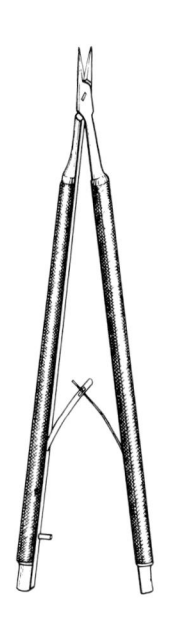

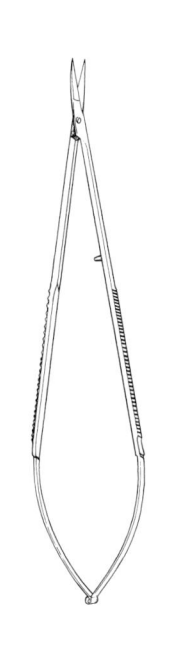

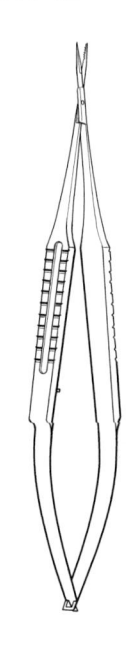

d．微小外科用鑷子（瑞穂医科工業）
S型は極細，M型は先端の幅が 0.5 mm のものであるが，主として S 型が使用される．

1）微小用有鉤鑷子
神経の保持に使用．

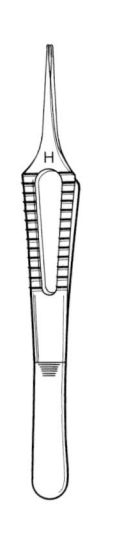

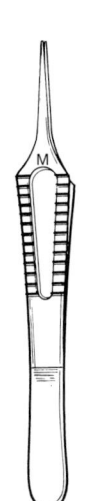

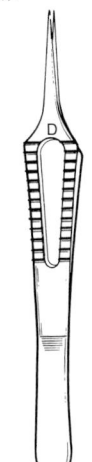

2）微小用鑷子

3）微小用開大鑷子
小血管腔の開大に使用．

e．ピンバイス
一側の手のみでキルシュネル鋼線の刺入が可能．

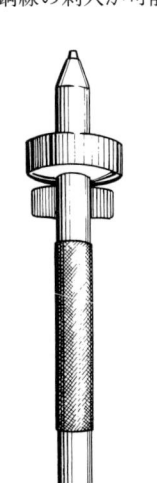

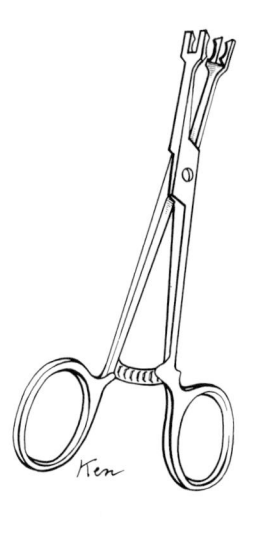

f．骨把持器（塩津式の縮小）

ほかに同大（小型）の凝固用鑷子を用意する．

g．血管止血固定鉗子（瑞穂医科工業）

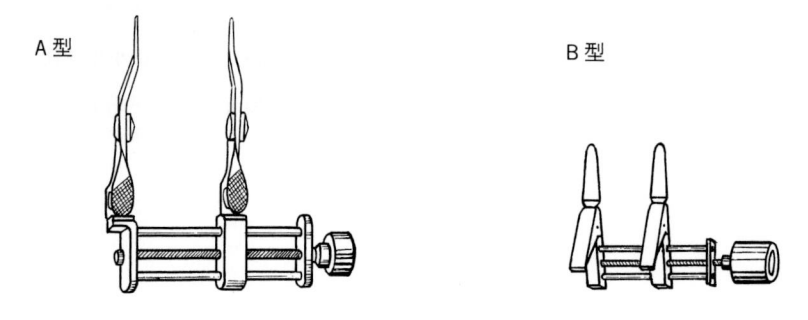

A型　　　　　　　　　B型

h．血管止血固定鉗子の調節

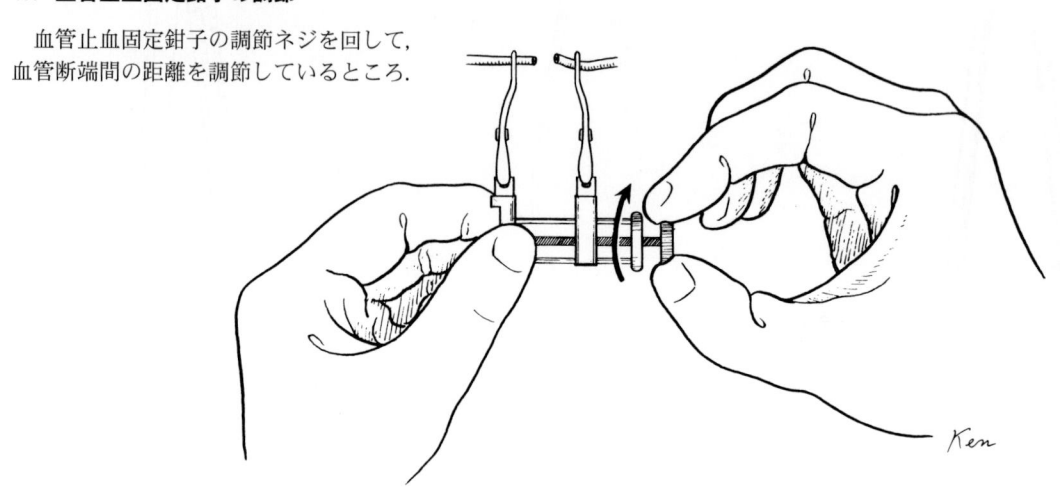

血管止血固定鉗子の調節ネジを回して，血管断端間の距離を調節しているところ．

③ 微小血管縫合の順序

a．最初の縫合部位

最初の第1針は①の斜線部に刺入，ついで第2針は②の斜線部に刺入して支持糸とする．

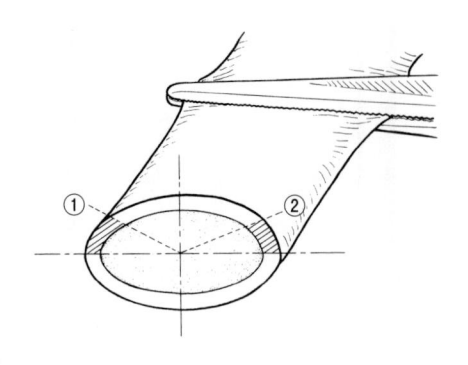

b．第1針の刺入

第1針目の刺入は，鑷子を内腔に挿入して針を刺入すると便利である．

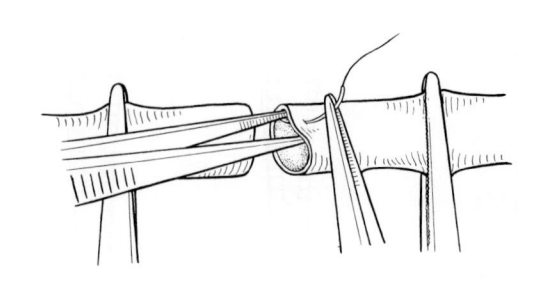

c．第2針の刺入

　第2針は少しずらして刺入したところを示す．要は針が裏面の壁まで刺入することを防止するためのものである．

　その他，出血の処置には生田式凝固用鑷子または眼科用のものを使用する．

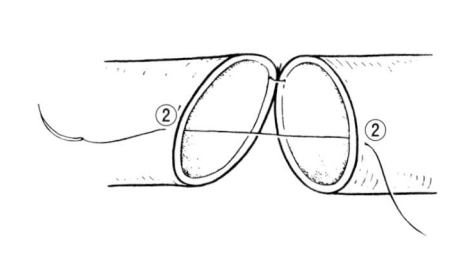

d．第3針目を刺入・固定したところ

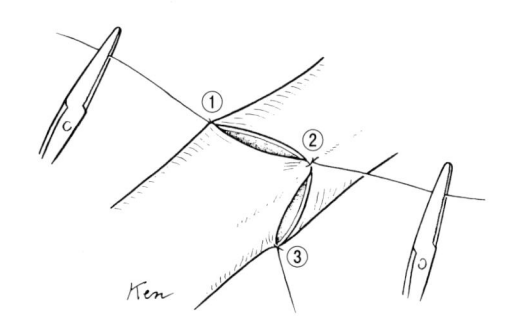

e．眼科用涙管洗浄針

　血管内腔のヘパリン加生理食塩水による洗浄に使用．

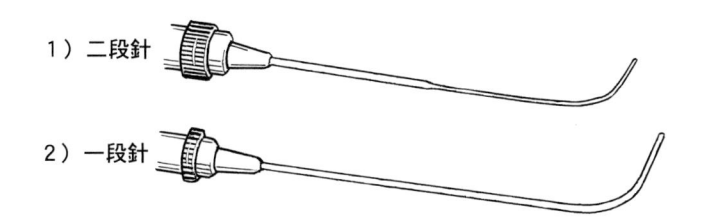

1）二段針

2）一段針

④ 微小血管縫合と外膜

a．不良縫合

　外膜や腔内まではいり込むことのないよう注意する．はいり込むようであれば，外膜を切除してから縫合を行う．

b．正しい縫合

　内腔にはいり込まなければ障害にはならない．

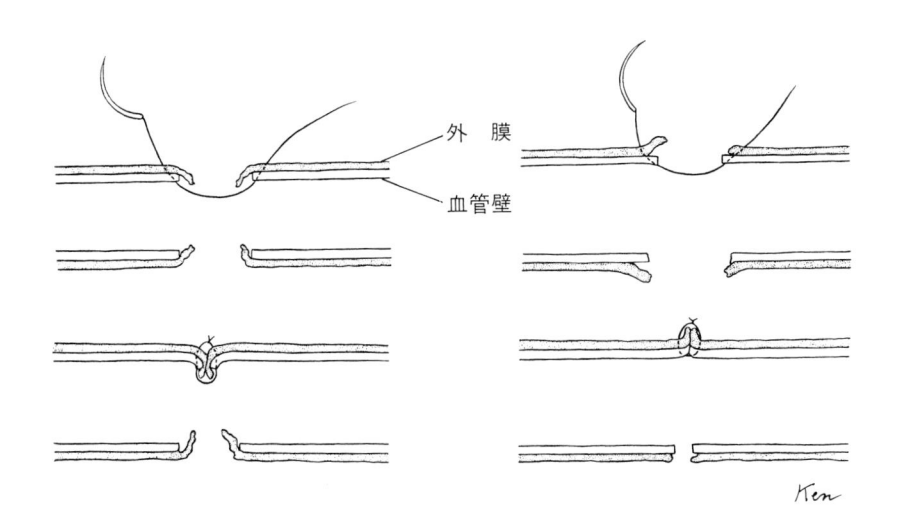

外　膜
血管壁

5 血管壁への針の刺入角度

a．正しい縫合
針を斜めに刺入することにより良好な壁の接合を得る．

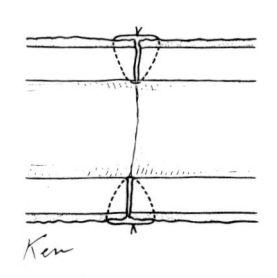

b．不良縫合
直角に針を刺入すると図のごとく糸が内腔に露出し，しかも壁の接合が不良となる．

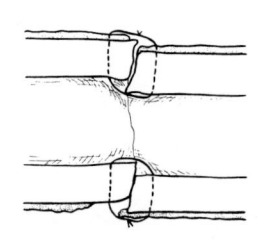

6 半周縫合位の血管反転

a．一側半周縫合の完了

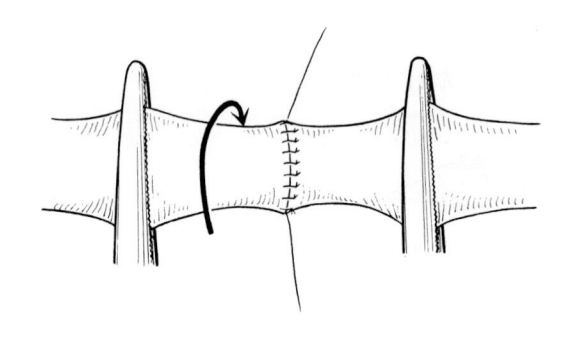

b．反転後の裏面の縫合
半周の縫合が終了したら，止血固定鉗子，支持糸固定鉗子ともども，血管を反転して残り半周を縫合する．

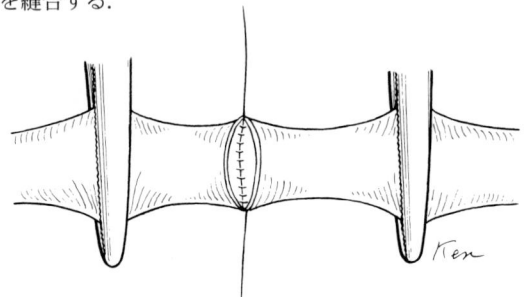

ポイント（生田）：
① 血管の分離は十分行っておく．
② 血管の太さに合ったクランプを選択する．
③ クランプの間隔は吻合操作の邪魔にならない程度に調整する．
④ 外膜切除は必要最小限にとどめる．
⑤ 内腔洗浄にさいして血液を十分洗い流すとともに，内膜の状態を注意深く観察する．
⑥ 血管両断端はあまり引き寄せすぎないようにする．
⑦ 血管の太さによって，糸の太さ，縫合数を変える．
⑧ 針の刺入は血管長軸方向に平行とし，刺入点は断端から等距離におく．
⑨ 針は血管の全層にかける．
⑩ 糸の結紮は強すぎないようにし，血管壁の内反に十分注意を払う．
⑪ 各縫合糸間の距離が等しくなるようにつとめる．
⑫ クランプの除去は動脈では末梢から，静脈では中枢から行う．
⑬ すべての操作は顕微鏡下に明瞭な視野を確保したうえで行うことが重要である．

7 開存試験 (patency test)

縫合部より動脈では末梢，静脈では中枢の2カ所を鑷子で軽く圧迫し，
a：縫合部に遠い鑷子を圧迫したまま移動させ，
b：縫合部に近い鑷子の圧迫を除去する．
c：開存している場合には2本の鑷子間に血液が流れる．

（註）その他の出血の処置には生田式凝固用鑷子，または眼科用の多極凝固鑷子を使用する．

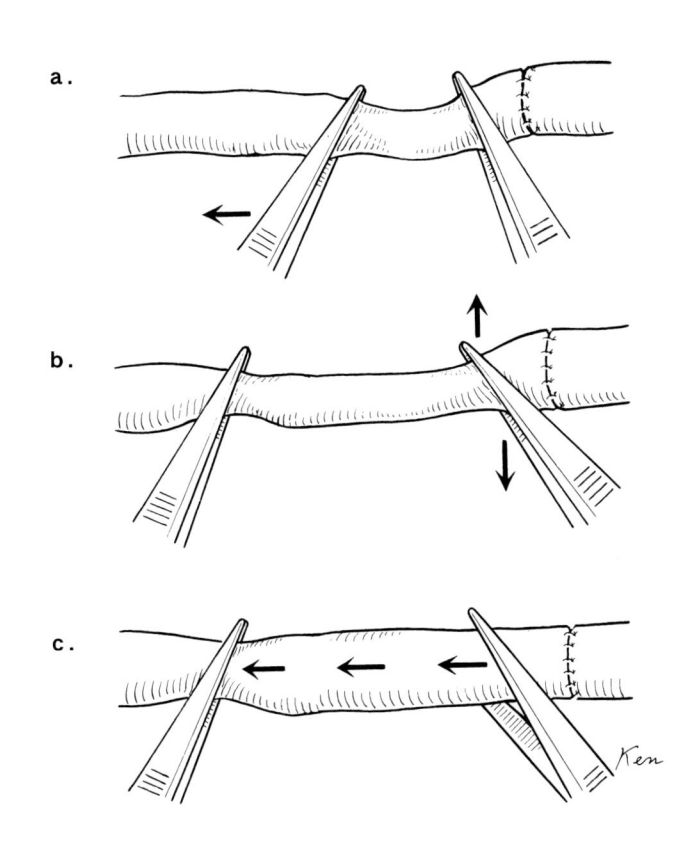

悪条件例への対処（生田）：
① 口径差がある場合
　・鑷子による血管腔の拡大
　・断端の形成
　・スリーブ吻合
　・端側吻合
② 断端の引き寄せができないか，できても吻合部の緊張が強い場合
　・静脈移植
　・血管移行
③ 血管の反転ができない場合
　・後面からの縫合
④ 血管病変がある場合
　・病変部の切除＋静脈移植，血管移行
　・抗血栓療法

8 切断部分の保存方法

なるべく清潔な布かガーゼに包み，その外側をビニールの袋で包み，氷で冷却する．冷水の中に直接つけるべきではない．外側の容器はアイスボックスや魔法ビンを利用する．

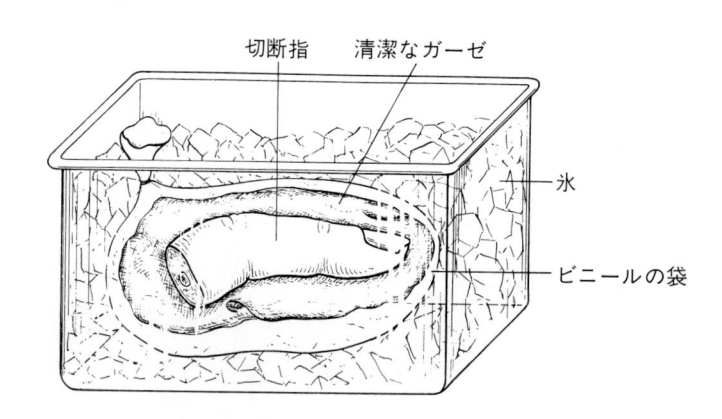

9 上肢切断の症例

17歳，男．
鉄パイプの切断機により受傷．ただちに来院した．

a．来院時の切断所見

手術の順序：
① 2チームの分担編成
② 洗浄：デブリドマン，ミルキング，ヘパリン液（ヘパリン加生理食塩水 1,000 U/dL）で灌流
③ 骨の短縮と固定
④ 筋・腱の縫合
⑤ 血管の縫合
⑥ 神経縫合
⑦ 筋膜・皮膚減張切開
⑧ 皮膚縫合：ドレーン，包帯

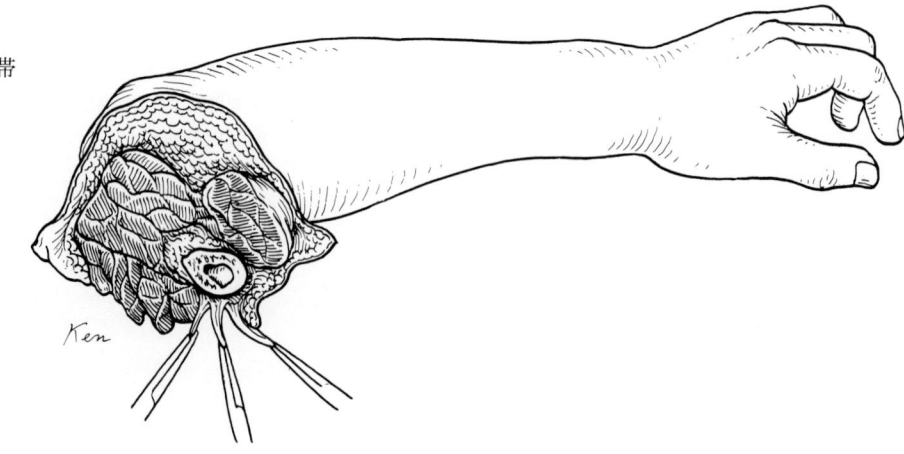

b．石鹸水中での cleansing 所見

健康な皮膚はブラシで強く洗い，切断端は厚いガーゼで組織をなるべく傷つけないよう洗い流す．

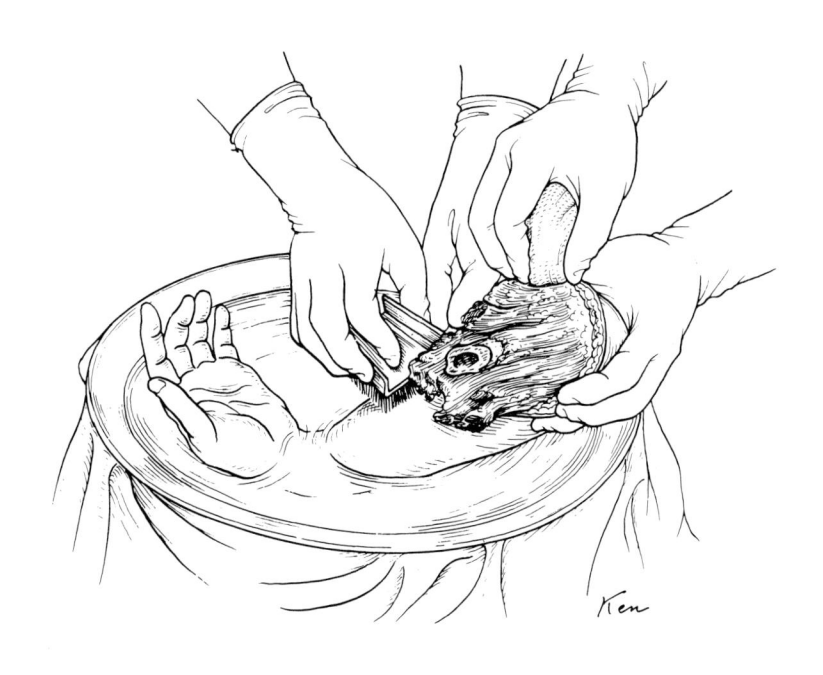

c．再接着の完了

切断肢灌流ののち再接着を行った．骨は2本の螺子で固定，のち上腕動・静脈，および正中・尺骨・橈骨神経の縫合を行った．さらに3本の皮下静脈縫合を追加した．

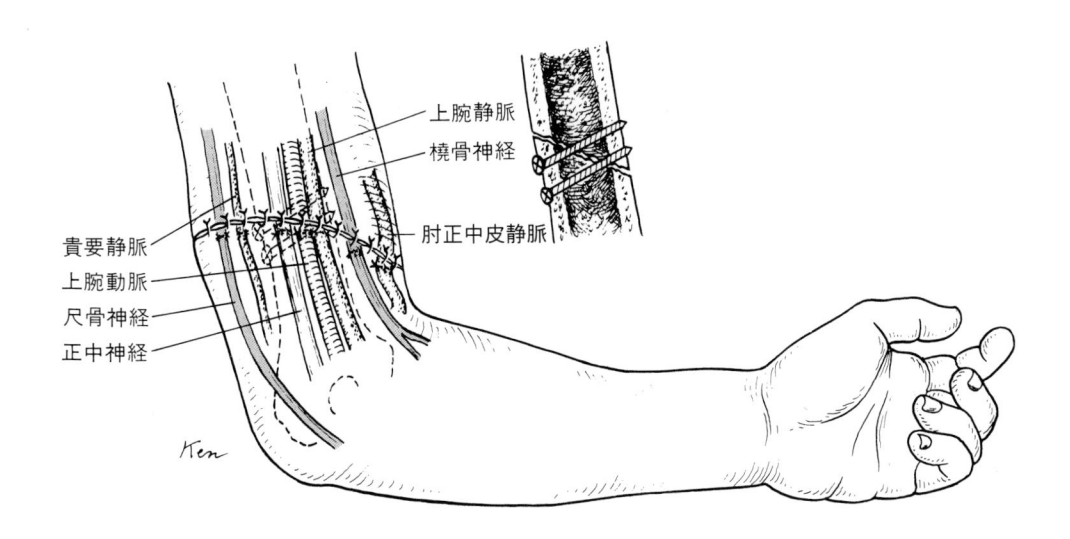

貴要静脈
上腕動脈
尺骨神経
正中神経

上腕静脈
橈骨神経
肘正中皮静脈

d. 術後2年の回復状況

正中・尺骨神経麻痺に対しては，さらに腱移行術を追加した．

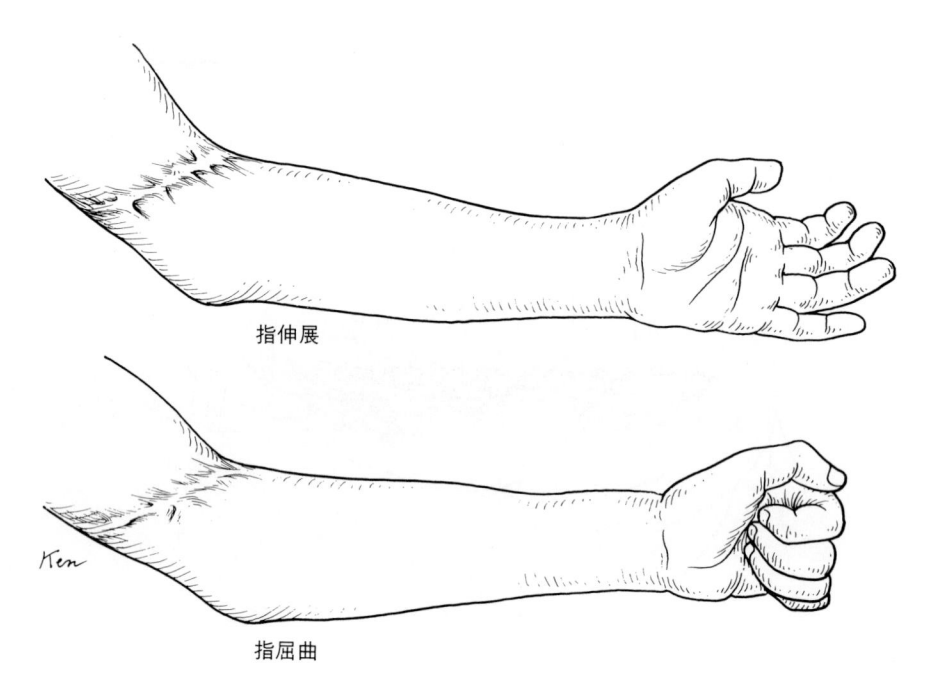

指伸展

指屈曲

10 手掌部切断の症例

16歳，男．
電気鋸による損傷でただちに来院した．

a. 来院時所見

Cleansing ののち，ただちに接合操作に移った．この例の場合，灌流は行っていない．また必要でない．

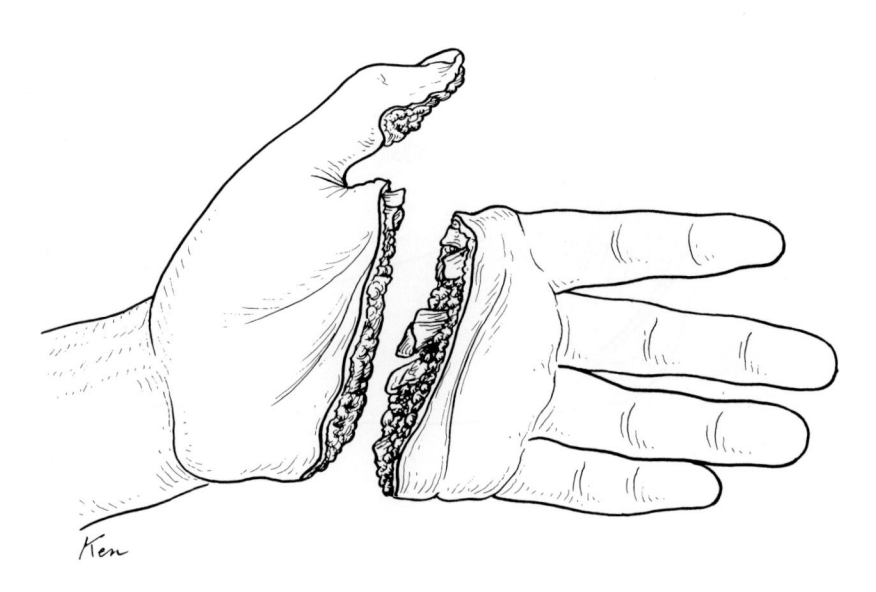

b．補助切開と縫合

まずキルシュネル鋼線を用いて，中手骨の骨折部を固定．ついで浅指屈筋腱は抜去し，深指屈筋腱4本をループ状糸付き針を用いて縫合．さらに指神経3本を縫合したのち指動脈の縫合を行った．指動脈は合計3本を縫合．

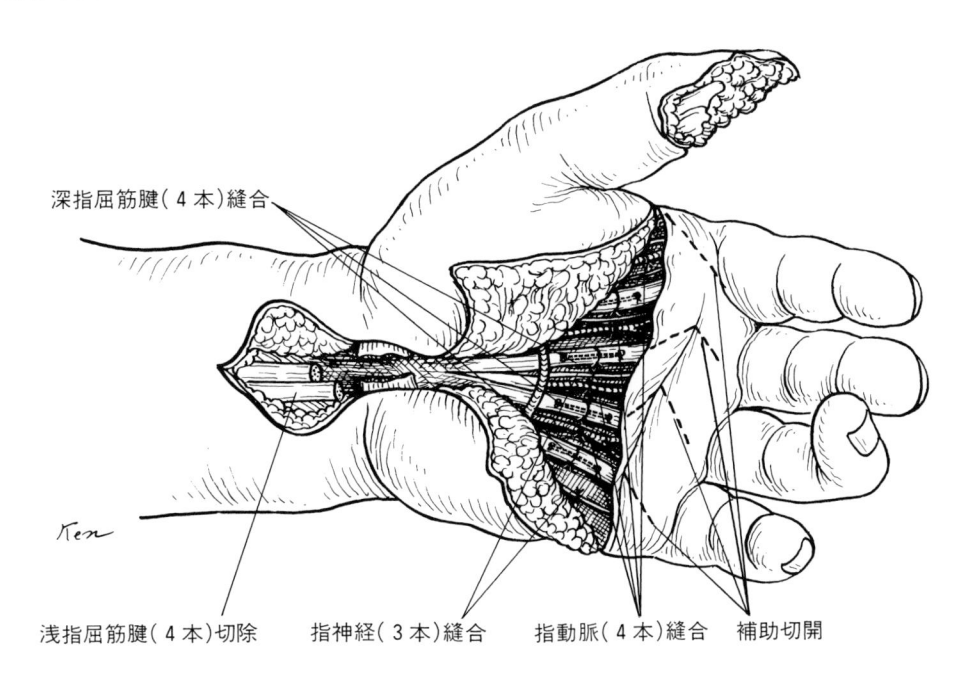

深指屈筋腱（4本）縫合

浅指屈筋腱（4本）切除　　指神経（3本）縫合　　指動脈（4本）縫合　　補助切開

c．手背側の縫合

掌側で腱・神経・血管の処置を終わったのち，手背側で3本の皮下静脈縫合を行った．母指は断端形成のみとした．

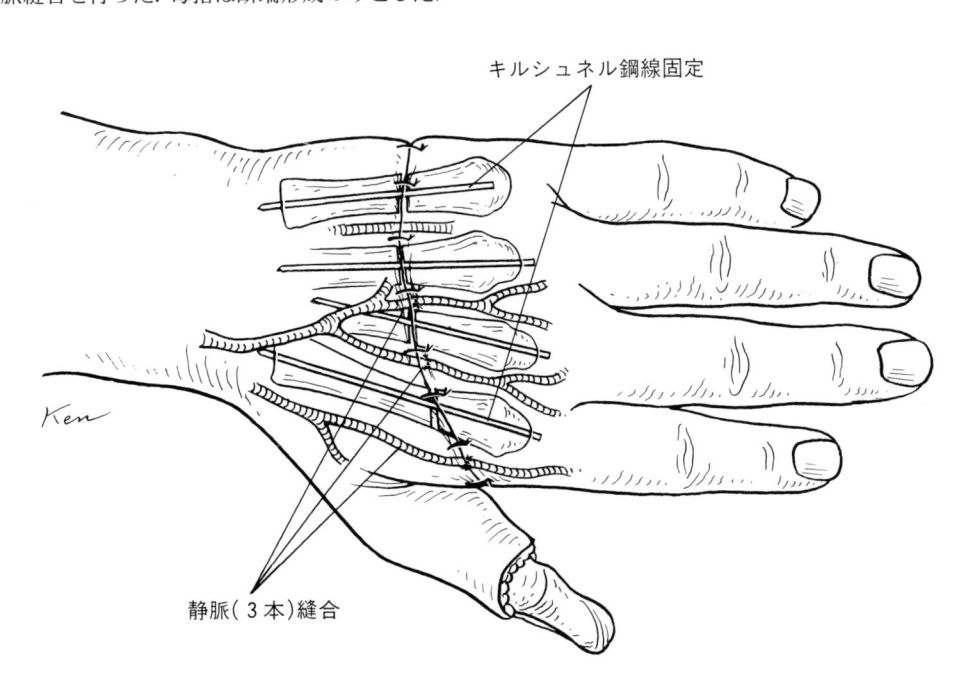

キルシュネル鋼線固定

静脈（3本）縫合

d．術後半年における指の伸展

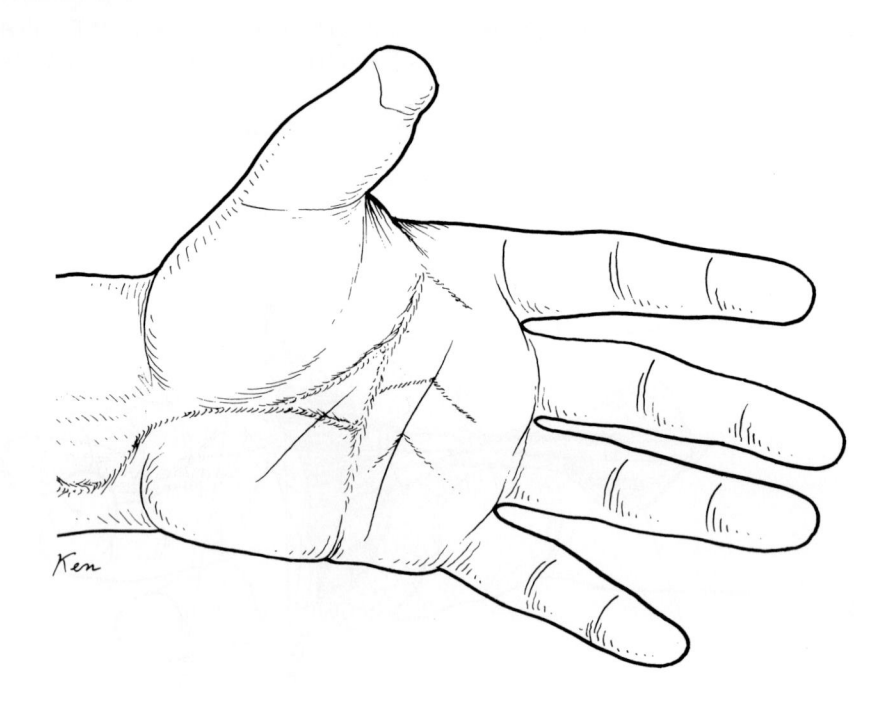

e．術後半年での指の屈曲

　経過は良好で，将来さらに強力な指の屈伸，および知覚の回復が得られるものと期待される．

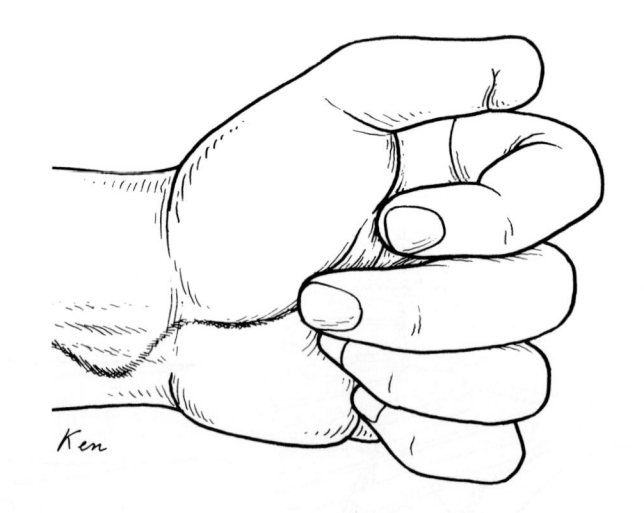

11　切断指再接着時における腱縫合

骨接合ののち腱縫合に移る．腱縫合にはループ状糸付き針を用いての縫合がきわめて好都合．その実施については腱縫合の項を参照のこと．

a．末梢側縫合

末節を屈曲して腱の断端を露出せしめ，この側の縫合を行う．

b．中枢側縫合

手関節屈曲，手掌のミルキングにより腱の中枢端を露出せしめ，直針によりこれを固定したのちループ状糸付き針を用いての腱縫合に行う．これにより腱鞘切開は最小限にすることができ，しかも短時間で確実な縫合が可能である．

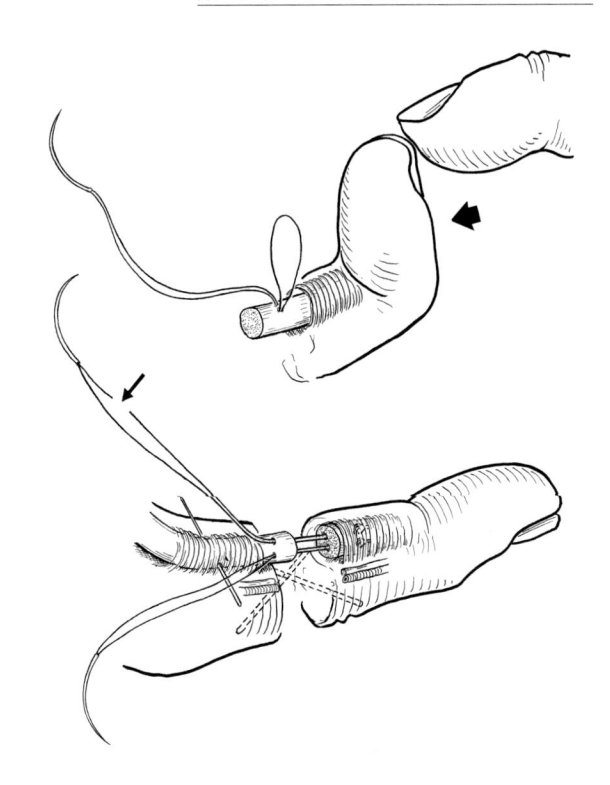

12　指の再接着の症例

4歳，男児．
自転車のチェーンにより受傷．ただちに来院．

a．来院時所見

手術の順序：
①2チームでの作業分担
②洗浄：デブリドマン
③骨の短縮と固定
④伸筋腱縫合：Lateral band も縫合
⑤屈筋腱縫合
⑥動脈吻合
⑦神経縫合
⑧静脈縫合
⑨皮膚縫合，包帯

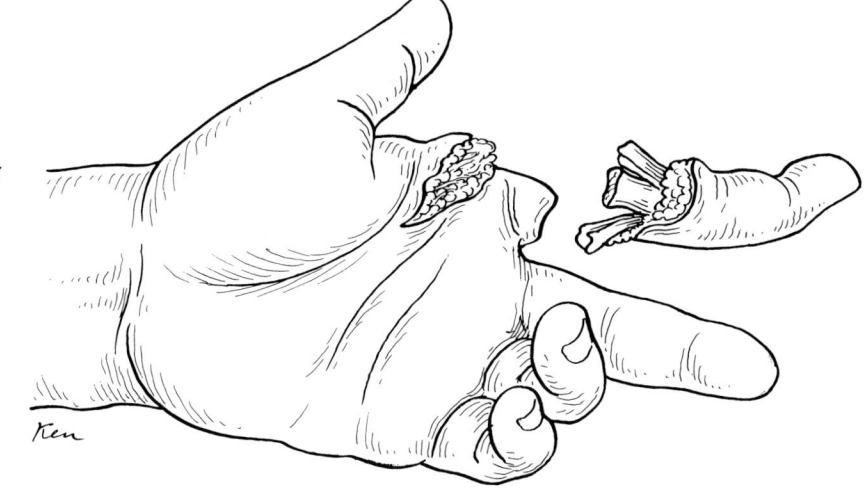

b．再接着と静脈縫合

　まず骨を少し短縮，これをキルシュネル鋼線で固定．その後，腱鞘を一部切除して屈筋腱を縫合．さらに指神経縫合，指動脈縫合ののち，背側にて静脈縫合を行った．

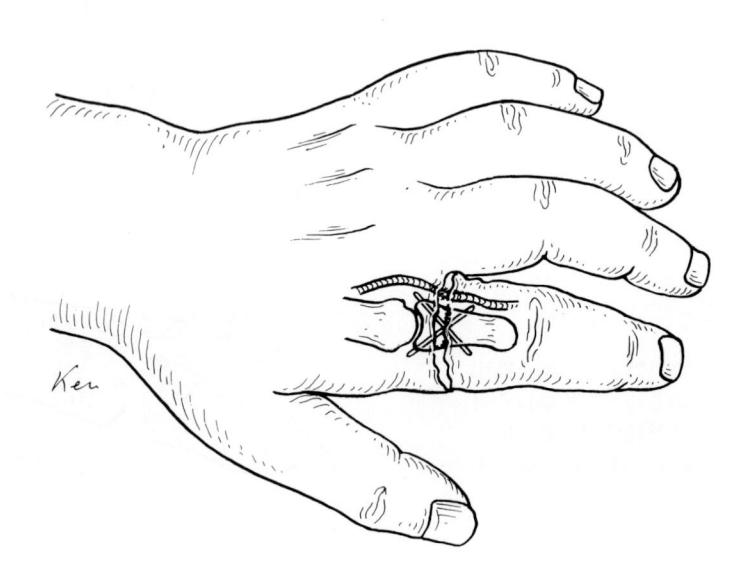

c．指掌側での縫合

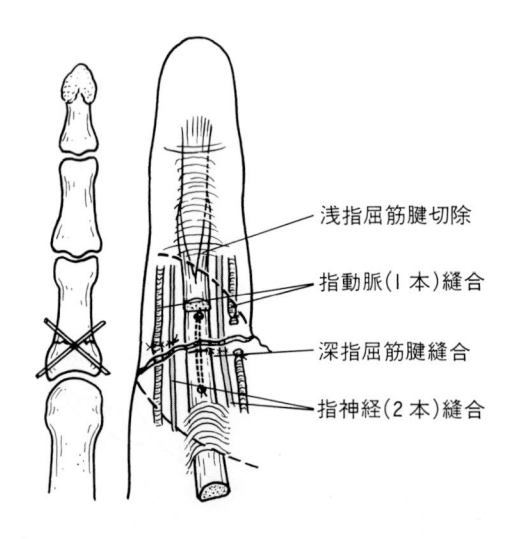

浅指屈筋腱切除
指動脈(1本)縫合
深指屈筋腱縫合
指神経(2本)縫合

15-2 指の再接着にさいしての注意事項

I. 指の再接着術の適応

絶対的適応：
① 手掌またはそれ以上での切断
② 母指 IP 関節より中枢の切断
③ 小児
④ 女性で再接着を強く希望する者

比較的適応：
① 多数指が中枢側で切断された場合の示・中指
② 中・環・小指の中枢側での切断

適応とならないもの：
① 母指 IP 関節より末梢の切断
② 指の PIP 関節より末梢の切断
③ 示指のみの切断

II. 2チームの編成

指再接着にさいしては1チームは切断指の処置を，他チームは断端側の処置を行うこととし，それぞれ血管・神経・腱などの分離を行う．

III. 縫合の順序

一般に指動脈の縫合は，骨・腱・神経に対する処置が終わったのちにこれを行う．動脈を先に縫合するとほかの処置のあいだに再断裂をきたす危険があり，また出血量が多くなるからである．

IV. 縫合する血管の数

一般に1本の動脈に対して2本以上の静脈を縫合するという意見の人が多い．しかし，2本の動脈を縫合することにより指への流入総血液量は増加し，流出血液量も増加する．このことは，組織に十分血液を供給することのみにとどまらず，静脈圧をも上昇させ血栓発生に対して予防的に働くと考えられる．

1 直接に動脈の端々縫合が不可能な場合の処置

a．交叉縫合

b．動脈，または静脈移植

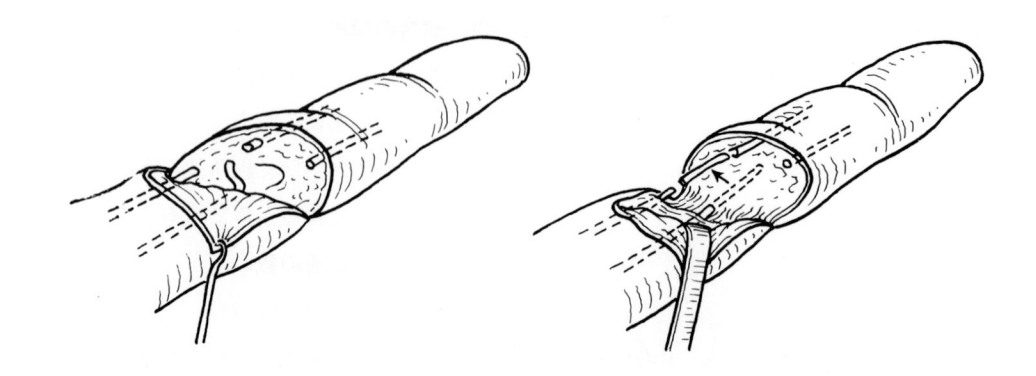

c．血管を含む局所皮弁移行

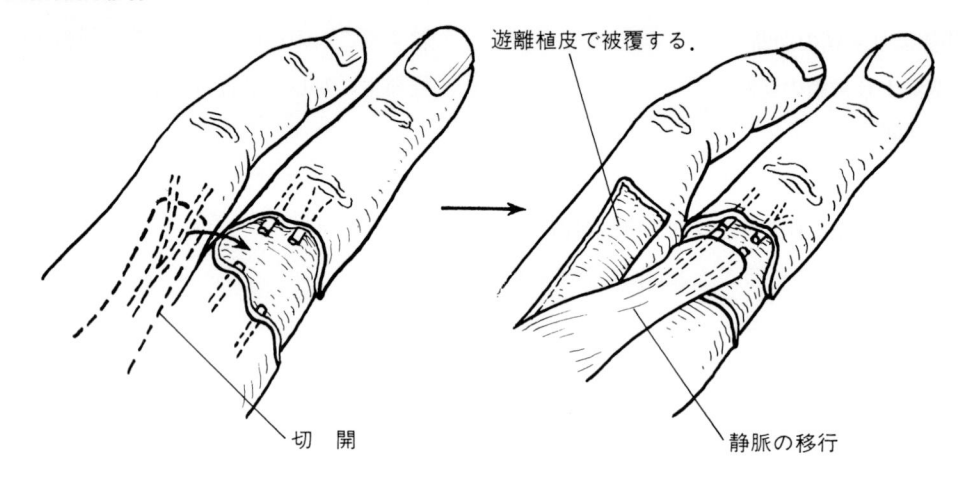

遊離植皮で被覆する．

切　開

静脈の移行

2 母指の再接着の症例

38歳，男．
電気鋸による損傷でただちに来院．

a．来院時所見

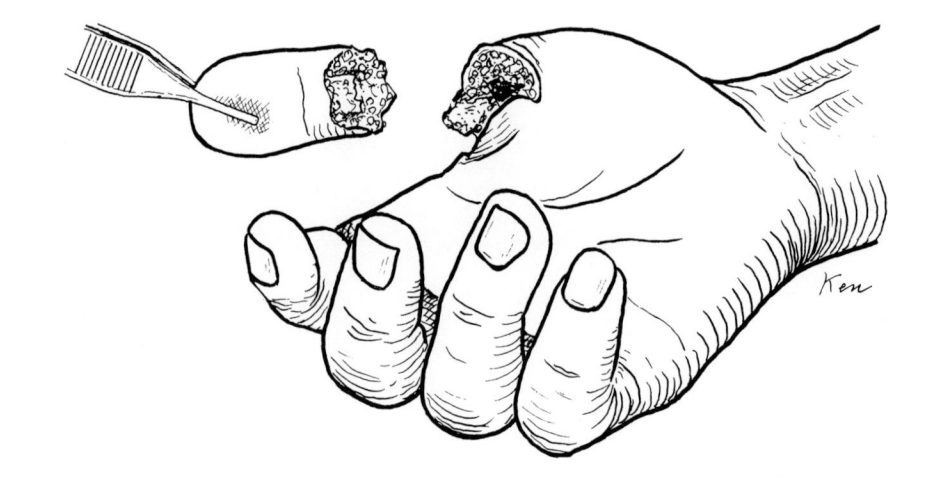

b．母指再接着

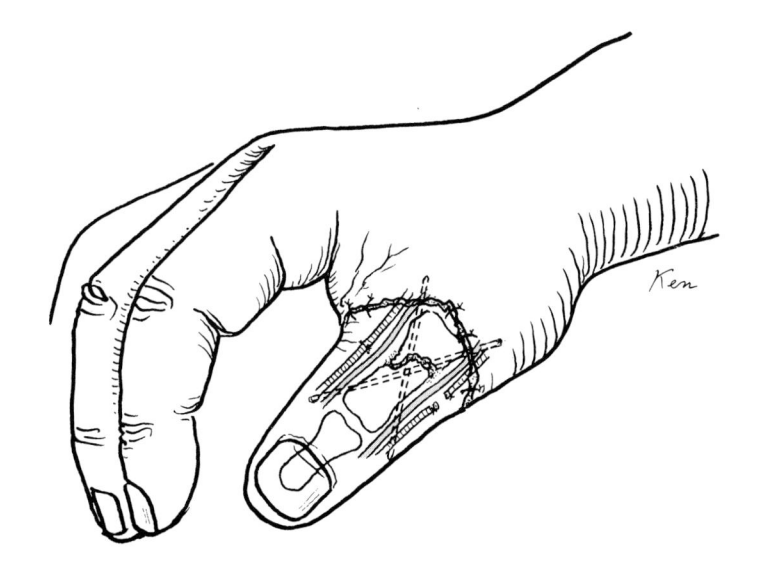

1）母指掌面

　キルシュネル鋼線による骨の固定ののち，腱縫合，2本の指神経縫合，ついで指動脈1本を縫合した．

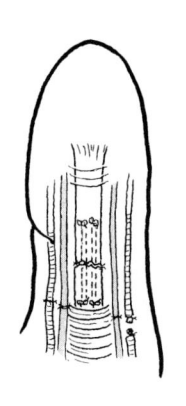

2）母指背面

　母指背面においては伸筋腱，および静脈2本を縫合した．

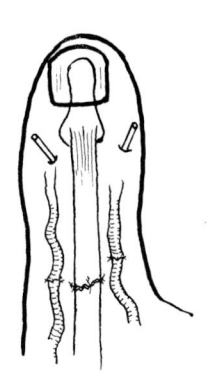

③ 母指の引き抜き損傷

25歳，男．

a．来院時所見

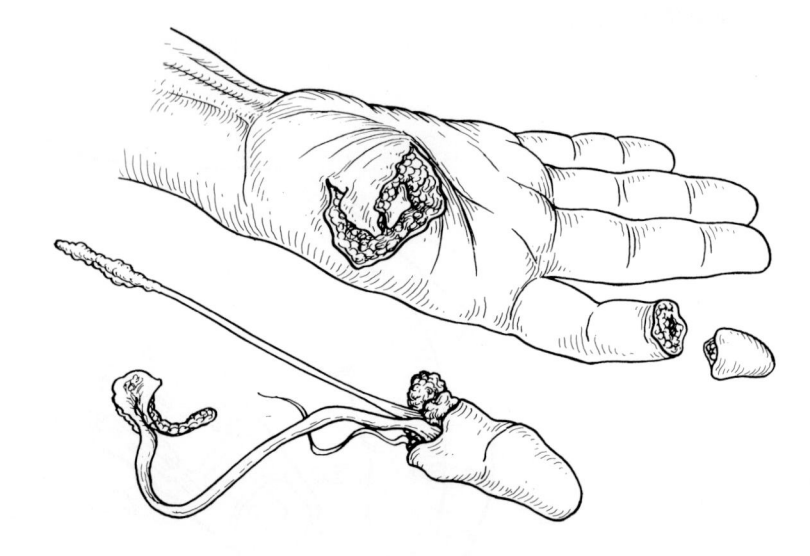

b．術後の母指使用状況

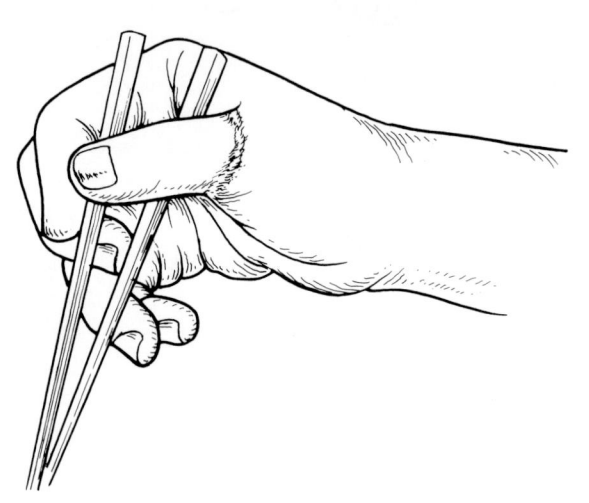

④ ドプラー血流検出器

　四肢の末梢血液循環を皮膚の上からチェックすることが可能で，血行障害の診断のほか，皮弁作製の前後とか，血管修復後の血行の状況を知るうえできわめて便利である．

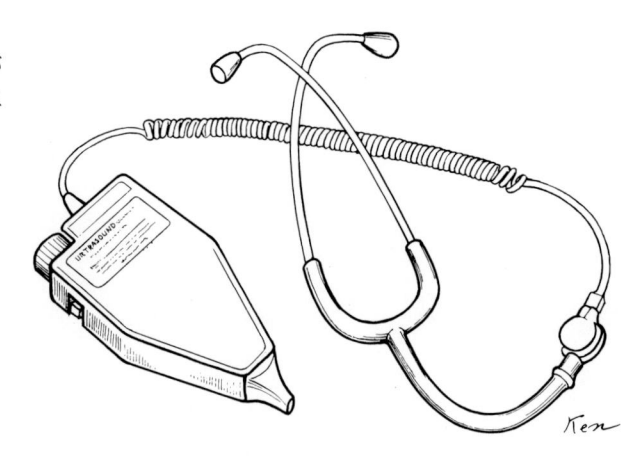

5 皮弁移植としてしばしば用いられる鼠径皮弁（groin flap），また下腹皮弁（epigastric flap）の採取部位と血行

前者は浅腸骨回旋動・静脈を，後者は浅腹壁動・静脈を含める．

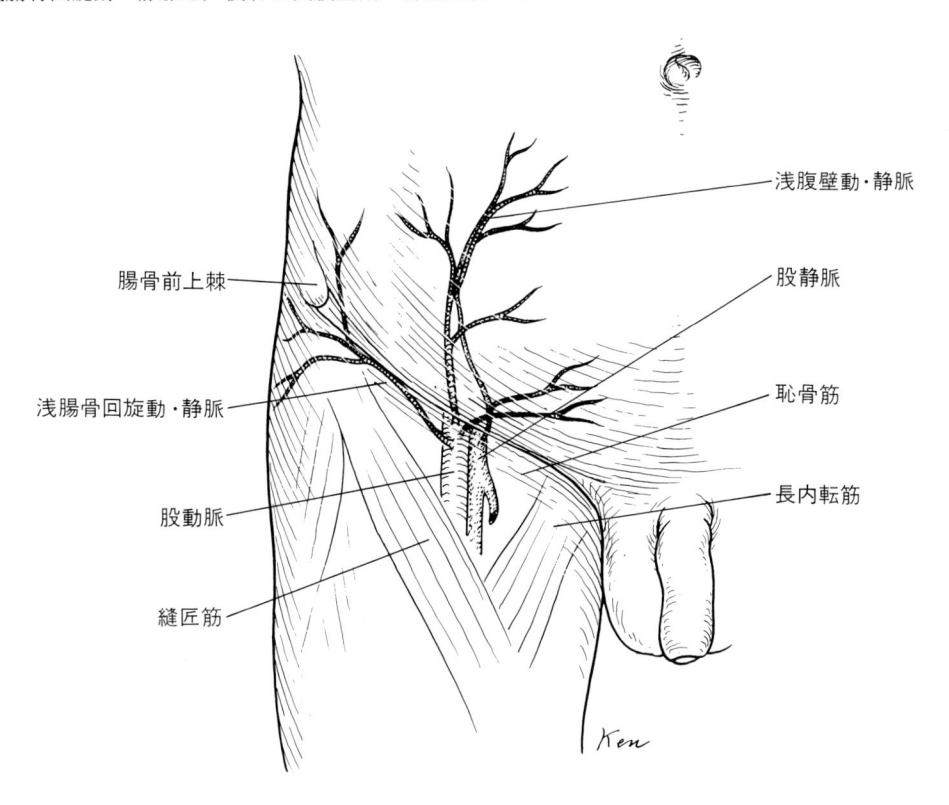

- 腸骨前上棘
- 浅腸骨回旋動・静脈
- 股動脈
- 縫匠筋
- 浅腹壁動・静脈
- 股静脈
- 恥骨筋
- 長内転筋

6 皮弁の採取の状況

深い皮下脂肪は下腹部から，浅い皮下脂肪と皮膚は鼠径部から採取した．

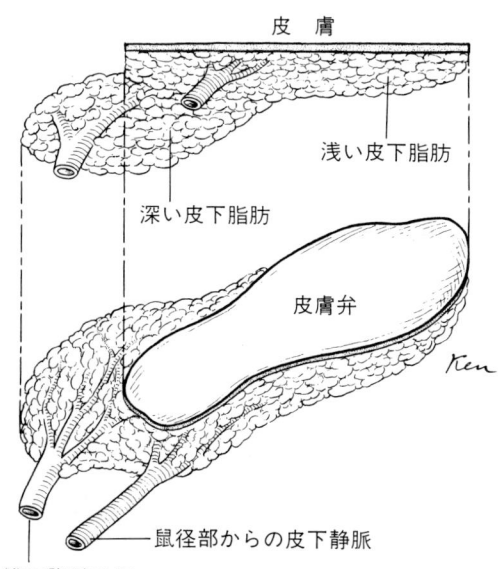

- 皮膚
- 浅い皮下脂肪
- 深い皮下脂肪
- 皮膚弁
- 鼠径部からの皮下静脈
- 浅下腹壁動脈

7 足背よりの皮弁採取と血行，ならびに神経支配

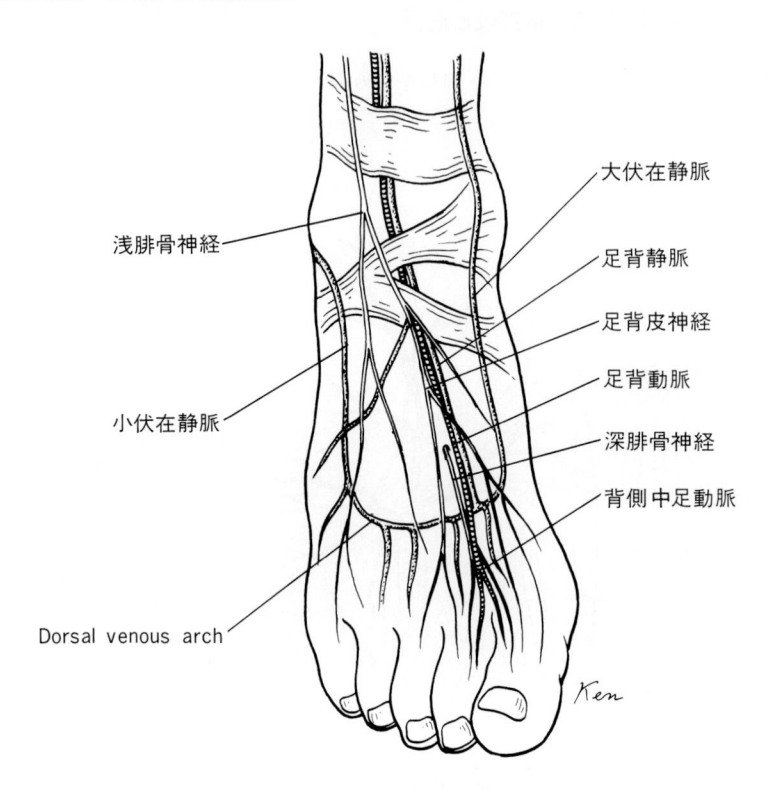

- 浅腓骨神経
- 小伏在静脈
- 大伏在静脈
- 足背静脈
- 足背皮神経
- 足背動脈
- 深腓骨神経
- 背側中足動脈
- Dorsal venous arch

8 手背に対する血管柄付き皮弁移植

17歳，男．
銃創による穿孔創で，中・環指中手骨に欠損を認める．

a．来院時所見

Cleansingののち骨にキルシュネル鋼線を刺入して，alignmentを整えたのち血管柄付き皮弁を行うこととした．

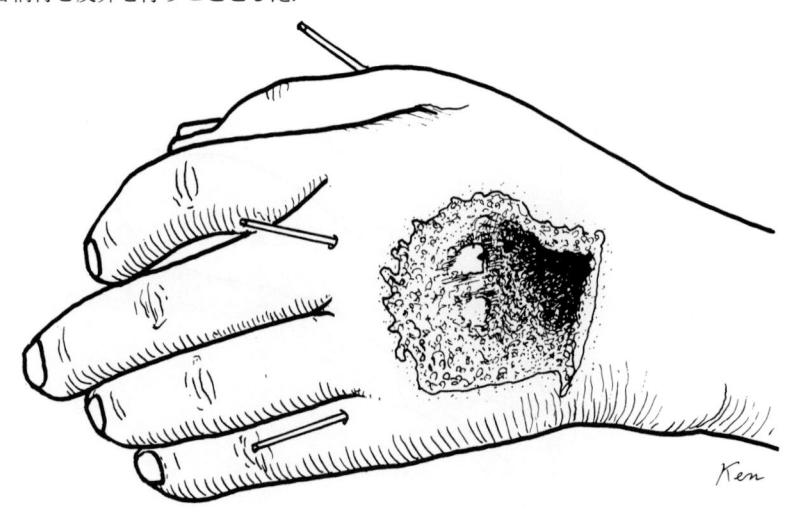

b．血管柄付き皮弁（groin flap）の採取

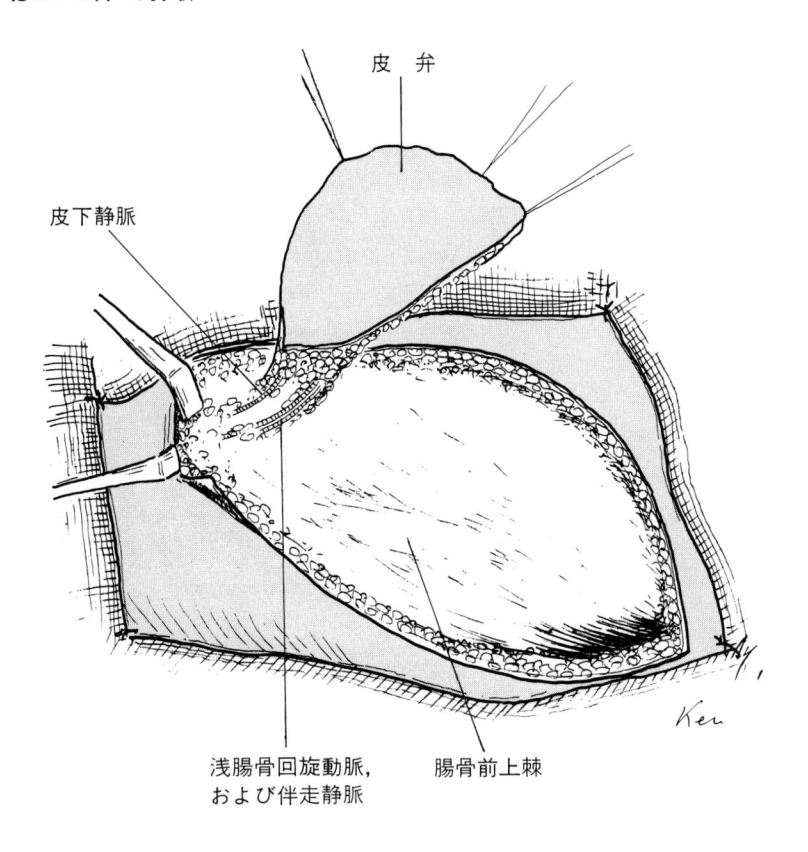

皮弁

皮下静脈

浅腸骨回旋動脈，
および伴走静脈

腸骨前上棘

c．皮弁植皮の完了

浅腸骨回旋動脈を橈骨動脈背側枝に，また皮下静脈を手背皮下静脈に縫合した．

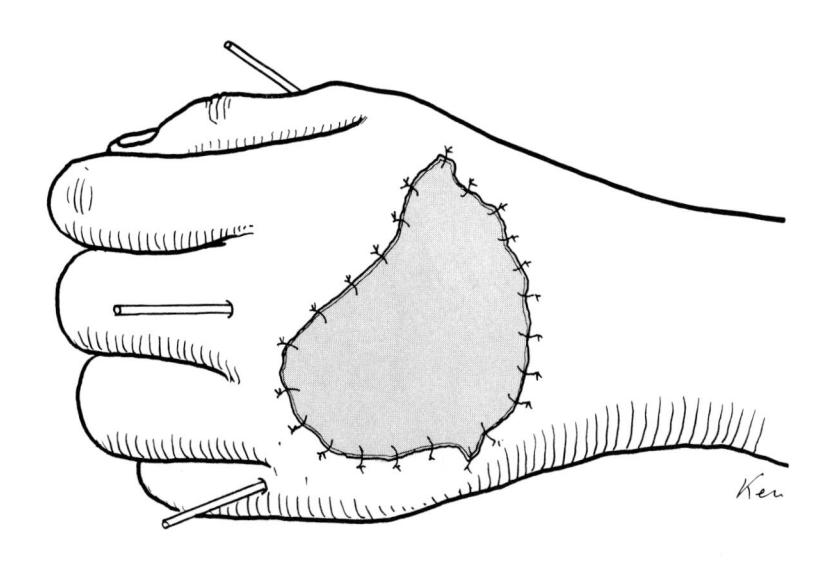

9 母指に対する free sensory skin (hemipulp) flap transfer

23歳,男.
ローラーによる受傷で示指切断.母・中指は有茎植皮によりカバーされた.

a. 来院時所見

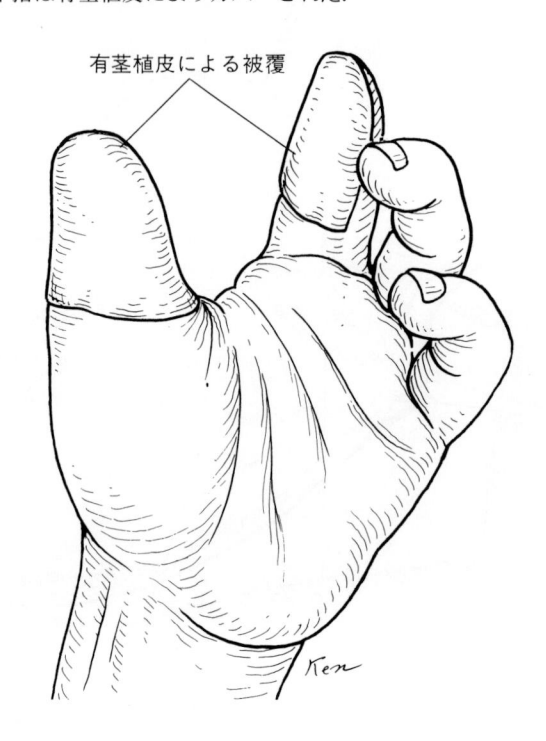

有茎植皮による被覆

b. 皮弁の採取

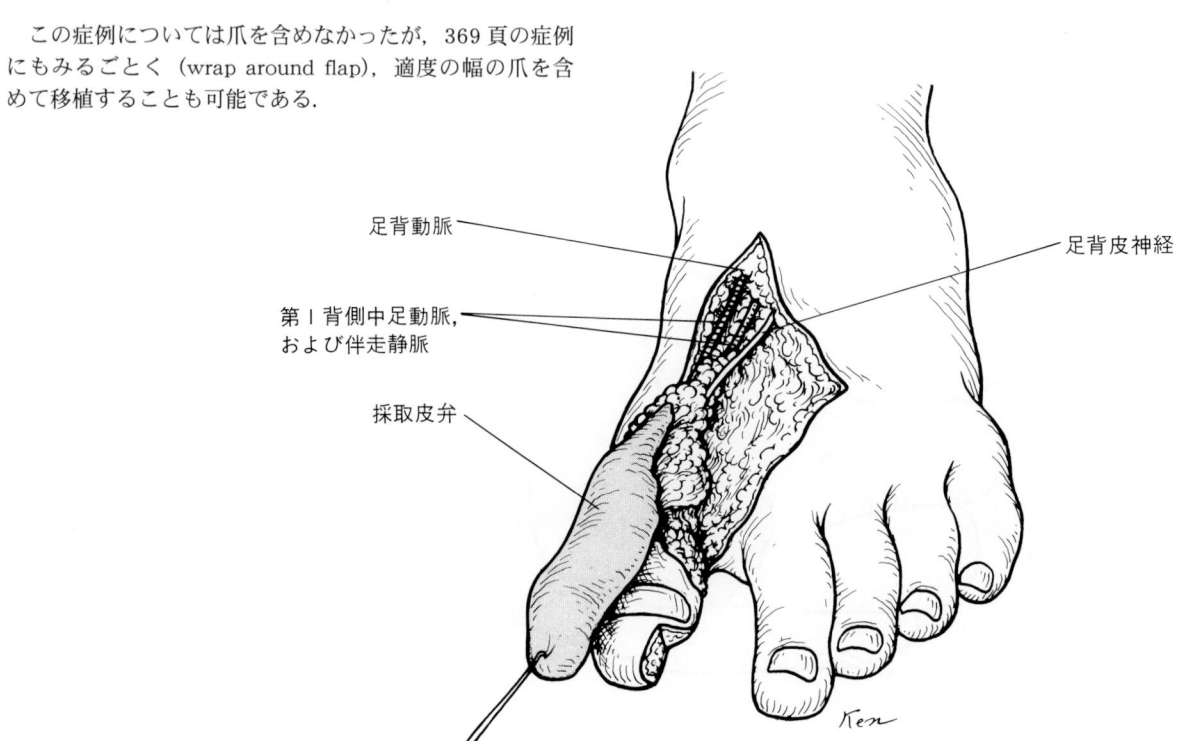

この症例については爪を含めなかったが,369頁の症例にもみるごとく(wrap around flap),適度の幅の爪を含めて移植することも可能である.

足背動脈
第1背側中足動脈,および伴走静脈
採取皮弁
足背皮神経

第15章　マイクロサージャリー　**367**

c．皮弁の移植・縫合

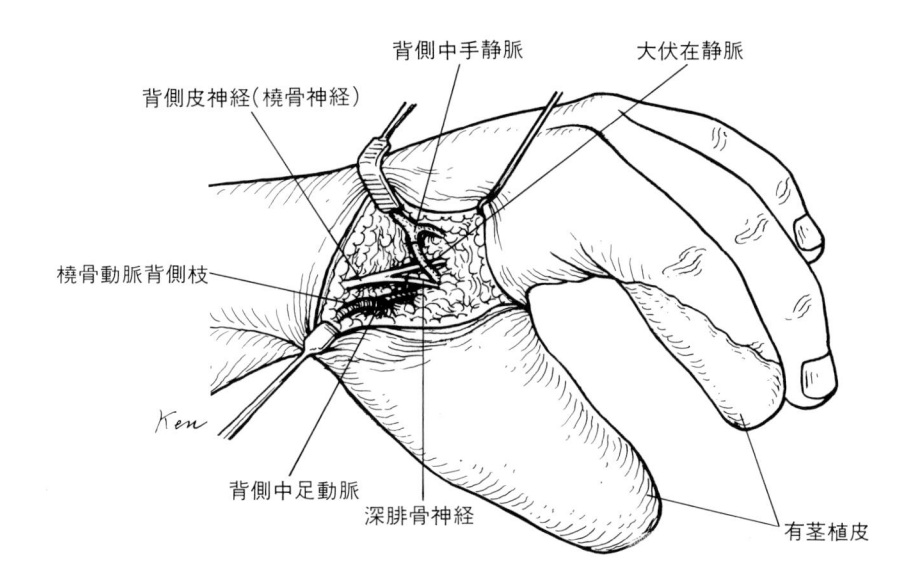

背側皮神経(橈骨神経)
背側中手静脈
大伏在静脈
橈骨動脈背側枝
背側中足動脈
深腓骨神経
有茎植皮

d．皮弁の移植

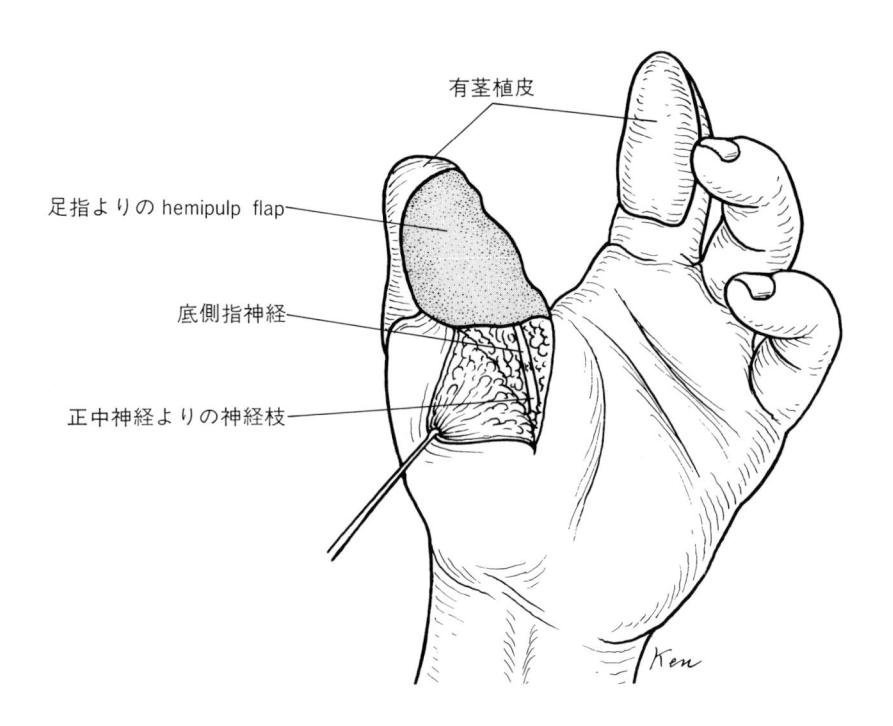

有茎植皮
足指よりの hemipulp flap
底側指神経
正中神経よりの神経枝

10 Degloving injury に対する有茎植皮，および神経・血管柄付き皮弁による母指再建

27歳，男．

ローラーに手を巻き込まれて受傷し，degloving injury をきたすも再縫合を受け，10日後に皮膚壊死の状態で来院した．

a．来院時所見

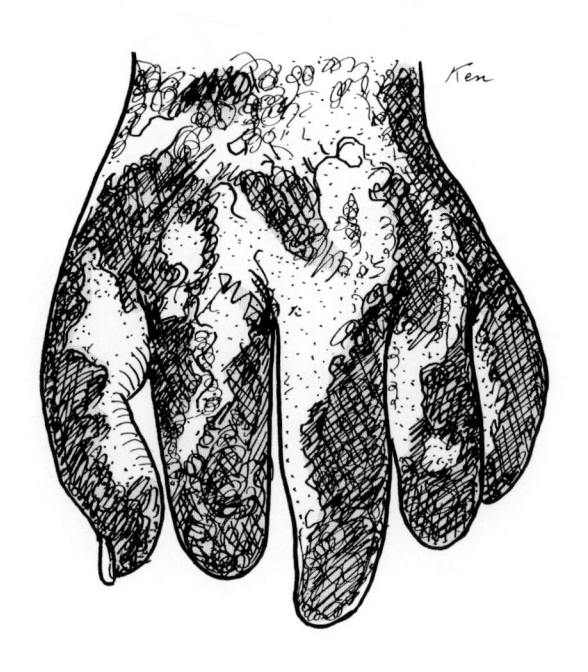

b．有茎植皮と，神経・血管柄付き皮弁による母指再建

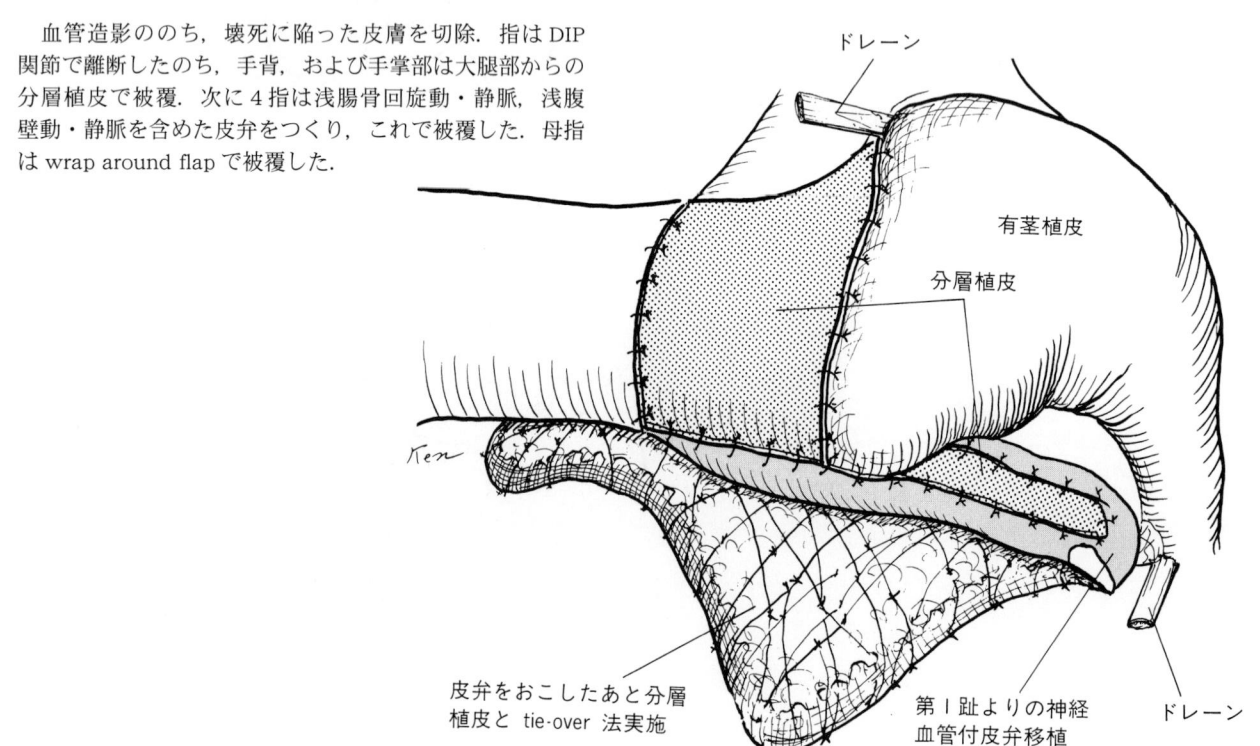

血管造影ののち，壊死に陥った皮膚を切除．指は DIP 関節で離断したのち，手背，および手掌部は大腿部からの分層植皮で被覆．次に4指は浅腸骨回旋動・静脈，浅腹壁動・静脈を含めた皮弁をつくり，これで被覆した．母指は wrap around flap で被覆した．

ドレーン
有茎植皮
分層植皮
皮弁をおこしたあと分層植皮と tie-over 法実施
第Ⅰ趾よりの神経血管付皮弁移植
ドレーン

c．第1趾より神経・血管付き皮弁を採取（wrap around flap from the great toe）

縫合は次のごとくに行われた．
・足背動脈→橈骨動脈背側枝
・大伏在静脈→橈側皮下静脈
・浅腓骨神経皮枝→橈骨神経知覚枝
・内側足底神経→母指指神経

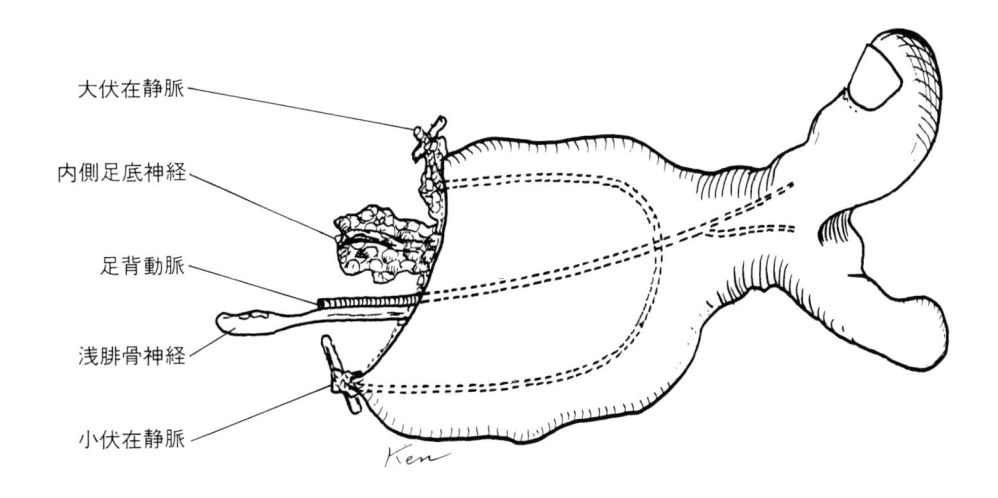

d．手術の完了（掌側）

現在までに有茎植皮の切り離し，指間分離2回，脂肪除去，第1指間の release と4回の手術が行われた．母指の知覚は術後10ヵ月の現在，かなり回復している．

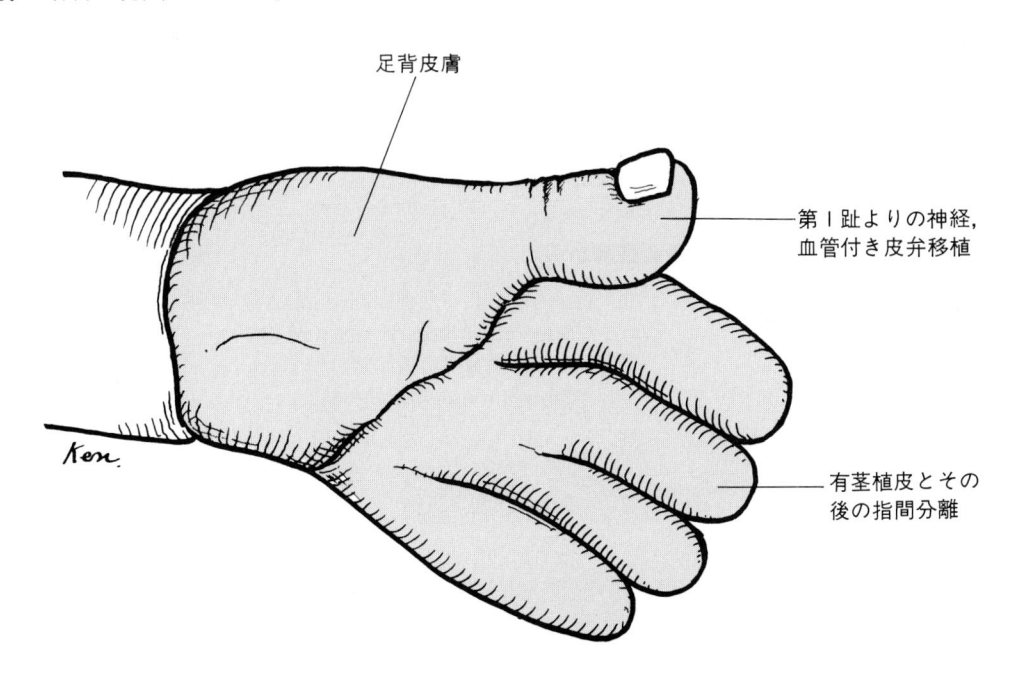

e．手術の完了（背側）

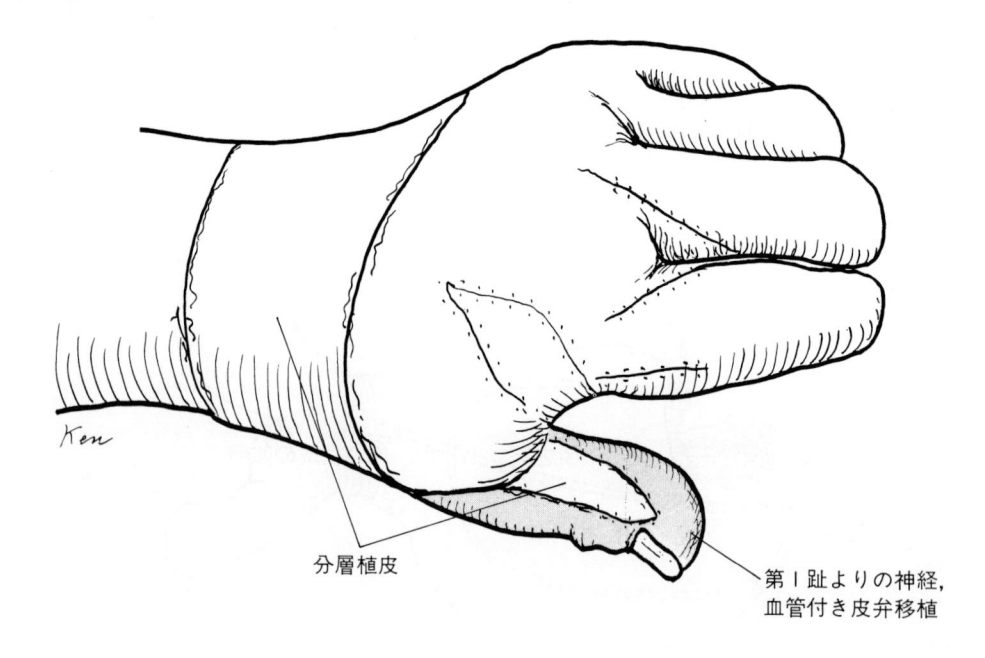

分層植皮

第Ⅰ趾よりの神経，血管付き皮弁移植

11 Toe to thumb transfer，関節移植

その他，microsurgery には足指の移植とか関節移植の問題があるが，その本当の適応は比較的まれと考えられるので，ここでの記述は行わない．詳細は専門書を参照されたい．

12 Microsurgery の重要性

最後に，microsurgery の手技と考え方は，血管縫合のみならず，腱縫合，神経縫合，その他においてもすべてに導入されるべきものであることを強調しておく．

13 将来の microsurgery（光嶋：中部日手会講演から）

ⅰ．将来考慮されるべき有茎弁の利用
  1．有茎穿通枝皮弁
  2．有茎脂肪・筋膜弁
  3．有茎骨膜弁移行
  4．有茎神経（束）移行

ⅱ．将来考慮されるべき microsurgery の利用
  1．Supermicrosurgary（0.5 mm 前後）
  2．キメラ型合併組織移植
  3．Flow-through 型皮弁移植

第16章　屈筋腱損傷
屈筋腱損傷の治療原則

16-1　一次腱縫合の適応

I．受傷からの経過時間

　受傷後の経過時間は短いほど好都合であるが，損傷腱の断端の接合が可能であれば，いずれの時期でも腱縫合を行うこととしている．小児であれば，年余を経ても腱縫合は可能なことが多い．しかし，成人の no man's land においては，2〜3日の経過でも，後退した腱の断端が壊死に陥り，ボロボロとなって縫合不能なことが少なくない．

II．受傷原因の如何

　鋭利な損傷であることが望ましいが，鈍器による場合でも積極的に一次腱縫合を行う．要は化膿の恐れがなければ原因の如何を問わず，また創の如何を問わず一次縫合を原則とする．否，症例によっては，多少の化膿傾向がみえるような創であっても，化膿を防止する目的で，腱縫合を含め，創傷処置を行うこともありうる．

　切断指の再接着のさいにも当然，腱縫合を行うのを原則とする．

III．損傷部位の如何

　No man's land を含め，いずれの部位においても，一次縫合を行うのを原則とする．

IV．創の状況の如何

　これを要するに，新鮮例においては創の状況の如何を問わずただちに，陳旧例においては関節拘縮除去後早急に，腱縫合を行うのを原則とする．

　以上のごとくであって，腱断端の接合が可能な限り腱縫合を行うこととし，接合不能な場合が腱移植の適応となるわけである．

　なお，上に述べたのは著者の方針であって，これをすべての人に薦めるものではなく，その人の経験度により適応に変更を要することは当然であろう．術者に自信がなく，病院に設備がなければ，早急に適当な病院にその処置を依頼しなければならない．

16-2　一次縫合と二次縫合

　一応定義としては24時間以内の縫合を一次縫合（primary suture），24時間〜2週以内を遷延一次縫合（delayed primary suture），2週以後を二次縫合（secondary suture）と呼んでいるが，著者自身としてはこれらの区別はあまり意識せず，1日も早く，また1時間でも早く縫合することを原則としている．

16-3 腱縫合にさいしての注意

① 必ず拡大鏡（3.6倍，または5倍）を使用する．時に顕微鏡を使用するのもよい．

② できるだけatraumaticな操作を行う．とくに腱・腱鞘の取り扱いにさいしては，特殊な腱用のピンセットを用意する．その他，microsurgery用の器具を使用するのが望ましい．

③ 腱鞘は原則として縫合する．やむを得ない時の切除は最小限にとどめる．

④ 原則として浅指・深指両屈筋腱の縫合を行う．

⑤ 浅指屈筋腱を切除するさいには，断端が手根管内にまで後退しないようにする．

⑥ 縫合には断端の血行をできるだけ障害しない縫合方法を選択する．著者らは原則としてループ針を用いての縫合を行うこととしている．

⑦ 固定期間は2.5～3週間とし，この間，術者自身によるcontrolled passive motionを行う．ゴムバンドを用いてのKleinert法は，積極的には使用していない．使用する時は爪にフックを固定し，これに糸をかけ，健側手でこれを引っぱる方法をとることが多い．これも患指のみでなく全指を同時に牽引する方法を採る．最近Kleinert法による早期運動が余りにも強調され，そのための障害も多いと思われる．それよりも手術をatraumaticに，しかも解剖学的に正しく修復することにより，Kleinert法を行わなくとも固定法で良好な結果が得られるものと考えている．

⑧ 一次的に良結果が期待されないような症例では，二次的な腱剥離により良結果が得られるよう，確実な縫合を心がけ，周囲に広範な瘢痕化をきたすような操作は厳につつしまねばならない．

16-4 腱縫合の評価法

Ⅰ．指各関節の屈曲角の総和からするもの（米国手の外科学会）

$$(MP + PIP + DIP) - (MP + PIP + DIP) = \text{Total active motion (TAM)}$$
$$\text{Flexion} \qquad\qquad \text{Extension lag}$$

優——正常
良——TAMが健側の75％以上
可——TAMが健側の50％以上
不可——TAMが健側の50％より少ないもの
悪化——術前より悪化したもの

II. 指尖-手掌間距離（TPD）からするもの（Boyes変法）

指の長さにより差が出るので，TPDを指の長さ（MP関節から指尖までの距離）によって割ったものをflexion indexとして，右表aのごとくするのは如何であろうか（著者らの試案）．ここで0.1とは，10 cmの指で屈曲時TPDが−1.0 cmとなることを意味し，0.25とはTPDが−2.5 cmであることを意味する．0.4とは−4.0 cm，0.6とは−6.0 cmということである．

なお，母指については母指CM関節から指尖までを母指の長さとし，指先から小指MP関節掌側までの距離をTPDとしてindexを求めては如何であろうか．

III. White法とその変法

White法と著者らの試案を総合すると右表bのようになる．

a.

$$\frac{TPD}{指の長さ} = \text{Flexion index}$$

	Flexion index
優	< 0.1
良	< 0.25
可	< 0.4
不可	< 0.6
失敗	> 0.6

b.

	TAM	TPD	Index
優	> 200°	< $\frac{1}{2}$ inch	< 0.1
良	> 180°	< 1 inch	< 0.25
可	> 150°	< $1\frac{1}{2}$ inch	< 0.4
不可	> 120°	> $1\frac{1}{2}$ inch	< 0.6
失敗	< 120°		> 0.6

IV. Buck-Gramcko法

	示—小指 （MP, PIP, DIPを含む）	母指 （IP関節のみ計測）
a．指尖-手掌間距離 （Tip-palm distance）	0〜2.5 cm ≧ 200°……6点 2.5〜4 cm ≧ 180°……4点 4〜6 cm ≧ 150°……2点 > 6 cm < 150°……0点	……≧ 50° ……≧ 30° ……≧ 10° ……< 10°
b．伸展不足角 （Extension deficit）	0〜30°…………3点 31〜50°…………2点 51〜70°…………1点 > 70°…………0点	……0〜10° ……11〜20° ……21〜30° ……> 30°
c．TAM（指各関節角の総和） （Total active motion）	≧ 160°…………6点 ≧ 140°…………4点 ≧ 120°…………2点 < 120°…………0点	……≧ 40° ……≧ 30° ……≧ 20° ……< 20°

評価 A＋B＋C　Excellent　　14〜15点
　　　　　　　Good　　　　11〜13点
　　　　　　　Satisfactory　 7〜10点
　　　　　　　Poor　　　　 0〜 6点

16-5 屈筋腱損傷の治療

1 屈筋腱損傷の治療に必要な解剖

a. 腱と腱鞘

① 深指屈筋腱
② 浅指屈筋腱
③ (腱性) 腱鞘
④ (滑膜性) 腱鞘
⑤ 尺側腱鞘
⑥ 長母指屈筋腱腱鞘
⑦ 虫様筋
⑧ 横手根靱帯

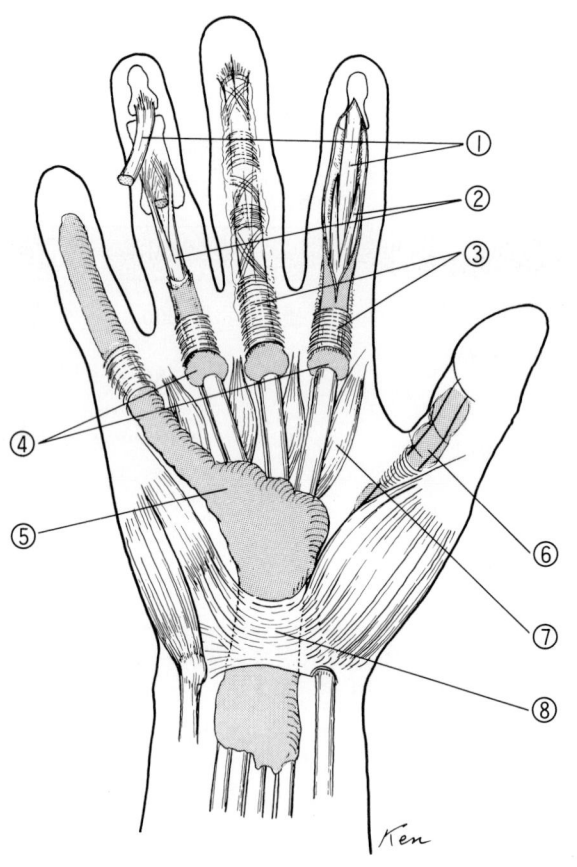

b. 浅指屈筋腱付着部の chiasma 構造

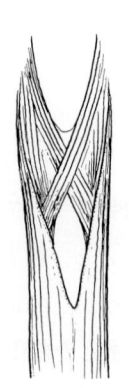

2 腱の栄養

① 深指屈筋腱
② 浅指屈筋腱
③ 腱性腱鞘
④ 滑膜性腱鞘
⑤ 指動脈
⑥ 虫様筋
⑦ 短腱紐よりの栄養
⑧ 長腱紐よりの栄養
⑨ Volar plate

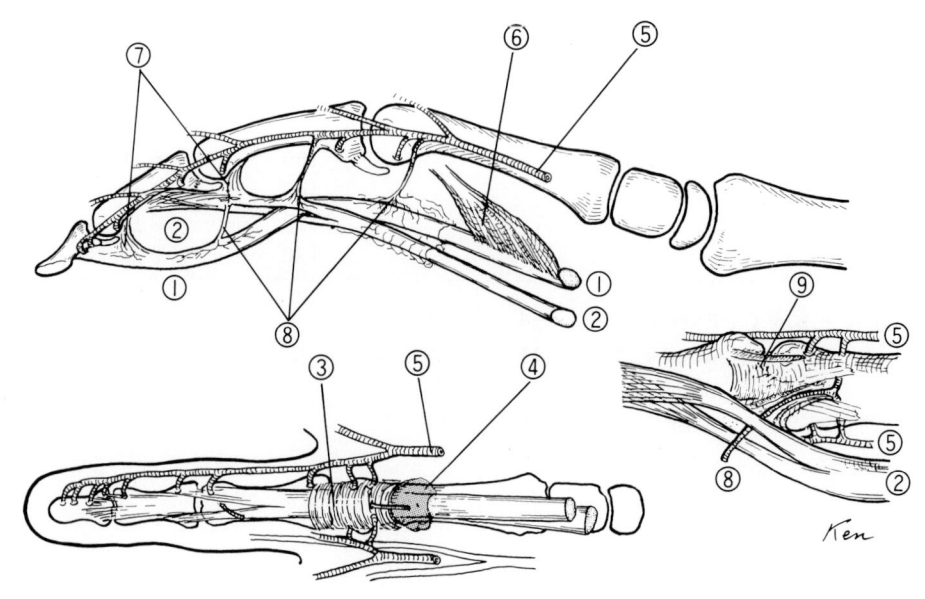

3 腱鞘の解剖

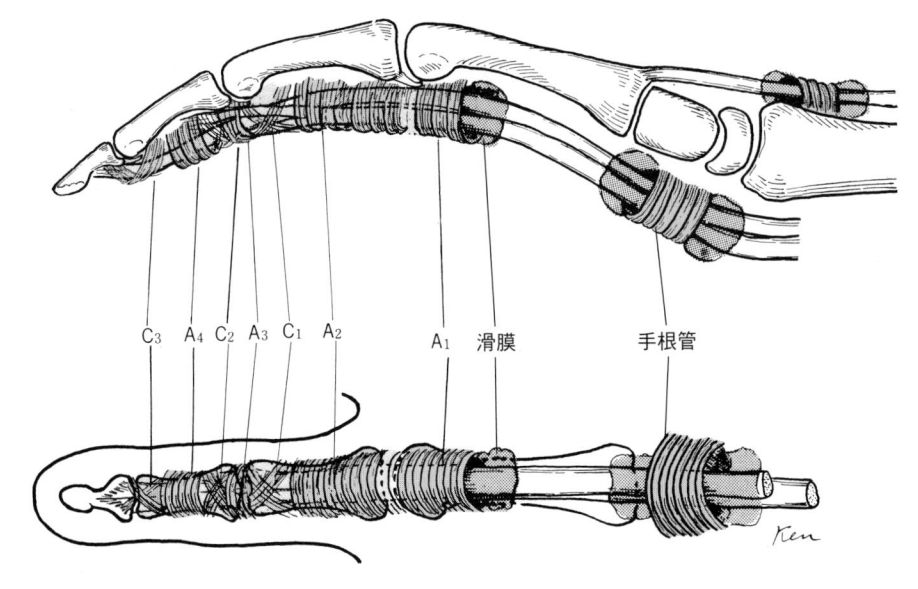

4 腱の損傷と後退

a．腱の損傷部位と後退

Vincula が付着していれば腱の後退は防止されるが，これが切れれば後退が強くなる．このことはまた腱断端の栄養を不良とし，壊死を招来する．

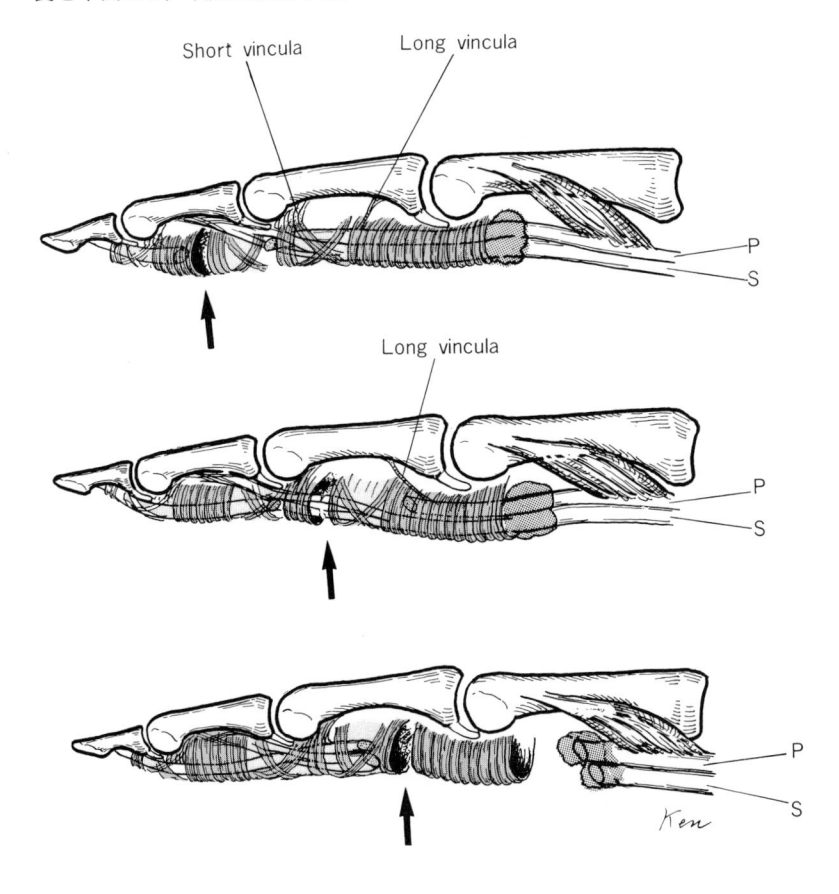

後退の程度を決定する因子：
① 腱の損傷部位
② Vincula の断裂の有無
③ 損傷時の肢位，屈曲力

以上で損傷部位が一定でも，腱の後退は症例により異なることとなる．腱の断端は 3D-CT により確認可能とされているが，臨床所見よりして略々決定可能であるので常に必要とは考えない．

b. 腱損傷と断端の壊死

① 腱損傷直後
② 陳旧症例：時間が経過すれば断端は壊死に陥り，周囲組織には瘢痕組織が増殖，癒着も発生する．早期であれば腱縫合は容易であり癒着の発生も少ないが，断端壊死がおこれば腱縫合は不可能で，腱移植以外に方法がない．

（註）中枢断端壊死の発生：
 i．Vincula の損傷
ii．後退，反転の程度
　要は血行障害により発生するが，その発生は大人の場合，受傷時にほぼ運命づけられているものと考えられる．

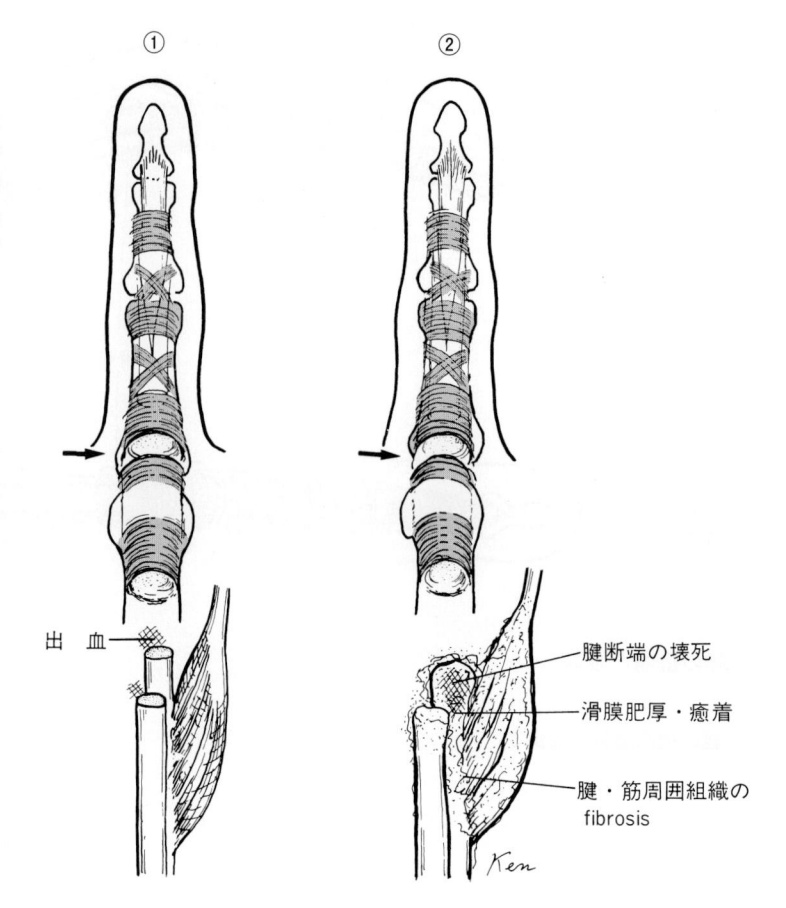

16-6　腱の縫合法

1　ループ状糸付き針を用いての腱縫合（津下法）

a．腱縫合用ループ状ナイロン糸付き針

　ナイロン糸は3-0，4-0，5-0，6-0とあるが，腱縫合には4-0が多用される．小児では5-0も使用．以前ナイロン糸の代わりに，ポリロン（ポリエステルにテフロンコーティング）も使用してみた．後者のほうが引っ張り強度が強く，伸展率も少ないが，操作がややむずかしい欠点があるので，現在ではナイロン糸を多用している．色はブルーか黒，針は角針とする．

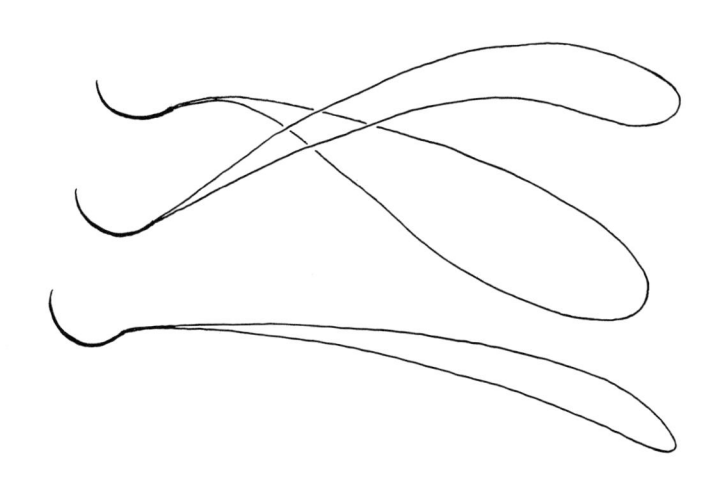

b．指掌側から腱への進入路

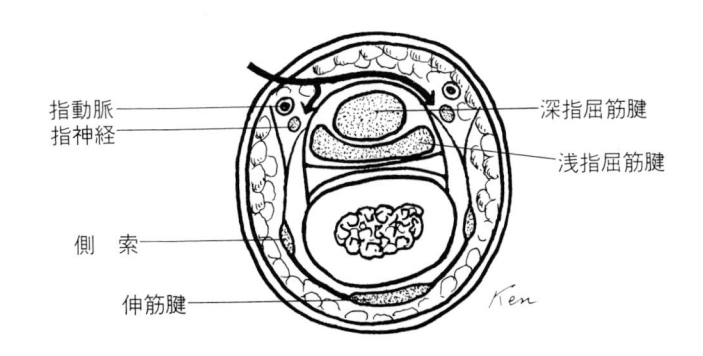

c．ループ状ナイロン糸付き針による腱縫合（常用法）

　現在はこの方法を double loop suture としてもっぱら使用している．

　最後に連続縫合（7-0～8-0 ナイロン）を追加するが，これは断端の接合を良好にし，回旋を防止するためのものである．前腕などの多数腱損傷の場合は結節縫合でもよいが，Zone Ⅱでの腱縫合では連続縫合が必要．実施は容易である．

　次に浅指屈筋腱の交叉部，また腱鞘の縫合にも 7-0～8-0 のナイロンが使用される．腱鞘は原則として閉鎖するが，腱の縫合部の滑走に邪魔になるようであれば開放のまま，または一部切除，開放操作を行う．

　交叉部の縫合にはマットレス縫合が多用される．

　なお，断端の接合はできる限り解剖学的に正常に近い修復が望ましく，そのためには顕微鏡を使用するのもよいであろう．これにより危険性のある早期運動（Kleinert 法）は行わなくとも安全な固定で良結果が得られるものと確信している．近年，早期運動療法が強調されるあまり強張力の縫合法が報告されているが，より正しい解剖学的修復をいま一度考慮すべきではなかろうか．

　縫合部断裂の恐れはあまりないが，もしおこるとすれば，

① 最後の結節縫合，または腱の噛み込み（380 頁の図 2 も参照）が少ない場合，または，
② ナイロン糸の結び目がゆるむ場合で，これらについてはとくに注意しなければならない．
③ ナイロン糸には伸びやすいという欠点と，表面がなめらかで把持力が弱いという欠点があり，とくに腱縫合後早期より運動をはじめると，断端にギャップをつくる可能性がある．危険をおかしてまで早期運動をすべきではない．

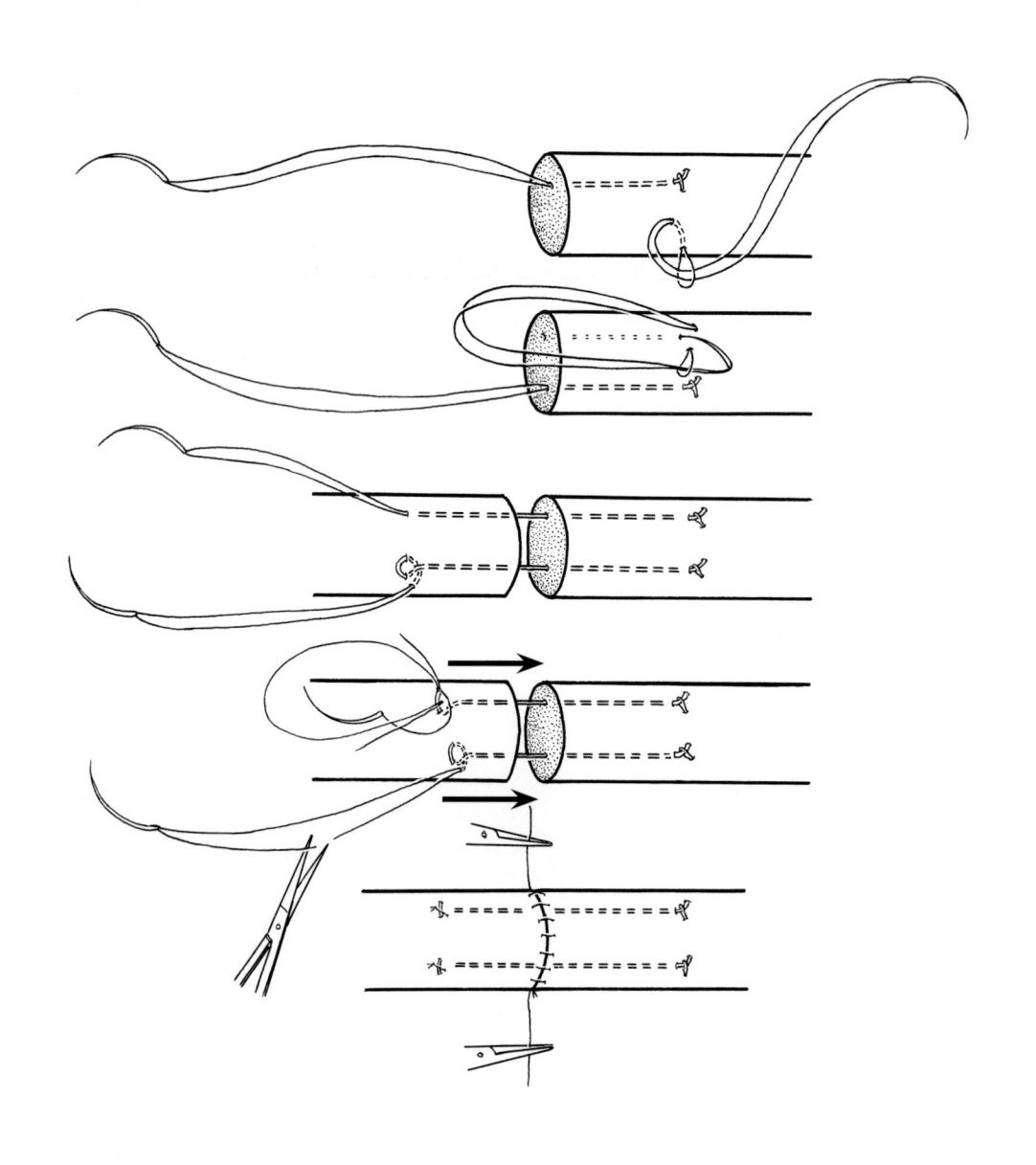

d．ループ状ナイロン糸付き針による腱縫合（埋没法）

埋没法も可能である．Intra-tendinous tendon suture といってよいかもしれない．

ただし，図の方法ではⒼⒽⒾ縫合の部が弱いので，糸を2本のままでⒼⒽⒾⒼと通し，断端を合わせ，最後に糸の一方を切って，いま一度針を腱に通して結ぶのがよいのであろう．

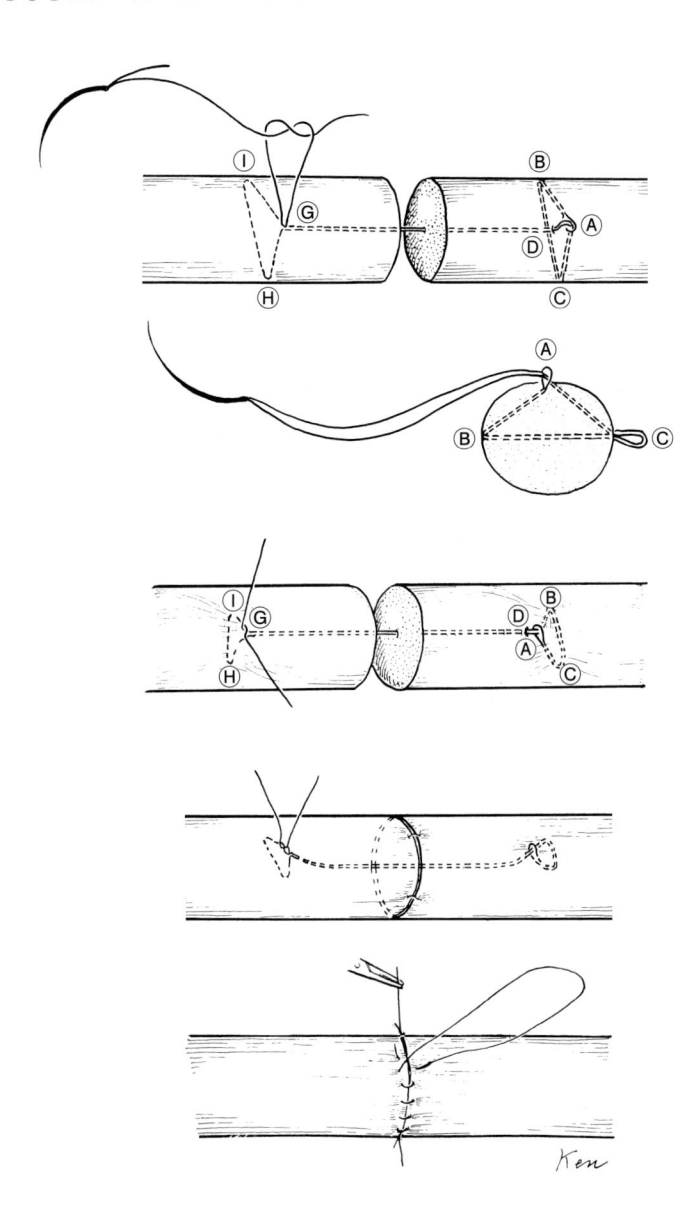

e．ループ状ナイロン糸付き針による腱縫合（8字結節法）

ふつう 3-0，4-0 のナイロン糸を用い，両端は 5-0 ナイロン糸で 8 字結節縫合する．断端は互いに相接する程度とし，強くは締めない．断端の回転を防止するため 7-0 〜 8-0 ナイロン糸による連続縫合をおく．8 字縫合をするという煩わしさはあるが，断端の接合は良好となる．ループ針でなくとも実施容易との利点もある．

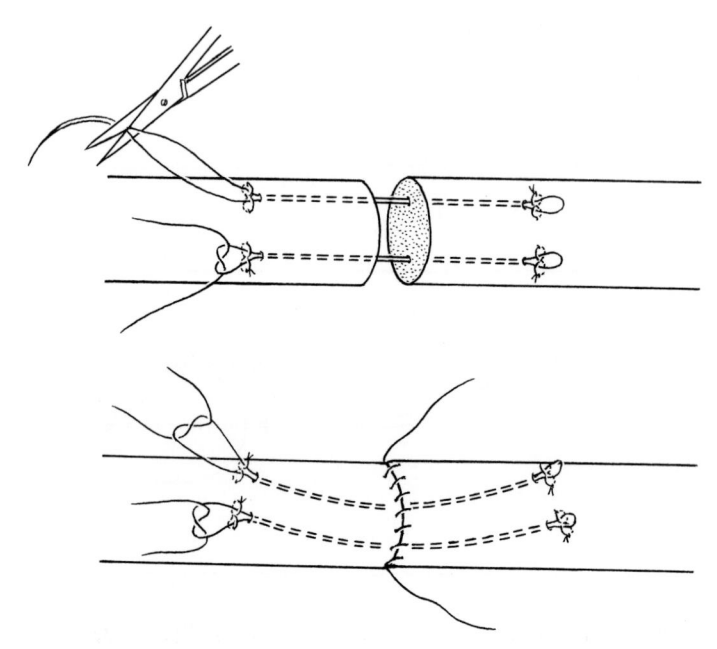

② ループ状ナイロン糸付き針による腱縫合時の注意事項

（大井，斎藤：新鮮指屈筋腱損傷の治療．OS NOW 28：98-107，1997）

a．腱の噛みの程度

腱の噛みは横幅，厚さのそれぞれ 1/3 程度とすることが望ましい．あまりに少ないと断裂をきたすこととなる．最後に連続縫合（7-0 〜 8-0 ナイロン）を追加する．

断端の接合は接合部が腱鞘に引っかからないよう解剖学的に正常に近く縫合すべきで，必要に応じて倍率の大きい拡大鏡を使用すべきである．

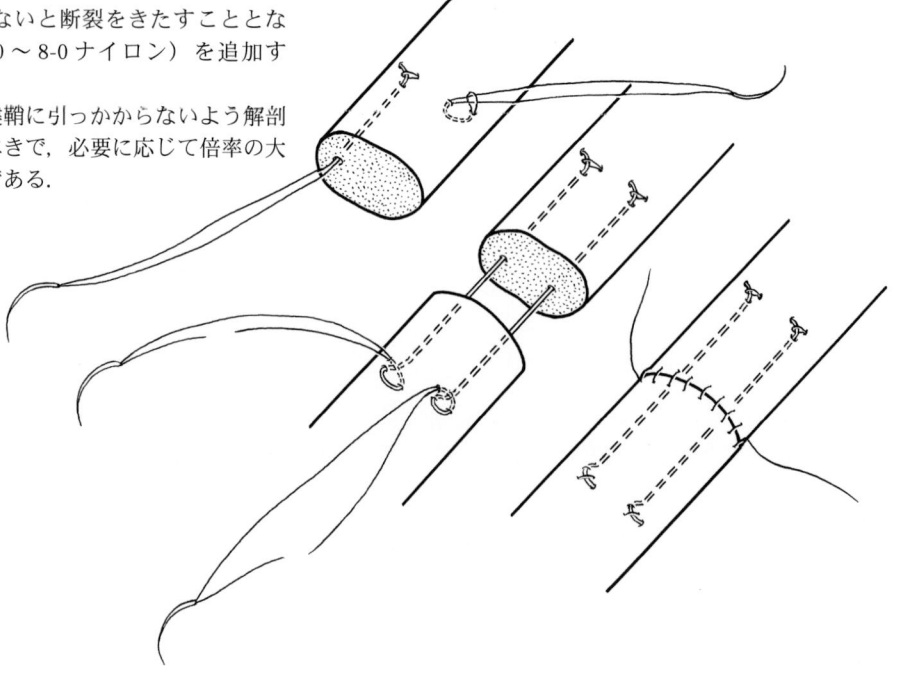

b．腱の血行とループ状ナイロン糸付き針による腱縫合

血行障害は比較的少ないと考えられる．

- ループにより絞扼される部分の腱組織
- 掌側
- 血行の少ない部分（滑液により栄養されると考えられる）
- 背側
- Vinculaよりの血管の侵入

③ ループ状ナイロン糸付き針を用いての腱縫合法の利点

① 断端の血行を障害することが少ないので癒合が早く，周囲との癒着が少ない．
② 操作が簡単で手術時間の短縮が可能である．したがって，前腕損傷などの多数腱損傷のさいにはきわめて便利である．切断指再接着のさいの腱縫合にも便利である．
③ 手術野が狭くとも腱縫合が可能であり，広い腱鞘の温存が可能である．時には腱鞘内腱縫合も可能である．
④ 断端の接合が容易であり，しかも確実な縫合が可能である．
⑤ 操作が簡単なため，経験の比較的少ないものでも良結果を得ることができる．
⑥ たとえ周囲組織と癒着がおこっても範囲が限局しているので，二次的腱剝離の効果が大である．
⑦ この方法は屈筋腱のみならず，伸筋腱はもちろん，靱帯その他の修復にも利用可能で，世の多くの手の外科医に使用されることを期待している．

（註）ループ状ナイロン糸付き針を1本ずつ使うか，2本，3本とするかは問題のあるところであるが，多くすれば張力は強くなるものの，組織・血行を阻害することは否定できず，現在著者らは2本 four strand を原則としている．腱組織は非常にデリケートで1本の針を通すにもかなりの挫滅があり，また両腱間で糸を結ぶことは挫滅を強くし，腱癒着の面積も少なくするもので，あまり好ましいことではないと考える．

4 今日までに用いられてきたいろいろな腱縫合法

このほかにもいろいろの方法が報告されているが，ここでは省略．

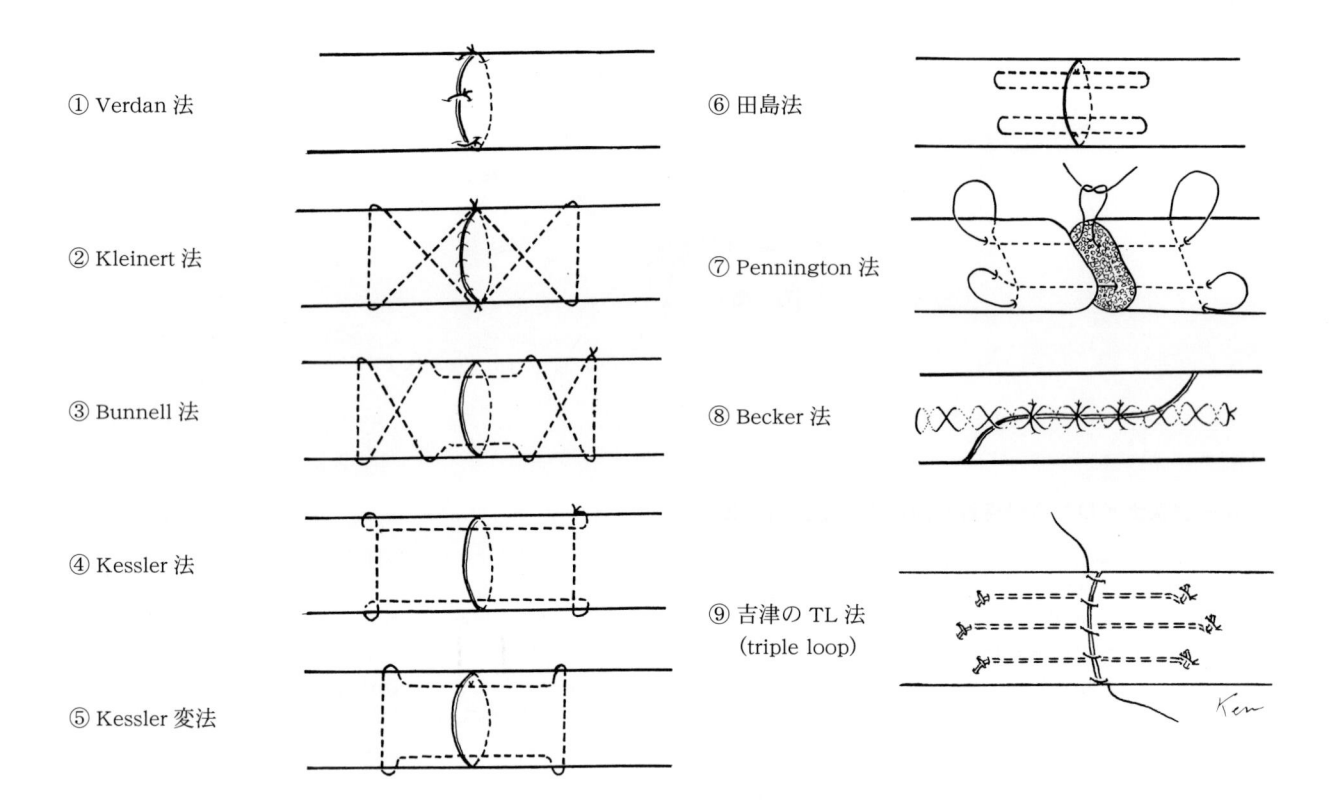

① Verdan 法
② Kleinert 法
③ Bunnell 法
④ Kessler 法
⑤ Kessler 変法
⑥ 田島法
⑦ Pennington 法
⑧ Becker 法
⑨ 吉津の TL 法
　 (triple loop)

（吉津ほか：日手会誌 13：1135，1997）
（Gill et al：J Hand Surg 24A：1315-1322，1999）

16-7　部位別腱損傷の治療法

1　腱損傷の zone 区分（Verdan）

Zone II の no man's land については，さらに末梢・中央・中枢側のそれぞれ 1/3 に細分し，以下各部位での治療法について述べる．

a．受傷後経過時間による分類

① 24 時間以内→一次縫合
② 24 時間〜2 週間→遷延一次縫合
③ 2 週間以上→二次縫合

初期であれば一次縫合が可能であるが，遅れると不能となり腱移植を要することとなる．

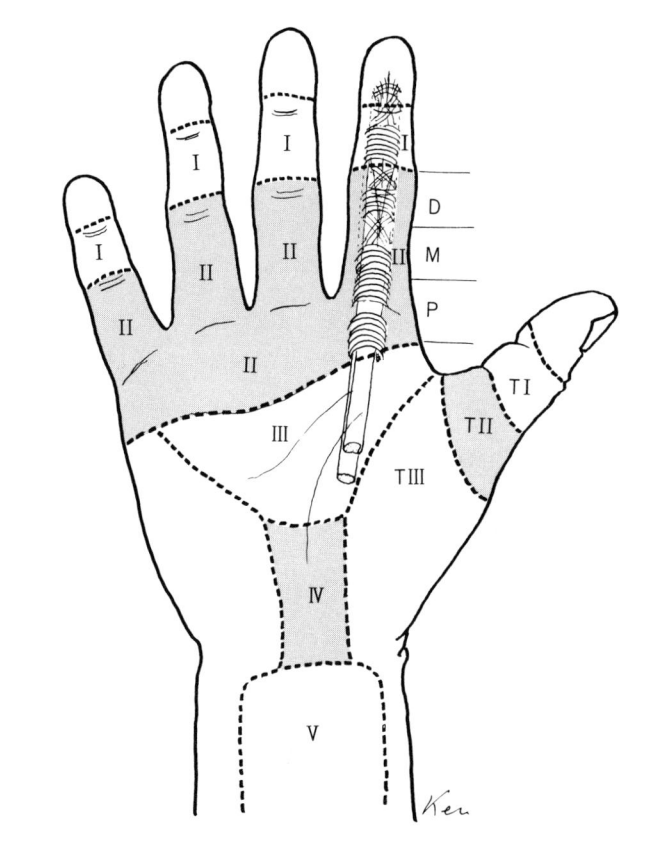

2　Zone I での腱縫合法

Zone I では深指屈筋腱のみが損傷される．

a．切　開

① 創または瘢痕
② ジグザグ切開：創瘢痕を利用するのもよい．
③ 指神経損傷
④ 損傷された深指屈筋腱の断端
⑤ 腱鞘
⑥ 手掌部切開（原則として必要でない）

（註）原則として指の切開と手掌の切開は連続せしめないこととしているが，陳旧例などで腱の後退が強い場合には，これを連続せしめることがある．

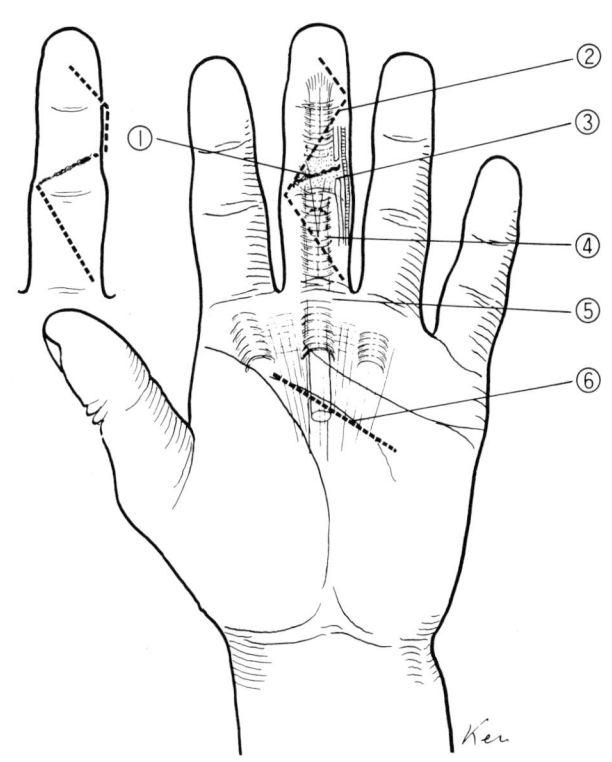

b．瘢痕切除

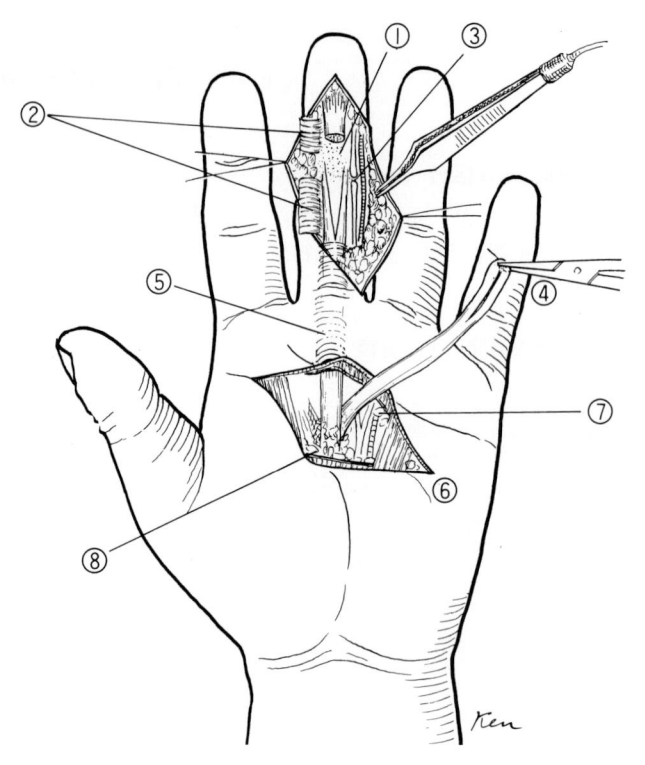

① 瘢痕はできるだけ切除する．切開には必ず bipolar coagulator を使用しながら，出血点の止血を行う．
② 腱鞘を反転したところ：あまり広範囲には開放しない．不必要であれば最後に切除する．
③ 指神経損傷
④ 損傷された深指屈筋腱の断端：腱の後退は浅指屈筋腱の bifurcation 部にとどまるものが多いが，時には手掌部まで後退することもある．また断端が腱鞘内に存在するとき，末梢側に引き出すことができなければ，中枢側に引き出すこととなる．断端は肥大し，出血斑を認める．陳旧例で断端に壊死を認めれば，腱縫合は不能で腱移植が必要となる．
⑤ 腱鞘
⑥ 手掌部切開
⑦ 手掌腱膜切除
⑧ 深指・浅指両腱間の癒着：新鮮例は別であるが，陳旧例では常に癒着を認める．剝離して最大の可動性を得ておくことが大切である．

c．損傷腱の誘導

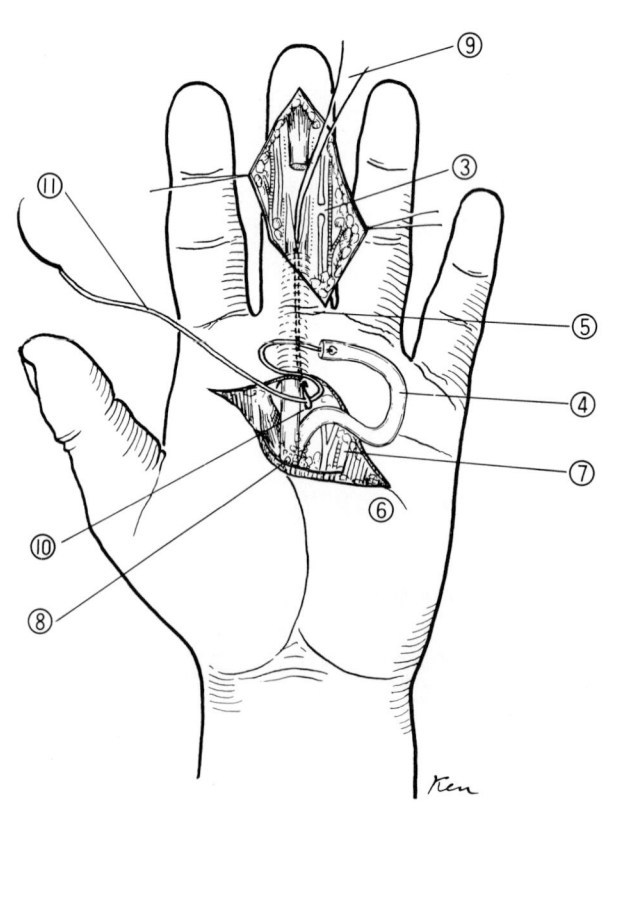

④ 損傷された深指屈筋腱：先端にループ針を2本とりつける．成人の場合，4-0 ナイロンを使用するのがふつう．
⑧ 両腱間，および周囲との癒着を剝離，肥厚滑膜はすべて切除して腱の滑動性を回復する．
⑨ No.28 程度のワイヤーを2つに折り曲げ，浅指屈筋腱の chiasma 構造を通して腱鞘内に挿入，先端を手掌切開に出す．陳旧例では腱鞘の狭窄をみるので，かかる場合にはゾンデを挿入して拡大をはからなければならない．
⑩ ワイヤーの先端にループ針2本を通し，ワイヤーを引いて損傷腱を腱鞘内に引き込む．針は反対方向に引き出されるので腱鞘に引っかかることはない．
⑪ ループ状ナイロン糸付き針

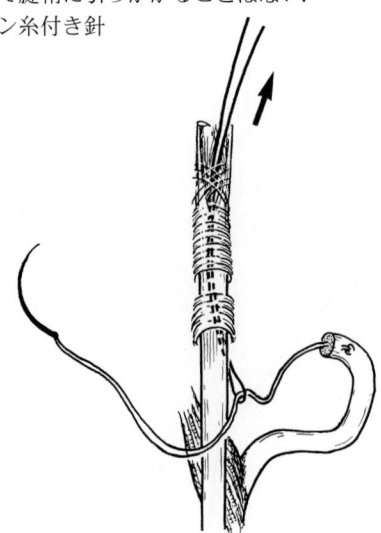

d．腱の縫合

③ 指伸経縫合：8-0 ナイロン 3 本程度で縫合
④ 深指屈筋腱の縫合部
⑤ 腱鞘：腱を引き出したのち直針を刺入して腱の一時的保持を行えば，縫合に便利である．先に反転した腱鞘は正常であればもとに帰し，癒痕が強ければ切除する．
⑥ 横切開の縫合
⑪ ループ針による腱縫合（378〜379 頁参照）：最後に連続縫合の追加が望ましい．

術後の固定は 402 頁の図 15 のごとくにし，固定期間はほぼ 2〜3 週とする．また術者の指導のもと早期運動を開始するのもよい．

（註）神経縫合を先に行い，のち腱縫合に移るのがよい．まず腱に糸をかけ，ついで神経縫合をしてから腱の糸を縮めるのが実際的であろう．

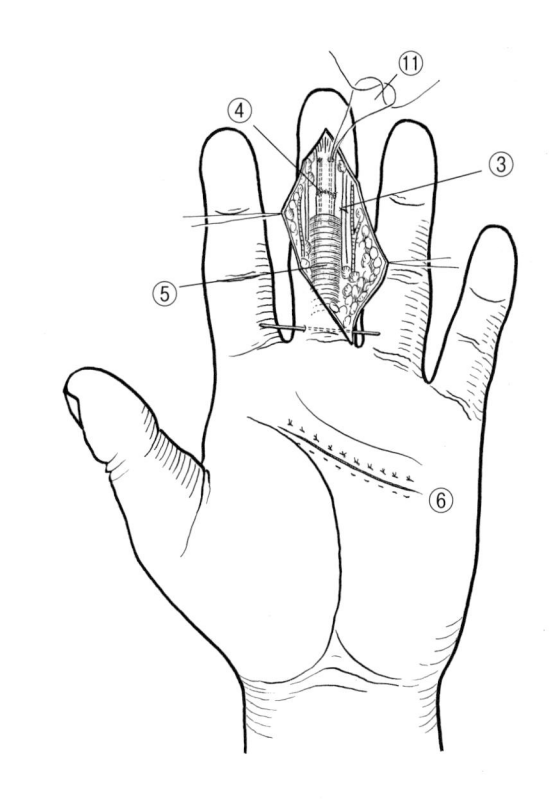

③ Zone I での腱前進法

適　応：
　末梢腱が 1.0 cm 以下の場合に用いられ，1.0 cm 以上であれば腱縫合が適応となる．ただし高齢者では腱前進法が好都合．このさいは腱を重ねて結節縫合する．

a：掌側ジグザグ切開ではいり，腱鞘切除・損傷腱を出したのち，末梢腱付着部をノミを用いて斜め方向に末節骨骨皮質を損傷する．
b：この部より骨錐を斜め方向に刺入．先端を爪の中央に出す．このさい爪根部を損傷しないようにする．
c：中枢腱の断端に No.34 のワイヤーを通し，これを直針を用いて爪の背側に引き出す．
d：ワイヤーをボタンに固定．骨の中に断端を引き込む．ついで末梢腱を斜め方向に切り，
e：中枢腱に重ねて数ヵ所で 5-0 ナイロン結節縫合する．

　ボタン除去は 3〜4 週後とし，以後自動運動を開始する．

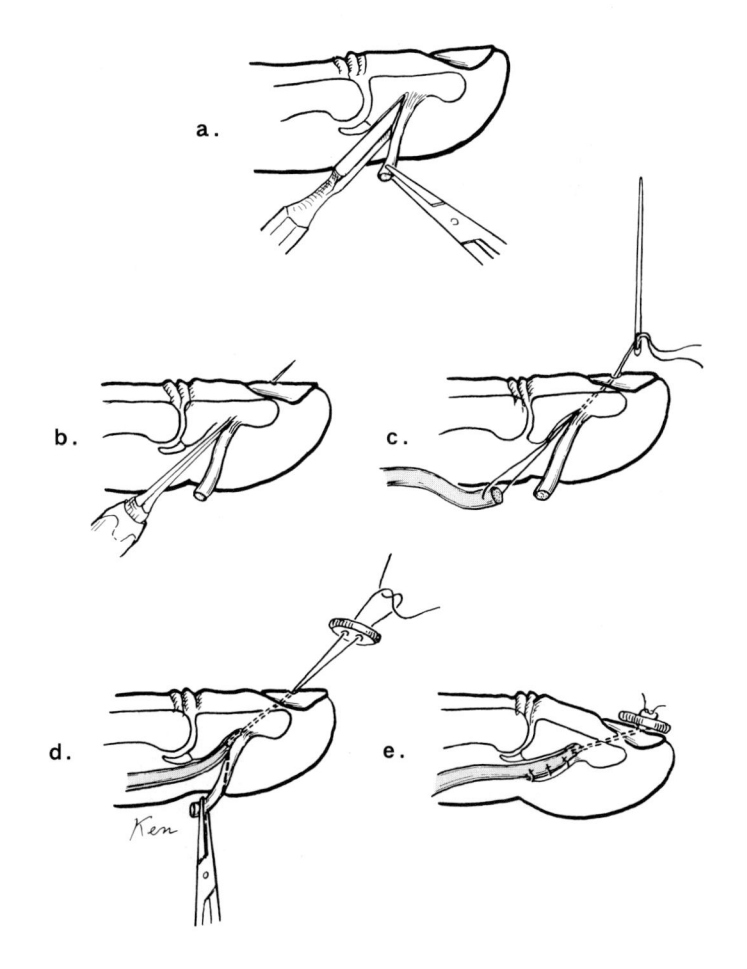

4 腱固定術

適応：

Zone Ⅰでの陳旧腱損傷で，腱縫合も移植も実施困難な場合，掌側ジグザグ切開で局所を開き，

a：ノミで中節骨掌側骨皮質を損傷する．
b：骨錐を用いて背側に穴を穿つ．
c：DIP関節を良肢位屈曲位としてキルシュネル鋼線を刺入，固定したのち，No.34〜36 ワイヤーを通し，末梢腱を損傷皮質内に引き込むように固定する．このさいワイヤーを通す部位は少し末梢よりとして，固定時，腱に緊張を与えるごとくにする．すなわちⒸⒶよりⒸⒷを長くする．

d：完成の状況

ボタン除去は4週後とし，キルシュネル鋼線抜去は6週後とする．

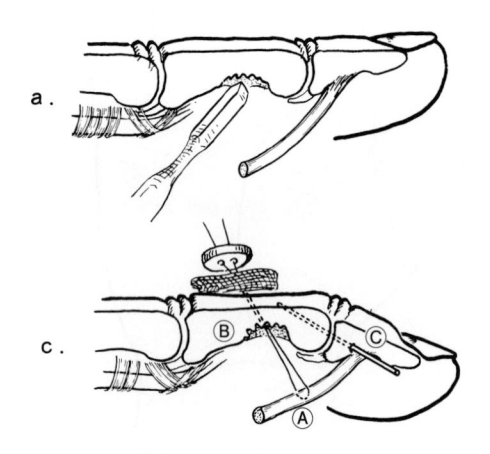

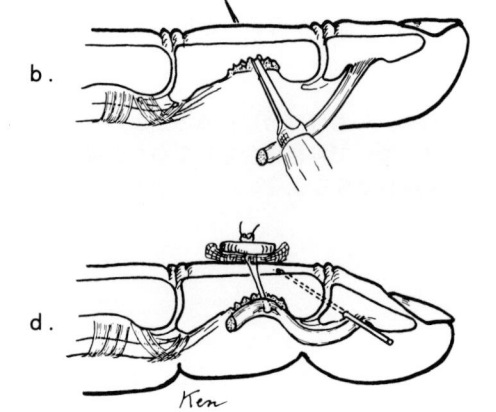

5 Zone Ⅰでの腱損傷（陳旧例）

A．腱移植法（Pulvertaft法）

適応：

若年者で拘縮のないもののみに適応．中・高年者で拘縮のある場合は，できれば前進法，不能であれば腱固定術，または関節固定術を行う．

a．移植腱の誘導

① 瘢痕はできるだけ除去する．
② 腱鞘切除の範囲は最小とする．
③ 指神経損傷
④ 損傷腱断端の壊死：腱縫合不能
⑤ 残存腱鞘：A_2, A_4 は必ず残す．
⑥ 手掌部横切開
⑦ 手掌腱膜切除：腱縫合部が癒着すると可動性が高度に障害されるので，手掌腱膜は一定範囲切除することとする．
⑧ 癒着および肥厚滑膜を切除し，最大の可動性を得ておくことが大切
⑨ 2つに折り曲げた太目（No.28程度）のワイヤー：浅指屈筋腱の下を通すことが大切．もし通過困難であれば次図bのごとくにする．
⑩ 先端に移植腱（長掌筋腱）を引っかけ，腱鞘内に通す．
⑪ 移植腱：腱の採取については，398頁の図c, dを参照
⑫ 移植腱採取のためのL字切開
⑬ 長掌筋腱

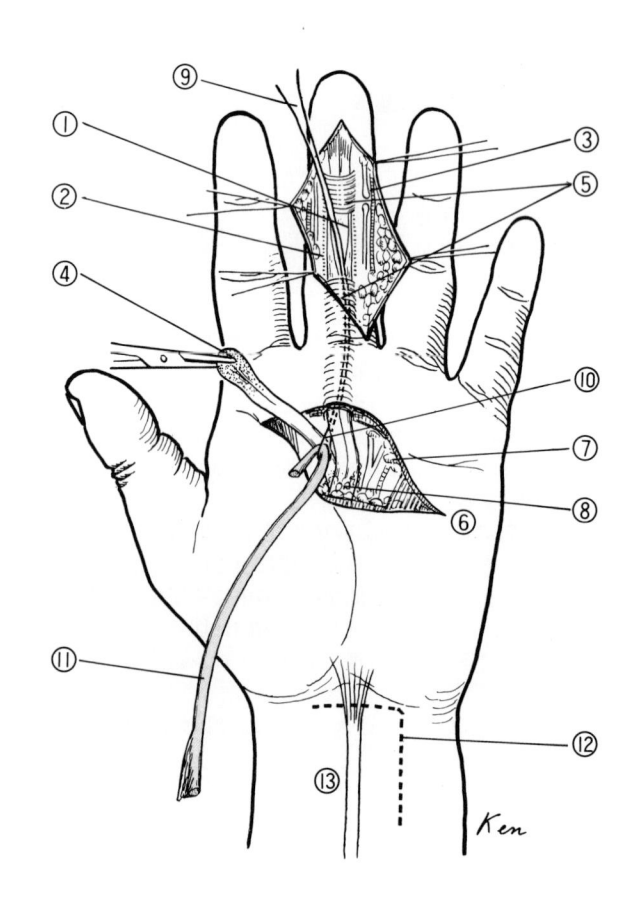

b．移植腱の誘導（特殊例のみ）

　癒着などのため，もとの腱鞘内を通過せしめることが困難な場合には，やむなく腱鞘外皮下を通過せしめることもある．しかし好ましいことではなく，一部でも腱鞘を残して，または腱鞘を再建してこれの中を通すのが望ましい．

④ 深指屈筋腱断端の壊死
⑤ 腱鞘
ⓐ 移植腱末梢端縫合
ⓑ 移植腱中枢端縫合

c．移植腱末梢端の縫合

　末梢端の縫合を最初とする．

③ 指神経縫合：8-0ナイロンを使用．指神経縫合は移植腱末梢端縫合のあとで，中枢端縫合の前に行う．
⑤ 腱鞘内で，しかも浅指屈筋腱の下を通して移植腱を通す．
ⓐ 移植腱末梢端の縫合：実施については400頁の図12を参照
ⓑ 移植腱中枢端の縫合：実施については401頁の図13を参照

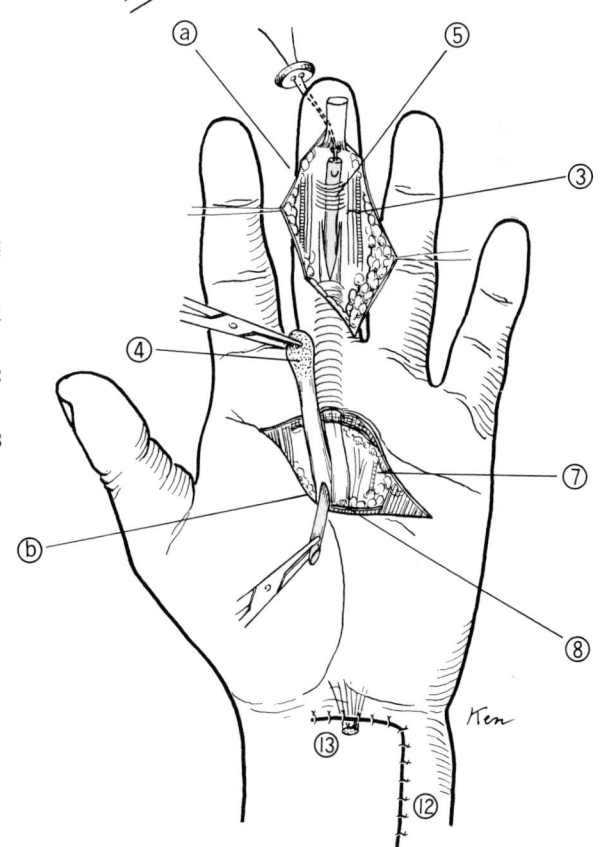

d．移植腱中枢端の縫合

ⓐ 移植腱末梢端の縫合（400頁の図12参照）：移植腱末梢端縫合→指神経縫合→皮膚縫合→移植腱中枢端の縫合順で行う．

ⓑ 移植腱中枢端の縫合（401頁の図13参照）：中枢端縫合をあととするのは，移植腱の適度のtensionが得やすいからである．

移植腱の緊張：
　Rest positionを基準とするが，少し強目のほうがよい．Tensionの決定の項，400頁参照．

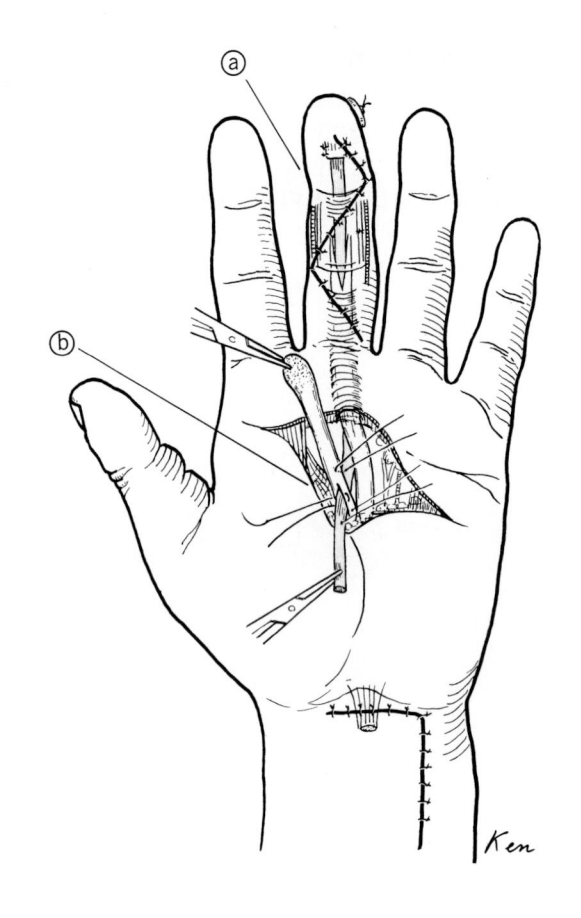

B．深指屈筋腱付着部の剥離断裂

a．DIP関節屈曲障害

スポーツ外傷のさいにまれに発生する．
指を引っかけることにより起こる．

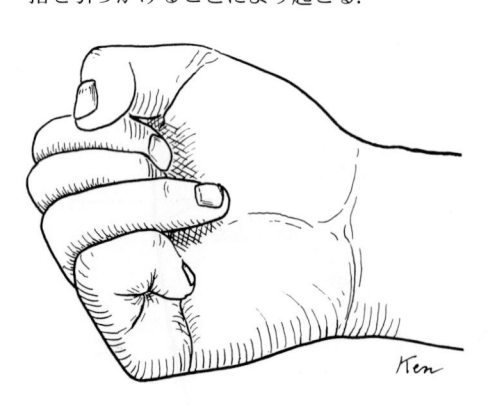

b．断裂腱の後退

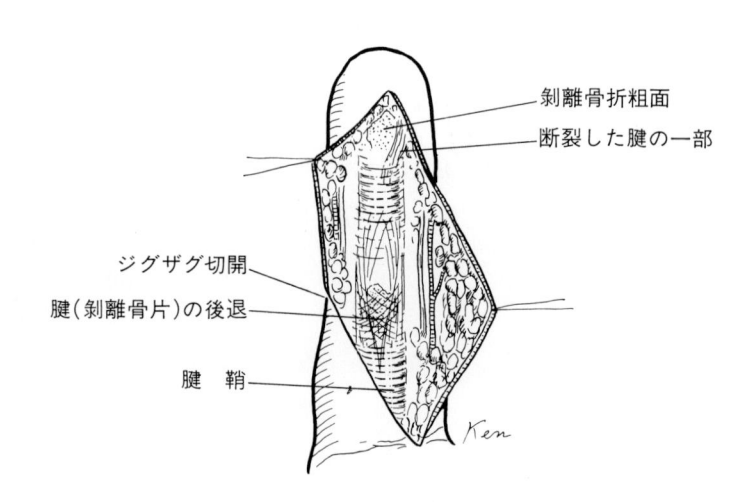

剥離骨折粗面
断裂した腱の一部
ジグザグ切開
腱（剥離骨片）の後退
腱鞘

c．末端の固定

一種の前進法である．

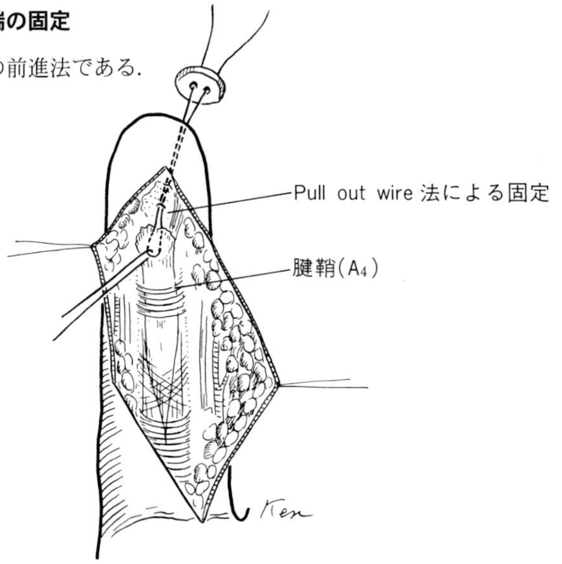

Pull out wire 法による固定
腱鞘（A4）

d．手術完了

Pull out wire 法による固定完了
腱鞘（A4）

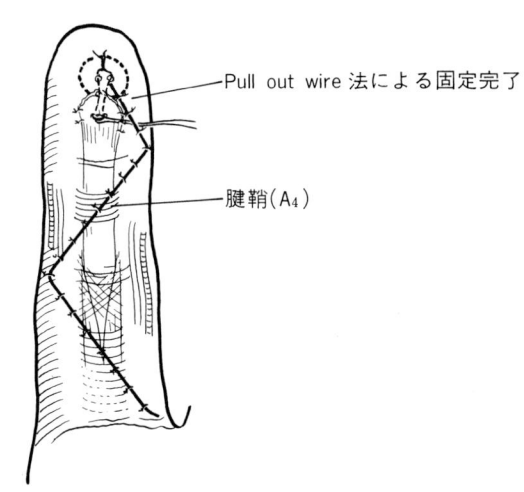

6 Zone II（末梢側 1/3）での腱損傷（新鮮例）

A．腱縫合（一次）

a．切開

① 切創とジグザグ切開
② 深指屈筋腱断端
③ 浅指屈筋腱損傷部（部分損傷のことが多い）
④ 腱鞘

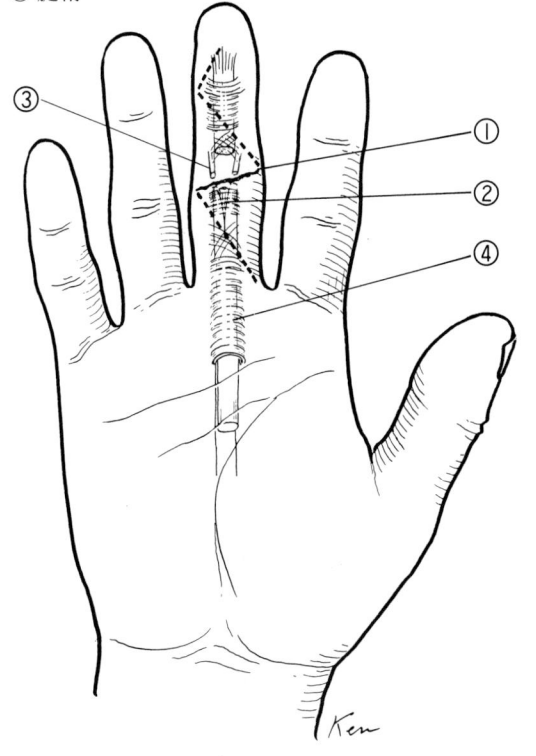

b．腱の縫合（正面）

腱鞘の切除は最後とする．

c．縫合の完了

腱鞘を切除した例．

d．縫合の完了

腱鞘で被覆した例：床面の被覆に用いることもある．

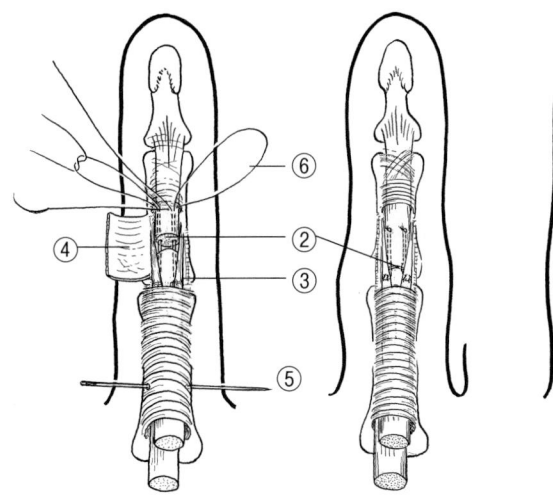

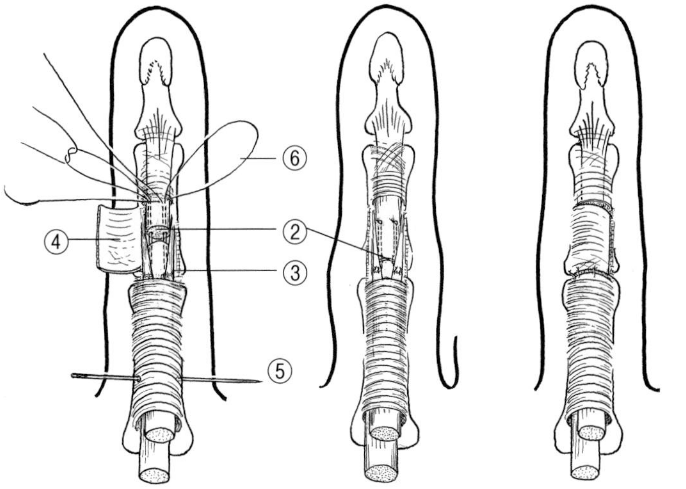

② 深指屈筋腱断端：ループ針による縫合を行わんとするところ
③ 浅指屈筋腱縫合部：7-0 ナイロン糸による数個の結節縫合を行った．マットレス縫合もよい．
④ 反転した腱鞘：腱鞘の切離は最小限とし，腱縫合後は再縫合するのが望ましい．
⑤ 腱後退を防ぐための直針：図 c，d は除去したところ
⑥ ループ針：2 本のナイロン糸の 1 本を切離し，最後の針の刺入を行ったところ

e．縫合部の側面図

② 深指屈筋腱の縫合完了：連続縫合を追加する．
③ 浅指屈筋腱の縫合完了
④ 反転した腱鞘（$C_1 A_3 C_2$ 腱鞘）
⑤ 直針（腱の固定）
　腱鞘は原則として縫合するが，やむを得なければ開放のまま，または部分切除をする．

腱断端の発見：
i．末梢腱断端：末節を屈曲することにより可能
ii．中枢腱断端：手関節を屈曲し，前腕から手掌にミルキングをしてゆくと，断端が創内から露出するのがふつう．もし露出しなければ腱鞘切開の延長，また手掌部の切開追加が必要となる．

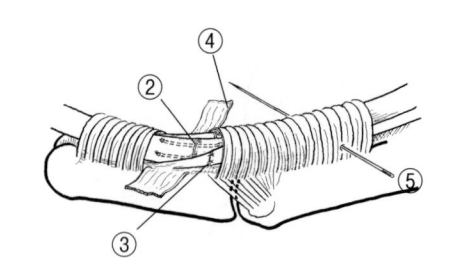

7 Zone II（中央 1/3）での腱損傷（新鮮例）

この部は予後がもっとも不良であるので注意する．

A．腱縫合（一次）

a．腱縫合正面像

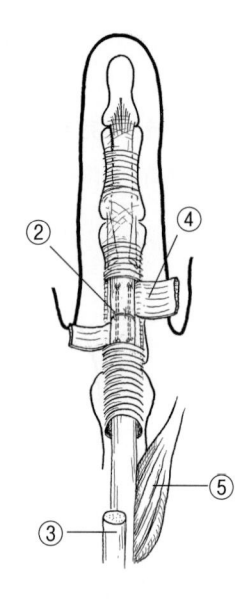

b．腱縫合側面像

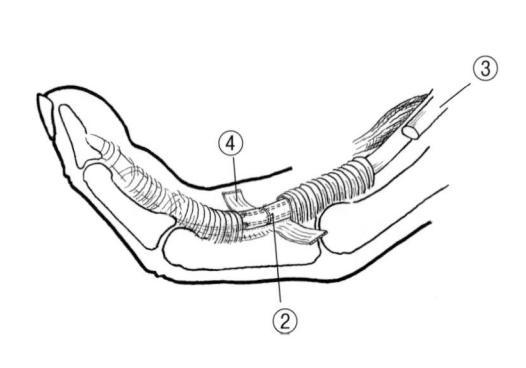

② 深指屈筋腱縫合部：連続縫合の追加が望ましい．
③ 浅指屈筋腱は抜去して断端は手掌中央におく．両腱の縫合が望ましいが no man's land 中 1/3 部での腱損傷では，しばしば浅指屈筋腱の切除が必要となる．もちろん縫合可能であれば縫合する．
④ 反転腱鞘：最小限とする．
⑤ 虫様筋

c．切開（症例呈示）

① 切創と切開線
② 知覚障害と血行不良
③ 腱断端を皮膚の上から触れる．

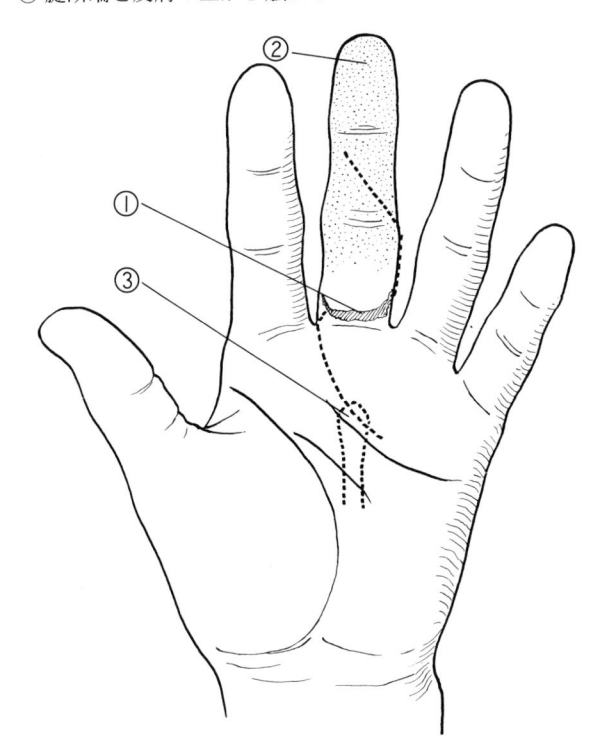

d．腱・神経の損傷

② 深指屈筋腱断端：手掌側に後退
③ 浅指屈筋腱断端：手掌側に後退
④ 指神経・血管の損傷

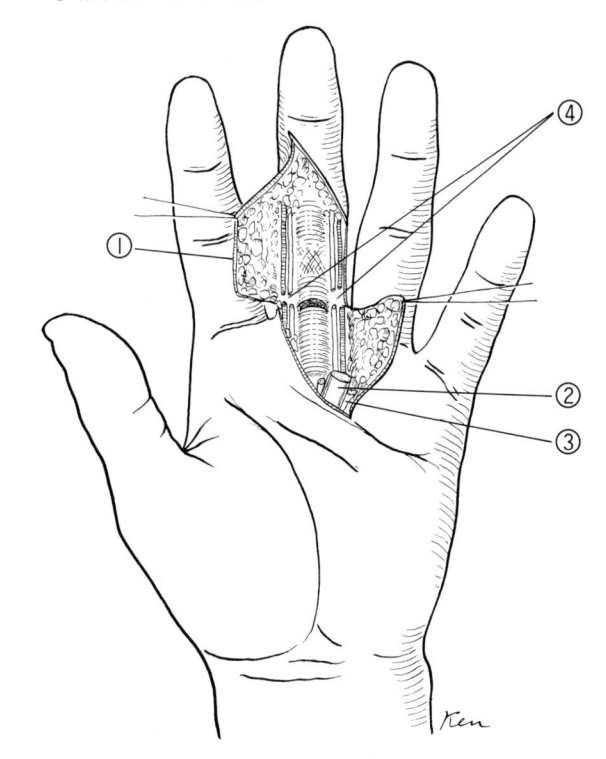

e．損傷腱の誘導

　手掌に後退した腱を再び腱鞘内に通すのはなかなか困難．断端の挫滅を最小限とすることが大切．

① 切開・皮弁
②③ 指を屈曲することにより出てきた深指，および浅指屈筋腱断端
④ 指動脈・神経の損傷
⑤ ループ状ナイロン糸をとりつけた深指屈筋腱の中枢端
⑥ 2つ折りにした No.28 程度のワイヤーを腱鞘に入れ，ループ針，および腱を引き出す．

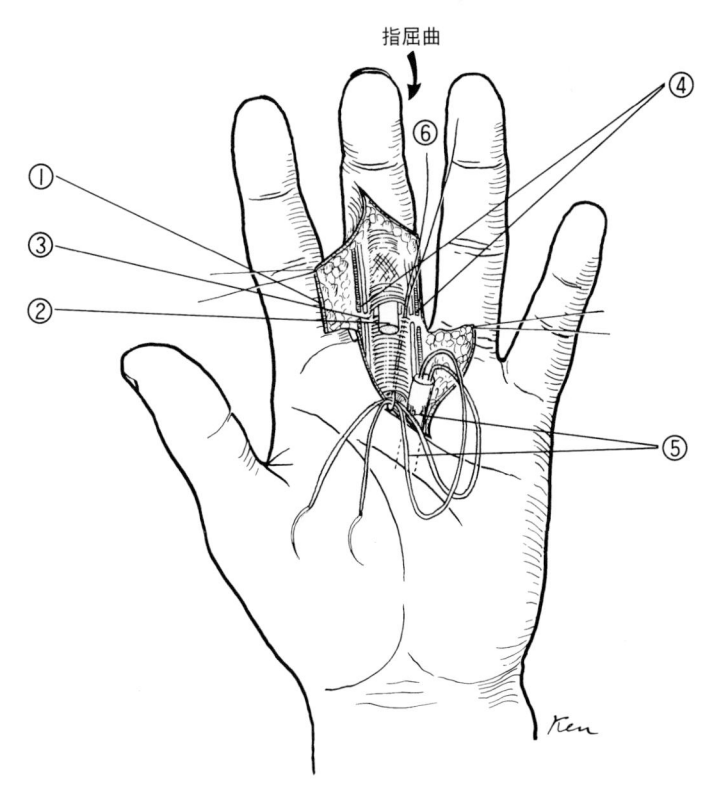

f．腱の縫合

なるべく狭い手術野で atraumatic に腱縫合する．

② 腱鞘内に引き込んだ中枢腱と指屈曲により，露出した末梢腱にループ状ナイロン糸付き針で腱鞘内腱縫合を行わんとするところ：詳細は右下の図のごとし．最後に連続縫合を追加する．
③ 浅指屈筋腱：可能であれば縫合するが切除することもある．
④ ループ状ナイロン糸付き針：一側の糸を切り，断端を接合．針をいま一度腱に通して縫合を行う．
⑤ 中枢腱には直針を刺入して，その後退を防ぐのもよい．

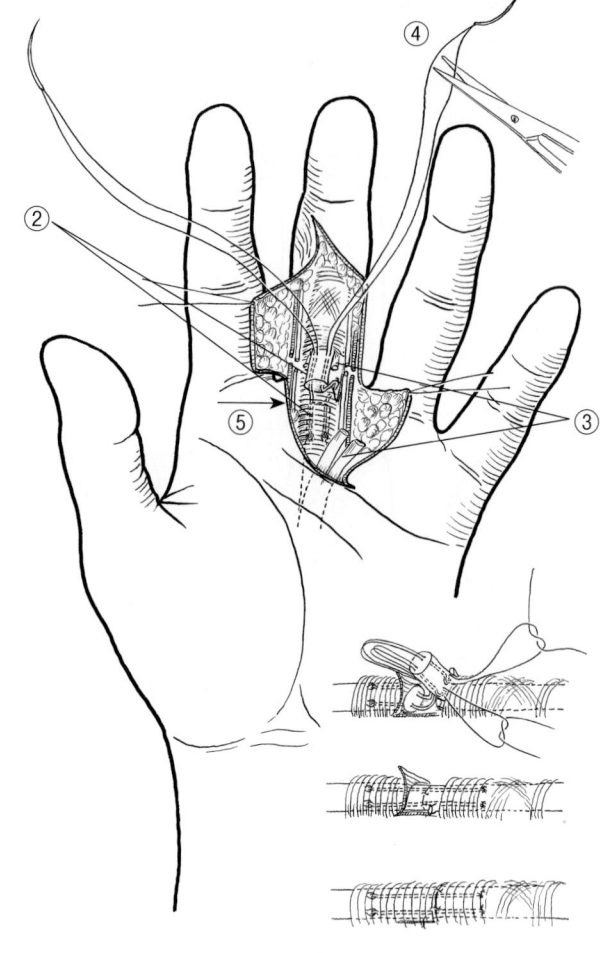

g．指血管の縫合

この症例では神経縫合を最初とし，ついで腱縫合，最後に血管縫合を行った．

② 腱の腱鞘内縫合が完了したところ
③ 浅指屈筋腱は断端が手掌中央にあるごとく切除した．あまり引き出して切除すると断端が手根管内に後退して，この部の癒着の原因となるので注意する．
④ 両側指神経縫合とともに，左側指動脈につき 10-0 ナイロンを用いて血管縫合を行った．

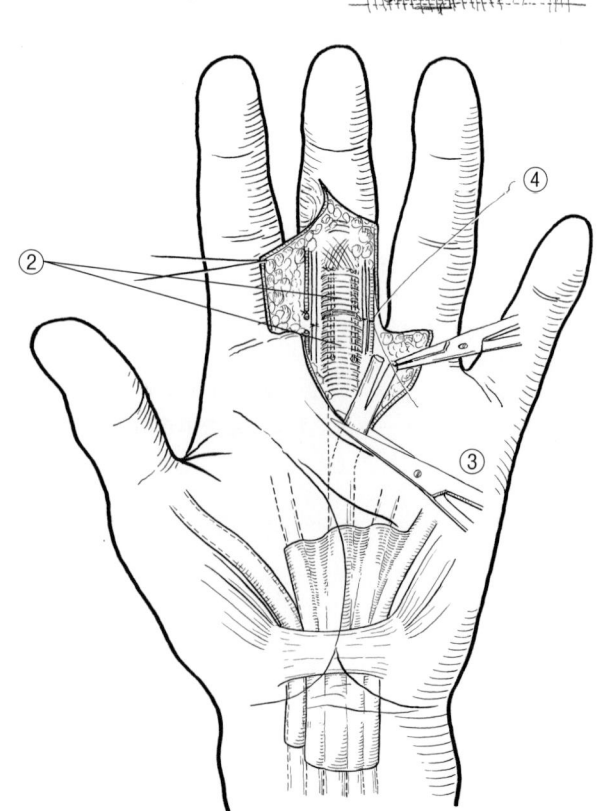

8 腱鞘内腱縫合の実施

(註) 浅指屈筋腱の処理：
i．可能な限り腱縫合を行う．放置すれば空隙ができ，これに血腫がたまり，瘢痕・癒着の原因となるからである．しかし Zone II の中 1/3 部では縫合不能なことが多い．
ii．縫合不能な場合，末梢腱はそのままとする．切除することはかえって出血をきたし，瘢痕化を増強する可能性があるからである．
iii．中枢腱で邪魔になる部は切除するのがよい．しかし引っ張って切離することは断端が手根管内に引き込まれ，瘢痕・癒着形成の原因となるので行うべきではない．

連続縫合ののち腱の滑動を許す範囲で腱鞘を閉鎖する．断端縫合部はスムーズであるべく，必要に応じ顕微鏡下に縫合するのもよい．

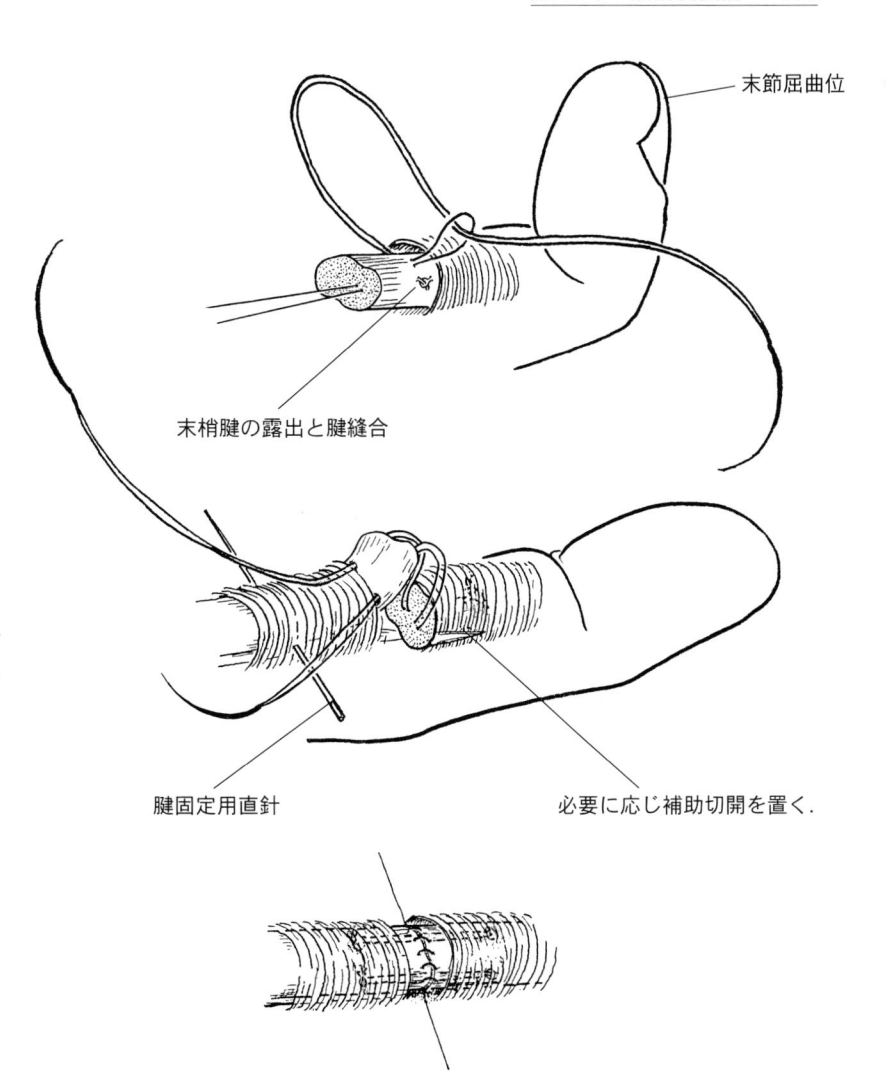

末節屈曲位

末梢腱の露出と腱縫合

腱固定用直針

必要に応じ補助切開を置く．

連続縫合ののち腱の滑動を許す範囲で腱を閉鎖する．

394 第16章 屈筋腱損傷

9 Zone II（中枢側 1/3）での腱損傷（新鮮例）

A．腱縫合（一次）

a．腱縫合正面像

① ジグザグ切開
② 深指屈筋腱の縫合
③ 浅指屈筋腱の縫合：両腱の縫合を行うのが原則
④ 反転した腱鞘：切除される．
⑤ 虫様筋

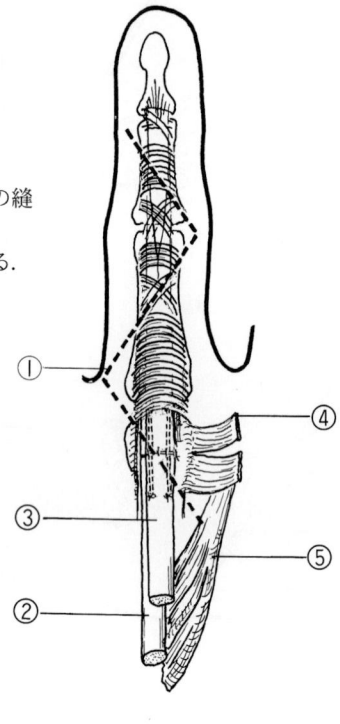

b．腱縫合側面像

　Zone II 中枢側 1/3 の腱損傷は，A_1 pulley を切除し，手掌での腱損傷のごとくに処置すればよい．
　連続縫合は必ずしも必要でないが，行うのであれば深指屈筋腱のみに行う．

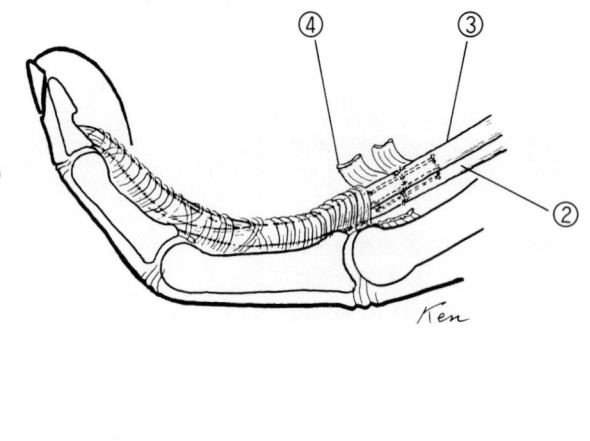

c．腱損傷例（小指）

① 瘢痕

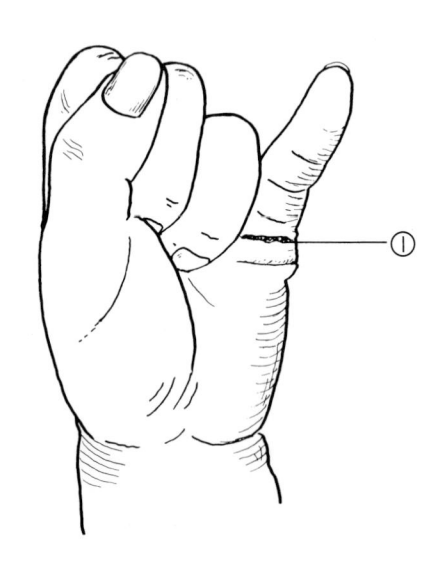

d．腱の縫合

②③ 深指・浅指両屈筋腱縫合
④ 腱鞘切除の範囲
⑤ 神経縫合
⑥ 指動脈縫合

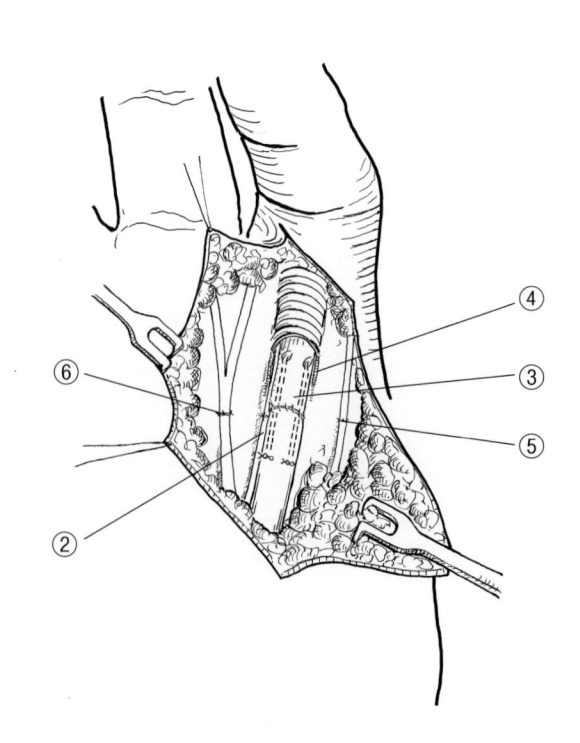

10 Zone IIでの二次腱縫合

一次縫合の場合とほぼ同様であるが，異なる点のみを記載すると，

a．中枢腱断端の後退と癒着

断端の後退：
① Chiasma の部に引っかかったもの：Zone I での損傷の時しばしばみられる．
② 腱鞘（A_2）の部に引っかかったもの：もっとも剝離が困難．
③ 腱鞘の中枢側（A_1）の部に引っかかったもの
④ 手掌部にまで抜けたもの
⑤ 手掌部に抜け，しかも断端が反転しているもの：多くの場合，断端は壊死に陥っている．
⑥ 浅指・深指両屈筋腱が断裂した場合で，両腱とも手掌部に後退する．しかも後退は浅指屈筋腱のほうが強い．

断端の発見と剝離：
① 腱断端の発見と剝離は容易
② 断端の発見・剝離がもっとも困難．このさいは切開を延長するなり，手掌部切開を追加する．後者の場合，たるんだ腱に鉤をかけて引いたりゆるめたりしながら，断端の部位を触知・決定する．次に断端の剝離・抜去は，ふつう末梢側腱鞘を一部切って末梢側に引くことにより抜去する．中枢側に引き抜くためには，A_2 の切離が必要となるので行うべきでない．
③ 中枢側に抜去する．このさい A_1 腱鞘の切除が必要となることがある．
④⑤⑥ これらについては，手掌部切開が必要となる．このさいは中央横皺に沿う切開を用いる．断端の発見は容易であるが，これの剝離と最大可動性の獲得には種々の問題がある．

断端の発見には 3D-CT を利用するもよい．

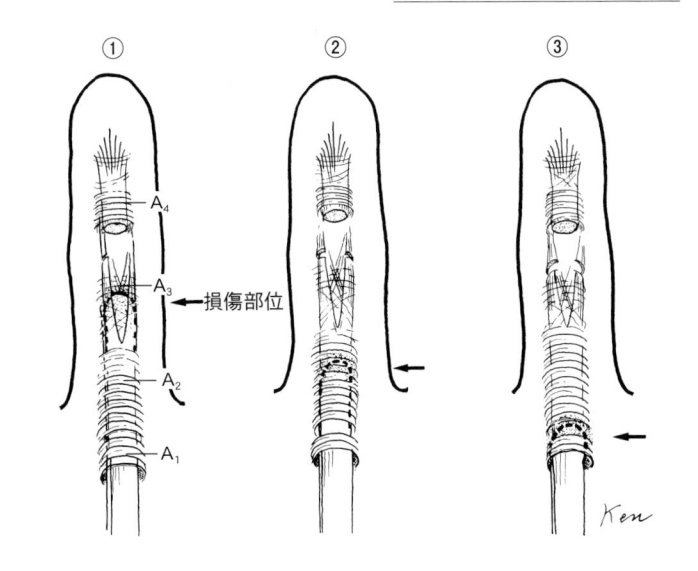

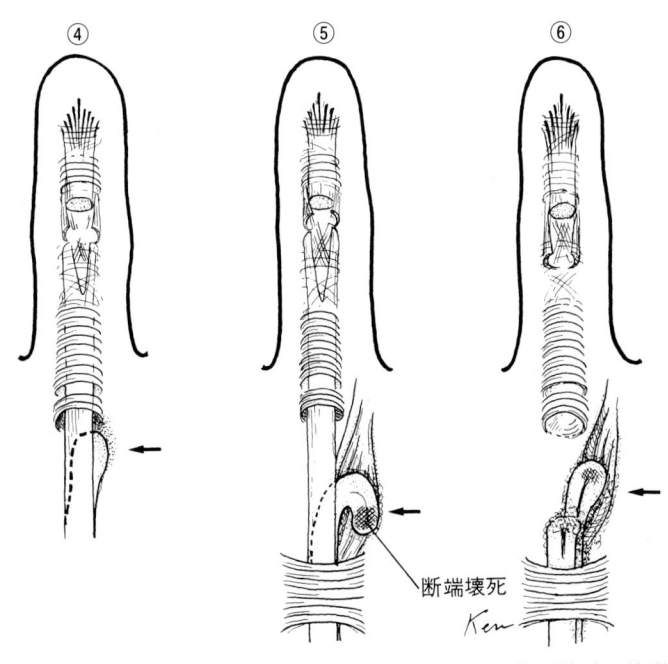

強い牽引力のため，断端が"むち打ち"現象を示したものである．

深指屈筋腱の後退が少ないのは，虫様筋が付着するためにその後退が制限されるからである．

b．腱断端の発見と剥離

　Chiasma の部に引っかかった腱断端の剥離は容易であるが，A_2 腱鞘内に後退した断端の剥離は困難なことが多い．手掌部切開を加え中枢に引いても抜去不能（②）．

　かかる場合は腱を引くのではなく，腱鞘内に圧し込むごとくにしながら末梢に引くと，抜去可能なことがある．なお腱移植を予定する場合は，腱を腱鞘入口の部で切断し，これを腱鞘内に圧し込むことにより，腱を末梢側に引き抜くのがもっとも便利である（③）．

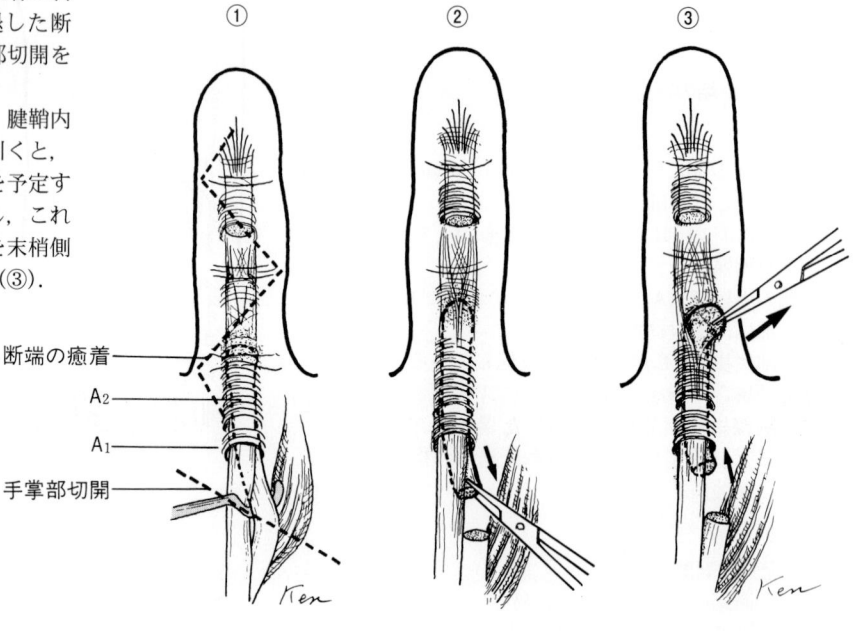

中枢側には抜去困難．末梢側に抜去するのがよい．

c．後退腱の最大可動性の獲得

可動性障害の原因：
i．腱断端周囲の癒着
ii．浅指・深指屈筋腱相互の癒着
iii．虫様筋周囲の癒着・筋膜肥厚
iv．隔壁との癒着
v．手根管内での癒着（quadriga syndrome）：これについては 400 頁の記述を参照
vi．筋の拘縮

　腱縫合にさいしてはもちろん，腱移植にさいしても，これらの除去と中枢腱の最大可動性の獲得は重要となる．

腱一次縫合を不能とする原因：
i．腱断端の壊死
ii．腱の短縮・蛇行
iii．腱周囲パラテノン肥厚と癒着
iv．上記可動性障害の諸原因

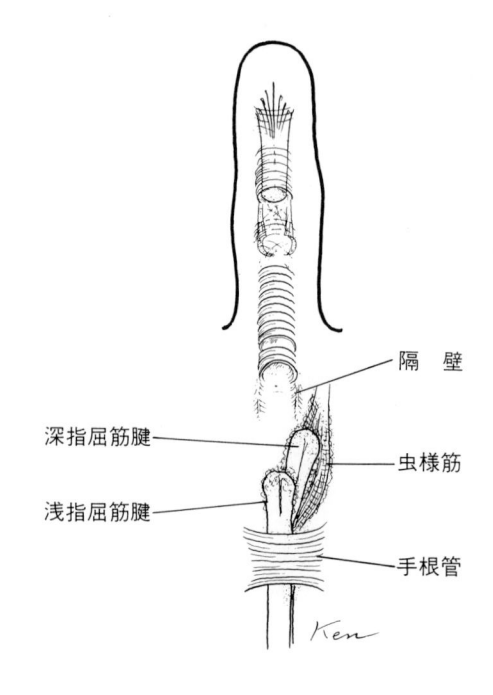

11 Zone IIでの腱損傷（腱移植）

a．切開と手掌腱膜の切除

① 瘢痕とジグザグ切開
② 深指屈筋腱
③ 浅指屈筋腱
④ 指神経損傷
⑤ 腱鞘
⑥ 手掌横切開
⑦ 手掌腱膜切除：腱縫合部が腱膜と癒着すると，可動性が障害されるのでこれの切除を行う．腱膜の構造は右下の図のごとくで，腱の通るコンパートメントと，虫様筋・神経・血管のコンパートメントとは，隔壁により分離されていることを知るべきである．
⑧ 隔壁
⑨ 虫様筋および神経・血管

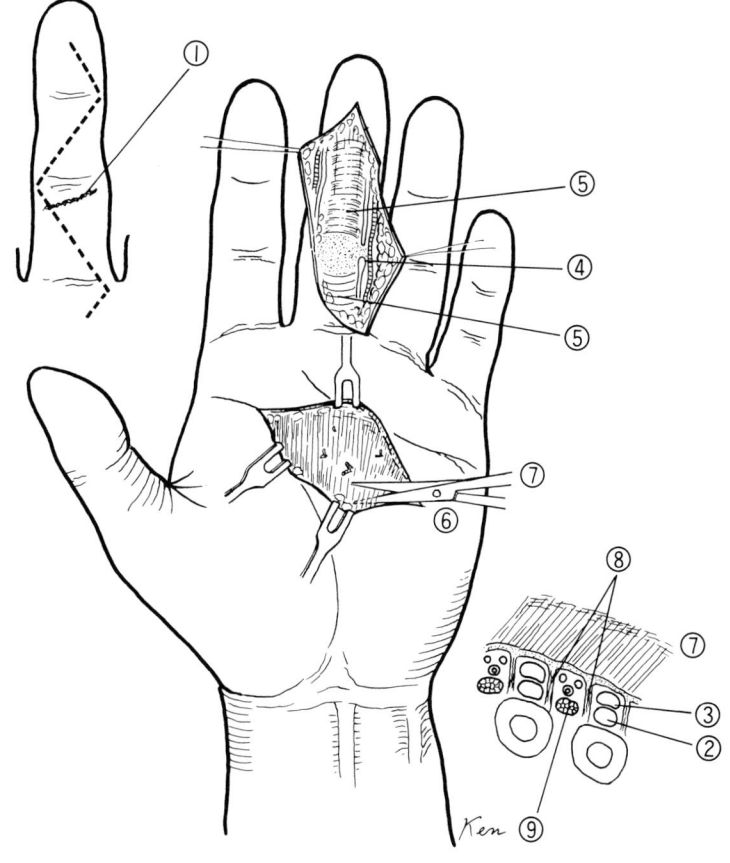

b．後退した損傷腱の剝離

損傷した屈筋腱を剝離し，最大の可動性を得るようつとめる．

① 瘢痕はできるだけ丁寧に除去する．
②③ 深・浅指屈筋腱損傷
⑧ 両屈筋腱の癒着を剝離し，周囲の肥厚滑膜はすべて切除して，最大の滑動性を得る．
⑨ 虫様筋も fibrous な被膜を有する場合には，これも切除するのが望ましい．
⑩ 総掌側指神経・動脈
⑪ 手関節側L字切開：移植腱採取
⑫ 長掌筋腱：中枢側に横切開を加え，曲りのモスキート鉗子で引き出す．

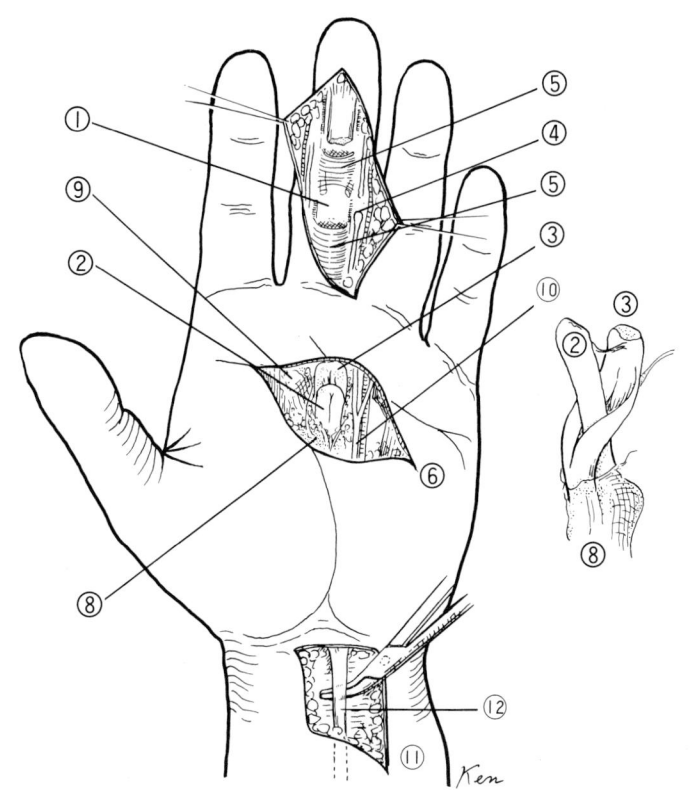

c. 移植腱の採取と移植縫合の準備

　腱移植は末梢の縫合を最初とし，中枢の縫合をその後とする．移植腱の適度の緊張を得るのに便利だからである．

③ 浅指屈筋腱は軽く引いて切除し，断端がほぼ手掌の中央にあるごとくする．断端が手根管内に来ると癒着の原因となる．
⑧ 癒着を確実に剝離し，fibrous な組織はすべて除去して，腱の最大の可動性を得る．
⑫ 引き出した長掌筋腱（移植腱）
ⓐ 移植腱の末梢端の固定：400頁の図12参照

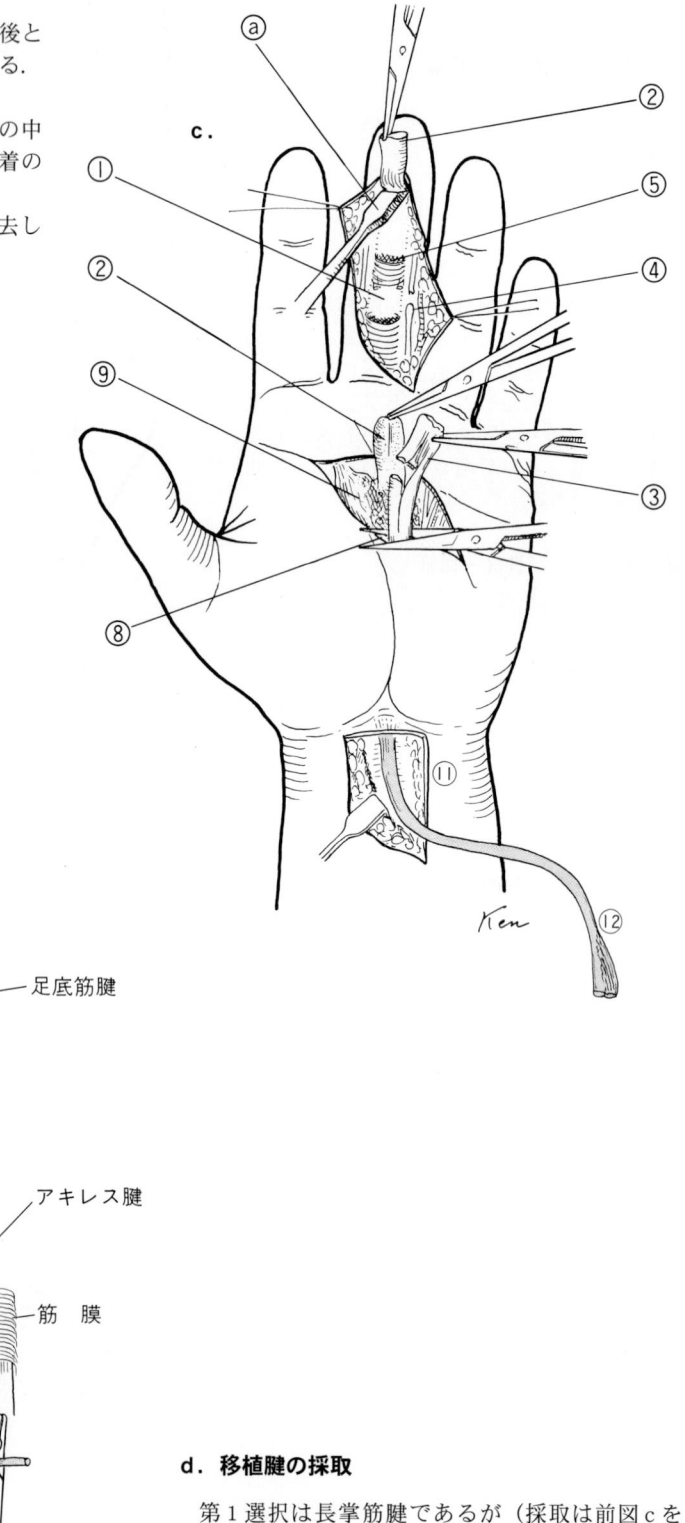

d. 移植腱の採取

　第1選択は長掌筋腱であるが（採取は前図 c を参照），これが欠損するか，使用できない場合には足底筋腱を採取しなければならない．図はストリッパーを用いての採取方法を示した．中枢端の筋腱移行部はちぎって切除する．

e．移植腱末梢端の縫合・固定

⑤ A_4 腱鞘内に移植腱を通す．
⑧ 最大の可動性を獲得した屈筋腱
⑩ 2つ折りにした No.28 程度の太目のワイヤー：A_2 腱鞘内に移植腱を通すのに使用する．
⑫ 移植腱（長掌筋腱）
ⓐ 移植腱末梢端の縫合・固定：次頁の図12の説明図のごとくにする．

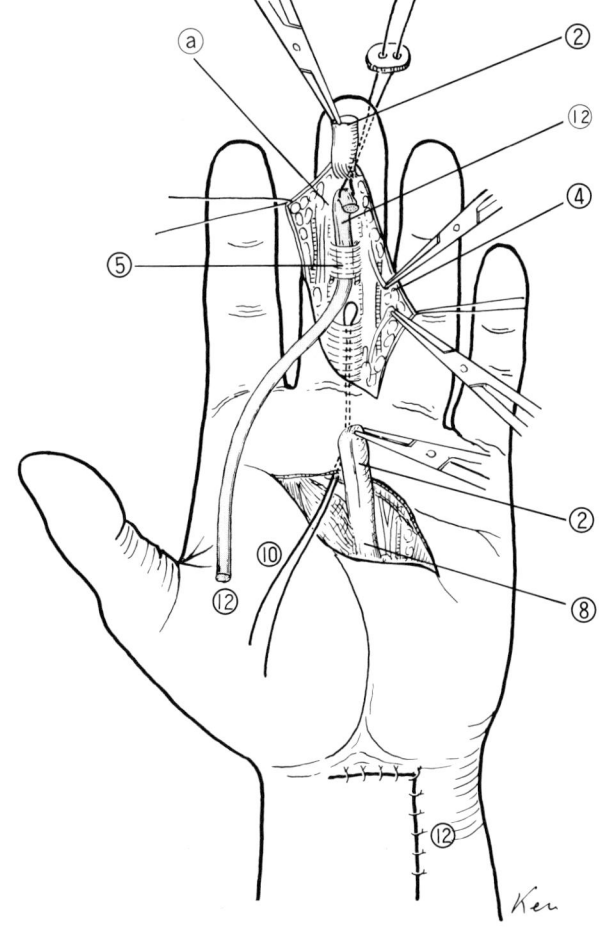

f．移植腱の中枢端縫合

④ 指神経の縫合（8-0ナイロン3本）
⑨ 虫様筋
⑫ 移植腱
ⓐ 移植腱末梢端の縫合完了
ⓑ 移植腱中枢端の縫合（手技の詳細は401頁を参照）

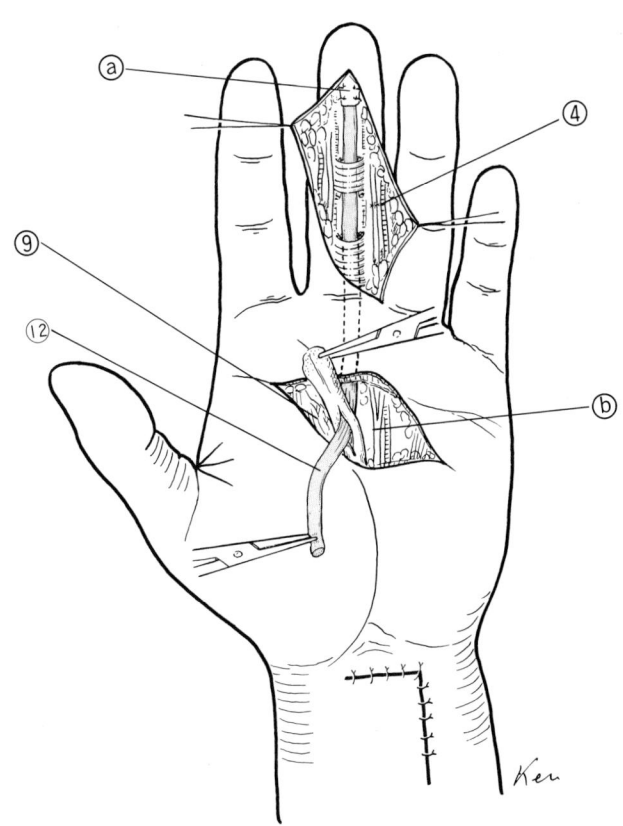

g．Tension の決定

① 移植腱の末梢端の縫合終了（ⓐ）後，ただちに皮膚縫合を行う．これを終わってから，
ⓑ 中枢端縫合に移る．方法は次頁の図13のごとくに interlacing 法を主として利用している．Tension は rest position で隣接指と比較しながらこれを決定するが，常に少し強目とする．縫合部位は深指屈筋腱の虫様筋付着部位（次頁参照）とし，あまりに末梢に縫合して縫合部が A_1 腱鞘に引っかかることのないよう注意する．

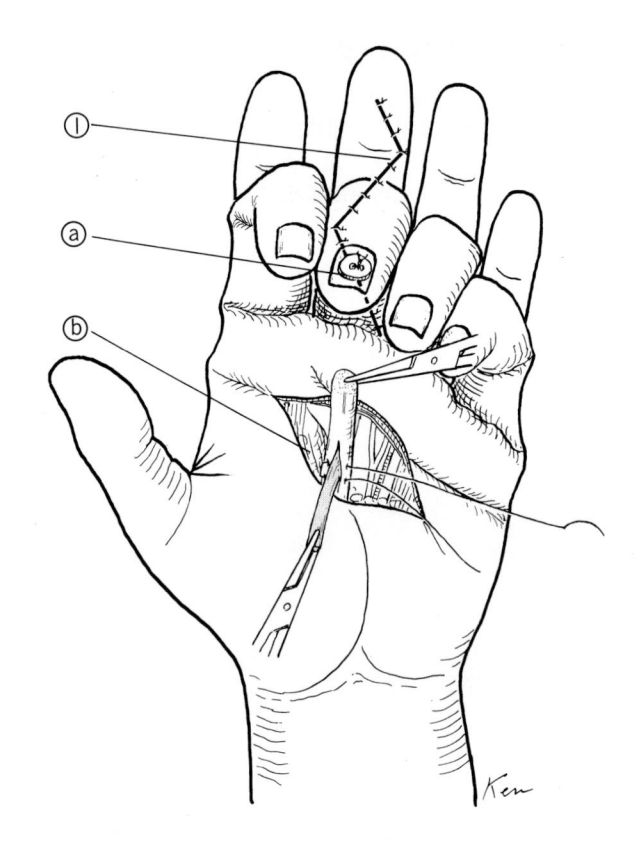

12 移植腱の末梢端縫合

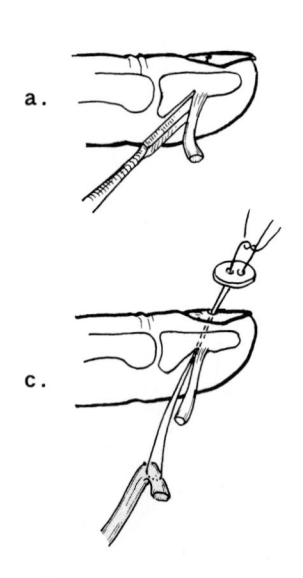

Quadriga syndrome について：

これは Vardan（1960）が指切断につき述べたもので，切断指の屈筋腱が固定されると，これは隣接指にも影響が及んで隣接指の動きが制限されることを述べ，これはちょうど，ローマ時代の四頭馬戦車の手綱が切れたと同様としてこれを quadriga syndrome と呼んだ．

以上は指切断ではなく単なる腱損傷でもおこり得るわけで，1つの腱の損傷は隣接指の腱にも障害を及ぼし，それは手根管内における滑膜炎として現われ，ここに flexor tendon blockage を発生することとなる．したがって腱損傷陳旧例では常に手根管内に癒着が存在するので，腱縫合，移植，または剥離手術においてはこの部の癒着除去を忘れてはならない．とくに浅指屈筋腱が抜去されたような場合に注意する．

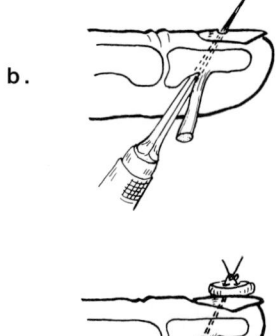

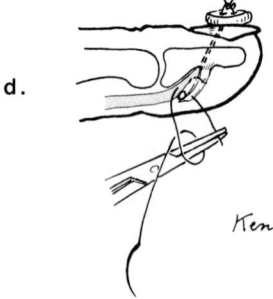

13 移植腱の中枢端縫合

a．中枢端の縫合には interlacing 法を主として使用する．

縫合は虫様筋に接してこれを行う．

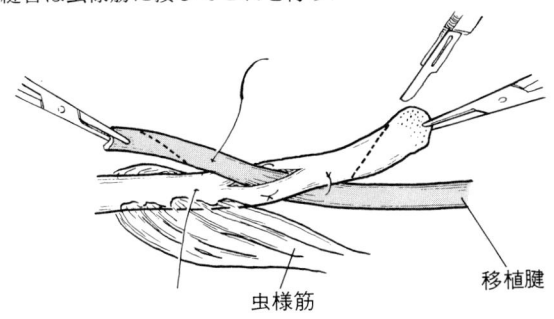

虫様筋
移植腱

b．側面所見

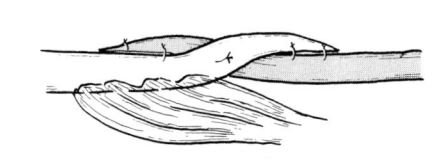

c．正面所見

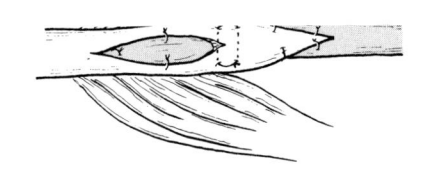

d．縫合部を虫様筋でカバーすることがある．

カバーはルーズに縫合する．強く縫合すると筋の血行が障害され，壊死に陥り，かえって癒着・瘢痕化の原因となるので注意する．

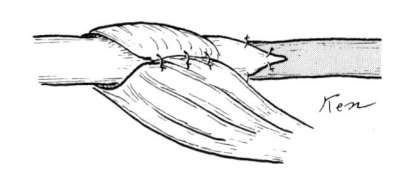

14 移植腱の中枢端縫合の別法（石井）

ループ状ナイロン糸付き針を利用するもので，適度の緊張を得るのに便利という利点がある．

a．

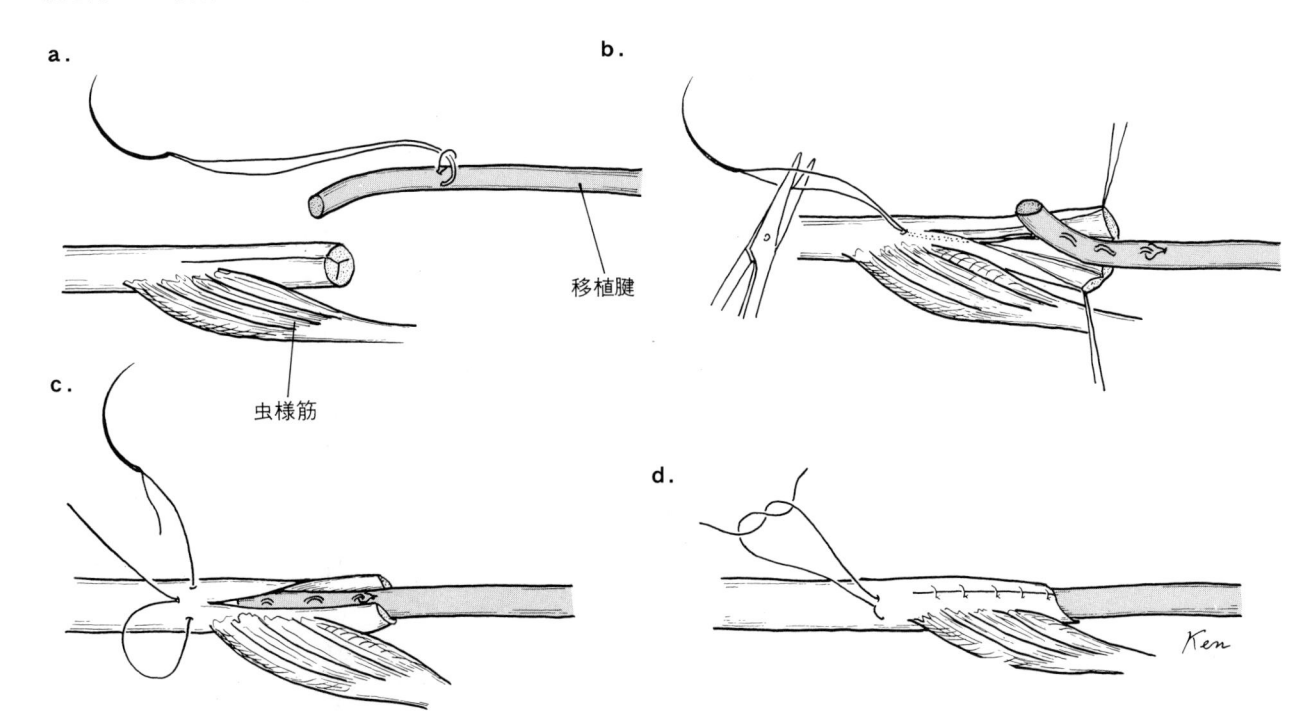

移植腱

b．

c．

虫様筋

d．

15 腱損傷修復後の固定肢位

a．術後固定肢位

① 手関節の屈曲はわずか（20～30°）とする．これを強くすると後療法に時間を要することとなるので，とくに高年齢者は注意する．小児についてはかなり強くともよい．なお小児については常にギプス固定を肘上まで追加する．
② MP関節の屈曲は少し強目の40～50°とする．
③ 指軽度屈曲・母指対立位で気持ちのいい程度の圧迫固定とする．

固定期間：
　原則として3週とする．この間，外来受診にさいしては術者自身によるpassive flexionを実施する．固定期間中は手の挙上位保持に注意し，浮腫を防止する．3週後の固定除去時に再入院のうえ，訓練を行わしめるのも効果的である．

　なお腱縫合は常に理想的縫合ができるわけではない．原因如何により，また陳旧例においてはやっと縫合が可能な場合もあるであろう．かかる場合は確実な縫合にとどめ，早期運動は中止し，癒合が完成してから二次的に腱剥離を行うのが得策である．近年早期運動が強調され，そのためにかえって障害を強くする例も少なくないと思われる．

b．ゴムバンド（または紐）によるKleinert法

　腱縫合後ただちに屈伸を開始する方法で，屈曲はゴムバンド，または紐により他動的に，伸展は背側にあてたギプス副子をストッパーとし，この部まで自動伸展を許すこととする．確実な縫合ができたと自信がある場合には，この方法を用いてよいであろう．ナイロン糸でしかも簡単な方法で縫合した場合には，ギャップ形成，または断裂の危険性がある．

　本法は，原則として入院での観察のもとに実施する．また，術者自身によってpassive flexionを行うのもよい．現在では損傷指だけでなく全指にゴム，または紐をかけ，全指一緒に屈伸せしめる方法がよいとされている（Kleinert法＋Duran法）．
（茨木ほか：腱損傷，術後療法．手の外科診療ハンドブック，p114-116，南江堂，2004）

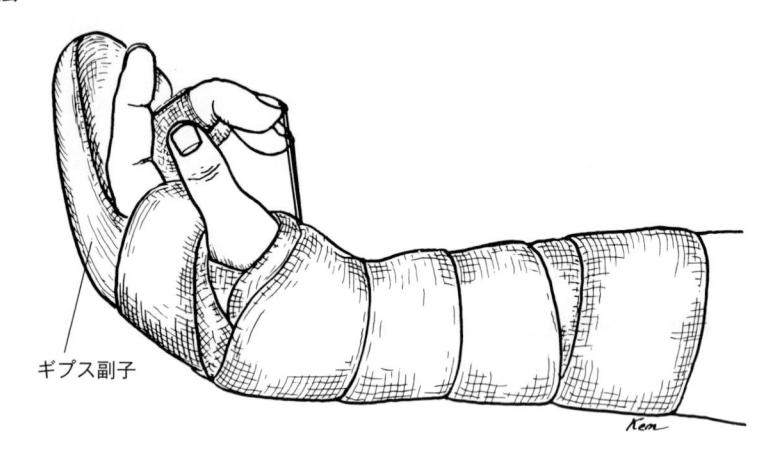

c．早期運動療法（Kleinert変法）のための装具とその実施

　現在では患指のみならず全指にフックをつけ滑車を通してゴムで引くか，著者らは糸をかけて健側手でこれを引く方法をとっている．もちろん入院のうえで実施．患者は理解力と協調性のある人に限るようにする．

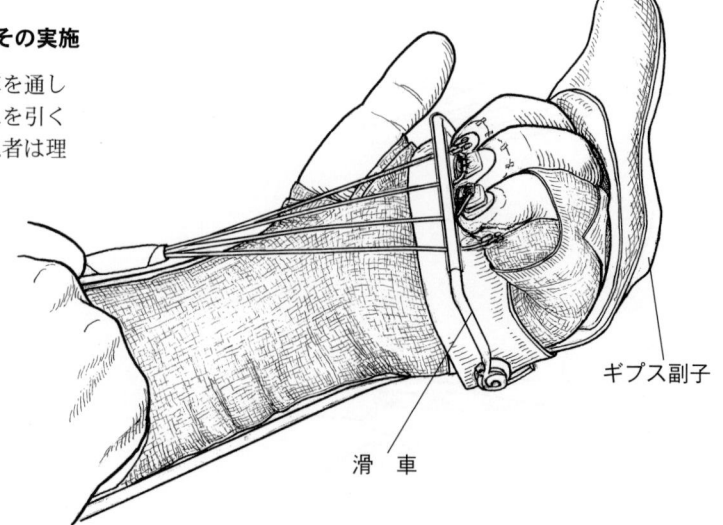

16 Zone II での腱損傷に対する腱移行

環指浅指屈筋腱腱移行の適応：
ⅰ．小指の屈筋腱損傷例：長さの関係から母指には使用することもあるが，他指には使用すべきでない．
ⅱ．瘢痕の比較的多いもの
ⅲ．中・高年齢者
ⅳ．早期に運動を開始したい場合
　要は腱移植では，良結果が期待されない，条件のあまりよくない症例に利用される．

a．切開と環指浅指屈筋腱の抜去

① 瘢痕，および切開
② 深指屈筋腱の後退
③ 浅指屈筋腱（小指）
③ 引き抜いた環指の浅指屈筋腱
④ 環指側正中線切開で浅指屈筋腱を切離し，手掌部横切開に引き出す．
⑤ 腱鞘
⑥ 手掌部横切開
⑦ 手掌腱膜切除

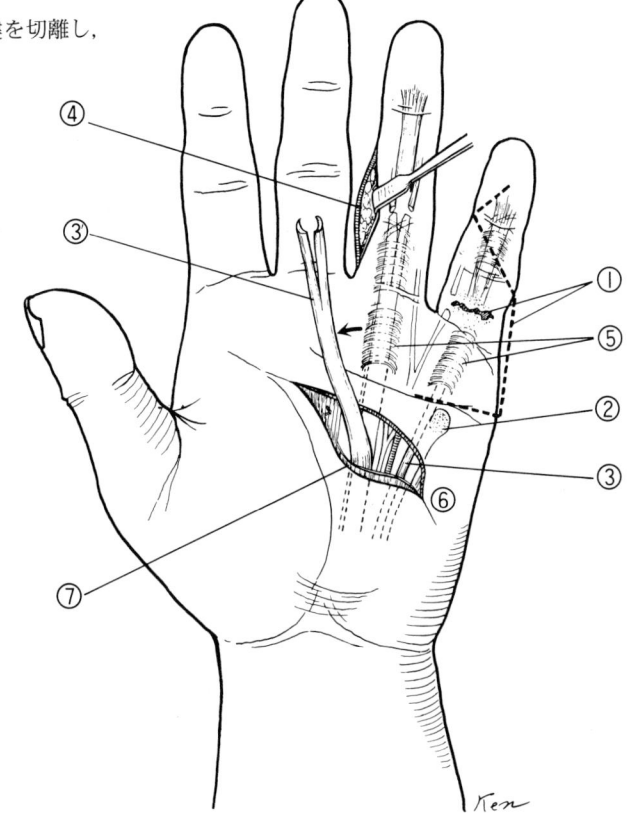

b．腱移行の実施

環指より抜去した浅指屈筋腱を小指側に移行．Pull out wire法を用いて末節に固定する．

固定が確実であるので，後療法は早期（10日前後）から開始してよい．

c．損傷腱の隣接指への移行

損傷が手掌などのさいには末梢腱の中枢端を環指の深指屈筋腱に腱移行するのもよいであろう（422頁の図28参照）．

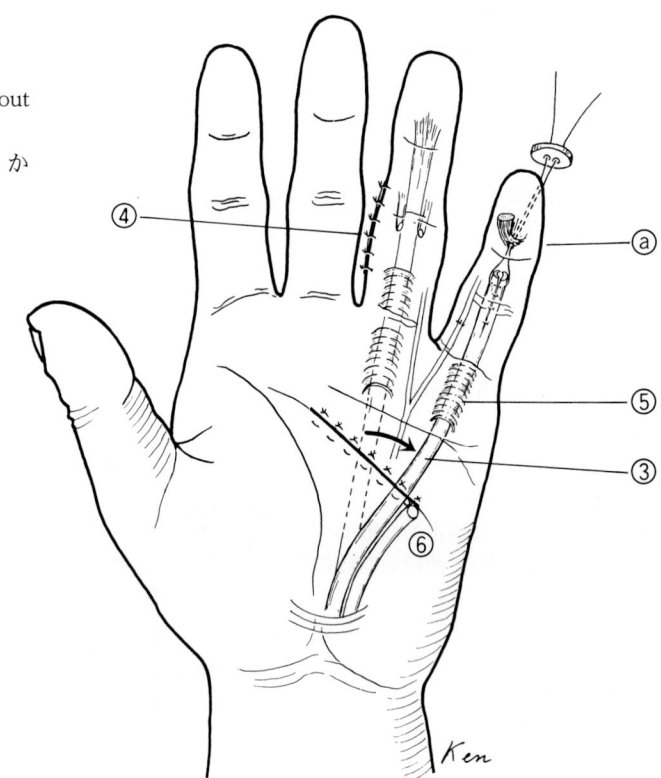

17 長母指屈筋腱（Zone T I）での損傷（新鮮例）

A．腱縫合

a．長母指屈筋腱損傷と切開
b．切開と腱損傷の露出

① 切創と側正中線切開：ジグザグ切開も時に使用される．
② 長母指屈筋腱：切断後退した腱の露出には，手関節屈曲位として前腕部に圧迫を加え，腱を末梢側に圧し出すようにすればふつうは容易．なお発見が困難であれば前腕に切開を加える．
③ 腱鞘：滑車として大切である．
④ 指神経損傷
⑤ 腱断端にとりつけたループ状ナイロン糸付き針：左下の説明図を参照
⑥ 2つ折りにしたワイヤー：腱の引き出しに利用する．

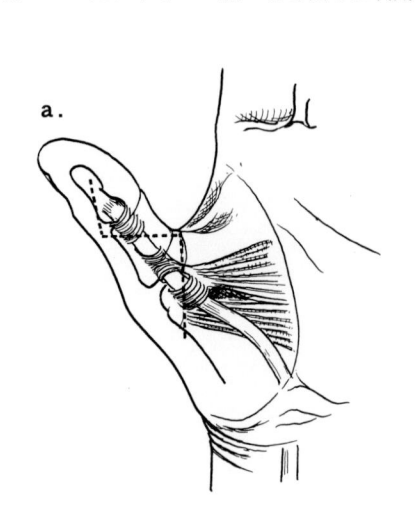

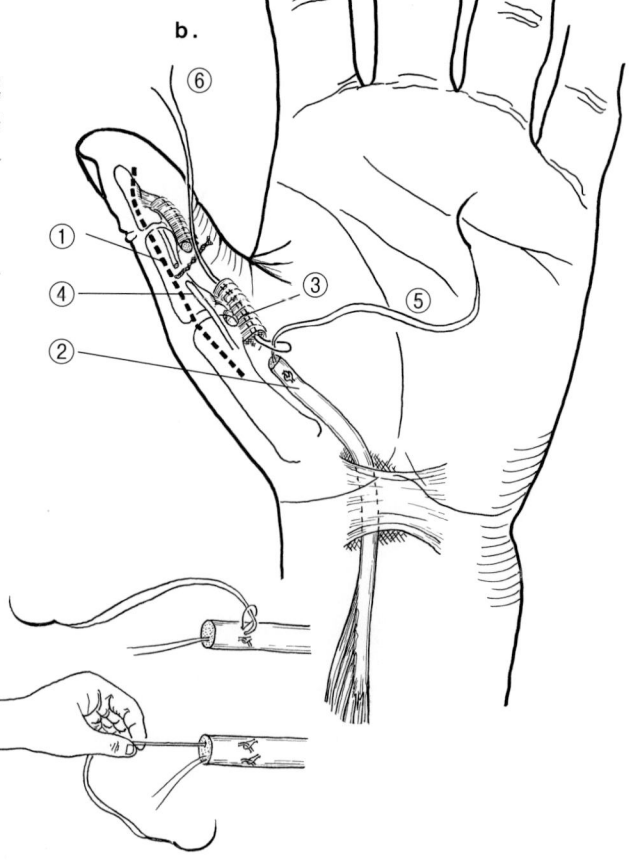

c．腱縫合の完了

② ループ針による腱縫合
③ 腱鞘：MP関節部の腱鞘は滑車として必ず残す．
　ほかは切除してよい．
④ 指神経縫合

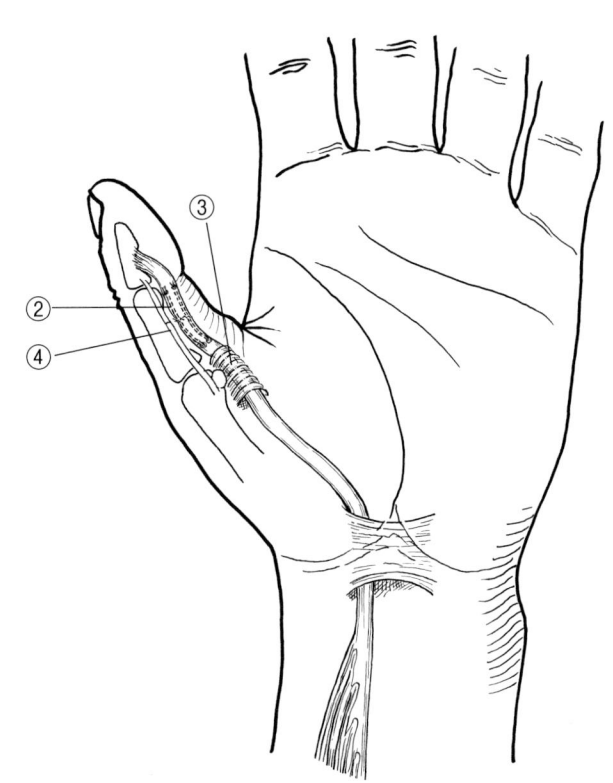

B．腱前進法

実施については385頁の図3を参照．

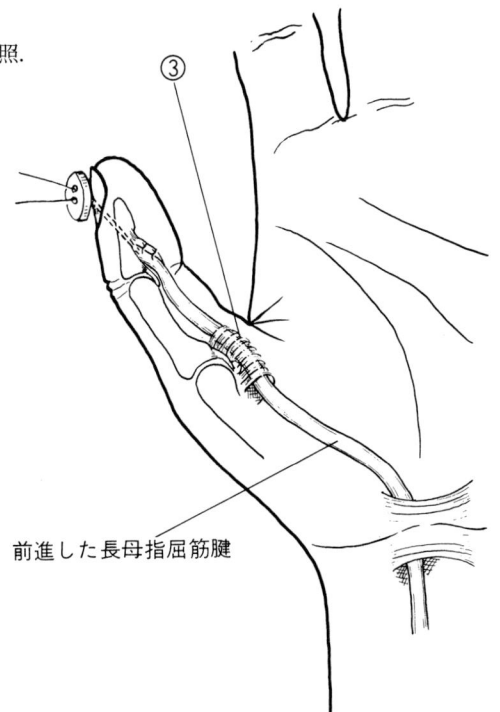

前進した長母指屈筋腱

18 長母指屈筋腱（Zone TⅡ，Ⅲ）での損傷（陳旧例）

A．腱移植

a．損傷腱と切開，移植腱採取（Zone TⅡ，Ⅲ）

　新鮮例で断端の接合が容易な場合は縫合もよいが，陳旧例では移植腱を行うのがよいであろう．条件が悪い場合にはIP関節の固定を考えるのもよいかもしれない．

① 切開：側正中線切開（ジグザグ切開もよい）
② 長母指屈筋腱の抜去は中枢に引っ張ってもなかなか困難であるので，⑤の切開で腱を出し，手根管入口でこれを切離し，末梢端を末梢に引いて腱を摘出するのが便利である．
③ 腱鞘
④ 損傷された指神経
⑤ 手関節掌側L字切開
⑥ 長掌筋腱：移植腱採取
⑦ 橈側手根屈筋腱

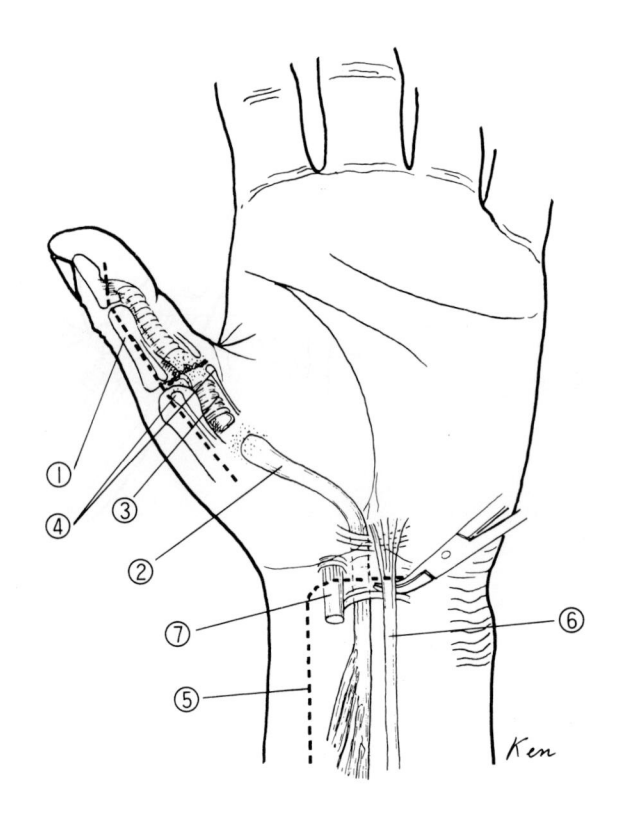

b．損傷腱の抜去

　手関節掌側切開で腱を切離し，これを末梢側に引き出すごとくにするほうが抜去が容易．

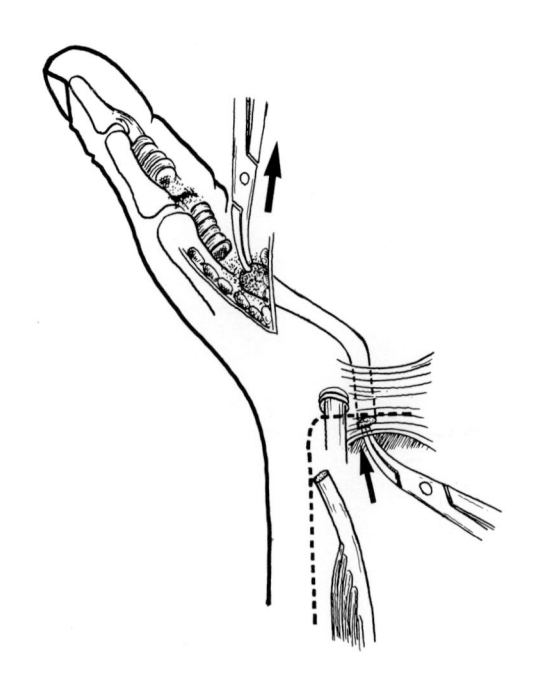

c. 腱の移植

② 長母指屈筋腱
③ 腱鞘
④ 指神経縫合
⑤ 手関節掌側L字切開
⑥ 長掌筋腱：移植腱

　腱抜去後腱移行鉗子を用いて移植腱を引き込む．図とは反対方向に鉗子を入れることもある．

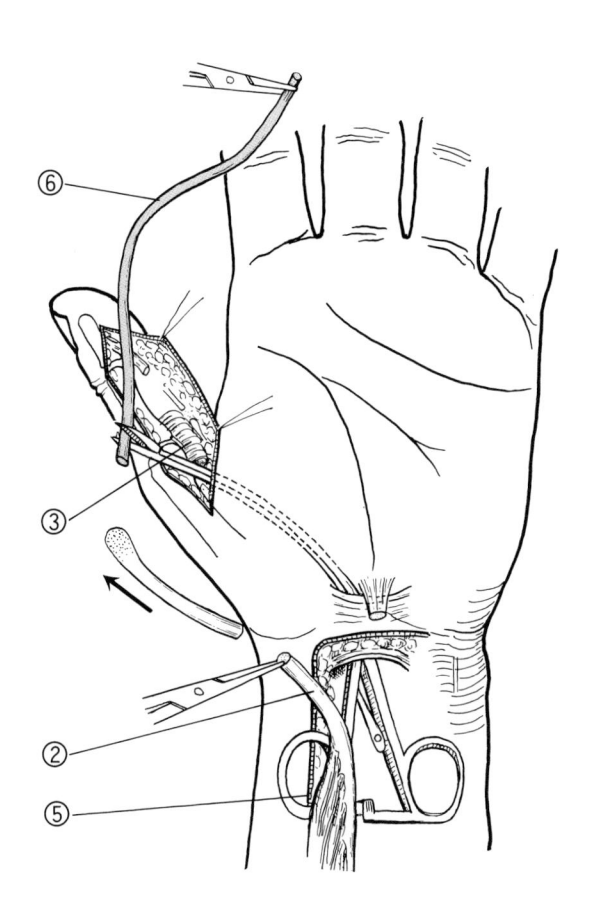

d. 移植腱の縫合

ⓐ 末梢端縫合：移植腱の末梢端固定は神経縫合（④）終了ののちに行う．ついで母指側正中線の皮膚切開を縫合する．
ⓑ 中枢端縫合：以上ののち移植腱の中枢端の縫合に移る．縫合は図のごとくで，interlacing法により適度の緊張を決定．左下のごとくに縫合する（401頁の図13も参照）．

　移植腱の緊張はIP関節中等度屈曲位（40°程度）とする．弱いよりは強目のほうがよい．

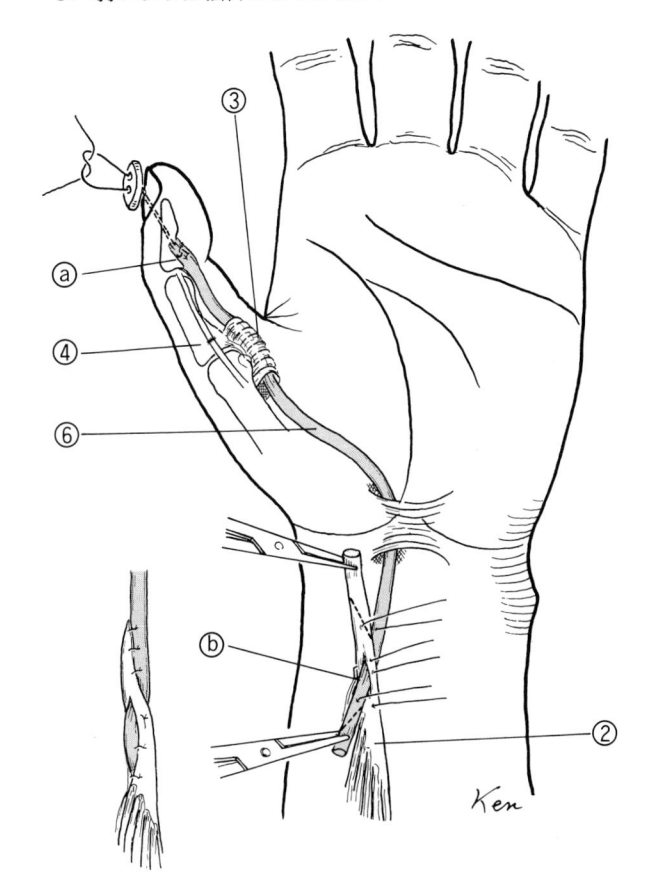

B. 腱移行

① 切開：ジグザグ切開もよい．
② 長母指屈筋腱の切離端
③ 環指の浅指屈筋腱：母指に移行するに十分な長さとする．ただし長すぎる必要はない．
④ 移行した浅指屈筋腱
⑤ 正中神経

　環指の浅指屈筋腱を母指に移行するものであるが，その適応はまれである．たとえば母指に瘢痕が多く，腱移植では良結果が期待されないような場合に適応となる．

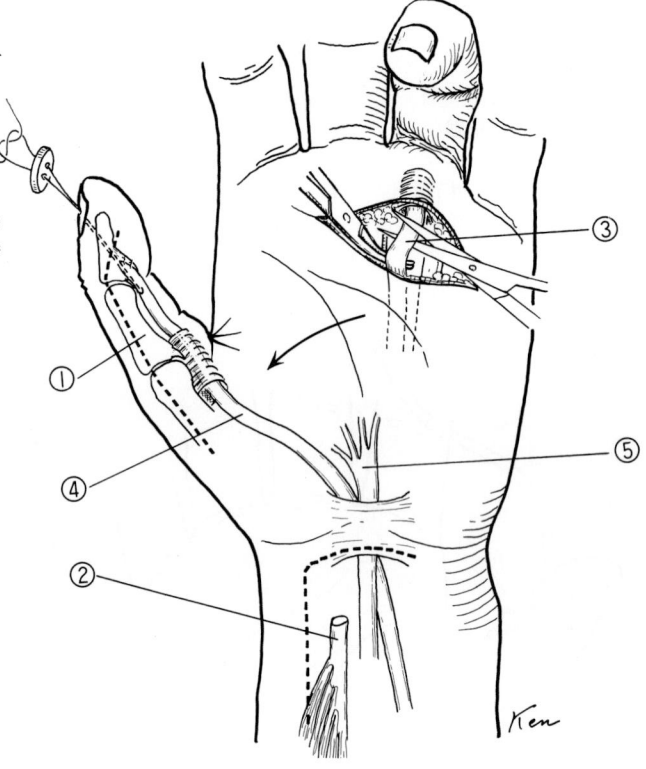

[19] 長母指屈筋腱損傷の術後固定肢位

　手関節30°屈曲，母指軽度内転・屈曲位として背側副子をあて，圧迫・固定する．

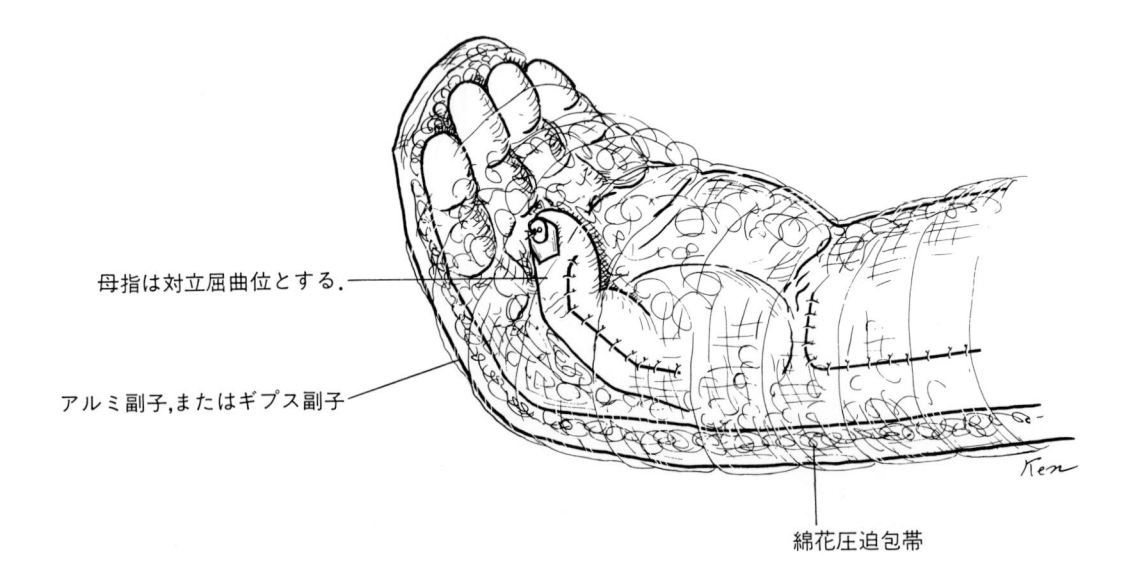

母指は対立屈曲位とする．
アルミ副子，またはギプス副子
綿花圧迫包帯

20 手掌部（Zone III）での腱損傷（新鮮例）

多数腱・神経損傷がふつうである．

A．腱縫合

a．切開の延長

① 切創：破線は必要に応じての切開の延長
② 深指屈筋腱
③ 浅指屈筋腱
④ 腱鞘
⑤ 滑膜性腱鞘
⑥ 虫様筋
⑦ 総掌側指神経・動脈

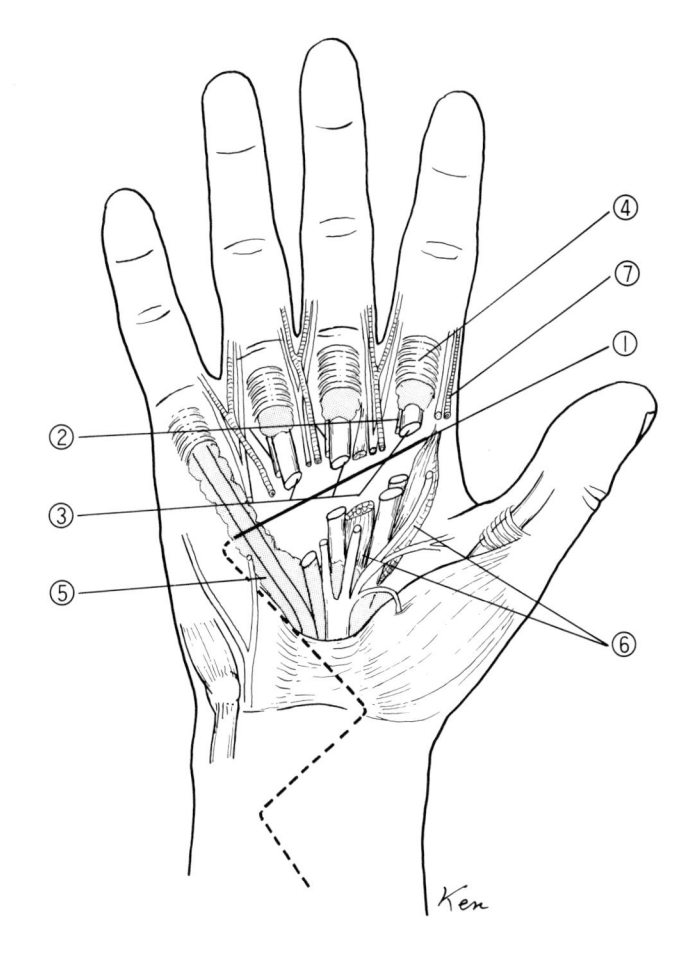

b．腱・神経の縫合

② 深指屈筋腱：ループ針による腱縫合完了
③ 浅指屈筋腱：示指は腱縫合を行っているところを示した．環指にみるごとく，中枢腱を抜去すると⑨のごとき部位に出血をきたし，のちに癒着の原因となることがある．縫合しないのであれば，単に断端を少しく短縮するのみにとどめ，引き出して切除することは行わない．
⑥ 虫様筋の縫合
⑦ 神経の縫合
⑧ ループ状ナイロン糸付き針
⑨ 浅指屈筋腱を引き抜くと，その部に出血が発生，のちに癒着の原因となり，この瘢痕はもちろん，隣接指の運動をも障害することがあるので注意する．

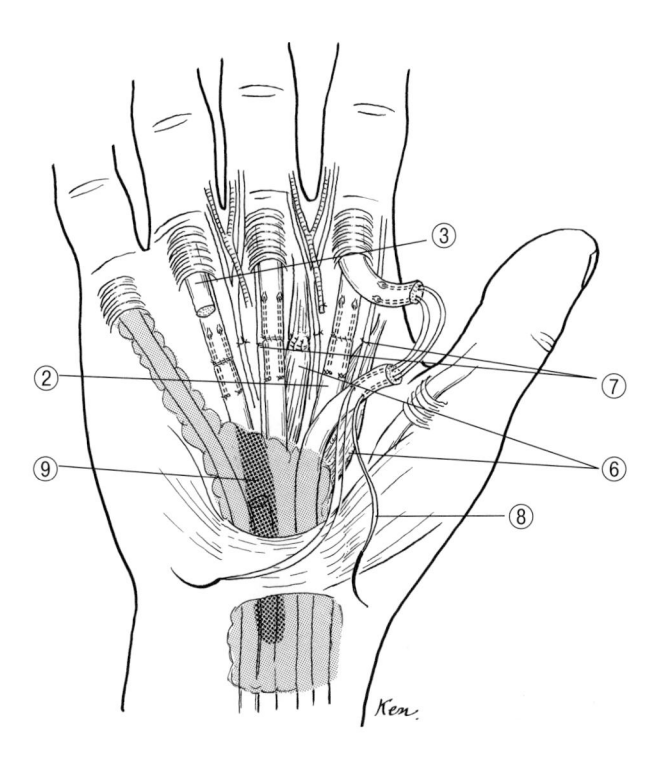

21 手掌部（Zone III）での腱損傷（陳旧例）

A．腱損傷と癒着の発生

腱縫合は新鮮例の場合と同様にすべきであるが，瘢痕のため腱・神経の分離，確認が困難であり，また接合もむずかしくなる．したがって新鮮時の処置が大切．

① 切開の延長
② 深指屈筋腱 ⎫ Cross union をみる．
③ 浅指屈筋腱 ⎭
④ 腱鞘
⑤ 滑膜の肥厚癒着：手根管内に後退した屈筋腱の周囲の滑膜は肥厚し癒着の原因となる．これには quadriga syndrome（400 頁参照）も関与していると思われる．腱縫合・移植にさいしては，これらの剝離が重要となる．
⑥ 損傷された虫様筋は切除を要することとなる．
⑦ 尺骨神経の損傷
⑧ 正中神経の損傷

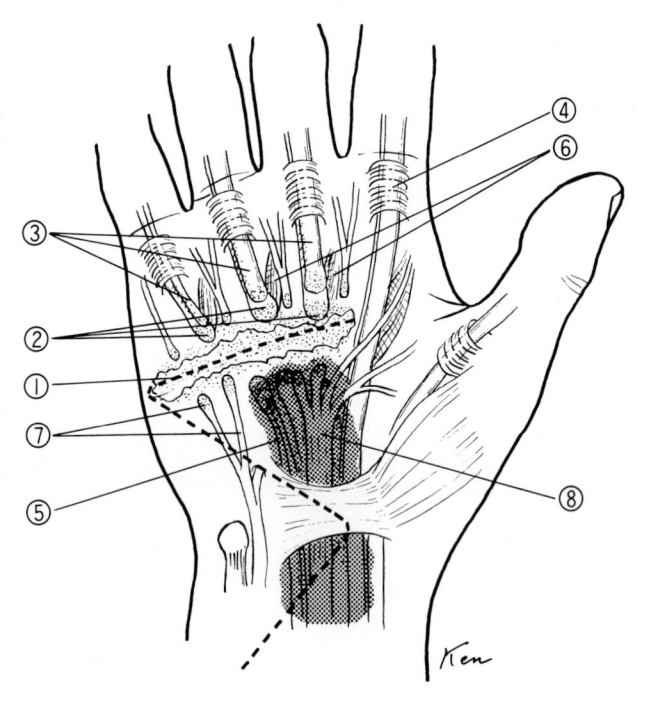

B．腱移植（long graft）

a．切 開

適 応：
腱縫合が不能であり，通常の腱移植（指先より手掌まで）も良結果が期待されない場合に使用する．次に示す bridge graft（412 頁参照）よりも成績がよいとされている．

① 切開の延長 ⎫
② 深指屈筋腱 ⎬ Cross union をみる．
③ 浅指屈筋腱 ⎭
④ 腱鞘
⑤ 滑膜の肥厚と癒着：切除が必要でこの操作がきわめて大切．手根管開放を要することがある．
⑥ 虫様筋：切除することとなる．
⑦ 尺骨神経の損傷

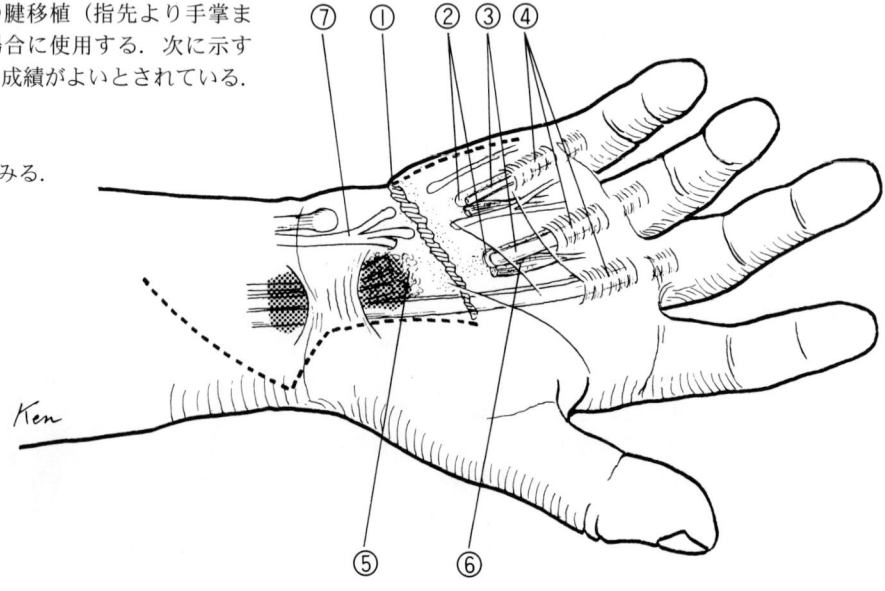

b．Long graft の実施

ⓐ 末梢端の縫合（400頁の図12を参照）：最初に縫合する．
ⓑ 中枢端の縫合（401頁の図13を参照）：皮膚縫合を終わったのちに一定の緊張下に縫合する．

移植腱としては長掌筋腱とか足底筋腱を利用する．手根管の開放を要する場合も多い．

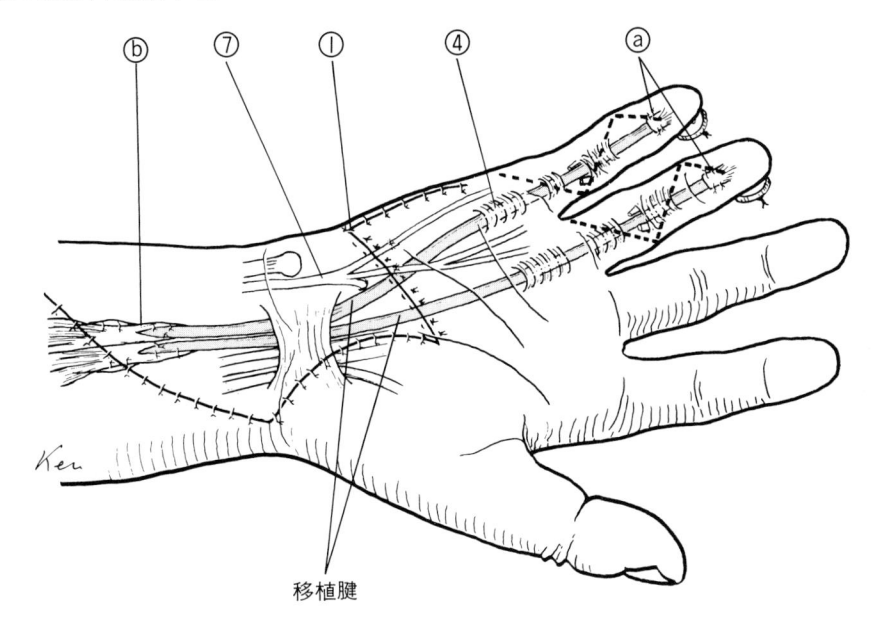

移植腱

22 手根管部（Zone Ⅳ）での腱損傷（新鮮例）

周囲を骨構造により囲まれるため，腱損傷は比較的まれ．損傷は電気鋸などによることが多く，骨傷を合併することが多い．

治療原則：
　一次的に全屈筋腱，神経を縫合する．その実施はZone Ⅴの場合と同様であるので，ここでは省略する．二次的では成績がきわめて不良となることを忘れるべきでない．なお一次縫合しても二次的に腱剥離を要する場合が多いことも知っておくべきであろう．

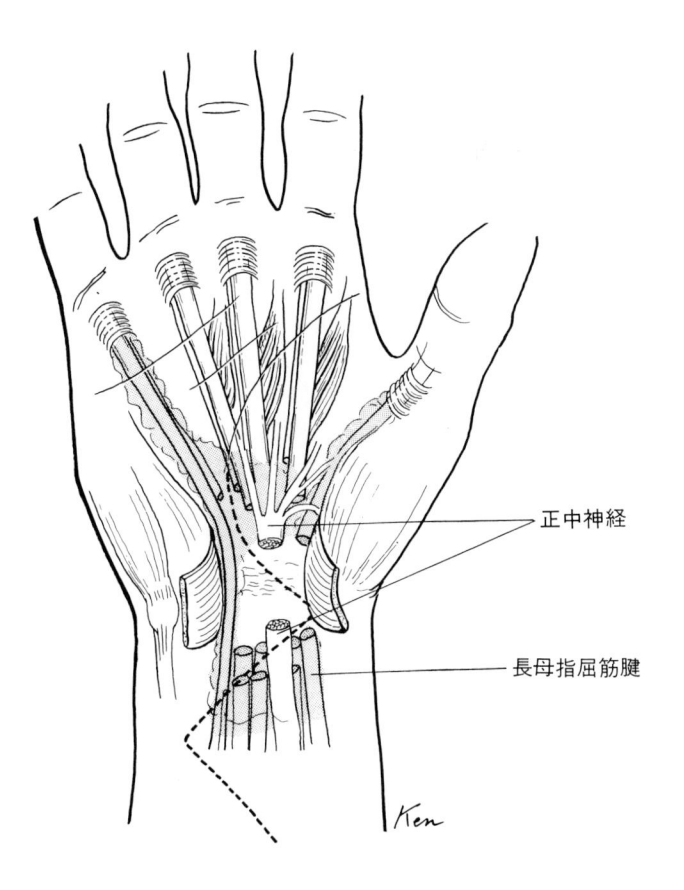

正中神経

長母指屈筋腱

23 手根管部（Zone IV）での腱損傷（陳旧例）

電気鋸による斜め方向の損傷．術前拘縮はできるだけ除去する．

A．腱移植（bridge graft）

腱縫合もふつうの移植も，また long graft もできない場合に使用される．ここの症例は4本の腱損傷例であるが，4指に long graft は不可能であるので，やむなく bridge graft とした．

a．来院時所見と切開線

① 瘢痕を利用しての切開延長と Z-形成の追加：手根管も開放した．
② 両屈筋腱の cross union：陳旧例では常に認められ，浅指屈筋腱の抜去が必要となる．
③ 浅指屈筋腱抜去のための切開
④ 滑膜の肥厚，癒着：これらの完全除去が必要となる．
⑤ 損傷された正中神経

（註）深指・浅指両屈筋腱の cross union が全長にわたる場合には，浅指屈筋腱の全切除が必要となる．これにより初めて深指屈筋腱の可動性が得られるようになる．

b．腱・神経移植

① 移植腱（bridge graft）
② 末梢側縫合：まずこちらを縫合
③ 中枢側縫合：次に一定の緊張のもとに中枢を縫合する．
④ 指神経に対する神経移植
⑤ 手根管の開放
⑥ 正中神経：神経移植が必要
⑦ 浅指屈筋腱の切離
⑧ 浅指屈筋腱の切除，抜去：⑦⑧は良好な深指屈筋腱の滑動性を得るために行う．

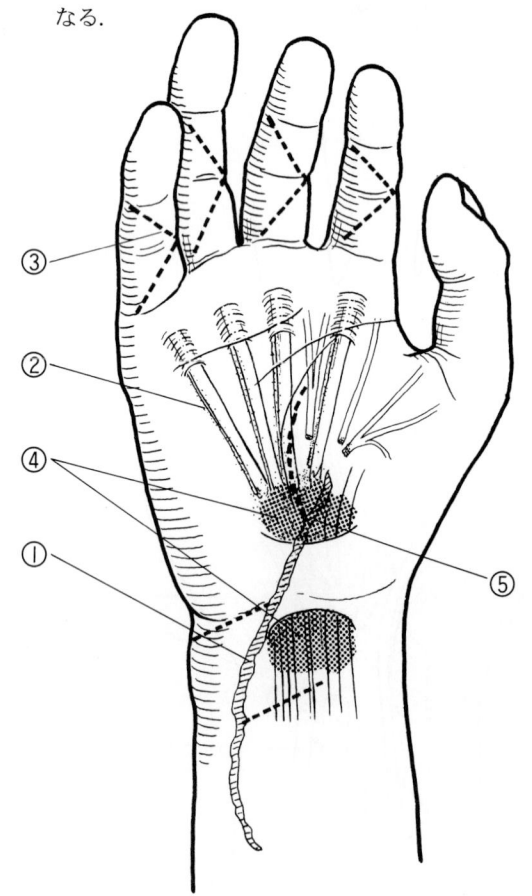

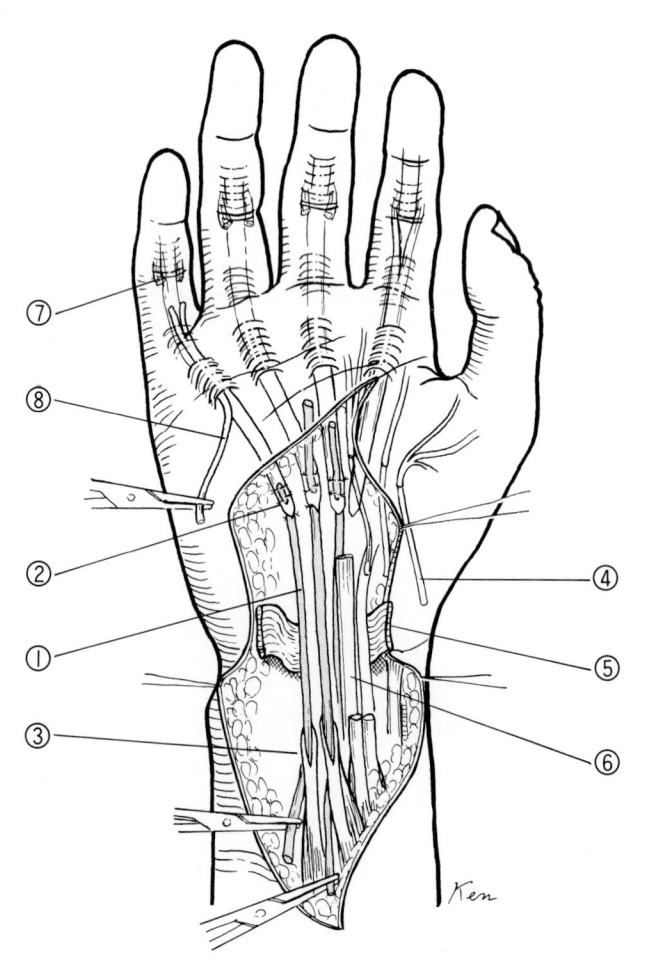

c. 腱・神経移植の完了

① 移植腱（bridge graft）
② 末梢側縫合
③ 中枢側縫合
④ 正中神経に対する神経：移植と縫合
⑤ 手根管開放
⑥ 正中神経

d. 創の閉鎖

　Z-形成を合併した．
　後療法は no man's land での腱移植の場合と同様．後日，腱剥離術を要する場合が多い．

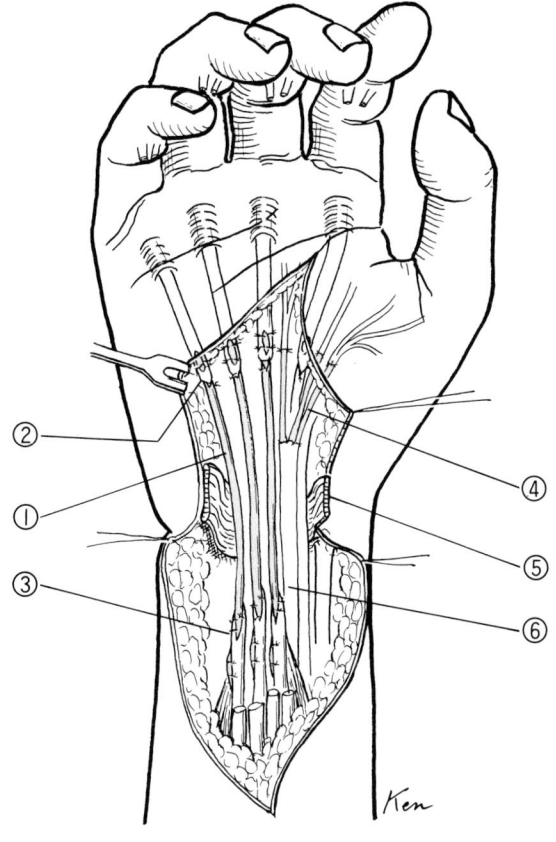

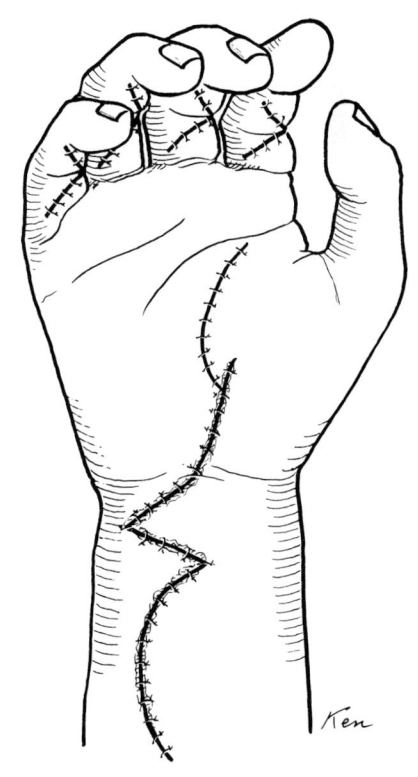

24 前腕掌側（Zone V）での腱損傷（新鮮例）

a．前腕での腱・神経損傷

　腱，神経の局所解剖を正しく熟知して，一次的にすべての損傷組織を修復するのが原則．二次的修復は操作が困難であり，しかも予後不良．

　なるべく広い手術野で atraumatic な縫合を行うことが大切．この意味でわれわれのループ針を用いての腱縫合はきわめて便利である．

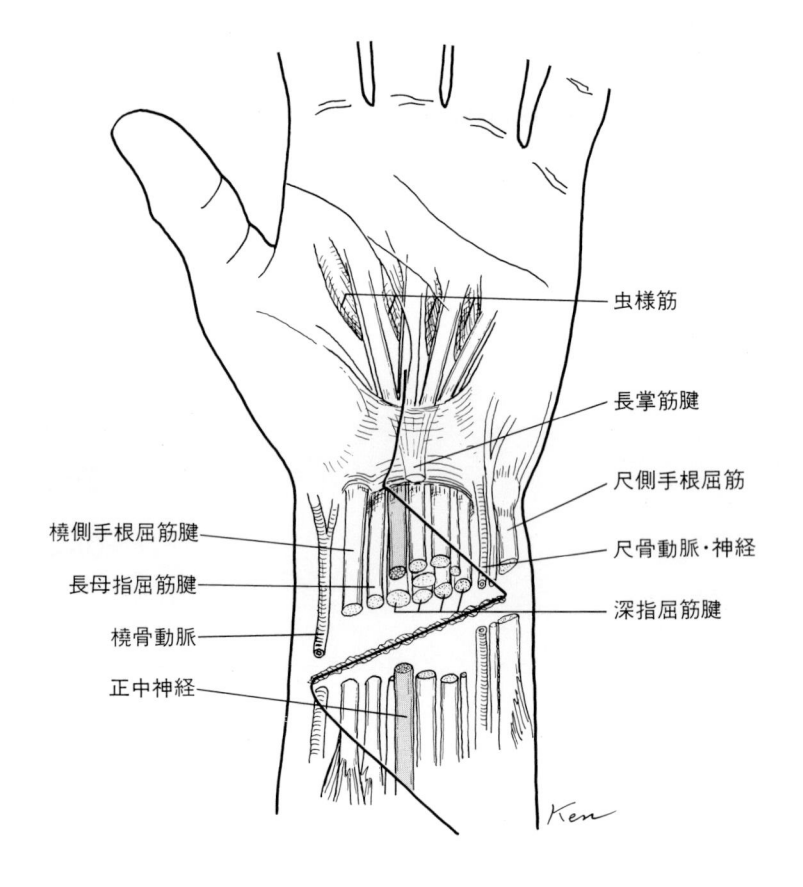

- 虫様筋
- 長掌筋腱
- 尺側手根屈筋
- 尺骨動脈・神経
- 深指屈筋腱
- 橈側手根屈筋腱
- 長母指屈筋腱
- 橈骨動脈
- 正中神経

b．前腕末端における屈筋腱・神経の相互関係

　末梢腱については牽引により確認．中枢側については腱・神経の立体的な相互関係をよく理解して，正しい縫合を行うことが大切．

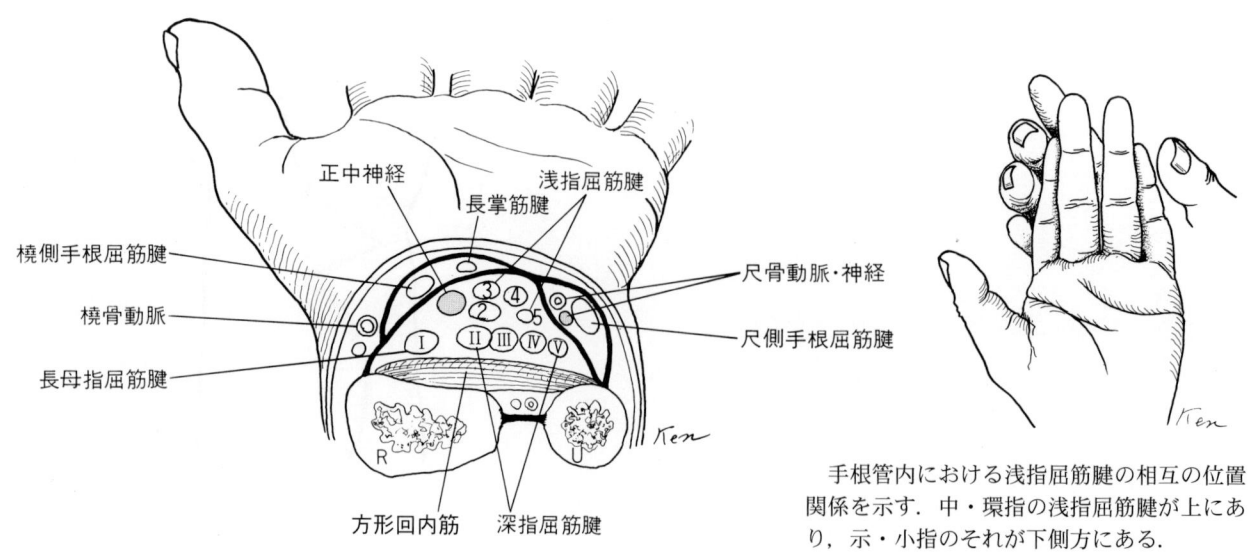

- 正中神経
- 長掌筋腱
- 浅指屈筋腱
- 尺骨動脈・神経
- 橈側手根屈筋腱
- 橈骨動脈
- 尺側手根屈筋腱
- 長母指屈筋腱
- 方形回内筋
- 深指屈筋腱

　手根管内における浅指屈筋腱の相互の位置関係を示す．中・環指の浅指屈筋腱が上にあり，示・小指のそれが下側方にある．

c. 深層腱の縫合

まず深部にある長母指屈筋腱，および深指屈筋腱をわれわれの方法で縫合する．環・小指の屈筋腱については，多数腱損傷の場合には両者を一緒に縫合するのもよいがループ針を使用するのであれば，おのおの1本ということになる．早期運動を考えるのでなければループ針は各腱1本でよく，連続縫合は行わず結節縫合を2～3個おく．

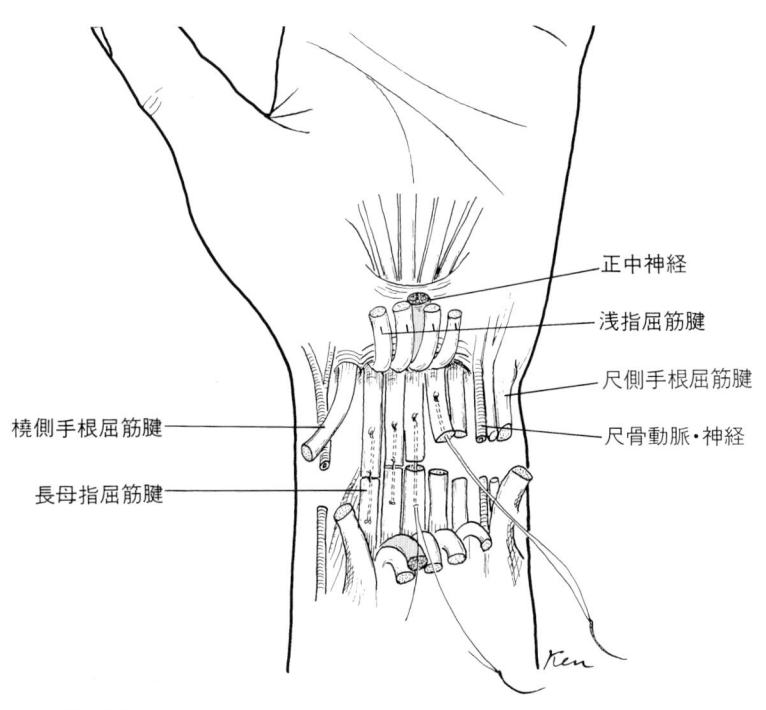

d. 浅層腱，および神経・血管の縫合

ついで浅指屈筋腱，正中神経，尺骨神経の順に縫合．最後に橈骨動脈（または尺骨動脈）を縫合する．環・小指については先と同様で一緒に縫合してもよいが，ループ針であればおのおの1本ということになる．

手根屈筋腱は多数腱損傷の場合，必ずしも縫合の必要はない．しかし，ループ針を使用するのであれば時間もかからないので，おのおのの腱をすべて縫合するのがよいであろう．

術後は手関節屈曲位・背側副子で3週間固定，以後後療法にはいる（402頁の図15参照）．

（註）Dynamic splint の使用は5～6週後からとする．

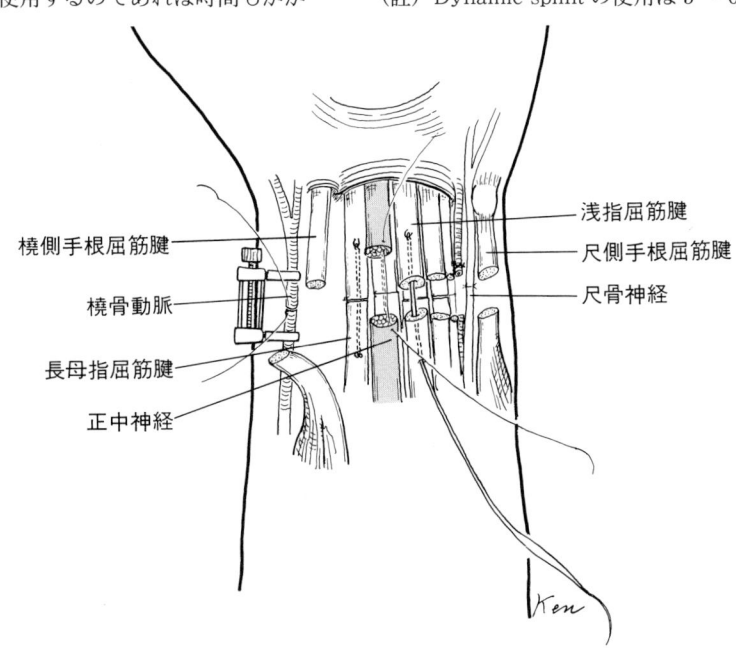

e. 浅指屈筋腱抜去とその障害

　深指屈筋腱のみを縫合し，浅指屈筋腱を抜去することがある．陳旧症例ではやむを得ないかもしれないが，新鮮例では抜去は行わないほうがよい．抜去すると図のごとく滑膜内に出血がおこり，癒着発生の原因となるからである．したがって縫合するか，そのまま放置ということになる．

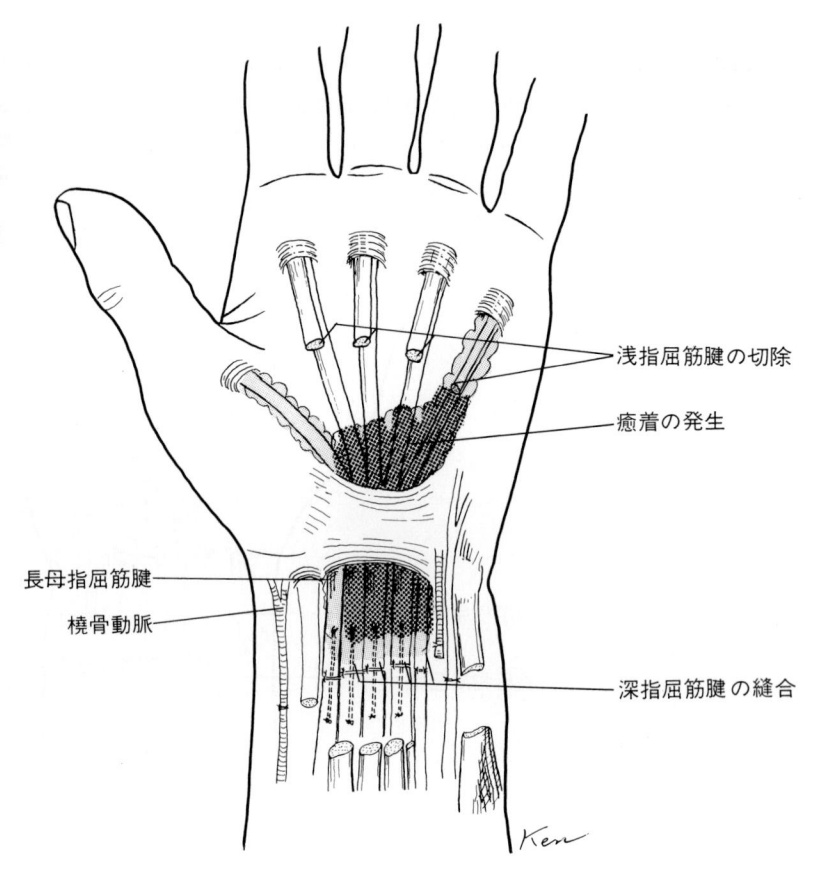

- 浅指屈筋腱の切除
- 癒着の発生
- 長母指屈筋腱
- 橈骨動脈
- 深指屈筋腱の縫合

25 前腕掌側（Zone V）での腱損傷（陳旧例）

a. 来院時所見と切開線

　術前に関節拘縮はなるべく除去しておくことが大切．
　瘢痕を利用したジグザグ切開で，なるべく広い手術野を得るようにする．

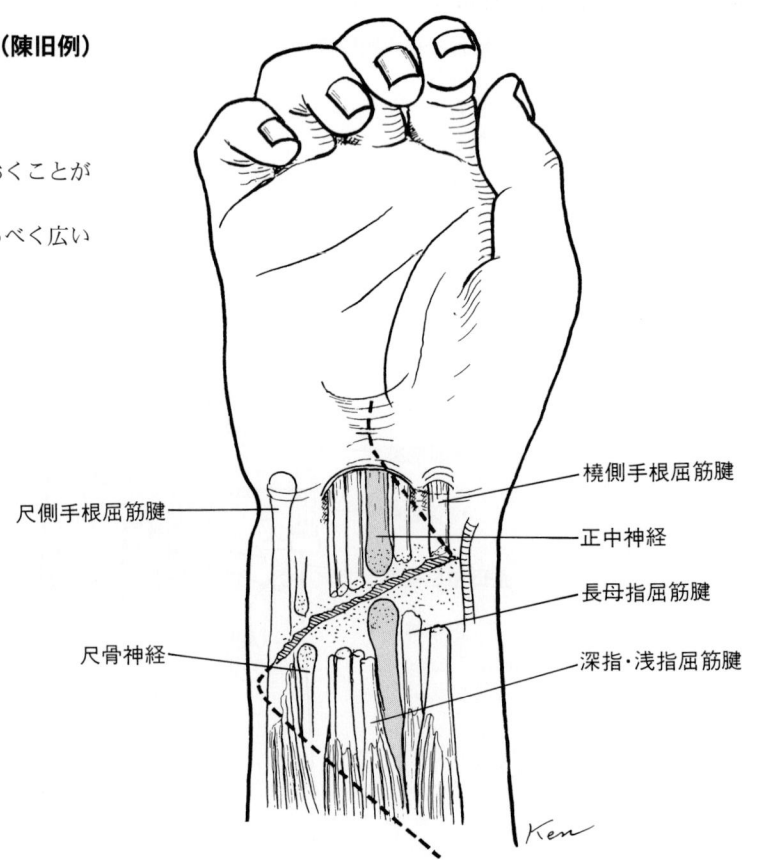

- 尺側手根屈筋腱
- 橈側手根屈筋腱
- 正中神経
- 長母指屈筋腱
- 尺骨神経
- 深指・浅指屈筋腱

b．腱滑動性の獲得と浅指屈筋腱の切除

深指屈筋腱，長母指屈筋腱については必ず縫合する．ループ針は1本のみでよいが，緊張が強ければ2本，3本使用するのもよい．

浅指屈筋腱についてもできるだけ縫合すべきであるが，陳旧症例においては①部，また手根管の②部において両腱間の cross union があり，腱を引いても十分な指の屈曲が得られないことがある．かかる場合には手掌部に横切開を加えるとか，手根管を開いて両腱の腱剝離を行う．

c．腱・神経縫合の完了

両腱の癒着が強い場合には，浅指屈筋腱の完全切除が必要となる．完全切除は412頁の図23を参照されたい．この図では部分切除にとどめた．

（註）同時に母指対立再建などを合併することがある．Dynamic splint の使用については，新鮮例の場合と同様に5〜6週後からとする．

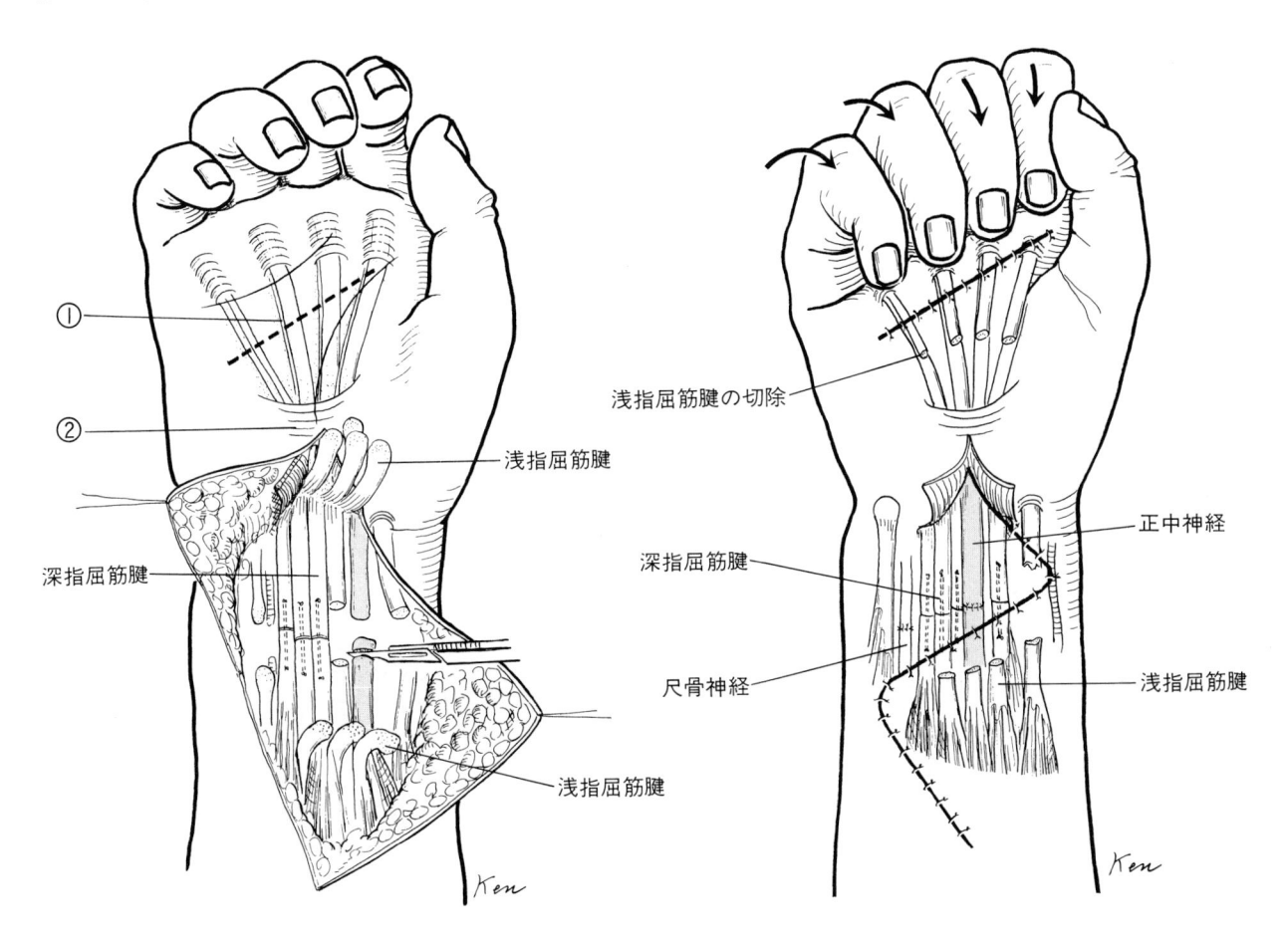

26 前腕での挫創による屈筋腱損傷

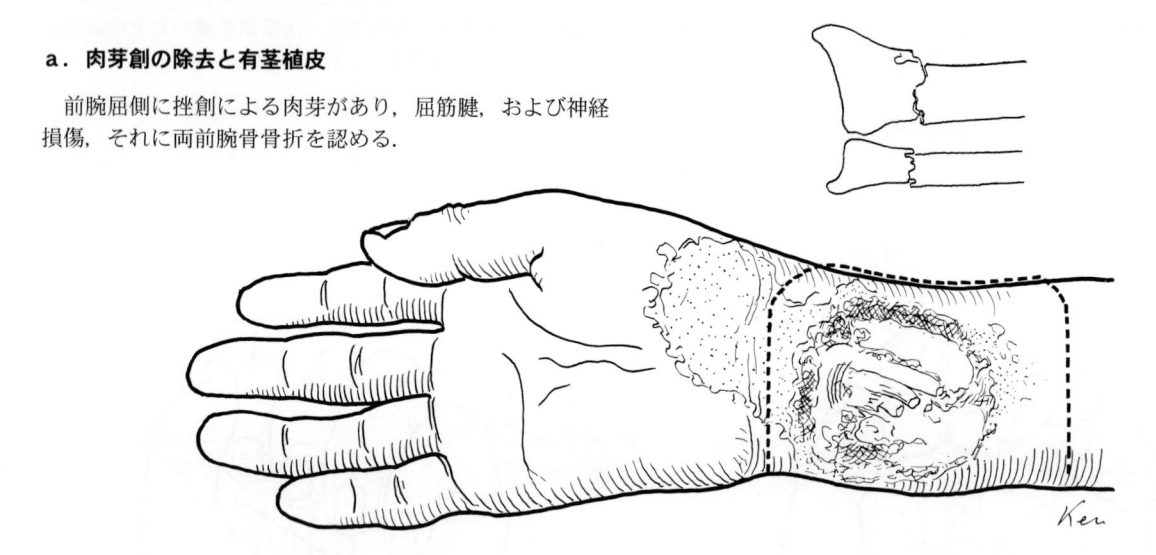

a. 肉芽創の除去と有茎植皮

前腕屈側に挫創による肉芽があり，屈筋腱，および神経損傷，それに両前腕骨骨折を認める．

b. 神経移植と有茎植皮の実施

骨折の癒合が完成していないため，キルシュネル鋼線による固定を加えた．

肉芽部を含め広範に切除．深部組織についても壊死組織はすべて切除した．その後，正中・尺骨神経に神経移植を行ったのち，有茎植皮により被覆した．有茎植皮の範囲は思い切り広目としたほうが安全であり，しかも良成績が得られる可能性が強い．有茎植皮については142～145頁の図1を参照．

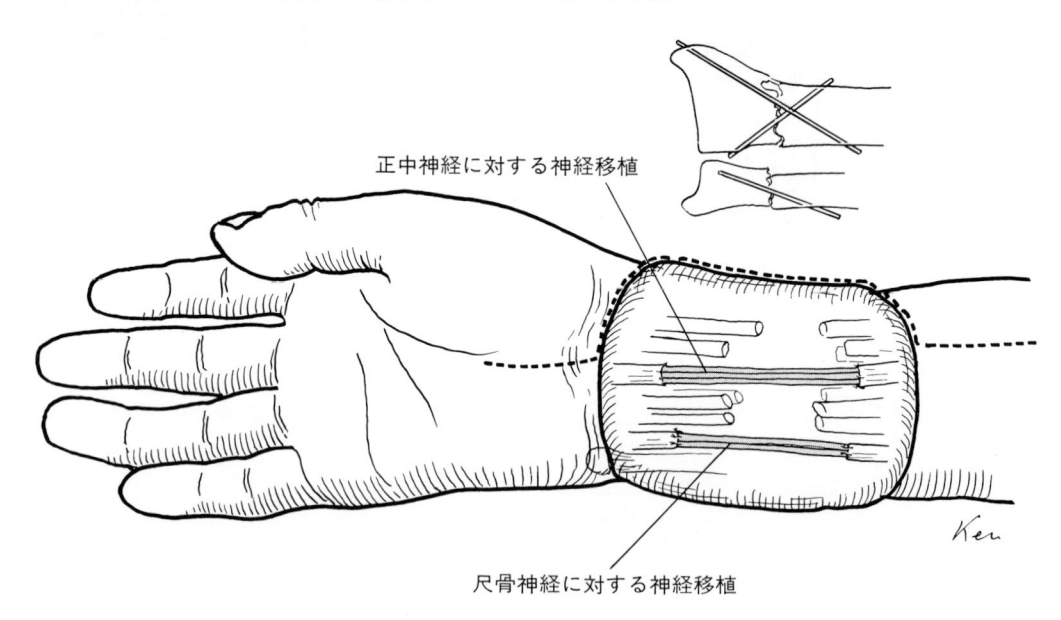

正中神経に対する神経移植

尺骨神経に対する神経移植

c. 移行腱の剥離と浅指屈筋腱の切除，および抜去

有茎植皮後2ヵ月で次の手術を行った．

手掌横切開，および手掌から前腕中央にいたる広範な切開を用いて深指・浅指屈筋腱を剥離，十分な可動性を得たのち浅指屈筋腱は切除．その後，腕橈骨筋を長母指屈筋腱に，長橈側手根伸筋を4本の深指屈筋腱に移行することとした．浅指屈筋腱の切除，抜去は，深指屈筋腱の良好な可動性を得るためのものである．

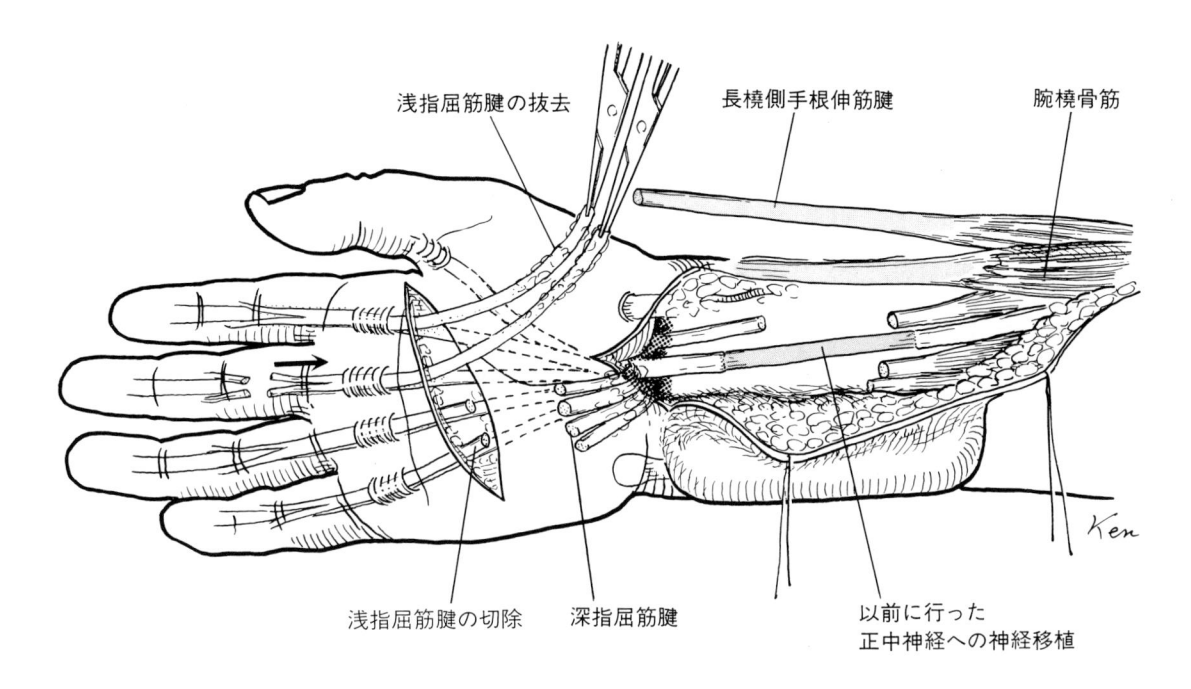

d. 腱移行術の完了

将来母指対立再建などの機能再建術が必要となろう．

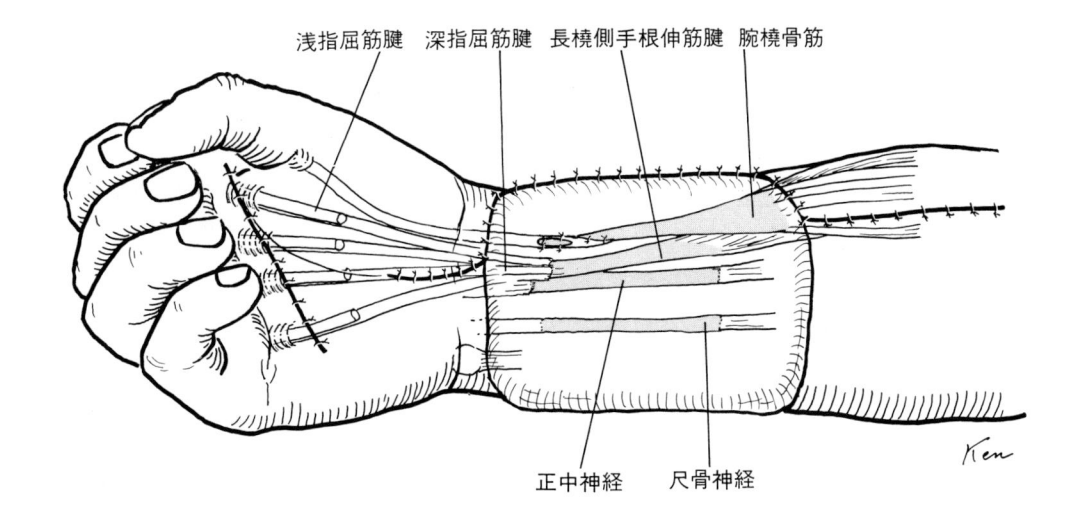

27 屈筋腱の断裂例（1）

キーンベック病による．

a．来院時所見と切開

45歳，男．

母指・示指の屈曲不能．手関節屈側に軽い腫脹をみる．知覚障害なし．X線上キーンベック病の存在を認める．

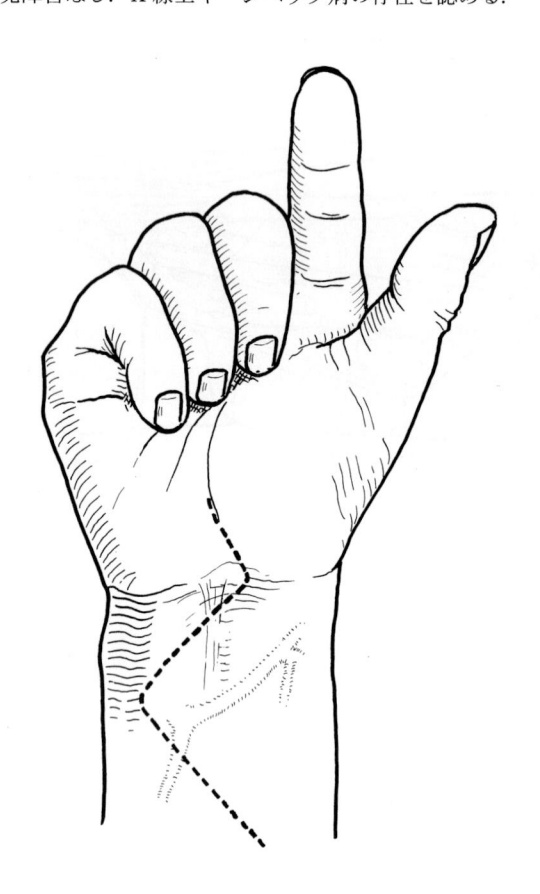

b．損傷腱の確認

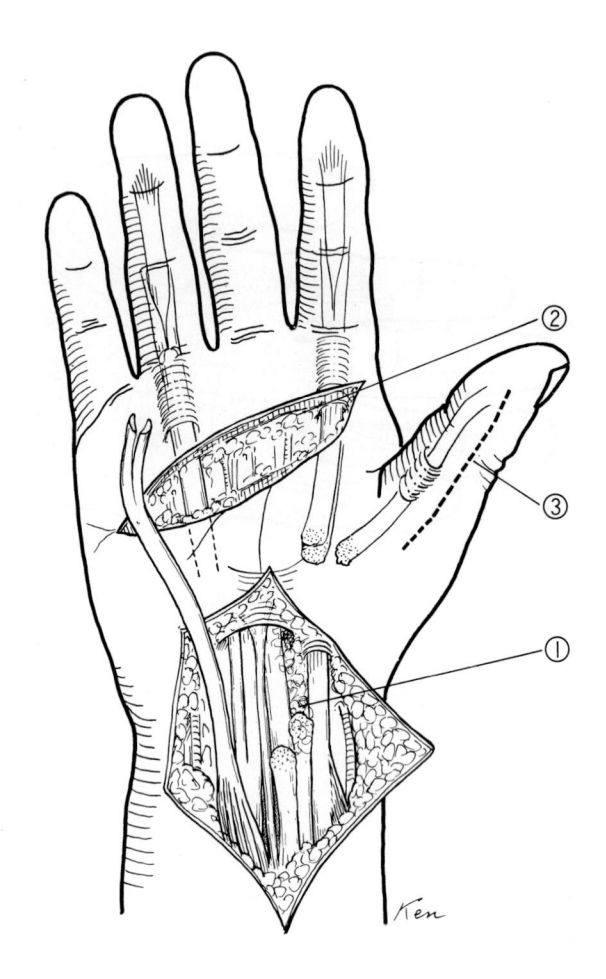

① 手関節掌側切開：屈筋腱周囲の滑膜肥厚著明．これらを剥離，切除するに，示指屈筋腱，および長母指屈筋腱の断裂を認める．
② 手掌横切開を用いて，環指の浅指屈筋腱を腱鞘入口にて引き出し切断，ついでこれを第1切開に引き出し，母指に移行することとした．
③ 母指側正中線切開を用いて長母指屈筋腱を出しこれを摘出．その後，環指浅指屈筋腱を母指に移行．末端をpull out wire法により固定した．示指については長掌筋腱を用いて①-②切開間に架橋腱移植することとした．

もちろん母・示指ともに腱移植するのもよい．この場合は足底筋腱を用いる．

c．手関節掌側関節嚢の露出

滑膜切除後，腱を側方によけて手関節掌面（底面）をみるに，関節嚢に穿孔を認め，中に鋭利な突出部を有する骨の存在をみる．よってリューエル鉗子を用いて骨突出部を切除．その後，穿孔部の閉鎖を行った．

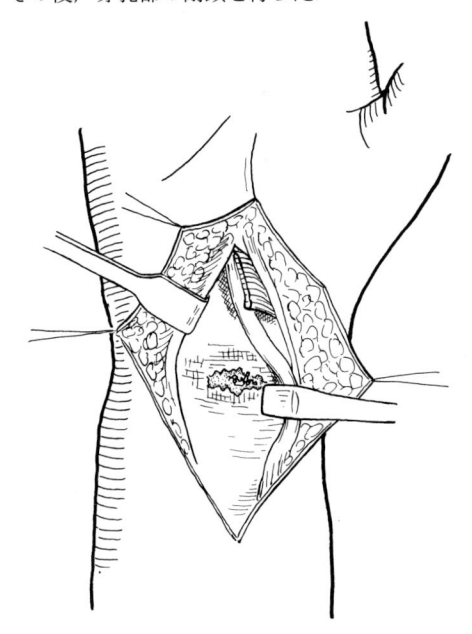

d．掌側関節嚢の閉鎖

関節嚢を閉鎖したところ．

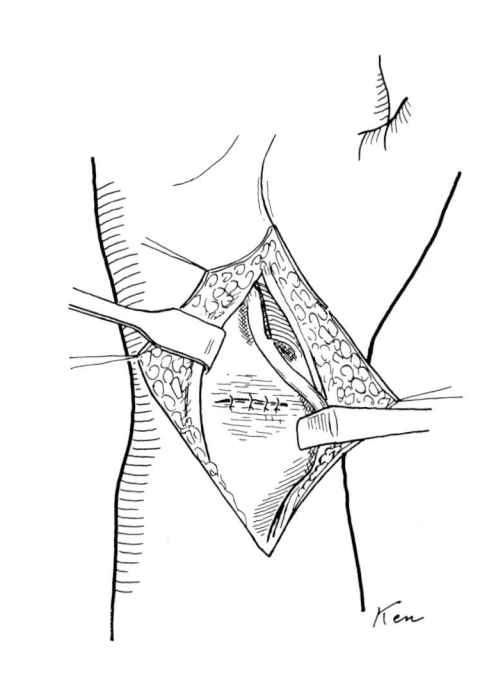

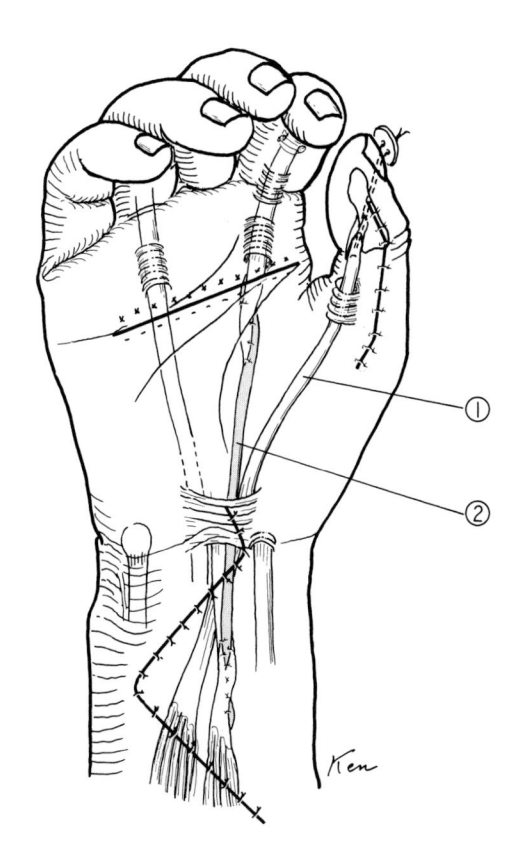

e．腱移植，腱移行の完了

架橋腱移植は縫合部が 2 ヵ所となる欠点があり，あまり用いられない．かえって指先から前腕までの long graft のほうがよいかもしれない．また，母指については腱移行を行ったが，これにも多少問題があり腱移植を行うべきであったかもしれない．

① 母指に移行した環指の浅指屈筋腱
② 長掌筋腱を用いての架橋腱移植

28 屈筋腱の断裂例 (2)

リウマチによる小指屈筋腱断裂.

a. 来院時所見と小指屈曲障害

62歳. 女.

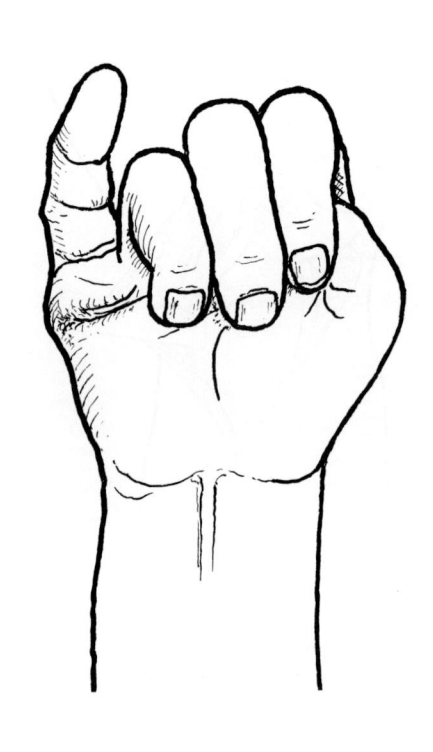

b. 切開と腱断裂の所見

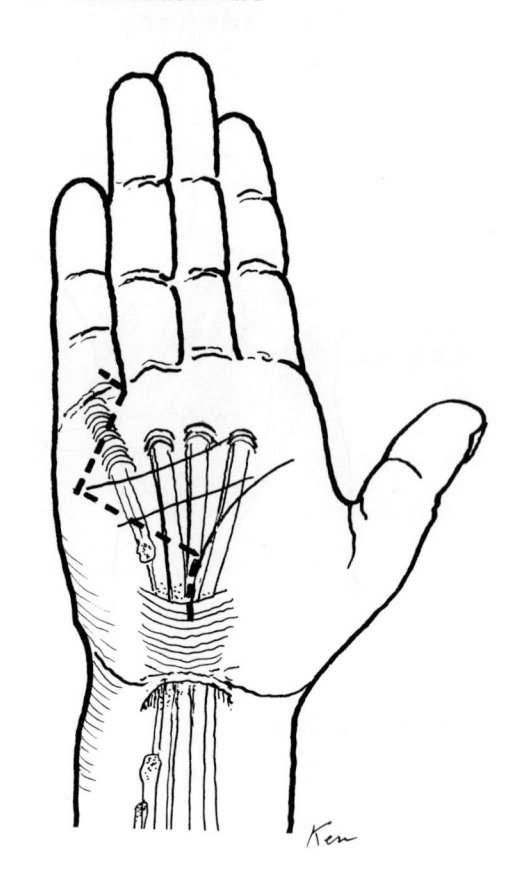

c. 腱移行完了後の所見

小指の深指屈筋腱は，血管神経束の下を通して環指の深指屈筋腱に移行した．

(註) リウマチにおける屈筋腱断裂は，手根管での滑膜炎のためにおこることが多いので，周囲屈筋腱にも癒着があり，腱の可動制限があることも多いので注意する．このさいは腱剥離して腱の可動性をよくしておく必要がある．

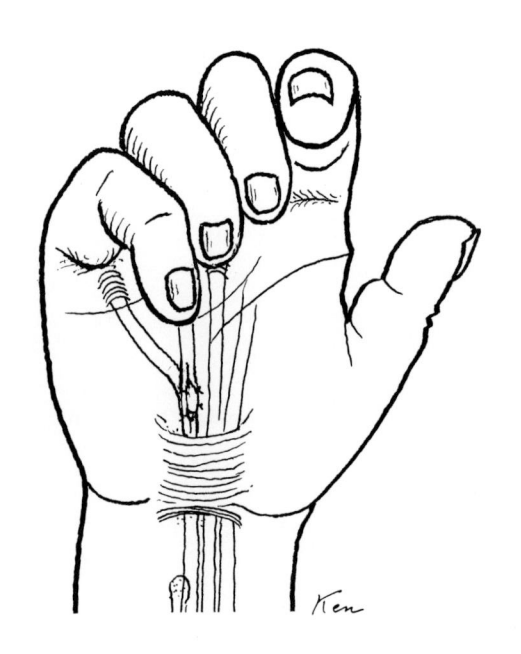

29 Zone IIでの一次腱縫合後の腱剝離

a．切開

注意事項：
- 短時間で手術が完了すると考えられる場合には局所麻酔でもよい．自動運動をさせることにより剝離が十分か否かを確かめることができる．しかし多くは確実な麻酔が必要．容易な気持ちでメスをとるべきでない．
- 術後少なくとも 3～6 ヵ月以上の経過をみたのち（癒着の範囲が限局してから），剝離を行う．
- 関節拘縮はできるだけ除去し，自・他動運動の差が大きいものが適応となる．
- 切開は原則としてもとの手術瘢痕を利用する．
- 剝離は腱の全長にわたって行う．一部でも残ればその剝離は失敗となる．
- 術後はただちに，または 24 時間後より運動を開始する．

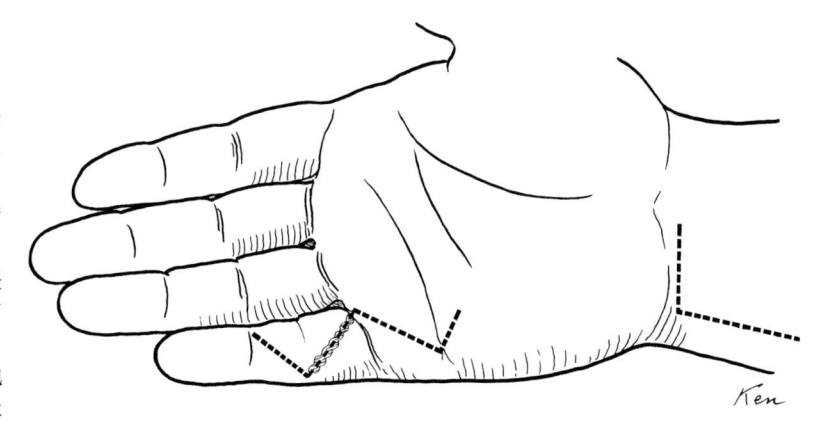

b．腱の露出

① 腱縫合部
② 残存腱鞘
③ 浅指屈筋腱の末梢断端
④ 浅指屈筋腱の中枢断端

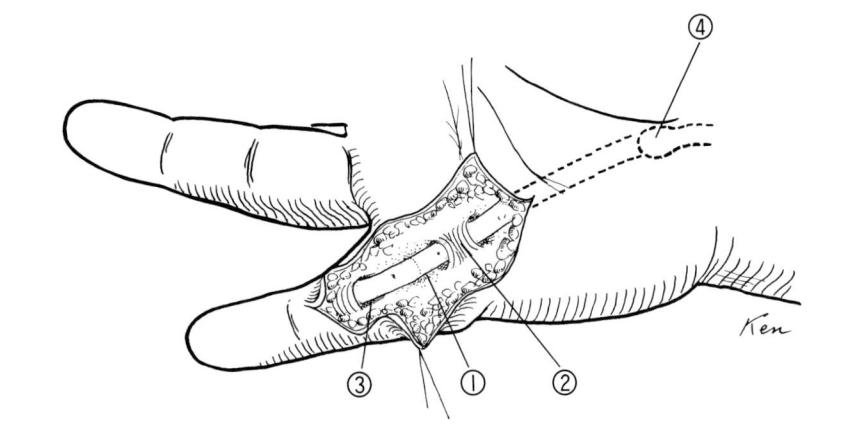

c．腱の癒着

① 縫合部の癒着：床面との癒着がとくに強いので，atraumatic に，しかも完全に剝離する．
② 腱鞘からの剝離：とくに床面との癒着をみるので，腱を中枢・末梢側に移動しながら剝離を行う．腱鞘切離はなるべく行わないが，やむを得なければ中枢の入口，また末梢出口の腱鞘の一部を切除する．
③ 浅指屈筋腱切離部における癒着の剝離：浅指屈筋腱付着部の再切離を要することが多い．このさい volar plate を損傷しないよう注意する．

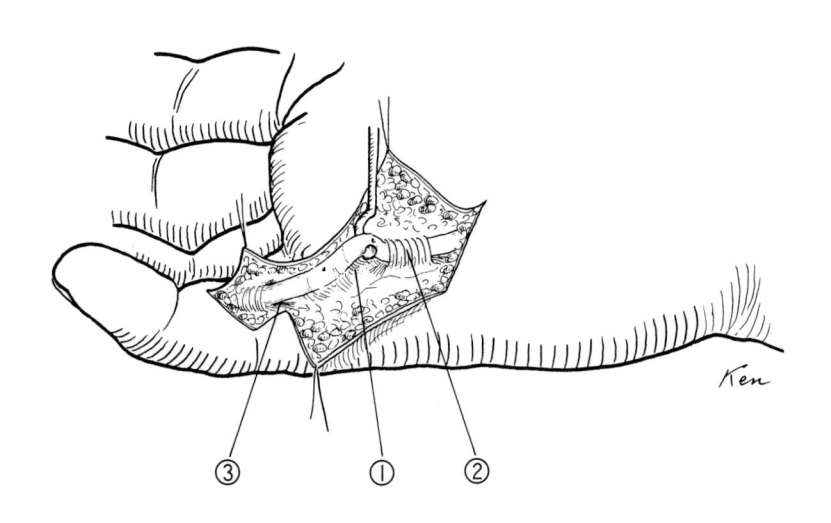

d. 癒着の剥離

腱縫合後の癒着の発生部位：
① 腱縫合部
② 腱鞘入口
③ 浅指屈筋腱切除部位

さらに浅指屈筋腱を短く切除した場合には，手根管内癒着の発生が問題となる．

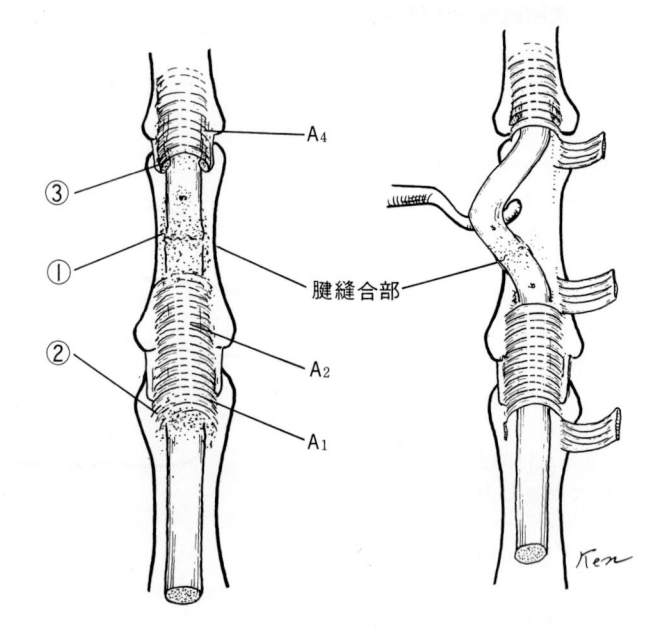

e. 腱剥離の完了

　縫合部の剥離を終わっても，浅指屈筋腱が抜去されている場合はもちろん，そうでなくとも手根管内に癒着があって，なお指の屈曲が不十分のことがある．これは400頁でも述べた quadriga syndrome による flexor tendon blockage によるもので，確実な剥離を行うためには手関節屈側に切開を加え，腱を引いて指がよく屈曲するか否かを確かめる．もし屈曲不十分であれば，手根管内の癒着剥離や，fibrous な滑膜の切除が必要となる．このさい手根管切開を要することもある．

（註）腱剥離により後療法中に腱断裂の危険性があることが知られている．しかしこれは腱剥離に原因があるのではなく，原因はあくまで一次縫合の不良による．腱縫合にさいしてはのちに腱剥離もありうることを考え，そのように確実な縫合をしておく必要がある．

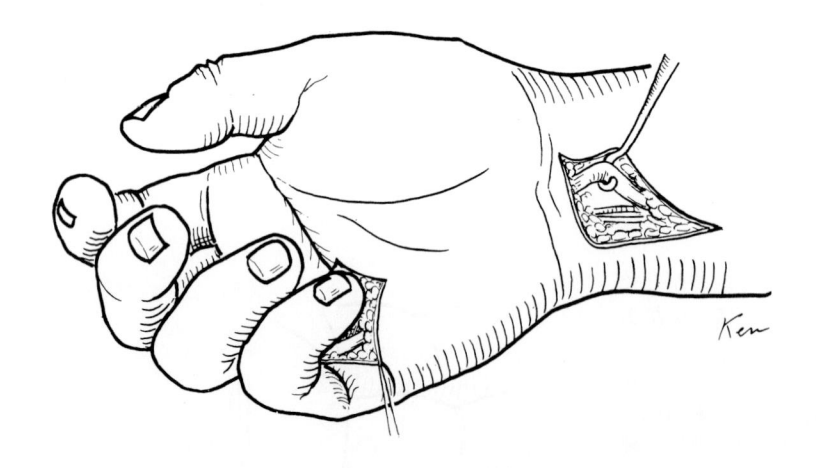

30 手掌部での腱縫合と癒着発生部位

① 浅指屈筋腱切除部位での癒着
② 腱縫合部での癒着
③ 浅指屈筋腱抜去に伴う手根管内での癒着発生
④ Quadriga syndrome による手根管内癒着

これらの癒着をすべて除去することが必要.

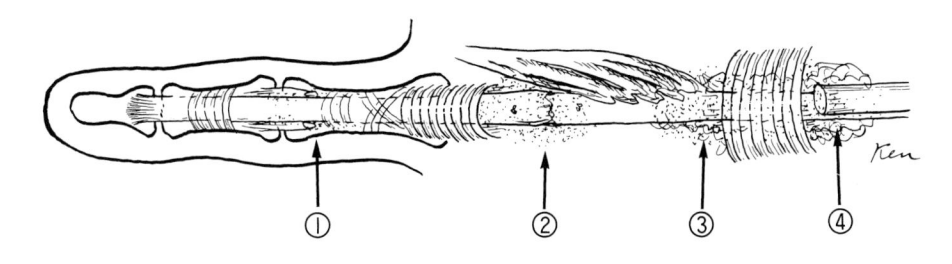

31 腱移植後の腱剝離

a．切開と癒着発生部位

癒着の好発部位：
① 移植腱末端固定部での癒着：DIP 関節の屈曲変形を伴うことあり
② 浅指屈筋腱切除部位での癒着
③ 腱鞘通過時の癒着
④ 移植腱中枢端縫合部での癒着
⑤ 浅指屈筋腱抜去時における手根管内での癒着，および quadriga syndrome による癒着

これらの癒着をすべて除去することが必要.

（註）腱縫合に対するより，腱移植例のほうが剝離術にさいして断裂の危険性は高い．このことを念頭におき剝離を行う．

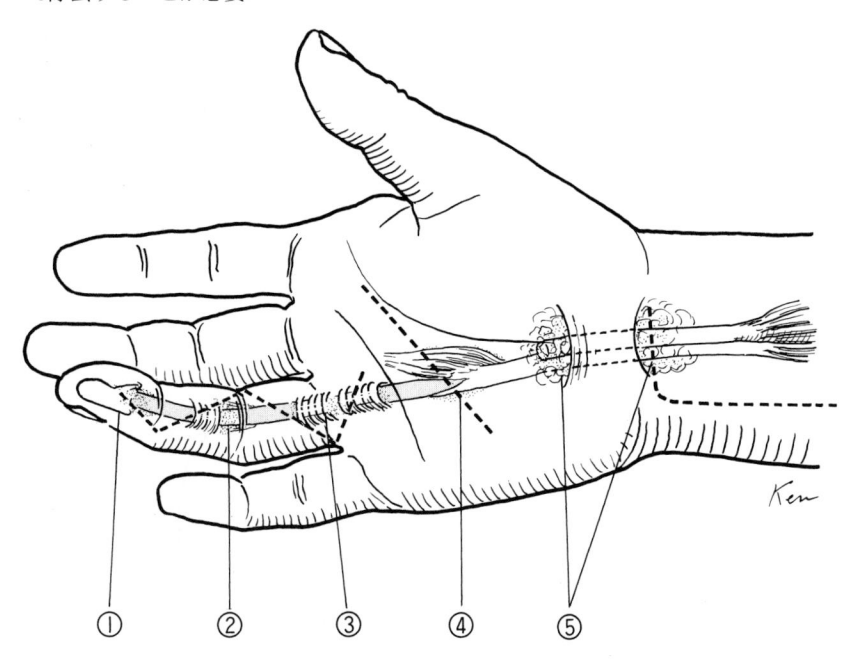

b. 癒着剥離の確認

　剥離は中枢側で腱を引いて，指が確実に屈曲するまで行なわなければならない．中途半端な剥離はかえって有害でさえあることを知るべきである．

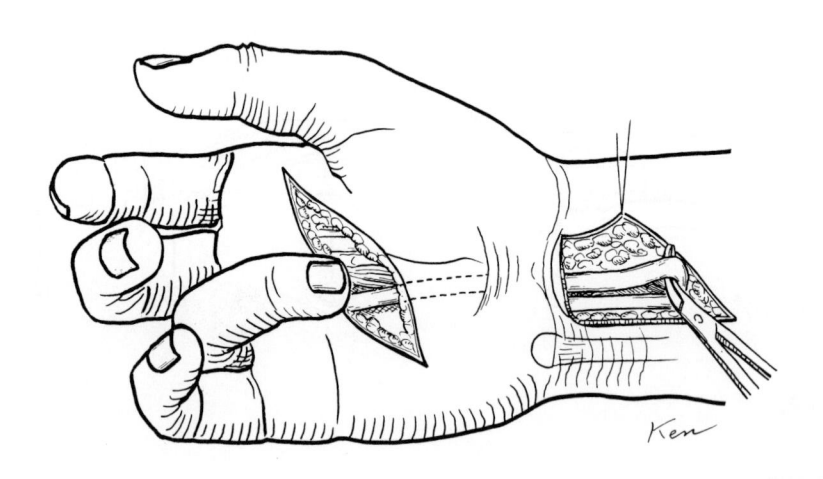

32 陳旧性腱縫合例に対する腱剥離

a. 腱剥離のための切開

① 中・環指末節の屈曲拘縮
② 深指屈筋腱の腱縫合部とその周囲の癒着
③ 浅指屈筋腱の切離断端と手根管内の癒着
④ 浅指屈筋腱の末梢切断端とその周囲の癒着
⑤ 前腕掌側 L 字切開

　手掌部切開と連続せしめ，手根管切開を要することがあり，浅指屈筋腱の剥離と切除を要することも多い．要は⑤の切開部で腱を引いて，指の屈曲が得られるまで十分な剥離が必要である．DIP 関節の屈曲拘縮に対しては，腱剥離後に関節伸展位で一時的にキルシュネル鋼線固定をすることがある．

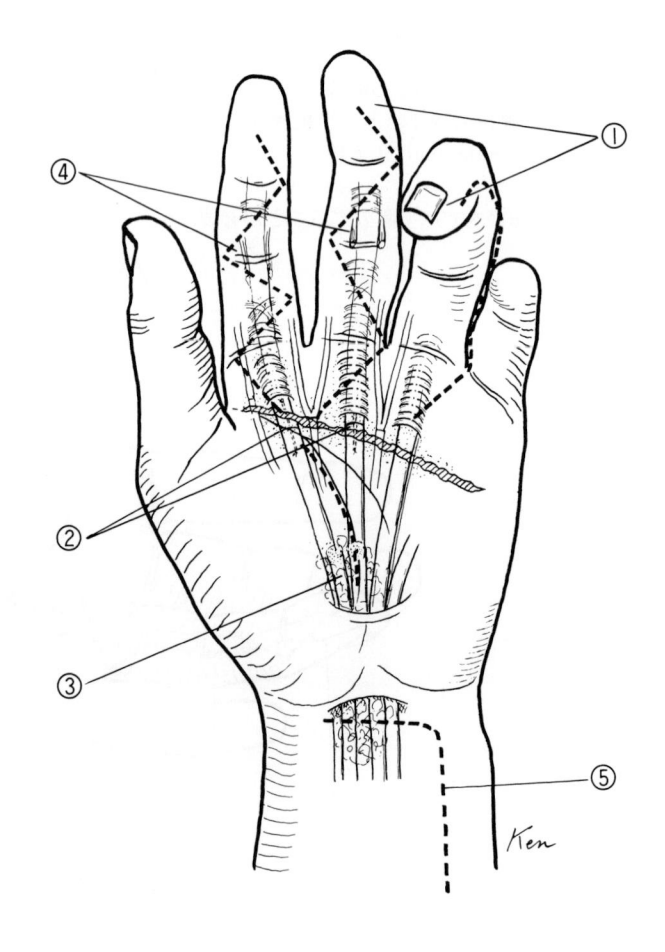

b．腱剥離

DIP 関節の腱付着部を剥離して，volar plate を release し，屈曲変形を矯正，のちにキルシュネル鋼線を刺入した．

① 中・環指末節の屈曲拘縮：DIP 関節の腱付着部を剥離，volar plate を release し，屈曲変形を矯正，のちにキルシュネル鋼線を刺入した．
② 深指屈筋腱の縫合部
③ 浅指屈筋腱：手関節掌側切開に引き出した中枢断端と，中節への付着部末梢端とともに癒着の原因になっていることに注意
④ 腱鞘とその周囲の癒着
⑤ 腱と床面との癒着：線維の走り方に注意
⑥ 深指屈筋腱と浅指屈筋腱との cross union：浅指屈筋腱の抜去が必要となった．
⑦ 手根管内腱癒着：浅指屈筋腱の抜去，および quadriga syndrome が癒着の原因になることがある．
⑧ 環指については IP 関節の屈曲拘縮除去のため，側正中線切開を用いた．

術後はただちに屈伸運動を開始する．

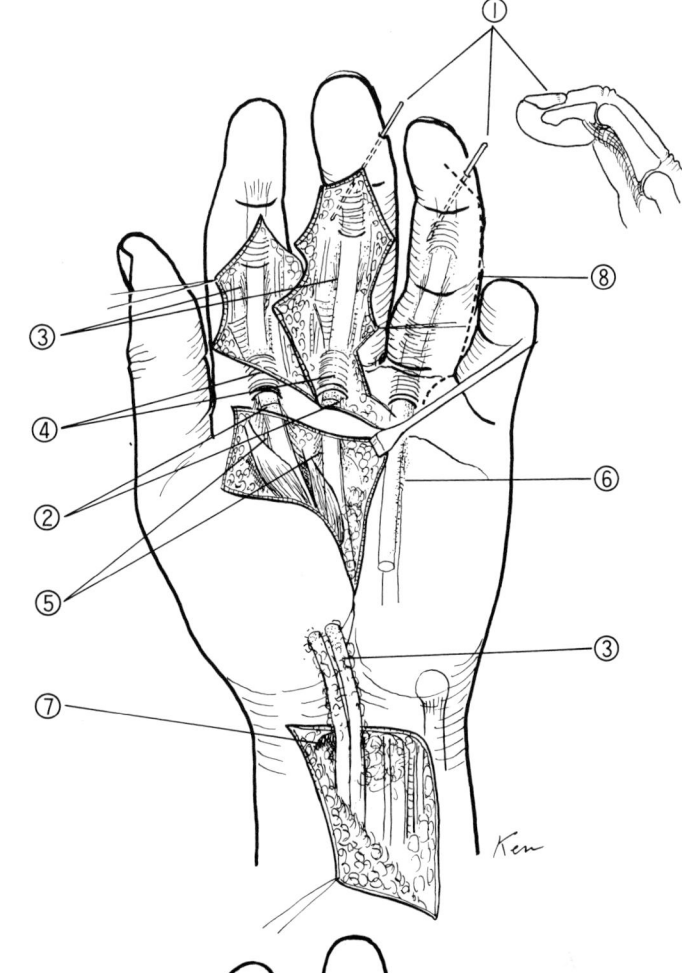

33 陳旧性腱損傷例に対する腱剥離と腱鞘再建

28 歳，男．
受傷直後に中指屈筋腱の腱縫合を受けたが可動性が得られない．

a．腱損傷と切開

① 電気鋸による切創瘢痕と示指切断
② 深指屈筋腱縫合部位
③ 浅指屈筋腱の後退

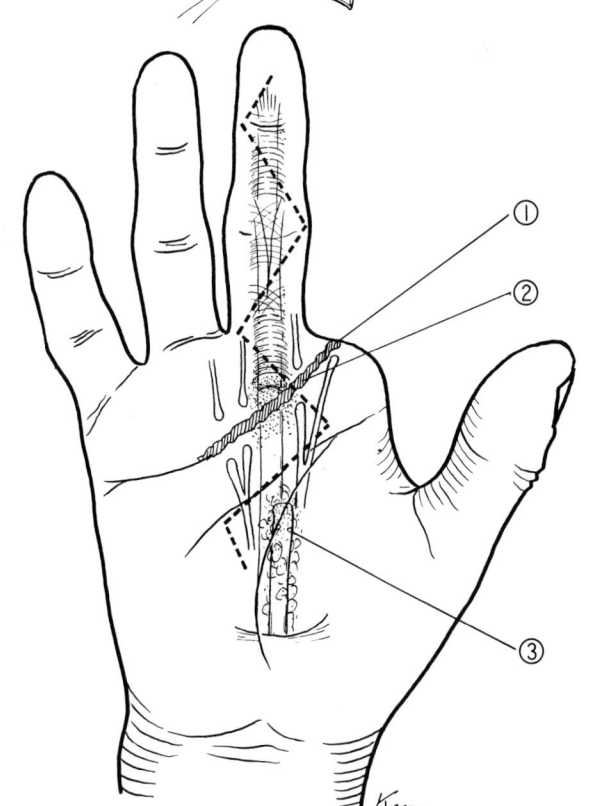

b．癒着の発生状況

① ジグザグ切開
② 腱縫合部と周囲の癒着
③ 浅指屈筋腱を手関節掌側切開に引き抜いたところ：このさい手根管内の癒着を剝離し，腱の滑動に障害がないようにしておく必要がある．
④ 腱-腱鞘間の癒着が強いため，腱鞘半分の尺側を切離して反対側に反転したところ
⑤ 浅指屈筋腱切除後の末梢端の癒着

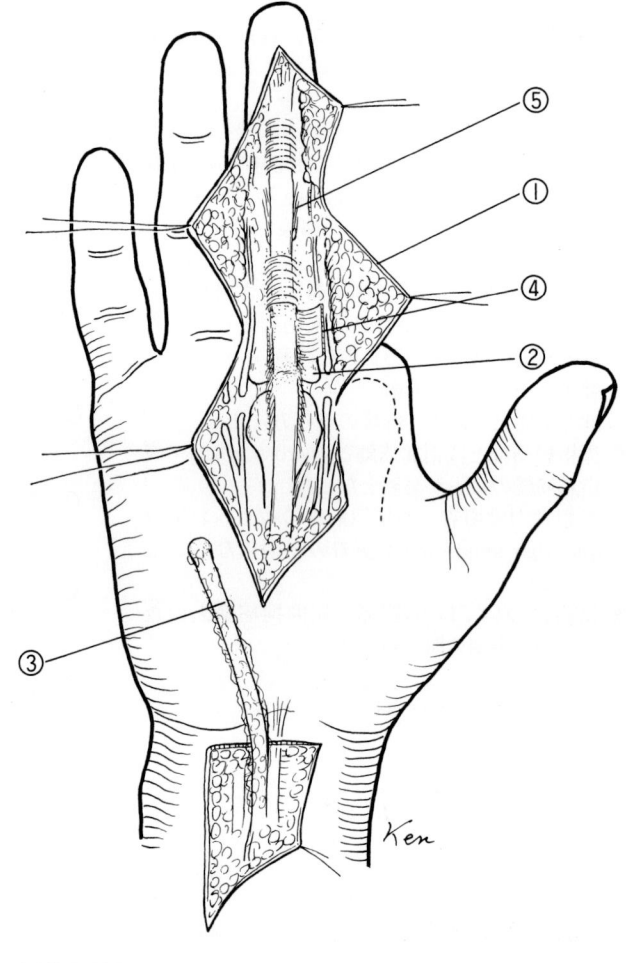

c．腱の剝離

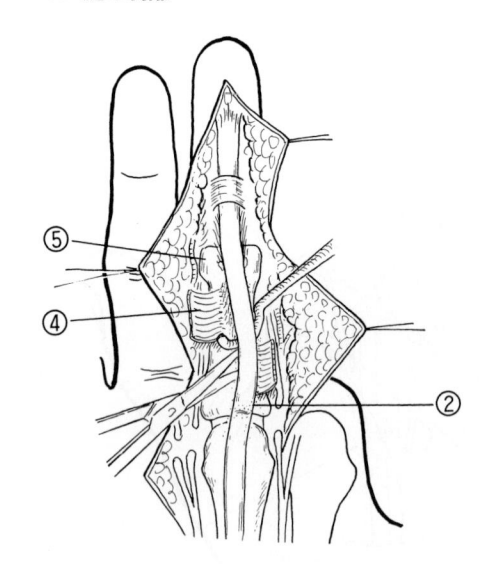

（註）症例によっては剝離術を中止し，腱除去後 silicone rod の挿入に移行しなければならない場合も少なくない．

d．腱の剝離と滑車

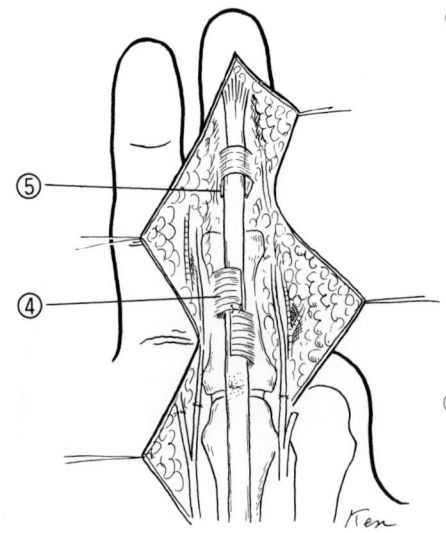

④ 腱鞘内での癒着が強いため，全部にわたってこれを切離，腱の剝離を行った．以上ののち④は両腱鞘を交叉して腱鞘再建をしたところを示すが，操作に無理があるようであれば，腱鞘は床面との間に癒着防止膜として敷き，新たに腱鞘再建をしたほうがよい．
⑤ 浅指屈筋腱切離部にも癒着をみるため，これの再切離と腱剝離を行った．

e．移植腱を用いての腱鞘（滑車）の再建

1ヵ所，または2ヵ所に穴を開け，これに腱を通して腱鞘を作製する．腱としては長掌筋腱を半分に裂いたものがしばしば用いられる．

また腱膜，伸筋腱下をまわして滑車をつくるのもよい．その他，手関節，また足関節の腱鞘を採取，移植する方法もある．

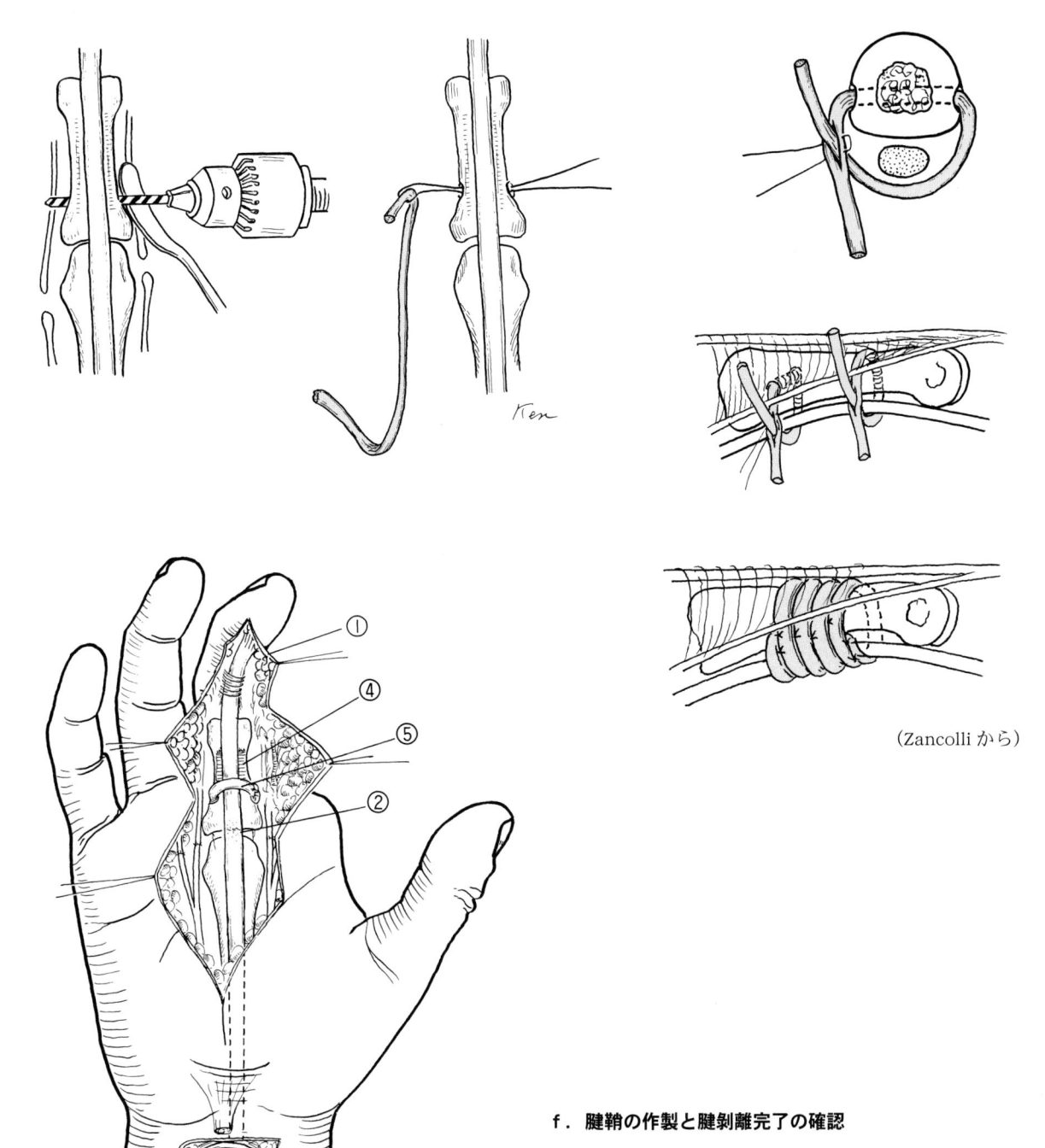

(Zancolliから)

f．腱鞘の作製と腱剥離完了の確認

① ジグザグ切開
② 腱縫合部
③ 抜去した浅指屈筋腱の断端：深指屈筋腱を引いて腱剥離が確実に行われていることを確かめる．
④ 腱と骨の間に挿入した腱鞘
⑤ 作製した滑車

34 腱剥離と有茎植皮

前腕での腱・神経損傷とともに皮膚に広範な瘢痕があるような場合には，腱剥離と同時になるべく広い範囲に有茎植皮を行う．前腕骨に骨折があり，骨折部と筋・腱の間に癒着があるような場合にも利用される．腱・筋を剥離し，脂肪組織で包み込むようにする．

瘢痕に埋れた前腕屈筋腱

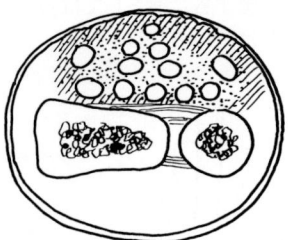

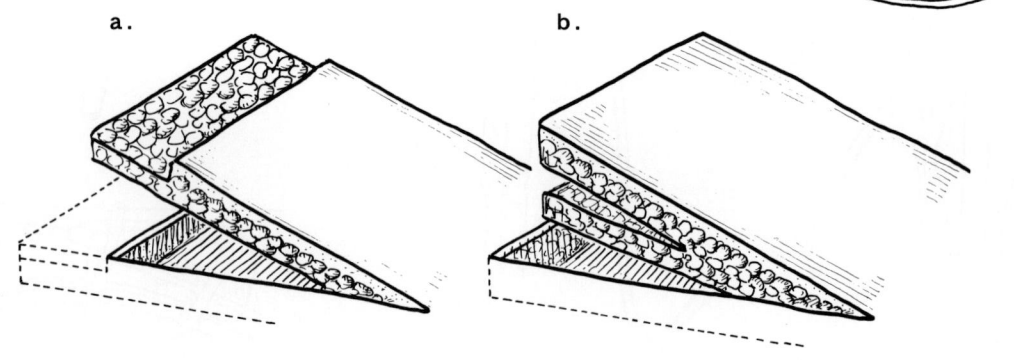

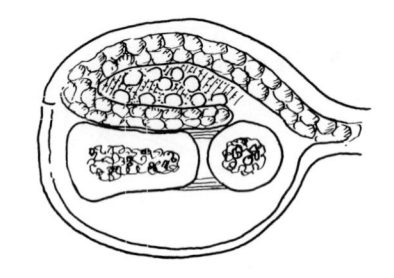

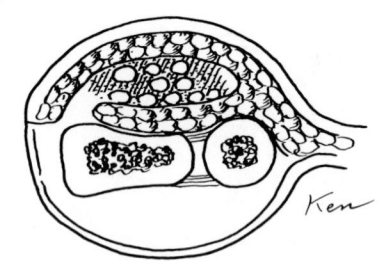

損傷腱が皮膚瘢痕，また骨と癒着する場合図a，a′，b，b′のごとくに有茎植皮を行う．

35 不良位置瘢痕と絹糸

　不良位置におかれた手術瘢痕は，予後を不良にすることはよく知られているが，いまなお，時にそのような症例に遭遇する．また腱縫合には絹糸を使用すべきでない．

a．切　開
① 不良位置瘢痕とジグザグ切開
② Z-形成の追加

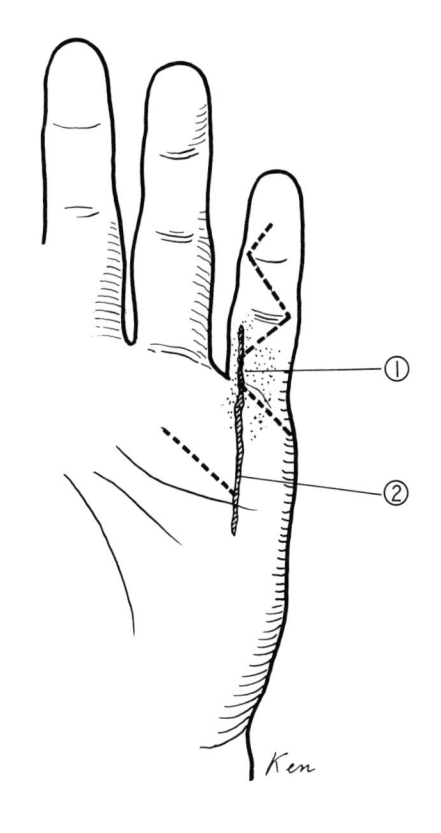

b．絹糸の存在と癒着発生
③ 縫合用絹糸の存在と癒着の発生

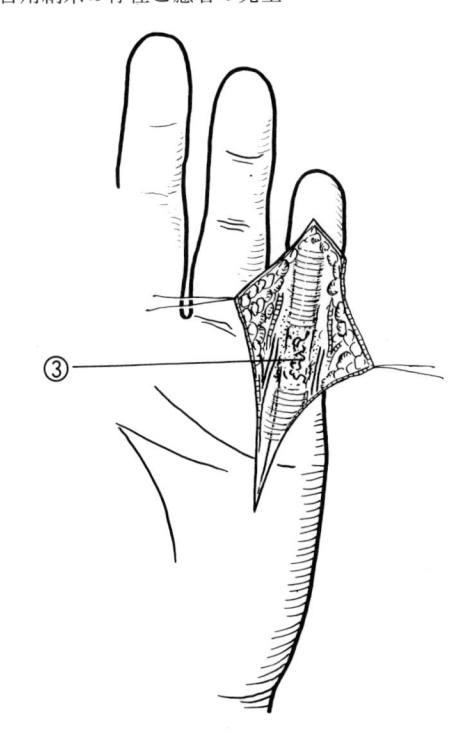

c．腱剥離と浅指屈筋腱の抜去
② 腱剥離と絹糸の除去，浅指屈筋腱の抜去を行った．

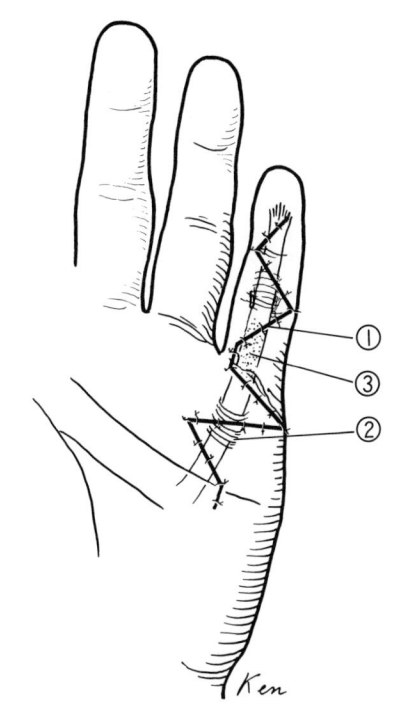

（註）瘢痕が多ければ，次頁の rod の使用か，環指の浅指屈筋腱の移行術が適応となる．

36 腱損傷に対する silicone rod の使用

適　応：
　瘢痕が広範にわたるような場合に用いられるが，その適応はあまり多いものではない．一次的に rod 挿入，二次的に腱移植を行うよりも，一次的に腱縫合，または腱移植，二次的に腱剥離を行ったほうが予後がよいことも多いからである．しかし，皮膚の条件が不良で植皮を要するような場合には，当然本法が適応となる．

適応と思われるものを列挙すれば，
　i．広範な瘢痕（皮膚および深部）
　ii．有茎植皮との合併
　iii．骨折と腱損傷の合併
　iv．腱鞘再建を要する場合
　v．一次手術失敗例で周囲に瘢痕の多いもの

a．切　開

① 不良位置における広範な瘢痕と切開
② 深指屈筋腱
③ 浅指屈筋腱
④ 前腕掌側 L 字切開

b．Rod の挿入（一次手術）

① 瘢痕の除去：腱鞘はなるべく広く残す．少なくとも A_2，A_4 の 2 ヵ所は残存せしめる．もしこれらも切除の要があれば腱鞘再建を行う．
② 深指屈筋腱の断端
③ 浅指屈筋腱：②とともに断端の瘢痕を除去する．虫様筋も瘢痕化が強ければこれも切除すべきである．
④ Rod の挿入：中枢端は前腕屈筋の間に挿入するのみで，力源との縫合は原則として行っていない．

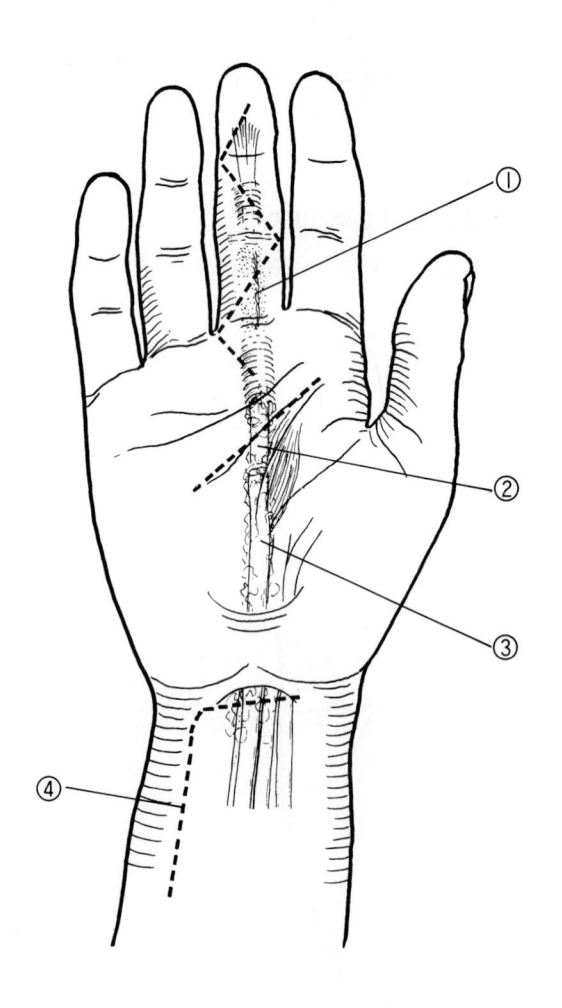

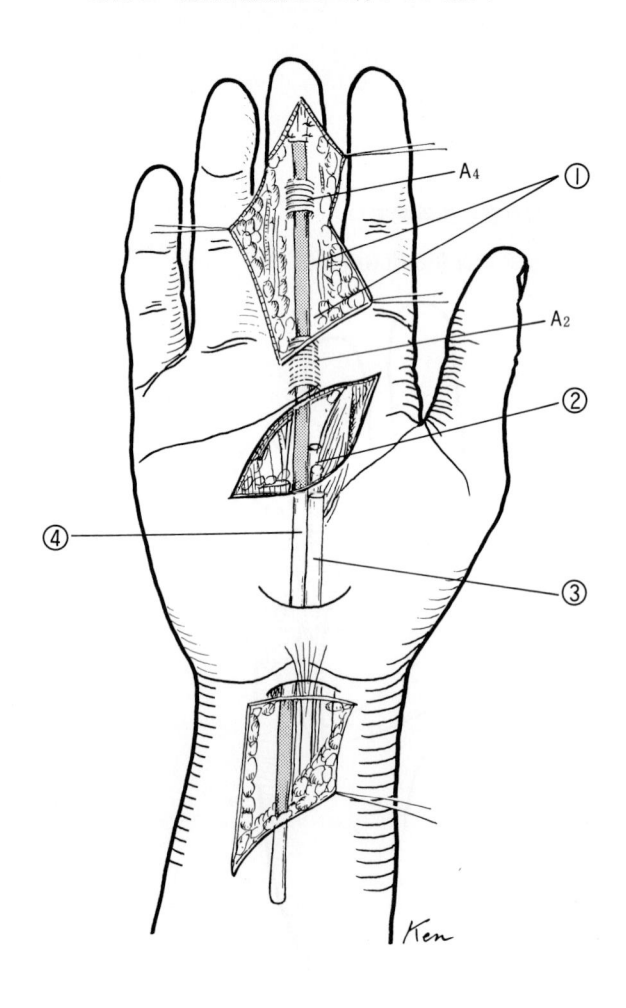

c．Cross-finger flap 法の合併

指掌側基部の瘢痕の処置を如何にするか問題があったが，結局 rod の挿入と同時に，環指背側の皮膚を用いて cross-finger flap 法を実施．瘢痕の除去を行った．

① Cross-finger flap
③ 浅指屈筋腱
④ Rod の挿入

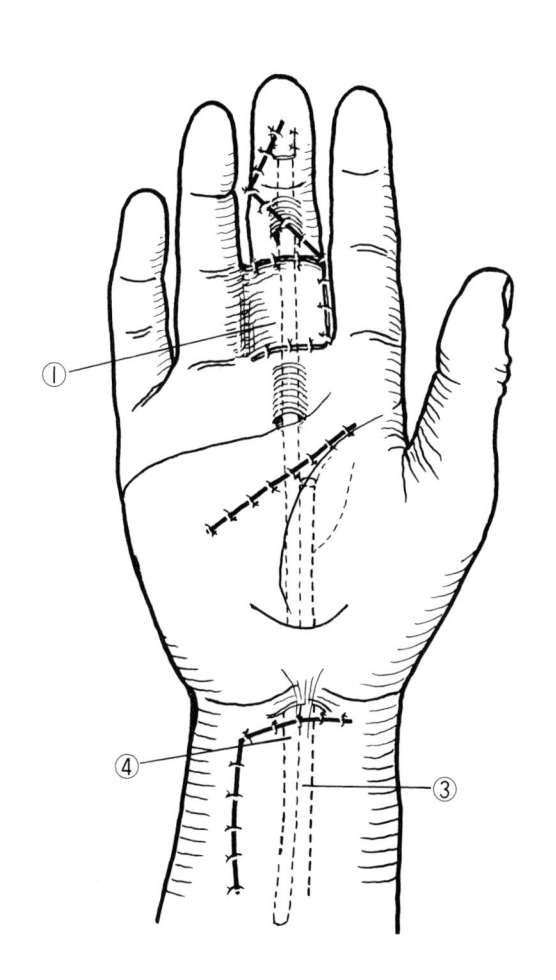

d．腱の移植（二次手術）

一次手術後約3ヵ月を経て，腱移植を行う．この間 dynamic splint を用いて，関節拘縮の防止・除去につとめる．腱移植は手掌までの short graft，前腕までの long graft，いずれでも可能であるが，いずれを選ぶかはそれぞれの手について局所所見を参考に決定する．Long graft を行うのであれば，移植腱としては足底筋腱を使用する．実施については腱移植の項を参照．

① 皮膚移植
② 深指屈筋腱
③ 浅指屈筋腱
④ 移植腱（長掌筋腱）末梢端，中枢端の縫合については，腱移植の項，400 頁の図 12，401 頁の図 13 を参照されたい．

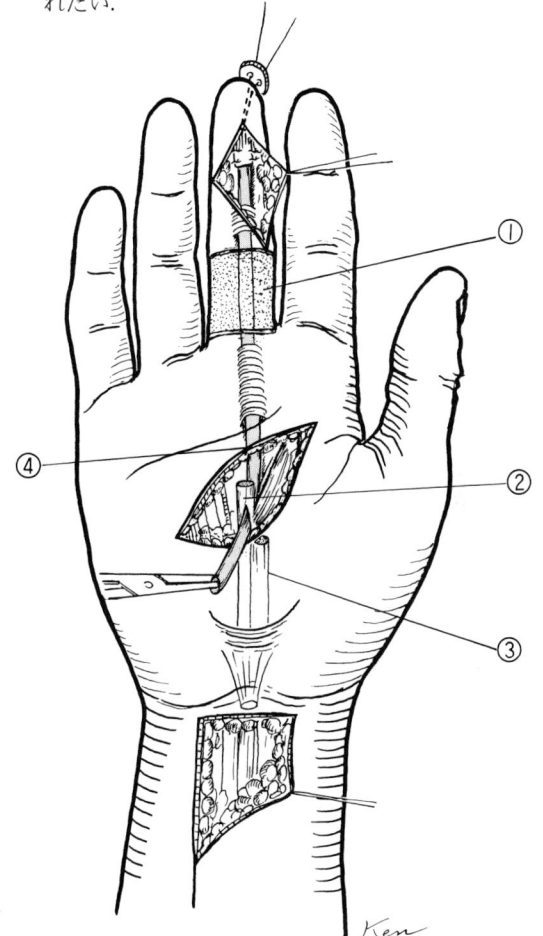

37 陳旧性 heat press injury に対する rod の使用

26歳，男．左手掌部に heat press injury を受け，6ヵ月を経過して来院．指の屈伸はまったく不能．知覚障害著明．

a．術前の所見

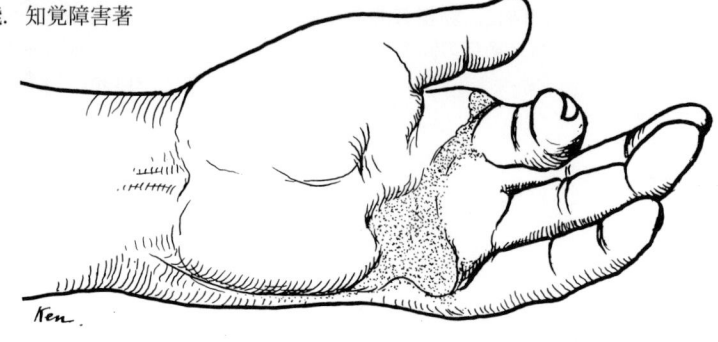

b．損傷腱抜去と rod の挿入

全指につき損傷腱を抜去し rod を挿入した．瘢痕はできるだけ除去．神経縫合も可能なものはこれを行い，あと腹部からの有茎植皮を行った．
3週後茎部切断．

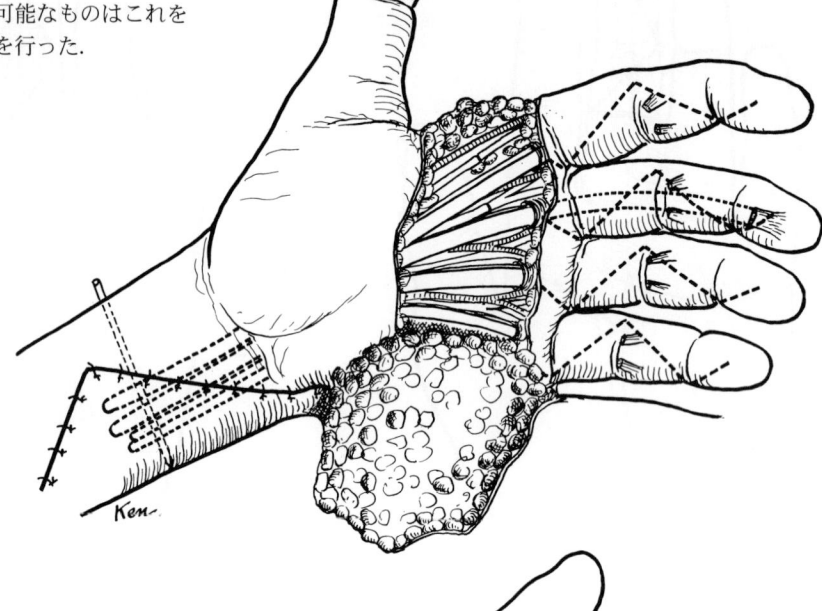

c．腱移植の実施

3ヵ月後に rod を除去．腱移植に入れかえ手術を行った．移植腱としては両側足底筋腱を使用した．

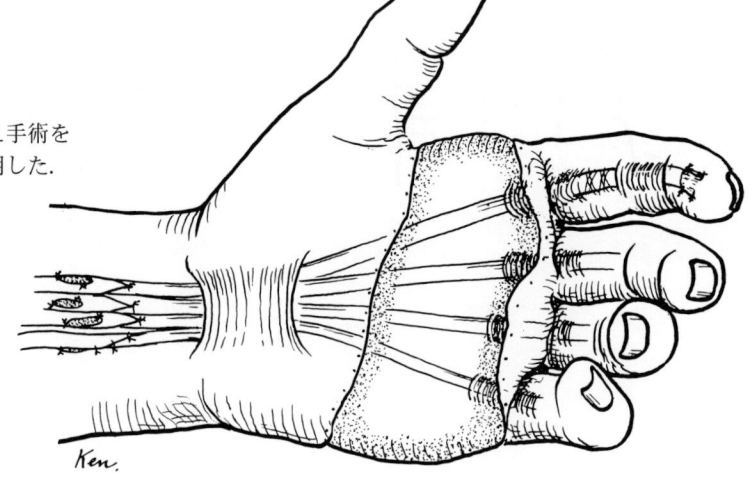

第17章　伸筋腱損傷

17-1　伸筋腱損傷の治療

　同じ腱構造であっても屈筋腱のそれとは大いに異なるので，その取扱いにあたっては，別の考慮が必要となる．とくにPIP関節背側での伸展機構はその構造がきわめてデリケートであるので，その解剖とメカニズムをよく理解し，修復にあたってはできるだけ解剖的修復を試みる必要がある．

　しかし，もしそれが困難であれば別の簡便法を考えなければならないが，そのためには，また指全体としての伸展メカニズムをよく理解しておくことが必要となろう．

　伸筋腱の修復は屈筋腱のそれに比較して容易であるとの考えがあるが，これは間違いであって本当の良結果を得ることはなかなか困難である．ただ幸いなことに，たとえ治療に失敗しても障害程度が比較的少なくてすむということである．

1 伸筋腱の構造

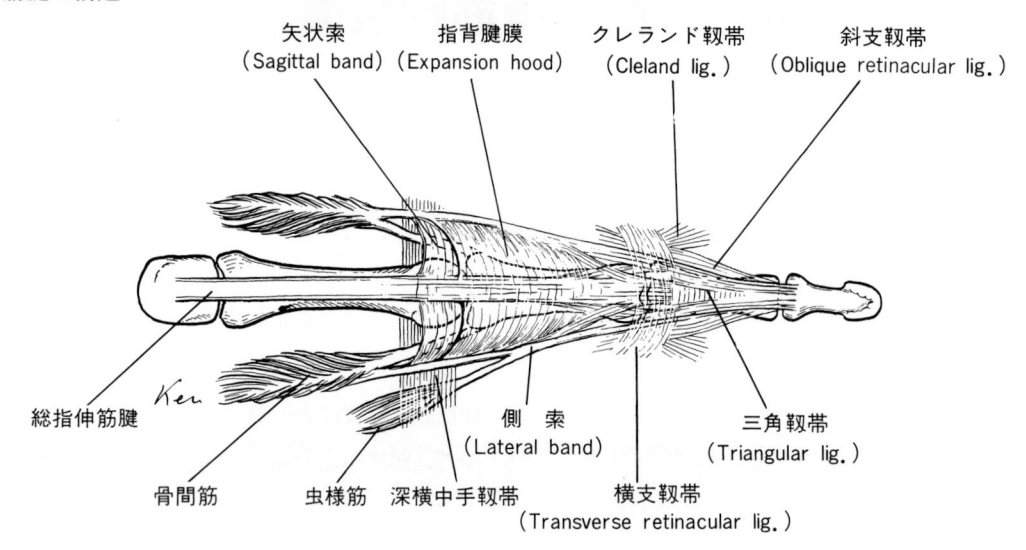

図中ラベル:
- 矢状索 (Sagittal band)
- 指背腱膜 (Expansion hood)
- クレランド靱帯 (Cleland lig.)
- 斜支靱帯 (Oblique retinacular lig.)
- 総指伸筋腱
- 骨間筋
- 虫様筋
- 深横中手靱帯
- 側索 (Lateral band)
- 横支靱帯 (Transverse retinacular lig.)
- 三角靱帯 (Triangular lig.)

17-2 伸筋腱の部位別治療法

1 伸筋腱損傷の zone 区分

特徴のある変形の呼称:
- Zone Ⅰ:槌指（mallet finger）変形，突き指（base ball）変形をきたす．ⅡにおいてもほぼⅠと同様の変形をきたす．
- Zone Ⅲ:ボタン穴（boutonnière, button hole）変形をきたす．Ⅳでは末梢側においてはボタン穴変形を，中枢側においては垂指（drop finger）をきたす．
- Zone Ⅴ:垂指をきたす．Ⅵ, Ⅶ, Ⅷにおいてもほぼ同様の変形をきたす．

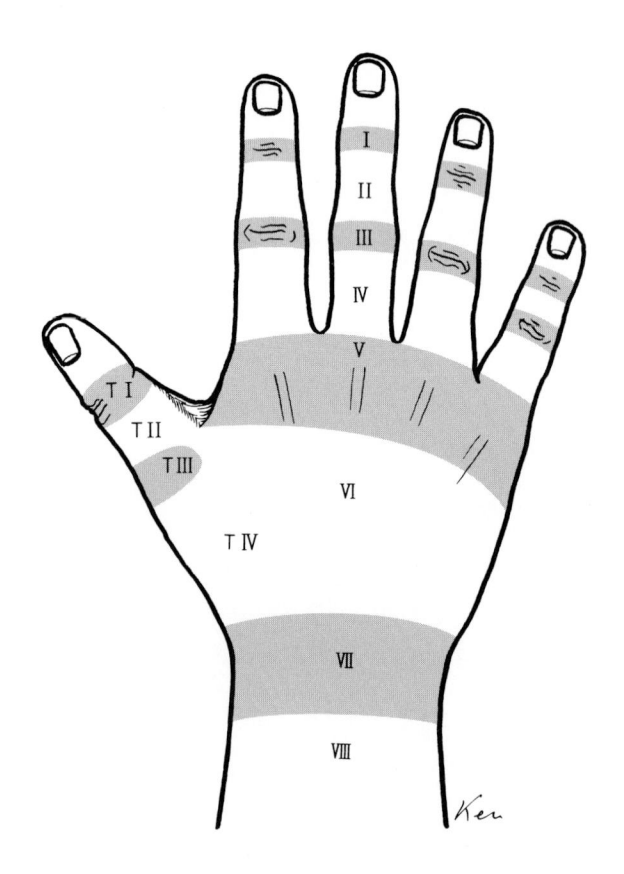

2 DIP 関節背側での伸筋腱の新鮮損傷（槌指変形）の原因

次の3つが考えられる．

a．鋭利切断（小児に多い）

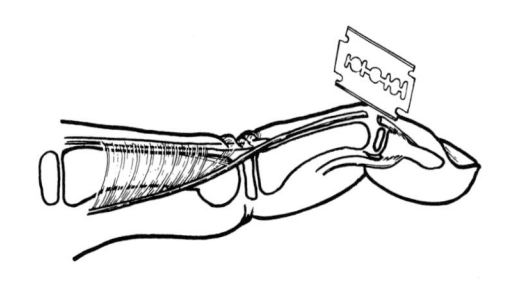

b．突き指（腱断裂）

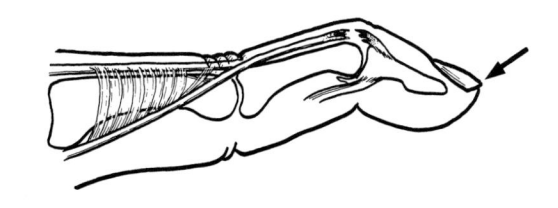

c．突き指（付着部剝離骨折）

骨折を合併するものについては，骨折の項を参照．

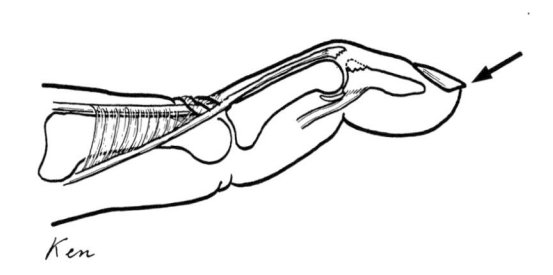

3 保存的療法のいろいろ

a．コイル型副子

PIP 関節を屈曲位に保持するのが論理的であるが，必ずしも必要ではない．

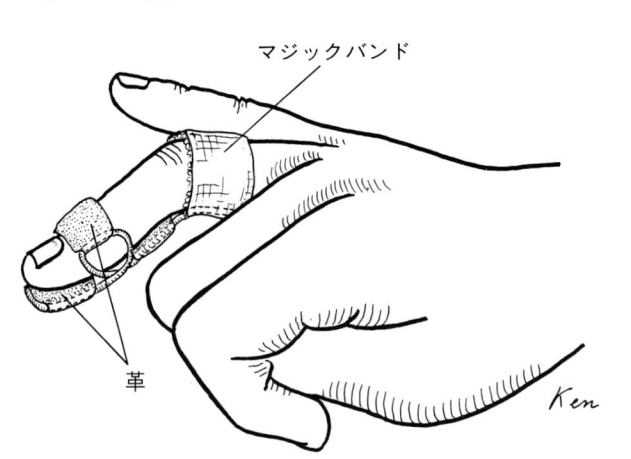

b．掌側副子

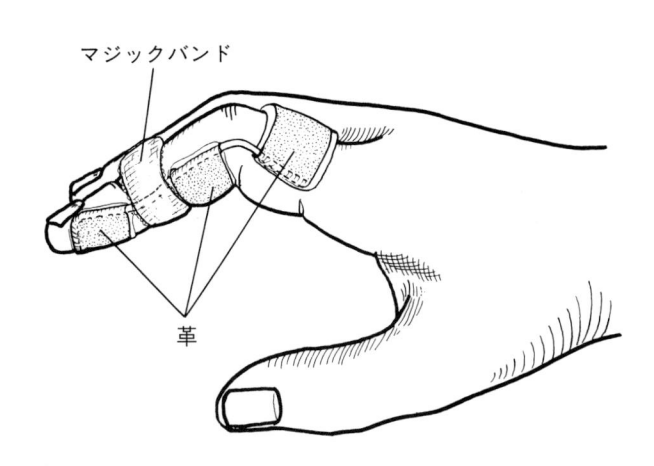

c. 背側副子

簡単でしかも PIP 関節の屈曲を制限しないのがよい．DIP 関節背側皮膚の壊死には注意しなければならないが，著者は経験していない．

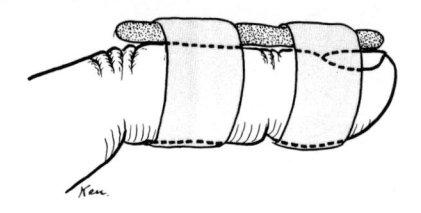

d. Stack 型副子

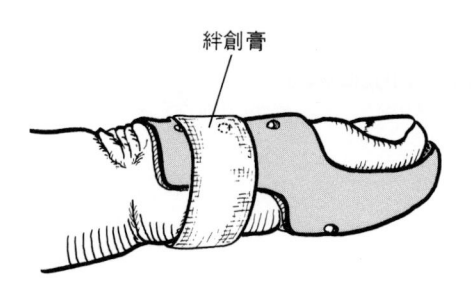

絆創膏

e. Micks 型副子

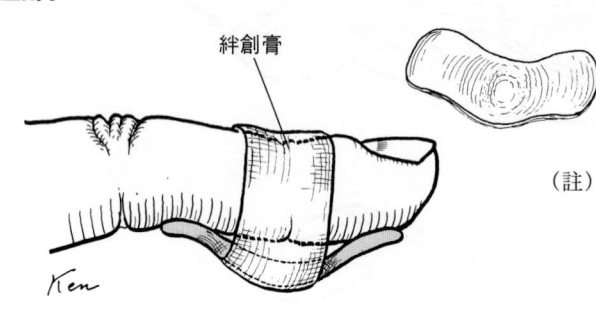

絆創膏

（註）図 d，e のものは簡便であるが，それだけ患者が自分で外すとか，副子が掌側にあるため PIP 関節の屈曲により前方に移動しやすいなどの欠点がある．

f. キルシュネル鋼線の刺入

DIP 関節 0°伸展位としてキルシュネル鋼線を斜めに刺入し，確実な固定が得られたことを確かめたのち，鋼線を切離，皮下に埋没する．なお DIP 関節を過伸展とすると伸筋腱の血行障害がおこり，将来この関節の屈曲制限の原因となるので注意．

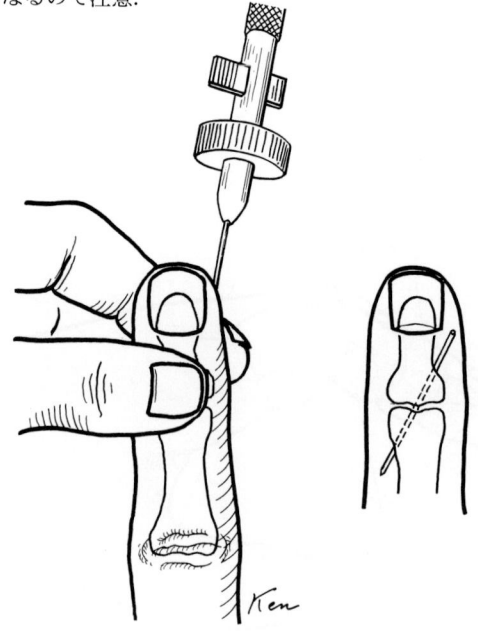

（註）治療法の選択：
いずれの治療法でも，その方法を確実に行えば良結果が得られるが，著者らは現在背側（副子）を多用している．

固定期間：
保存的療法はいずれの方法をとるも固定期間は 6～7 週とし，以後も 2～3 週，夜間副子を使用せしめる．その間に固定を除去して関節屈曲を行えば，それまでの固定はまったく無意味となることをよく患者に理解せしめる必要がある．

④ 観血的療法

小児のさいはカミソリの刃によることが多い．かかる場合（鋭利な切離）には，観血的修復が適応となる．

a．槌指変形

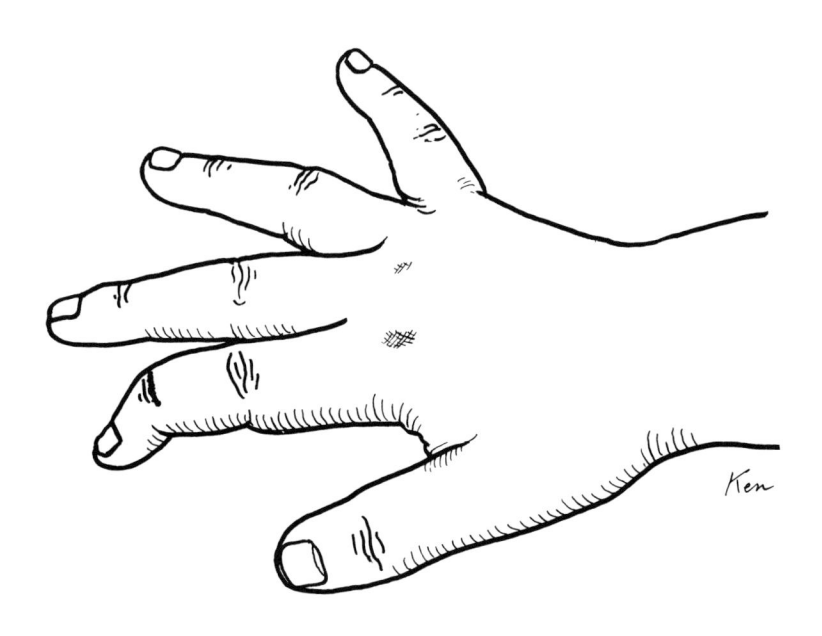

b．切開の延長

c．キルシュネル鋼線刺入

腱縫合の前に，まず DIP 関節 0°伸展位として鋼線を斜めに刺入する．過伸展位とすると伸筋腱の血行が障害され瘢痕化の原因となり，結果として DIP 関節の屈曲制限をきたすこととなるので注意．

d．伸筋腱の縫合

腱は mattress suture 法により縫合するのが便利．
鋼線は皮下に埋めたほうがよい．

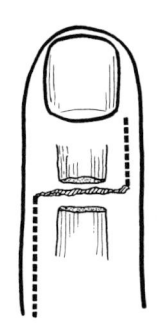

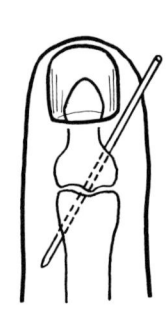

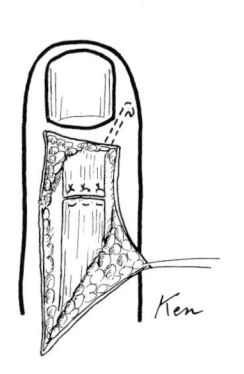

e. 術後の固定

　小児の場合にはとくに確実な固定が必要である．1指のみの固定はなかなか困難で，隣接指と固定すると好都合．固定期間は5～6週とする．鋼線は皮下に埋没したほうがよい．

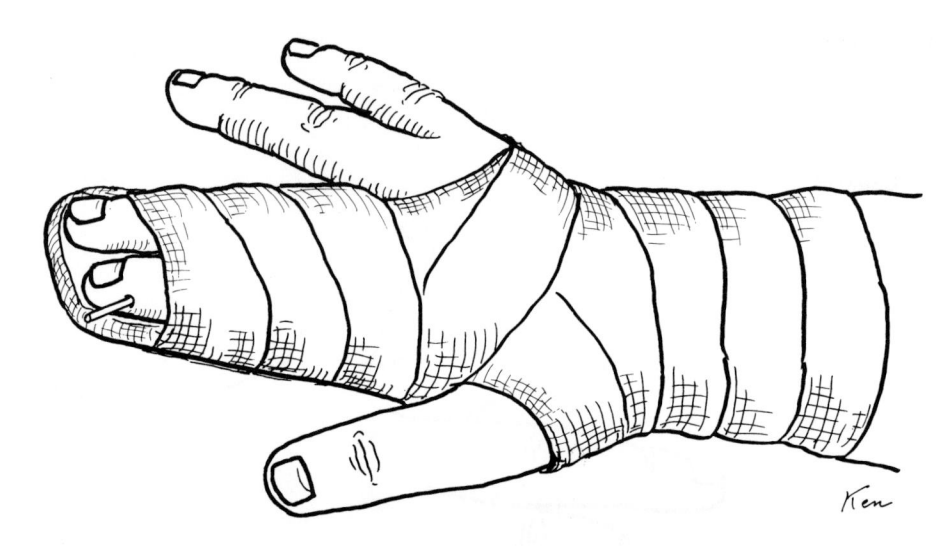

5　DIP関節背側での伸筋腱の陳旧損傷

　槌指変形とPIP関節の過伸展変形を示す．伸展作用が中節基部背側の部に集中するために，PIP関節の過伸展が発生することとなる．

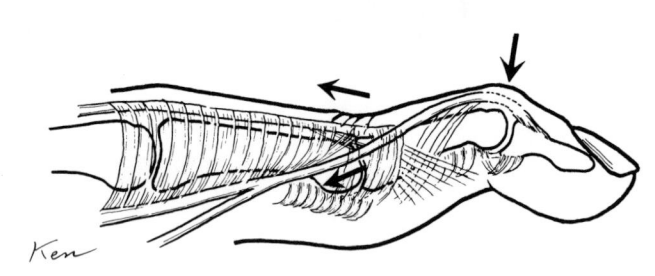

6　陳旧症例に対する観血的療法

　原則として手術は行わず保存的療法を行うのがふつう．しかし行うのであれば，以下のとおり行う．

a．切　開

b．瘢痕部の露出

c．瘢痕部の切離と伸筋腱の剥離

　瘢痕は全切除せず，重ねて縫合する．

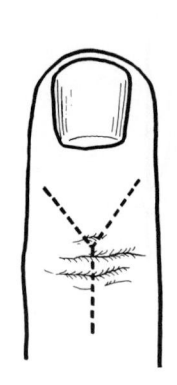

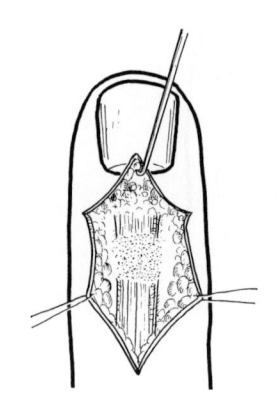

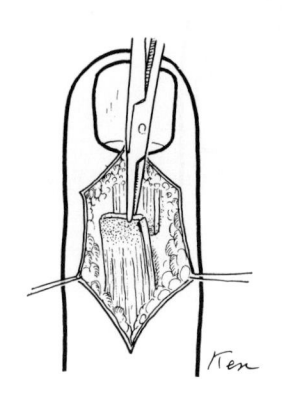

d. 腱の縫合

キルシュネル鋼線を DIP 関節 0°伸展位で刺入したのち，腱を重ね合わせて縫合を行う．

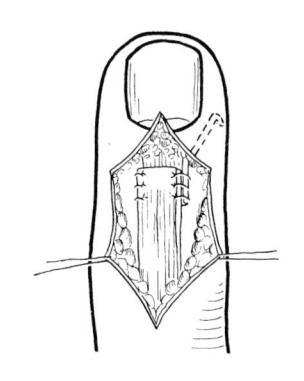

e. 縫合完了所見

V-Y 法で皮膚を縫縮した．

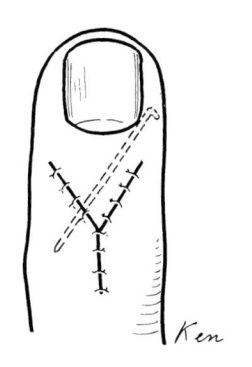

7 陳旧症例に対する Snow 法

a. 側索の分離　　b. 側索の反転

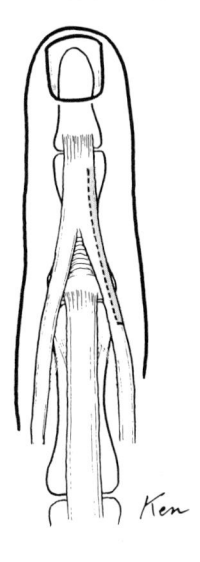

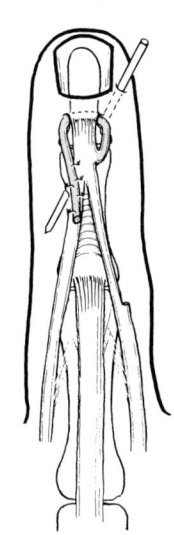

8 陳旧症例に対する Iselin 法

a. 切開デザイン

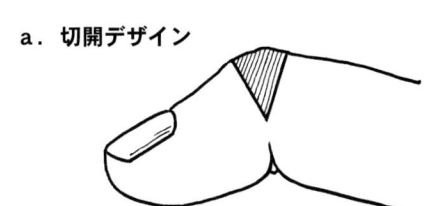

b. 皮膚・腱を含めて切除し縫合する．

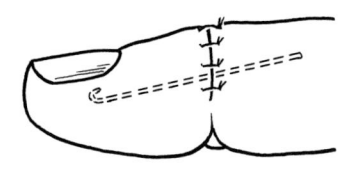

その他，陳旧例に対しては Iselin の tenodermodesis (J Hand Surg 2: 118-121, 1977) とか Thompson の spiral oblique retinacular lig. を形成（678 頁の図 23 参照）するのもよいであろう．

9 母指 IP 関節背側での腱損傷

a. 母指伸展障害（術前所見）

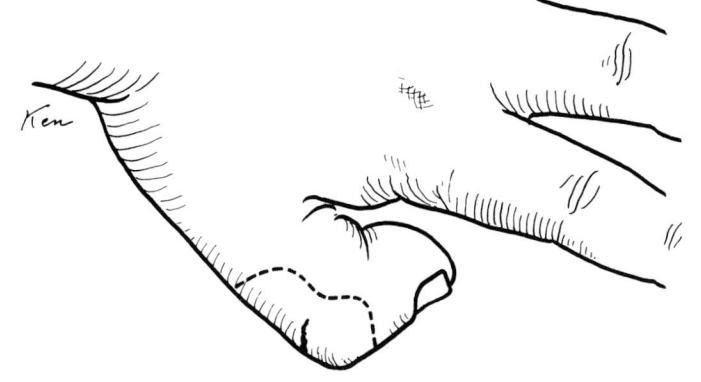

b．キルシュネル鋼線刺入とその後の腱縫合

腱縫合は mattress suture 法で行った．連続縫合を追加するのもよい．

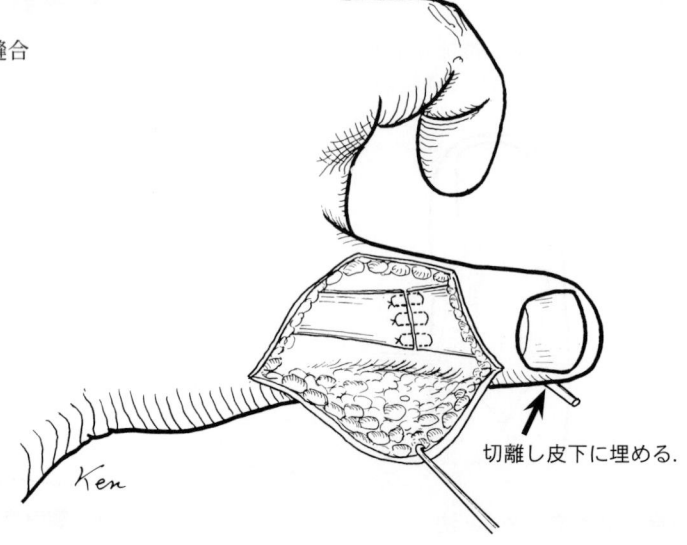

切離し皮下に埋める．

10　PIP 関節背側での伸筋腱損傷

ボタン穴変形〔boutonnière (button hole) deformity〕の発生：PIP 関節背側で伸筋腱が損傷されると，lateral band は容易に側方に転移してボタン穴変形を生じる．そして時間の経過とともに lateral band，および retinacular lig. は拘縮をおこして PIP 関節屈曲拘縮を発生，他動的伸展も不能となる．

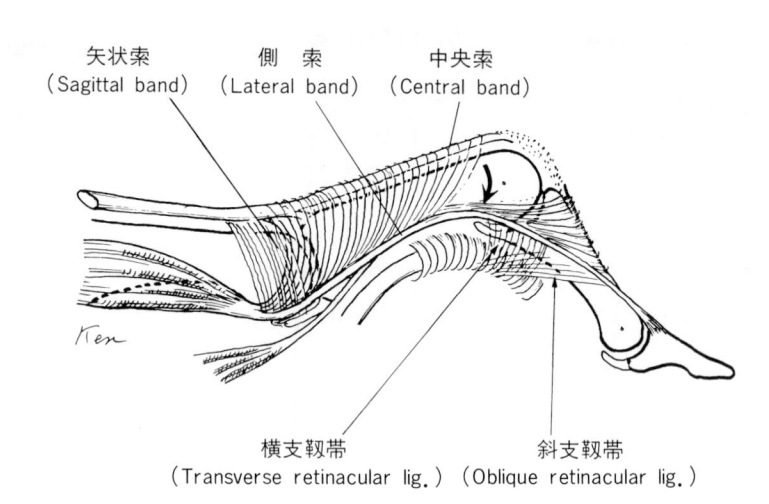

矢状索（Sagittal band）　側索（Lateral band）　中央索（Central band）

横支靱帯（Transverse retinacular lig.）　斜支靱帯（Oblique retinacular lig.）

a．ボタン穴変形（中指）の外観

MP 関節過伸展，PIP 関節屈曲，DIP 関節過伸展の特有な変形をとる．

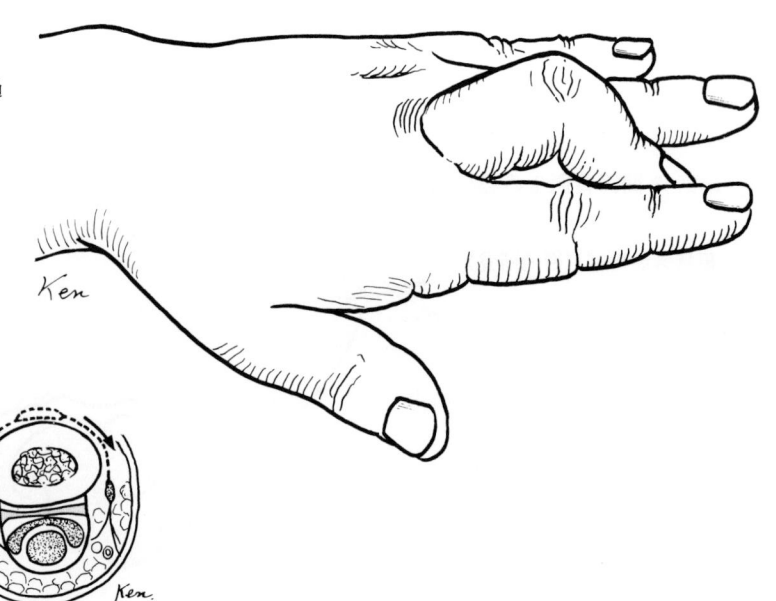

b．指断面よりみた lateral band の移動

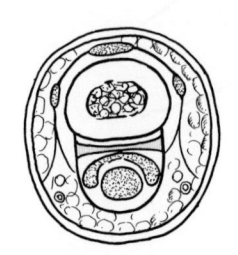

11 新鮮症例の処置

ボタン穴変形が認められれば，ただちに観血的に修復するのが原則である．

a．Central band の損傷とボタン穴変形の発生

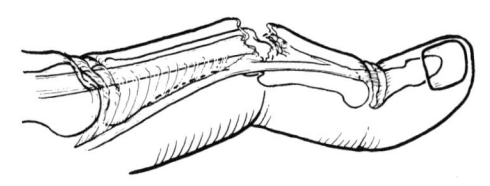

b．キルシュネル鋼線刺入による関節の伸展位固定と腱の修復

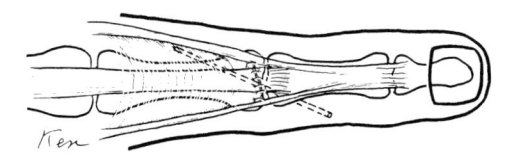

c．腱修復の拡大図

術後固定期間 4 週．

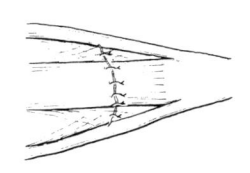

12 陳旧性ボタン穴変形の保存的矯正

A．保存的療法

変形発生後間がないものについては保存的治療を行うのが原則である．これにより変形はかなりよく矯正される．

a．来院時所見

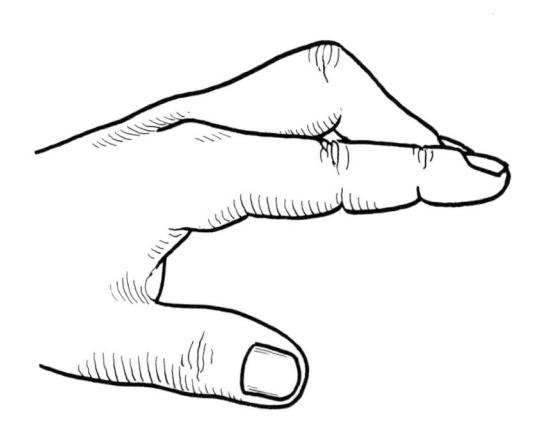

b．背側副子による矯正

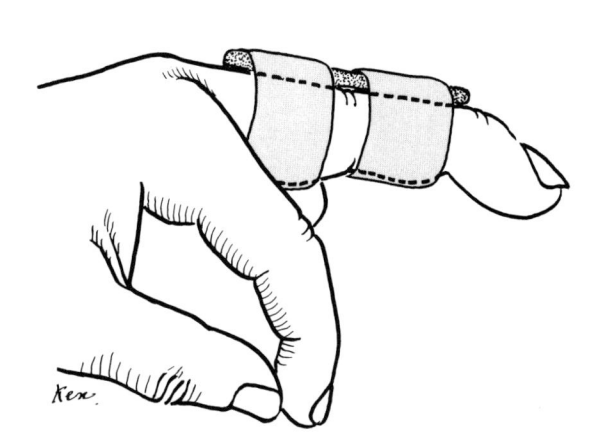

c．コイル型副子による矯正

図b, cのごとく矯正位の副子を装用しながら指（DIP関節）の屈伸運動を行うことは，PIP関節背側での損傷された伸展機構に対して，修復促進的効果を有することを忘れてはならない．30頁のコイルスプリント（Capener型）も参照のこと．

（註）副子による保存療法の適応：
① 受傷後経過の短いもの（4～5週以内）は副子固定のみでも治癒の可能性がある．ただし固定期間は4～5週とし，再発傾向があればさらに延長する．
② 術前の拘縮除去に利用する．
③ 術後の後療法に利用する．

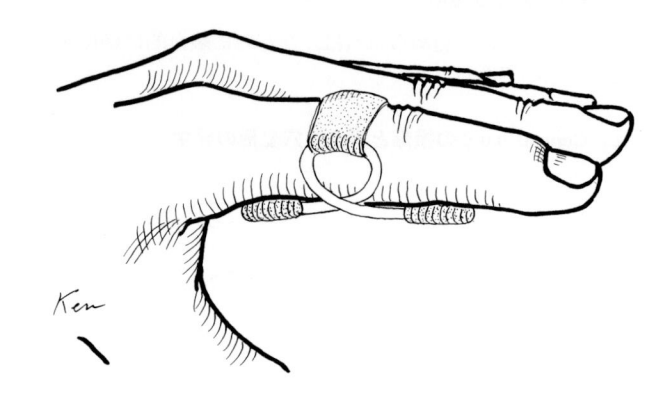

B．観血的療法

陳旧性ボタン穴変形の観血的療法．

a：局所の解剖と切開（背面）：S字切開としたが直線切開でもよい．側索が側方に移動している．
b：局所の解剖と切開（側面）

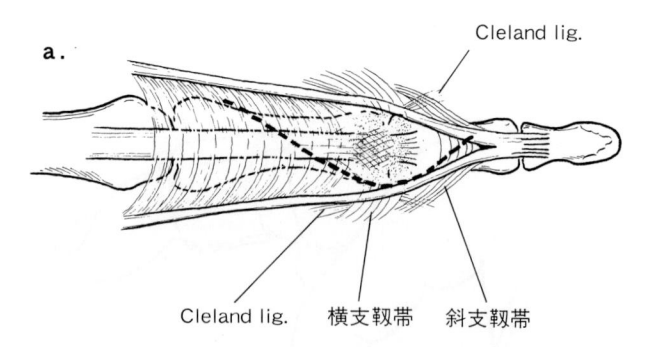

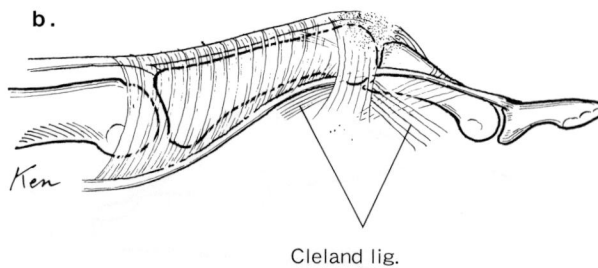

第17章 伸筋腱損傷　445

c：Central band を切離（再縫合を考慮して瘢痕を含めて長目に切離する）し，これを反転，局所の瘢痕を切除するとともに骨・関節嚢より expansion hood，および lateral band を剥離，離動せしめる．これには先の曲がったモスキート鉗子が便利で，図のごとく背側より，また掌側よりこれらの剥離を行う．
d：中節基部背側に固定用の穴2個を穿つ．
e：PIP 関節伸展位としてキルシュネル鋼線を刺入，ついで central band を前進，中節基部背側の骨穴に固定する．次に lateral band を背側に引き寄せるが，困難であれば側方の retinacular lig. を切離，離動せしめるのもよい．
f：以上ののち，central band と hood を縫合し，反対側についても同じことを行い手術を終える．
g：手術完了：術後は3週でキルシュネル鋼線を除去し，固定は4週間行い，以後運動練習にはいる．以後コイルスプリントを利用するのもよい．

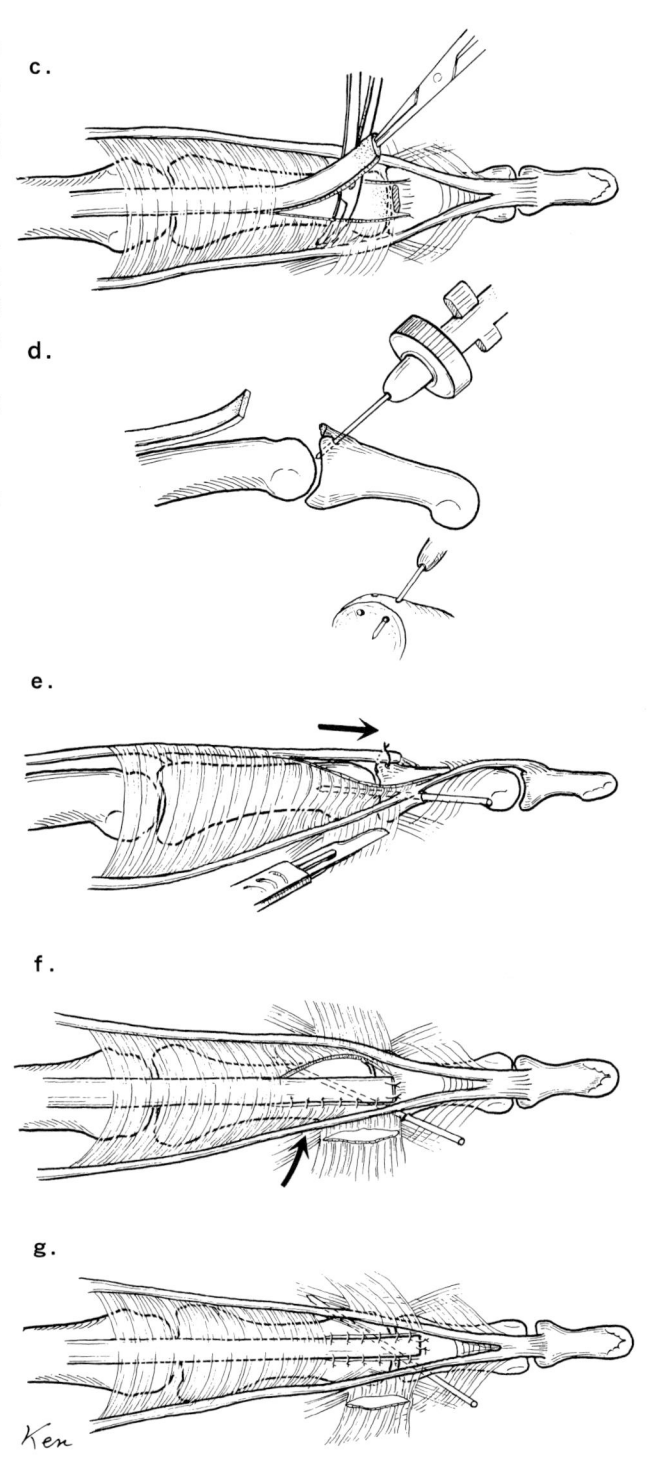

13 陳旧性ボタン穴変形に対する腱移植（Fowler 法）

a：切開
b：長掌筋腱を採取し，これを半分に裂いたものを中節背側で伸筋腱の下を通し，次にこれが PIP 関節背側で互いに交叉するごとくにして，基節骨側方の切開に引き出す．以上ののち，一側をらせん状に lateral band に纏絡・縫合する．

c：ついで PIP 関節伸展位としてキルシュネル鋼線を刺入してから，反対側の腱を引いて，同じく lateral band に纏絡・縫合する．

後療法は前の場合と同様でよい．

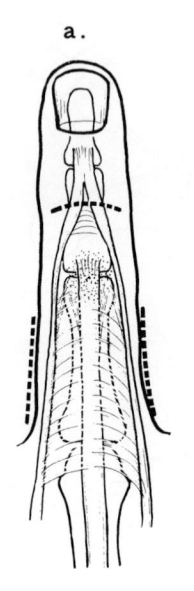

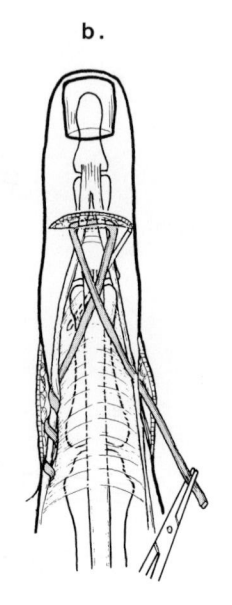

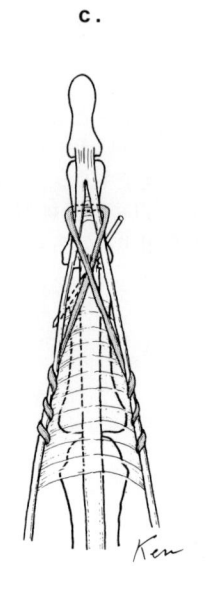

14 陳旧性ボタン穴変形に対する Matev 法

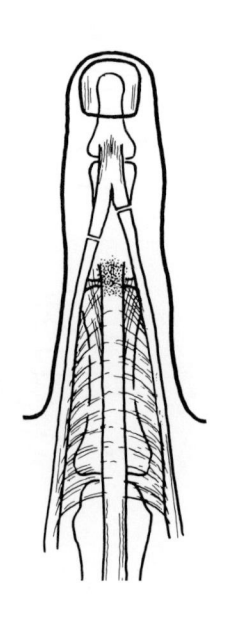

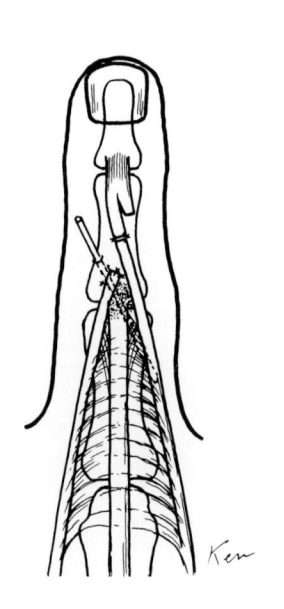

15 陳旧性ボタン穴変形に対する切腱術（Fowler 法）

　操作がきわめて容易という利点があり，きわめて陳旧な症例に利用される．たとえばリウマチとか火傷による陳旧変形に用いられる．

a.

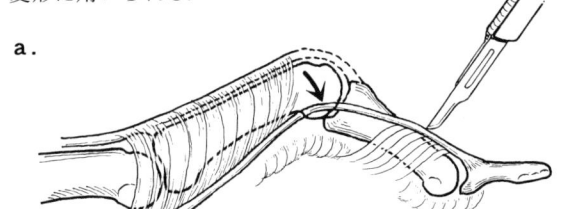

b.

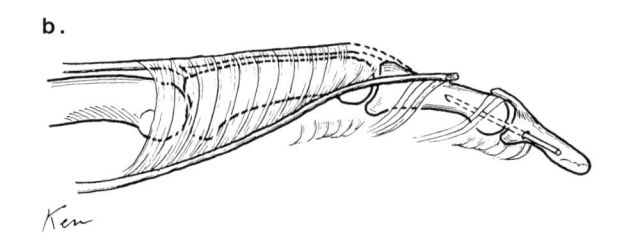

16 陳旧性ボタン穴変形に対する Burkhalter らの方法

　本法はもともと高位尺骨神経麻痺のさいのボタン穴変形の矯正に用いられたものであるが，症例によっては外傷性のものにも利用されてよいであろう．

a．陳旧性ボタン穴変形（側面）

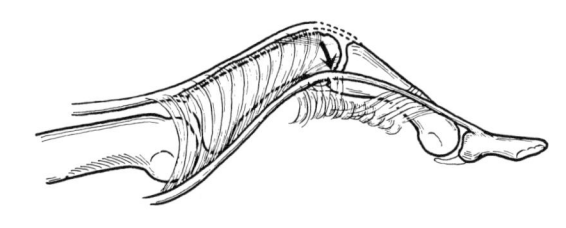

b．陳旧性ボタン穴変形（正面）

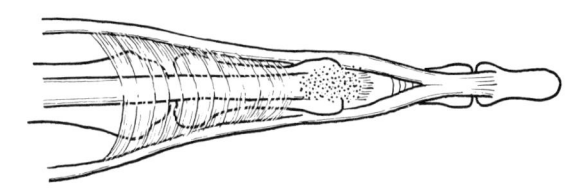

c．Terminal band の切離

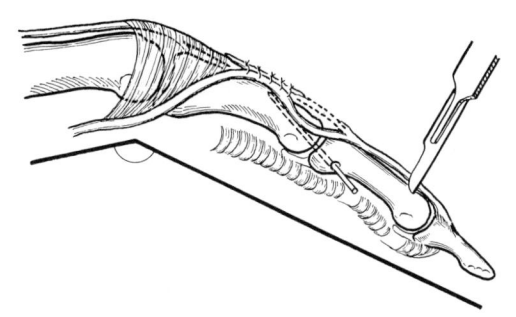

d．手術完了

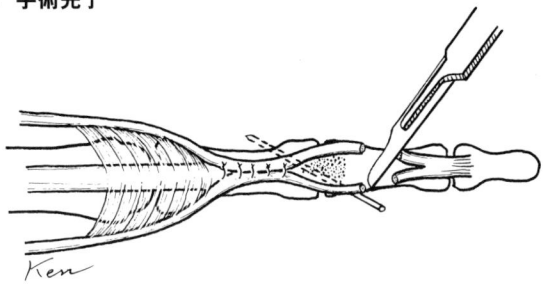

17 MP 関節背側での伸筋腱損傷

　MP 関節背側での伸筋腱損傷で，指の伸展障害（垂指）をきたす．

A．指の伸展障害

a．切　開

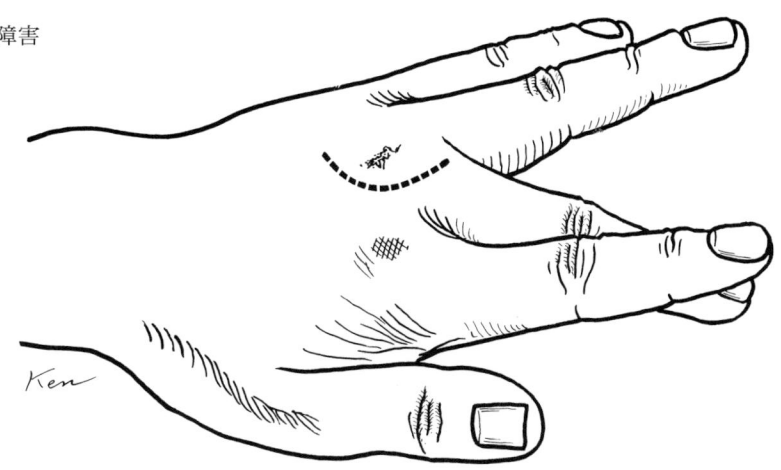

b．MP 関節背側での伸筋腱損傷（垂指）

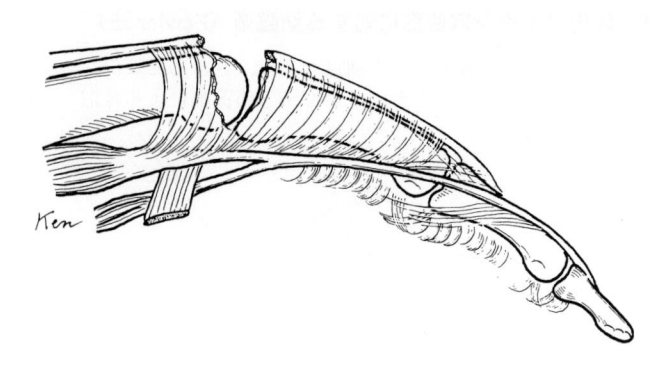

c．伸筋腱修復の状況

図はループ状ナイロン糸付き針を用いた double loop suture であるが，mattress suture をするのもよいであろう．

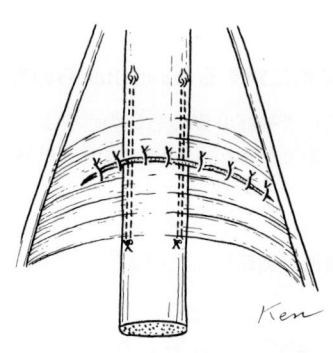

18 手背での伸筋腱損傷

a．腱損傷の状況

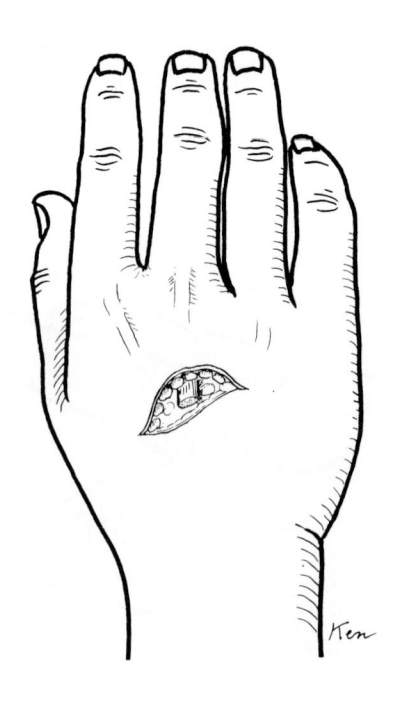

b．腱修復の状況

ループ状ナイロン糸付き針2本を用いて縫合し，その後に結節縫合を追加した．連続縫合を追加するのもよい．

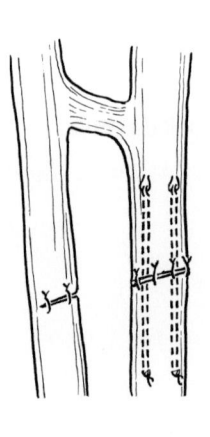

19 母指 MP 関節背側での伸筋腱損傷

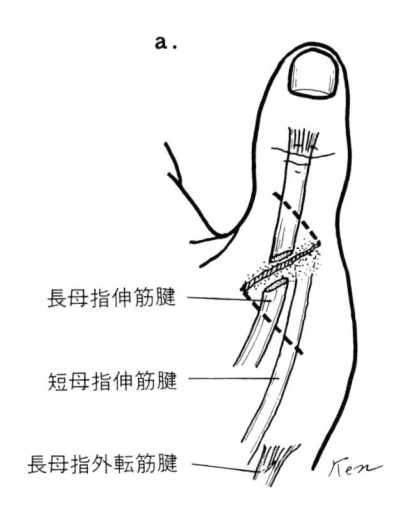

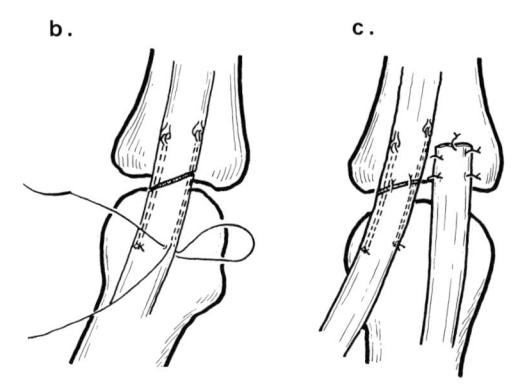

a：切開の延長
b：長母指伸筋腱の修復：ループ状ナイロン糸付き針を使用したところを示したが，mattress suture を行うのもよい．連続縫合を追加するのもよい．
c：以上ののち，短母指伸筋腱も再縫合した．

20 長母指伸筋腱損傷に対する腱移行術

a．術前所見

① 瘢痕（不良な位置におかれた手術瘢痕）
② 母指伸展障害
③ 補助切開（Z-形成）
④ 知覚障害
⑤ 長母指伸筋腱
⑥ 示指伸筋腱の切離
⑦ 移行した示指伸筋腱
⑧ 橈骨神経知覚枝

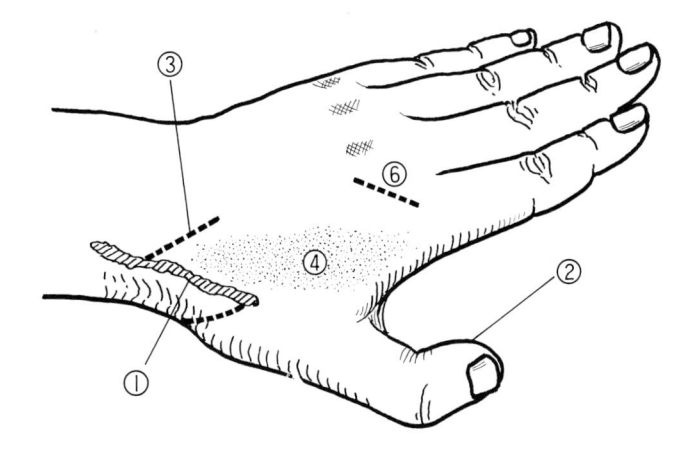

　新鮮例では腱縫合が望ましいが，陳旧例では縫合は困難となり，腱移行のほうが操作も容易であり，しかも成績がよい．

b．示指伸筋腱の移行（1）

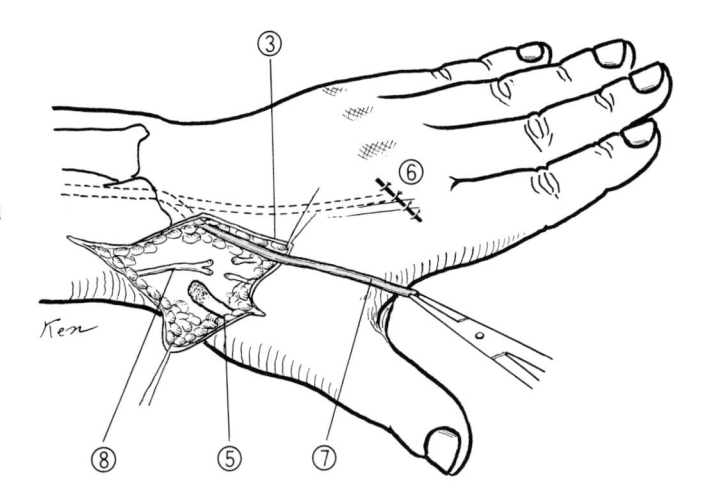

（註）示指伸筋腱は総指伸筋腱の下を通し，ついで橈側手根伸筋腱の上を通して引き出す．

c．示指伸筋腱の移行（2）

腱の interlacing suture（401頁の図13参照）と神経縫合を行った．神経縫合は 8-0 ナイロン糸 7〜8 本で縫合を行う．

d．手術完了と固定肢位

腱移行術の完了と固定肢位．固定期間は 3.5 週とする．

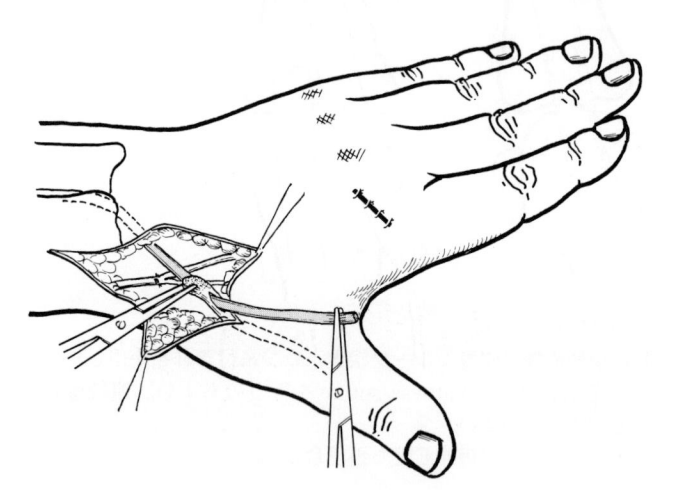

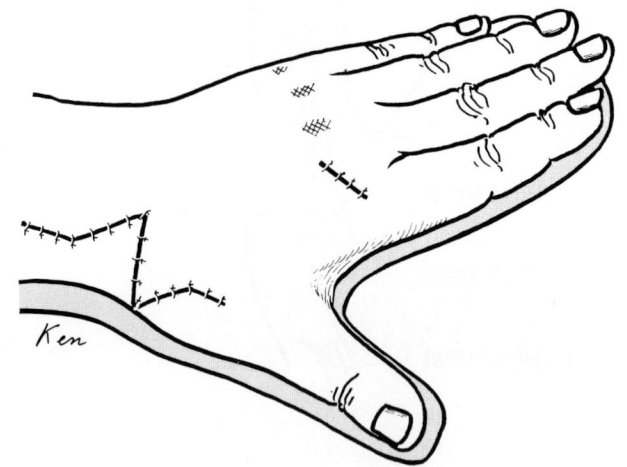

21 伸筋腱に対する腱剥離術

手の圧挫・脱臼・骨折後における指の屈伸障害．

a．瘢痕と切開

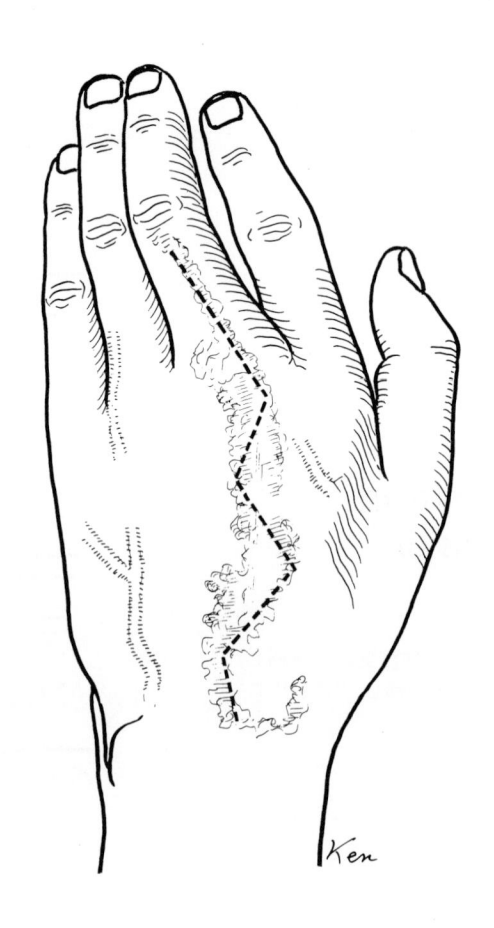

b．X線所見

中指基節骨には骨折後の尺骨偏位が認められたので，腱剝離と同時に骨切り術による矯正が行われた．中手骨基部には骨折と背側脱臼があり，これは一次的に整復・固定が行われた．

c．伸筋腱の剝離術

手術野は大きく開いて全長にわたり腱剝離術を行い，確実に指の屈伸が可能となるまで手術を行う．MP関節形成術もしばしば必要となる．中途半端な剝離は無意味である．基節骨の変形は骨切り術により矯正された．骨切り術と腱剝離は原則として2回に手術を分離すべきであるが，本例においては両者同時に行われた．骨はキルシュネル鋼線を交叉して確実に固定し，術後は10日目より運動を開始した．

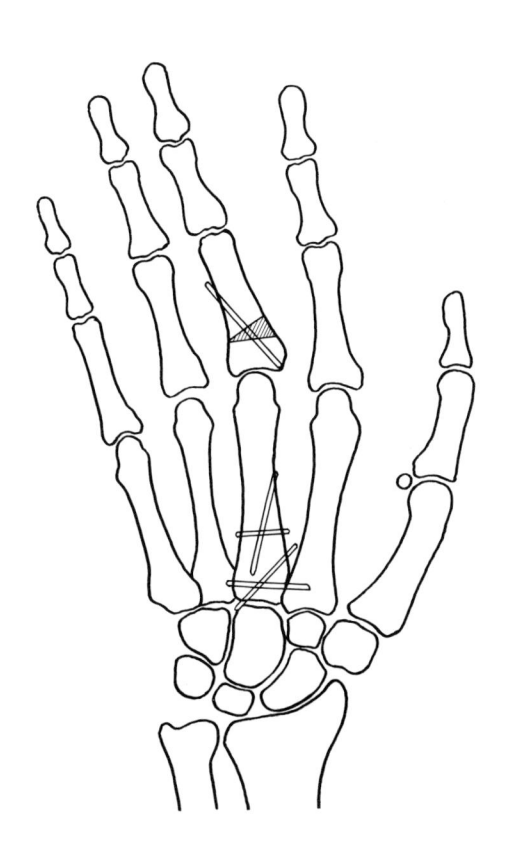

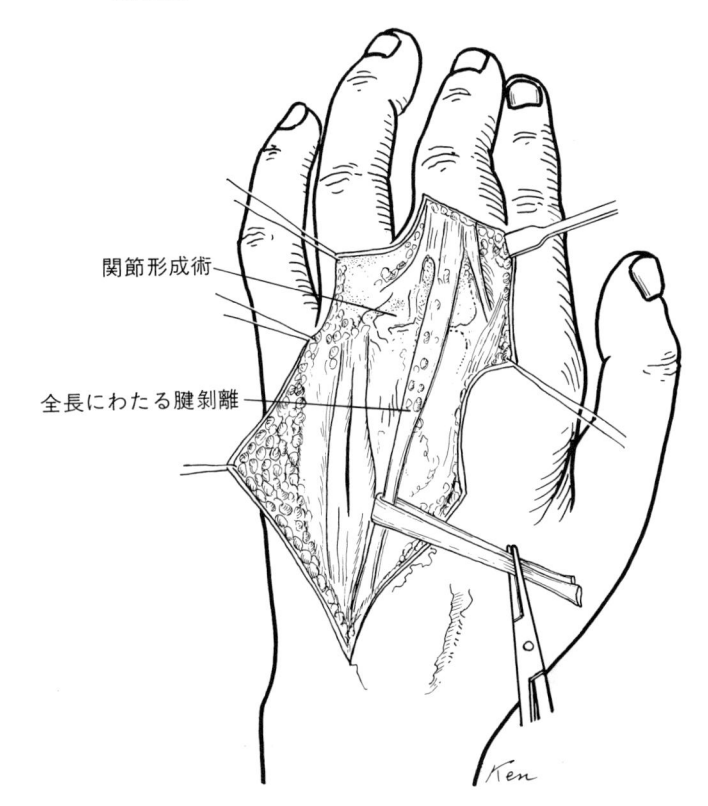

関節形成術
全長にわたる腱剝離

22 手関節背側での伸筋腱損傷

手関節背側での伸筋腱損傷で垂指をきたす．

a．手関節部での伸筋腱と区画

橈側から第1，第2と尺側に第6区画まである．おのおのの区画を通る伸筋腱は図に示すごとくである．

（註）①〜⑥は各コンパートメントのナンバー．

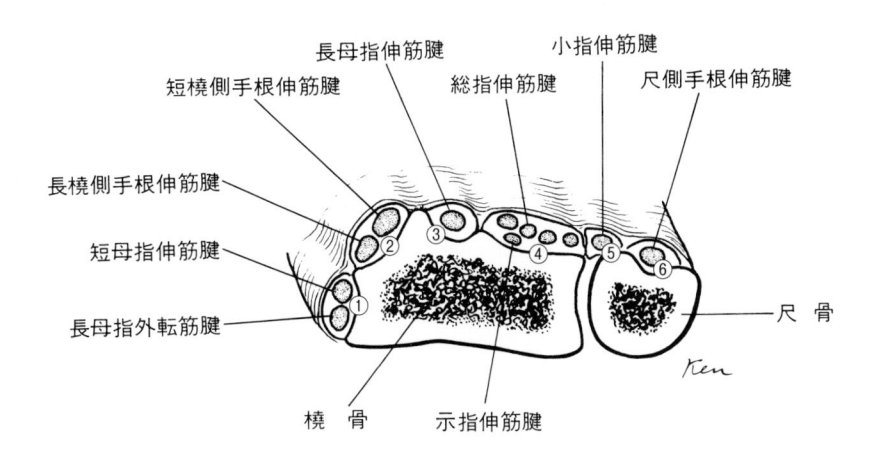

長母指伸筋腱　小指伸筋腱
短橈側手根伸筋腱　総指伸筋腱　尺側手根伸筋腱
長橈側手根伸筋腱
短母指伸筋腱
長母指外転筋腱
橈　骨　示指伸筋腱　尺　骨

b．手関節背側での伸筋腱損傷

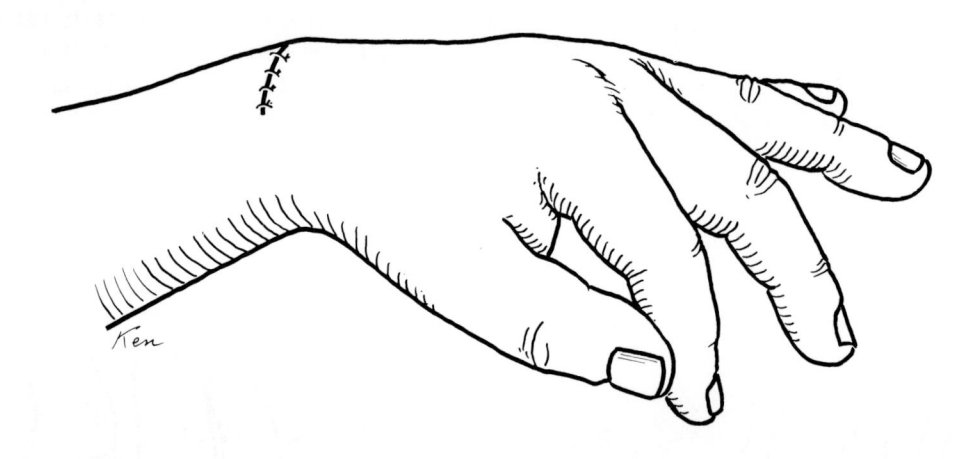

c．切開の延長と伸筋支帯の反転，および損傷腱の確認

　以上ののちは，筋膜を十分広く切離するとともに，損傷腱を中枢・末梢側に剥離して最大の滑動性を得るようつとめる．筋膜切除は，新鮮例においては癒着防止に，陳旧例においては筋の最大の滑動性獲得に大切である．

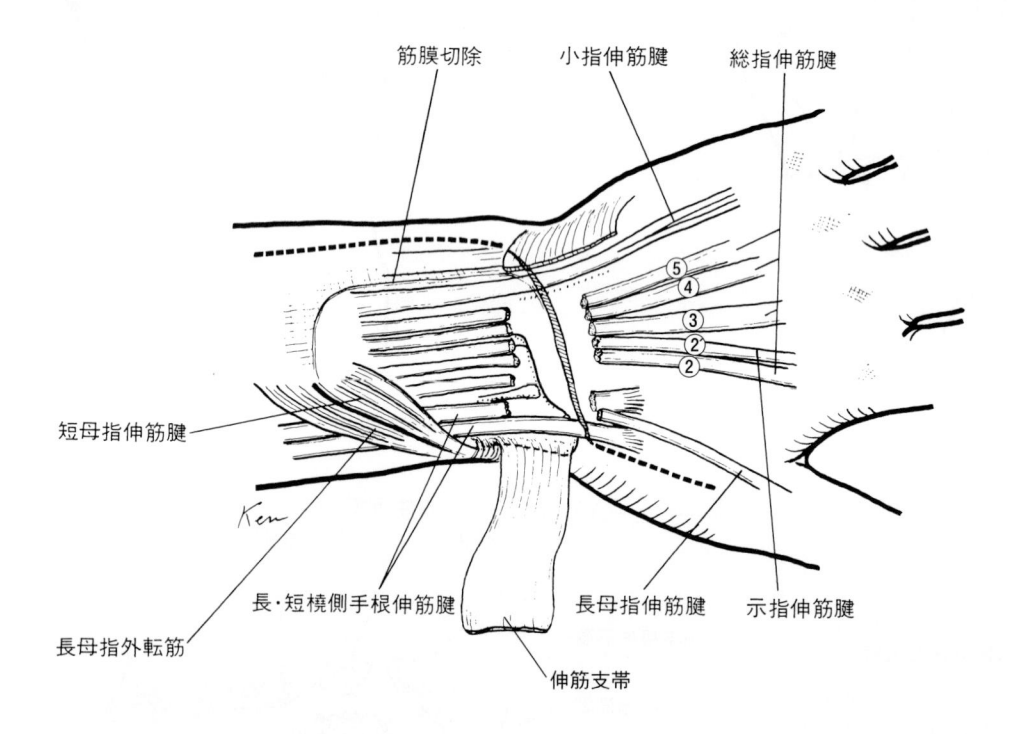

d．個々の腱縫合の実施

ループ状ナイロン糸付き針を使用すると便利である．
縫合法については屈筋腱の項を参照．

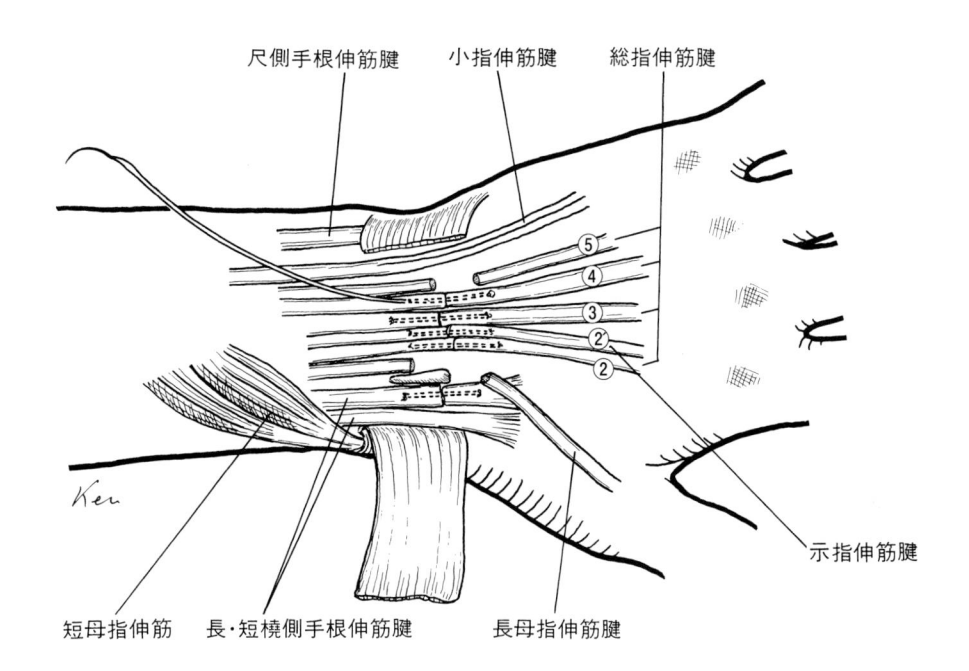

e．腱縫合の完了

伸筋支帯は腱の下に敷いて癒着防止としたが，2つに裂いて1つは下に敷き，1つは背側にまわして腱のbow stringを防止するのもよい．

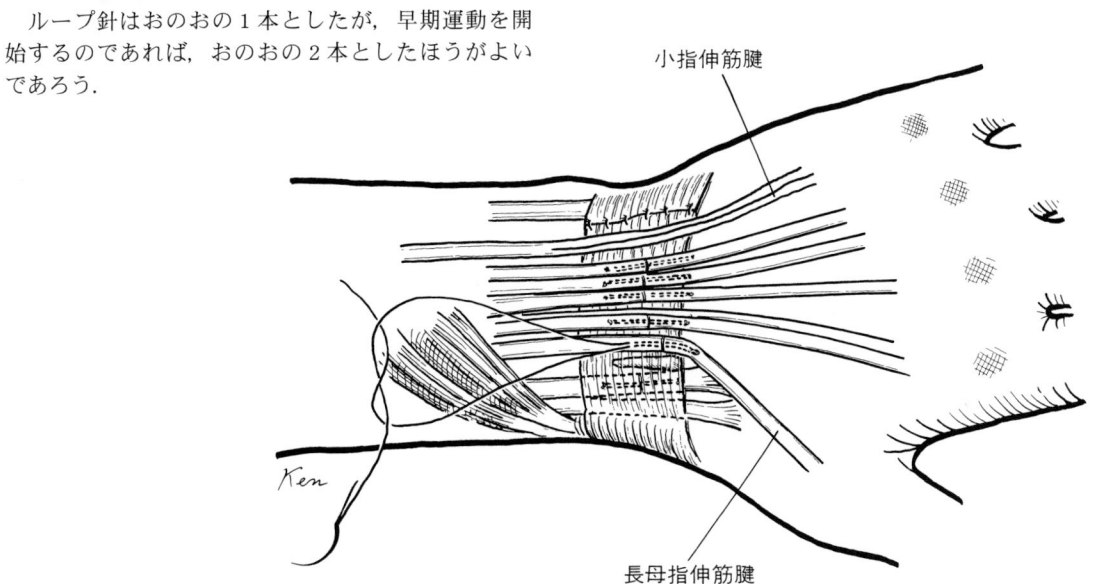

ループ針はおのおの1本としたが，早期運動を開始するのであれば，おのおの2本としたほうがよいであろう．

f. 術後の固定肢位・期間

術後は図のごとくに固定し（手関節40°背屈，MP関節0〜20°屈曲，IP関節0°，母指対立伸展位），期間は4週とする．以後自動運転開始．固定にさいしMP関節は0°，または軽度屈曲位とし，過伸展になってはならない．術後屈曲障害をきたしやすいからである．とくに中・高齢者のさい注意し，途中で屈曲位を加えるのもよい．手関節はかえって背側位を強める．

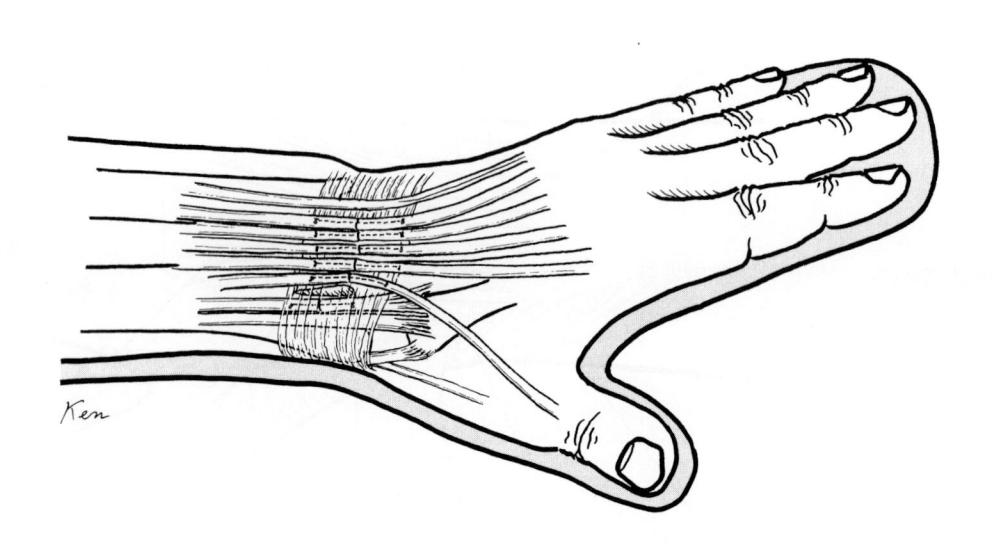

23 手関節橈側での伸筋腱損傷

短母指伸筋腱・長母指伸筋腱などが損傷され，同時に橈骨神経知覚枝の損傷を伴う．意外に多い腱損傷である．放置すると手関節が尺側偏位をとる．

a. 局所の解剖と切開

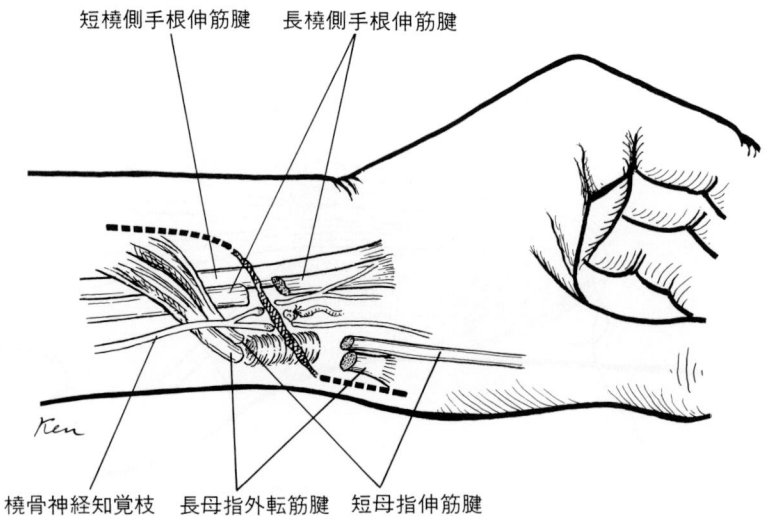

b．腱・神経の縫合

　手関節背橈屈・母指外転・伸展位で固定する．固定期間は4週とする．腱鞘は一部切除，また部位によっては全切除を要することもある．

　縫合部は，のちに脂肪組織で被覆し，皮膚との癒着を防止する．

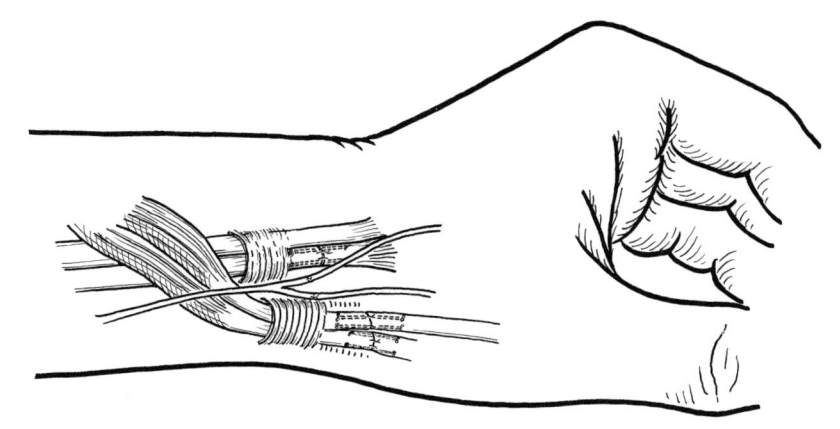

24 手関節背側での陳旧性伸筋腱損傷

　腱の移植術，および腱移行術．

a．手背・前腕での陳旧性伸筋腱損傷と切開

　切開は原則として瘢痕を利用すべきであるが，本症例においては瘢痕があまりに強いので，別の切開を使用した．

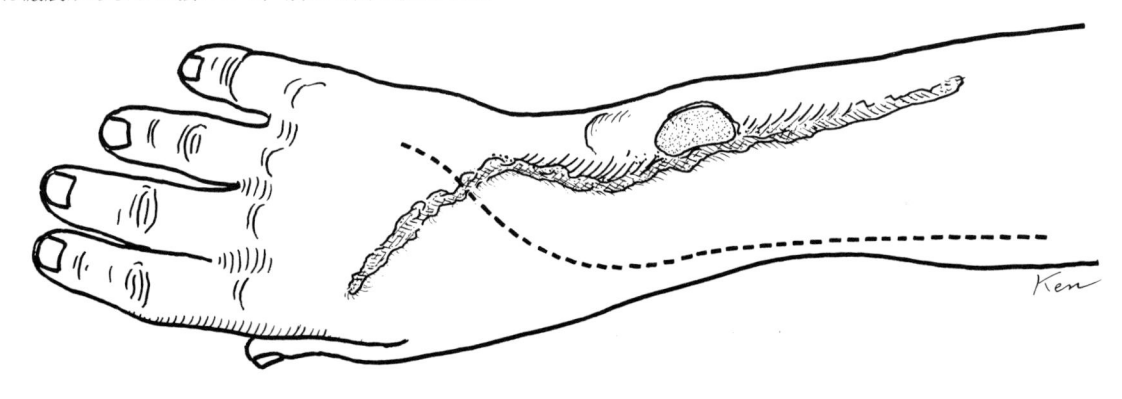

b．腱損傷の所見

　腱は大きく欠損が認められ，また伸筋の瘢痕化も著明であった．皮膚の瘢痕化が強ければ有茎植皮を要することも少なくない．

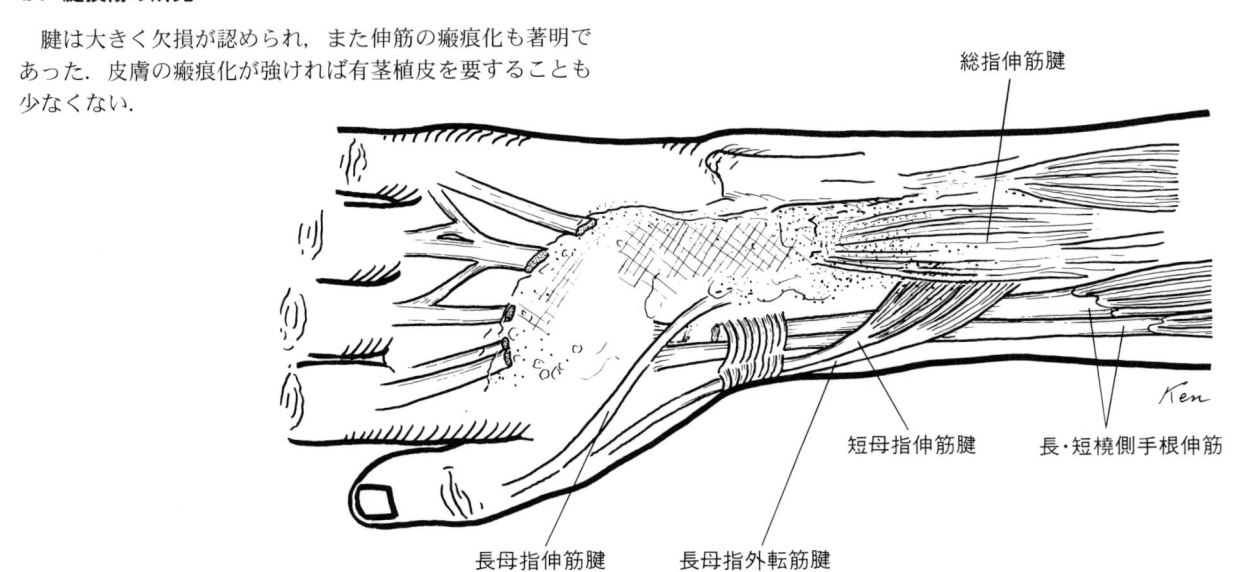

総指伸筋腱
短母指伸筋腱
長・短橈側手根伸筋
長母指伸筋腱
長母指外転筋腱

c. 腱移植，および腱移行術

腱欠損部には腱移植を行うこととし，力源には長橈側手根伸筋を用いることとした．長母指伸筋腱はreroute して長掌筋腱と縫合した．これについては橈骨神経麻痺に対する腱移行の項を参照のこと．

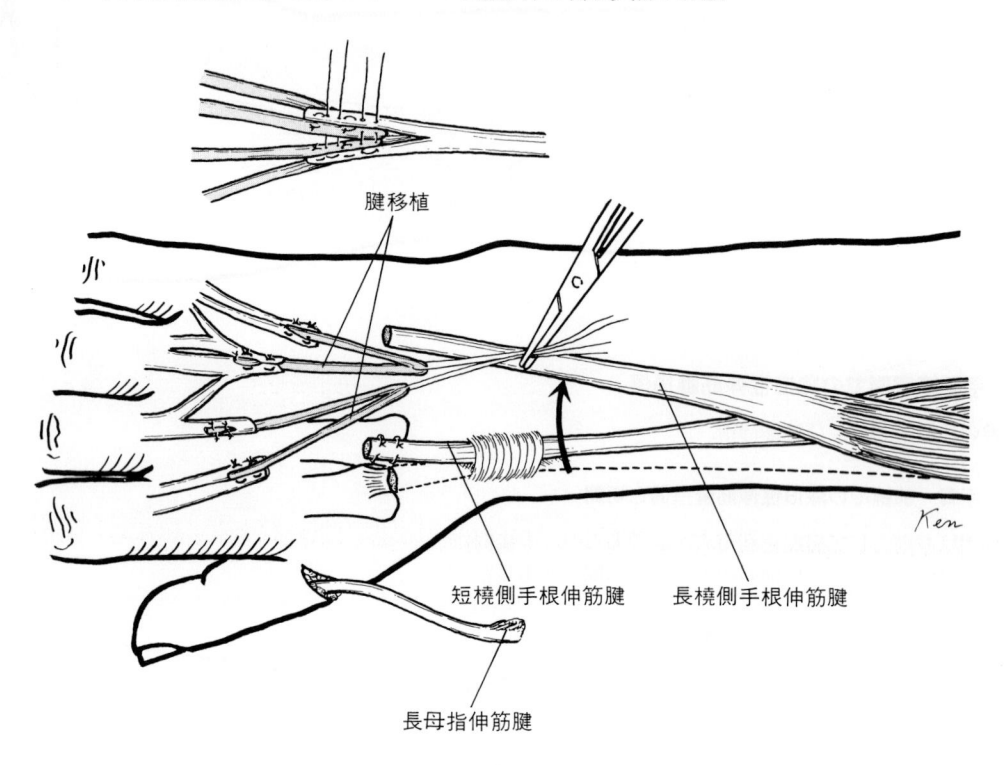

d. 術後における固定肢位

腱移植，および腱移行術の完了と指伸展位での副子固定を示す．

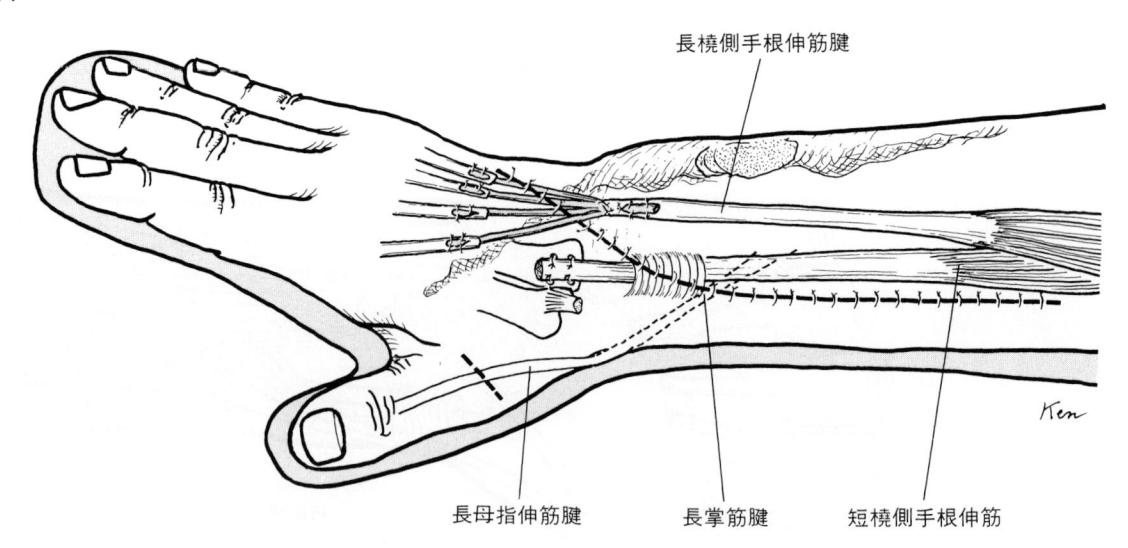

25 前腕背側での伸筋腱損傷

a．前腕での陳旧性伸筋腱損傷

　部位によっては腱損傷のみでなく，神経損傷（橈骨神経運動枝）を合併することも少なくないので注意する．この症例では中・環・小指の伸展が不能である．
　皮膚剥離後はなるべく広範にわたって筋膜切除を行う．これを行うことにより筋の可動範囲が拡大されるからである．筋膜切除後，筋および腱を剥離，最大の可動性を得たのちに筋縫合に移る．

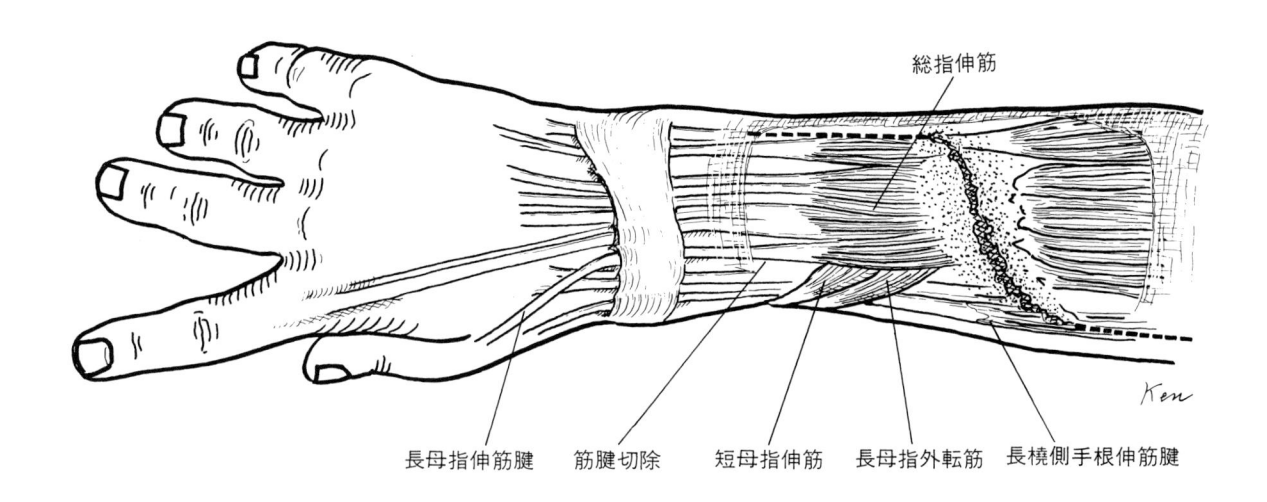

b．皮下の剥離と筋膜除去

　損傷筋・腱の剥離と瘢痕切除ののちに，足底筋腱を用いて筋縫合を行った．しかし陳旧例においては筋の弾性が失われており，次に示した腱移行を行うほうがよいことも多い．

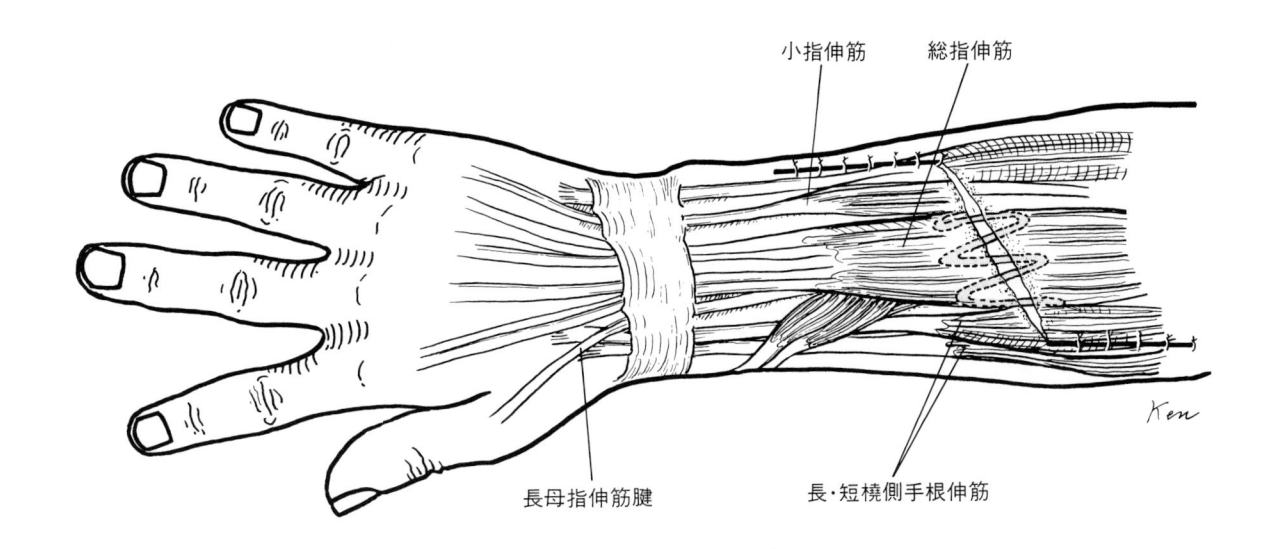

c. 移行腱（力源）の剥離

力源としては尺側手根屈筋がよく使用される．十分中枢まで剥離し最大の滑動性を得たのち，腱移行に使用する．

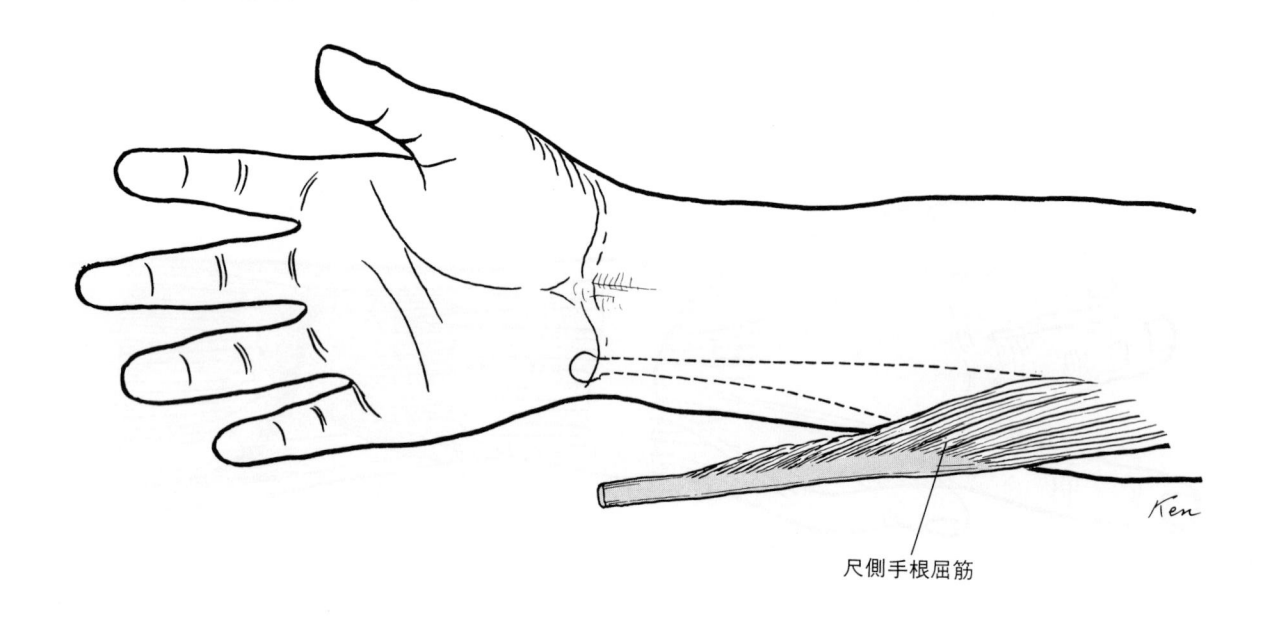

尺側手根屈筋

d. 力源の移行

尺側手根屈筋を尺骨をまわして背側に出し，指伸展位で伸筋腱と端々吻合する．端側縫合では伸筋腱の滑動性が制限され，良結果が得られないからである（橈骨神経麻痺に対する腱移行の項，558〜563頁も参照）．橈骨神経麻痺のさいのごとく，力源（橈側手根屈筋腱）を骨間を通じて伸筋腱に移行するのもよいが，そのさいはこの部に瘢痕がないことが条件となる．

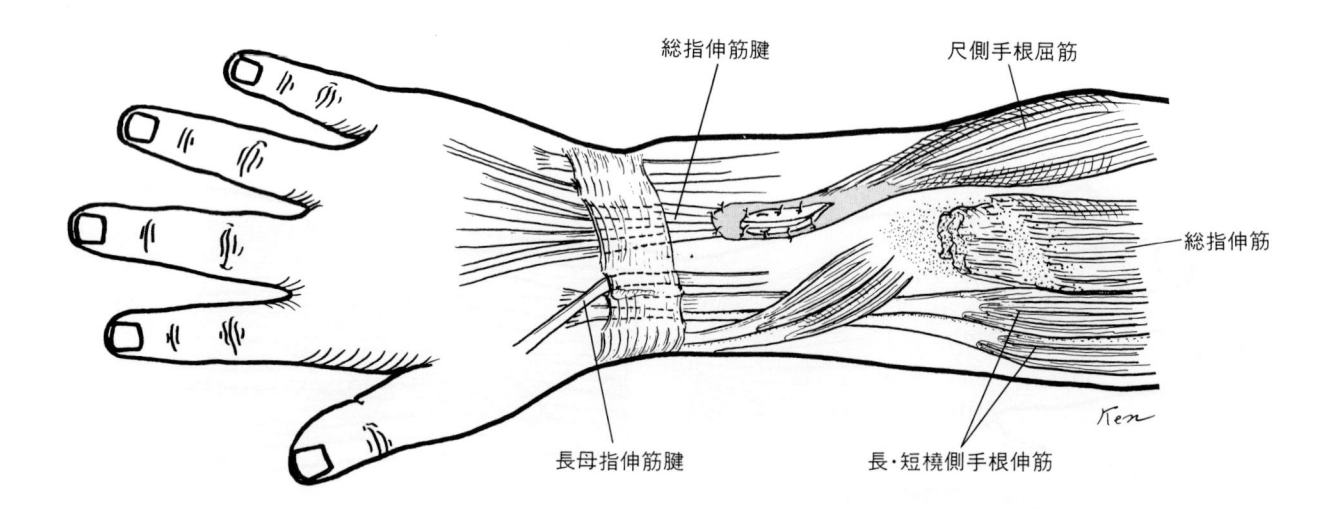

総指伸筋腱　尺側手根屈筋　総指伸筋　長母指伸筋腱　長・短橈側手根伸筋

26 前腕背側での伸筋断裂

鈍器による筋の圧挫によるもので，この症例では中・環指の伸展が障害されている．治療としては先述の腱移行術がもっとも適当であろう．なお，力源としては尺側手根屈筋を用いるのもよいが，症例によっては橈側手根屈筋を用い，骨間を通じて伸側に出し腱移行するのもよいであろう（橈骨神経麻痺に対する腱移行の項，558～563頁を参照）．

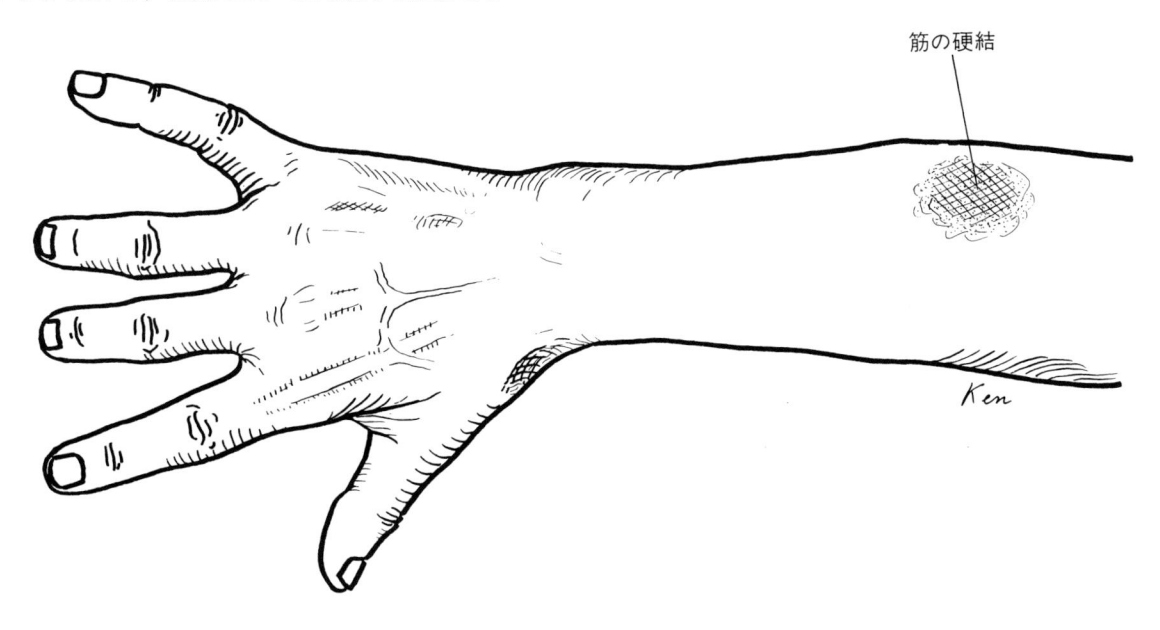

筋の硬結

27 伸筋腱の脱臼

外傷に続発して，また原因なく特発性に伸筋腱が尺側脱臼をおこすことがある．なお，リウマチなどによる変形性脱臼については，リウマチの項を参照のこと．原因は sagittal band, hood, および intertendinous fascia の断裂である．

a．外傷に続発した中指伸筋腱脱臼

握りこぶしで壁を叩いた時によく発生する．

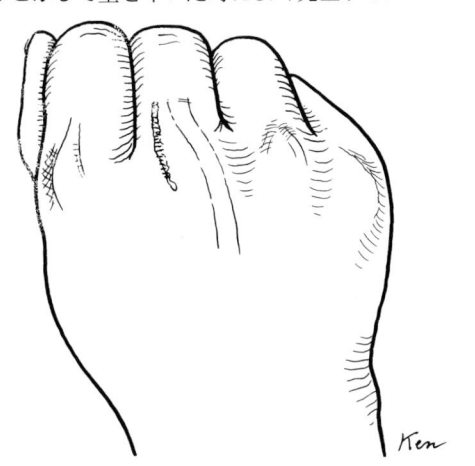

b．手術所見

10日以内の新鮮例では保存的治療でもよい．

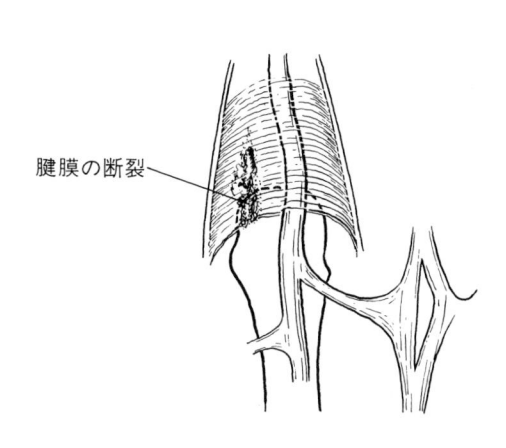

腱膜の断裂

c．指背腱膜の縫縮

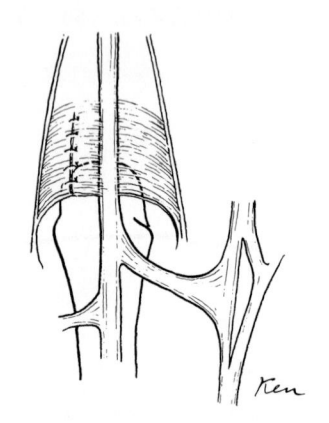

d．伸筋腱の一部利用による腱膜修復

（Michon and Vichard）

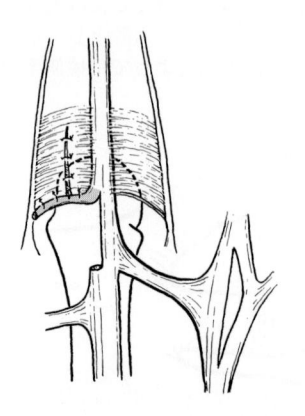

28 特発性伸筋腱脱臼

外傷の既往歴なく特発性に伸筋腱脱臼をみることがある．治療法としては腱膜の縫縮または loop operation などが行われる．

a．伸筋腱の脱臼

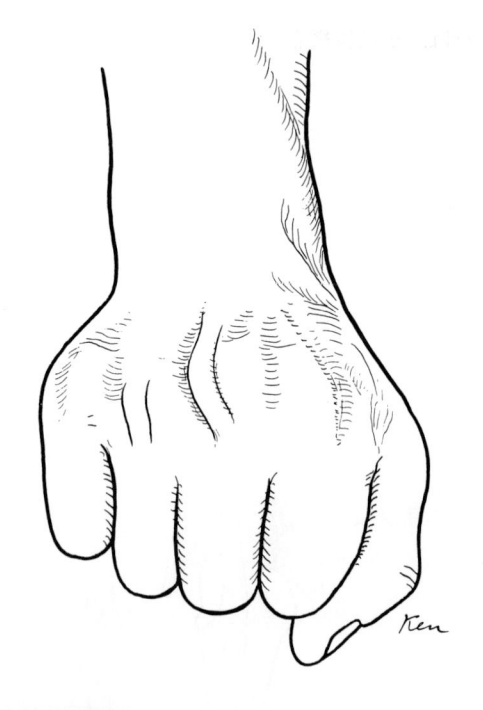

b．Loop operation の実施

（McCoy and Winsky: PRS 44: 142-146, 1969）

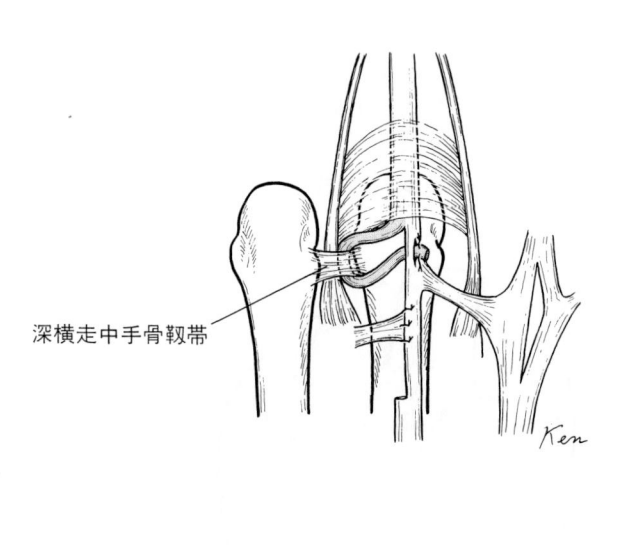

深横走中手骨靱帯

29 小指伸筋腱脱臼

小指伸筋腱は 2 本よりなり，中節骨骨頭の背側を通過するが，外傷により，または外傷なしに，尺側の腱が小指屈曲時に MP 関節の尺側に脱臼し，クリックと疼痛の原因となることがある．治療としては手術的に両腱を縫合すればよい．

第 18 章　神経損傷

18-1　神経損傷の治療原則

① Neurotmesis のさいには受傷後の経過時間の如何を問わず，また化膿の恐れのある場合は別として，創の如何を問わず早急に一次縫合する．したがって腱の場合と同様，delayed suture とか secondary suture なる言葉を原則として使用していない．縫合については 1 日でも，1 時間でも早いほうがよい．Axonotmesis (2, 3) では 3 ヵ月待期し，回復の徴がなければ神経修復に踏み切る．

② 縫合には拡大鏡，また顕微鏡の準備が必要である．後者が望ましい．神経縫合は血管縫合と同様 microsurgery であり，縫合に使用する器具も microsurgery に準ずるべきである．

③ 縫合には funicular pattern への考慮が重要である．ギャップのある断端の接合にはループ状ナイロン糸付き針がしばしば利用され便利である．

④ 縫合には 7-0 ナイロン糸を用いて，epineuro-perineural funicular suture を行うのを原則としている．Funicular suture では 10-0 ナイロン糸を使用する．

⑤ 縫合にさいし上下関節は屈曲位をとらせることとなるが，その角度は最大屈曲位よりも少なくとも 20°を減じた角度とする．

⑥ 縫合にさいし，神経断端の血行障害の有無はきわめて重要である．もし血行が障害されるようであれば，それは縫合の適応ではなく神経移植が必要となる．

18-2　正中，尺骨，橈骨神経機能評価法（日本手の外科学会案）

原則として知覚，運動機能の評価とも Highet 法を改変し，下記のような 5 段階法で評価し，両者を併記する．

I．知覚機能評価

S_0：単独支配域の知覚が脱失している．

S_1：単独支配域に深部知覚がある．
　　またはそこで Semmes-Weinstein 知覚テスターの＃20（赤）を知覚できる．

S_2：単独支配域に表在性痛覚および触覚があるが，自覚的判断で正常の 50％未満である．
　　またはそこで Semmes-Weinstein 知覚テスターの＃10（黄）を知覚できる．
　　または単独支配域における静的二点識別が 11〜15 mm の範囲にある．

S_3：単独支配域における表在性痛覚および触覚が自覚的判断で正常の 50％以上である．
　　または Semmes-Weinstein 知覚テスターの＃6（青）を知覚できる．
　　または静的二点識別が 6〜10 mm の範囲にある．

S_4：単独支配域における静的二点識別 6 mm 以内である．
　　または，Semmes-Weinstein 知覚テスターの＃4（緑）を知覚できる．

(註1)
(1) Paresthesia を伴う場合は P. causalgia を伴う場合は C を付記する．
(2) 日手会委員会考案の Semmes-Weinstein セットの簡易型の検査器が用意されている．

II．運動機能評価

A．運動機能評価：正中，尺骨および橈骨神経の総合的運動機能評価法としては，神経別に選定した6個の特定筋のMMTで計測した筋力（0〜5点の6段階法）の和の，それらの筋力が正常である場合の百分比として表現する．

$$各神経運動機能度 = \frac{\Sigma(MMT_1 \cdots + MMT_6)}{6(筋個数) \times 5(筋力)} \times 100$$

(註2)
(1) 正中神経支配の評価対象筋：

円回内筋（PT），中指または環指浅指屈筋（FDS），示指深指屈筋（FDP），長母指屈筋（FPL），短母指外転筋（APB），橈側手根屈筋（FCR）

(2) 尺骨神経支配の評価対象筋：

尺骨手根屈筋（FCU），小指深指屈筋（FDP），小指外転筋（ADM），母指内転筋（ADP），第3掌側骨間筋（PI 3），第1背側骨間筋（DI 1）

(3) 橈骨神経支配の評価対象筋：

腕橈骨筋（BR），橈側手根伸筋（ECR），総指伸筋（EDC），尺側手根伸筋（ECU），長母指外転筋（APL），長母指伸筋（EPL）

(註3)
評価の対象に選定した上記の筋のうち，損傷されているものは評価の対象にしない．

B．回復度評価：損傷（または障害）神経の運動機能の自然経過，または治療による回復度を評価するためには，神経別に選定した評価対象筋のうち損傷（障害）レベルより遠位の運動技に支配される筋のみで評価する．

このさいも損傷されている筋腱は評価の対象としない．たとえば手関節レベルにおける尺骨神経損傷ではADM，ADP，PI 3，DI 1 筋のみを評価の対象とし，

損傷部より遠位の尺骨神経運動機能度

$$= \frac{MMT(ADM + ADP + PI\,3 + DI\,1)}{4 \times 5} \times 100$$

とする．

経時的にこのように算出した機能度を比較すれば，回復度を判定できる．

C．％機能評価：上記の方法で算出した特定神経の％運動機能は，以下のような5段階評価として表示する．

段階	運動機能度
M_0	0％
M_1	39％以下
M_2	40〜59％
M_3	60〜79％
M_4	80％以上

・神経の解剖については，第21章，腱移行術の項を参照のこと（正中神経は518頁，尺骨神経は532頁，橈骨神経は556頁をそれぞれ参照）．

正中・尺骨・橈骨神経損傷（障害）機能評価

患者名： _____　　検査年月日： _____

1. 知覚機能評価（固有支配領域）

	計　測　値						
正中神経	Static-2 PD	mm	S0	S1	S2	S3	S4
	Semmes-Weinstein			P		C	
尺骨神経	Static-2 PD	mm	S0	S1	S2	S3	S4
	Semmes-Weinstein			P		C	
橈骨神経	Static-2 PD	mm	S0	S1	S2	S3	S4
	Semmes-Weinstein			P		C	

［知覚障害］

- 知覚脱失 ▨
- 知覚鈍麻 ▦
- 知覚過敏 ▧
- 正　　常 □

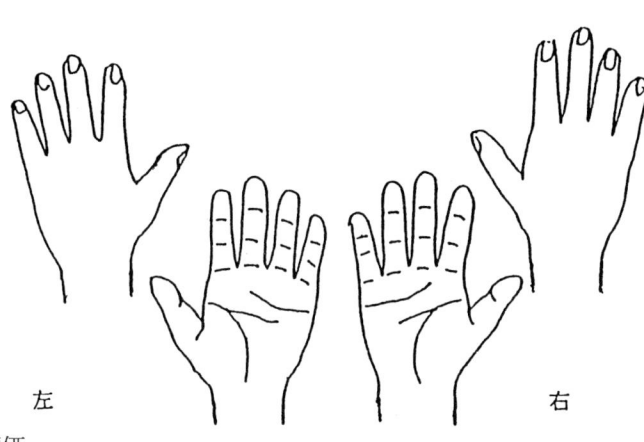

［自律神経障害］　　左　　　　　　　右

2. 運動機能評価

	計　測　値	評　価
正中神経	評価対象筋（　　　　　　　　　）	M 0
		M 1
		M 2
	$\dfrac{\text{MMT}(\quad\quad)}{(\quad\quad)\times 5}\times 100=$	M 3
		M 4
尺骨神経	評価対象筋（　　　　　　　　　）	M 0
		M 1
		M 2
	$\dfrac{\text{MMT}(\quad\quad)}{(\quad\quad)\times 5}\times 100=$	M 3
		M 4
橈骨神経	評価対象筋（　　　　　　　　　）	M 0
		M 1
		M 2
	$\dfrac{\text{MMT}(\quad\quad)}{(\quad\quad)\times 5}\times 100=$	M 3
		M 4

握　　力　　　　　　　R　　　　kg. L　　　　kg

ピンチ力（母示指間指腹つまみ）　R　　　　kg. L　　　　kg

　　　　　　　　　　　　　　　　　　　　　　検査者名：_____

Semmes-Weinstein Monofilament Test

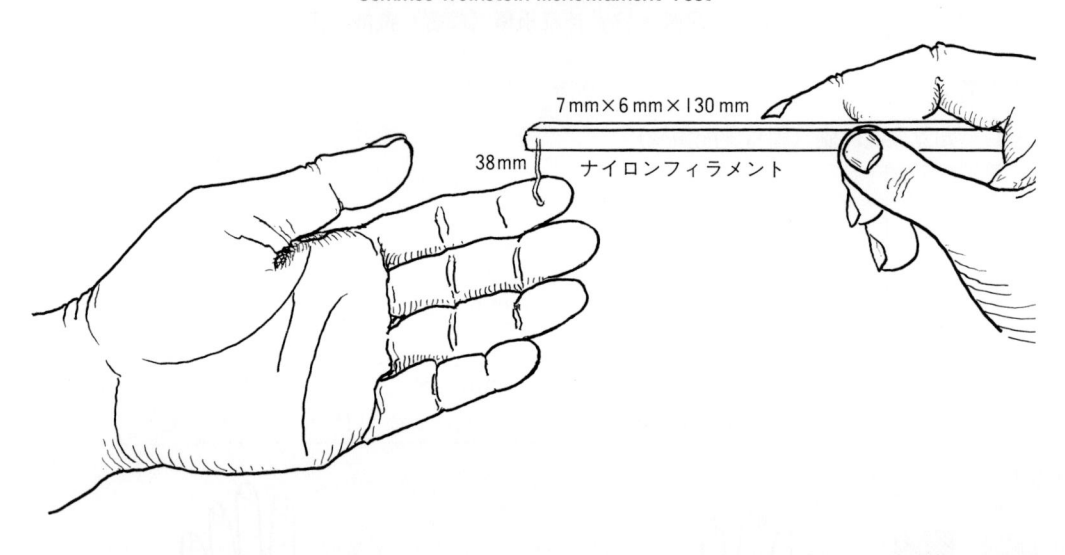

7mm×6mm×130mm
38mm
ナイロンフィラメント

フィラメント	解　釈	力 (g)
1.65 〜 2.83 (Green)	Normal	0.008 〜 0.08
3.22 〜 3.61 (Blue)	Diminished Light Touch	0.172 〜 0.217
3.84 〜 4.11 (Purple)	Dimished Protective Sensation	0.445 〜 2.35
4.56 (Red)	Loss of Protective Sensation	4.19
6.65 (Red)	Deep Pressure Sensation	279.4
(Red Lined)	Tested with No Response	

二点識別用器具 (2-point discriminator)

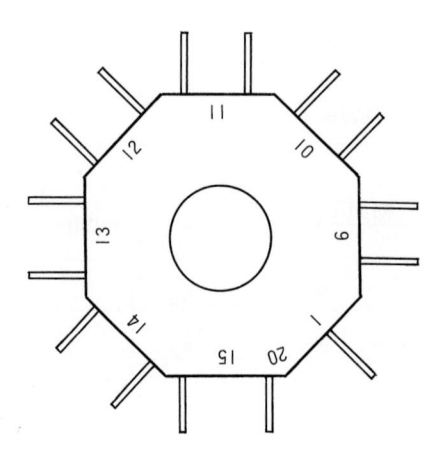

18-3　神経損傷の分類模式図（Sunderland）

　Seddon は下図のⅡ，Ⅲ，Ⅳを一諸にし，3 型に分類している．本模式は，病態の把握，予後の推定に大切である．Neurapraxia は自然治癒可能，neurotmesis は神経縫合術が必要である．一方，axonotmesis は軽症であれば自然治癒が可能であるが，重症となると縫合術が必要となる．

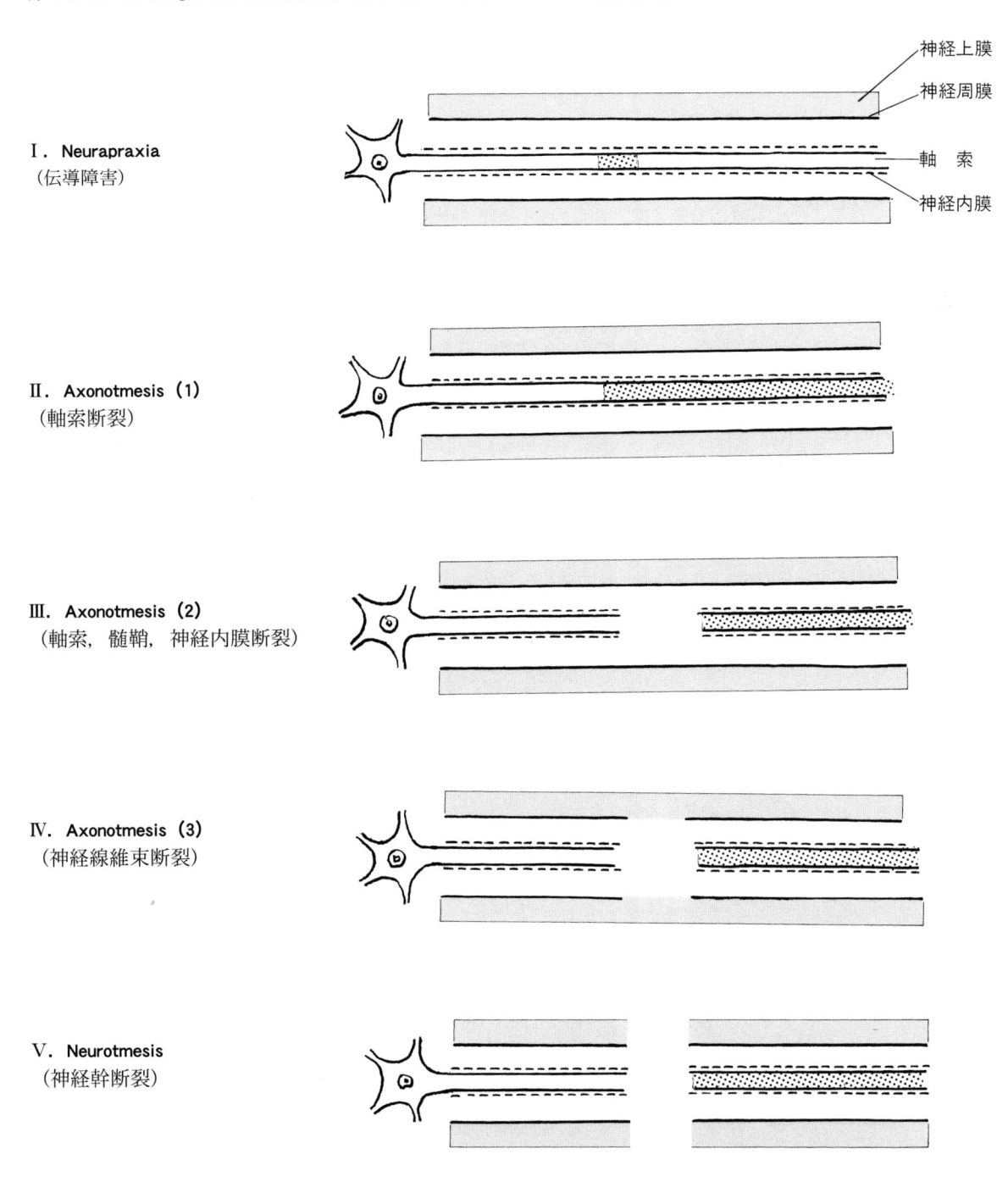

Ⅰ. Neurapraxia
（伝導障害）

Ⅱ. Axonotmesis（1）
（軸索断裂）

Ⅲ. Axonotmesis（2）
（軸索，髄鞘，神経内膜断裂）

Ⅳ. Axonotmesis（3）
（神経線維束断裂）

Ⅴ. Neurotmesis
（神経幹断裂）

神経上膜
神経周膜
軸　索
神経内膜

第18章 神経損傷

1 末梢神経損傷の治療

神経縫合の実施：
　手術には拡大鏡，または顕微鏡を使用し，手術器具としてはmicrosurgery用のものを使用する．

a．神経の断端

　鉗子，ピンセットでの把持は神経外膜のみとするよう注意する．

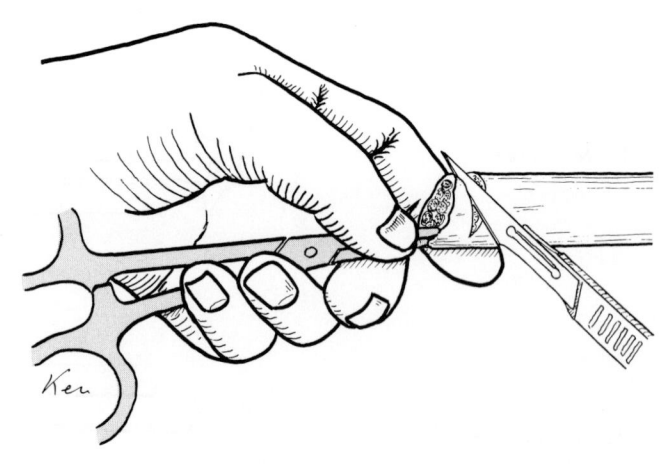

b．神経断端の新鮮化

　図のごとくにすると便利．あまり強く鉗子を引いて断端を切ると，神経外膜が後退して神経断端がふつう以上に飛び出すこととなるので注意する．

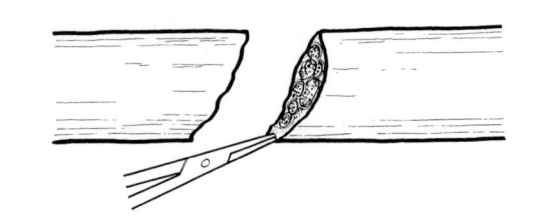

c．拡大鏡，または顕微鏡によりfunicular patternを観察する．

　相対する神経束を決定したのち神経外膜縫合に移る．縫合糸としては緊張があまり強くない場合，7-0，8-0ナイロン糸程度が適当であろう．
　手術器具としてはmicrosurgery用の器具の使用が望ましい．
　矢部ら（1989）は選択的神経束縫合法を提唱しているが，橈骨神経では上腕近位1/3で上腕三頭筋枝を，遠位1/3では橈骨神経深枝を目標とすべく，正中神経の肘部では前腕の屈筋群枝を，前腕遠位2/3では母指球への反回枝を，尺骨神経の肘部では前腕屈筋群枝を，前腕遠位では尺骨神経深枝に注目すべきことを述べている．

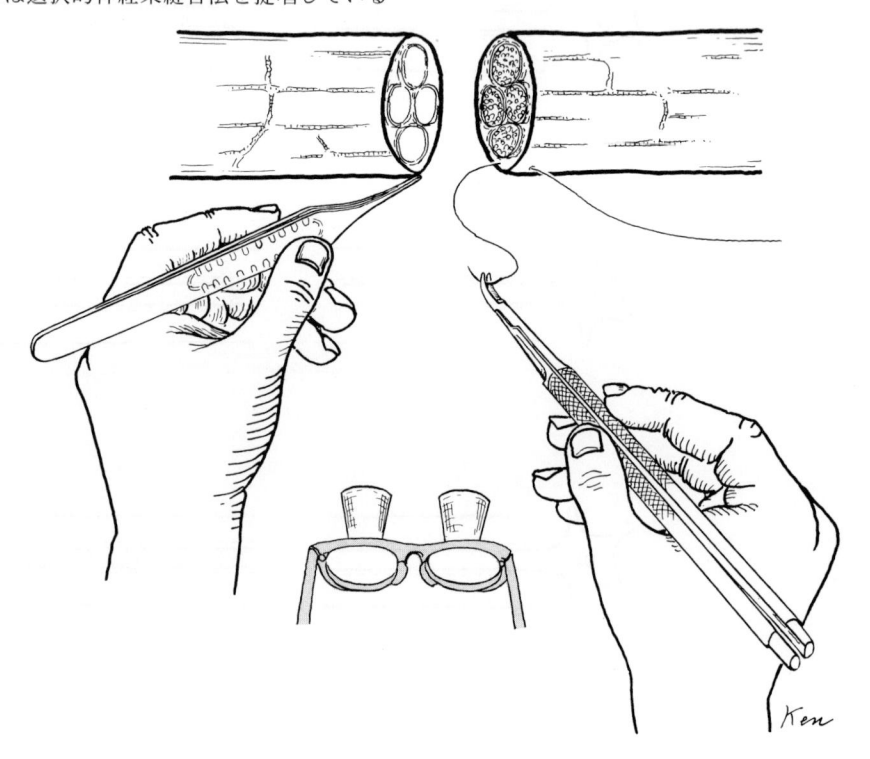

d．Funicular pattern の確認後，stay suture をおく．

まず一端を縫合，ついでこれと対する反対側を縫合して stay suture とする．Stay suture には 5-0 〜 6-0 の太目の糸を使用，他の縫合については 7-0 〜 8-0 ナイロン糸を使用する．

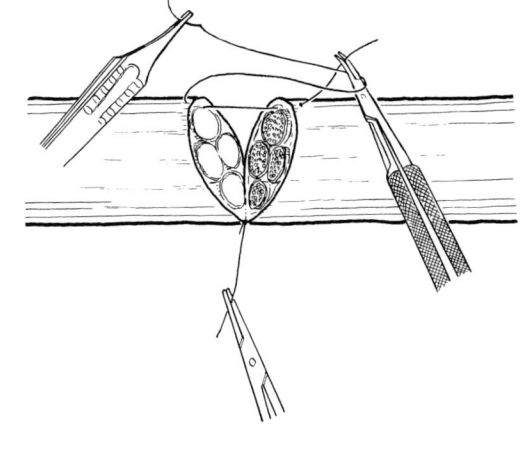

e．表面の縫合

以上ののちに epineuro-perineural funicular suture を行う．縫合は締めすぎないよう注意する．縫合にさいしては神経線維束の gap, uneven, offset, backlining を起こさないようつとめる．この中でも backlining がもっとも不可．

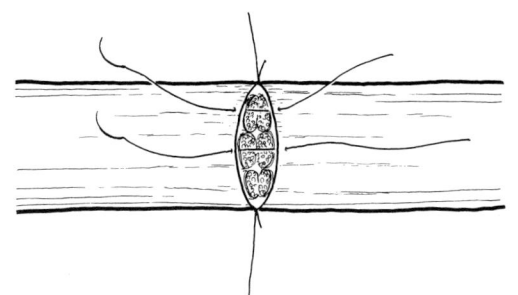

f．裏面の縫合

一側の縫合が終われば stay sutures を用いて断端を反転し，反対側の縫合を行う．縫合糸は断端の離開を防ぐというより，神経のアライメントを保持する目的に使用すべきである．

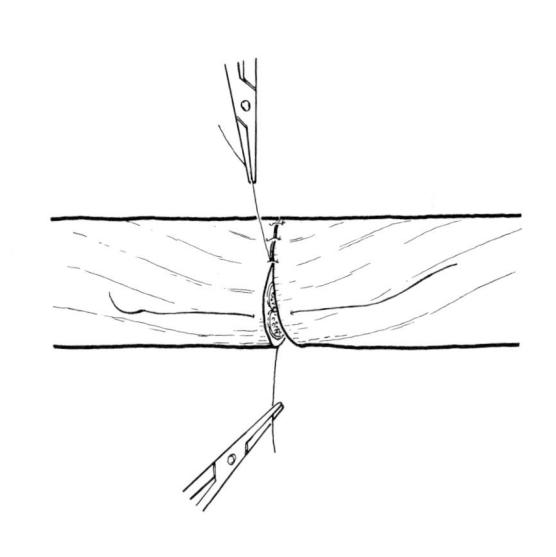

g．縫合の完了

正中・尺骨神経縫合にさいしては最低 8 〜 10 個以上の縫合が必要となろう．指神経については 5 〜 6 個の結節縫合を行う．

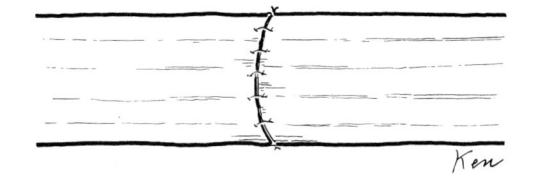

② 緊張下での神経縫合 (anchoring funicular suture)

　陳旧症例においては，断端を新鮮化するとしばしばギャップが大きくなり，縫合が困難となる．かかる場合，腱縫合に用いるのと同様のループ針（6-0，7-0 ナイロン）を用いて断端を接合し，のち神経束の縫合（8-0 ナイロン）を行うと便利である．われわれはこれを anchoring suture 法と呼んでいる．これにより 2.0〜2.5 cm 程度のギャップも無理なく縫合が可能となる．なお縫合を行うか，神経移植にするかについては，後述 481 頁の記載を参照されたい．

　ループ状糸付き針は神経外膜のみに通し，断端の接合をはかるものである．

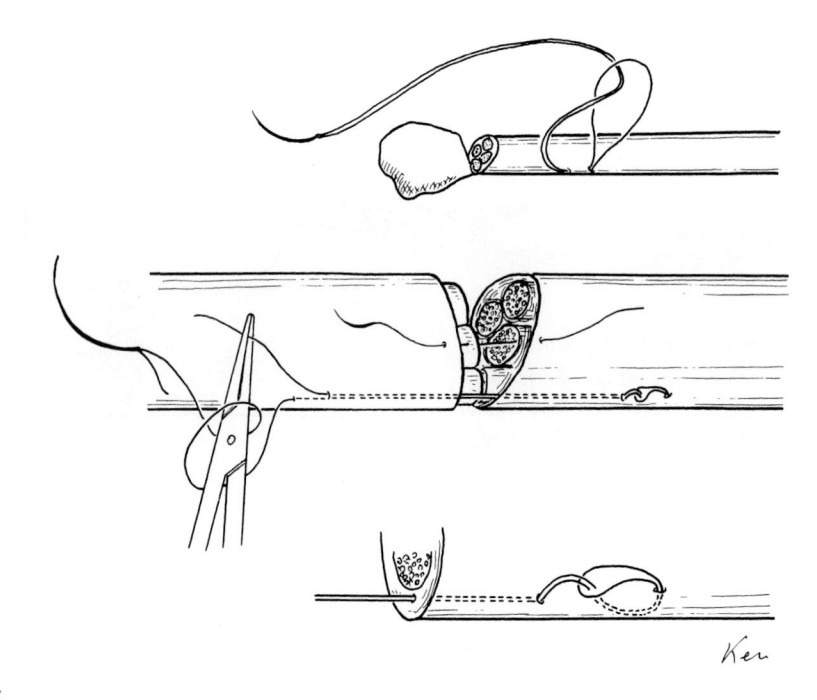

③ 指神経の縫合

a．切　開

　ジグザグ切開を用いて損傷神経を出す．

b．神経断端の新鮮化

　新鮮化にはメスよりも鋭利なハサミを使用したほうが便利であろう．

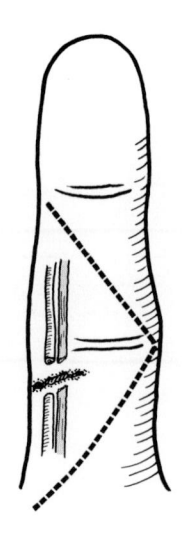

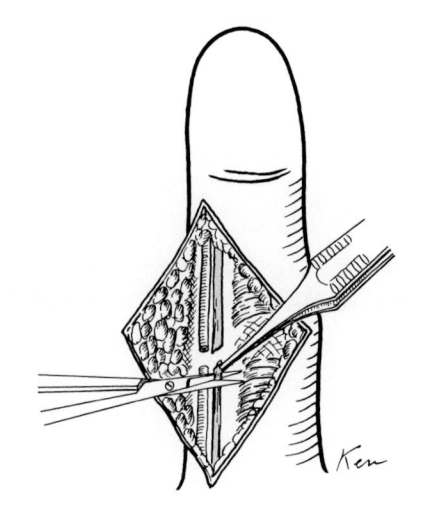

c．

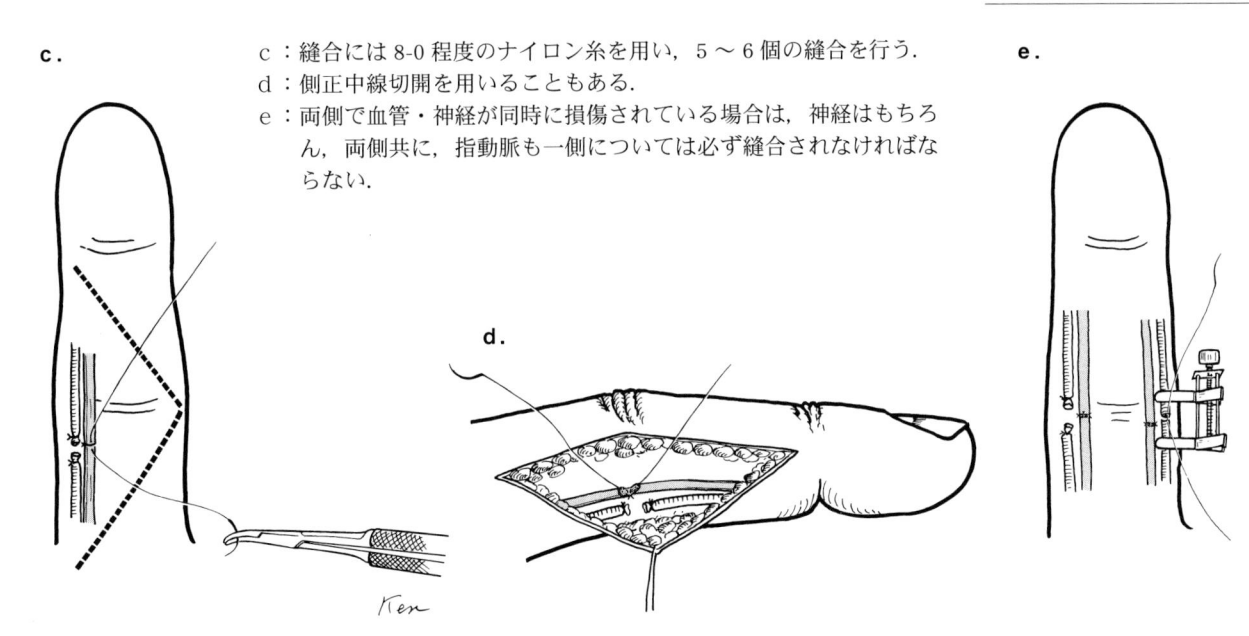

c：縫合には 8-0 程度のナイロン糸を用い，5～6個の縫合を行う．
d：側正中線切開を用いることもある．
e：両側で血管・神経が同時に損傷されている場合は，神経はもちろん，両側共に，指動脈も一側については必ず縫合されなければならない．

e．

d．

4 手掌での神経損傷

a．手における神経支配

指に向かうものはすべて知覚枝である．

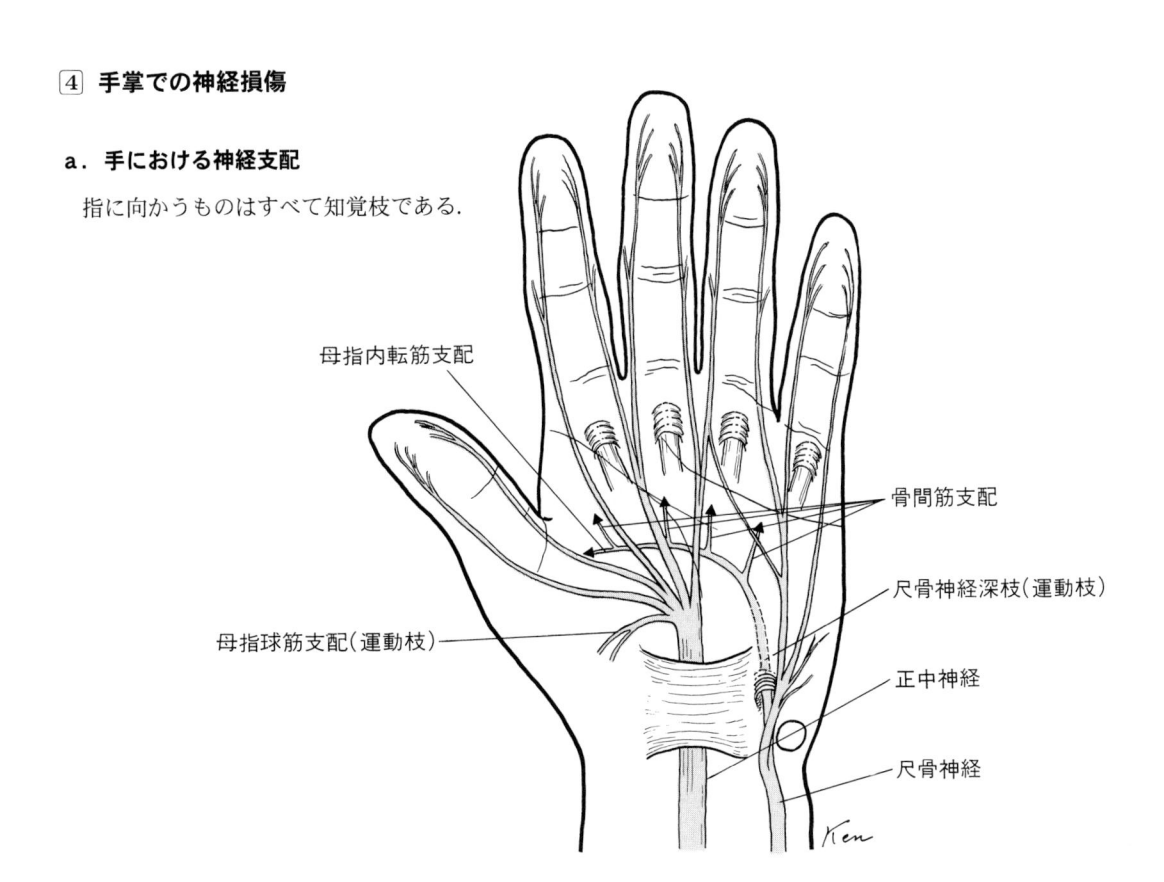

母指内転筋支配
骨間筋支配
尺骨神経深枝(運動枝)
母指球筋支配(運動枝)
正中神経
尺骨神経

b. 多数指での指神経の縫合

7-0, または 8-0 ナイロン糸を用い, 数個の神経外膜縫合を行う. まず神経を縫合, ついで腱縫合に移るのがふつう. 腱縫合をすると指を屈曲位に保つことが必要となり, 神経縫合の実施が困難となるからである.

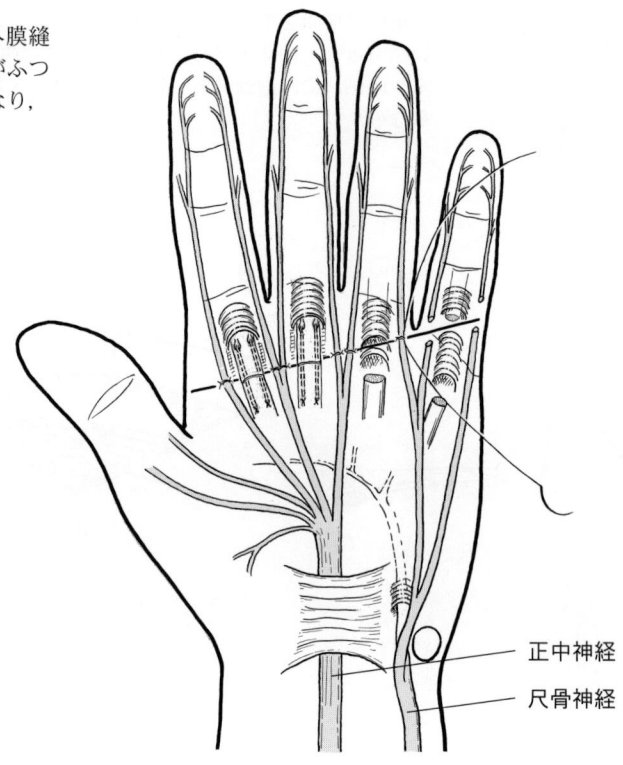

正中神経
尺骨神経

5 手掌での尺骨神経分岐部損傷

a. 局所所見と切開

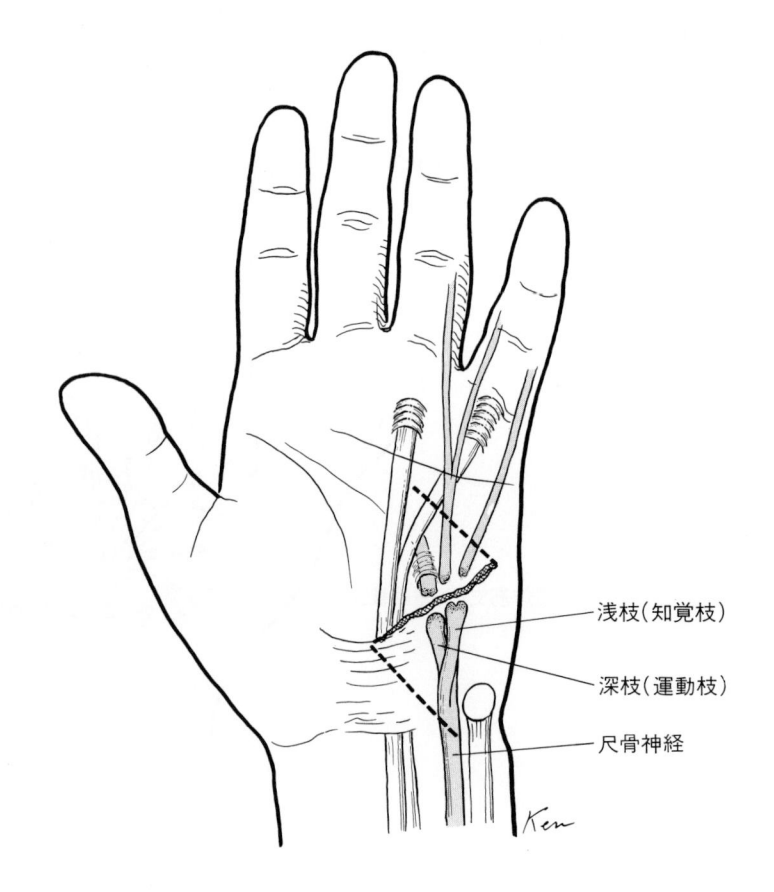

浅枝(知覚枝)
深枝(運動枝)
尺骨神経

b．縫合が完了したところ

c．運動枝の縫合が困難な場合

　知覚枝の縫合はできたが運動枝の縫合ができない場合には，運動枝を中枢に向かって分離し，手根管を開いてこの管内に移動して縫合することがある（Boyes法）．

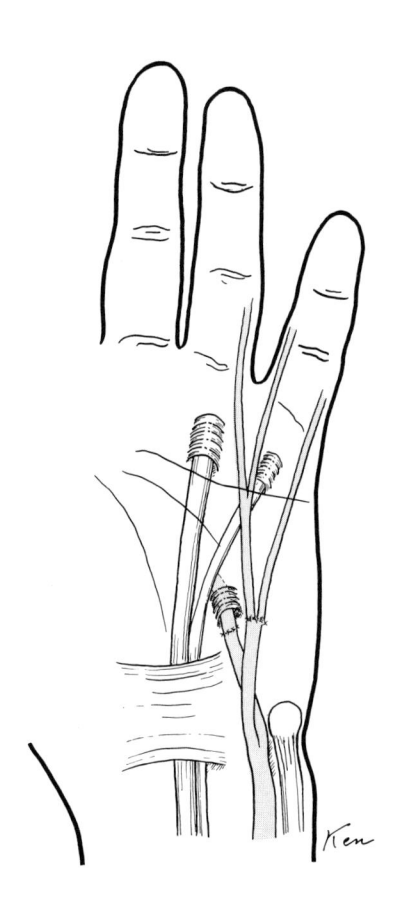

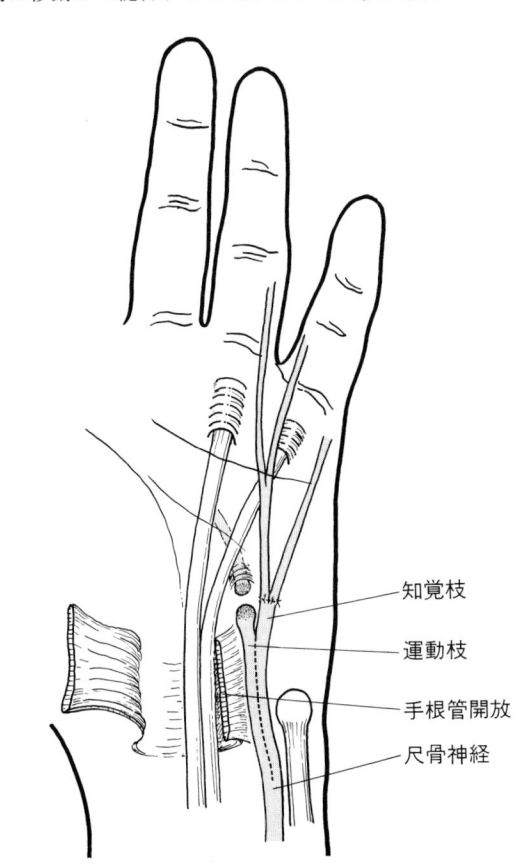

知覚枝
運動枝
手根管開放
尺骨神経

d．屈筋腱を側方に引いて手根管内で運動枝の縫合を行ったところ

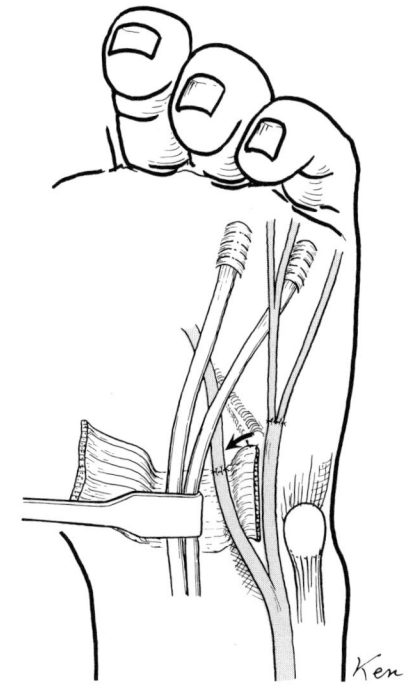

6 尺骨神経分岐部損傷（陳旧例）

ループ状ナイロン糸付き針を用いての神経縫合．
ナイロン糸は 6-0 のものを使用する．結節縫合には 7-0〜8-0 ナイロン糸を使用する．

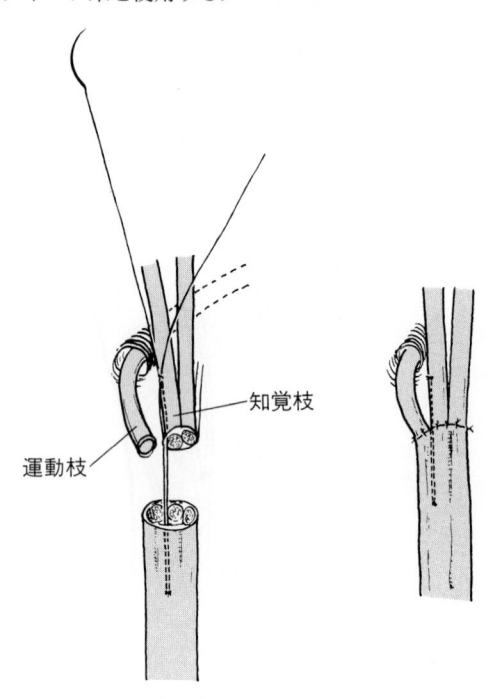

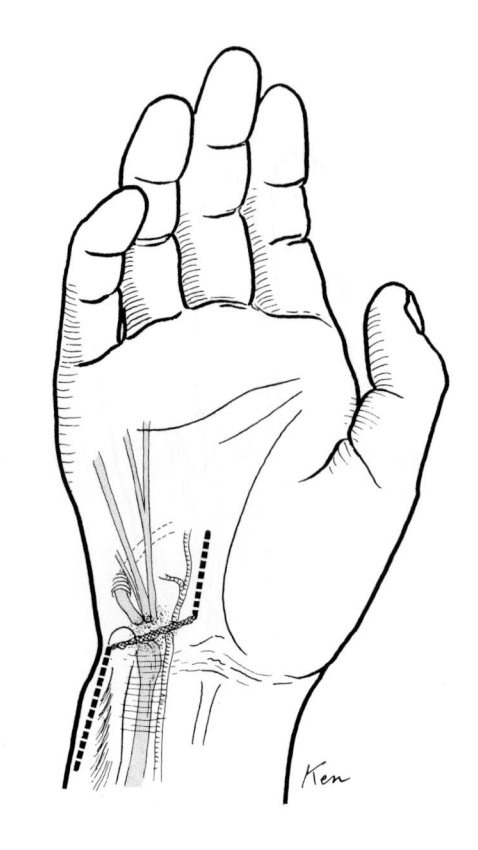

知覚枝
運動枝

7 手掌での正中神経分岐部損傷

a．創と切開線拡大

長母指屈筋腱損傷を合併している．神経が完全損傷か部分損傷かについては，術前における知覚障害範囲の正確な観察が重要である．

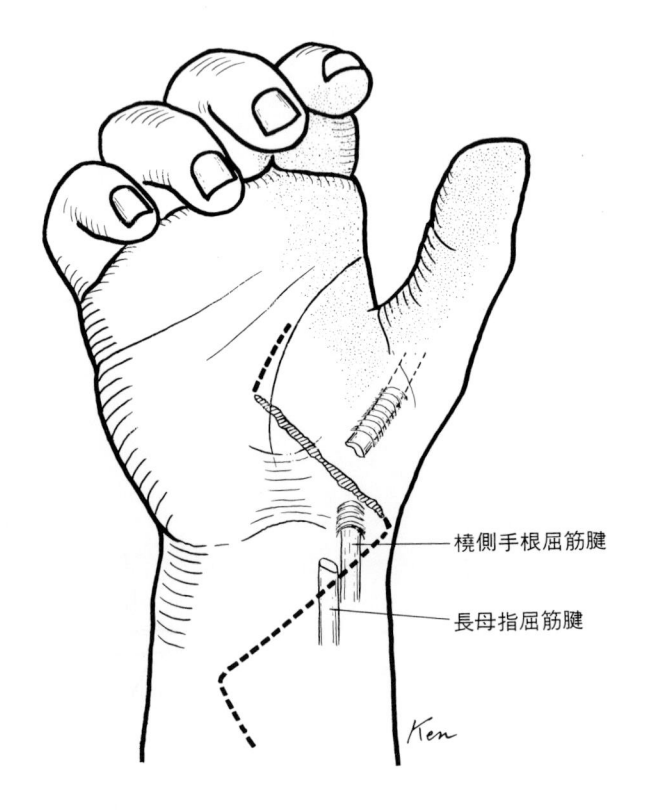

橈側手根屈筋腱
長母指屈筋腱

b．手根管切開を行ったところ

神経・腱の損傷状況を示す．手根管の完全な開放は必要でなかったかもしれない．

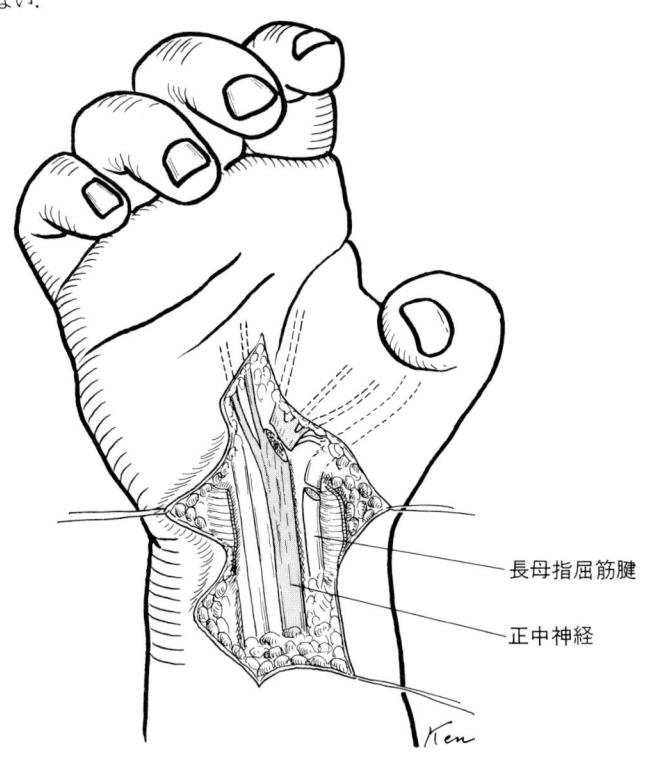

長母指屈筋腱
正中神経

c．正中神経分岐部の損傷と縫合

相対面をよく観察し，丁寧・確実に縫合することが大切．

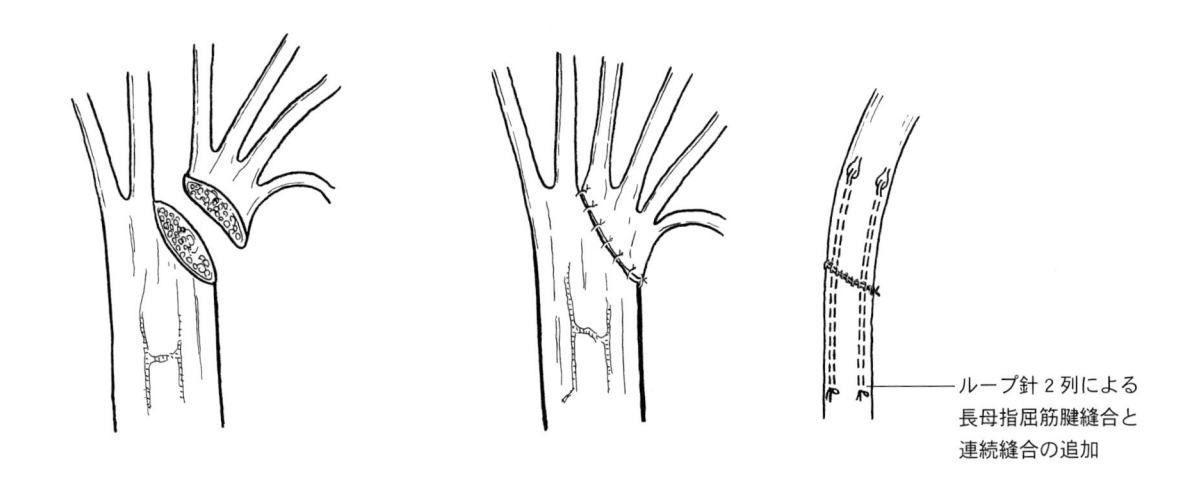

ループ針2列による長母指屈筋腱縫合と連続縫合の追加

8 前腕における正中・尺骨神経損傷，屈筋腱損傷

a．新鮮創と創の拡大

断端の確認には，末梢については指を屈伸せしめながら，また中枢については屈筋部のミルキングにより断端を露出せしめてこれを行う．

腱・神経・血管の立体的な相互関係については，414頁の図24bを参照されたい．

b．腱・神経の縫合

筋膜切開ののち，まず深指・浅指屈筋腱の縫合を行い，ついで神経縫合，筋膜切開ののち，最後に血管縫合を行う．

下の図は屈筋腱の縫合を終わり，神経縫合に移ろうとするところ．このさい腱の連続縫合は必ずしも必要なし．2〜3個の結節縫合のみでよい．

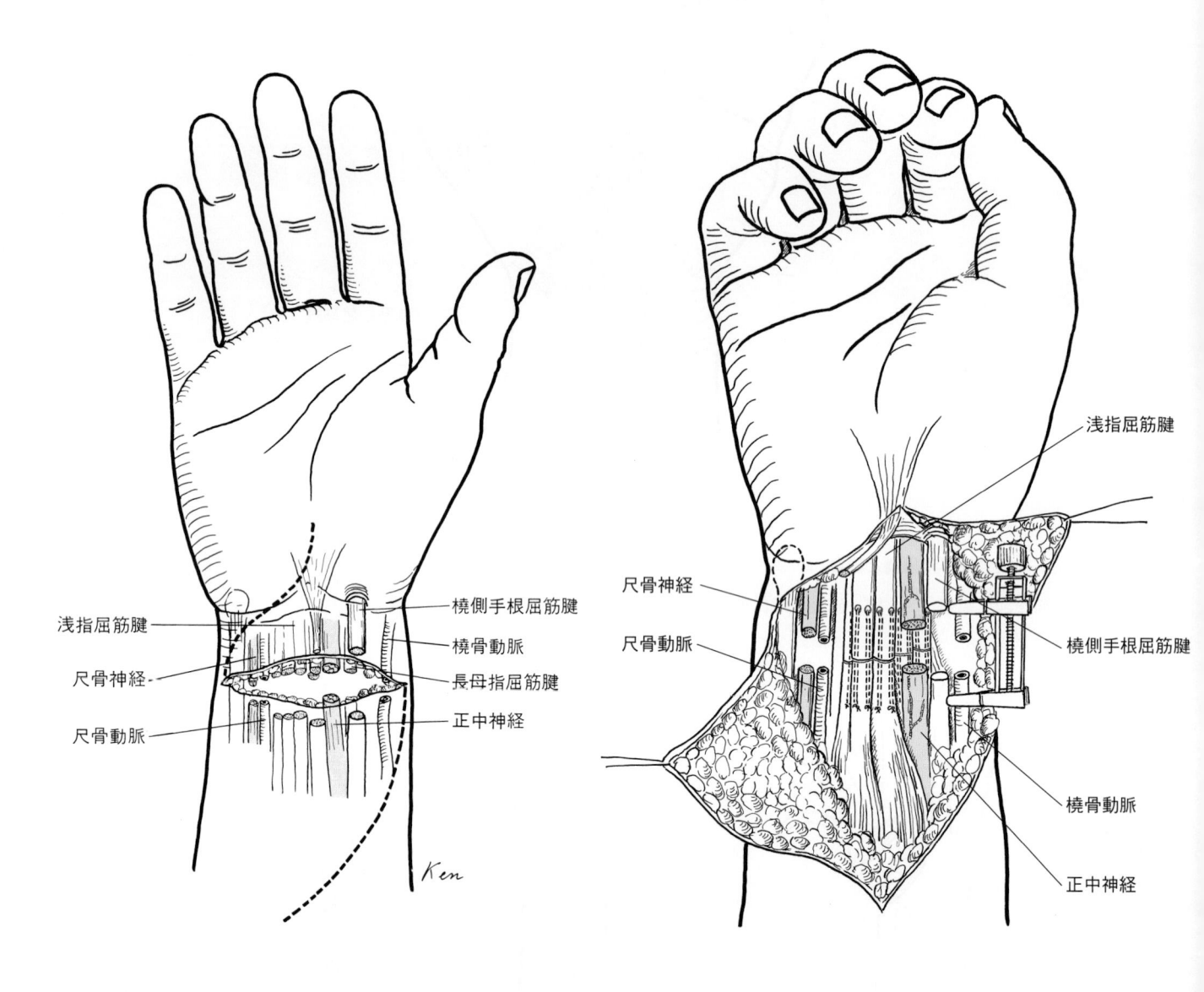

c. 縫合の完了

腱縫合終了後，正中・尺骨神経縫合を行う．そして，最後に橈骨動脈の縫合を行う．橈側手根屈筋腱は縫合していない．

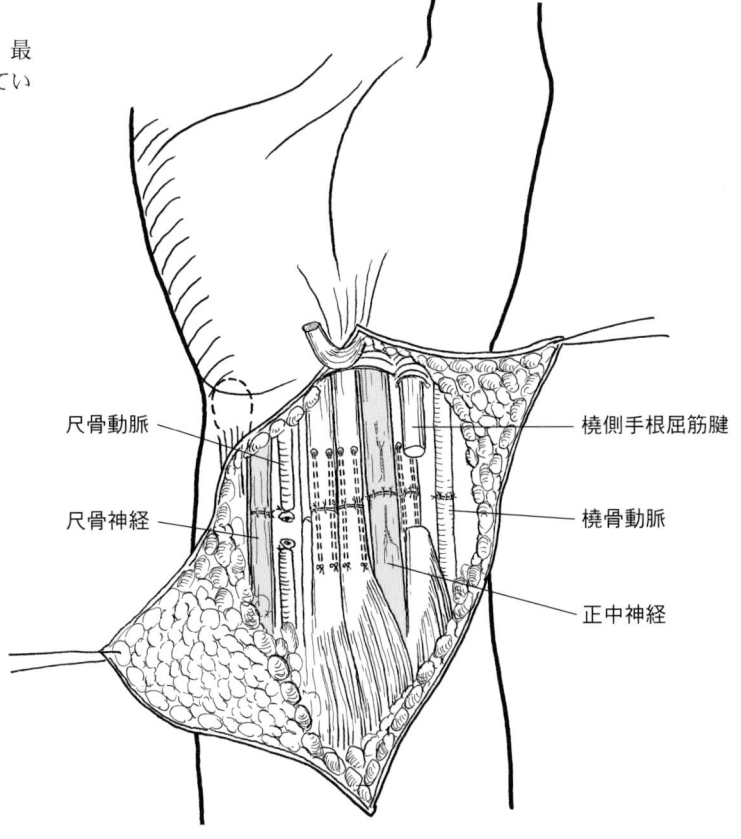

尺骨動脈
尺骨神経
橈側手根屈筋腱
橈骨動脈
正中神経

9 陳旧性正中神経損傷の縫合

a. 正中神経損傷に対する切開

なるべく大きな無理のない切開を用いて，できるだけ atraumatic な操作で処置を行う．

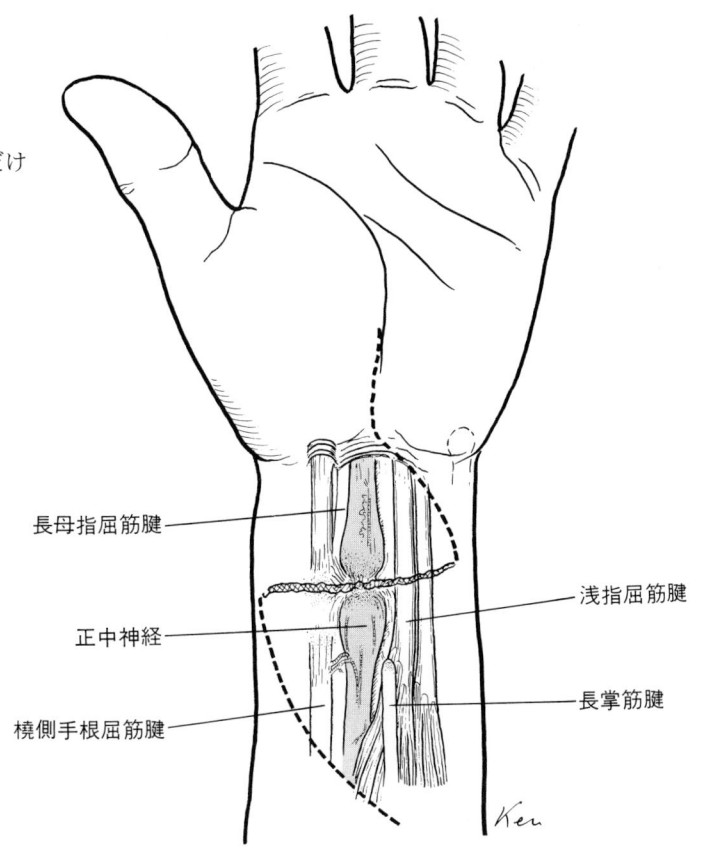

長母指屈筋腱
正中神経
橈側手根屈筋腱
浅指屈筋腱
長掌筋腱

b. 筋膜切除と癒着の剥離

皮膚剥離と筋膜切除，そして腱・神経の剥離と瘢痕の切除を行う．

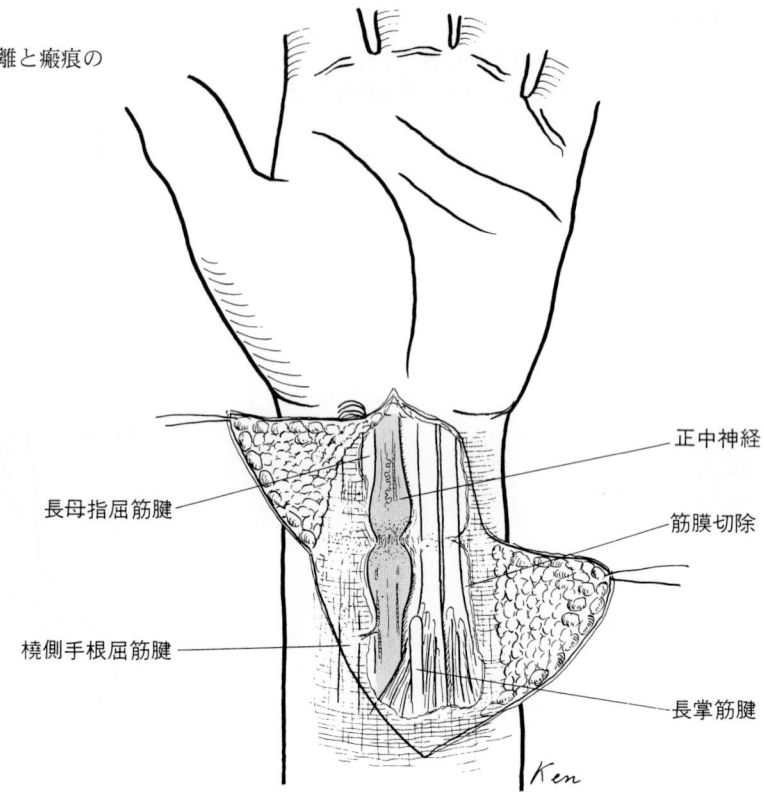

- 正中神経
- 長母指屈筋腱
- 筋膜切除
- 橈側手根屈筋腱
- 長掌筋腱

c. 神経断端の新鮮化

図のごとくに神経を保持するのが便利．断端の硬さの触知は新鮮化の範囲決定にも大切である．

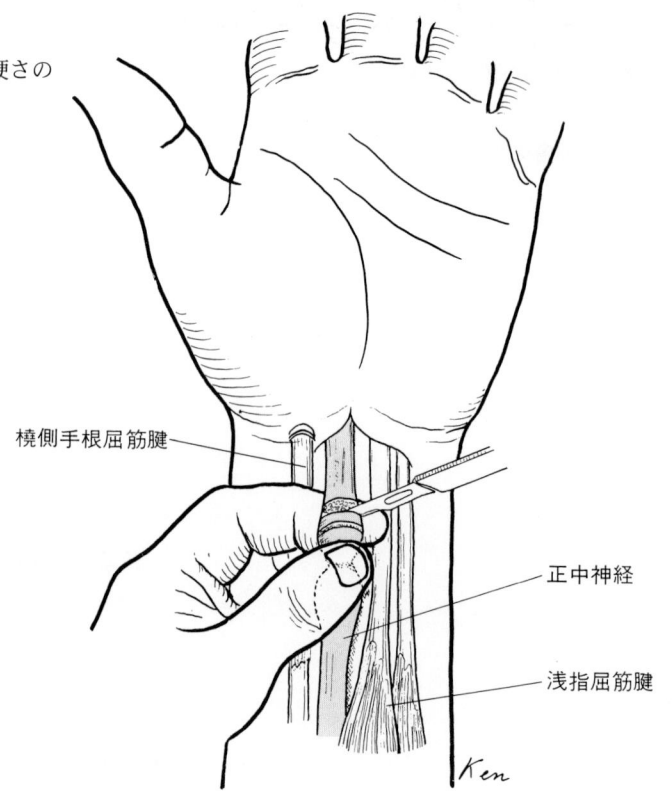

- 橈側手根屈筋腱
- 正中神経
- 浅指屈筋腱

d．神経縫合の実施

断端の新鮮化と同時にループ針による断端の接合を行う．ループ針の刺入にさいしては funicular pattern をよく観察し，その刺入点を決定する．

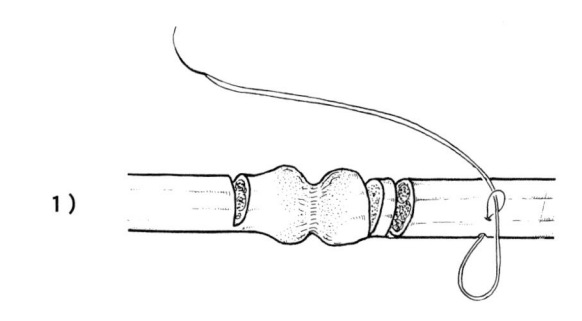

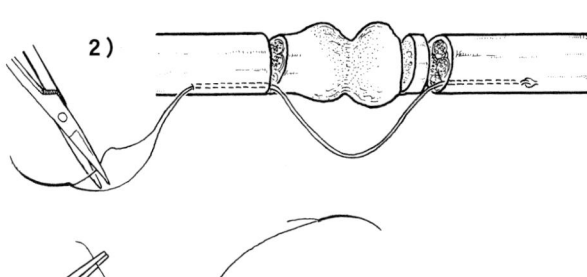

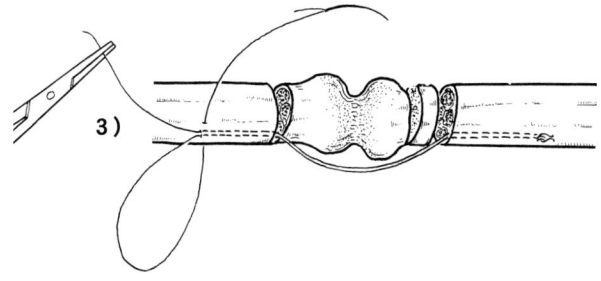

e．断端の瘢痕切除後における神経縫合

神経束パターンを観察して橈側運動枝の縫合を最初に行い，ついで他の部位に移る．なお，状況により母指対立再建手術を合併することがある．これについては腱移行の項（519～525頁）を参照．

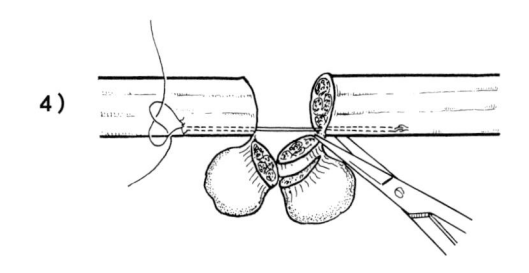

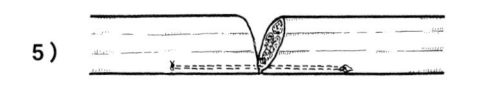

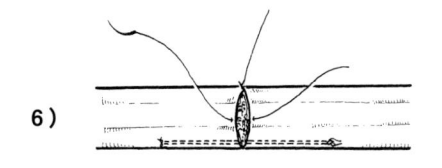

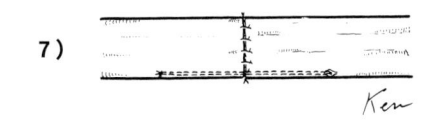

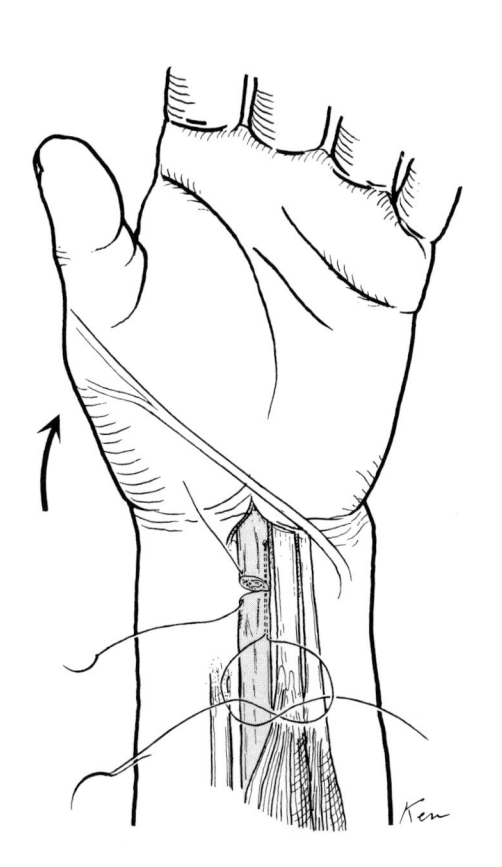

10 手関節橈側での橈骨神経知覚枝の損傷

a．創の拡大

同時に母指伸筋・外転筋腱の損傷も合併している．

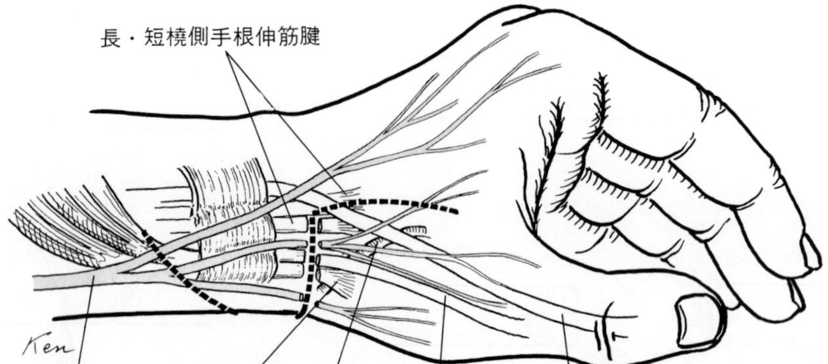
長・短橈側手根伸筋腱
Ken
橈骨神経知覚枝
長母指外転筋腱
橈骨動脈
短母指伸筋腱
長母指伸筋腱

b．神経・腱縫合の完了

腱縫合にはループ針（4-0 ナイロン）を用い，神経縫合には 7-0〜8-0 ナイロン糸を使用する．なお，神経と腱縫合の間には脂肪組織をはさみ疼痛発生を防止する．

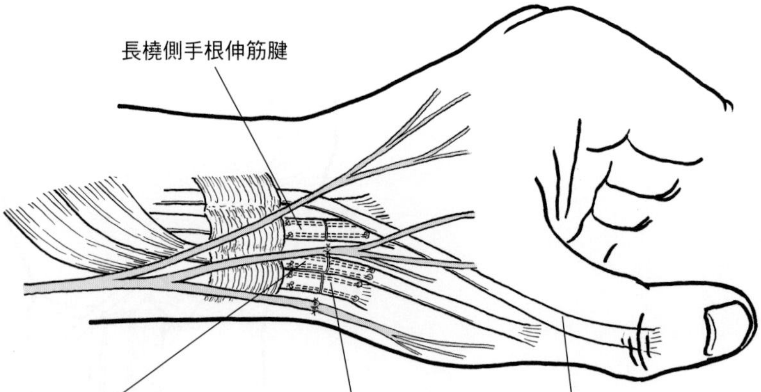
長橈側手根伸筋腱
短母指伸筋腱
長母指外転筋腱
長母指伸筋腱

11 前方移動による尺骨神経縫合

a．肘部での尺骨神経損傷

尺骨神経が肘部管の部で損傷されており，しかもギャップが大で縫合が不能な場合には，しばしば前方移動による縫合が行われる．すなわち，破線内の円回内筋付着部，および尺側手根屈筋の上腕骨付着部を切離，反転して尺骨神経を前方に移動して縫合する．

b．神経の前方移動と縫合

円回内筋の付着部を尺側手根屈筋の上腕頭を含めて切離・反転したのち，尺骨神経を前方に移動するが，このさい筋間中隔の切除が必要となる．神経は正中神経とほぼ平行になるごとくにしたのち神経縫合を行う．

以上ののち，2，3個の結節縫合をして神経の移動を防止してから，円回内筋をもとの位置に返し縫合する．

c．円回内筋再縫合

円回内筋をもとの位置にかえして再縫合し，手術を終えたところ．

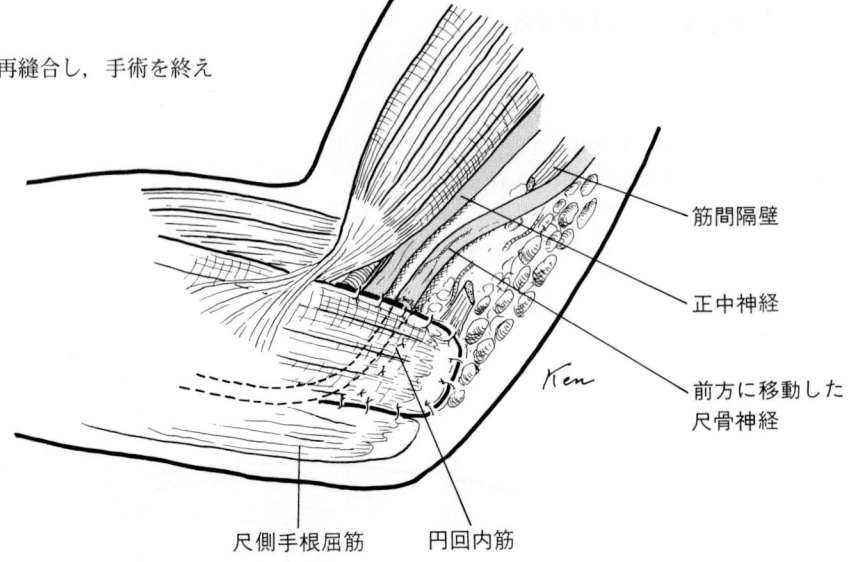

（ラベル：筋間隔壁／正中神経／前方に移動した尺骨神経／尺側手根屈筋／円回内筋）

12 神経の部分損傷の縫合

a．神経束の分離（1）

損傷された神経束の分離．手術は必ず顕微鏡下に行う．

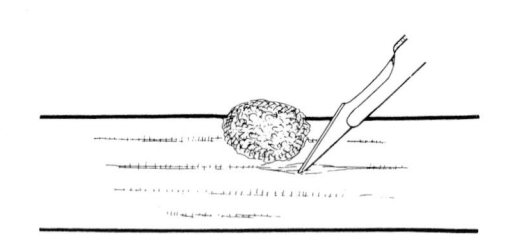

b．神経束の分離（2）

損傷された神経束の分離．

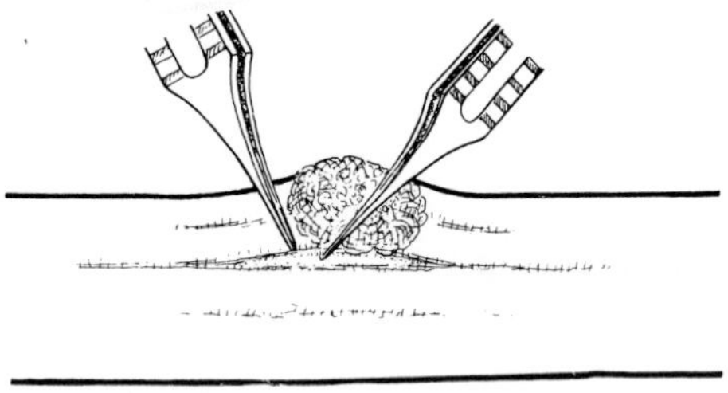

c．瘢根部の切離

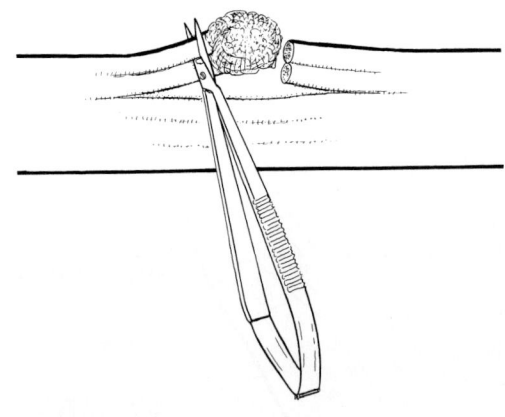

d．神経束の縫合

下の図ではループ針（6-0～7-0 ナイロン）による断端の接合をはかったのち（緊張に無理がなければもちろん使用しない），神経束縫合（8-0 ナイロン）を行ったところを示す．

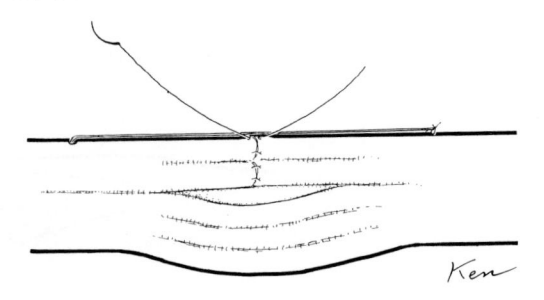

e．縫合に無理があれば当然神経移植

移植神経としては腓腸神経が常用されるが，時に前腕皮神経を使用することもある．

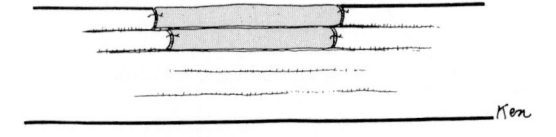

18-4　神経縫合か移植か，適応決定

　神経移植術は神経縫合が不可能な場合にのみ行われる．神経両断端にギャップがあれば当然肘，および手関節屈曲位として断端の接合をはかる．しかし肘屈曲は90°まで，手関節については最大屈曲より30°を引いた角度にとどめるべきで，強い屈曲は後療法を困難にするとともに，手根管においては神経を圧迫してかえって神経の回復を困難にすることもあるので注意を要する．さらに以上に加えて，われわれのループ状ナイロン糸付き針（6-0，7-0ナイロン）を用いてanchoring sutureを行えば，2.5 cm以下のギャップは無理なく接合することが可能である．ここで無理なくというのは，局所の循環を損なうことなくの意味で，神経縫合後，止血帯をゆるめて断端の血行回復が遅れるようであれば，当然神経移植の適応となるわけであり，血行がよければ縫合可能としてよいものと考えている．

　方法は468頁の図2，または477頁の図dに示したごとくで，まずこの方法で断端の接合をはかり，のち7-0～8-0ナイロン糸によるepineuro-perineural funicular sutureを行うもので，これによれば断端の血行をあまり損なうことなく縫合が可能という利点がある．

　もし直接神経断端の縫合を行うのであれば，7-0～8-0程度の糸では断端の接合は不能であろうし，もしできたとしても，断端には血行障害が発生して良好な成績は得られないであろう．

1 移植神経の採取

a. 腓腸神経の採取

移植神経には腓腸神経がもっともよく利用される．末梢より中枢に向かって切除をすすめる．数個の横切開が必要．腱採取用のストリッパーをうまく使用するのもよい．

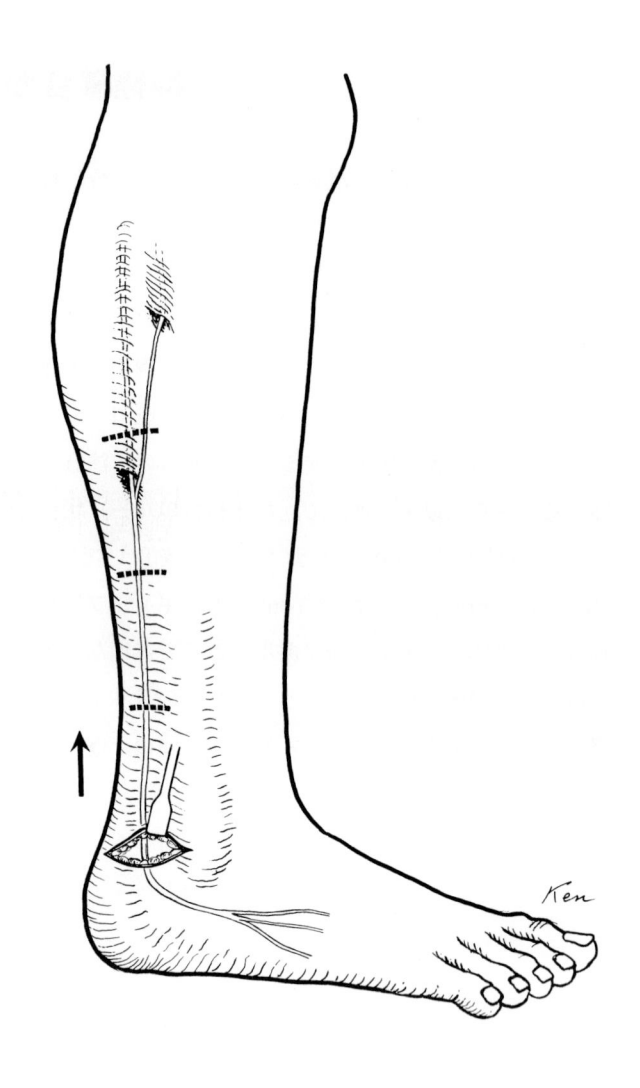

b. 前腕皮神経の利用

前腕の皮下神経も，時として神経移植に使用される．神経がやや細いが採取が容易という利点がある．

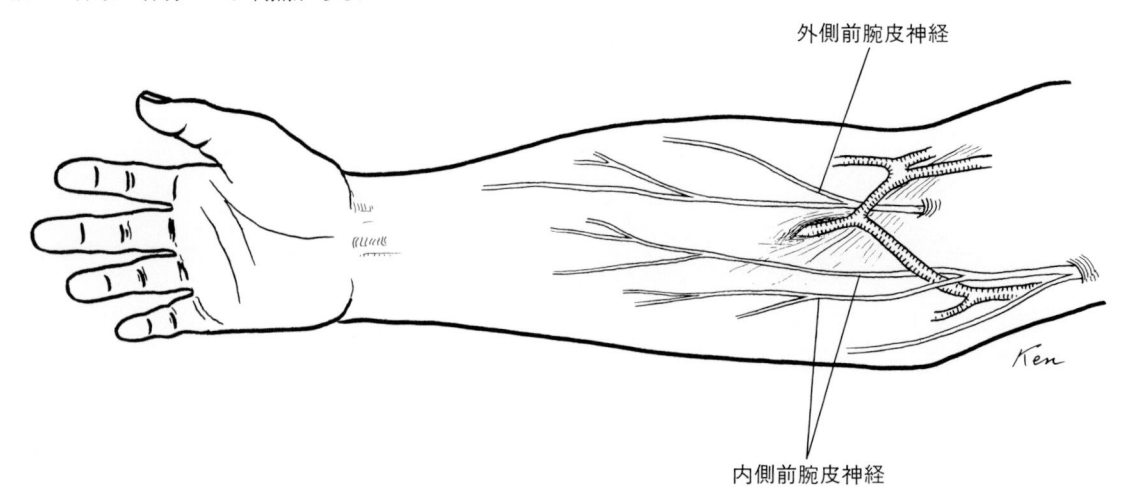

外側前腕皮神経

内側前腕皮神経

c．後骨間神経の採取

手関節背側に切開を加え，伸筋支帯を第4区画で切って，左右に開き，長母指伸筋腱を橈側に，指伸筋腱を尺側に引いて後骨間神経を出す．小神経のギャップに使用する．

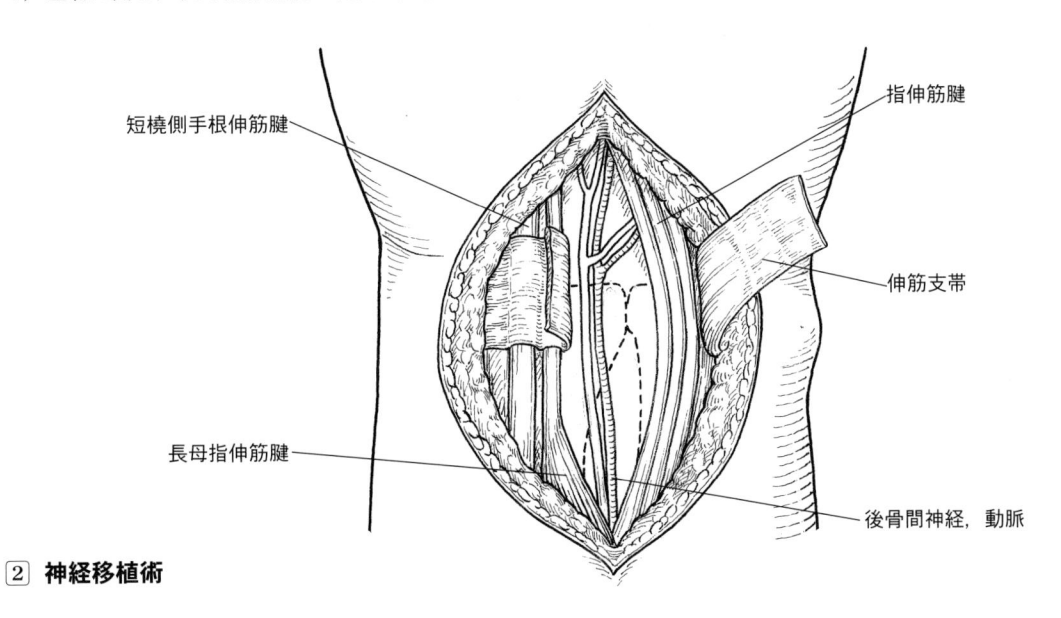

2 神経移植術

a．Cable graft

図のごとく2, 3の移植神経をcable graftとして移植するが，このさいも顕微鏡下，または拡大鏡下にfunicular patternをよく観察し，これを2, 3のグループとして，移植神経とfunicularとが互いに可能な限りよく対向するごとくにして縫合する．緊張は0とし，縫合は8-0〜10-0ナイロン糸1〜2本を用い断端の接着のみをはかる．

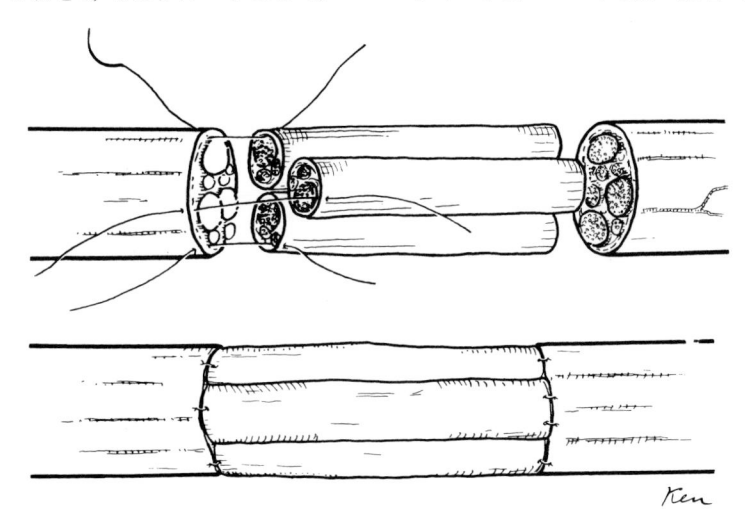

b．Interfascicular nerve graft（Millesi）

神経束のグループを作製．さらに切断のレベルを変えて神経移植を行うもので，正中神経では5〜6本，尺骨神経では3〜4本の移植が望ましい．Cable graftより良成績が得られるというが，大差はないという意見もある．顕微鏡を使用のこと．

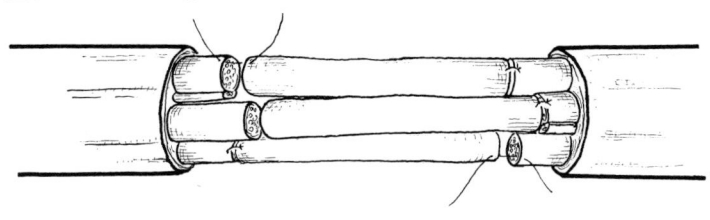

③ 正中・尺骨神経損傷に対する神経移植術

a．切開と神経損傷

ギャップが3.5 cmあり縫合不能．よって神経移植を行うこととした．

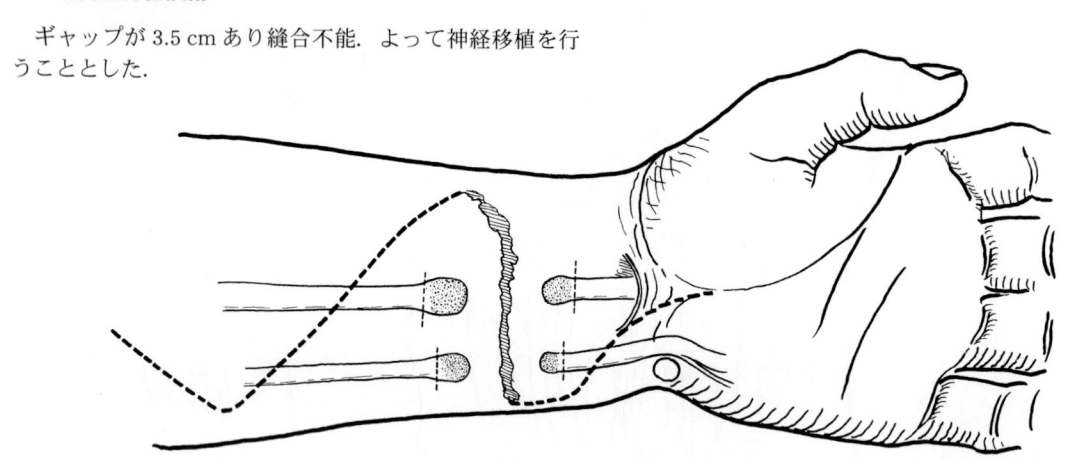

b．神経移植の実施

正中・尺骨神経に対して腓腸神経を用いて神経移植を行った．もちろん屈筋腱に対しても適当な処置を行う．術後は手安全肢位で副子固定を行った．安全肢位固定ということは後療法が容易という利点があり，これは神経移植の利点でもある．すなわちギャップを除くため，手関節屈曲位で神経縫合を行えば，手関節は術後長く不良肢位をとり，後療法が困難となる．

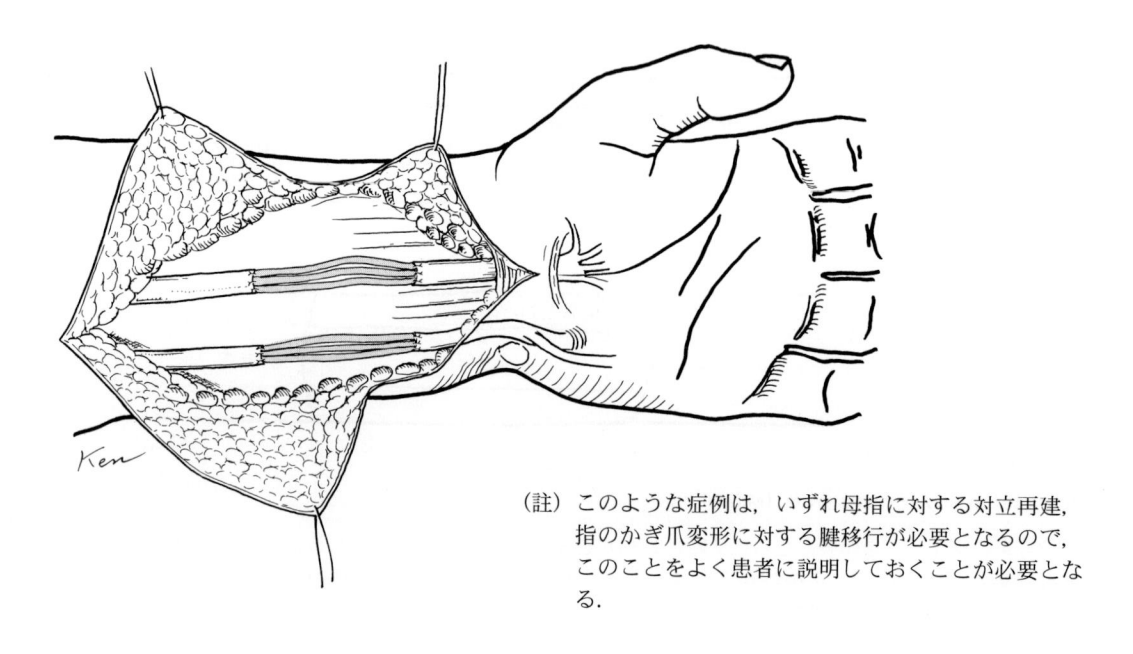

（註）このような症例は，いずれ母指に対する対立再建，指のかぎ爪変形に対する腱移行が必要となるので，このことをよく患者に説明しておくことが必要となる．

4 **家庭電気鋸による5週前の母指損傷に対する神経移植（木森）**

a．瘢痕と切開

b．神経断端の所見

　中枢1本，末梢3本で断端の瘢痕を切除するに2cmのギャップができた．

c．後骨間神経

　10-0ナイロン糸による縫合（前腕遠位で後骨間神経4cmを採取しての移植所見）．

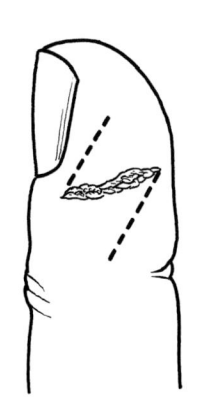

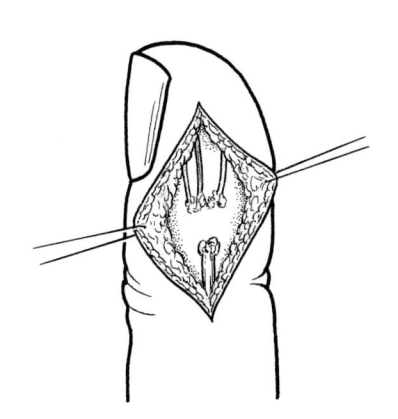

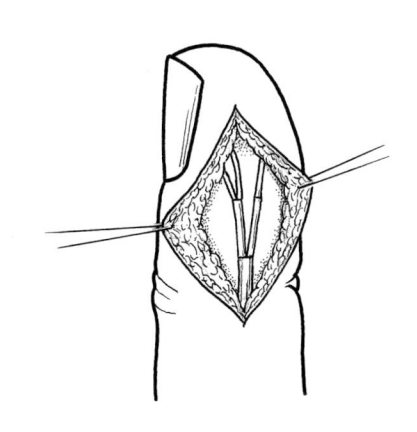

5 **橈骨神経の露出**

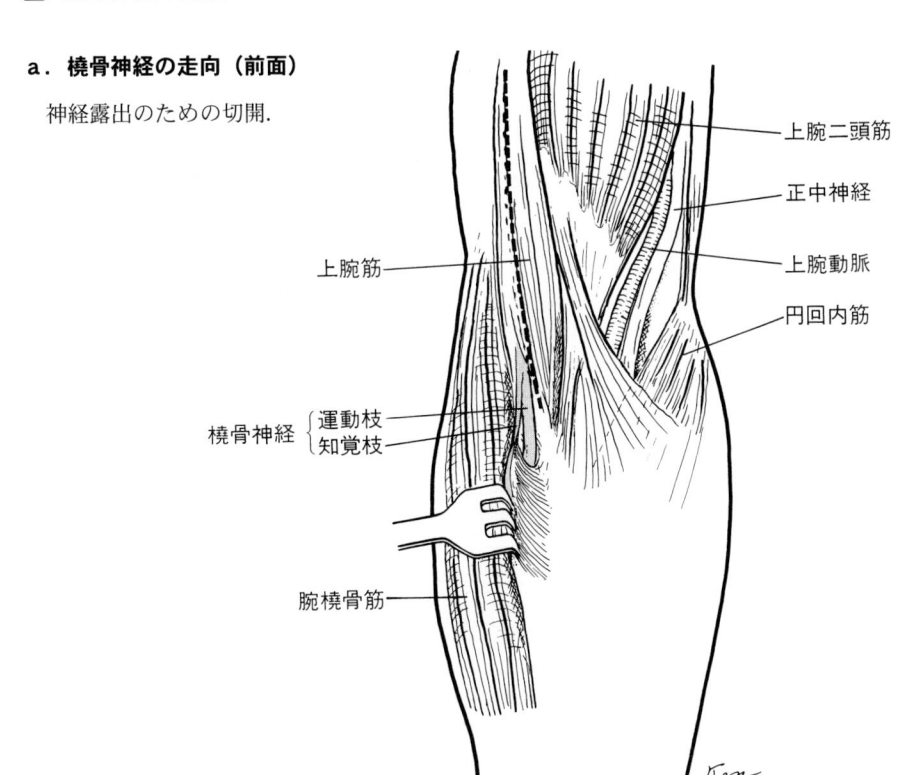

a．橈骨神経の走向（前面）

　神経露出のための切開．

- 上腕二頭筋
- 正中神経
- 上腕動脈
- 円回内筋
- 上腕筋
- 橈骨神経 ｛運動枝／知覚枝｝
- 腕橈骨筋

b．橈骨神経の走向（側面）

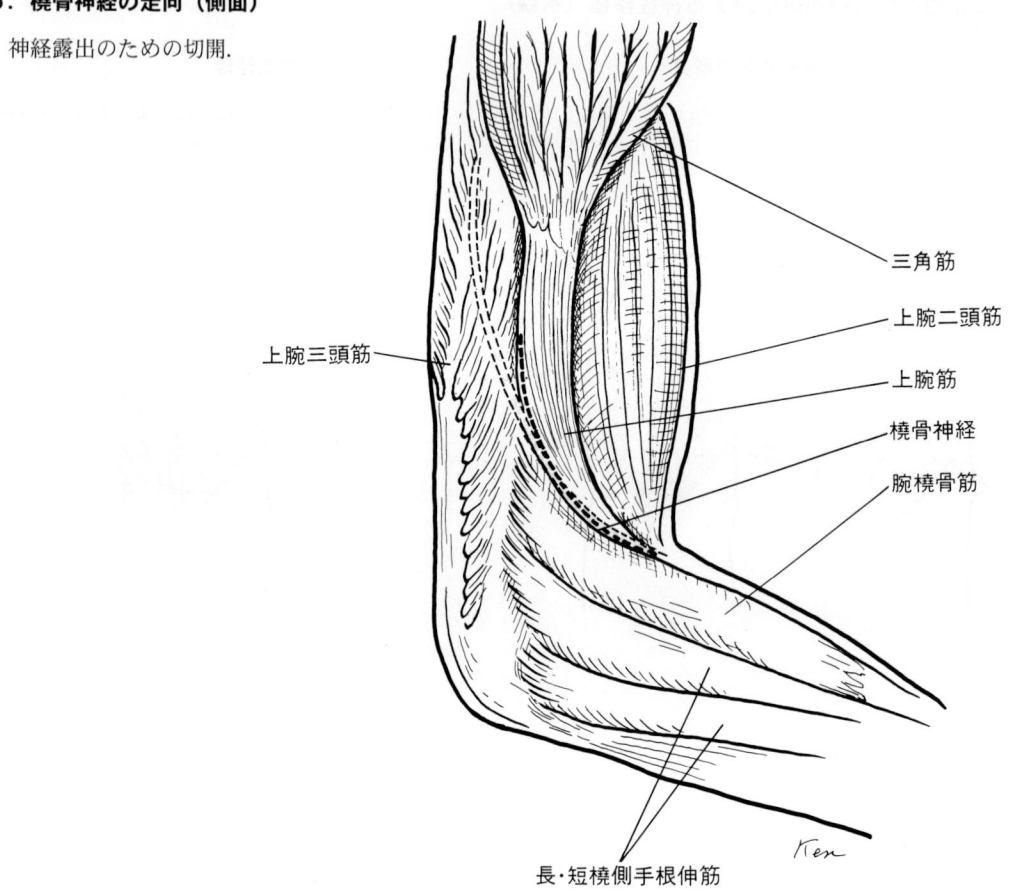

神経露出のための切開．

- 三角筋
- 上腕二頭筋
- 上腕三頭筋
- 上腕筋
- 橈骨神経
- 腕橈骨筋
- 長・短橈側手根伸筋

6 後面よりの橈骨神経運動枝の展開

a．切　開

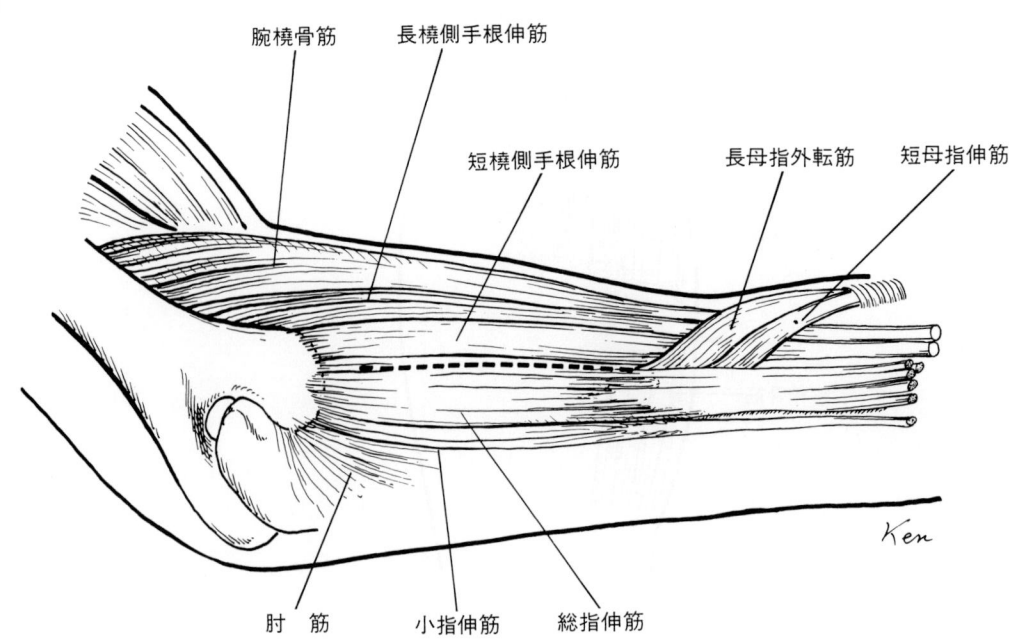

- 腕橈骨筋
- 長橈側手根伸筋
- 短橈側手根伸筋
- 長母指外転筋
- 短母指伸筋
- 肘筋
- 小指伸筋
- 総指伸筋

b．運動枝の展開

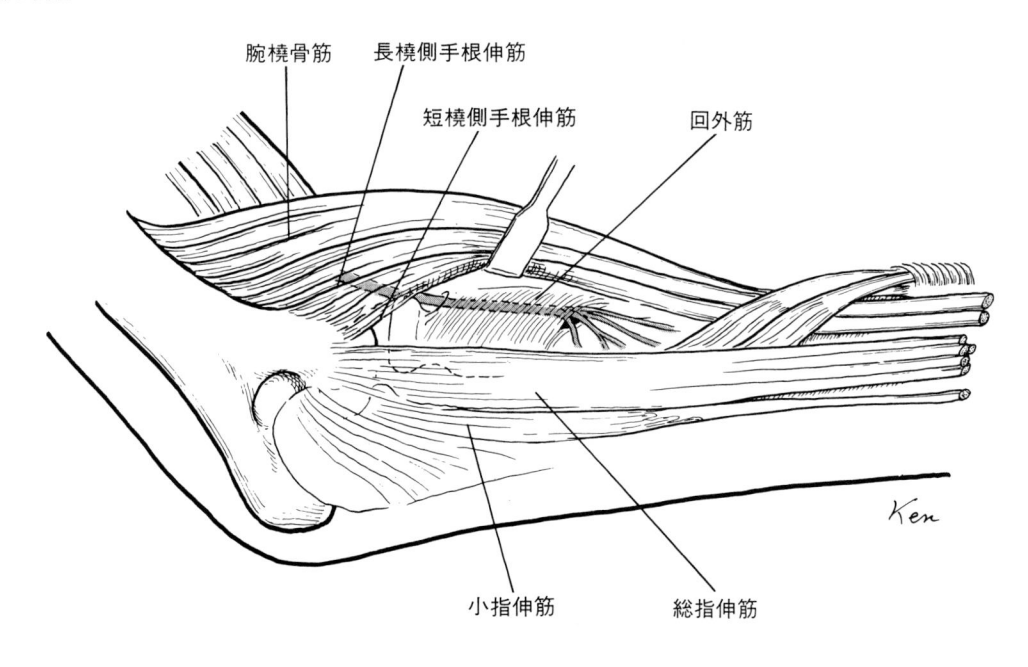

（図：腕橈骨筋、長橈側手根伸筋、短橈側手根伸筋、回外筋、小指伸筋、総指伸筋）

7 血管柄付き神経移植

適応としては，①皮膚欠損を伴う神経欠損，②瘢痕などの血行不良の組織に囲まれた 5 cm 以上の神経欠損，③良好な移植床でも 10 cm 以上の神経欠損がある場合などで，このさいは血管柄付き腓腹神経移植，または血管柄付き尺骨神経移植を考慮する．

a．血管柄付き腓腹神経移植

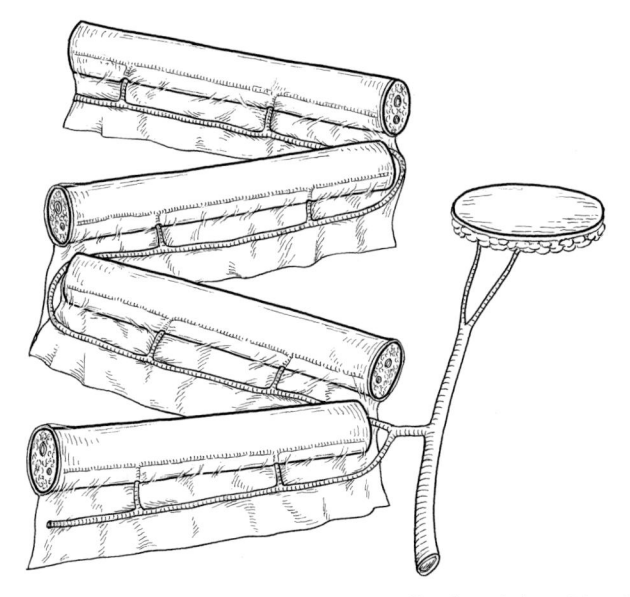

（土井一輝：広島マイクロ講習会原稿より）

18-5　神経縫合を受けた患者さんに（知覚再教育の1例）

　手術により神経は縫合されました．今から徐々に回復が始まりますが，知覚の回復は，あまりはかばかしいものではありません．これをより早く，より正確に回復させるためには，漫然と自然の回復を待つだけでなく，自分で積極的に練習することがもっとも大切です．神経の働きのうち知覚といわれるものは，私たちが幼少時より特に触れ，耳や眼の助けをかりて覚え続けてきた知識です．神経が断裂し，縫合を受けたあとは，脳にたくわえられている知識と指先を結んでいる電線（これが神経ですが）との関係が，けがする以前とはまったく違ったものになり，指先からはいってくる情報が，今まで習い覚えた知識では処理できず，しびれとして感じるのです．ですからあらためて，いろいろな物を手に触れて，その形がいかなるものか，脳に覚えさせてやらねばなりません．この訓練は1日数回静かな所で，神経を集中しながら行うことが大切です．

方　法：
① 手を見ながら，鉛筆やボールペンの先で指先に触れ，ついで反対側の先で触れて，その違いを目で確かめ，よく覚えましょう．
　次に目を閉じて，何回も繰り返し違いを覚えてください．
② 鉛筆の先で指のいろいろな場所をおさえて，場所の違いを目で確かめ覚えてください．次は目を閉じて繰り返してください．
③ 鉛筆で指の先から根元まで線を引いてみましょう．最初は目で確かめ，次には目を閉じて指先から根元まで正しく線の引けるよう練習しましょう．
④ 表面の粗いもの，滑らかなもの（布やサンドペーパーが便利）をまず正常な指で触れ，ついで知覚のない指先で触れてみましょう．その違いを目でよく確かめ，目を閉じて繰り返し練習して覚えてください．
⑤ 穴あき硬貨と穴なし硬貨を用意して，まず目をあけてその差を覚えてください．ついで目を閉じて穴のあるなしを覚えてください．ポケットの内から，50円硬貨がより出せるように．
⑥ 家の人に指先に数字や字を書いてもらって，正しく当てられるよう練習してください．
⑦ 小さなガラスびんに，冷水と温水を入れ正常な指で確かめたあと，知覚のない指で触れ，違いを覚えましょう．火傷をしないように注意してください．
⑧ 楽器屋にある音叉があれば好都合ですが，30サイクル，256サイクルの振動を指先で感じてみましょう．30サイクルの振動はすぐに感じるようになるでしょう．

　知覚の回復はゆっくりしたものですが，あきらめてはいけません．以上のような練習を続けていくうちに，一つひとつ正しく判断できるようになるでしょう．そして数年後には大きな違いとなって現われます．

第19章　腱　鞘　炎

19-1　弾撥指の治療

　日常の外来でもっともしばしば遭遇するもので，中年女性（時に男性にもみられるが）に多発するものと乳幼児にみるものの2つがある．

　前者は母指，また中・環指に多発，乳幼児については母指にこれをみるのがふつうである．両者は発生的に別の疾患と考えられ，前者が腱鞘炎によるのに対して，乳幼児のものは先天性の要因によるもので，胎生時の肢位が関係するのではないかと考えられ，多くは自然に治癒するものである．

　化膿性・結核性腱鞘炎については化膿性疾患の項を参照．

1 成人における弾撥母指

a. 母指の腱鞘と弾撥母指

(Doyle and Blythe, 1974 を参考に作図)

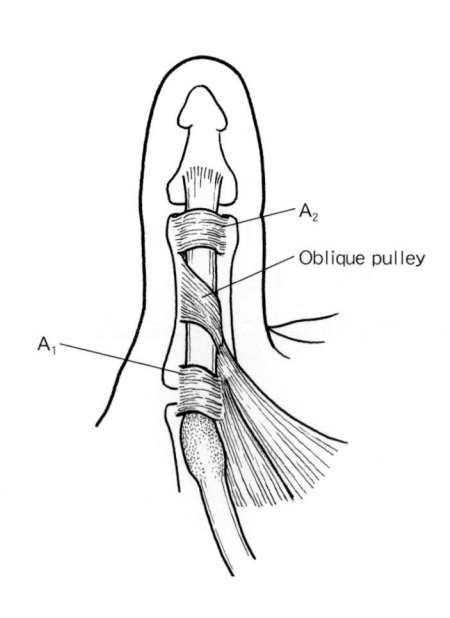

A₂
Oblique pulley
A₁

b. 切 開

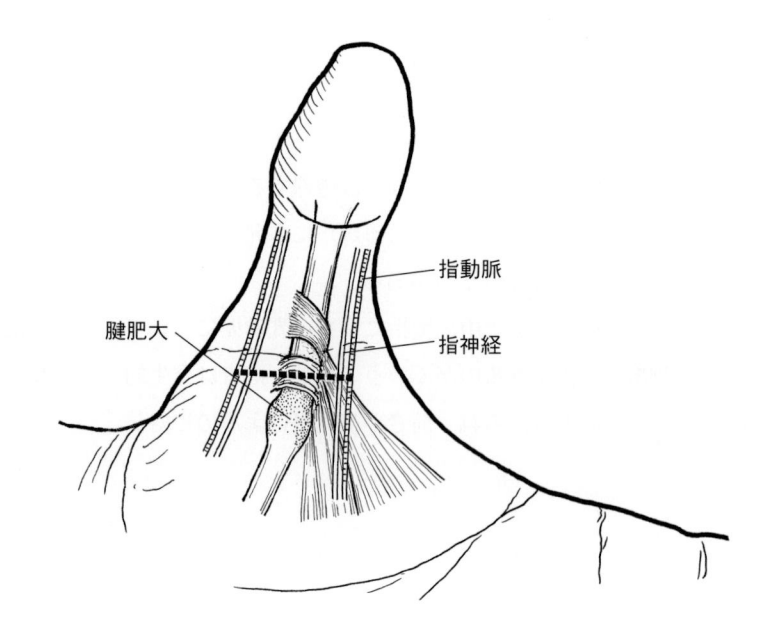

指動脈
腱肥大
指神経

c. 腱鞘の切離, 反転および切除

指神経・血管を損傷しないよう注意する.

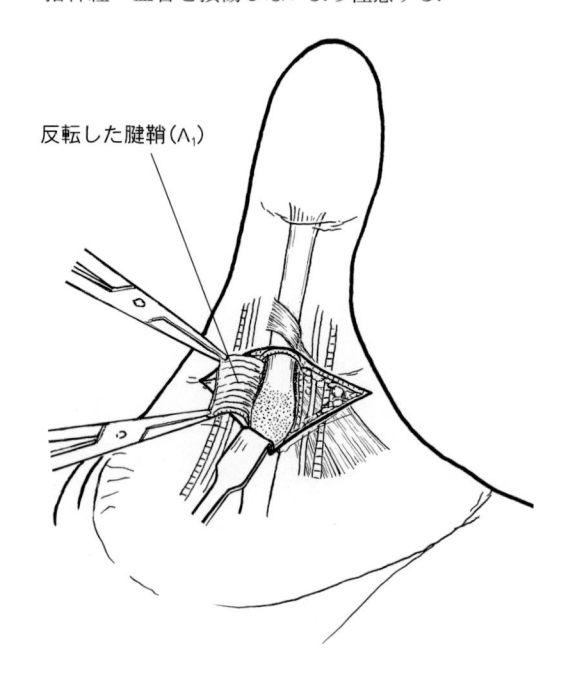

反転した腱鞘 (A₁)

d. 腱鞘の切除と弾撥現象消失の確認

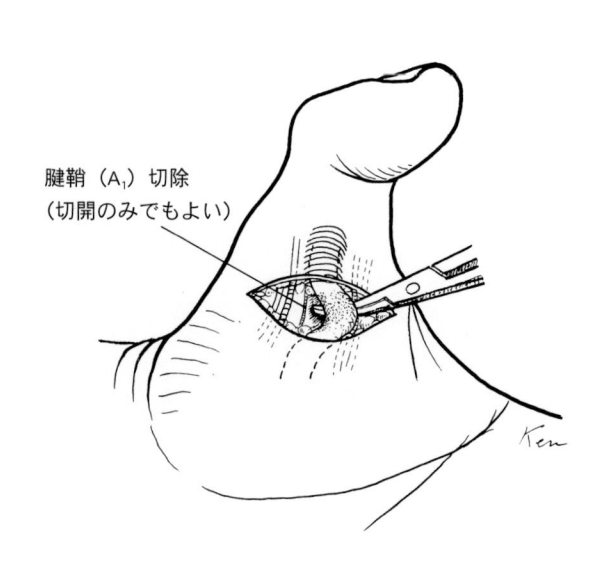

腱鞘 (A₁) 切除
(切開のみでもよい)

2 ステロイドの腱鞘内注入

a：注射針の切口を下に向けて刺入
b：腱鞘を通過し，さらに腱内にも針の先端を一部刺入せしめる．
c：指を屈伸せしめ，腱を末梢方向に移動せしめながら，同時に針を後退せしめて，針先が腱鞘腔内にあるごとくにしてから薬物を注入する．

(Patel MR, Bassini L: Trigger fingers and thumb. J Hand Surg 17A: 110-113, 1992)
(諸橋政槇：中高年者の指屈筋腱狭窄性腱鞘炎―初期診断，手術手技，後療法の留意点．整形外科治療のコツと落し穴―上肢，p228，中山書店，1997)

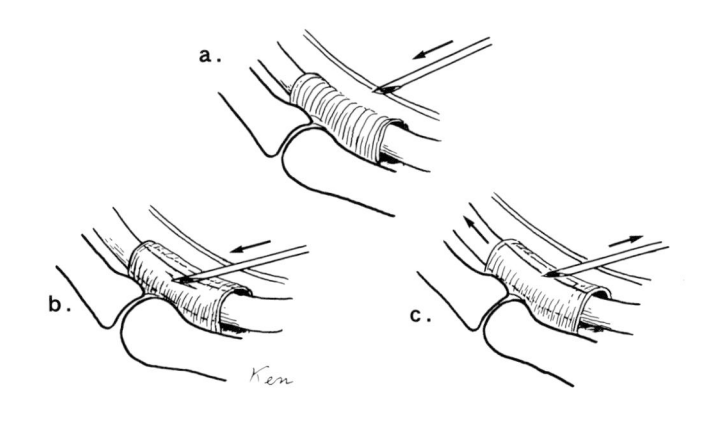

3 指における弾撥指

a．切 開

末梢側横皺の部では中枢すぎである．指根部では疼痛性の瘢痕性硬結を形成することとなるので，図のごとき部位が適当であろう．指神経，および血管に注意すること．なお，切開を，皮膚の皺をよく見て縦または斜めにするのもよい．このほうが操作は楽となろう．

b．腱鞘の反転と切除

腱肥大のほか腱鞘の肥厚もしばしば認められる．腱鞘の開放のみでなく，腱鞘を切除するのもよい．メスの使用が便利である．滑膜肥厚があれば必ず切除する．

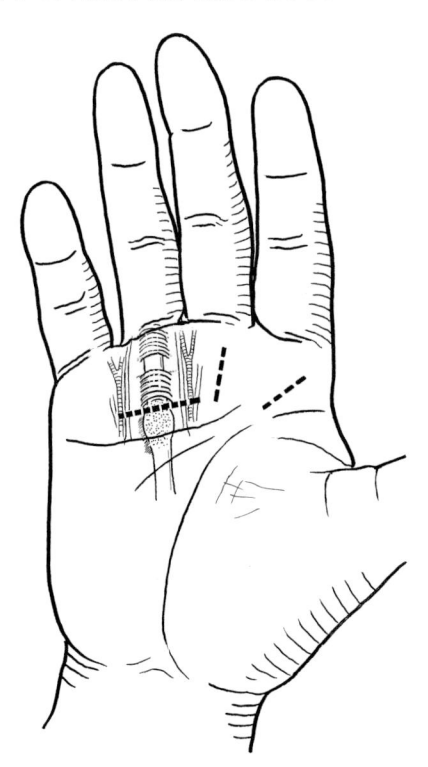

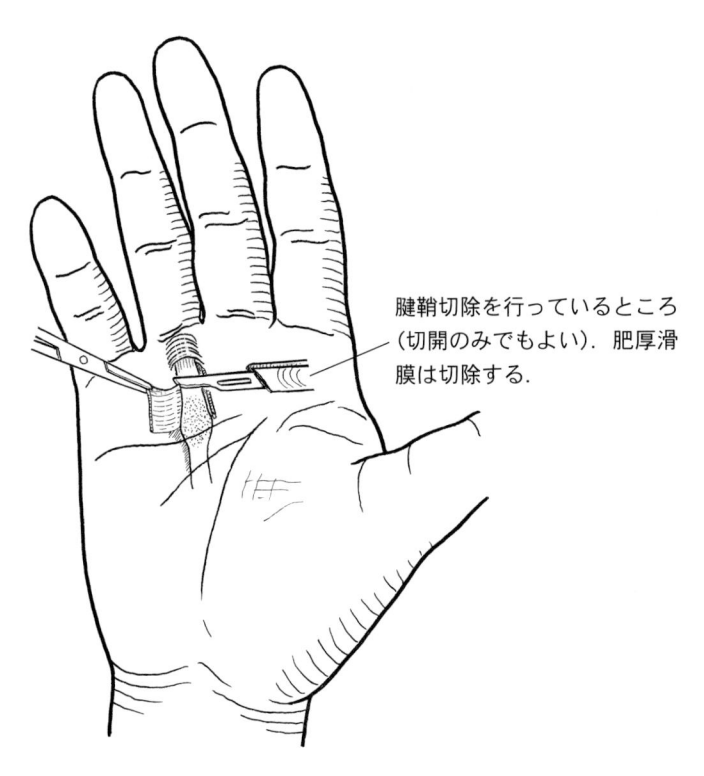

腱鞘切除を行っているところ（切開のみでもよい）．肥厚滑膜は切除する．

c. 弾撥現象消失の確認

　以上ののち止血を確実にして創を閉鎖する．運動は術後ただちに開始してよい．なお，肥厚滑膜があればこれも同時に切除するのが望ましい．

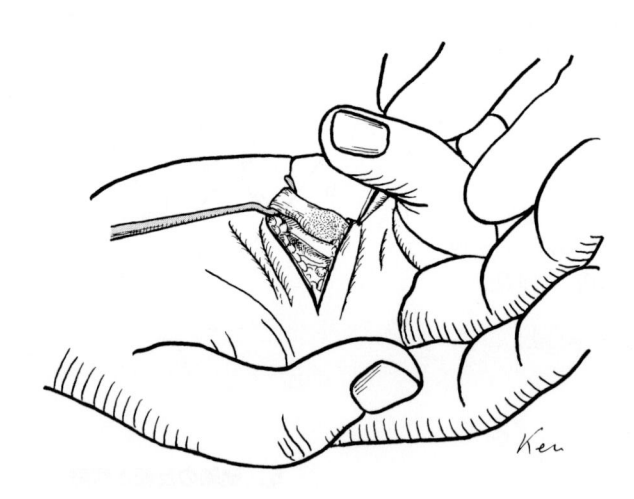

4　小児における弾撥母指

　原則的に先述と同じ．ただし急いで切開する必要はなく2～3年，ないし数年の経過で自然治癒するものも多い．したがって5～6歳から10歳まで経過をみてよい．

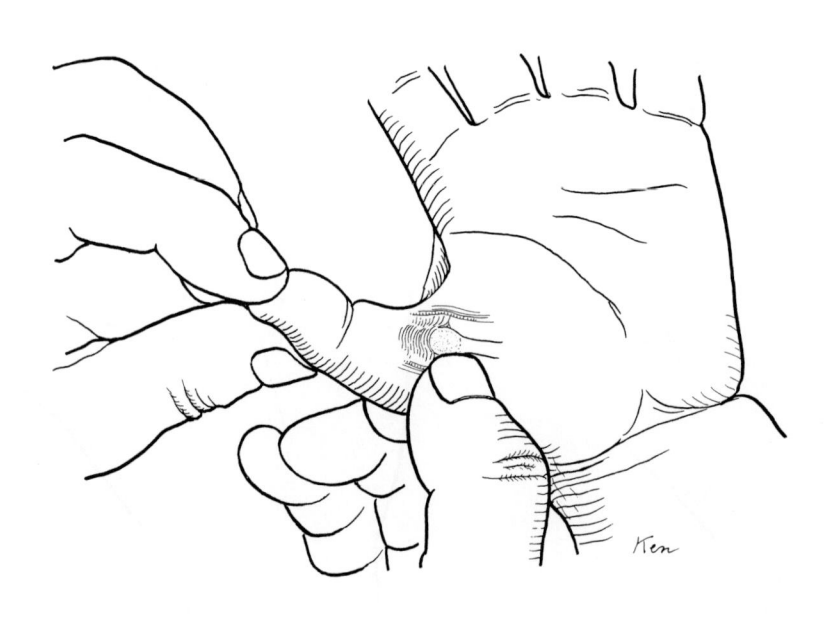

5 小指伸筋腱の弾撥現象

きわめてまれであるが，小指伸筋腱が伸筋支帯下に進入する部において弾撥現象をおこすことがある．今日までに3例を経験したが，治療は伸筋支帯の一部切離により完治せしめうる．切開にさいしては尺骨神経知覚枝を損傷しないよう注意する．

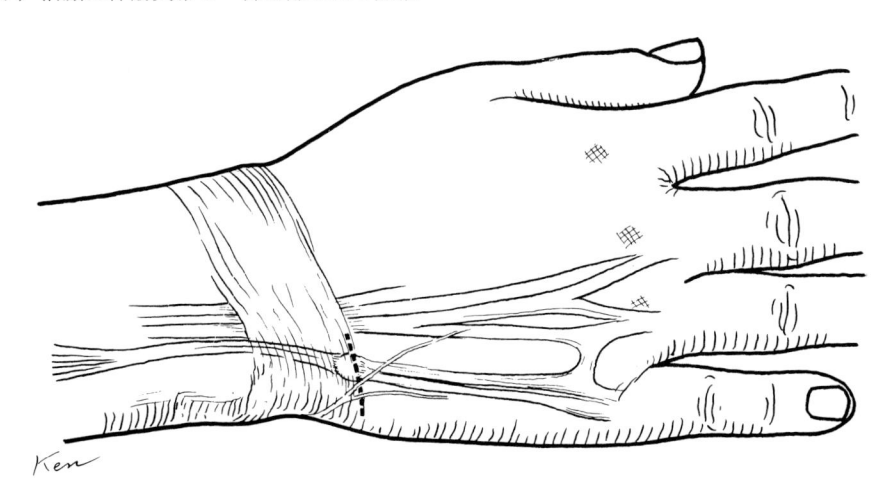

6 PIP関節での弾撥現象

きわめてまれであるが，基節骨骨頭顆部の骨異常により側副靱帯がこれに引っかかり，弾撥現象をみることがある．

a．PIP関節伸展時

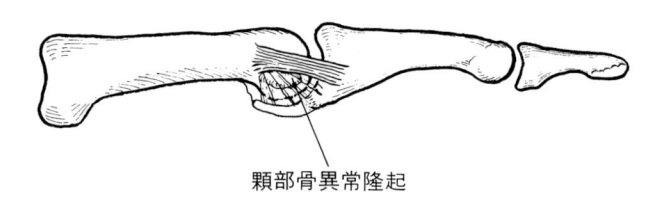

b．PIP関節屈曲時

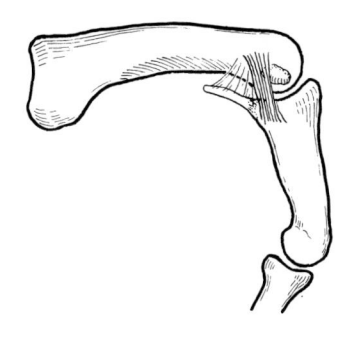

顆部骨異常隆起

c．治　療

顆部の骨隆起を切除しているところ．

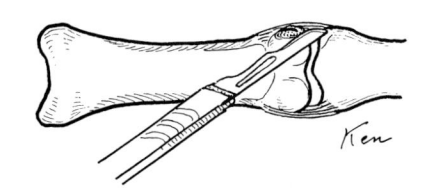

7 腱交叉部での弾撥現象に対する浅指屈筋腱 1 側交叉の切除

(湯浅ほか：整形外科 53：1631-1633, 2002)
(Viet DL et al : Trigger finger treatment by ulnarsuperficial step resection. J Hand Surg 29B: 368-373, 2004)

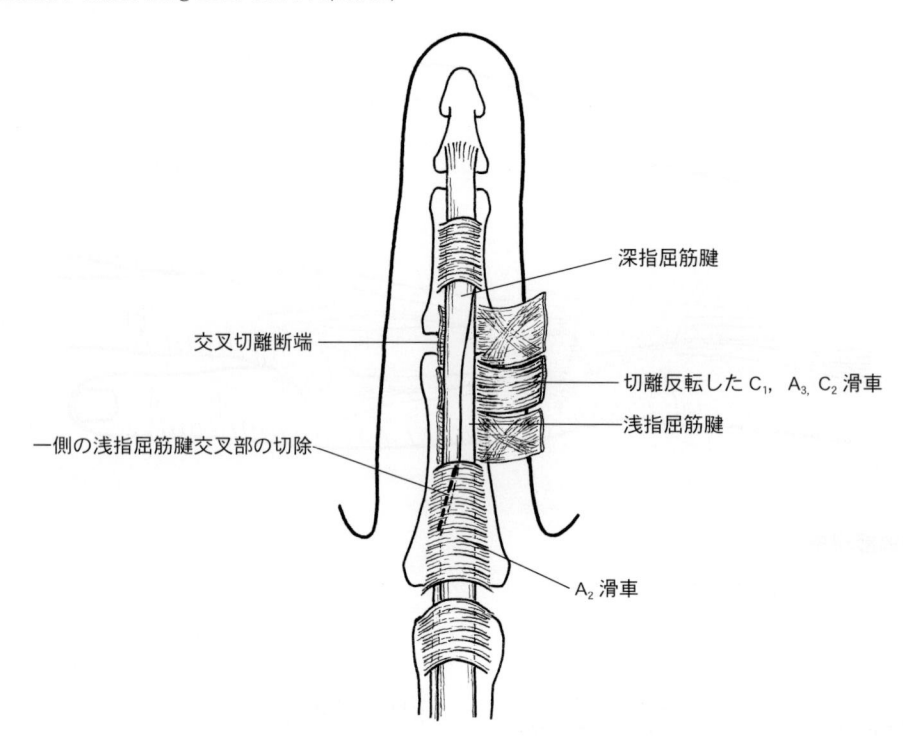

深指屈筋腱
交叉切離断端
切離反転した C_1, A_3, C_2 滑車
浅指屈筋腱
一側の浅指屈筋腱交叉部の切除
A_2 滑車

8 狭窄性腱鞘炎（de Quervain 腱鞘炎）の治療

日常外来でしばしば遭遇する疾患である．手関節の簡易固定用装具で軽快することもある．また CM 関節固定用装具の長目のもので代行することもある．

a．診 断

Finkelstein テストの実施．

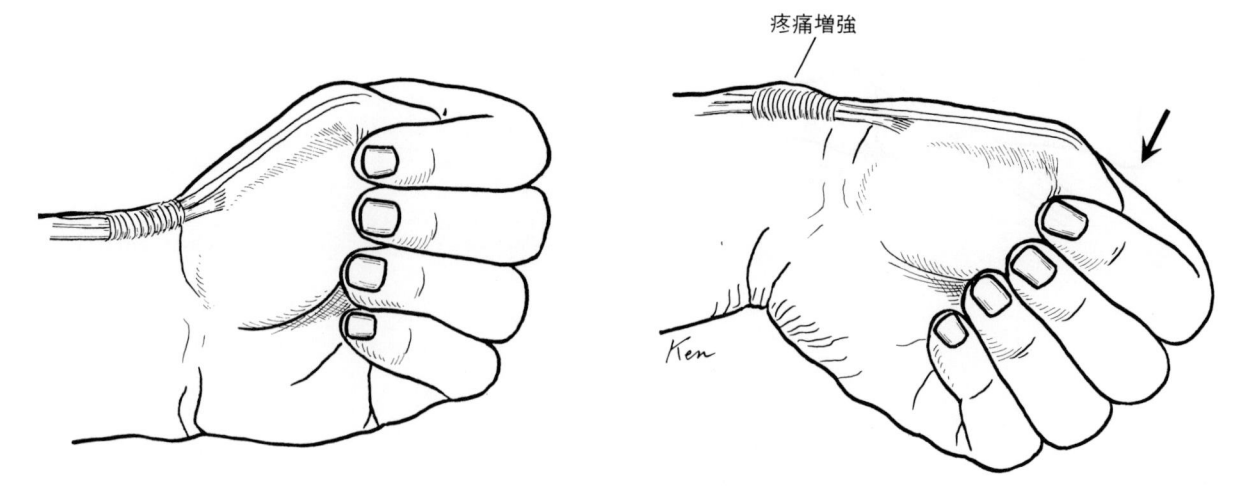

疼痛増強

b．切開と局所解剖

　橈骨神経知覚枝を損傷しないよう注意する．知覚枝確認ののち腱鞘切開に移る．横切開としたが縦切開も用いられ，これにZ-形成を加える人もある．

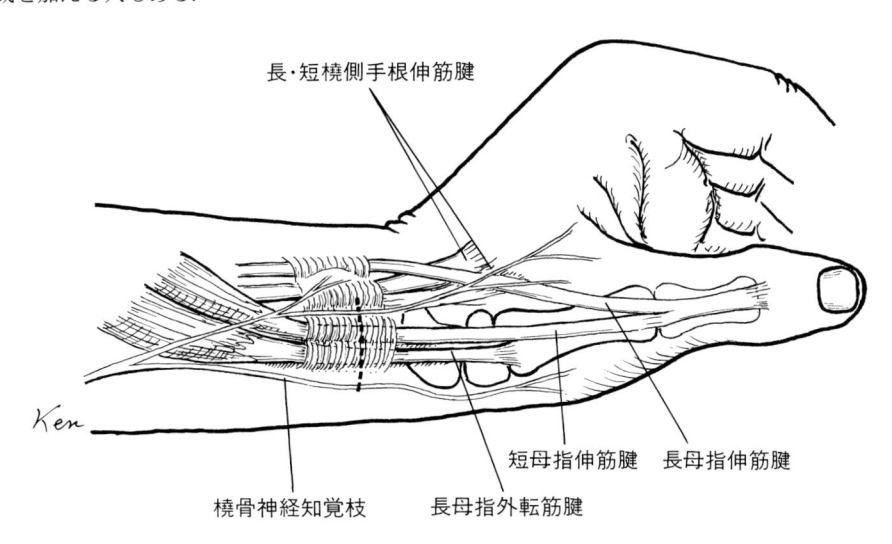

長・短橈側手根伸筋腱
短母指伸筋腱　長母指伸筋腱
橈骨神経知覚枝　長母指外転筋腱

c．腱鞘切開とその確認

　腱鞘は切離だけでなく切除することもある．なおこの部には多くの解剖的異常のあることを忘れてはならない．したがって，手術にさいしては腱鞘切開が完全であることを確認してから，創を閉じることが大切である．とくに長母指外転筋腱が2本に分かれ，さらに短母指伸筋腱との間に隔壁があるような場合に注意が必要である．

（諸橋政槙：de Quervain 腱鞘炎—診断と手術手技の留意点．整形外科治療のコツと落とし穴—上肢，p 156-157，中山書店，1997）

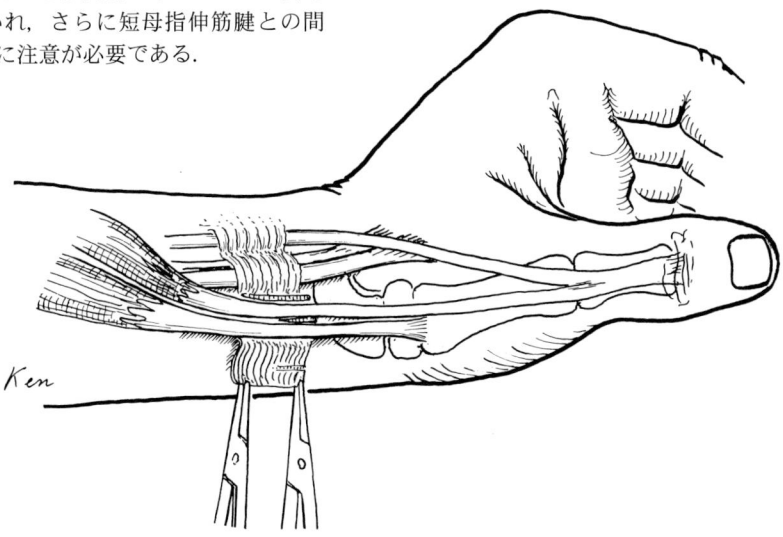

9 Intersection syndrome

2本の橈側手根伸筋腱と短母指伸筋,長母指外転筋の交叉部に一致して,手の使い過ぎにより発生.局所にギシギシという軋音を触れるのが特徴.Grundberg ら (1985) によると,原因は第2区画の腱鞘炎であるとされ,これの切離を行っている.スポーツをする人にみることが多い.

治 療：
① 安静
② 湿布
③ ステロイド局注など
④ 時に切開

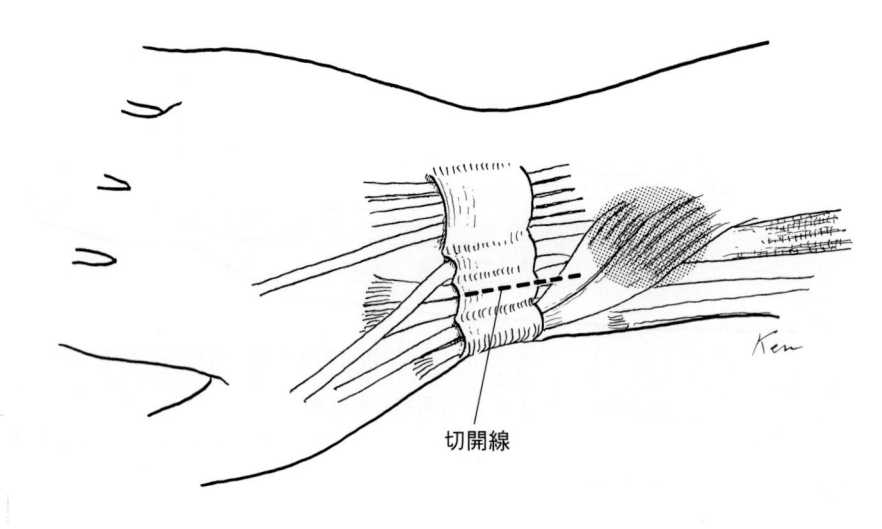

切開線

10 手関節の弾撥現象 (trigger wrist)

まれに手指の運動により手関節部に弾撥現象をきたすことがある.原因は屈筋腱周囲組織の腫瘤様肥大でリウマチによることが多い.

治 療：
手根管を開放し肥厚滑膜を摘出する.

第 20 章　絞扼性神経障害（entrapment neuropathy）

日常外来でしばしば遭遇する疾患で，ここでは手根管症候群，尺骨神経管症候群，肘部管症候群，遅発性尺骨神経麻痺，後骨間神経麻痺，前骨間神経麻痺について述べることとする．

1 手根管症候群の治療

本症もまた外来でしばしば遭遇する疾患の1つである．

a．診　断

症状としては，
① 正中神経領域の知覚異常
② 夜間痛増強
③ 母指球筋萎縮，対立運動障害
④ 手根管部の Tinel's sign 陽性
⑤ Wrist flexion test の陽性
⑥ 伝導速度測定
などをもとに診断する．

透析患者では手根管内アミロイド沈着が原因となることがある．MRI 精査を行うもよい．

1）母指球筋の萎縮

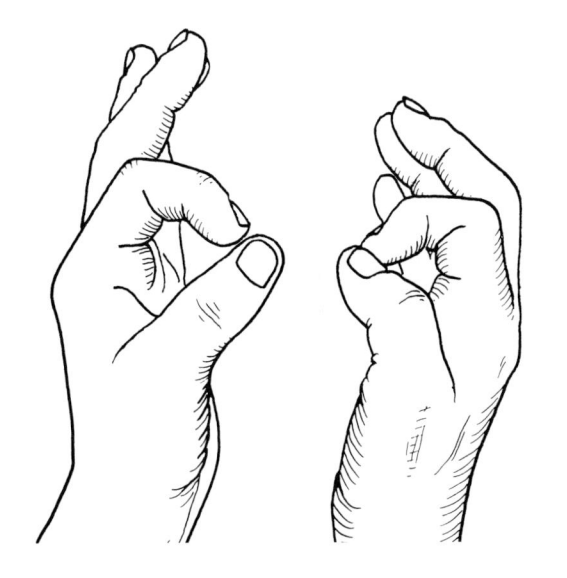

2）対立運動の障害

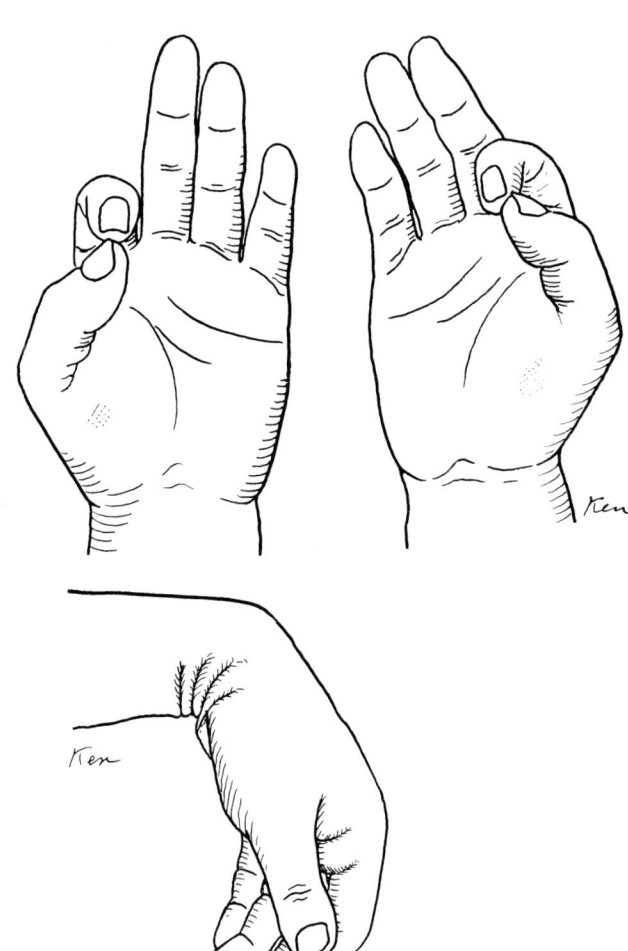

3）Wrist flexion test の実施

Wrist flexion test（Phalen's test）の実施．約1分間手関節を屈曲位に保つとシビレ感が増強する．ついで手関節を伸展位に返すとシビレ感が軽減する．

b．保存的療法としての装具

ふつう保存療法としてはステロイドの手根管内注入と掌側夜間副子が使用されるが，図のごとく背側副子，また手関節簡易固定用装具を使用するのも便利．夜間は必ず使用せしめる．これであれば，日中でもさほど不便なく使用可能である（原ほか：臨整外 26：199, 1991）．

1）背側副子

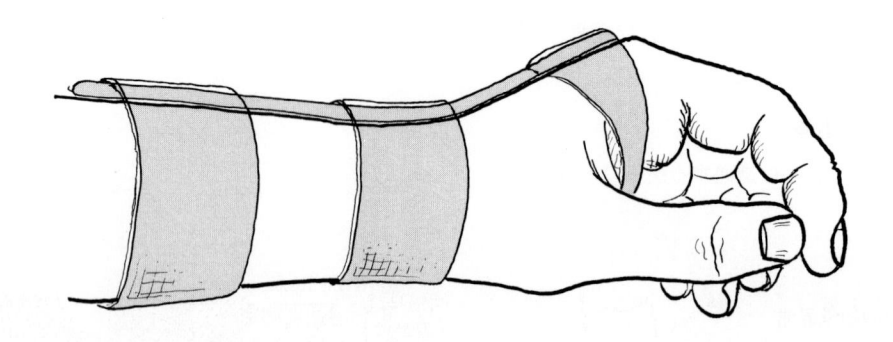

2）手関節簡易固定用装具（日本シグマックス）

装着は容易で洗濯も可能．

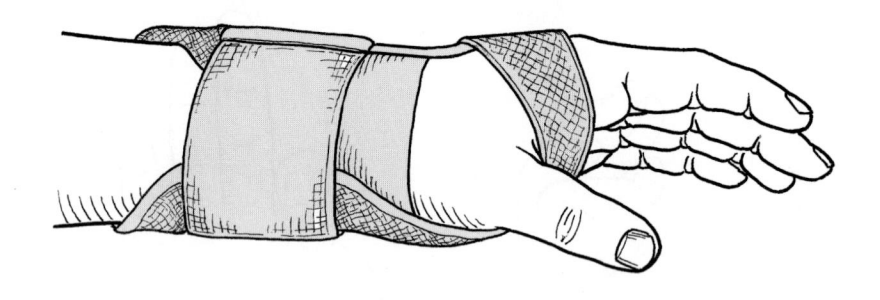

c. 切　開

治　療：
① 夜間副子固定
② ステロイド局注
③ 以上で軽快しない場合は手術を考慮する．

　なお，手術にさいしては術前に正中神経の伝導速度測定を行うのを原則とする．

　正中神経からの手掌枝を損傷しないよう注意する．

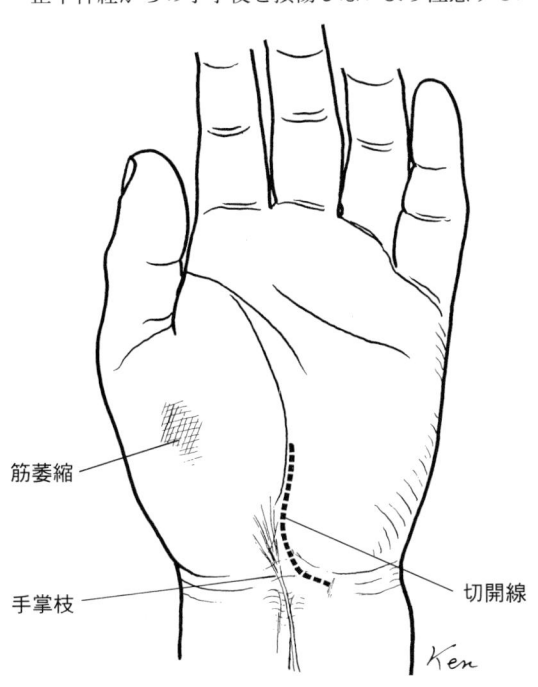

d. 手根管靱帯の解剖

　正中神経よりの運動枝の損傷を防止する目的で，切開は尺側よりとするのがよいであろう．

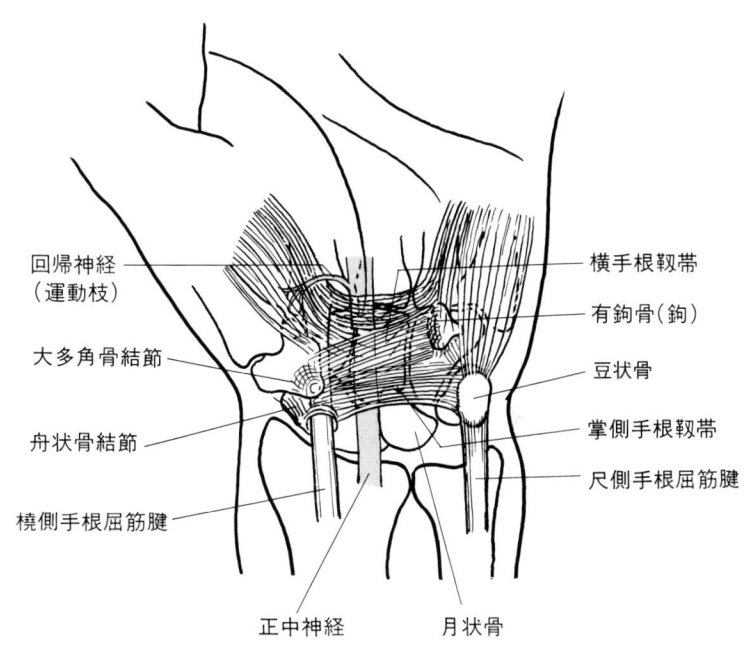

e. 手根管切開と神経剥離

　絞扼による神経肥大を認める．手根管は切り残しがないよう十分末梢まで切離することが大切である．ただし，回帰神経を損傷することがあってはならない．なお，外傷に合併するものについては手根管背面の骨の突出・隆起に注意し，もしこれを認めれば切除が必要となる．

　本症はしばしば透析患者にもみられるが，このさいは局所麻酔でしかも止血帯なしで手術をするのが原則である．吸引と双極凝固を行いながら切開，滑膜切除を行う．

（註）問題点として，次のごときものがある：
① 陳旧例では母指内転拘縮があるので，これの除去が大切．また長母指伸筋腱の尺側転移にも注意する．
② 回帰神経損傷：既述
③ 腱鞘の切り残し：掌側手根靱帯のみ切離し，横手根靱帯を切り残した場合
④ 手根管内血腫形成：血腫は瘢痕となり，局所疼痛の原因となる．皮下脂肪組織を挿入して血腫形成を防止することもある．
⑤ 神経内神経剥離は原則として行っていない．行うとすれば epineurotomy 程度とする．

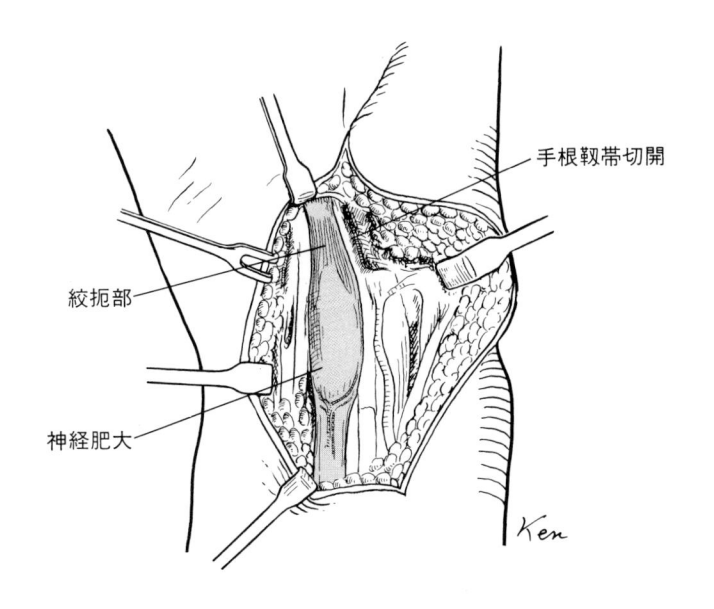

f．手根管のZ字切開

血腫形成および腱，神経のbowstringが多少とも防止されるかも知れない．切離した靱帯は緩めに縫合する．

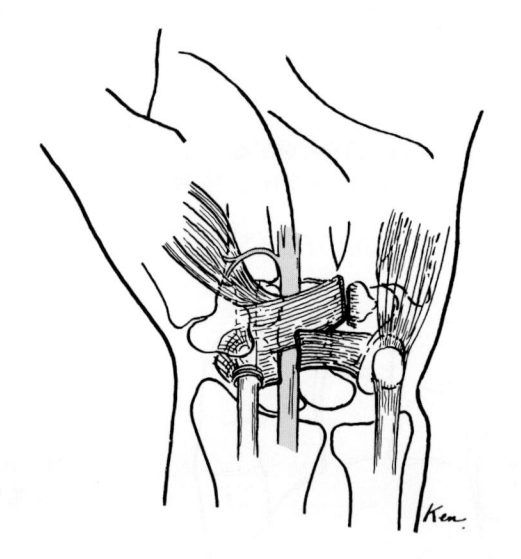

g．Indiana Tomeによる手根管切開

手関節15〜20°背屈位とし，まずKaplan線と環指橈側線の交点に15mmの縦切開を加え，皮下を分けて正中神経と浅掌動脈弓を確認．正中神経の尺側で横手根靱帯末梢部に5mm程度の縦切開を加える．次に薄目の剝離子で横手根靱帯と正中神経の間を剝離し，pilotを正中神経の尺側に挿入し，切離刀の挿入路を確保，さらにpalmar stripperで手掌腱膜と横手根靱帯の間を剝離したのち，double pilotを用いて横手根靱帯の掌側にも切離刀の挿入路をつくり，最後にIndiana Tomeを用いて横手根靱帯，および掌側靱帯を完全に切離する．

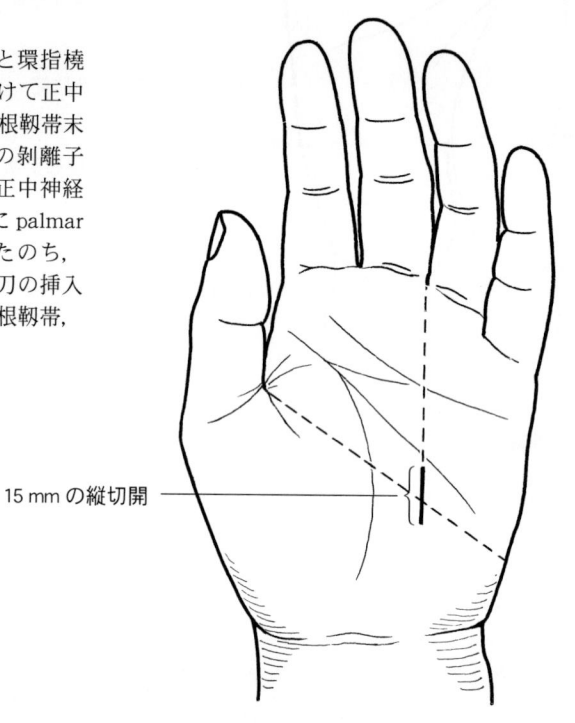

15mmの縦切開

（木森ほか：皮下手根管開放術．整形外科50：876-881，1999）

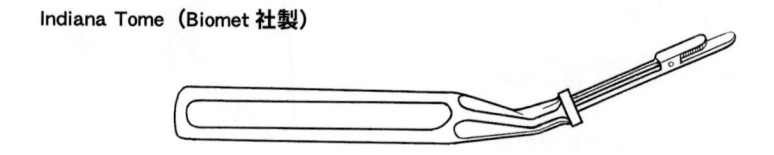

Indiana Tome（Biomet社製）

② 陳旧性手根管症候群に対する母指対立再建

腱移行術の正中神経の項を参照のこと．

a．切 開

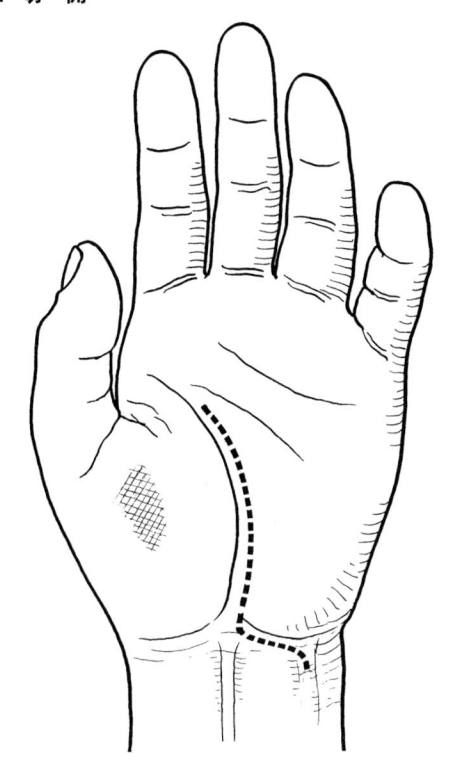

b．手掌腱膜の走向

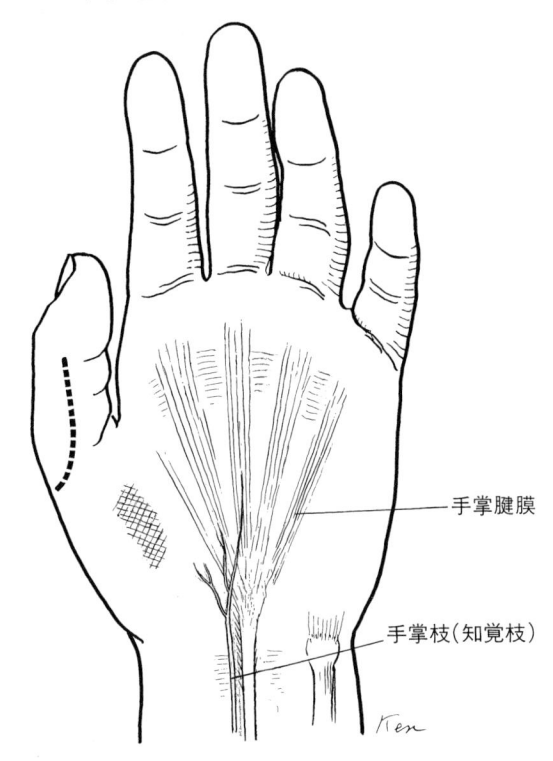

手掌腱膜
手掌枝（知覚枝）

c．手根管切開と手掌腱膜の移行による母指対立再建（Camitz法）

　長掌筋を力源とし，手掌腱膜長軸線維を束ねたものを短母指外転筋腱移行部に移行することにより，母指対立を再建せんとするもの（Littler and Li, 1967）である．線維は長目に採取する．その他，Enna法，またはその変法を使うのもよい．また，他の力源，たとえば小指伸筋腱などを利用するのもよい．腱移行術の項を参照．ただし，術後手関節の屈曲位を強くすれば，手根管切開の意義を失うこととなるので注意する．

　透析患者では局所麻酔で，しかも止血帯なしで手術を行う．このさいは吸引管で血液・食塩水を吸引しながら手術を行う．右図では移行腱に滑車を形成していないが，多少のbow stringを気にしなければ必ずしもその必要はないであろう．

（註）近年鏡視下に手根管を開放する術式が導入されているが，社会復帰が早い利点はあるものの，問題点も少なくない．行うのであれば，従来法をマスターしてから行うべきである．

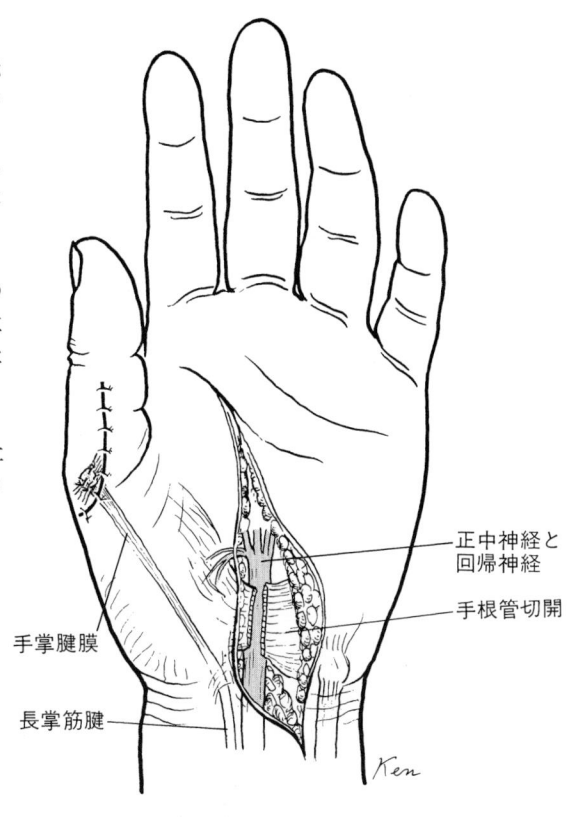

正中神経と回帰神経
手根管切開
手掌腱膜
長掌筋腱

d．長母指伸筋腱への腱移行

陳旧症例で長母指伸筋腱が尺側に脱臼しているような症例では，移行腱膜の先端を長母指伸筋腱に移行することもある．しかしこのさいはMPおよびIP関節の屈曲が多少とも制限されることは否定できない．

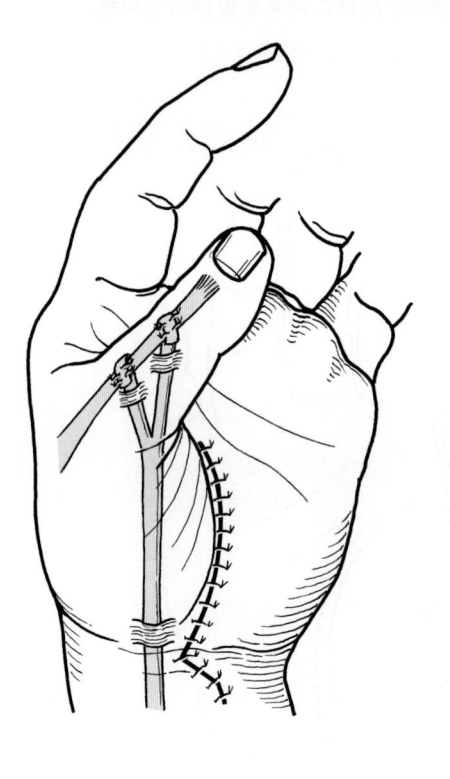

③ 尺骨神経管症候群の治療

a．Guyon 管と尺骨神経

必要に応じて，CT，MRI 精査を行う．

（図中ラベル：浅枝（知覚枝），深枝（運動枝），有鉤骨鉤，尺骨神経，尺骨動脈，横手根靱帯，Guyon 管，舟状骨結節，正中神経，掌側手根靱帯，神経・血管の上をカバー）

b．Guyon 管断面

c．Guyon 管と尺骨神経運動枝

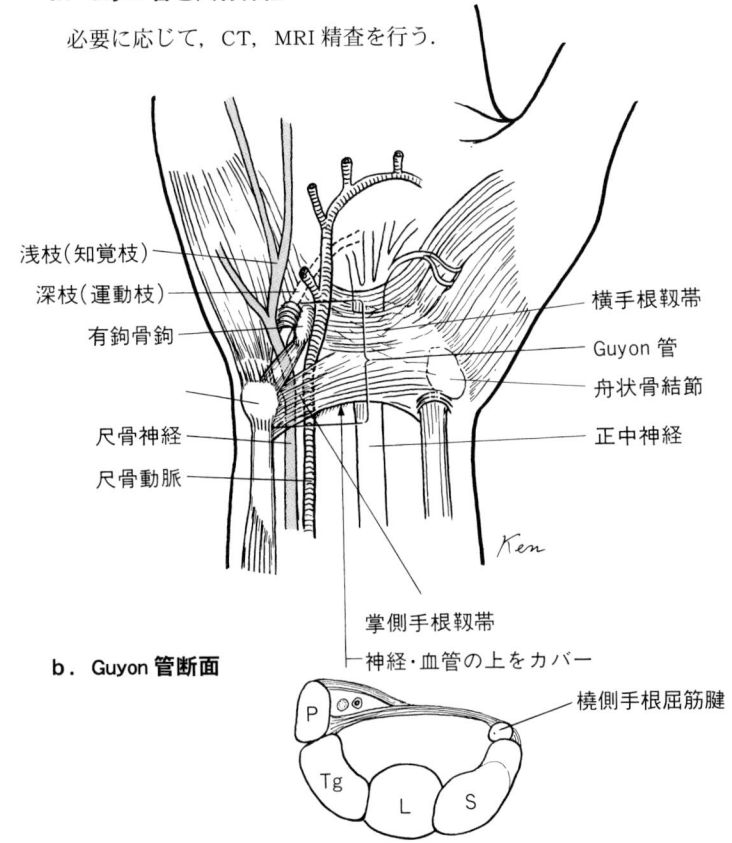

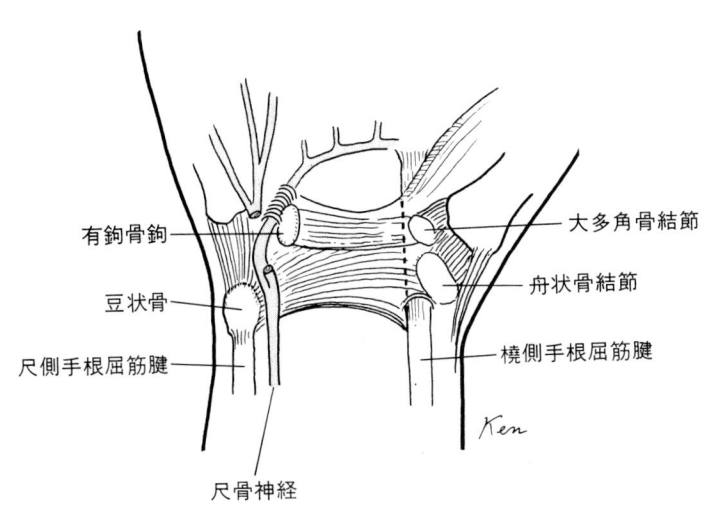

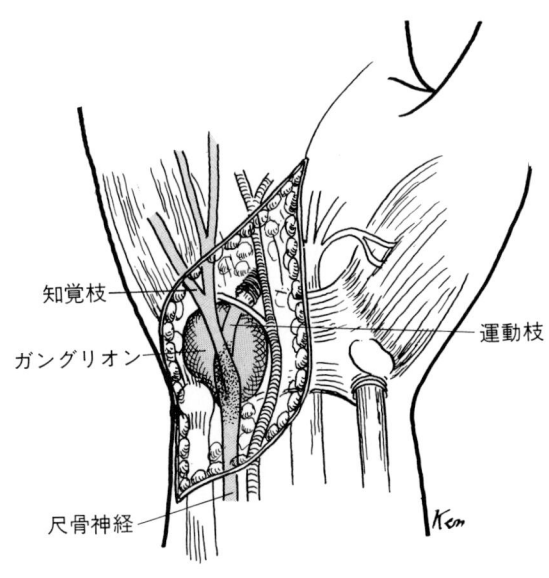

（図中ラベル：有鉤骨鉤，豆状骨，尺側手根屈筋腱，尺骨神経，大多角骨結節，舟状骨結節，橈側手根屈筋腱）

d．ガングリオンによる尺骨神経の圧迫例

Guyon 管内，またこの付近にガングリオンなどの腫瘤が発生するとか，手根骨，または尺骨遠位端に骨折脱臼（有鉤骨鉤骨折を含む）がおこり，この管が狭小化すると，尺骨神経は圧迫されて知覚枝・運動枝の単独麻痺，また合併麻痺が発生する．そのさいは手術による圧迫除去が必要となる．

（図中ラベル：知覚枝，ガングリオン，尺骨神経，運動枝）

4 肘部管症候群（cubital tunnel syndrome）

Cubital tunnel syndrome の治療：

著者はこれを大きく3つに分けて考えることとしている．すなわち1つは中・高齢者におこる変形性肘関節症に続発した肘部管症候群で，これに対してはいわゆるKing法が適応となる．

次は少年期の外顆骨折に続発した外反肘を伴う遅発性尺骨神経麻痺と呼ばれるもので，これに対しては尺骨神経の前方移動法が適応になることが多い．すなわち両者は別個に取り扱うべきもので同一に論ずるべきではないと考えている．なおKing法の失敗例に対してはしばしば前方移動術の行われることも付け加えておく．

さらにいま1つは先天性，または外傷後に発生した内反肘に合併するもので頻度はまれ．治療としてはKing法，または前方移動法が用いられる．

異常筋としての滑車上肘筋によるものであれば，この筋の切除でよい．

変形性関節症による肘部管症候群の原因としては，尺側手根屈筋両頭間のいわゆるOsborneバンドが絞扼の原因のごとく考えられているが，実際は変形症のため肘頭が横に肥大，同時に滑車辺縁部にも骨増殖がおこり，これが側方から，または底面から圧迫をきたし，二次的にOsborneバンドによる絞扼をきたすと考えるべきであろう．

なお症例によっては頸髄症との double lesion もあるので，診断にあたっては注意する．

手術に際しては，術前に尺骨神経の伝導速度の測定が必要となる．CT，MRIによる局所の精査も望ましい．

A. 内上顆切離術（King法）

a．King法の切開

本法は内上顆を切離することにより間接的に神経への圧迫を除去せんとするもので，神経剥離とは意味を異にすることを理解すべきである．原則として神経にはタッチせずに手術を行う．なぜなら神経に対する操作は，かえって血行を障害し回復を遅延せしめる可能性があるからである．

皮膚剥離にさいしては内側前腕皮神経枝を損傷しないよう注意する．これを損傷すると前腕尺側に知覚障害をきたすこととなる．

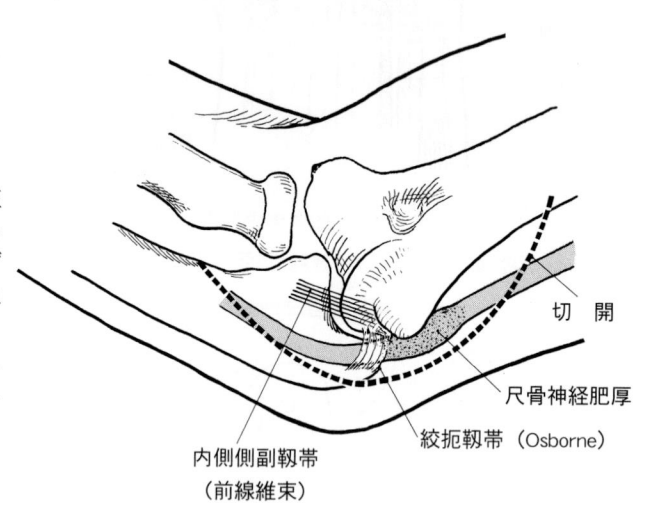

b．肘の正面X線像

骨切除の範囲．

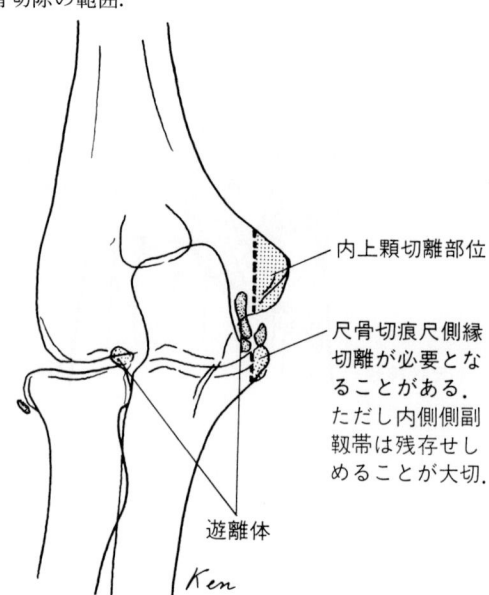

c．肘の側面X線像と骨棘形成

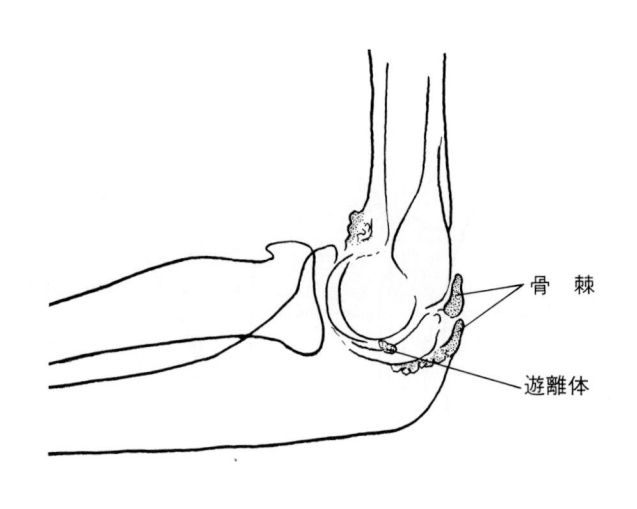

d．肘の変形性関節症と尺骨神経

　肘頭尺側縁の骨棘形成と滑車尺側縁の骨肥厚により尺骨神経が圧迫され，肘部管症候群を発症する．肘関節形成術の項（597〜616頁）も参照のこと．著者の経験症例のCT像では，肘頭の横軸肥大Aを顆部横径Bで割った比率が0.6以上のものには肘部管症候があるのに対し，0.5以下のものには症候がなく，その間にあるものは症候群の前段階か初期症例であると思われた（津下健哉：日肘会誌 5：55-56, 1998）.

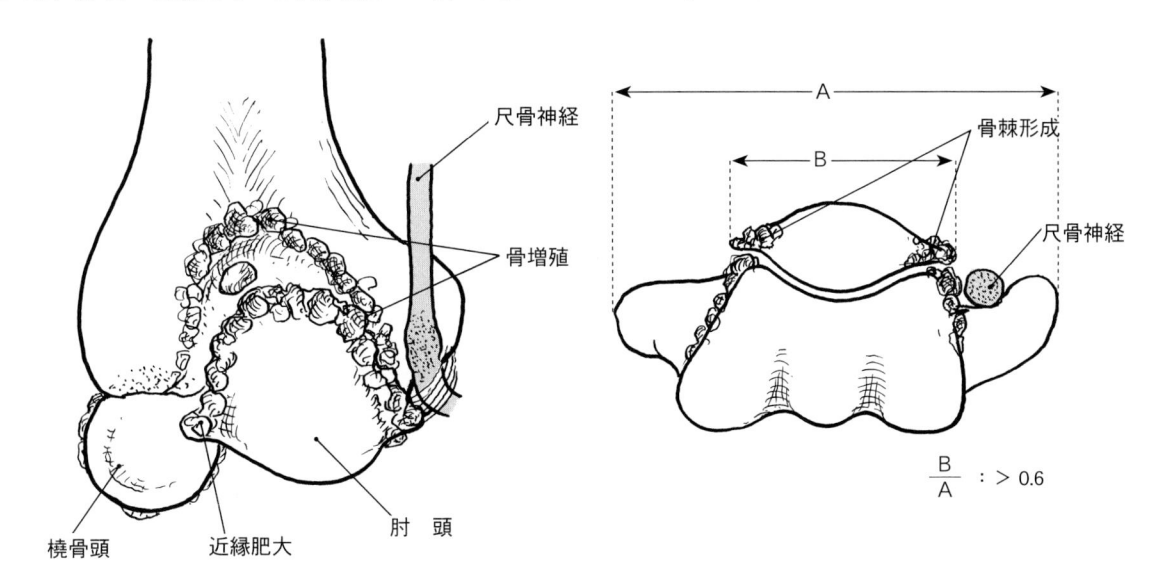

$$\frac{B}{A} : > 0.6$$

e．切開と局所の解剖

　前腕内側皮神経を損傷しないよう注意が大切．

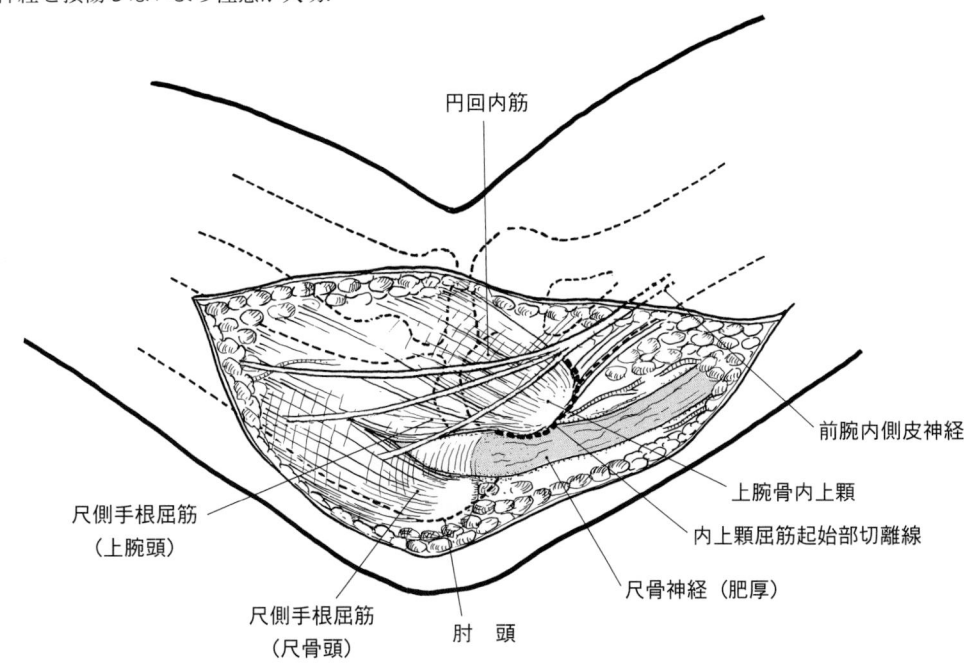

f．上腕骨内上顆の露出

メスを用いて，内上顆に付着する円回内筋腱を骨膜下に切離して橈側に反転．さらに尺側骨膜も骨に接してこれを剝離，尺側に反転して内上顆を露出する．このさい尺骨神経にはタッチしないか，側方によけるのであれば，できるだけ愛護的に取扱う．なおこの症例においては関節裂隙より発生したガングリオンの存在を認めたが，これが尺骨神経を圧迫する所見はみられなかった．本症にはしばしば大小のガングリオンが合併することを忘れるべきでない．

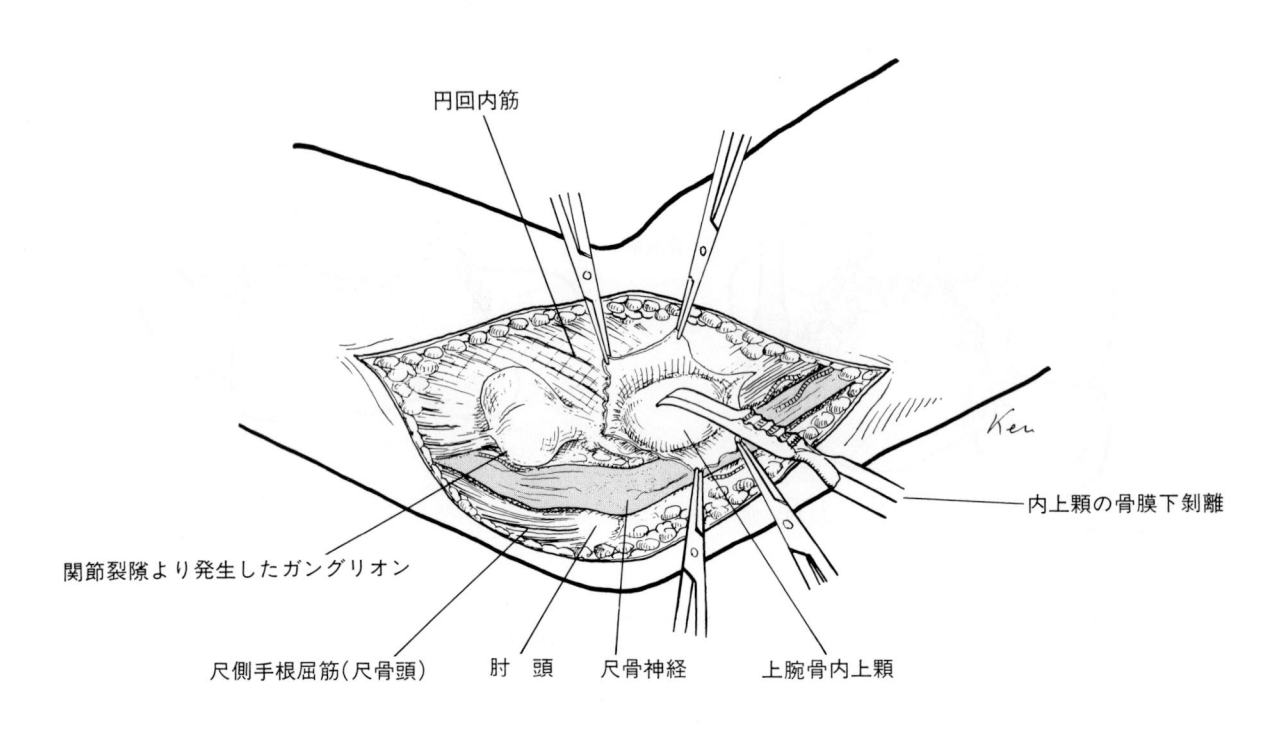

g．ノミによる内上顆の切離

ガングリオンも切除した．

h．内上顆切離の完了

尺骨については切痕の尺側縁の突出が強い場合にはその一部を切除することがある．ただし内側側副靱帯を損傷しないよう注意する．

なお，内側側副靱帯の後線維束は必要に応じて切除してよいが，前線維束は必ず残存せしめる．

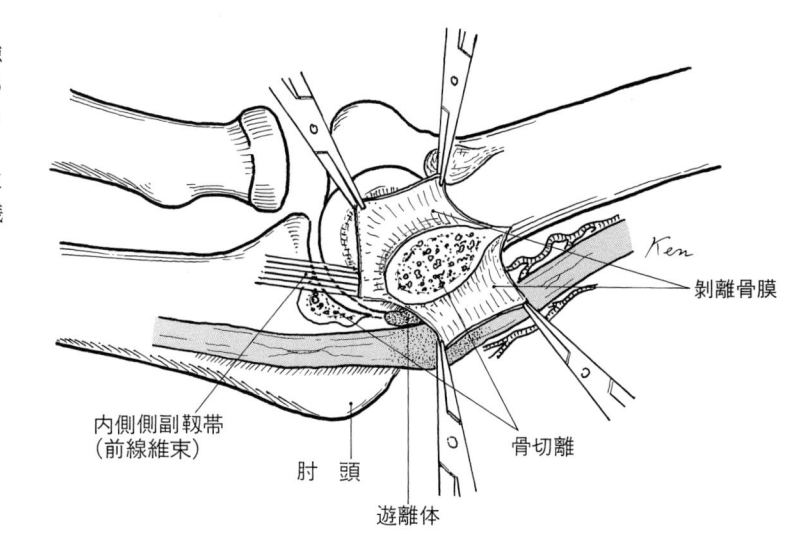

剝離骨膜
内側側副靱帯（前線維束）
肘頭
遊離体
骨切離

i．内上顆切離面の被覆

切離面を骨膜で被覆する．さらに反対側の骨膜でも被覆する．

その他，骨棘とか関節遊離体が存在すればこれらも切除する．

なお肘頭窩に遊離体があるさいには，骨に接して筋をよけ窩部に達し遊離体除去を行う．同時に肘頭先端の切除，短縮も可能である．

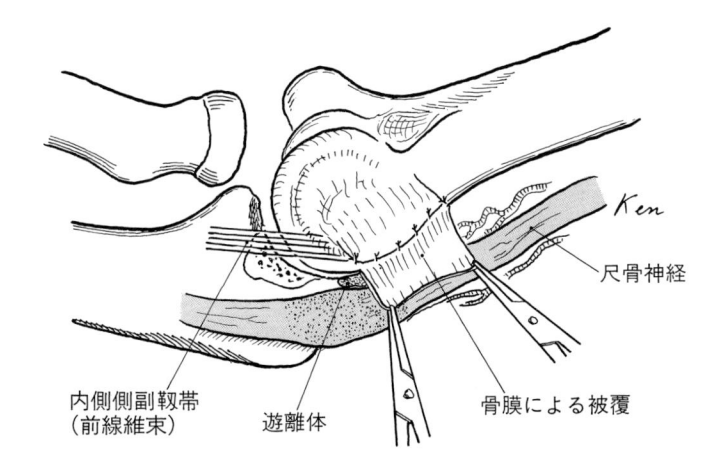

内側側副靱帯（前線維束）
遊離体
尺骨神経
骨膜による被覆

j．内上顆切離面の被覆の終了と骨棘および遊離体の除去

以上により手術を完了．とくに神経に対しては原則として処置は行わない．しかし，神経肥大と硬化が強いようであれば時に神経外膜切開を行うことがあるが，神経内神経剝離などは行わない．術後は肘直角位でギプス副子固定を行い，7～10日後より自動運動を開始する．

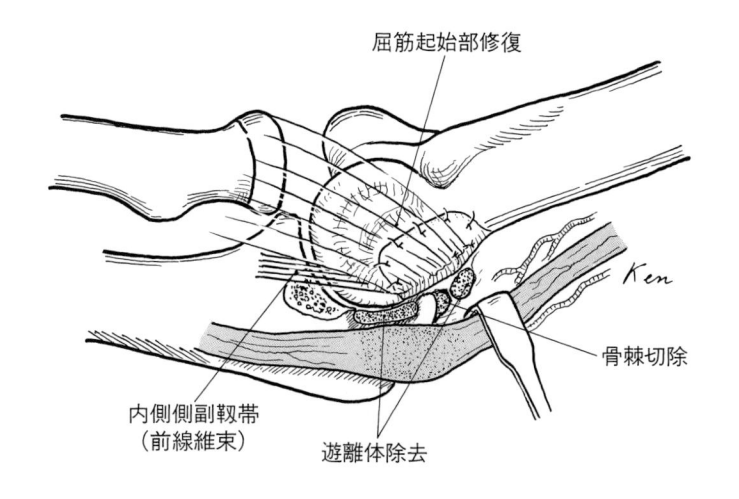

屈筋起始部修復
内側側副靱帯（前線維束）
遊離体除去
骨棘切除

第20章 絞扼性神経障害

k．断面でみた内上顆切除（King法）

赤堀の図を参考とした．

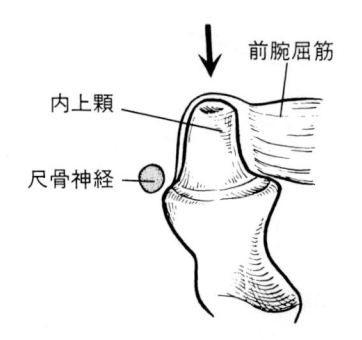

1）骨膜切開　　2）内上顆切除　　3）筋層で断面をカバー　　4）骨膜の縫着，神経の移動

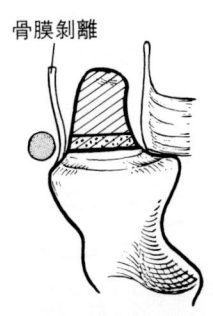

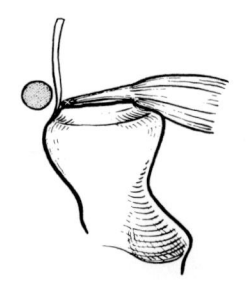

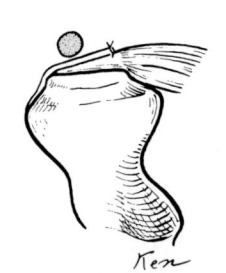

前腕屈筋
内上顆
尺骨神経

骨膜剝離

骨は十分に切除するが，内側側副靱帯付着部は温存する．

B．外反肘を伴う遅発性尺骨神経麻痺に対する尺骨神経の前方移動術（Learmonth法）

a．外反肘と切開

外反肘を伴う遅発性尺骨神経麻痺と尺骨神経の前方移動術のための切開．

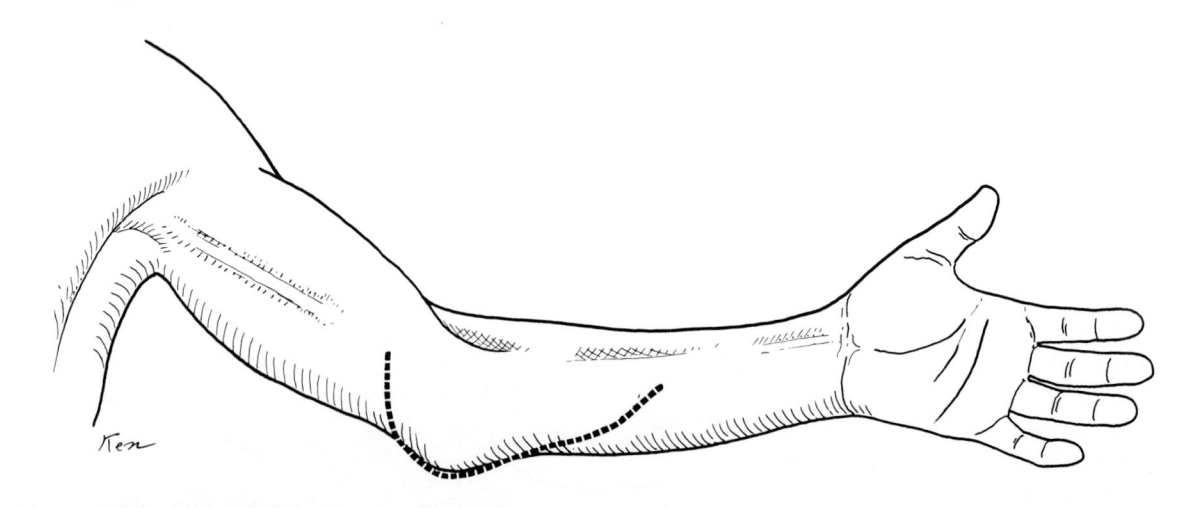

尺骨神経前方移動の適応と注意：

　肘の外反変形が強いような場合，また一度手術が行われた症例に再手術を行うようなさいに適応となる．ただし手術にあたってはatraumaticな操作が大切であり，神経の取扱いは慎重でなければならない．操作の如何により（術者により），予後が大きく左右されることを忘れてはならない．本法の利点は神経の走行が短縮され，しかも筋肉の下に保護されることにあるが，操作がやや複雑で神経に対する障害が大きくなりやすいという欠点があり，したがって神経の回復は少し遅れる傾向はあるが，長期の観察をすれば最終予後はKing法と変わらないか，より優れている．なお，神経は前腕屈筋群下に入れるべきで，皮下で筋肉上に前方移動する方法は神経の走行に無理が起こり，かえって障害を強くする可能性があり，著者は原則として行わない．

b．外反肘のX線像

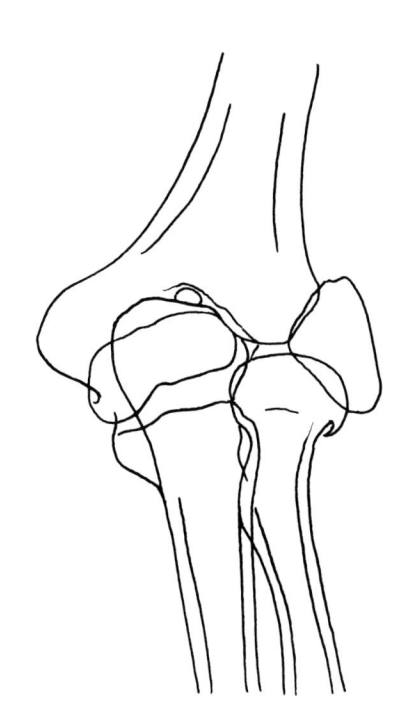

c．尺骨神経前方移動の切開と皮下の解剖

皮下の血管・神経はできるだけ温存することが望ましい．前腕内側皮神経を切離すると肘内側から前腕にかけ知覚障害をきたすこととなる．しかし，一部のものは切離しなければならないであろう．

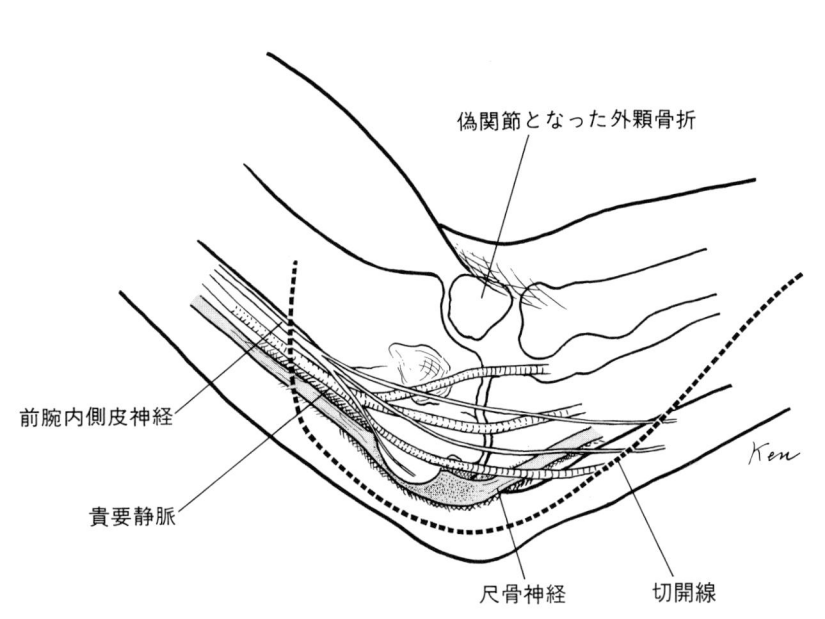

偽関節となった外顆骨折
前腕内側皮神経
貴要静脈
尺骨神経
切開線

d．皮膚剥離後の局所解剖

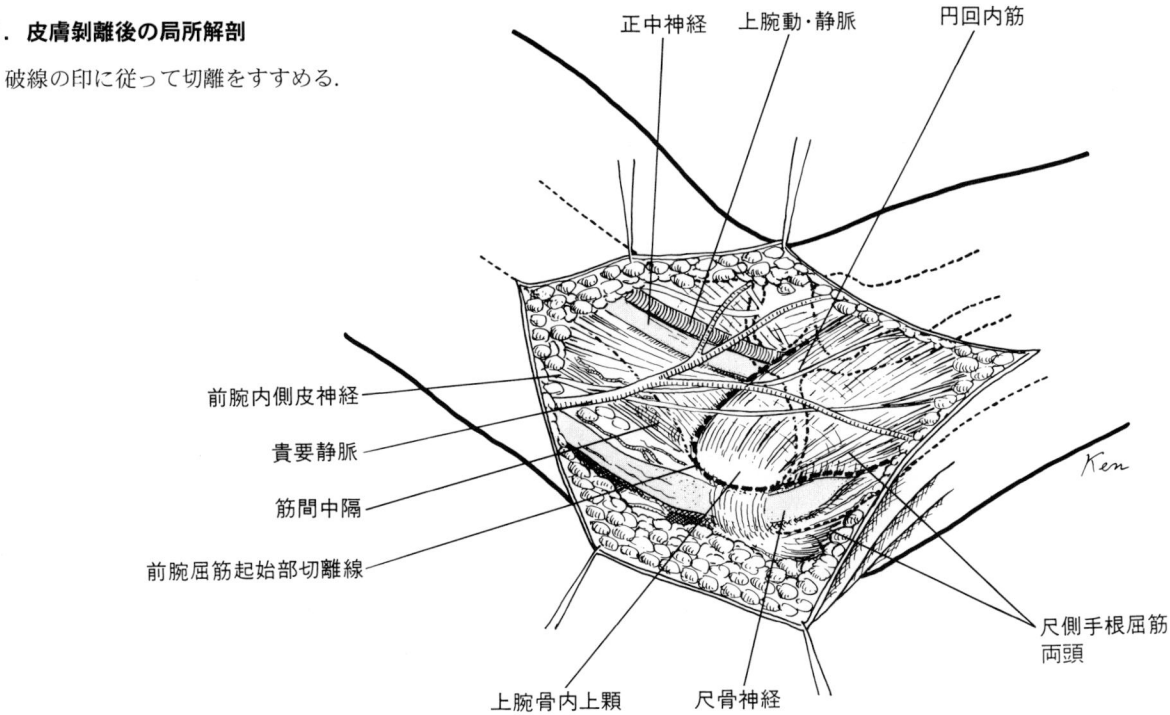

破線の印に従って切離をすすめる．

正中神経　上腕動・静脈　円回内筋
前腕内側皮神経
貴要静脈
筋間中隔
前腕屈筋起始部切離線
上腕骨内上顆　尺骨神経
尺側手根屈筋両頭

e．尺骨神経の剥離と前腕屈筋群の反転

尺側手根屈筋の両頭間にある fibrous band を切離し，血行をなるべく損傷しないよう注意しながら尺骨神経を剥離する．次にメスで円回内筋，および尺側手根屈筋など，前腕屈筋群の内上顆付着部を切離反転しながら剥離をすすめ，上腕筋が尺骨粗面に付着する腱部までを十分に露出する．なお，この実施には285頁の図2Bbのごとくに切離筋群の下にエレバトリウムを挿入して切離をすすめると便利である（フォルクマン拘縮の項を参照）．

f．尺骨神経の前方移動

尺骨神経の前方移動には関節枝の切離か，または中枢への分離が必要となる．また，上腕筋間中隔を切離・切除する．放置すると神経がこの中隔を越える部で圧迫を受けるからである．また，尺骨神経が尺側手根屈筋に侵入する部についても，筋の一部を線維の方向に裂いて尺骨神経の走向に無理なカーブがおこらないよう注意する．以上ののち前腕屈筋群をもとに返すが，神経が再移動しないよう剥離筋の内面と内上顆間に2～3個の結合縫合をおく．

g. 前腕屈曲群の再縫合で前方移動完了

術後は肘直角位でギプス副子固定を行い，10〜14日後より自動運動を開始する．なお，屈筋群再縫合の前に前述のKing法のごとく内上顆を切離するのもよい．

（註）陳旧症例で指にかぎ爪変形が認められるさいにはこれに対する腱移行，または"lasso"法などを合併することがある．腱移行の項を参照．

正中神経　上腕動・静脈　円回内筋
前腕内側皮神経
切離した筋間中隔
前方に移動した尺骨神経
もとに返して縫着した前腕屈筋群

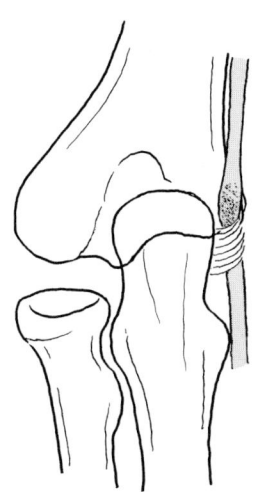

C. 肘部管症候群の原因のいろいろ

a. 変形性関節症によるもの

軽　症：Osborne法
中等症：King法
重　症：骨棘切除，前方移動

尺側手根屈筋の両頭間に張る線維性バンドが原因となるとして，これを切除する．実際にはバンドの絞扼というよりも，底面をなす骨の肥厚が原因と考えるべきであろう．初期症例，軽症例ではバンドの切除のみで効果が得られるので，骨棘切除まで行う必要はないであろう．

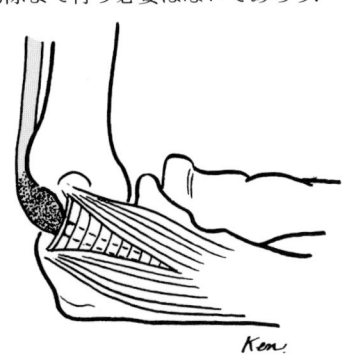

b. 内反肘によるもの

先天性上腕骨滑車形成不全症，または外傷性に内反肘が発生し，これが尺骨神経絞扼の原因となることがある．治療としては先述のKing法，また尺骨神経の前方移動法が適応となる．

c．滑車上肘筋によるもの

滑車上肘筋の除去．

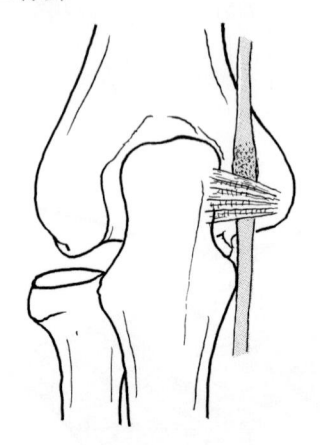

d．野球などによる内上顆剝離骨折によるもの

骨片除去，および神経剝離．

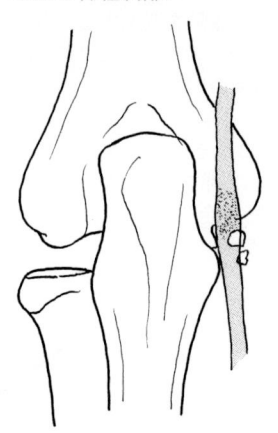

e．Struthers' arcade の構造

まれに顆上部に顆上突起が形成され，これに付着するStruthersの靱帯が上腕動脈，また正中神経を絞扼することがある．また症例によっては，突起の後方に上腕三頭筋内側頭から内側筋間中隔に至る筋膜により形成されたStruthers' arcade があり，これにより尺骨神経が絞扼されて entrapment を生ずることがある．尺骨神経の前方移動のさいには注意が必要である（奥山訓子ほか：日肘会誌 8：5-6, 2001）．

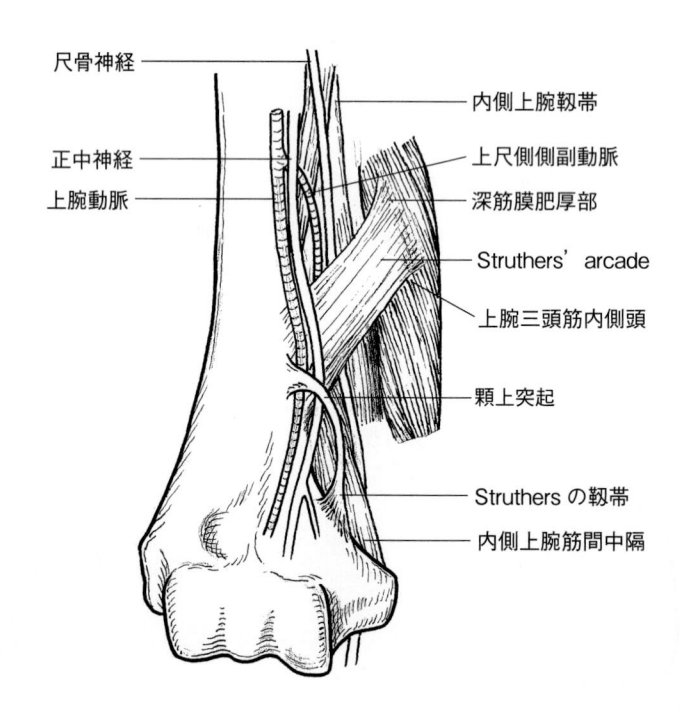

5 後骨間神経麻痺の治療

原因としては，回外筋の入口部における arcade of Frohse による絞扼とか，橈骨小頭部に発生したガングリオンなどのはっきりしたもののほか，肘部，または肩の疼痛後に発生する原因不明の麻痺も認められる．後者の場合，神経は淡い青白色を呈し，浮腫状に腫大しているのがふつうであり，自然治癒するものも少なくない．いわゆる neuralgic amyotrophy と呼ばれるものである．このさいは数ヵ月間経過をみて回復しないようであれば，神経剥離，また腱移行を考慮するが，手術にさいしては顆上部まで精査し，神経のくびれ現象などの有無についても観察する．

a．後骨間神経麻痺の症状

手関節の背屈は可能であるが指の伸展は不能である．なお，手関節の背屈と同時に橈屈するのが特徴であり，知覚障害はみられない（橈骨神経麻痺に対する腱移行の項も参照）．

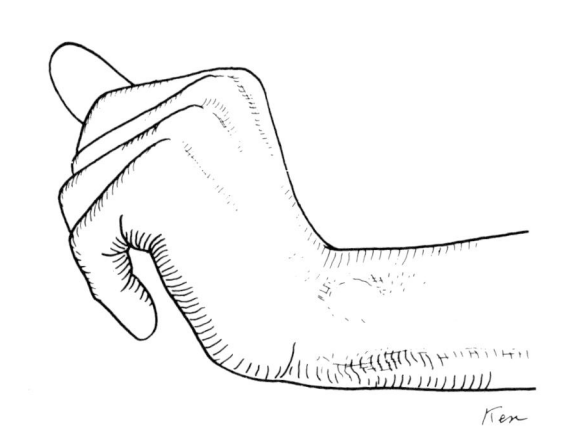

b．肘前面より橈骨神経深枝展開のための切開

腕橈骨筋の前縁に沿う切開を用いる．
手術に際しては MRI による精査も行う．

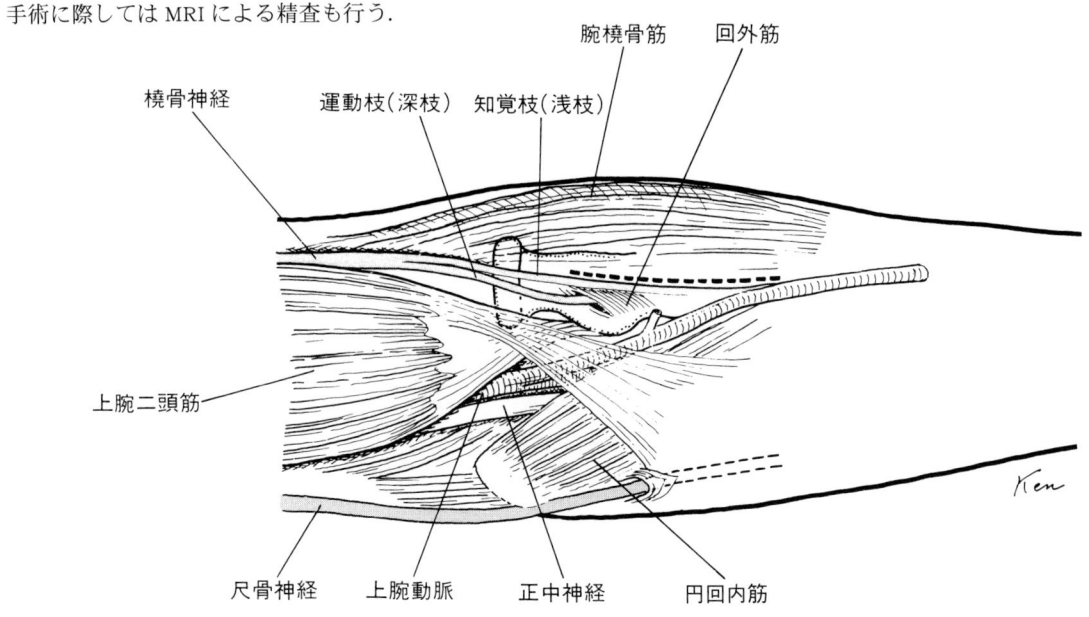

c. 後骨間神経の entrapment neuropathy に対する手術

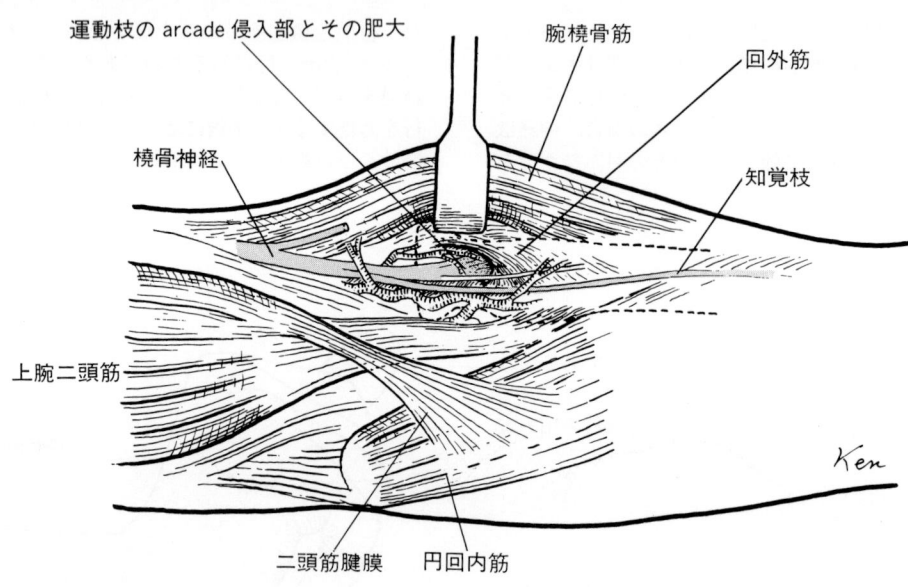

d. Arcade による絞扼

回外筋への侵入口にある arcade of Frohse による絞扼を認める．もし絞扼がなければ顆上部における神経の「くびれ」を精査し，ここにも異常がなければ腱移行について考慮する．

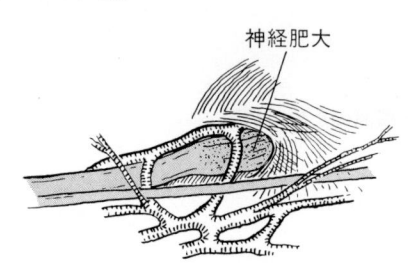

e. ガングリオンによる後骨間神経の entrapment neuropathy

図は右側が中枢側で，上図とは左右が反対となっているので注意．

f. ガングリオンと後骨間神経（側面像）

神経はガングリオンと arcade of Frohse の間にはさまれ絞扼されていた．

（註）原因を除去すれば，麻痺はただちに治癒に向かうのがふつうであるが，もし治癒傾向がなければ腱移行を考慮する．

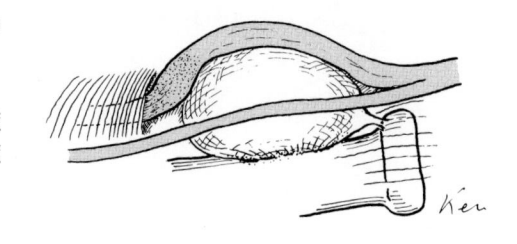

6 前骨間神経麻痺の治療

その発生は後骨間神経麻痺に比較して，さらに少ない．原因としては前骨間神経と交錯する円回内筋尺側頭の異常に厚い腱様組織，異常な fibrous band，また浅指屈筋の中枢側における fibrous arcade などが指摘されているが，原因の明らかでない肘・肩の疼痛を訴えたのちに発生する，いわゆる neuralgic amyotrophy と呼ばれるようなものも少なくない．後者の場合は自然回復の可能性も強いので，手術は急ぐべきでなく，3～6ヵ月経過を観察する．手術にさいしては顆上部に神経のくびれをみることがあるとされ，精査を要する．

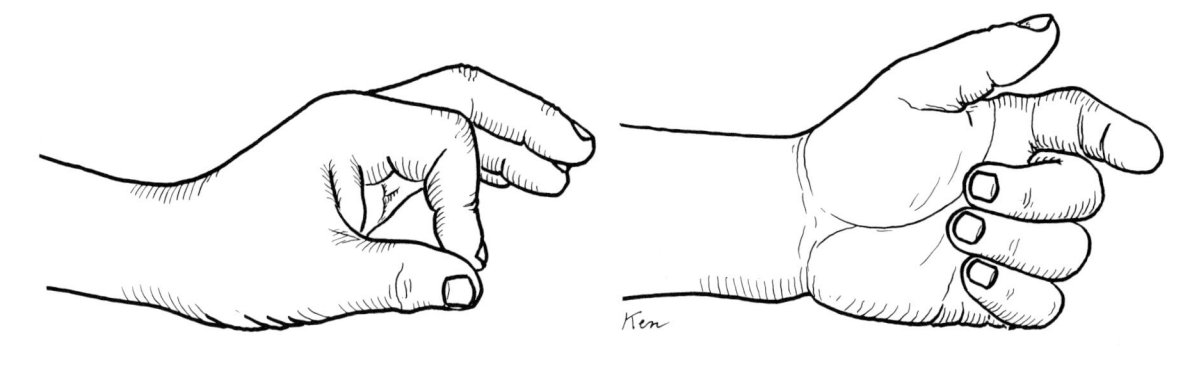

a．前骨間神経麻痺の症状

症状としては母指 IP 関節，および示指 DIP 関節の屈曲が不能であるが，知覚障害はみられない．症例によっては，母指 IP 関節のみの屈曲障害を認めるものもある．

b．前骨間神経の entrapment neuropathy に対する手術

はじめ保存的に治療し経過をみるが，軽快しないようであれば手術を考慮する．手術に際しては MRI 精査も必要．円回内筋の中枢縁に沿う切開を加え，

① さらに必要に応じて末梢端をジグザグに延長可能のごとくにする．二頭筋腱膜は切開線に沿い切離する．
② この部は，円回内筋よりさらに末梢で正中神経を追求する場合に使用されることがある．このさいは円回内筋を橈骨付着部で切離・反転するのもよい．

c．前骨間神経の絞扼部露出

前骨間神経が正中神経より分岐した部より少し末梢において，正中神経が浅指屈筋のアーチを通過する部位を検索すると，この部において，前骨間神経の絞扼・神経肥大の所見がみられた．

このさい神経と交叉する血管を切離しながら，円回内筋を強く末梢に引いて絞扼部を露出する．

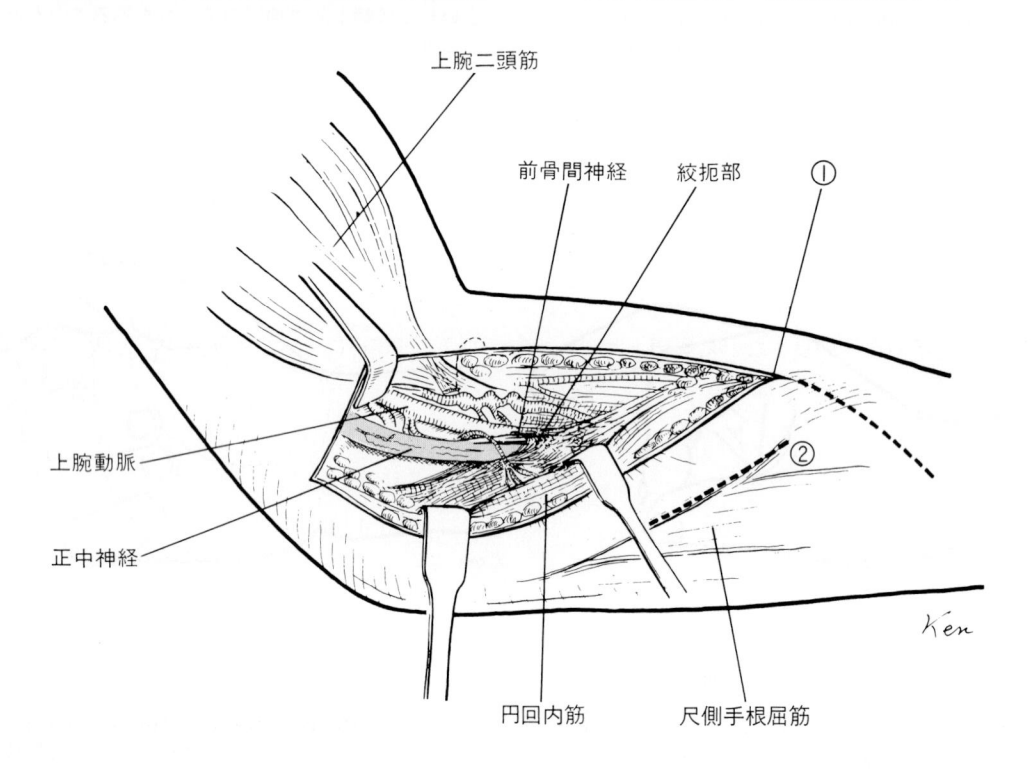

d．局所の拡大図

局所は variation の多い部であるので，手術にあたっては組織の取扱いに注意する．この部に異常がなければ，顆上部まで切開を伸ばして「くびれ」の有無についても精査する．

（註）治癒傾向がなければ，後日当然に腱移行を考慮する．

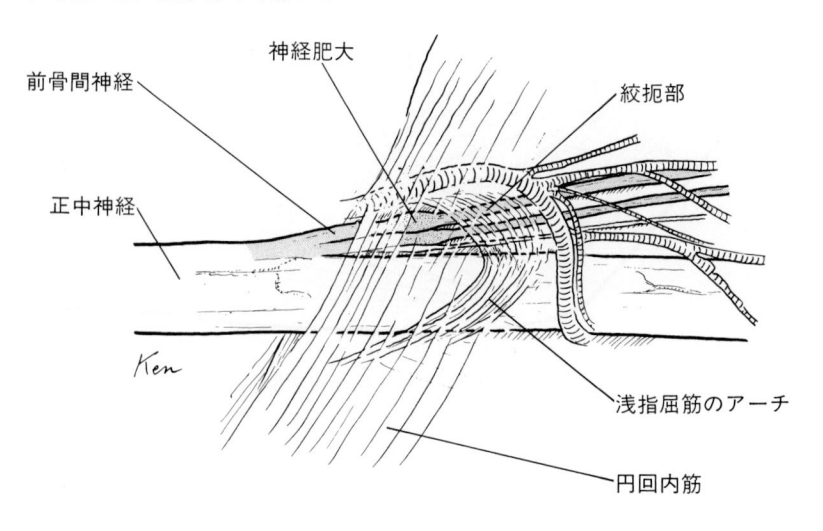

第21章　腱移行術

21-1　麻痺手に対する腱移行術

　神経が損傷されれば修復されなければならないが，神経縫合により全例がusefulな回復をするとは限らない．それは受傷時における周囲組織の損傷の程度とか断端のギャップ，また受傷から手術までの期間，それに加えて行われた手術自体の良否などに影響されるわけで，最近においてはmicrosurgeryを用いてのfunicular sutureの導入などによる手術成績の向上にもかかわらず，なお少なくとも20〜30％以上のものが不満足な結果となり，腱移行の適応となる．

　以下，腱移行にさいして注意すべき諸点を列挙する．

21-2　腱移行に対する5つの原則（Bunnell）

① 術前における拘縮の除去
② 正しい力源の選択
③ 一定の可動範囲を有する筋の使用
④ 移行腱の走行は直線であること
⑤ 動力筋は本来の姿（integrity）を保持すること

21-3　その他注意すべき諸点

① 正しい筋力評価
② 損傷腱の程度，範囲
③ 瘢痕の部位，程度，深さ
④ 力源を使用することによる障害発生の有無
⑤ 同時性筋の使用
⑥ 残存拘縮の評価
⑦ 肘，肩，また反対手の機能
⑧ 将来における手術の可能性
⑨ 年齢，性別，職業，知覚，意欲

21-4　腱移行の適応

① 神経縫合を行うもusefulな機能回復が期待されない場合
② 神経縫合後4〜6ヵ月を経過するも神経回復の徴候が認められない場合
③ 神経縫合が他の人により行われている場合には，局所の瘢痕とか筋萎縮の状況など局所の所見より判断する．
④ 以上のごとくであるが，手術の時期としては拘縮が除去され，しかも麻痺筋以外の筋の筋力が十分回復したのちにこれを行う．
⑤ 腱移行は内蔵されたdynamic splintと同じ意味を有し，マイナス面は少ないので適応さえ誤らなければ積極的に実施されてよい．
⑥ なお腱移行は神経縫合とか神経剥離，また腱に対する処置と同時にこれを実施することもありうる．

21-5 低位，および高位正中神経麻痺に対する機能再建

I．正中神経麻痺の症状
① 支配領域の知覚障害
② 母指球筋萎縮，対立運動不能
③ 母指・示指の屈曲障害（高位麻痺のみ）

II．術前の処置
① 母指対立ができないため第1指間に拘縮があれば，これの除去が必要となる．軽症例はdynamic splintで矯正されるが，重症例では術前に，または腱移行と同時にrelease op.を要することとなる．方法はBrand法（135頁の図20，318頁の図4を参照）がよく用いられ，時に有茎植皮を要するようであれば，三浦のpaired flap（153頁の図7，321頁の図7を参照）とか，Littler法（319頁の図5を参照）がよいであろう．
② 陳旧例では，しばしば長母指伸筋腱がMP関節尺側に脱臼して，IP，MP関節に屈曲拘縮をみることがある．拘縮があればこれも術前に除去しておかなければならない．これは正中・尺骨両神経麻痺のさいにとくに著明．
③ 残存筋の筋力は最大限に回復せしめておくことが大切．

III．機能再建
① 低位麻痺・高位麻痺ともに母指対立再建
② 高位麻痺に対してはさらに母・示指の屈曲力再建
③ 知覚再建．時としてneurovascular island pedicle flapが考慮されることもある．
 以上が必要となる．

正中神経の神経支配

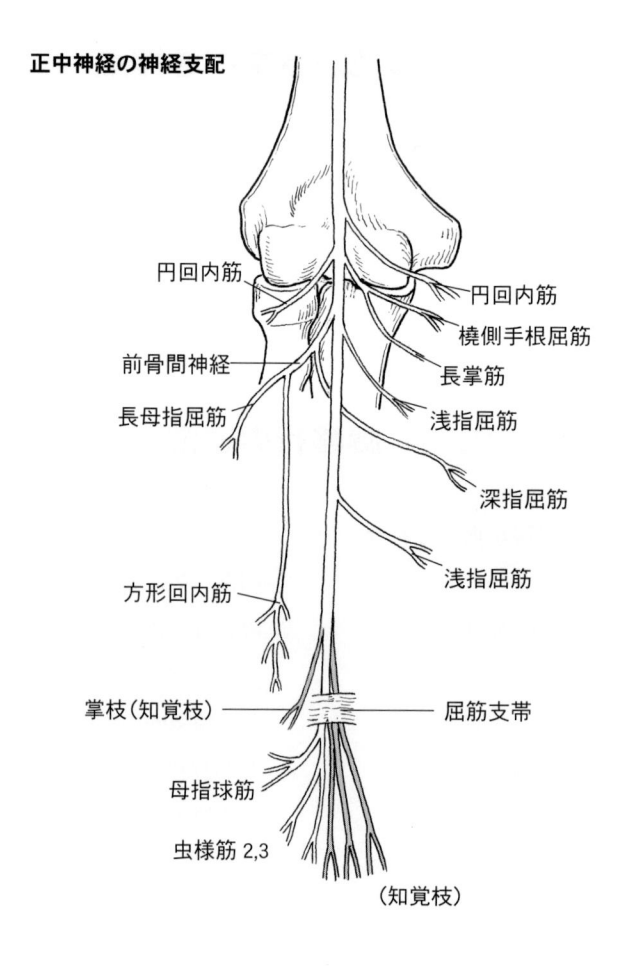

円回内筋 — 円回内筋
 橈側手根屈筋
前骨間神経 — 長掌筋
長母指屈筋 — 浅指屈筋
 深指屈筋
 浅指屈筋
方形回内筋
掌枝(知覚枝) — 屈筋支帯
 母指球筋
 虫様筋2,3
 (知覚枝)

I. 低位正中神経麻痺

正中神経が手関節，または前腕部以下で損傷されたものをいう．

1 低位正中神経単独麻痺に対する機能再建

a．術前所見（陳旧症例）と切開

① 母指球筋の筋萎縮：母指対立運動不能
② 正中神経支配領域の知覚障害
③ 正中神経損傷部位に一致して Tinel's sign を認める．
④ 瘢痕はジグザグ縫合になるよう切除し，十分広い手術野を得るごとくつとめる．
⑤ 母指対立再建のための切開

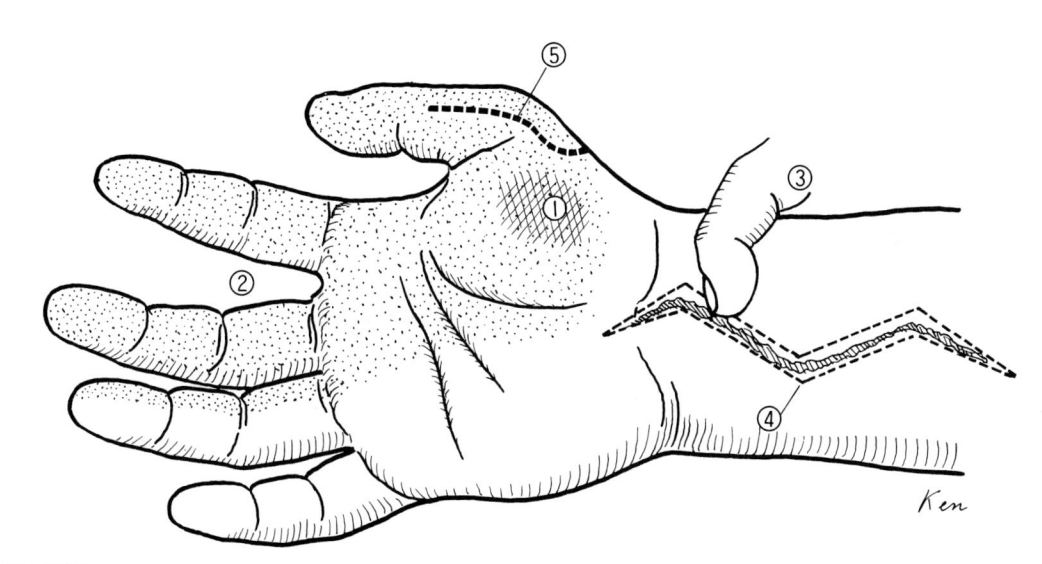

b．腱・神経に対する処置

しばしば腱移行と合併して行われる．

① 損傷された正中神経は連続性は保たれているが，瘢痕化が著明なためこれを切除し，神経縫合を行うこととした．
② 尺骨神経は周囲に瘢痕を認めるものの，損傷は免れている．よって神経剥離のみとした．
③ 屈筋腱についても腱剥離を行い，損傷腱については腱縫合を行った．
④ 母指対立再建のための切開

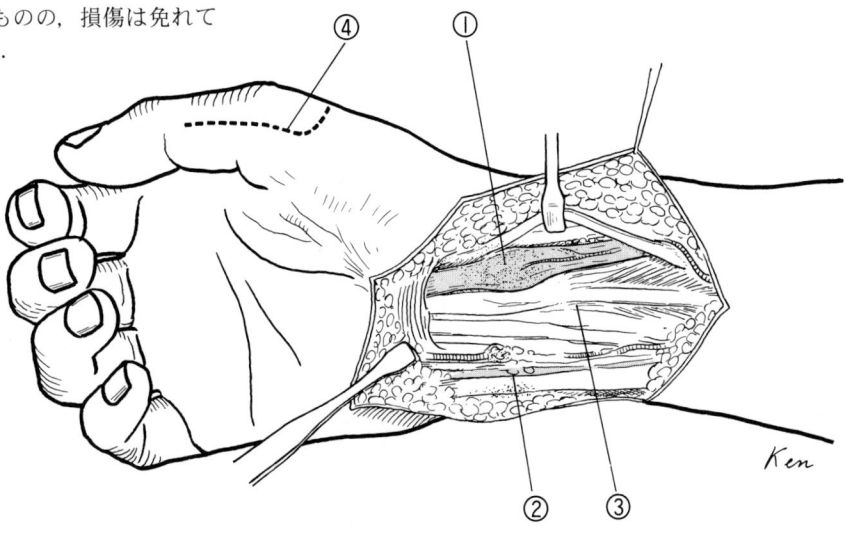

2 小指伸筋を用いての母指対立再建

a．力源の採取

力源としては次に述べる環指の浅指屈筋腱か，この例のごとく小指伸筋がもっともよく使用される．しかし前腕に瘢痕があるさいには浅指屈筋腱は損傷されている危険性があるので，小指伸筋を使用するのが安全であろう．

① 小指MP関節背側に皮膚線に沿う切開を加え，小指伸筋腱を剝離し，これをなるべく末梢で切離する．
② 尺骨遠位端より3〜4cm中枢側に切開を加え，小指伸筋腱を確認，これをこの部に引き出す．
③ 筋膜を中枢側に切離して小指伸筋の移動を容易にする．また周囲の皮下を剝離して移行腱の走行に無理がないようにする．

④ 引き出した力源の小指伸筋腱
⑤ 腱の引き出しが困難な場合，この部に補助切開を要することがある．
⑥ 長母指伸筋腱：陳旧例では，腱が尺側に移動していることがあるので注意
⑦ 陳旧例では第1骨間背側皮膚に拘縮があり，術前にこれのreleaseが必要なことがある．

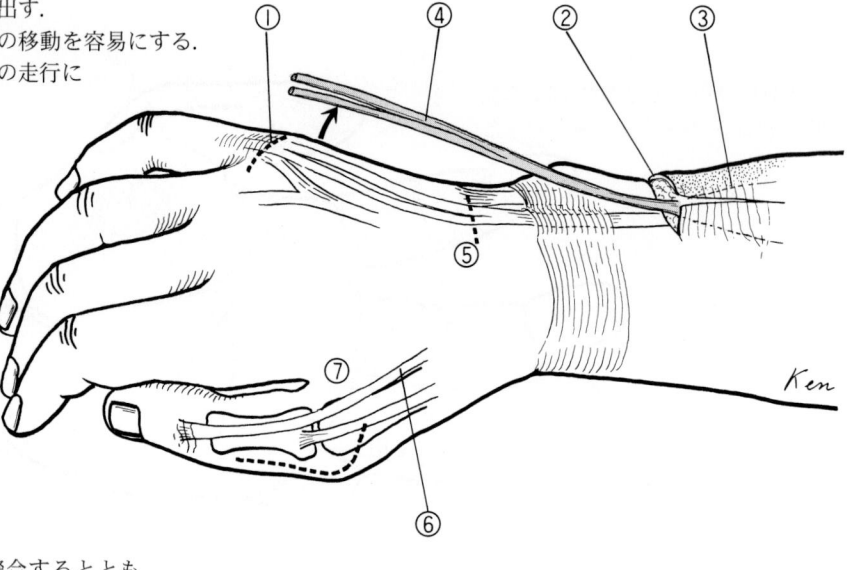

b．移行腱の移行

① 正中神経の損傷部位を切除，再縫合するとともに，屈筋腱についても損傷されたものは縫合，癒着は剝離する．
② 先に引き出した小指伸筋腱を，腱移行鉗子を用いて母指MP関節部の切開に引き出す．このさい，移行腱の走向に無理がないよう注意する．
③ 母指球部の皮下を剝離して球筋，およびそのアポノイローゼの部を出し，その線維の方向に鉗子を挿入する．

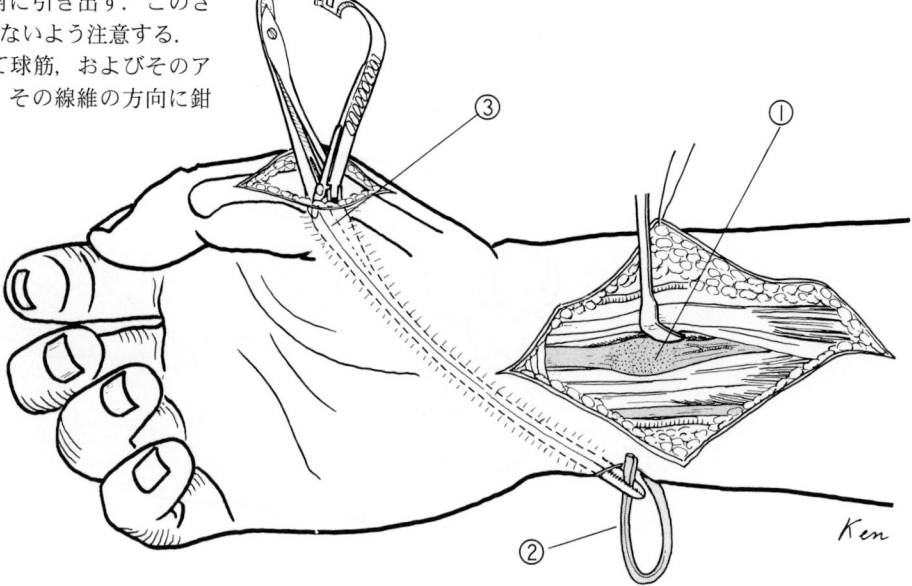

c．母指対立位の再建

① 正中神経縫合：屈筋腱に対する処置ののち創を縫合，閉鎖する．
② 背側から尺骨をまわして母指球部に移行した小指伸筋腱
③ 小指伸筋腱の先端を2つに裂き，1つは基節骨中央背側で，他は中手骨頸部背側で，ともに長母指伸筋腱に移行する．拘縮のない単独正中神経麻痺症例では，移行腱の先端は短母指外転筋腱膜に縫合固定するのみでよい．
④ 尺側に転位した長母指伸筋腱（陳旧例）を正常位に返すようにする．あまり強く引くと母指 IP 関節の屈曲が制限されることとなるので注意する．
⑤ 手関節軽度屈曲位で母指が良好な対立位をとるごとくにする．

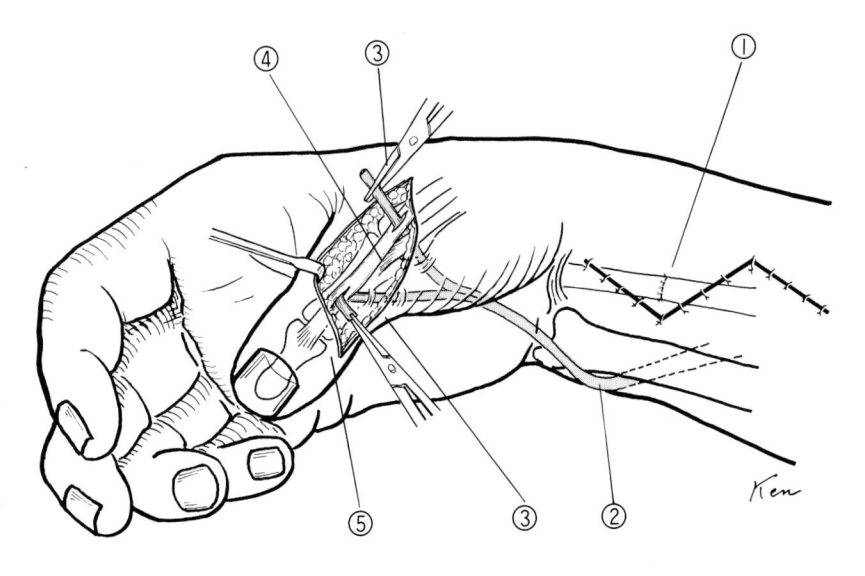

d．移行腱の縫合

① 移行腱：先端を2本に裂くが，その分岐はなるべく中枢側まで裂くようにする．
② 母指球筋のアポノイローヅスの部にメスで切開を加え，トンネルをつくり，これに腱を通す．
③ 基節骨中央部背側，および中手骨頸部背側において長母指伸筋腱に切開を加え，それぞれに移行腱を通し，これを母指球側に引いて良好な母指対立再建を得るごとくする．長母指伸筋腱に脱臼も拘縮もない単独正中神経麻痺では，移行腱は単に母指外転筋の腱膜に縫合するのみでよい．このさい手関節は中等度屈曲位とする．
④ 長母指伸筋腱：尺側に転位があれば移行腱に緊張を加えて正常位に返すようにする．
⑤ 短母指伸筋腱

　正中神経単独麻痺では，移行腱の先端を必ずしも2つに裂いて伸筋腱に移行する必要はないが，しかし MP 関節の固定性を得るためにはこの方法が好都合で常用している．ちょうどアポノイローゼに該当するごとく，まず右図のⒶを縫合，ついでⒷを固定する．しかし MP 関節に屈曲拘縮がある場合にはⒷを先に強目の緊張のもとに縫合，ついでⒶを縫合する．要は関節の状況により，ⒶとⒷの緊張度に加減を加える．なお，術後に MP 関節の屈曲が多少とも制限されるのはやむを得ない．

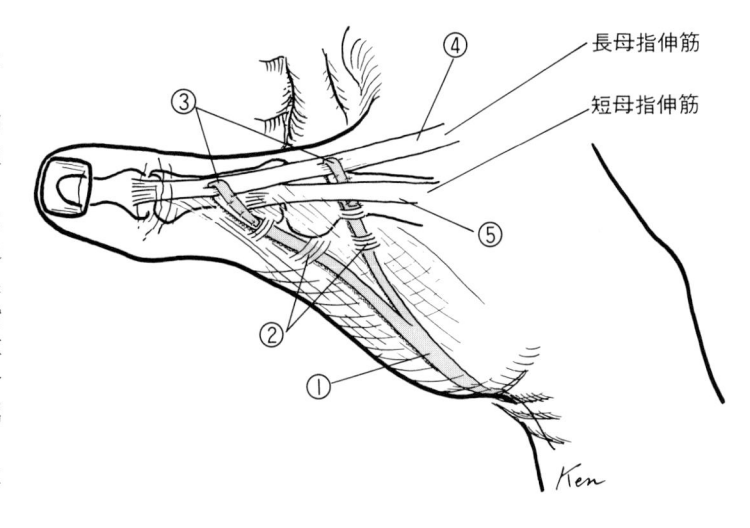

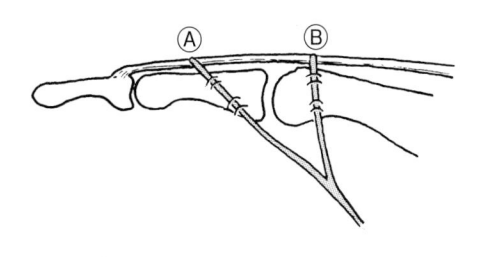

e．術後の固定

① 母指対立位固定，
② 手関節約20°屈曲位，
③ MP関節約40°屈曲位，
④ 指軽度屈曲位として，
⑤ 背側スプリントにより固定，固定期間は3週とする．

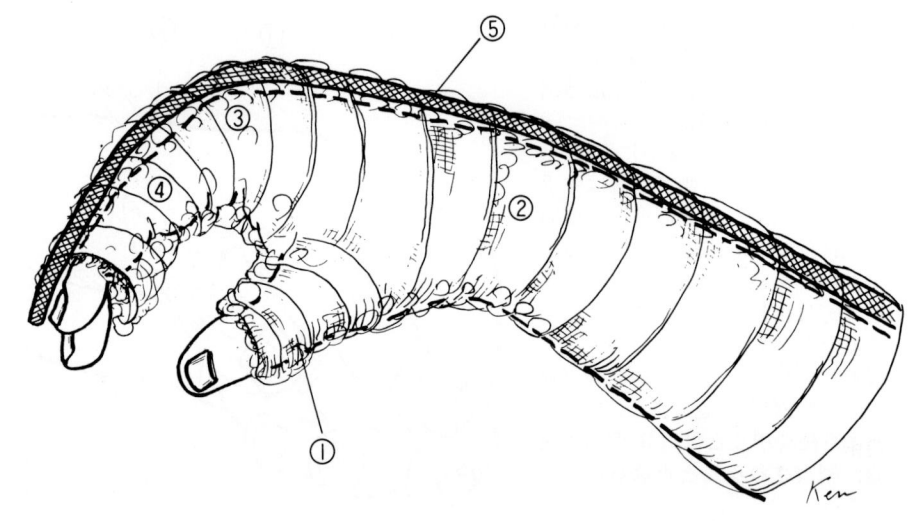

③ 環指浅指屈筋を用いての母指対立再建

a．力源の採取

① 母指球筋の萎縮
② 浅指屈筋腱の切離：手掌末梢側横皺の部，またはそれより少し末梢の部に横切開を加え，浅指屈筋腱を引き出し，なるべく末梢でこれを切離する．基節骨の部に横・斜切開を加えるとか，側正中線切開で浅指屈筋腱を切離するのもよいが，②のほうが容易であり，しかも長さも十分である．
③ 手根部に引き出した環指の浅指屈筋腱
④ 手根部にL字切開を加え，尺側手根屈筋腱を出す．
⑤ 尺側手根屈筋腱を半分に裂き，これを用いて，
⑥ 図のごとくに滑車を作製する．滑車は大き目より小さ目のほうがよい．著者は主としてこの方法（Riordan法）を使用するが，そのほかの方法として，次のごときものがある．

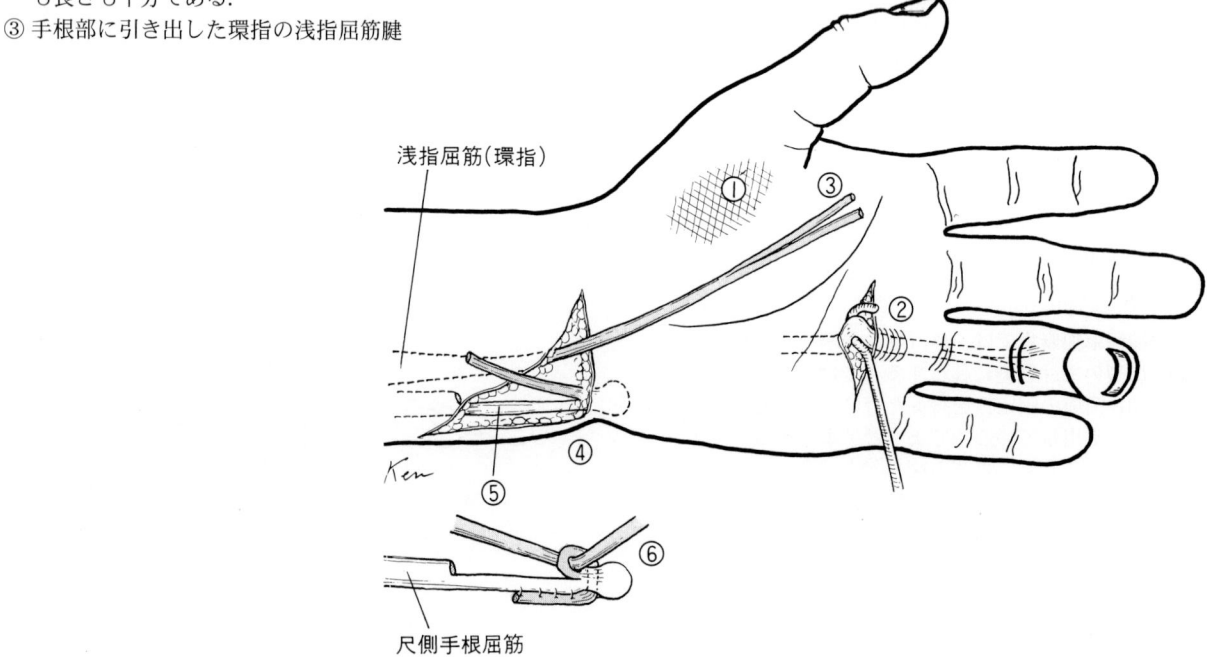

浅指屈筋（環指）

尺側手根屈筋

その他の滑車作製法：
ⓐ 手根靱帯に孔を穿ち，これに通すもの
ⓑ 尺側手根屈筋腱をまわして移行するもの：尺骨神経麻痺が合併する場合にはこの筋が麻痺するので，この方法は使用すべきでない．
ⓒ 豆状骨をまわして移行するもの：尺骨神経には注意
ⓓ 橈側手根屈筋腱付着部周囲の腱鞘を利用する．

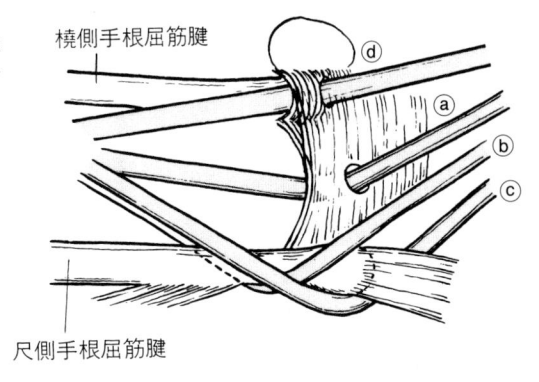

b．移行腱の移行

① 浅指屈筋腱の切離
② 移行した浅指屈筋腱：先端を2つに裂いて長母指伸筋腱に移行する．長母指伸筋腱に脱臼，拘縮がなければ，母指外転筋の腱膜に縫合固定するのみでよい．
③ 移行腱の縫合と緊張の決定については，先に521頁の図2dで述べたと同様．手，および母指の肢位，ならびに後療法についても先と同じ．
④ 尺側手根筋腱を用いての滑車作製

④ 短母指伸筋腱を用いての母指対立再建（Enna変法）

短母指伸筋腱の走行を変えるのみで，力源を失わない利点がある．

a．局所の解剖

① 長母指伸筋腱：陳旧例では尺側に転位を認めることがある．
② 短母指伸筋腱：これの走向を変えることにより母指の対立を再建する．
③ MP関節背側に第1切開を加え，短母指伸筋腱の付着部をZ字型（横切でも可）に切離する．
④ 母指球筋の萎縮
⑤ 長母指外転筋腱

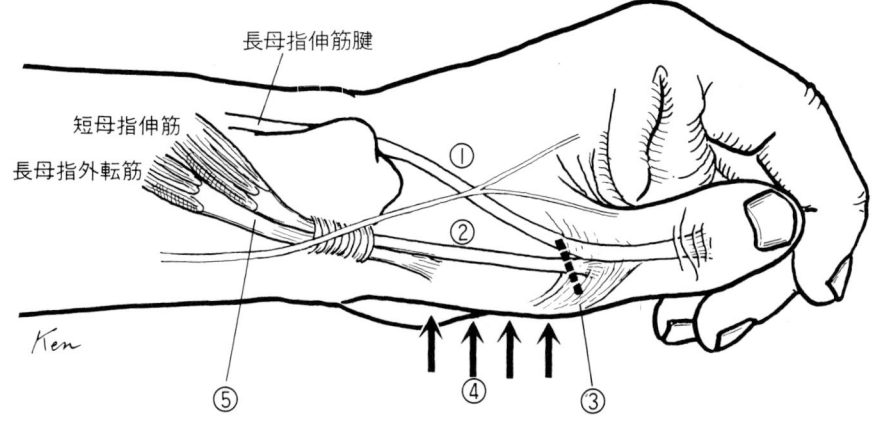

b．切開と力源の切離

① 第2切開：腱・神経に対する処置とともに短母指伸筋腱をこの切開に引き出す．
② 腱鞘から引き抜いた短母指伸筋腱
③ 橈側手根屈筋腱：移行腱をこれに引っかけて滑車とする（原法）のもよいが，橈側に移動し効果が不十分になることがある．
④ したがって確実な滑車をつくるのがよい．図は長掌筋腱を用いて滑車を作製したところ

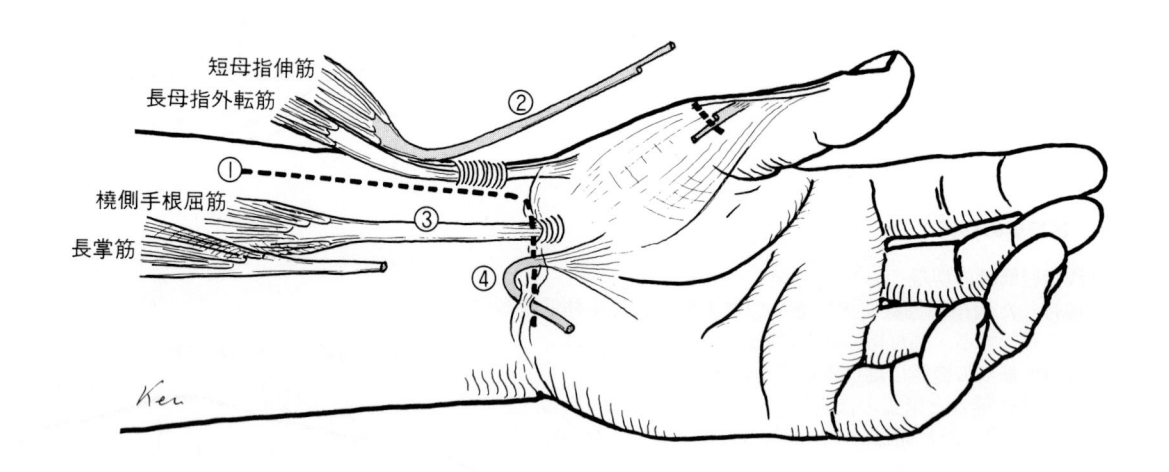

c．腱移行の完了

① 掌側L字切開
② 短母指伸筋腱：長母指外転筋腱および橈側手根屈筋腱の下を通して滑車に引っかけ，これを最初の切開に引き出し，手関節屈曲，母指対立位でもとのところに縫合する．
③ 橈側手根屈筋腱：この腱に引っかけるのみでよいこともある．Enna法の原法はこの腱に引っかけるのみとなっているが，術後腱が移動して効果が少なくなることがあるので，著者は確実な滑車をつくるのを原則としている．
④ 長掌筋腱を用いての滑車の作製
⑤ 最初の切開：短母指伸筋腱をもとの位置に再縫合する．術後の処置は先に述べたのと同様

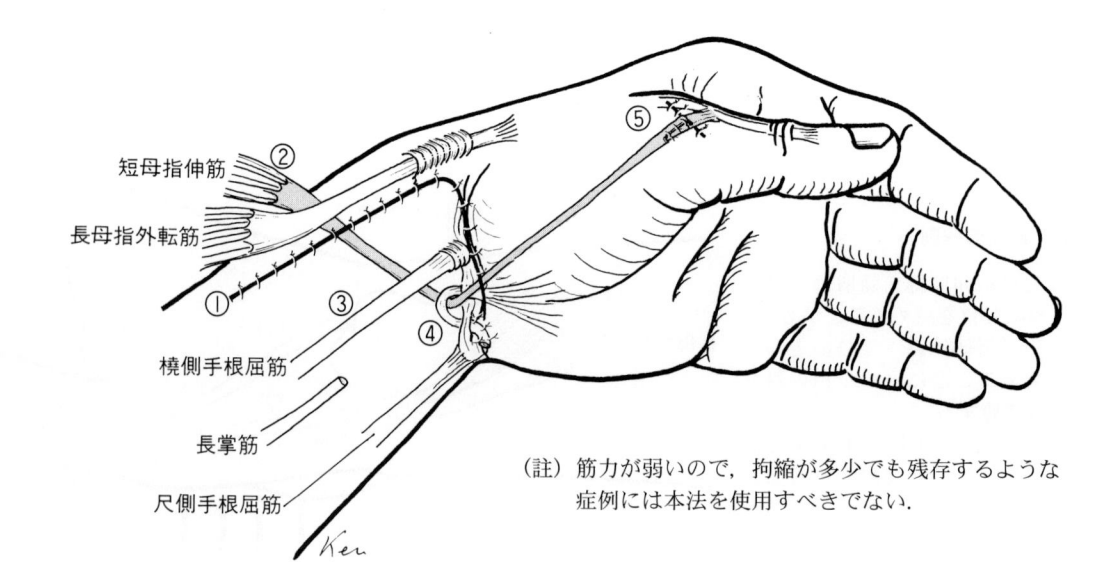

（註）筋力が弱いので，拘縮が多少でも残存するような症例には本法を使用すべきでない．

5 手根伸筋を用いての母指対立再建（Henderson 法）

力源としてはふつう長橈側手根伸筋が用いられ，移植腱を用い延長，尺骨をまわして先端を母指に移行，縫合する．移植腱としては足底筋腱が好都合である．

① 長橈側手根伸筋
② 移植腱：縫合後の肢位は図のごとくにする．本法の欠点は腱移植を要すること，また縫合部が2ヵ所になる点であるが，症例により使用されてよい方法である．縫合は末梢を先に，中枢をのちにするのが操作が容易．なお，縫合部が尺骨の側方に来ないよう注意する．

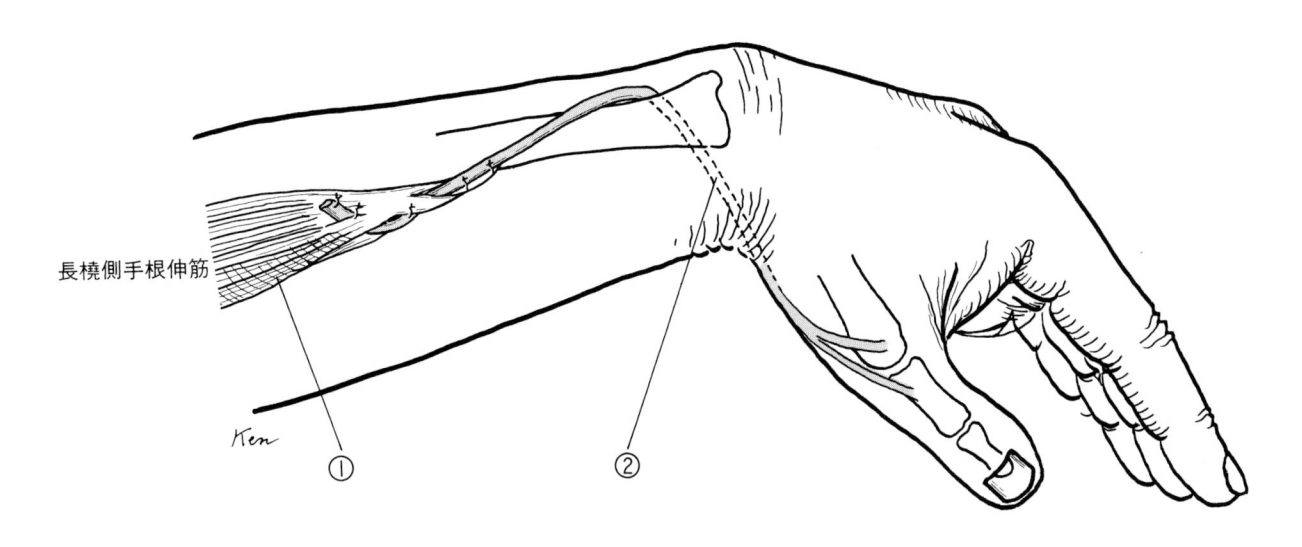

6 手根管切開と手掌腱膜の移行による母指対立再建（Camitz 法）

長掌筋を力源とし，手掌腱膜長軸線維を束ねたものを短母指外転筋腱移行部に移行することにより，母指対立を再建せんとするもの（Littler and Li, 1967）で，手根管症候群の陳旧例にしばしば用いられる（手根管症候群の項，501頁参照）．

7 小指外転筋を用いての母指対立再建（Hüber-Littler 法）

よい方法であるが，詳細は先天異常の母指球筋発育不全の項（775〜777頁の図 1a〜e）で述べる．しばしば母指球筋発育不全症に使用されるが，外傷性の母指対立運動障害に利用するのもよい．

a．小指外転筋の剝離

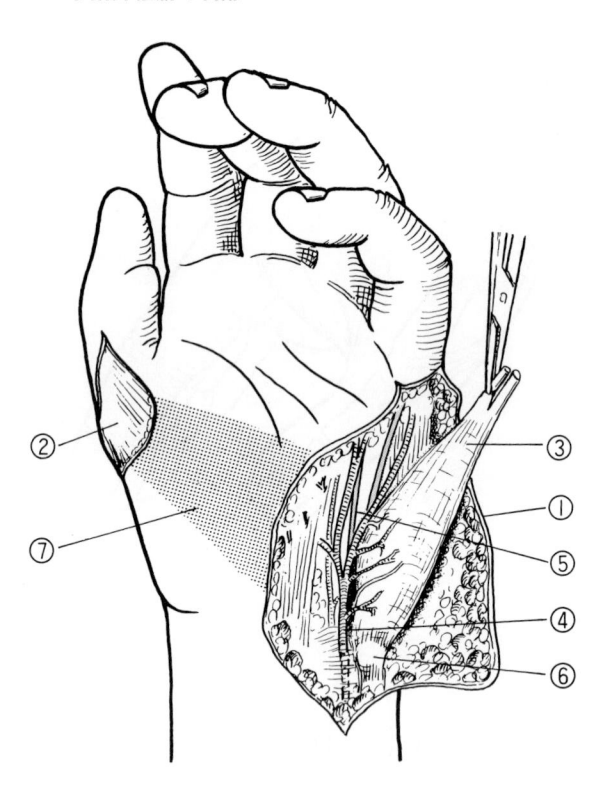

① 第1切開
② 第2切開（母指）
③ 小指外転筋：侵入する血管・神経を損傷しないよう注意しながら剝離をすすめる．
④ 尺骨動脈，およびその分枝
⑤ 尺骨神経，およびその分枝
⑥ 豆状骨で小指外転筋の付着部を切離，筋を反転して母指に移行する．
⑦ 皮下を十分に剝離して小指外転筋を反転移行する．

b．小指外転筋の移行

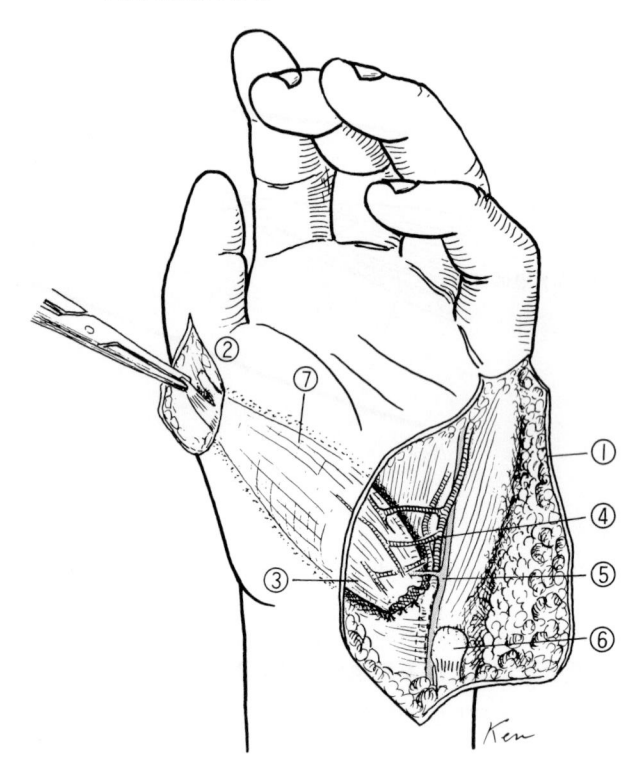

① 第1切開
② 第2切開（母指）：小指外転筋の先端を短母指外転筋腱に移行する．このさい MP 関節の固定性を得るよう縫合法に工夫を加える（とくに母指球筋発育不全のさいは MP 関節に不安定性を伴うことが多いからである）．
　なお，MP の不安定性が強いようであれば，一次手術として腱移植などで固定性を得てから二次的に本法を行うべきであろう．
③ 小指外転筋：反転して母指側に移動した．筋の付着部である豆状骨からは一部を残して，または完全に切離して筋を母指側に移動することが望ましい．付着のままでは距離的に真の母指球筋となりえないことが多いからである．
④ 尺骨動脈，およびその分枝
⑤ 尺骨神経，およびその分枝
⑥ 豆状骨
⑦ 反転・切離して皮下に移行し，母指対立筋とした小指外転筋

8 長母指屈筋腱の移動による母指対立再建（Makin 変法）

　原法は基節骨を斜めに骨切り術をして，この間より屈筋腱を背側に移動するものであるが，著者はMP関節の切離，固定術を加えることが多い．本法は麻痺が高度で力源が得にくい場合にのみ用いられるが，その適応は多いものではない．なおこの図では屈筋腱を切離することなくrerouteしたが，末梢または中枢を切離してrerouteするのもよいであろう．そのさいは関節固定，骨切り術などを必要としない．なお本法を行えば対立は得られてもピンチ力はきわめて弱く，有効な対立再建とはなりえないことを知っておかなければならない．

① 切開
② 長母指屈筋腱
③ 腱鞘：腱鞘は切離して腱を脱出せしめ，
④ MP関節を切離，骨を短縮したのち，屈筋腱をこの間より背側に移動せしめ，rerouteしてからこの関節の固定術を行う．
⑤ Rerouteした長母指屈筋腱

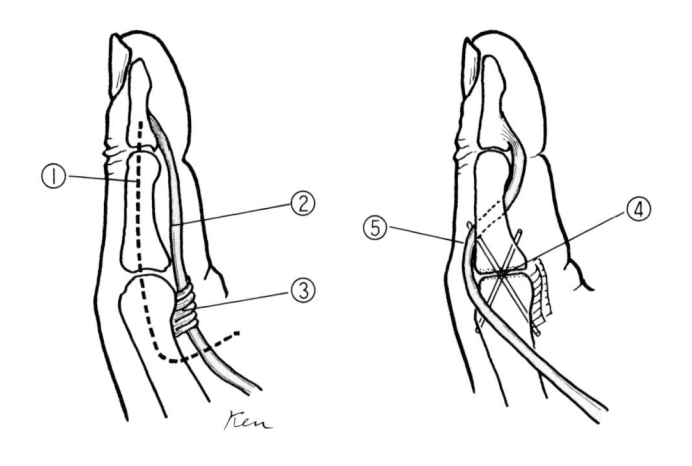

II．高位正中神経麻痺

　正中神経が肘部以上で損傷されたものをいう．

1 高位正中神経単独麻痺に対する機能再建

a．高位麻痺の症状と切開

① 母指球筋の萎縮のため母指対立は不能．
　正中神経領域の知覚障害をみる．
② 母指IP関節の屈曲不能
③ 示指の屈曲不能
④ 中指の屈曲力も減弱する．

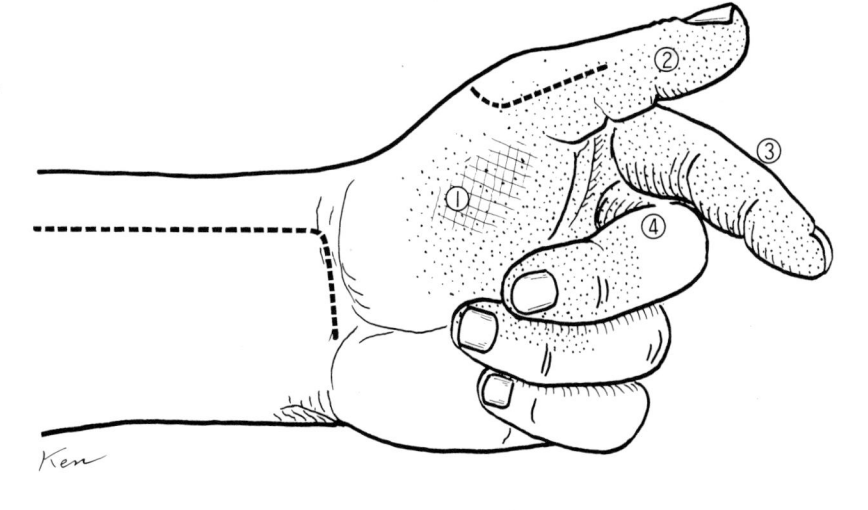

b．力源の採取と腱移行の準備

① 手関節掌側にL字切開を加え，長母指屈筋腱，および示指の深指屈筋腱を分離する．
② 屈曲不能な母指
③ 屈曲不能な示指
④ 長母指屈筋腱
⑤ 示指の深指屈筋腱
⑥ 力源としての腕橈骨筋
⑦ 母指対立再建に用いられる小指伸筋腱：この腱の採取については520頁の図2aを参照されたい．

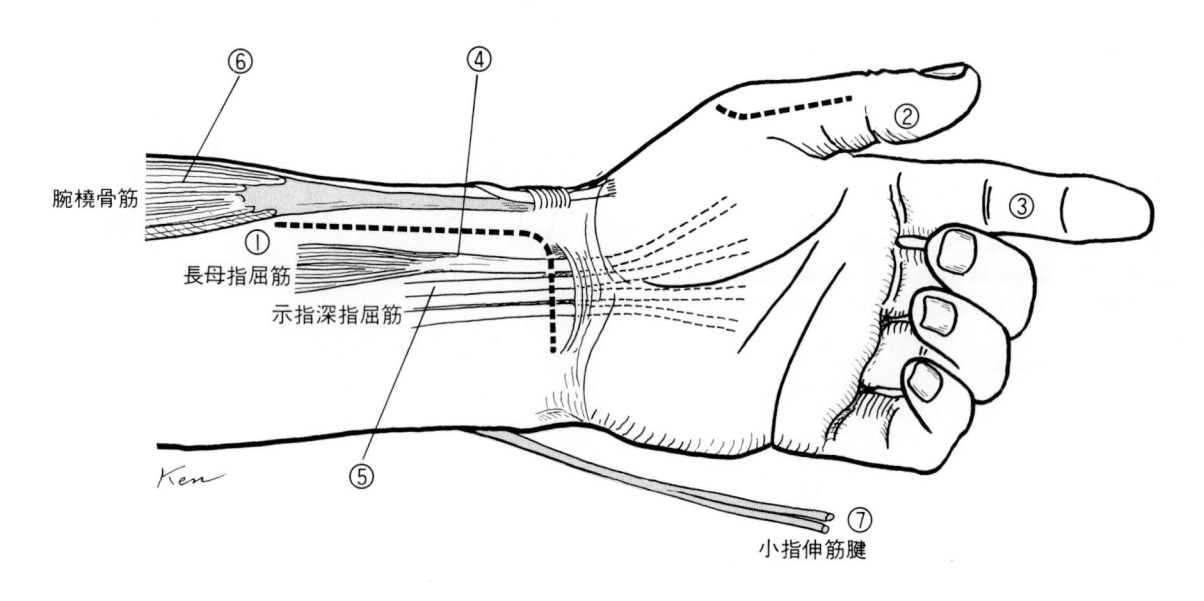

c．力源の移行

① 力源としての腕橈骨筋：付着部を切離．中枢に向かって剝離をすすめる．筋腹の剝離には周囲の筋膜切離が必要であり，ハサミを用いて行い，さらに指先で剝離をすすめ，十分な可動性を得るようつとめる．
② 長母指屈筋腱に腕橈骨筋の先端を移行・縫合する．Interlacing sutureを行う．
③ 示指の深指屈筋腱は，少し強目の緊張のもとに環指の深指屈筋腱と側々縫合する．中指の深指屈筋は多少筋力低下をきたしていることがあるので，これを避けるのがよいであろう．
④ 尺骨をまわして母指に移行した小指伸筋腱：これは母指の対立再建に利用する．

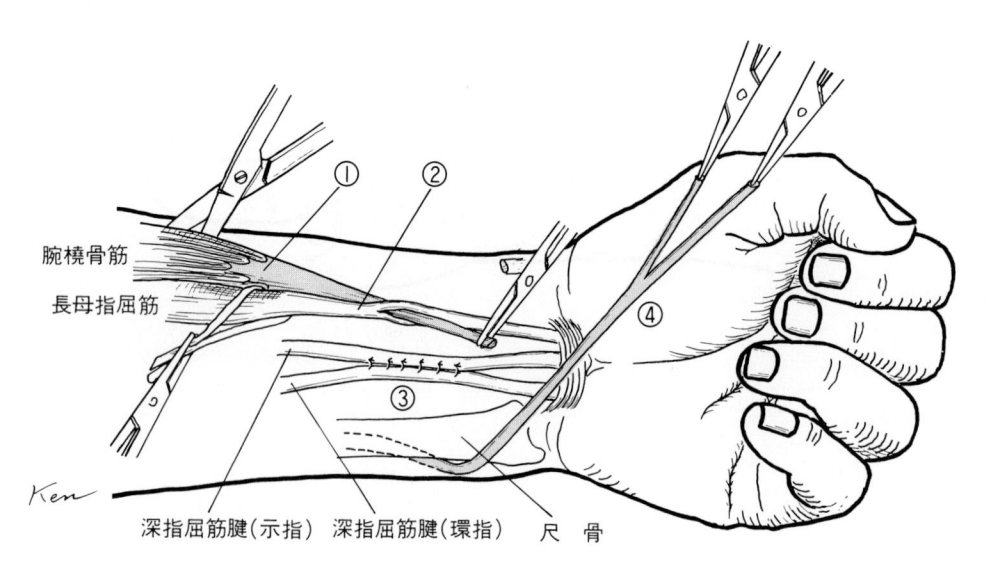

d. 長橈側手根伸筋腱を移行する場合

① 腕橈骨筋を力源として長母指屈筋腱に移行した（interlacing suture）.
② 長母指屈筋腱
③ 前図のごとき深指屈筋腱の側々縫合では強力な示指の屈曲力が得られないので，より強い屈曲力を期待する場合には，
④ 長橈側手根伸筋腱を移行するのがよいであろう．これについては553〜554頁の図1c〜e，および571〜573頁の図4Bb〜eを参照.
⑤ 尺骨をまわして母指に移行した小指伸筋腱：これについては521頁の図2cを参照.

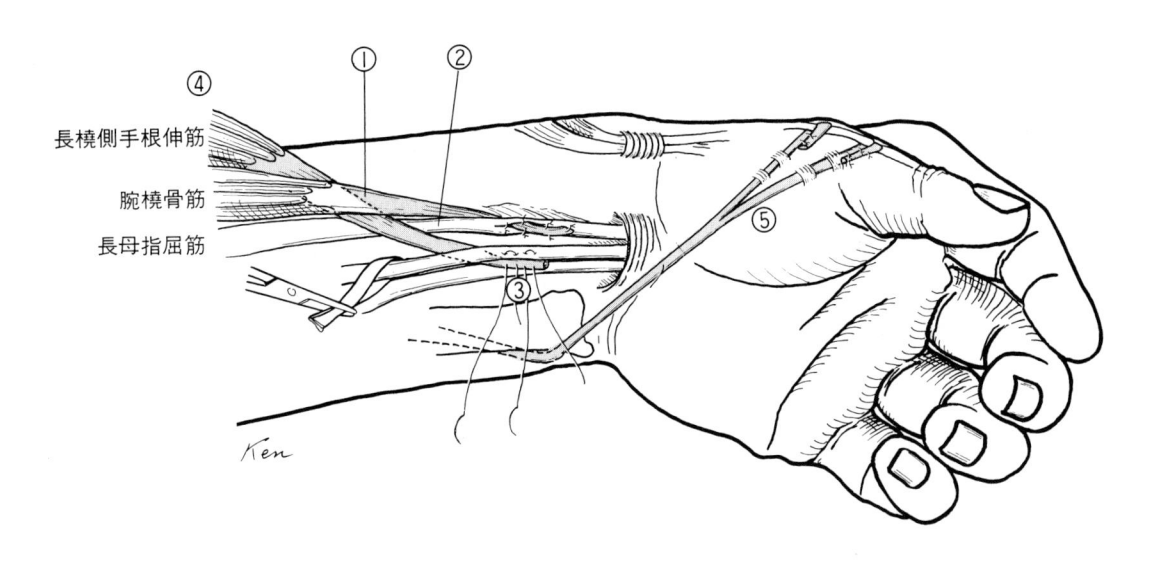

III. 正中神経麻痺の陳旧症例

a. 正中神経麻痺陳旧例の変形

拘縮の強い症例：尺骨神経麻痺も同時に合併しているような場合に，拘縮はとくに著明に発生する.

① 母指球筋の著明な萎縮
② 第1指間の拘縮：骨間筋・背側皮膚ともに拘縮をきたす.
③ なお，この位置が長期間継続すると長母指伸筋腱は尺側に移動，転位して第1指間の拘縮を強め，母指は他動的にも対立位にもたらすことが不能となる．かかる場合には，術前に指間の release op. または sliding op. を要することがある.

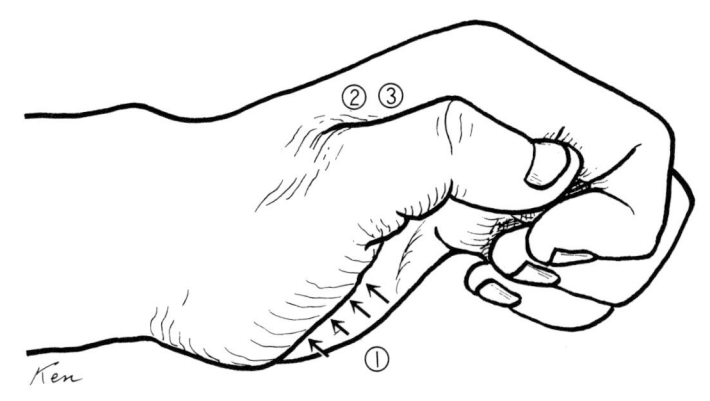

b．母指対立位固定術

　適応としては正中神経単独麻痺の場合よりも，尺骨神経麻痺を合併する，または，その他の高位麻痺を合併し，再建のための力源が得られないような場合に利用される．かつてはポリオのさいにしばしば利用された．

　母指内転拘縮の解離には，第14章の母指機能再建の項も参照．

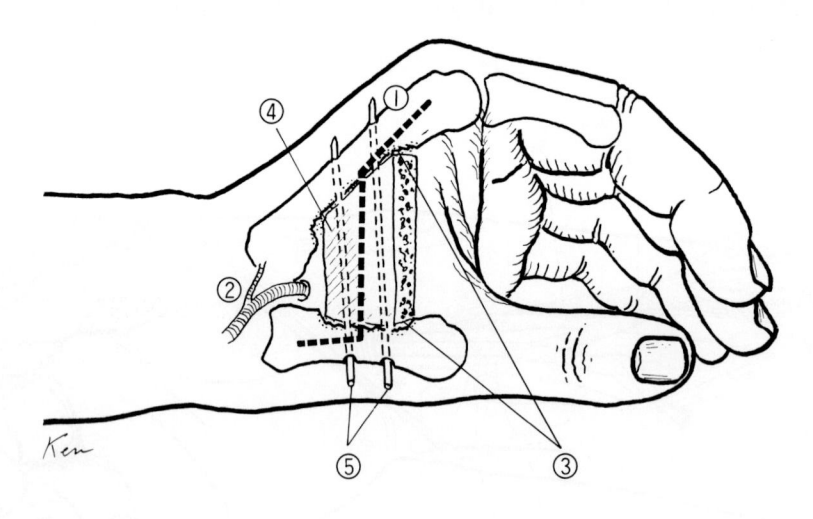

① 切開：Z字切開を用いる．
② 母指内転拘縮を除去するためには，皮膚，皮下組織，筋膜，骨間筋，内転筋などの剥離，また切離が必要であり，中手骨基部での関節囊の切離を要する場合には橈骨動脈に注意する．
③ 母指を対立位としたのちは，中手骨対応面をノミ，またリューエル鉗子で削り，骨皮質を切除する．
④ 腸骨よりの移植骨を採取し，形成・挿入する．
⑤ キルシュネル鋼線を刺入し固定する．さらにギプス固定を追加．固定期間としては1.5〜2ヵ月が必要となろう．

21-6　正中神経単独麻痺に対する腱移行の総括

Ⅰ．力源の選択

① 浅指屈筋（環指）：よく使用されるが，しばしば損傷されていることがあるので注意する．なお尺骨神経高位麻痺を合併するさいには，深指屈筋が麻痺しているのでこの筋を使用すべきではない．

② 小指伸筋：よく使用される．著者の経験ではこの筋の利用度がもっとも多い．腱採取にあたっては末端を長目に切除することが大切．

③ その他，いずれの屈筋，伸筋も使用可能．手根筋であれば腱移植により延長，使用すればよい．

④ 手根管症候群の陳旧症例に対しては，長掌筋を用いての Camitz 法がしばしば使用される．

⑤ 小指外転筋（Hüber 法）を利用するのもよい．とくに先天性母指球筋発育不全症例に利用される．

Ⅱ．移行腱の縫合

① 原則として先端を2つに裂き，長母指伸筋腱に縫合している．これはアポノイローゼの作用を期待し，MP 関節の固定性を得るためのものであるが，母指内転機能の保たれている正中神経単独麻痺については MP 関節の固定性は良好であるので，単に移行腱の先端を短母指外転筋のアポノイローゼ部に一括固定するのもよいであろう．

21-7　低位，および高位尺骨神経麻痺に対する機能再建

Ⅰ．尺骨神経麻痺の症状

① 支配領域の知覚障害
② 骨間筋萎縮，したがって，
③ 指内・外転運動障害
④ 指のかぎ爪変形（とくに環・小指）
⑤ Froment 徴候の出現
⑥ 高位麻痺（肘以上で損傷）にさいしては，さらに尺側手根屈筋および環・小指の深指屈筋が麻痺するので注意する．

Ⅱ．術前の処置

かぎ爪変形のため IP，MP 関節に拘縮をみることがある．これがみられれば術前に除去しておく．

Ⅲ．機能再建

① かぎ爪変形の矯正
　a．骨間筋機能再建（Fowler 法，Brand 法）
　b．MP 関節掌側関節嚢縫縮術（Zancolli 法）
　c．移行腱先端の基節骨固定法（Burkhalter and Strait 法）
　d．"Lasso 法"（Zancolli 法）

② 母指内転機能再建

以上の2つが必要となる．

I. 低位尺骨神経麻痺

尺骨神経が前腕部以下で損傷されたものをいう.

1 尺骨神経の神経支配

2 尺骨神経麻痺の症状

a. 尺骨神経麻痺の症状

① 環・小指知覚障害
② 環・小指のかぎ爪変形
③ 骨間筋の萎縮
④ 小指球筋萎縮

b. Froment 徴候の出現

① 母指 MP 関節の過伸展変形
② 母指の回転増強と IP 関節屈曲
③ 示指 DIP 関節の過伸展
④ PIP 関節の強い屈曲位保持と内転

すべて母指内転筋, および第 1 背側骨間筋麻痺のためにおこる変形である.

3 骨間筋機能再建

a．小指伸筋を用いてのかぎ爪変形の矯正（Fowler法）

① 骨間筋の萎縮
② 指のかぎ爪変形（とくに環・小指）
③ 小指MP関節背側に皮膚線に沿う切開を加え，小指伸筋腱を出し，これの切離を行う．
④ 手関節背側尺側に横切開を加え，この部に小指伸筋腱を引き出し，先端を2つに分離する．
⑤ 先端を2つに分離した小指伸筋腱
⑥ 基節骨橈側に側正中線切開を加え，lateral bandを露出する．

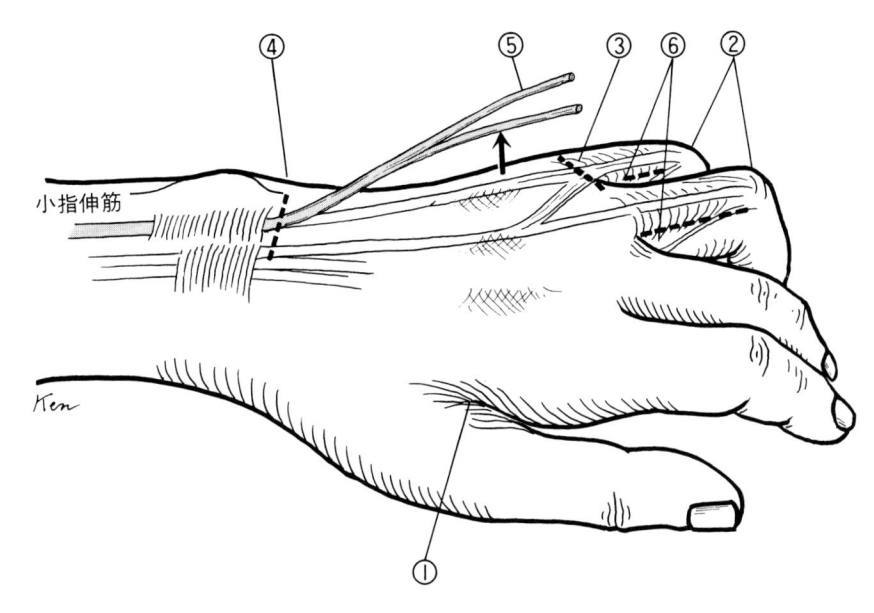

b．かぎ爪変形の矯正（骨間筋機能再建）(1)

① 基節骨橈側の側正中線切開によりlateral bandを露出したのち，この部より腱移行鉗子を挿入する．
② 腱移行鉗子
③ 移行鉗子は深横中手靱帯の下を通し，ついで骨間を通して先端を手関節背側の切開に出す．
④ 2つに裂いた小指伸筋腱のそれぞれを，中・環指，環・小指の中手骨間に通して環・小指の橈側切開に引き出す．このさい，裂いた2つの腱がスムーズにlateral bandに向かうのを確認することが大切で，筋膜などが両者間に引っかかることなどがないよう注意する．
⑤ 2つに裂いた小指伸筋腱

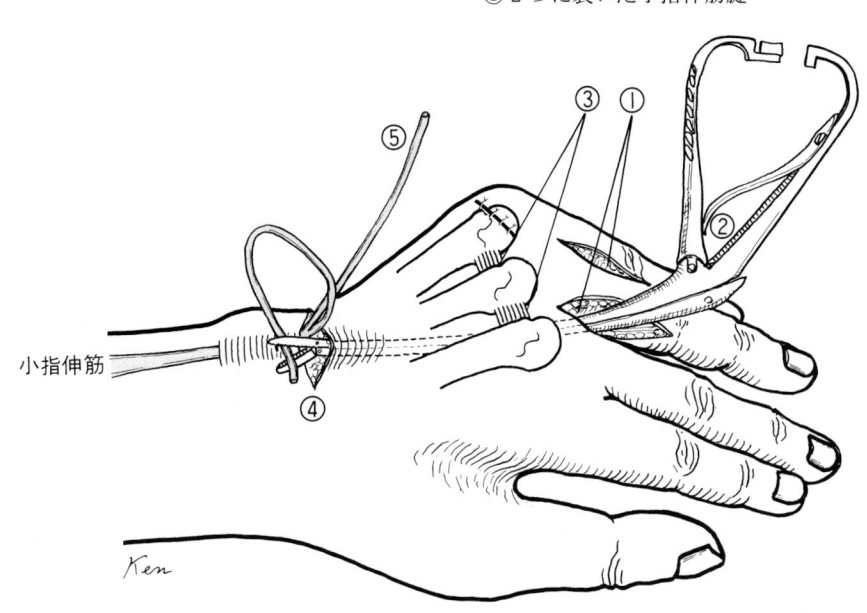

c．かぎ爪変形の矯正（骨間筋機能再建）(2)

① 手関節背屈，MP 関節屈曲，指伸展位の intrinsic plus position とする．
② 指尺側の皮下に，キルシュネル鋼線（1.0～1.2 mm）を一時的に刺入し（包帯終了後抜去する），intrinsic plus position を保持することにより手術操作を容易にする．
③ 中手骨間を通じて二分，移行した小指伸筋腱
④ 小指伸筋腱の先端を lateral band に縫合：一定の緊張のもとで intrinsic plus position を保持するごとくにする．

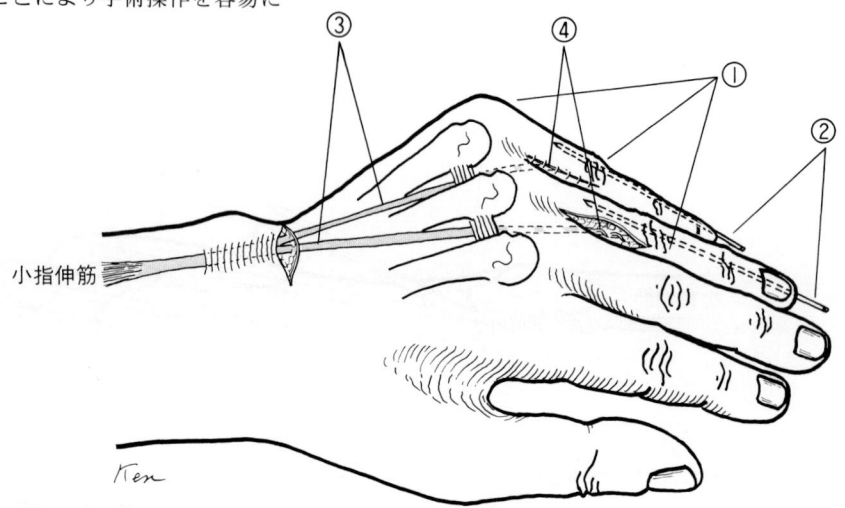

4 橈側手根伸筋に腱移植を行っての骨間筋機能再建法（Brand 法）

骨間筋機能再建に 2 法がある．1 つは背側に力源を求めるものであり，他は掌側に力源を求めるものである．

a．背側に力源を求める場合

① 手関節背屈，MP 関節屈曲，指伸展位の intrinsic plus position とする．
② 以上の肢位を皮下に刺入したキルシュネル鋼線により保持せしめる．なお，キルシュネル鋼線は包帯終了後に抜去する．
③ 骨間を通して移行された移植腱：力源としては長橈側手根伸筋が用いられる．
④ 深横中手靱帯：移行腱はこの靱帯の下の虫様筋管を通すようにする．
⑤ 移植腱の先端をらせん状に lateral band に縫合，一定の緊張度のもとにこれを固定する．強すぎると指の屈筋が障害され，弱すぎると効果が不十分となるので注意する．

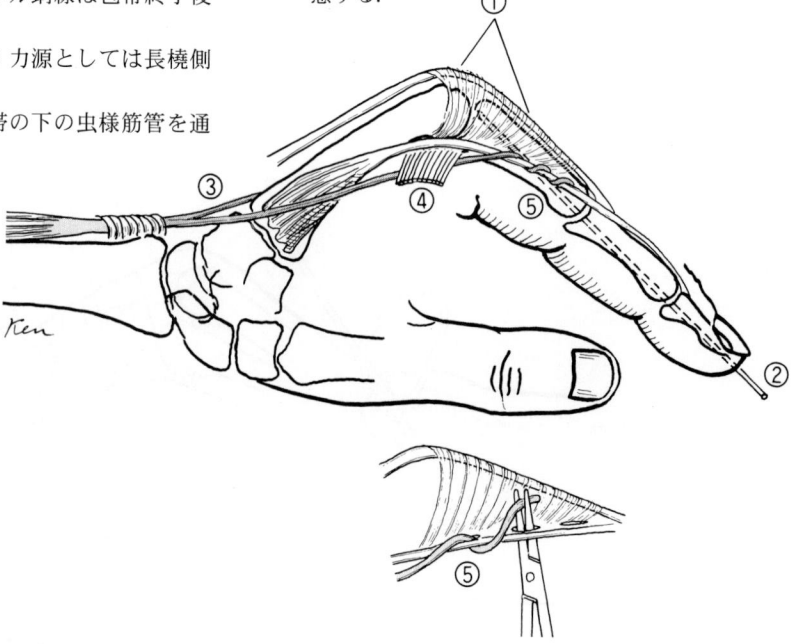

b．掌側に力源を求める場合

浅指屈筋腱を用いての移行（Bunnell 法）には慎重でなければならない．屈筋である浅指屈筋腱を切離し，これを指伸展用に使用するため，強力すぎて指 PIP 関節の屈曲が障害されることとなるからである．実施するのであれば移植腱（⑥）を用い，力源としては橈側手根屈筋腱（⑦），または掌側に移動した長橈側手根伸筋腱を使用するのがよいであろう．

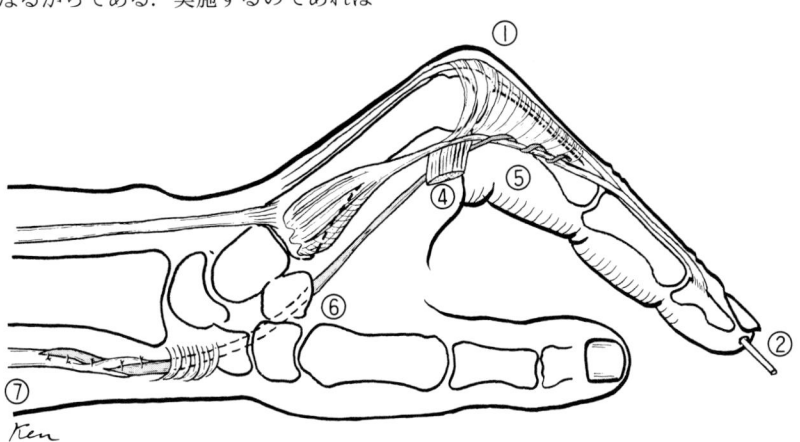

⑤ MP 関節掌側関節嚢縫縮術（Zancolli 法）

a．かぎ爪変形の発生

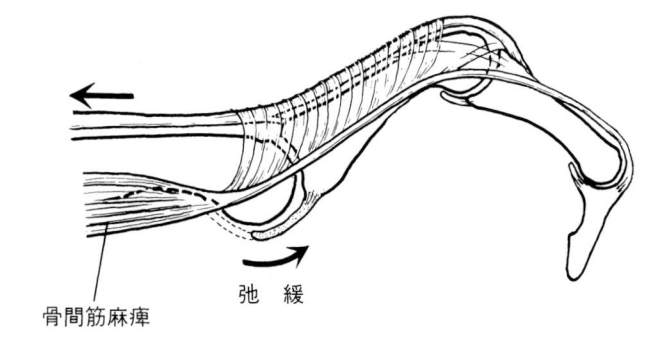

骨間筋麻痺　弛緩

b．掌側関節嚢縫縮によるかぎ爪変形の矯正

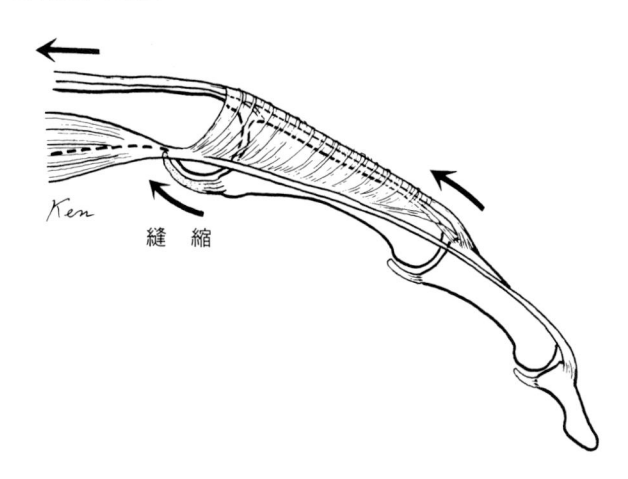

縫縮

6 MP 関節掌側関節嚢縫縮術（Zancolli 法）の実施

最近では他によい方法（"lasso"法など）が出現したので，使用される機会は少なくなった．

a．局所の解剖

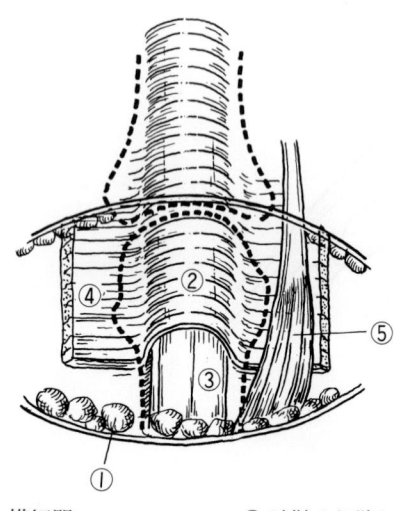

b．Volar plate の露出と切除

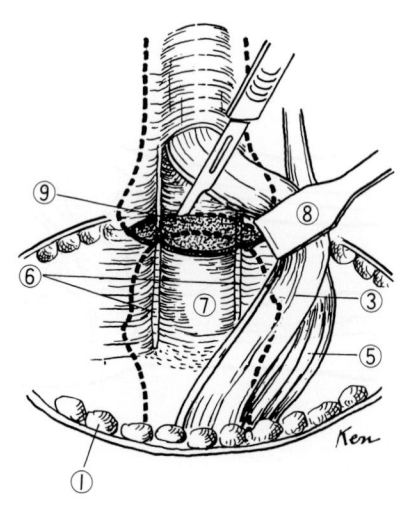

① 横切開　　　　　　⑥ 腱鞘を切除した切りあと
② 屈筋腱腱鞘の入口　⑦ Volar plate の掌側面
③ 屈筋腱　　　　　　⑧ 屈筋腱を側方に引いて volar plate を露出する．
④ 深横中手靱帯　　　⑨ Volar plate の一部の切除
⑤ 虫様筋

c．Volar plate の一部切除とその後の縫縮

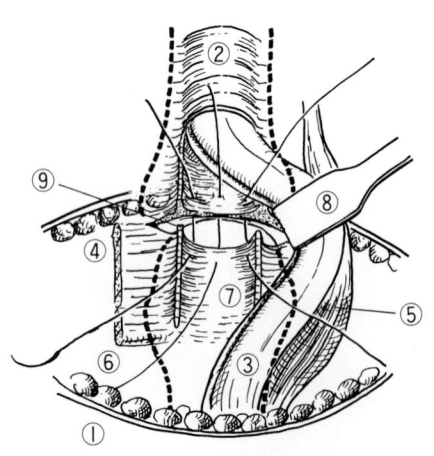

d．Volar plate の縫縮完了

MP 関節 20°屈曲位

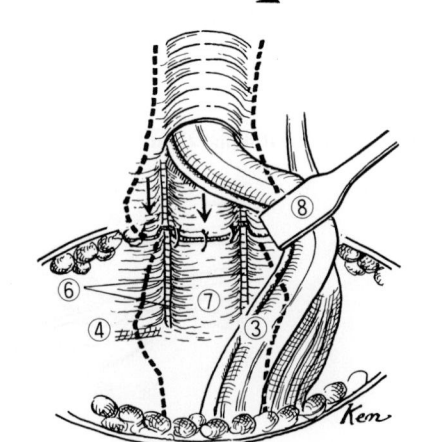

① 横切開　　　　　　⑥ 腱鞘を切除した切りあと
② 屈筋腱腱鞘　　　　⑦ Volar plate の掌側面
③ 屈筋腱　　　　　　⑧ 屈筋腱を側方に引いて volar plate を露出する．
④ 深横中手靱帯　　　⑨ Volar plate の一部の切除
⑤ 虫様筋

e．MP 関節掌側関節囊縫縮（Zancolli 法）の側面像

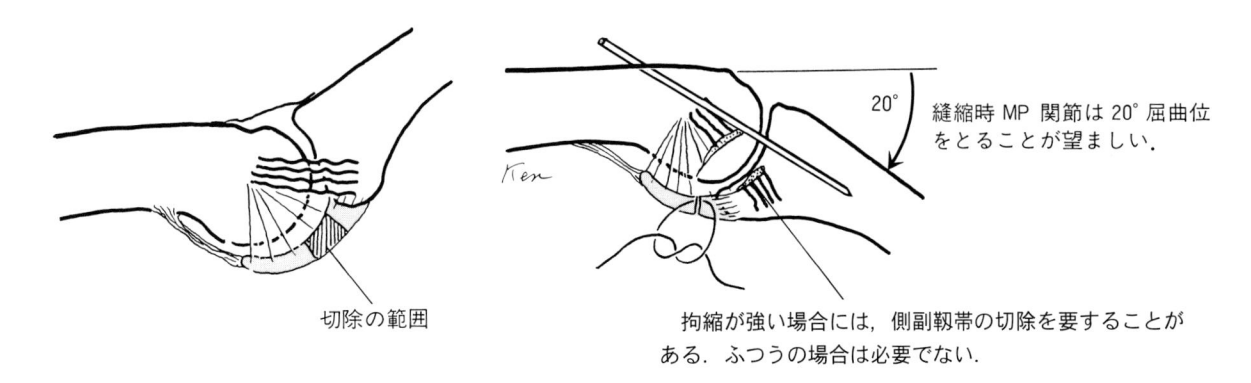

切除の範囲

縫縮時 MP 関節は 20°屈曲位をとることが望ましい．

拘縮が強い場合には，側副靱帯の切除を要することがある．ふつうの場合は必要でない．

7 "Lasso" 法によるかぎ爪変形の矯正（Zancolli 法）

a．浅指屈筋腱の切離

A_1-A_2 腱鞘間に横切開を加え，浅指屈筋腱を引き出し，腱を切離する．

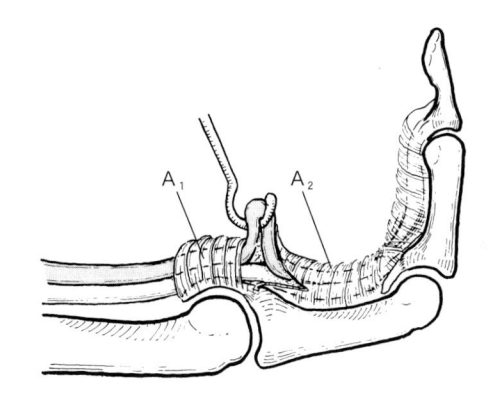

b．"Lasso" 法の実施

これを中枢側に引いて，MP 関節が約 20°屈曲位となるよう一定の緊張のもとに浅指屈筋腱に縫合する．なおこの部，および浅指屈筋腱切離端には癒着が発生しやすいので後療法に注意する．

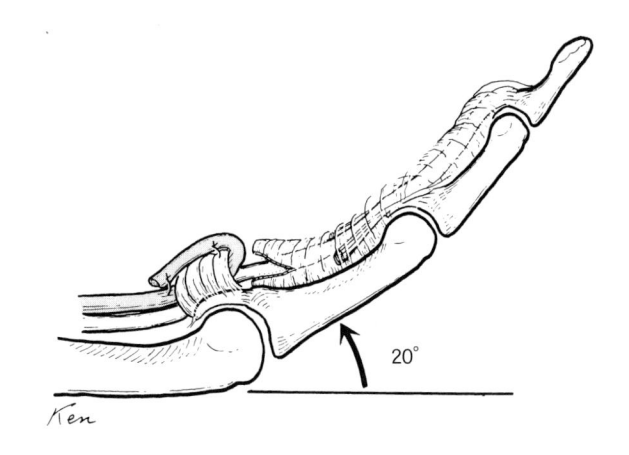

8 移行腱先端の基節骨固定法（Burkhalter and Strait 法）

a．かぎ爪変形の発生

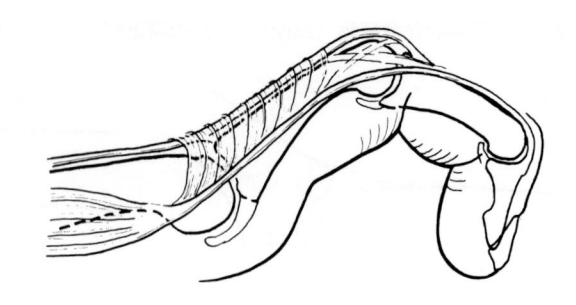

b．かぎ爪変形の矯正

移行腱の先端を基節骨に引き込み pull out wire でボタンに固定するもので，先の lateral band への移行と，MP関節掌側関節囊縫縮術との中間に位置する術式ということができる．方法に 2 種類があり，
① 背側に力源を求めるもの
② 掌側に力源を求めるもの
の 2 つが考えられる．

（註）移行腱の先端を lateral band に縫合する方法では，緊張が強いと指の屈曲が制限され，弱いと変形矯正の作用が失われる．これに対し骨に固定された場合には，緊張が強くとも指屈曲が障害される傾向が少ない利点がある．

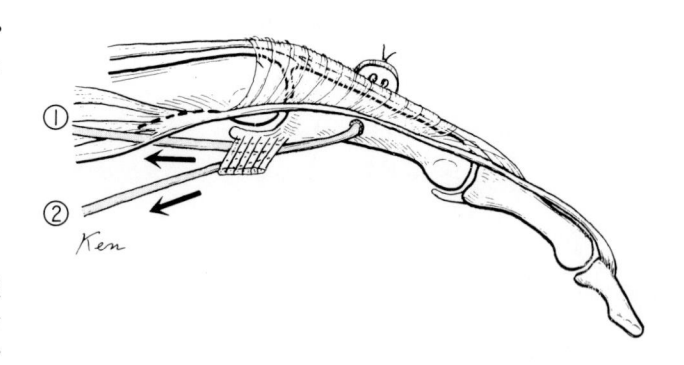

9 低位尺骨神経単独麻痺に対する"lasso"法を用いての機能再建

高位麻痺に"lasso"法を行えば，環・小指の屈曲が障害されることとなるので注意する．

a．切開と浅指屈筋腱の露出

① 環・小指のかぎ爪変形
② 遠位手掌横皺に沿う横切開：手掌腱膜を切除したのち腱鞘の入口を露出する．
③ 腱鞘 A_1-A_2 間に横切開を加え，浅指屈筋腱を引き出す．
④ 母指球皮線に沿う切開
⑤ 手関節掌側切開
⑥ 母指側正中線切開
⑦ 虫様筋

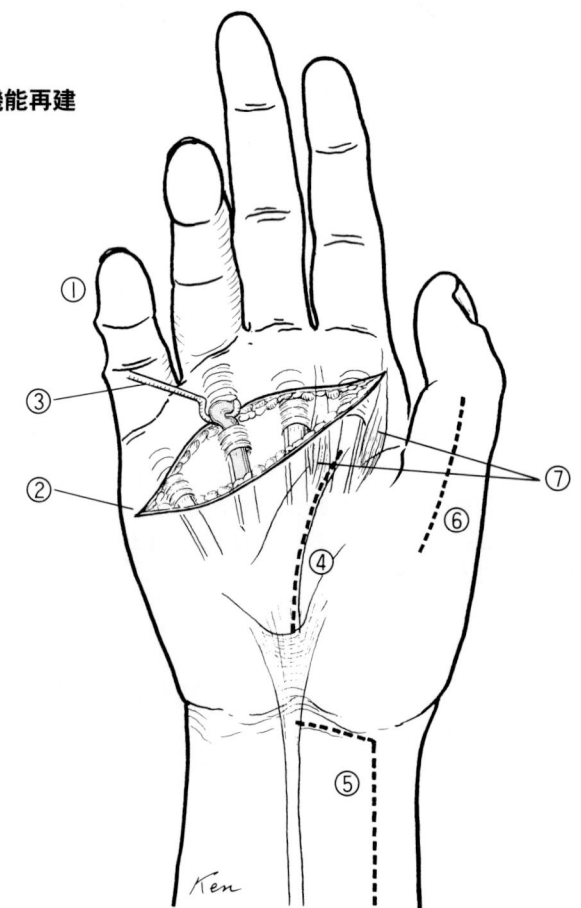

b．浅指屈筋腱の切離と反転

① 環・小指のかぎ爪変形
② 横切開
③ 浅指屈筋腱を引き出して切離，反転したところ
⑤⑥ 予定切開
⑦ 虫様筋
⑧ 中指浅指屈筋腱を引き出し，先端を2本に分離したところ

c．示指伸筋腱の切離

① 示指MP関節背側に切開を加え，なるべく長目に示指伸筋腱を切離する．
② 手関節背側に斜切開を加え，この切開に示指伸筋腱を引き抜く．
③ 腱が引き抜けない場合の補助切開
④ 引き抜いた示指伸筋腱

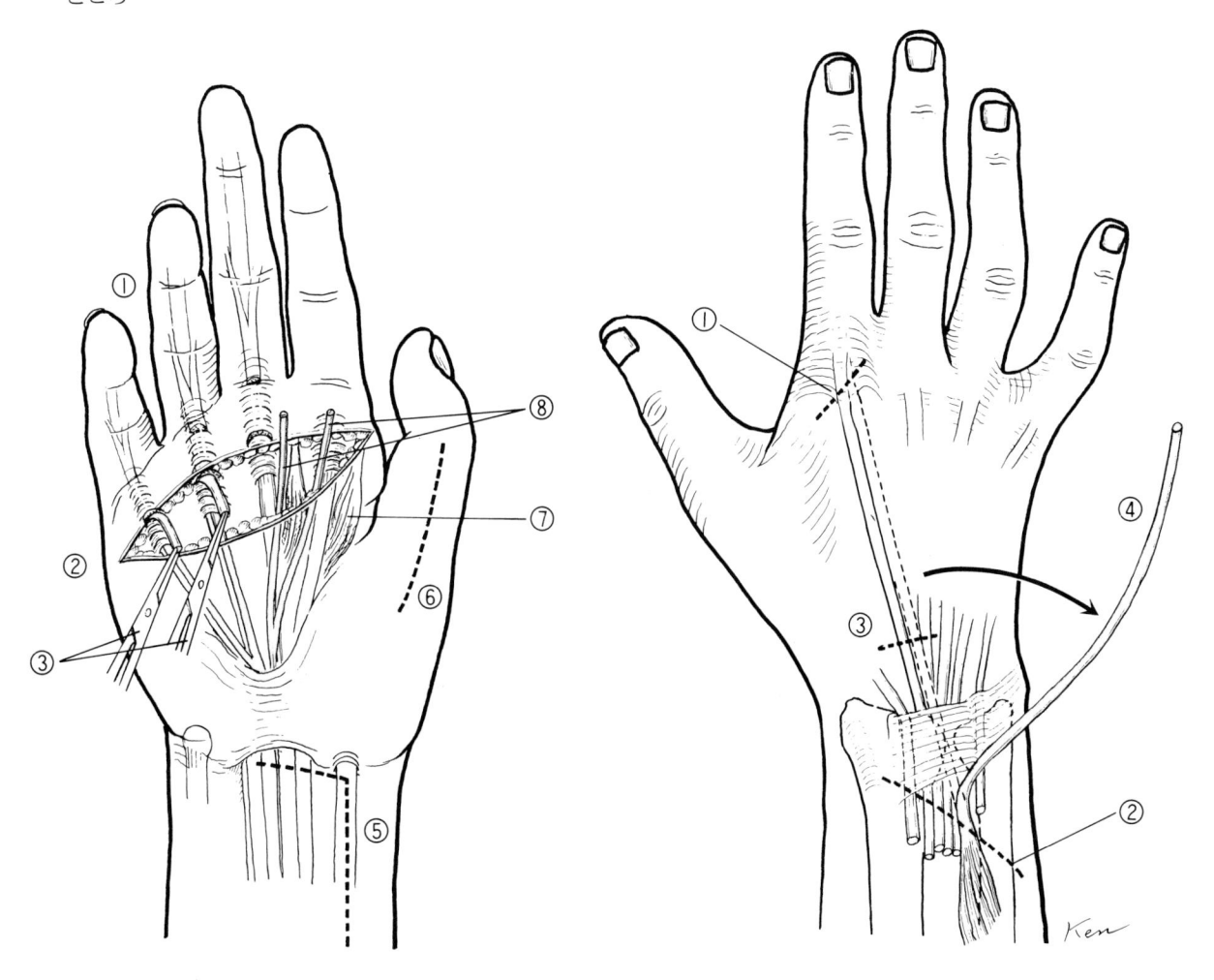

d．骨間膜開窓

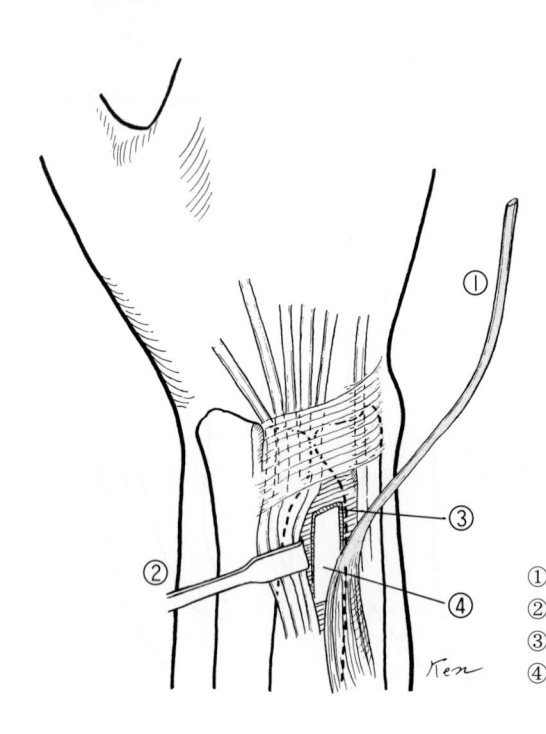

e．示指伸筋腱の掌側移行

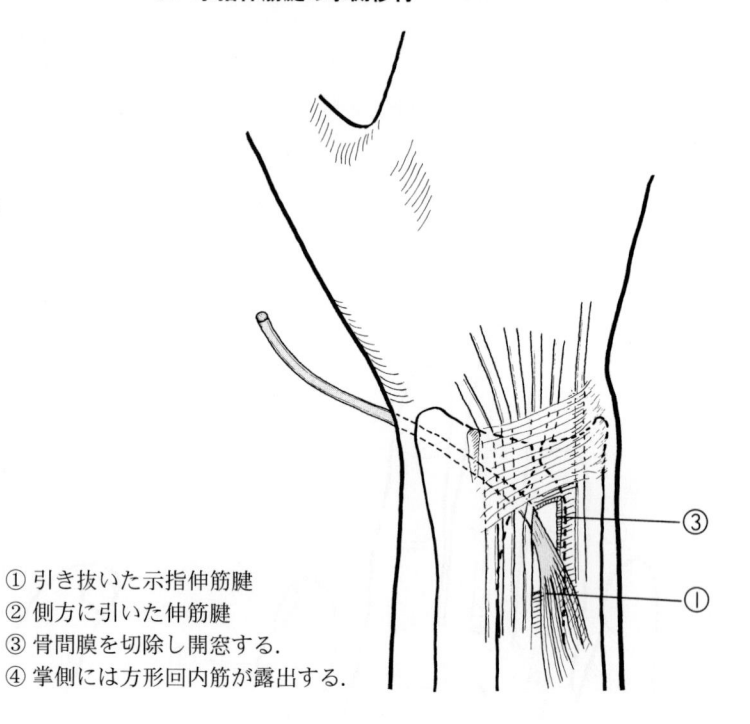

① 引き抜いた示指伸筋腱
② 側方に引いた伸筋腱
③ 骨間膜を切除し開窓する．
④ 掌側には方形回内筋が露出する．

f．"Lasso"法の実施

① かぎ爪変形を矯正して intrinsic plus position とし，この肢位を保持せしめるため皮下にキルシュネル鋼線（1.0〜1.2 mm）を刺入したところ：鋼線は包帯終了後抜去する．
② 横切開
③ "Lasso"法（direct）を実施したところ
④ 手掌部切開は必要に応じて追加する．
⑤ 手関節掌側切開：屈筋腱を側方によけ示指伸筋腱を引き出す．
⑥ 母指側正中切開
⑦ 虫様筋
⑧ 中指浅指屈筋腱の先端を2つに裂き，それぞれを指側方で虫様筋腱移行部に纏絡，縫合する．これは示・中指のMP関節に屈曲作用を与えるとともに外転作用を与え，ピンチ力を増強するものである．
⑨ 腱移行鉗子を挿入：手根管を通し先端を⑤の切開に出す．
⑩ 掌側に引き出した示指伸筋腱

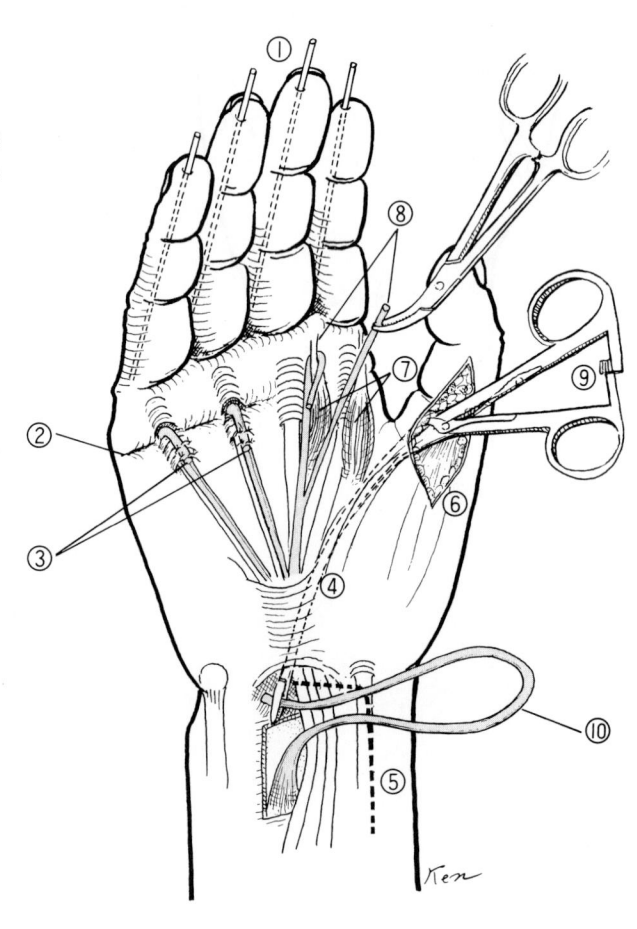

g．"Lasso"法完了と母指内転機能再建

掌側に引き出した示指伸筋腱（⑩）は，先端を橈側種子骨の部に固定する（⑪）ことにより，母指に回内作用と内転力を与えんとするのである．

（註）"Lasso"法の欠点として，かぎ爪変形の矯正力が弱いとか，再発傾向が強いなどの意見がある．その心配がある場合には次の方法（"lasso"変法 A_2 法）を使用する．その他，縫合部での腱の癒着が発生しやすい傾向があるので，後療法は少し早目に開始したほうがよい．"Lasso"法の後療法については 547 頁の図 5 を参照されたい．

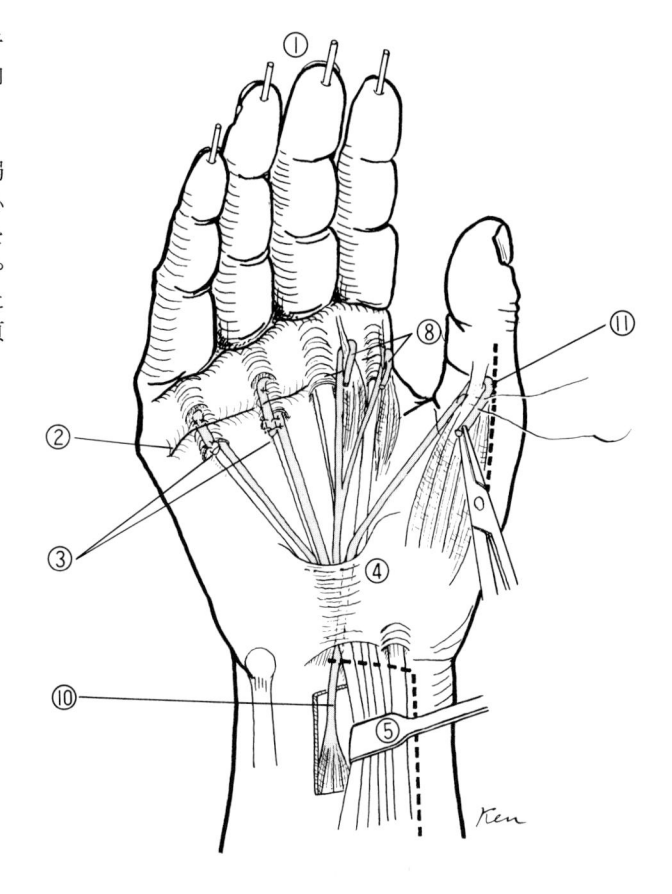

10 "Lasso"法の変法

Zancolli の "lasso" 法は，A_1 腱鞘に力源を引っかけるものであるが，Omer（1982）は A_2 に引っかける方法を述べている．利点として A_2 のほうが末梢に位置するための作用がより効果的といえよう．しばしば用いられてよい方法と考える．ただし操作はやや複雑となる．なお，本法は浅指屈筋腱を用いても実施できるが，別に移植腱を使用するのもよいであろう．

a．側面からの所見

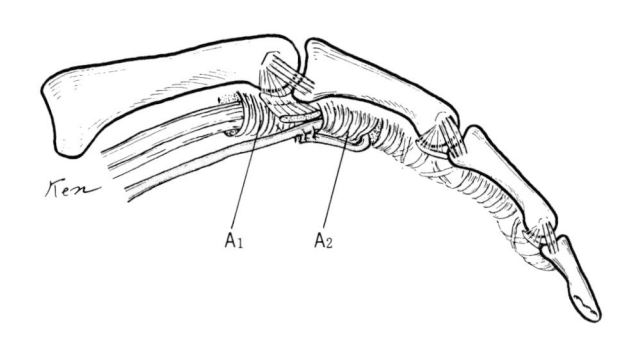

b．正面からの所見

　図は中指の浅指屈筋腱を4本に裂き，A_2腱鞘に"lasso"法（Omer）を行わんとするところ．示指については intrinsic tendon に縫合したが，これは MP 関節屈曲と外転作用獲得を目的としたものである．腱を A_2 腱鞘に通すにはワイヤーをループ状にして使用するのが便利である．

　A_2 腱鞘を用いての "lasso" のほうが A_1 の場合より，より局所癒着が発生しやすいので，早期より指屈伸運動を開始する必要がある．

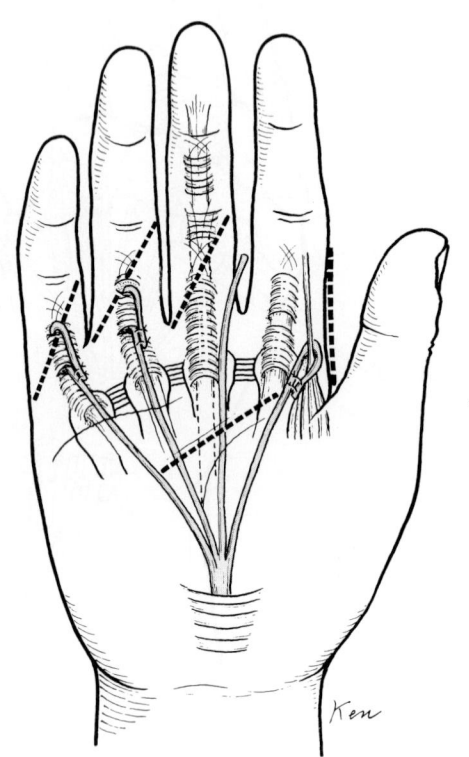

ワイヤーをループ状にしたもの

A_2　A_1

11　母指内転機能再建のいろいろ

　以下は，正中神経の機能，すなわち母指球筋の機能がよく保たれていなければ行うべきでない．

a．母指内転機能の再建

　環指の浅指屈筋腱を使用するのであれば，深指屈筋が確実に機能していることを確かめたのちに，これを切離する．

① 示指伸筋腱：骨間の開窓部を通じ背側より掌側に引き出したのち，手根管を通じ橈側種子骨部に固定する．
② 長橈側手根伸筋腱に腱を移植・延長して，環・中指中手骨間を通じ掌側に出し，先端を母指内転筋に固定する方法（Boyes 法）
③ 浅指屈筋腱（中指）を引き出し，手掌腱膜を滑車として，先端を橈側種子骨に固定する方法
④ 骨間の開窓部
⑤ 橈側種子骨
⑥ 尺側種子骨
⑦ 手掌腱膜
⑧ 方形回内筋

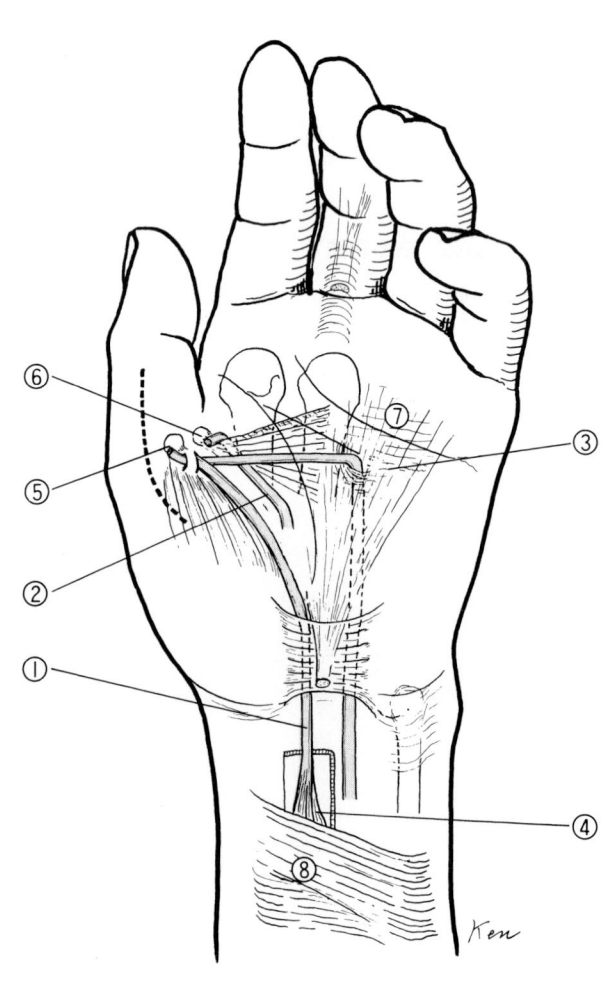

b．示指伸筋腱の移行

① 示指への総指伸筋腱
② 示指伸筋腱：なるべく長目に採取．示・中指中手骨間を通じて掌側に出し，先端を尺側種子骨部に縫合する．しかし，距離的無理があり，先述のBoyes法のほうが望ましい．
③ 尺側種子骨

（註）尺骨神経麻痺に対する腱移行としては，環・小指の"lasso"法による変形矯正のほか，母指の内転力再建が望まれるが，操作が複雑という欠点があり，これを省略して，次のNaviaser法で示指の外転力を強めることで代行せしめる方法がより実際的と言えるであろう．

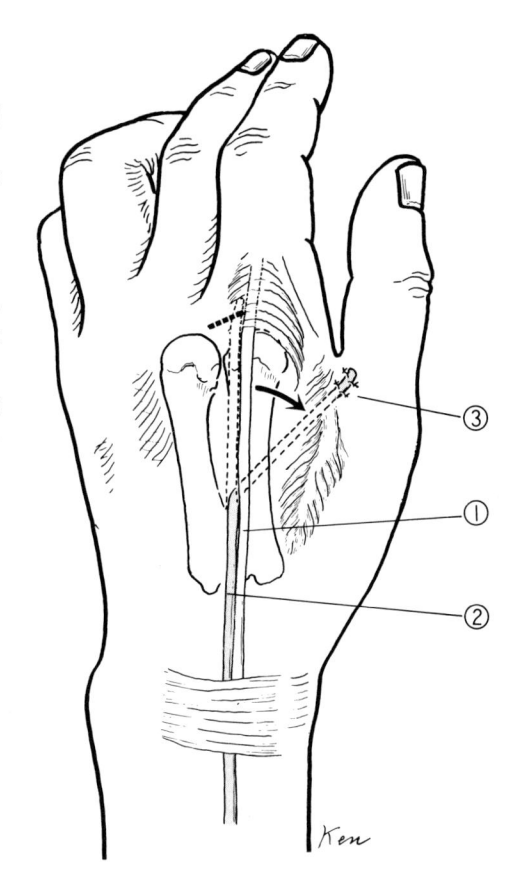

12 示指外転の再建（Neviaser法）

（J Hand Surg 5: 53-57, 1980）

a．示指の側面

長母指外転筋腱の一部を切離し，これに腱移植を追加して側索に移行する．

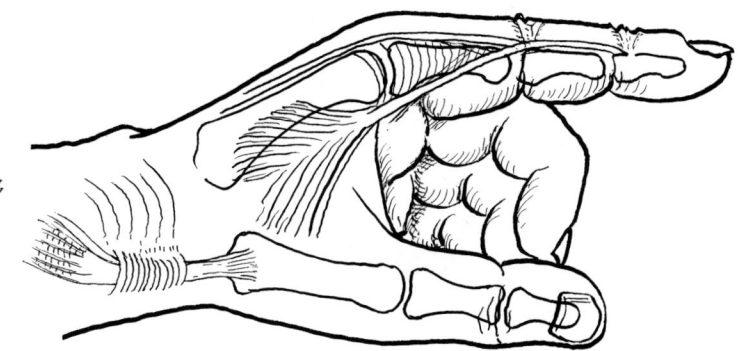

b．示指外転力再建のための腱移植

長母指外転筋腱にはしばしばvariationがあるので，その1つの腱を利用することとなる．

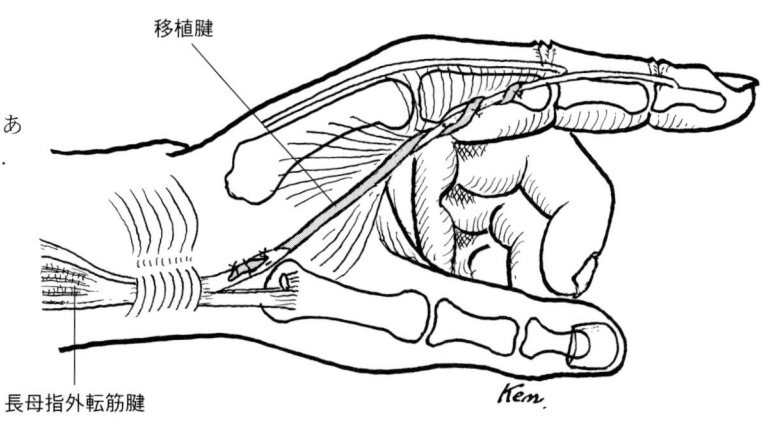

II. 高位尺骨神経麻痺

尺骨神経が肘部以上で損傷されたものをいう．治療としては，低位麻痺のそれと同様に考えてよいが，尺側手根屈筋，また環・小指の深指屈筋が麻痺するので，これらを力源に使用するとか，環・小指の浅指屈筋を力源に使用することは避けなければならない．

21-8 尺骨神経単独麻痺に対する腱移行の総括

I. かぎ爪変形の矯正

① 移行腱の先端を lateral band に縫合する方法では，緊張が多少とも強いと，指の屈曲が制限される傾向が強い．この点，移植腱の先端を基節骨内に固定する（Burkhalter and Strait法）ほうが安全である．

② MP関節の縫縮術は操作がやや面倒という難点があるが，単独麻痺には使用してよいと考える．しかし，術後の多少のゆるみは否定できない．

③ "Lasso"法：操作が簡単なため最近多用するようになった．ただし A_1 より A_2 のほうが効果が確実のようである．力源が得られなければ腱固定するのもよい．なお，高位尺骨神経麻痺のさいには環・小指の深指屈筋が麻痺しているので，力源の選択には注意しなければならない．

④ 尺骨神経単独麻痺のさいのかぎ爪変形は，環・小指のみに強く，中・示指にはほとんどみられない．したがって環・小指のみの矯正でもよいが，ピンチ力を得るためには示・中指に対しても何らかの操作が望ましい．こうしたことから，最近ではNaviaser法がよく使用されるようになった．

II. 母指内転機能再建

移行腱による方法が望ましく，腱としては示指伸筋腱などが考慮されるが，より複雑な麻痺に対しては，IP関節，またはMP関節の関節固定術とか腱固定術が操作も簡単であり，効果も確実と考える．

21-9 低位正中・尺骨両神経麻痺に対する機能再建

I. 低位正中・尺骨両神経麻痺の症状

① 手掌全面の知覚障害
② 骨間筋萎縮
③ 指内・外転運動の障害
④ 全指のかぎ爪変形
⑤ 母指対立運動の障害

II. 術前の処置

① 第1指間拘縮の除去
② 指屈曲拘縮があればこれの除去
③ 残存筋筋力増強

III. 機能再建

① かぎ爪変形の矯正：既述の各種方法を利用
② 母指内転力増強：既述のほか，関節固定術・腱固定術
③ 母指対立再建術

以上が必要となる．

1 低位正中・尺骨両神経麻痺に対する機能再建（Fowler 法）

a．力源としての示・小指伸筋腱の切離

① 母指対立不能
② 全指のかぎ爪変形
③ 小指 MP 関節背側に切開を加え，小指伸筋腱をなるべく長目に切離する．
④ 示指 MP 関節背側に切開を加え，示指伸筋腱をなるべく長目に切離する．
⑤ 切離した示・小指伸筋腱を，手関節背側切開に引き出し，
⑥⑦ それぞれ先端を2本に裂く．
⑧ 各指の基節骨橈側に切開を加え，lateral band を露出する．

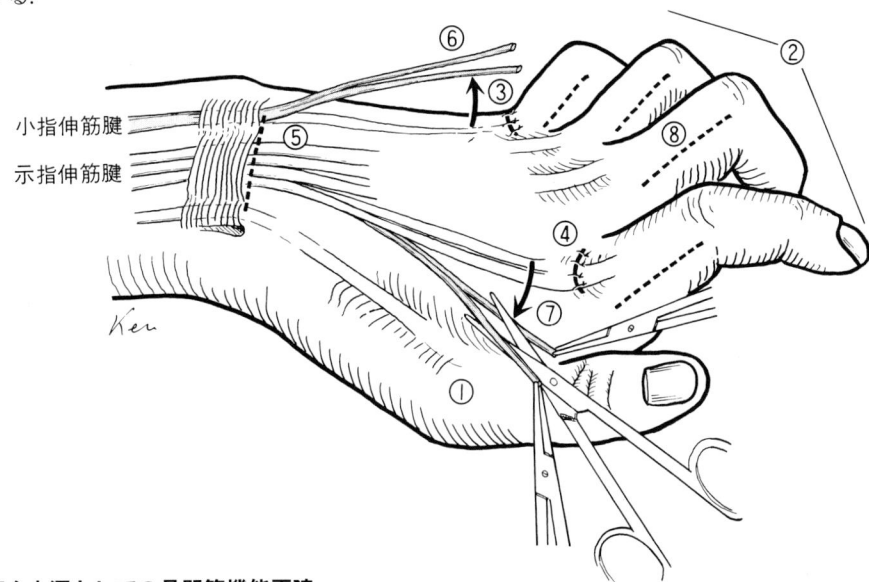

b．示・小指伸筋を力源としての骨間筋機能再建

① 母指を対立位とし，
② 全指を MP 関節屈曲，指伸展位の intrinsic plus position とする．
③ 各指の尺側皮下に対してキルシュネル鋼線を刺入して intrinsic plus position を保持せしめ，手術操作を容易にする．
④⑤ 示・小指伸筋腱の先端を2つに裂いたものをそれぞれの骨間を通し，さらに深横中手靱帯の下を通して指基節橈側の切開に引き出す．
⑥ 一定の緊張下に，移行腱の先端をそれぞれの lateral band に縫合，intrinsic 機能の再建を行う．なお，図では移行腱の先端をそれぞれの指の橈側の lateral band に縫合したが，示指については尺側に移行し，指の内転力を強めようとすることもある．

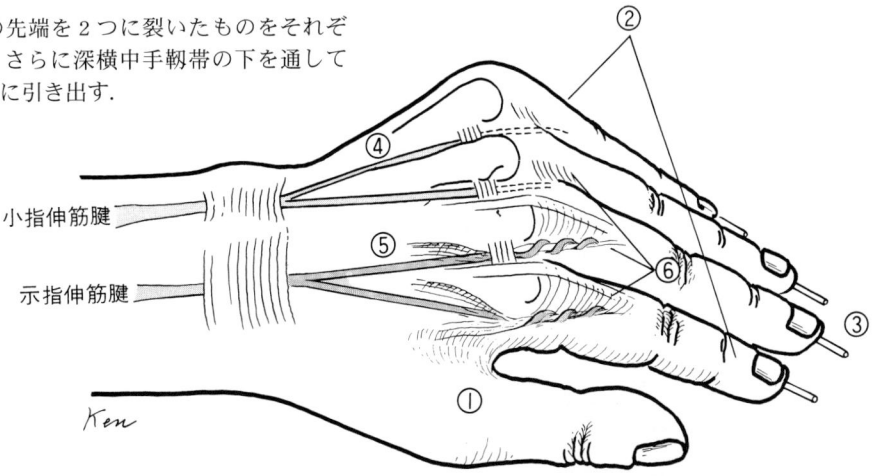

② 力源として長橈側手根伸筋（背側）を用いるもの － Brand 法（1）

力源として長橈側手根伸筋を用い，背側より中手骨間を通じて four tailed tendon を移植，腱移行する方法．

① 母指を対立位とする．
② 全指のかぎ爪変形（intrinsic minus 変形）を矯正して，MP 関節屈曲，指伸展位 intrinsic plus position とする．
③ 各指の皮下にキルシュネル鋼線を刺入することにより，以上の肢位を保持せしめる．
④ 移行腱としての移植腱（four tailed tendon）を用いた場合を示す．移植腱としては足底筋腱・足指の伸筋腱などが用いられる．このさい末梢側の lateral band との縫合を最初に行い，のち中枢側の力源との縫合を行う．
⑤ 力源としての長橈側手根伸筋腱

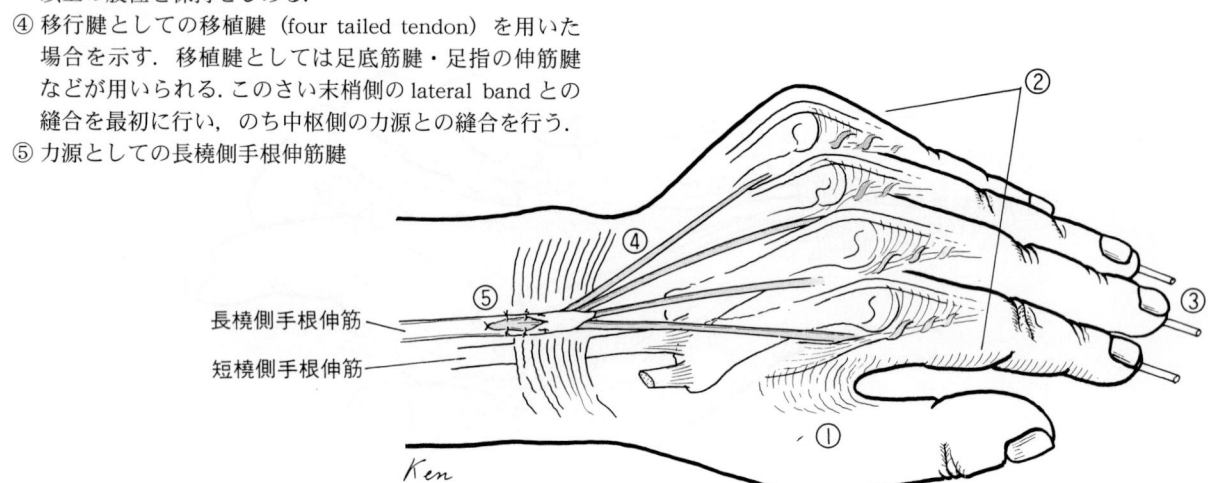

③ 力源として長橈側手根伸筋（掌側）を用いるもの － Brand 法（2）

力源として骨間を通じて掌側に引き出した長橈側手根伸筋を用い，手根管を通じて腱移行する方法．

長橈側手根伸筋腱を骨間より掌側に引き出し，各指 intrinsic plus position として four tailed tendon の中枢端をこの力源に縫合した．図では骨間を通したが，皮下を通じて橈骨の側方をまわすのもよい．このさい four tailed tendon は屈筋腱の下（深部）を通すようにする．

縫合は末梢を先に，中枢を後にするのが，緊張度を決めるにも便利であろう．

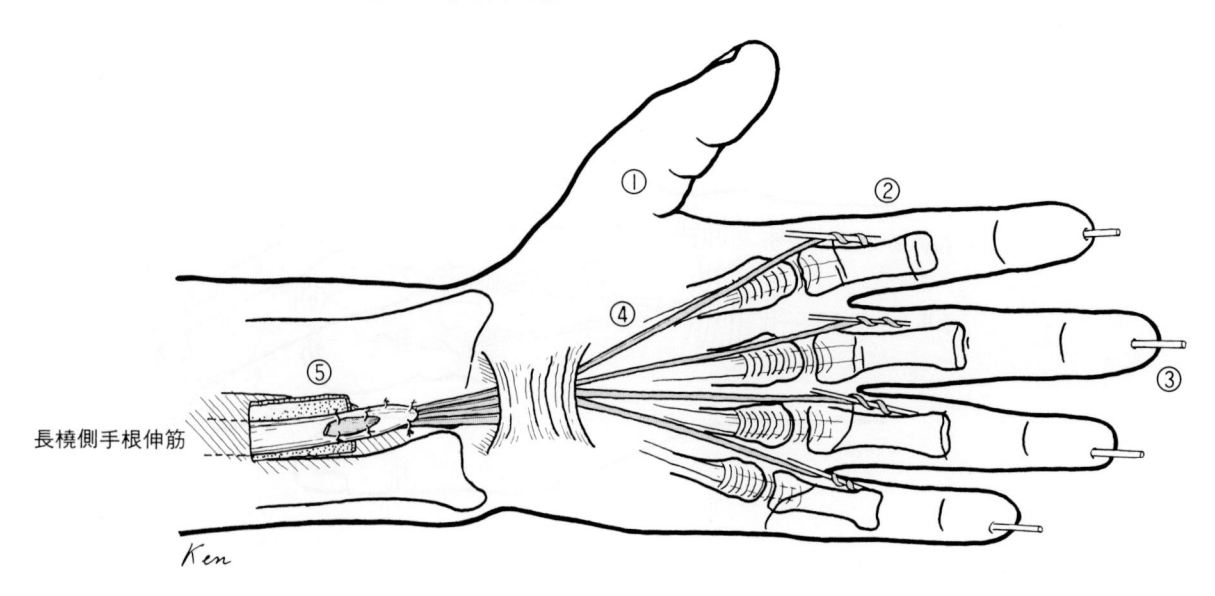

4 力源として橈側手根屈筋を用いるもの（Riordan 法）

① 移行腱としての four tailed tendon
② 移行腱である four tailed tendon の中枢を力源の橈側手根屈筋腱と interlacing 法により一定の緊張下に縫合する．
③ 骨間膜を開窓して背側に引き出された橈側手根屈筋腱

（註）Four tailed tendon の縫合にさいして中枢を先にするか，末梢を先にするかは術者の好みによるが，著者はふつう末梢を先とし，各 tails の緊張を一定にしたのち中枢の縫合をするのを原則としている．

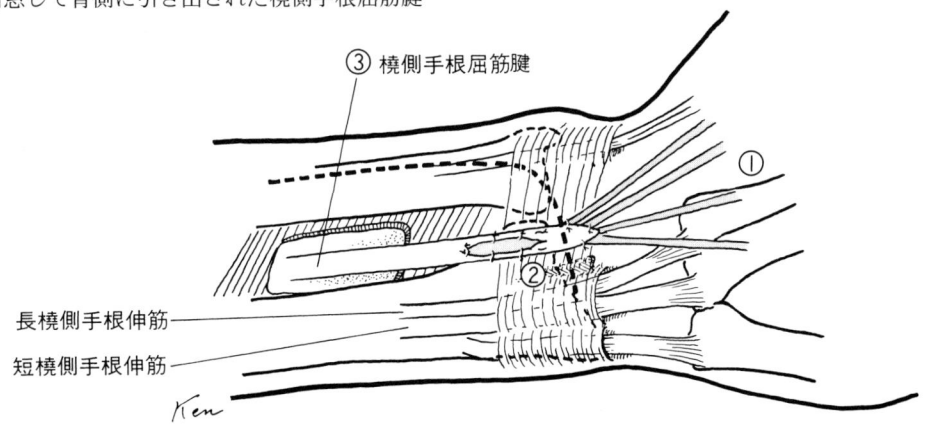

5 かぎ爪変形矯正後の固定肢位と後療法

① Intrinsic plus position とする．
② 背側副子
③ 掌側副子

④ 固定終了後，キルシュネル鋼線を抜去する．固定期間は 3 週とし，以後自動運動を開始する．

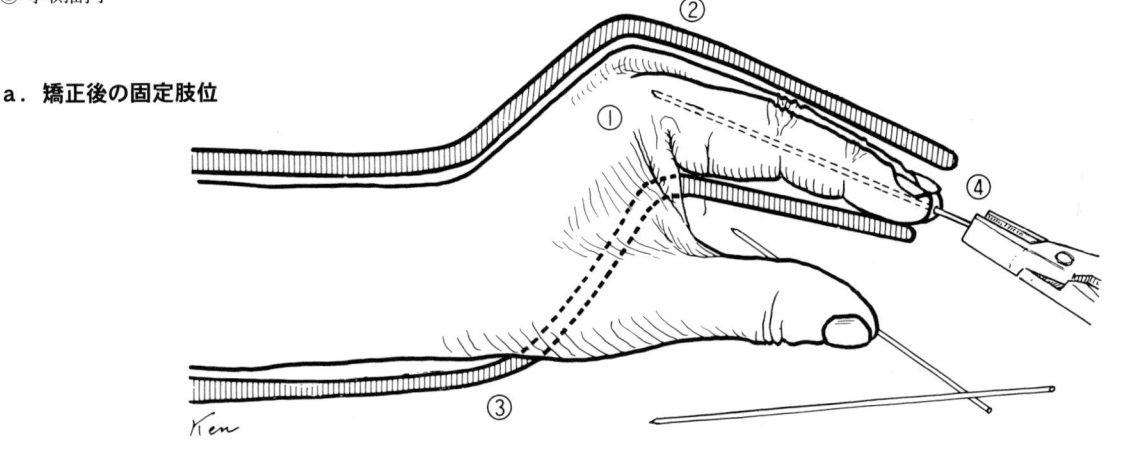

a．矯正後の固定肢位

3〜3.5 週後より自動運動を開始するが，その後の 2〜3 週は運動時以外は図のごとき指背側副子を使用せしめ，術後 6〜7 週頃より副子除去の時間を増し，8 週以後は夜間のみとする．早期に除去するとかぎ爪変形の再発がおこりやすいからである（橋爪）．

b．かぎ爪変形の再発防止

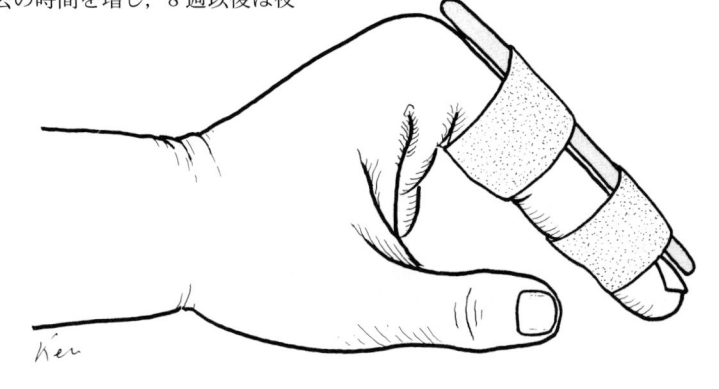

6 移行腱の先端を基節骨に固定する方法（Burkhalter and Strait 法）

a．掌側より実施した場合

環指の浅指屈筋腱を4本に裂き，それぞれを基節骨に pull out wire 法を用いて固定したところを示す．すべて基節骨の橈側に固定したが，示指については尺側に固定する場合もある．

b．背側より実施した場合

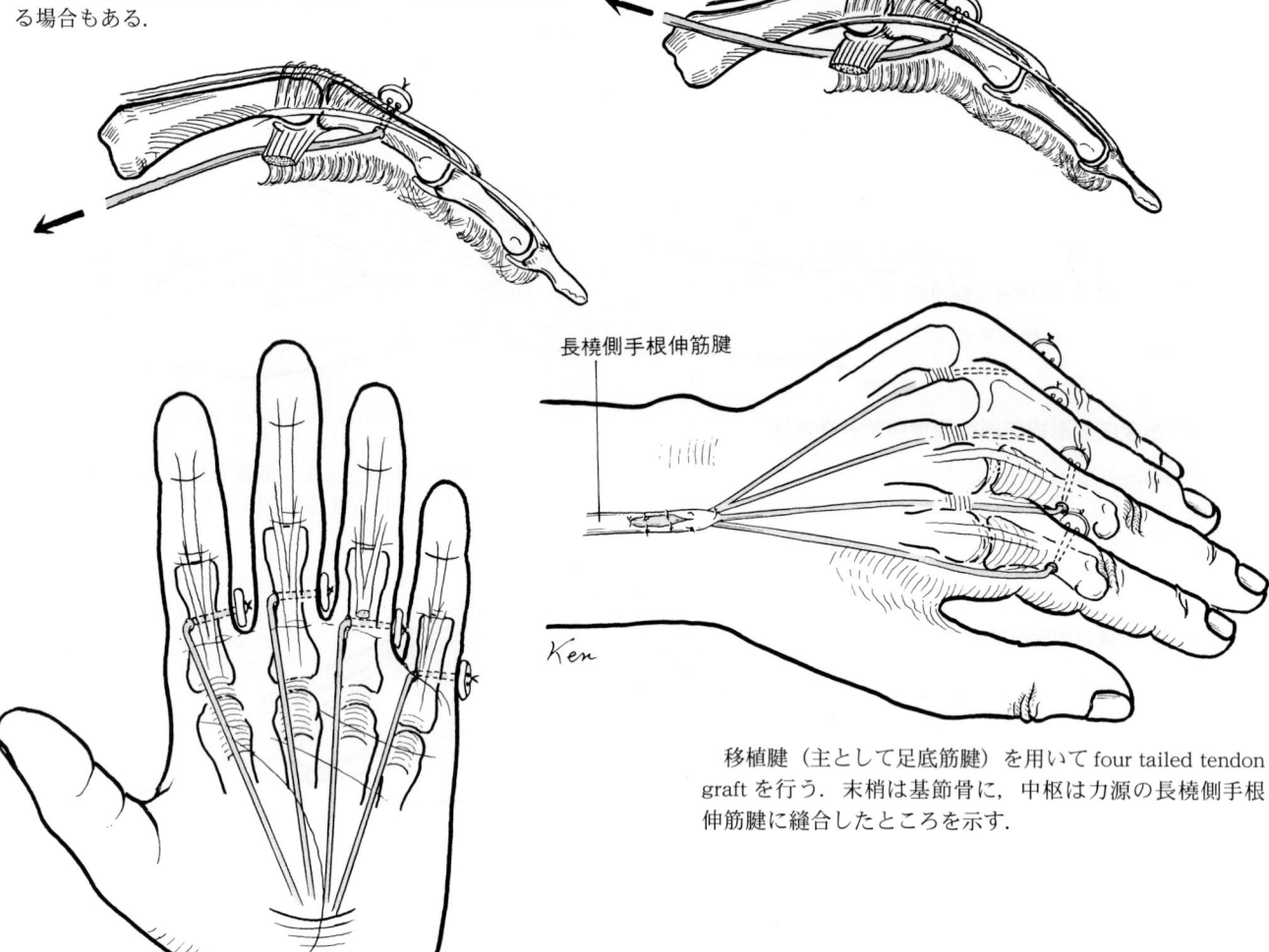

長橈側手根伸筋腱

移植腱（主として足底筋腱）を用いて four tailed tendon graft を行う．末梢は基節骨に，中枢は力源の長橈側手根伸筋腱に縫合したところを示す．

（註）移行腱の末端を lateral band に縫合するよりも骨に固定したほうが，指の屈曲障害とか術後における swan-neck 変形の発生（緊張が強いような場合に）をきたす危険性が少ない．すなわち本法のほうが，lateral band に縫合するさいよりも安全域が広いので，安心して利用できる利点がある．なお，力源が得にくい場合には中枢端を靱帯，または骨に腱固定するのも1つの解決方法である．

7 低位正中・尺骨両神経麻痺に対する機能再建（"lasso"法）

かぎ爪変形矯正＋母指対立再建＋母指内転力再建.

a. 切開と浅指屈筋腱切除

b. "Lasso"法の実施

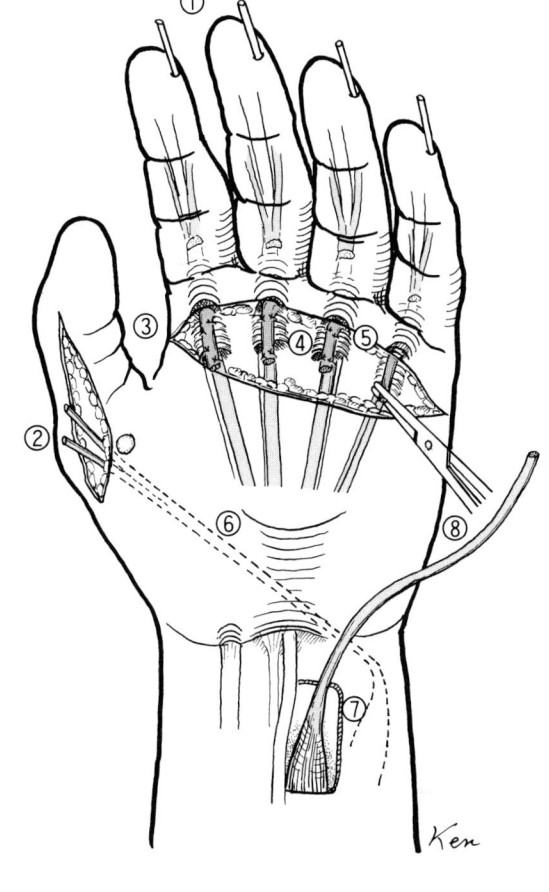

① 指のかぎ爪変形
② 母指対立不能と対立再建のための切開
③ 横切開：筋膜を切除し腱鞘を出す．
④ 腱鞘と腱鞘の入口
⑤ 腱鞘入口より数 mm 〜 1.0 cm 末梢側に横切開を加え，浅指屈筋腱を引き出し，これを切離する．各指につき同様の操作を行う．
⑥ 小指 MP 関節背側，および手関節背側切開により引き出した小指伸筋腱
⑦ 手関節掌側 L 字切開

① かぎ爪変形を矯正して intrinsic plus position とし，皮下にキルシュネル鋼線を刺入してこの位置を保持せしめた．
② 母指対立再建のための力源，小指伸筋腱をこの部の切開に引き出したところ（520 頁の図 2a 〜 e を参照）
③ 横切開
④⑤ 各指につき"lasso"法（Zancolli）（537 頁の図 7 を参照）を行う．浅指屈筋腱に損傷があり使用できない場合には，使用可能な腱を 2 〜 4 本に裂き使用する．力源が得にくい場合には腱移植を行う．中枢端を手根管靱帯などに腱固定するのもよい．
⑥ 小指伸筋腱：尺骨をまわし，母指球部皮下から母指側方の切開に引き出した．
⑦ 骨間につくった開窓部（540 頁の図 9d 〜 f を参照）：この部を通して
⑧ 示指伸筋腱を背側から掌側に引き出したところ：母指内転筋の再建は一次にでなく二次的に考慮したほうがよいかも知れない．

c. 母指対立，および内転機能再建．手術完了

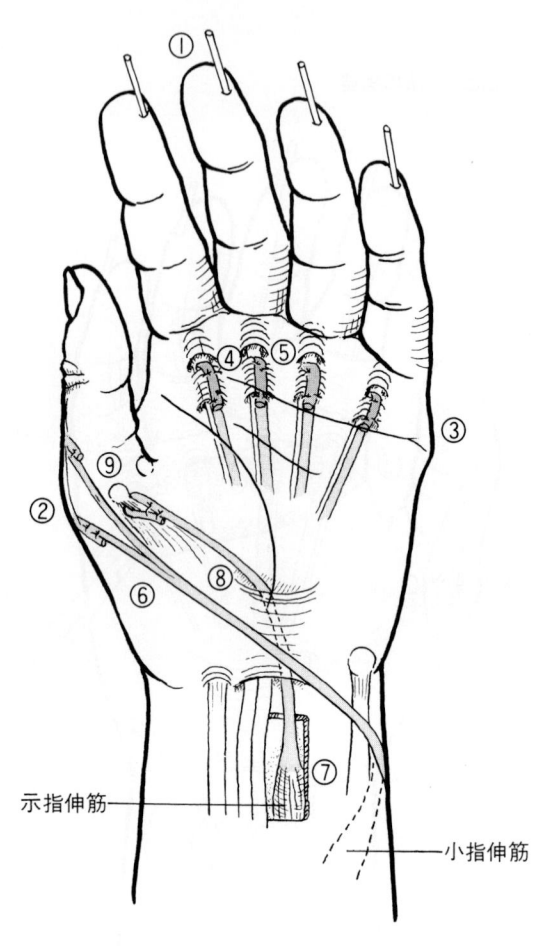

① かぎ爪変形の矯正
② 母指対立再建：小指伸筋腱の先端を長母指伸筋腱に固定した．
③ 横切開
④⑤ "Lasso"法完了：A_1法
⑥ 小指伸筋腱（母指対立の力源としての）
⑦ 両骨間につくった開窓部
⑧ 背側より掌側に引き出したのち，手根管を通した示指伸筋腱
⑨ 移行腱の末端を橈側種子骨に固定し内転機能の再建を試みたところ：これについては二次的に考慮したほうが安全であろう．全部を行うと手術が非常に複雑となる．

（註）術後の固定肢位は547頁の図5と同様である．固定後，キルシュネル鋼線は抜去する．固定期間3週後，後療法にはいる．これについても547頁の図5bと同じである．

d. 手術完了（別法）

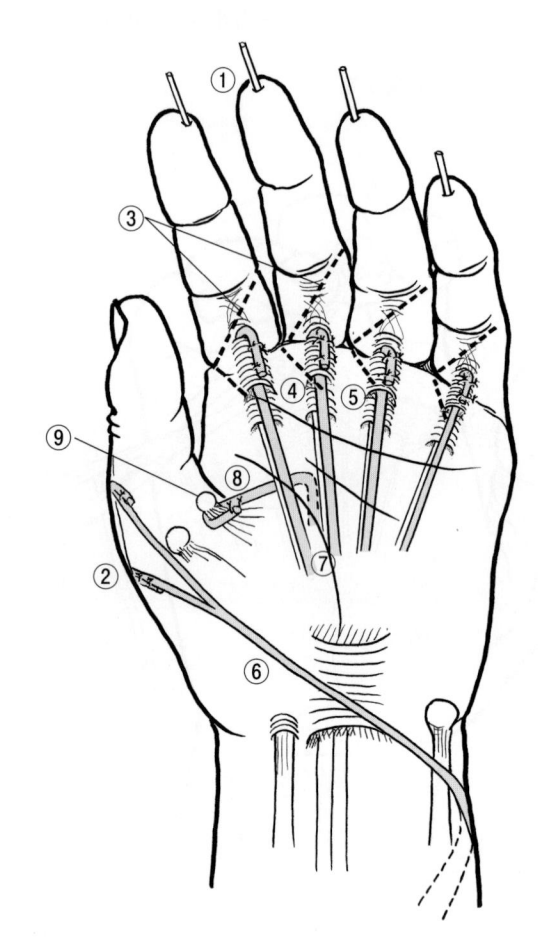

① かぎ爪変形の矯正
② 母指対立再建
③ ジグザグ切開
④⑤ "Lasso"法完了：A_2法
⑥ 小指伸筋腱
⑦ 環・中指中手骨間より掌側に出した移植腱（Boyes法）：二次的に考慮したほうが安全．Naviaser法を考慮するものもよい．
⑧ 示指伸筋腱
⑨ 尺側種子骨に固定

21-10 低位正中・尺骨両神経麻痺に対する腱移行の総括

① 母指対立再建とかぎ爪変形の矯正とを一度に行うか 2 回に手術を分けるかが問題となる．私はかつて母指対立再建を最初に行い，3 ヵ月後にかぎ爪変形に対する手術（時に順序を反対とした）を行っていたが，"lasso" 法を使用するようになってから一度に行うことも多くなった．しかし原則的にはかぎ爪変形の矯正を最初に，ついで母指対立再建と手術を 2 回に分けるべきであろう．

② 神経・腱に対する処置と同時に腱移行を合併することもある．

I．かぎ爪変形の矯正

既述のごとく "lasso" 法を用いるのであれば，母指対立再建と同時に行うこともできるが，Fowler 法，Brand 法を使用するのであれば，手術を 2 回に分け，間隔は 3 ヵ月程度とする．このさい four tails の先端は lateral band でなく基節骨に固定する場合が多い．

II．母指対立再建

母指 MP 関節の不安定な症例に対立再建を行えば swan-neck 変形を生ずることとなる．もちろん内転筋機能再建を合併すれば，変形は矯正されるはずであるが，実施が困難な場合には MP 関節，また IP 関節の関節固定術の合併を考慮する．もちろん関節固定は二次的に行ってもよい．

なおかぎ爪変形の矯正を I．とし，母指対立再建を II．としたが，もし母指対立再建を最初にすれば，たとえ良好な母指対立が得られたとしても他の指はかぎ爪変形のままであるので，折角得られた母指対立も次第にその機能を失うことになるからである．

III．母指内転機能再建

腱移行によるのが望ましいが，MP 関節，また IP 関節の関節固定，また症例によって腱固定で代行するのもよい．なおこれらは二次手術として追加するのがよいであろう．

21-11　高位正中・尺骨両神経麻痺に対する機能再建

I．高位正中・尺骨両神経麻痺の症状
① 全手指知覚障害
② 全指屈曲障害
③ 母指の対立および屈曲障害
　以上のごとくで，要は橈骨神経の機能のみ残存することとなる．

II．術前の処置
① 関節拘縮の除去
② 皮膚拘縮の除去
③ 残存筋力増強

III．機能再建
① 全指屈曲の再建
② 母指屈曲の再建
③ 母指対立の再建
④ かぎ爪変形発生の防止
⑤ 母指内転力の増強
などが必要となる．

1 高位正中・尺骨両神経麻痺に対する機能再建

a．術前所見（側面）

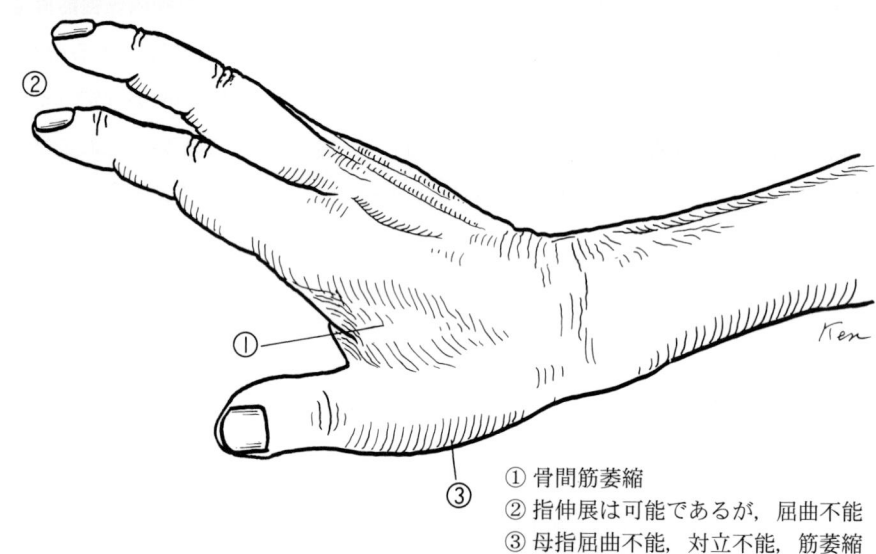

① 骨間筋萎縮
② 指伸展は可能であるが，屈曲不能
③ 母指屈曲不能，対立不能，筋萎縮
④ 切開

b．術前所見（掌面）

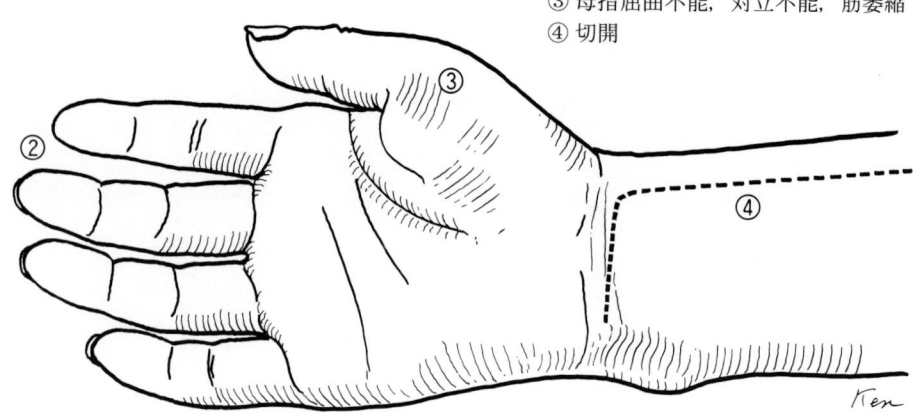

c. 腱移行術－一次手術 (1)

① 掌側L字切開：中枢に十分延長する．
② 長橈側手根伸筋：ハサミ，または指を用いて中枢側まで周囲組織より剥離する．
③ 腕橈骨筋：ハサミを用いて周囲筋膜を切離，指を用いて中枢側まで剥離をすすめ，十分の可動性を得るごとくする．
④ 長母指屈筋腱を確認し，テープをかける．
⑤ 深指屈筋腱：4本の深指屈筋腱を確認．テープをかける．
⑥ 浅指屈筋腱を側方に引いて深指屈筋を出す．正中神経もともに側方に引いて損傷しないよう注意が必要．

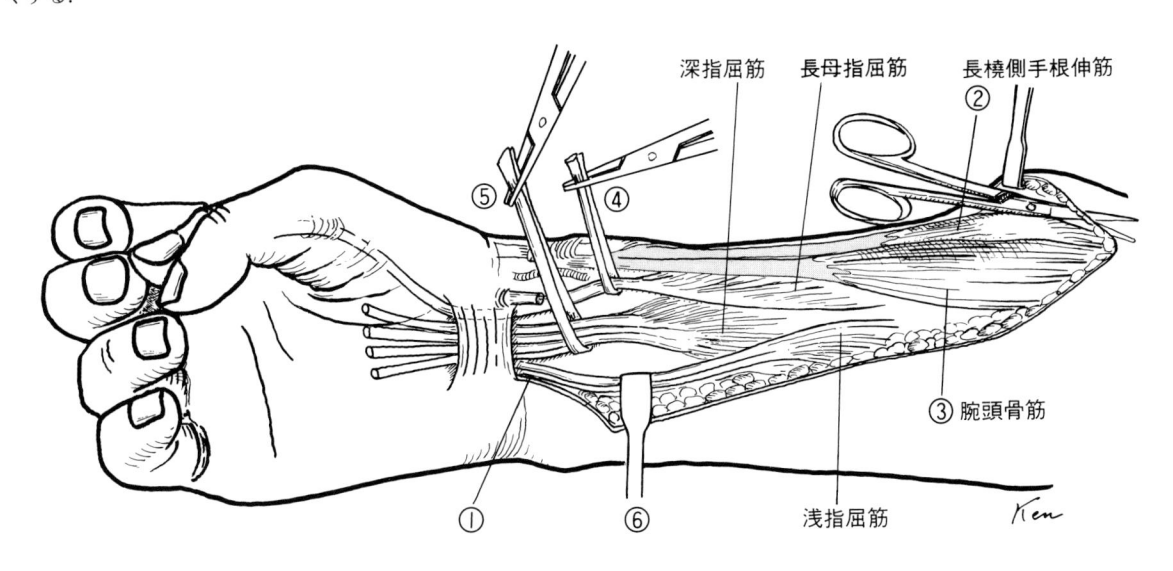

d. 腱移行術－一次手術 (2)

① 掌側L字切開
② 長橈側手根伸筋：L字切開で皮下を剥離して，または別の小切開で腱の末端を露出，これを第2コンパートメントの末梢で切離．これを中枢に引き抜き筋部をなるべく中枢まで剥離する．
③ 腕橈骨筋：腱付着部を切離．反転しながら筋膜を切離．中枢に剥離をすすめ十分な可動域を得るようにする．
④ 長母指屈筋腱
⑤ 4本の深指屈筋腱
⑥ 側方に引いた浅指屈筋腱
⑦ 橈骨神経知覚枝：腕橈骨筋腱の剥離のさい，この神経を損傷しないようにする．
⑧ 橈骨動脈：同じく損傷しないよう注意する．

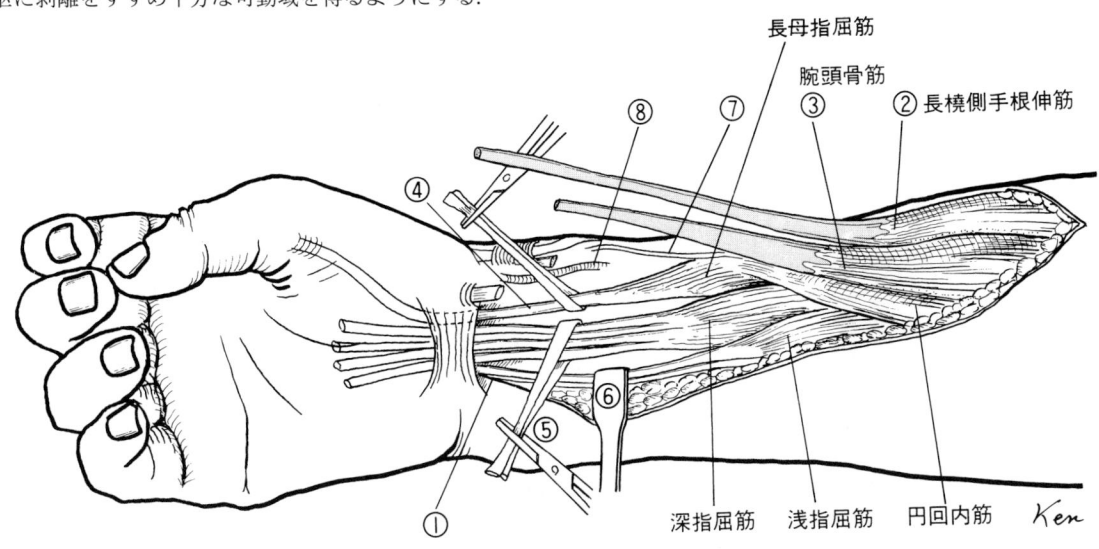

554　第21章　腱移行術

e．腱移行術－一次手術（3）

① 掌側L字切開
② 長橈側手根伸筋腱：指屈曲位として4本の深指屈筋腱に移行した．
③ 腕橈骨筋腱：母指屈曲位で長母指屈曲腱に移行した．
④ 長母指屈筋腱
⑤ 4本の深指屈筋腱
⑦ 橈骨神経知覚枝
⑧ 橈骨動脈
⑨ 短橈側手根伸筋

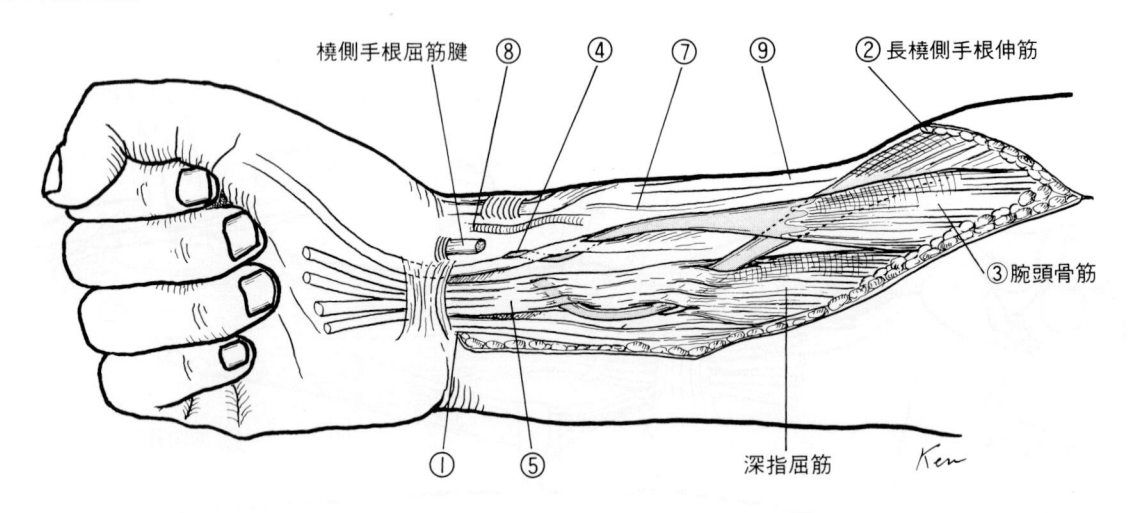

橈側手根屈筋腱　⑧　④　⑦　⑨　② 長橈側手根伸筋
③ 腕頭骨筋
深指屈筋
①　⑤

f．腱移行術－二次手術（1）

一次手術で指，および母指の屈伸は可能となるが，指にはかぎ爪変形が発生，母指は対立不能で，IP関節，MP関節は屈曲位をとり，ピンチが不良のはずである．よって二次手術としてこれらの矯正を行う．手術は一次手術後3～6ヵ月が適当であろう．

① 以前の皮膚切開を利用する．
② 短母指伸筋腱を切離し，中枢側に引き抜いたのち，長母指外転筋の下を通し，ついで滑車（③）で方向を変え，皮下を通して再びもとの位置に縫合して母指の対立を再建する（Enna法変法）．
③ 橈側手根屈筋腱と長掌筋腱を用いて滑車を形成した．
④ 母指IP関節の腱固定術：側正中線切開ではいり，長母指屈筋腱を半分に裂き，これをドリルで開けた基節骨の骨穴に引き込み，適度の緊張のもとに腱固定する．なお腱固定の代わりに関節固定するのもよい．これにより術後における母指のswan-neck変形発生を防止し，ピンチ力を増強する．

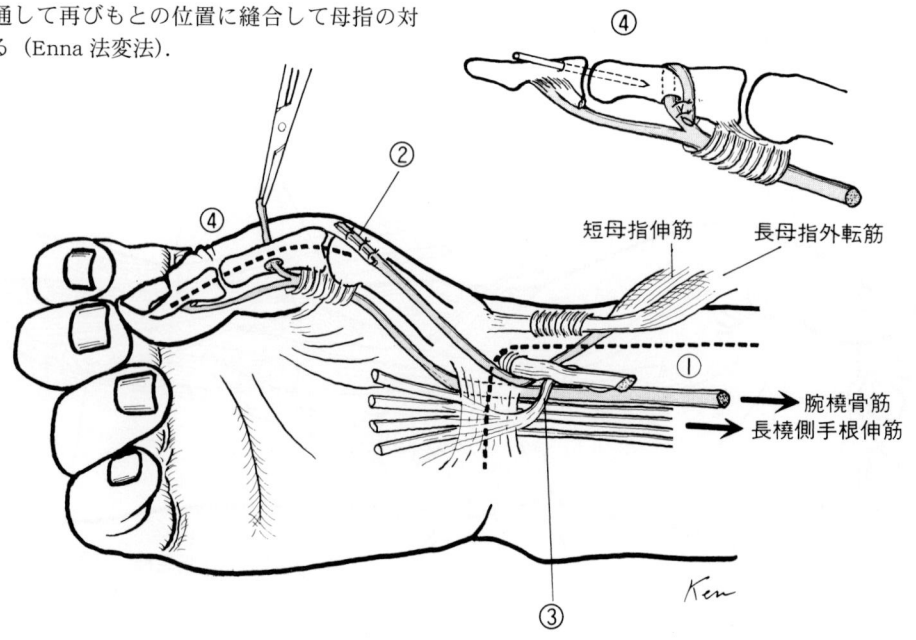

④
短母指伸筋　長母指外転筋
④　②
①
③
→ 腕橈骨筋
→ 長橈側手根伸筋

g. 母指IP関節の関節固定および腱固定の別法

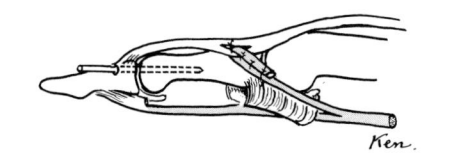

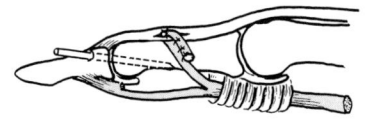

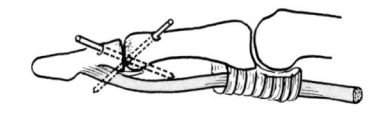

h. 腱移行術－二次手術（2）

① 掌側切開
② 短母指伸筋腱：母指対立再建に利用
③ 橈側手根屈筋腱と長掌筋腱を用いて作製した滑車
④ IP関節に対する腱固定術
⑤ かぎ爪変形を矯正して intrinsic plus position にキルシュネル鋼線を刺入，これを保持せしめる．これは手術操作を容易にするためのもので術後ただちに抜去する．
⑥ 横切開を用い，各指につき"lasso"法を行った．方法は中・環指の浅指屈筋腱をそれぞれ2本に裂き"lasso"法を行うとともに，中枢側を手根靱帯に腱固定した．Zancolli は麻痺筋のまま"lasso"法を行い，腱固定効果を期待している．"lasso"法は A_1 より A_2 がよいかもしれない．もちろん Fowler 法，Brand 法を行うのもよい．

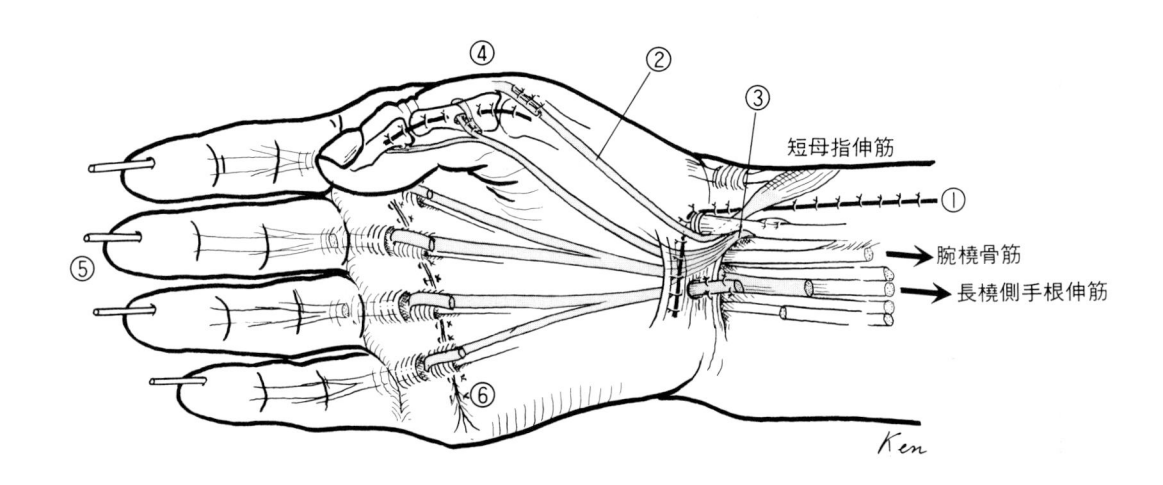

21-12　高位正中・尺骨両神経麻痺に対する腱移行の総括

一次手術としては母指，および指の屈曲再建を行い，二次手術として母指対立再建，またかぎ爪変形の矯正とか母指内転筋の再建を考慮する．両手術間には少なくとも3ヵ月以上の間隔をあける．母指対立再建は二次手術とするのもよい．

I. かぎ爪変形矯正

以前は Fowler 法，腱移植による Brand 法を使用したが，最近では"lasso"法を使用することも多くなった．力源がなければ腱固定でもよい．

II. 母指対立再建

力源として小指筋腱を用いることが多いが，短母指伸筋を reroute するのもよいであろう．指屈曲の再建と同時に行う場合，固定肢位は軽く握りこぶしをつくった形で，少しく手関節屈曲位として背側副子固定をすることとしている．

III. 母指内転機能再建

母指IP関節，時にMP関節の関節固定が操作が簡単で，しかも効果が確実のごとくに考えている．腱移行するのであれば示指伸筋腱を利用するのが好都合であろう．いずれにしても内転力再建は最後に考慮する．中止も可．

21-13 橈骨神経麻痺に対する機能再建

1 橈骨神経の神経支配

橈骨神経よりの分枝の順序は，高位診断にさいしてしばしば重要となるので，ここに図示した．

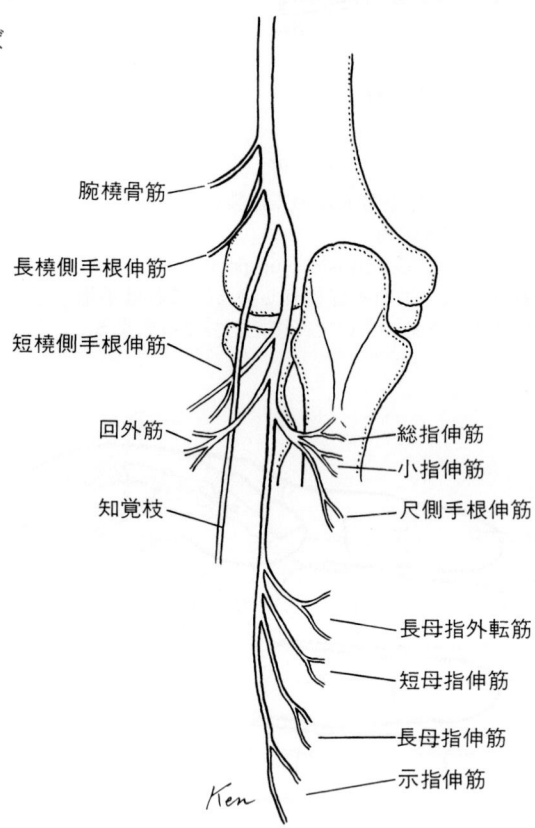

- 腕橈骨筋
- 長橈側手根伸筋
- 短橈側手根伸筋
- 回外筋
- 知覚枝
- 総指伸筋
- 小指伸筋
- 尺側手根伸筋
- 長母指外転筋
- 短母指伸筋
- 長母指伸筋
- 示指伸筋

2 高位橈骨神経麻痺の症状

手関節，および指の伸展障害，それに母指の伸展・外転障害を認める．知覚障害は第1指間背側にみる．

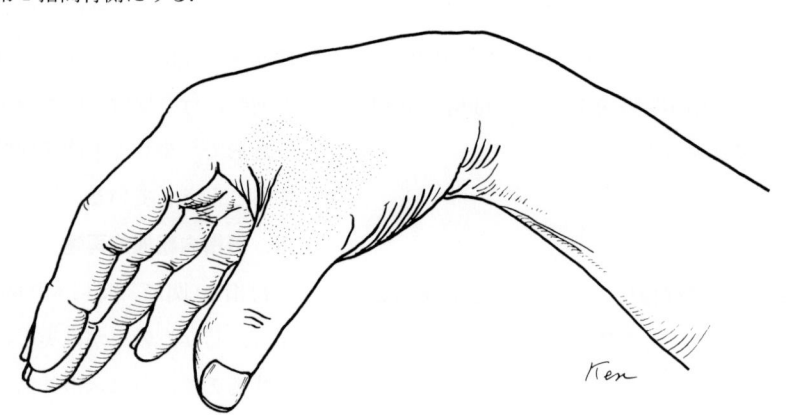

3 低位橈骨神経麻痺の症状

手関節の背屈は可能であるが、橈屈傾向を示し、指は伸展不能、それに母指の伸展・外転障害を認める。知覚障害はないのがふつうである。

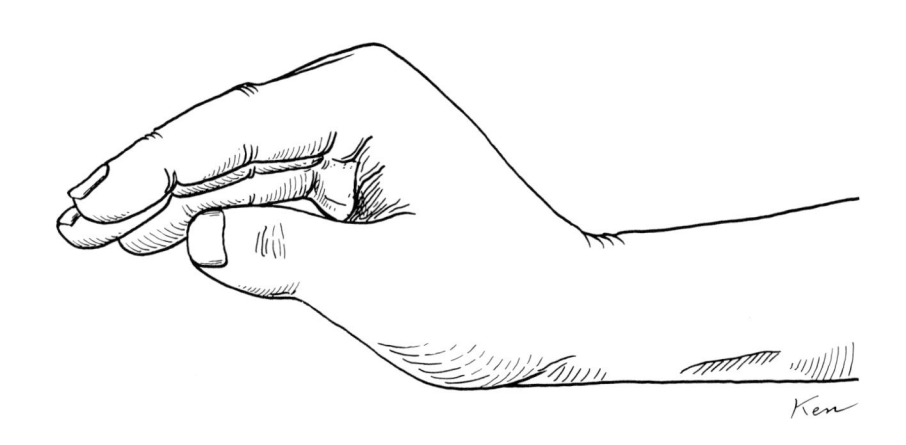

21-14 橈骨神経麻痺に対する腱移行術

橈骨神経縫合の予後は比較的良好であるので、腱移行の機会は少なくなった。

I．術前における注意

陳旧症例でしかも高齢者の場合には，
① 指の屈曲拘縮
② 母指の屈曲拘縮（IP，MP 関節について）
③ 母指の外転障害：第1指間背側皮膚の拘縮があるので、術前にこれらの拘縮を除去しておく必要がある。これらの除去が不十分であると、術後の母指の伸展・外転などが不十分となる。

1 高位橈骨神経麻痺に対する腱移行術

いろいろの方法があるが，ここでは Riordan の変法ともいうべき著者の実施している方法のみを記載する．

a．円回内筋の剥離

① 第1切開
② 腕橈骨筋を内側に引いて円回内筋を露出するが，このさい腕橈骨筋の下面を走る．
③ 橈骨神経知覚枝を損傷しないよう注意する．
④ 円回内筋の橈骨への付着部を点線に沿ってメスで切離，ついでこの部を骨膜下に剥離したのち，筋部を周囲より剥離して十分な可動性を得るごとくにする．

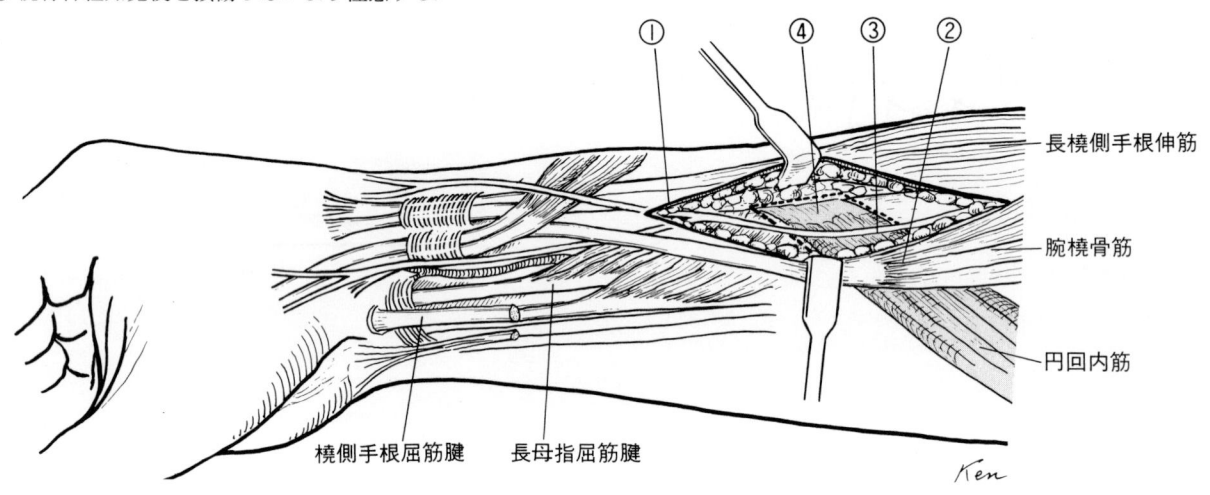

b．掌側切開（1）

① 第1切開
② 第2掌側L字切開：第1・2切開は連結せしめるのもよい．
③ 橈骨神経知覚枝
④ 橈骨より剥離した円回内筋腱部
⑤ 橈側手根屈筋腱：付着部に近くこれを切離．中枢に向かって筋腹を剥離する．
⑥ 長掌筋腱：付着部に近くこれを切離．中枢に向かって剥離する．次に，

（次頁につづく）

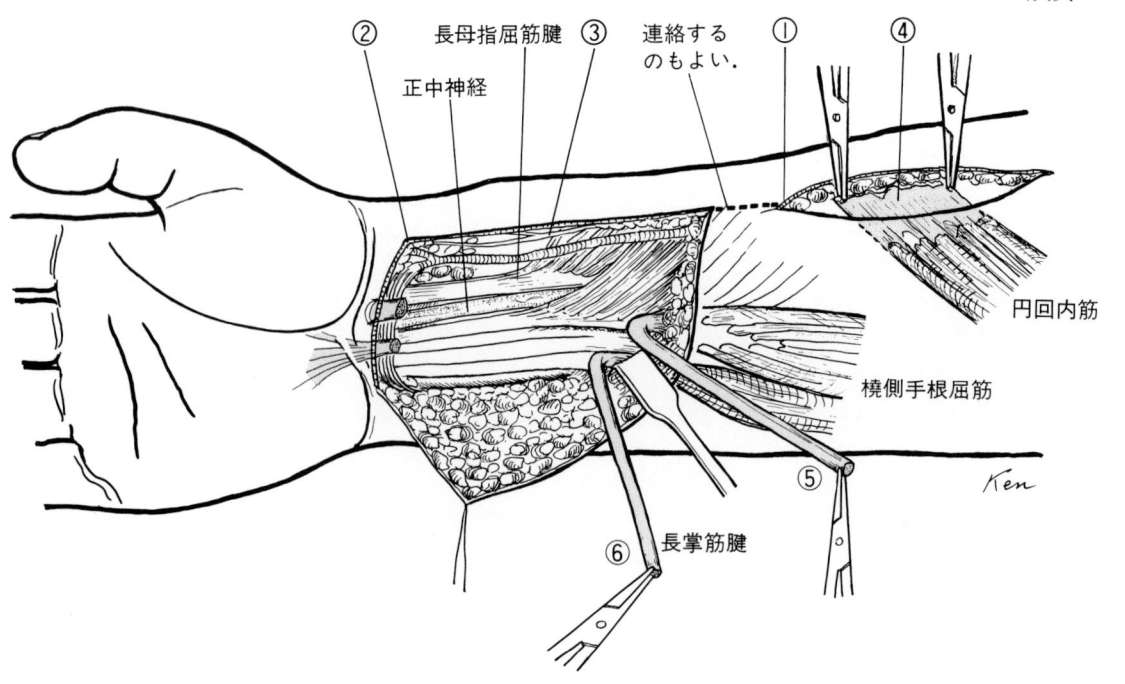

c. 掌側切開 (2)

⑦ 長母指屈筋腱を橈側に，その他の屈筋腱を尺側に引いて骨間膜を出す．
⑧ 骨間膜の表面には前骨間動・静脈，および神経が走るので，これを橈側，または尺側方によけて，この部に開窓を行う．開窓については次頁の図 f 参照．なお，

前腕骨骨折などで前腕骨間が狭小のさいにはノミで骨を削り窓を広くするが，やむを得なければ Riordan 原法のごとくに，尺側手根屈筋を尺側より背側にまわして腱移行する．

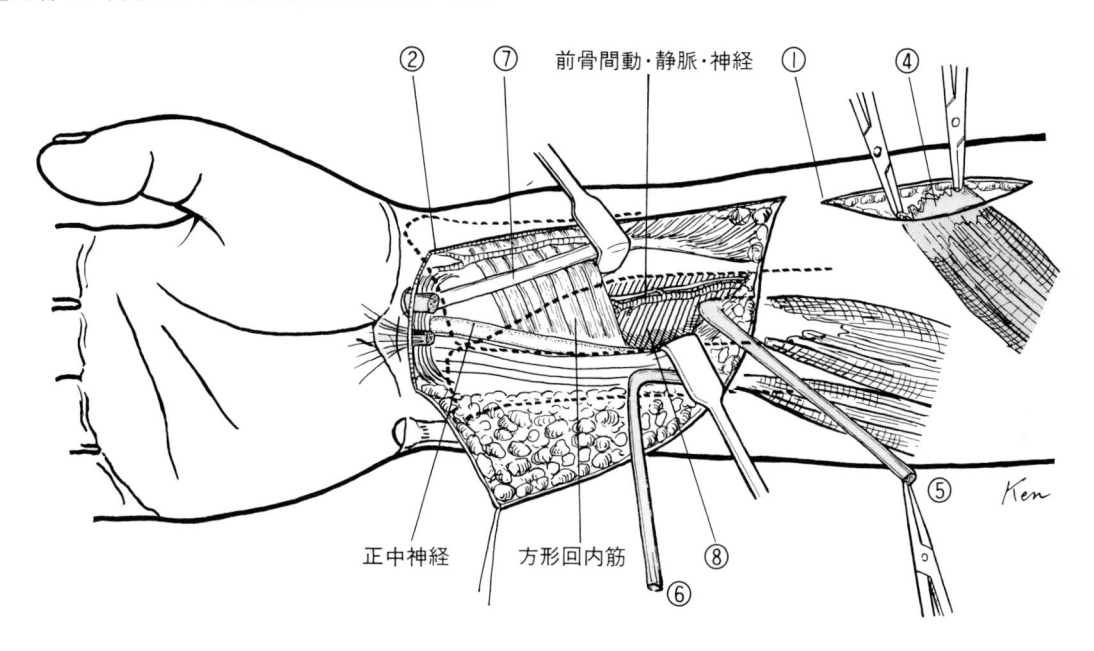

d. 背側切開 (1)

① 背側に L 字切開（第 3 切開）を加え，ついでなるべく広範な筋膜切除を行う．
② 筋膜切除：これはあとに行う腱縫合部との間に癒着をおこさないためである．ついで Riordan 法のごとく，
③ 長母指伸筋腱を筋腱移行部で切離し，MP 関節背側の切開に引き出す．また，
④ 円回内筋を長・短橈側手根伸筋のあいだに引き出す．

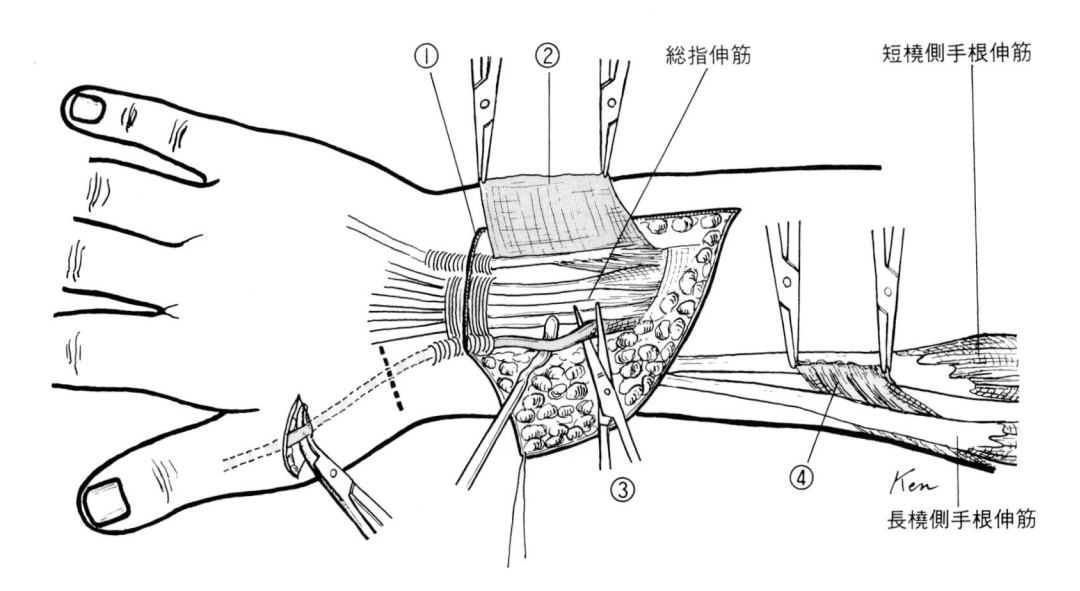

e. 背側切開（2）

① 背側L字切開（第3切開）
② 総指伸筋腱にテープをかけ側方に引くと，下に骨間膜開窓部が出る．なお，このテープの中には小指伸筋腱は含めない．
③ 長母指伸筋腱：先に引き抜いたもの
④ 円回内筋：手関節背屈位として短橈側手根伸筋腱との間に強目の緊張度で縫合を行う．
⑤ 橈側手根屈筋腱：掌側より背側に引き抜いたもの

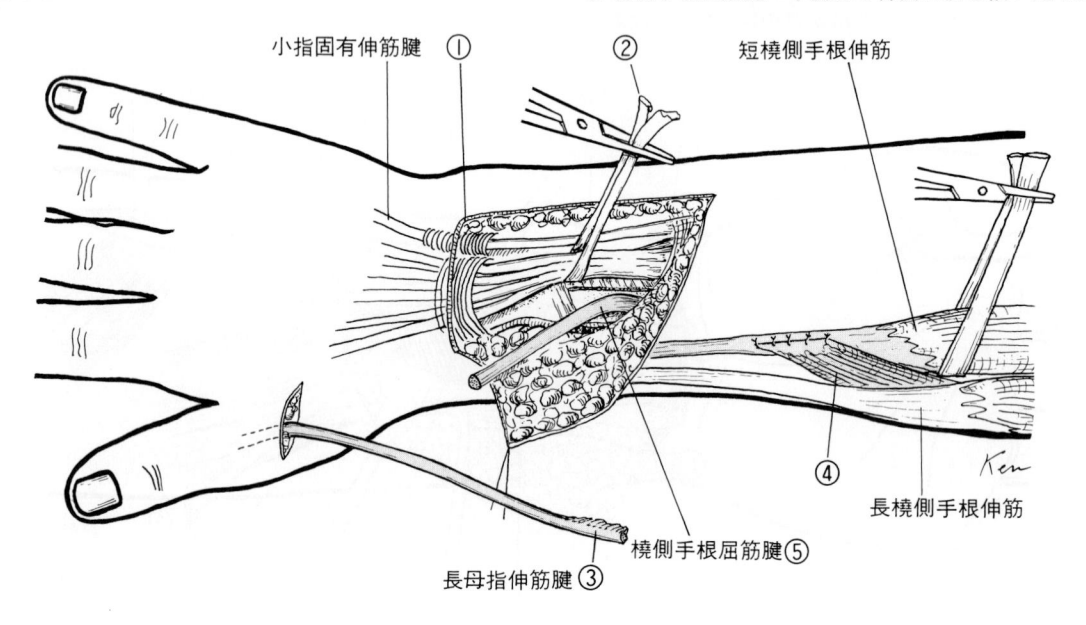

f. 掌側腱移行

⑤ まず背側に移行した橈側手根屈筋腱の走行が，なるべく真っすぐになるよう浅指屈筋筋膜の剝離を中枢に向かって行う．
⑥ 長掌筋
⑦ 長母指屈筋腱：側方に引くと，下に骨間膜開窓部がみえる．
⑧ 骨間膜開窓部
⑨ 長母指外転筋腱：母指外転位として腱固定した．さらにその先端を橈側手根屈筋腱の切り株に固定し，移行腱のbow stringを防止せんとした．なお，長母指外転筋腱には，腕橈骨筋を緊張下に移行するもよい．
⑩ 長母指伸筋腱：Rerouteした腱で先の長母指外転筋腱の下を通し，長掌筋腱と母指伸展・外転位でinterlacing法で腱縫合した．なお，このさい滑車形成は必ずしも必要でなく，放置するのもよい．また⑨のごとく腕橈骨筋腱を長母指外転筋腱に移行するのであれば，橈側手根屈筋腱と長掌筋腱の末梢端との間を縫合して滑車をつくるのもよいであろう．

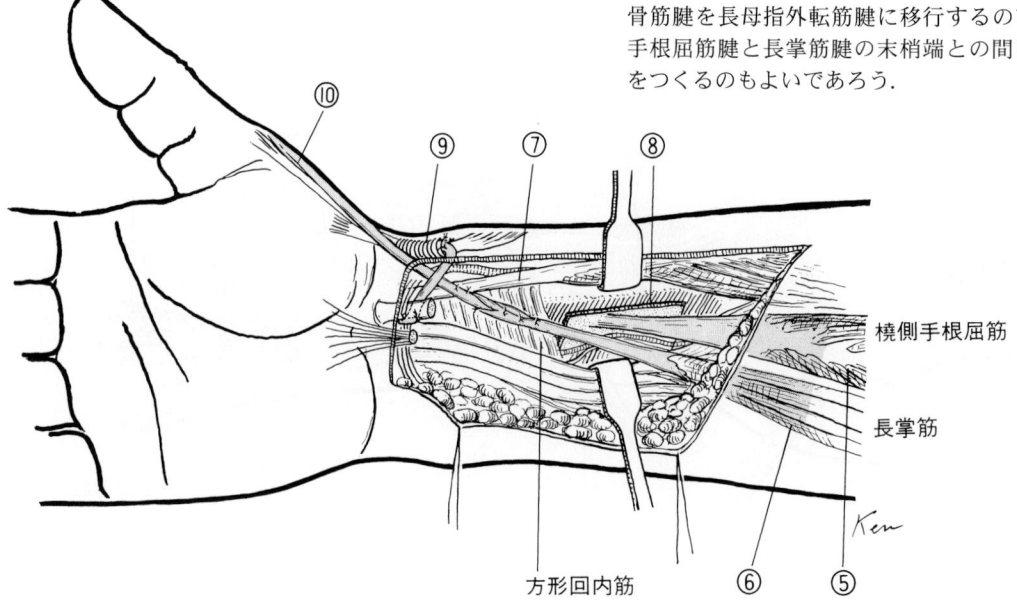

g. 伸筋腱縫合前の副子固定

　著者は，掌側の縫合をすべて終わったのち，指伸展位，母指伸展・外転位として，背側の創のみを残して消毒したアルミニウム副子固定を行い，助手の手を省くとともに，固定・保持を確実にしたのちに，伸側の腱移行を行うこととしている．

② 総指伸筋腱
③ 切離した長母指伸筋腱切断
④ 円回内筋を短橈側手根伸筋腱と縫合したところ
⑤ 橈側手根屈筋腱：掌側から骨間膜開窓部を通じて背側に引き出したもの
⑥ アルミニウム副子：指伸展位，母指伸展・外転位で固定・背側の創のみ開放しておく．なお，副子はアルミ板に綿花を巻き，さらに包帯を巻いて作製したものである．ただし，この副子は，助手の手が十分であれば常に必要というわけではない．
⑦ 長母指外転筋腱

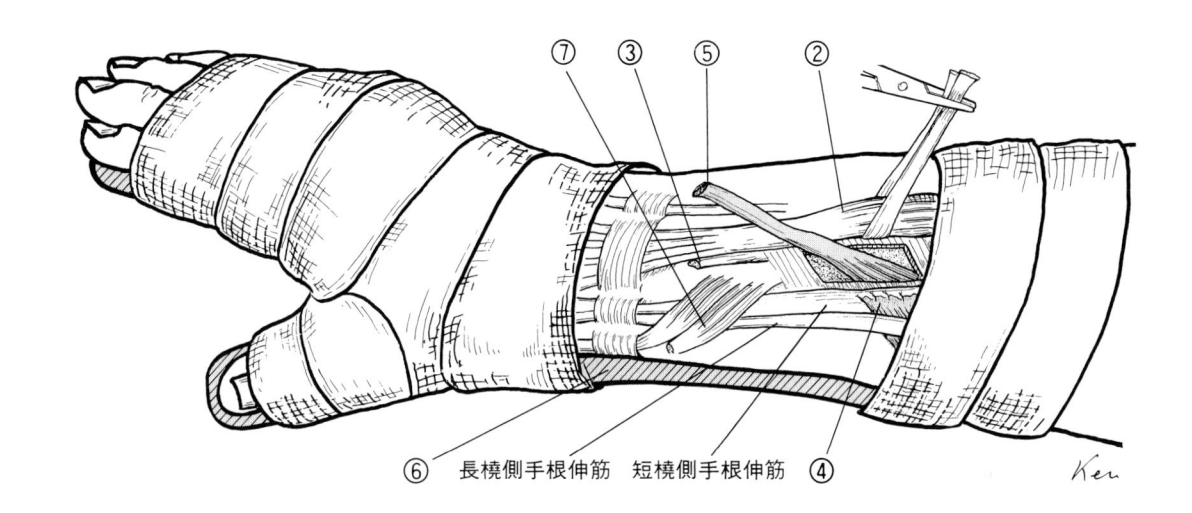

h．手術の完了

全縫合を完了．固定肢位を示す．固定の位置は患者の年齢により，若年者であれば伸展位を強くしてよいが，中・高年者については MP 関節を軽度屈曲位とし過伸展とならないよう注意する．術後の指屈曲が障害されやすいからである．固定期間は原則として3週とし，以後は手関節のみの伸展位副子をさらに1週間使用せしめながら，指の屈伸を開始する．4週以後は自由とする．なお術後に多少の手関節屈曲障害をきたすことはやむを得ない．

① 背側L字切開
② 総指伸筋腱
③ 長母指伸筋腱：Reroute して長母指外転筋の下を通して長掌筋腱と縫合してある．560頁の⑩の記載にも注意．
④ 円回内筋を短橈側手根伸筋腱と縫合してある．
⑤ 橈側手根屈筋腱：総指伸筋腱と end to side に縫合してある．
⑥ 固定用アルミニウム副子
⑦ 長母指外転筋腱：母指外転位で腱固定してある．

（註）腱の移行は，図のごとく end to side に行うが，伸筋に瘢痕化などがあり，可動性に制限があれば，当然 end to end の縫合が必要となる．

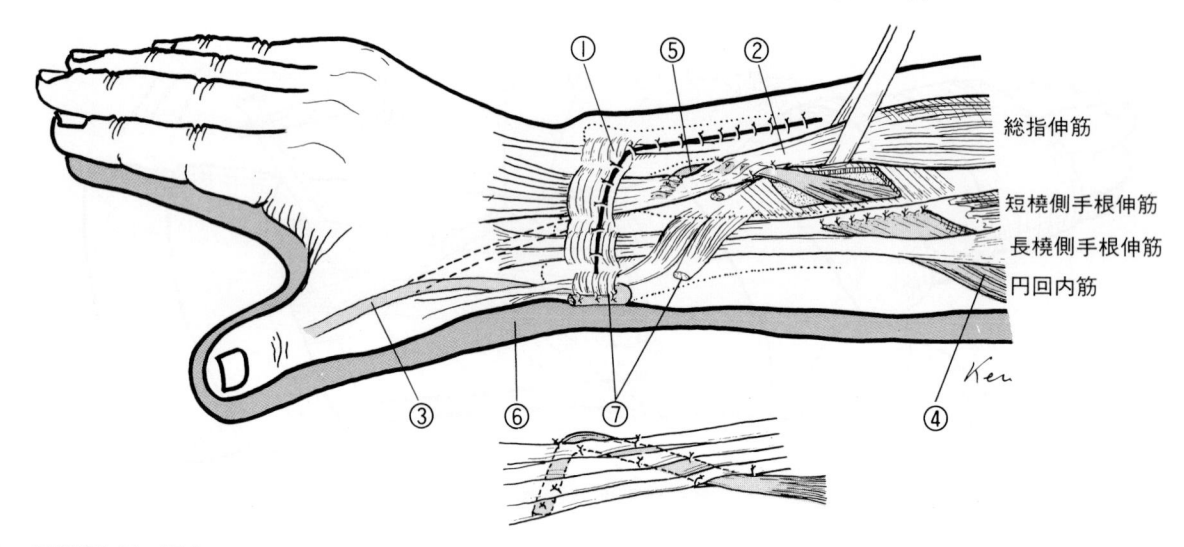

i．長掌筋欠損の場合

ふつう環指の浅指屈筋腱を利用することとしている．ほかは前述と同じ．浅指屈筋腱は長さは十分であるので末梢で切除する必要はない．

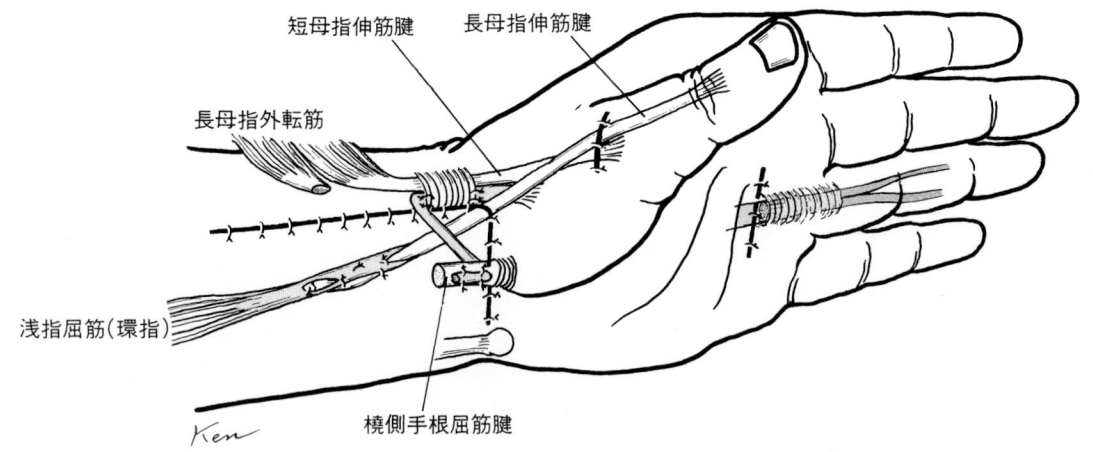

2 低位橈骨神経麻痺に対する腱移行術

円回内筋の短橈側手根伸筋腱への移行が不要となるが，他は高位麻痺と同様に処置する．

21-15 神経損傷，伸筋腱損傷合併例に対する腱移行

a．前腕背側挫創による手関節，および指伸展障害

両者の区別はしばしば困難である．かかる症例の陳旧症例に対しては，神経縫合，腱縫合を試みるよりも腱移行を考慮したほうがよい．

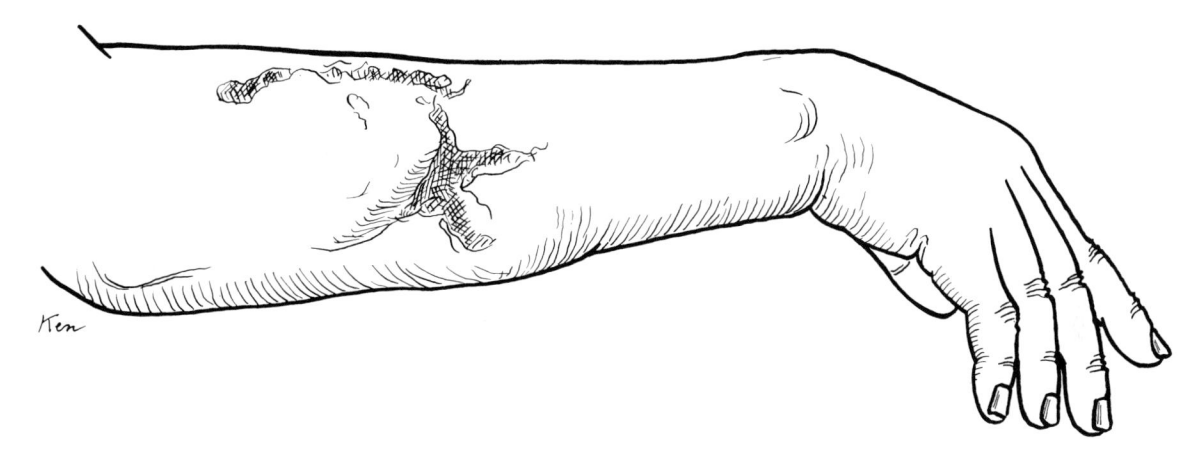

b．腱移行の実施

方法は橈骨神経麻痺に対するものと同様であるが，力源の総指伸筋腱への移行は end to side ではなく，end to end でなければならない．

② 総指伸筋腱：中枢のものは瘢痕化した総指伸筋
③ Rerouteした長母指伸筋腱
④ 円回内筋：短橈側手根伸筋腱に縫合
⑤ 骨間膜を通じて引き出した橈側手根屈筋腱
⑥ 固定用アルミニウム副子
⑦ 長母指外転筋腱を用いての母指外転位腱固定

（註）骨間部に瘢痕が多ければ，Riordan 法のごとく力源として尺側手根屈筋を用い，これを尺骨をまわして背側に出し総指伸筋腱と縫合したほうがよい．これについては，458 頁の図 c, d を参照のこと．

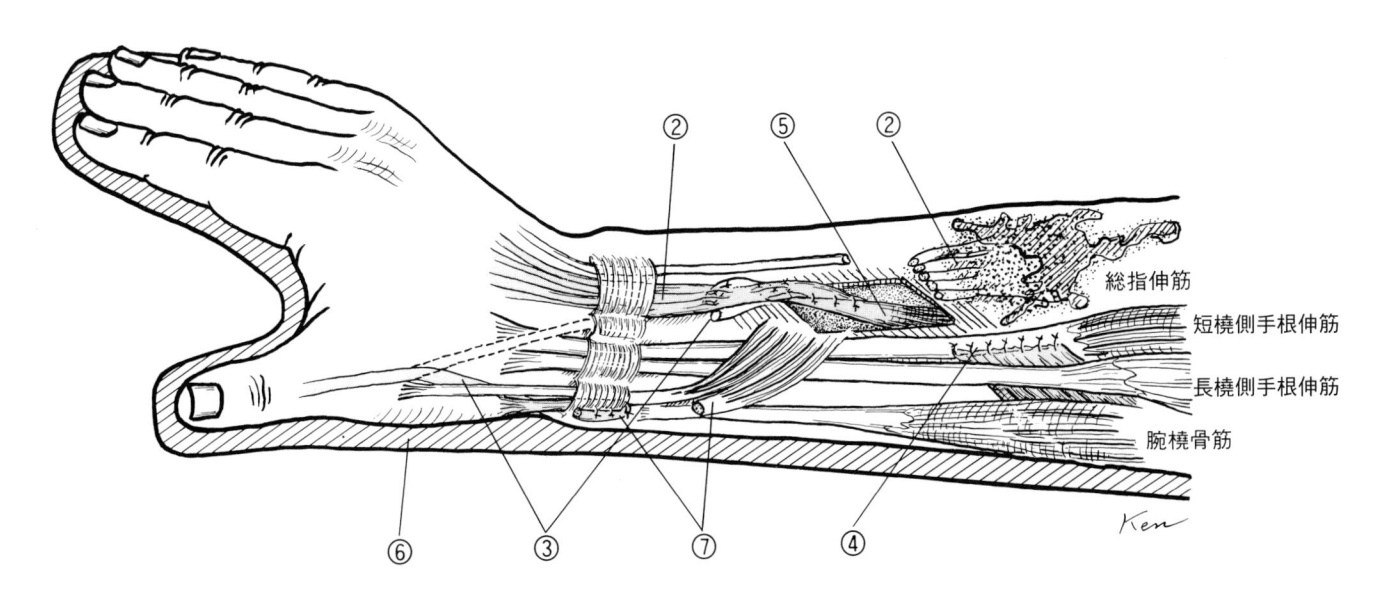

第 22 章　頸髄損傷の機能再建

22-1　頸髄損傷による上肢の麻痺

手術にさいしては，①患者の意欲，②拘縮除去，③痙攣の少ないこと，④リハビリ要員の充実，⑤１年以上の待期期間が大切である．

ここには今日まで多用されている Zancolli 分類とその後に提案された国際分類を呈示する．

A．Zancolli の分類

型	最低機能節	残存筋	亜型
1．肘屈曲可能型 （567〜568 頁 の図 2）13％	5-6	上腕二頭筋（Biceps）(+) 上腕筋（Brachialis）(+)	腕橈骨筋（Br.Rad.）(−) (1-A) 腕橈骨筋（Br.Rad.）(+) (1-B)
2．手関節背屈可能型 （568〜576 頁 の図 3〜5） 74％	6-7	長橈側手根伸筋（ECRL）(+) 短橈側手根伸筋（ECRB）(+)	弱い [Weak] (2-A) 強力 [Strong]： 円回内筋（Pron.Teres）(−) 橈側手根屈筋（FCR）(−) (2-B:Ⅰ)(76％) 上腕三頭筋（Triceps）(−) 橈側手根屈筋（FCR）(−) 上腕三頭筋（Triceps）(−) (2-B:Ⅱ)(16％) 円回内筋（Pron.Teres）(+) 円回内筋（Pron.Teres）(+) 橈側手根屈筋（FCR）(+) (2-B:Ⅲ)(8％) 上腕三頭筋（Triceps）(+)
3．指伸展可能型 （577〜578 頁 の図 6）6.8％	7-8	総指伸筋（E.D.Comm.）(+) 小指伸筋（EDV）(+) 尺側手根伸筋（ECU）(+)	示指伸筋（EDⅡ）(−) 長母指伸筋（EPL）(−) (3-A) 示指伸筋（EDⅡ）(+) 長母指伸筋（EPL）(−) (3-B)
4．指屈伸可能型 （579 頁の図 7） 6.2％	8-1	深指屈筋（F.D.Prof A）(+) 示指伸筋（EDⅡ）(+) 長母指伸筋（EPL）(+) 尺側手根屈筋（FCU）(+)	浅指屈筋（FD Subl.）(±) 長母指屈筋（FPL）(−) (4-A) 浅指屈筋（FD Subl.）(+) 長母指屈筋（FPL）(+) (4-B) 骨間筋（Intrinsic ms.）(−)

B．頸髄損傷に関する国際分類（1979）

0──BR が弱い
1──BR のみ
2──BR, ECRL のみ
3──BR, ECRL, ECRB のみ
4──BR, ECRL, ECRB, PT のみ
5──BR, ECRL, ECRB, PT, FCR のみ
6──BR, ECRL, ECRB, PT, FCR および指伸筋のみ
7──BR, ECRL, ECRB, PT, FCR および指, 母指伸筋のみ
8──手内筋のみ麻痺

なお Moberg は知覚の重要性を指摘し，Cu (cutaneous) と O (ocular) の分類を追加している．
BR＝腕橈骨筋，ECRL＝長橈側手根伸筋，ECRB＝短橈側手根伸筋，PT＝円回内筋，FCR＝橈側手根屈筋

1 肘関節伸展が不能なものに対する上腕三頭筋再建法（Moberg 法）

Deltoid to triceps transfer とも呼ばれるもので，筋力を残した三角筋の後方 1/3 の筋を用いて，肘の伸展力を得ようとするもので，リーチの拡大，push up の可能性を増大せしめる．

a．解剖と切開

三角筋後方切開で三角筋を出し，そのうち後 1/3 の部で筋を切離する．なお末端部には腱膜部を付けて，のちに行う腱移植を容易にする．また，筋の分離にさいしては，腋窩神経，また血管を損傷しないよう注意し鈍的に剝離し，しかも筋の可動性は十分に得ておく必要がある．以上が終われば顆上部にも弧状切開を加え，上腕三頭筋の腱部～肘頭を露出する．

b．腱または筋膜の移植

移植腱としては足指の伸筋腱を用いるのもよいが，大腿側面から筋膜をストリッパーで採取，2 本をつないで使用するのも便利であろう．肘は約 10°屈曲位として筋膜の移植縫合を行い，あとギプスによる固定を行う．固定期間は 6～7 週程度とし，以後，漸次自動運動を開始する．肘屈曲は週 10°程度ずつこれをすすめ，屈曲回復を急いではならない．固定期間が長引いても肘の拘縮をきたすことはない．

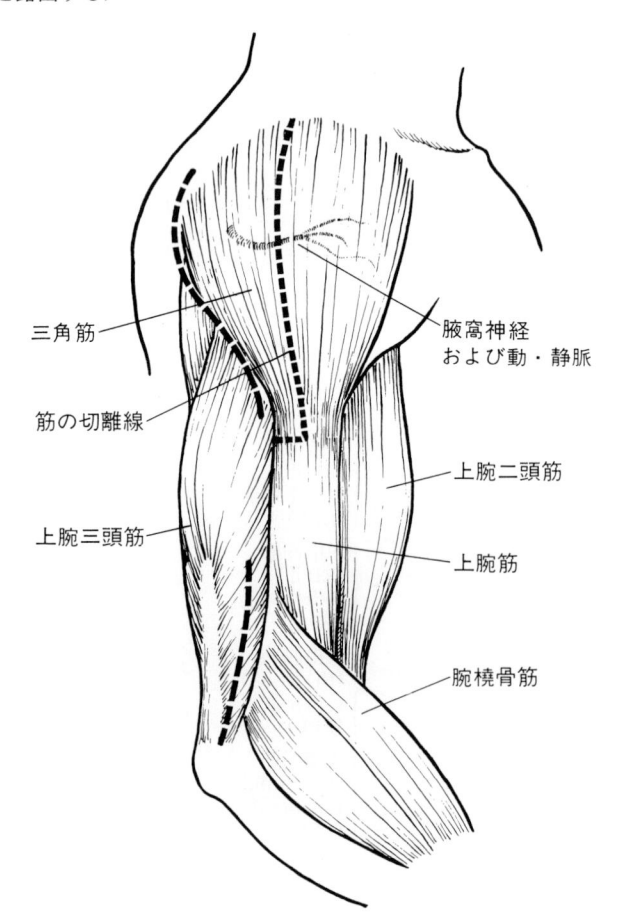

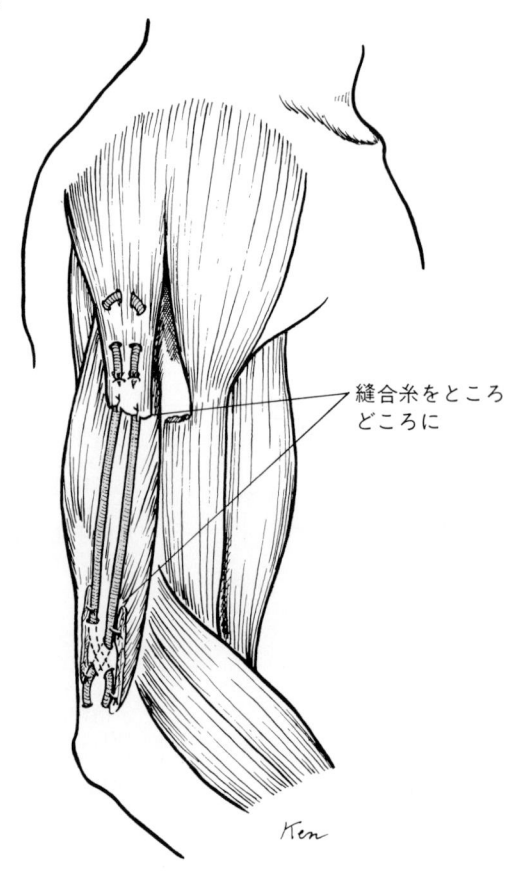

2 肘関節の屈曲は可能であるが，手関節背屈が不能なものに対する機能再建

肘屈曲が可能であり，腕橈骨筋の機能はあるが，ほかはすべて麻痺しているもので，$C_{5~6}$損傷型とも呼ばれ，Zancolli の 1-B 型，また 2-A 型麻痺に相当するものである．

治療方針：
腕橈骨筋を用いて手関節の背筋力を得，母指については腱固定により屈伸を得ようとするものである．

a．力源の剥離（側面）

背側 L 字切開を用いて手術を開始する．

① 腕橈骨筋：中枢まで剥離して十分な滑動性を得るようつとめたのち，
② 短橈側手根伸筋腱に移行する．
③ 長母指伸筋腱，母指外転筋の腱固定を行う（下の図 b も参照）．
④ 短母指伸筋腱：一度 MP 関節部に引き出し，reroute して母指対立位とし腱固定する（下の図 b も参照）．
⑤ 長母指伸筋腱：第 3 コンパートメントに腱固定する．

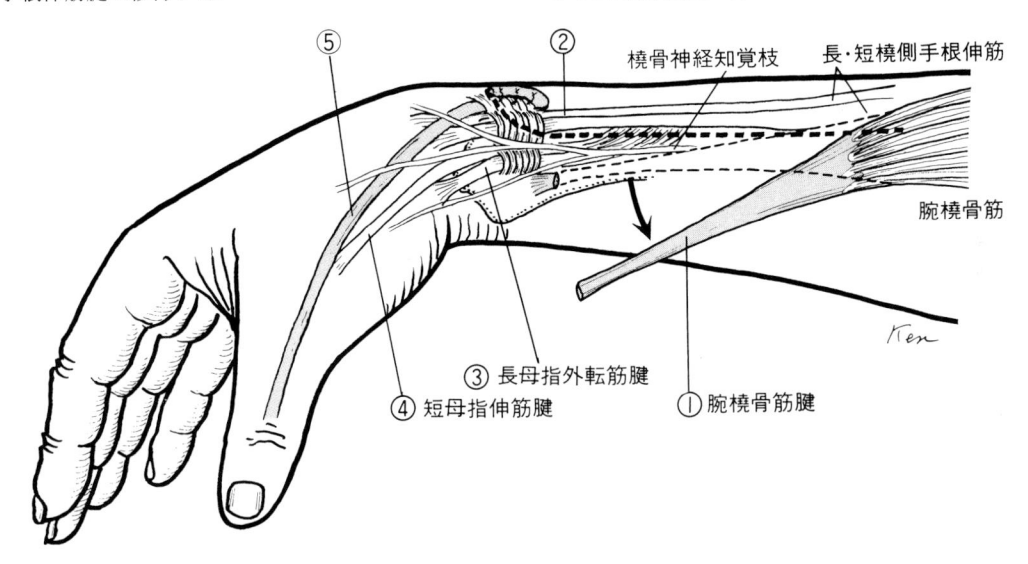

b．力源の移行と腱固定（背・側面）

腕橈骨筋を短橈側手根伸筋腱に移行して，手関節の背屈力を得，さらに母指の伸筋腱，ついで屈筋腱（次頁の図 c）に腱固定を行い，母指の屈伸を得ようとするものである．長母指外転筋腱の腱固定は母指外転位保持を目的とするものであり，母指 MP 関節を固定したのは母指の固定性を得ようとしたものである．

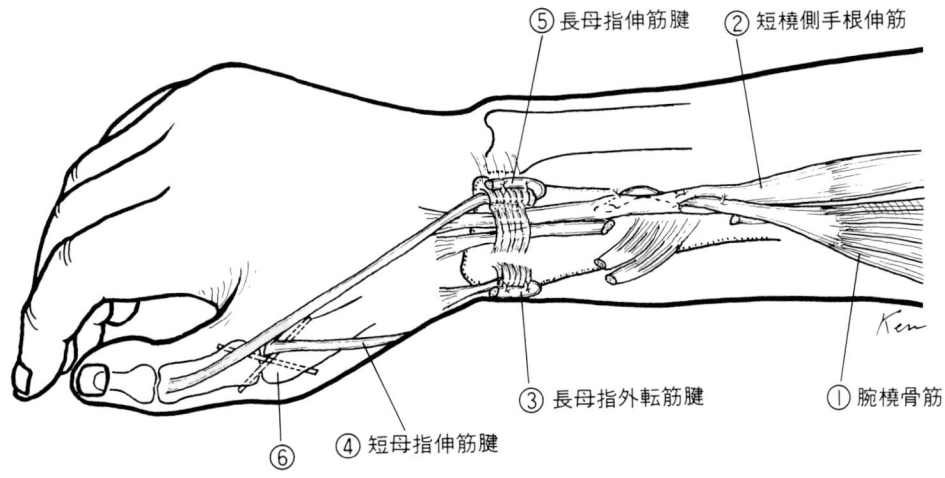

① 腕橈骨筋を，
② 短橈側手根伸筋腱に移行．同時に第 2 コンパートメントの腱鞘切除を合併する．
③ 長母指外転筋腱：第 1 コンパートメントの腱鞘に母指外転位腱固定
④ 短母指伸筋腱：MP 関節部に引き出し，reroute して母指対立位で腱固定する．
⑤ 長母指伸筋腱：第 3 コンパートメントの腱鞘に腱固定
⑥ 母指 MP 関節固定術：常に要するとは限らないので，二次的に考慮するのもよい．

c．屈筋腱の腱固定術（掌面）

伸側の手術後7〜8週で行う．

前記手術に長母指屈筋腱の腱固定を追加したところ．また短母指伸筋腱を用いて母指対立保持を得ようとした．

③ 長母指外転筋腱による腱固定
④ 短母指伸筋腱：母指対立位腱固定，ZancolliのごとくCM関節の固定術を行うのもよいかもしれない（必ずしも必要でない）．
⑤ 橈側手根屈筋腱
⑥ 母指MP関節固定術（常に必要でない）
⑦ 長母指屈筋腱：腱固定，橈骨掌面に穴を穿ち，これに腱を引き込んで腱固定した．

④ 短母指伸筋腱
③ 長母指外転筋腱
⑦ 長母指屈筋腱
⑤ 橈側手根屈筋腱

d．Mobergによるkey grip法

ピンチのコントロールがむずかしく最近ではあまり使用していない．

① 2mmキルシュネル鋼線によるIP関節固定：骨内に埋没させないと疼痛を残すことがある．
② 滑車の開放
③ 長母指伸筋腱の固定術
④-A 長母指屈筋腱の橈骨固定（Moberg）
④-B 長母指屈筋腱の尺骨固定（Brummer）

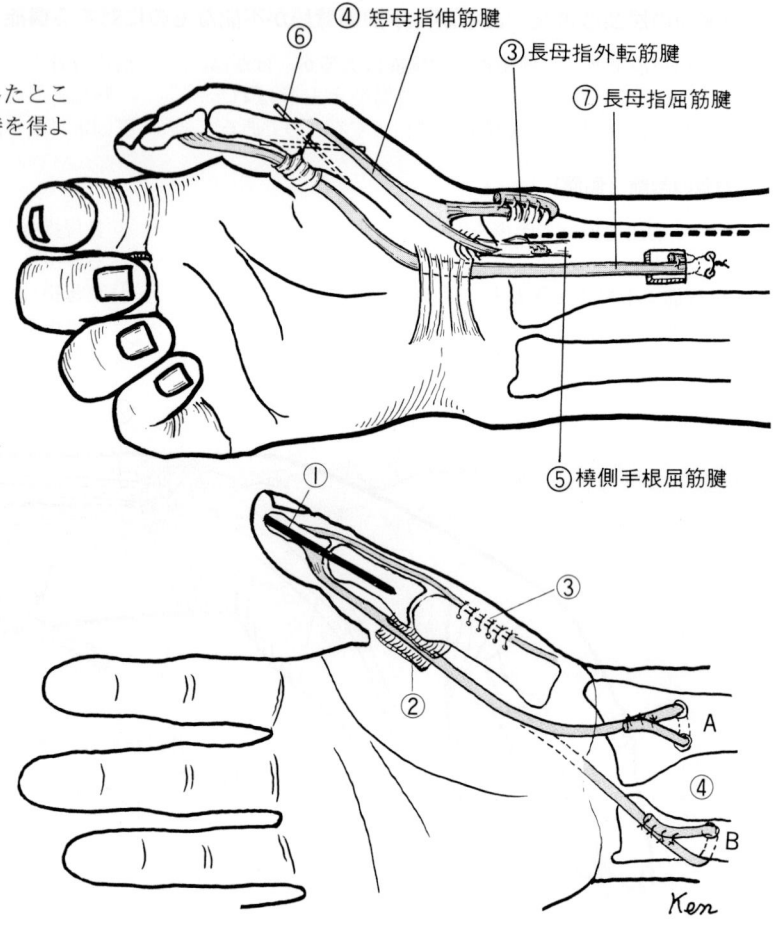

③ 手関節の背屈が可能であるが掌屈不能で，指の屈伸も不能なものに対する機能再建

Zancolliの2-B: Ⅰ型，2-B: Ⅱ型に相当するもの．国際分類ではgroup 3，4に属するもので，残存筋としては腕橈骨筋，長・短橈側手根伸筋，それに円回内筋が残存するか弱いものである．

a．腱固定と腱移行（側面）

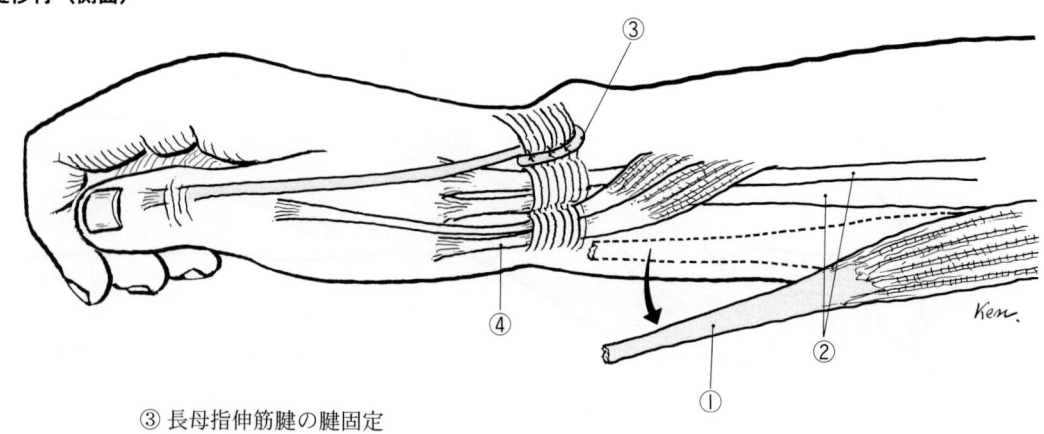

① 腕橈骨筋
② 長・短橈側手根伸筋
③ 長母指伸筋腱の腱固定
④ 長母指外転筋

b．掌側の腱移行

伸側の手術後7〜8週してこれを行う．母指のkey pinchのみを得ようとするものである．

① 腕橈骨筋を長母指屈筋腱に移行する．
③ 長母指伸筋腱
④ 長母指外転筋の腱固定
⑤ 長母指屈筋腱

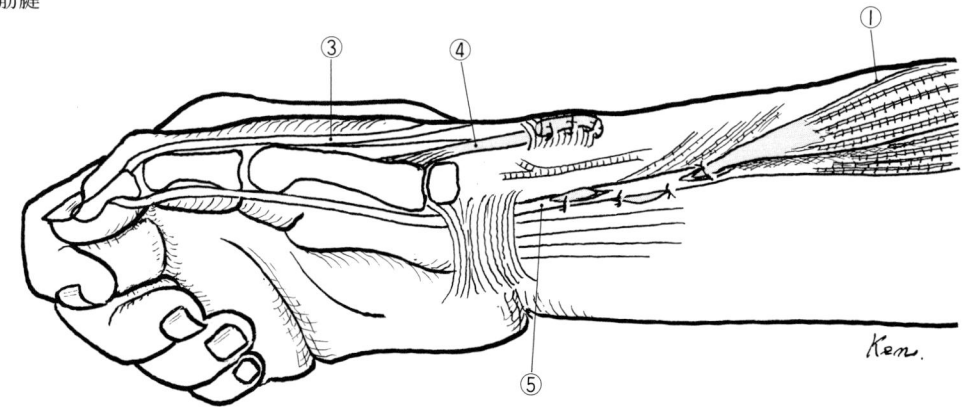

（註）母指CM関節の関節固定を行い，母指対立位保持をするのもよいと思われる（Zancolli, House）．

橋爪の方法：
　腕橈骨筋を橈側手根伸筋腱に移行し，これの筋力増強につとめるとともに，これと長母指屈筋腱を側々縫合して，手関節背屈と母指の屈曲を同時に得ようとする方法である（右図：橋爪）．

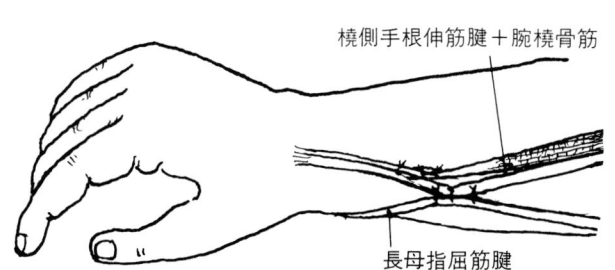

橈側手根伸筋腱＋腕橈骨筋
長母指屈筋腱

④ 手関節の背屈が可能であるが，指の屈伸が不能なものに対する機能再建

手関節伸展可能，しかし指の屈伸不能の型で$C_{6〜7}$損傷型とも呼ばれるもので，ここでは2-B：Ⅲ型麻痺に相当するものにつき述べる．国際分類ではgroup 5に該当する．
　このさいの残存筋としては，①長橈側手根伸筋，②腕橈骨筋，③短橈側手根伸筋，④円回内筋，⑤橈側手根屈筋（この筋は筋力が弱いこともある），以上の5つの筋のみで，他は全部麻痺する．
　上記の5筋を用いて機能再建をすることとなるが，短橈側手根伸筋と橈側手根屈筋は手関節の機能上残す必要があり，結局使用可能なものは長橈側手根伸筋・腕橈骨筋・円回内筋の三者となり，これだけで機能を再建することが必要となる．

A．一次手術（J. H. House 法参考）

a．一次手術（1）－背側での腱固定術（1）

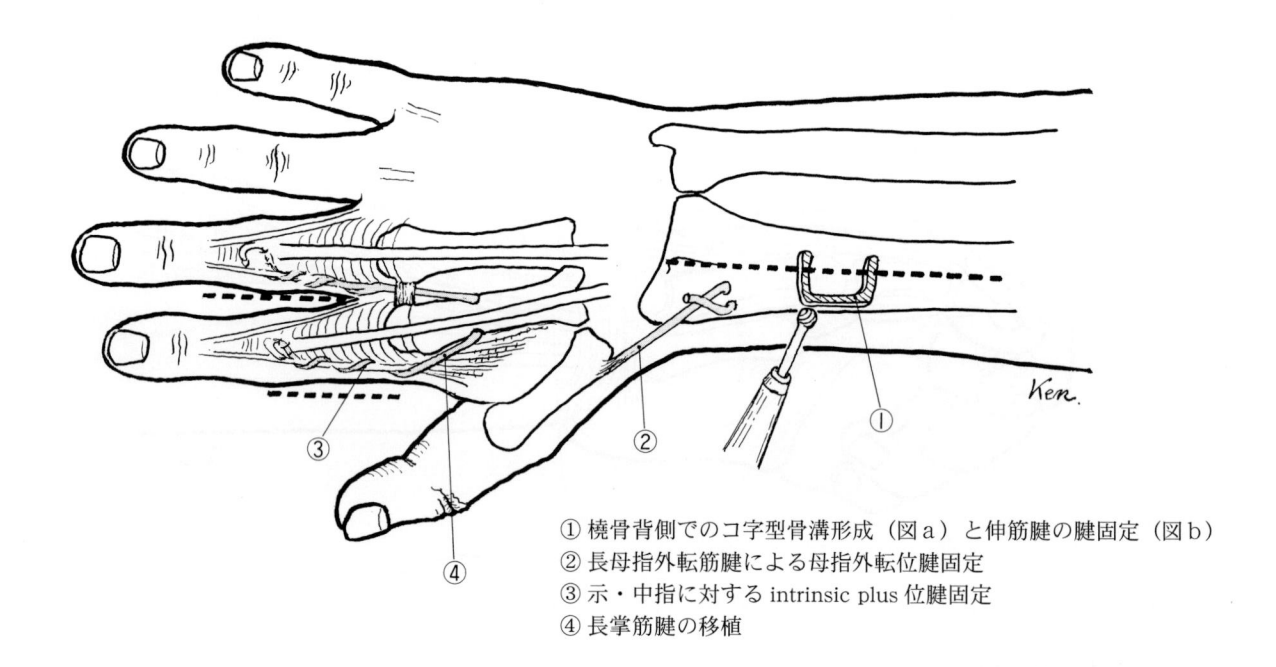

① 橈骨背側でのコ字型骨溝形成（図a）と伸筋腱の腱固定（図b）
② 長母指外転筋腱による母指外転位腱固定
③ 示・中指に対する intrinsic plus 位腱固定
④ 長掌筋腱の移植

b．一次手術（2）－背側での腱固定術（2）

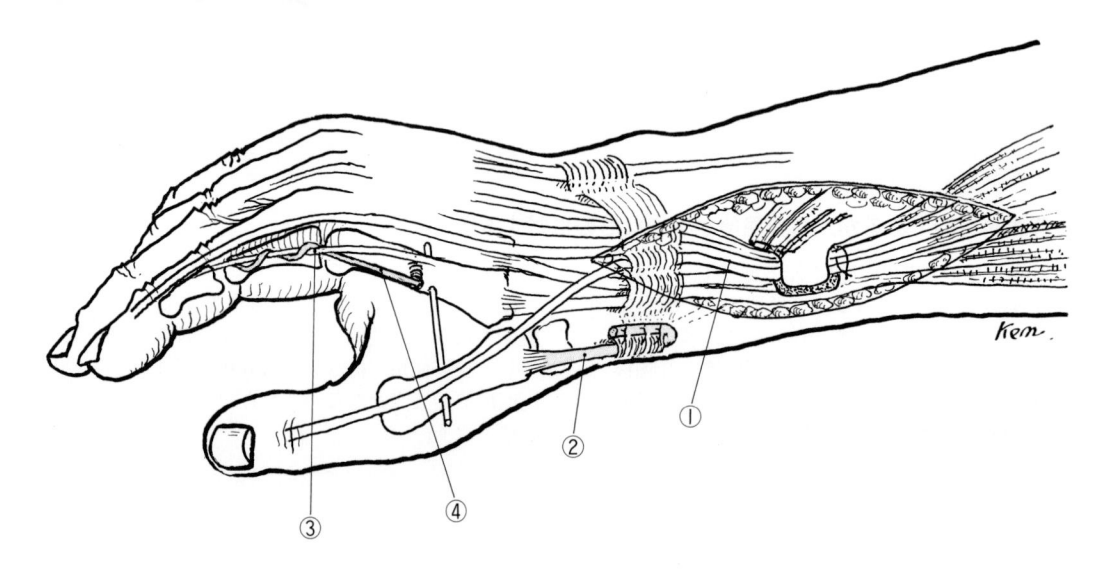

B．二次手術

二次手術は一次手術後2～3ヵ月して行われる．

a．二次手術(1)－屈側での腱移行

① 掌側切開

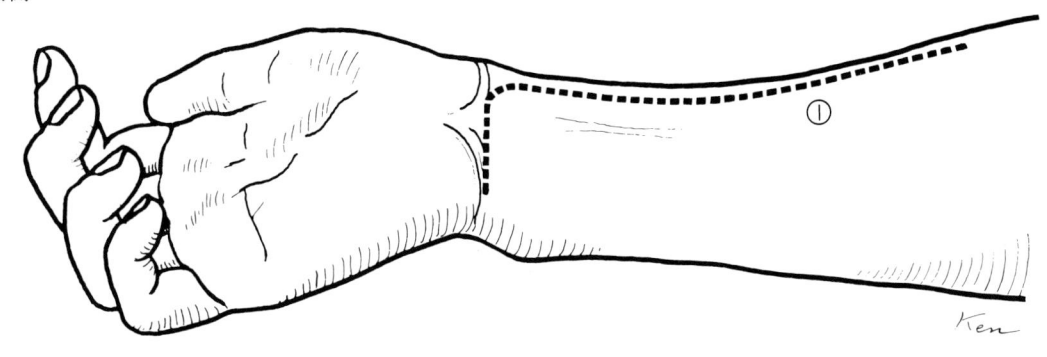

(註) 屈側の手術を最初に行い，ついで二次的に伸側の手術をして指伸展を得るか，反対に伸側を最初に行い，ついで二次手術を屈側に行うかの2つの考え方がある．著者は従来，屈側を最初とし伸側を二次としてきたが，これには指屈曲拘縮をきたす欠点があるので，最近ではZancolliのごとく伸側を一次とし，屈側を二次としている．

b．二次手術(2)－力源の剥離

力源としての腕橈骨筋，および長橈側手根伸筋腱の剥離を行う．

① 前腕掌側のL字切開
② 長橈側手根伸筋腱：第2中手骨基部への付着部を切離，中枢側に引き抜いた長橈側手根伸筋腱．筋腹周囲も剥離し十分な可動性を得るようつとめる．
③ 腕橈骨筋：中枢まで剥離し，十分な可動性を得る．
④ 短橈側手根伸筋：これはそのままとする．
⑤ 円回内筋
⑥ 橈骨神経知覚枝：腕橈骨筋を剥離するさい損傷しないよう注意する．
⑦ 橈側手根屈筋腱
⑧ 長母指外転筋腱
⑨ 短母指伸筋腱
⑩ 長母指伸筋腱

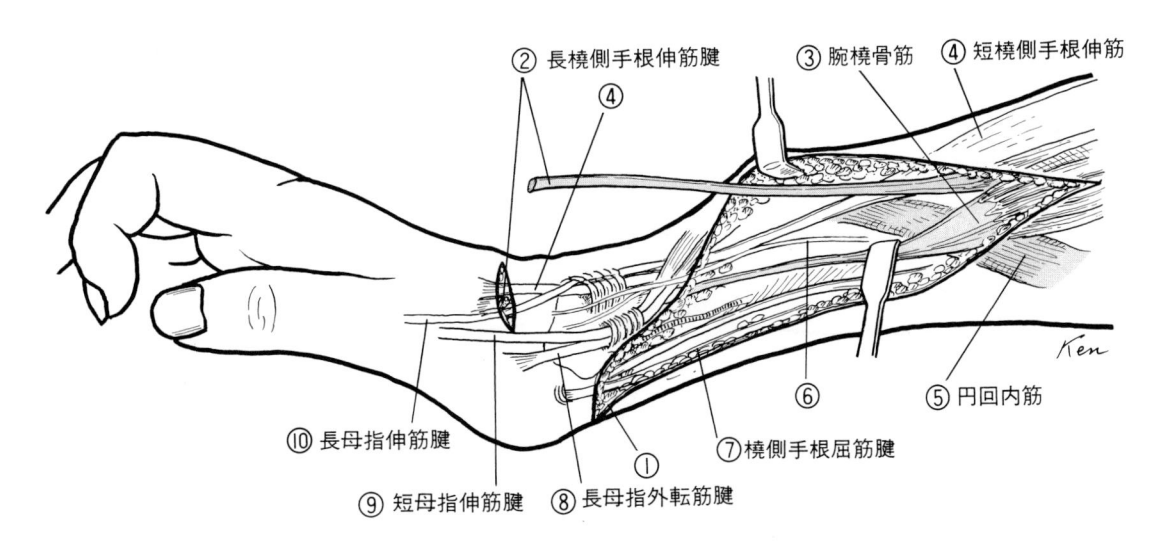

c．二次手術（3）－力源の剥離と移行すべき腱の露出

① 掌側L字切開
② 長橈側手根伸筋：十分な可動性が得られるよう中枢まで周囲を剥離する．
③ 腕橈骨筋：中枢まで剥離する．このさい橈骨神経知覚枝を損傷しないよう注意する．
④ 短橈側手根伸筋：そのままとする．
⑤ 円回内筋
⑥ 橈骨神経知覚枝
⑦ 橈側手根屈筋腱
⑧ 長掌筋腱

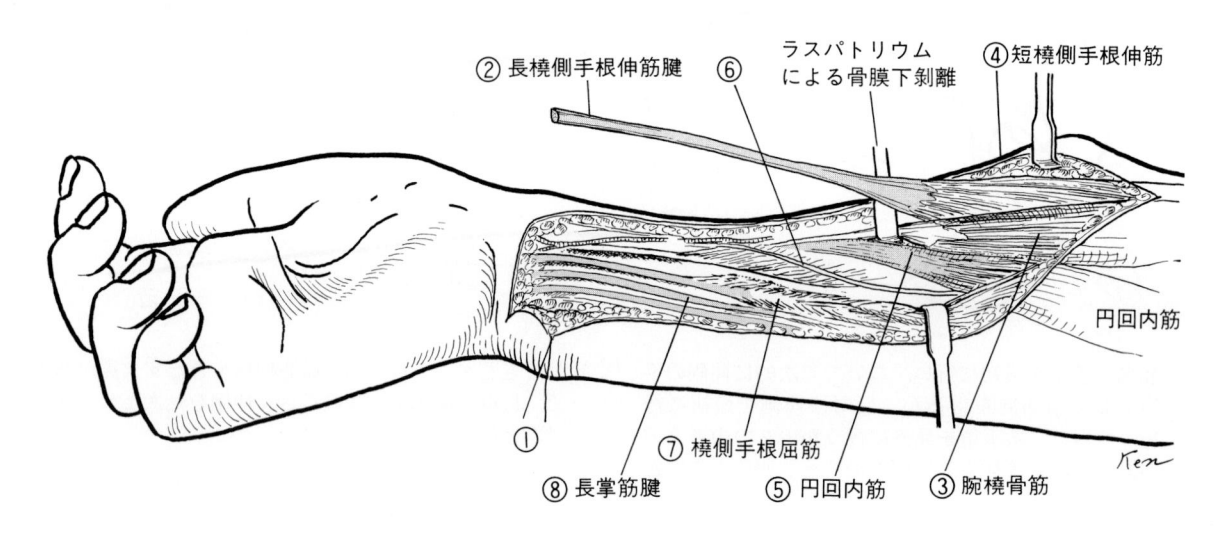

d．二次手術（4）－力源の剥離と移行すべき腱の確認

① 掌側L字切開
② 長橈側手根伸筋腱：十分な可動性を得ることが大切
③ 腕橈骨筋：力源として剥離．中枢まで剥離する．
⑤ 円回内筋
⑥ 橈骨神経知覚枝
⑦ 長母指屈筋腱
⑧ 4本の深指屈筋腱
⑨ 側方によけた浅層筋腱
⑩ 橈骨動脈

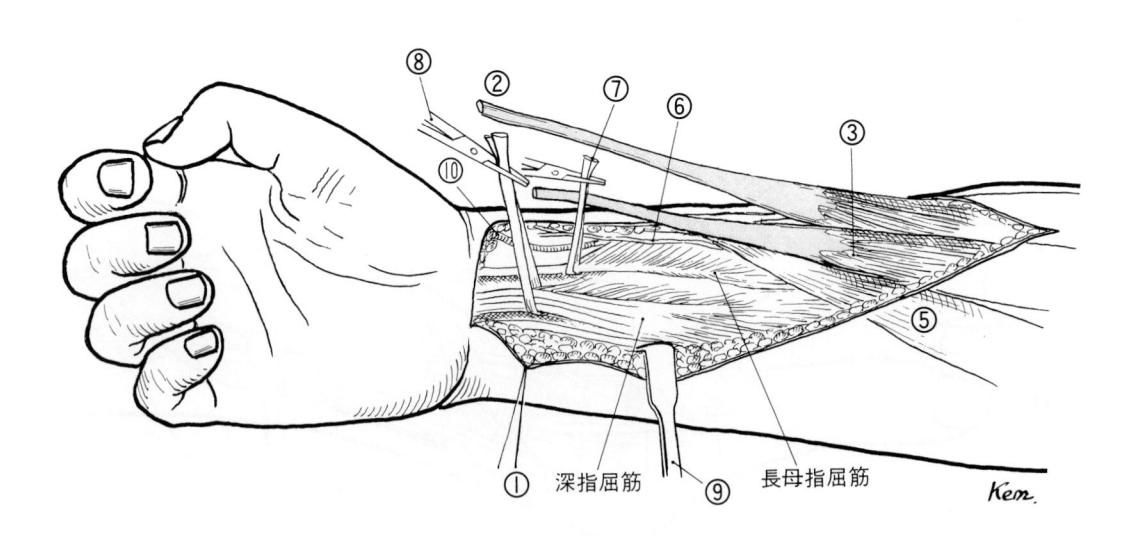

e．二次手術（5）−腱移行の完了

　長橈側手根伸筋腱を4本の深指屈筋腱に，腕橈骨筋を長母指屈筋腱に移行．それに母指対立保持を腱固定により行っているが，これの効果はあまり期待できない．

② 長橈側手根伸筋腱：4本の深指屈筋腱に移行した．手は⑭のごとく軽く指を握った肢位とする．
③ 腕橈骨筋：長母指屈筋腱に移行
⑤ 円回内筋
⑥ 知覚枝
⑦ 長母指屈筋腱：腕橈骨筋を移行．強すぎないよう注意
⑧ 4本の深指屈筋腱：長橈側手根伸筋を移行
⑩ 橈骨動脈
⑪ 短母指伸筋：筋腱移行部で切離したのち reroute して橈側手根屈筋腱に母指対立位で腱固定したが，効果は一時的であり中止してよい．
⑫ 第1コンパートメント：長母指外転筋腱の腱固定
⑬ 橈側手根屈筋腱
⑭ 腱移行後の手の肢位：軽く握りこぶしをつくる．

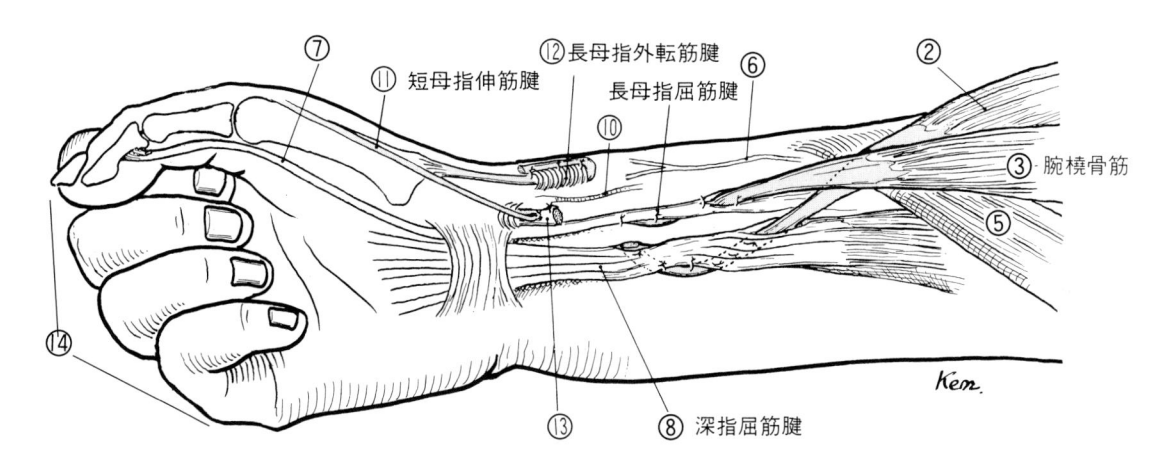

f．二次手術（6）−母指内転・対立位保持

　長橈側手根伸筋および腕橈骨筋を屈筋に移行したのち，母指の内転，対立位保持のため，環指の浅指屈筋腱を図のごとく母指に移行することがある．麻痺筋ではあるが強目の移行をすれば腱固定的効果があり有用である．また CM 関節の固定術を行うのも一法である．

① 切開
② 長橈側手根伸筋
③ 腕橈骨筋
⑦ 長母指屈筋
⑧ 深指屈筋腱（4本）
⑨ 環指浅指屈筋腱で母指内転，対立位保持
⑩ 母指 CM 関節固定術

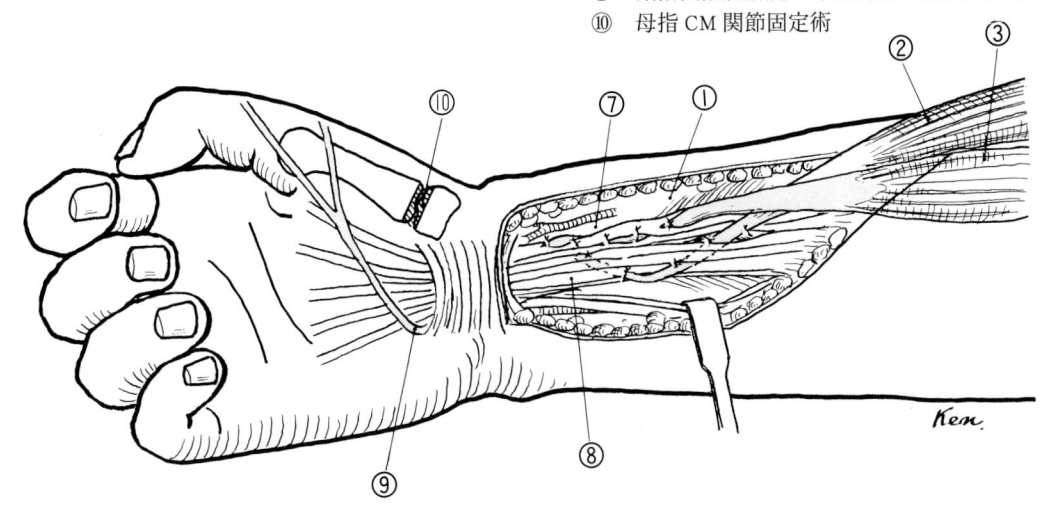

5 伸筋群に腱固定でなく腱移行を行う場合

A．一次手術

a．一次手術（1）－伸側への腱移行

腕橈骨筋を総指伸筋腱に移行するが，縫合は次の"lasso"法が終わってからとする．なお"lasso"法は屈側の手術を行うさいに実施するのもよい．

図は腕橈骨筋腱を総指伸筋腱，および長母指伸筋腱に移行せんとするところ．

⑯ 背側縦切開
⑰ 総指伸筋腱
⑱ 長母指伸筋腱

両者を一緒に束ねたものに腕橈骨筋腱を腱移行せんとしているところ．

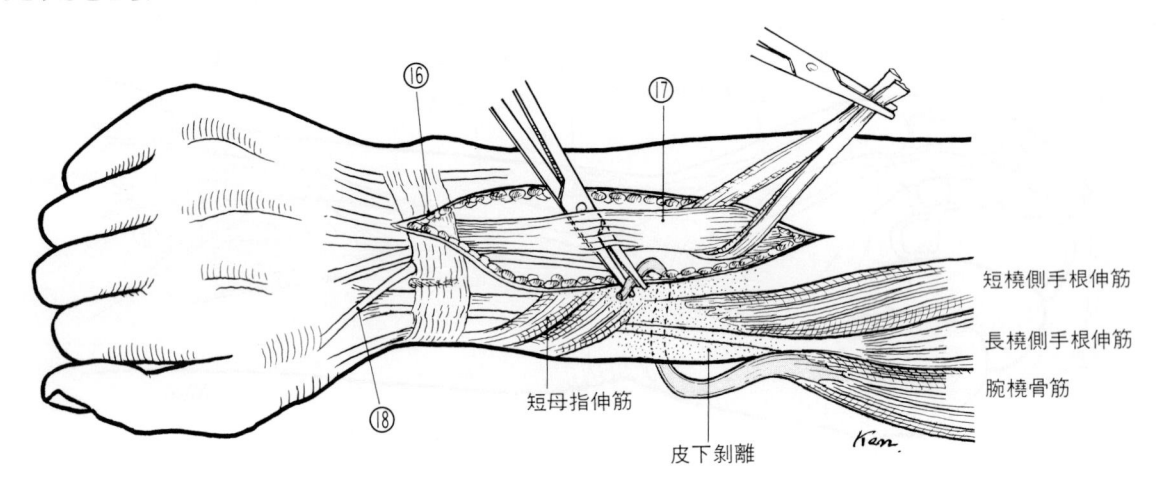

b．一次手術（2）－"Lasso"法の実施

当然発生するであろう指のかぎ爪変形を防止する目的で"lasso"法を実施することがある．

図は手掌に横切開を加えて，腱鞘入口より数mm～1.0cmのところに横切を加え，"lasso"法を行わんとするところ．この症例については環指の浅指屈筋腱を引き出し，先端を4本に分離，それぞれにつき"lasso"法を行った．"Lasso"法については，537頁の図7，549頁の図7を参照．

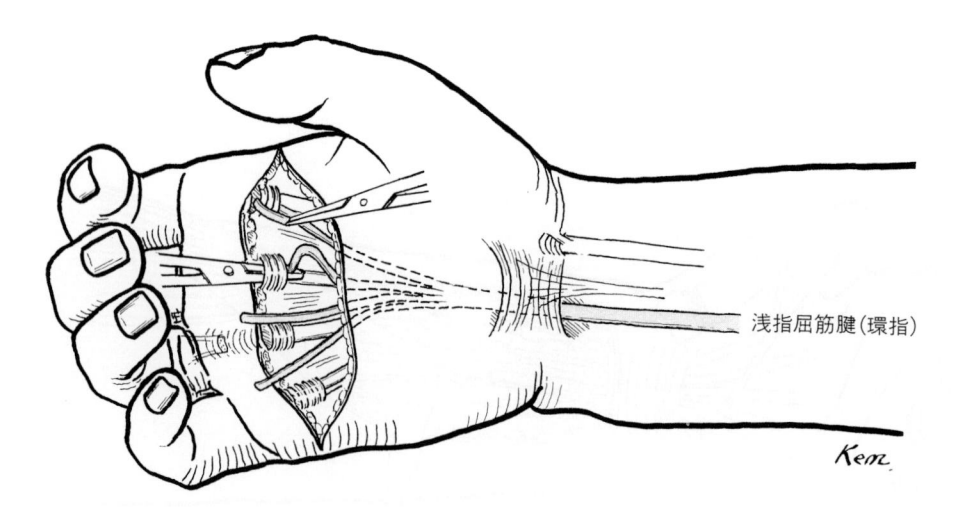

（註）"Lasso"法は中止，または二次手術にまわすのもよい．

c. 一次手術（3）－"Lasso"法の完了

"Lasso"法ののち，指を intrinsic plus position にキルシュネル鋼線で固定，中枢側は適当な力源がないため橈側手根屈筋腱と側々吻合を行った．もちろん適当な力源がなければ手根靭帯に腱固定するのもよい．また先に述べた腱移植による腱固定法を行うのもよい．

次に母指 CM 関節の固定術も考慮する．母指対立位を保持するためであり，骨性癒合が望ましいが線維性でも可 (Zancolli)．

（註）"Lasso"法などのかぎ爪変形矯正手術は，一次手術でなく二次手術にまわすのも一法である．なお，以前行われた four tailed tendon graft は手関節屈曲を制限するので行うべきでない．

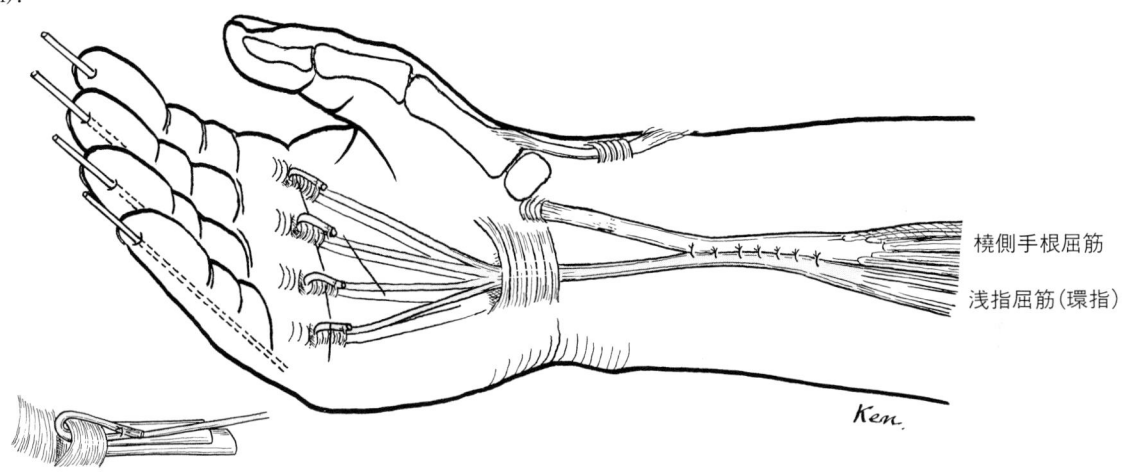

橈側手根屈筋
浅指屈筋（環指）

d. 一次手術（4）－背側よりみた一次手術完了

最後に指 intrinsic plus position，手関節背屈位で腕橈骨筋腱を総指伸筋腱および長母指伸筋腱に移行，固定する．固定期間はほぼ 3 週とし，以後自動運動を開始する．

② 長橈側手根伸筋　⑯ 背側縦切開
③ 腕橈骨筋　　　　⑰ 総指伸筋腱
④ 短橈側手根伸筋　⑱ 長母指伸筋腱

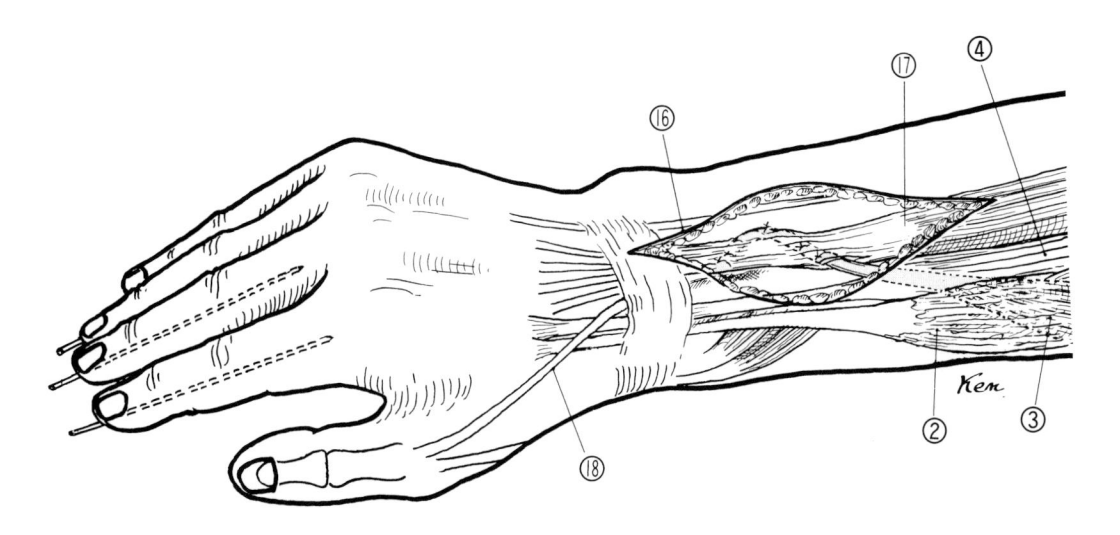

B．二次手術

a．二次手術-掌側での腱移行

一次手術後7～8週で掌側の二次手術を行う．方法は長橈側手根伸筋腱の4本の深指屈筋腱への移行と，円回内筋の長母指屈筋腱への移行である．さらに母指CM関節の固定性がなければ母指対立再建の腱移行を追加するのもよい．

① 切開
② 長橈側手根伸筋腱：4本の深指屈筋腱に移行した．手は⑭のごとく軽く指を握った肢位とする．
③ 腕橈骨筋：総指伸筋腱に移行
④ 短橈側手根伸筋
⑤ 円回内筋：長母指屈筋に移行
⑥ 知覚枝
⑦ 長母指屈筋腱：円回内筋を移行
⑧ 4本の深指屈筋腱：長橈側手根伸筋を移行
⑨ 側方によせた浅層筋
⑩ 橈骨動脈
⑪ 環指浅指屈筋腱による母指対立再建（腱固定）：CM関節固定術を考慮するのもよい．
⑫ 第1コンパートメント
⑬ 橈側手根屈筋腱
⑭ 腱移行後の手の肢位：軽く握りこぶしを作る．

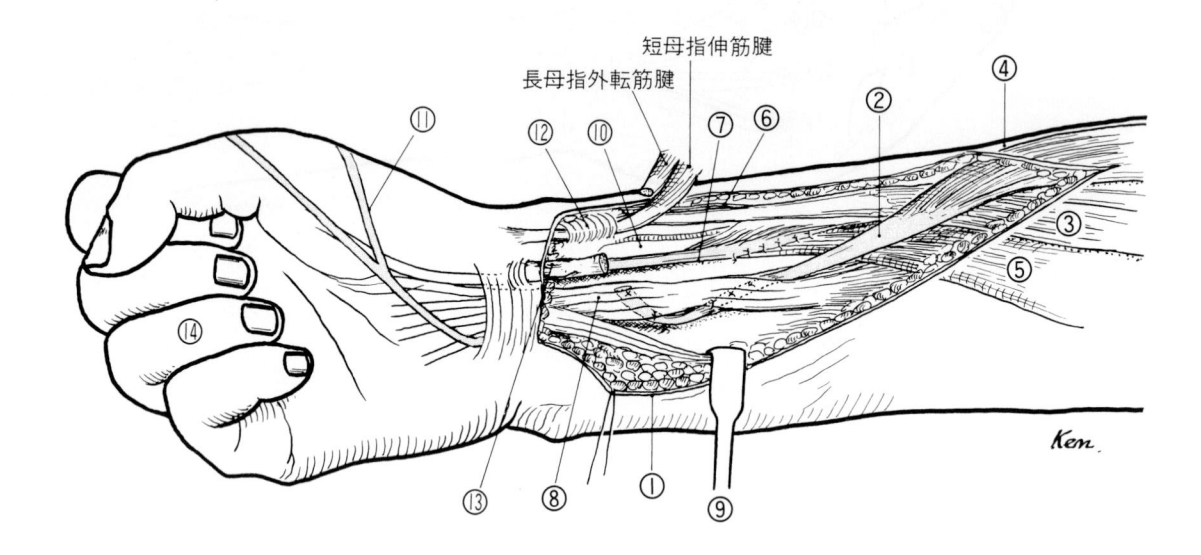

（註）円回内筋を移行すれば，当然前腕の回内運動が弱くなるので注意する．手の使用には前腕回外より回内位が望ましいからである．したがって2-B：Ⅲ型麻痺，group 5 の麻痺の機能再建には，伸筋群腱固定のほうが望ましいであろう．もし前腕の回外変形が発生すれば上腕二頭筋腱の付着部を入れかえるZancolli法などが適応となる．

6 指の伸展は可能であるが,指の屈曲が不能なものに対する機能再建

尺側指の伸展はできるが,母・示指の伸展が不能,また,指の屈曲が不能な型で$C_{7\sim8}$損傷型とも呼ばれ,Zancolli 3-A 型麻痺に相当するもの.

A.一次手術

a.一次手術－伸側での腱移行

腱移行による指伸展力の獲得と母指外転位の保持を行う.

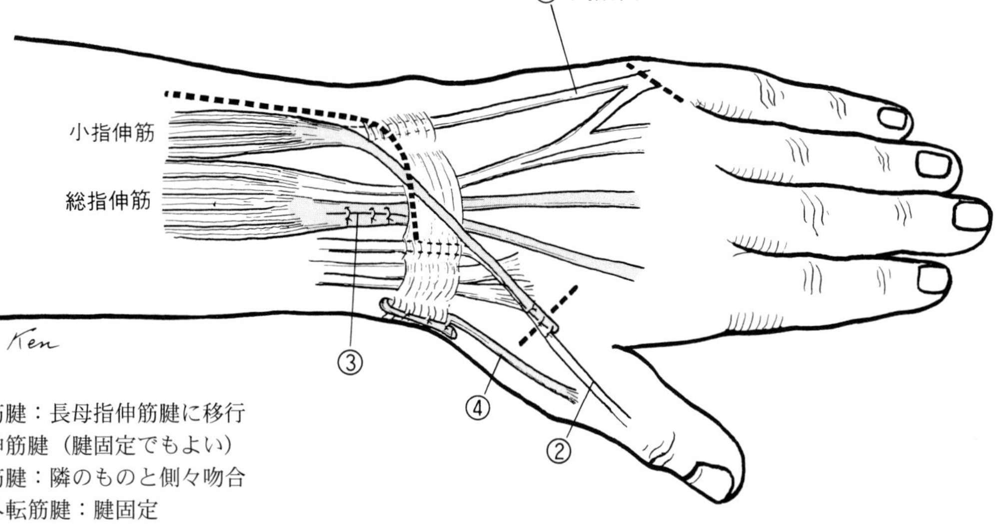

① 小指伸筋腱
小指伸筋
総指伸筋

① 小指伸筋腱：長母指伸筋腱に移行
② 長母指伸筋腱(腱固定でもよい)
③ 示指伸筋腱：隣のものと側々吻合
④ 長母指外転筋腱：腱固定

B.二次手術

a.二次手術(1)－屈側での腱移行

二次手術は一次手術後3～6ヵ月に行う.
腱移行による指屈曲力の回復と,母指対立の再建を行う."Lasso"法は一次的にも実施可能であるが,二次的にしたほうが安全であろう.

① 長橈側手根伸筋腱：4本の深指屈筋腱に移行
② 腕橈骨筋：長母指屈筋腱に移行
③ 深指屈筋腱
④ 長母指屈筋腱
⑤ 尺側手根伸筋→移植腱で延長.母指対立再建(小指伸筋腱を利用することも可能)
⑥ 移植腱

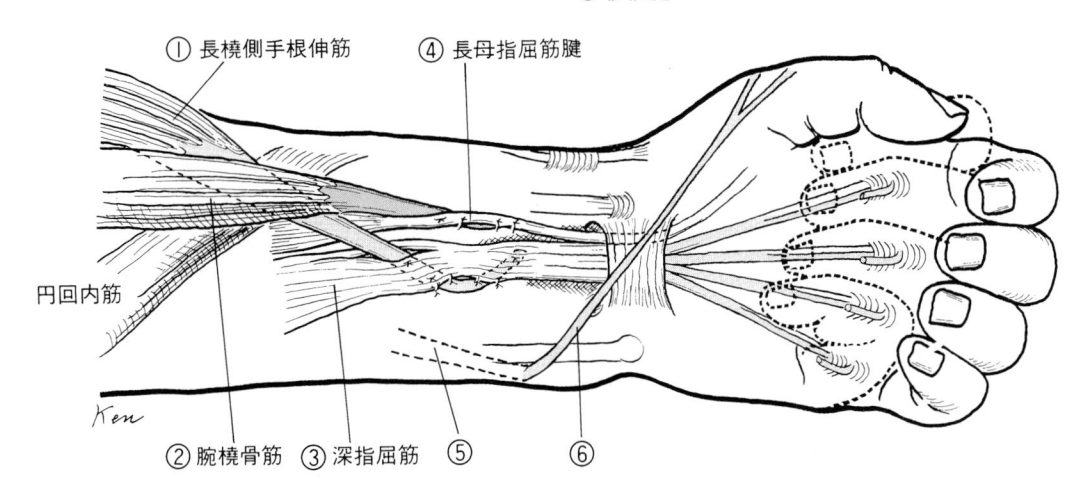

① 長橈側手根伸筋　④ 長母指屈筋腱
円回内筋
② 腕橈骨筋　③ 深指屈筋　⑤　⑥

b．二次手術（2）－屈側での腱移行（別法）

"Lasso"法の追加を行う．さらに母指IP関節の固定を合併した．

⑤ 尺側手根伸筋腱を腱移植で延長，母指対立再建に利用した．小指伸筋腱を使用するのもよい．
⑦ 横切開にて各指につき浅指屈筋腱を用いて"lasso"法を行った．図はA₁滑車固定としたがA₂がよいかもしれない．
⑧ 浅指屈筋腱
⑨ 円回内筋：浅指屈筋に移行（必ずしも必要でない）
⑩ 長母指外転筋腱：母指外転位腱鞘固定
⑪ 母指IP関節固定術（経過をみて三次的に行うのがよい）．術後はintrinsic plus positionで固定を行う．

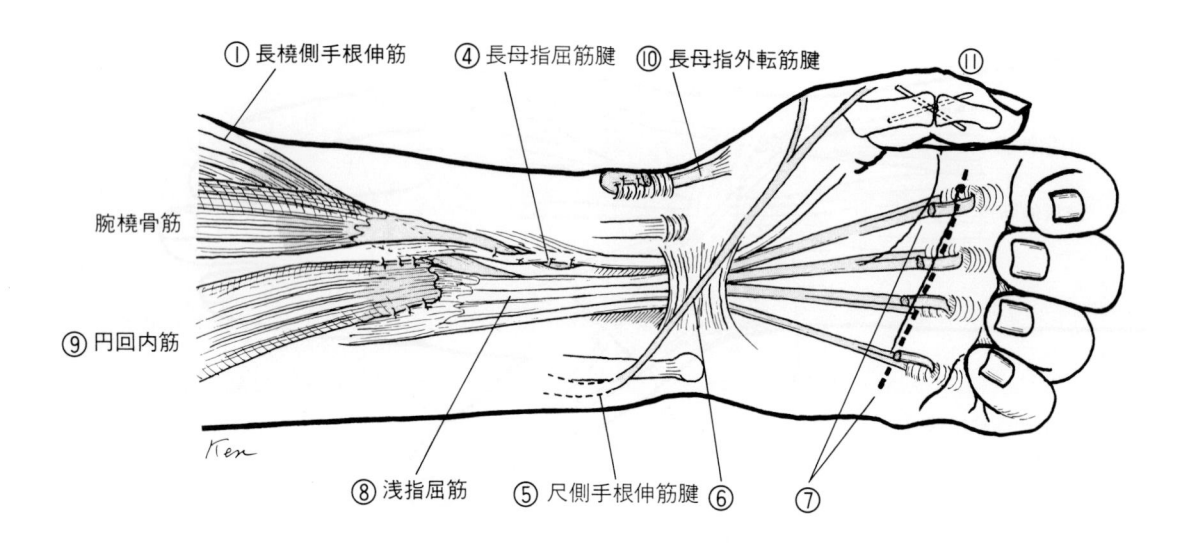

c．二次手術（3）－屈側での腱移行（別法）

長橈側手根伸筋腱の深指屈筋腱への移行，および腕橈骨筋の長母指屈筋腱への移行は一次手術で終わっているので，この図では小指伸筋腱を用いての母指対立再建と浅指屈筋腱の1～2本を用いて，four tailed tendonを作製し，intrinsic plus positionで各指の基節骨にpull out wire法で固定（324頁の図6参照）し，力源として円回内筋を移行したところを示した．しかし，円回内筋は前腕の内旋に重要であるので残存せしめ，麻痺した浅指屈筋腱を腱固定的に使用するのもよい．なおfour tailed tendonの移植は手根管を通すべきで背側に通すべきではない．なぜなら背側に通すと手関節の屈曲が制限されるからである．

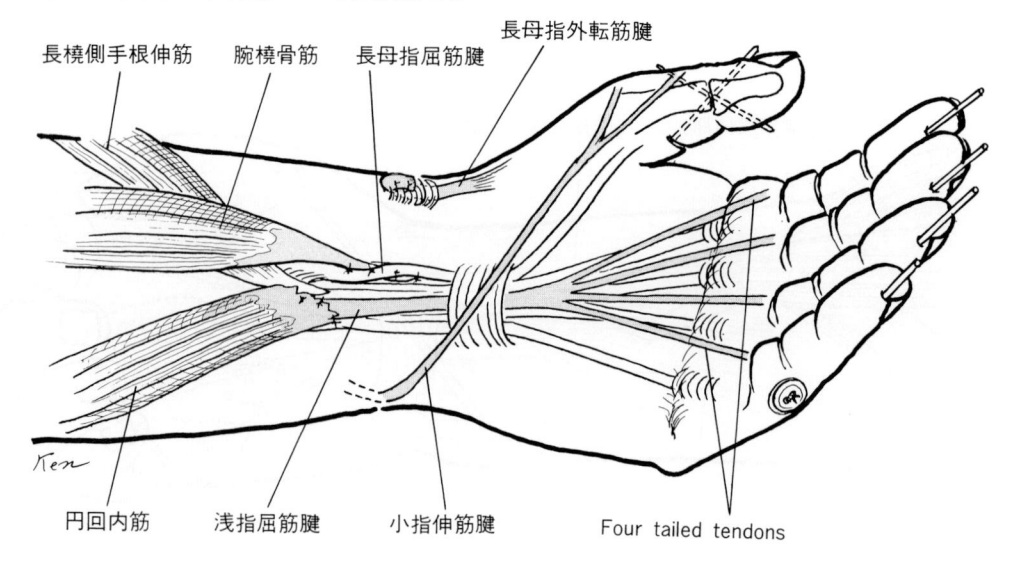

7 指の屈伸は可能であるが，母指屈曲不能・骨間筋機能障害型に対する機能再建

指の屈伸は可能であるが，母指の屈曲不能，骨間筋機能喪失を訴えるもので，$C_{8～1}$型損傷でありZancolli 4-A型麻痺に相当するものである．治療方針としては母指，および指の屈曲再建と母指対立再建，それに母指内転力の再建を行い，さらに術後発生するであろう指のかぎ爪変形防止のために"lasso"法を追加する．

① 長橈側手根伸筋：浅指屈筋に移行
② 腕橈骨筋：長母指屈筋腱に移行
③ 浅指屈筋
④ 長母指屈筋腱
⑤ 浅指屈筋腱を用いての"lasso"法
⑥ 示指，または小指伸筋腱：橈側種子骨に固定して内転力増強（中止も可）
⑦ 短母指伸筋腱：母指対立再建（Enna変法）

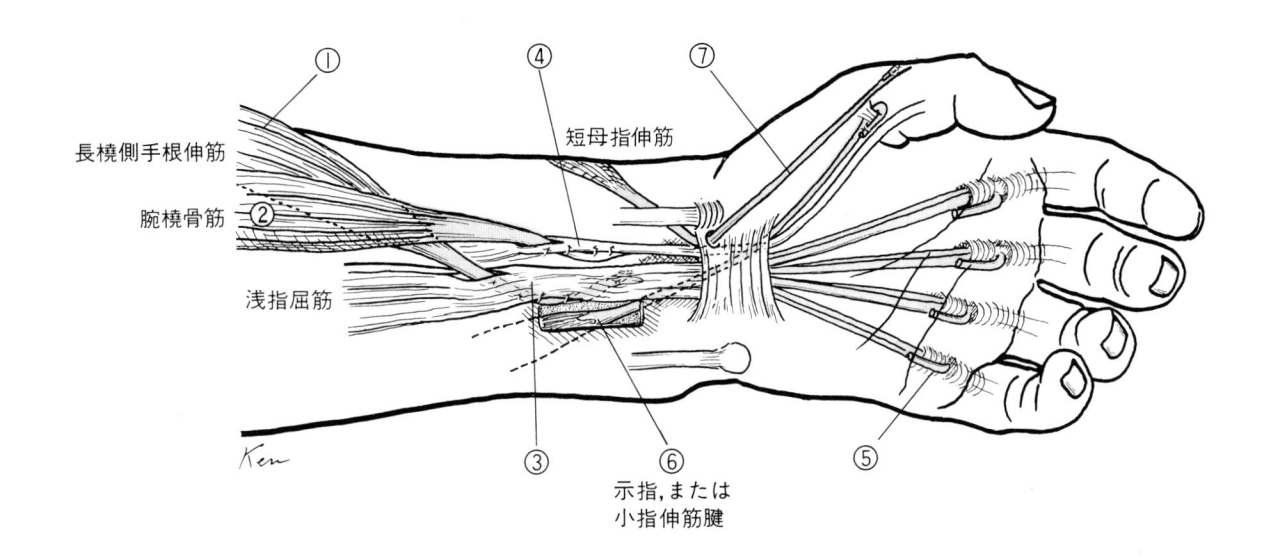

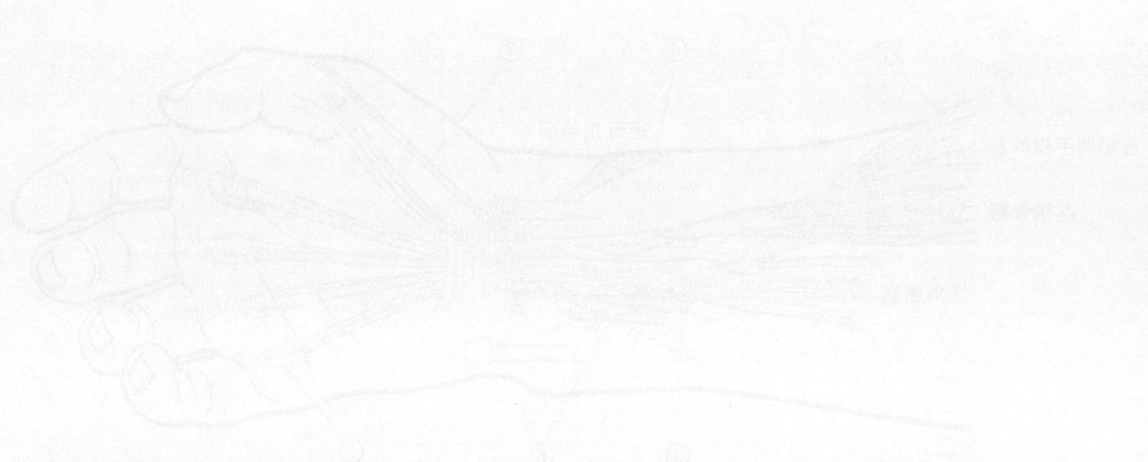

第23章　腕神経叢麻痺の機能再建

　著者の今日までの方針としては，最初は姑息的に経過をみて障害がruptureによるものか，またroot avulsionによるものかを判断し，前者に対してはなお経過をみて，機能の回復すべきものは回復せしめ，残った障害に対して機能再建を行うのに対して，avulsionと判断されたものに対しては肋間神経移行術を行うのを原則としてきた．

　しかし最近においては，受傷後できれば3ヵ月以内に腕神経叢の障害部位を開いて障害状況を直接観察し，神経剥離と縫合，移植などの処置をとることも多くなった．

　新生児の腕神経叢麻痺と考えられる分娩麻痺に対しても，積極的に局所を展開して外科的修復をする方法が近年とられるようになってきた．成人の場合とは異なる設備なり，対応が必要となろうが，本質的には大差ないであろう．将来のこの方面への進歩も期待したい．

1 腕神経叢の解剖と高位分類

（　）内は支配筋を示す．

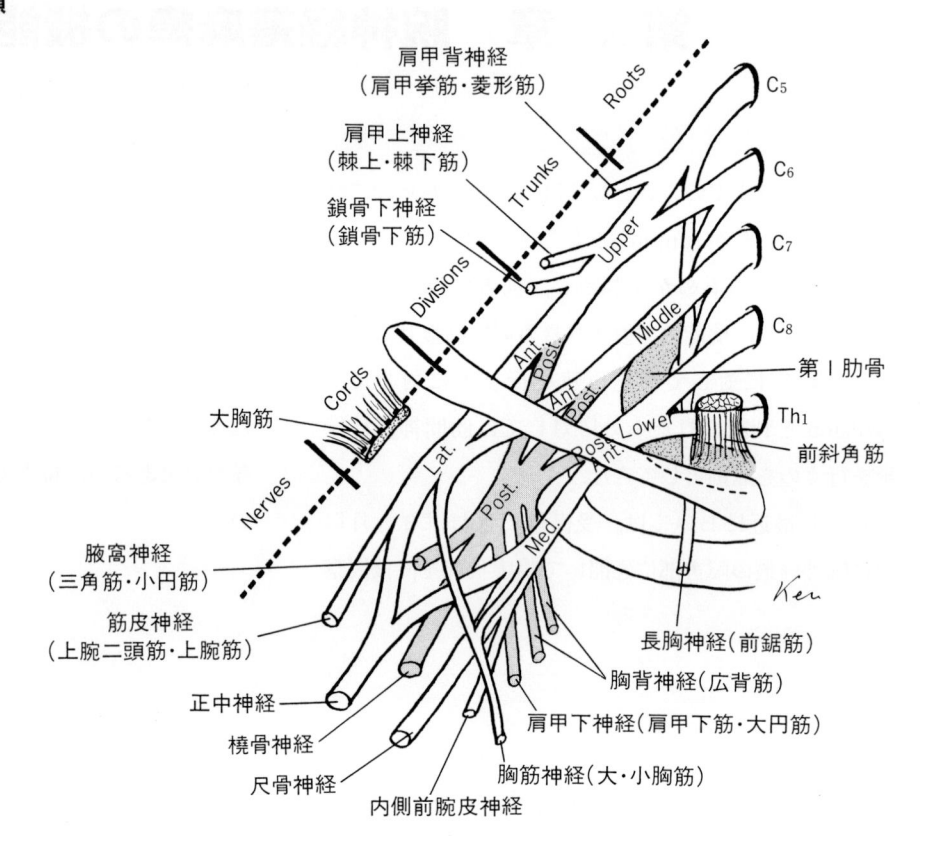

2 腕神経叢手術に用いられる切開

図のごとき切開ではいり，鎖骨下にトンネルをつくり，鎖骨上部から下部にいたる神経叢の精査を行う．時に鎖骨の切離を行うこともある．要は十分広い手術野で，無理のない atraumatic な操作を行うことが大切である．

手術時期：

刺創などの場合は別として，一般に3週〜3ヵ月間経過を観察．この間，電気生理学的諸検査を行い病態を決定，手術適応を決める．

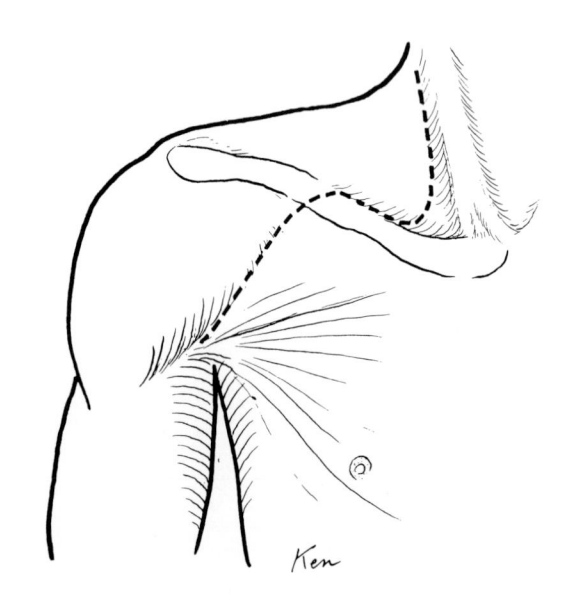

3 神経移植

損傷部位を開放．術中の電気診断として体性感覚誘発電位（SEP）を行い，節前・節後のいずれかを決定．節後型のさいには C_5，C_6 など上位根に対しては腓腹神経を用いての肩甲上神経，筋皮神経などの修復が考慮されるというが，著者自身は経験がないので省略する．

4 肘屈曲再建としての Oberlin らの方法 (J Hand Surg 19A: 232-237, 1994)

$C_{5 \sim 6}$ 損傷で肘屈曲不能なものに対して，正常な尺骨神経の神経束の 2 本を，筋皮神経の上腕二頭筋への運動枝に顕微鏡下に縫合することにより，手の機能をほとんど障害することなく良結果を得たという．

Teboul らも同様の報告をし，症例によりのちに Steindler 法を追加することありとのことである．

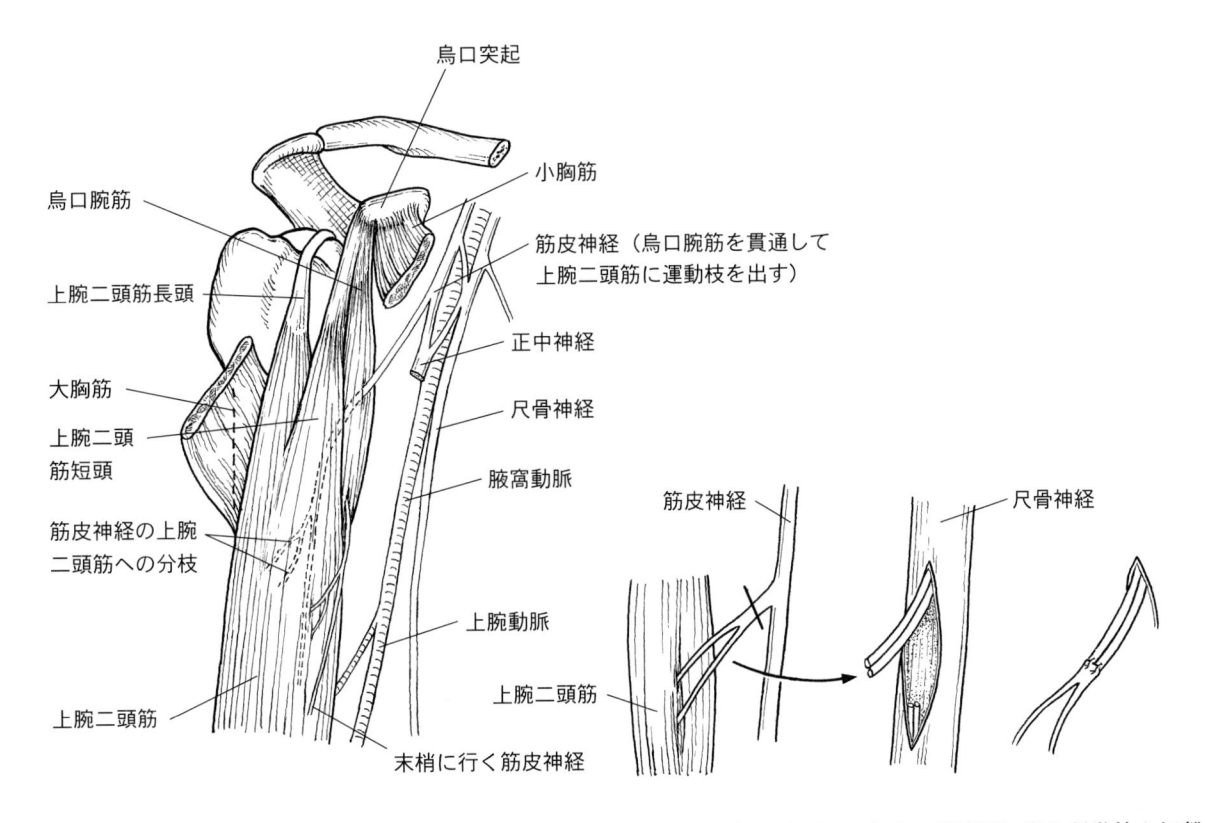

図中ラベル：烏口突起，小胸筋，烏口腕筋，筋皮神経（烏口腕筋を貫通して上腕二頭筋に運動枝を出す），上腕二頭筋長頭，正中神経，大胸筋，尺骨神経，上腕二頭筋短頭，腋窩動脈，筋皮神経，尺骨神経，筋皮神経の上腕二頭筋への分枝，上腕動脈，上腕二頭筋，上腕二頭筋，末梢に行く筋皮神経

烏口腕筋を貫通して上腕二頭筋間に出た運動枝を切離し，尺骨神経の 2 本の神経束と縫合する．

5 Double muscle 法（土井）による肘と手の機能再建

土井により開発された機能再建法で，マイクロサージャリーに熟練した術者が 3 人いる施設であることが望ましいとのことであり，誰でも手をつけてよい手術ではない (Doi K: J Hand Surg 20A: 408-411, 1995)（土井ほか：日手会誌 9：90-93, 1992）．

6 肘屈曲再建術（1）－前腕屈筋の利用（Steindler 変法）

肘は屈曲不能なるも前腕の機能，とくに屈筋や手の機能がよく保たれている場合が適応となる（いわゆる上位型麻痺に適応）．

手術適応：
腕神経叢麻痺とか分娩麻痺で前腕屈筋の機能はあるが（good 以上），肘の屈曲不能なもので，手の機能もよく保たれているものが適応となる．

a．局所の解剖と切開

皮下を十分橈側まで剥離したのち前腕屈筋起始部の切離にかかる．皮下の神経・血管はなるべく損傷しないように注意する．

皮下の剥離が不十分であると，筋移行時にこれが邪魔して適当部位への移行が不可能となるからである（手技に関しては，cubital tunnel syndrome の尺骨神経前方移動の項，508～511 頁も参照）．

b．円回内筋・前腕屈筋群付着部の切離

① まず尺骨神経を分離してこれにテープをかけたのち，
② 円回内筋中枢縁を剥離．ついで上腕骨内上顆に付着する前腕屈筋群と上腕筋腱のあいだにエレバトリウムを挿入し，
③ 内上顆を筋付着部を含めノミで切離する．以上ののち，
④ 尺骨外側縁の骨稜にメスを入れ，
⑤ 尺側手根屈筋の尺骨頭付着部を骨膜下に剥離．これらの筋群を末梢側に向かって剥離・遊動する．
⑥ 筋間中隔
⑦ 正中神経
⑧ 上腕動脈

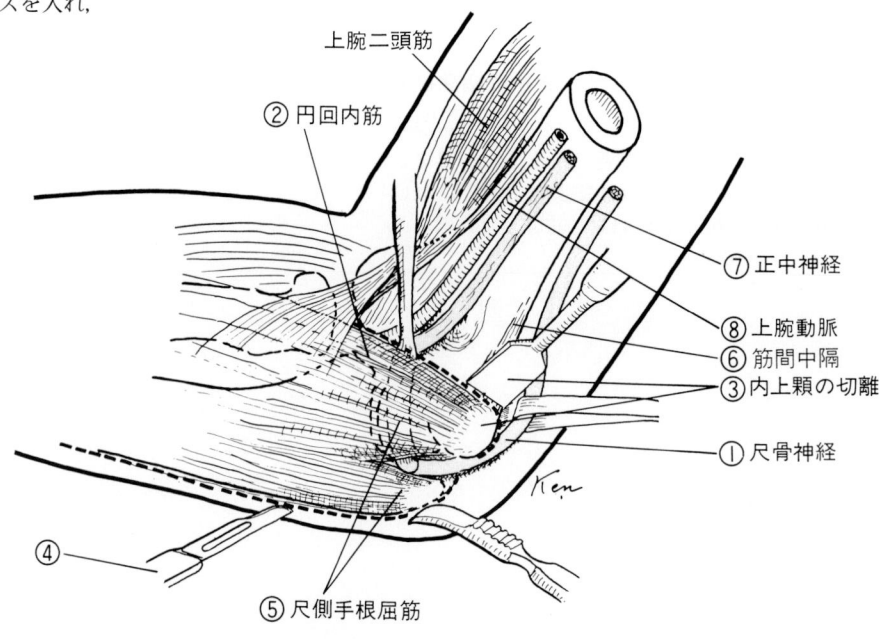

c. 前腕屈筋群の剥離と固定用の骨穴形成

① 内側に移動した尺骨神経
② 円回内筋
③ 内上顆：付着部である内上顆を付けて切離した前腕屈筋群は，なるべく末梢側まで剥離したほうが高い部位への移動が可能であり，より強力な屈曲力が得られることとなる（多少の肘伸展障害はやむを得ないが）．
④ 尺骨
⑤ 尺側手根屈筋：屈筋群の剥離は，尺側手根屈筋の両頭を含めて剥離するが，これも十分な筋の移動性を得るためのものである．
⑥ 切離した筋間中隔：これを切離しないと尺骨神経の移動が困難となるので，必ず切離することが大切である．
⑦ 正中神経 ｝必ず橈側に引いて上腕筋を出す．尺側
⑧ 上腕動・静脈 に引くと移動した筋により圧迫されて知覚・血行障害をきたすことがあるので注意する．
⑨ 上腕筋：縦に裂いて上腕骨を出す．
⑩ 骨穴形成：これについては，下の図 d を参照

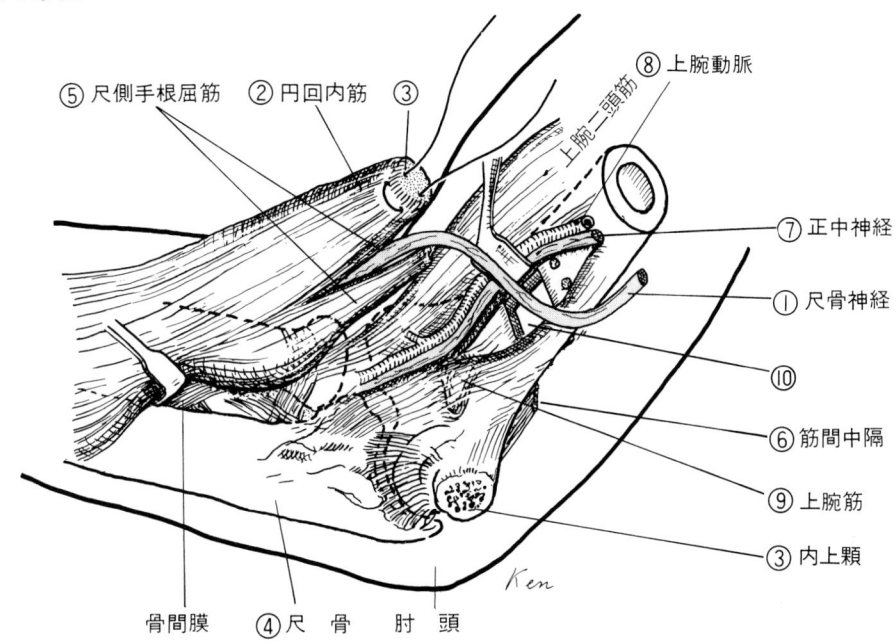

d. 内上顆固定用の骨穴形成

図のごとくに6つの穴を開け，その後ノミで内上顆を引き込む穴を形成する．穴の位置は症例ごとに決定しなければならないが，ふつう関節裂隙より5〜6 cm 中枢とする．内上顆の引き込みにさいしては，皮下を十分橈側まで剥離しておくことが大切で，もしこれが不十分であると皮下組織が邪魔となり，移動が十分できないとか創が閉鎖できないなどの不都合を生ずるので注意する．

切離した内上顆を顆上部に螺子で固定するのもよいが，内上顆の骨が螺子により破損して偽関節を形成するようなことがあってはならない．要は確実な固定が大切．

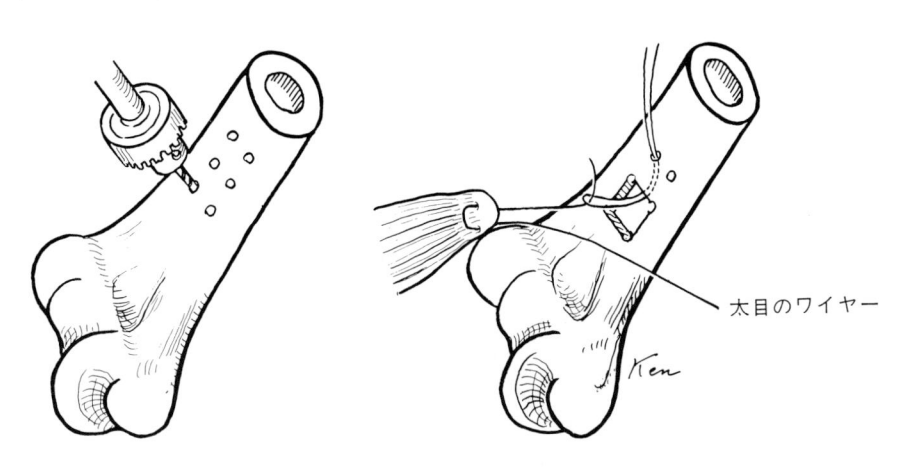

e．内上顆の固定

　前腕屈筋群の付着した内上顆を骨穴内に引き込み，ワイヤーで固定する．このさい肘は 80～90°屈曲位，前腕回外位とする．これは術後前腕が回内位となり，回外運動が障害されやすいためである．創閉鎖後は以上の肢位でギプス副子固定し，運動開始は 6 週後とする．内上顆の固定は螺子による固定でもよいが，骨癒合には多少長期間の固定が必要になろう．時に骨癒合に失敗することもあるので注意．

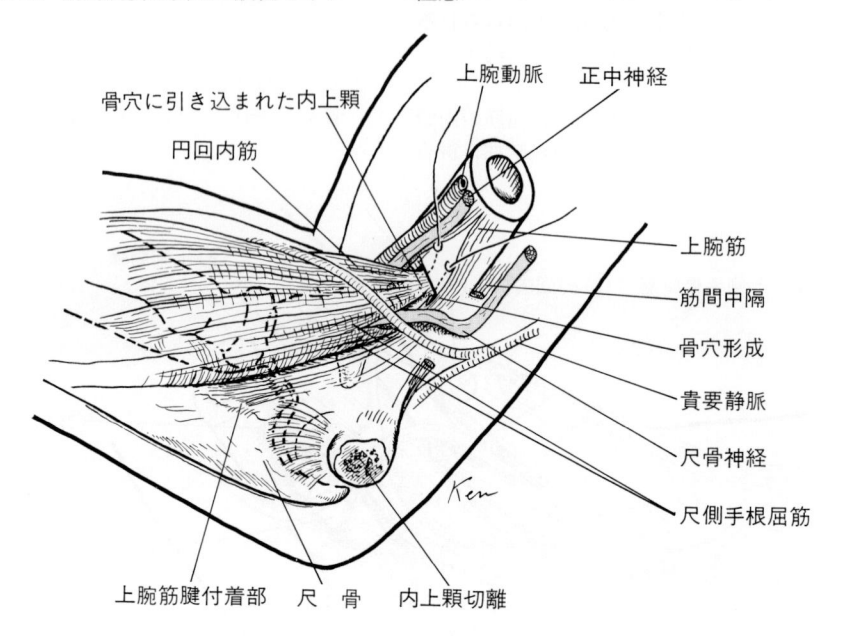

7 肘屈曲再建術（2）－大胸筋の利用（Clark 法）

　大胸筋の神経支配は胸筋神経（$C_5 \sim T_1$）．

a．切　開

　胸部の切開と，肘部切開の 2 つにし，中間は皮下を通じるのもよいが操作としては，切開をすべて連絡するのが楽である．

手術適応：
　Steindler 法が瘢痕などの関係で実施できない場合で，しかも大胸筋に筋力が認められるような場合が適応となる．

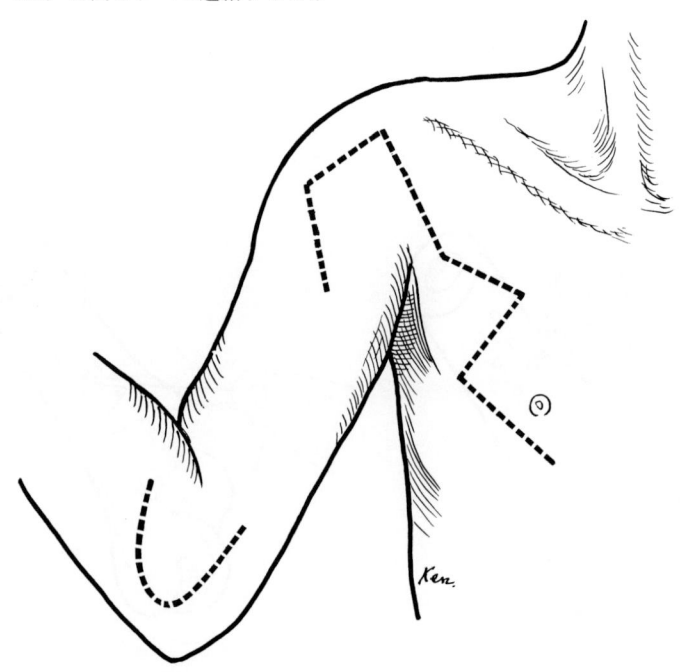

b．大胸筋の剥離

末梢には腹直筋筋膜の一部を付けて切離し，胸部からの剥離を行う．利用する筋としては大胸筋の全筋ではなく，下方筋を主とし鎖骨部筋は含める必要はない．

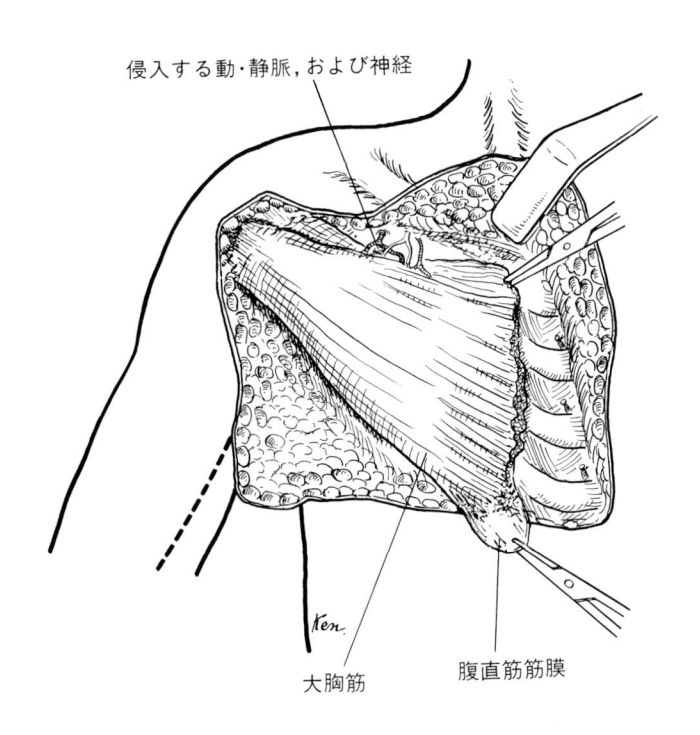

侵入する動・静脈，および神経

大胸筋　　腹直筋筋膜

c．大胸筋の反転と支配神経・血管

支配神経・血管を損傷しないよう中枢まで剥離したのち，これをロール状として筋移行に利用する．

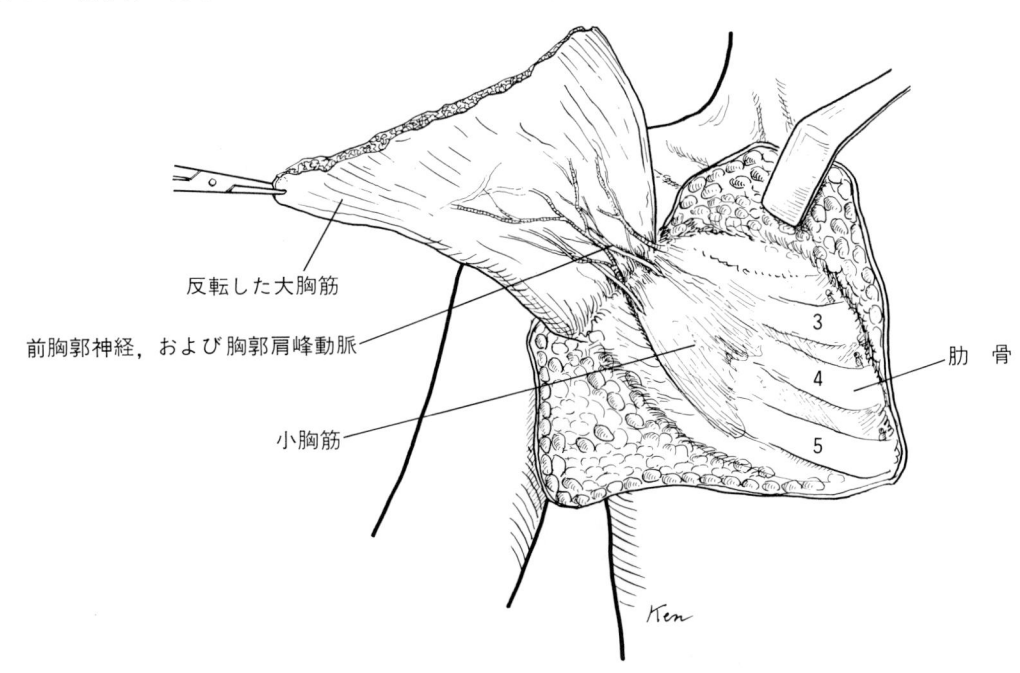

反転した大胸筋
前胸郭神経，および胸郭肩峰動脈
小胸筋
肋　骨
3
4
5

d．大胸筋の移行

大胸筋をロール状とし筋移行せんとするところ．

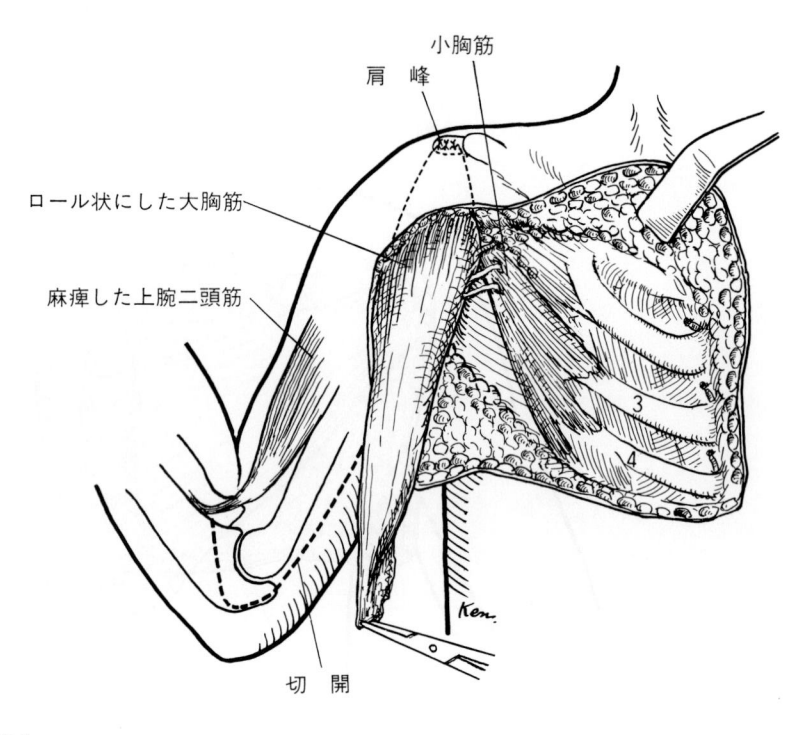

e．末梢端の縫合

末梢端で上腕二頭筋腱を被覆・縫合せんとするところ．このさい肘関節は 70°の強目の屈曲位とする．固定期間は 5 週とし，以後三角巾を使用せしめながら自動運動を開始する．

（註）次に述べる広背筋の場合と同様，大胸筋についてもその上腕骨付着部を切離して 2 関節筋とするのが望ましい．

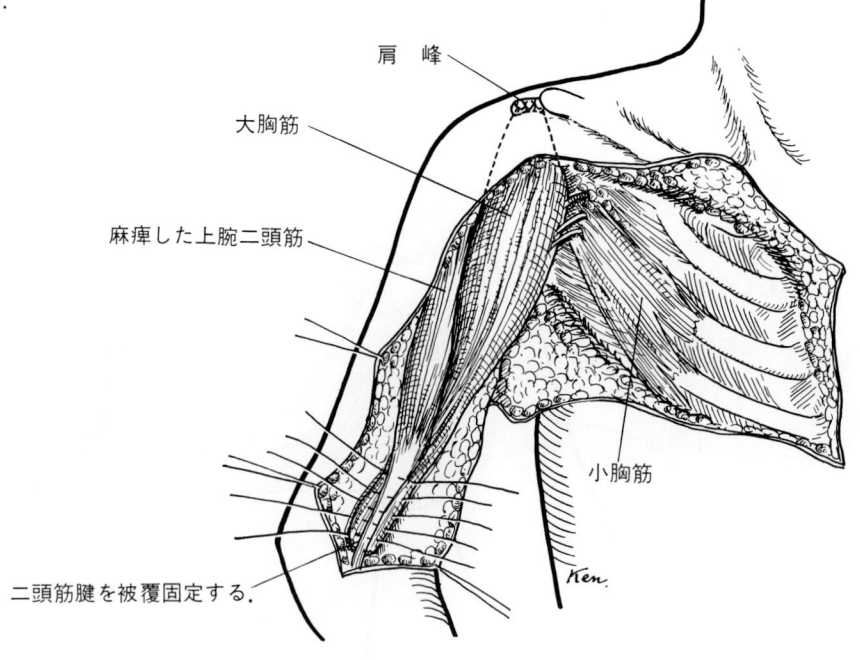

第 23 章 腕神経叢麻痺の機能再建 589

8 肘屈曲再建術（3）—広背筋の利用

広背筋の神経支配は胸背神経（$C_{6\sim8}$）．

術前における筋力（good 以上）の確認が大切．術前に筋力増強訓練を行うことが必要である．

a．局所の解剖と筋肉皮膚弁の切開

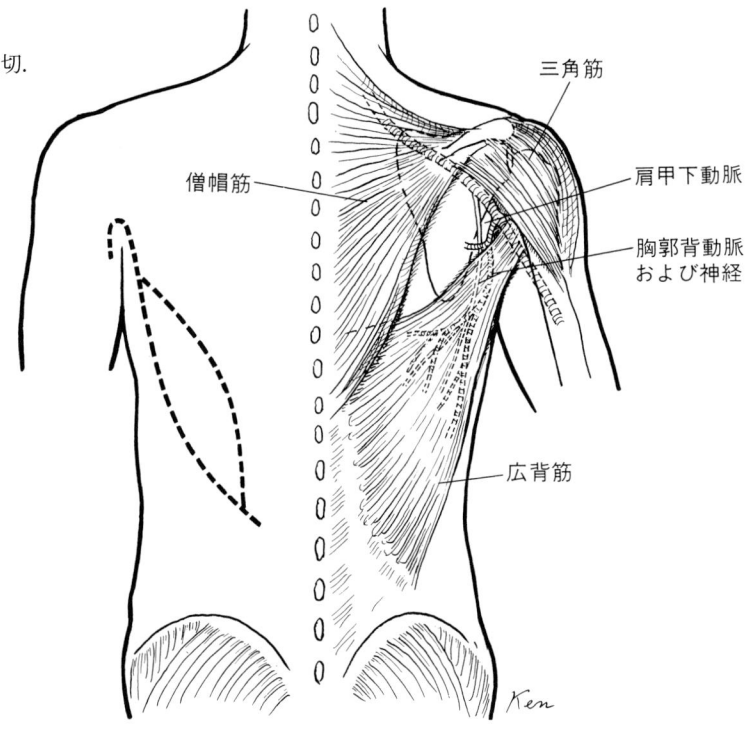

（図中ラベル：三角筋，僧帽筋，肩甲下動脈，胸郭背動脈および神経，広背筋）

b．広背筋の剥離と支配神経・血管

側臥位として広背筋前縁に切開を加えるが，筋肉皮膚弁とする時には，上の図 a の左側のごとくにする．

まず後腋窩部において支配神経・血管束を確認してから筋の剥離にかかる．広背筋を胸壁，肩甲骨下角より剥離．さらに胸郭背動脈の拍動を触知しつつ十分中枢まで肩甲下動脈の起始部まで剥離をすすめ，ついで剥離筋の前後縁を合わせ，血管神経束を包み込むごとくにして筋肉筒をつくる．

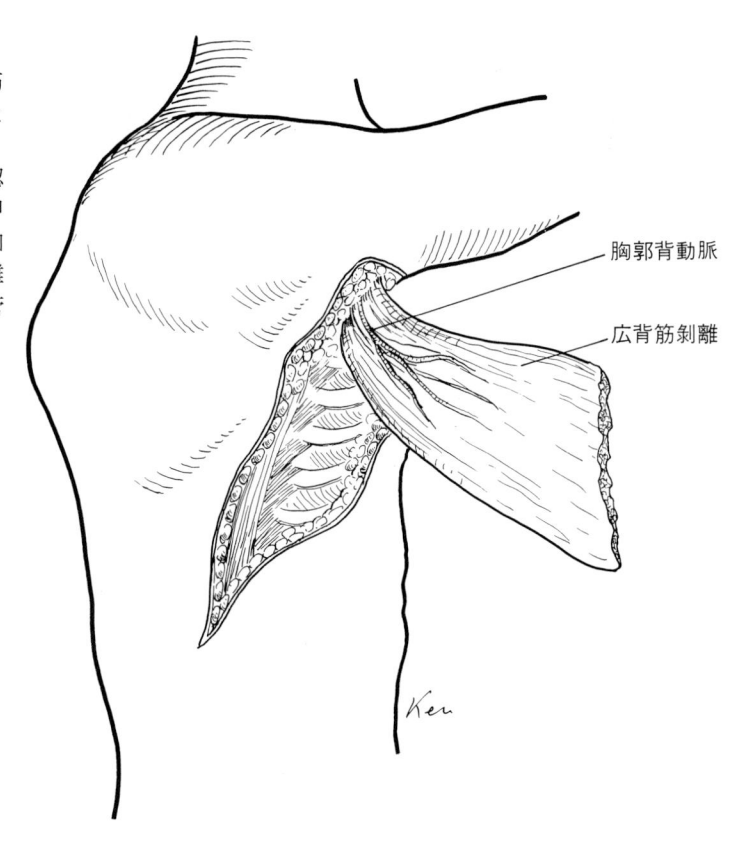

（図中ラベル：胸郭背動脈，広背筋剥離）

c. 広背筋筒の作製と上腕骨付着部の切離

筒作製後に上腕骨付着部の切離に移る．このさい大胸筋の付着部を十分に剥離して，広背筋がその下を通る時に筋が圧迫されないよう注意する．

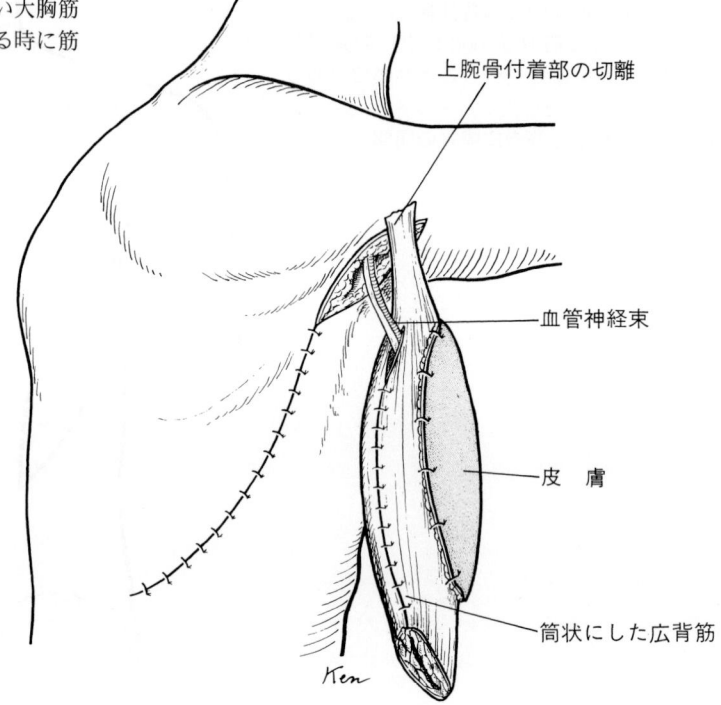

d. 広背筋（筋肉皮膚弁）の移行

広背筋末端をトリミングして，上腕二頭筋腱の腱部と縫合．肘部の創閉鎖後，肘約100°屈曲位とし，広背筋にあまり緊張が加わらない程度として，大胸筋下に通し，先端部を烏口突起に縫合・固定する．ドレーンを2本挿入する（Zancolli）．

術後に肘100°屈曲，前腕最大回外位としてギプス固定6週後，三角巾とし自動運動を開始．8週以後は固定を除去する．

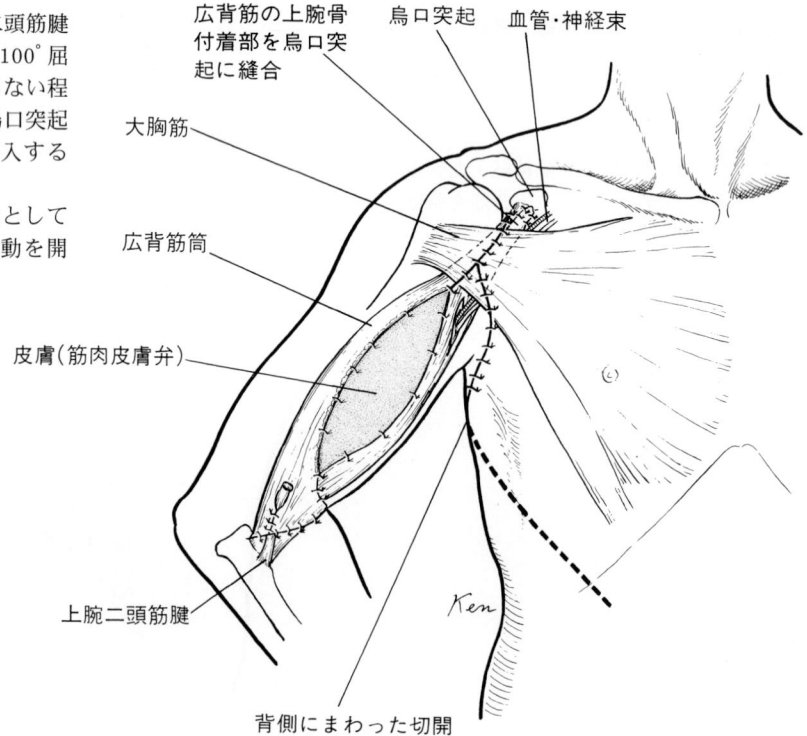

9 肋間神経移行術（津山法）

手術適応：
　Root avulsion と考えられる症例でそのままでは機能回復が期待できない症例が適応となる．Avulsion か rupture かについては術前の検査が必要．手術は受傷後なるべく早い時期（少なくとも 6 ヵ月以内，できれば 3 ヵ月以内）が望ましい．
　年齢的には 30 歳以下が成績良．新生児の分娩麻痺については生後 6 ヵ月前後に手術を行う．

a．局所の解剖と切開

（図：長頭，短頭，小胸筋，三角筋，上腕二頭筋，烏口腕筋，上腕動脈，大胸筋，大円筋，肩甲下筋，広背筋，前鋸筋，尺骨神経，正中神経，三角筋）

b．大胸筋の切離と肋骨および筋皮神経の露出

　必要に応じ小胸筋の付着部切離を行うのもよい．肋骨剥離は第 3，第 4 の 2 本としたが，第 5 を含めて 3 本とするのもよい．

（図：正中神経，長頭，筋皮神経，短頭，烏口腕筋，小胸筋，大胸筋，大円筋，尺骨神経，上腕動脈，広背筋，3，4，5）

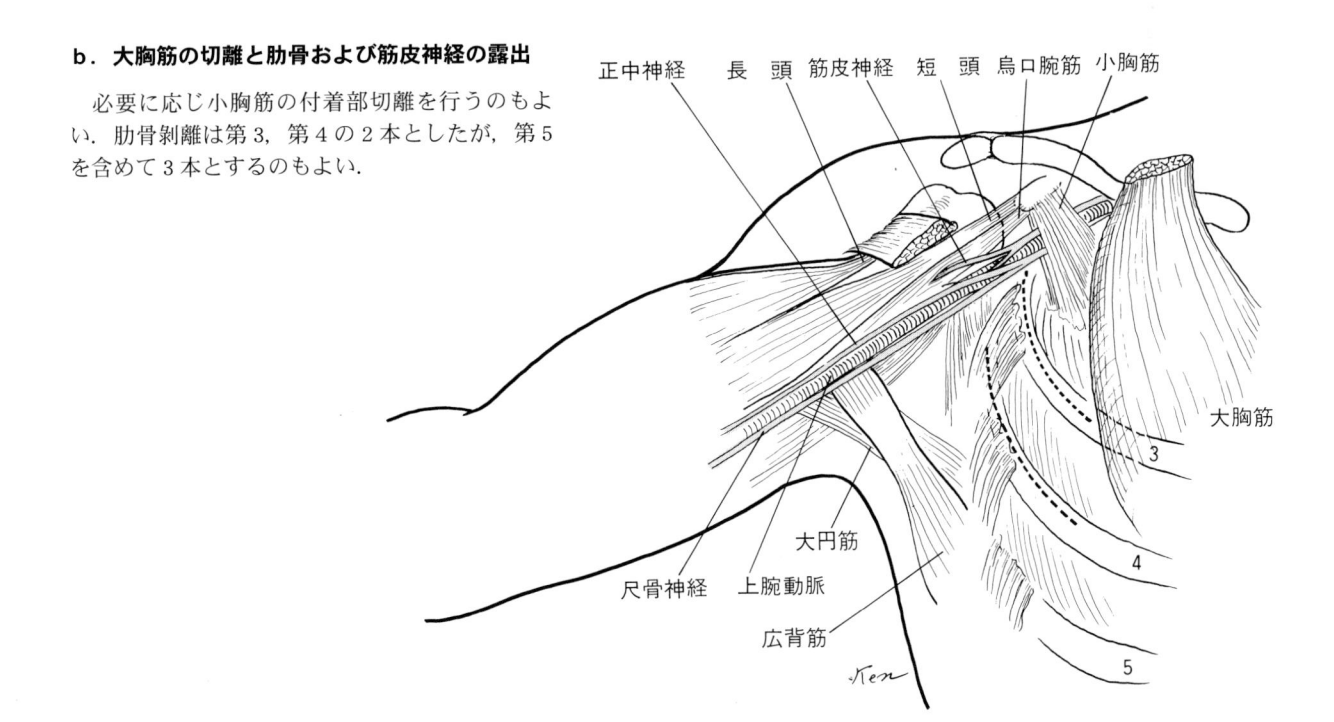

c. 肋間神経の移行術

　肋骨は前胸部で切離したのち，これを挙上しながら肋間神経を中枢に向かって剝離する．なお肋骨切除を行ってから肋骨神経を剝離するのもよい．神経剝離はできるだけ中枢までとし，筋皮神経との距離をなるべく近づけるごとくする．

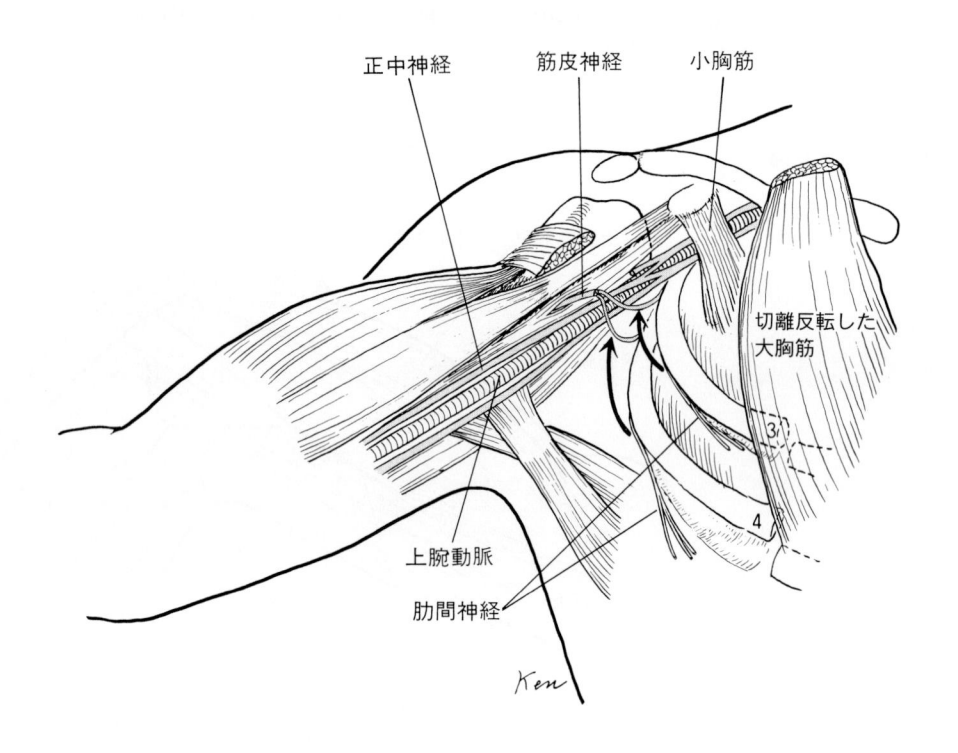

d. 肋間神経の神経移行

　細い肋間神経と太い筋皮神経の縫合にはいつも困難を覚えるが，肋間神経の断端を少し斜めとし，神経束を考慮に入れながら epineurium を拡げるごとくにして，筋皮神経のそれと縫合している．なお神経分離のさい，皮膚に向かう知覚枝は一緒にはせず，別に正中神経内に埋め込むことを試みているが効果については不明．肋骨はもとに返して縫合する．

　術後はデゾー包帯を4週間行い，以後三角巾包帯に移行する．成功例については筋電図上微弱な随意運動電位が呼吸運動と同期して，6〜8ヵ月ごろより上腕二頭筋より導出されるようになり，次第に活動電位の数・振幅を増し，漸次強力な随意性肘屈曲能力を得るようになる．

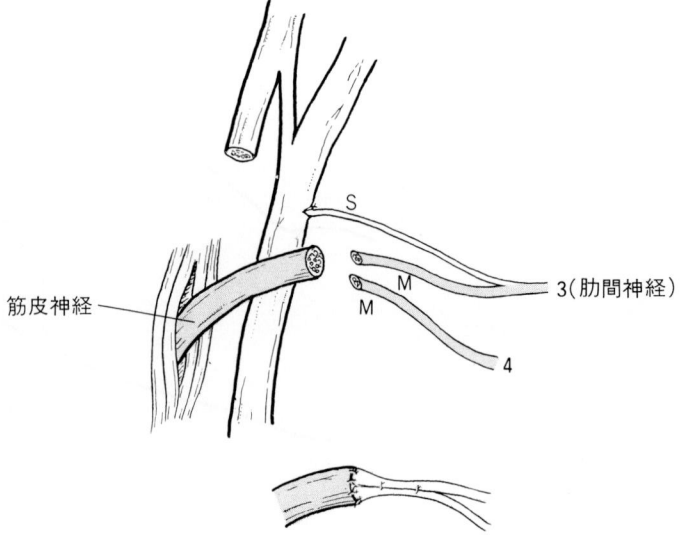

10 肩関節固定術

肘に対するSteindler法，Clark法，また肋間神経移行術とか広背筋移行術にしても，肩関節が不安定では十分に機能しえないので，二次的に肩関節の固定術が適応となる．著者の常用する術式を示すと，

a．切　開

図のごとき T 字切開ののち三角筋の起始部を切離．ついで筋線維の方向に三角筋を縦に裂いて関節を露出する．

以上ののち関節を脱臼せしめながら骨頭，および関節窩の軟骨を切除する．

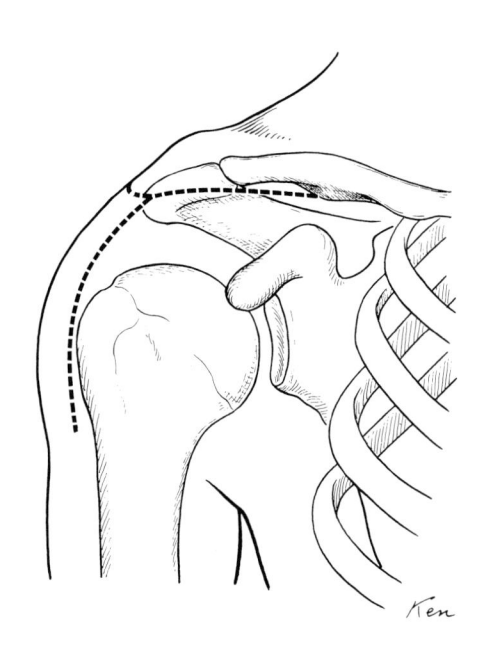

b．関節固定術の実施

関節軟骨除去ののち約40°肩関節外転位として螺子 2 本で圧迫固定を行う．関節間隙には細骨片を挿入する．ついで肩峰下面をノミで切離して海綿質を露出．大結節部も一部切離して両者間に腸骨移植片をはさみ込むようにして螺子固定を行う．術後は外固定を追加．固定期間は 2 ヵ月とする．

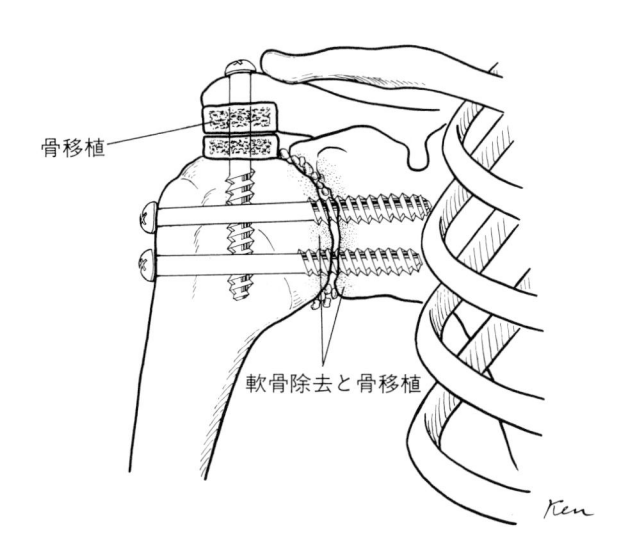

11 前腕における回外拘縮の矯正（Zancolli法）

かつてはポリオのさいによくみられたが，その他，分娩麻痺症例にこの変形をみることが多い．前腕の回外変形は目立ちやすく，また使用にも不便であるので，回内位に矯正することが望ましい．

a．切　開

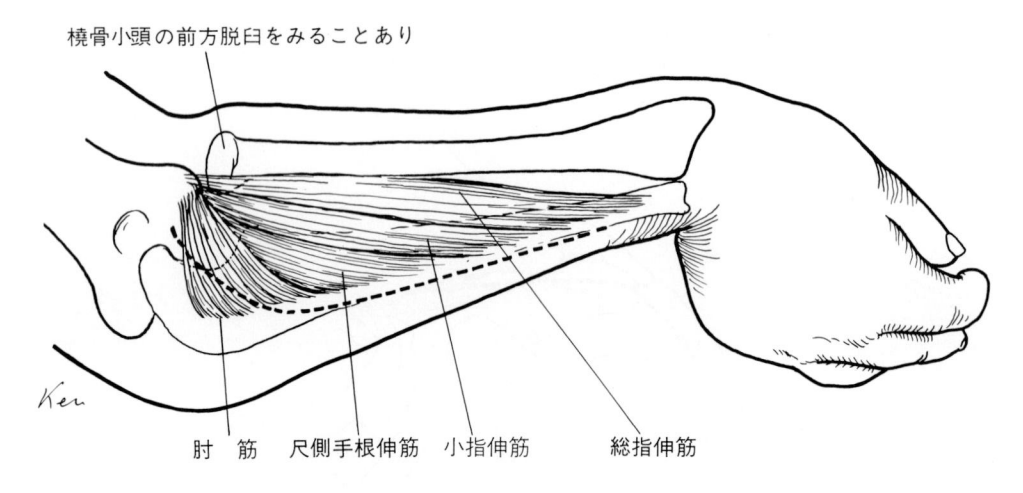

橈骨小頭の前方脱臼をみることあり

肘筋　尺側手根伸筋　小指伸筋　総指伸筋

b．骨間膜の剥離と切離による変形の矯正

骨間膜は尺骨に接してほぼ全長にわたり切離する．

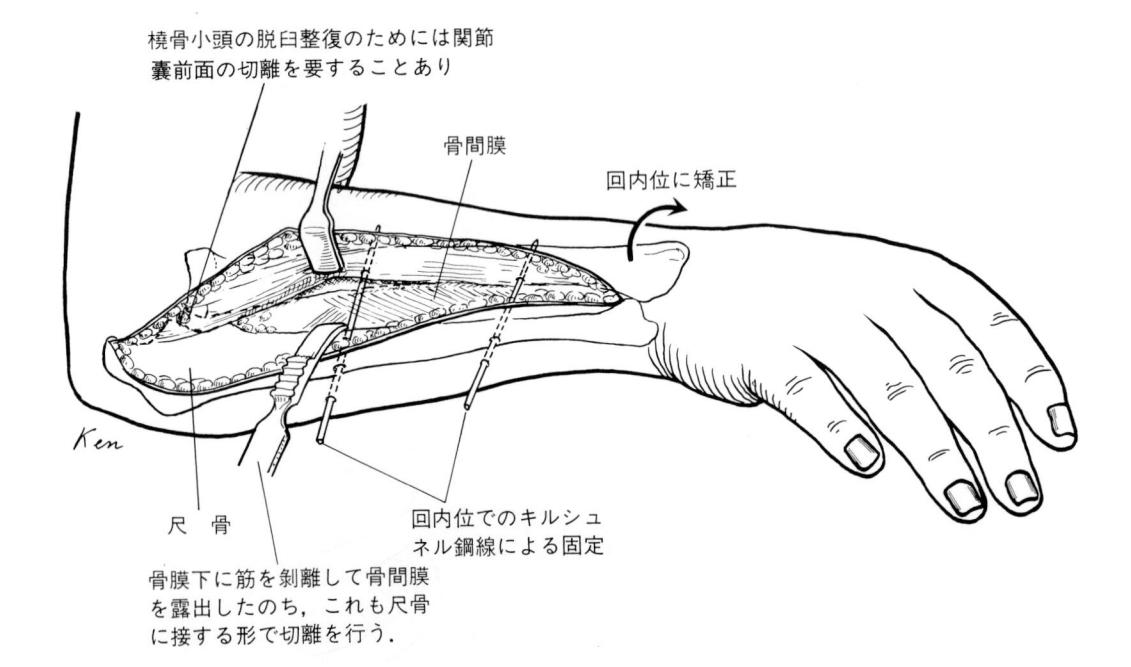

橈骨小頭の脱臼整復のためには関節嚢前面の切離を要することあり

骨間膜

回内位に矯正

尺骨

骨膜下に筋を剥離して骨間膜を露出したのち，これも尺骨に接する形で切離を行う．

回内位でのキルシュネル鋼線による固定

c．肘部の切開と上腕二頭筋腱の切離

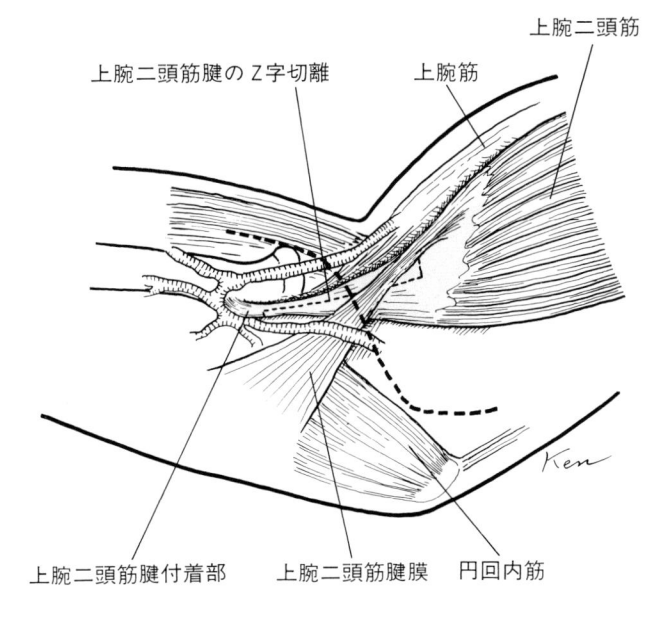

上腕二頭筋腱のZ字切離　上腕筋　上腕二頭筋

上腕二頭筋腱付着部　上腕二頭筋腱膜　円回内筋

d．上腕二頭筋腱の反転

上腕二頭筋腱は橈骨を回外するごとくに作用するので，走行を反転することにより，橈骨に回内作用を働かさんとするものである．

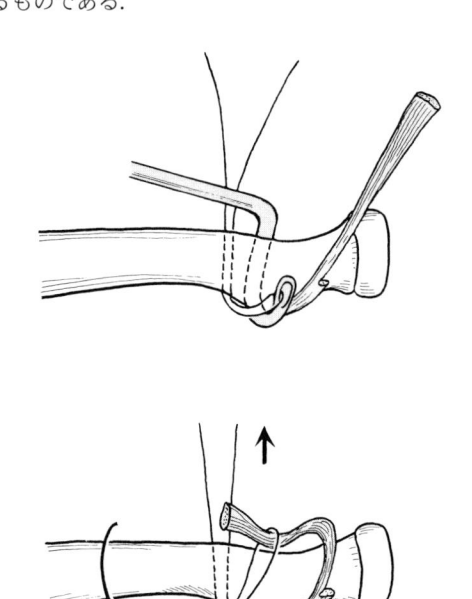

e．上腕二頭筋腱の切離と縫合

このさい橈骨神経運動枝を損傷しないよう注意する．腱縫合に無理があれば腱移植を追加することもある．症例によっては橈骨の回内骨切り術を合併するのもよい．

後療法：
　肘直角，前腕回内位で，固定期間は5～6週とし，以後運動を開始する．

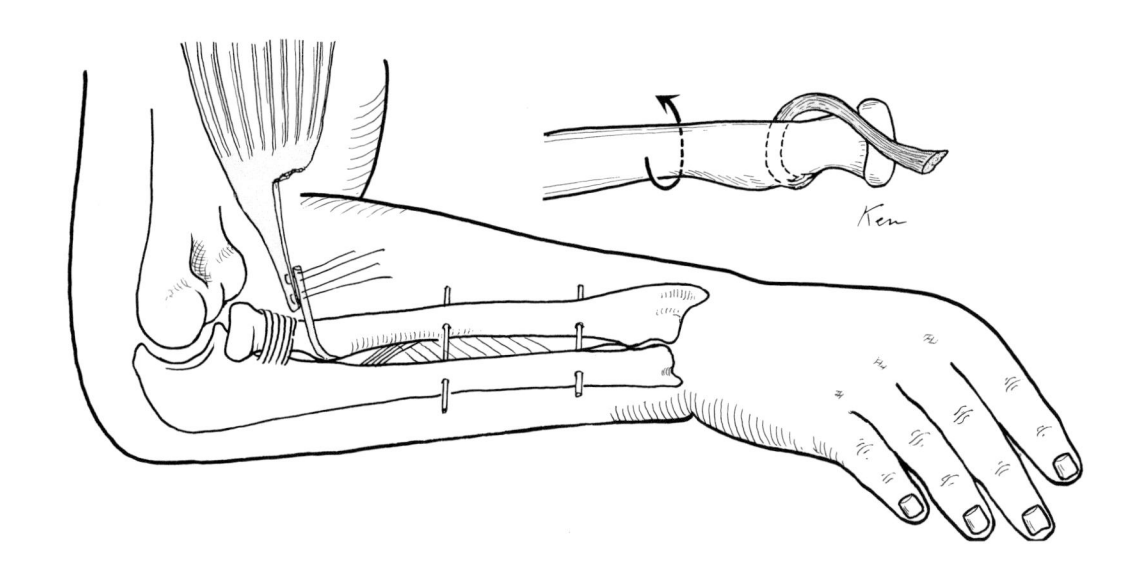

f．上腕二頭筋腱の切離とこれの rerouting による前腕の回内位保持

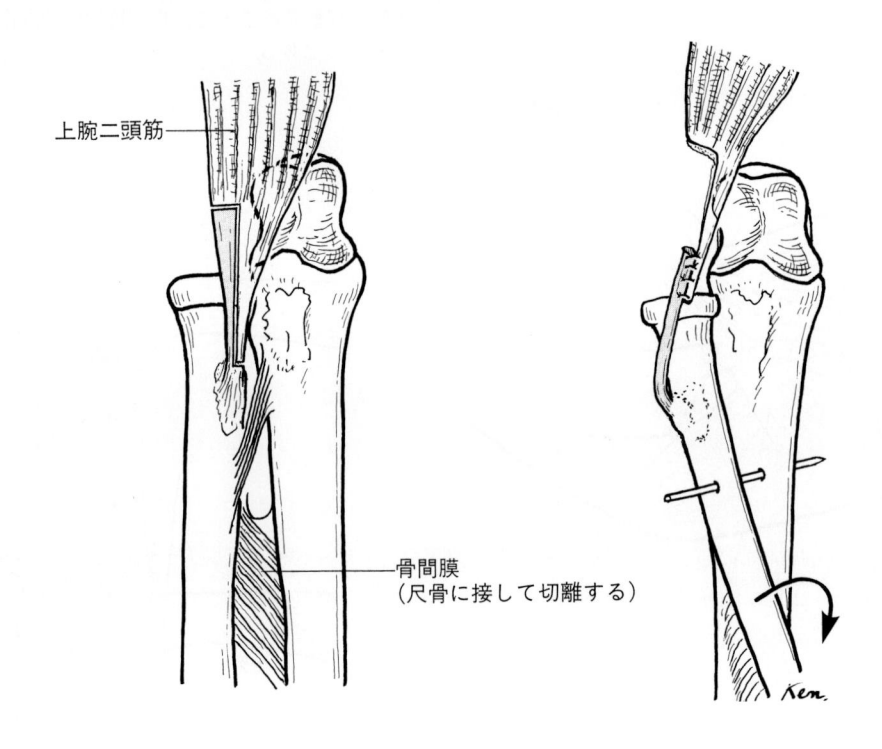

上腕二頭筋

骨間膜
（尺骨に接して切離する）

第 24 章　肘関節の手術

24-1　肘関節形成術

　肘の拘縮は外傷とか炎症に続発してしばしば認めるものである．もし拘縮の原因が限局したものであれば，その側方からのアプローチがよい．この意味で顆上骨折などの後療法が不適当で強力なマッサージが行われたような場合には，しばしば肘内側側副靱帯周辺に瘢痕や骨化形成をきたし，とくに靱帯の後線維束が弾性を失って拘縮の原因をなすことがある．また，肘部管症候群を合併した変形性関節症症例で多少の可動制限はあるも疼痛はなく，主訴が尺骨神経領域のシビレであるような場合には，当然内側アプローチが常用される．

　しかし原因が限局せず広範にわたるさいには，後に述べる後側方切開によるアプローチを用いてきた．

　以上はリウマチにおける滑膜切除（リウマチ肘については，第27章，リウマチの肘と手の項を参照）にも，また転位の強い顆上骨折，通顆骨折とか，関節周囲の骨化形成の切除と授動にも使用される．その他，内反肘の矯正骨切りとか重症な離断性骨軟骨炎症例，変形性関節症の形成などにも使用され，その応用範囲はきわめて広いものである．

1 肘関節内側アプローチ

拘縮の原因が肘内側に限局して存在すると考えられる場合に使用され，仰臥位で手の手術台を用いて行う．拘縮除去のため，顆上骨折などで猛撃矯正マッサージなどが行われたさいには，関節内側に骨化，瘢痕形成，靱帯肥厚などが発生しやすいからである．肘部管症候群に対する手術にも同様のアプローチを使用し，単純な関節前・後面の遊離体，棘の切除は可能である．

術前の処置としてはX線撮影のほか，CT，MRI，また関節造影を行う．尺骨神経に症状があれば伝導速度の測定が必要となる．手術器具は手の外科の場合と同様に，atraumaticな操作の可能な器具を選択する．

手術は通常，止血帯装用のもと手用手術台上で肘伸展位で行う．

a．肘関節内側アプローチの切開

皮下の血管，神経はできるだけ温存することが望ましい．神経を切離すると肘内側から前腕にかけ，知覚障害をきたすこととなる．

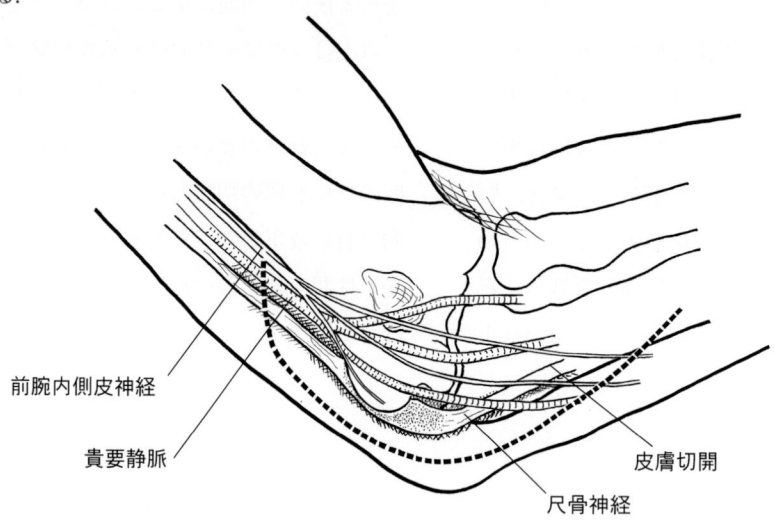

b．皮膚剥離後の局所解剖

破線の印にしたがい尺骨神経を剥離，挙上するとともに，筋の切離をすすめる．

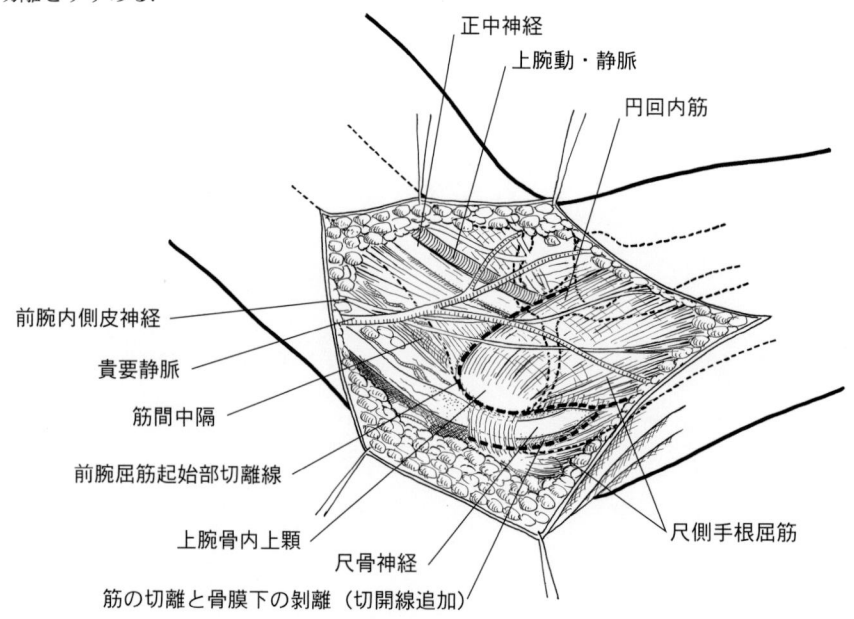

c．尺骨神経の挙上と拘縮の除去

後方においては内側側副靱帯の後線維束を切除し，下の骨棘，また肘頭の切除なり，肘頭窩の遊離体の切除を行う．また前方に剥離をすすめ関節囊を開けば，遊離体の除去はもちろん，鉤状突起の切離も容易である．肘部管症候群の項（504～512頁）も参照．

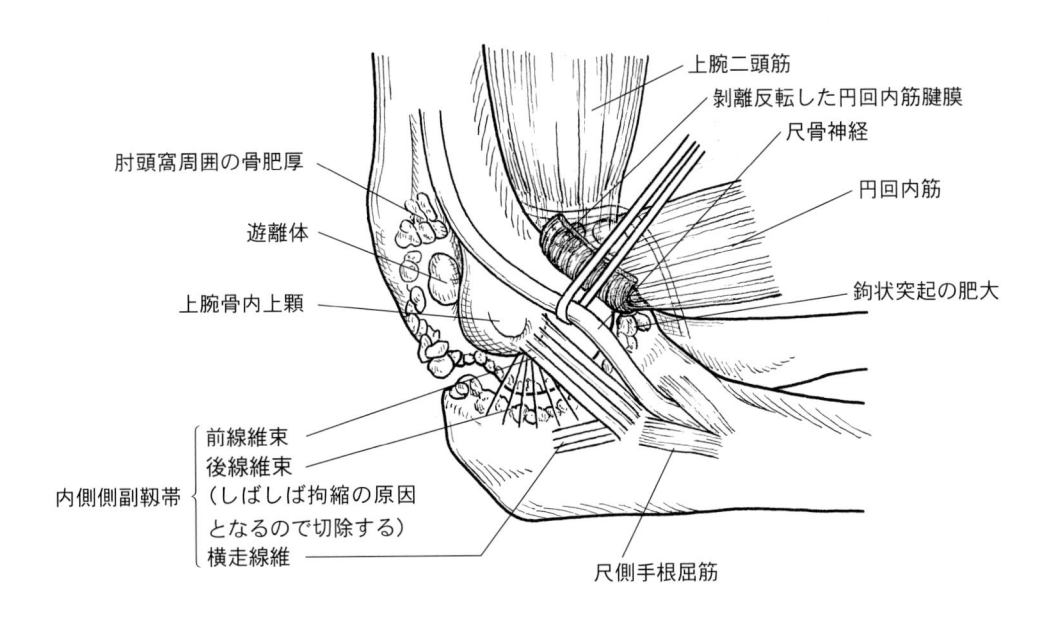

図中ラベル：
- 肘頭窩周囲の骨肥厚
- 遊離体
- 上腕骨内上顆
- 内側側副靱帯
  - 前線維束
  - 後線維束（しばしば拘縮の原因となるので切除する）
  - 横走線維
- 上腕二頭筋
- 剥離反転した円回内筋腱膜
- 尺骨神経
- 円回内筋
- 鉤状突起の肥大
- 尺側手根屈筋

② 肘関節後側方アプローチ

手術は通常止血帯装用のもと，患者は仰臥位にて胸上で手術を行う．

肘の拘縮は外傷，また炎症などに続発してしばしば認めるものである．この方法はもともと肘全周のリウマチ性滑膜切除のために開発されたものであるが，拘縮の原因が関節の全周にわたるような重症拘縮例が適応となる．操作はatraumaticであるべきであり，手の外科の経験のある術者のみに許されるべきであろうが，これはリウマチに対する滑膜切除についても同様であり，642～645頁も参照されたい．

適　応：
① 外傷性拘縮（重症例）
② 関節周囲骨化形成
③ 変形性関節症（重症例）
④ 肘のリウマチ性滑膜切除
⑤ 炎症性関節炎（化膿・結核）
⑥ オステオヒヨンドロマトージス（重症例）
⑦ その他

ただし操作がやや困難で，初心者にはすすめられない．

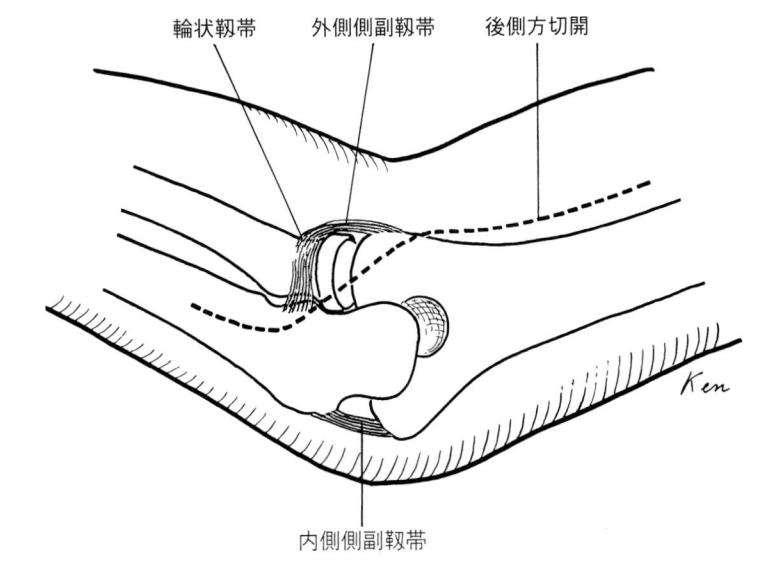

図中ラベル：輪状靱帯，外側側副靱帯，後側方切開，内側側副靱帯

a．筋の剥離開始

皮切後は皮下を尺側に剥離して，まず尺骨神経を遊離し，これにテープをかけ保護する．ついで皮切とほぼ同じ切開線で，腕橈骨筋と上腕三頭筋の間を切離，末梢においては上腕外顆部より肘筋を線維の方向に切離をすすめ，さらに尺骨背面に至り，これを2～3cm末梢に走る切開をおく（Ⓐ）．これであれば肘筋に行く橈骨神経からの分枝である運動枝を切離することとなるので，肘筋と尺側手根伸筋の間に切離をすすめ，肘筋全体を尺側に剥離・反転する（Ⓑ）．最近では切開線が長くなる欠点はあるものの，著者は後者の方法を常用している．

（註）Ⓐ 以前この切開を用いたが，運動枝を切ること，また肘頭骨膜が薄く断裂をきたしやすいことの欠点がある．

Ⓑ 切開はやや大きくなるが，肘筋・三頭筋両者の筋膜を剥離するので丈夫な筋膜が剥離され，断裂がおこりにくく，術後に肘伸展が弱くなる可能性が少ない（玉西，村上）．したがってこの切開が望ましいと考えている．

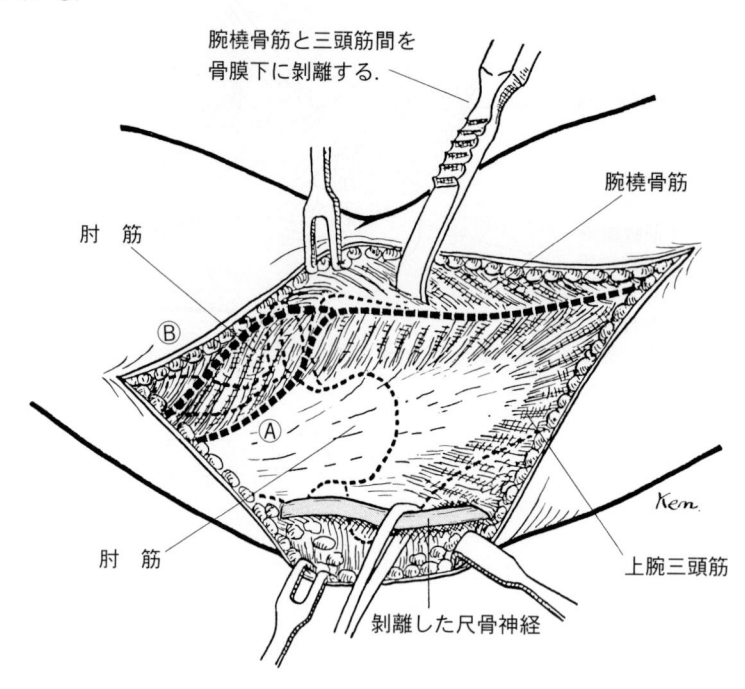

腕橈骨筋と三頭筋間を骨膜下に剥離する．

腕橈骨筋

肘筋

肘筋

上腕三頭筋

剥離した尺骨神経

b．骨折後に発生する関節拘縮の原因

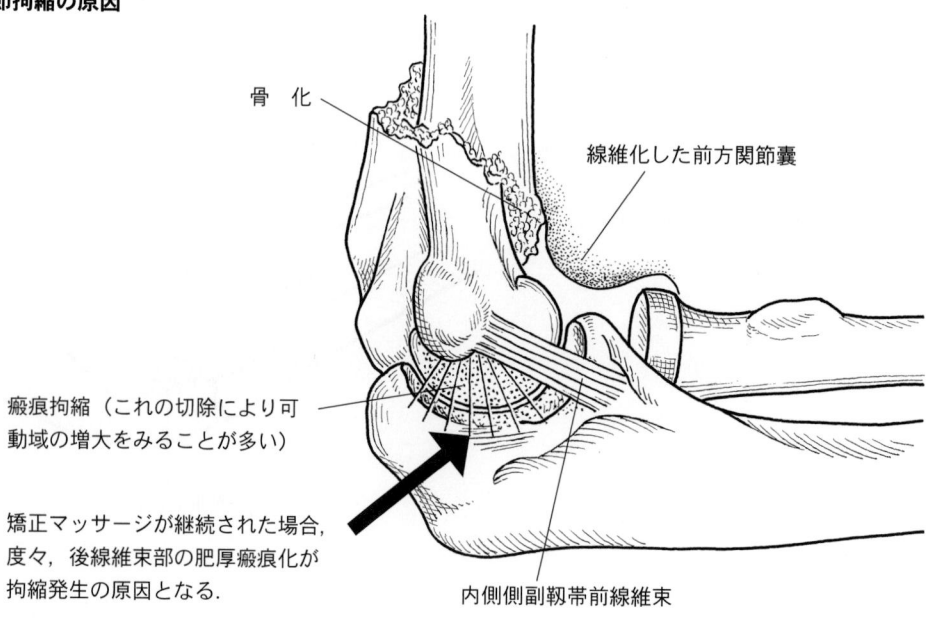

骨化

線維化した前方関節囊

瘢痕拘縮（これの切除により可動域の増大をみることが多い）

矯正マッサージが継続された場合，度々，後線維束部の肥厚瘢痕化が拘縮発生の原因となる．

内側側副靱帯前線維束

c. 筋の剝離と上腕三頭筋の肘頭付着部切離

上腕三頭筋の肘頭付着部をメスで切離しながら肘筋とともに尺側に反転するが，このさい同時に尺骨背面の骨膜も剝離して，両者を有連続性のまま尺側に移動する．さらに，腕橈骨筋，橈側手根伸筋を前方に剝離して，外側側副靱帯をZ字状に切離すれば，関節の展開は容易となる．

（註）三頭筋腱を肘頭から切離するさいにはゆっくり時間をかけてシャープなナイフで切離していく．ナイフも1～2回とりかえたほうがよい．また骨膜剝離子もシャープなものを使用する．この操作の良否が予後を決定することとなるので，十分時間をかけて行う．剝離は肘頭から肘頭尺側面についても行う．時に三頭筋腱の断裂をきたしたという人がいるが，それは操作が粗雑であったためと言わざるを得ない．

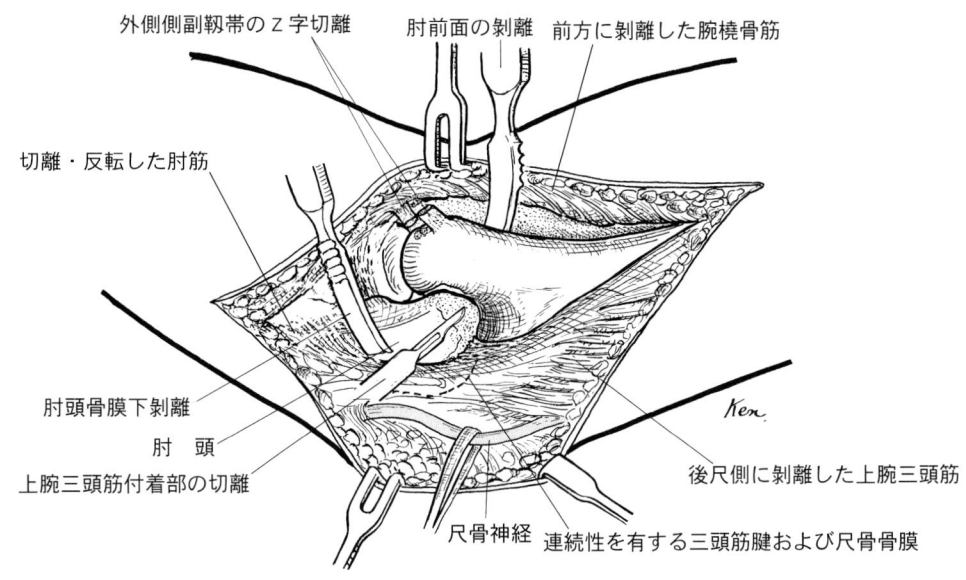

d. 肘関節の開放・展開

上腕三頭筋付着部を肘頭から切離・反転，さらに外側側副靱帯を切離すれば関節は大きく開放・展開され，関節前面を含むすべての部の操作が容易となる．尺側に反転した尺骨骨膜・肘頭尺側の骨膜剝離は慎重に行い，尺骨神経を損傷しないよう注意する．なお，内側側副靱帯の後線維束は切除して肘頭にテープをかけるが，前線維束の切除は行うべきでない（次頁の図g参照）．術後肘不安定性をきたす可能性があるからである．以上により肘は次頁の図fのごとくほぼ完全な脱臼位とすることが可能となるので，関節の可動性を阻害する障害物のすべてを除去する．

（註）常に肘開放，展開の全過程を行う必要はなく，症例により中途で手術を完了する場合もあってよい．

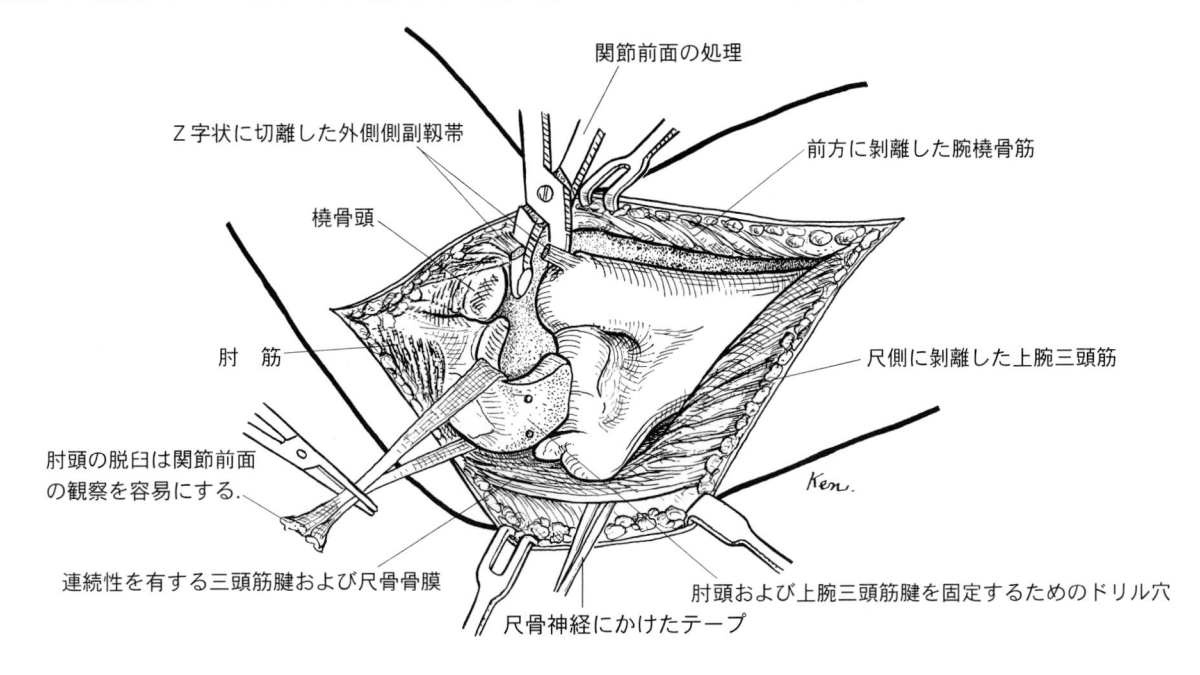

e．内側側副靱帯の解剖

内側側副靱帯のうち前線維束がもっとも強力であり，これは残存せしめなければならないが，他の部は切除して肘頭にテープをかけ，関節を脱臼せしめる．これにより関節内・外の処置が容易となる．

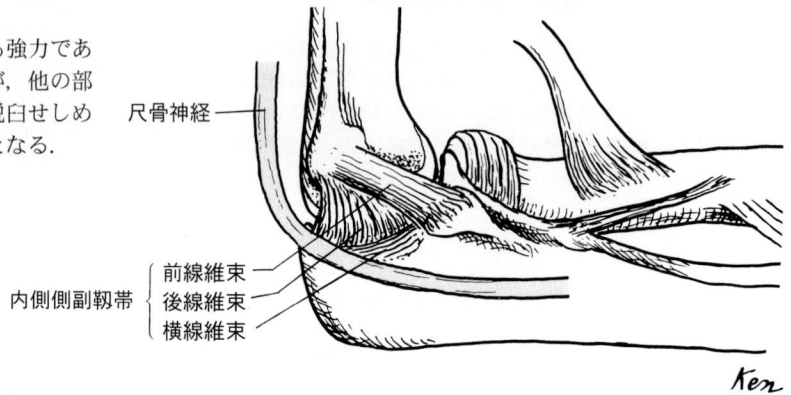

f．関節前面から尺側関節囊へのアプローチ

外側側副靱帯をZ字状に切り，ついで内側側副靱帯の後線維束を除き，さらに前方関節囊を上腕骨下端前面および鉤状突起前面より剝離すれば，関節は図のごとく脱臼位とすることができる．

関節前方の線維化した関節囊とか瘢痕の切除が容易となる．骨化とか骨隆起の切除も直視下に除去可能．

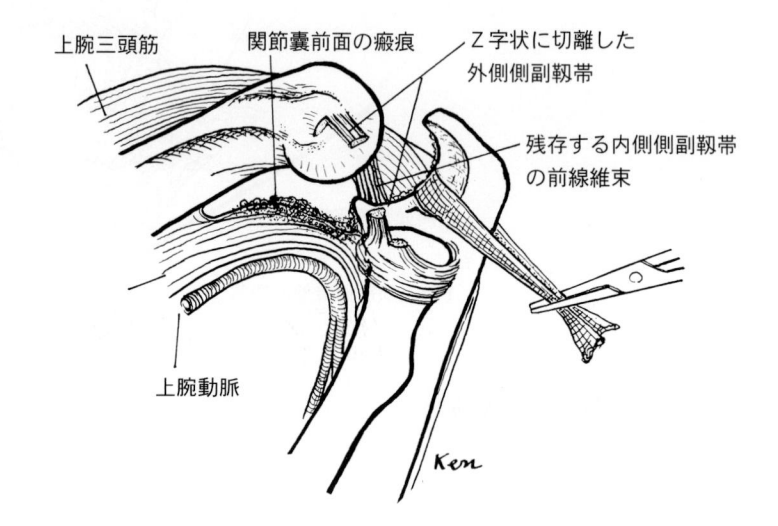

g．関節内側からみた尺側関節囊へのアプローチ

後線維束を切除し，テープをかけたところ．前線維束は必ず残存せしめる．

後線維束を切除しないとテープはかからない．

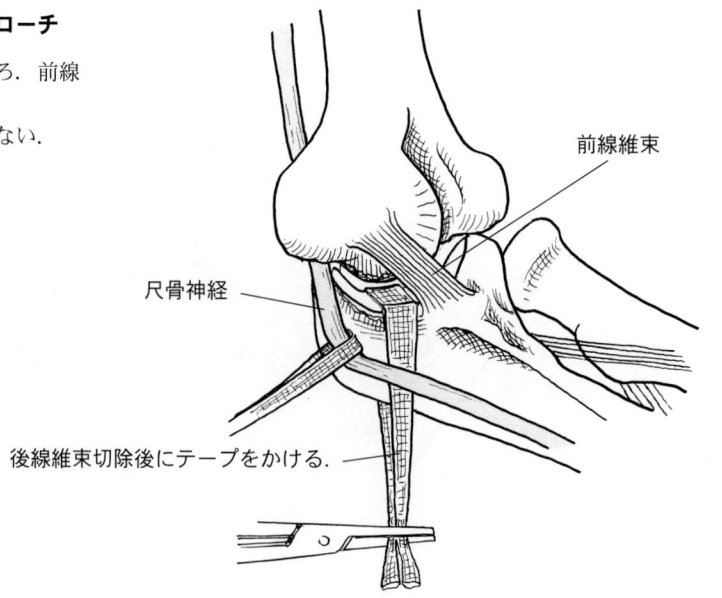

h．操作終了後の創閉鎖

外側側副靱帯の再縫合後，有連続性の尺骨骨膜と上腕三頭筋腱をもとの位置に返して，上腕三頭筋腱を肘頭に穿った骨穴に，太目の糸を用いて少し強目の緊張下に確実にこれを固定，ついで止血ののち，骨膜，筋膜を縫合．さらにサクション挿入ののち，皮下，皮膚縫合で手術を終わる．

術後は直角位副子固定とし，運動開始は10～14日後としたが，最近では術後2～3日よりCPM unitを使用，これを7日間継続使用して良結果を得つつある．

以上で術後血腫形成をきたすことが時にあるが，関節の不安定性を危惧する必要はない．

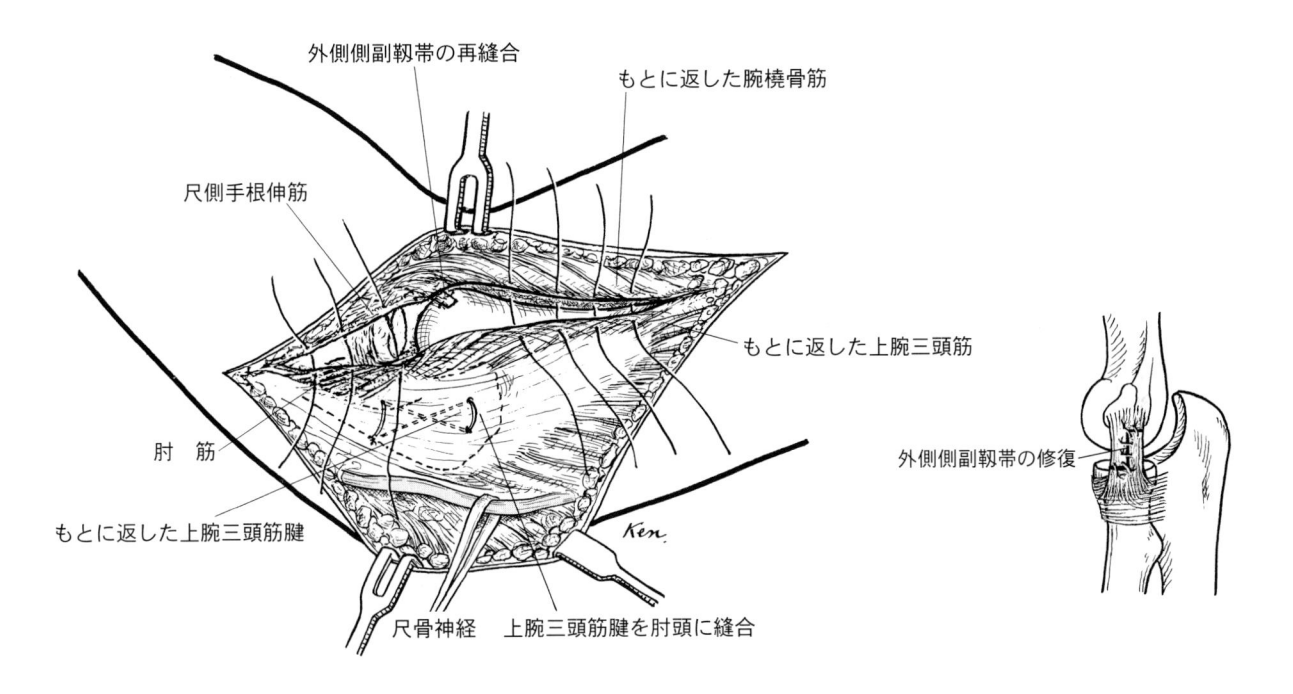

i．関節形成術

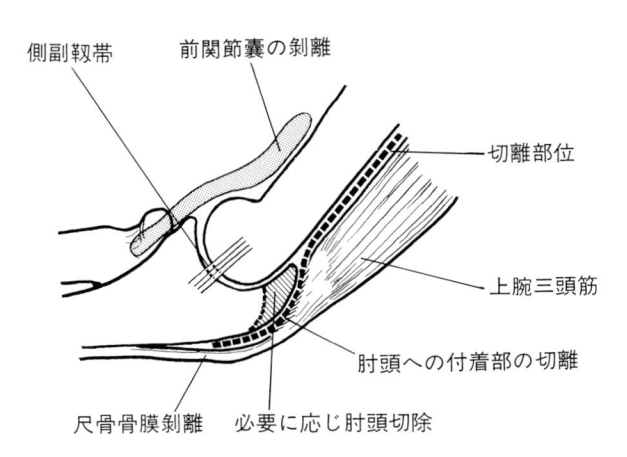

j．上腕三頭筋腱の延長を要する場合（まれ）

肘頭切除により相対的延長を試みる．そののち必要に応じて新肘頭に腱部を縫合・固定すればよい．

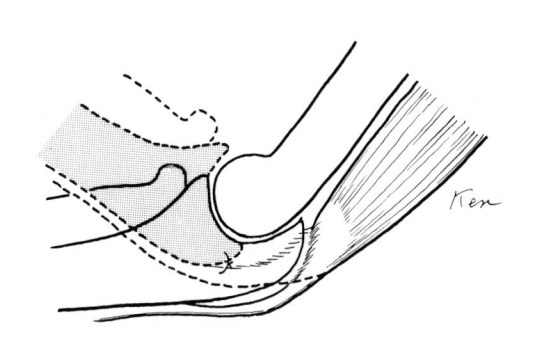

k. 関節切除による形成術（まれ）

骨性強直とか関節破壊が強い場合に用いられ，中間挿入膜としては筋膜を使用する．しかし現在では人工関節を使用するのが望ましいであろう．

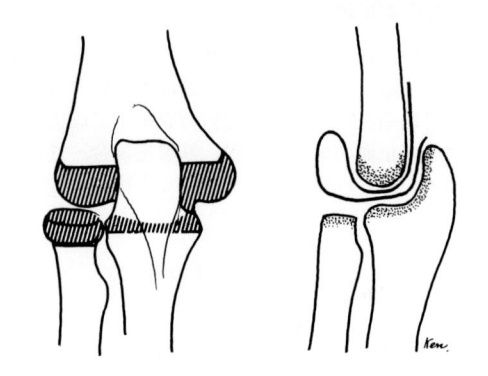

③ 肘関節内・外両側アプローチ

上腕三頭筋の肘頭付着部完全切離を望まない患者には，切離を半分程度にとどめ皮膚の尺側剝離を尺側に十分にすすめるか，または尺側切離を加えて上腕三頭筋にテープをかけ，これを引き上げながら両面から操作を行うのもよい．しかし前述アプローチほどの手術野は得られず，操作が中途に終わることも少なくない．

a. 内側の拘縮原因の除去

b. 拘縮除去完了後の所見

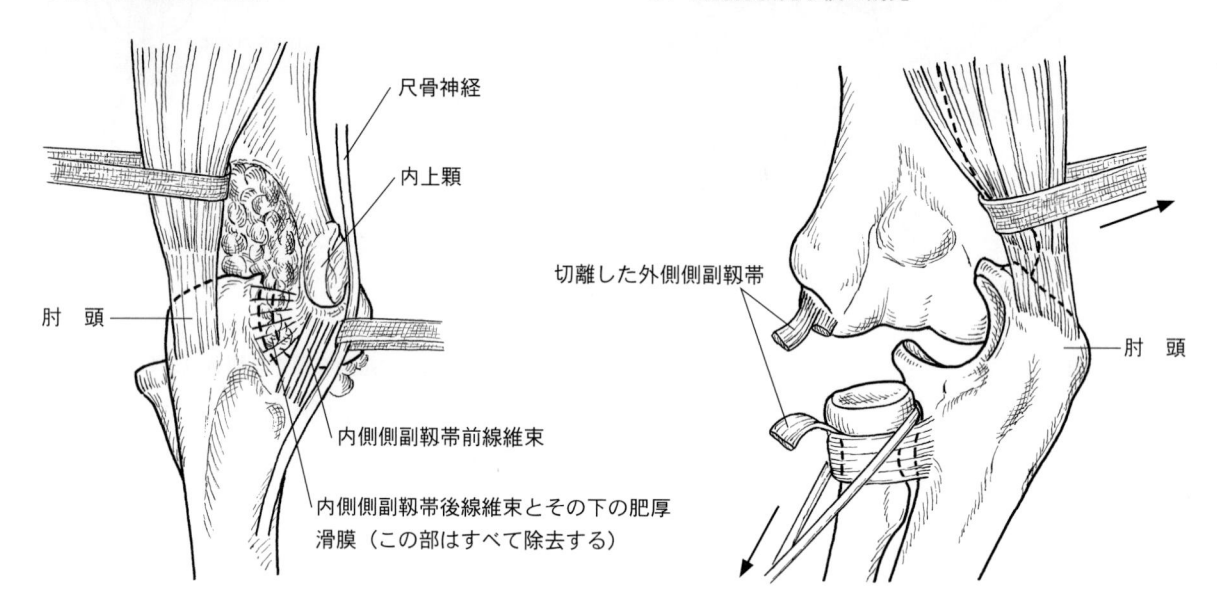

第24章 肘関節の手術 605

4 転位の著明な陳旧性顆上骨折

転位の著明な陳旧性顆上骨折の整復のさいにも前記切開が用いられる．すなわち後側方切開ではいり，顆上部を前後両面より観察しながら整復を行えば，相互関節の確認が容易であるので正しい整復が可能である．

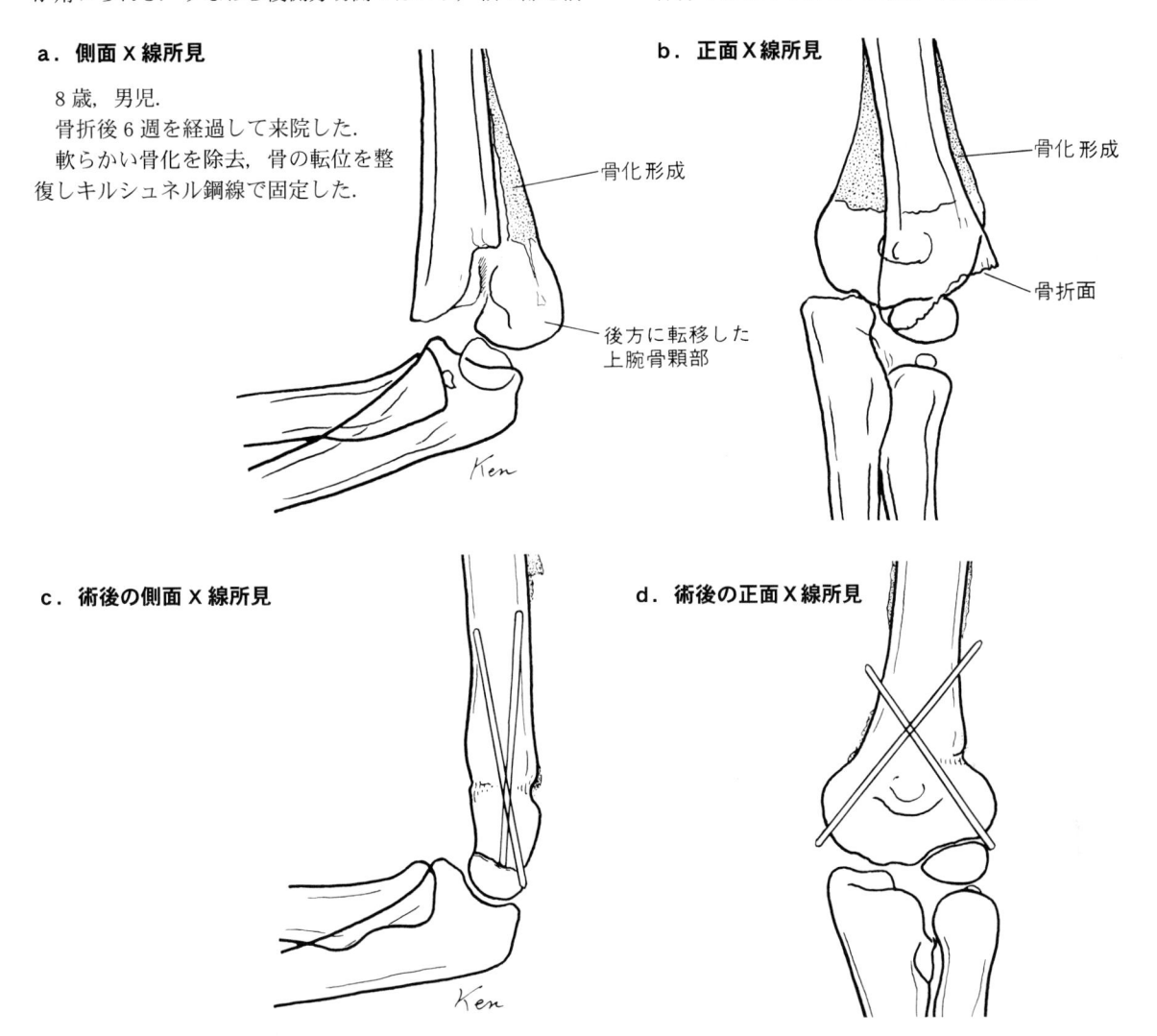

a．側面X線所見

8歳，男児．
骨折後6週を経過して来院した．
軟らかい骨化を除去，骨の転位を整復しキルシュネル鋼線で固定した．

- 骨化形成
- 後方に転移した上腕骨顆部

b．正面X線所見

- 骨化形成
- 骨折面

c．術後の側面X線所見

d．術後の正面X線所見

e．通顆，また関節内骨折における骨化，および瘢痕切除

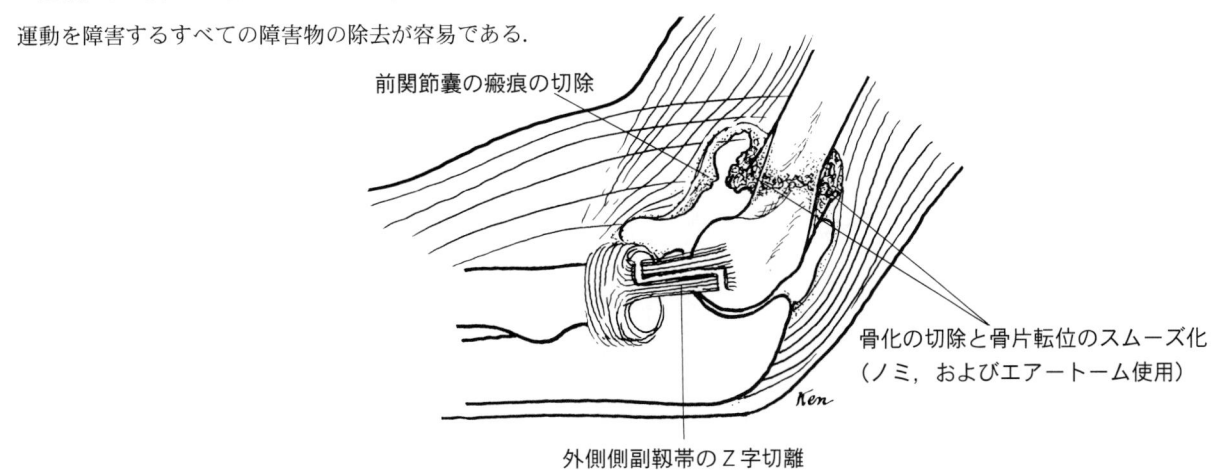

運動を障害するすべての障害物の除去が容易である．

- 前関節嚢の瘢痕の切除
- 骨化の切除と骨片転位のスムーズ化（ノミ，およびエアートーム使用）
- 外側側副靱帯のZ字切離

5 肘関節周囲骨化形成に対する関節形成術

a．X線所見

肘部外傷後にはしばしば関節周囲に骨化が形成され，関節拘縮の原因となることがある．とくに強力なマッサージが継続されたような場合で図のX線所見はその1例を示した．

b．後側方切開による関節後面の露出

先に述べたと同様の切開ではいり，筋の剥離を終えたところ．要は骨に接して剥離してゆくことが大切で，これを行えば副損傷の心配は絶対にない．

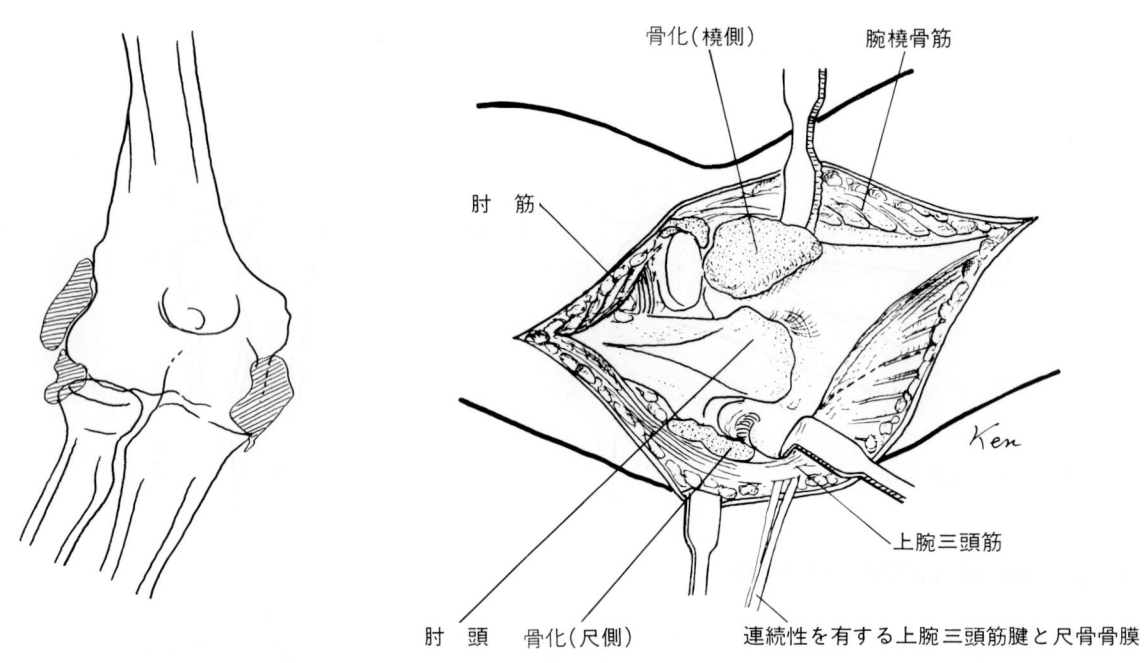

c．外側側副靱帯切離による関節の開放

関節囊はfibrosisのため弾性を失い，瘢痕様となって癒着しているのがふつうである．これらを剥離して骨化を露出したところ．骨化はメス，またはリューエル鉗子により切除される．

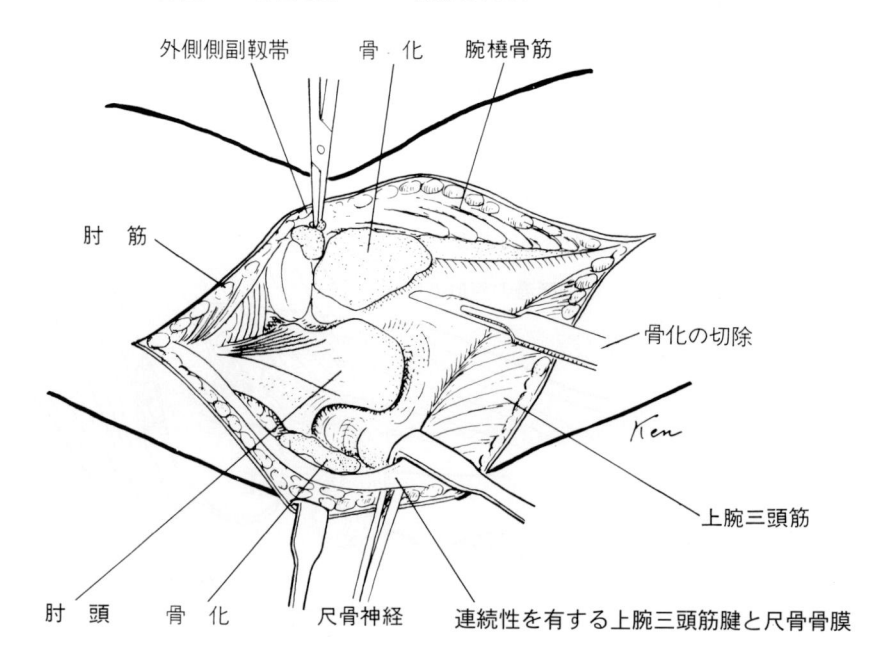

d. 関節前面の処置

　外側側副靱帯を切離し，関節を脱臼せしめながら関節前面を展開する．前面の関節囊も fibrous となり，バリバリ音を立てて剥離されることもある．前面にも骨化があれば切除する．橈骨頭に変形があるとか，周囲に骨化があれば切除する．骨頭切除を行うことはなるべく避ける．

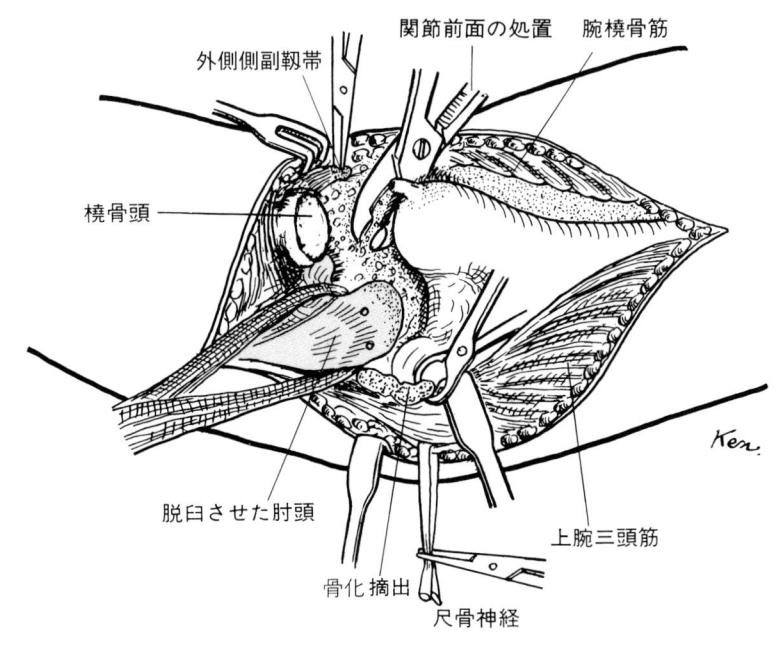

（図：関節前面の処置　腕橈骨筋／外側側副靱帯／橈骨頭／脱臼させた肘頭／骨化摘出／尺骨神経／上腕三頭筋）

e. 関節前面から尺側裂隙に対する処置

　尺側裂隙にある骨化の切除はなかなかむずかしい．肘を屈曲し上腕三頭筋腱および尺骨骨膜を尺側に脱臼せしめ，しかも尺骨神経を損傷しないよう注意しながら骨化の全切除を行う．このさい内側側副靱帯前線維束は切除することなく温存するが，後線維束は切除する．これにより関節の展開は非常に容易となる．関節内側から尺側にある骨化を切除することもある．

　なお，剥離はすべて骨に接して行えば重要組織を損傷する心配はない．関節前面も十分剥離して広い関節囊のスペースを形成するようにする．とくに烏喙突起下の剥離は大切と考えている．その他，必要に応じて関節辺縁にできた骨棘の切除をも行う．創の閉鎖・後療法は先に述べたと同様である．

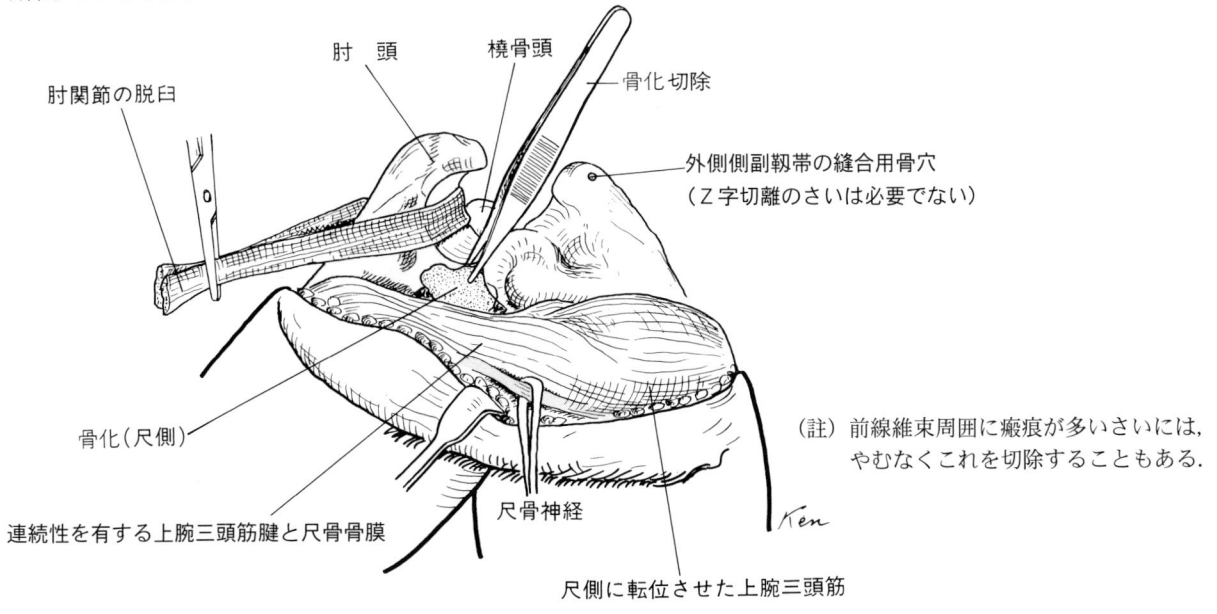

（図：肘関節の脱臼／肘頭／橈骨頭／骨化切除／外側側副靱帯の縫合用骨穴（Z字切離のさいは必要でない）／骨化（尺側）／連続性を有する上腕三頭筋腱と尺骨骨膜／尺骨神経／尺側に転位させた上腕三頭筋）

（註）前線維束周囲に瘢痕が多いさいには，やむなくこれを切除することもある．

6 重度変形性関節症に対する肘関節形成術

適　応：
① 可動制限
② 疼痛
③ 洗面，整髪の困難性

④ X線所見：
　正面および側面像……骨棘，骨増殖
　側面トモグラフ………上腕骨小頭の摩滅
　アルトログラム………関節嚢の萎縮
　CT，3D-CT像………肘頭と滑車両縁の骨増殖．鉤状突起，および突起窩の骨増殖

a．関節後面での処置

　後側方切開ではいり，上腕三頭筋，および肘筋を有連続性に尺側によせると肥大した肘頭が露出するので，ノミで先端の棘のみならず，横の肥大部も切除する．
　次に肘頭窩周囲の骨増殖が明らかとなるので，これらの除去と窩部の deepening を行う．

（註）肘頭は先端のみならず両側縁の肥大を示し，尺骨神経を圧迫して肘部管症候群の原因となる．

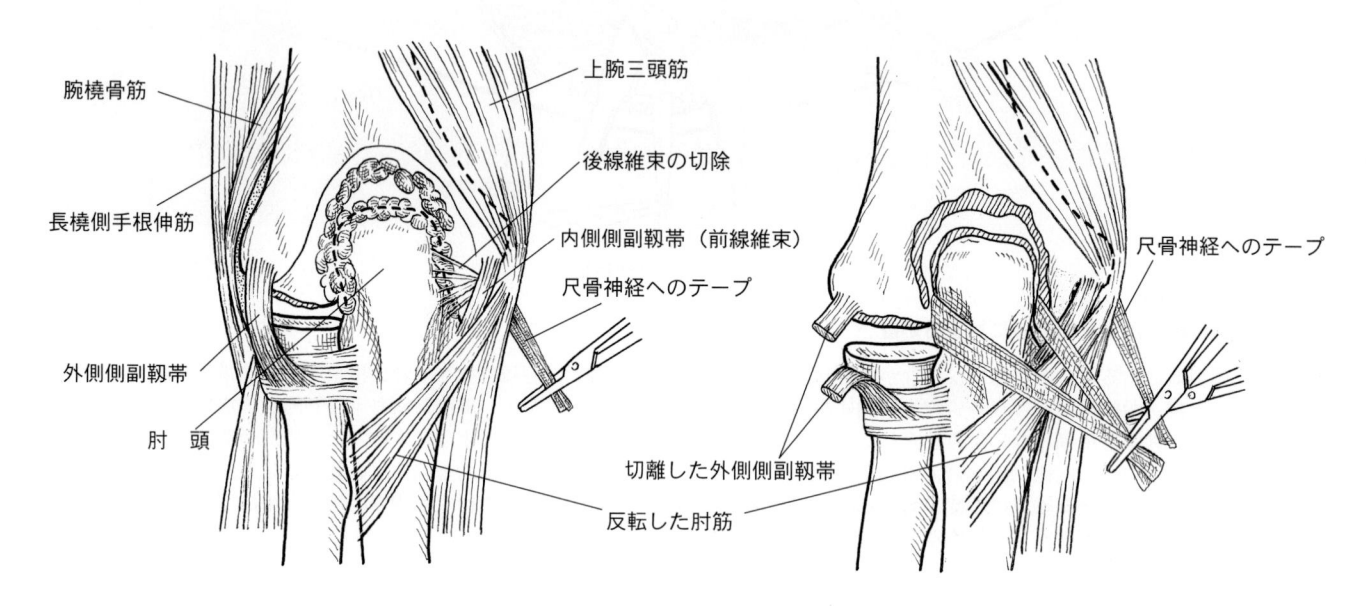

b．顆上部横断所見と側面像

　左図は顆上部横断所見であり，肘頭の横幅の肥大と滑車両側縁の骨増殖所見で，両者は相接して肘屈伸制限の原因となる．

　右図は側面からの所見であり，前方鉤状突起窩部の骨増殖と上腕骨小頭部にみられる摩滅所見（橈骨頭との接触面），および前方関節嚢を示した．本摩滅面は上腕長軸に対し約45°の角度をなすのが特徴．これをエロジオン角と呼ぶ．

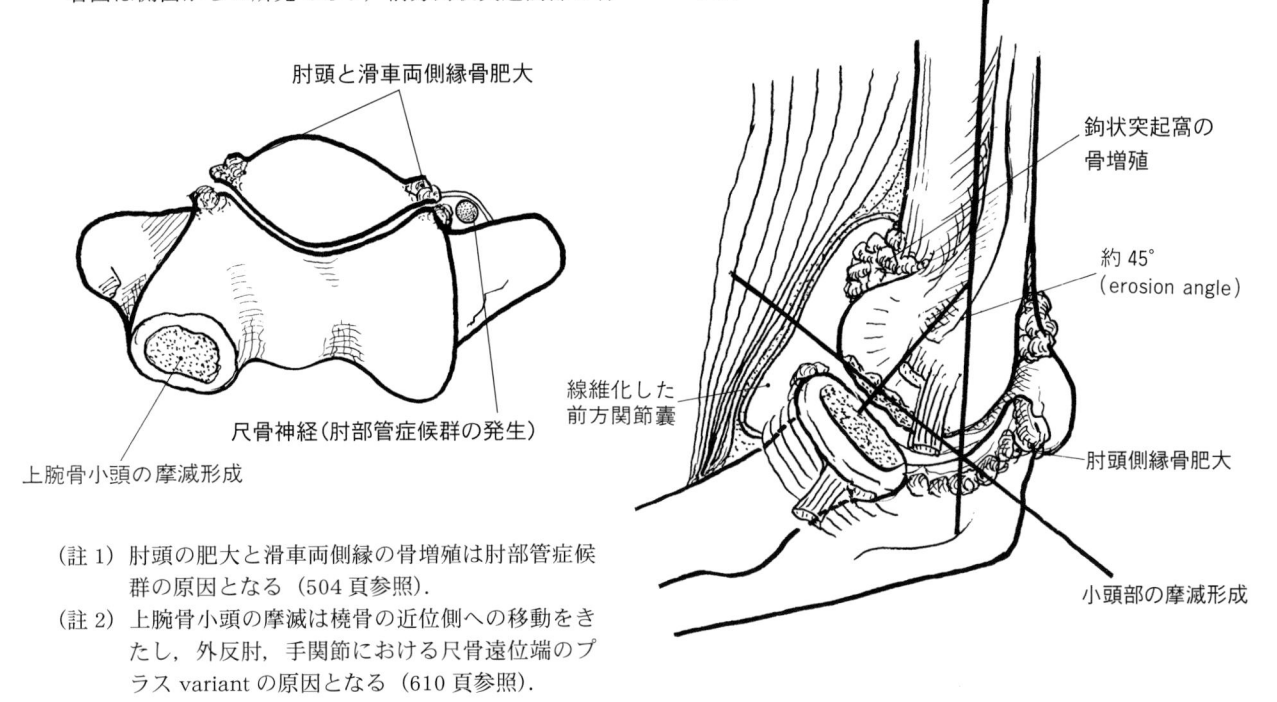

肘頭と滑車両側縁骨肥大
尺骨神経（肘部管症候群の発生）
上腕骨小頭の摩滅形成

鉤状突起窩の骨増殖
約45°（erosion angle）
線維化した前方関節嚢
肘頭側縁骨肥大
小頭部の摩滅形成

（註1）肘頭の肥大と滑車両側縁の骨増殖は肘部管症候群の原因となる（504頁参照）．
（註2）上腕骨小頭の摩滅は橈骨の近位側への移動をきたし，外反肘，手関節における尺骨遠位端のプラスvariantの原因となる（610頁参照）．

c．関節の開放と増殖骨の切除

　外側側副靱帯をZ字状に切り関節を開放したところ．これにより関節の伸展，および屈曲を障害するすべての組織（骨性，瘢痕性を含めて）を直視下に切除する．

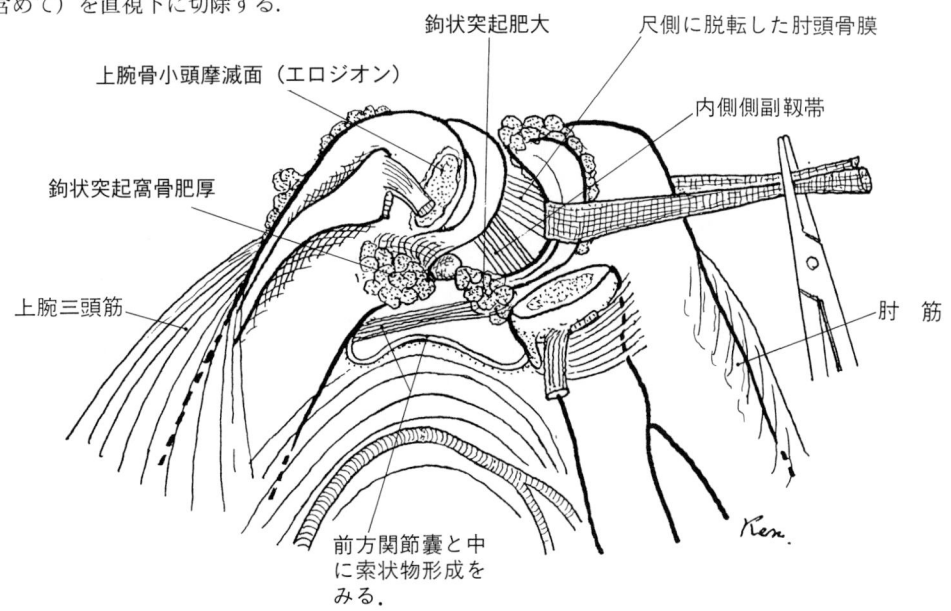

上腕骨小頭摩滅面（エロジオン）
鉤状突起肥大
尺側に脱転した肘頭骨膜
内側側副靱帯
鉤状突起窩骨肥厚
上腕三頭筋
肘筋
前方関節嚢と中に索状物形成をみる．

d．上腕骨小頭の摩滅と尺骨遠位端のプラス変異

　上腕骨小頭と橈骨頭の摩滅により，橈骨は近位側に移動し，外反肘と尺骨遠位端のプラスvariantが招来される（津下ほか：日肘会誌4：73-74，1999）．

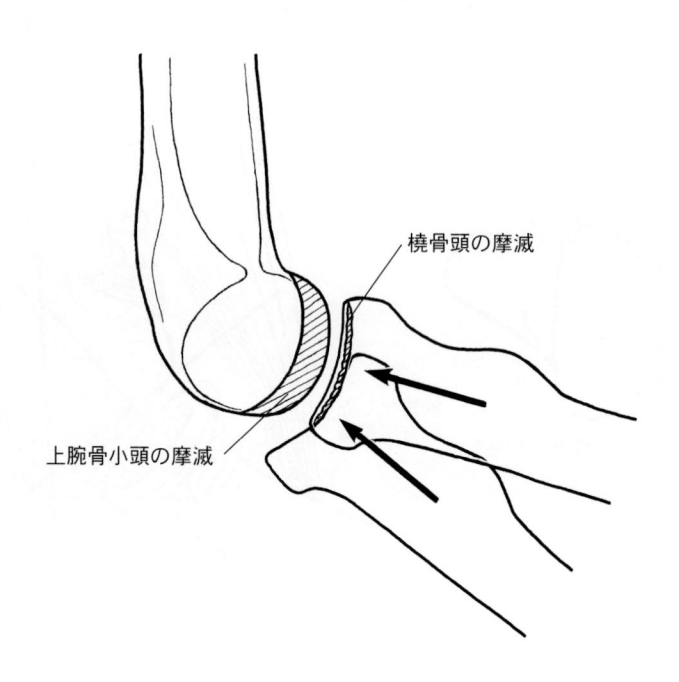

e．橈骨頭，および肘頭の処置

　左図は橈骨頭，および肘頭を上から見たところ．橈骨頭形成を要することはあまり多くないが，必要であれば右図のごとくに形成する．スカート状骨化も必要に応じ切除してよいが，骨頭切除は行うべきでない．肘頭の鉤状突起から，突起内側縁の切除は関節内からノミ，またはリューエル鉗子で行う．

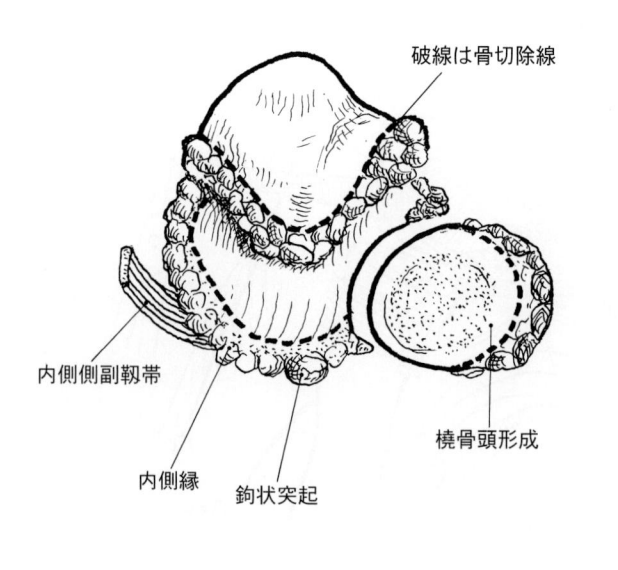

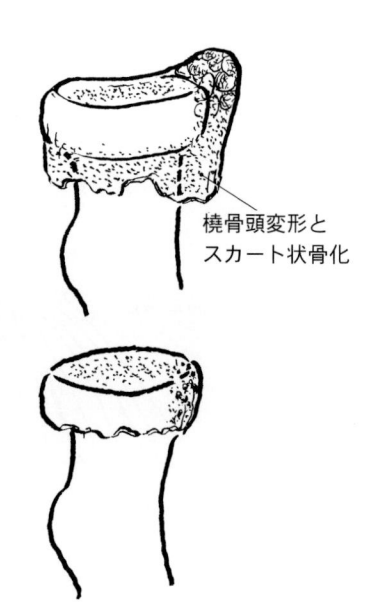

7 テニス肘に対する手術療法

対症療法が効果なく，疼痛が長期間続くような場合に考慮される．

外上顆上方1cmより下方4cmに切開．筋膜を縦切し，これを左右に分け，短橈側手根伸筋また総指伸筋の起始部を出す．この部に飴色の変性または断裂があればこれを切除し，長橈側手根伸筋と総指伸筋を縫合し短橈側手根伸筋腱の短縮をはかる．このさいV-Y法でslidingを考えるのもよいであろう（Rayan GM et al: J Hand Surg 26A: 1138-1145, 2001）．なお，Almquistらは肘筋を反転して欠損部を補填する方法を述べているが面白い方法と考える（J Hand Surg 23A: 723-731, 1998）．

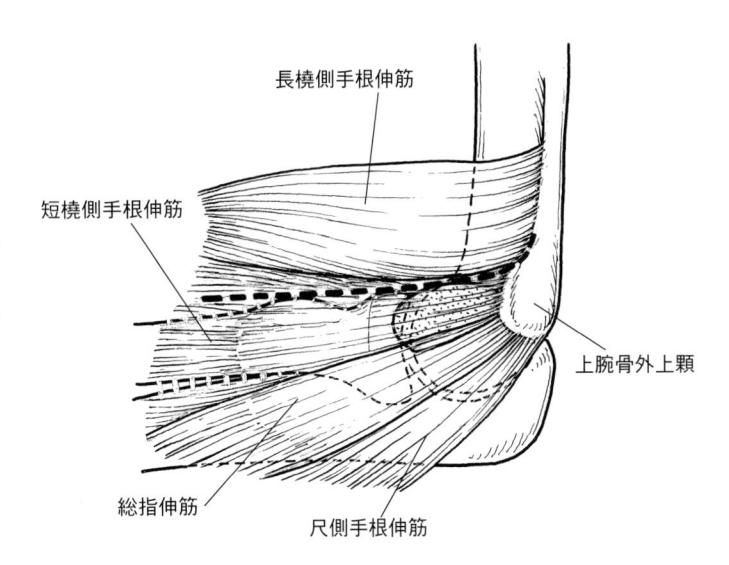

8 離断性骨軟骨症の治療

X線的に透亮期，分離期，遊離期などに分類されるが，本症は一種の軟骨下骨折と考えられるので，しばらく安静を保たしめ，軽快しないようであれば手術を考慮する．遊離期となれば摘出以外に方法がなくなるからである．

a．腕橈関節の露出

上腕骨外顆部から肘筋と尺側手根伸筋の間を開いて腕橈関節を出す．離断した骨片は上腕骨小頭の上腕軸と45°の角度をなす面に発生するのがふつうであるので，肘を最大屈曲位とすれば骨片はその直下に存在するはずである．

b．骨片の確認とキルシュネル鋼線刺入

骨片を視診，触診により確認したのち，その周囲よりキルシュネル鋼線を刺入すれば，その先端は外顆部後面に出るはずである．

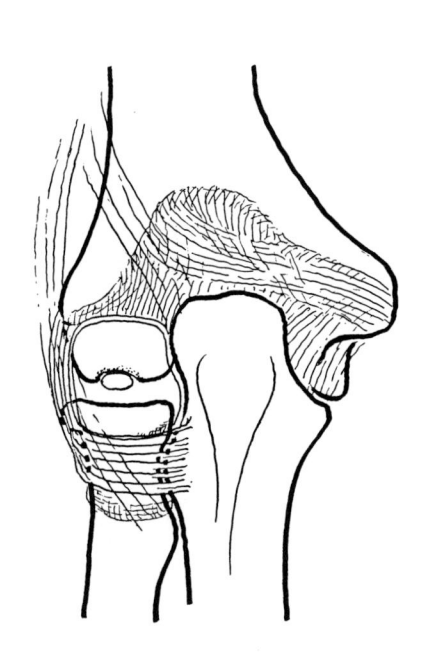

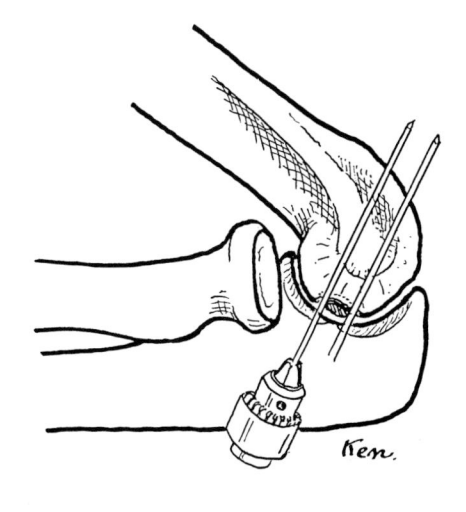

c．ワイヤーによる"吊り上げ"の実施

キルシュネル鋼線の穴を通じて直接に，または逆方向に注射針を刺入し，これにNo.32程度のワイヤーを通す．

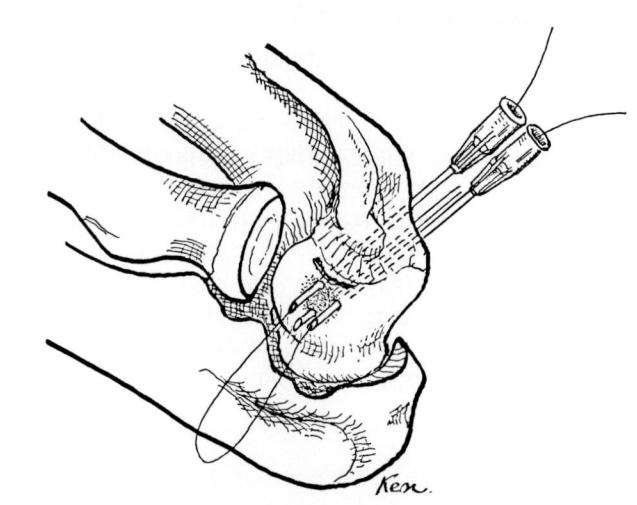

d．"吊り上げ"法による骨片の固定

外顆後方に引き出したワイヤーを小型ボタンに固定（または直接に）締結して"吊り上げ"を完了する．ワイヤーは十字としたほうが固定は確実．骨移植，骨釘移植を合併するのもよい（ボタンは必ずしも必要でない）．

（註）ワイヤーは軟骨内に喰い込むので，固定が確実であれば後療法はすぐに始めてよい．ワイヤー技去は骨癒合が完成してからとする．

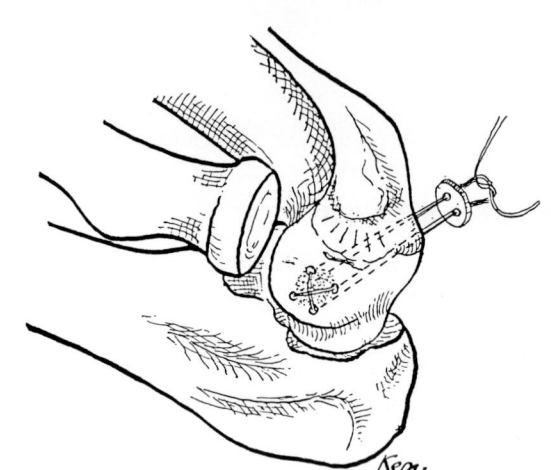

e．分離骨片の"吊り上げ"法

海綿骨，および骨釘移植の合併が望ましい．
骨釘の打ち込みにさいしてはドリル穴を開け，20 mm程度の骨釘を打ち込み，遊離体を固定する．

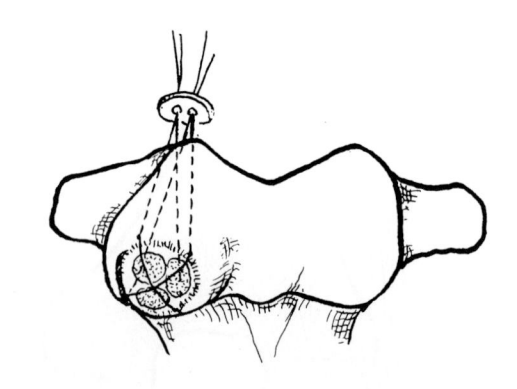

f．骨・軟骨移植

骨片が遊離して骨欠損部が大きければ，膝顆部の非荷重部より採取した骨・軟骨移植を考慮するのもよいであろう（戸祭：手関節と肘関節．OS NOW 23: 69-104, 2004）．
時に肋軟骨移植も行われてよい．

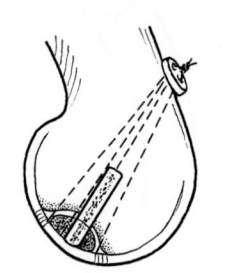

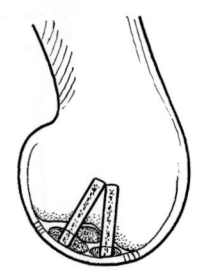

9 肘内側側副靱帯の再建（1）（伊藤，村上，1992）

野球選手などにおける肘外反ストレスの繰り返しは，内側側副靱帯に破綻をきたすことが知られており，とくにその靱帯付着部の剥離骨片は局所の疼痛，また肘外反不安定性の原因となり，その修復が要求される．

a．X線所見

内側側副靱帯付着部の剥離骨片形成．

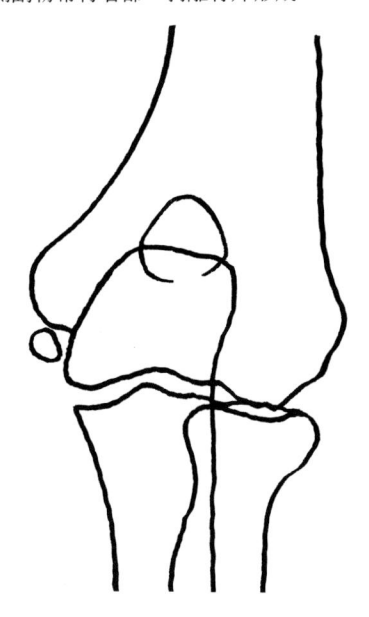

b．骨片と内側側副靱帯の前線維束

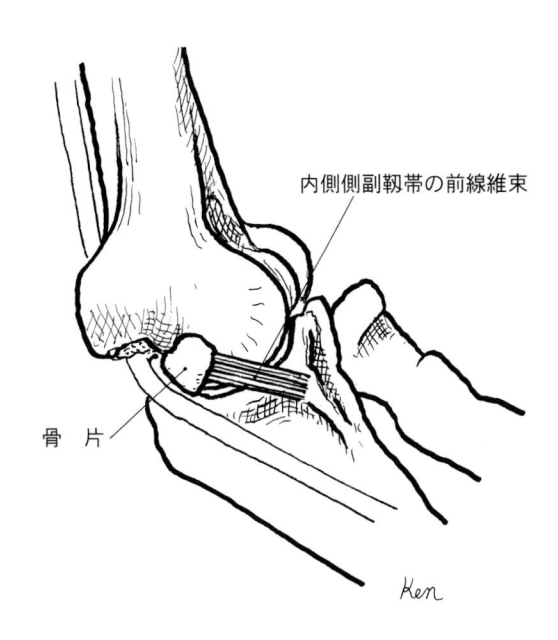

c．前線維束への移植腱の固定

長掌筋腱を採取．その一端を interlacing 法により縫合，固定し，骨片を除去する．次に円回内筋を剥離，外上顆部を出し，これにドリル穴をつくり，移植腱を通す．

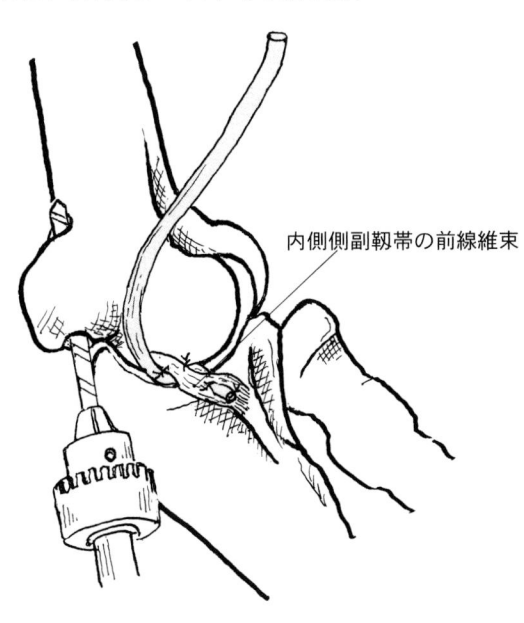

d．内側側副靱帯の再建

肘関節 60° 屈曲位で靱帯の緊張を決定．移植腱を反転して縫合，固定する．

術後は3週間ギプス固定後自動運動を開始し，術後3ヵ月頃より投球を許可する．

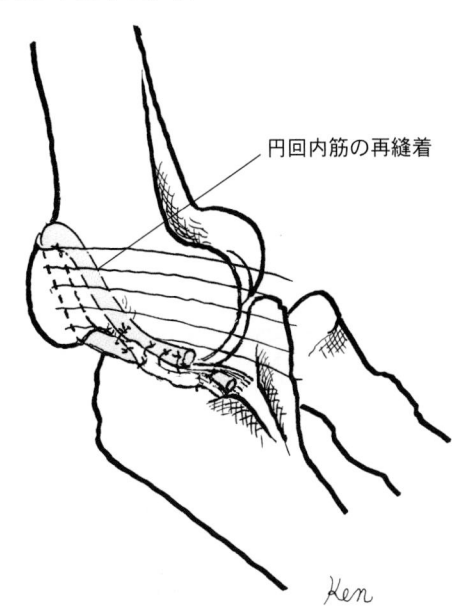

10 肘内側側副靱帯の再建（2）（木森）

a．術前所見

60歳，女．陳旧性内側側副靱帯損傷例．肘部管症候群合併．

b．術後所見

45°肘屈曲位で緊張下に腱縫合．

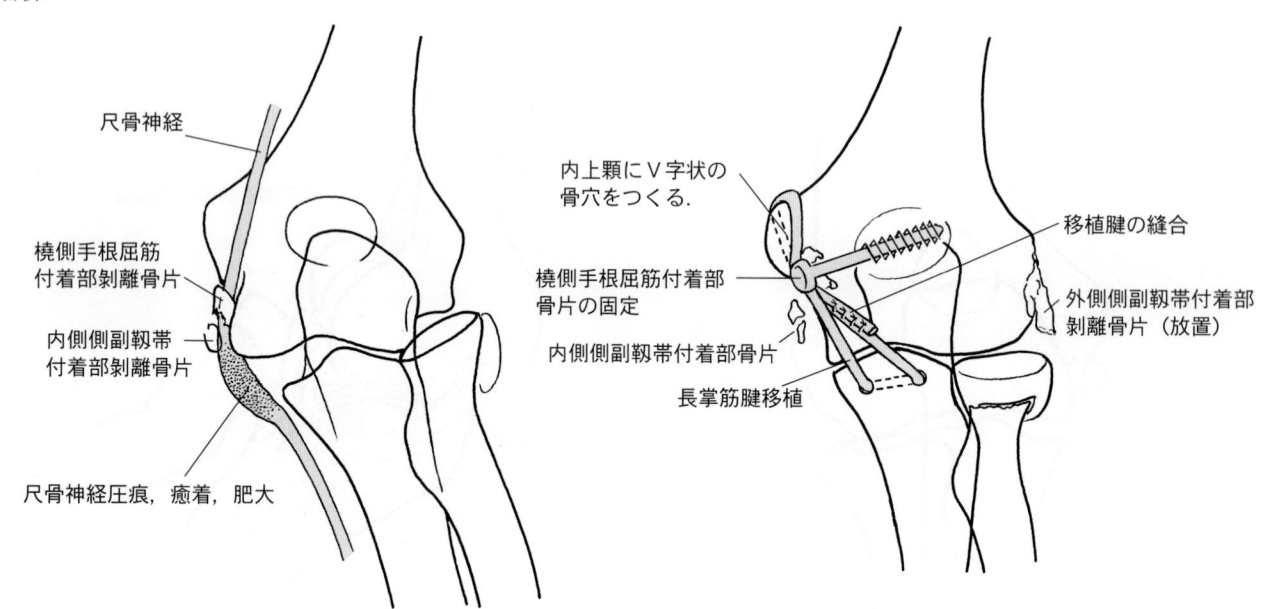

（左図ラベル）
- 尺骨神経
- 橈側手根屈筋付着部剝離骨片
- 内側側副靱帯付着部剝離骨片
- 尺骨神経圧痕，癒着，肥大

（右図ラベル）
- 内上顆にV字状の骨穴をつくる．
- 橈側手根屈筋付着部骨片の固定
- 内側側副靱帯付着部骨片
- 長掌筋腱移植
- 移植腱の縫合
- 外側側副靱帯付着部剝離骨片（放置）

11 肘外側側副靱帯の再建（木森）

14歳，男．11ヵ月前，サッカー時に転倒．

a．正面X線像

左肘不安定性を訴え来院．

b．CT像

（ラベル）靱帯剝離骨片，肘筋付着部骨片

c．側面X線像

肘20°屈曲位で外反を加えつつ，前腕を回外すると橈骨頭が後方に亜脱臼．

（ラベル）後方に亜脱臼した橈骨頭，外旋

d．術後所見

肘筋付着部骨片をキルシュネル鋼線で固定，さらに螺子固定．

尺骨に2つ穴を開け，移植腱（長掌筋腱）を通し，外上顆にisometric pointを決定．この部から中枢に穴を開け，これに腱を通し反転，互いにinterlacing sutureを行う（このさい肘80°屈曲・前腕回内位とする）．さらに前・後関節包を縫合した．

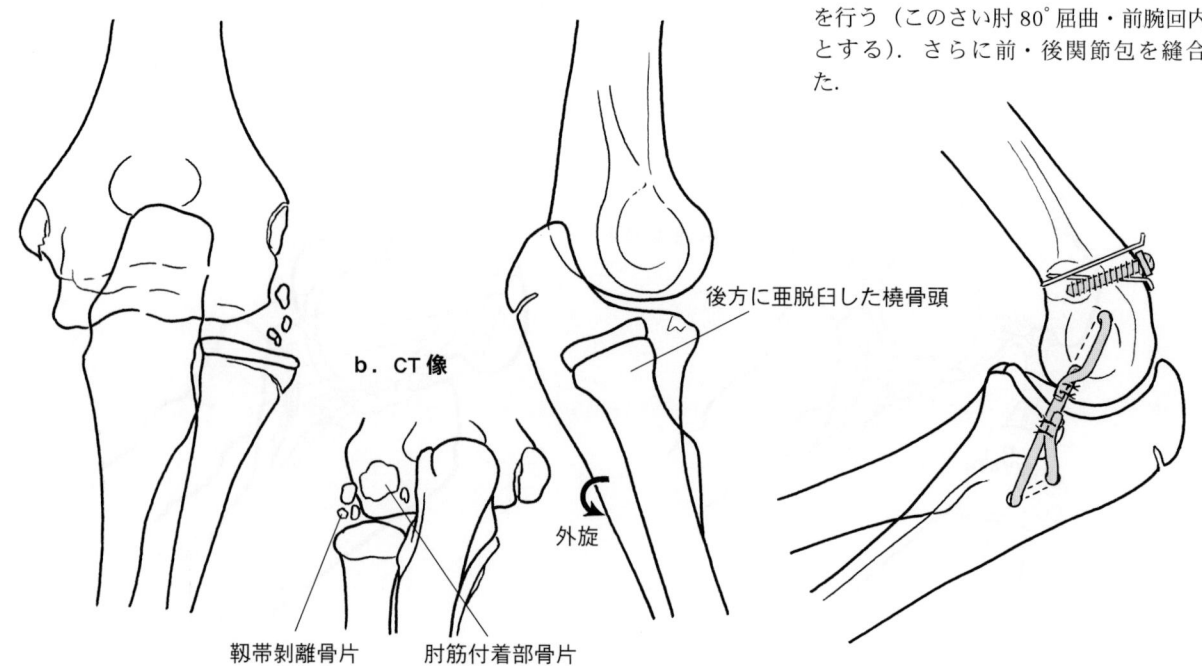

12 橈骨頭骨折の治療（木森）

17歳，男．

橈側 1/3 の骨折．尺側骨片は外反位で頸部に陥入．尺側骨片をノミで持ち上げ，骨欠損部に海綿骨を移植．橈側頭骨片をキルシュネル鋼線で一時固定し，Herbert screw 2 本で固定．頸部はキルシュネル鋼線 2 本で交叉固定．

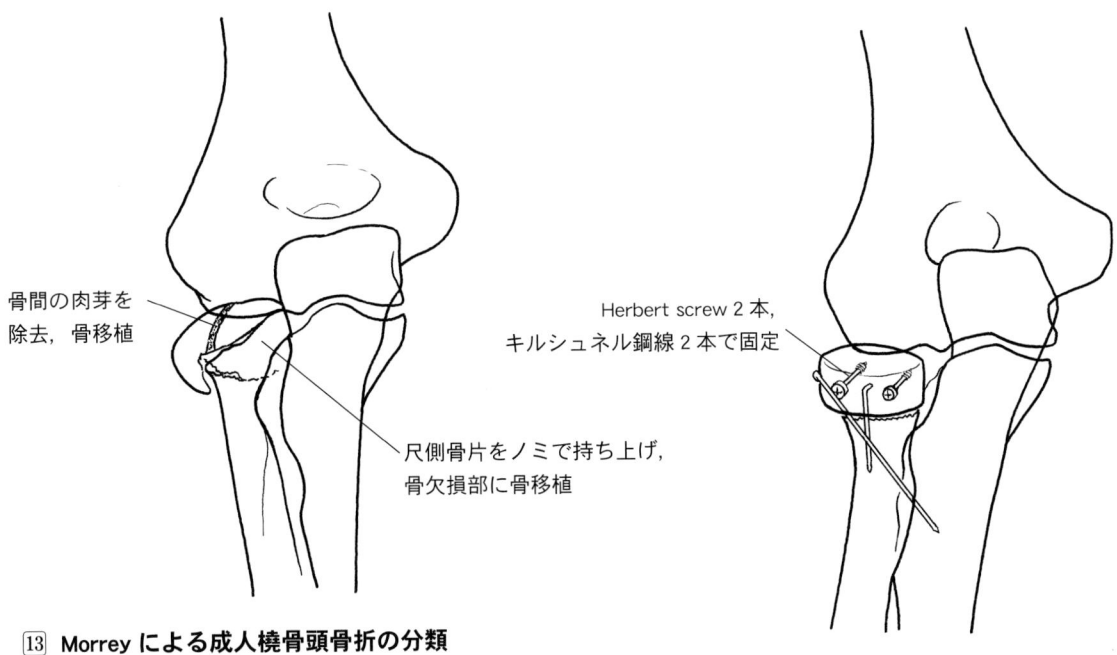

骨間の肉芽を除去，骨移植

尺側骨片をノミで持ち上げ，骨欠損部に骨移植

Herbert screw 2 本，キルシュネル鋼線 2 本で固定

13 Morrey による成人橈骨頭骨折の分類

頸部骨折も転位の程度により骨頭骨折の分類に含めた．骨頭骨折，頸部骨折の転位のいかんにかかわらず脱臼骨折は IV 型とした．

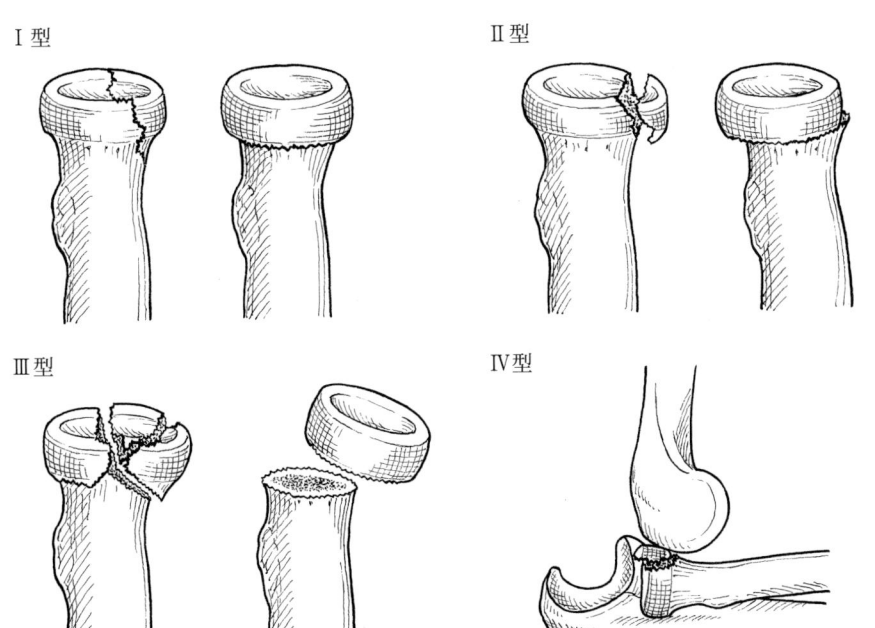

I 型

II 型

III 型

IV 型

I 型：転位のない骨頭辺縁骨折あるいは頸部骨折
II 型：転位のある骨頭辺縁骨折あるいは頸部骨折
III 型：骨頭全体に及ぶ粉砕骨折あるいは大きく転位した頸部骨折
IV 型：肘関節脱臼に合併した骨折

14 橈骨頭切除と floating prosthesis (Judet)

最近, Judet T によって右のごとき bipolar radial head prosthesis (JBJS 78B: 244-249, 1996) が開発され, 外傷例に有用とのことである. ただし永久効果は疑問である.

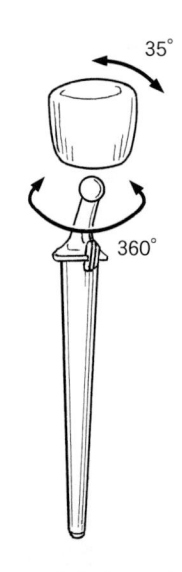

15 上腕骨遠位端粉砕骨折 (木森)

37歳, 女.
i. 尺骨神経を側方によせたのち肘頭を露出, bone saw で切離. 関節を開放.
ii. 骨片は5片よりなり, まず小頭部の骨軟骨剝離③を整復. 吸収ピン2本で固定.
iii. ①と④を整復. コーチカルスクリュー2本で固定.
iv. ⑤骨片と①④骨片, ②④③骨片を接合. 内・外顆部よりキルシュネル鋼線を斜方向に刺入.
v. 最後に②③骨片と①④⑤骨片間に Ace 50 mm 螺子を横に刺入, 固定. さらに①と②骨片間の骨欠損部に骨移植.
vi. 肘頭骨部をキルシュネル鋼線で固定. さらに tension band wiring により圧迫. 固定を補強.

a. 術前所見

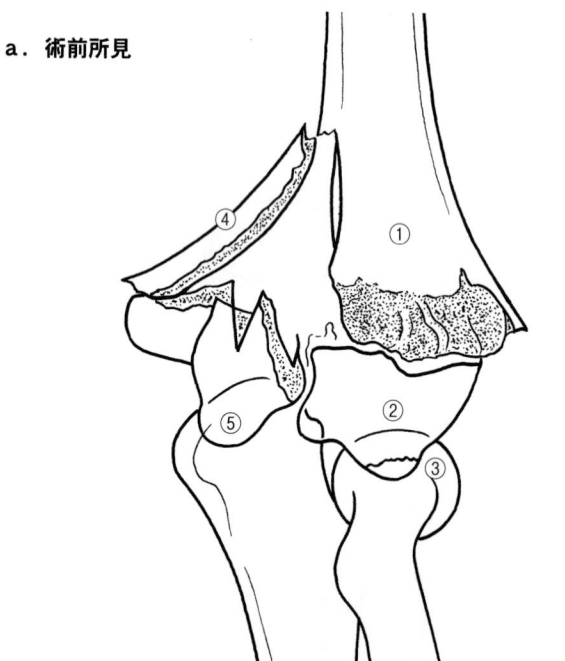

b. 術後正面像

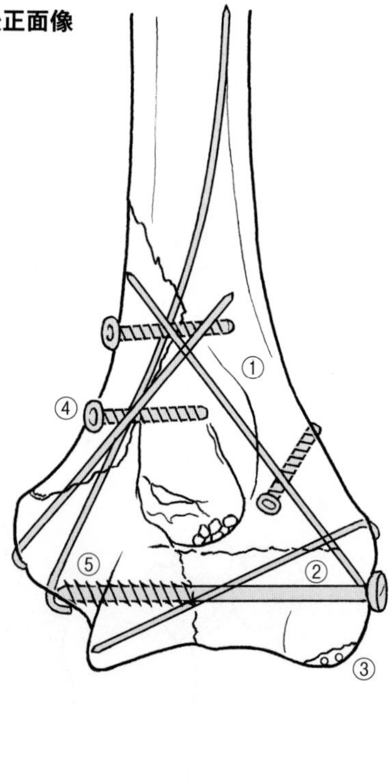

c. 術後側面像

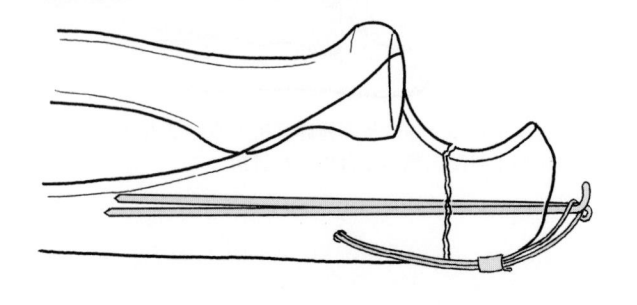

(註) 高齢者の上腕骨遠位端粉砕骨折には, 今谷ら (中部整災誌 48: 77-78, 2005) の ONI plate を使用すると固定が容易であるとのことである.

第25章　痙性麻痺

25-1　痙性麻痺手の治療

　上肢における痙性麻痺の主な障害は，上腕・前腕の内旋拘縮と手関節・手指の屈曲拘縮，それに母指の内転・屈曲拘縮である．

Ⅰ．手術適応

① 年齢：6歳以上が望ましい．脳卒中による高齢者の麻痺手は原則として手術適応とはなりにくい．
② 知能指数：70以上が望ましい．
③ 病型：痙直性が対象となり，アテトーゼ型は禁忌である．
④ 自動運動：ある程度の意志による運動が可能であることが望ましい．
⑤ 知覚障害：強いものはもちろん成績不良

　以上であるが，一般に適応のある症例は多いものではなく，その決定には慎重でなければならない．いずれにしても要素が多様で一定の治療方針を立てることはなかなか困難であるが，主として用いられる治療体系につき，下記にその大略を述べる．もちろんこれらが一様に使用されるわけではなく，症例ごとに取捨選択が必要である．

分類と治療（Zancolli）

Ⅰ．手関節屈曲20°以下で指伸展可能なもの
　　① 尺側手根屈筋腱の切離
　　② 母指変形の矯正
Ⅱ．手関節屈曲20°以上で指伸展可能なもの
　Ⅱ-A．指屈曲位で手関節背屈可能なもの
　　① 尺側手根屈筋腱の切離
　　② 前腕屈筋起始部解離
　　③ 母指変形の矯正
　Ⅱ-B．指屈曲位で手関節伸展不能なもの
　　① 前腕屈筋起始部解離
　　② 尺側手根屈筋の短橈側手根伸筋腱への移行
　　③ 母指変形の矯正
Ⅲ．指伸展も，手関節伸展も不能なもの
　　① 多数屈筋腱の延長術
　　② 浅指屈筋の深指屈筋腱移行術

（註）先年，松尾は脳性麻痺における一関節筋と二関節筋の態度に注目，脳性麻痺の異常緊張は二関節筋の過緊張によって形成されるので，これの緊張をゆるめて一関節筋の活性を取りもどすとの考えから特殊な解離手術を実施し良結果を得つつあるようである．将来注目すべきかと考える（松尾　隆：脳性麻痺と整形外科，南江堂，1991）．

1 母指内転・屈曲拘縮に対する治療

a. 解剖と切開

b. 拘縮の解離

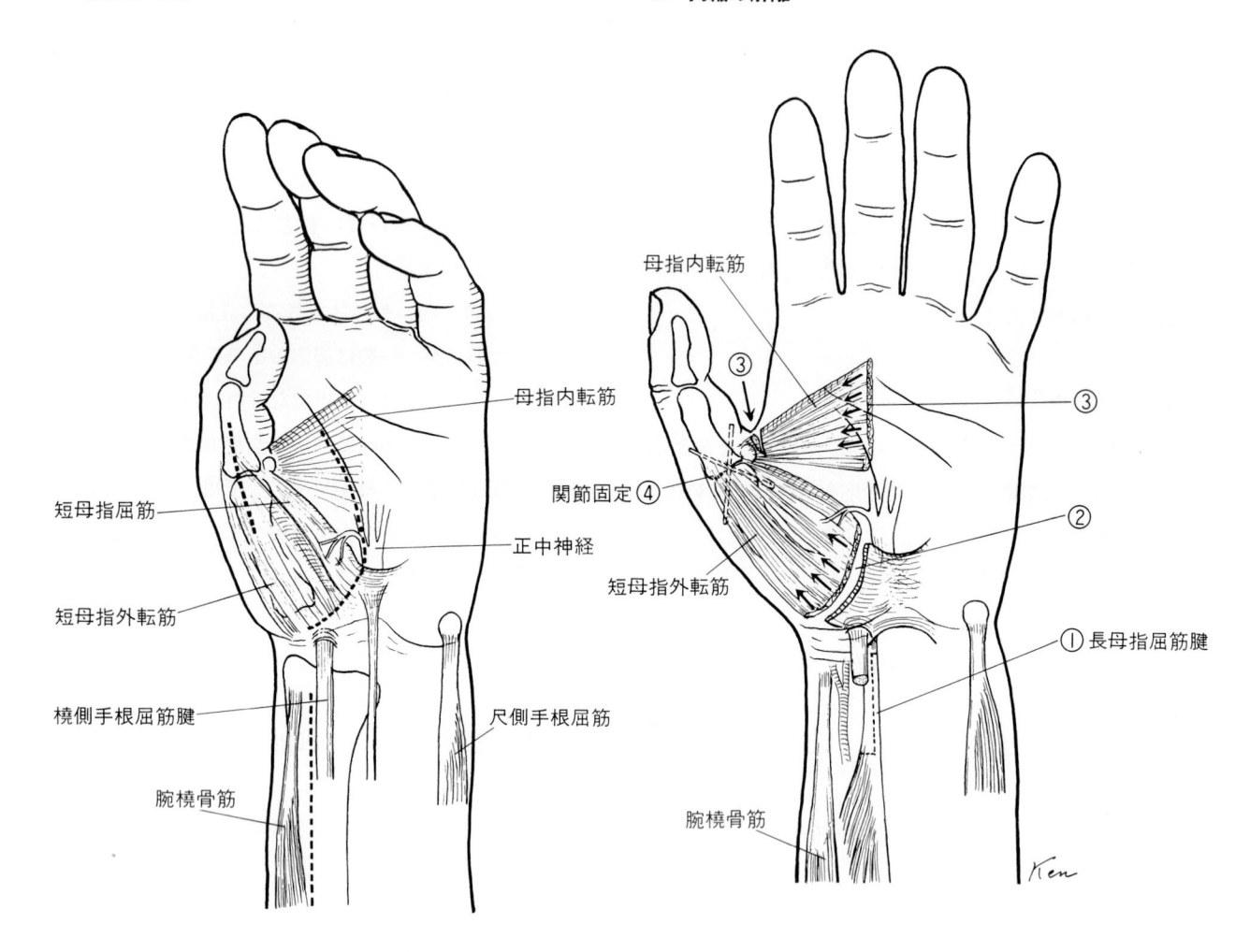

① 長母指屈筋腱の延長：Z-延長が用いられる．
② 母指球筋起始部の解離：運動枝を損傷しないよう注意する．
③ 母指内転筋の解離：付着部の切離，また起始部の剥離を行う．外傷による母指内転拘縮の項も参照
④ MP関節の固定術：常に必要とは考えない．

　これらの一部，また全部が行われる．さらに次に述べる腱移行を追加することもある．

c．腱移行術の合併（1）

　橈側にリスター結節を越えて reroute した長母指伸筋腱に腕橈骨筋を移行し，さらに長母指外転筋腱を腱固定して，母指を外転・伸展位に保持することがある．

d．腱移行術の合併（2）

　さらに橈側手根屈筋腱の短母指伸筋腱への移行を追加するのもよい．すなわち腱移行としては，
① 腕橈骨筋：走行を変えた長母指伸筋腱に腱移行
② 長母指外転筋腱：母指外転位で腱固定
③ 橈側手根屈筋：走向を変えた短母指伸筋腱に腱移行
④ MP 関節の固定術：常に必要とは考えない．

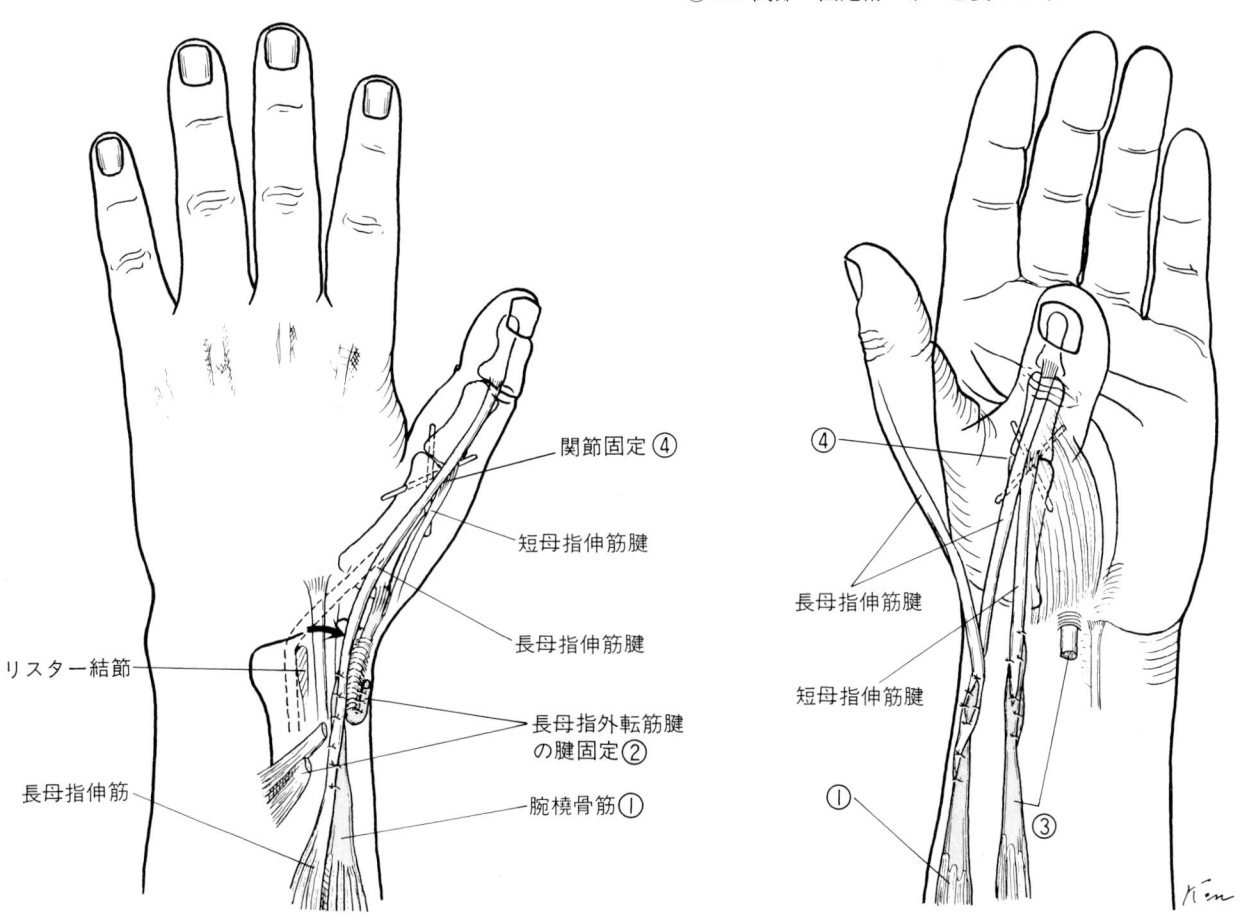

2 前腕回内・手関節屈曲変形軽症例の解離術

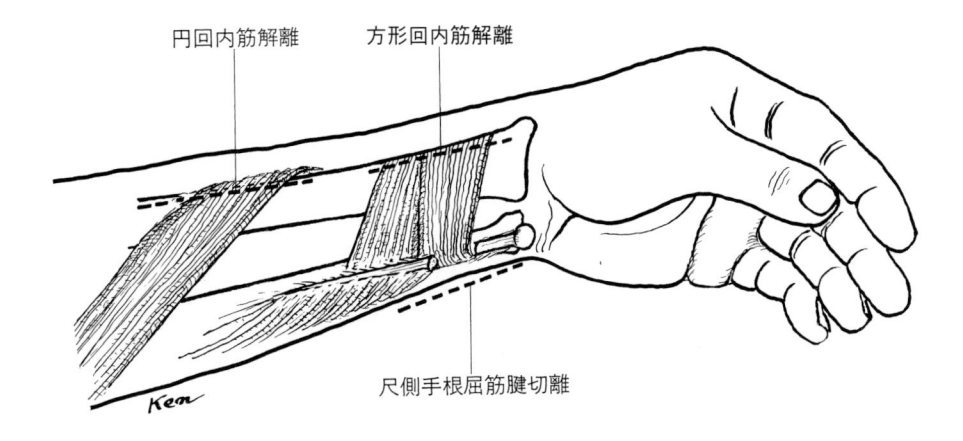

③ 前腕屈筋の解離術

これに関してはフォルクマン拘縮の解離術の項，285～288頁の図Bも参照されたい．

a．痙性麻痺手と前腕屈筋解離のための切開

手関節の比較的軽い屈曲変形に対しては，手関節屈側での簡単な尺側手根屈筋腱の切離のみで十分なことも多い．

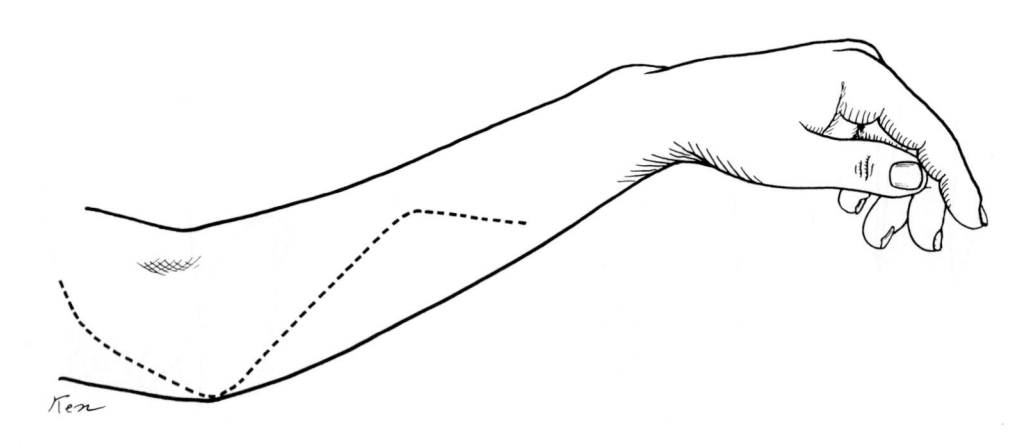

b．前腕屈筋起始部の解離

① 尺骨から尺側手根屈筋を剥離する．
② 内上顆から屈筋群を骨に接して切離して剥離をすすめ，屈筋を全体として末梢側に解離，移動する．

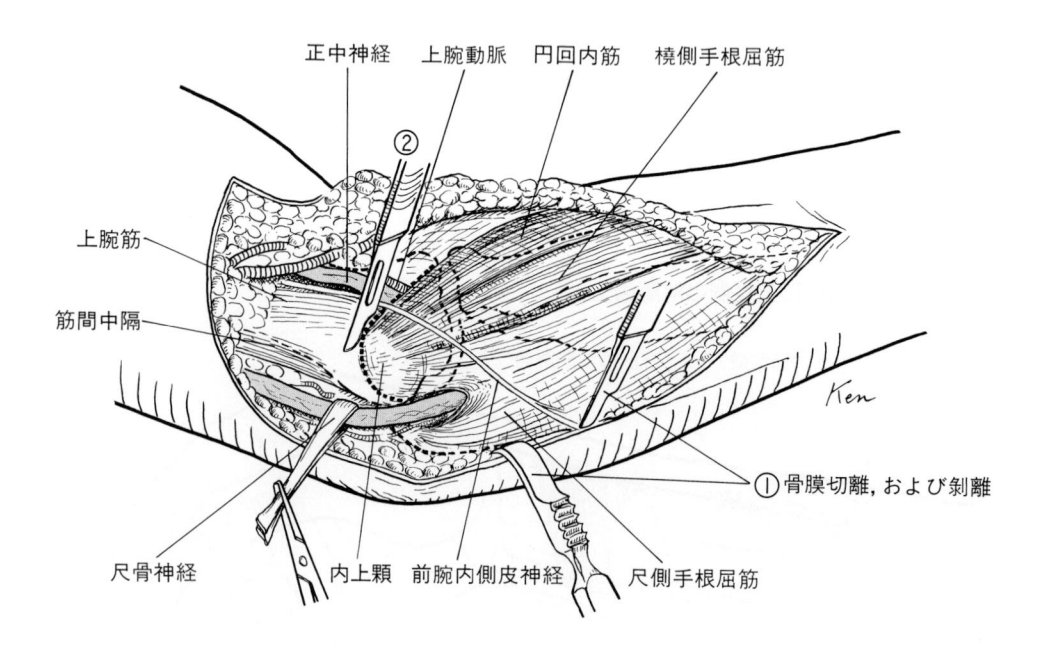

c. 前腕屈筋の剝離 (1)

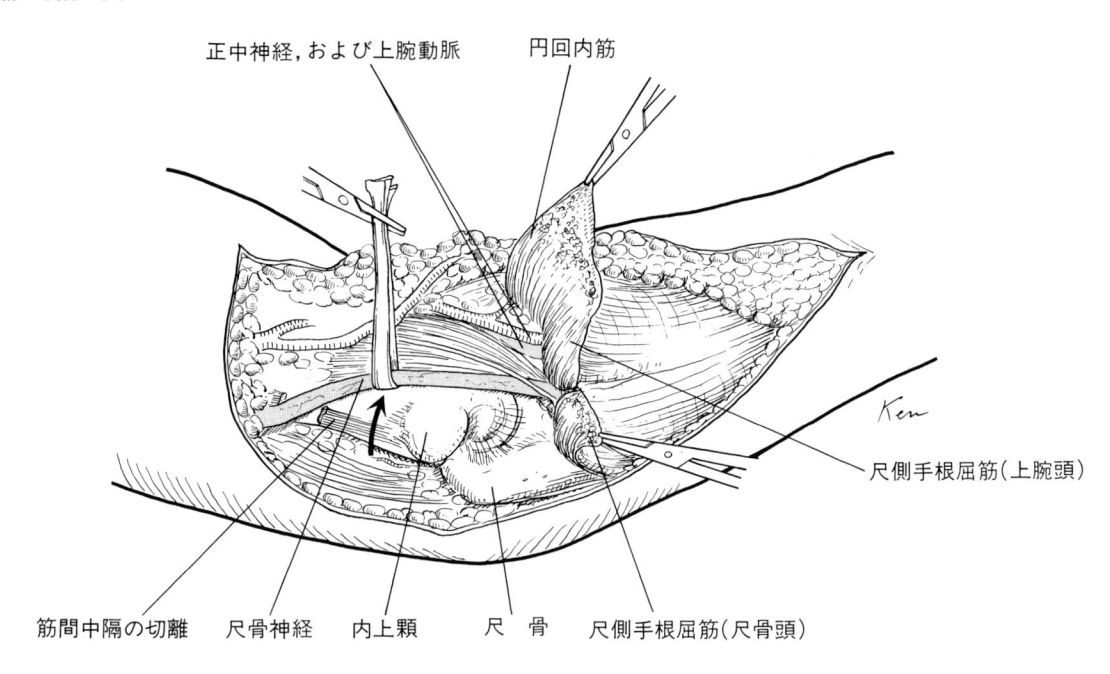

図中ラベル:
- 正中神経，および上腕動脈
- 円回内筋
- 尺側手根屈筋(上腕頭)
- 筋間中隔の切離
- 尺骨神経
- 内上顆
- 尺骨
- 尺側手根屈筋(尺骨頭)

d. 前腕屈筋の剝離 (2)

剝離をさらにすすめたところ．剝離の範囲は術前の拘縮の程度により適宜決定することとなる．一般には前腕の上中 1/3 のあたりまで剝離することが多い．

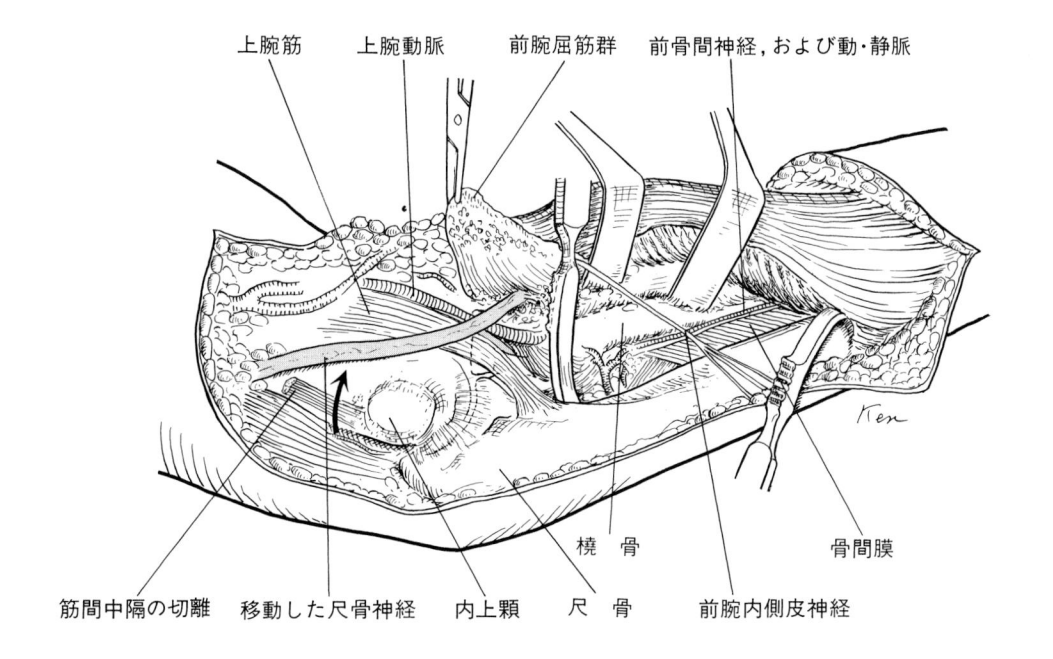

図中ラベル:
- 上腕筋
- 上腕動脈
- 前腕屈筋群
- 前骨間神経，および動・静脈
- 筋間中隔の切離
- 移動した尺骨神経
- 内上顆
- 尺骨
- 橈骨
- 骨間膜
- 前腕内側皮神経

e. 解離手術の終了

解離が終われば筋をもとにかえし，1～2 cm 前進した位置で筋膜を縫合，創を閉鎖する．以上ののち手関節伸展・前腕回外位で固定．指の運動は3週後より開始するが，手関節固定は6週以上継続する．

なお，前腕屈筋群の解離後には，しばしば指の swan-neck 変形が発生するとされるが，その原因として浅指屈筋が解離されるのに対して，深指屈筋の解離ができにくいことによるものと思われる．注意すべきであろう．

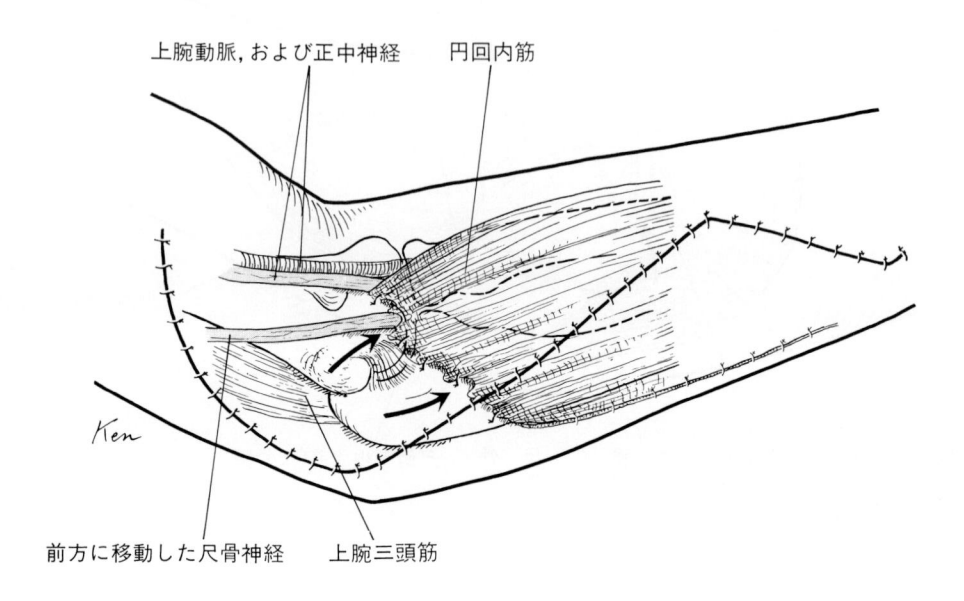

４ 前腕回内変形の矯正

Green 法，またはその変法が用いられ，さらに母指にも変形があれば種々の操作が追加される．

a. 切 開

① 尺側手根屈筋を移動するための切開
② 円回内筋切離のための切開

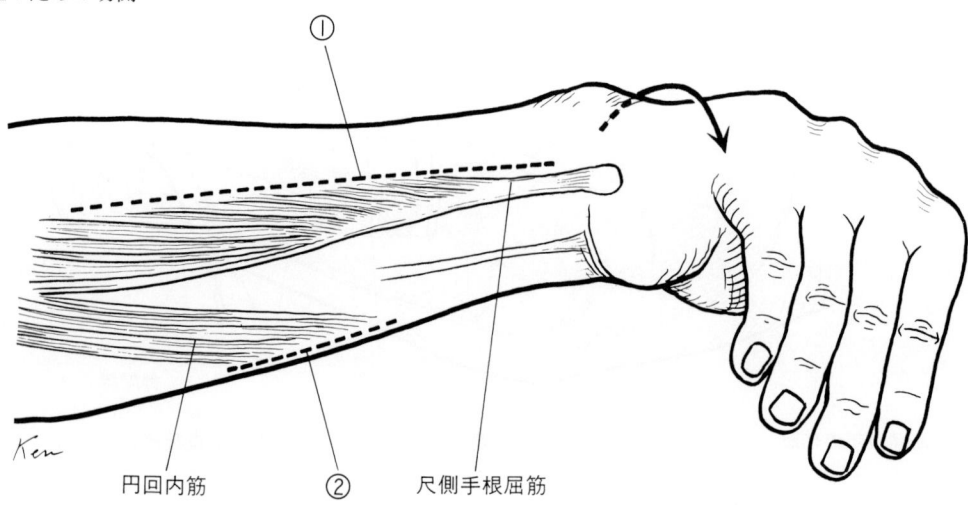

b．尺側手根屈筋の移行

尺側手根屈筋を十分中枢まで剥離．次に第3切開（③）にて第1切開との間の皮下を剥離したのち，尺側手根屈筋の走行に無理のないことを確かめてから前腕回外・手関節背屈位として，これを短橈側手根伸筋腱に縫合する．

ただし前腕回外矯正が強すぎると，あとでかえって障害となるので注意する．

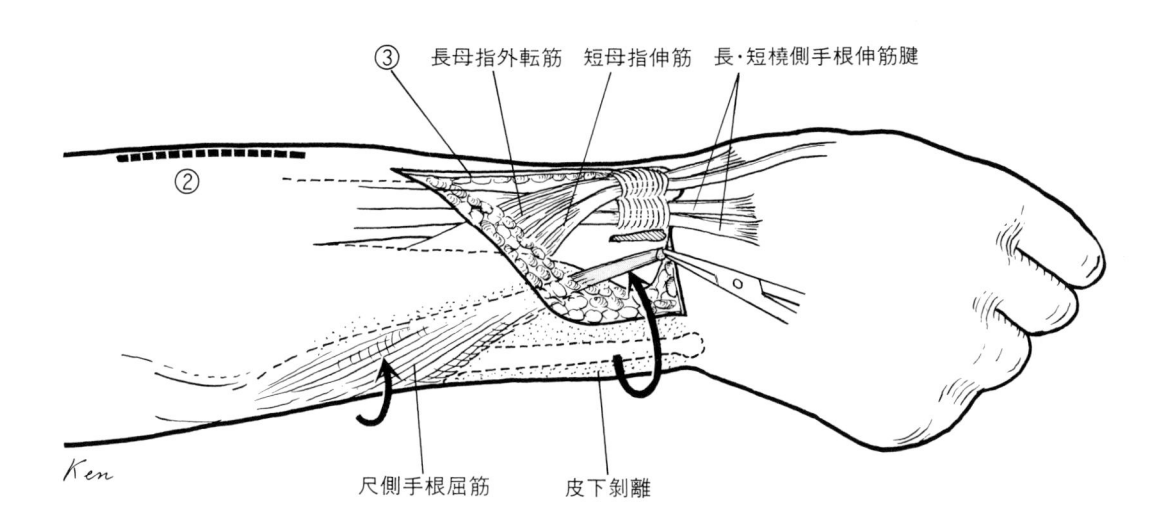

c．腱移行術の完了

前腕は回内・外中間位で腱移行・手術を終える．図は上図bと同じで回内をとっているが，術後は中間位で固定する．前腕回外が強くなるとかえって使用に不便となるからである．

尺側手根屈筋腱を短橈側手根伸筋腱に移行したところ，長母指外転筋腱は母指外転のため滑車部に腱固定したが，次に述べるZancolli法のさいのごとく，骨に腱固定するほうが確実であろう．

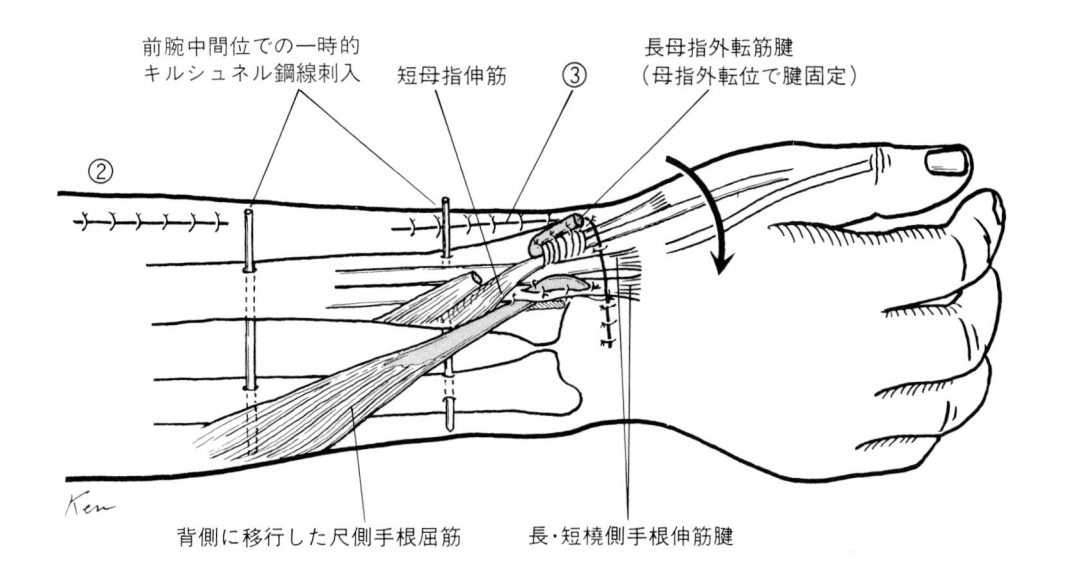

5 手関節屈曲・前腕回内変形の矯正

最近では Zancolli 法を，またはこれを多少変更して利用することがある．

a．切　開

手関節の比較的軽い屈曲変形に対しては，尺側手根屈筋腱の切離のみで十分なことは先にも述べた．

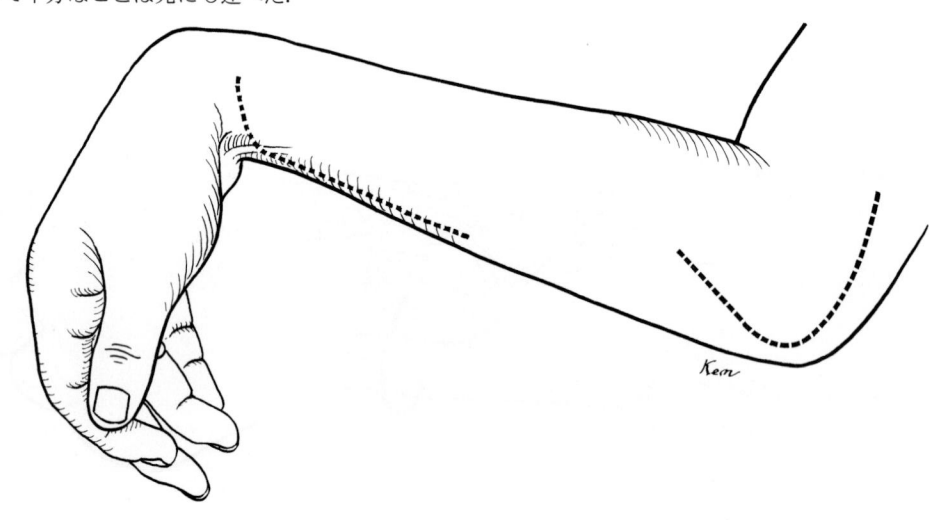

b．前腕屈筋の解離と橈側手根屈筋の移行

① 屈筋群起始部の解離：Zancolli は前腕屈筋起始部において aponeurotic release を行っているが，著者は先述した屈筋解離を小範囲に行うこともあるが，筋拘縮の程度が軽度であればこの操作は中止してよい．
② 橈側手根屈筋腱を切離し，これを方形回内筋の中枢につくった骨間膜開窓部を通じて背側に引き出す．これは橈骨神経麻痺における腱移行の場合と同様，以前は Zancolli のごとく尺側手根屈筋を骨間を通じ背側に引き出す方法をとっていたが，橈側手根屈筋のほうが手術が容易であり，しかも効率がよいので現在ではこのように変更している．
③ 腕橈骨筋を付着部で切離：中枢に剥離して母指外転位保持のための腱移行に利用する．
④ 尺側手根屈筋の拘縮が強ければ，筋切離を追加する．

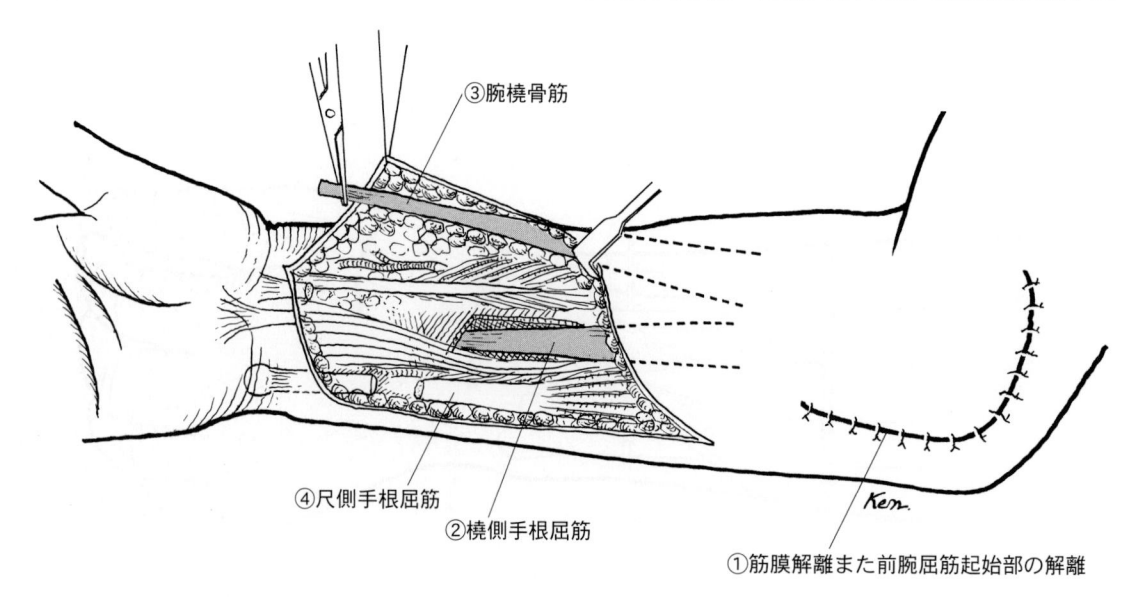

③腕橈骨筋
④尺側手根屈筋
②橈側手根屈筋
①筋膜解離また前腕屈筋起始部の解離

c. 手関節背側切開

背側L字切開にて．

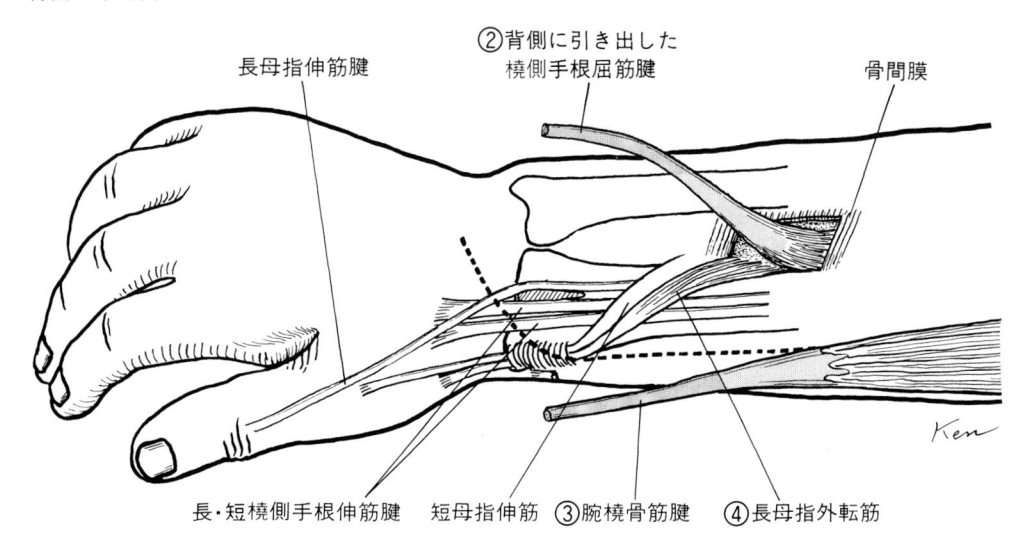

(図：長母指伸筋腱，②背側に引き出した橈側手根屈筋腱，骨間膜，長・短橈側手根伸筋腱，短母指伸筋，③腕橈骨筋腱，④長母指外転筋)

d. 腱移行の完了

固定期間はほぼ4週とし，以後後療法を始めながら副子固定を継続する．
① 前腕屈筋群の解離（行わないことも多い）ののち，前腕回外，手関節背，橈屈位，母指伸展位として，
② 橈側手根屈筋腱：骨間膜を通じて背側に出し，短橈側手根伸筋腱に移行した．
③ 腕橈骨筋を末端で切離して，皮下にrerouteした長母指伸筋腱に移行した．
④ 長母指外転筋腱：橈骨に腱固定

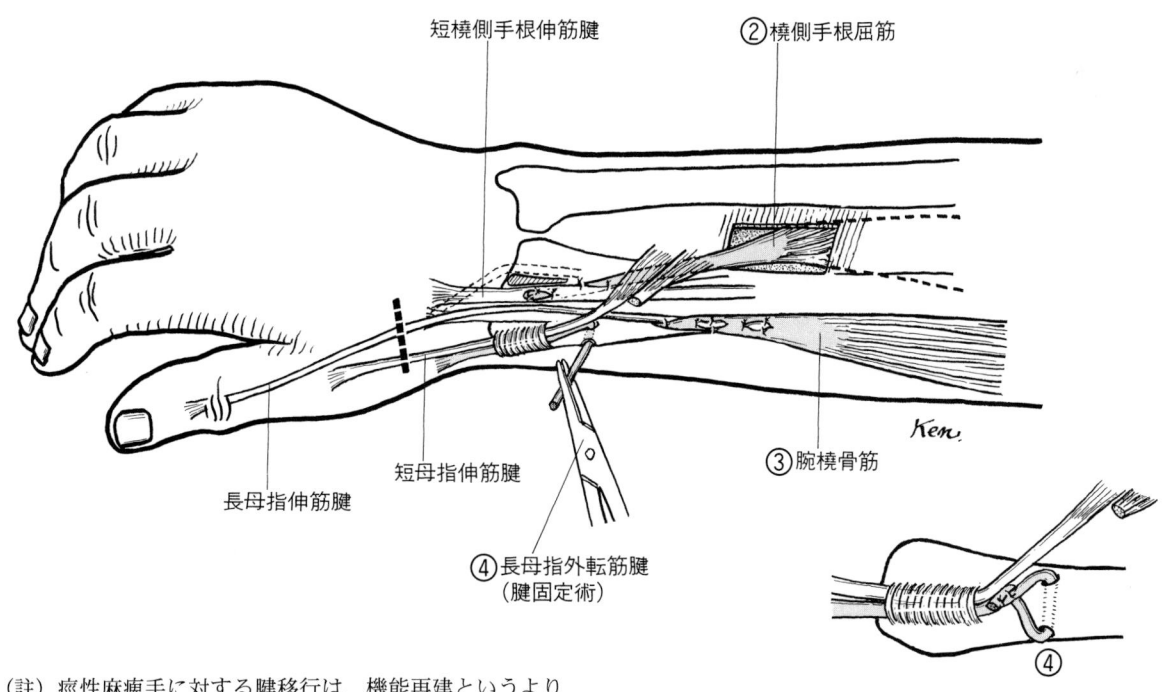

(図：短橈側手根伸筋腱，②橈側手根屈筋，長母指伸筋腱，短母指伸筋腱，③腕橈骨筋，④長母指外転筋腱（腱固定術）)

（註）痙性麻痺手に対する腱移行は，機能再建というより筋のバランスの保持を目的とし，変形の矯正を得るのを目的とするものである．

6 Swan-neck 変形に対する浅指屈筋腱固定術（Swanson 法）

原法とは多少異なるが著者の常用する方法を記述する．この方法はリウマチにも用いられる．681頁の図25も参照されたい．

a．切　開

各指につき側正中線切開を加える．

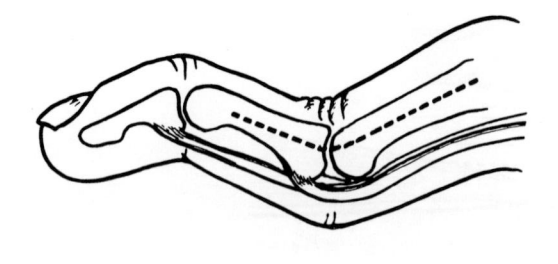

b．骨の穿孔

著者は基節骨の一側に2個の斜方向の穴を穿ち，これに浅指屈筋腱を固定することとしている．

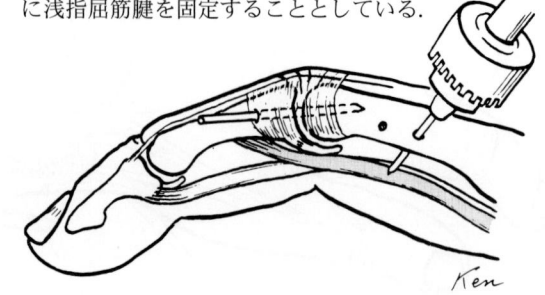

c．骨穿孔と腱固定

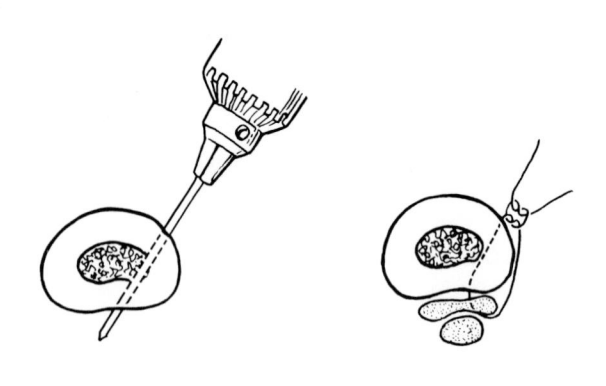

d．腱固定の完了

固定には No.34～36 のワイヤーを用いて2ヵ所の結節を行うこととしている．まず PIP 関節を希望する肢位にキルシュネル鋼線で固定．ついで浅指屈筋腱が一定の緊張を保つごとくにワイヤーを用いて固定する．術後の固定期間は約4週とし，鋼線の抜去はさらに2，3週後とする．

（註）Swan-neck 変形の矯正については，リウマチの項（680～681頁）も参照のこと．

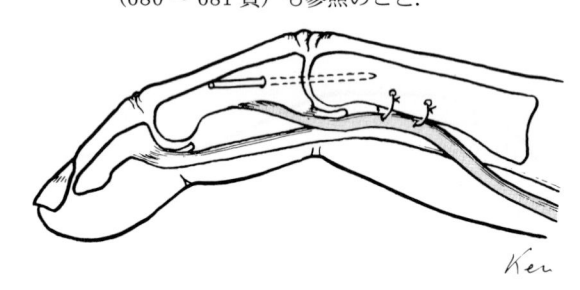

7 S-P 腱移行術（Braun）

変形，拘縮の強い例に用いられ，機能再建というより変形矯正法と理解される．

a．手関節屈曲・指屈曲位変形を示す痙性麻痺手

矢印の部で深指・浅指屈筋腱を切離．

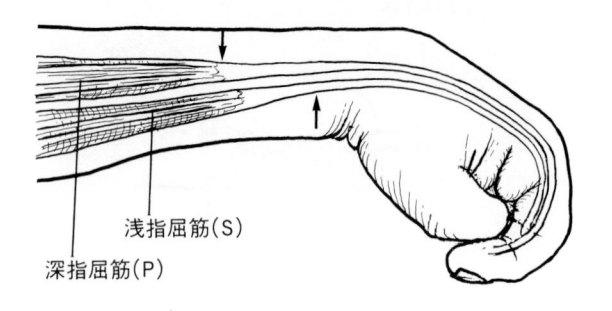

b．深指屈筋腱を浅指屈筋と縫合する．

術後は，変形矯正位で副子固定を数ヵ月，またはそれ以上継続するが，なお再発傾向は否定できない．

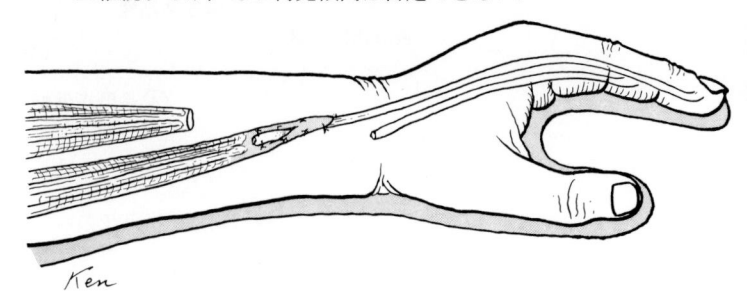

第 26 章　炎症性疾患

26-1　化膿性疾患の治療

　化膿巣の進展・拡大は，局所の解剖により一定のパターンをとるのが普通である．したがってその拡がり方をよく理解することは，化膿性疾患の診断にあたっても，また正しい切開などの治療を行ううえにもきわめて重要となる．ただちに細菌検査を行い，糖尿病のチェックも行う．なお MRI 所見は参考資料として重要である．化学療法は有効に使用する．内服よりは点滴を，また滑膜切除などの術後には持続灌流を実施するのを原則とする．

　手は固定・安静のうえ，挙上位保持をとらしめ，術後は早期運動を行うようつとめる．鑑別診断としては石灰沈着症，痛風など．

1 爪根炎の治療

a：爪根部の腫脹，発赤．圧すると膿汁をみることがある．抗生物質の点滴開始．
b：切開
c：根部背側の皮膚を反転し根部の切除を行う．このさい爪母の部を損傷しないよう注意する．炎症が爪下の広い範囲に及んでいれば，爪の全切除が必要となるが，そうでなければ爪はなるべく残存せしめる．
d：爪根部除去後所見：爪根部切除後はこの部に壊死組織，また肉芽などが残らないようガーゼなどで拭い去るとともに，遺残物がないことを確かめる．以上ののち，
e：ソフラチュールガーゼをはさみ，手術を終わる．
f：爪側炎：爪側部のみに炎症が限局するもので治療原則は上記と同じ．

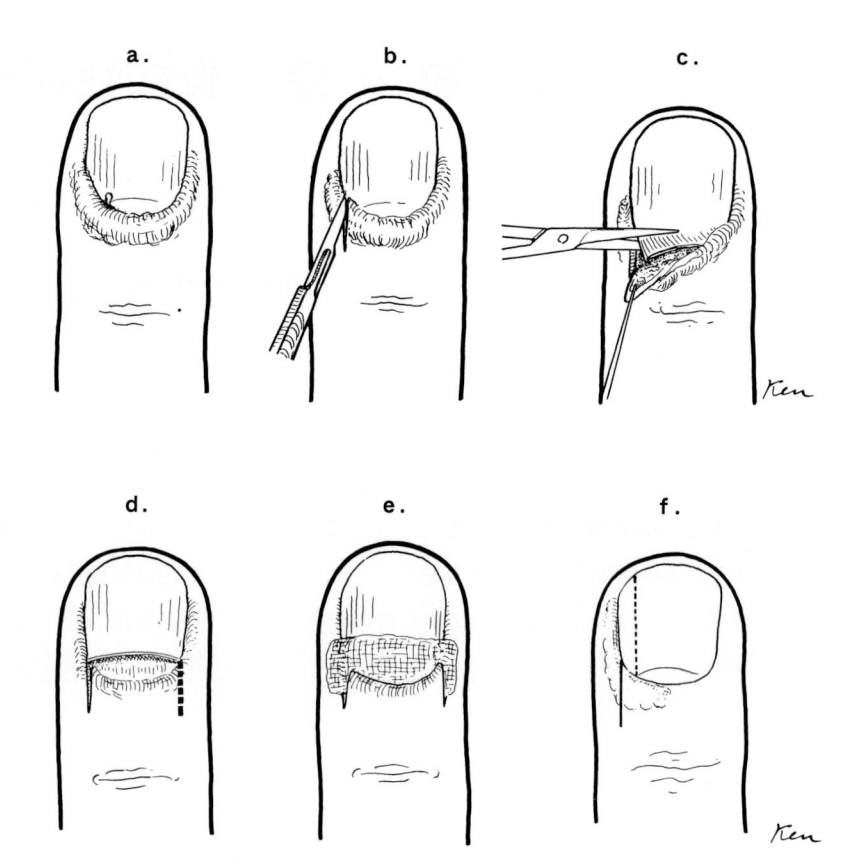

2 陥入爪

成長する爪の爪縁が指尖部皮膚の中に喰い込むことにより，疼痛・炎症をおこすもので，爪甲の形態，深爪の有無，肉芽形成の有無により治療方針を決定する．

i．保存療法
1）爪の切り方の指導
2）手の清潔の指導
3）局所処置の指導
4）抗生物質の点滴開始

ii．手術療法．保存療法に反応せず肉芽形成をみるものについては，爪根を含めて爪の一部を切除することにより治療する．

（註）巻き爪については爪甲を爪床より剝離し，これを2～3個に分割し，ついで爪床を骨膜より剝離し，これの平坦化をはかる（中村ほか：巻き爪の新しい爪形成術．整形外科 56：1751-1754, 2005 も参照）．

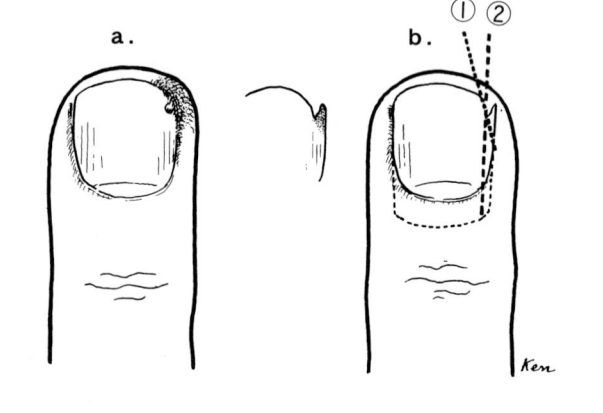

3 瘭疽の治療

a. 瘭疽の発生

局所の解剖：脂肪組織を含有する小囊とこれを境する線維性隔壁よりなる．

いま小囊の1つに化膿がおこると内圧が亢進し，これが強い疼痛の原因と考えられている．しかも皮膚が厚いため，炎症症状が外に現われにくい特徴がある．

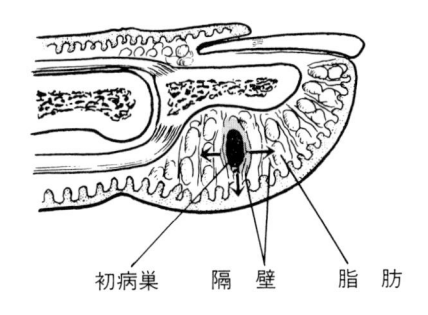

初病巣　隔壁　脂肪

b. 瘭疽の拡がり

小囊の炎症は，隔壁を破壊して隣接小囊へと波及してゆく．また内圧亢進は末節先端の血行を障害して腐骨化の原因となる．

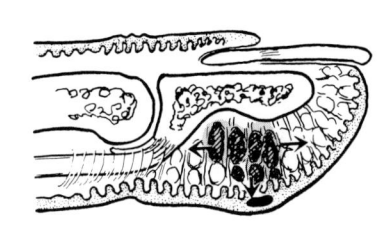

c. 瘭疽の切開

局所麻酔は使用しない．ブロック麻酔とする．必ず止血帯を使用する．Fish mouth とか hockey stick 切開は好ましくない．側方横切開を用いる．指尖部の瘢痕は指の使用にさいし障害となるからである．

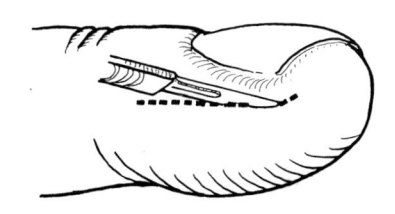

d. 切開の状況

各隔壁腔を開いて膿を誘導することが大切である．切開を加えるも膿汁の誘導がない場合は，診断の間違いか，切開の不良による．

膿誘導後に化学療法を行いながら，7〜10日後より石鹸水中での指の自動屈伸運動を開始する．

化学療法は，内服よりも点滴によるほうが有効であろう．

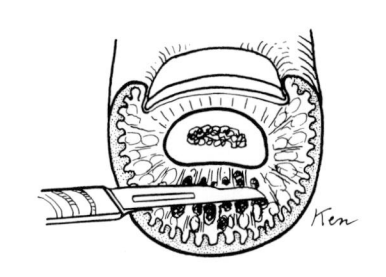

4 骨髄炎に移行した瘭疽

64歳, 男.
炎症が末節周囲に及ぶと局所の循環障害と相まって末節骨遠位端は壊死に陥る.

a. 瘭疽に続発した骨髄炎

炎症と内圧の亢進は末節骨遠位端の阻血をきたし, 骨壊死を招来して, 腐骨形成の原因となりやすい.

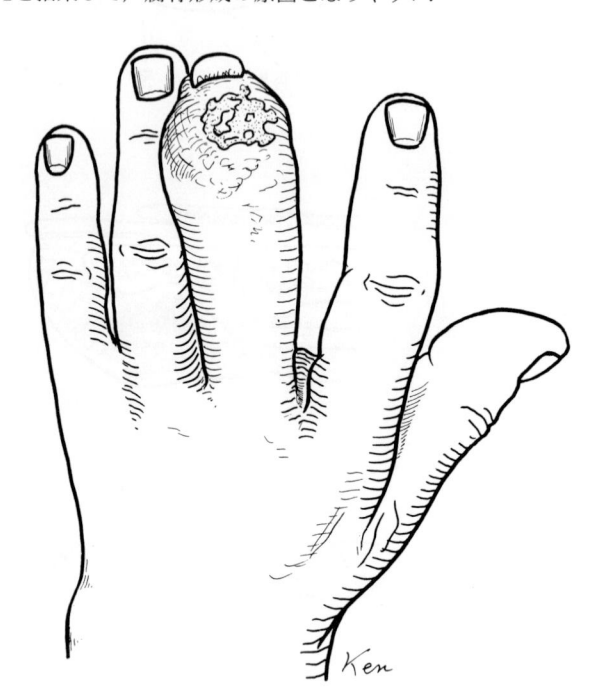

b. 側面X線像

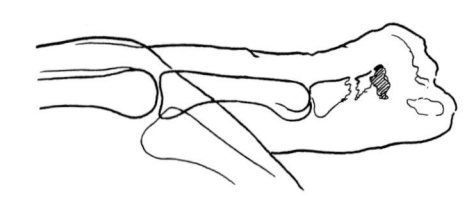

c. 正面X線像

腐骨の除去により軽快した.

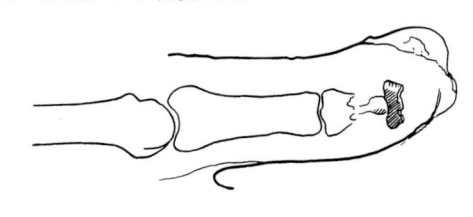

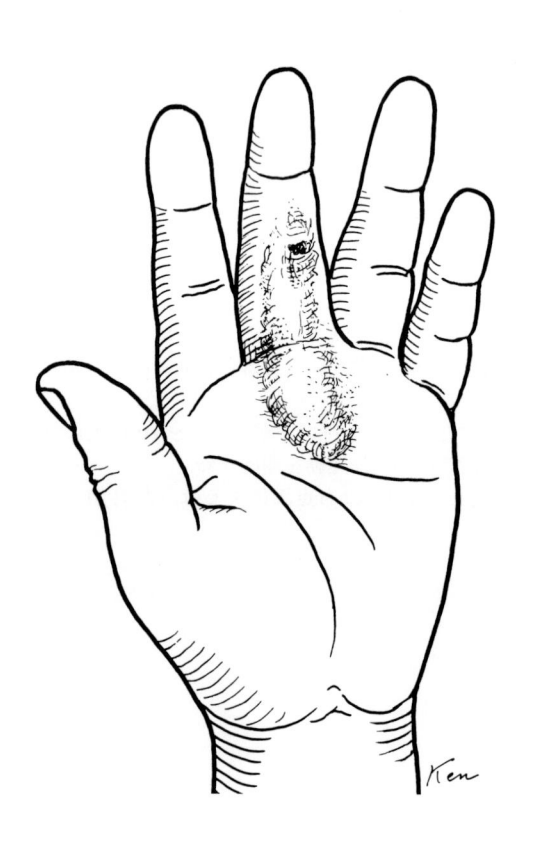

5 化膿性腱鞘炎の保存的療法

a. 来院時所見 (中指の化膿性腱鞘炎)

63歳, 女.
魚の骨の刺入による.
発症後6ヵ月を経過.

Kanavelの4主徴:
① 指のびまん性腫脹
② 指は軽度屈曲位をとる.
③ これを伸展せしめると疼痛が強くなる.
④ 腱鞘に沿って圧痛がある.
以上は化膿性腱鞘炎の診断にあたって, きわめて大切である.

b．指の屈曲状況

Kanavelの4主徴（前頁）が認められる．

治療としては安静，固定，湿布，抗生物質の投与ということになるが，さらに慢性化の傾向のあるものについては，滑膜切除とその後の持続洗浄を行う．

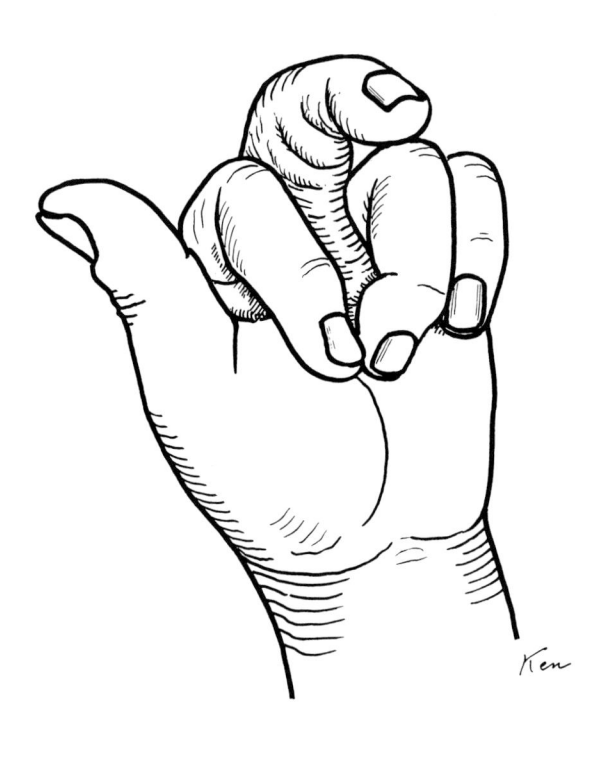

c．感染症に対する持続灌流療法

穴を多数開けた排出管の中に未熟児用栄養チューブを挿入する．これに生理食塩水に抗生物質を加えたものを1日 1,000～1,500 mL 流入．排出管より排出するもので灌流期間は数日～7日とする．創は止血を確実にして，病巣は完全に閉鎖することが大切である（根本ほか：日手会誌 8：824-829, 1991）（根本：手の感染症に対する持続灌流療法．整形外科治療のコツと落とし穴－上肢，p186-187，中山書店，1997）．

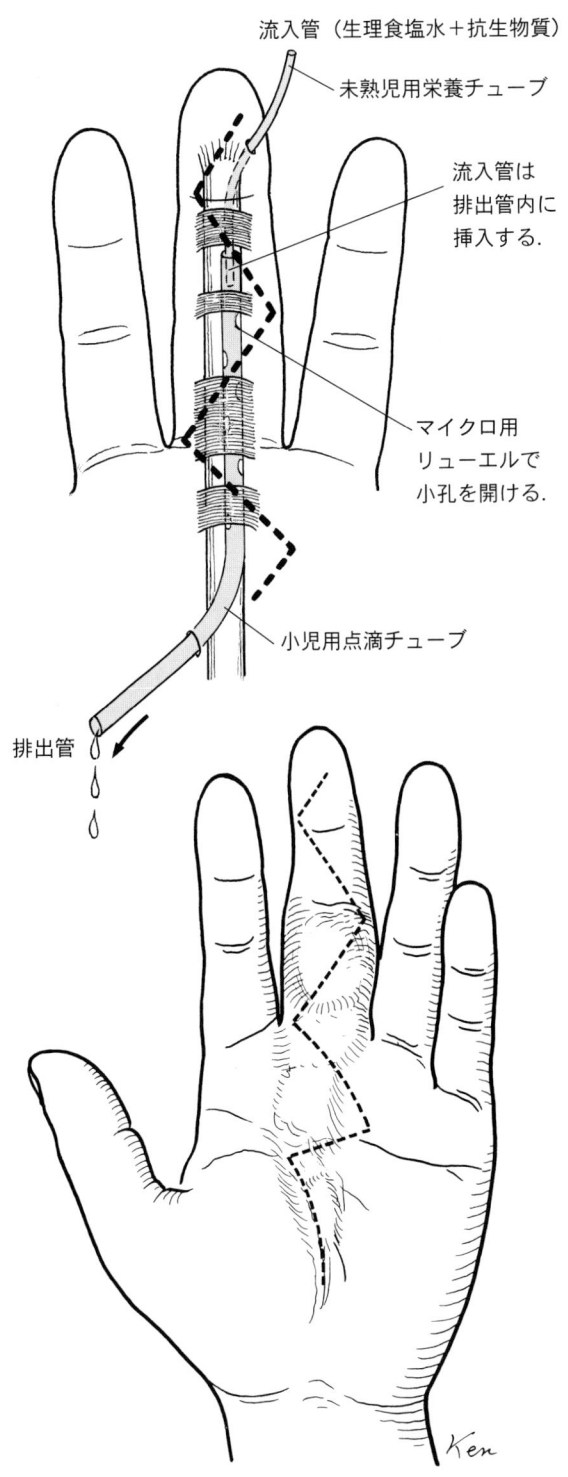

流入管（生理食塩水＋抗生物質）
未熟児用栄養チューブ
流入管は排出管内に挿入する．
マイクロ用リューエルで小孔を開ける．
小児用点滴チューブ
排出管

6 化膿性腱鞘炎の観血的療法

a．来院時所見および切開線（中指の化膿性腱鞘炎）

48歳，女．

サボテンのトゲが刺さり，その後に発症．発症後1年半が経過して来院した．この症例は非常に陳旧症例で病状もかなり進行していたが，実際にはより早期に滑膜切除をすべきであった．陳旧になれば腱の断裂なども時に認められる．

b．切開と滑膜切除

化学療法ののち，ジグザグ切開を用いて肥厚滑膜を切除した．

（註）重要なことは広い手術野で atraumatic な操作のもと，できるだけ完全な滑膜切除を行うことである．

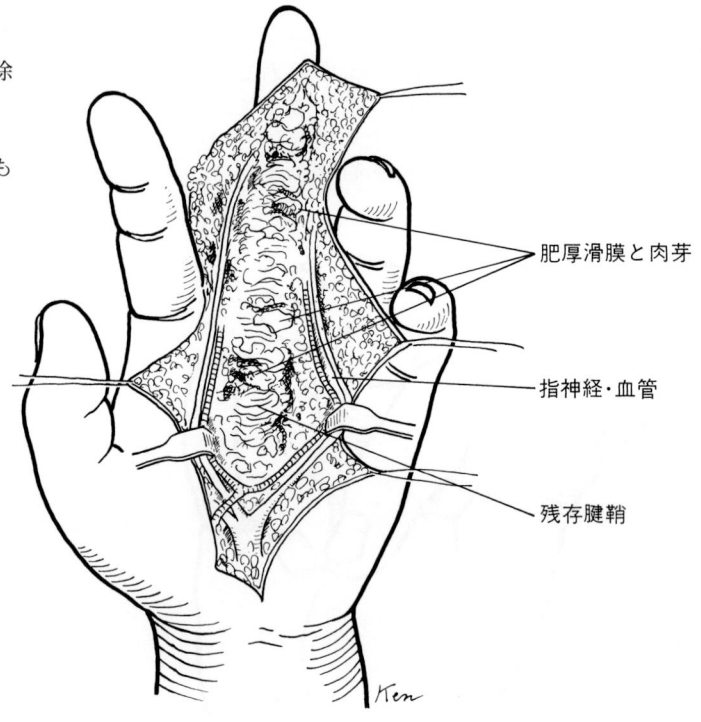

肥厚滑膜と肉芽

指神経・血管

残存腱鞘

c．滑膜切除後所見

一部腱鞘を残して滑膜・腱鞘をすべて切除した．肥厚滑膜・肉芽の切除には時間をかけ，完全に切除するようつとめる．切除にはメス，ハサミ，また曲がりのリューエル鉗子を適宜使用する．術後は先に述べた持続灌流による化学療法を行いながら，なるべく早期に自動運動を開始する．

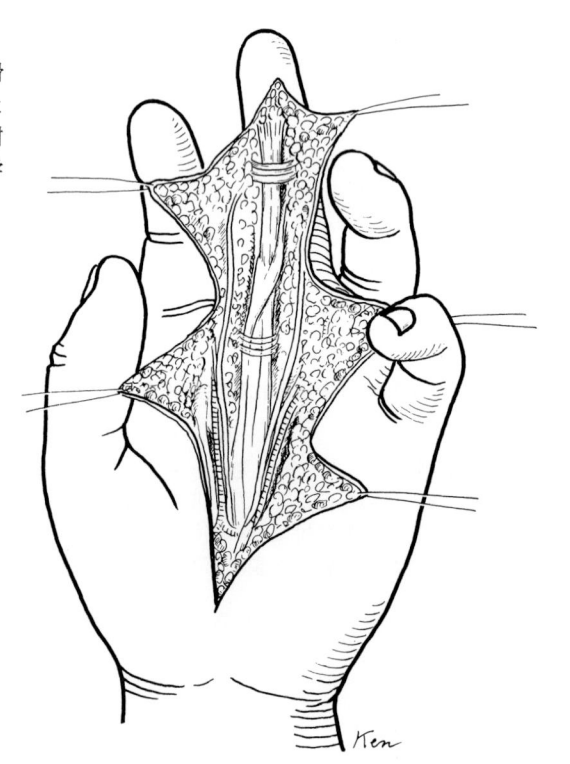

7 手の腱鞘，および滑液包の解剖

a．掌面の所見

橈側滑液包は尺側滑液包と連絡しているので，一側の化膿は必ず他側に波及することを忘れてはならない．また1つの腱鞘とか滑液包からほかの滑液包に炎症が波及する経路についても，よく理解しておく必要がある．

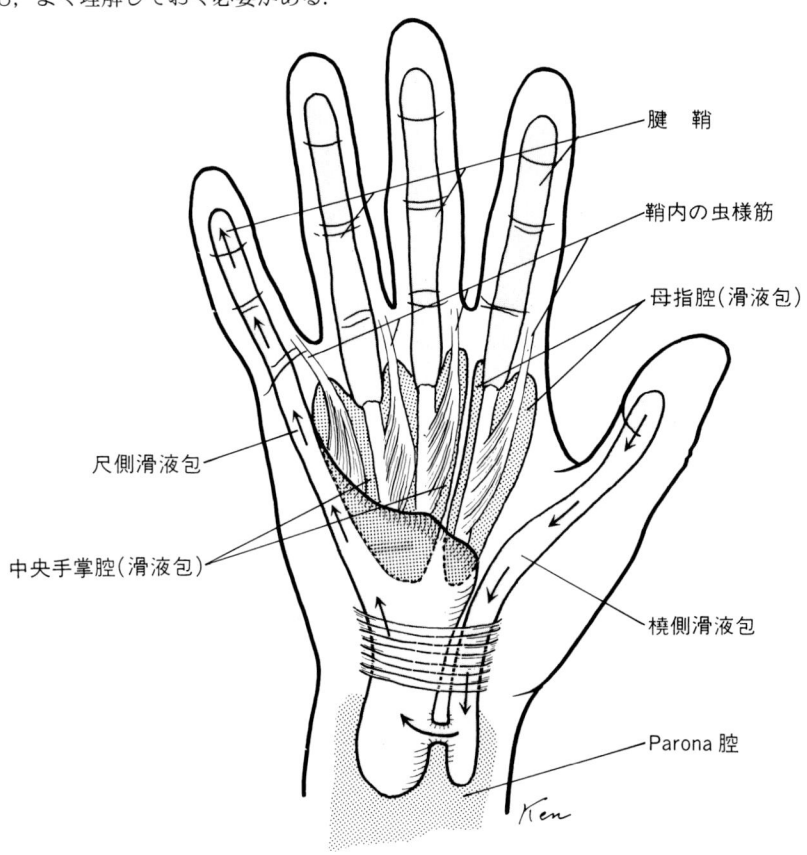

b．横断面でみた手の腱鞘，および滑液包

互いの相互関係をよく理解しておくことが大切である．

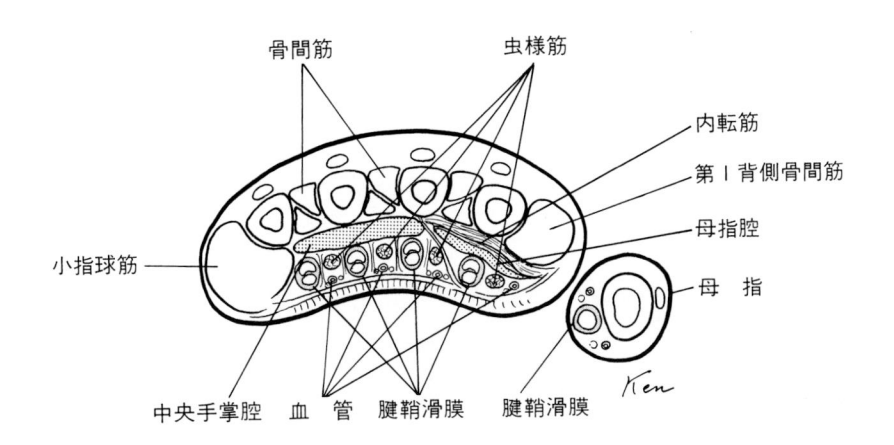

8 示指の化膿性腱鞘炎

a．母指腔への波及と切開

31歳，女．

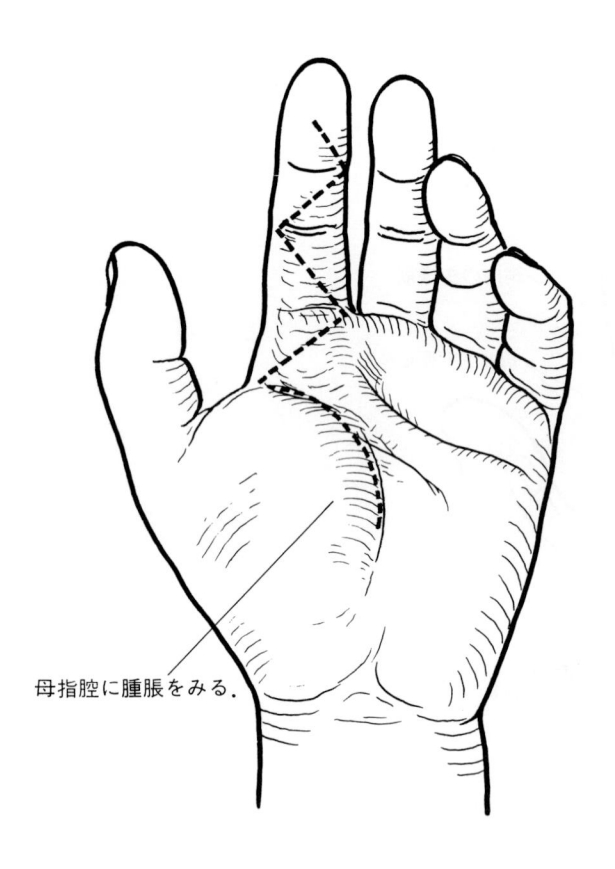

母指腔に腫脹をみる．

b．肥厚滑膜の所見

滑車としての一部腱鞘を残し，肥厚滑膜はすべて丁寧に切除する．以上ののち母指腔を開放した．滑膜切除後には持続灌流のための注入・排出用チューブを留置・固定する．

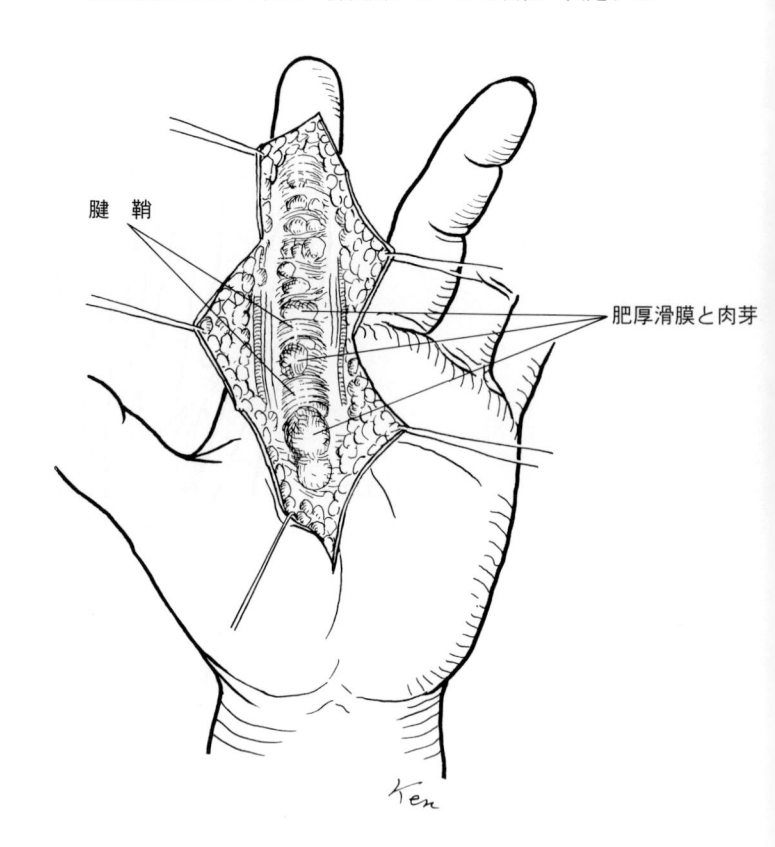

腱鞘

肥厚滑膜と肉芽

9 化膿性腱鞘炎の母指腔，中央手掌腔への波及経路

母指腔，中央手掌腔，またMP関節への波及は，側方を走る虫様筋の走行に沿って拡がるものと理解される．

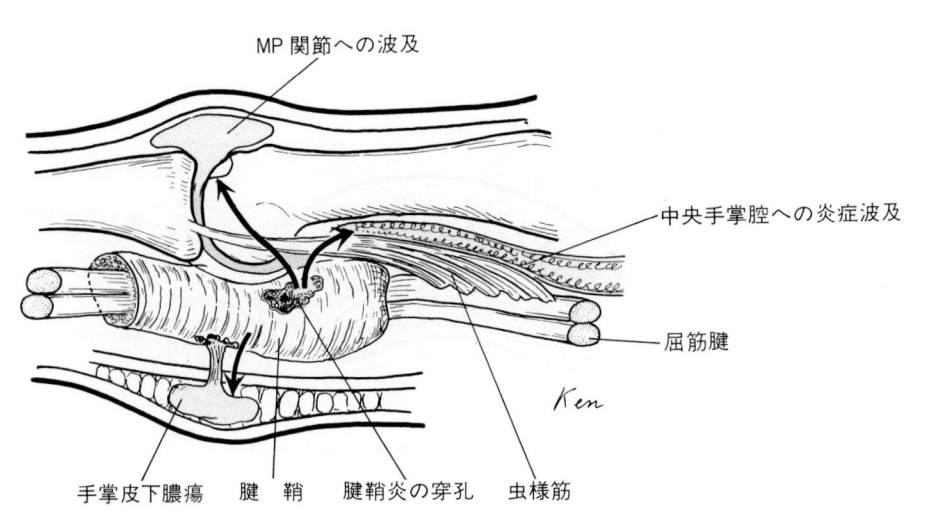

a．側面よりみた経路

MP関節への波及

中央手掌腔への炎症波及

屈筋腱

手掌皮下膿瘍　腱鞘　腱鞘炎の穿孔　虫様筋

b．正面よりみた経路

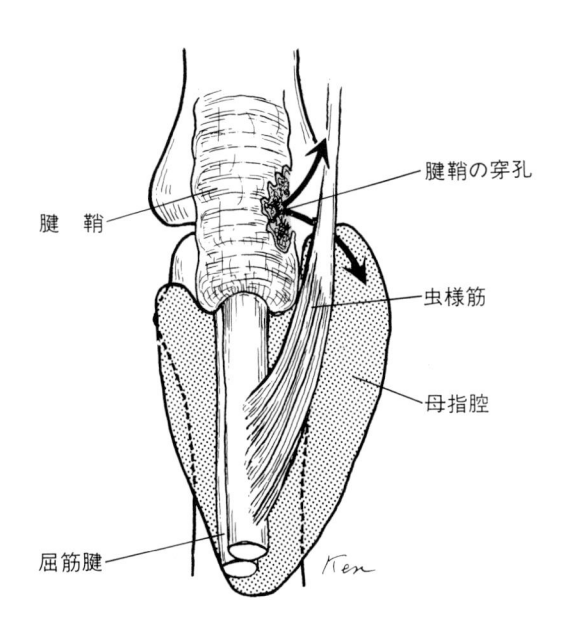

腱鞘 　腱鞘の穿孔
　　　虫様筋
　　　母指腔
屈筋腱

10 指環と化膿

a．来院時所見

腫脹，発赤，疼痛著明．指環が炎症の原因となることがある．

b．指環の切除と化学療法を行った．

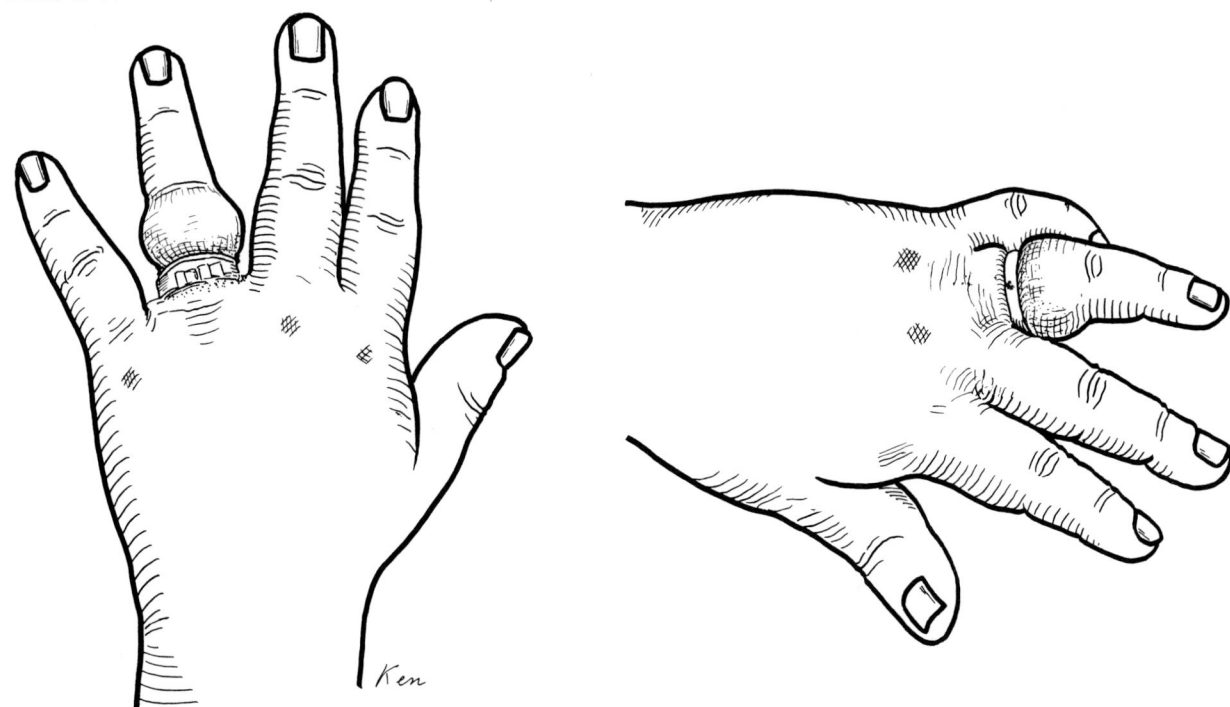

11 化膿性腱鞘炎の広範な波及

55歳,女.

母指に魚のトゲが刺さり,母指の腱鞘炎をきたす.その後にこれが手掌から小指に波及,最近にいたり示指にも波及をみた.この間4ヵ月が経過.

a. 腱鞘炎の拡がりと切開

b. 切開と滑膜切除,および持続灌流

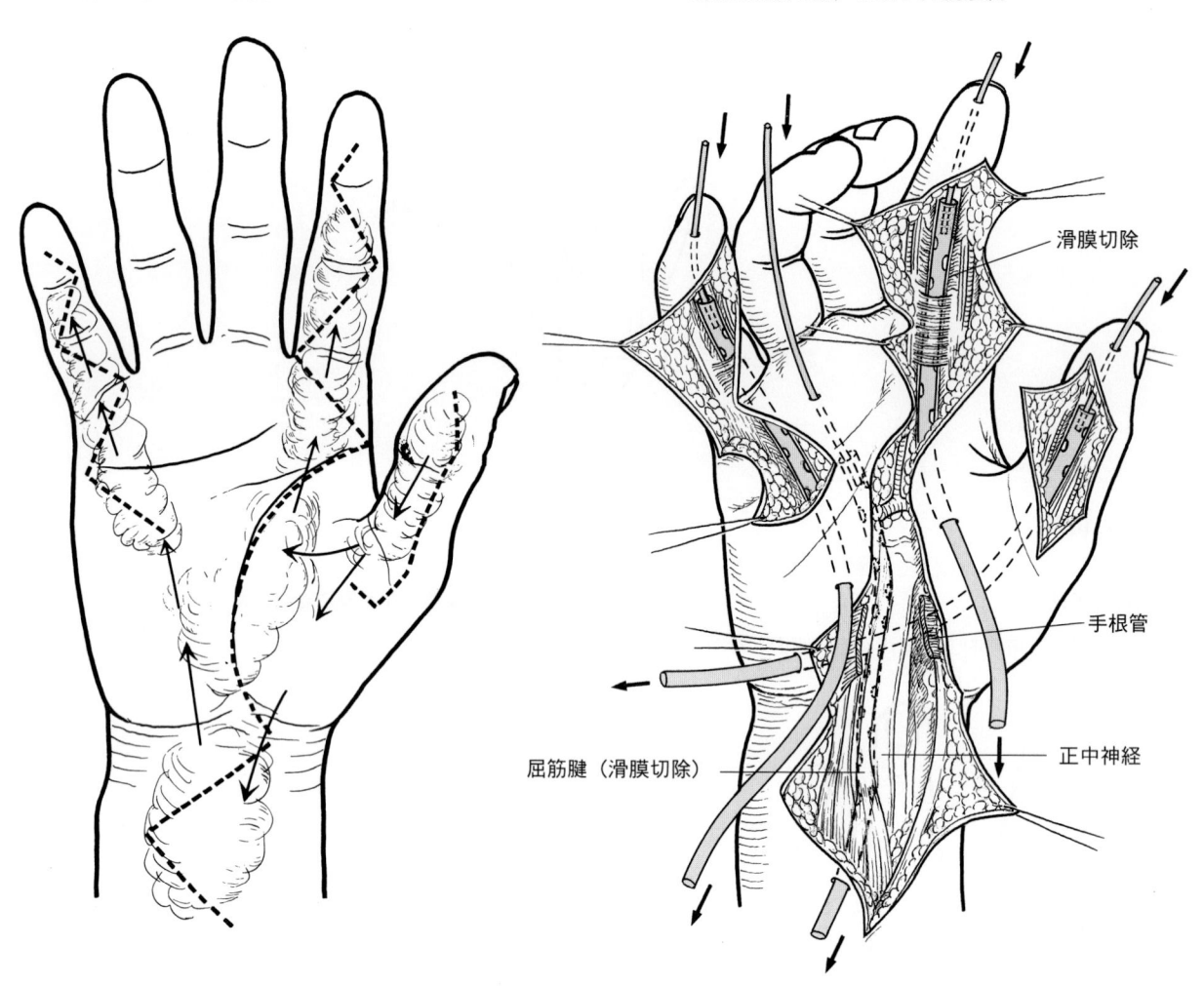

滑膜切除
手根管
屈筋腱（滑膜切除）
正中神経

　肥厚滑膜,および肉芽は時間をかけてすべて丁寧に切除することが大切である.その後,洗浄を繰り返す.術後は化学療法を行いながら,生理食塩水による持続灌流を数日間行い,なるべく早期に自動運動を開始する.再感染の防止に注意.

26-2 結核性腱鞘炎の治療

経過が急性か慢性かの差はあるが，先述の化膿性腱鞘炎の場合とほぼ同様であり．化学療法ののち滑膜切除術を行う．これらについてはリウマチの滑膜切除の項も参照されたい．

非定型性抗酸菌性腱鞘炎など，水産業者については *Mycobacterium marinum* も考慮におく．

1 結核性腱鞘炎，屈筋腱断裂

55歳，女．
長母指屈筋腱，および示指の浅指・深指屈筋腱に断裂を認めた．

a．来院時所見と切開線

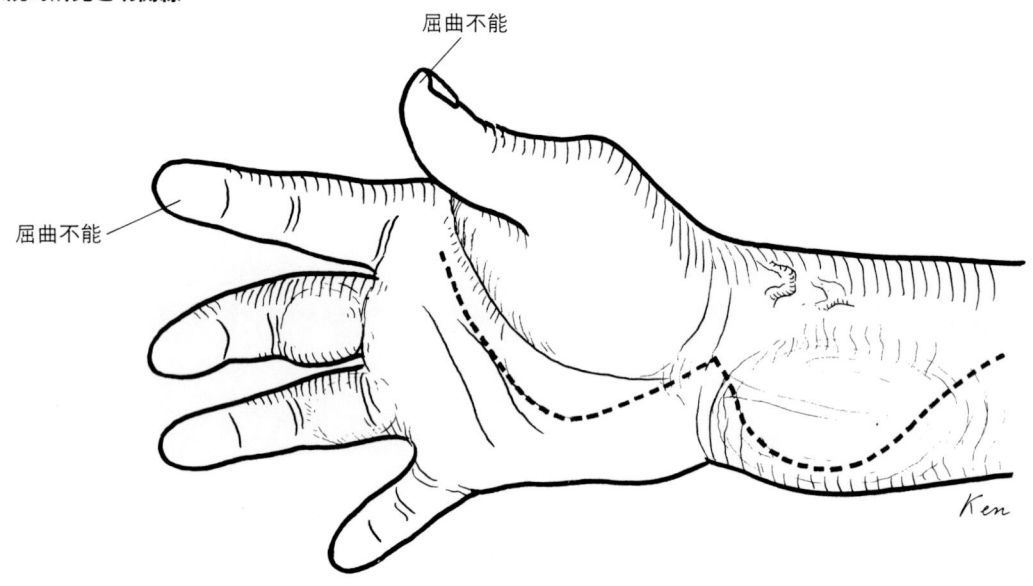

屈曲不能
屈曲不能

b．滑膜切除と米粒体除去

前腕部には多数の米粒体を認め，この部で腱の断裂をみた．

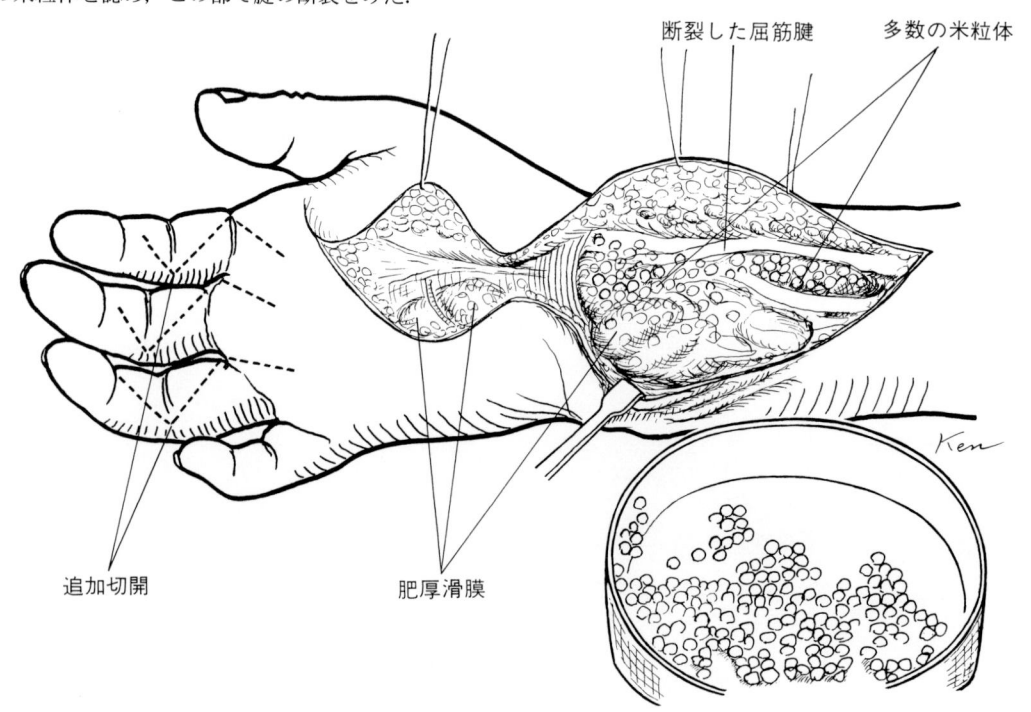

断裂した屈筋腱　　多数の米粒体
追加切開　　肥厚滑膜

c．断裂腱に対する処置

　十分な滑膜切除後に母指 IP 関節を固定．長母指屈筋腱は切除した．また示指については浅指屈筋腱は抜去し，深指屈筋腱は中指のそれに側々吻合を行った．

　術後は化学療法を行いながら，術後 2 週半より指の自動屈伸運動を開始した．化学療法は 6 ヵ月間継続した．

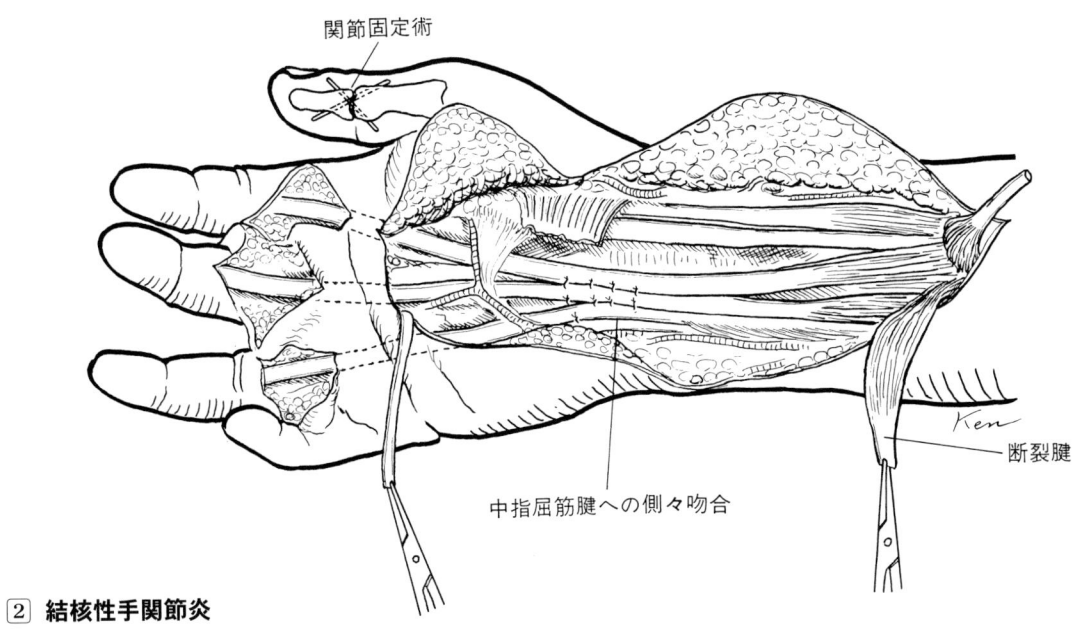

② **結核性手関節炎**

34 歳，女．
　半年前から腫脹，疼痛，可動制限あり．ギプス固定，化学療法，切開排膿，骨の破壊，萎縮著明．

a．来院時 X 線所見

b．搔爬骨移植後 X 線所見

　壊死骨，肉芽の搔爬・摘出後，腸骨からの骨移植を実施．化学療法継続 6 ヵ月．

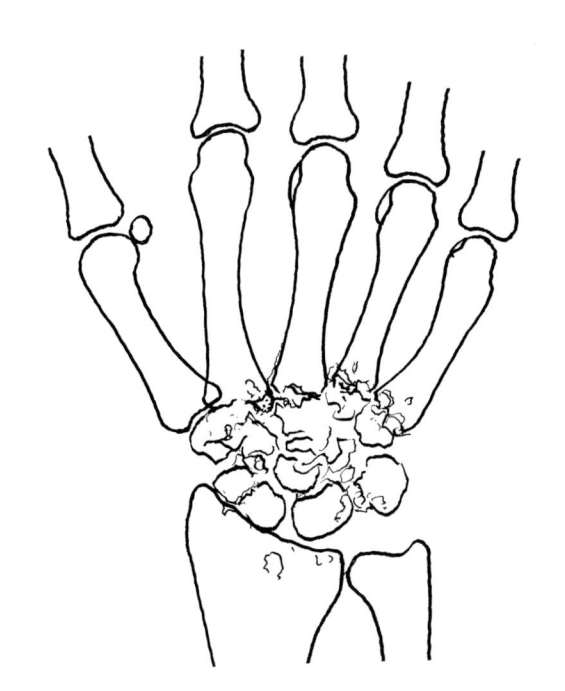

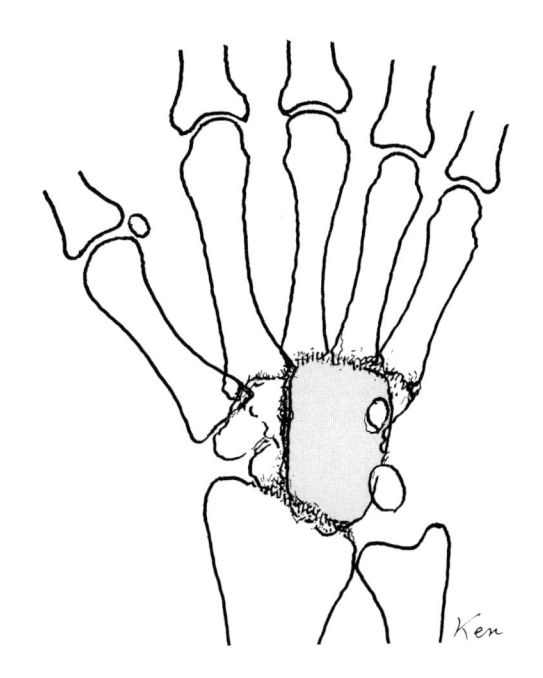

第 27 章　リウマチの肘と手

27-1　リウマチ手の治療

I．滑膜炎と変形の発生

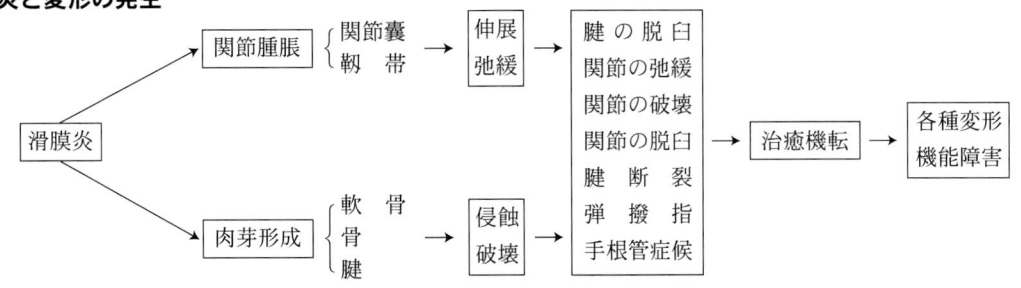

```
                 ┌関節囊        ┌腱の脱臼
        →関節腫脹│       →伸展│関節の弛緩
                 └靱　帯   弛緩 │関節の破壊
滑膜炎                          │関節の脱臼  →治癒機転→各種変形
                 ┌軟　骨        │腱断裂                  機能障害
        →肉芽形成│骨     →侵蝕 │弾撥指
                 └腱      破壊 └手根管症候
```

手術としては大きく，次の2つに大別される．

すなわち，初期には薬物また理学療法の効果が期待できるので，

① 滑膜切除術（中期）
② 機能再建手術（後期），である．

（註1）

リウマチに対する滑膜切除は疼痛軽減などにきわめて有効であるが，局所のリウマチの進行を停止せしめるものではなく，関節の破壊・摩滅はなお進行する．その程度は症例毎に異なり，あるものはそのまま沈静化し進行を停止するが，またあるものは破壊が進行し，ムチランスに移行する．その予測は術前には困難であるが，このことをよく理解しておく必要がある．

しかし滑膜切除はなお有効といってよい．

（註2）

リウマチ関節に対する人工関節置換は著者自身原則として行っていない．ただし骨破壊の進行した症例，とくに肘，またMP関節についてはその使用を考慮してもよい．しかしこれにも loosening, sinking, その他の合併症のあることを忘れるべきでない．

破壊は常に進行していくものと考えるべきである．ただ関節を切除し人工関節を挿入した場合，破壊の進行はやや遅れるだけで，完治すると考えるべきでない．

II．リウマチX線像の Larsen 分類

Grade 0	骨の輪郭は保たれ，正常の関節裂隙
Grade I	径1mm以下の骨びらんないし関節裂隙の軽度狭小化
Grade II	径1mm以上の1個ないし数個（5～6個）の骨びらん
Grade III	目立った（著しい）骨びらん
Grade IV	激しい骨びらん．関節裂隙は消失しているが，もとの骨の輪郭は部分的に残存
Grade V	ムチランス変形．もとの骨の輪郭は破壊されている．

このうち Grade III 以上のものが手術適応となる．Grade II も適応はあるが，多くは患者が希望せず，薬物でのコントロールも可能である．ムチランスの予後は不良であるが，疼痛や機能障害が強ければ手術を考慮するのもよい．ただし滑膜切除の予後は，早期に行うほど予後良好と思われる．

1 肘関節の滑膜切除術（津下）

　肘関節形成術の項（599～607頁）も参照のこと．術前には必ずX線およびMRIによる精査を行う．

a．切開と滑膜の範囲

　切開としては後側方切開を常用する．

（註）本法はもともとリウマチ肘の病的滑膜を全周にわたって完全に切除することを目的として開発されたもので，事実，全周の滑膜切除は可能であるが，骨内に侵入したリウマチ肉芽の切除は不可能と言わざるを得ない．ただし操作がやや困難で，初心者にはすすめられない．

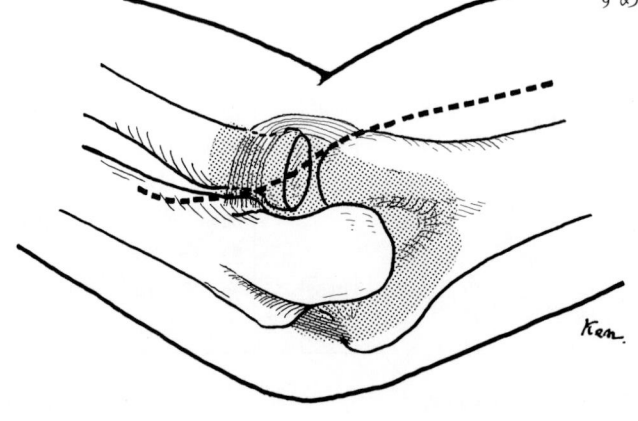

b．尺骨神経の保護と筋の剥離

　皮切の線に一致して皮下を尺側に十分に剥離，まず尺骨神経にテープをかけこれを保護したのち，腕橈骨筋と上腕三頭筋の間より剥離をすすめ，ついで肘筋と尺側手根伸筋との間を剥離し，これらを尺側に反転する．

　少し切開は大きくなるが，丈夫な上腕三頭筋・肘筋筋膜弁が剥離され，筋・骨膜の連続性が保持され，術後肘伸展力が弱まる可能性も少ない利点がある．

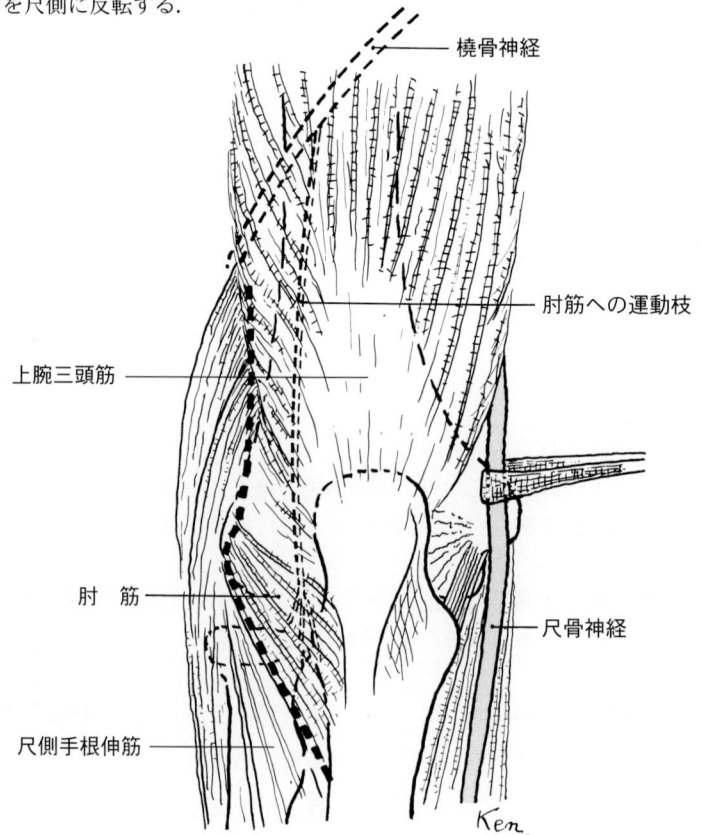

c. 筋の剝離と滑膜の露出

　上腕三頭筋腱の肘頭付着部は肘筋筋膜，および尺骨骨膜と有連続性に骨膜下に切離．また剝離して上腕三頭筋および肘筋を尺側に反転する．このさい，メス，ラスパはシャープなものを使用し，時間をかけて剝離を行う．決して急いではならない．これにより関節後面の滑膜がほぼ全面にわたって露出する．

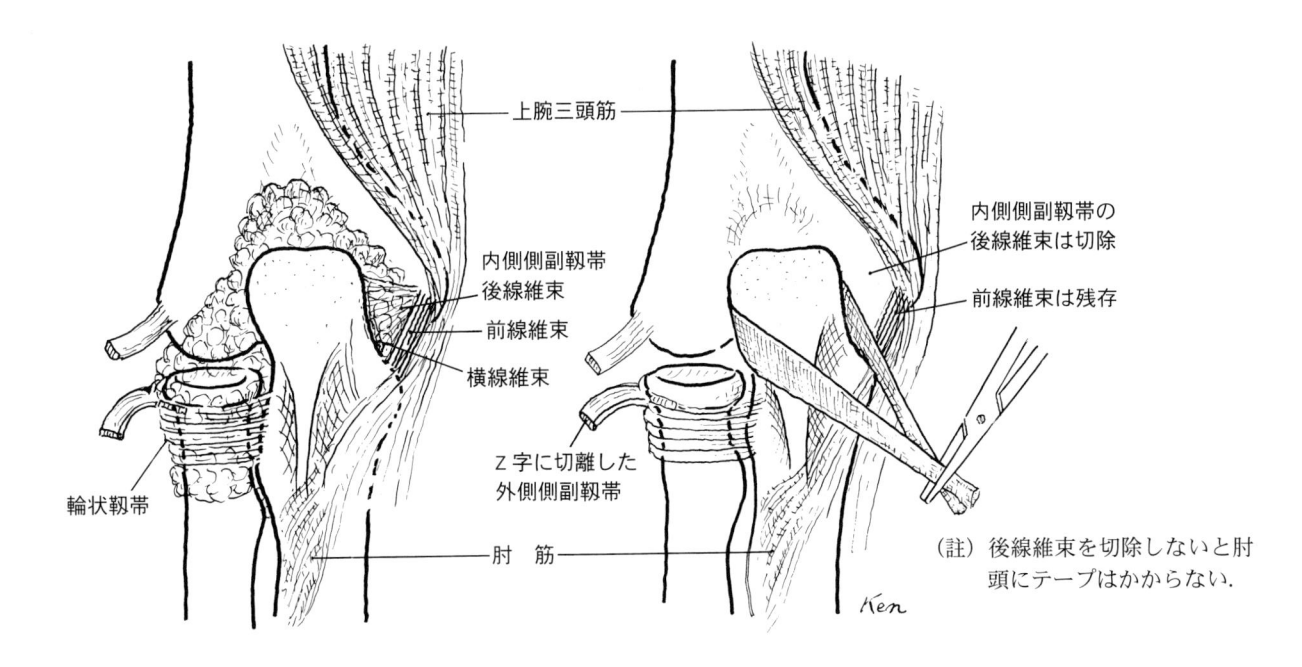

d. 外側側副靱帯切離と滑膜切除

　外側側副靱帯の切離と関節前面の剝離を行い，関節を内反位とすれば，関節は全面にわたり観察が容易となるので，リューエル鉗子を用いて滑膜切除を行う．この方法により関節後面はもちろん，橈側から前面の滑膜切除も100％可能である．ただ，尺側の滑膜切除にさいしては尺骨神経を損傷しないように注意する．骨棘の切除，関節面の形成も容易である．内側側副靱帯の解剖については，602頁の図eも参照されたい．

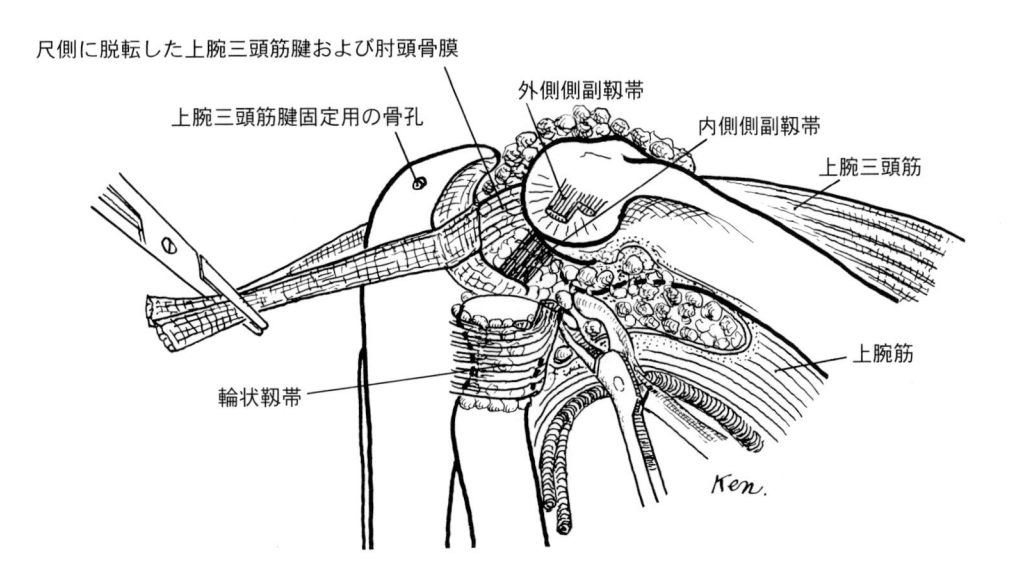

e．橈骨頭周囲の滑膜切除

輪状靱帯を圧し下げて滑膜切除をする．骨頭切除は行わない．同時に橈尺関節の滑膜切除も行う．

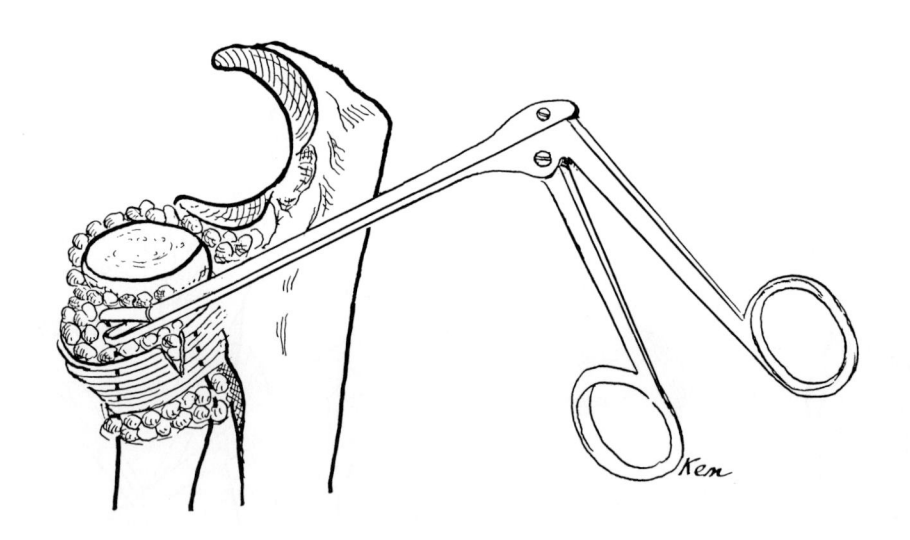

f．創の閉鎖

外側側副靱帯を太目の糸で縫合．のち筋をもとに返して上腕三頭筋腱部を肘頭に穿った骨穴に，少し強目の緊張下に縫合する．あとは止血，サクション挿入ののち，骨膜・筋膜を縫合，皮膚を閉鎖し手術を終わる．

術後は10～14日間肘直角位で固定，以後運動を開始するが，最近ではCPM（トロント，メディカル）装置を術後2～3日目より使用，これを7日間使用することが多くなった

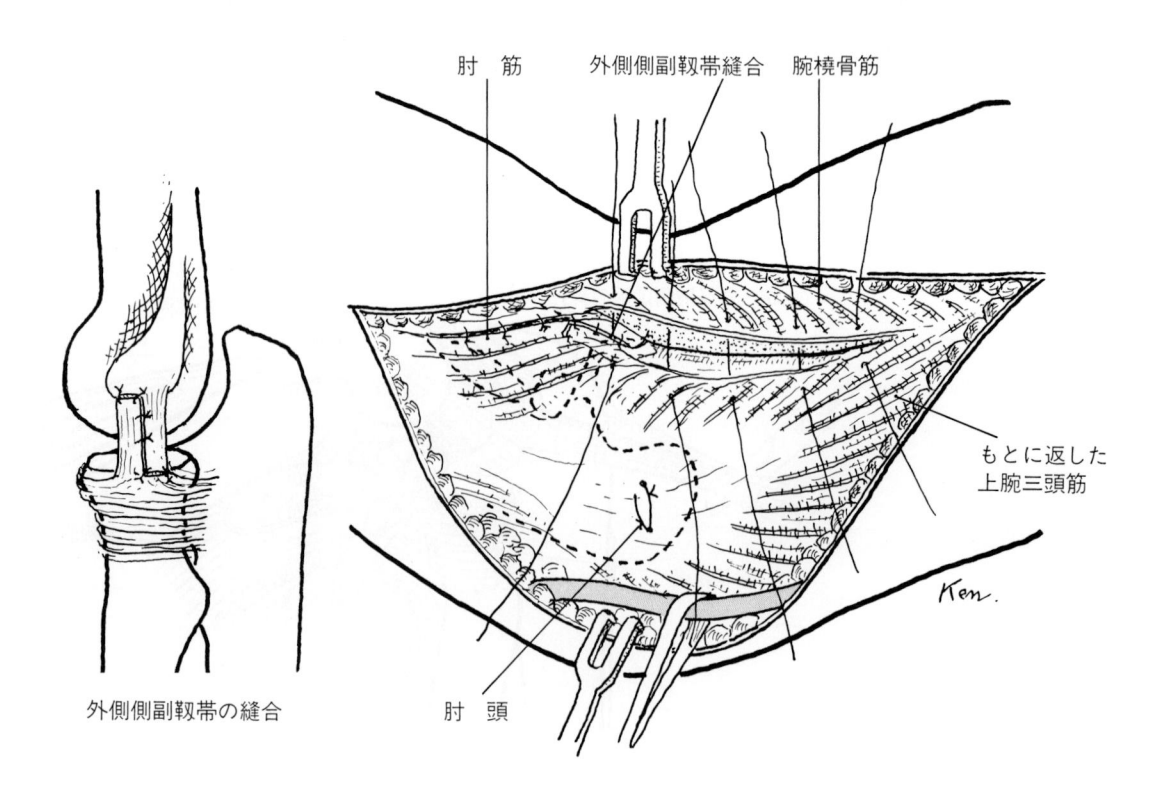

肘筋　　外側側副靱帯縫合　　腕橈骨筋

もとに返した上腕三頭筋

外側側副靱帯の縫合　　肘頭

g. 上腕三頭筋腱を切離せずに行う滑膜切除術（『肘関節へのアプローチ』から）

1）後外側からの所見

切離した
橈骨側副靱帯

輪状靱帯

肘頭

2）後内側からの所見

尺骨神経
内上顆

肘頭

尺側側副靱帯
の前線維束

内側側副靱帯
の後線維束と
その下の肥厚
滑膜

3）関節を開放して滑膜切除を完了したところ

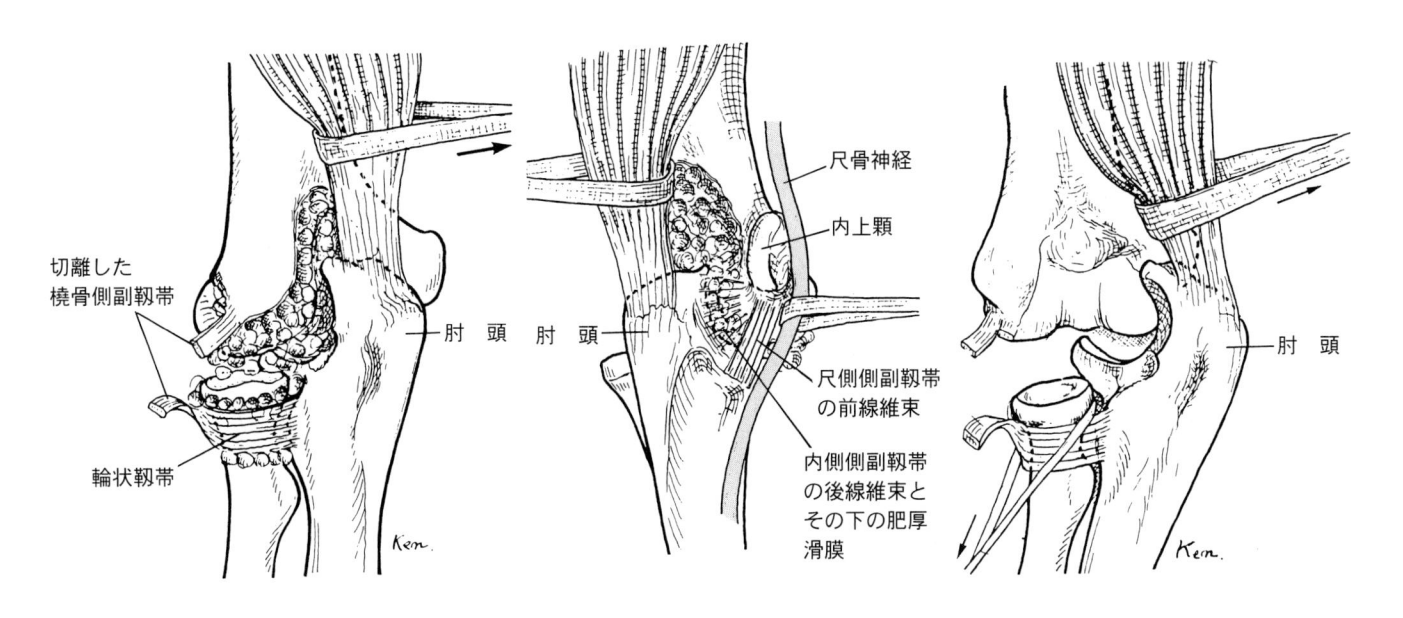

肘頭

2 骨の虫食い像と侵入肉芽の摘出

肘を屈曲外旋し脱臼位としたところ．肉芽は時間をかけて丁寧に摘出する．骨棘があればリューエル鉗子で切除する．骨に大きな囊腫形成などあれば搔爬後骨移植する．

滑車　鉤状突起　内側側副靱帯は連絡性を保っている．

虫食い像

肘前面

肘頭

橈骨頭切断端
（原則として行
わない）

3 橈骨頭切除と Silastic implant（Swanson）の使用

a．橈骨頭切除と肘外反変形の発生

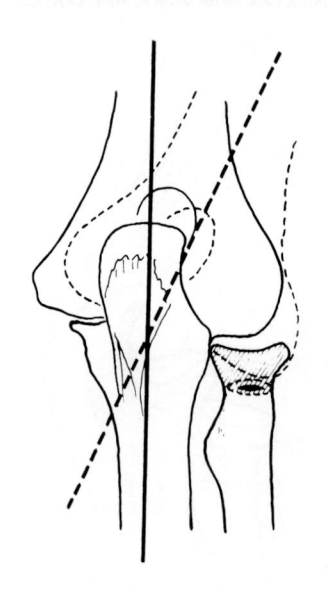

b．Silastic implant の使用

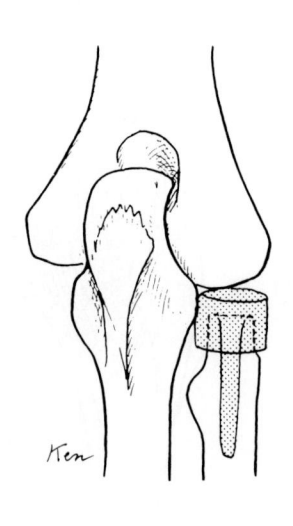

適 応：
　骨頭切除は原則として行わない．したがって implant の使用もない．もし使用しても implant は脱転，破壊されて意味をなさなくなるのがふつうである．

4 肘関節に対する人工関節

　著者はリウマチ肘に対しては，今日まで滑膜切除で対処してきたが，高齢者で疼痛，可動域制限が強い場合，またムチランス症例のような場合には人工関節を行うのも一法であろう．また滑膜切除で経過をみて人工関節に移行することも可能で，このさい後側方切開をそのまま利用可能で，かえって側副靱帯の保存・修復には便利であろう．

a．リウマチ肘

　73歳，女性．

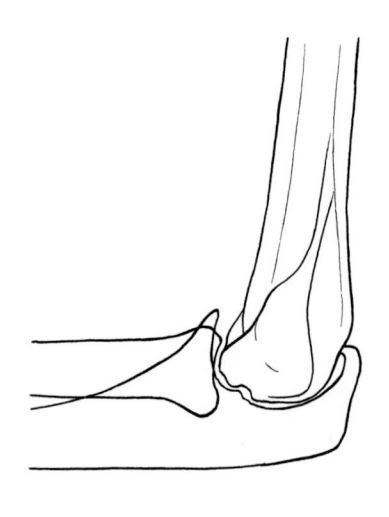

b．工藤式人工関節（type-5）の術後所見（水関）

　尺骨側には骨セメントを使用．上腕側には使用しない．なお，橈骨頭は切除．

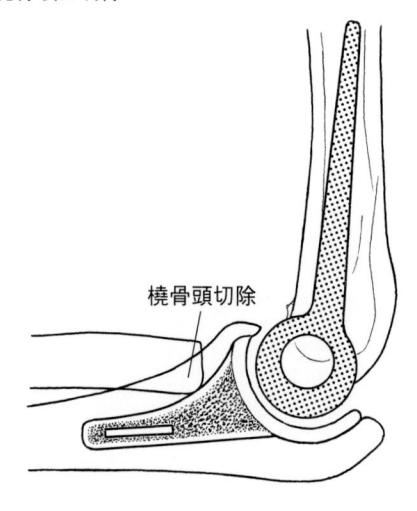

橈骨頭切除

（Kudo H: J Bone Joint Surg 80B: 234-239, 1998）

（註）術直後の合併症として，脱臼，顆部骨折，尺骨神経麻痺，三頭筋腱縫合不全などがある．さらに人工関節は局所のリウマチの進行を遅らせる作用はあるかもしれないが，これを治癒するものではなく，以後もリウマチは漸次進行するはずである．Loosening, sinking の発生は否定できず，常に経過の観察が必要である．

5 手関節の滑膜切除術

術前には必ずX線，およびMRIによる精査を行う．

a．切　開

静脈の切離は最小限にとどめる．これは術後の浮腫を防止するためにも大切．切開はゆるい弧状切開，または直線とする．

L字切開とすると角の部の皮膚が壊死に陥ることがあるので注意する．

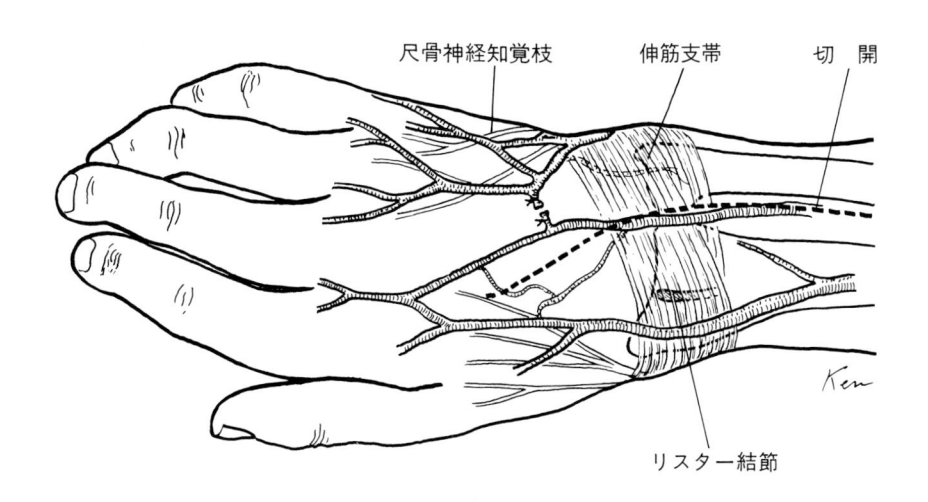

b．伸筋支帯の反転

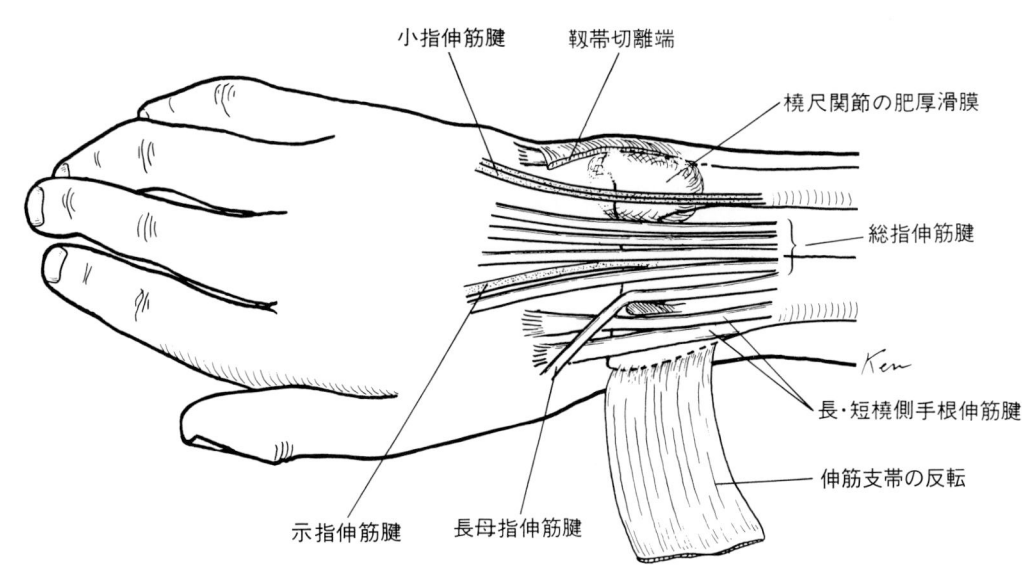

c．伸筋腱の各区画と伸筋支帯の反転

図は第6区画から切離を始めているが，第5区画から行うのもよい．

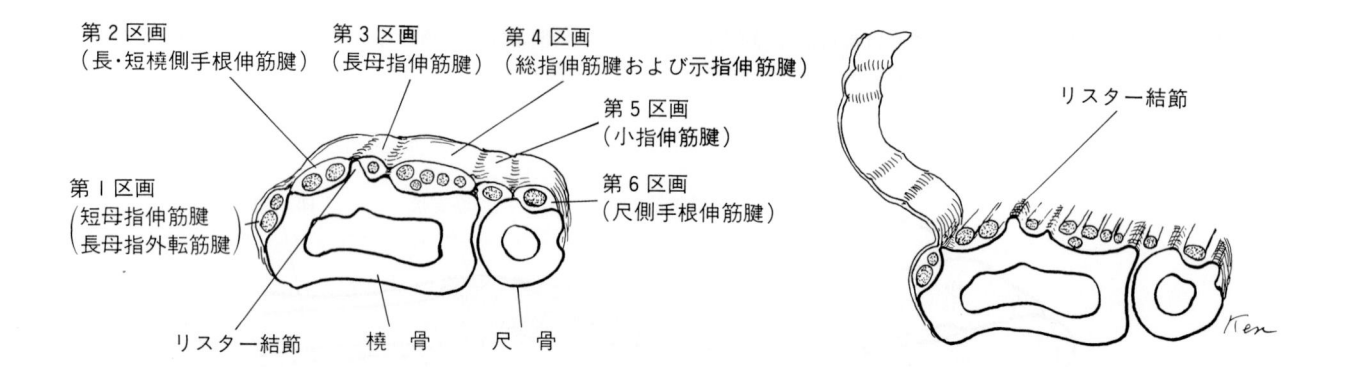

第2区画（長・短橈側手根伸筋腱）
第3区画（長母指伸筋腱）
第4区画（総指伸筋腱および示指伸筋腱）
第5区画（小指伸筋腱）
第1区画（短母指伸筋腱／長母指外転筋腱）
第6区画（尺側手根伸筋腱）
リスター結節　橈骨　尺骨

リスター結節

d．橈尺関節滑膜切除

中枢から末梢に向かって骨膜下に剝離し，のち尺骨遠位端切除に移る．

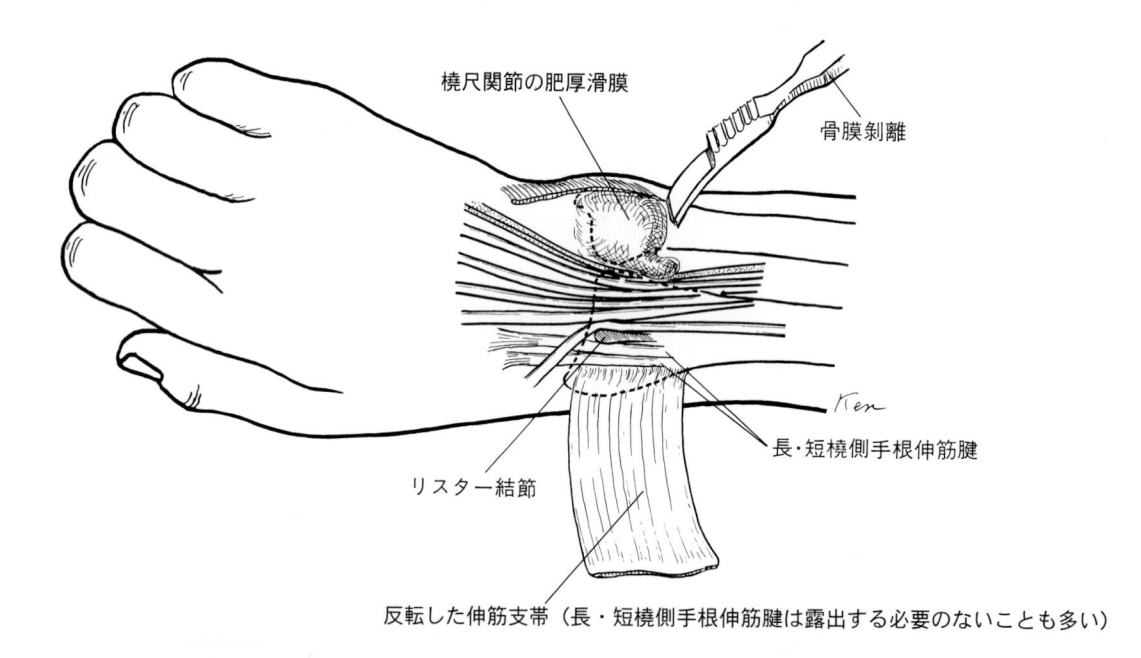

橈尺関節の肥厚滑膜
骨膜剝離
長・短橈側手根伸筋腱
リスター結節
反転した伸筋支帯（長・短橈側手根伸筋腱は露出する必要のないことも多い）

e．橈尺関節における滑膜の範囲

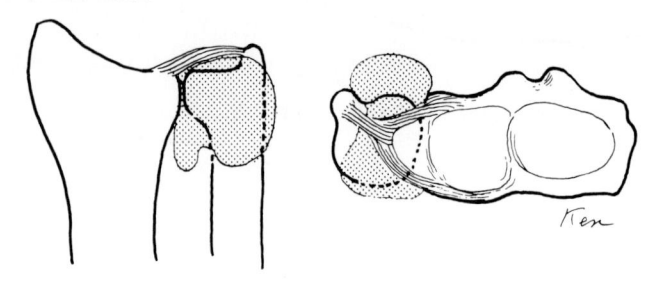

f．尺骨遠位端の切離（1）

切離部位にドリルにて穴を開け，あとリューエル鉗子で切離する．これは骨の縦割れを防止するためのものである．切離部位は遠位端より 1.0〜1.5 cm 程度で橈骨との接点を有しない程度とし，あまり長くは切除しない．もちろん骨鋸で切離するのもよい．また切離方向は横でなく斜方向とするのもよい．

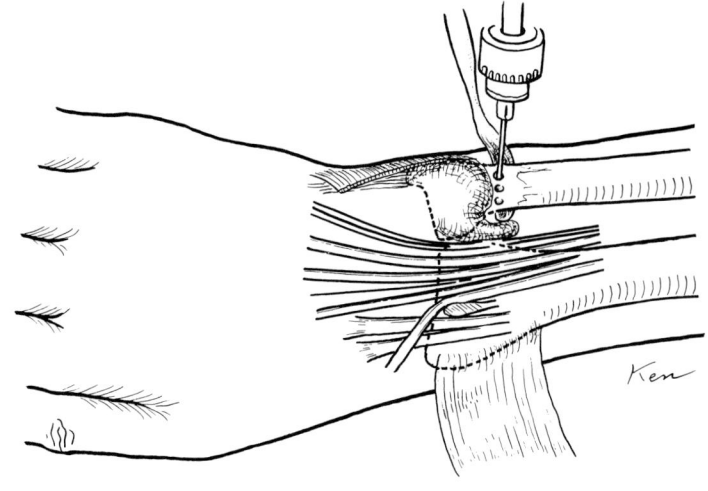

g．尺骨遠位端の切離（2）

遠位端切離後はリューエル鉗子でこれを保持しながら反転，骨膜下に剥離し，骨膜および尺骨遠位端に付着する靱帯はそのまま残存せしめるごとくにする．この部の滑膜の切除は遠位端切除後に行う．

なお遠位端切除は橈骨尺側縁の関節の破壊状況を観察し，もしその破壊状況から手根骨の尺側辷りが予想される場合には尺骨遠位端を用いて Kapandji 法を行うので切離はしない．

（註）尺骨遠位端切除（Darrach 手術）については，278 頁の図 14 も参照．

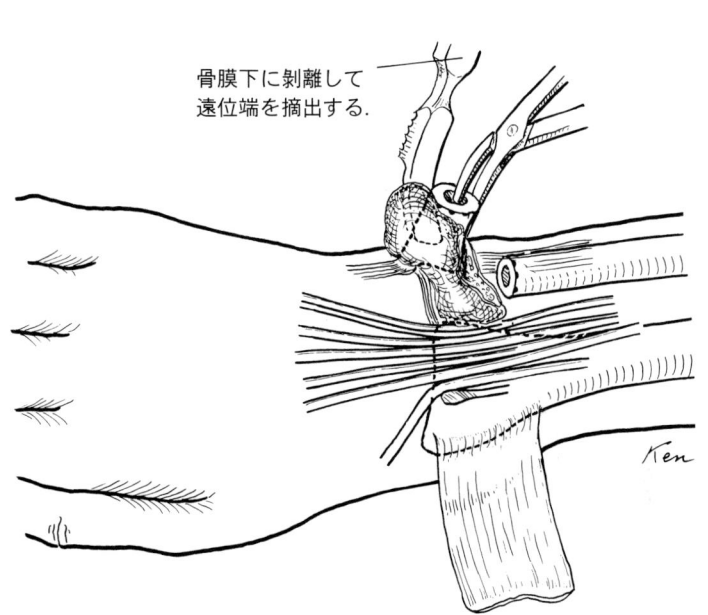

骨膜下に剥離して遠位端を摘出する．

h．背側関節囊の露出と切開

尺骨遠位端切除後に総指伸筋腱を尺側に，長母指伸筋腱を橈側に引き，手関節背側関節囊を露出する．関節囊は下の手根骨靱帯の構造も考慮しながら H 字切開，またはコ字切開を用いて開く．とくに背側橈骨手根靱帯を温存するようつとめるべく，滑膜切除後は確実に再縫合して手根骨の尺側への辷りを防止する．

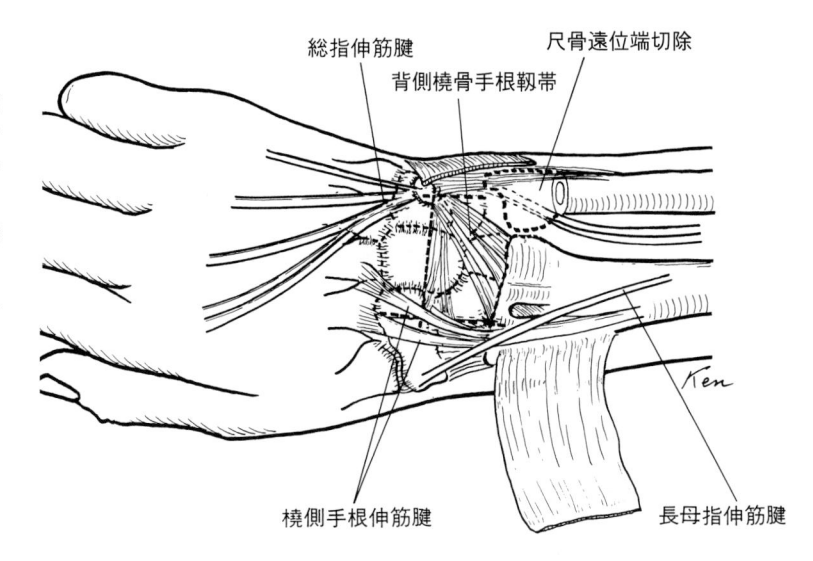

総指伸筋腱　尺骨遠位端切除
背側橈骨手根靱帯
橈側手根伸筋腱　長母指伸筋腱

i. 手関節背側の血行

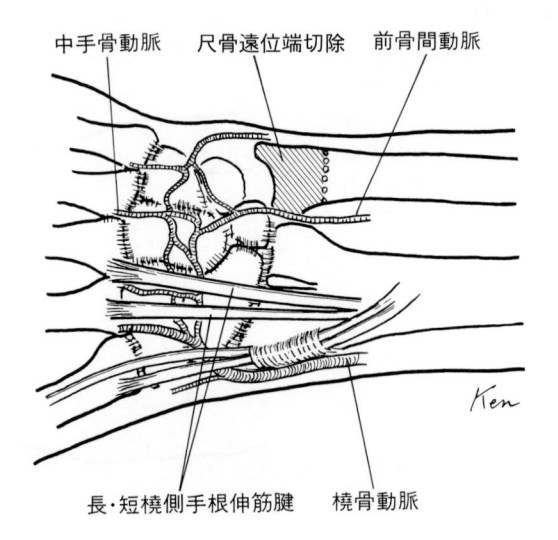

(図中ラベル: 中手骨動脈／尺骨遠位端切除／前骨間動脈／長・短橈側手根伸筋腱／橈骨動脈)

j. 滑膜切除術

　手関節を屈曲，牽引しながら先の曲がった鉗子とか，先の細いリューエル鉗子，または耳鼻科用のツアンゲなどを用いて，丁寧に滑膜切除を行う．滑膜切除は橈尺関節のみでなく，すべての手根間関節，手根・中手関節について時間をかけて滑膜切除を行う．滑膜切除が十分か否かは予後に大きく影響するので注意．滑膜切除後，関節嚢を縫合．とくに背側橈骨手根靱帯は確実に縫合するようにつとめる．

k. 創の閉鎖（1）

　尺骨遠位端周囲の骨膜，靱帯を密に縫合して，遠位端の脱臼を防止する．靱帯形成については次頁の図 l 参照．次に伸筋支帯を 2 つに裂いて図 m のごとくに縫合する．

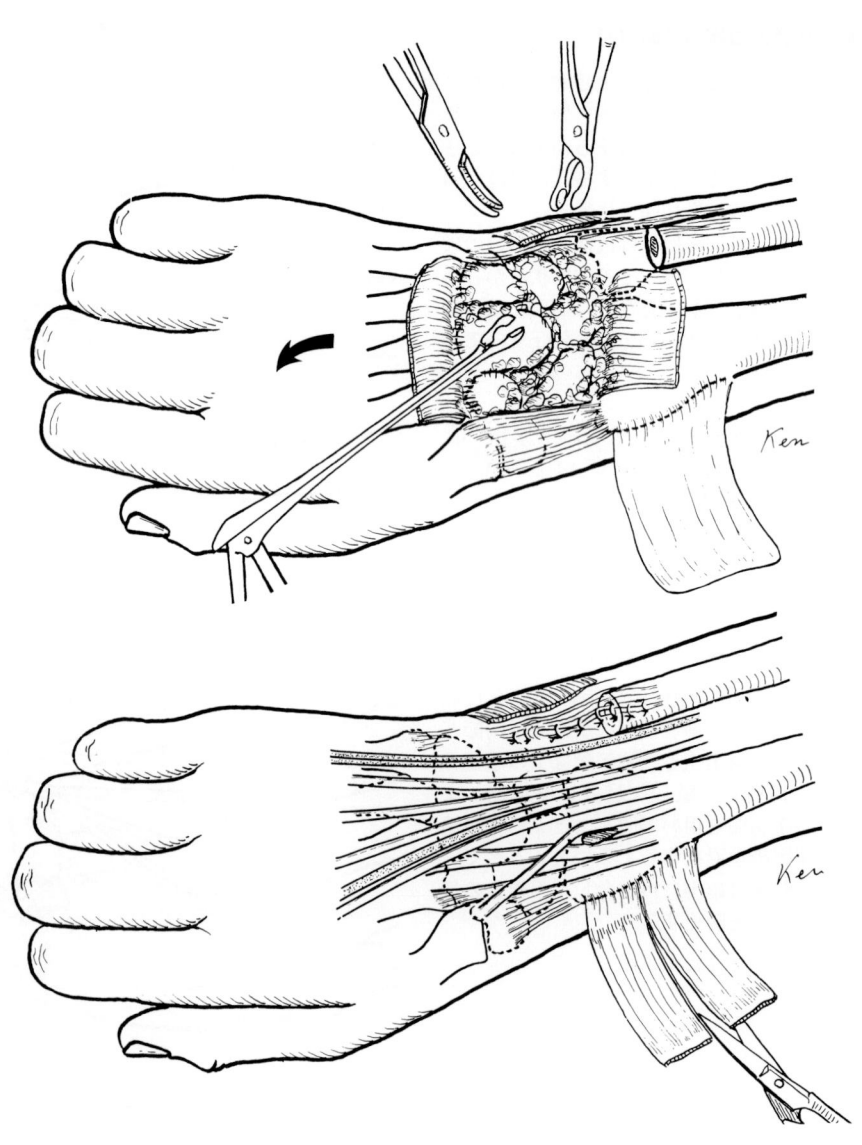

l．尺骨遠位端切除に腱固定・移行の合併 (Clayton ML, Ferlic DC: Clin Orthop 100: 176-185, 1974)

　Darrach手術後の尺骨遠位端の固定性を得るために，尺側手根伸筋腱を用いての図のごとき固定を，また手根骨の橈側回旋を防止する目的で，長橈側手根伸筋腱を用いてのClayton法を合併することがある．尺骨遠位端の腱固定の意味は，術後における遠位端の背・橈側偏位を防止し，疼痛の発生を予防するものである（Clayton法）．

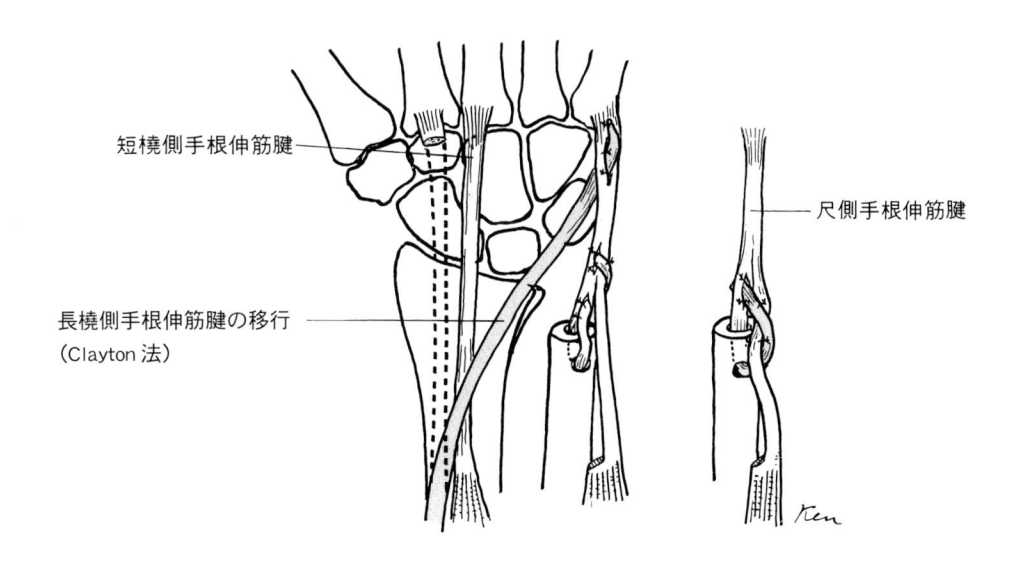

短橈側手根伸筋腱
長橈側手根伸筋腱の移行（Clayton法）
尺側手根伸筋腱

m．創の閉鎖（2）

　伸筋支帯の半分を腱の下に入れて，癒着を防止するとともに，残り半分を背側にまわしてbow stringの発生を防止しながらもとの靭帯部に縫合する．なお，このさい小指伸筋腱は背側に出したほうがよいであろう．一緒に靭帯の下に入れると癒着がおこり，小指，とくに小指MP関節の屈曲が障害されることがあるからである．
　術後は安全肢位として圧迫・副子固定を行い，自動運動開始は2～3週後とする．

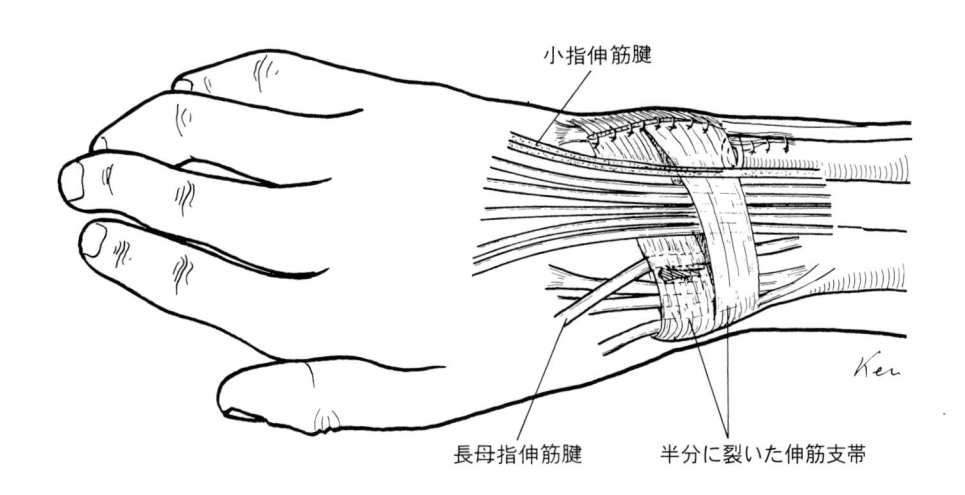

小指伸筋腱
長母指伸筋腱　半分に裂いた伸筋支帯

6 伸筋腱の滑膜切除術

a．伸筋腱の滑膜炎

手関節背面に砂時計様腫脹をきたす．伸筋腱のみの滑膜炎は日本人には比較的まれであるが，放置すると腱断裂をきたすこととなるので滑膜切除が必要となる．

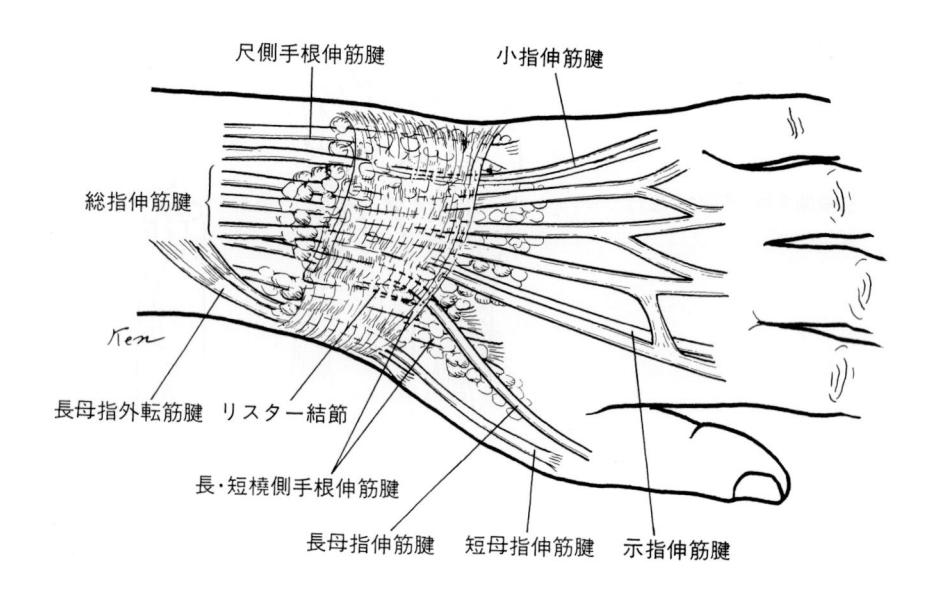

b．滑膜切除術

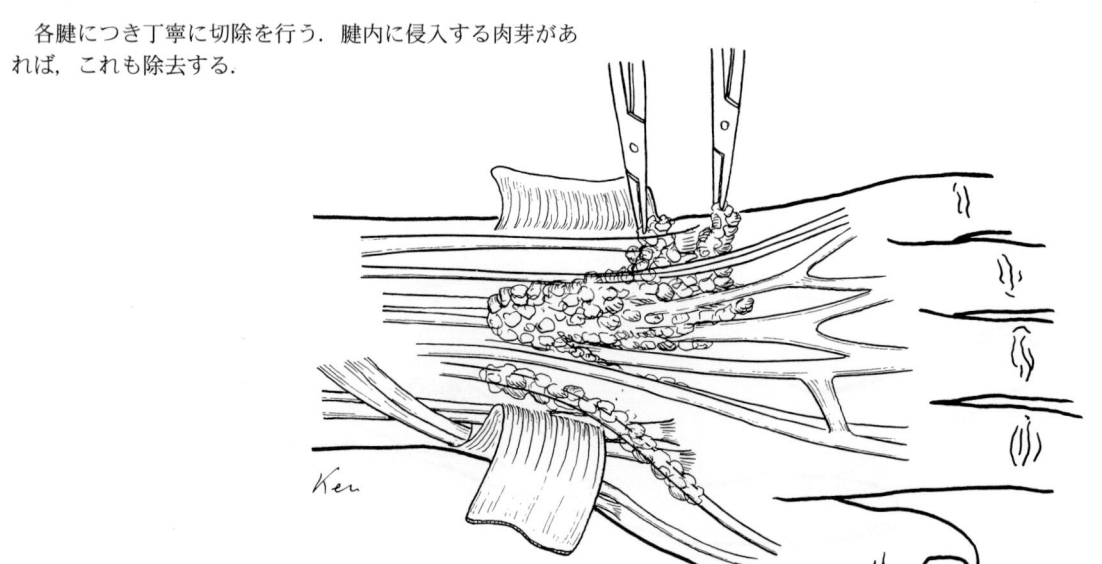

各腱につき丁寧に切除を行う．腱内に侵入する肉芽があれば，これも除去する．

c．滑膜切除の完了

関節内にも滑膜肥厚があればこれも切除する．滑膜切除後は伸筋支帯を縫合，自動運動は1～2週後より早期に開始する．

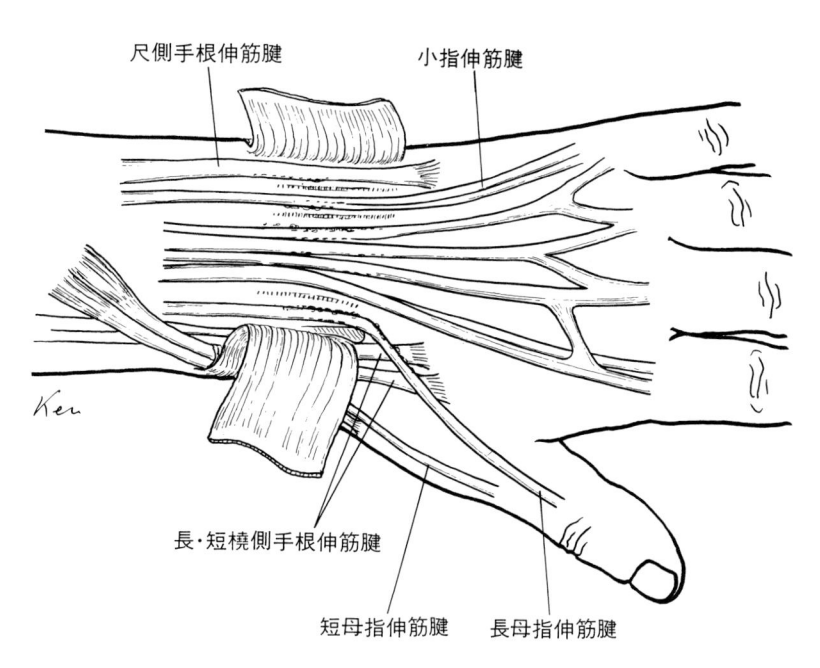

7 手関節の掌側脱臼と伸筋腱断裂

多く尺骨遠位端が肉芽侵蝕により鋭利化したものにより，伸筋腱が摩滅され断裂するものである．

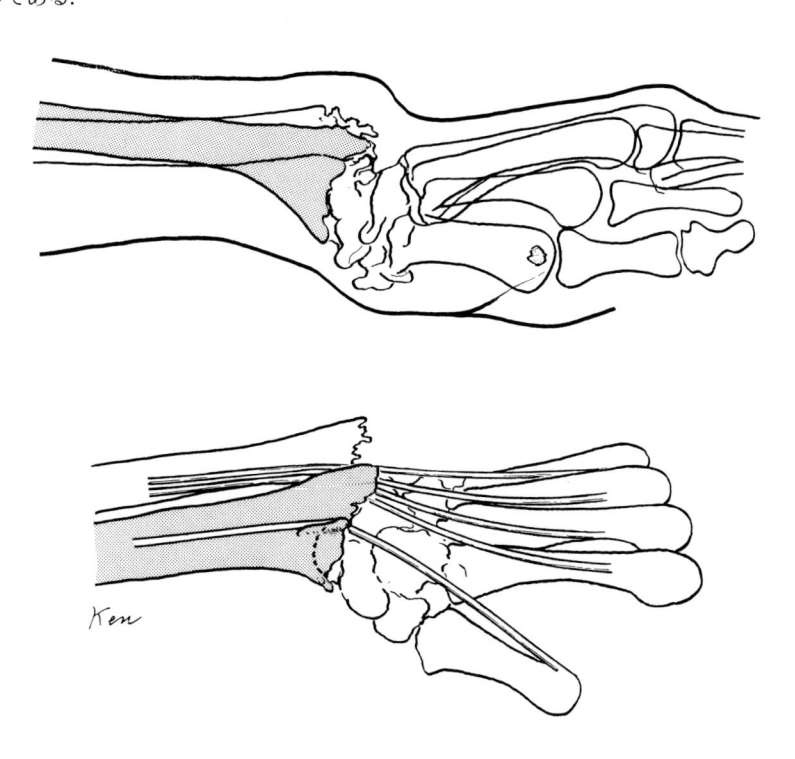

8 伸筋腱の断裂

断裂は小指側から示指側に向かうのがふつうである．ただし小指伸筋腱が断裂を免れれば，環指より始まることとなる．X線上，尺骨遠位端は背側亜脱臼位をとり，橈骨遠位尺側では骨が侵蝕されて scalloping sign を示すとき，伸筋腱の断裂がよくみられるという．

a．環・小指伸展障害

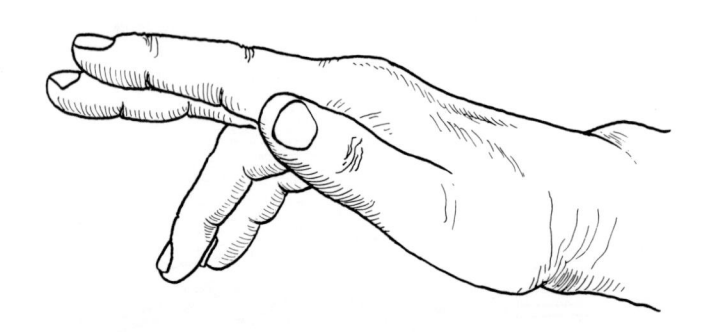

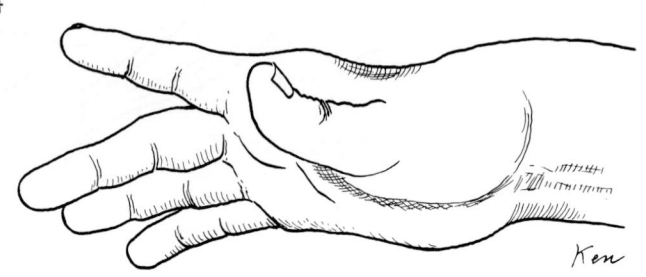

b．中・環・小指伸展障害

9 伸筋腱（環指）断裂の治療

a．切開と伸筋支帯の反転

局所の腱の損傷所見を示す．先の滑膜切除の項で述べたごとく，尺骨遠位端切除と滑膜切除を行う．

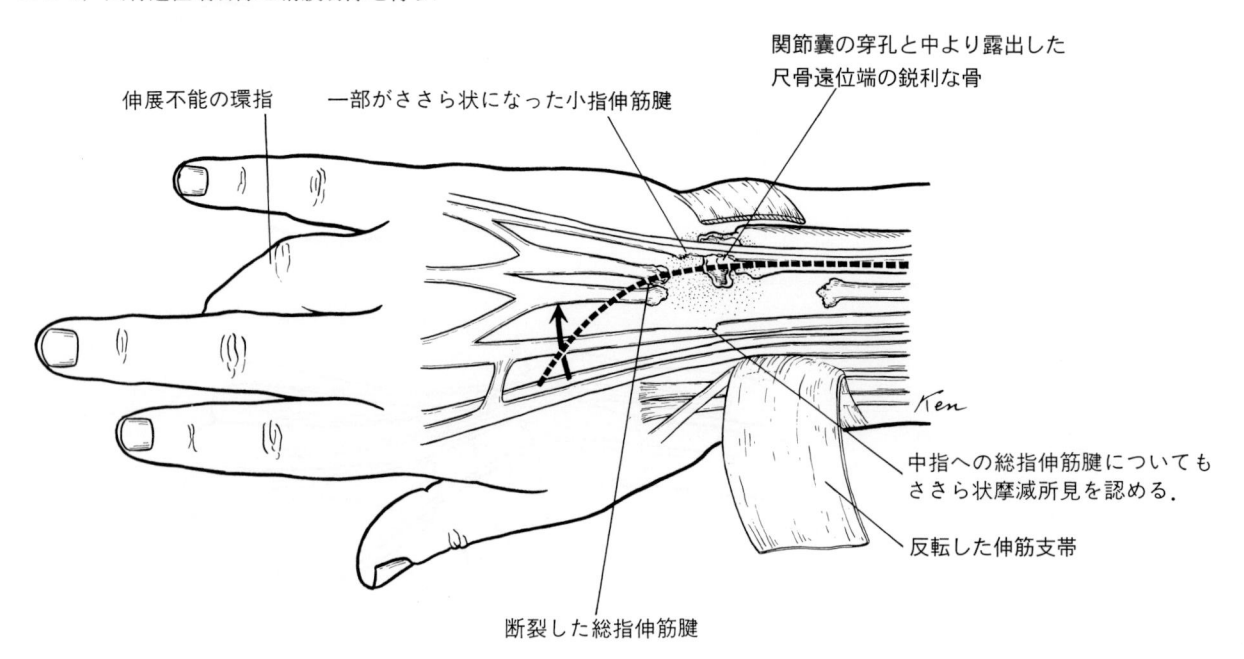

伸展不能の環指 ── 一部がささら状になった小指伸筋腱 ── 関節嚢の穿孔と中より露出した尺骨遠位端の鋭利な骨 ── 中指への総指伸筋腱についてもささら状摩滅所見を認める．── 反転した伸筋支帯 ── 断裂した総指伸筋腱

b．腱の移行術

示指伸筋腱の移行術を行った．示指伸筋腱を使用することなく，中指の伸筋腱に端側縫合するのもよい．

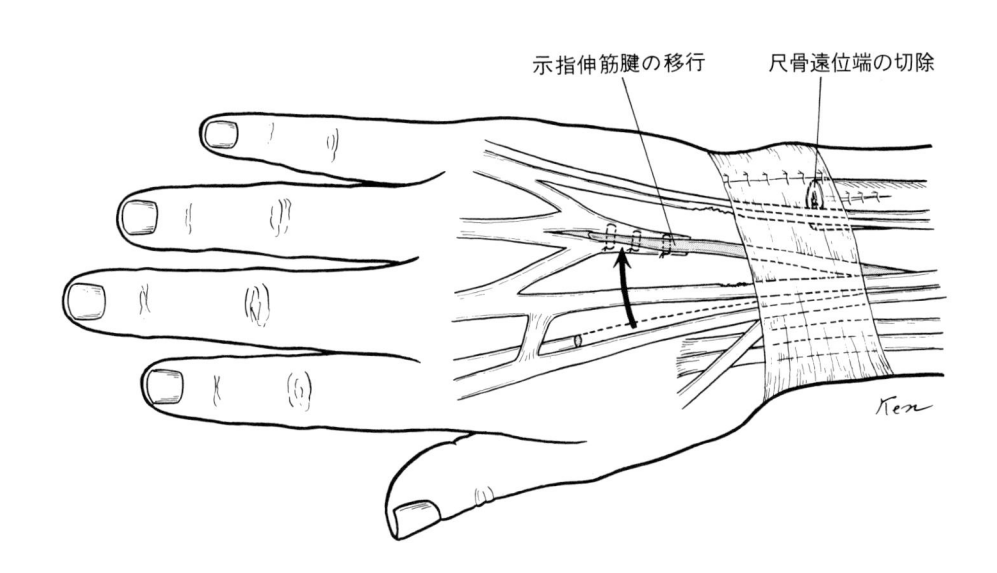

示指伸筋腱の移行　　尺骨遠位端の切除

10　伸筋腱（環・小指）断裂の治療

a．切開と伸筋支帯の反転

操作は滑膜切除術の場合と同様（647頁の図5参照）．

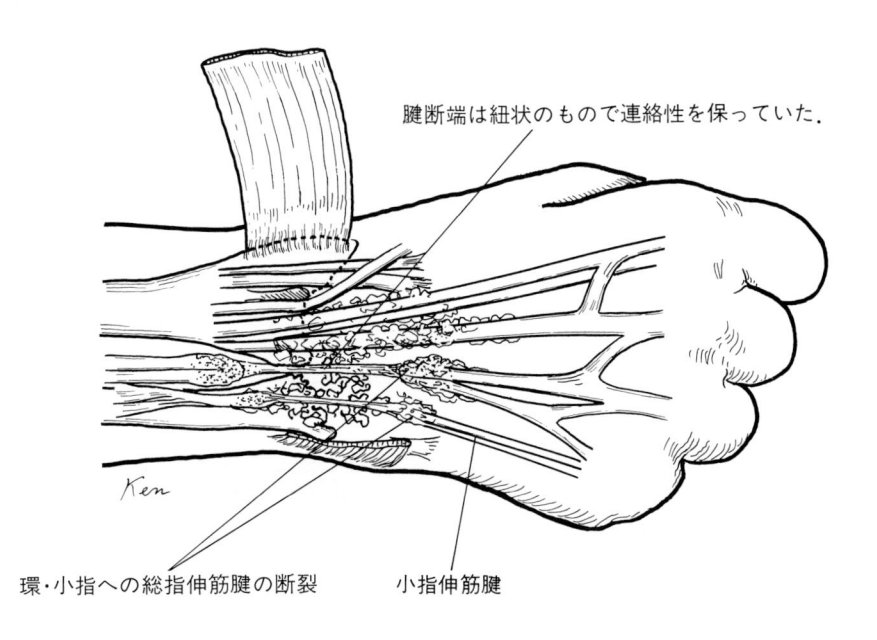

腱断端は紐状のもので連絡性を保っていた．

環・小指への総指伸筋腱の断裂　　小指伸筋腱

b．尺骨遠位端切除と滑膜切除

これについても滑膜切除の項で述べたのと同様である．関節嚢はH字切開，またはコ字切開で開く．滑膜切除は，647〜651頁の図5a〜m参照．

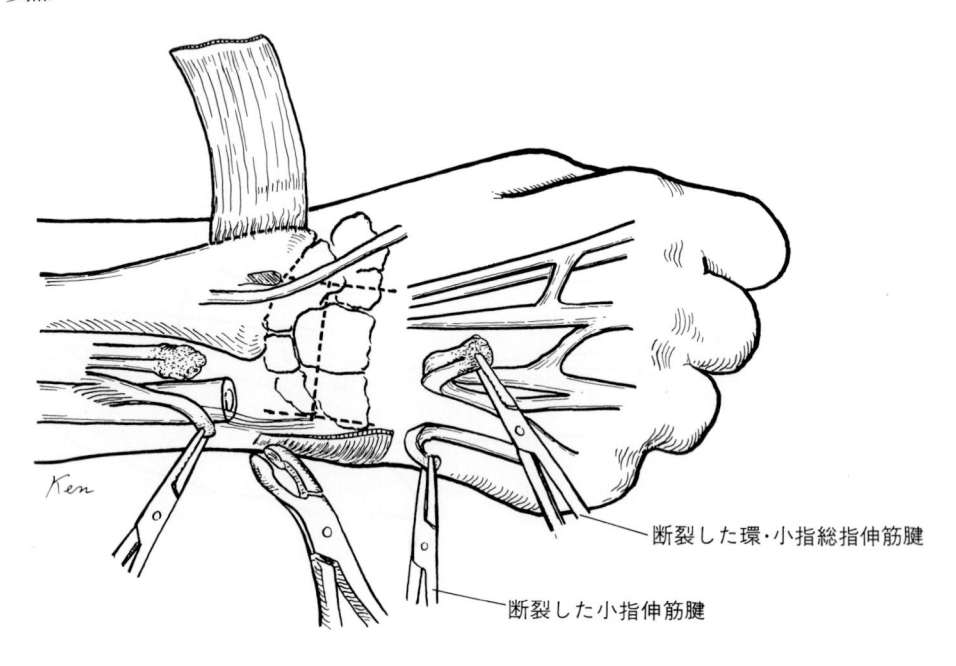

断裂した環・小指総指伸筋腱
断裂した小指伸筋腱

c．腱の移植

この症例については長掌筋腱の移植を行った．まず滑膜切除後，背側橈骨手根靱帯を縫合する．その上にて移植腱をbridge graftした．しかし，bridge graftを行うことは2ヵ所の腱縫合を必要とし，断裂した筋には拘縮もあり十分な可動性が期待できない危険性がある．よって，経験的に端側吻合が好ましいとされている．

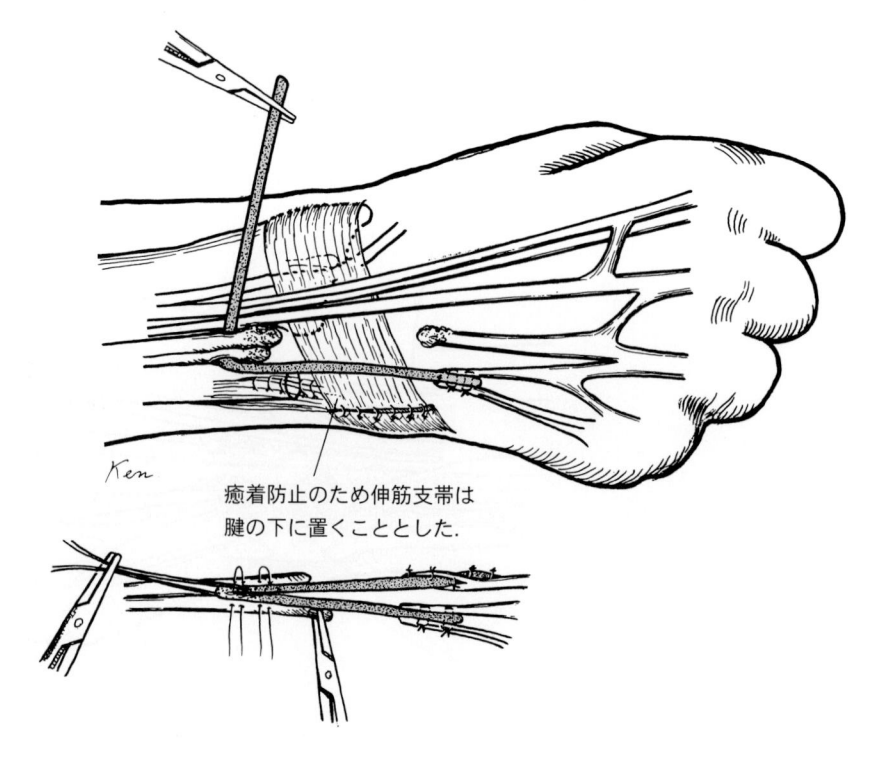

癒着防止のため伸筋支帯は腱の下に置くこととした．

d．腱移行による再建

環指伸筋腱を引いて小指の伸展が可能であれば，小指伸筋腱の縫合は必要ではない（政田ほか：整形外科 55：148-152, 2004）．

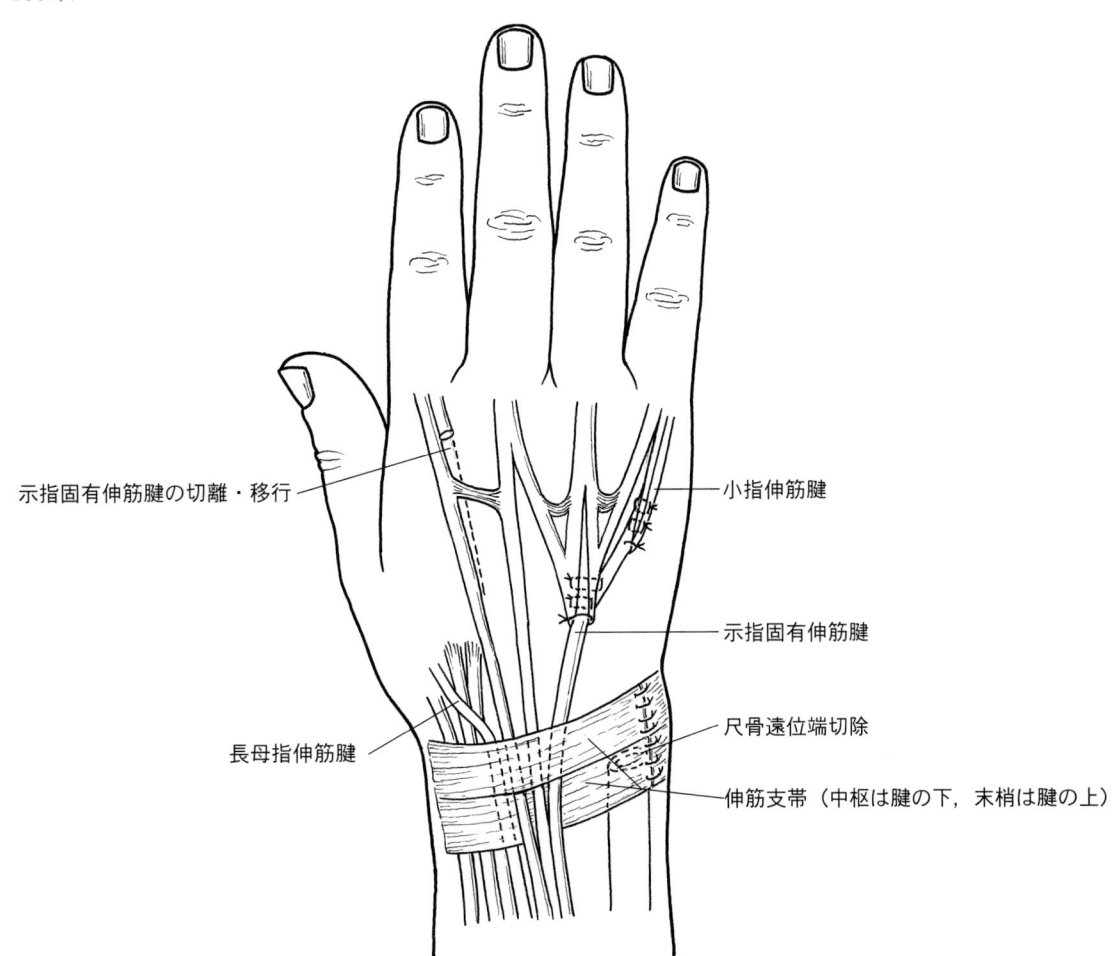

示指固有伸筋腱の切離・移行

小指伸筋腱

示指固有伸筋腱

長母指伸筋腱

尺骨遠位端切除

伸筋支帯（中枢は腱の下，末梢は腱の上）

11 伸筋腱（中・環・小指）断裂の治療

示・中指の端側吻合と示指伸筋腱の移行術を併用して行った．

腱縫合時の緊張度についてはとくに注意し，強すぎてMP関節の屈曲が障害されることがあってはならない．縫合は確実とし後療法はなるべく早期より開始する．

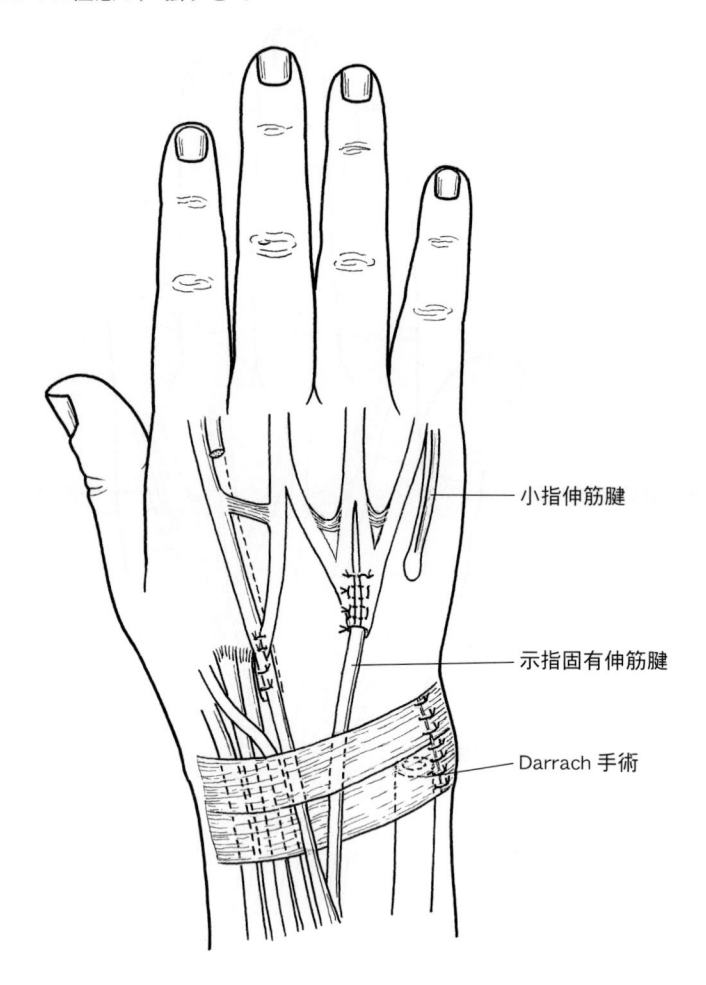

小指伸筋腱
示指固有伸筋腱
Darrach手術

12 Palmar shelf arthroplasty (Skoff H, 1988)

手関節におけるリウマチ性滑膜炎では橈骨・月状・舟状骨靱帯に沿う炎症が著明で，これは橈骨遠位端掌側面を破壊して掌側脱臼の原因となりやすい（Skoff H: J Bone Joint Surg 70A: 1377-1382, 1988）．

a．術前所見

手関節で掌側脱臼し，しばしば伸筋腱断裂を伴う．

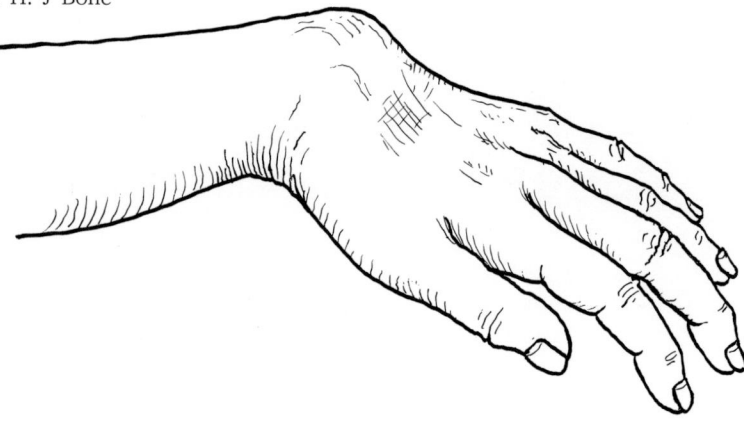

b．側面X線所見と骨切除の範囲

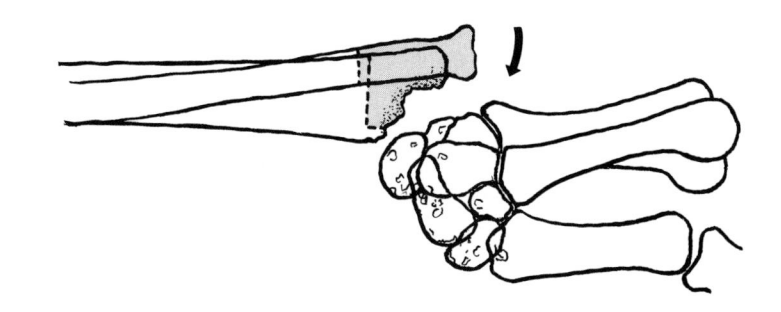

c．整復と固定

　脱臼を整復し，キルシュネル鋼線で一時的固定を行っている．骨癒合は必ずしも必要でなく，単なる線維性癒合でもよい．要は正しい軸での固定性を得ることが大切である．

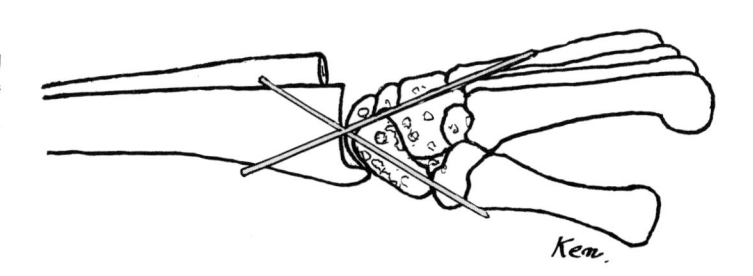

13 橈骨遠位端掌側面の破壊

　滑膜炎は橈骨・月状・舟状骨靱帯に沿って著明で，橈骨遠位端掌側面を侵蝕，囊腫を形成，ついで骨破壊をきたして手関節の掌側脱臼を招来する．

a．橈骨遠位掌側での囊腫形成

仮性囊腫形成
橈骨・月状・舟状骨靱帯

b．手関節の掌側脱臼

骨破壊と手根骨の掌側脱臼

c．骨移植の脱臼整復と固定

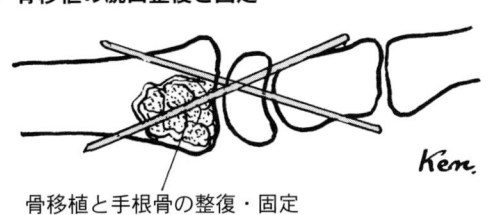

骨移植と手根骨の整復・固定

14 手関節部分固定術

この手技の詳細については，273〜276頁の図16を参照のこと．

A．腱固定術（石井ほか）

骨の破壊により手根骨の尺側転移が予想される場合に使用される．時に橈骨・月状骨間の部分関節固定術も実施される．後者のほうが固定は確実である．

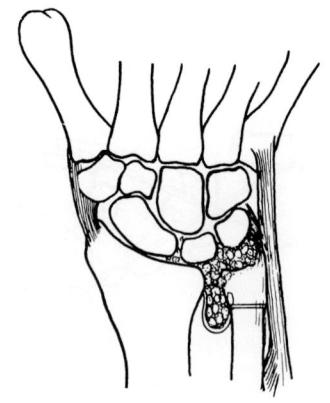

B．Sauvé and Kapandji 法

橈骨遠位端尺側縁の破壊は手根骨の尺側ぐりの原因となるので，Kapandji法が望ましい．骨嚢腫があれば切除骨（尺骨遠位端骨）を用いての骨移植を行う．

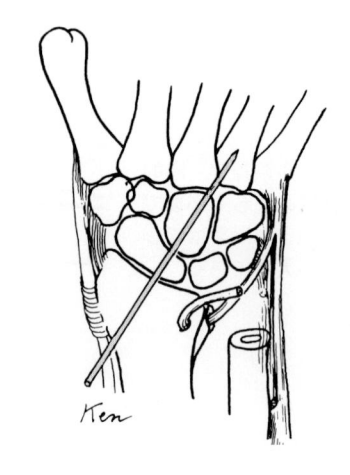

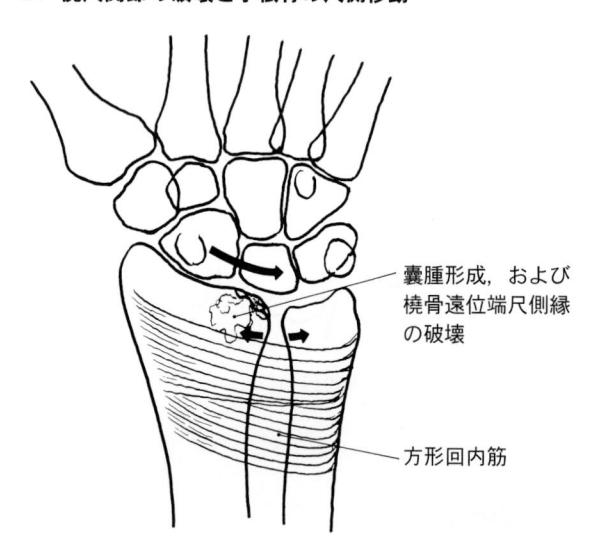

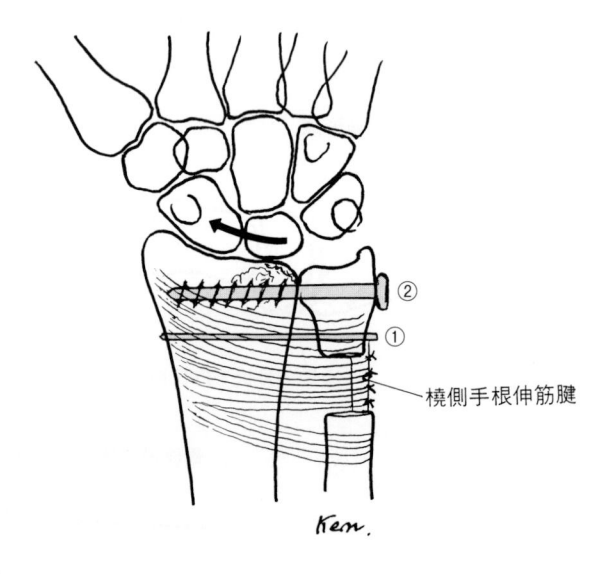

a．橈尺関節の破壊と手根骨の尺側移動

嚢腫形成，および橈骨遠位端尺側縁の破壊

方形回内筋

b．Sauvé and Kapandji 法

橈側手根伸筋腱

注　意：
1) 橈骨遠位端尺側縁の破壊
2) 仮性嚢腫形成
3) 橈尺関節の離開
4) 月状骨・舟状骨間の離開

左記は手根骨の尺側ぐりの原因となる．尺側ぐりを矯正ののち，まずキルシュネル鋼線を刺入（①），ついで螺子固定（②）を行う．①は骨片の回旋防止のためである（279頁も参照）．

c．腸骨移植法（中山）

採型ならびに骨癒合が容易との利点がある．
政田は切離した尺骨遠位端を橈骨遠位端尺側に大きめの穴を穿ち，これに挿入，固定する方法を述べている．

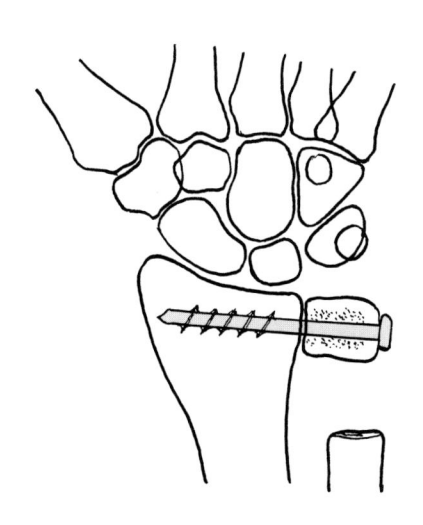

d．手根部での計測（Youm Y, 1978）

手関節の破壊，変形の進行度の認知に用いられる．

Carpal height ratio $= \dfrac{L_2}{L_1}$ （正常 0.54）

Carpal ulnardistance ratio $= \dfrac{L_3}{L_1}$ （正常 0.34）

C：回転中心

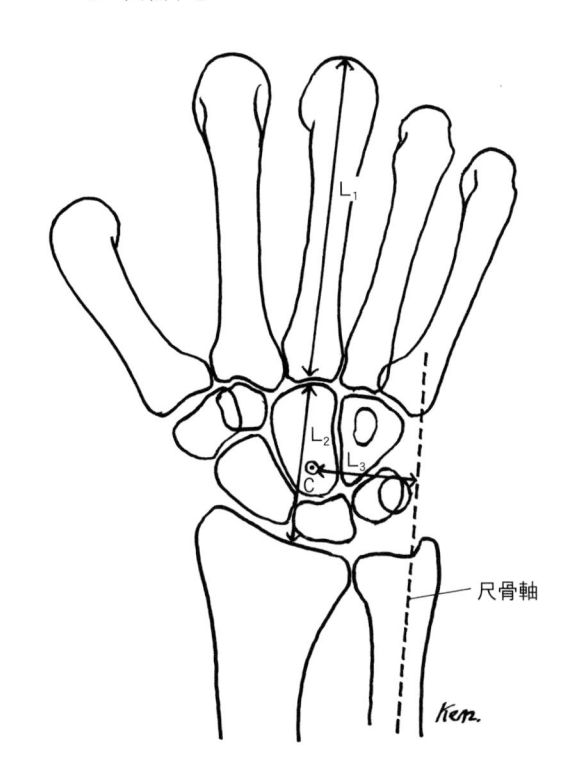

尺骨軸

C．限局性関節固定術

橈骨遠位端の尺側縁の破壊がかなり進行している症例では，Kapandji 法でなく，橈骨・月状骨間の関節固定術が適応となる．また囊腫形成がみられれば Darrach 法で切除した骨の移植を行う．

図はキルシュネル鋼線，ステープル固定を行っているが，螺子固定を斜方向に行うのもよい．

a．手関節破壊

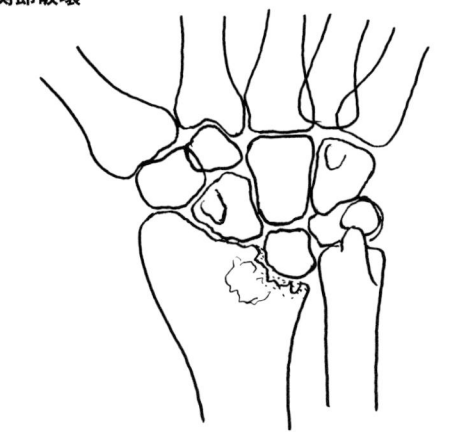

b．橈骨・月状骨固定術

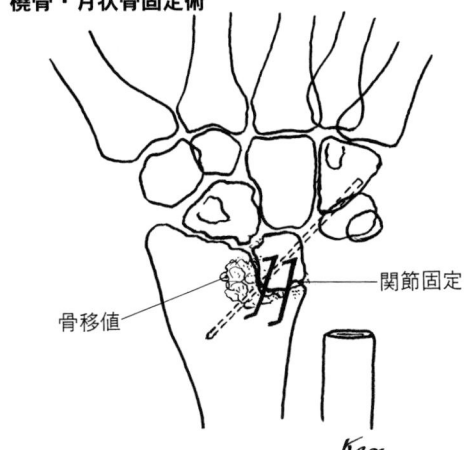

骨移値　関節固定

D. 全手関節固定術（1）

a. 手関節の破壊（側面）と脱臼
伸筋腱の断裂も認めた．

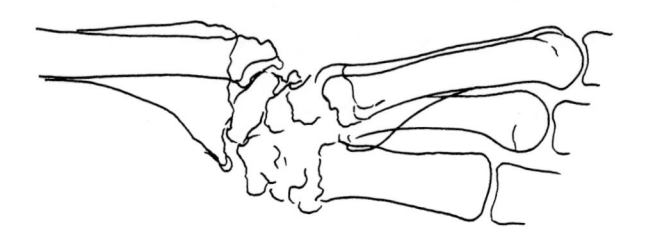

b. 手関節の破壊（正面）

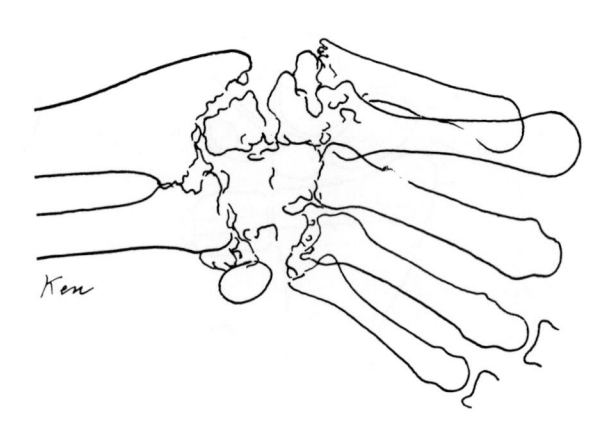

c. 手関節固定（側面）
脱臼を整復位とし骨移植を行った．断裂した伸筋腱には腱移植を行い，尺骨遠位端は切除した．

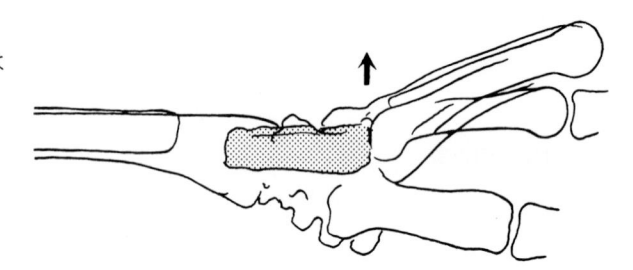

d. 手関節固定（正面）
母指CM関節についても固定術を行った．
関節破壊が強い場合には関節固定はきわめてよい適応であり，良好な機能改善が得られる．人工関節は考慮すべきでない．

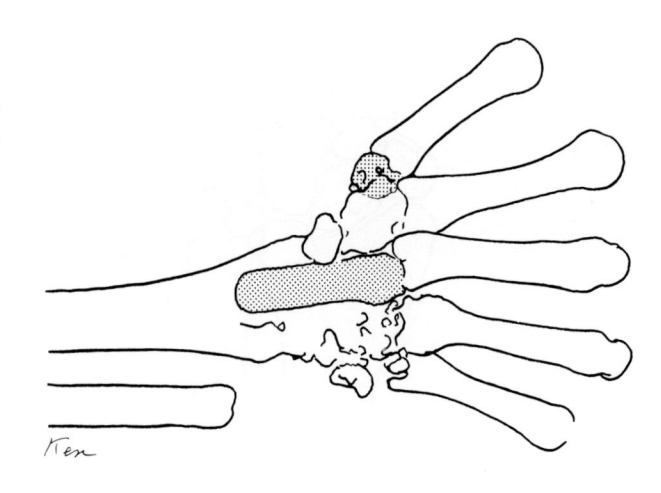

E. 全手関節固定術（2）

a. 手関節の掌側脱臼変形

骨切り術により橈骨遠位端を切除し，滑膜切除ののちこれを整復．同時に Darrach 手術を合併．

この部は bone saw で切除，滑膜切除ののち関節を引き上げる．

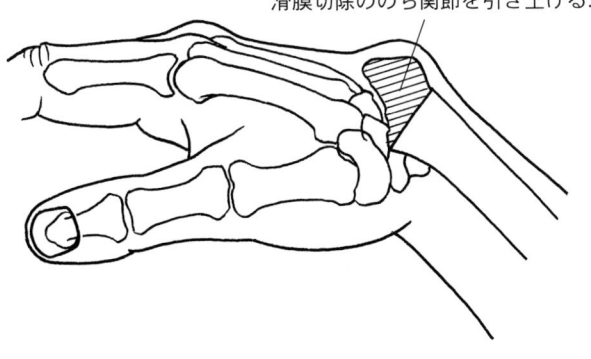

b. ムチランス型手関節掌側脱臼に対するキルシュネル鋼線を用いての関節固定術

1.8 mm キルシュネル鋼線を第 3，4 中手骨骨頭より刺入．橈骨骨髄腔に入れば槌で叩き込んで，最後に関節部で引き込み，先端を骨頭下に置く．操作が容易との利点がある．

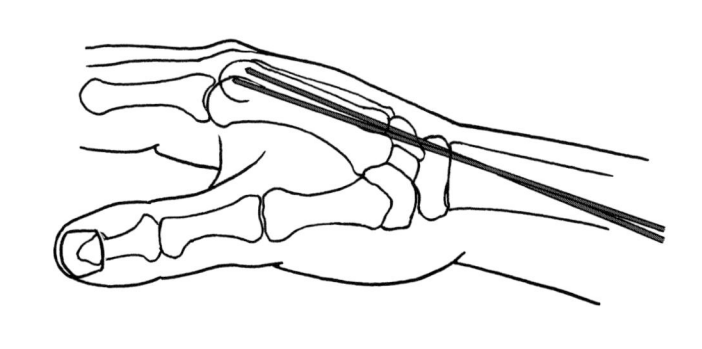

c. ムチランス型リウマチ

58 歳，男．術前，手関節が掌側に脱臼していた．

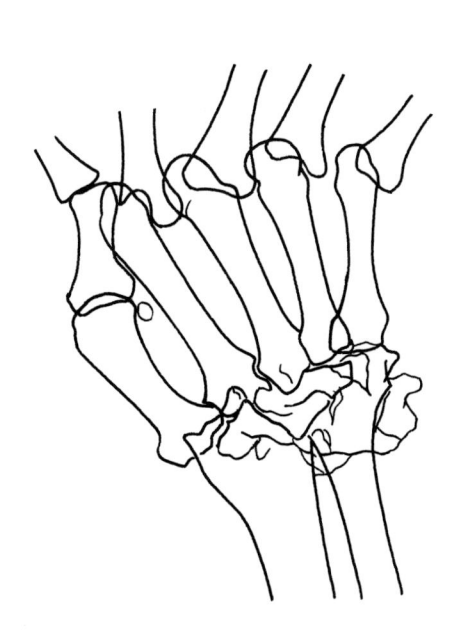

d. 術後正面像

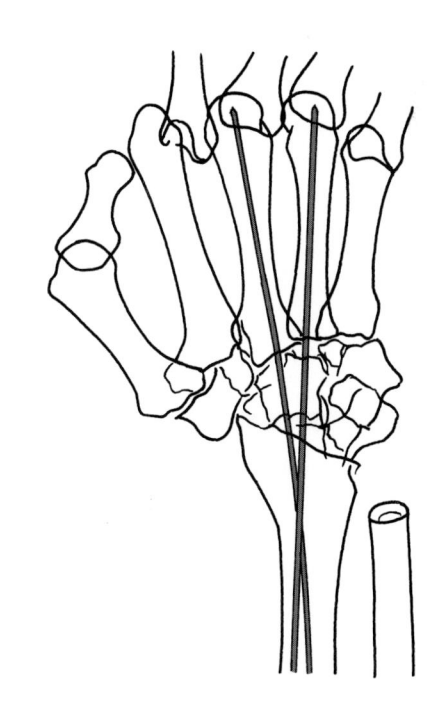

15 MP関節の滑膜切除

術前にX線，またMRIによる精査を行う．

a．MP関節における滑膜炎と局所の解剖

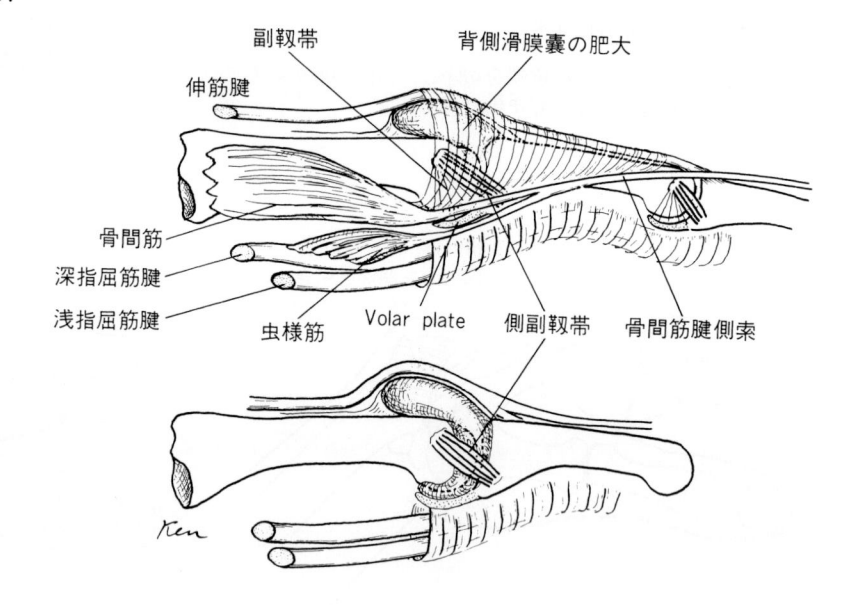

b．MP関節滑膜切除の切開

横切開は，術後かえって瘢痕が目立ちやすいので，図のごとく縦切開を4個おくか，示・中指，環・小指間にそれぞれ1個，計2個をおいて皮膚をずらせて滑膜切除を行う．

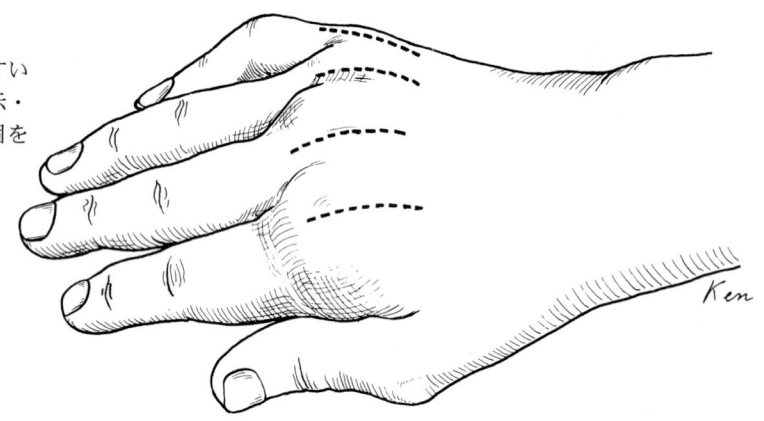

c．MP関節滑膜炎と屈筋腱腱鞘炎

炎症が長期にわたると掌側に穿通し，屈筋腱腱鞘の炎症と連絡することがあることを知っておく必要がある．

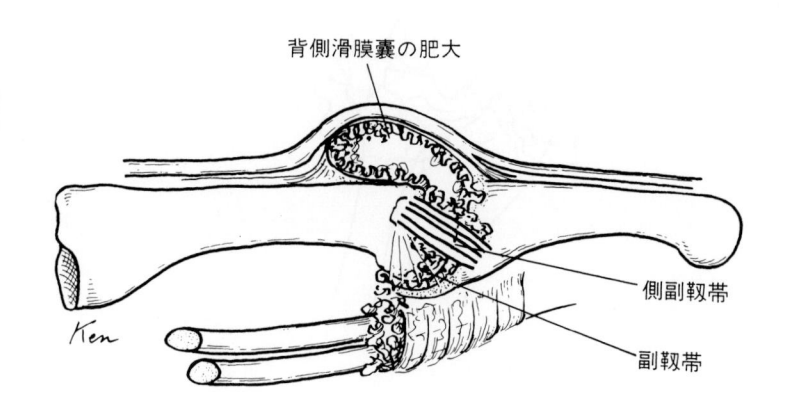

d．滑膜嚢の切除

伸筋腱を縦に裂いて背側滑膜嚢を出し，周囲よりこれを剥離・摘出する．

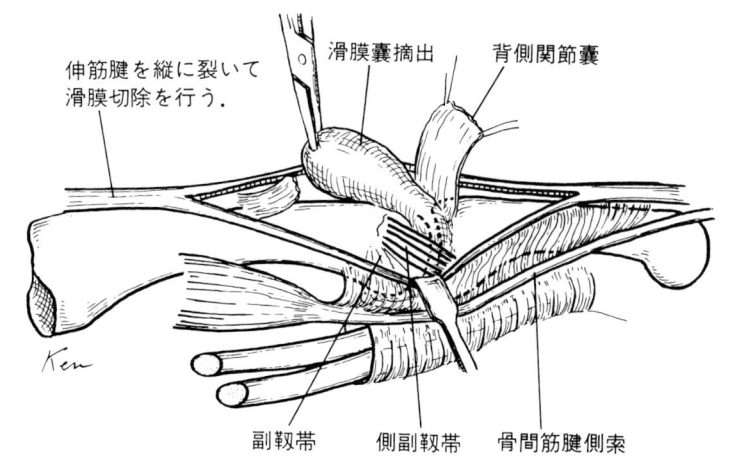

（図中ラベル：伸筋腱を縦に裂いて滑膜切除を行う．／滑膜嚢摘出／背側関節嚢／副靱帯／側副靱帯／骨間筋腱側索）

e．滑膜炎と骨の侵蝕（側面）

侵蝕は側副靱帯の付着部付近にしばしば著明．

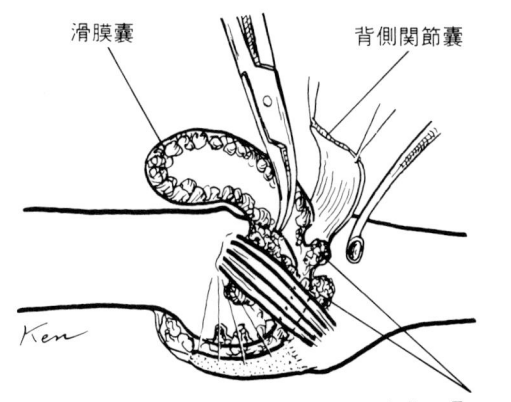

（図中ラベル：滑膜嚢／背側関節嚢／リウマチ肉芽の骨への侵蝕）

f．滑膜炎と骨の侵蝕（背面）

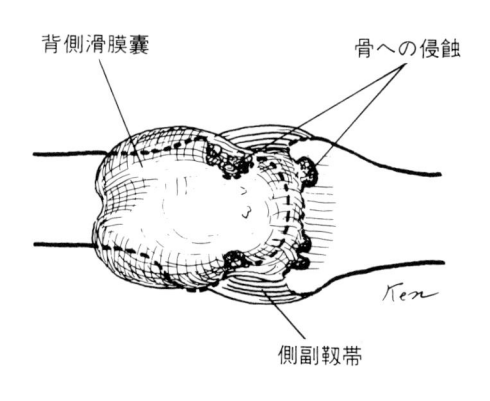

（図中ラベル：背側滑膜嚢／骨への侵蝕／側副靱帯）

g．滑膜切除

背側滑膜嚢切除後，関節側面の滑膜切除を行う．先の曲がったモスキート鉗子，または耳鼻科用のツアンゲを用いて骨を侵蝕した肉芽の摘出などに時間をかけて，しかも atraumatic に行う．

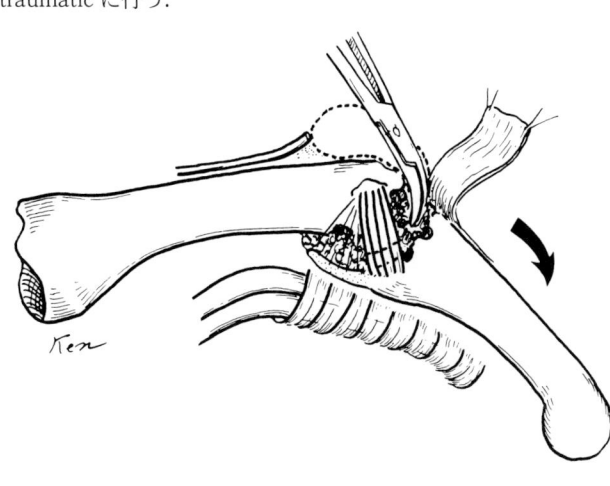

h．掌側滑膜の切除

掌側関節嚢についても肥厚滑膜はできるだけ摘出するようつとめる．解剖的に全摘出は必ずしも容易でないが，滑膜を残すことは再発の危険性を残すこととなる．

切除は MP 関節を強く屈曲位とし，先の曲がったモスキート，小型リューエル鉗子などで滑膜を切除する．

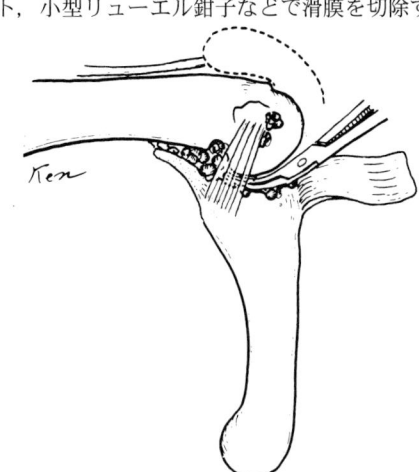

i. 滑膜切除の完了

滑膜切除後は関節をもとに返し，背側関節囊で関節をカバー，伸筋腱を結節縫合して手術を終わる．

術後は安全肢位で軽度の圧迫・副子固定を行い，10〜14日後より自動の指屈伸運動を開始する．

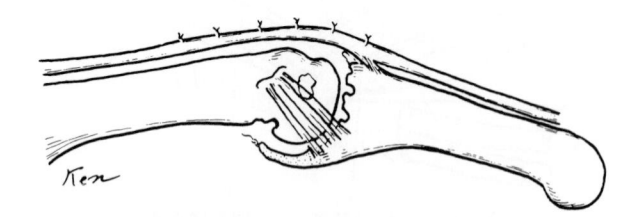

j. 骨の侵蝕

陳旧例については図のごとき骨の侵蝕をみる．

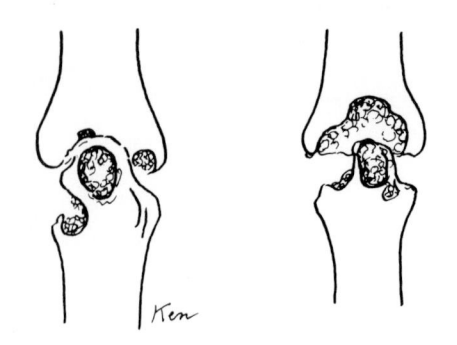

k. 全MP関節における滑膜切除

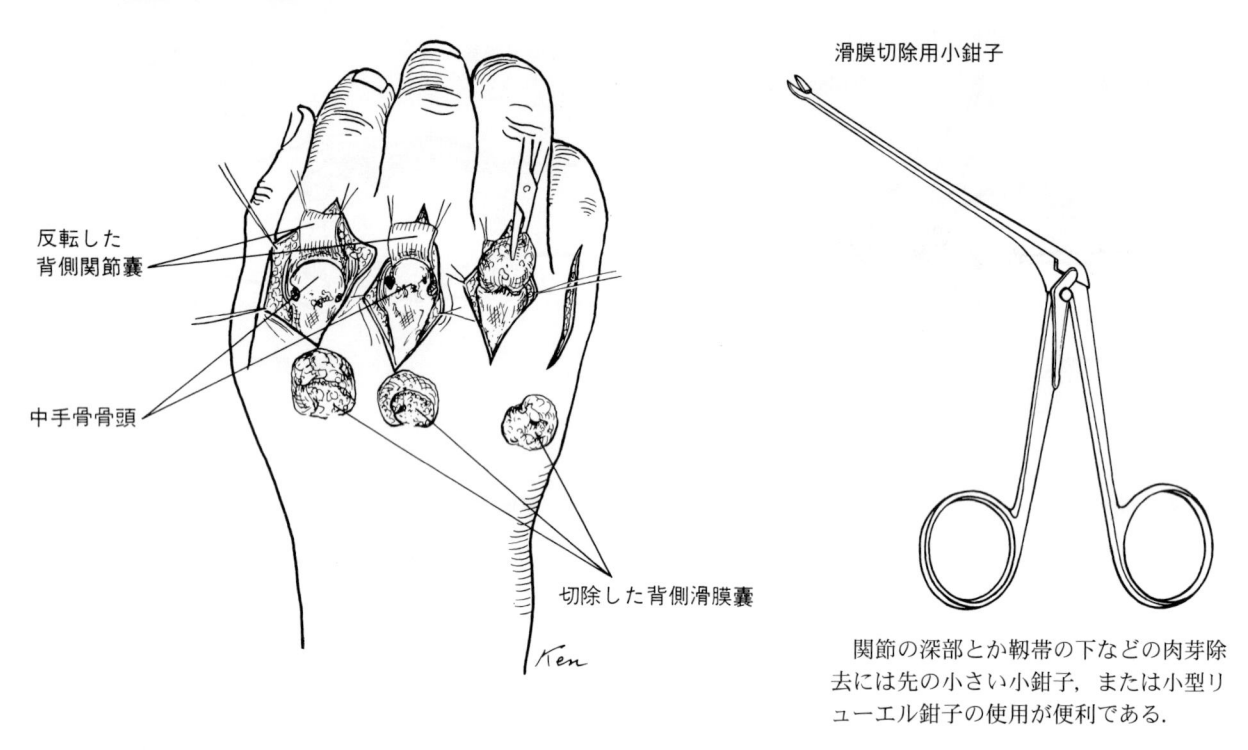

- 反転した背側関節囊
- 中手骨骨頭
- 切除した背側滑膜囊

滑膜切除用小鉗子

関節の深部とか靭帯の下などの肉芽除去には先の小さい小鉗子，または小型リューエル鉗子の使用が便利である．

16 MP関節脱臼と滑膜切除

a. MP関節脱臼と側副靭帯伸展の縫縮

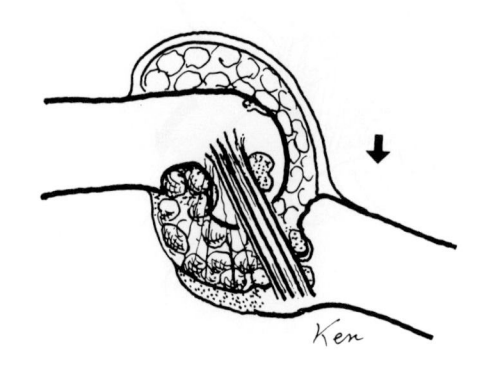

b．側副靱帯の一時的切離

切離は橈側側副靱帯のみ，また橈・尺両側側副靱帯について行う．背側より掌側に病的滑膜を多量にみることがある．

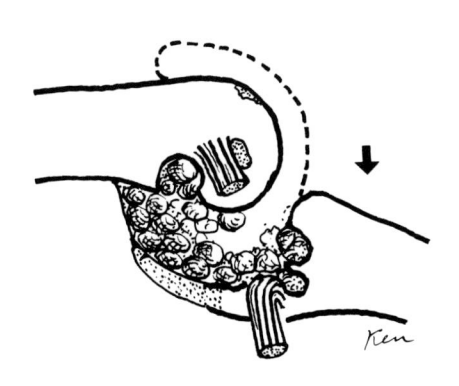

c．側副靱帯の切離と関節開放

骨内侵蝕肉芽の除去も同時に行う．

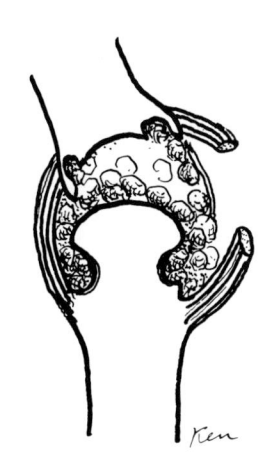

d．関節の整復・固定と側副靱帯の縫縮

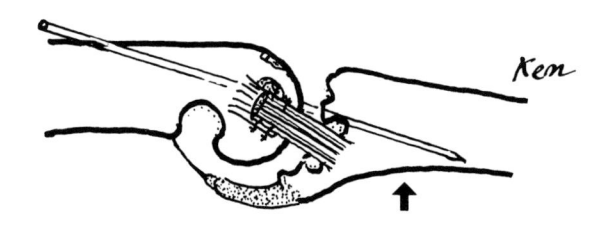

17 指の尺側偏位と MP 関節滑膜切除

MP 関節の滑膜炎が長期間継続すると，伸筋腱は尺側に脱臼し指の尺側偏位が発生する．

a．切 開

横切開は術後瘢痕が目立ちやすいので，図のごとき切開のほうが無難であろう．

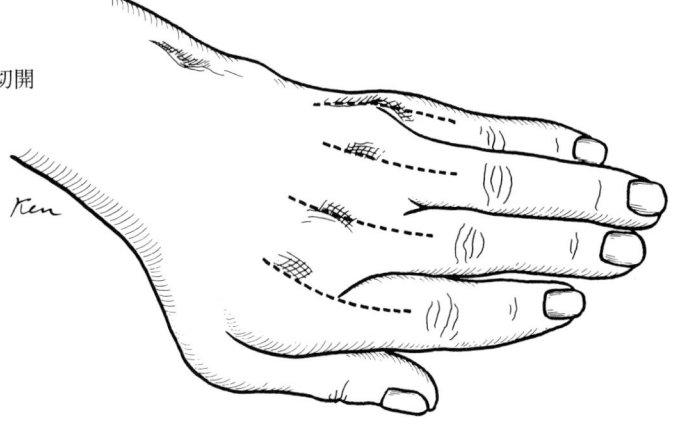

b. 指の偏位と滑膜炎，伸筋腱脱臼（背面）

指は尺側偏位と swan-neck 変形を示す．

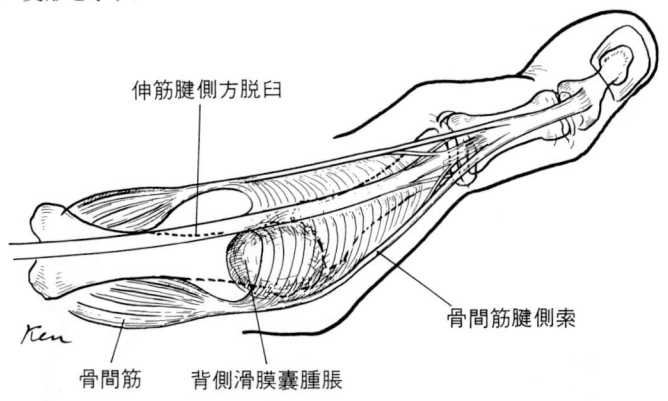

- 伸筋腱側方脱臼
- 骨間筋腱側索
- 骨間筋
- 背側滑膜嚢腫脹

c. 滑膜腫脹と伸筋腱脱臼（側面）

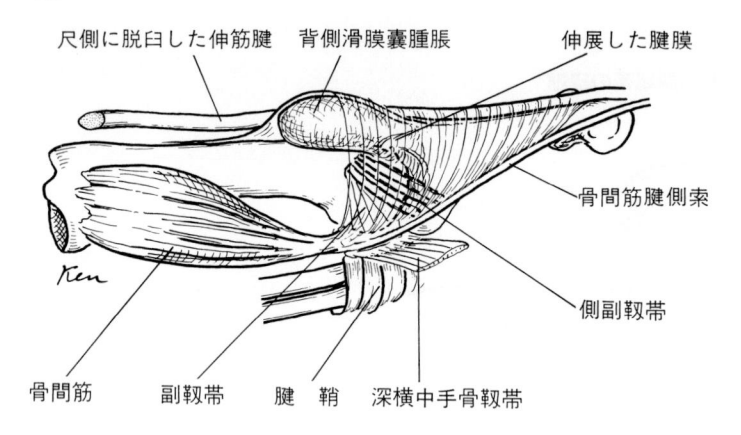

- 尺側に脱臼した伸筋腱
- 背側滑膜嚢腫脹
- 伸展した腱膜
- 骨間筋腱側索
- 側副靱帯
- 骨間筋
- 副靱帯
- 腱鞘
- 深横中手骨靱帯

d. 指背腱膜の plication の実施

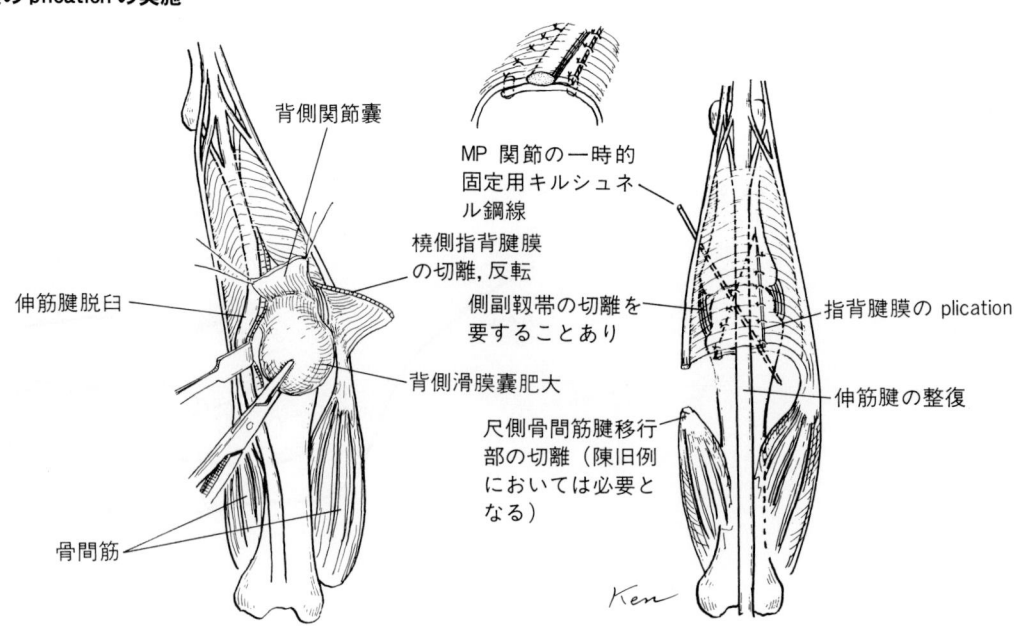

- 背側関節嚢
- MP 関節の一時的固定用キルシュネル鋼線
- 橈側指背腱膜の切離，反転
- 伸筋腱脱臼
- 側副靱帯の切離を要することあり
- 背側滑膜嚢肥大
- 尺側骨間筋腱移行部の切離（陳旧例においては必要となる）
- 指背腱膜の plication
- 伸筋腱の整復
- 骨間筋

18 陳旧性 MP 関節脱臼の治療 (resection arthroplasty)

これにはふつう，指の尺側偏位と指の swan-neck 変形の両者を合併する．

a．特有なリウマチ手の変形

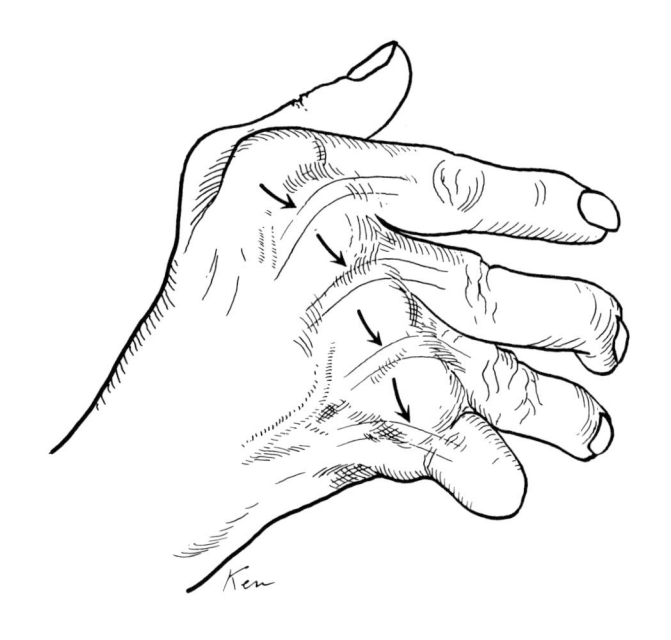

b．MP 関節脱臼と swan-neck 変形の発生

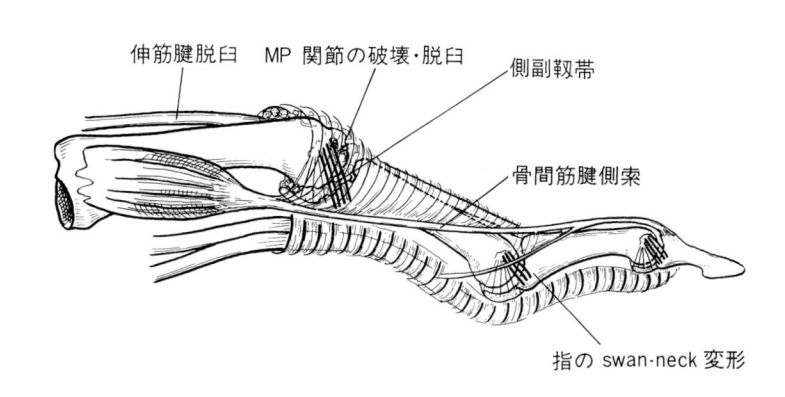

伸筋腱脱臼　MP 関節の破壊・脱臼　側副靱帯

骨間筋腱側索

指の swan-neck 変形

c．側副靱帯の切離と関節開放

先述した伸筋腱脱臼に対する処置のさいのごとく，指背腱膜を切離して関節を露出したのちに側副靱帯切離を行う．

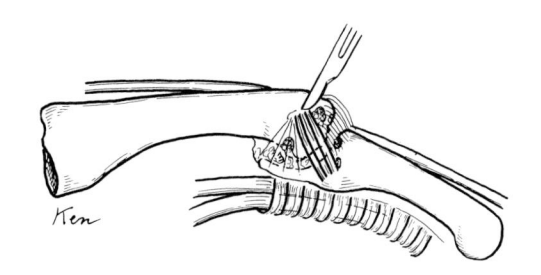

d. 中手骨骨頭切除

骨頭破壊が強い場合に適応となる.

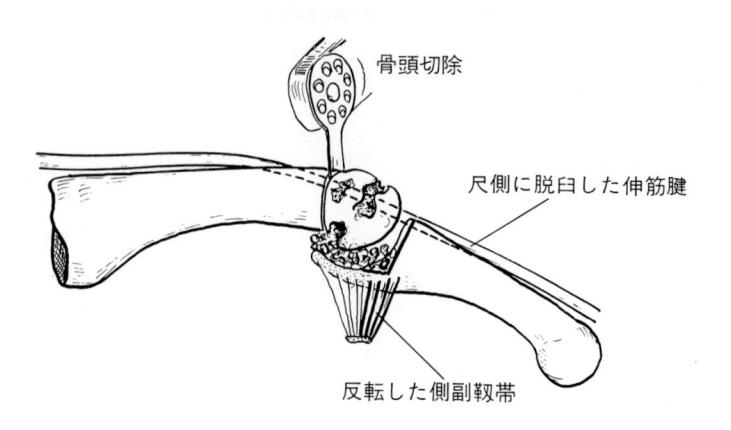

骨頭切除
尺側に脱臼した伸筋腱
反転した側副靱帯

e. 掌側滑膜完全切除

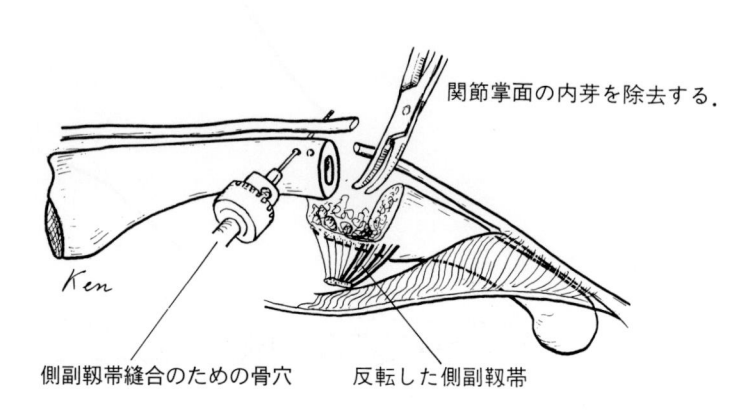

関節掌面の内芽を除去する.

側副靱帯縫合のための骨穴　　反転した側副靱帯

f. Vainio 法 (1)

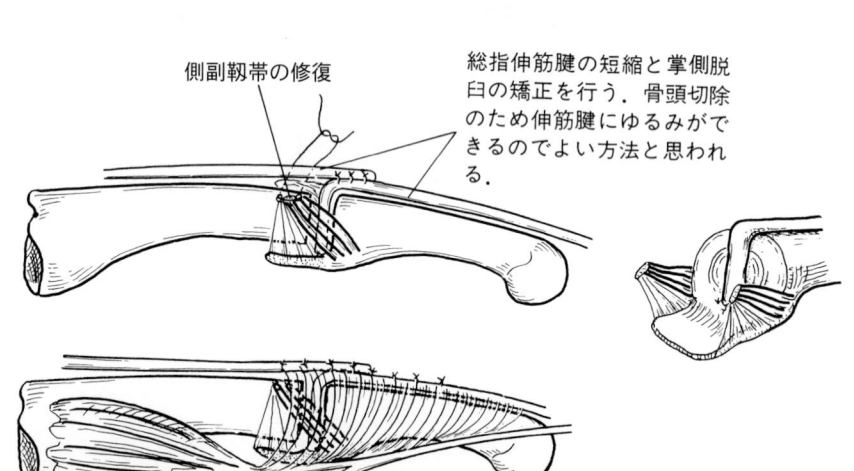

側副靱帯の修復

総指伸筋腱の短縮と掌側脱臼の矯正を行う．骨頭切除のため伸筋腱にゆるみができるのでよい方法と思われる．

g. Vainio 法 (2)

以上ののちに指背腱膜の修復を行う．

h. Tupper 法

これは，関節切除後に volar plate により吊り上げを行うと同時に，中間膜の役を行わしめるものである．

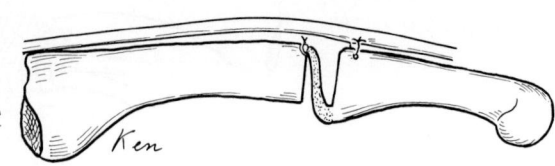

i．人工関節 Avanta MCP implant の挿入

1）骨髄腔の拡大

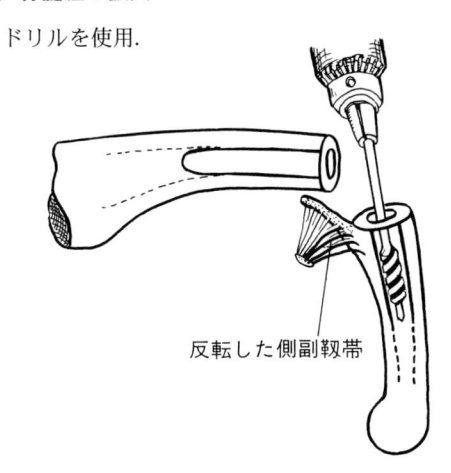

ドリルを使用．

2）Avanta 型 implant の挿入

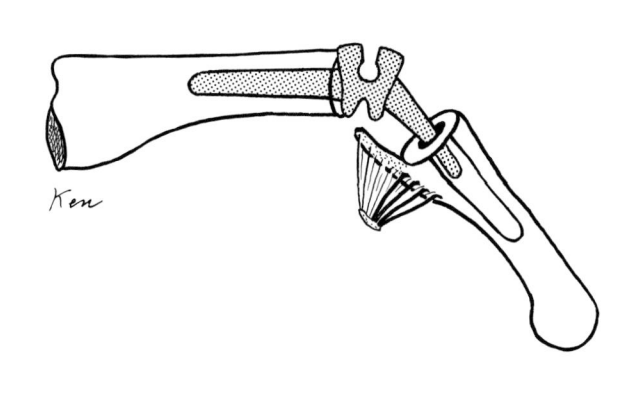

3）Avanta 型 implant 挿入後の指背腱膜の修復（側面）

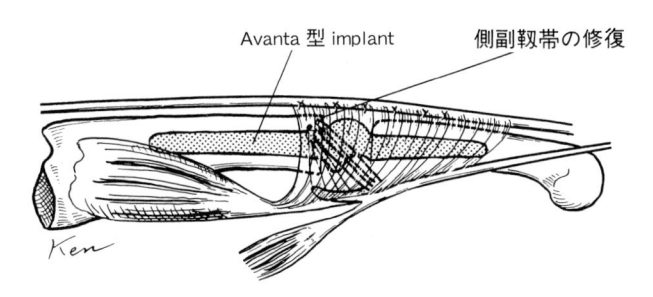

4）掌側軟骨板を用いての側副靱帯形成（Swanson）

側副靱帯が使用できない場合，volar plate の一部を用いて，関節の固定性を得ようとするものである．とくに橈側の形成を行う．

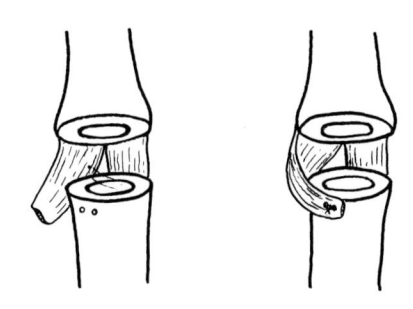

5）指背腱膜の修復（背面）

伸筋腱の整復．

後療法：
安全肢位での軽度圧迫，固定包帯として，10〜14日後（Swanson は 3〜5 日後としている）より自動屈伸運動を開始する．変形防止と運動を兼ねての dynamic splint の使用が大切．

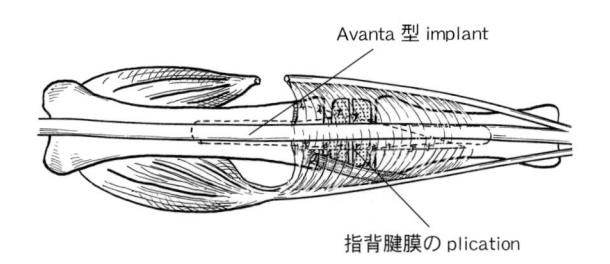

19 Avanta 型 implant の使用例

a. 切 開

① MP 関節に対する手術
② 手関節の滑膜切除と尺骨遠位端切除
③ PIP 関節の滑膜切除
④ CM 関節に対する手術

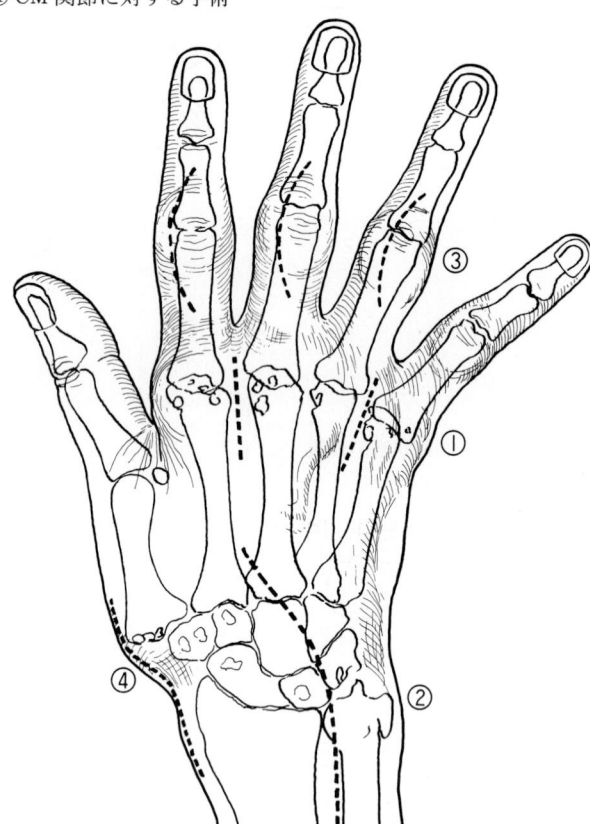

Avanta 型 implant の適応：
　操作が容易であり，少なくとも数年間は経過も良好という利点があるが，やはり異物であり，遠隔成績をみるとき多少の問題のあることは否定できないので積極的には使用しないこととして，可能な限り滑膜切除術，および resection arthroplasty のみを行うこととしている．長期的にみてみると，resection arthroplasty の予後は意外に良好といってよい．
　なお，Avanta 型 implant は MP 関節，CM 関節のみに使用し PIP 関節，そのほかにはなるべく使用しないこととしている．

b. 中手骨骨頭の切除と肉芽の除去

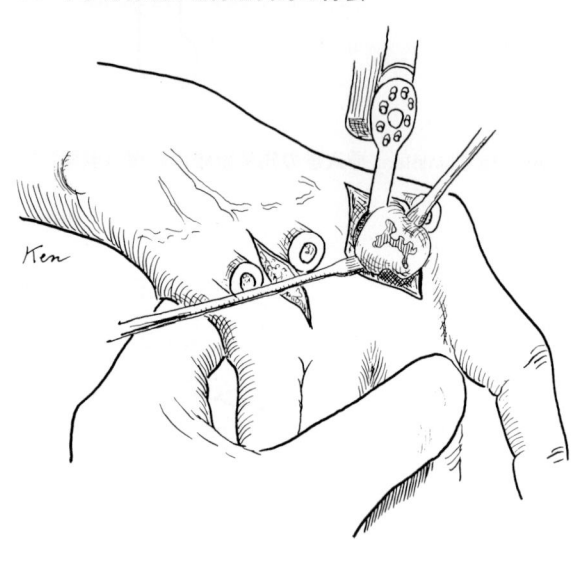

c. 関節の切除

d. Avanta MCP implant の挿入

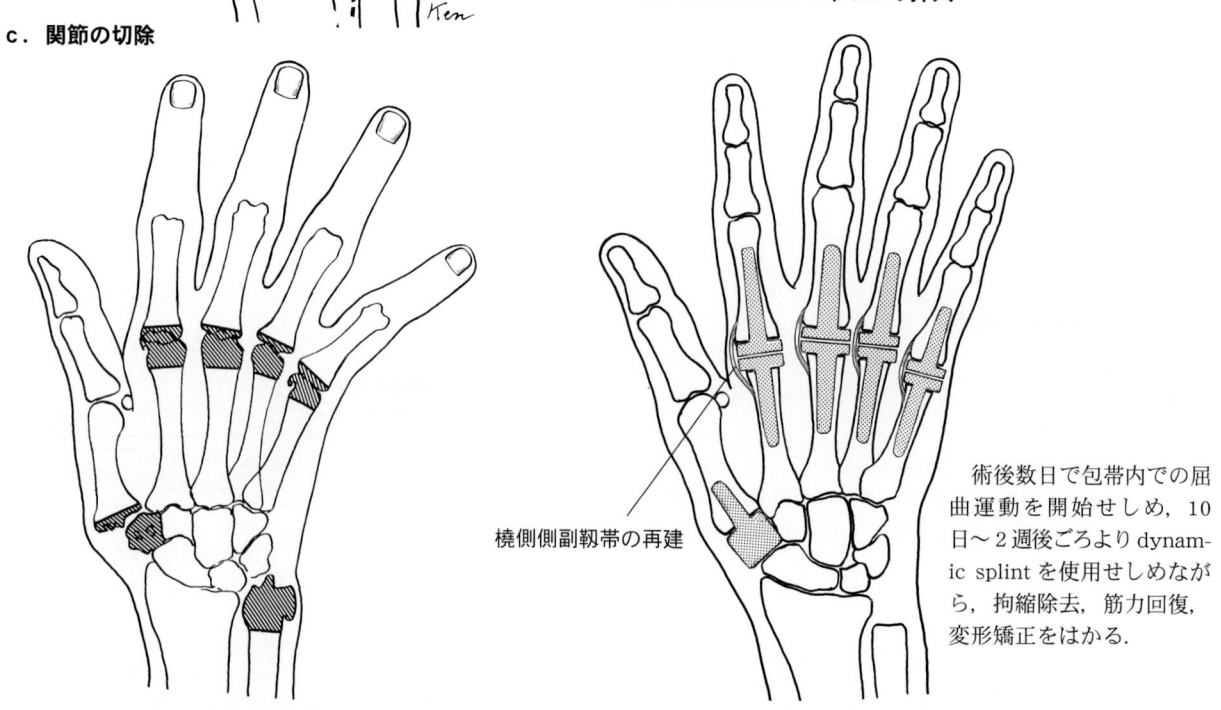

橈側側副靱帯の再建

術後数日で包帯内での屈曲運動を開始せしめ，10日〜2週後ごろより dynamic splint を使用せしめながら，拘縮除去，筋力回復，変形矯正をはかる．

20 MP関節脱臼と指尺側偏位の矯正（Zancolli法）

Zancolliにより述べられた方法で，きわめて論理的であり，最近はしばしばこの方法を用いることとしている．

a．術前所見と切開

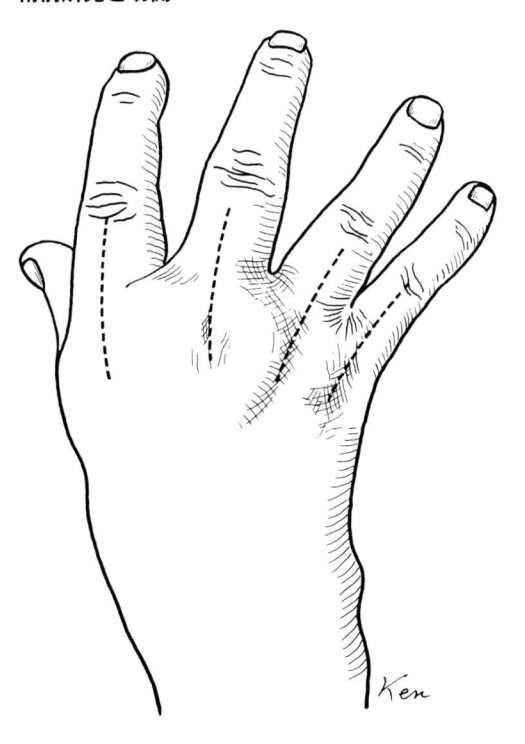

b．X線所見

MP関節の破壊・脱臼と指の尺側偏位が著明．PIP関節にはswan-neck変形の傾向も認められる．

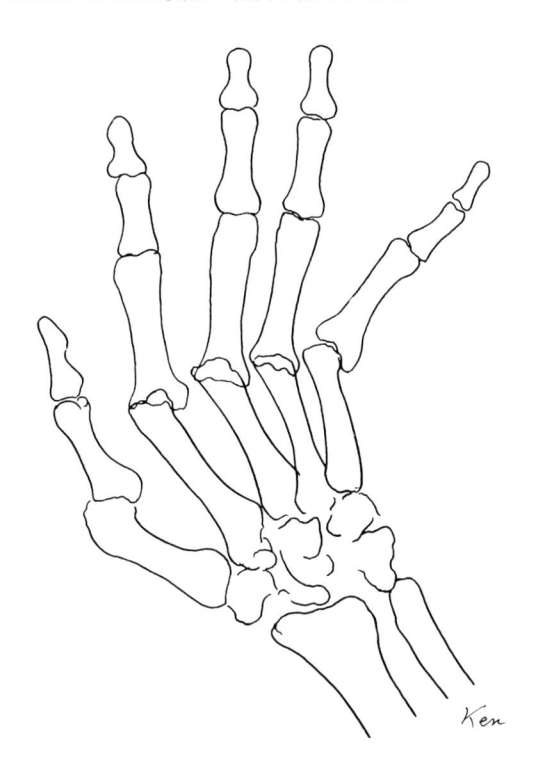

c．環・小指中手骨骨頭の降下

環・小指CM関節の滑膜炎のため中手骨の降下が招来されるもので，指尺側偏位の1つの大きな原因をなすものと考えられる．手術にさいしてはこれの矯正も同時に行われることが望ましい．

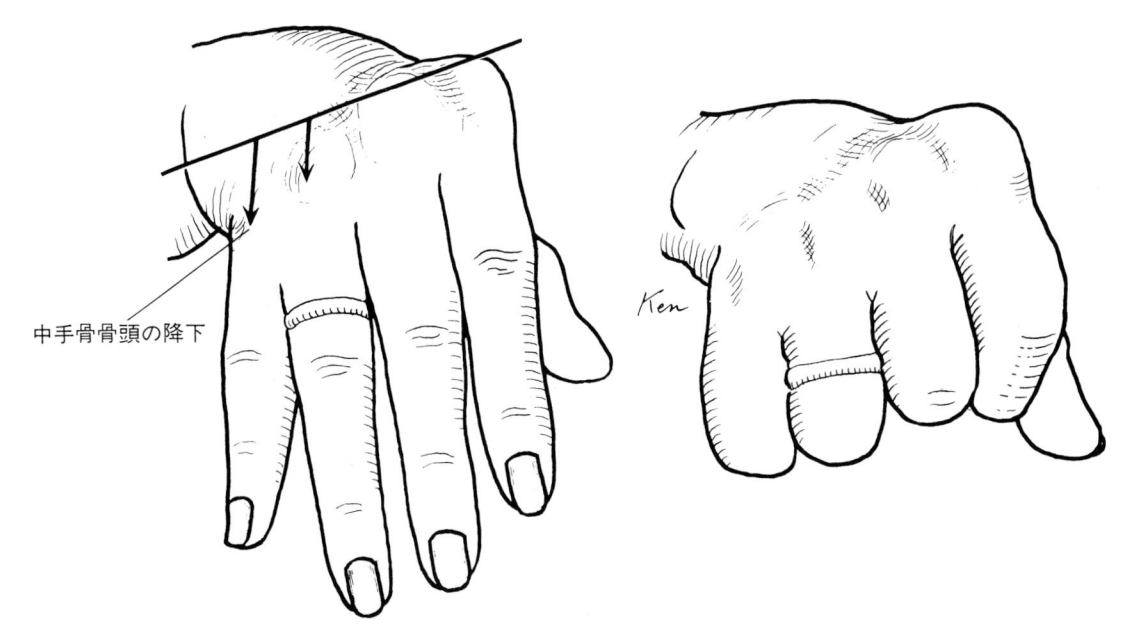

中手骨骨頭の降下

d. MP 関節滑膜腫脹と腱・腱膜切離

　伸筋腱切除の程度は MP 関節切除の程度により左右される．なお MP 関節については，症例により滑膜切除のみにとどめる場合，また resection arthroplasty を行うか，人工関節術を行うかについては，症例ごとに決定しなければならない（村上：Zancolli 変法．OS NOW 12：154-162, 1993）．

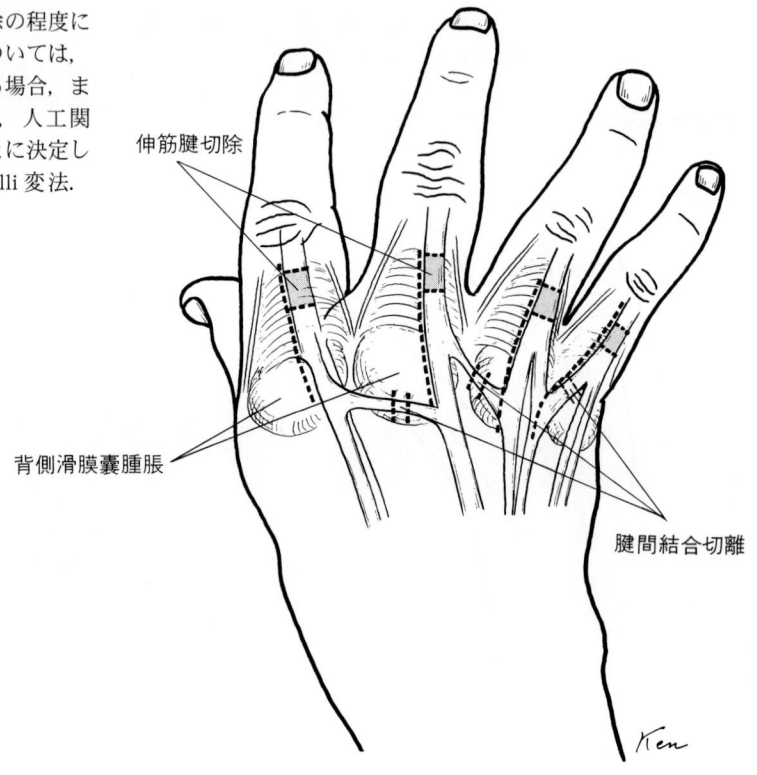

伸筋腱切除
背側滑膜嚢腫脹
腱間結合切離

e. 腱の切離と関節切除

　MP 関節切除と滑膜切除を行う．ついで尺側 intrinsic tendon の切離ののち，基節基部背側に腱固定用の骨穴を作製する．この例については MP 関節に人工関節を挿入することとして図示した．

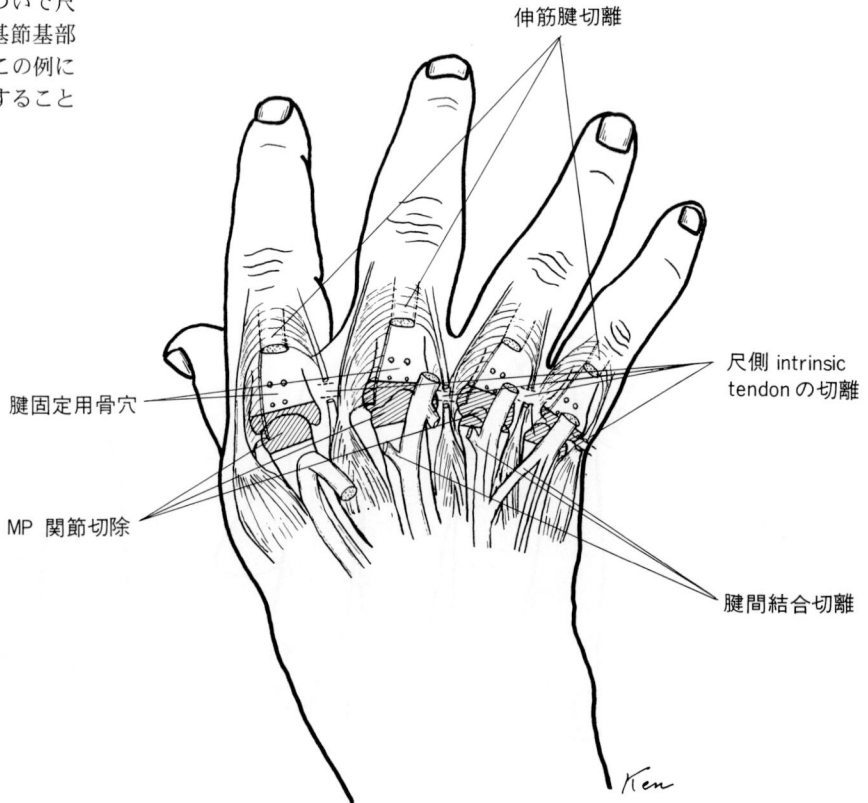

伸筋腱切離
腱固定用骨穴
尺側 intrinsic tendon の切離
MP 関節切除
腱間結合切離

f．関節の整復と伸筋腱の再縫合

尺側偏位矯正のためには尺側 intrinsic tendon の切離が必要となる．小指については外転筋腱を切除する．MP 関節については resection arthroplasty を行ったが，そのさいは関節が再脱臼する傾向があるので，関節に一定のギャップを開けてのキルシュネル鋼線の刺入が必要となる．その後，橈側側副靱帯を切離していればこれの再縫合を行う．環・小指中手骨降下の矯正には，CM 関節が骨性強直であれば中手骨基部に横切開を加えて骨切り術を行う．矯正容易であれば，矯正位でキルシュネル鋼線を刺入，なるべく長期間これを放置する．

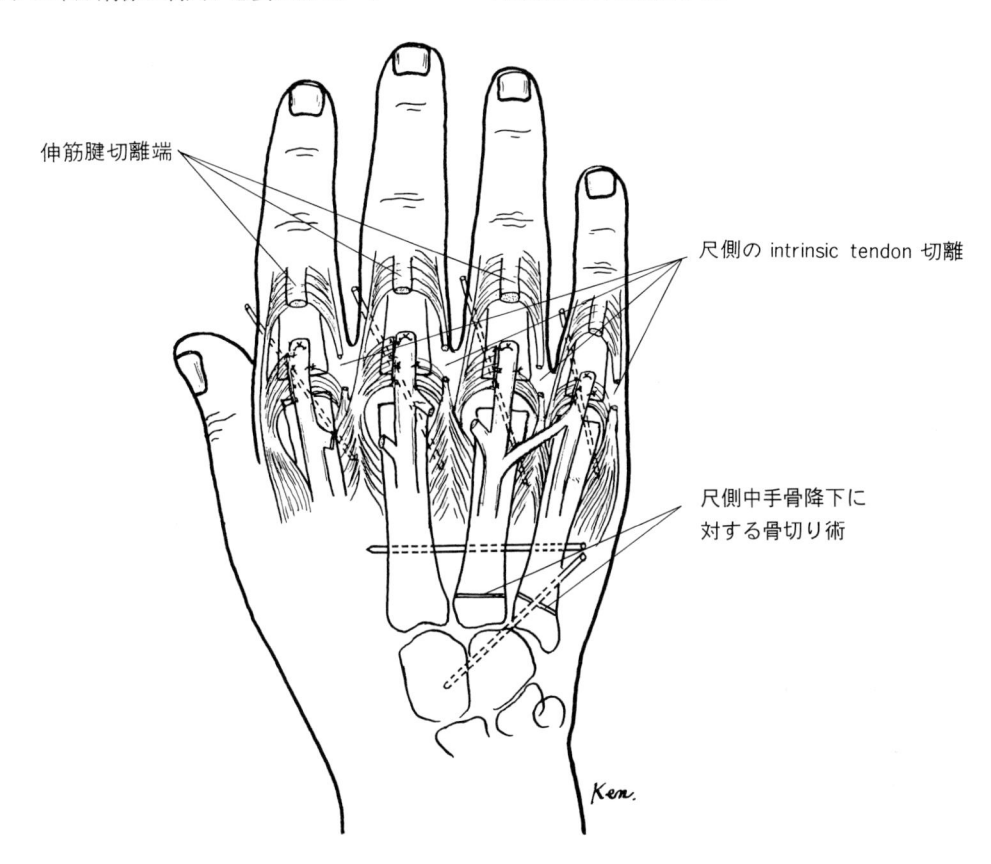

伸筋腱切離端

尺側の intrinsic tendon 切離

尺側中手骨降下に
対する骨切り術

g．MP 関節における諸操作

1）ドリル穴の作製

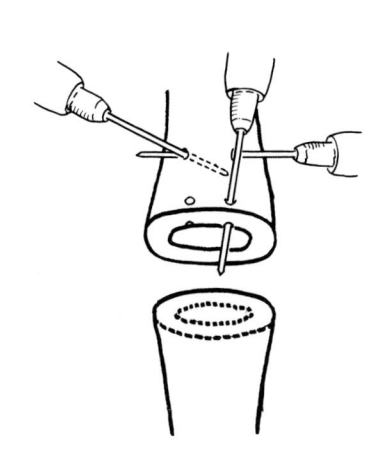

2）Intrinsic tendon の切離と腱および腱膜の縫合

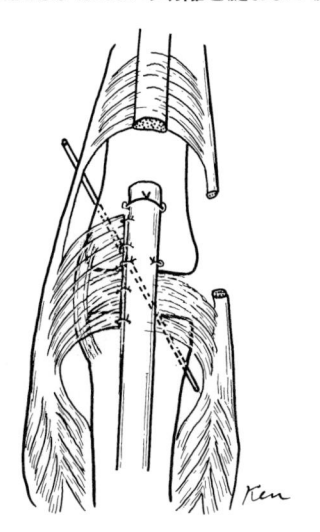

h．手術の完了

図では MP 関節に Avanta MCP implant を挿入したが，実際には resection arthroplasty のみとすることが多い．環・小指の中手骨降下の矯正については，前頁で述べたのと同様である．

後療法：
2.5～3週後より指の自動の屈伸運動を許すが，骨切り術実施にさいしては，この部の固定は4～5週間続ける必要がある．

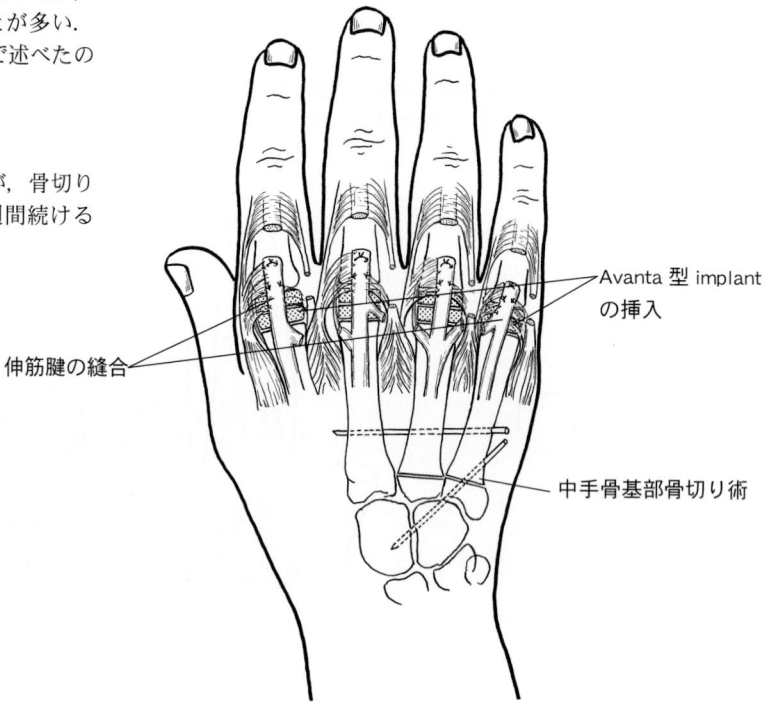

→ Avanta 型 implant の挿入
→ 伸筋腱の縫合
→ 中手骨基部骨切り術

21 MP 関節脱臼と指尺側偏位の矯正（関節切除と腱移行）

Zancolli 法を使用する以前には，しばしば MP 関節切除と合併してこの方法（津下旧法）を用いていた．

a．術前の所見とX線像

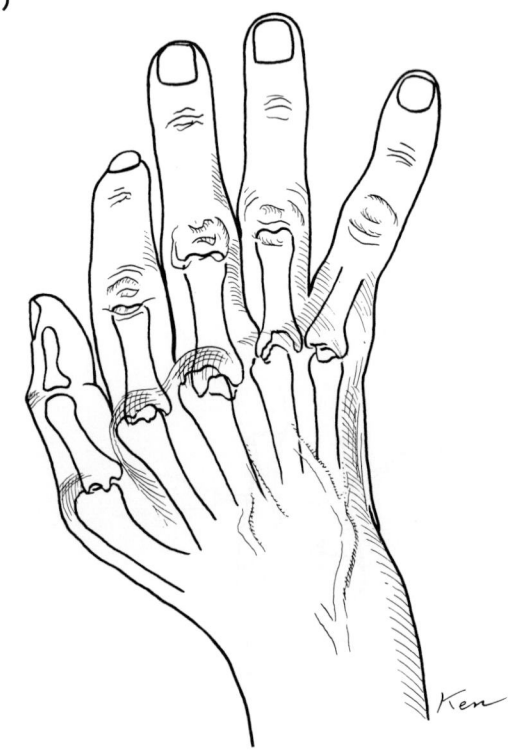

b．MP 関節切除と指尺側偏位の矯正（津下旧法）

MP 関節の切除と，必要に応じ尺側 intrinsic tendon の切離による指尺側偏位を矯正ののち，伸筋腱を正常位に返し，橈側腱膜の縫縮（668 頁の図 d 参照）を行う．以上ののち four tailed tendon を移植し，力源として橈側手根屈筋腱に縫合する．MP 関節は脱臼整復，指の尺側偏位矯正位としてキルシュネル鋼線を刺入，4 週間固定し，以後抜去する．

c．伸筋腱の reroute と移行（津下新法）

先に述べたとほぼ同様であるが，総指伸筋腱を reroute して力源である橈側手根屈筋腱に縫合するもので，関節切除による伸筋腱の弛緩を除き，同時に腱の尺側脱臼を整復，指の尺側偏位をも矯正せんとするもので，操作は簡単であり使用してよい方法と考える．Shapiro のリウマチ手のジグザグ変形の理論を治療に用いたものである．

なお，症例により指の尺側偏位が過矯正されて橈側偏位をきたしたものがあるが，ピンチ力が増加し，かえって使用しやすいとの症例もあった．

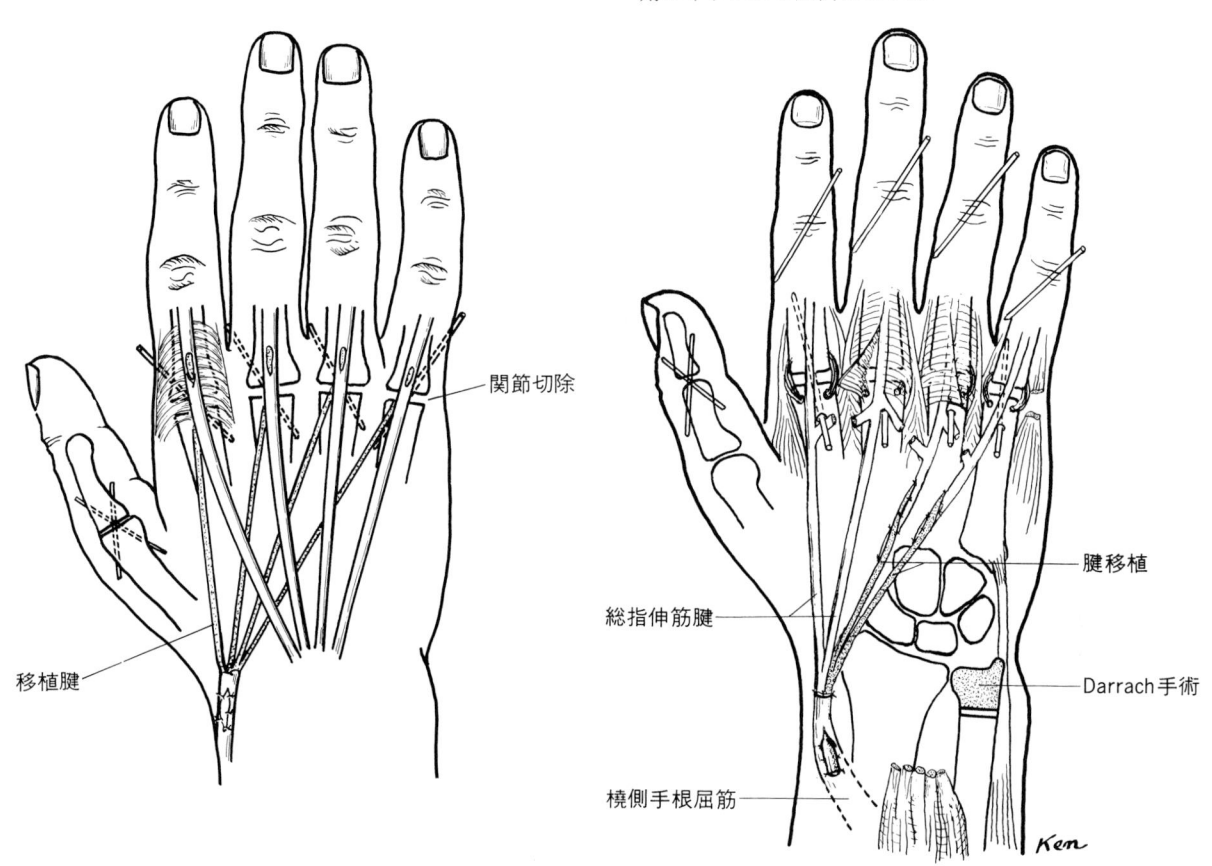

22 Swan-neck 変形と切開

術前に X 線，および MRI による精査を行う．

a．背　面

切開はゆるい S 字切開でもよいが，かえって目立ちやすいこともあり，真っすぐな切開のほうがよいであろう．

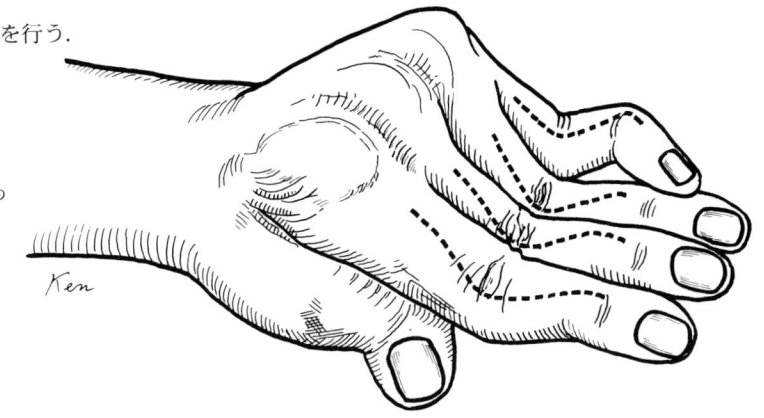

b．掌　面

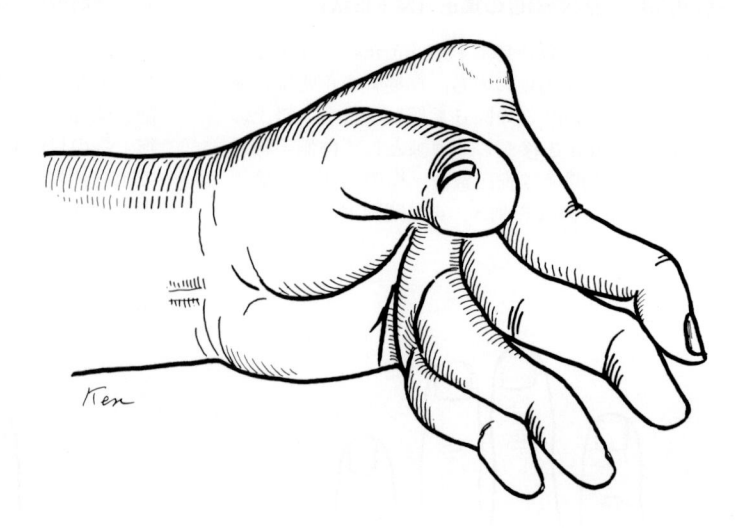

23 Swan-neck 変形の矯正（軽症例）

変形の矯正が容易な症例．リングメイトなどを使用して変形の進行を防止する．

a．Lateral band を半分に裂いて利用する．

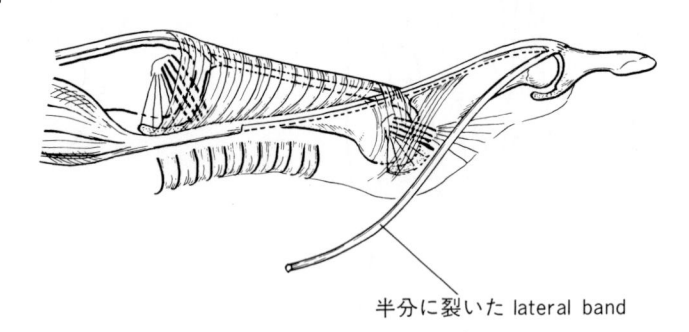

半分に裂いた lateral band

b．Lateral band を用いての矯正

Lateral band の半分を Cleland lig. の下を通して腱鞘に固定し，変形を矯正する．

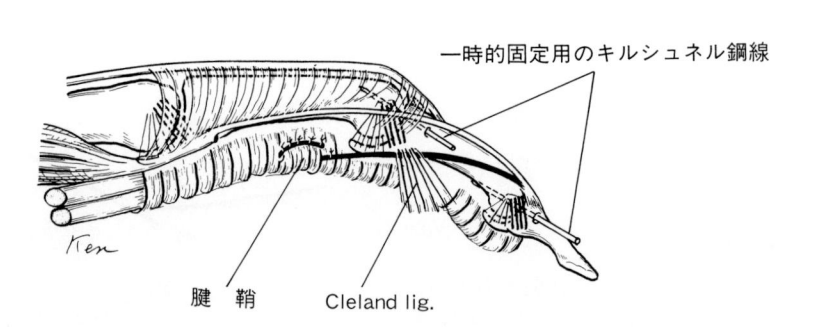

一時的固定用のキルシュネル鋼線

腱鞘　　Cleland lig.

c．移植腱を用いての矯正（中等症拘縮例に使用される）

長掌筋腱または足底筋腱などの移植腱を末節背側伸筋腱付着部で骨に固定．Cleland lig. の下を通し，PIP 関節掌側を横切って反対側に出し，基節骨に固定する方法もよいであろう．

d．移植腱を用いての矯正の実際

末梢端は骨を固定したが，伸筋腱の末梢端に縫合するのもよい．移植腱は Cleland lig. の下を通し屈筋腱の背側で交叉．反対側に引き出し，基節骨基部において骨に穴を開け，これに引き抜く〔Thompson 法（今村：OS NOW 28：30-37，1997）（Thompson JS: J Hand Surg 3: 482-487, 1978）〕．

その他，浅指屈筋腱の一側の交叉を使用する方法も考えられる（Catalano III et al: J Hand Surg 28A: 448-452, 2003）．

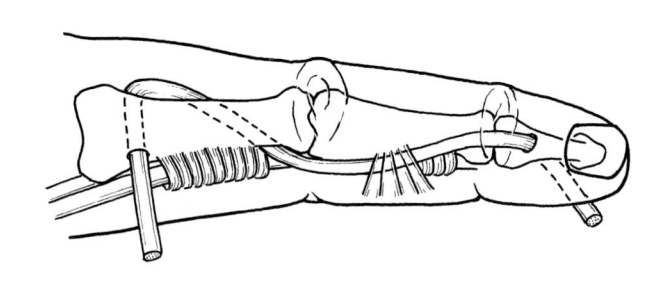

24 Swan-neck 変形の矯正（中等症例）

変形の矯正が困難な症例．術前にリングメイトなどで矯正を試みるのもよいであろう．

a．Swan-neck 変形

横支靱帯
(Transverse retinacular lig.)

側　索　　　斜支靱帯
(Lateral band) (Oblique retinacular lig.)

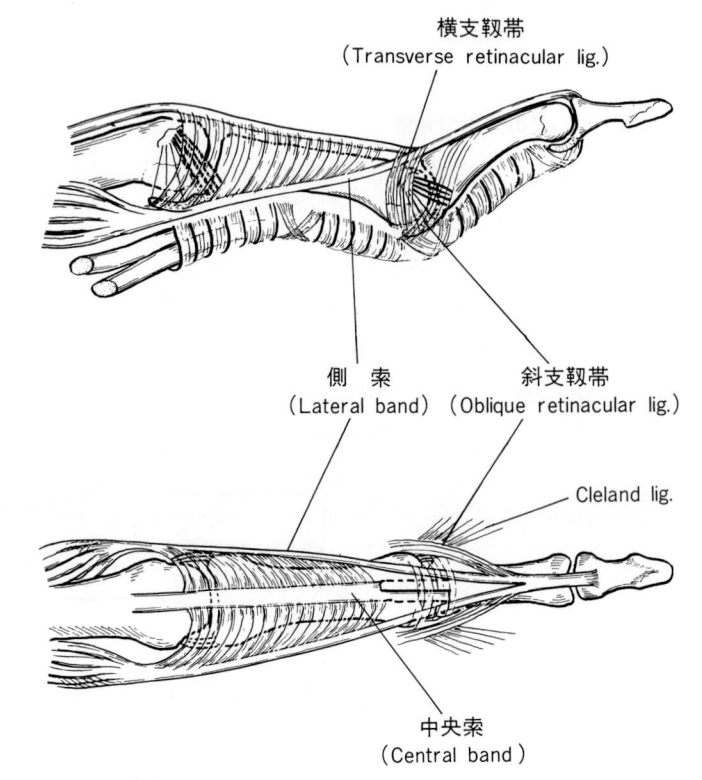

b．Central band の Z-延長

Cleland lig.

中央索
(Central band)

c．Central band の Z-延長と変形の矯正

Lateral band を側方に移動せしめる．

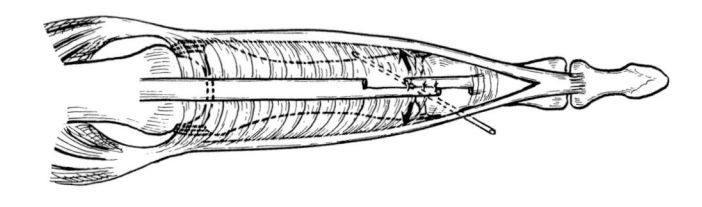

d．変形の矯正（側面）

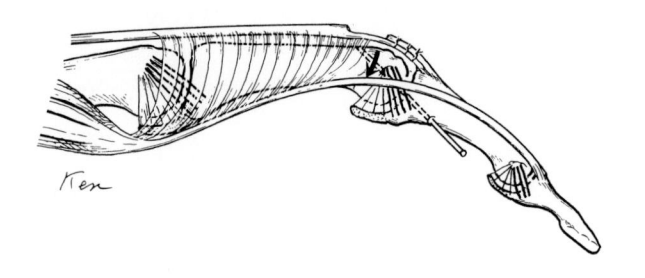

25 Swan-neck 変形の矯正（重症例）

陳旧例で拘縮の強いものに利用する．

a．Central band の切離と骨穴の作製

手術は側正中線切開を利用する．

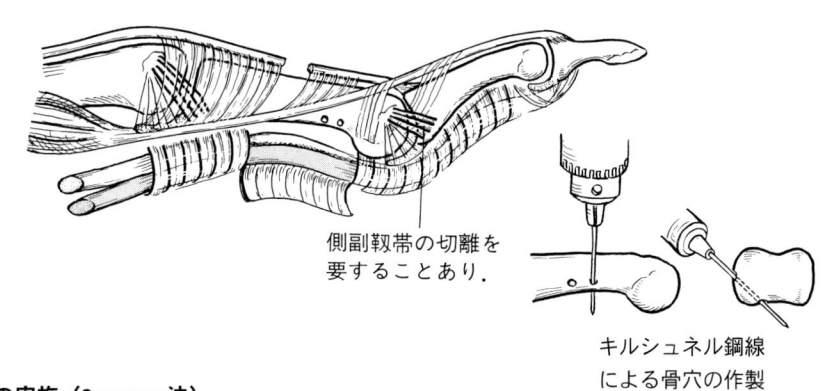

側副靱帯の切離を
要することあり．

キルシュネル鋼線
による骨穴の作製

b．浅指屈筋腱固定術の実施（Swanson 法）

PIP 関節を良肢位として，キルシュネル鋼線固定後ワイヤーを用いて固定する．これは Swanson により痙性麻痺手に用いられたもの（626 頁の図 6 参照）であるが，時にリウマチにも使用されてよいであろう．症例により PIP 関節側副靱帯の切離が必要となることもある．

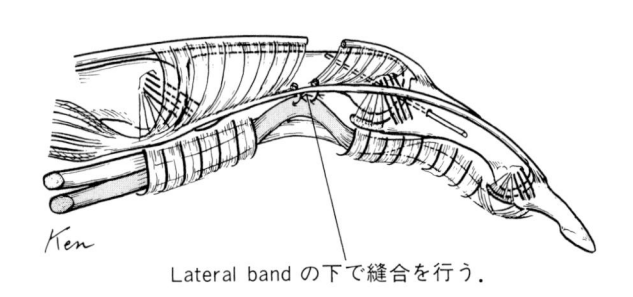

Lateral band の下で縫合を行う．

26 PIP 関節の滑膜切除

a．切　開

ゆるい S 字切開を使用する．最近では直線切開を用いることが多くなった．

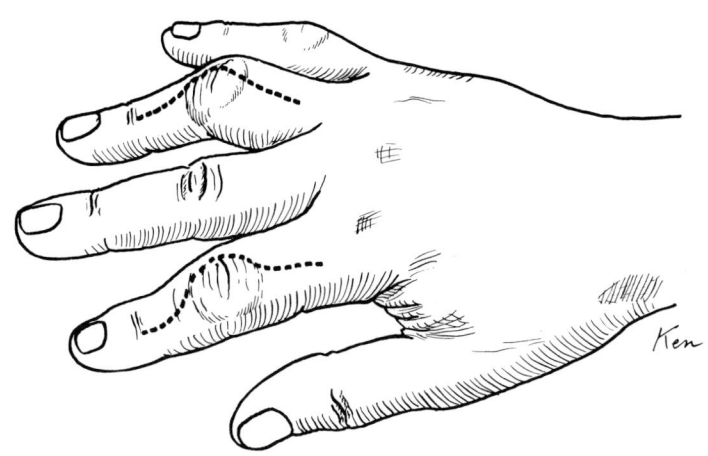

b．滑膜嚢腫脹と局所解剖

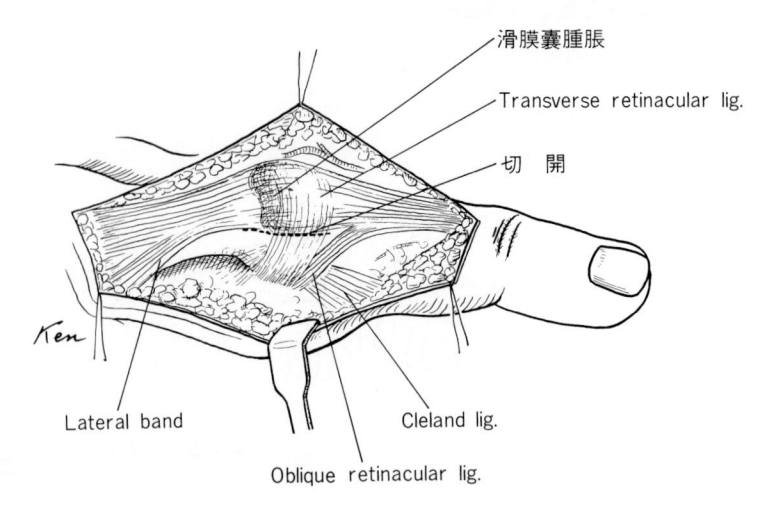

滑膜嚢腫脹
Transverse retinacular lig.
切　開
Lateral band
Cleland lig.
Oblique retinacular lig.

c．Transverse retinacular lig. の切離・反転

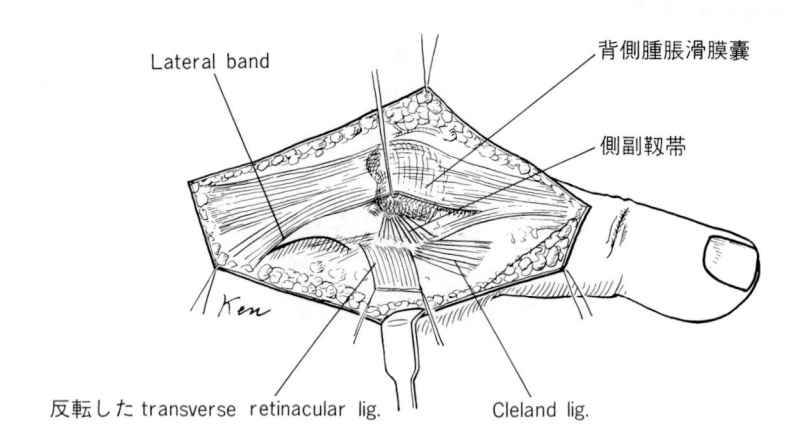

Lateral band
背側腫脹滑膜嚢
側副靱帯
反転した transverse retinacular lig.
Cleland lig.

d．背側滑膜嚢切除と掌側滑膜嚢の露出

副靱帯反転のための切開．

背側腫脹滑膜嚢
側副靱帯
掌側腫脹滑膜嚢
副靱帯反転のための切開

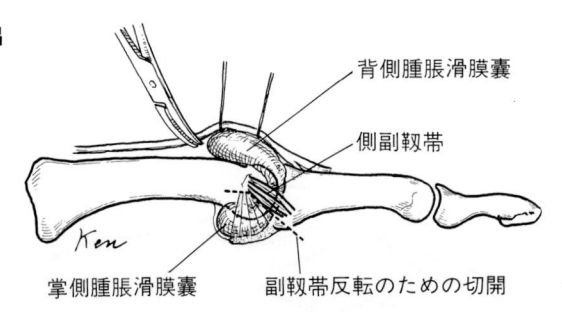

e．横断面で見た滑膜腫脹

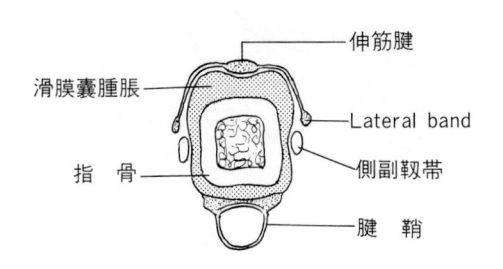

伸筋腱
滑膜嚢腫脹
Lateral band
指　骨
側副靱帯
腱　鞘

f．掌側滑膜嚢の切除

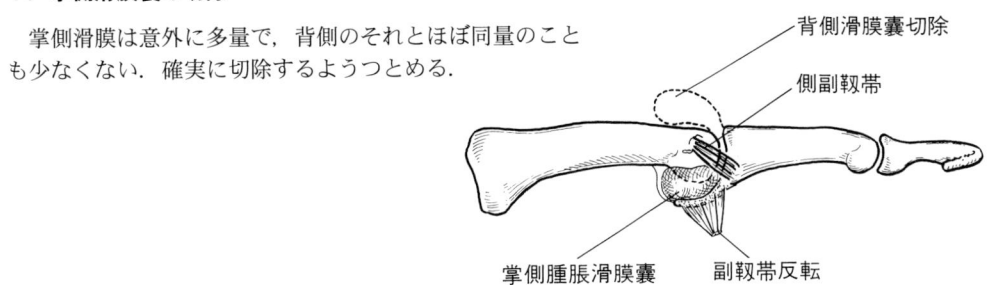

　掌側滑膜は意外に多量で，背側のそれとほぼ同量のことも少なくない．確実に切除するようつとめる．

（図中ラベル：背側滑膜嚢切除，側副靱帯，掌側腫脹滑膜嚢，副靱帯反転）

g．副靱帯の再縫合（滑膜切除後）

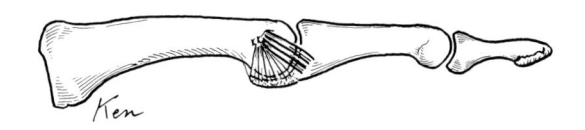

h．側副靱帯のZ-切離と滑膜切除

　状況により側副靱帯をZ字状に切離して関節を開放，滑膜切除と関節授動を兼ねて行い，のち，これの修復を行うことがある．その実施は外傷性拘縮に対する場合とほぼ同様（261〜262頁の図4参照）であり，PIP関節尺側についてのみ行うのが原則である．

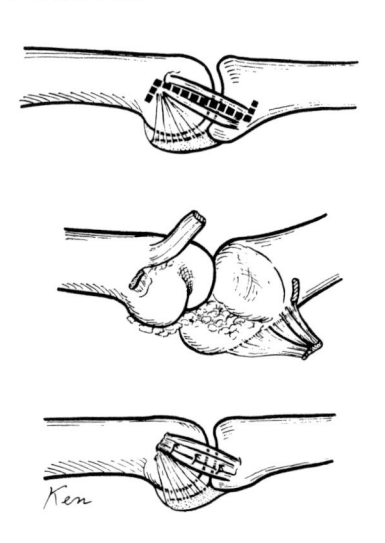

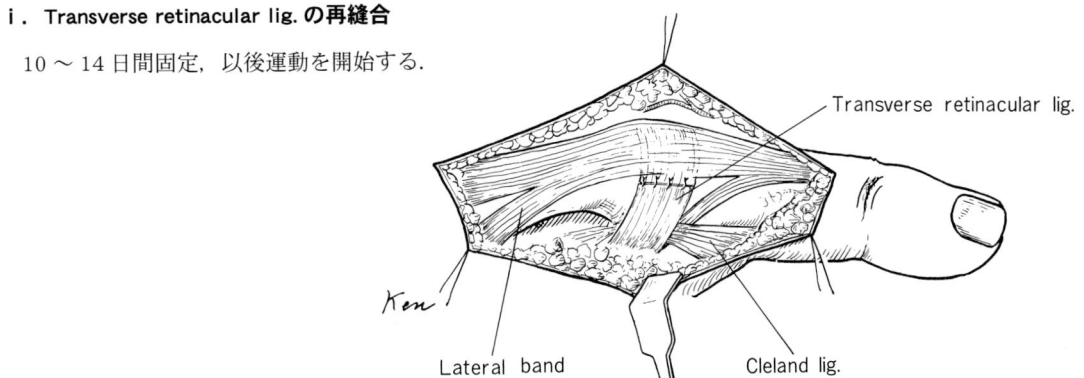

i．Transverse retinacular lig. の再縫合

　10〜14日間固定，以後運動を開始する．

（図中ラベル：Transverse retinacular lig.，Lateral band，Cleland lig.）

27 PIP 関節の変形の発生

a. ボタン穴変形の発生

この変形を発生するのがもっともふつう．
初期にはリングメイトなどで変形の進行を防止する．

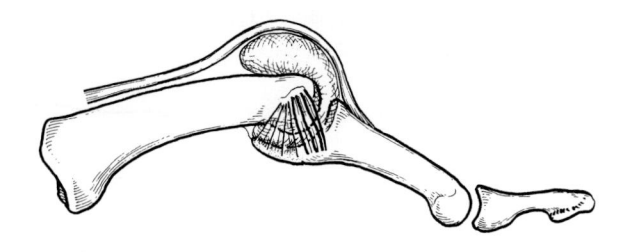

b. Swan-neck 変形の発生

多くの swan-neck 変形の一次的原因は，MP 関節の脱臼によることが多いが，まれに PIP 関節掌側関節囊の腫大によることがある．

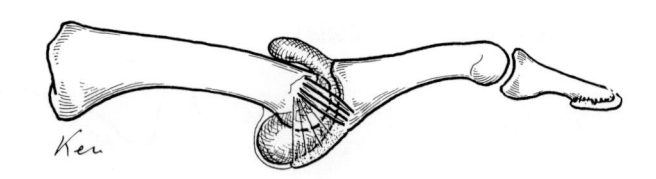

28 PIP 関節滑膜囊の腫大

一様に腫大するとは限らず，弱いところにヘルニア様に腫大することも多い．

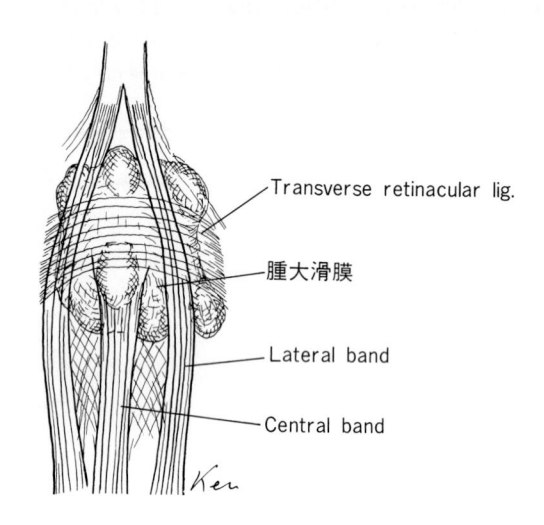

Transverse retinacular lig.
腫大滑膜
Lateral band
Central band

29 ボタン穴変形手

ボタン穴変形に対する切開．

a. 切 開

図はゆるい S 字切開としているが，縦直線切開のほうがよいであろう．

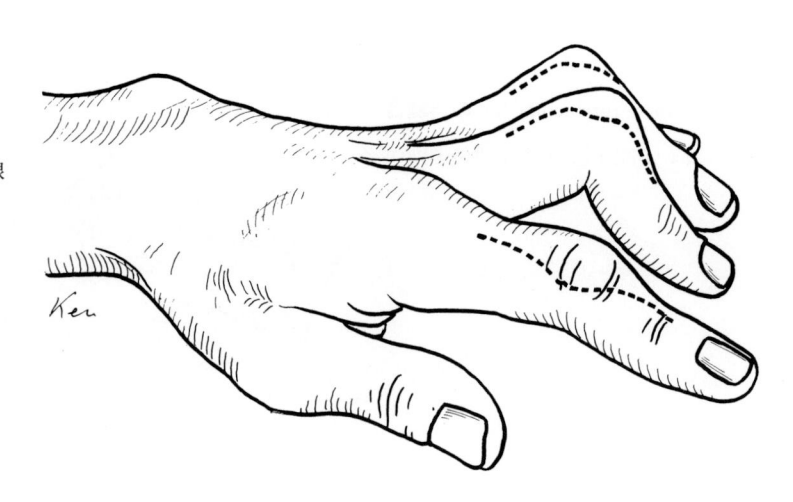

b．滑膜切除の実施

滑膜切除は先述のとおりであるが，central band を切離すれば lateral band 側方の切離は不必要のことも多い．

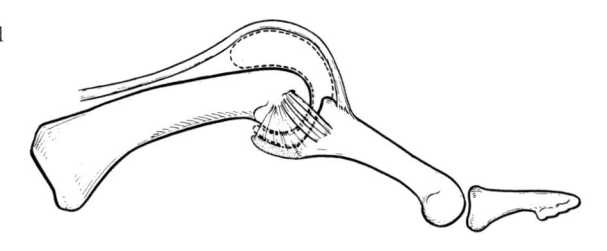

c．伸筋腱の縫縮（側面）

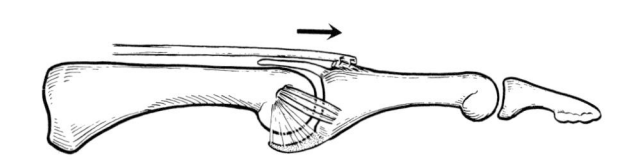

d．伸筋腱の縫縮（背面）

実施については伸筋腱損傷のボタン穴変形の項も参照のこと．

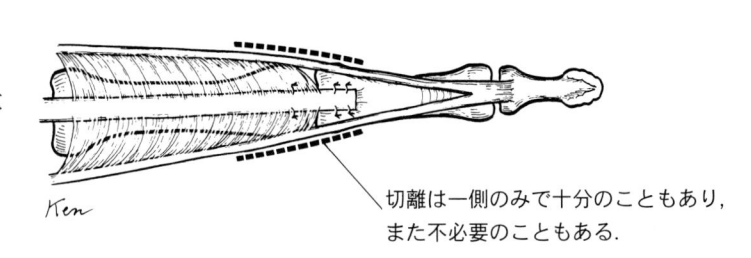

切離は一側のみで十分のこともあり，また不必要のこともある．

30 陳旧性ボタン穴変形の矯正

一般的にリウマチ手におけるボタン穴変形の発生は，swan-neck 変形ほど多いものではなく，その手術的矯正の必要性はさほど多いものではない．しかし行うとすれば陳旧例においては Fowler 法，また Burkhalter 法が行われる．人工関節の挿入はあまり行うべきではないと考えている．

A．Fowler 法

a．PIP 関節の陳旧性ボタン穴変形

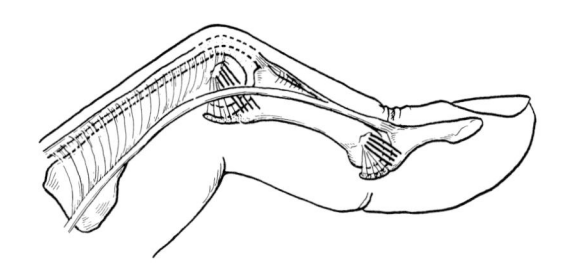

b．中節背側での伸筋腱の切離

必要に応じ PIP 関節掌側関節嚢の release を要することあり．以上ののち変形矯正位としてキルシュネル鋼線を刺入する．

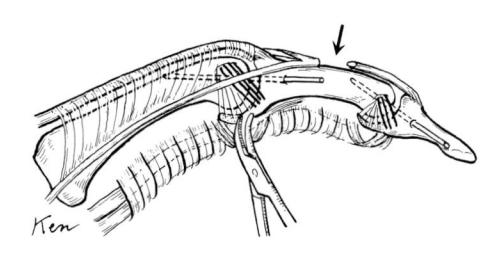

B．Burkhalter 法

447 頁の図 16 参照.

a．PIP 関節掌側関節囊および lateral band の release

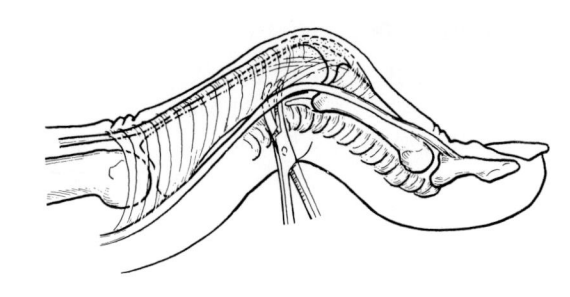

b．中節背側での伸筋腱切離と PIP 関節背側での lateral band の縫合

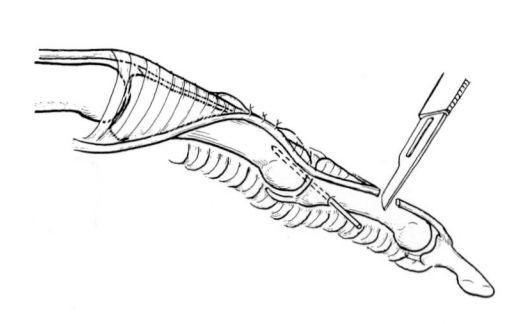

C．人工関節 Avanta PIP implant の挿入

著者自身，リウマチ手の PIP 関節に implant を使用した経験はきわめて少ない．著者の考えとしては中・環指には許されても，少なくとも示・小指 PIP 関節には使用すべきではないと考えている．強い変形に対しては関節固定術がかえって良結果をもたらすことを知るべきであろう．

a．切　開

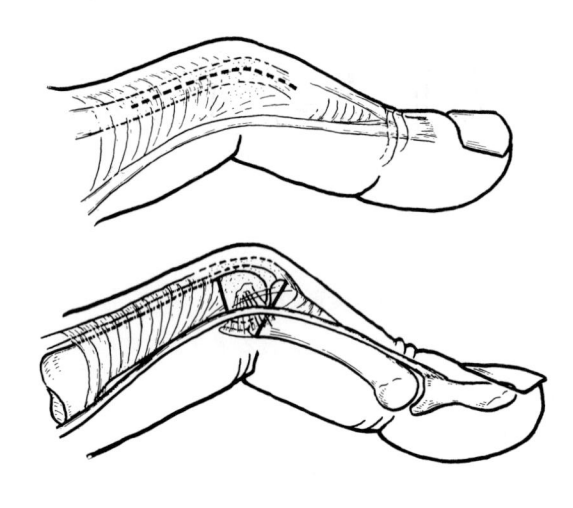

b．関節切除

c．Avanta PIP implant の挿入

Central band の前進，縫合.

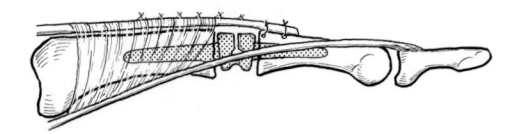

d．Avanta PIP implant 挿入後における central band の前進縫合

単に縦に裂いた切開線の縫合のみでよい場合も多い.

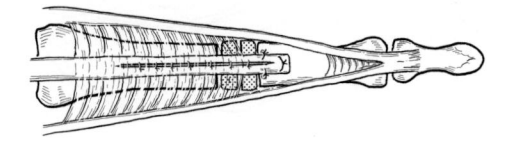

31 DIP関節における滑膜腫脹

a．背側面所見

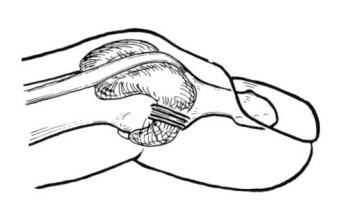

b．側面所見

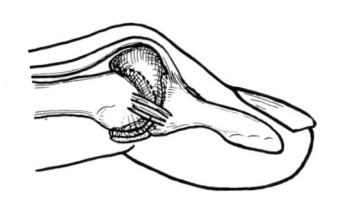

c．背面所見と切開

T字切開，Y字切開が常用される．

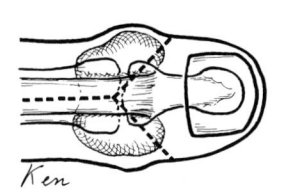

32 長母指伸筋腱断裂の治療

a．長母指伸筋腱の断裂と母指伸展障害

腱縫合は不能であるので，ただちに腱移行を決意する．

b．示指伸筋腱の抜去

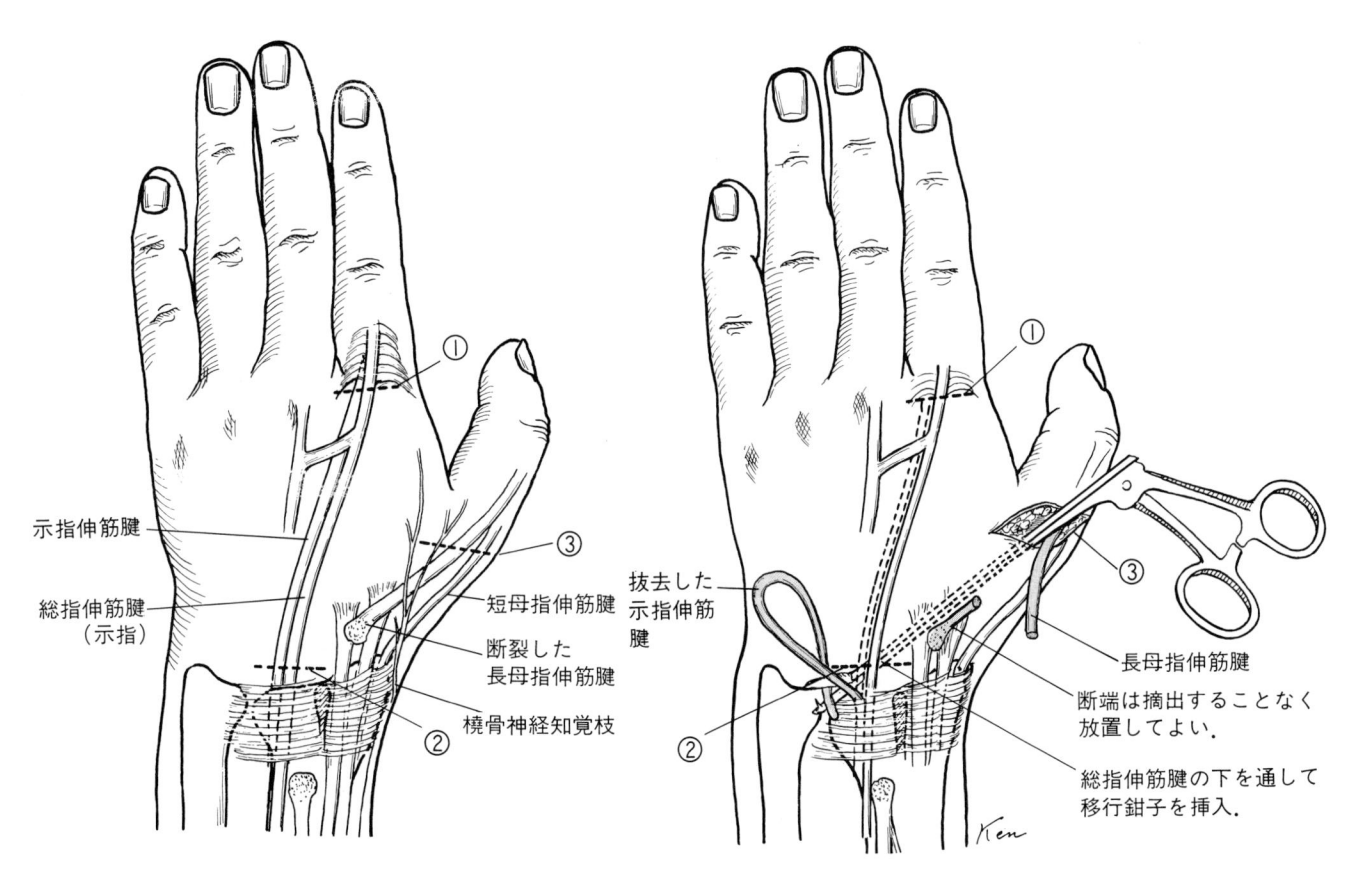

示指伸筋腱
総指伸筋腱（示指）
短母指伸筋腱
断裂した長母指伸筋腱
橈骨神経知覚枝

抜去した示指伸筋腱
長母指伸筋腱
断端は摘出することなく放置してよい．
総指伸筋腱の下を通して移行鉗子を挿入．

① 第1切開：示指伸筋腱の切離
② 第2切開：示指伸筋腱の抜去
③ 第3切開：腱の縫合

（註）449～450頁の図20も参照．

c. 示指伸筋腱の移行と縫合

Interlacing suture 法により縫合する.

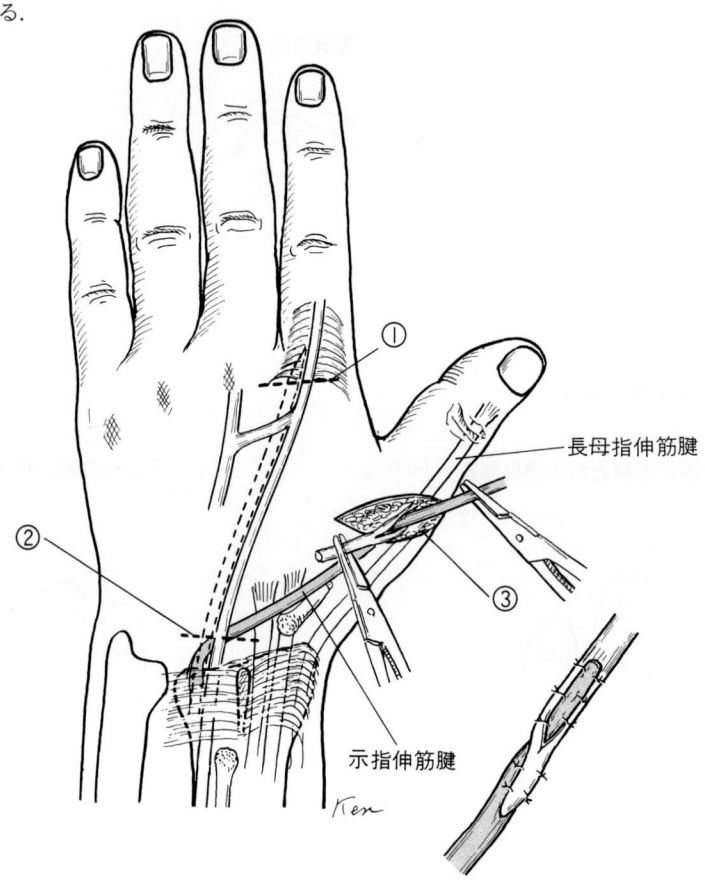

長母指伸筋腱
示指伸筋腱

d. 腱移行後の母指の固定

母指は伸展・外転位として固定期間は3週とし，以後運動療法にはいる.

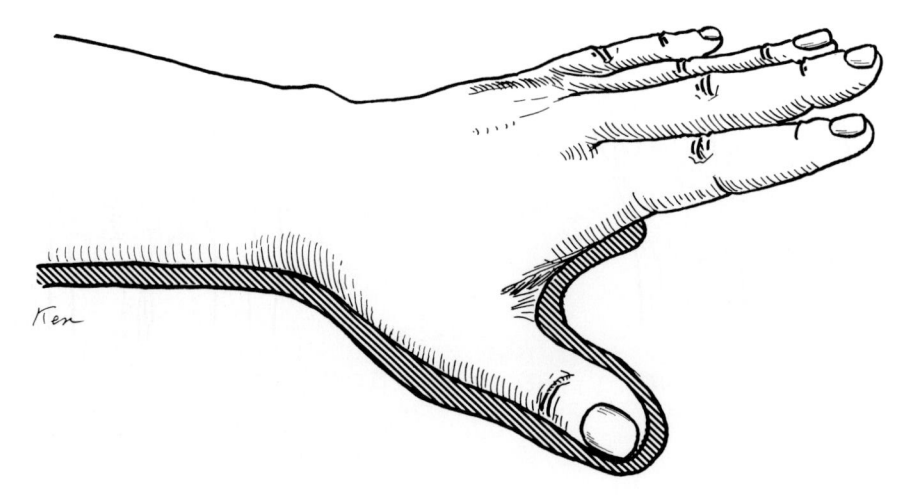

33 母指 MP 関節の滑膜切除

術前に X 線，および MRI による精査を行う．

a．切開と局所の解剖

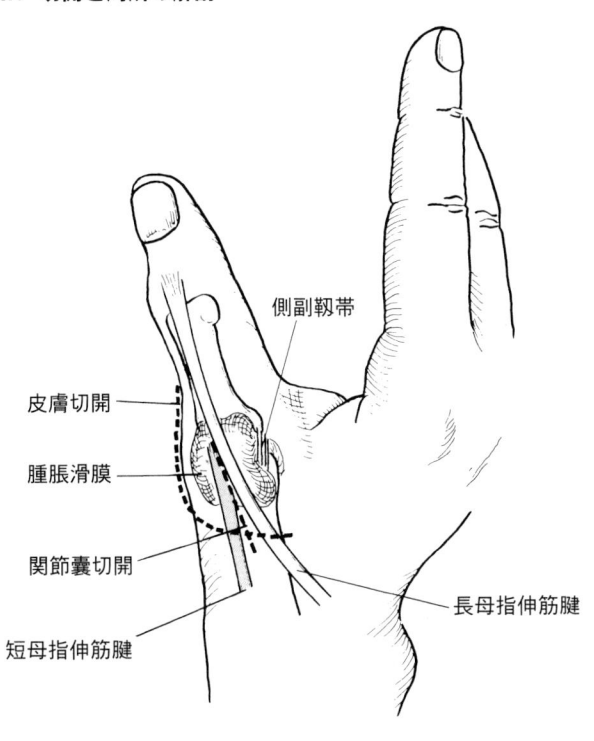

（図中ラベル）側副靱帯／皮膚切開／腫脹滑膜／関節囊切開／短母指伸筋腱／長母指伸筋腱

b．短母指伸筋腱の切離と滑膜切除

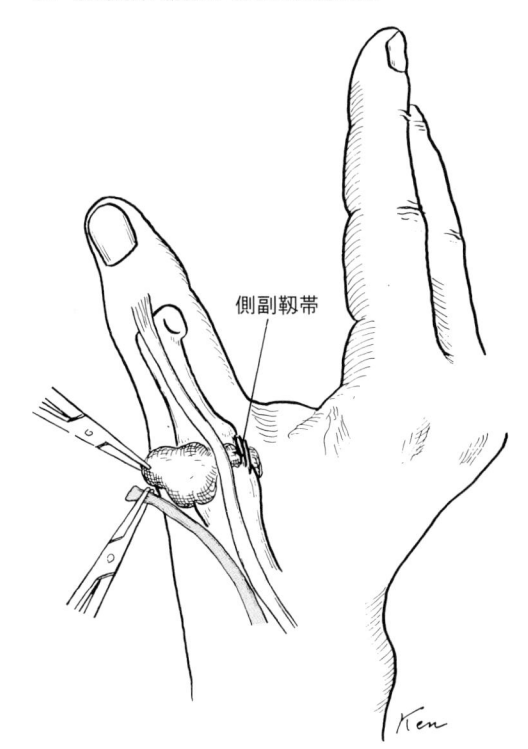

（図中ラベル）側副靱帯

c．滑膜切除と腱の修復

この図においては，短母指伸筋腱を前進・縫合，さらに示指伸筋腱を移行して関節の固定性を得ることとした．

（図中ラベル）短母指伸筋腱の前進・縫着／示指伸筋腱を移行して MP 関節の固定性を得ることとした．

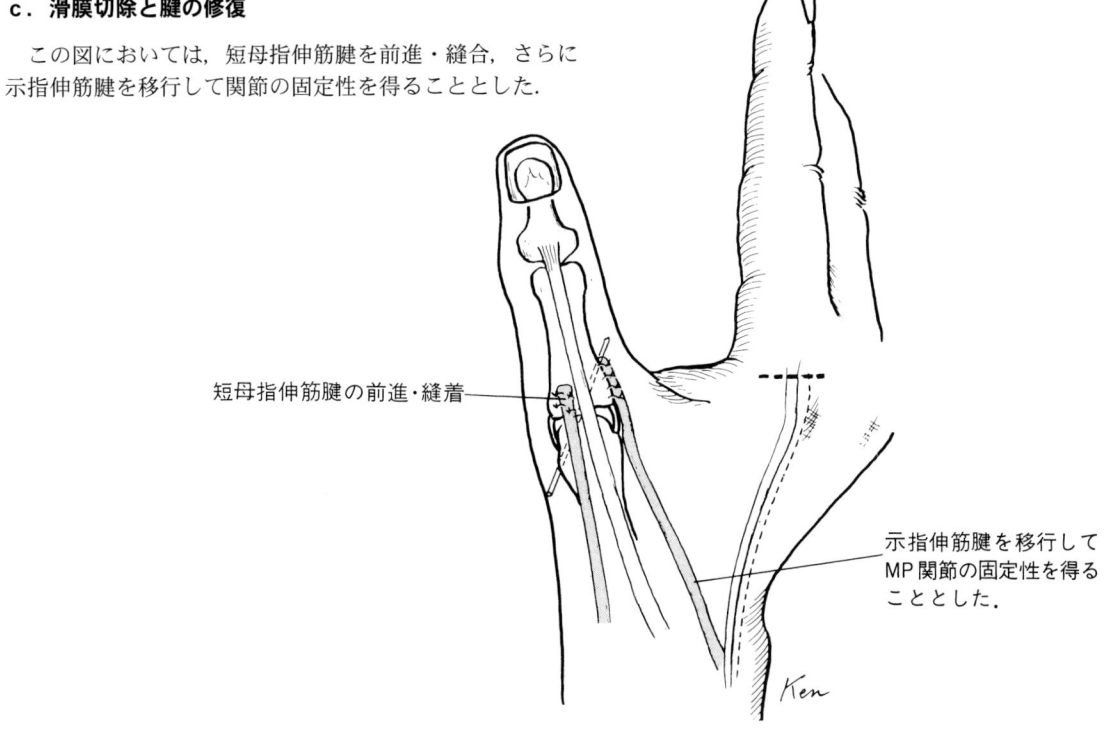

34 母指 MP 関節の滑膜腫大と逆 swan-neck 変形の発生

母指変形の分類（Nalebuff）：
Ⅰ：CM 外転，MP 屈曲，IP 過伸展（いわゆるボタン穴変形）
Ⅱ：CM 内転位亜脱臼，MP 屈曲，IP 過伸展
Ⅲ：CM 内転，MP 過伸展，IP 屈曲（いわゆる swan-neck 変形）
Ⅳ：MP 尺側側副靱帯，伸展による母指の外側偏位
Ⅴ：MP volar plate の伸展による MP 過伸展，IP 屈曲
Ⅵ：ムチランス型
（Ⅰ，Ⅲ，Ⅵが大部分を占める）

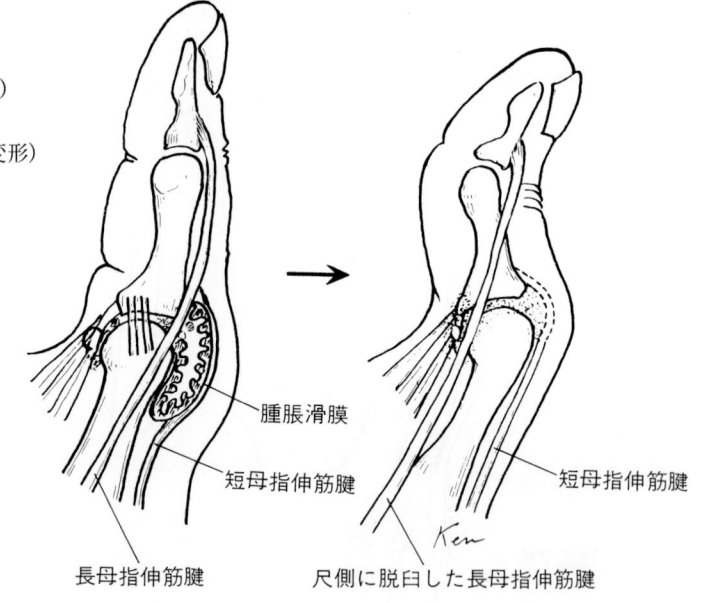

35 逆 swan-neck 変形の矯正

Nalebuff らの術式を多少 modify したもので，長母指屈筋腱の断端を基節骨基部の骨内に縫合・固定することとした．

a．術前所見

長母指伸筋腱は尺側に脱臼位をとり，IP 関節伸展，MP 関節には屈曲に作用している．MP 関節には滑膜炎をみるのがふつう．

b．術後背面所見

長母指伸筋腱を Z 字状に切離，MP 関節の滑膜切除とキルシュネル鋼線による良肢位固定ののち，長母指伸筋腱を基節骨基部につくった骨穴内に固定した．なお長母指伸筋腱切離にさいして，母指球筋より移行する腱膜構造はなるべく広い範囲で残存せしめるようつとめる．

c．術後側面所見

術後 MP 関節は固定に移行することも少なくない．

（註）変形矯正は一時的で再び変形再発をきたすのがふつう．よって関節固定術のほうがより確実である．

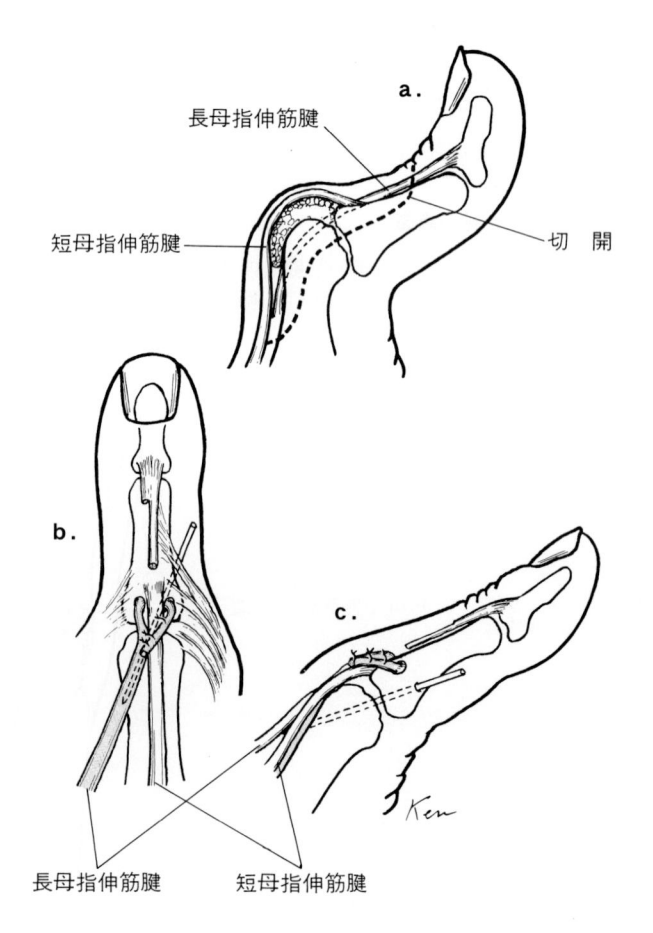

36 逆 swan-neck 変形に対する関節固定術

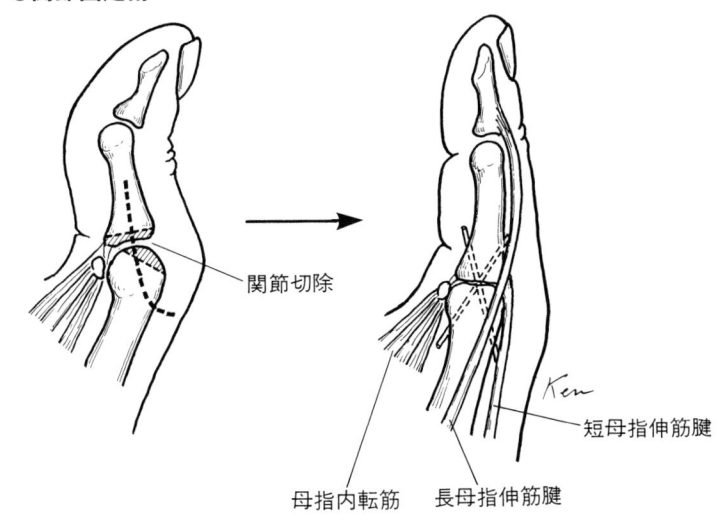

関節切除
短母指伸筋腱
母指内転筋　長母指伸筋腱

37 母指 IP 関節の側方偏位と関節固定術

ピンチによる側方からの力が変形を招来すると考えられる．

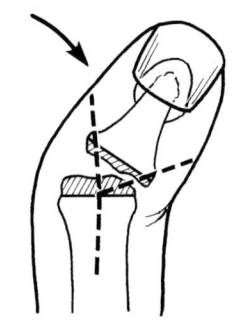

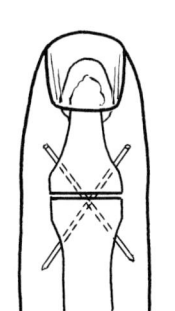

髄内に骨釘移植すると早期癒合が得られやすい．骨釘は切除した尺骨遠位端などより作製する．Acutrak を使用するのもよい（254 頁参照）．

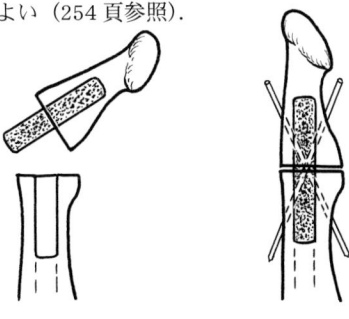

38 母指 swan-neck 変形の発生と治療

a．母指 swan-neck 変形の発生

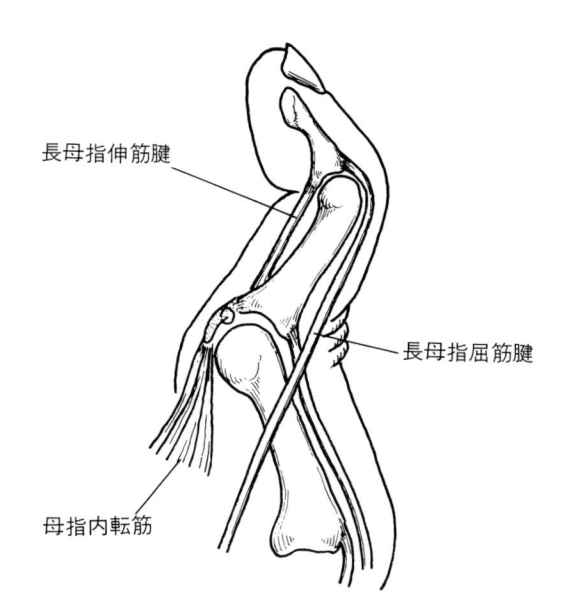

長母指伸筋腱
長母指屈筋腱
母指内転筋

b．掌側関節囊を用いての制動

中手骨頸部掌側の骨皮質をノミで穿ち，ついでキルシュネル鋼線で穴を開けたのち，pull out wire で固定をする．枕は取り，小切開を加えて骨皮質の上で結節，固定するのが確実である．

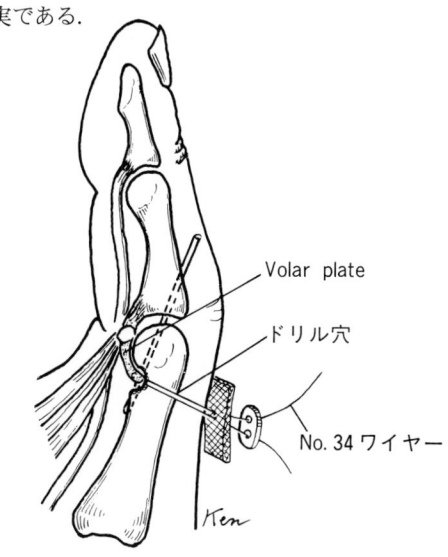

Volar plate
ドリル穴
No. 34 ワイヤー

39 母指 CM 関節の滑膜腫大と swan-neck 変形の発生

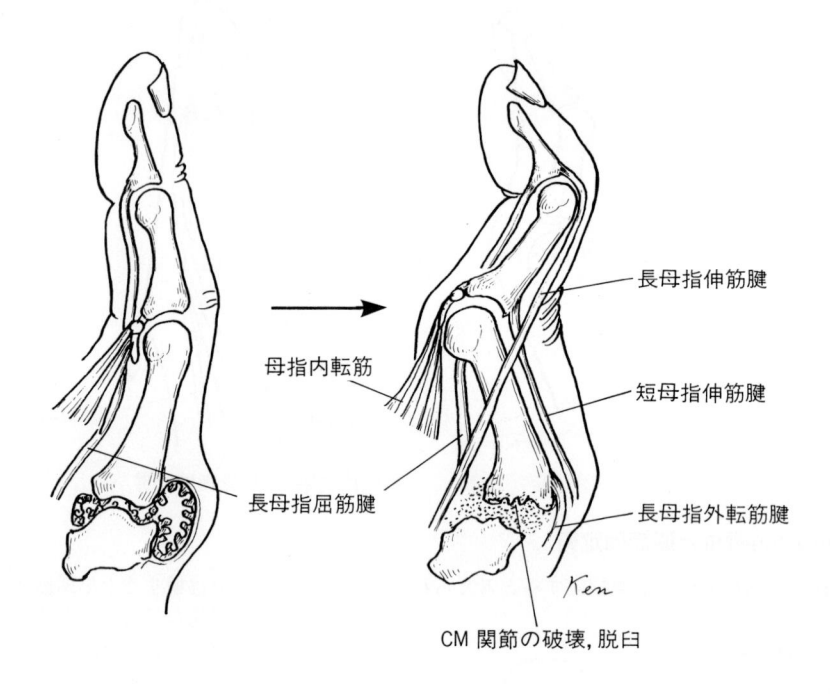

長母指伸筋腱
母指内転筋
短母指伸筋腱
長母指屈筋腱
長母指外転筋腱
CM 関節の破壊，脱臼

40 母指 CM 関節の破壊性脱臼に対する骨切り術

関節の破壊が強く swan-neck 変形をきたしている場合には，中手骨基部での骨切り術が適応となろう（関節脱臼の項（206〜207頁の図57）も参照．

（註）リウマチ症例に，靱帯形成術は多くの場合は無意味であり，関節固定術か骨切り術が適応となる．

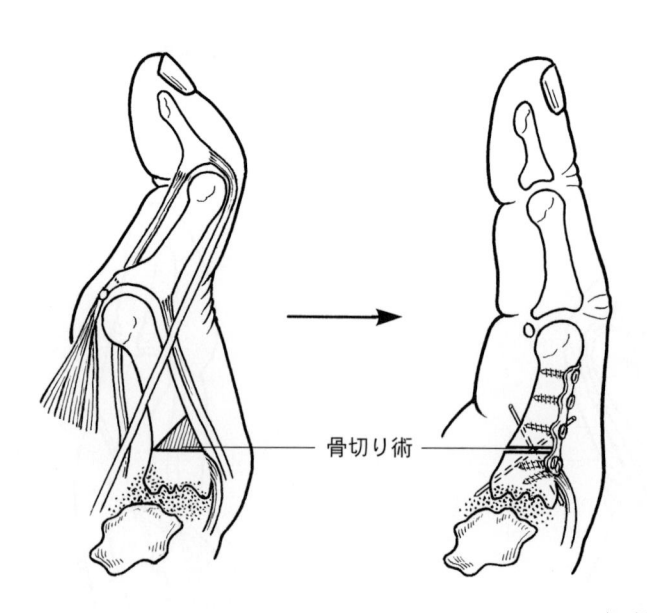

骨切り術

（二見：OS NOW 28：62-68, 1997）

41 母指 CM 関節障害に対する大多角骨人工関節置換（Swanson）

リウマチ性関節炎のみならず，外傷性，変形性関節症などで，この関節に変形，脱臼，疼痛があり，ピンチ，握力などのさいに強い機能障害をみる場合に，本手術が適応となる．

a．局所の解剖と切開

橈骨神経知覚枝・橈骨動脈など重要組織を損傷しないよう注意する．

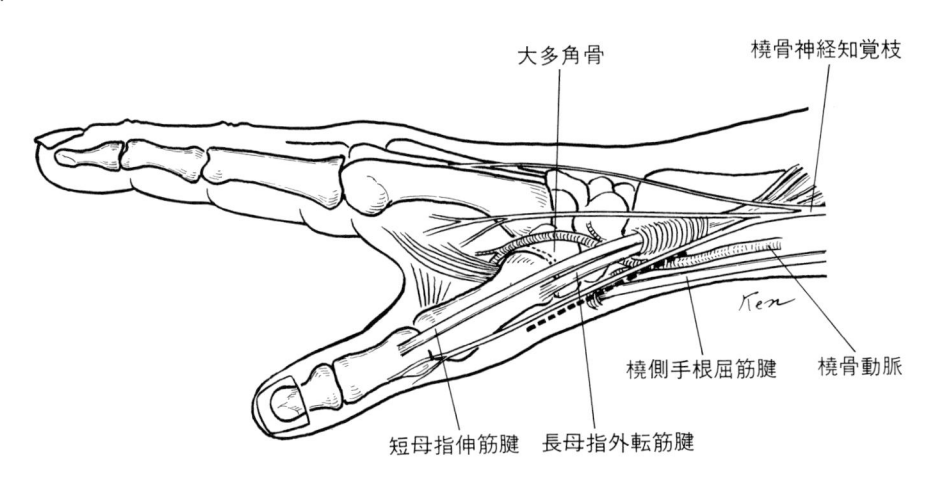

b．母指 CM 関節の脱臼と関節囊切開

母指 CM 関節の靱帯構造．

c．関節囊切開と大多角骨の摘出

大多角骨は一塊としての摘出が困難であれば，ノミで数個の骨片に分けて摘出する．ついで橈側手根屈筋腱を半分に裂き，関節囊の補強に利用する．

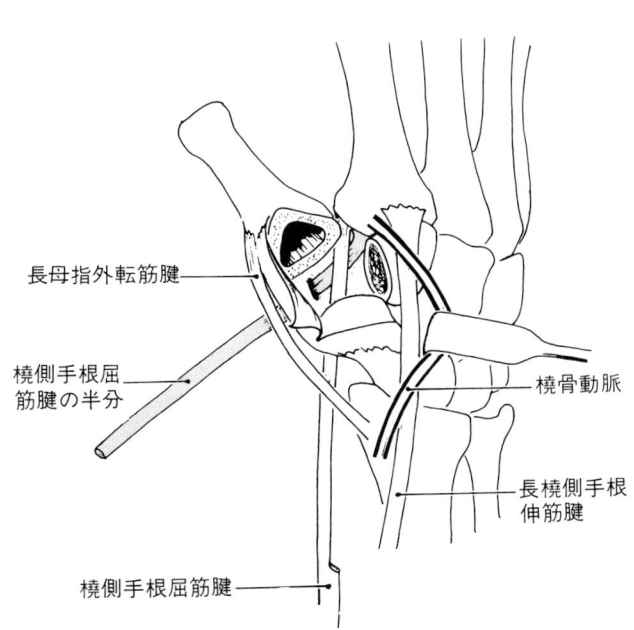

d．人工関節の挿入と関節嚢の補強（1）

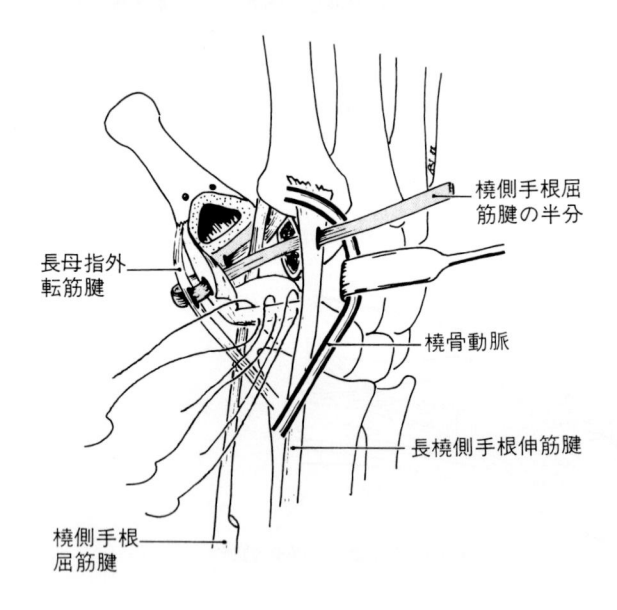

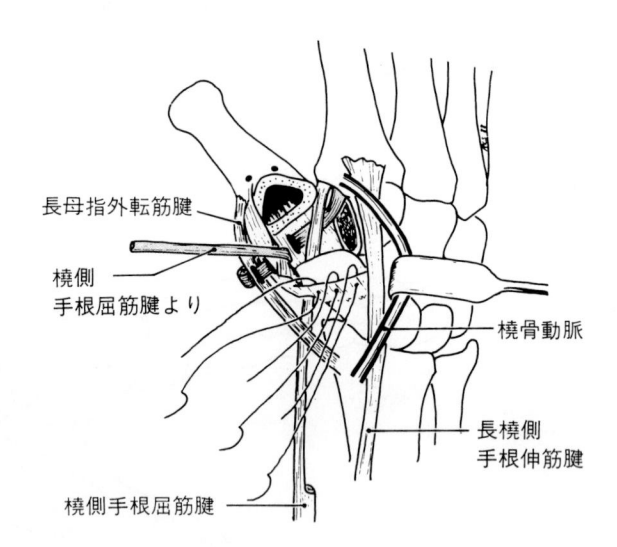

e．関節嚢の補強（2）

f．関節嚢の補強（3）

　図は橈側手根屈筋腱を利用しての関節嚢補強の完成を示す．ただ橈側手根屈筋腱の分離にさいしては，線維の方向が必ずしも平行でなく回旋傾向を有するので，これを切離・切断することのないよう注意する．

後療法：
　術後は約6週間ギプス固定を行い，以後自動運動を開始する．

（註）図c, d, e, f は Dr. Swanson の好意による．
　　　この項，母指CM関節の変形性関節症の項も参照．

42 母指CM関節腱形成術（Martini 変法）

　Martini（Z Orthop 123: 44-53, 1985），Buddulph（J Hand Surg 10A: 641-645, 1985）らは，長橈側手根伸筋腱を使用しているが，これも一法と考える．大多角骨摘出後は腱球または筋膜球をつめる．最近，星野ら（日手会誌 8：733-736, 1991）は第1中手骨間靱帯の再建として図のごとき方法を述べている．

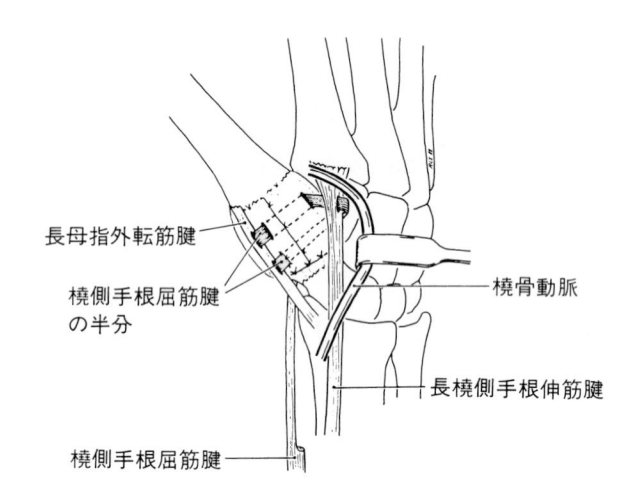

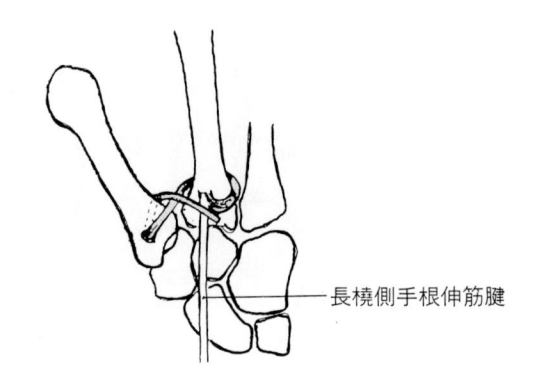

43 母指 CM 関節の関節固定術

関節切除と骨移植を行うが，詳細は 270 頁の図 12 も参照されたい．ただし，リウマチにおける CM 関節の固定はなるべく避ける．IP，MP 関節にも変形がきてピンチが不能となることが多いからである．母指の固定肢位にはとくに注意する．

a．関節切除

b．骨移植

腸骨よりの骨移植とキルシュネル鋼線による固定．

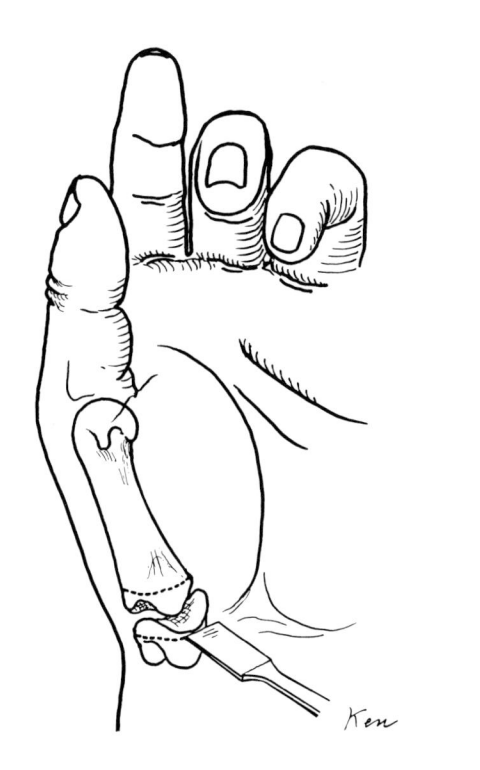

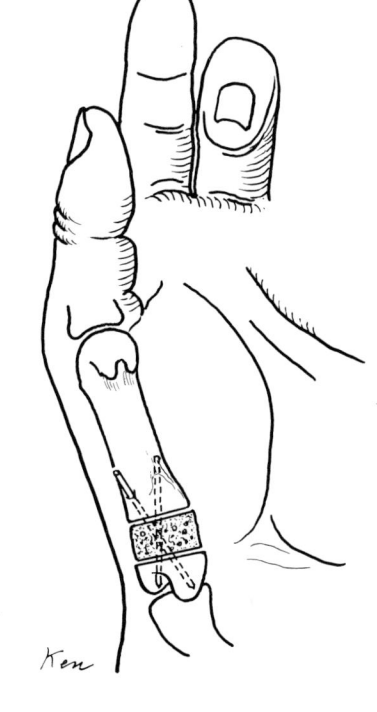

c．母指 CM 関節固定術の別法

CM 関節の上下にまたがる溝を掘り，これに骨移植を打ち込み固定する．操作にさいして，神経，血管を損傷しないよう注意する．固定期間は 6～8 週．なお，この方法では母指中手骨が十分外転されないまま固定されることがあるので注意する．

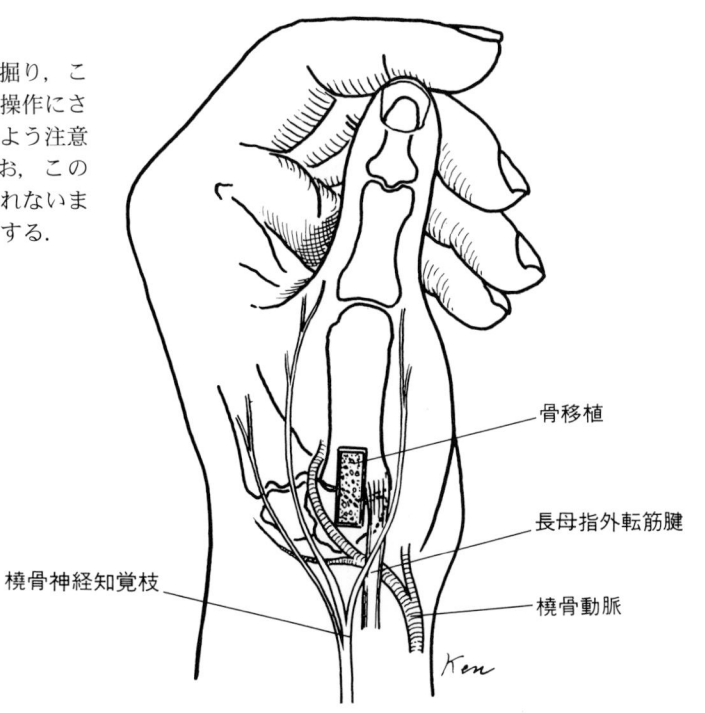

骨移植
長母指外転筋腱
橈骨動脈
橈骨神経知覚枝

44 指屈筋腱腱鞘炎の治療

a. 屈筋腱腱鞘炎と切開

局所の圧痛，肥大を認め，弾撥現象をみることも少なくない．

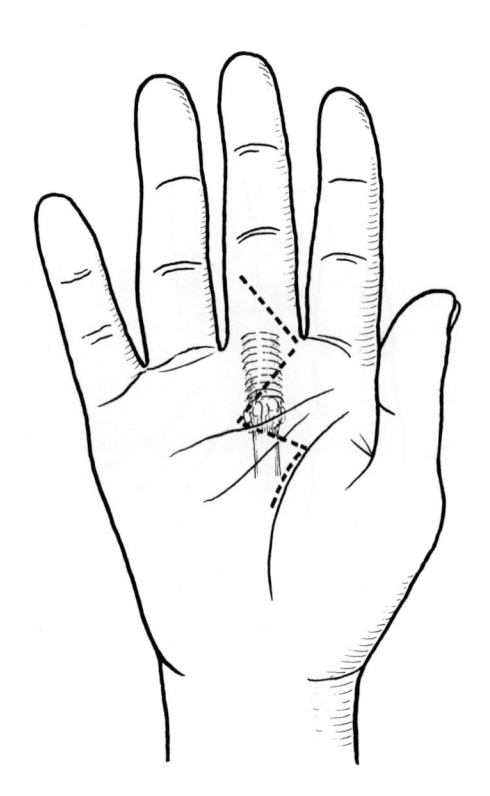

b. 腱鞘切開と滑膜切除

滑膜のみでなくリウマチ肉芽の腱内侵蝕があれば，これも丁寧に切除しなければならない．

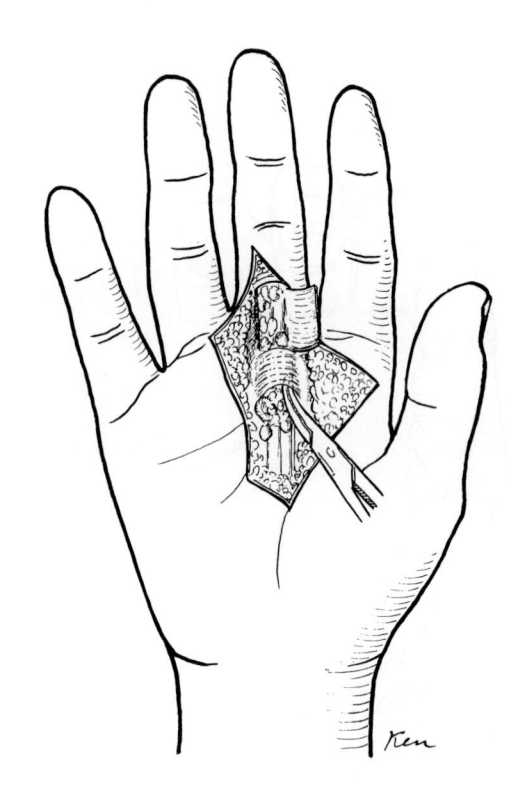

45 関節の滑膜肥厚と腱鞘滑膜肥厚の関連

初期には問題ないが，陳旧例においてはしばしば連絡を有するので注意しなければならない．MRIによる精査を要す．

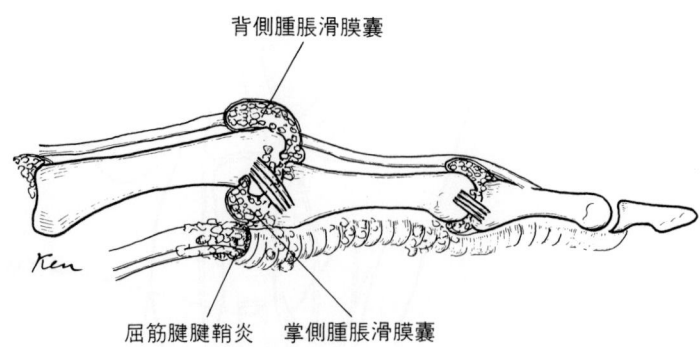

背側腫脹滑膜嚢
屈筋腱腱鞘炎　掌側腫脹滑膜嚢

46 多数指における屈筋腱腱鞘炎の治療

a. 切 開

実施にあたっては化膿性腱鞘炎の項（630～635頁）も参照されたい．

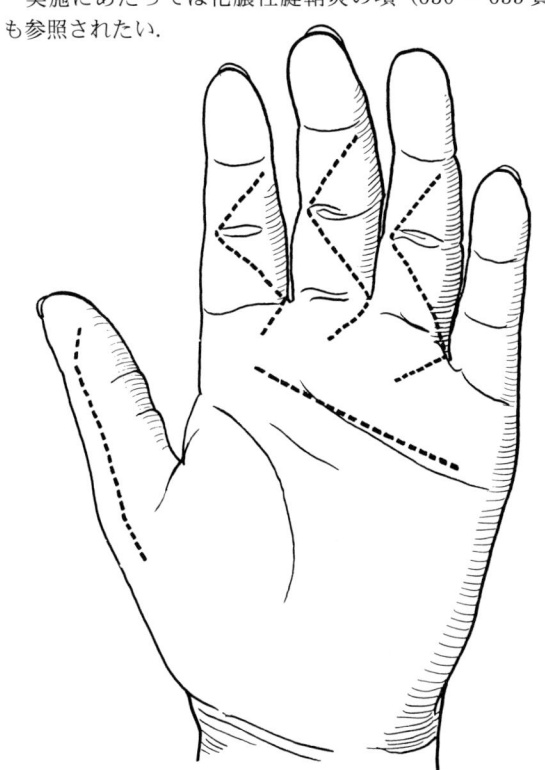

b. 滑膜肥厚，リウマチ肉芽の侵蝕

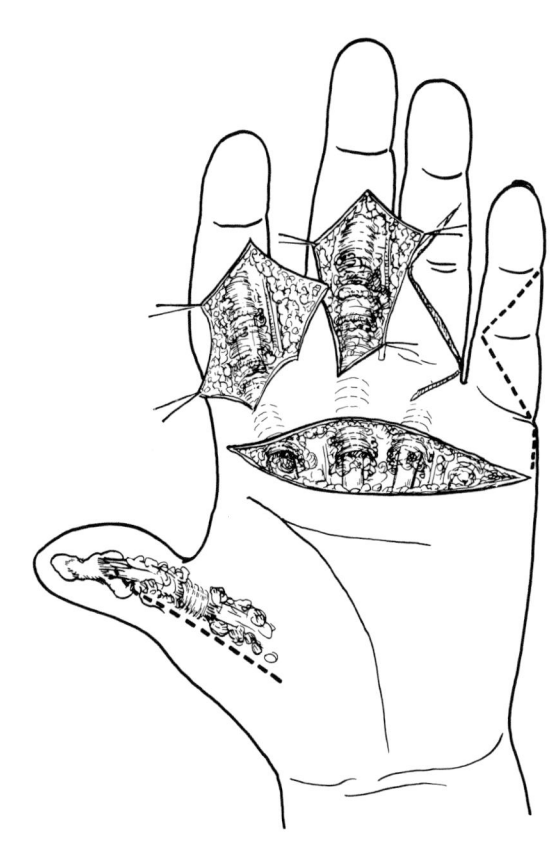

c. 滑膜切除の実施とその確認

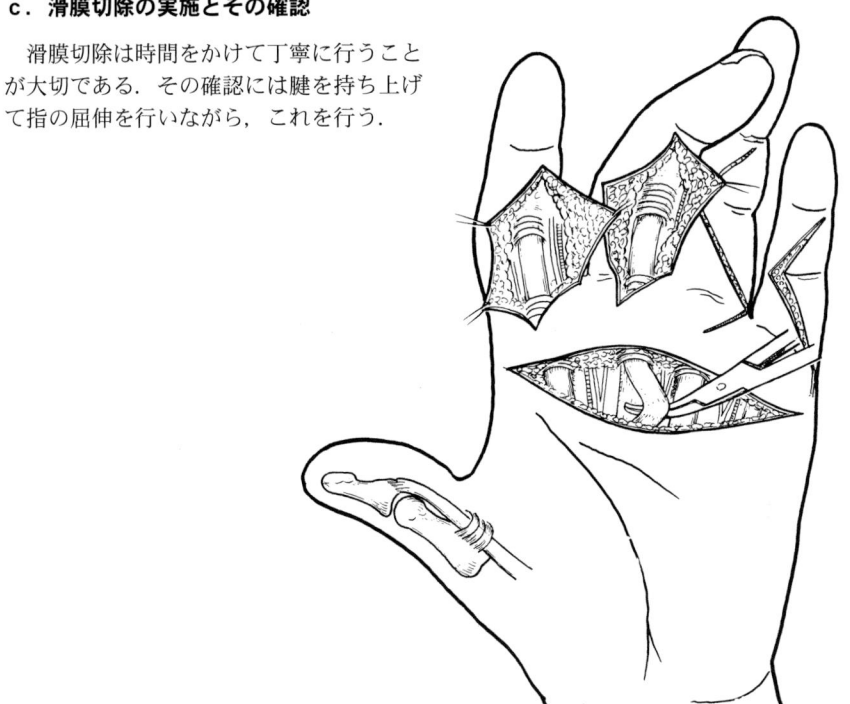

滑膜切除は時間をかけて丁寧に行うことが大切である．その確認には腱を持ち上げて指の屈伸を行いながら，これを行う．

47 リウマチに合併する手根管症候群

絞扼性神経障害（entrapment neuropathy）の項（497〜502頁）も参照されたい．時に wrist snapping を合併することもある．滑膜肥大があれば，手根管切開と同時にこれの切除術が必要となる．

a．手根管切開と手掌腱膜を用いての母指対立再建（Camitz法）

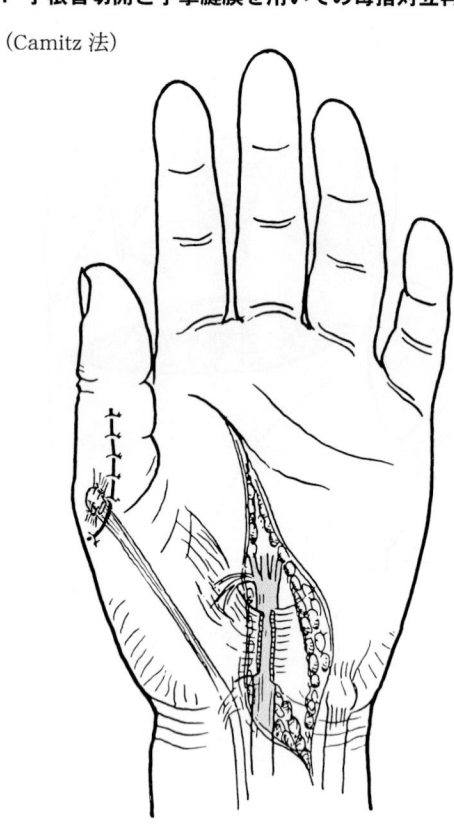

b．正中神経の絞扼と腫大

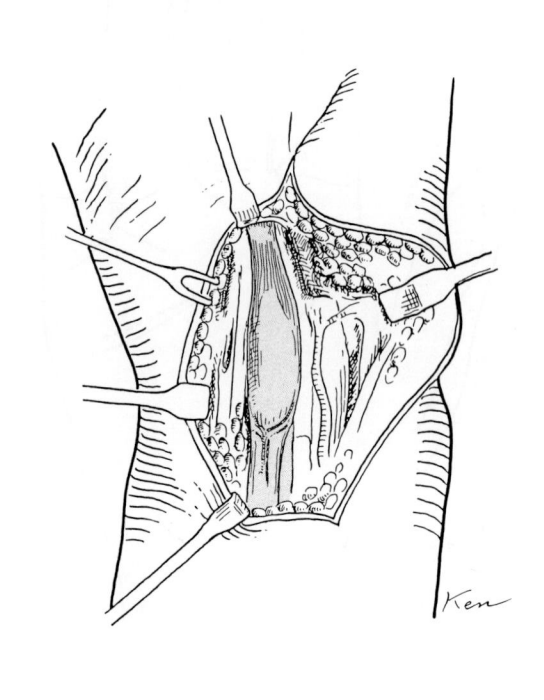

48 手掌から前腕にいたる滑膜炎（手根管症候群を合併）の治療（1）

a．局所所見と切開

母指対立不良，正中神経領域に知覚障害を認め手根管症候群を合併している．術前にMRIによる精査を要す．

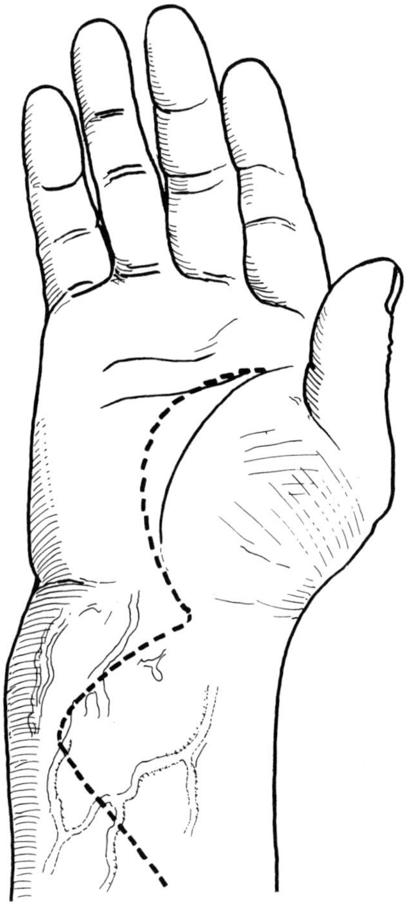

b．屈筋腱周囲滑膜肥厚所見

手根管を開き，時間をかけて肥厚滑膜の全切除を行った．正中神経には絞扼を認めると同時に，腱鞘内には多数の米粒体を認め，母指，示指の屈筋腱については肉芽侵入のため断裂寸前となっていた．

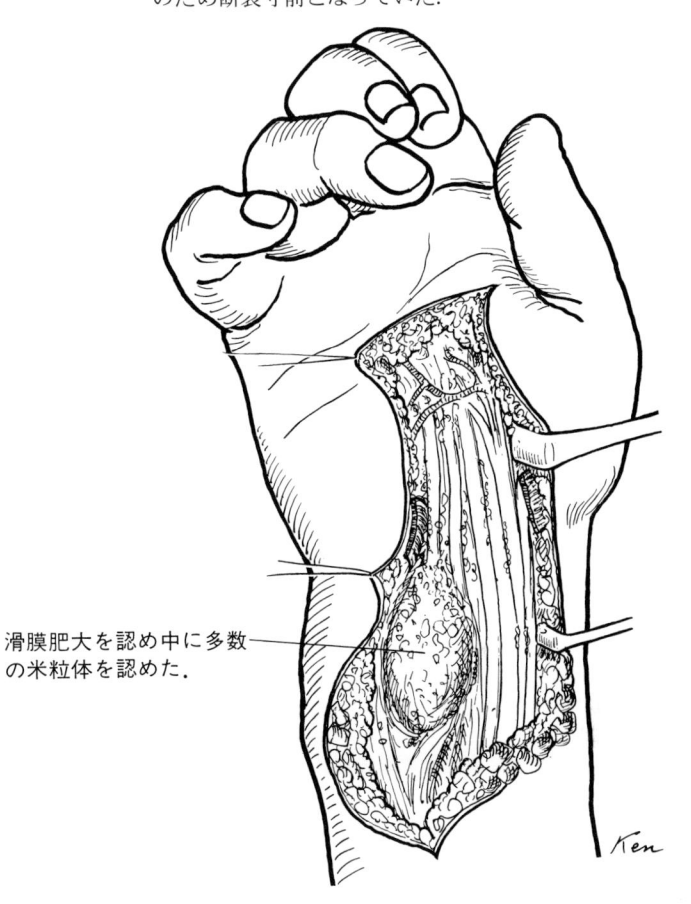

滑膜肥大を認め中に多数の米粒体を認めた．

49 手掌から前腕にいたる滑膜炎の治療（2）

a．滑膜肥大と切開

尺骨遠位端に掌側脱臼があり，尺骨神経領域に知覚障害を認める．

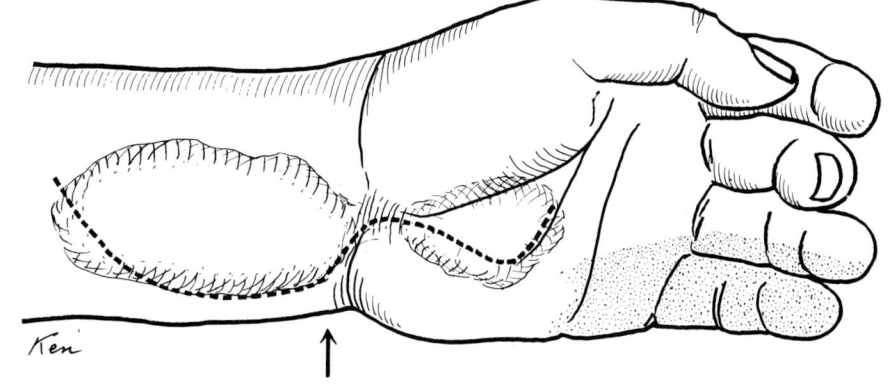

尺骨遠位端の掌側脱臼を認める．

b．肥厚滑膜の切除

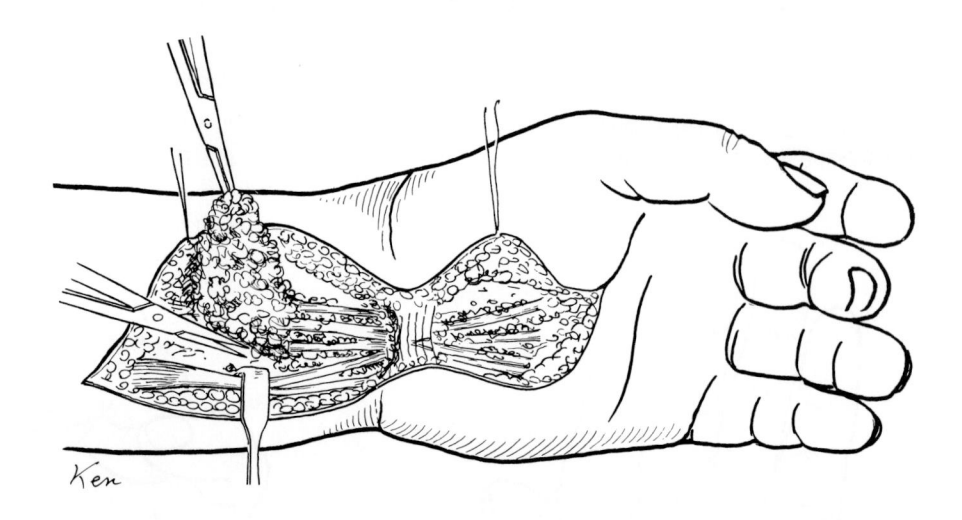

c．手関節の滑膜炎と屈筋腱の滑膜炎との関連

陳旧例においては，両者はしばしば穿孔を通じて連絡していることがあるので注意する．

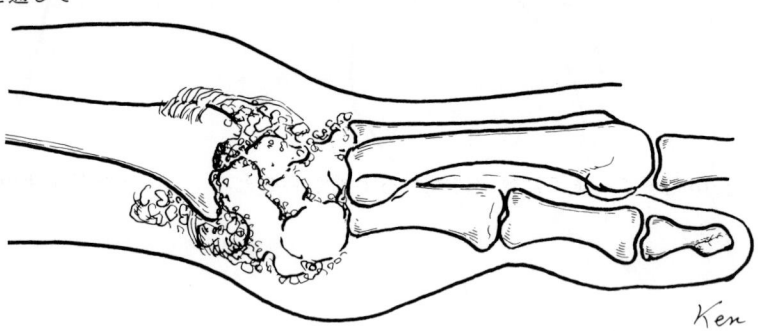

d．手根管切開と手関節掌側関節嚢の穿孔

屈筋腱の滑膜炎と手関節の滑膜炎は互いに穿孔を通して連絡しており，一部手根骨には壊死所見を認めた．

滑膜切除と同時に壊死骨除去，尺骨遠位端切除を行い，手関節の滑膜についても掌側より可能な範囲の滑膜切除を行った．かかる場合は関節固定術を合併するのもよい．

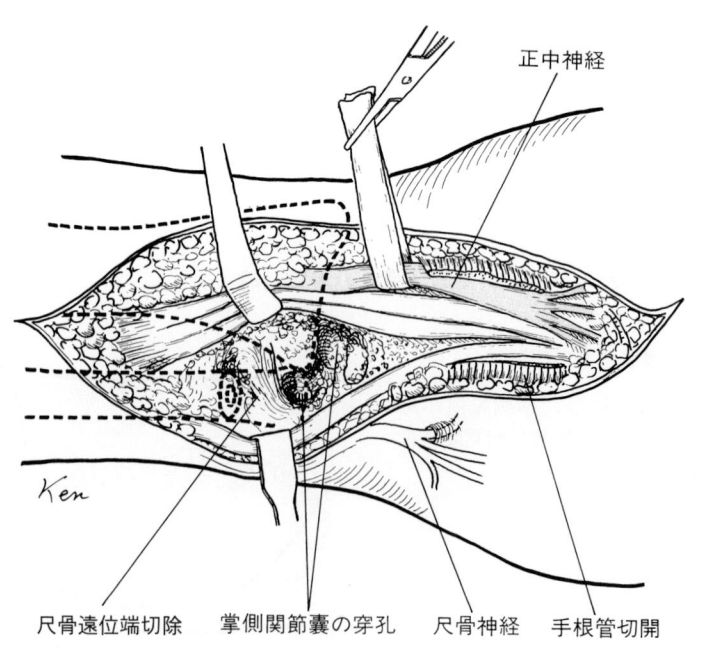

第28章　先天異常

28-1　先天異常に対する治療原則

外傷，炎症などの疾患が減少傾向にある今日，先天異常の「手の外科」において占める割合は漸次増加の傾向にあり，その重要性を増しつつあるように思われる．以下，先天異常の治療にあたり注意すべき2，3の事項を列記する．

I．両親との信頼関係の確立

先天異常児の発生は両親にとり非常なショックのはずである．診療にさいしては時間をかけて治療の概略を説明，納得を得さしめることが大切で，不要の不安を与えることがあってはならない．

それに治療は1回で終わることなく，その子どもの成長が完了するまでに数次にわたる手術が必要となることもしばしばであるので，両親との間には緊密な信頼関係の樹立が大切となる．

II．先天異常の原因と発生

先天異常の原因としては，遺伝要因のもの10〜20％，環境要因のもの10％とされ，他の70〜80％のものは両者の相加，相乗によるものと考えられている．

さて上肢の発生は次のごとくに考えられ，
① 着床前期（胚胞期）……（受精〜2W）
② 器官形成期（胎芽期）…（2W〜10W）
　四肢形成………………（4W〜8W）―先天異常
③ 発育期（胎児期）………（11W〜40W）―発育障害

上肢の先天異常，すなわち多指，合指，裂手などは四肢形成期の胎生4週から8週，すなわち2ヵ月以内に肢芽の先端部肥厚として現れた外胚葉頂堤の異常により発生するもので，手指が形成されてからの発育期には発育障害とか変形として現れることはあるものの真の先天異常とは異なるものと考えるべきであろう．

なお，両親は先天異常の発生原因については強い関心を持っているはずであるので，以上の点についても詳しく説明して「原因はわからない」の繰り返しのみで終わることのないよう注意する．

III．先天異常の分類と把握

手の先天異常は多指，合指，裂手など，形態よりの診断名を使用するのがふつうであるが，これらは現れた異常の特徴をとって診断名としたにすぎず，これらの間には多くの関連・移行型のあることを忘れてはならない．われわれはえてして，多指の治療，合指の治療などとして別の疾患が存在し，それに対する別個の治療があるがごとき錯覚に陥りがちであるが，これらは便宜上の命名であること，症例によってはこれらの中間型，またその他異常の合併など，多種多様の複合変形のありうることを理解し，治療にあたっては適宜術式の変更・合併など柔軟に対処する必要がある．

なお分類としては，発生機転を考慮に入れて作成されたSwanson分類（1976）がよく知られているが，上記形態よりの診断名との間には当然矛盾があるであろうし，またSwanson分類自体の間にも移行型があってよいと考えられ，これの利用には柔軟な対処が望ましいと考えられる．

最近荻野ら（日手会誌17：353-355, 2000），またSwansonら（The Hand, vol 5, p694-717, 1999）は詳細な手の先天異常分類マニュアルを発表している

が，あまりに複雑な分類はかえって使用されにくい問題点がある．また分類が治療法と直接に結びつかないものも，その意義を希薄にする原因をなすのかも知れない．ただし大まかな分類は常に頭に入れ，その疾患の位置づけは認識しておく必要があろう．荻野らの分類は大略下記のごとくである．

手の先天異常分類

Ⅰ．形成障害（発育停止）
　A．横軸形成障害
　B．長軸形成障害
　　1．橈側列形成障害
　　2．尺側列形成障害
　C．フォコメリア
　D．筋腱形成障害
　E．爪形成障害
Ⅱ．分化障害
　A．先天性骨癒合
　B．先天性橈骨頭脱臼
　C．指関節強直
　D．拘縮，変形
　E．腫瘍類似疾患
Ⅲ．重複―多指症
Ⅳ．指列誘導障害
　A．皮膚性合指
　B．複合裂手
Ⅴ．過成長
　A．巨指症
Ⅵ．低成長
Ⅶ．絞扼輪症候群
Ⅷ．骨系統疾患
Ⅸ．その他

Ⅳ．治療の開始時期

一般に変形，拘縮などの矯正は生後なるべく早期に開始することが望ましい．遅れれば遅れるほど矯正は困難となる．

しかし，手術療法を要する場合には最低7～8ヵ月は待期し，さらに手術が複雑になればなるほど，1歳半～2歳，それ以上とすべきで両親の希望のみに左右されることがあってはならない．

確実な手術が要求され，拡大鏡，時には顕微鏡の使用も望まれるわけで，これにより多少の手術年齢の低下も可能となろう．

以下，著者の大学時代の過去25年間に手術した手の先天異常症例を表に示すと，次のごとくである．

Ⅴ．手の先天異常症例（著者，1958～83年）

多指症		母指内転拘縮	79	尺側列形成不全	22
母指多指	259	短合指症	68	系統疾患	22
中央列多指	9	横軸発育停止	53	橈尺骨癒合症	19
小指多指	18	屈指症	44	指節癒合症	17
裂手症	105	短指症	41	三指節母指	17
合指症	95	アルトログリポージス	46	示指爪欠損	7
橈側列形成不全	93	巨指症	29	橈骨頭脱臼	4
絞扼輪症候群	91	斜　指	23	発育不全（分類困難）	8

計　1,159例

以下，主要先天異常の治療について述べる．

28-2 多指症の治療

I. 母指多指症の Wassel 分類

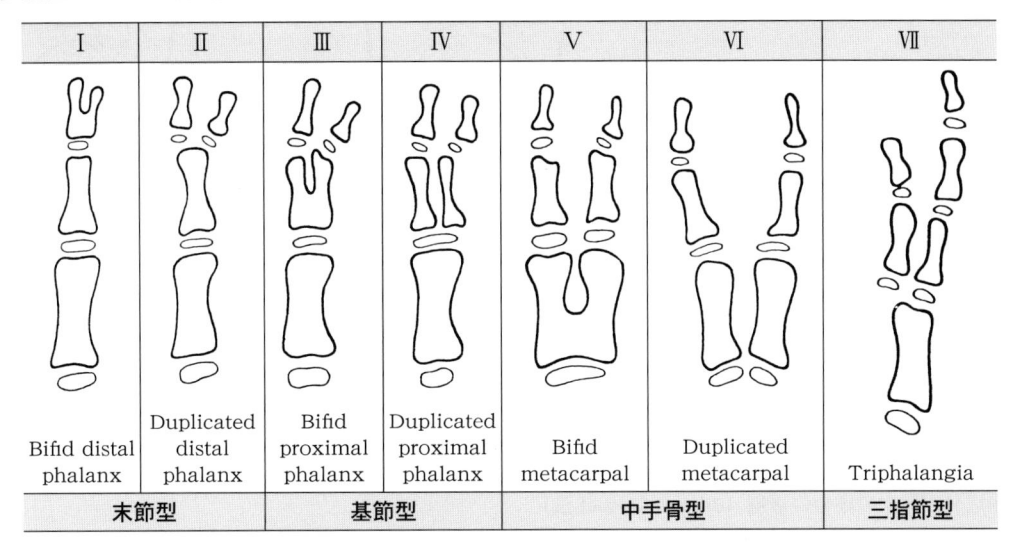

I	II	III	IV	V	VI	VII
Bifid distal phalanx	Duplicated distal phalanx	Bifid proximal phalanx	Duplicated proximal phalanx	Bifid metacarpal	Duplicated metacarpal	Triphalangia
末節型	末節型	基節型	基節型	中手骨型	中手骨型	三指節型

（註）① 以上のほかに痕跡型ともいうべきものがある．
② VII 型には，橈側成分に三指節を持つもの，尺側成分に持つもの，両側とも持つものがあり，各々特徴ある外観を呈する．

II. 手術時期

本症は先天異常の中でもっとも多い奇形である．手術時期としては単純なものについては生後7～12ヵ月ごろとし，複雑なものとしては1歳半～3歳ごろまで待つのが適当であろう．一般に1年前後がもっとも多い．手術にさいしては必ず拡大鏡を使用する．

以下，Wasselの分類に従い治療の大略を述べる．

1 末節型母指多指の治療

末節型(Wassel I, II型)の一般的外表所見

a：橈・尺側成分が同大の場合
b：橈側成分が劣勢の場合：したがって片側を切除する場合には橈側が切除される.

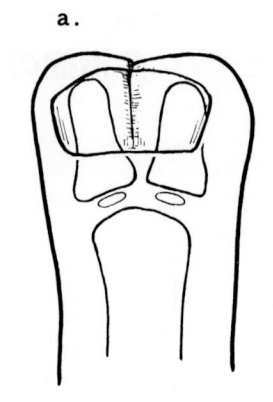

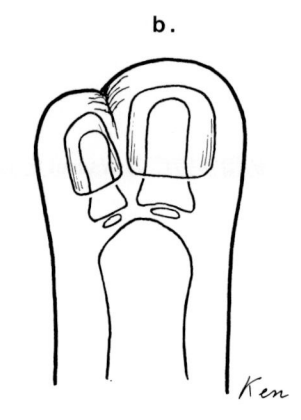

A. 橈・尺側成分が同大の場合の治療（Bilhaut-Cloquet法）

a：皮切
a′：末節骨はほぼ中央で確実に切除する．切除にはメスを使用する．
b：中央部楔状切除：かなり思い切って切除しないと幅の広い指になるので注意する．
b′：関節面の適合に注意する．
c：できあがりの所見：Transfixation pinを使用し固定した．

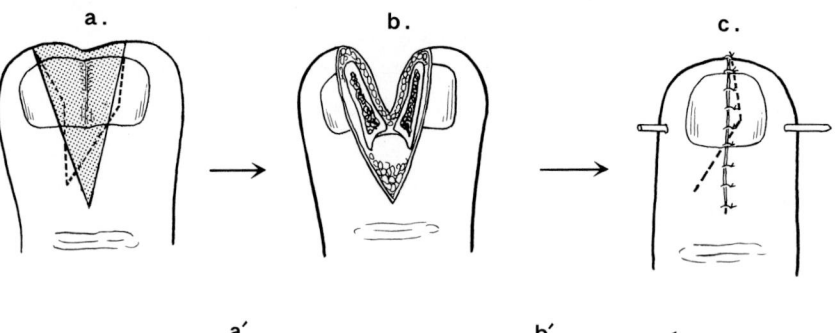

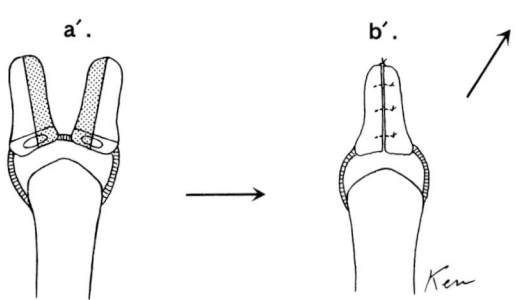

B. しばしば認められるCloquet法実施後の爪の変形

a：爪の段差（off set nail）
b：割れ爪（split nail）
c：Gull-wing変形（Gull-wing nail）

以上のごとくであるが，爪変形防止のためには爪を抜去して中央部の切除を行い，のち橈・尺側成分を接合，最後に細い吸収糸で爪床の接合をはかるのがよいとされている．

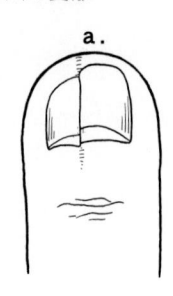

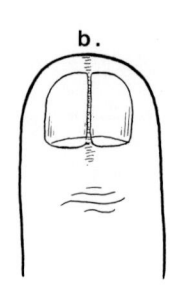

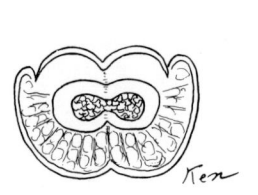

C. 橈側成分が劣勢の場合の治療（片側切除による骨抜き皮弁形成法）

a：皮切
b：橈側成分と対向部の基節骨頭を切除し，さらに基節骨頸部で骨切りを行う．
c：切除側の皮膚は骨抜き皮弁として残す．
d：軸を正して関節嚢を形成する．
e：できあがりの所見
f：指先部所見：指先部の形成が大切．軸方向から観察して調節する．

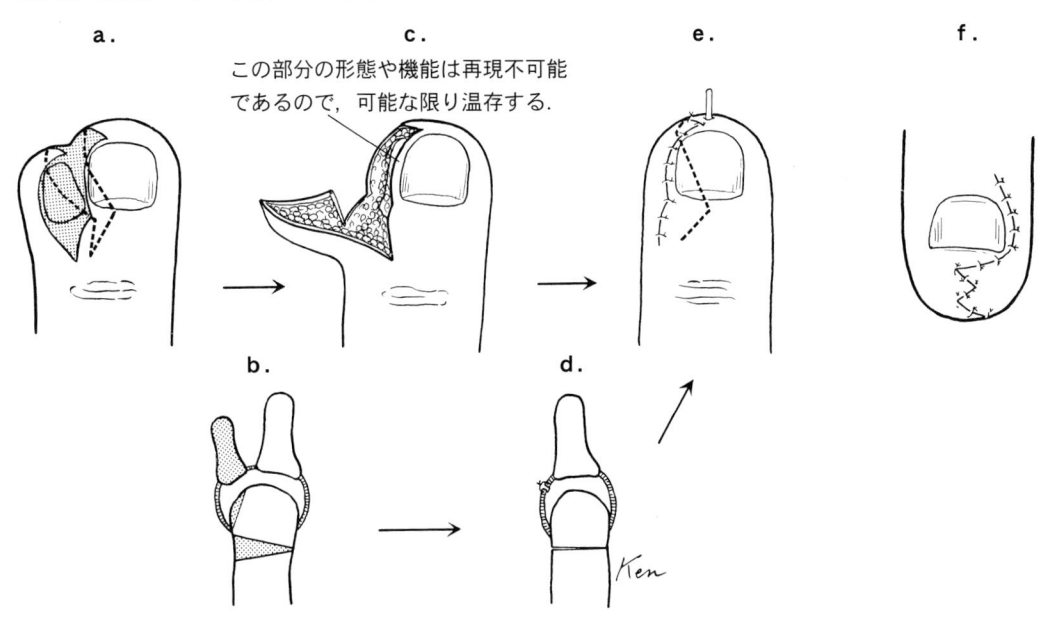

この部分の形態や機能は再現不可能であるので，可能な限り温存する．

D. 骨抜き皮弁形成法後の指先の変形

a：皮弁が小さすぎ，小部分の充塡にとどまり，かつ掌側縫合線が単純である場合に生じやすい．
b：爪を半切しなければならないような症例にみられる変形である．

a．皮弁の張り出し　　b．皮弁の扁平化

② 基節型母指多指の治療

基節型（Wassel III, IV型）の一般的外表所見

大きく次の3型に分けられる．

Type A：橈側成分が劣勢，発育良好な尺側成分にZ-変形をみるもので，この型がもっとも多い．

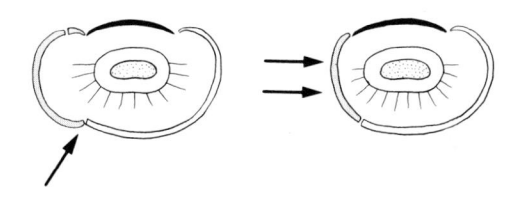

Type B：両多指成分が発育良好で同大，カニのハサミ様Z-変形を示す．

Type C：両多指成分の発育が不良で平行に位置する．その発生は比較的少ない．

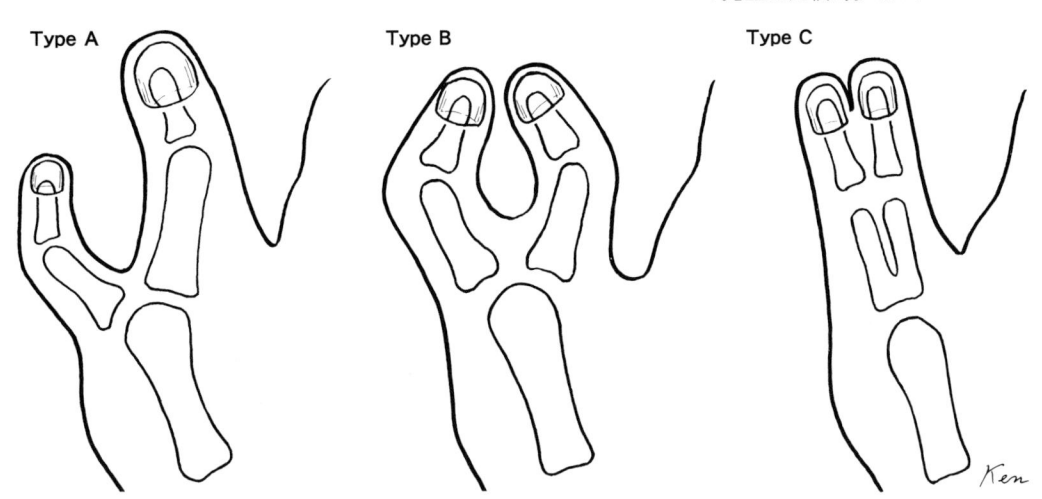

Type A　　Type B　　Type C

A．Type A に対する手術

A-1. 尺側多指成分に Z-変形をみない場合

患児が6〜7ヵ月で，しかも尺側多指成分があまり細くなく，しかもZ-変形をみない場合には，橈側指の切除，中手骨頸部の骨切り術と骨頭の形成術によるMP関節における尺側偏位の矯正，橈側側副靱帯の縫縮と母指球筋の前進法を行い，創はジグザグ縫合により閉鎖するのもよいであろう．

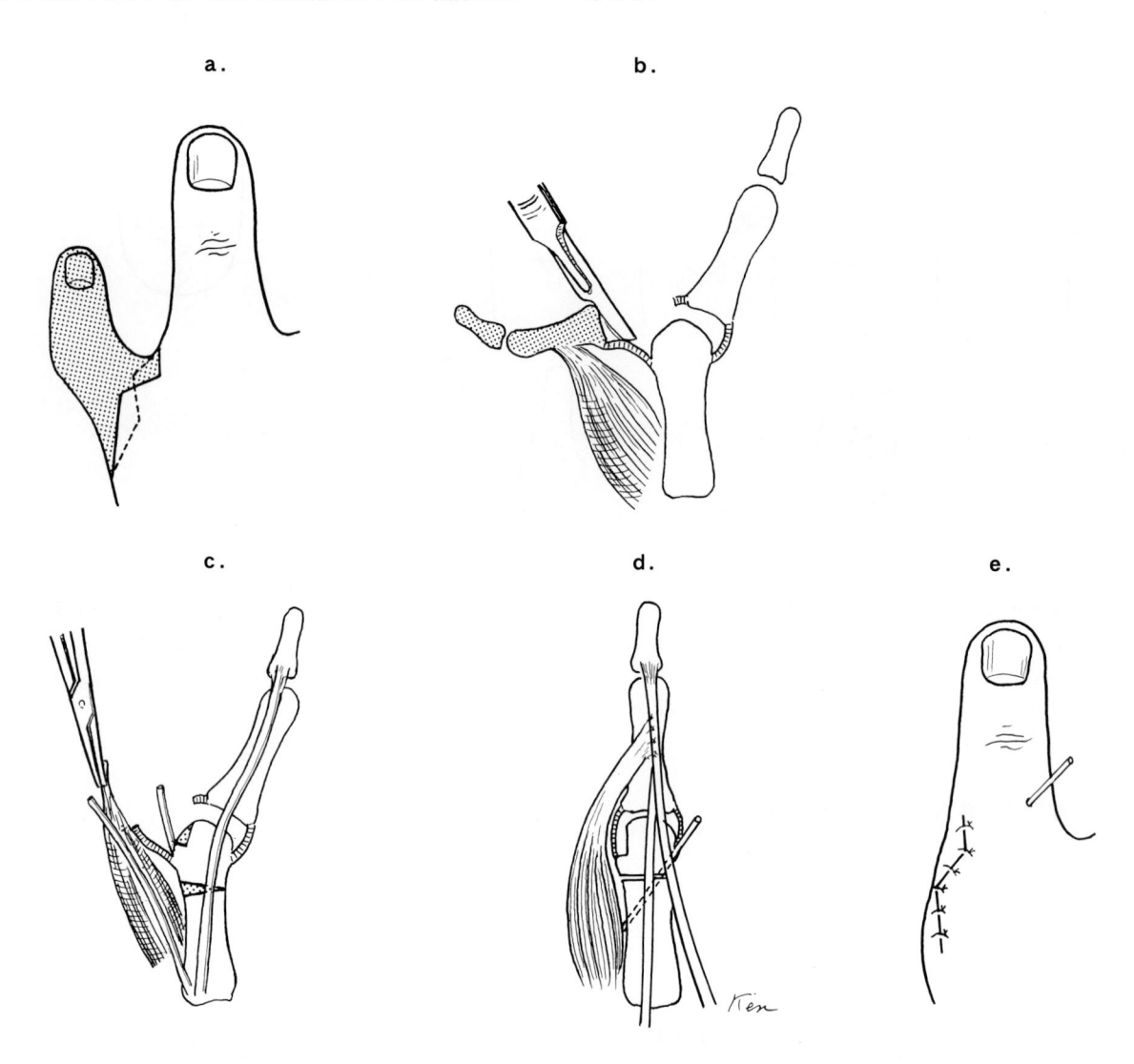

a：皮膚切開と橈側指切除
b：橈側指の切除：橈側側副靱帯はなるべく長く残し，母指球筋付着部もその後の縫合が便利なよう切離する．
c：中手骨頸部の骨切り術と骨頭の形成
d：橈側側副靱帯の縫縮と母指球筋の前進
e：ジグザグ縫合による手術の完了：ジグザグ縫合はかえって目立ちやすいので，最近では側方直線縫合とすることが多くなった．

A-2. 小児における骨切り術の実施

　薄刃の bone saw があれば好都合であるが，なければ骨切り線に一致して細いキルシュネル鋼線で多数の穴を開け，これをメス，またはハサミで切離してゆく．リューエル鉗子は使用すべきでない．

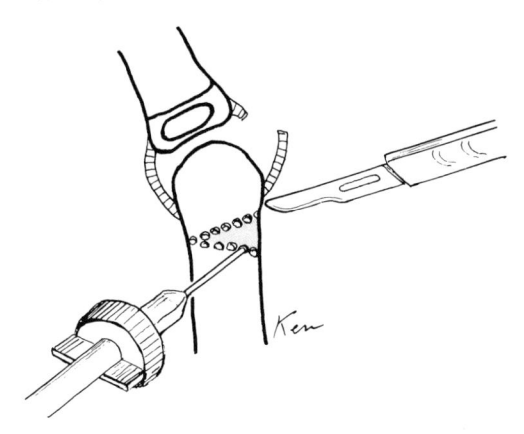

A-3. 尺側多指成分に Z-変形をみる場合

　変形が比較的年長まで放置されていたり，尺側指の Z-変形が強い場合には，MP 関節を中手骨頸部の骨切り術により矯正，さらに基節骨頸部での骨切り術が必要となることが多い．このさいは橈側指を切除するさい，これを骨抜き皮弁として利用し，尺側指の橈側皮膚の補填と形成に使用するのがよいであろう．

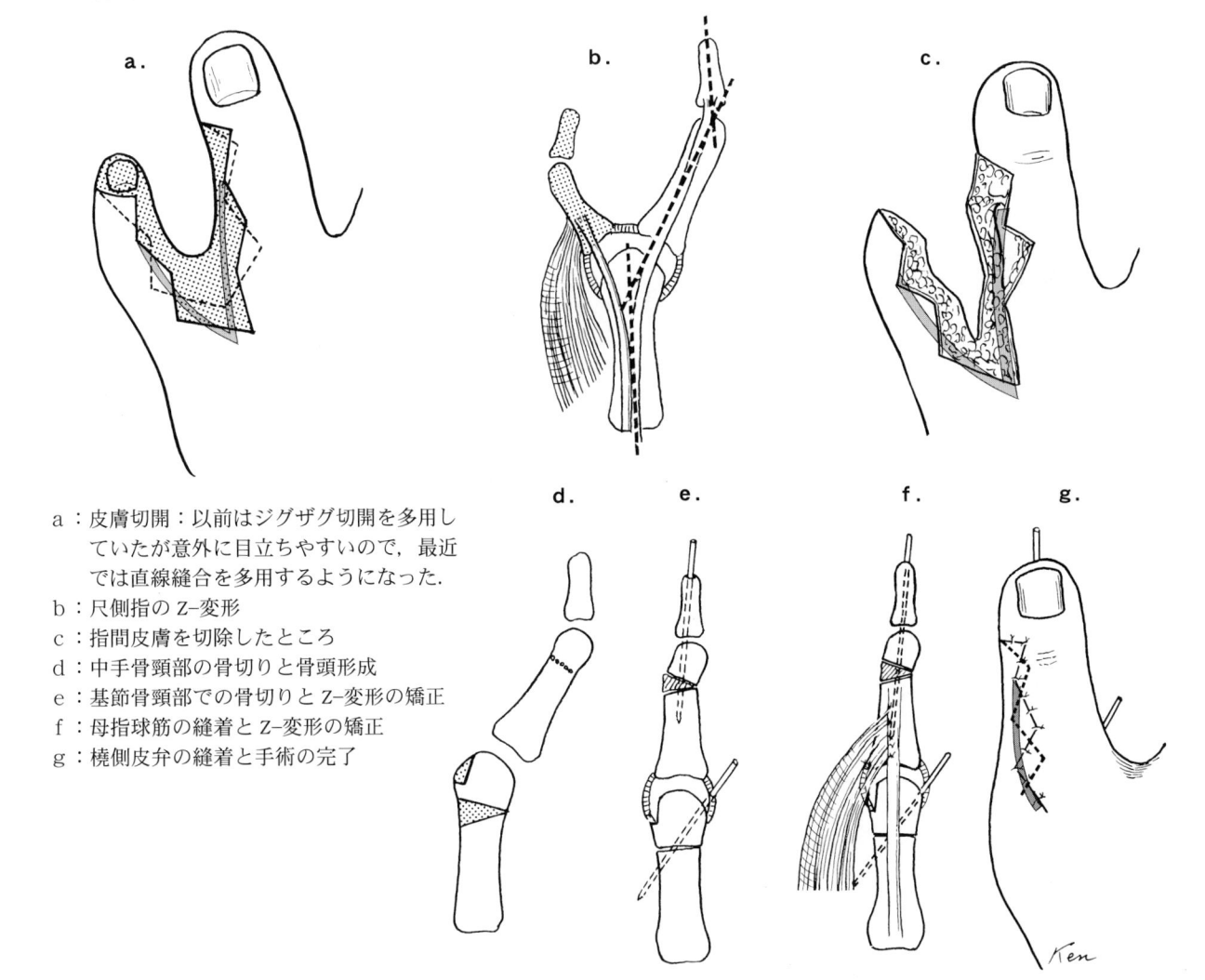

a：皮膚切開：以前はジグザグ切開を多用していたが意外に目立ちやすいので，最近では直線縫合を多用するようになった．
b：尺側指の Z-変形
c：指間皮膚を切除したところ
d：中手骨頸部の骨切りと骨頭形成
e：基節骨頸部での骨切りと Z-変形の矯正
f：母指球筋の縫着と Z-変形の矯正
g：橈側皮弁の縫着と手術の完了

A-4. 橈側指切除時における皮膚の処置

a：どのタイプでも共通であるが，ことに基節型母指多指では単純に橈側指を切除すると，MP関節より先細りの形となり不自然な形態をとることとなる．

b：切除指を骨抜き皮弁として残し，尺側成分に補填すれば以上の不自然さは解消される．皮弁はIP関節まで前進せしめてMP関節部の形態に留意する．背側の縫合線は直線のほうが目立たない．

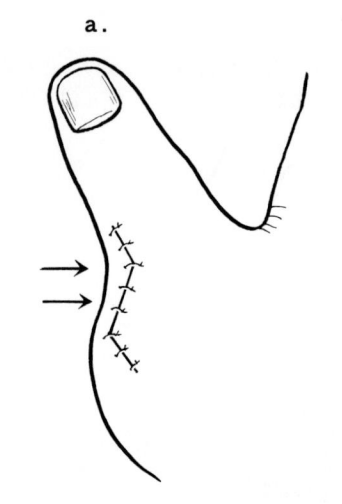

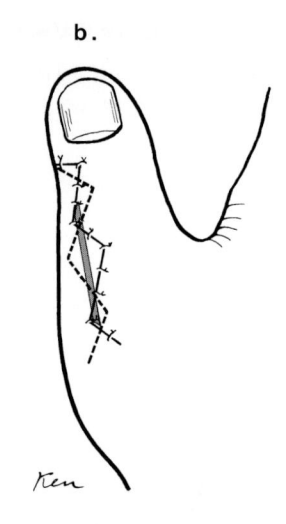

B．Type Bに対する手術

B-1．拡大二分併合法

a：皮切
a´：末節・基節はそれぞれ対向面を半分切除する．かなり思い切っての切除が必要で，太くなりがちである．
b：太さの調節に注意する．基節骨基部を確実に切除することが大切．切除にはメスを使用する．
b´：各指骨は骨縫合により引き寄せる．
c：できあがりの所見：Transfixation pinを使用して固定した．

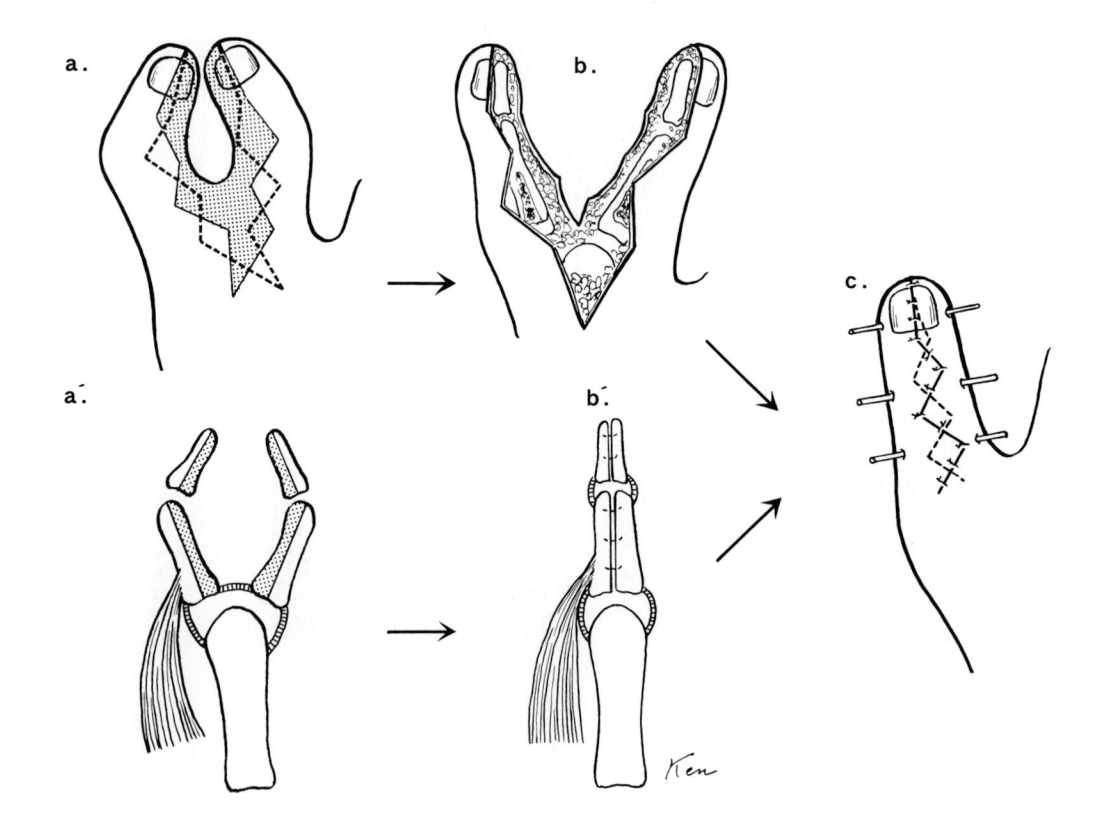

B-1-1. Type B に対する手術の 1 例

a. 切開線のデザイン

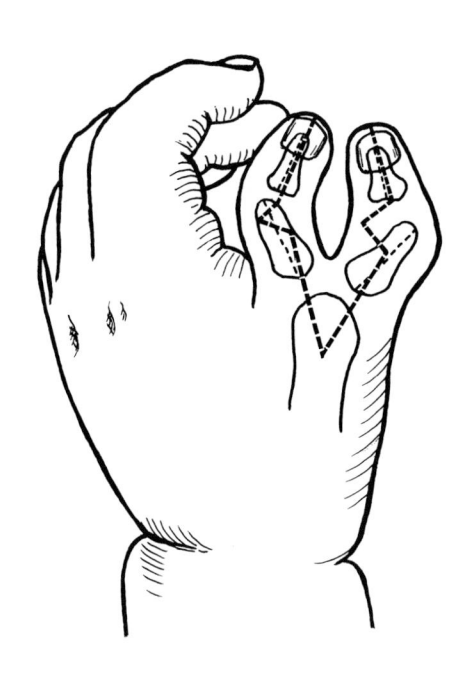

b. 中間部切除後の所見

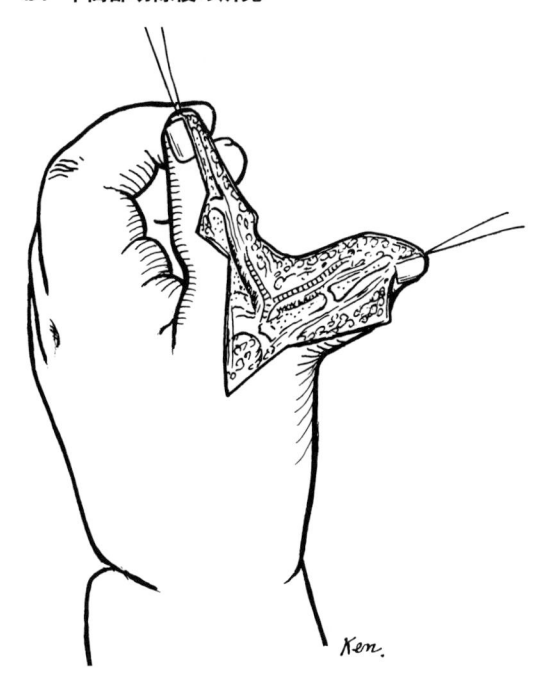

c. 手術完了所見（背面）

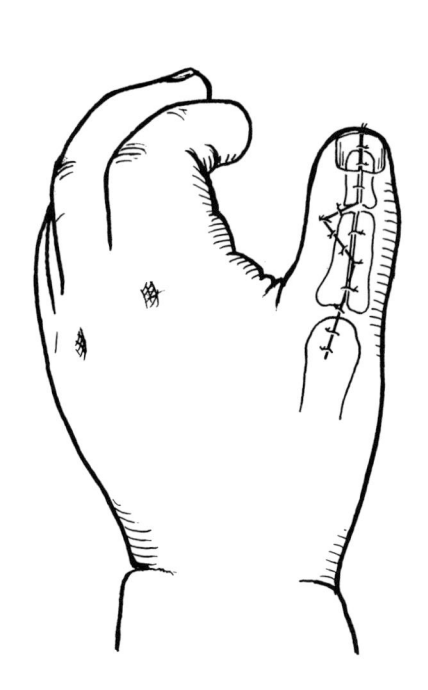

d. 手術完了所見（掌面）

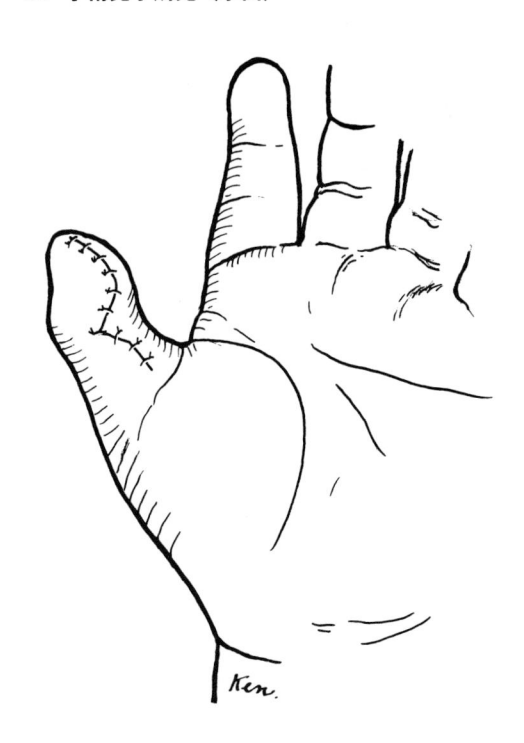

B-2. 片側切除による骨抜き皮弁形成法

a. 骨抜き皮弁による指先部形態の調整

指先部を骨抜き皮弁で被覆するさいは，爪側方の皮膚の幅が同大になるよう努力する．

切開線をジグザグとした場合，意外に目立ちやすく患者はかえって直線を希望するようである（とくに背側皮切について）．

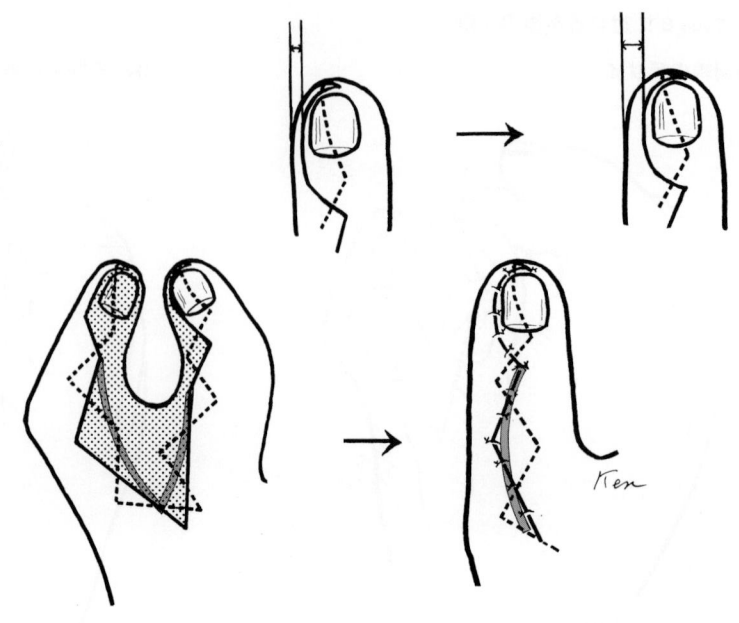

b. 骨抜き皮弁形成法における内部構造の処置

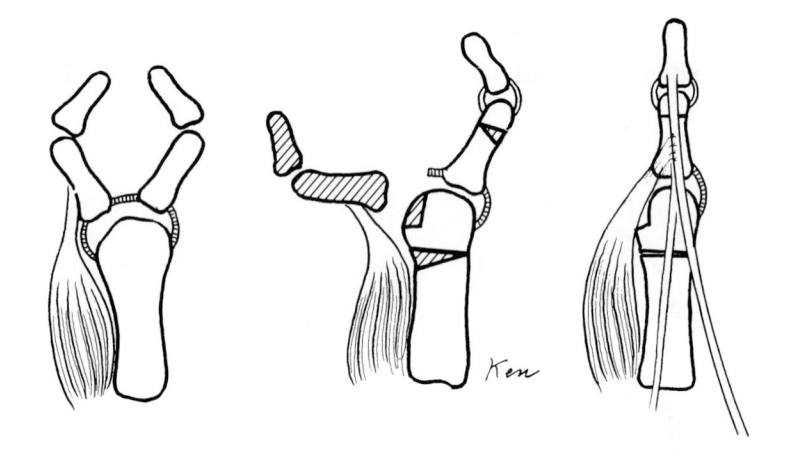

（註）爪の大きさは多少小さいものの子どもの成長とともに漸次増大すると考えられていた．
　　しかし，渡による30年の予後追求の最近の報告によると，形成不全はあくまで形成不全で，指，爪の成長，増大は期待されず，この意味で爪の変形は残るものの二分併合法も決して非難されるべきでなく，組織量を豊かに保っておくことは，成長終了後の形態維持にきわめて重要であるという（渡ほか：日手会誌20：509-515，2003）．

C．Type C に対する手術
C-1．拡大二分併合法

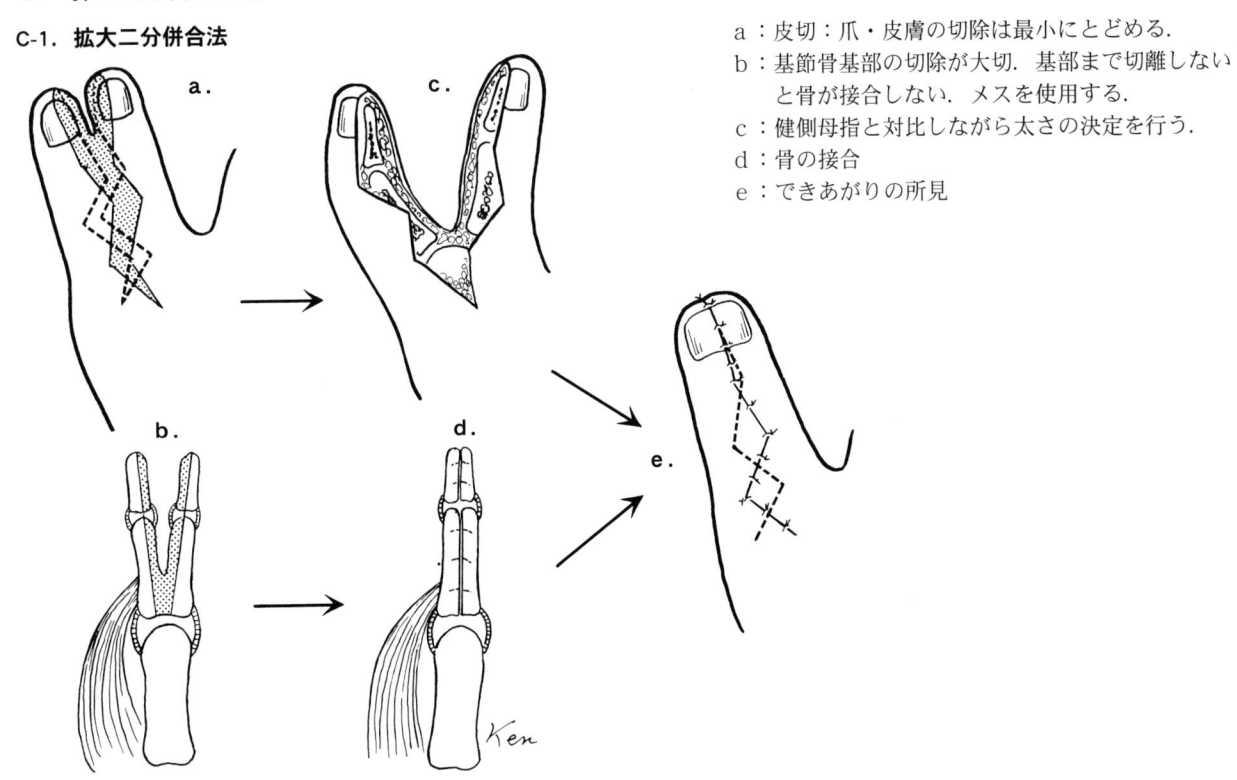

a：皮切：爪・皮膚の切除は最小にとどめる．
b：基節骨基部の切除が大切．基部まで切離しないと骨が接合しない．メスを使用する．
c：健側母指と対比しながら太さの決定を行う．
d：骨の接合
e：できあがりの所見

C-2．片側切除による骨抜き皮弁形成法

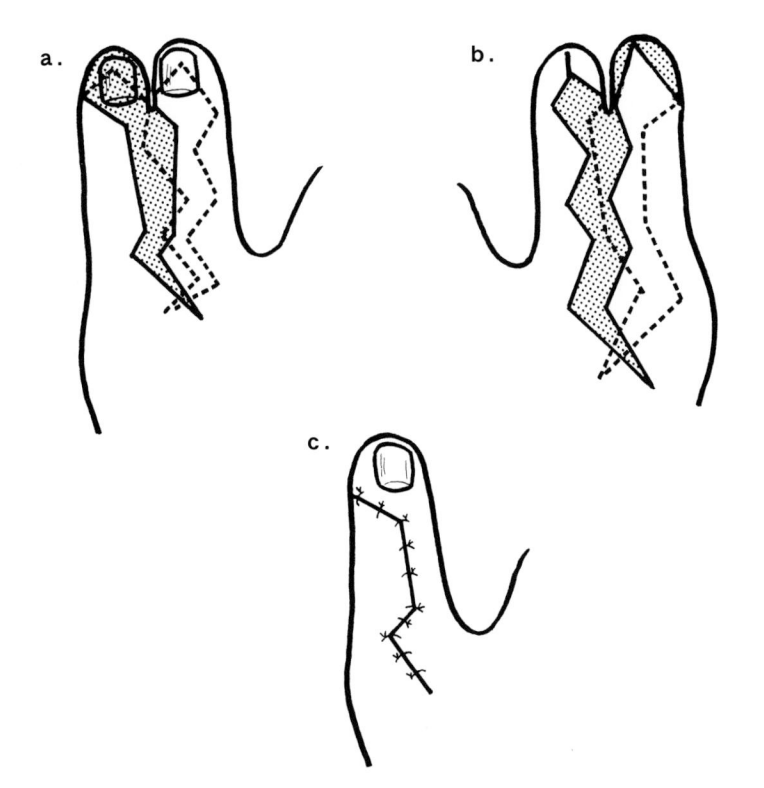

橈側の皮弁は末梢まで利用して尺側指先部の形成につとめる．

a：背側皮切デザイン
b：掌側皮切デザイン
c：背側縫合完了
d：掌側縫合完了：指先部の増大につとめる．

先の渡らの報告から考えて 20 ～ 30 年の経過を考えると，骨抜き皮弁法には問題があるかもしれない．

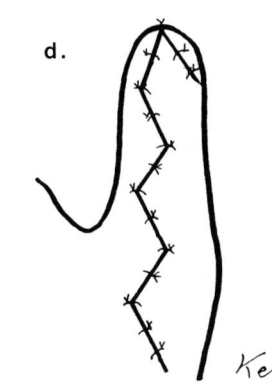

③ 中手骨型母指多指の治療

中手骨（Wassel V, VI型）の一般的外表所見

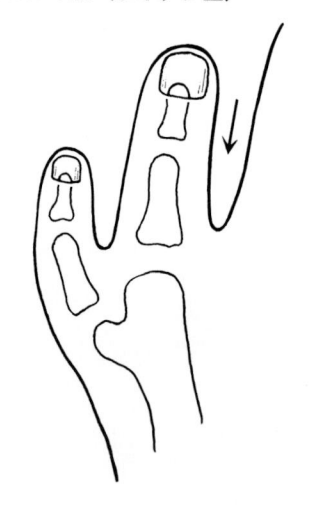

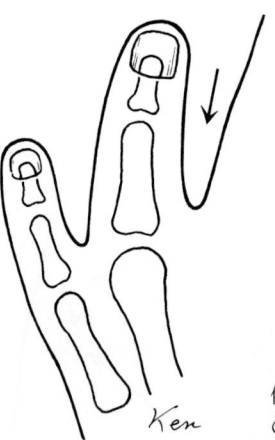

Wassel V型（サボテン型）　　　**Wassel VI型**

いずれも橈側成分が劣勢で，MP関節の尺側偏位が目立つ．第1指間に狭窄をみるものが多い．

A．Wassel V型に対する手術

　橈側指の爪・骨を切除（①）するが，皮膚は皮弁として残す．尺側指は尺側偏位を示すので中手骨頸部で骨切り（②：MP関節の尺屈変形はこの枝の部分にあるので，枝の切除を兼ねて骨切り矯正を行う）を行うのがふつうであり，このさい指は外旋位（④）で固定するのがよいであろう．母指球筋（③）の前進術は既述と同じ．以上ののち，皮弁で母指橈側面を覆いジグザグ，または直線縫合する．なお，この型のものでは第1指間が狭く，指の外転ができないものがある．かかる場合には一次的，また二次的に opposed double Z-plasty（⑤）とか，Brand型の release op. が必要となることがある．

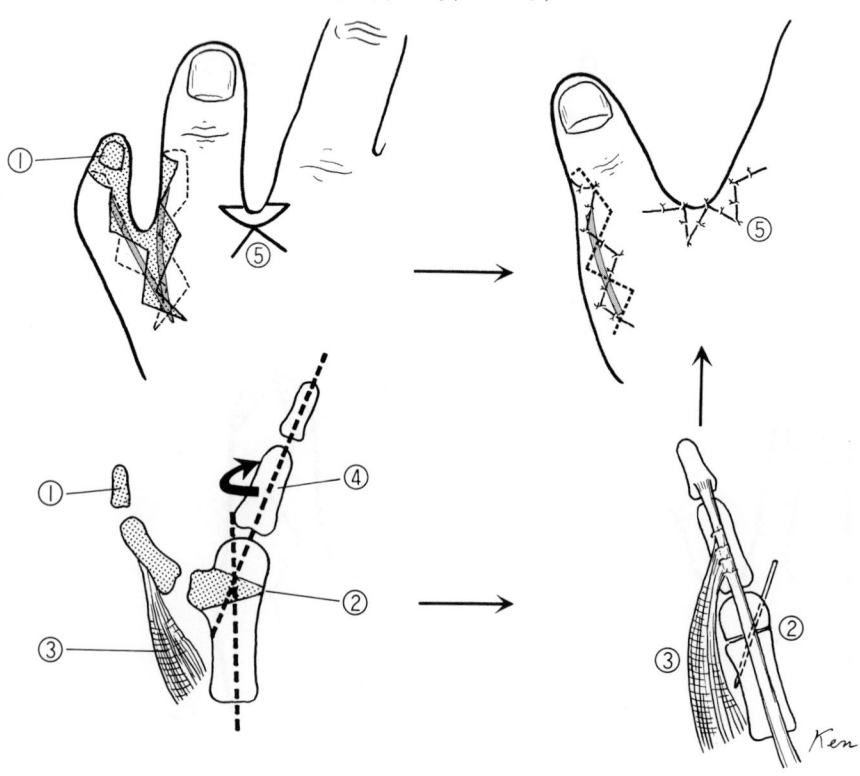

B. Wassel VI型に対する手術

　Wassel V型の場合とほぼ同様であるが，指の基部で骨切り（④）を行い，尺側指を切除した橈側指の上に移行することが必要となる．その後，母指球筋（③）の前進術を行う．

　この型においても第1指間の狭いことが多いので，この除去のためには，一次的，二次的にBrand型のrelease op.（⑤）とか，opposed double Z-plastyが必要となる．

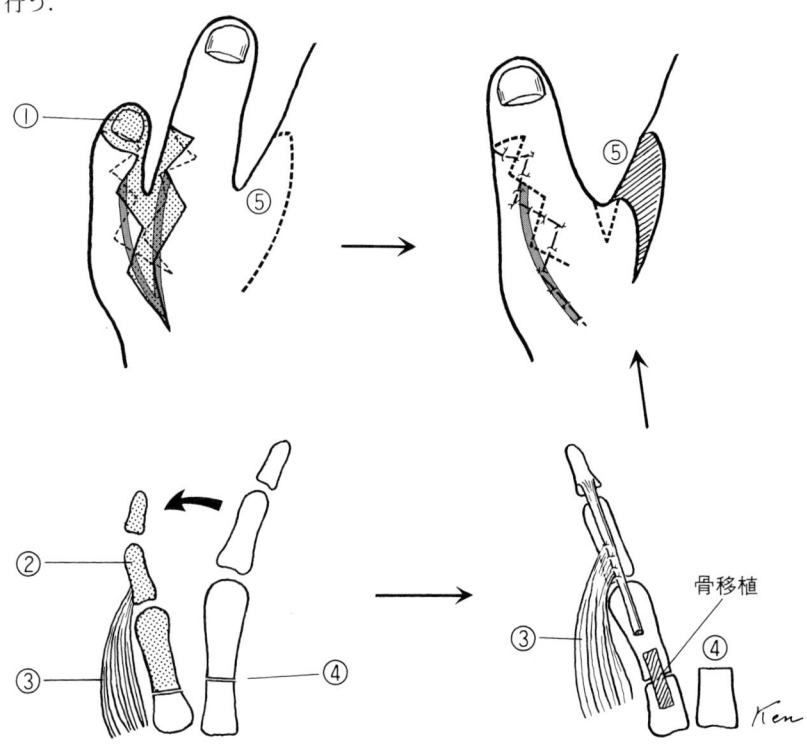

④ 3指節型母指多指（Wassel Ⅶ型）の治療

3指節型母指多指の種々の形態

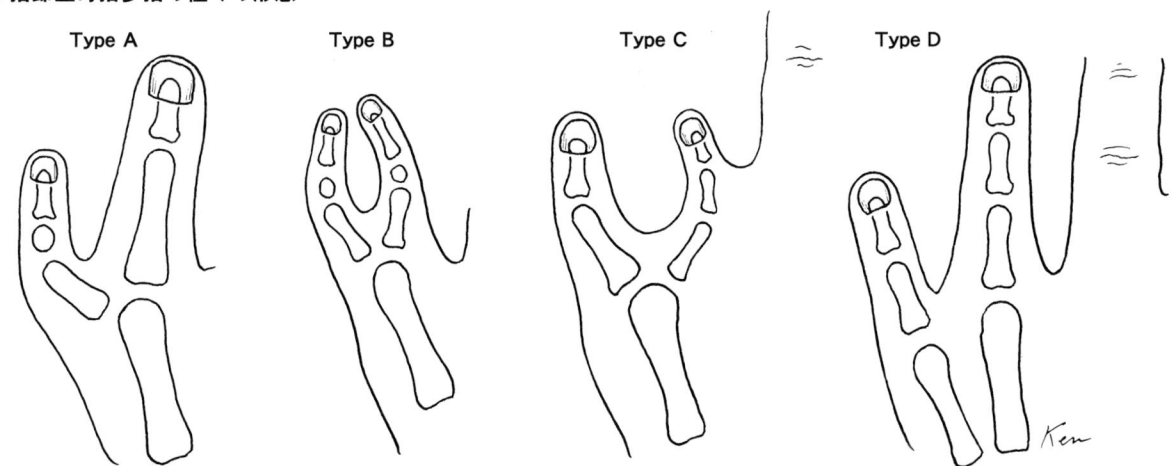

Type A：橈側3節であるが，形態・予後ともにWassel V型に酷似する．
Type B：両側3節で両成分の発育不全なもの．Wassel Ⅳ型 Type Cと同様に処置すればよい．
Type C：尺側3節で両成分とも発育不良．尺側成分は橈側成分と離れて示指側に付着するものが多い．
Type D：尺側3節，強大で一見示指のごとくみえる．第1指間に狭窄を伴うことが多い．

A. Wassel Ⅶ型の Type C に対する手術

　爪・骨の切除は最小限にとどめ，術前の血管造影所見を参考に，尺側指への血管・神経束を分離．これを橈側に移動．骨は切除せずに，寄せ合わせて1本の指とする．二次，三次の手術を要することが多い．

（註）Type A, B に対する手術は，先に述べたと同様に処置する．

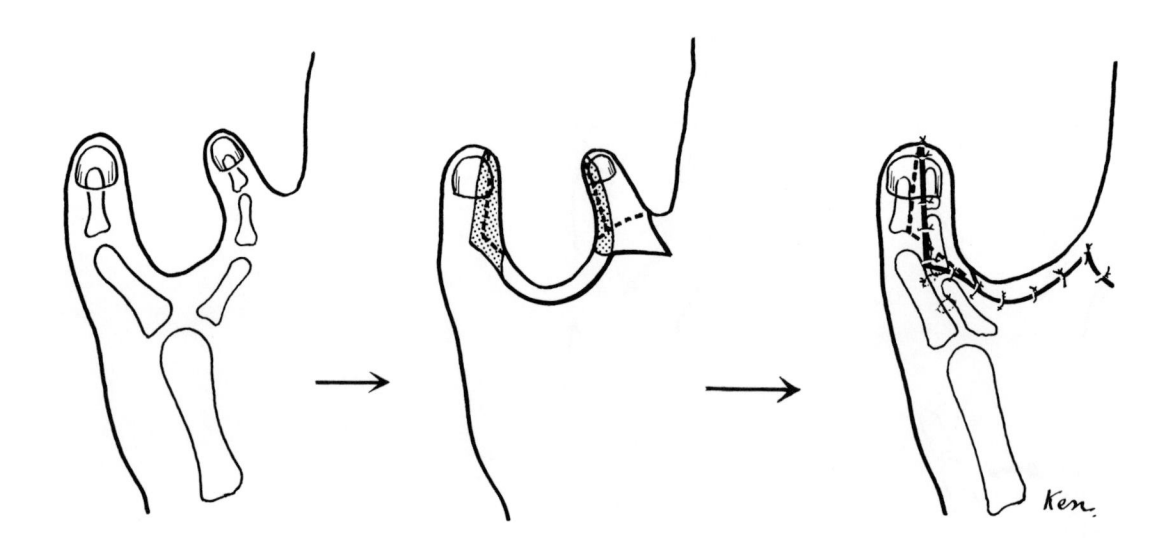

B. Wassel Ⅶ型の Type D に対する手術（1）

　橈側指の切除（②）と骨切り術（④）による尺側指の指列移行術がしばしば行われる．第1指間に狭窄があればこれの拡大（⑤）が一次的，二次的に必要となる．

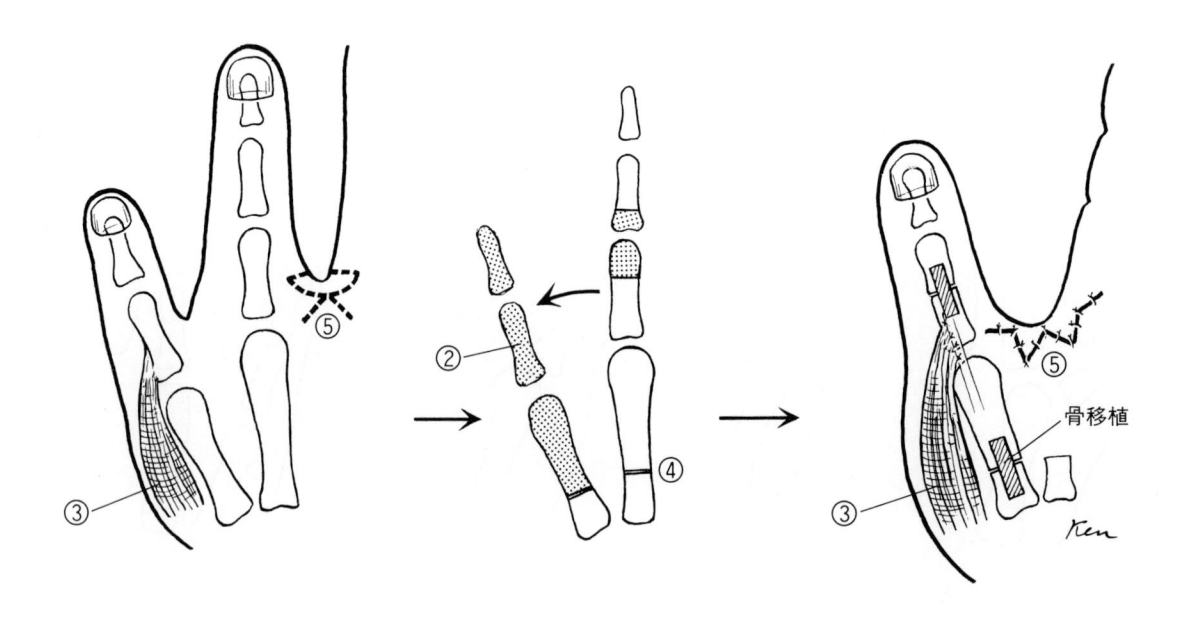

C. Wassel Ⅶ型の Type D に対する手術（2）

尺側指の移行に関しては母指再建の項も参照されたい．治療がもっともむずかしいものの1つである．したがって手術年齢は2〜3歳まで待期する．

a．術前の所見と切開

なお，術前には血管造影が必要となる．

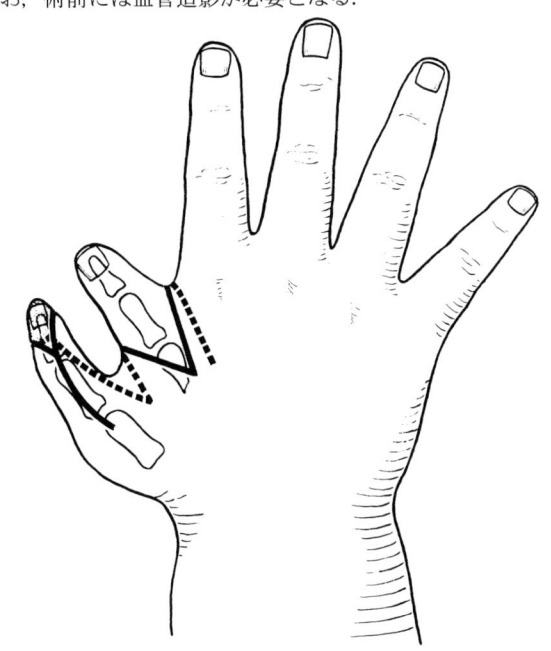

b．橈側指の切除と皮弁形成

尺側指の移行手術．

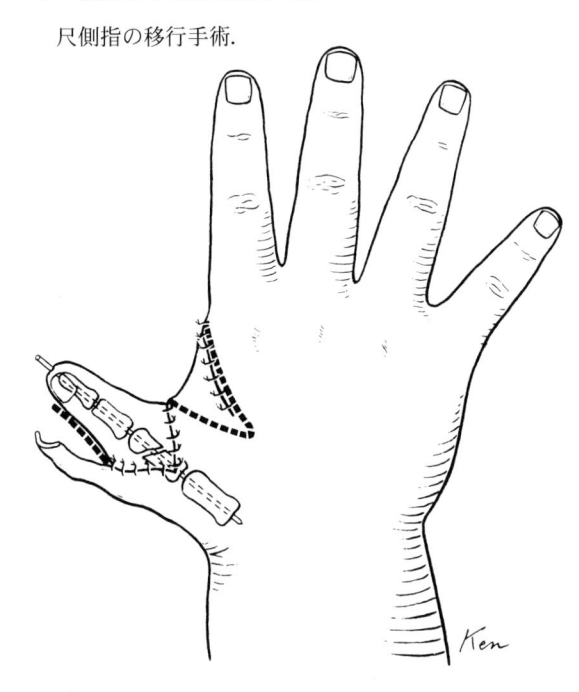

c．手術の完了所見

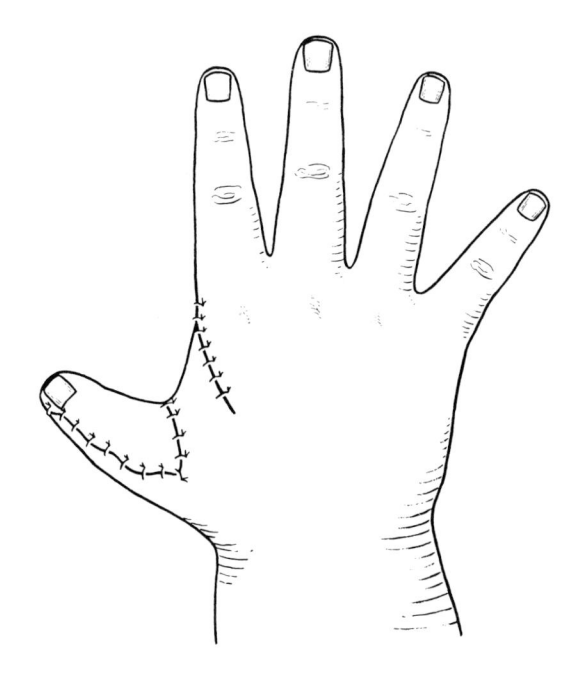

d．別法の切開線

図 a とは別の切開線を示した．

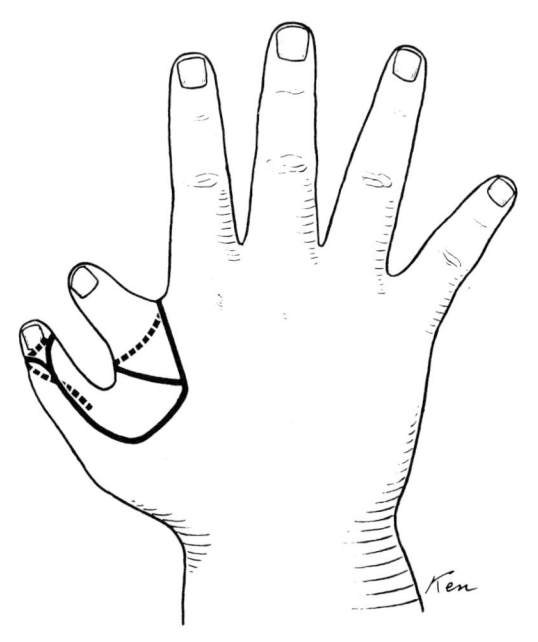

D. Wassel V, VII型に対する手術

2歳, 男児.

a. 来院時所見

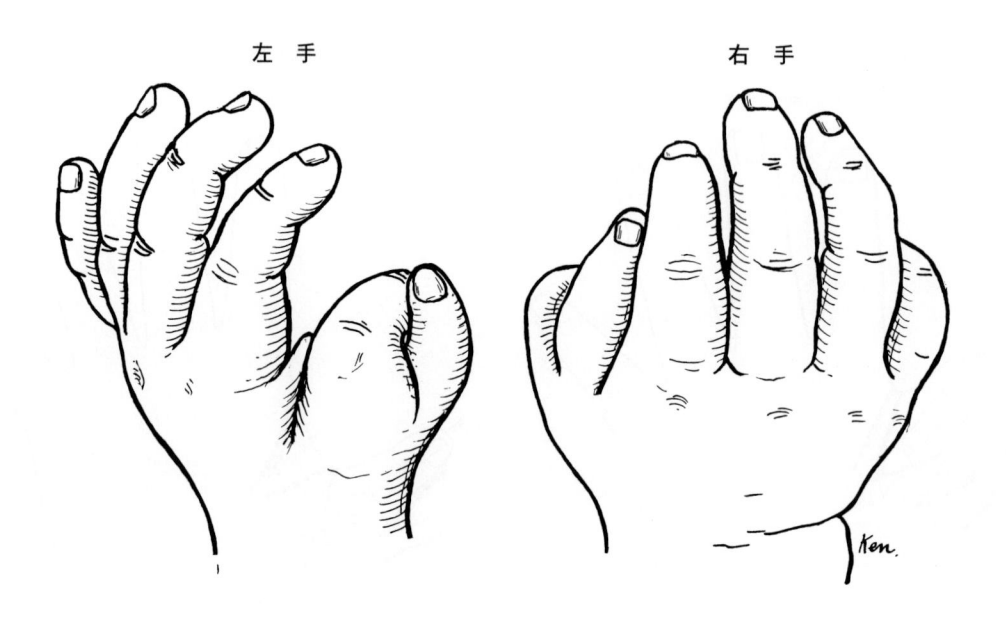

左手　　　　　右手

b. X線所見

右手 V 型, 左手 VII 型多指, 斜線は骨の切除範囲を示す.

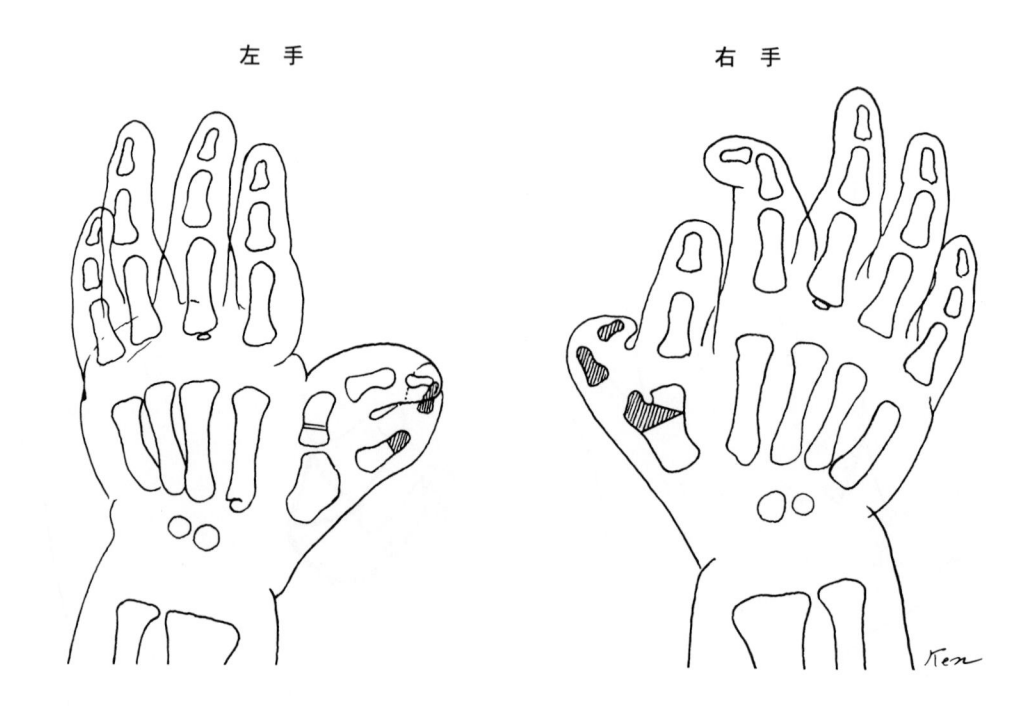

左手　　　　　右手

c．X線所見と手術

右手については骨切り術，左手については移行術を行った．

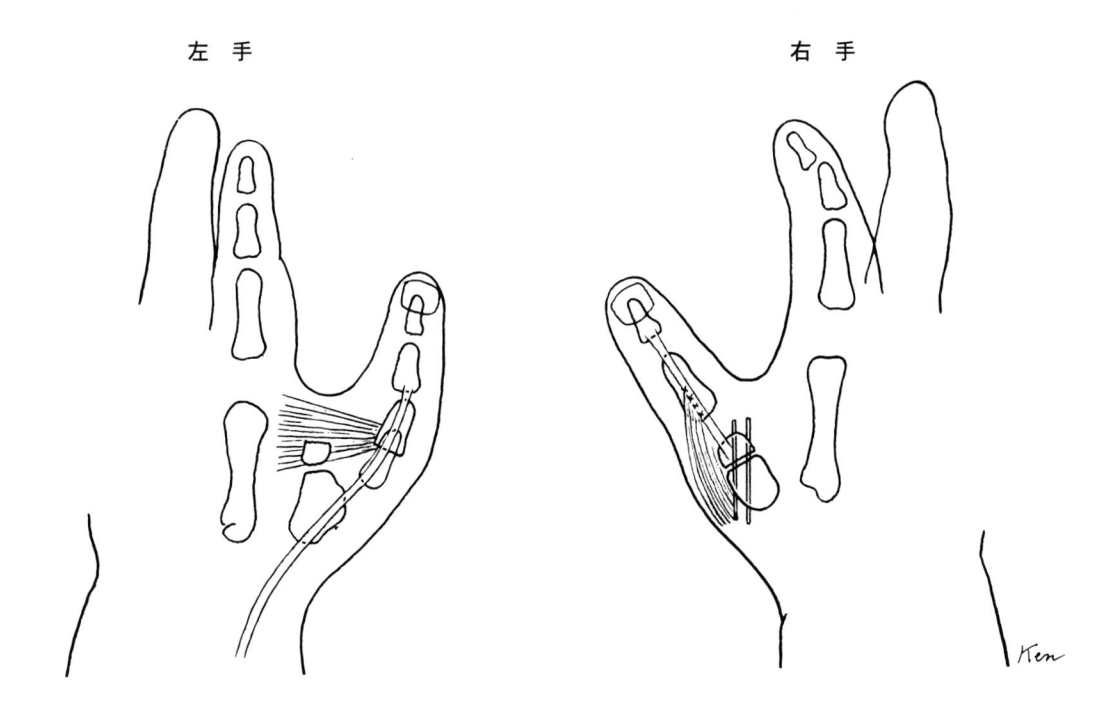

左　手　　　　　　　　　　　　右　手

d．術後5年の所見（X線所見）

将来何らかの処置が必要かもしれないが，現在，母指の固定性は良好であるので，このままで経過を観察している．

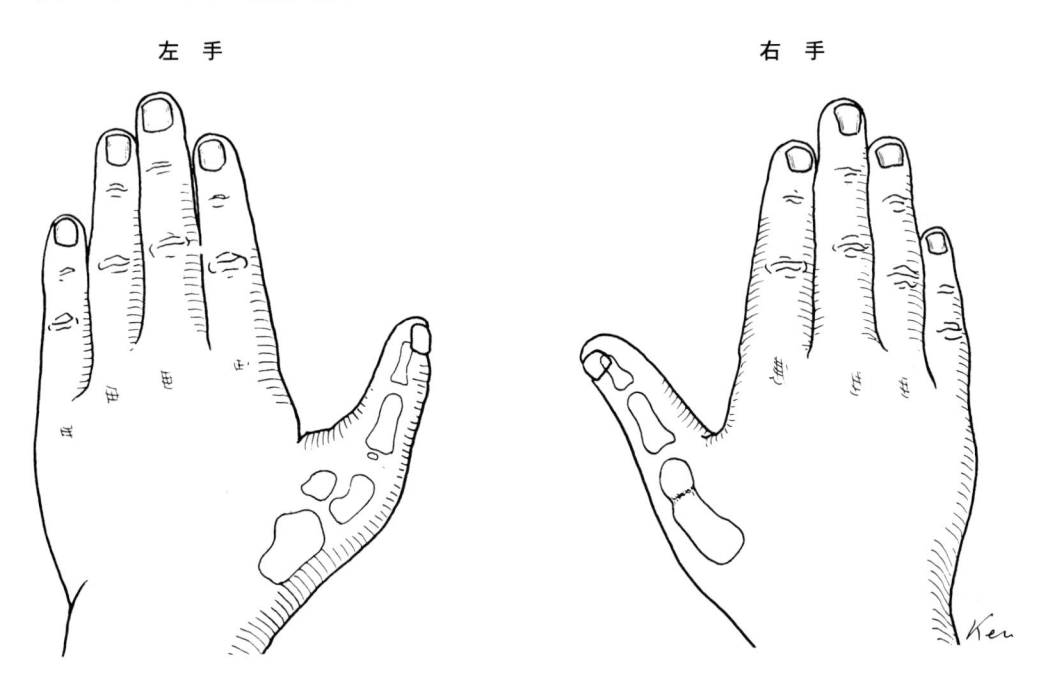

左　手　　　　　　　　　　　　右　手

5 母指多指症術後変形の諸原因とその矯正

① 橈側瘢痕の拘縮
② 切断指の残存
③ 母指球筋の未処置
④ MP関節の偏位
⑤ 骨の変形
⑥ 腱付着部の異常

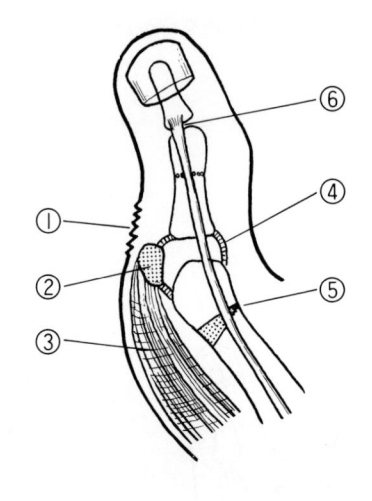

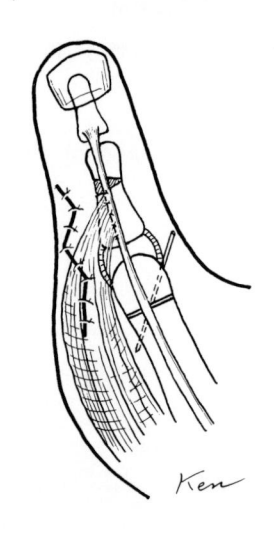

A. 母指多指症術後のZ-変形の矯正（骨切り術）

a. 来院時所見時のZ-変形

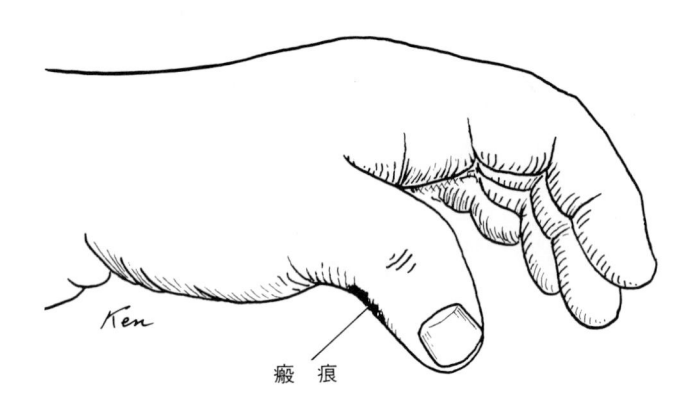

瘢痕

b. 来院時X線所見と骨切り予定線

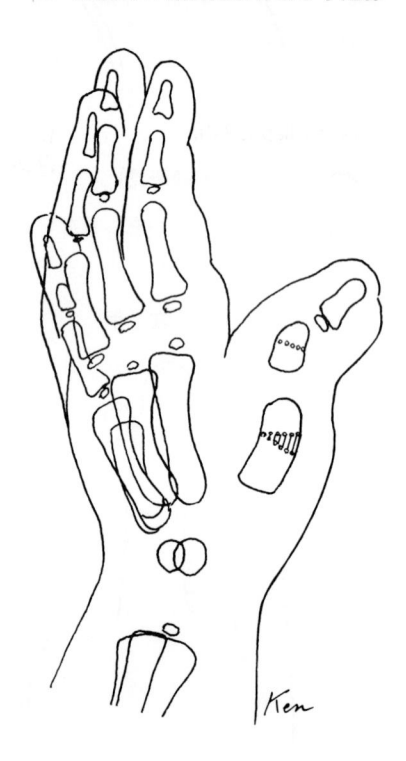

c．手術所見

側方ジグザグ切開を用い骨切り術を行っているところ．骨切り術は骨切り部に細いキルシュネル鋼線で穴を穿ち，これをメスで切離してゆく．暴力的であってはならない．

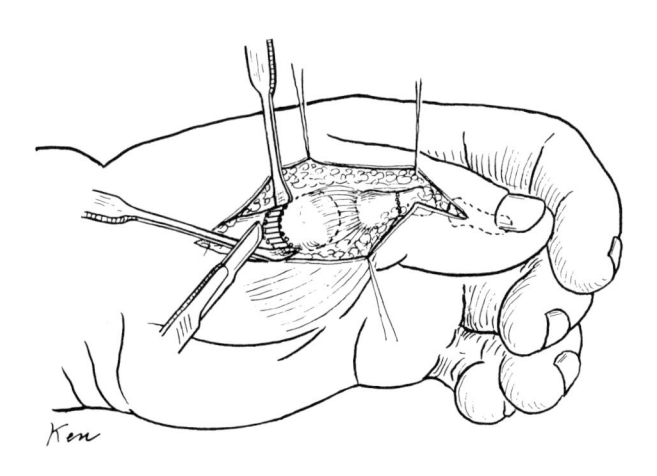

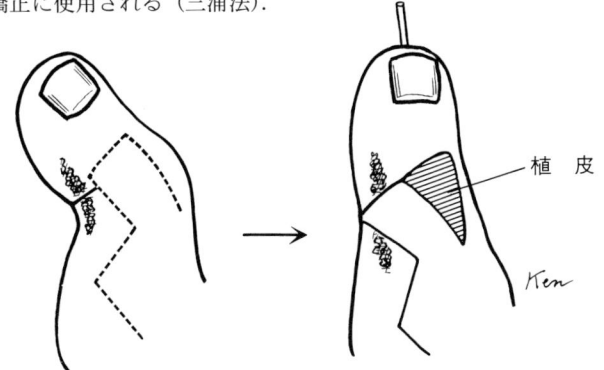

d．術後X線所見（骨切り術後）

キルシュネル鋼線はなるべく長期間刺入しておく．
骨切りは，プラス，マイナスを組み合せて伸展機構のゆるみを防止したほうが変形再発が少ない．

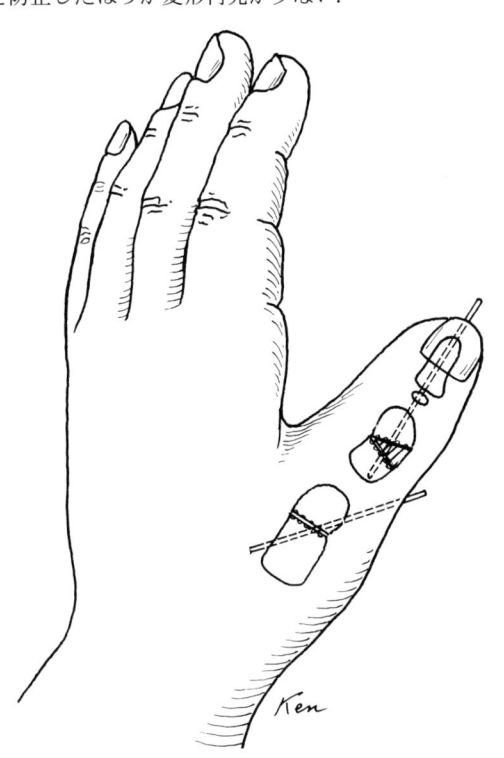

B．母指多指症術後のZ-変形の矯正（皮膚形成）

a．Rotation flap の利用

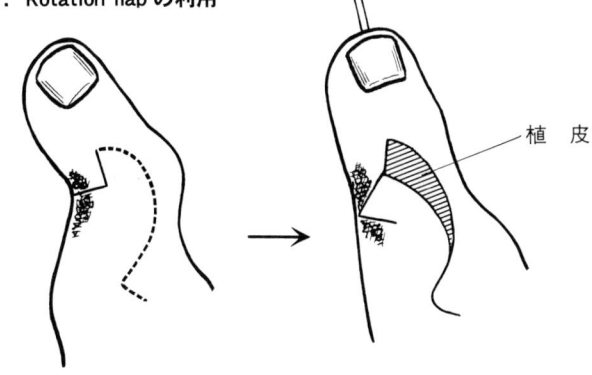

b．Local flap の利用

母指橈側に瘢痕があり，IP関節の橈側偏位が強い場合の矯正に使用される（三浦法）．

c．腱付着部の移動による変形の矯正

伸筋腱，また屈筋腱付着部の移動も，時として必要となる．

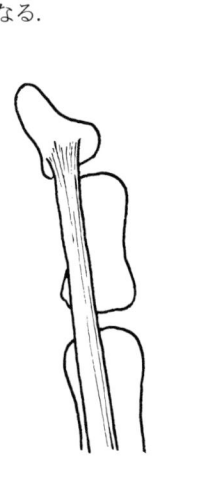

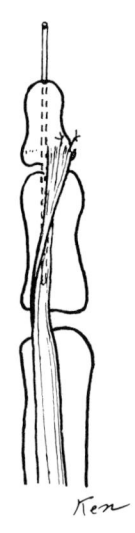

C. Z-変形が強度な場合の矯正（骨の回旋）

骨切り術の1つの試み．しかし危険性もあるので注意する．

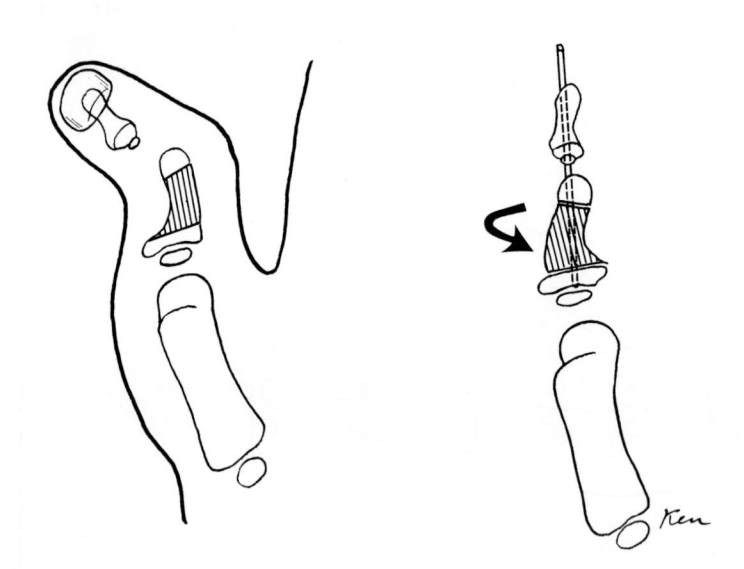

D. 母指MP関節の固定性の獲得，腱移行の利用（1）

a. 母指の変形とMP関節の不安定性

ピンチに力がはいらない．母指球筋に発育不全をみる．

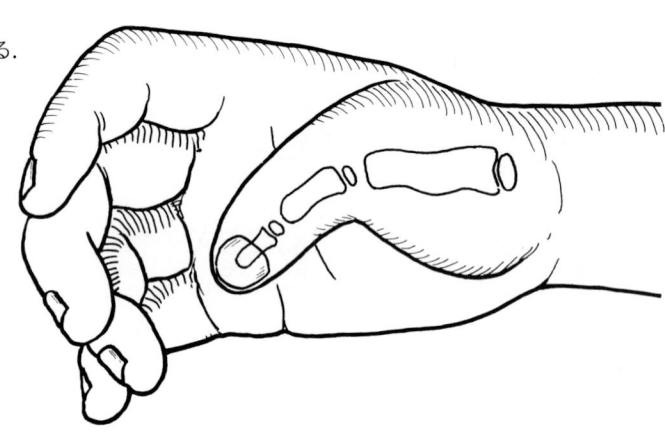

b. 移行腱の採取

環指の浅指屈筋腱を用いて母指対立を再建するとともに，母指の固定性を得ようとした．

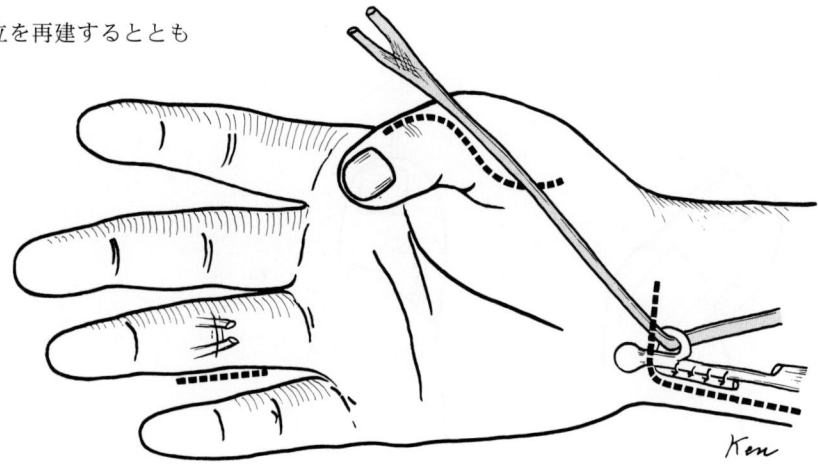

c．腱移行術の実施

　移行腱を図のごとく移行することにより MP, IP 関節の固定性を得ようとしたもので，MP, IP 関節の可動性がかなり制限されることはやむを得ない．しかし固定性のよい母指とすることはできた．同時に母指の対立運動も良好となった．

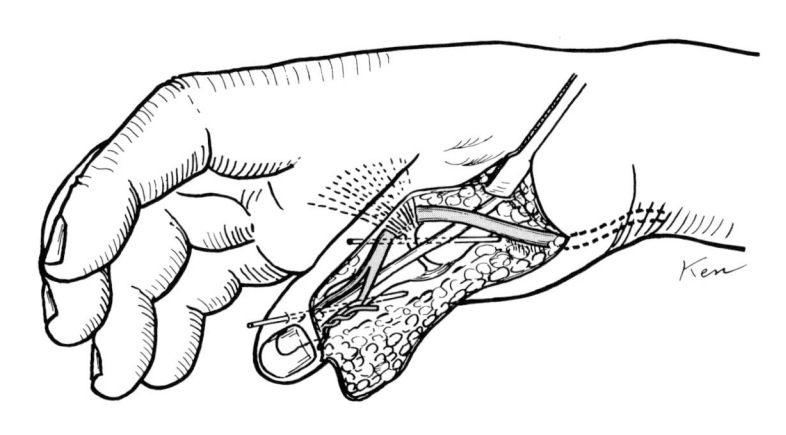

E．母指 MP 関節の固定性の獲得，腱移行の利用（2）

　10 歳，女児．

a．術前所見

　母指が不安定でピンチに力がはいらず使用できない．症例は Wassel Ⅶ型で，生後間もなく不用意に橈側指の切除を受けたものと思われる．

b．MP 関節固定術と腱移行術の実施

　中手骨骨頭の骨接合術を行うとともに，環指の浅指屈筋腱を用いて母指対立再建を行い，同時に MP, IP 関節の固定性と末節の伸展を得ようとした．

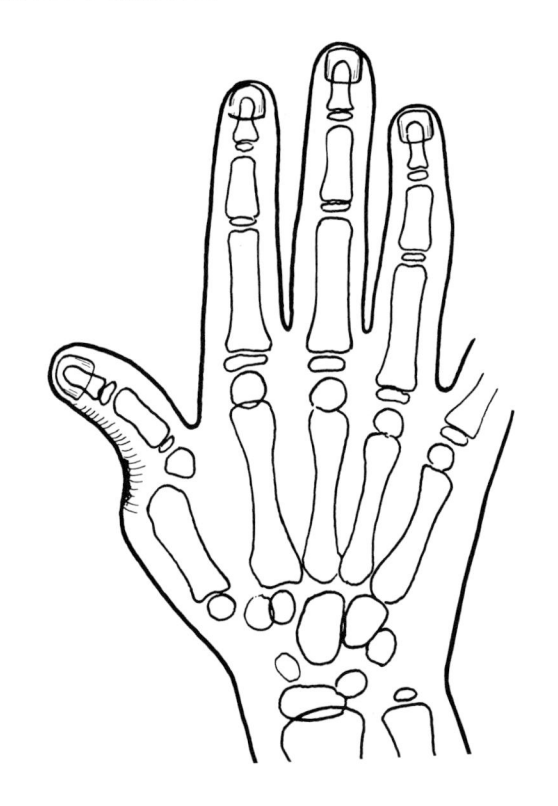

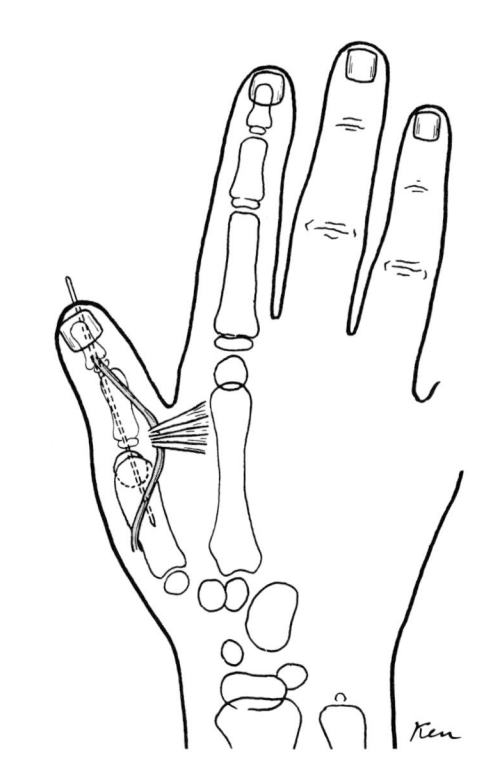

F．年長児における母指MP関節の固定術

a．術前所見

MP関節の固定術を行った．固定術は関節軟骨を切離し（メスを使用），軟骨下骨面を露出，両者を接合して骨癒合を得る．このさい骨端線を損傷しないよう注意することはもちろんである．

b．関節軟骨切除（メスを使用）による骨面露出と関節固定術

関節軟骨のみを切除．骨端核の骨面を出し，これの接合をはかる．

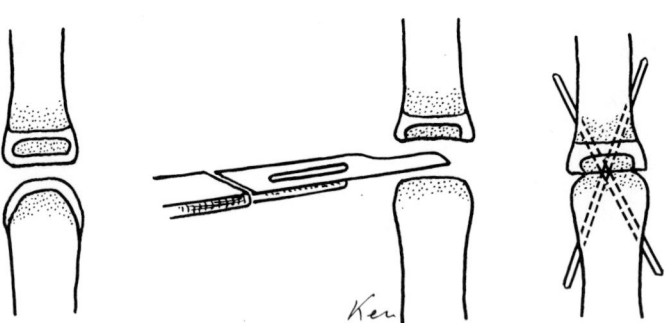

c．術後所見

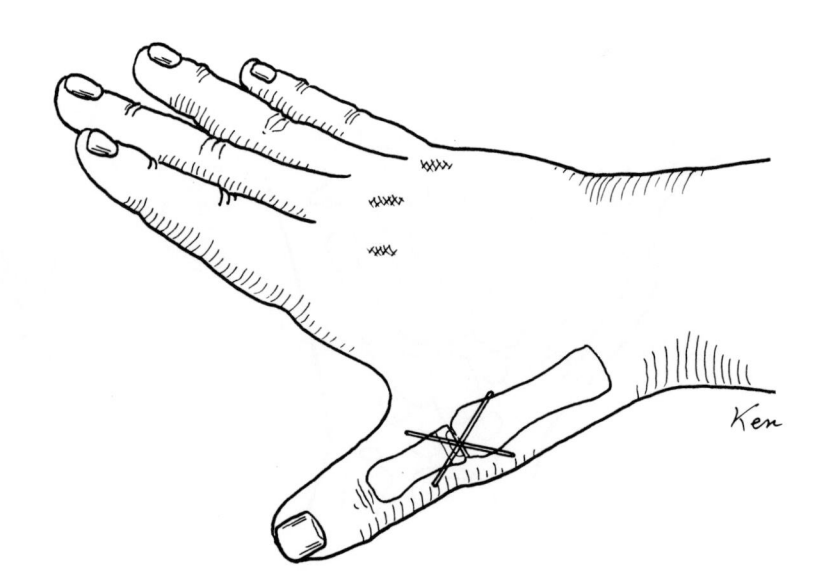

6 3指節母指の治療

母指球筋の発育の比較的よい対立可能な (opposable) 3指節母指は，母指多指との関連が強いと思われるのでここで述べる．Unopposable の 3 指節母指，いわゆる 5 手指については母指発育不全の項を参照されたい．

a．術前所見

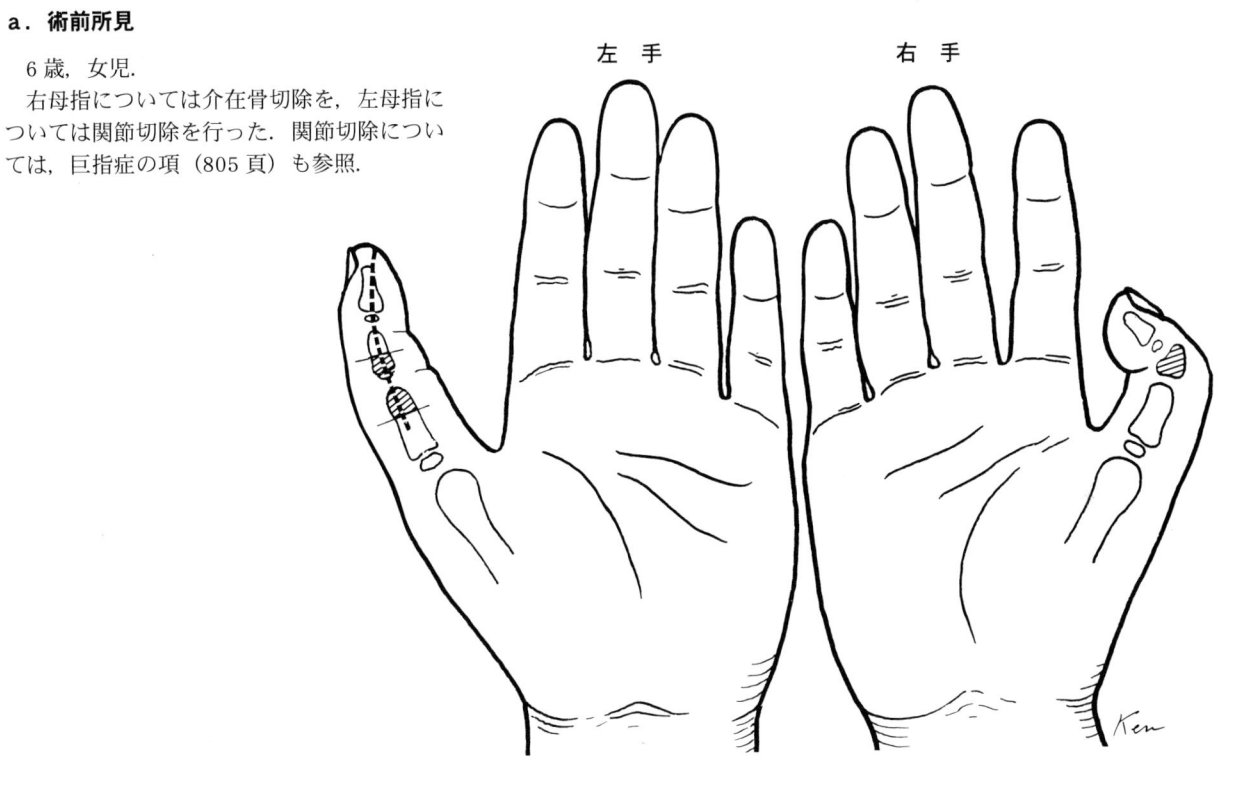

6歳，女児．
右母指については介在骨切除を，左母指については関節切除を行った．関節切除については，巨指症の項（805頁）も参照．

b．X 線所見

10歳，女児．
斜線部位の切除を行った．

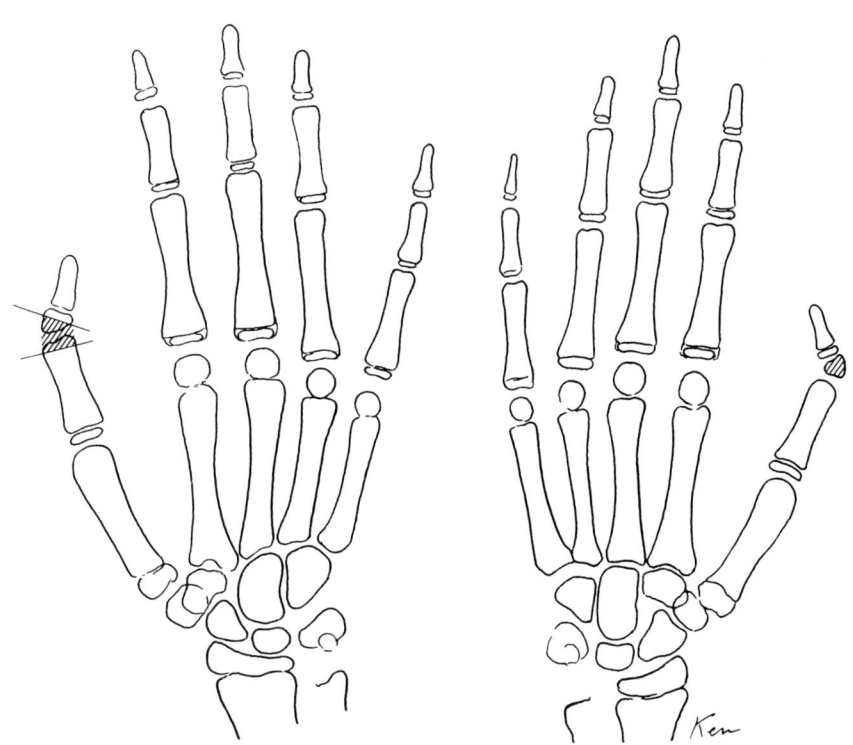

c. 関節切除

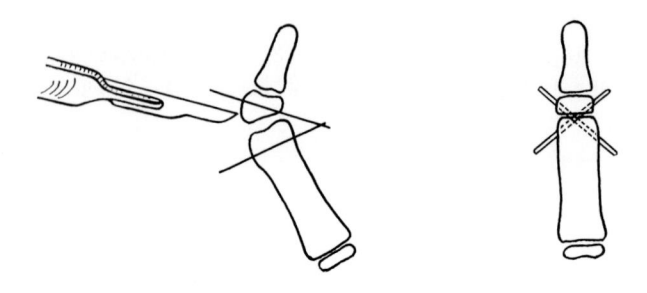

d. 介在骨切除

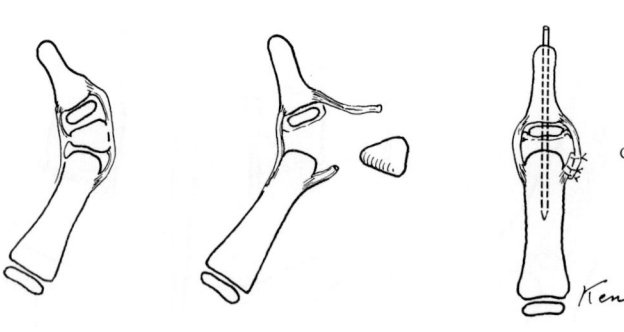

c, d：手術は2〜3歳までに行うのが適当であり，先に示した2症例は年長児例で，手術時期としては遅すぎると思われる．

7 尺側多指症の治療

尺側多指は母指多指に比較してその発生は少ないが（黒人には多いとされる），しばしば両足，その他に異常を伴うことが多く，しかも家族的に発生する傾向が強い．

A. 両側尺側多指（1）

生後5ヵ月，男児．

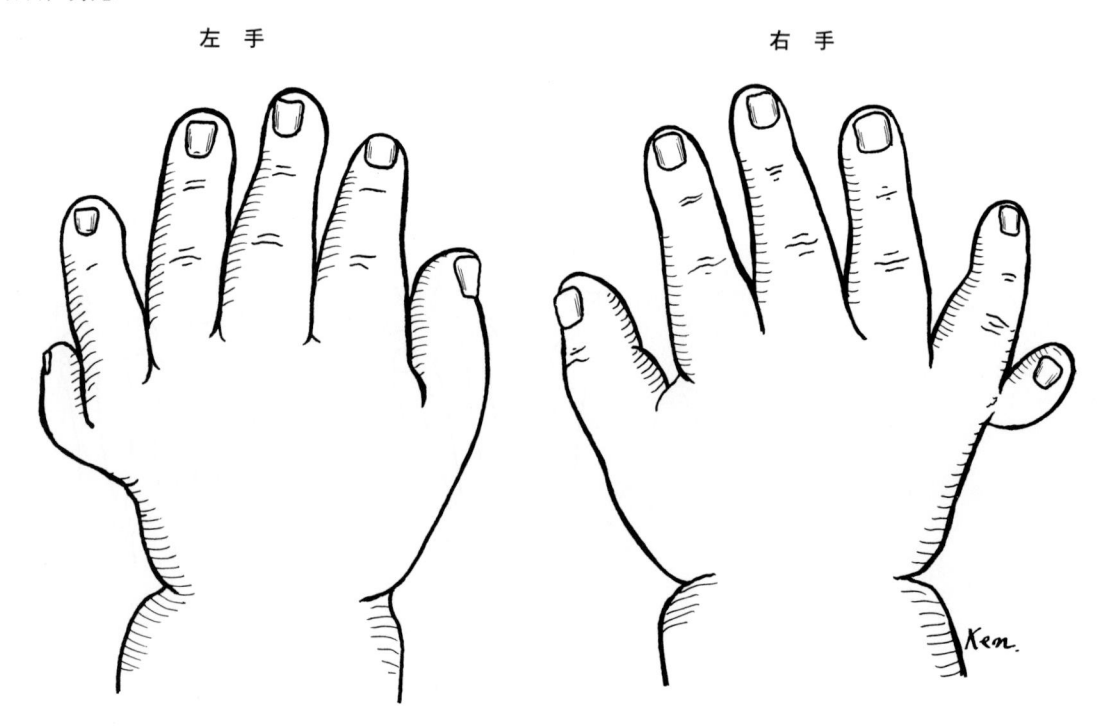

左手　　　　　　　右手

B．両側尺側多指（2）

生後 10 ヵ月，男児.

a．来院時所見

左手の指については外側の指を，右手については外側から2番目の指を切除した．

縫合線は単純なほうがよいであろう．

左 手　　　右 手

b．両手のX線所見

c．右足にも多指を認めた．

尺側多指には足指にも多指を認めることが多い．

第28章　先天異常　725

8 中央列多指症の治療

中央列多指はしばしば裂手への移行型として現われるが,本例においても反対の手に裂手を認めた.すなわち中指成分が二分して示指・環指と合指を形成.これが進行すると裂手に移行するわけで,これらを含めて cleft hand group (cleft hand complex, または複合裂手) と呼ぶことがある.治療としてはしばしば digital transfer が適応となる (裂手の項, 739～755頁も参照されたい).

a. 術前所見

1歳,男児.右手所見.
左手には裂手をみる.
手術は2～3歳まで待期したほうが安全.

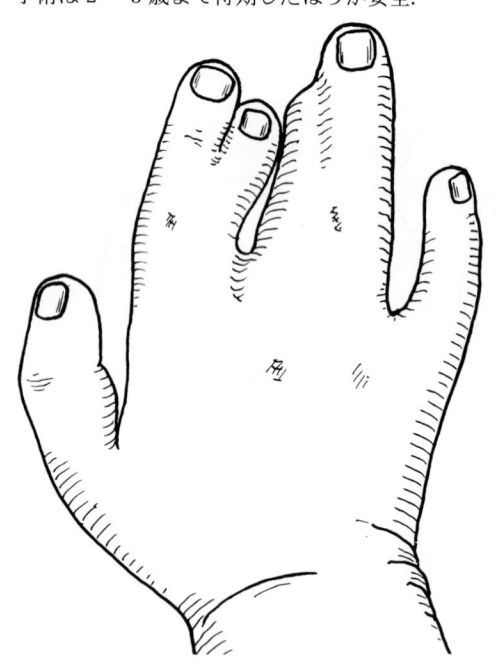

b. X線所見と手術

術前には血管造影が必要となる.

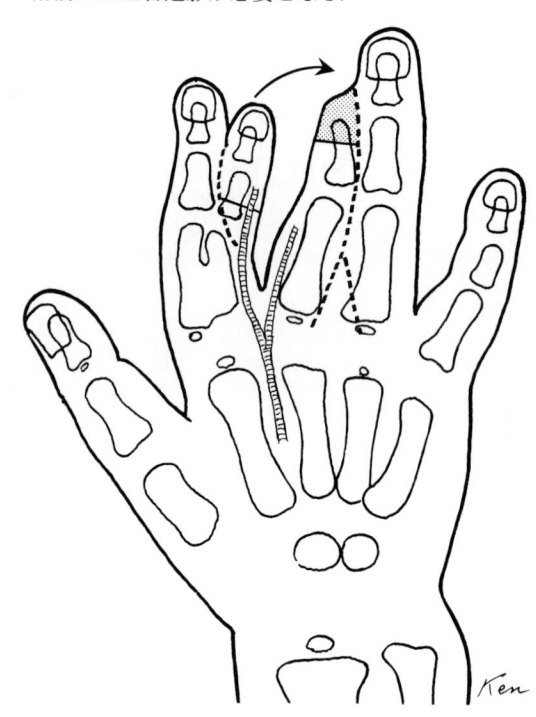

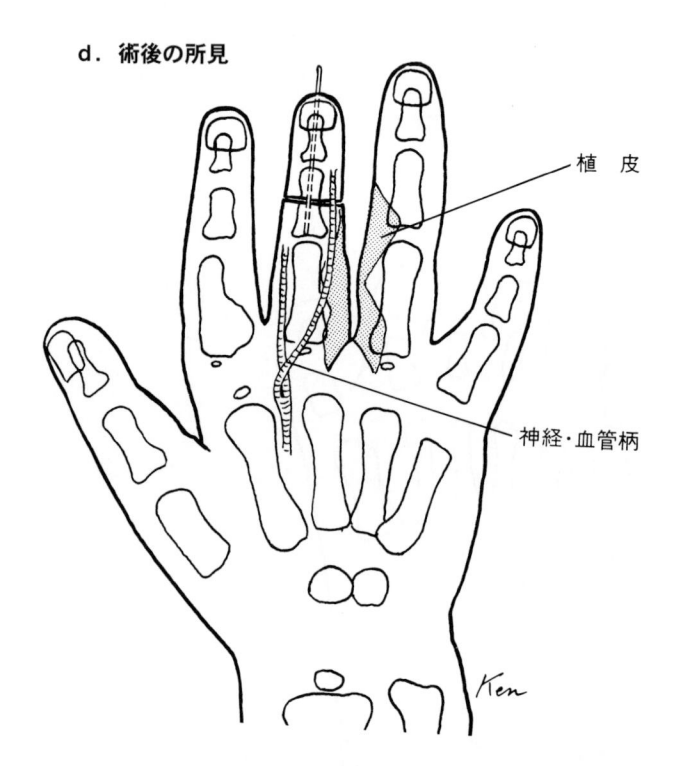

c. 術中掌側からの所見

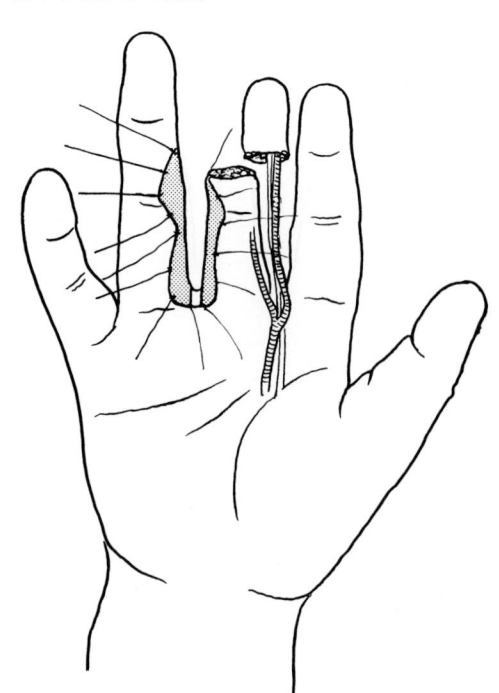

d. 術後の所見

植 皮

神経・血管柄

28-3　合指症の治療

I．手術時期

一般に生後8ヵ月〜1年とすべきであるが，たとえば中・環指の合指など長・短の指合指で指の偏位が強いような場合には，なるべく早期に手術を行う．

また，これは裂手（複合裂手）の項で述べるが，複雑な癒合指で操作が複雑なものについては，3歳ごろまで待期するのが安全である．手術にさいしては，拡大鏡を使用するのはもちろんである．

手術にさいしては，しばしば植皮が必要となる．ふつう鼠径部からの皮膚が使用されるが，術後着色をきたして目立ちやすいので，少量であれば足の内果部周辺から採るのがよい．Tissue expanderなどを用いて局所の皮膚を有効に利用するのも一法である．

1 浅い水かき形成に対する opposed double Z-plasty with V-Y advancement 法

Opposed double Z-plasty，または Z-plasty によりかなりの deepening が可能である．これについては瘢痕拘縮の項で述べた水かき形成の治療（130～131 頁の図 15, 16）も参照されたい．

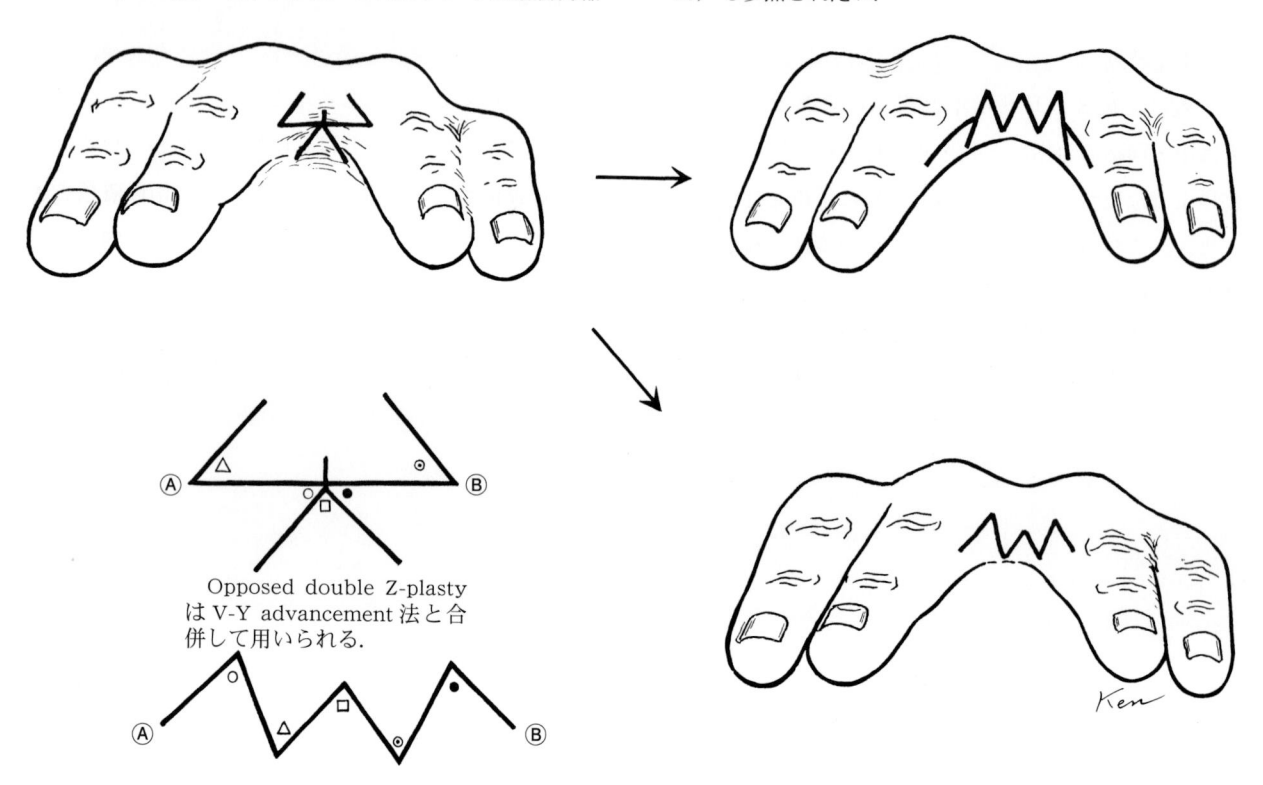

Opposed double Z-plasty は V-Y advancement 法と合併して用いられる．

2 皮膚に多少の余裕のある合指症

A．三角皮弁指間形成法

三角皮弁を背・掌両面におき，あと指をジグザグ切開で分離するもの．このさいは指の基部両面に植皮が必要となる．

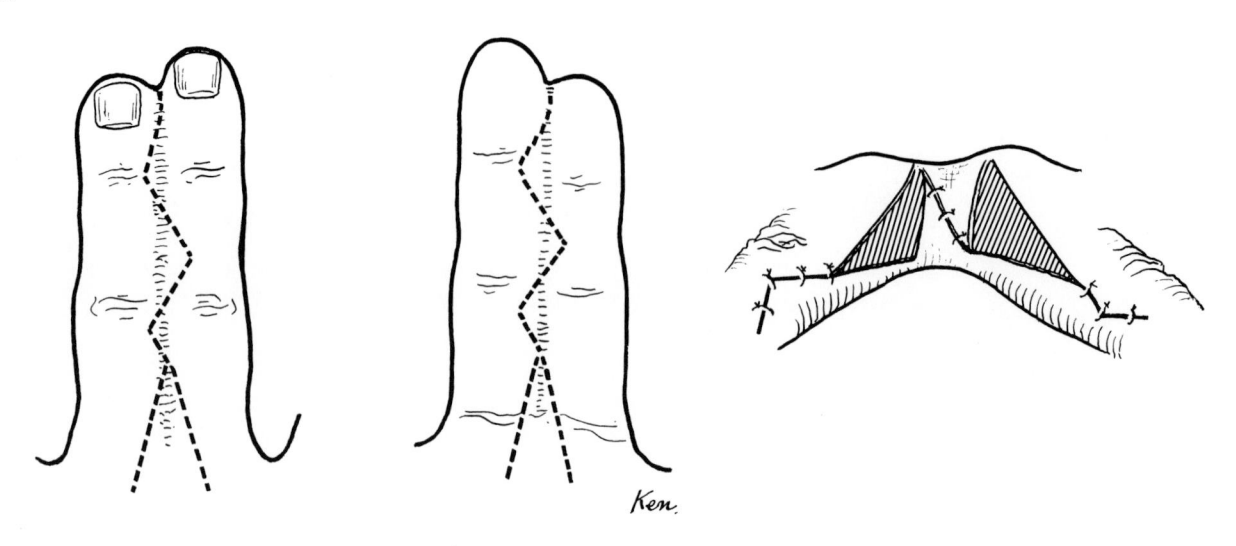

B．台形皮弁指間形成法

台形皮弁を背側におき，あと指をジグザグ切開で分離するもの．このさいも指の基部両面に植皮が必要となる．

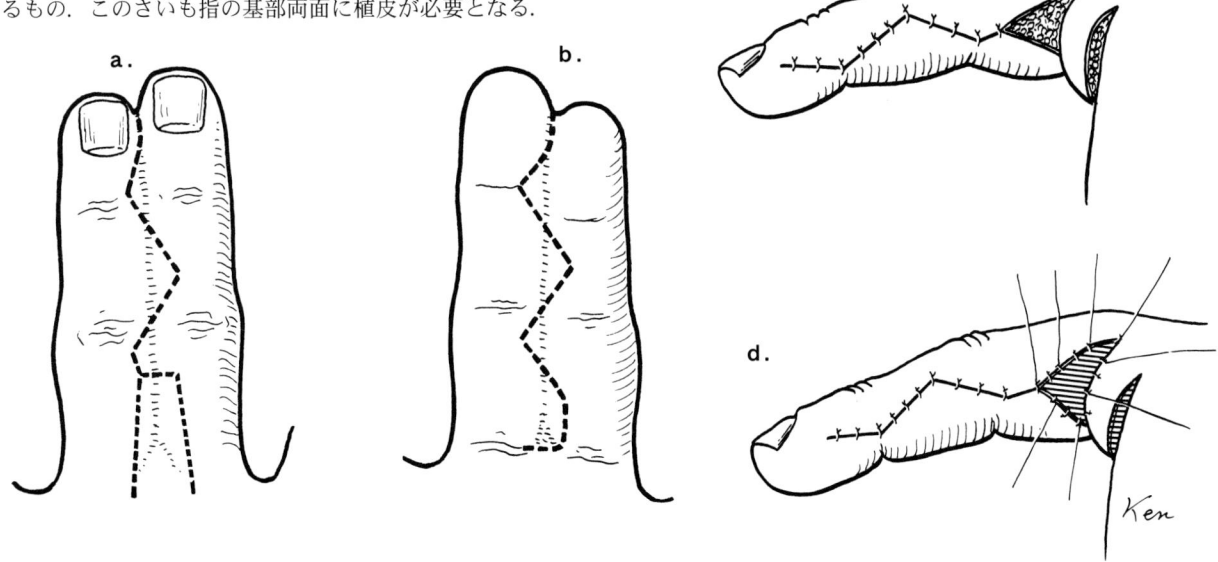

C．Bauer, Tondra and Trusler 法

Bauer らにより示された方法で，最近われわれはこの方法をよく使用するようになった．デザインに多少時間がかかっても，一側指（短い側，すなわち環指）の被覆ができるという利点がある．デザインには注射針を垂直に刺入して，背側，掌側皮弁の噛み合わせの検討に利用すると便利．

なお，皮弁が少し不足したら無理な縫縮は禁．Open 法で何らさしつかえなく治癒する．

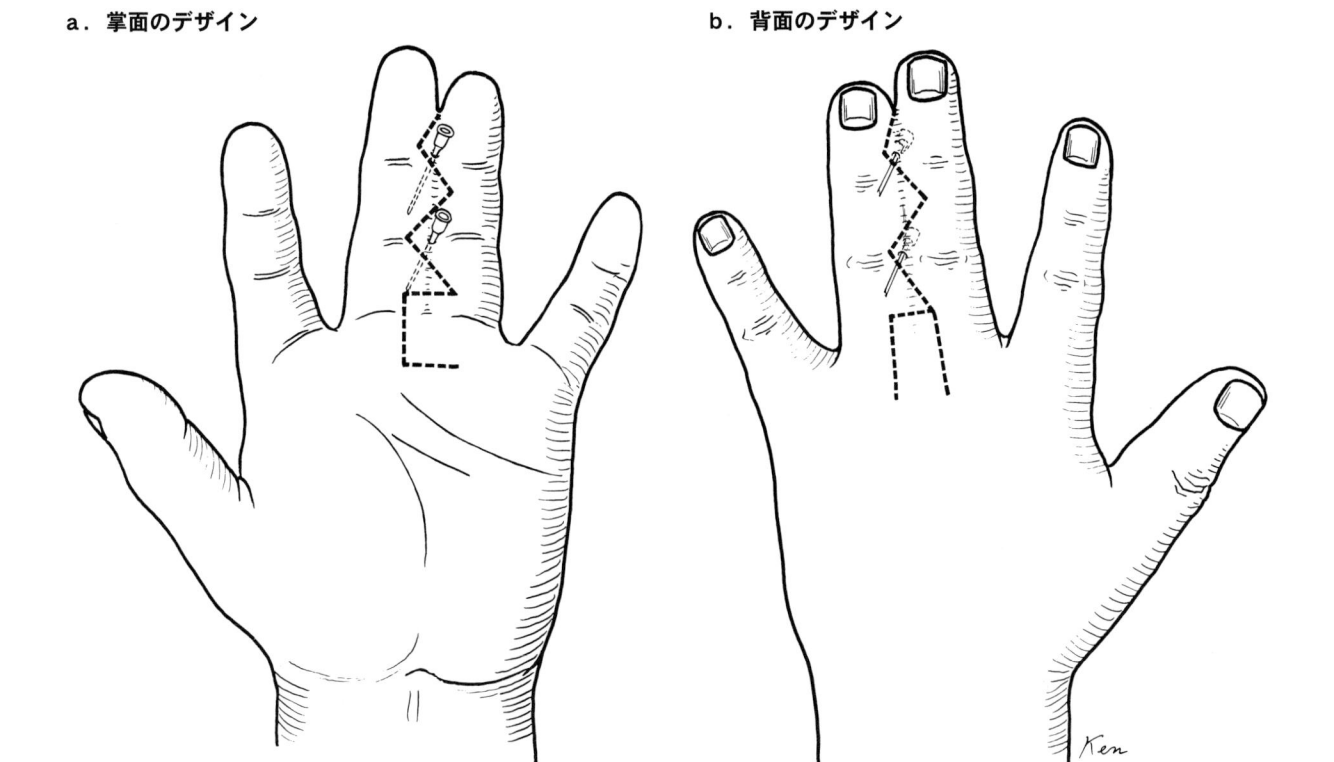

a．掌面のデザイン

b．背面のデザイン

c．指間部での縫合所見

環指側を閉鎖し，中指側のみに植皮を行う．

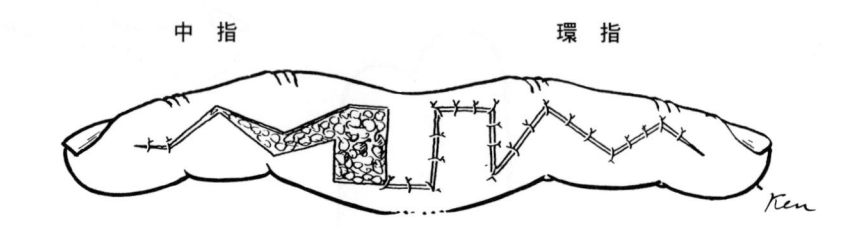

中指　　　　　　　　　環指

D．丸毛らの方法

破線は掌側切開を示す．

a．部分合指症に対する手術

XX′＝YY′とする．

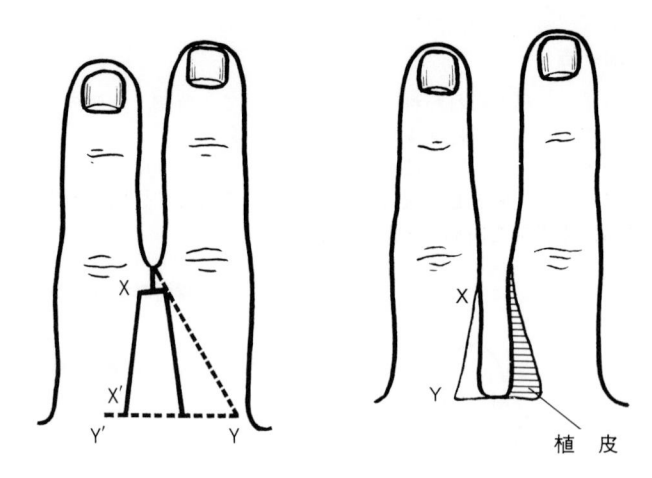

b．全合指症に対する手術

図は一側のみに植皮を行っているが，症例によっては両側に植皮を要することあり．

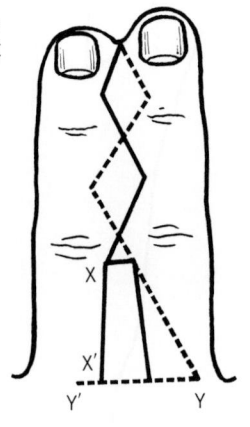

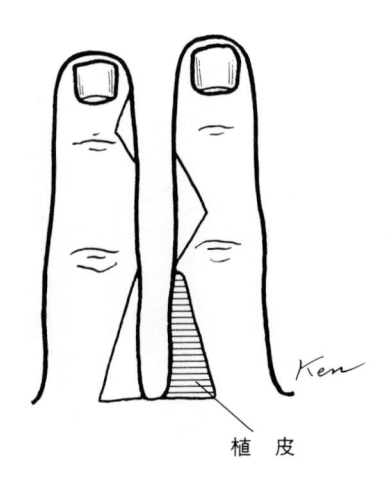

③ 皮膚に余裕のない合指症

A．三角皮弁指間形成法

　三角皮弁をつくったのち，または皮弁をつくることなく直線で指を分離したのち，DIP，PIP関節部の皮膚を三角に切除してできた皮膚欠損部に，植皮を行う（図c）．

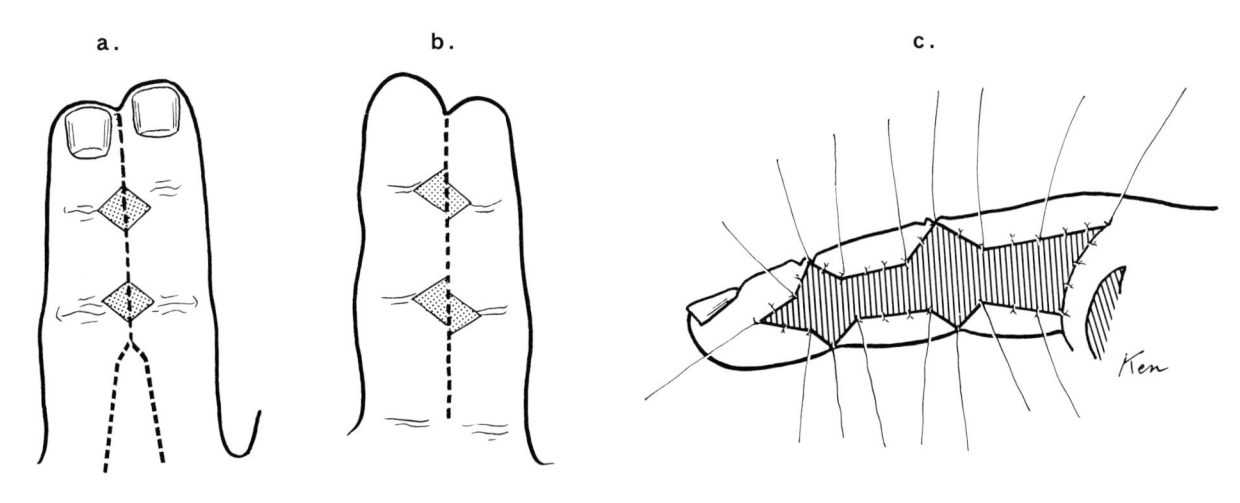

B．全面植皮法

　直線で指を分離した場合（図a），また瘢痕形成例に再手術を行う場合（図b）には，中枢端を円形，または菱形に切除し，図cのごとくに植皮を行う．

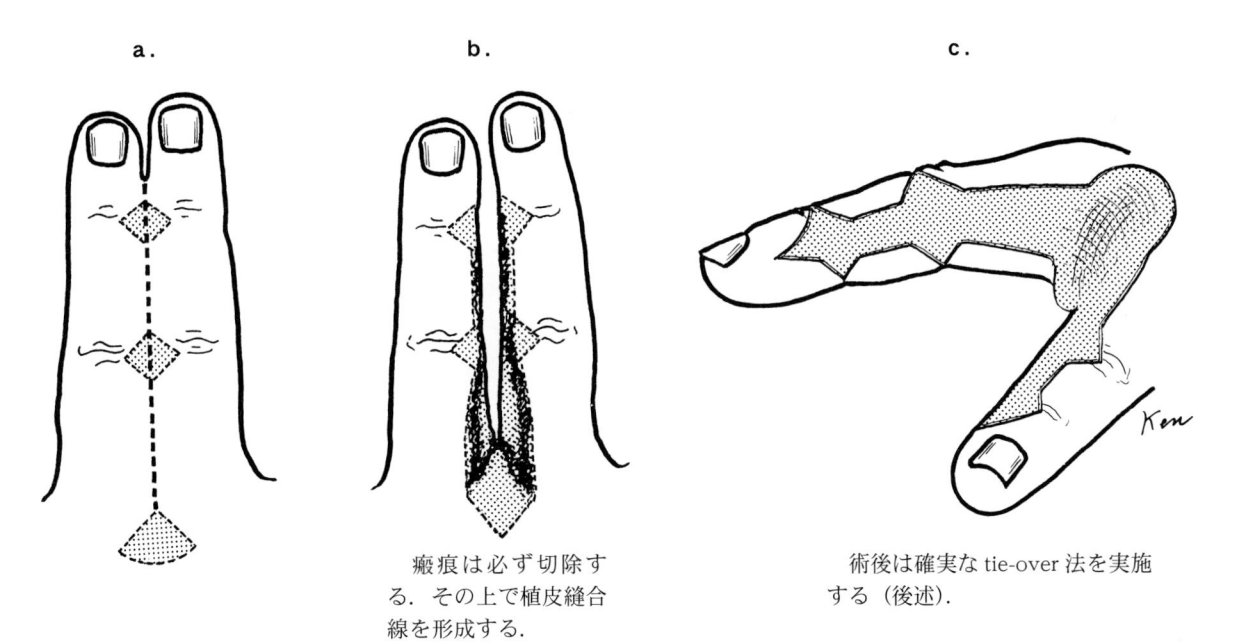

瘢痕は必ず切除する．その上で植皮縫合線を形成する．

術後は確実なtie-over法を実施する（後述）．

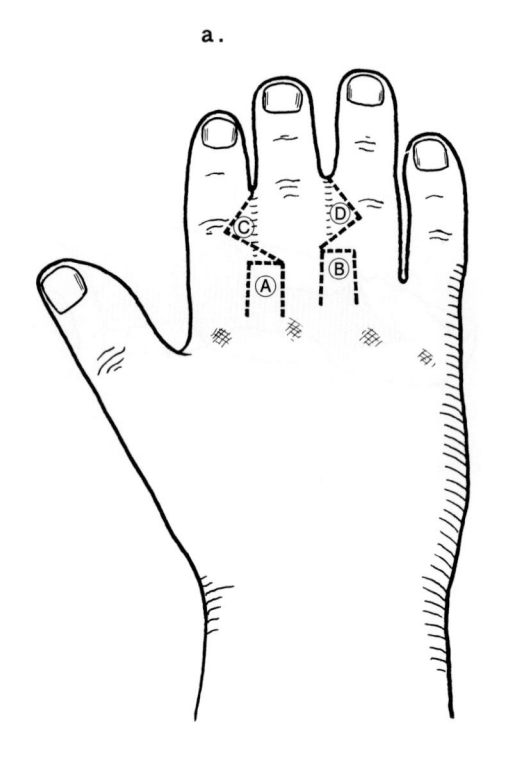

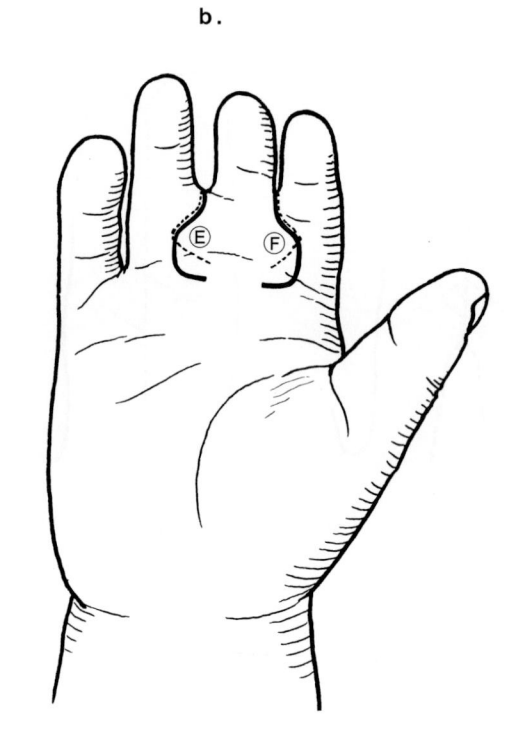

4 短合指症に対する指の分離(1)

　指の両側において同時に指の分離をすると中央指に循環障害をきたす危険性があることはよく知られているが，指の短い短指症のさいには手術回数削減のため一度に分離を行うこともある．

　中央の指は将来にわたって循環不足に陥りやすいので，中央指は植皮なしで皮弁を組み合わせて閉鎖したい．

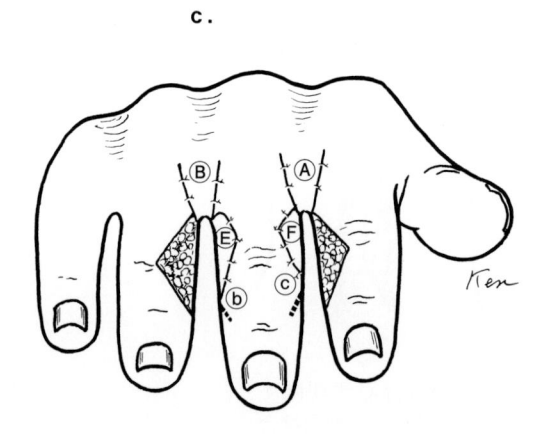

5 短合指症に対する指の分離（2）

示・中・環・小指の合指に対しては，手術を2回に分けて分離を行う．

a.

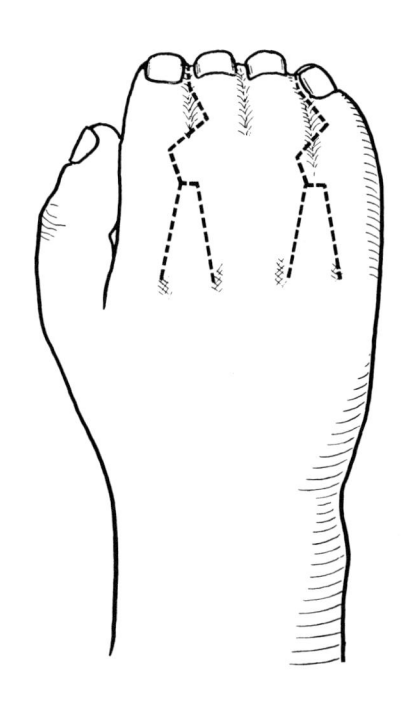

b.

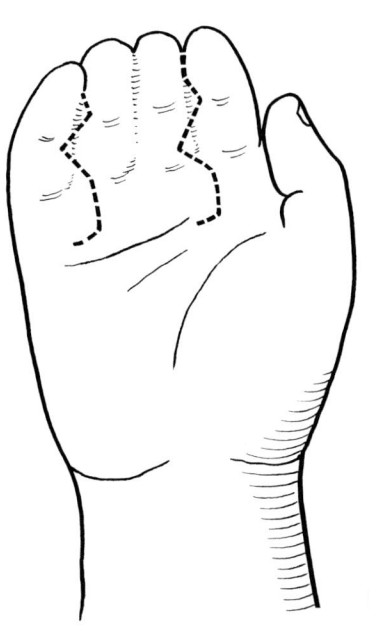

図a，bは一次手術．
一次手術と二次手術との間には3カ月以上の間をおく．

c.

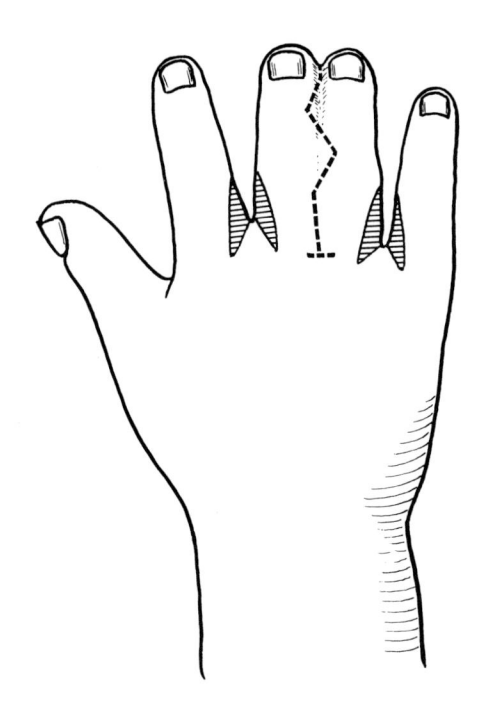

d.

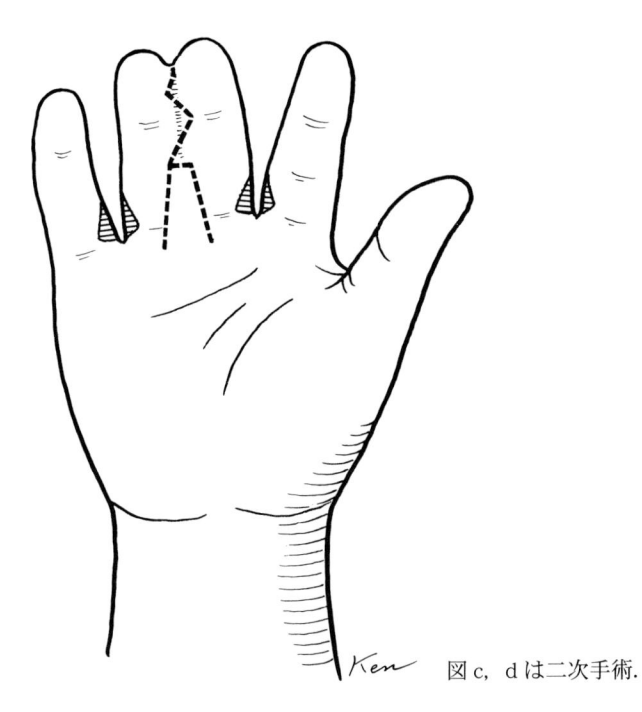

図c，dは二次手術．

6 短合指症のいろいろ

　短合指症もその程度が強くなると指の発育停止の所見を示すこととなるが，可能な限り指の分離（深目とする）を試みるのがよいであろう．

（註）症例により足指の移植，また足からの指節の移植を行い，指の延長を試みることがある．

a.

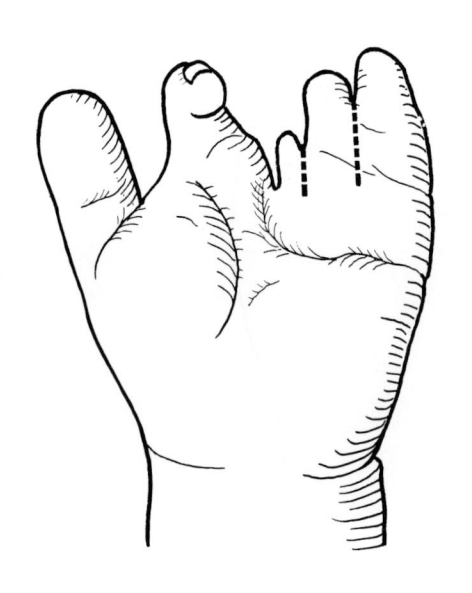

b.

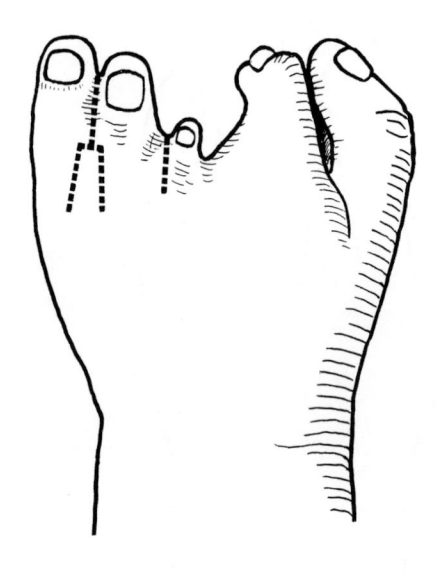

c.

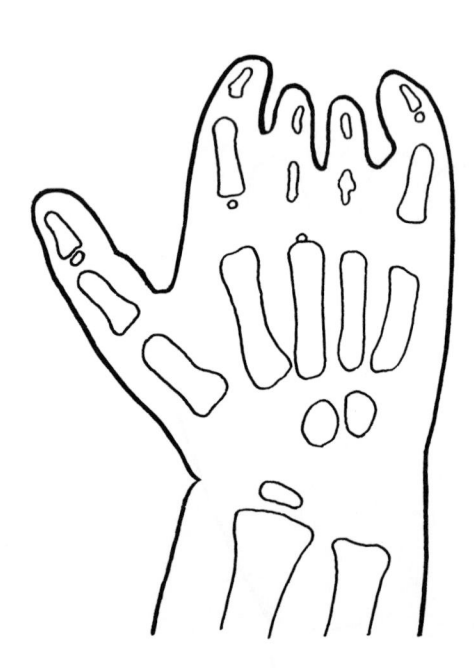

d.

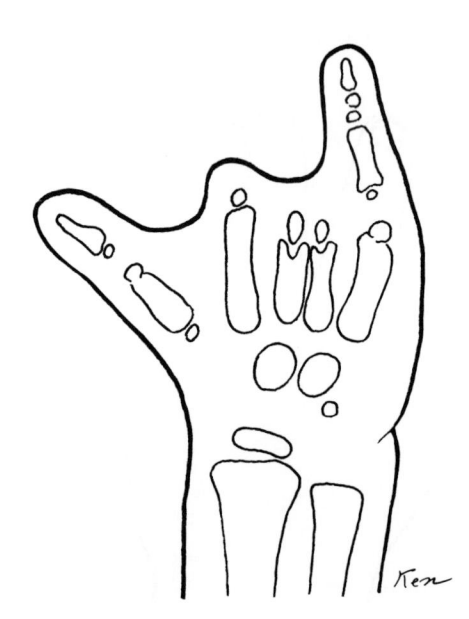

7 合指症の術後療法

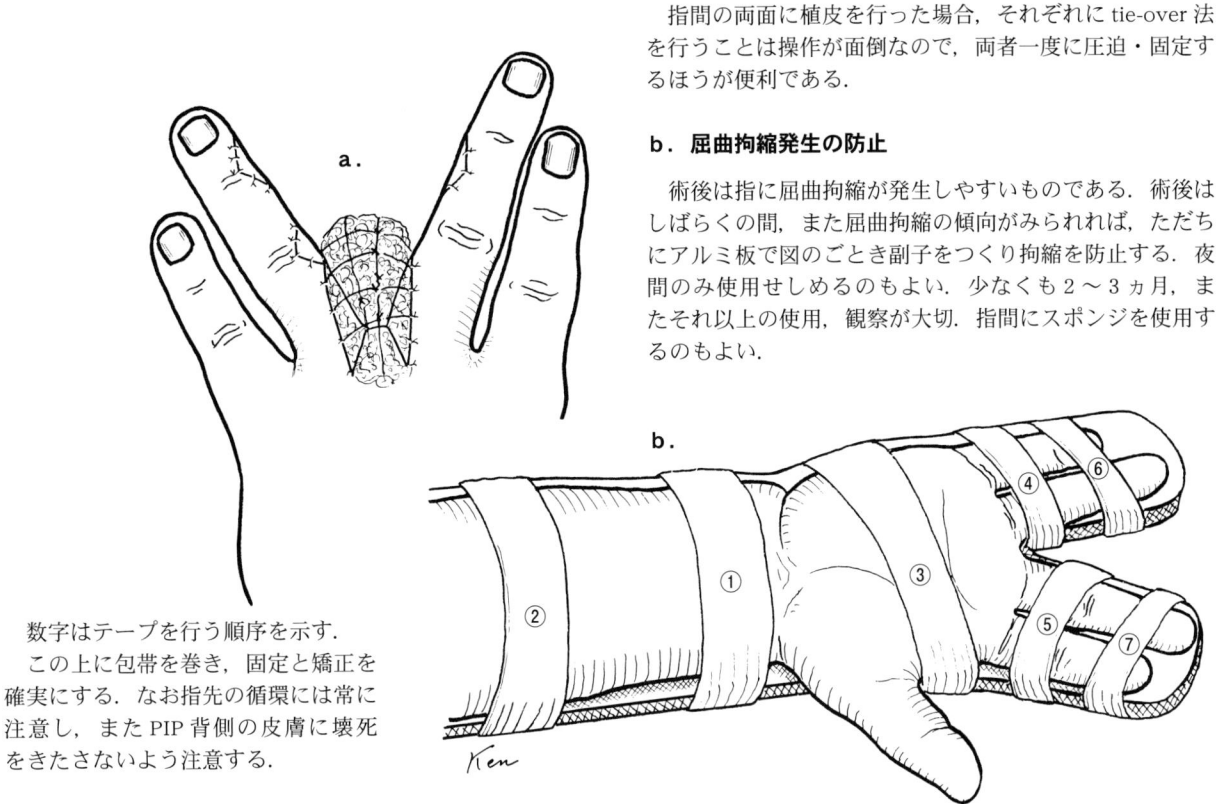

数字はテープを行う順序を示す．
この上に包帯を巻き，固定と矯正を確実にする．なお指先の循環には常に注意し，また PIP 背側の皮膚に壊死をきたさないよう注意する．

a．術後の tie-over 法

指間の両面に植皮を行った場合，それぞれに tie-over 法を行うことは操作が面倒なので，両者一度に圧迫・固定するほうが便利である．

b．屈曲拘縮発生の防止

術後は指に屈曲拘縮が発生しやすいものである．術後はしばらくの間，また屈曲拘縮の傾向がみられれば，ただちにアルミ板で図のごとき副子をつくり拘縮を防止する．夜間のみ使用せしめるのもよい．少なくも 2～3 ヵ月，またそれ以上の使用，観察が大切．指間にスポンジを使用するのもよい．

8 合指症の術後瘢痕拘縮の矯正

指の分離が正しく行われず屈曲拘縮が発生した場合は，図 a，b のごとくに瘢痕を除去，指伸展位にキルシュネル鋼線を皮下に刺入してこれを保持，図 c のごとき植皮片を採取し，皮膚移植（図 d）を行う．また Z-形成もしばしば利用される．

a-1. 拘縮の除去

切離にさいし，指の神経・血管は損傷しないよう注意する．

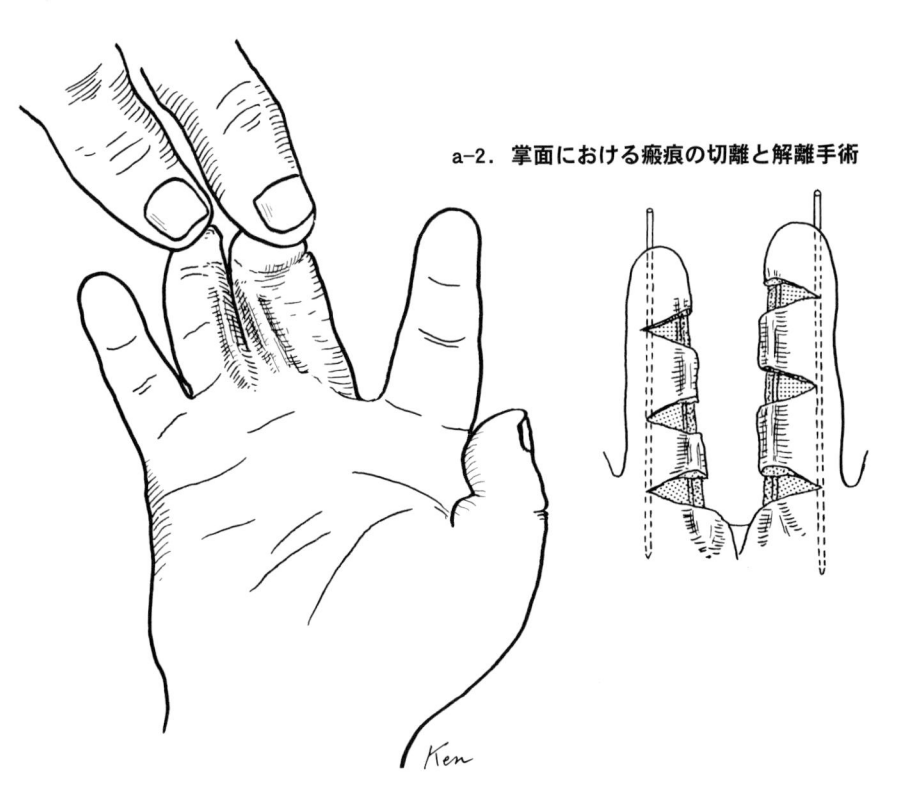

a-2．掌面における瘢痕の切離と解離手術

b．瘢痕の切除

瘢痕はできるだけ切除する．図は瘢痕を全切除したところ．

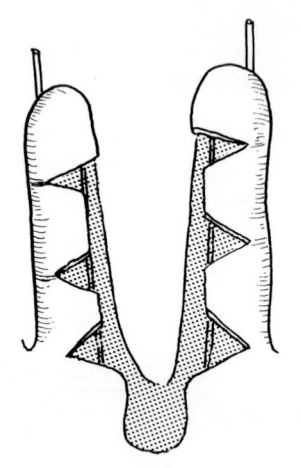

c．植皮片の採取

皮膚欠損に相当する皮片をなるべく正確に，ビニールシートを用いてデザイン採取する．

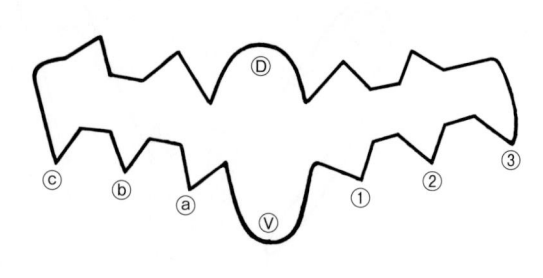

d．植皮の実施

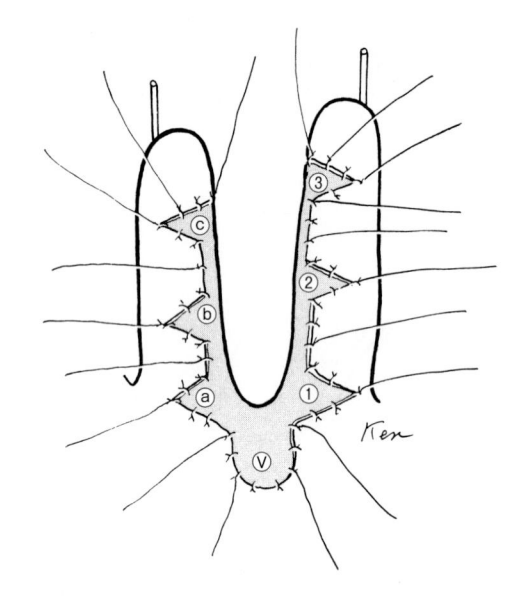

9 アペール症候群の手の変形と指の分離

a．両手の合指所見（背面）と指分離のデザイン

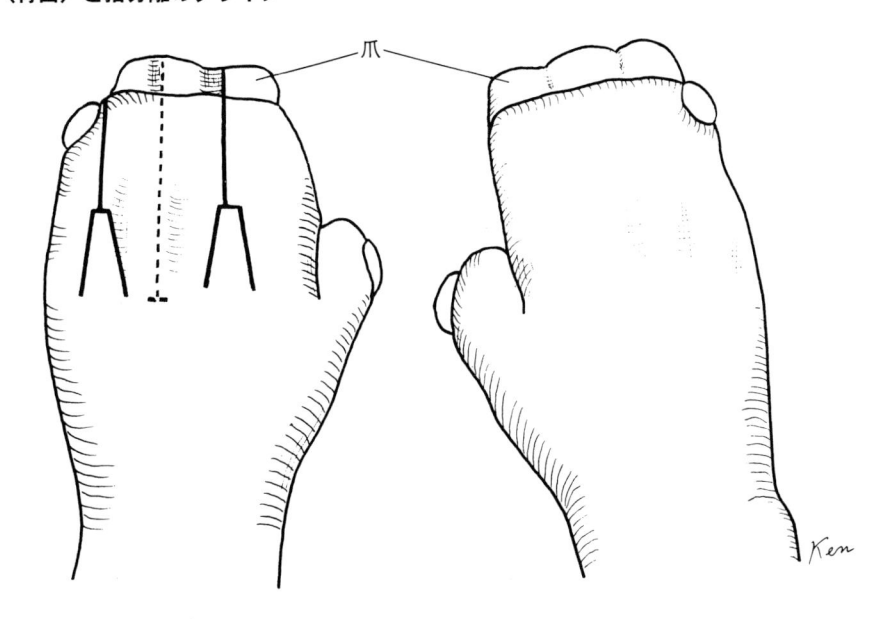

爪

b．両手の合指所見（掌面）と指分離のデザイン

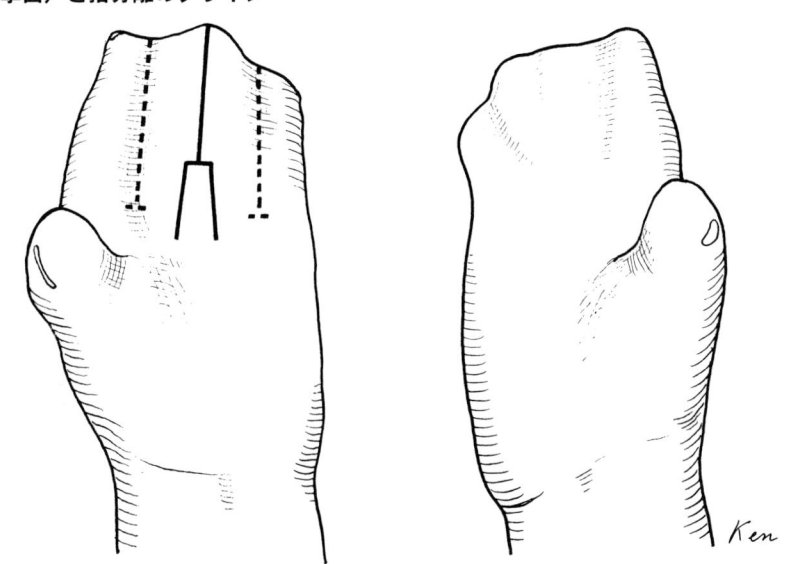

（註）変形は両手，両足に存在するので，手術の回数，順序に考慮する．足の手術は放置されることも多い．

c. 二次手術，および分離完了所見

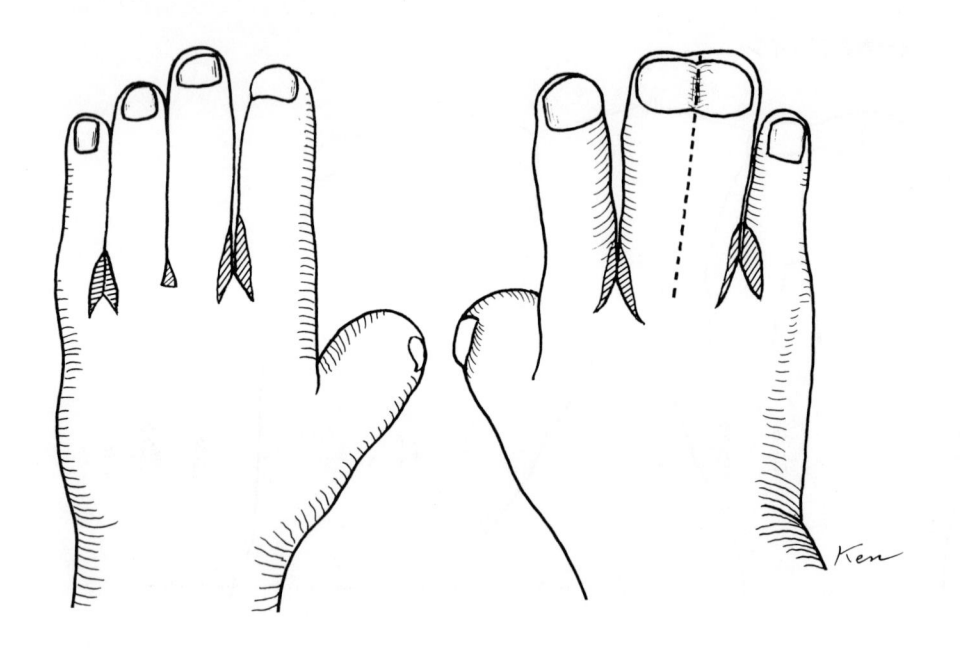

d. 両手のX線所見

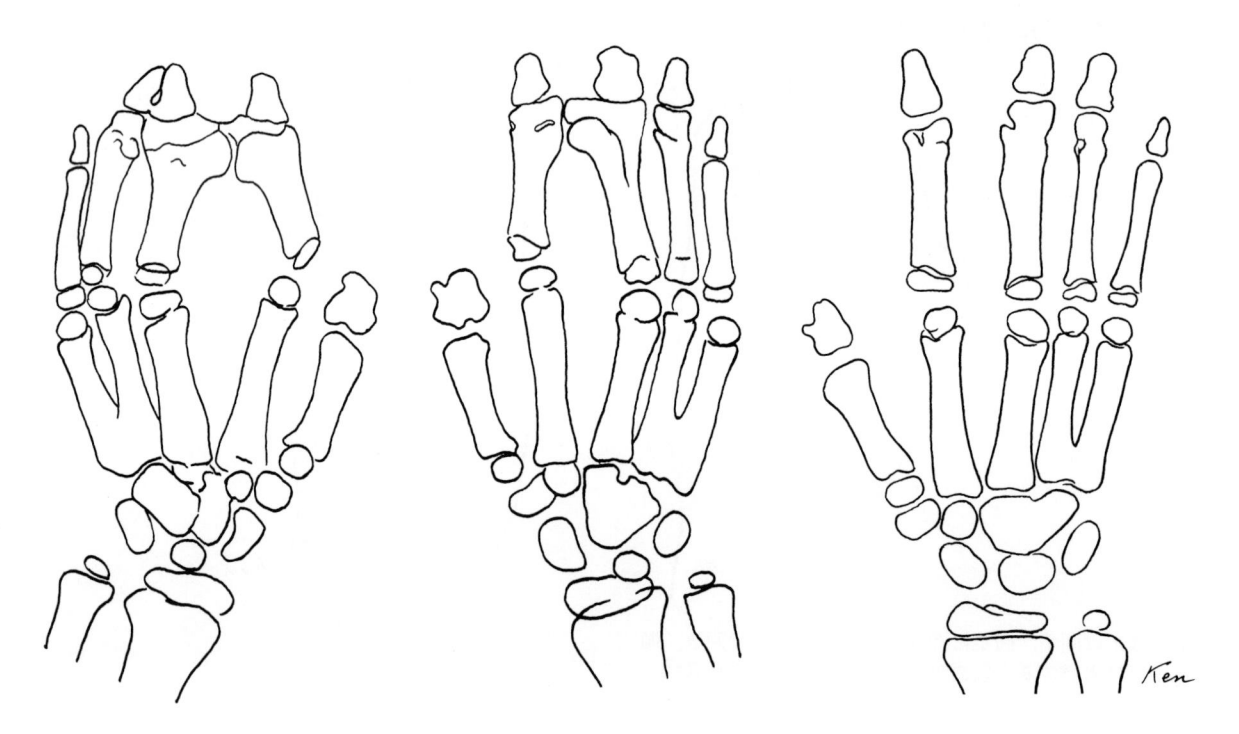

e. 術後のX線所見

28-4　裂手，および複合裂手の治療

I．手術時期

　裂手にはその移行型である多指，合指，その他の奇形を合併することも多い．したがって手術時期としては単純な裂手については，合指の場合と同様1歳前後が適当であろう．しかし複雑な形をとる複合裂手については，3歳前後まで待期したほうがよい．二次的修正を要することも多い．

　なお，裂手の治療にあたってはその発生メカニズムを理解しておく必要がある．下に簡略に図示すると，

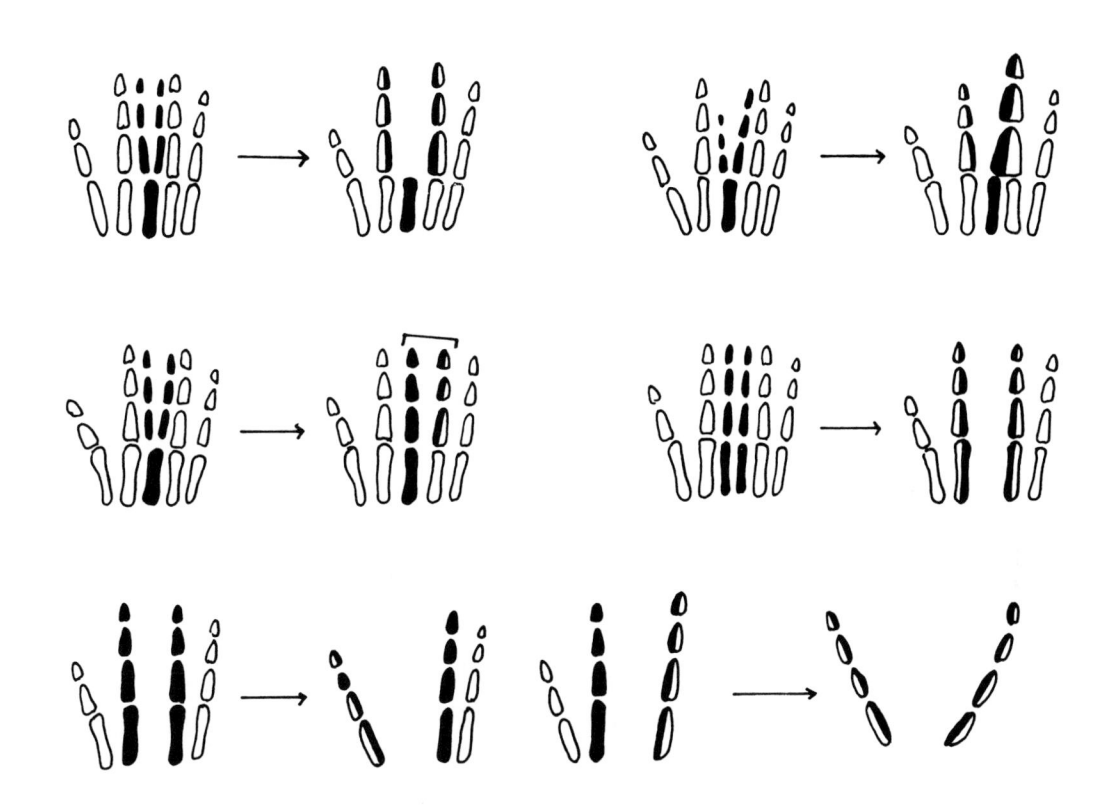

各種裂手発生のメカニズム（渡ほか：Plast Reconstr Surg 64：388, 1979による）

1 裂手の閉鎖方法

a．指間を三角皮弁で架橋する方法（われわれの常用する方法）

著者は，今日までしばしばこの方法を使用してきた．指間部皮膚を切除したあとジグザグ縫合をしていたが，意外に目立ちやすいので直線縫合を行うことが多くなった．なお，三角皮弁（A）とその先端を縫合するa点とは，指の股をどこにおくかにより適宜決定すればよい．

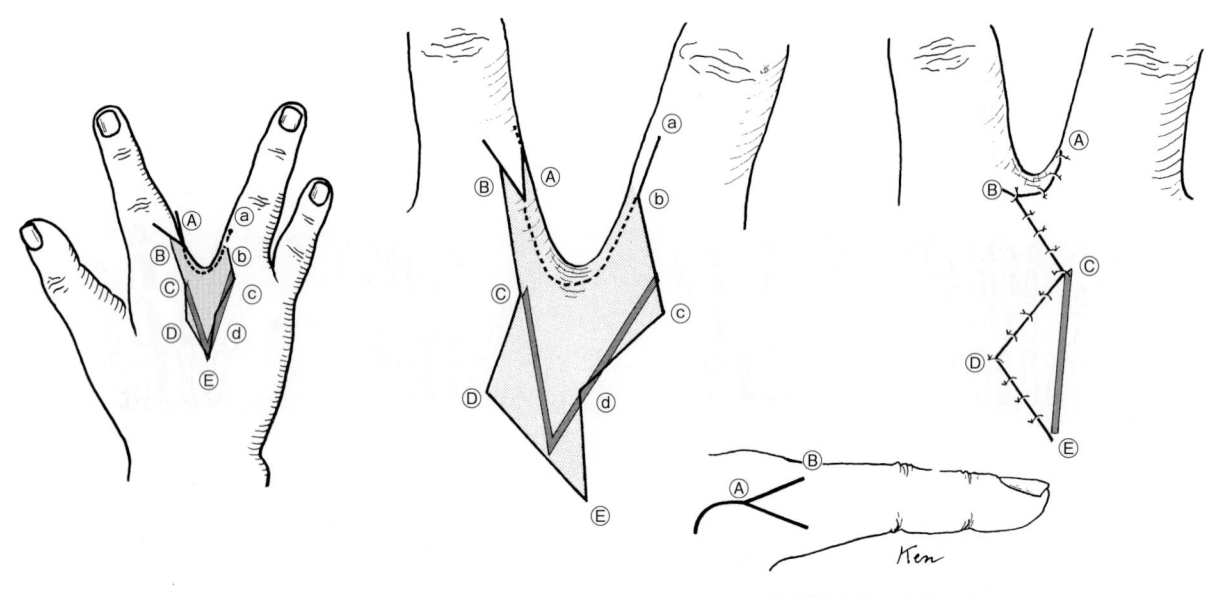

背側縫合線は直線とする．

b．指間を五角型皮弁（Brasky）で架橋する方法

図a，bともに手背縫合をジグザグ縫合としたが，あまりジグザグとするより直線のほうがかえって目立たないとの意見も多い．著者も最近では直線に近い縫合線とすることが多くなった．

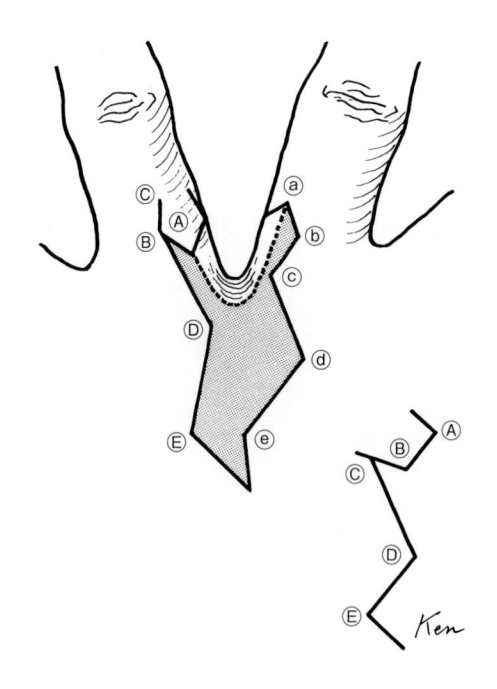

2 指列を寄せる方法

① 中手骨に骨穴を穿ち，腱，またワイヤーで引き寄せる（図 a, b）．
② 屈筋腱腱鞘を互いに反転して縫合する（図 b, c）．
③ 伸筋腱については，その一部を用いて腱間結合を作製する（図 d）．
④ 欠損した中指の伸筋腱の先端を 2 つに裂き，これを隣接指の intrinsic tendon に縫合して両指の開大を防止する（図 e, f）．
⑤ 中手骨基部においての骨切り術

a．締結法

かつて使用されたが最近では使用されない．

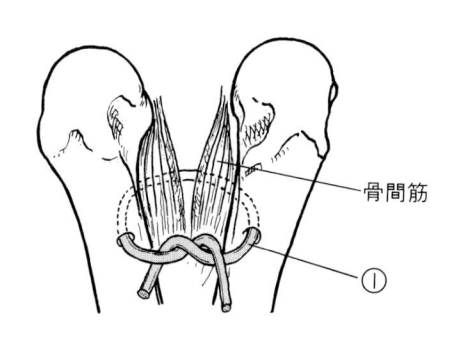

b．締結法，および腱鞘を用いての靱帯形成

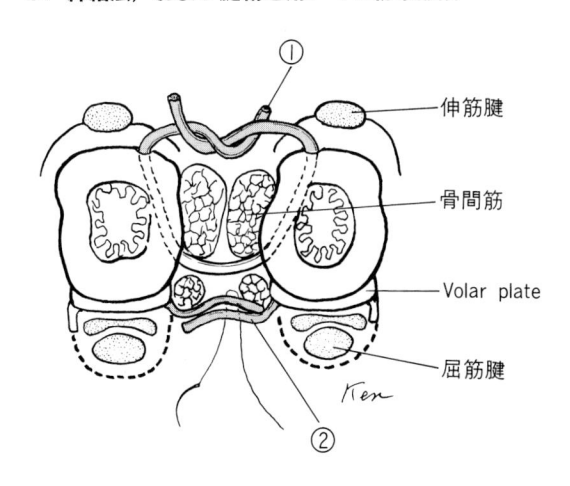

c．腱鞘を用いての靱帯形成

両者を強く縫合すると，両指は互いに相反する回転をして，指の交差傾向が強くなるので注意する．

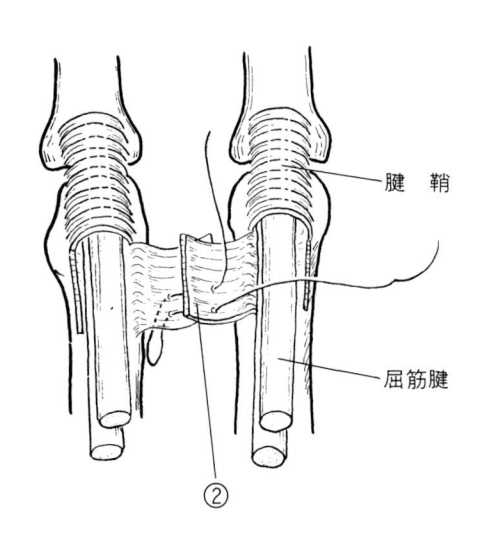

d．腱間結合再建

時に用いられる．

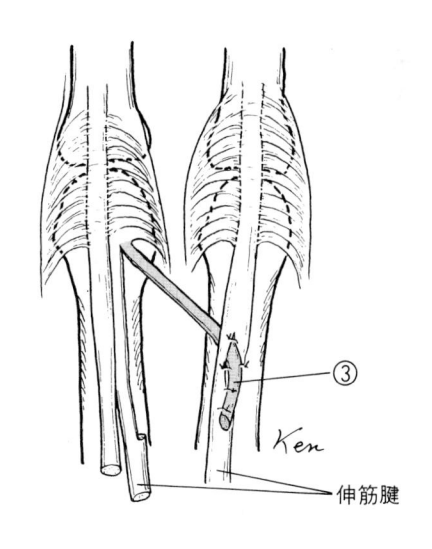

e．骨間筋の萎縮

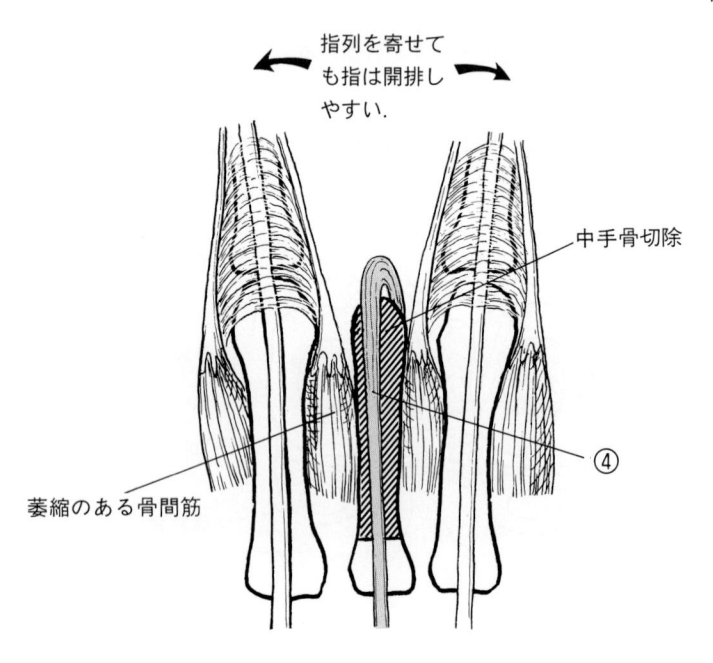

指列を寄せても指は開排しやすい．

中手骨切除

④

萎縮のある骨間筋

f．骨間筋の再建

絶対必要とは考えないが可能なれば実施する．すなわち中指の遺残伸筋腱を二分して，両側指の側索に移行する．

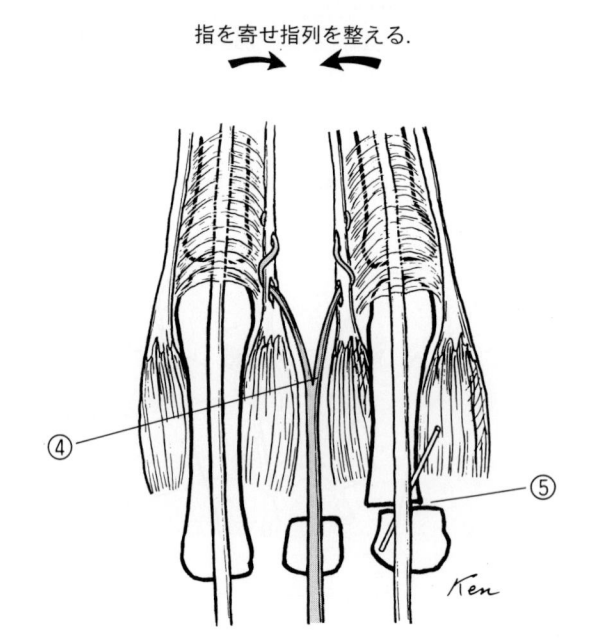

指を寄せ指列を整える．

④　⑤

指列を寄せる方法としては，上に述べたごとき方法の1つ，または2～3のものを合併して用いるが，著者は②，④，⑤を併用することが多い．

③ 一般的裂手の治療

a．裂手に対しての切開

既述．

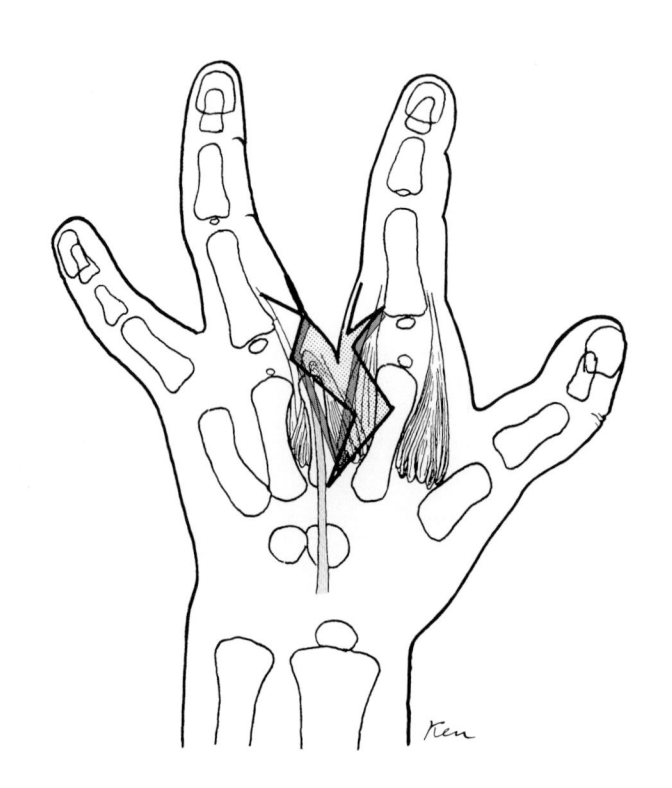

b．指裂閉鎖（旧法）

中手骨を切除し，指列を寄せると指屈曲時に図cのごとき指の交差がおこることとなる．

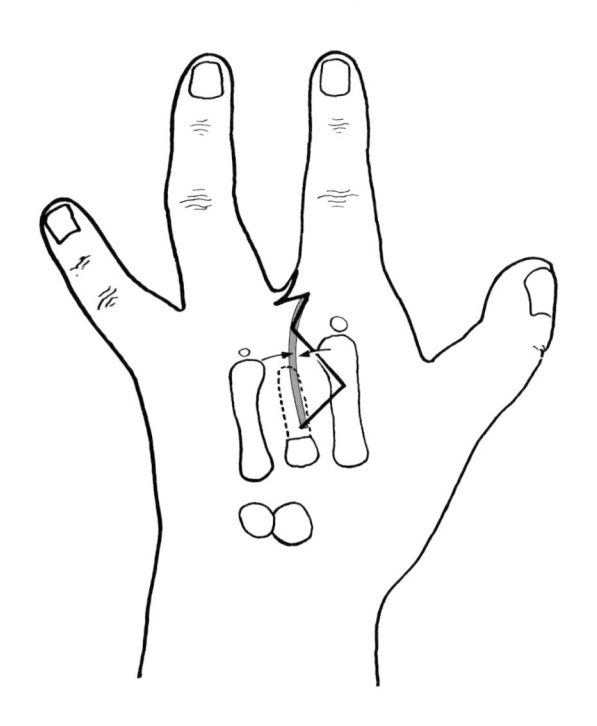

c．指屈曲時の交差

指屈曲時における交差の発生．

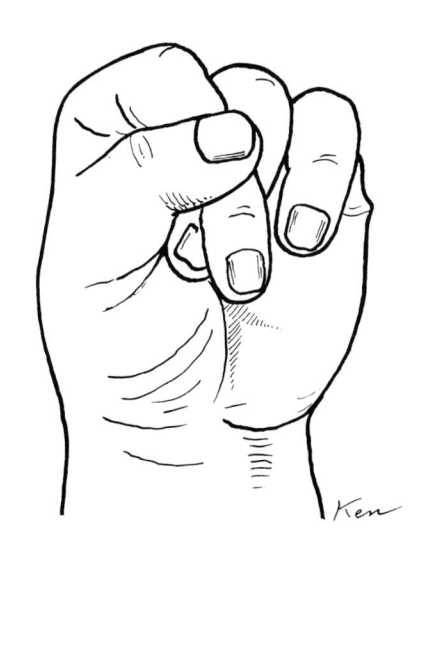

d．指交差の防止

これを防止するためには骨切り術が必要となる．

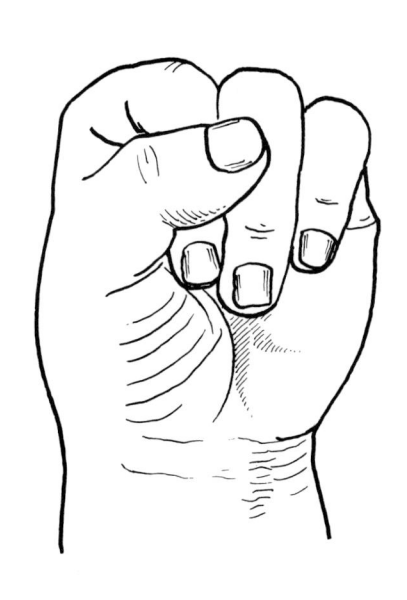

e．回旋骨切り術の合併

示指中手骨基部に骨切り術を加え，指に回旋を加えたところ．

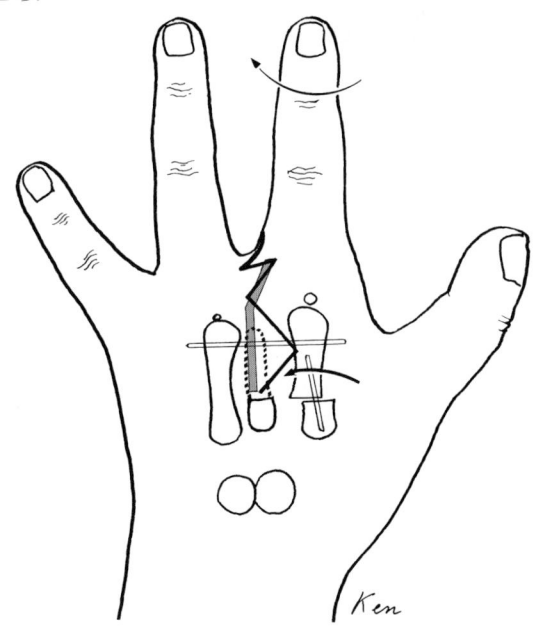

手背ジグザグ縫合は単純なほうがよい．

f. 回旋骨切り術と指列移動

中手骨基部での骨切り術だけでなく，これを中指側に移動することができれば，なお好都合である．中指中手骨切除のさい，これに付属する発育不良な骨間筋を切除し，示指中手骨を中指側に移動する．

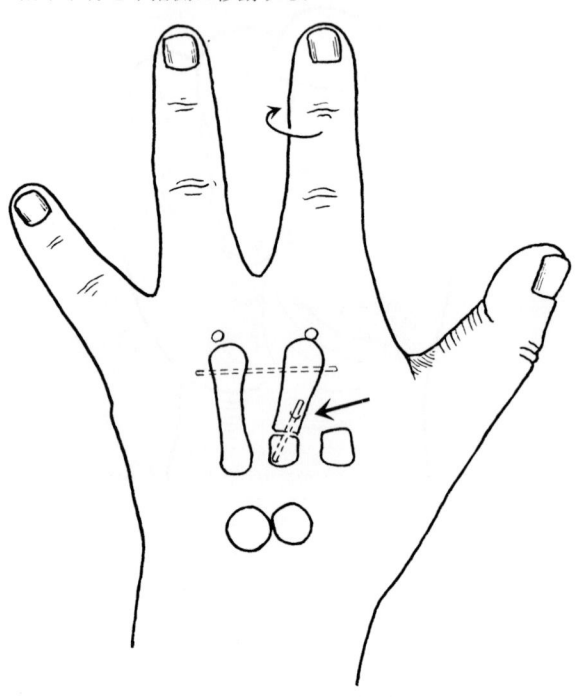

g. 骨間筋機能再建

さらに中指伸筋腱の先端を2つに裂いて，それぞれをintrinsic tendon に縫合して指の開排を防止する．

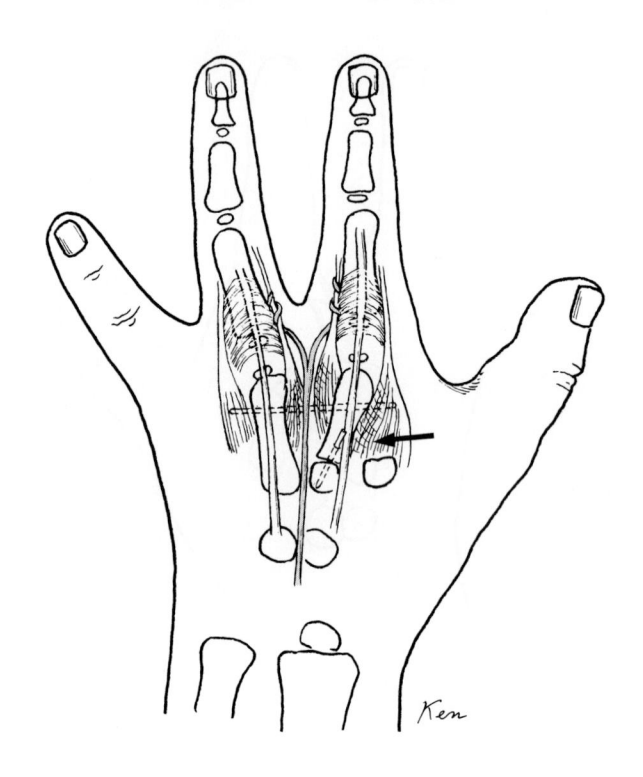

④ 裂手に母・示指間の合指を合併する場合

a. 手背よりみた切開デザイン

術前には血管造影が必要となる．

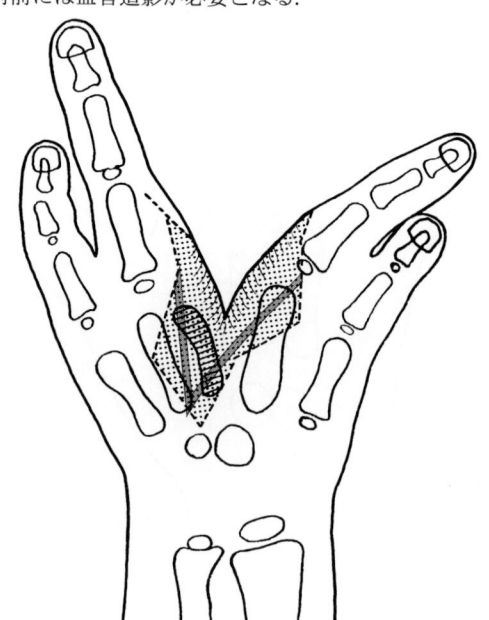

b. 手掌の切開

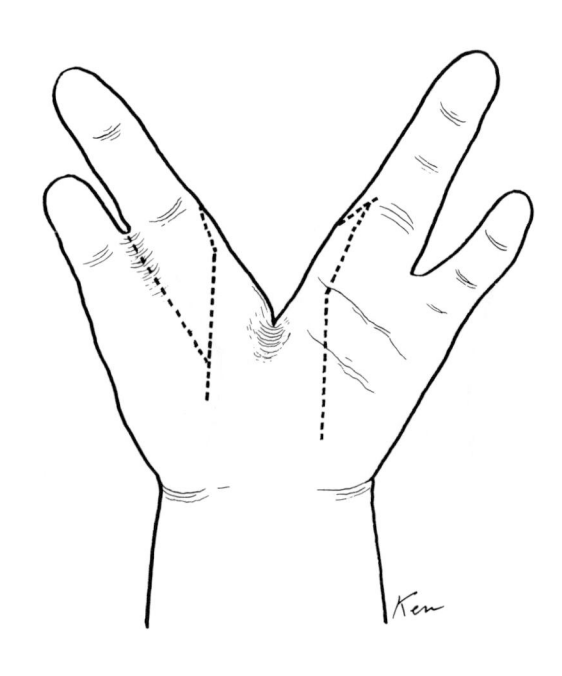

第28章 先天異常 745

c．皮弁剝離（背面）

手背の皮弁をおこしたところ．

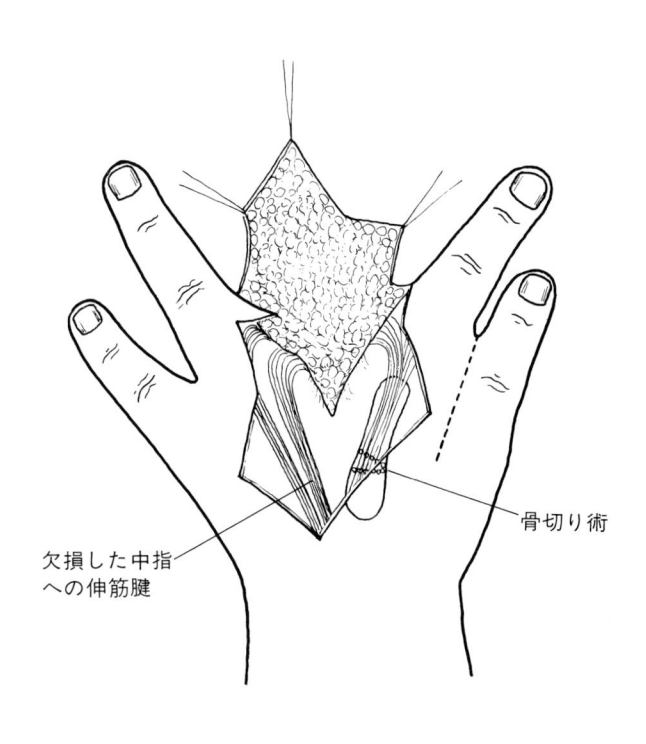

d．皮弁剝離（掌面）

示指への血行，および神経の走行を確認したのち，母・示指間を分離し，さらに示指中手骨基部を骨切りして示指を中指側に移行する．

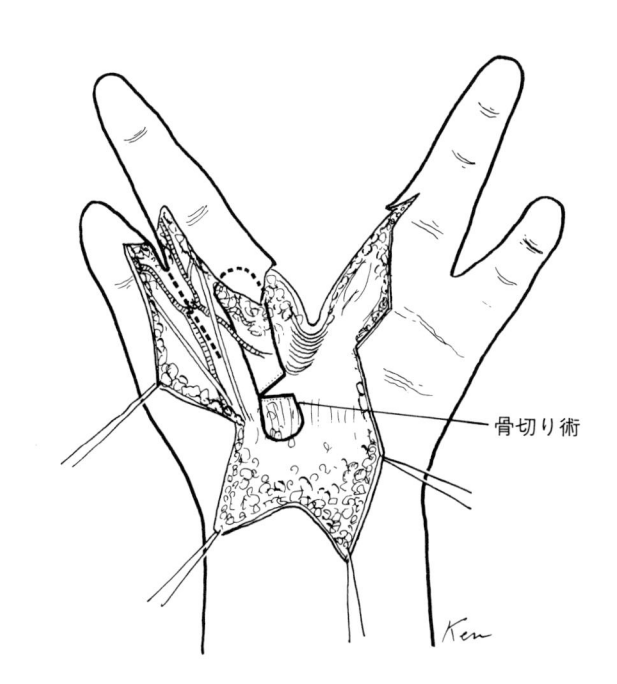

― 骨切り術
― 欠損した中指への伸筋腱
― 骨切り術

e．手術完了

示指を環指に並列して縫合，次に先におこした皮弁で母指・示指間を覆い，皮膚に不足があれば遊離植皮を行う．

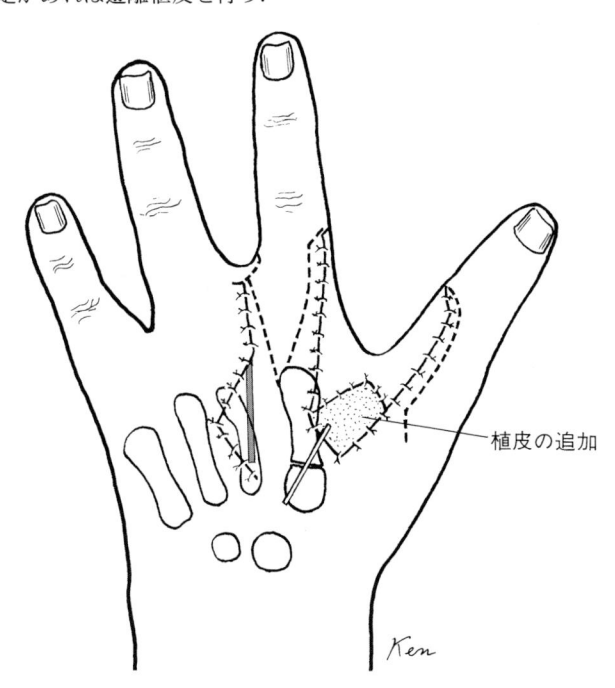

― 植皮の追加

f. 隣接指の伸展障害

　裂手に合併して，しばしば隣接指に伸展障害を認めることがある．原因としてはこの例のごとく屈筋腱に異常をみるのがふつうであり，その他，虫様筋の異常，癒着が原因となることもある．裂手の手術にさいしては，同時にこれらに対する処置が必要となる．

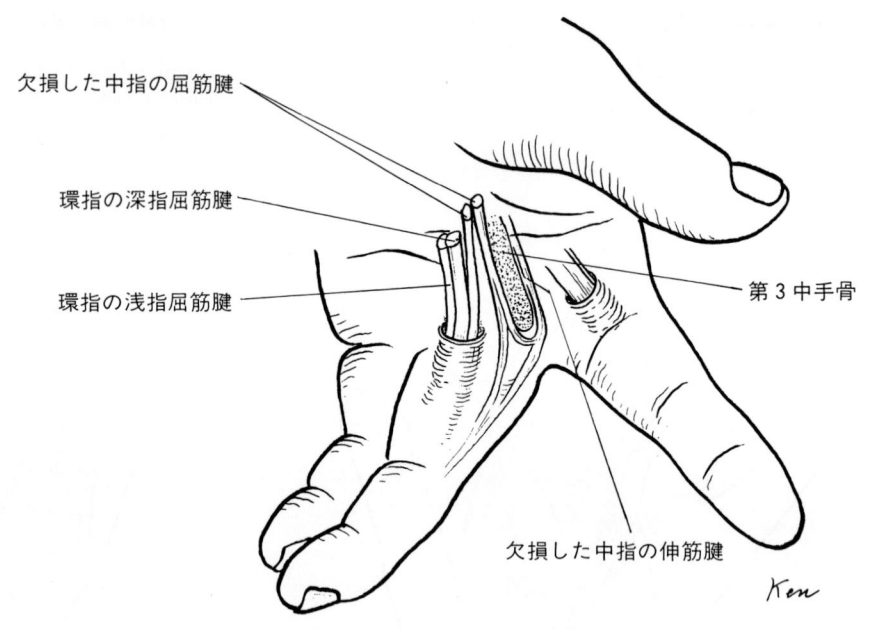

欠損した中指の屈筋腱
環指の深指屈筋腱
環指の浅指屈筋腱
第3中手骨
欠損した中指の伸筋腱

5 裂手のいろいろ（複合裂手）

A. Cross bone を有する裂手

　先の合指の項でも複合裂手として述べたが，裂手には種々の形態を示すものが多い．これは cross bone の存在するものであるが，放置すると変形が強くなるので早目の手術が必要となる．

a．術前所見

生後 10 ヵ月，女児．

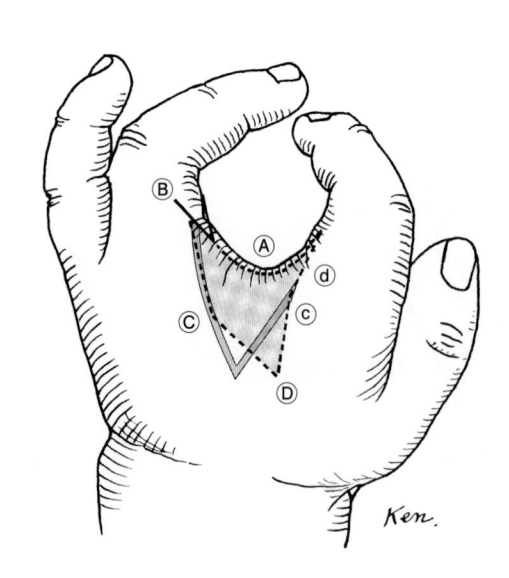

b．X線所見と骨切除，および示指中手骨の骨切り術

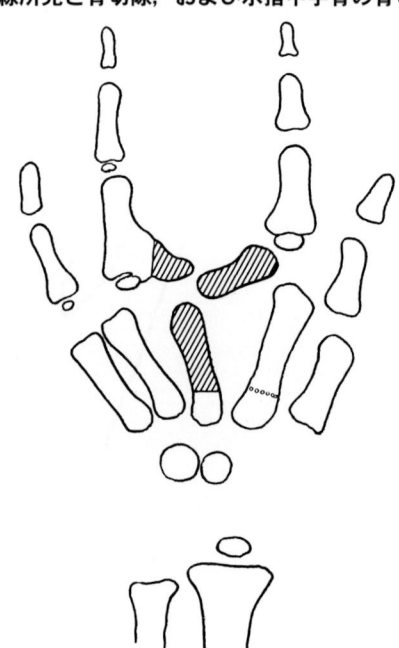

c．術後所見

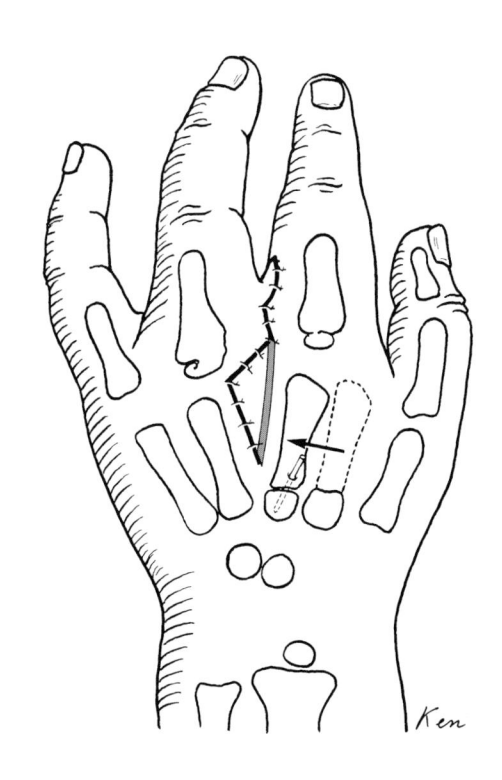

B．Cross bone の特殊例

a．術前所見とX線像，および骨の切除範囲

4歳，男児．

b．術後所見

術後3年の所見．

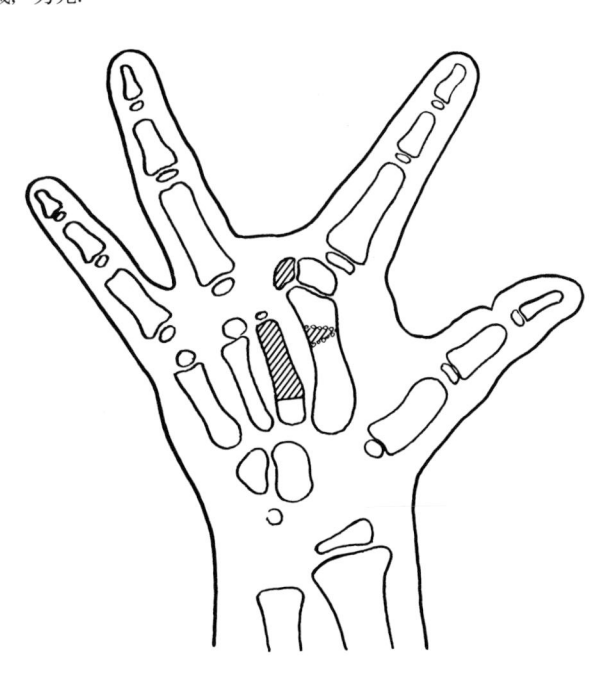

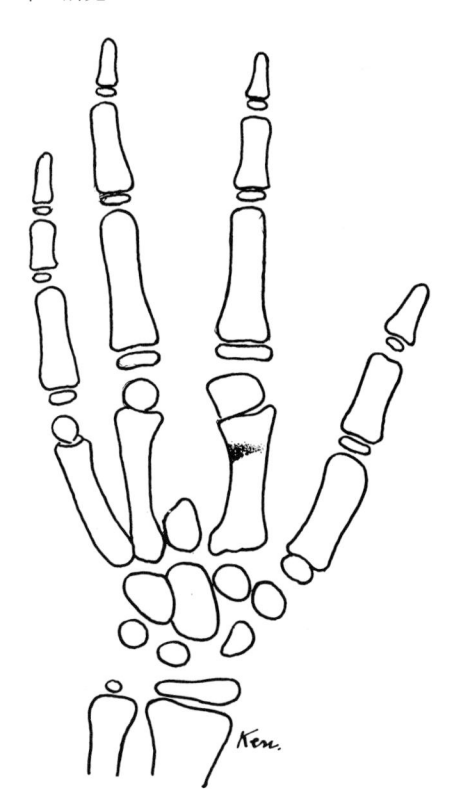

C．中央列多指の裂手への移行

裂手が指成分の合指機転により発生することはよく知られているが，本症はその1段階を示すものと考えられ，中指成分が示指に癒合せんとするところで，この機転が進行すれば裂手となる．

a．術前所見と切開

4歳，女児．

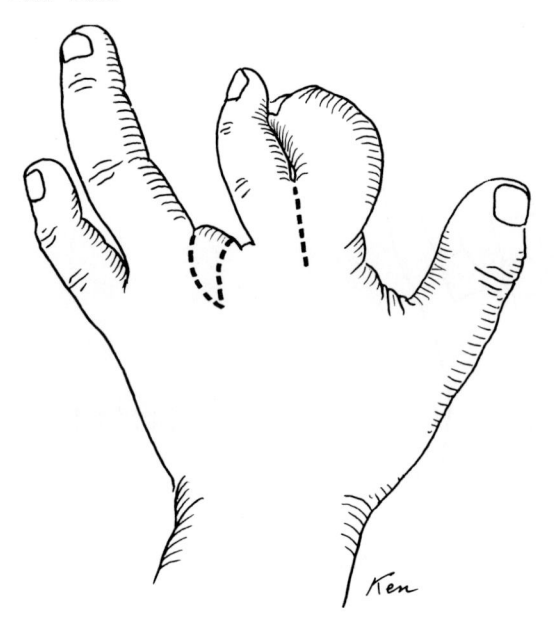

b．術前X線所見

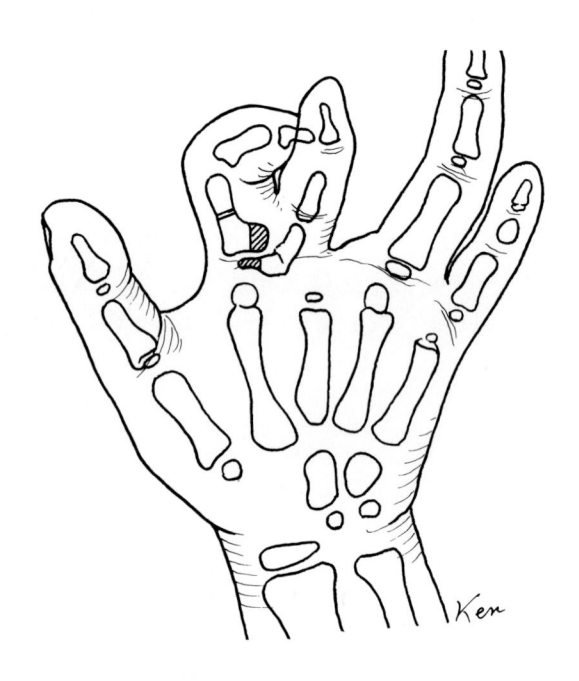

c．手術完了

血管造影により血行の状況を調べたのち，示指側方に位置した中指を正常の位置に移動した．なお，示指基節骨には骨切り術を行って回旋を矯正．指間には植皮術を行った．

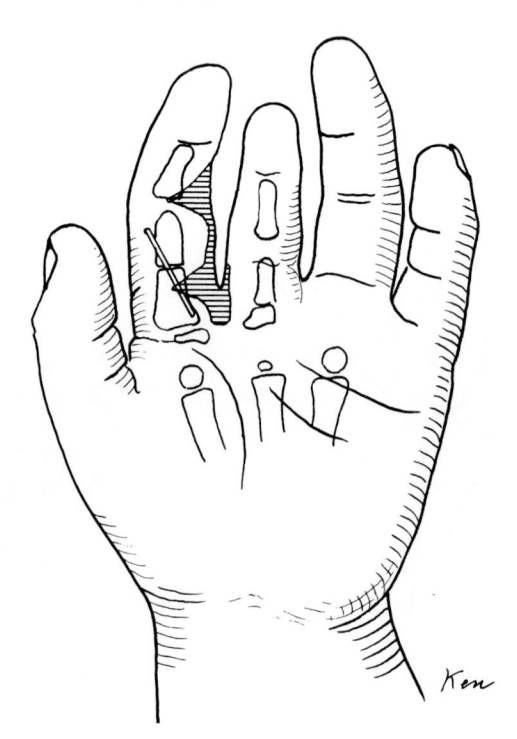

D. 裂手・合指合併の複合裂手例

a．手背よりみた切開デザイン

術前には血管造影が必要となる．
生後 10 ヵ月，男児．

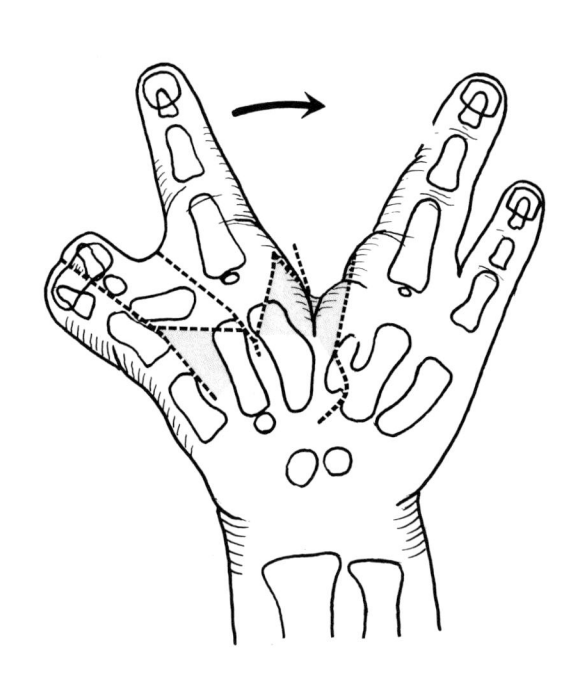

b．一次手術の術後所見

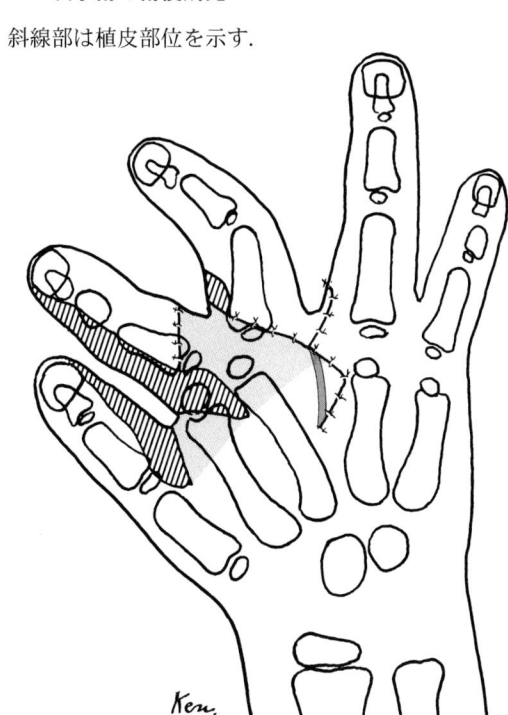

斜線部は植皮部位を示す．

c．二次手術による骨切り術の実施

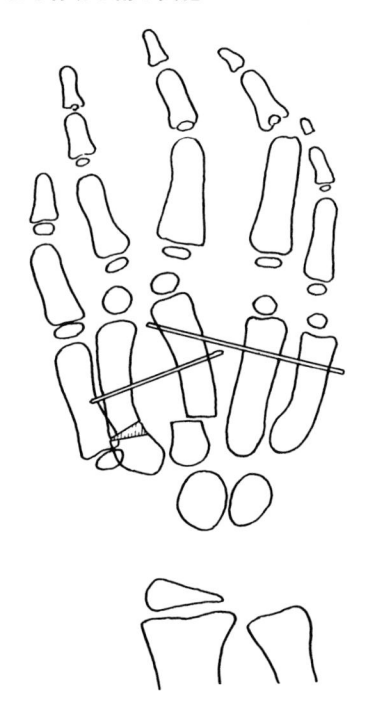

d．現在の所見

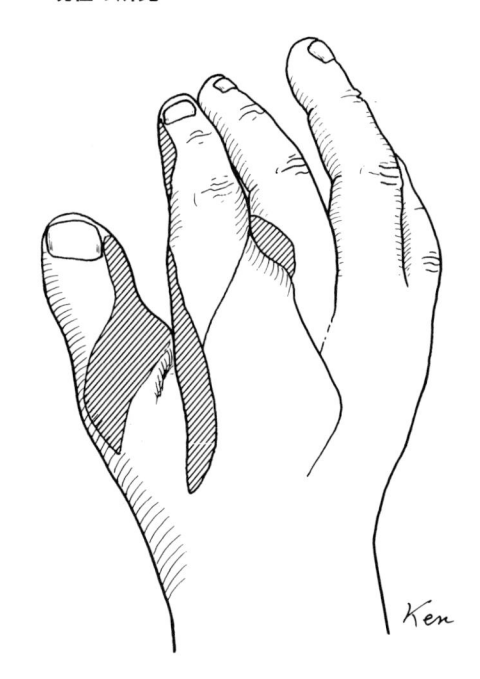

6 複雑な複合裂手の治療（裂手における指の分離）

a. 術前所見

多合指症．2歳，女児．
この症例の母・示指のごとく長・短の2指が癒合し，長指が側方に偏位する場合にはなるべく早く手術する．

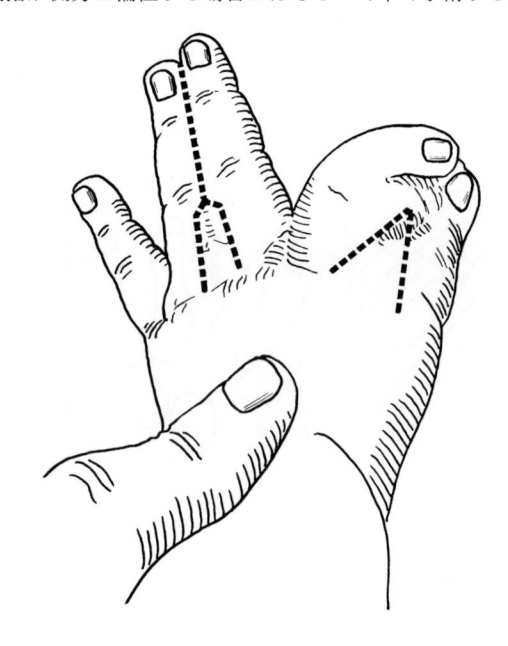

b. 術後所見（掌面）

術後5年の所見．斜線は植皮部位．

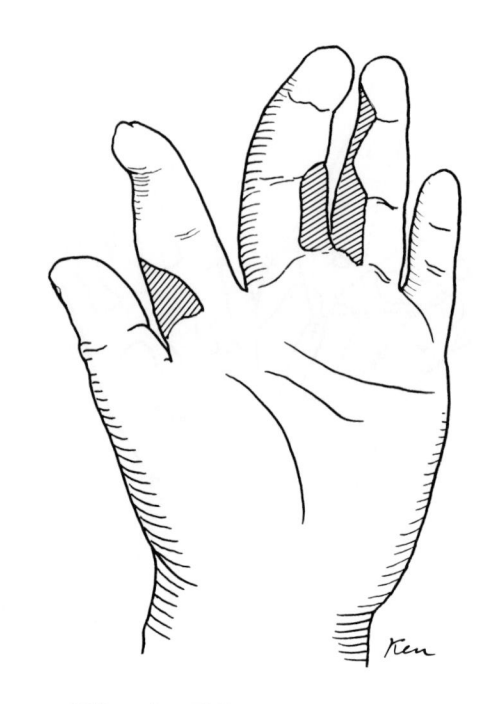

c. 術後所見（背面）

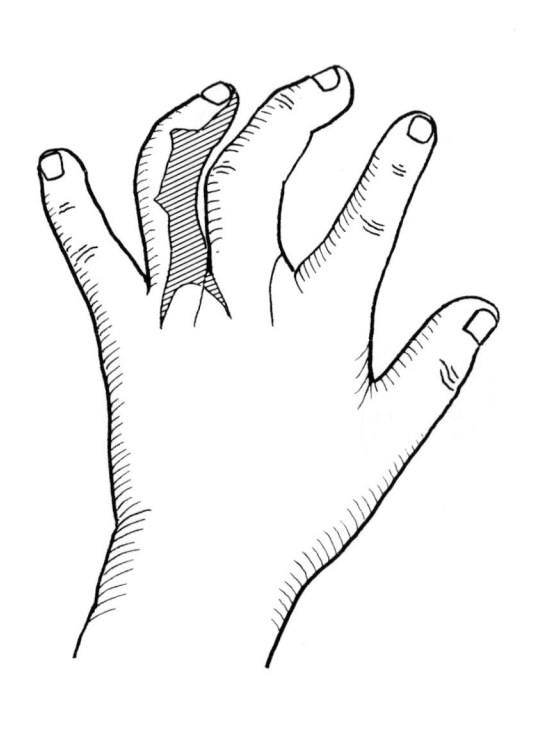

d. 術後18年の所見

第1指間および第3指間に opposed double Z-plasty を追加した．

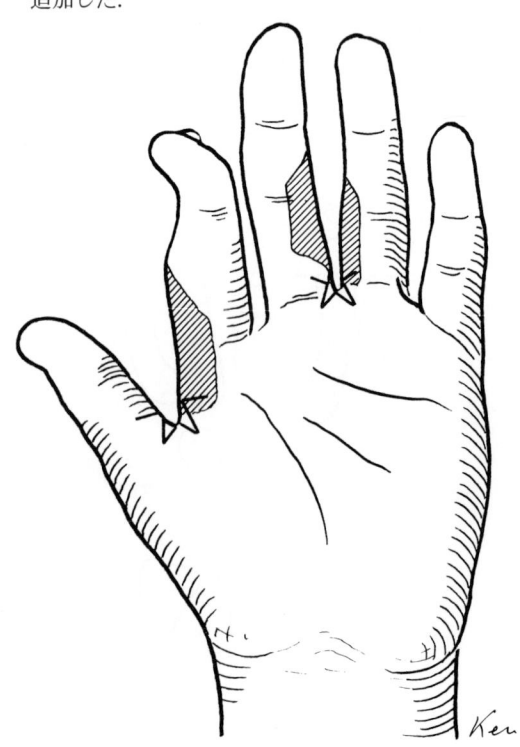

7 広範な指骨癒合を伴う複合裂手の治療（裂手における指の分離）

A．遊離植皮の実施

2歳，女児．

骨性合指のほかに cross bone の存在が認められ，この機序が進行すると裂手に移行することが理解される．裂手の項（739頁）も参照されたい．

a．術前所見

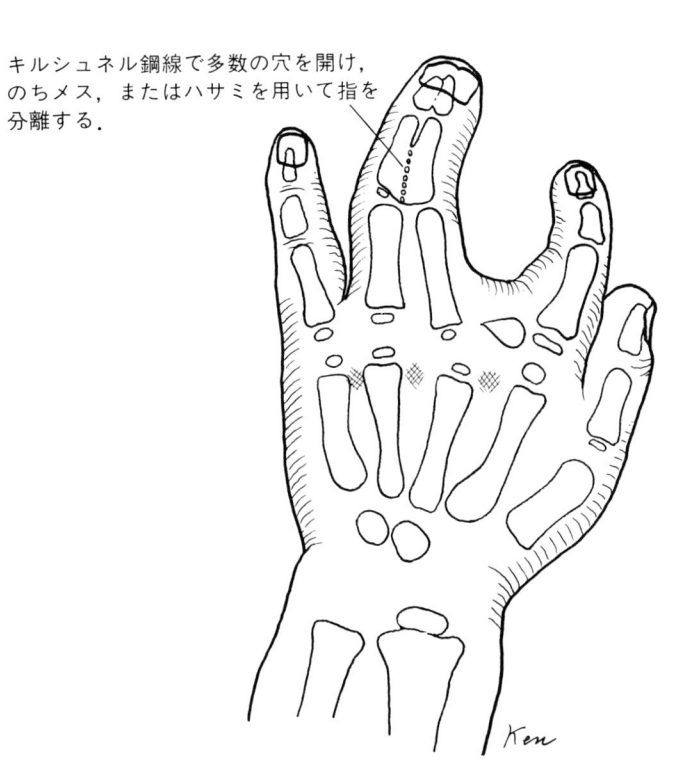

キルシュネル鋼線で多数の穴を開け，のちメス，またはハサミを用いて指を分離する．

治療：

　治療としては血管造影ののち，指の分離とともに両側面には遊離全層植皮を行った．また示・中指間の皮膚切除，cross bone の摘出も併せ行った．骨面が露出していてもこの程度であれば遊離植皮で被覆可能である．しかし，これ以上になると有茎植皮が必要となる．なお腱の分離について，伸筋腱については中央で切離し，屈筋腱については分離ができれば分離を，できなければいずれかの側によせて指を分離することとしている．さらに注意すべき点として術後 PIP 関節は屈曲拘縮とか，側方不安定性が招来される可能性が強いので，適応の決定には慎重でなければならない．なお指分離のさい，PIP 関節の分離側に volar plate などを用い，側副靱帯形成を試みるのもよいであろう．

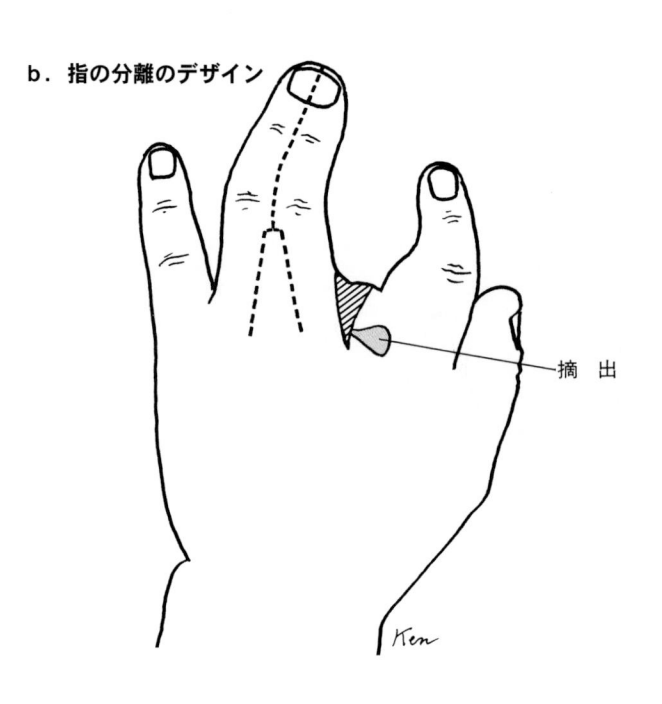

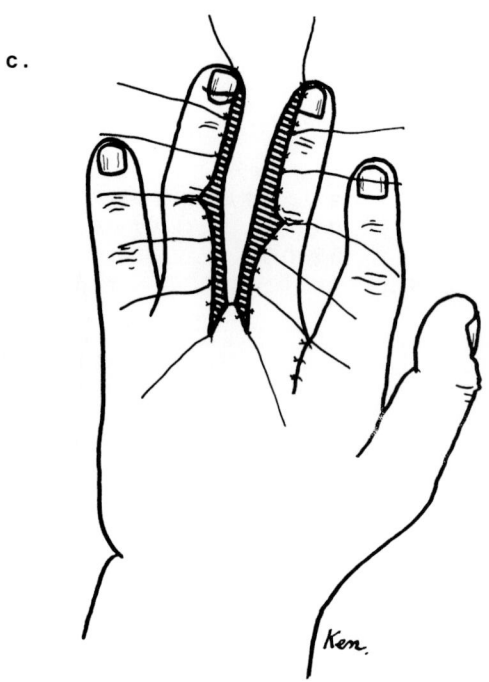

b．指の分離のデザイン

摘出

c．

B．複合裂手における指の分離（有茎植皮の実施）

a．術前所見

斜線骨は摘出．骨性合指は分離することとした．

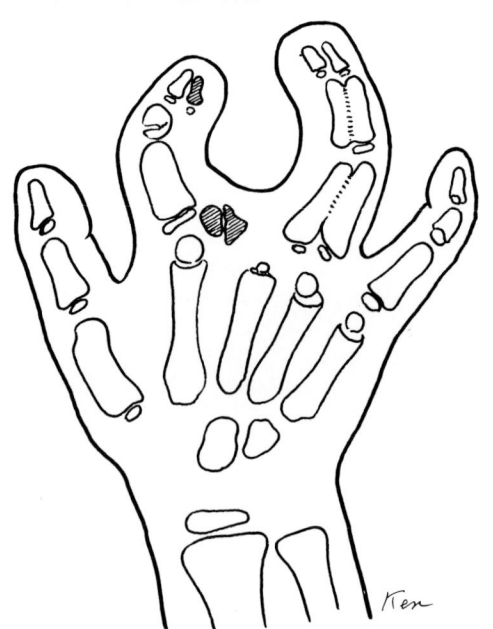

b．切開線

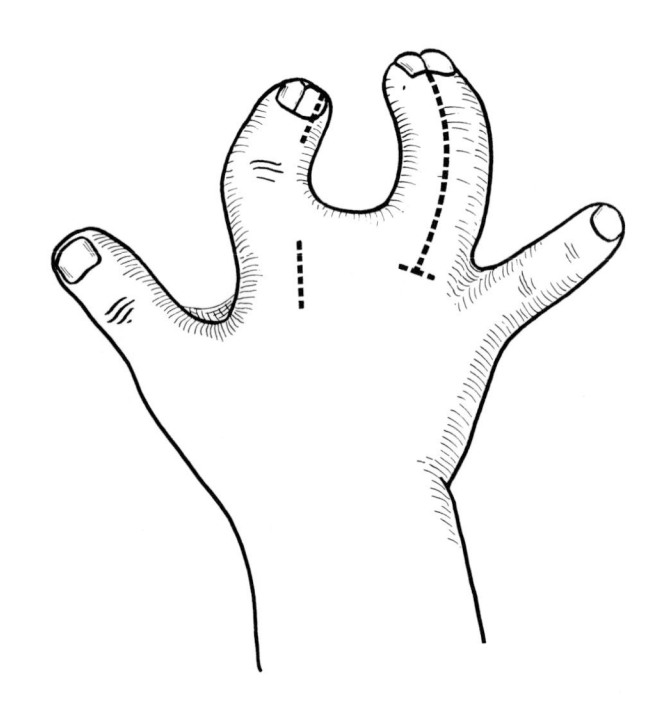

c. 骨切り術と指分離

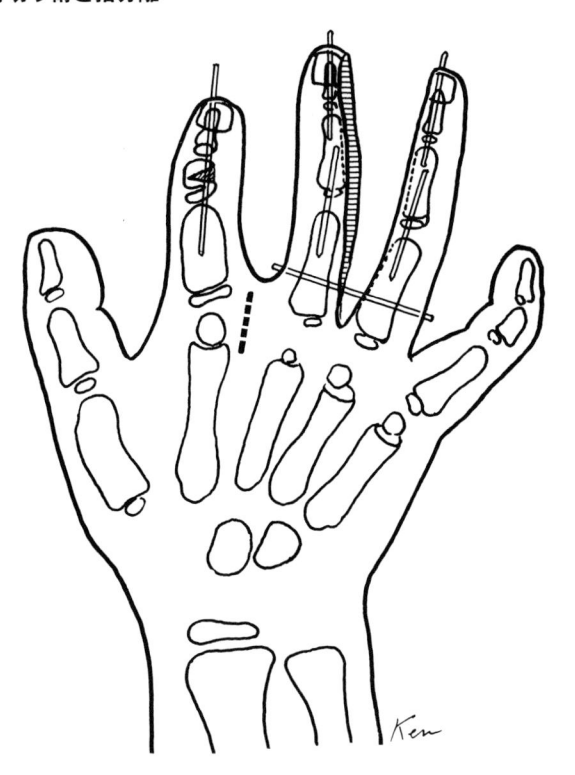

d. 皮弁のデザイン

示指については一部骨片切除と骨切り術を，中・環指は合指を分離．DIP，PIP関節をキルシュネル鋼線で固定，のち縫合線をジグザグに形成（図e），図のごとき皮弁を腹部に作製，有茎植皮で被覆した（図f）．

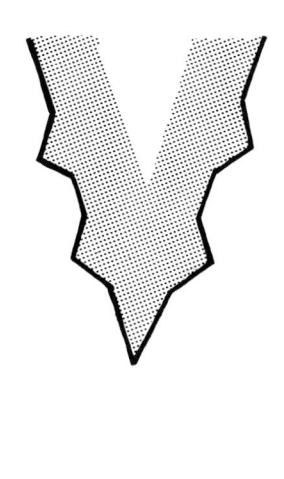

e. 指の分離と形成

骨の分離後はキルシュネル鋼線を横に刺入して再癒合を防止したが，次頁の図hのごとくにするのもよいであろう．

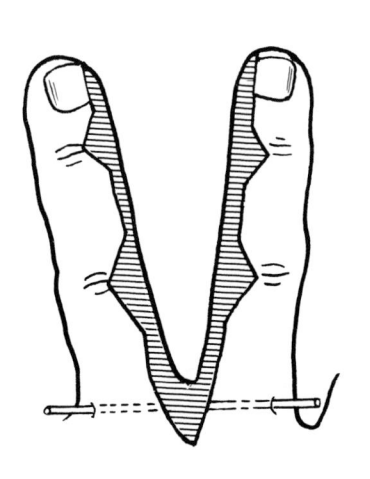

f. 皮弁による被覆

皮弁の裏打ちを確実にしておかないと，切り離しの時に難渋する．

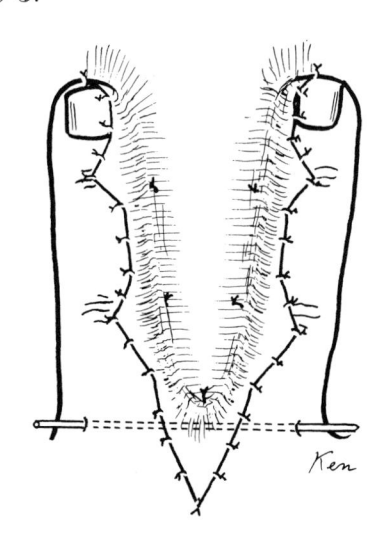

g．術後所見

PIP 関節が unstable であるとか，瘢痕の位置に問題があれば，将来における再矯正が必要となる．

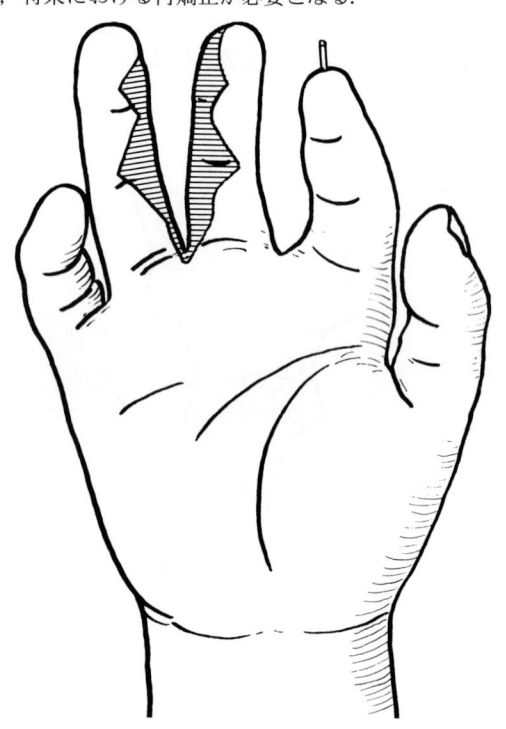

h．指の分離とその保持

別症例に行った指の分離と皮弁移植の所見を示した．

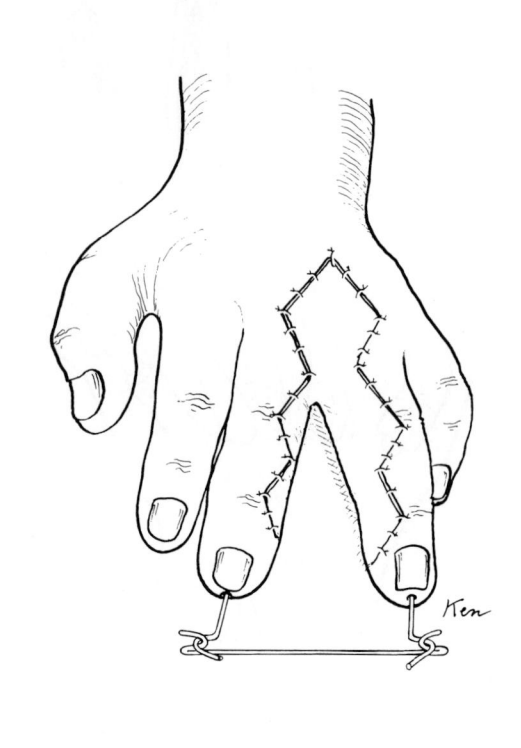

8 指骨癒合（複合裂手）の1つと考えられる delta phalanx 例

a．術前所見

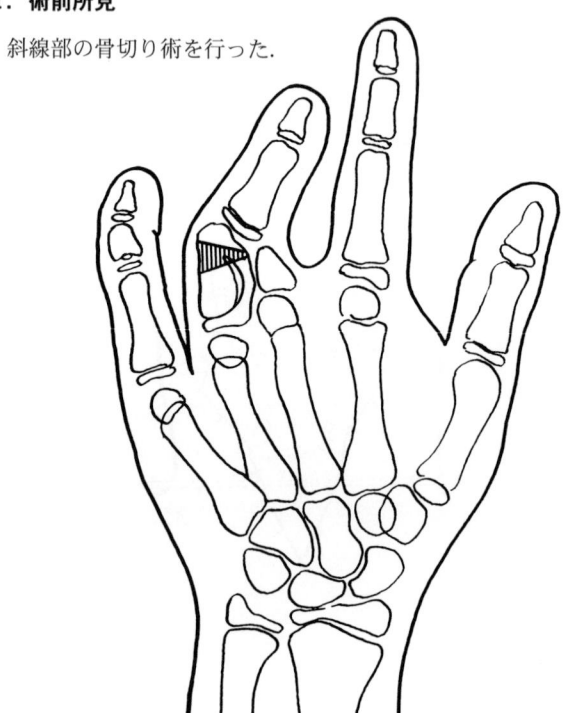

斜線部の骨切り術を行った．

b．術後所見

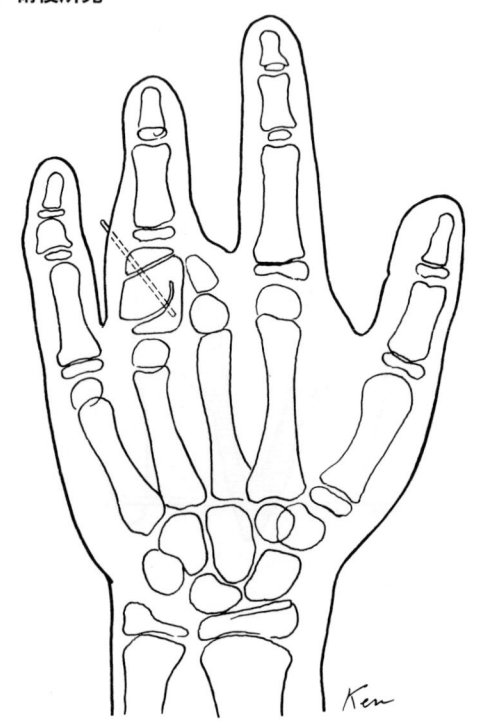

c. 三角指骨に対する処置（1）

典型的な三角骨は図のように2辺に骨端線を持ち，横走骨を伴っている．三角骨は中央で骨切りし，プラス骨切りをしてPIP関節の偏位を矯正し，移植骨をはさみ込む．

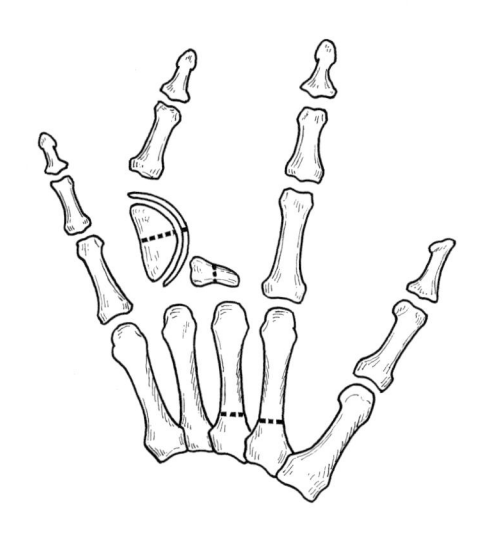

d. 三角指骨に対する処置（2）

横走骨の処置：中手骨移行その他，中手骨回旋の防止など，前項と同様である．

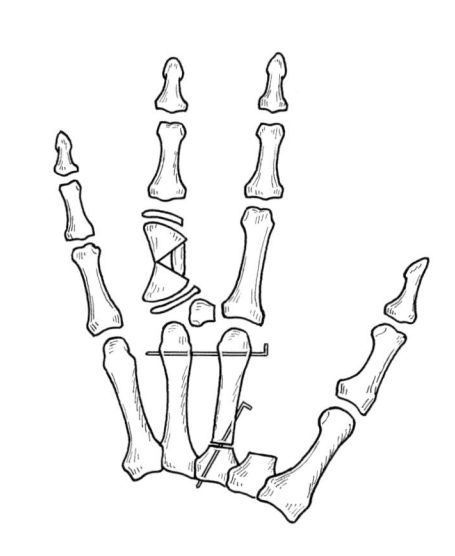

9 環指列裂手例

裂手は中指に発生するのがふつうであるが，時に環指，また示指に発生することがある．治療法は中指の場合とほぼ同様に考えてよい．

a. 皮膚切除

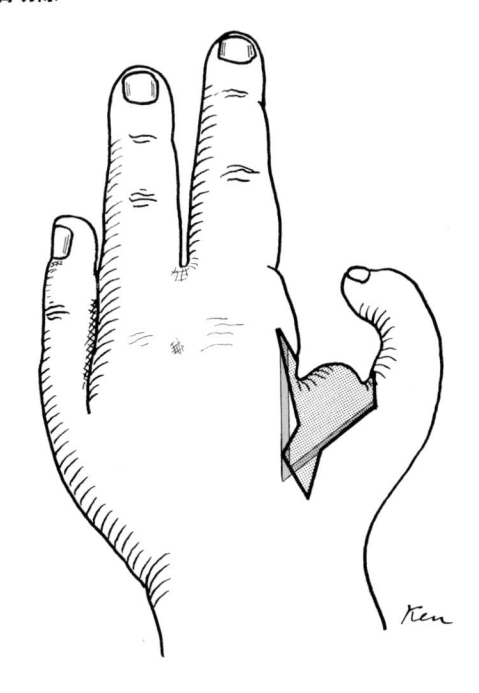

b. X線所見

第4中手骨の摘出，および小指基節骨には骨切り術を行い，小指回旋変形の矯正を行った．

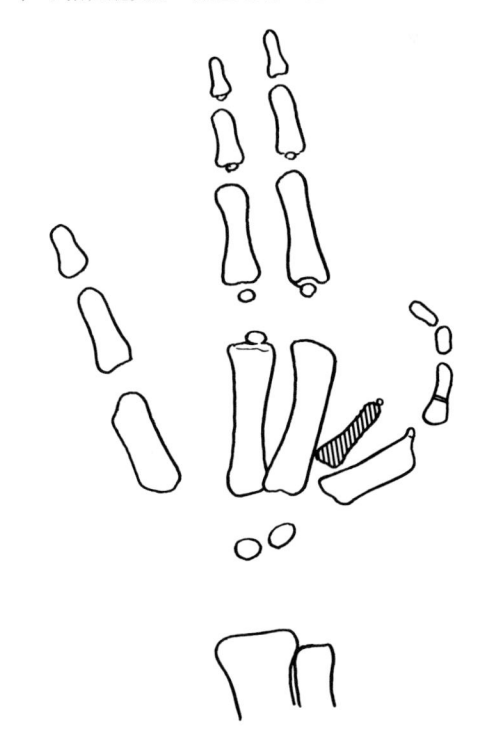

28-5　先天性拘縮症の治療

　ここでは，母指の屈曲・内転拘縮症（clasped thumb），屈指症，風車翼状手，アルトログリポージスなどの拘縮症をまとめて述べることとする．

　さて，拘縮症の治療にあたってもっとも大切なことは，早期治療の開始ということである．すなわち早期に矯正位保持を行えばかなりの拘縮も除去されるが，遅れれば治療効果が少なく，手術によっても矯正が困難となる．

I．先天性母指屈曲・内転拘縮

　小児で母指の伸展障害を主訴とするものには，次の3つがある．

A．弾撥母指
B．習慣性で解剖的には異常のないもの
C．解剖的に皮膚，腱，関節などに異常をみるもの

　弾撥性母指については，別項参照．B，Cについてはなるべく早期に矯正位副子固定することにより，Bは完治し，Cも軽快する．治療の開始は早ければ早いほどよい．

II．屈指症

　指の伸展障害（屈指）を主訴として来院するものであるが，これについてもなるべく早期に矯正位副子固定を行うことによりかなりの矯正が可能である．年長児になるともはや無効のことが多い．筋力も強くなり，また自分で矯正副子を除去することが多いからである．

III．風車翼状手

　前記の母指の屈曲・内転拘縮と屈指症のほか，指の尺側偏位も合併して特有な風車翼状手が形成される．これらは一連の拘縮と考えられ，治療としては早期矯正がもっとも大切．遅れればその矯正はきわめて困難となる．

IV．アルトログリポージス

　多発性関節拘縮症とも呼ばれ，上記諸症状のほか，肘の伸展拘縮，肩の内転・内旋拘縮，足の内反足，膝の反張とか屈曲障害，また股関節の脱臼，拘縮を伴うもので，原因として脊髄前角細胞の異常などが指摘されている．

V．伸筋腱欠損症

　ある時は指の屈曲拘縮を伴い，また時には伴うことなく伸筋腱の欠損があり，指の伸展不能なもの．本症との関連が濃厚と考えられる疾患である．

I. 母指屈曲・内転拘縮

1 母指屈曲・内転拘縮に対する矯正位副子固定

　次のごとくに行っている．すなわちアルミ板を患児の手に合わせて切り，これを綿花や包帯で巻いて副子をつくり，これに手を固定する．

　固定には絆創膏を使用するが，直接皮膚に接すると皮膚炎をおこすものがあるので，一部にガーゼをあてたものをつくり，①，②，③，④，⑤の順序で固定する．一人でこれを実施することは困難で，必ず医師が指を保持，助手が絆創膏包帯をするようにする．このさい，母指，また指はできるだけ矯正位で確実に保持されることが必要である．以上ののち，この上をさらに包帯で巻き，絆創膏がゆるまないよう，また子どもが自分で包帯を除去することのないようにする．包帯後は指の循環障害のないことを確かめ帰宅させる．

　以上の方法ははじめ医師が行い，次第に両親にその実施を修得せしめ，2～3週後には家庭で行わせてよい．実施期間は症例によりいろいろであるが，前述Bの習慣性のものについては2～3週で効果があるが，Cについては気長に矯正を継続することが大切．数週から3～6ヵ月，その後は漸次夜間副子とする．

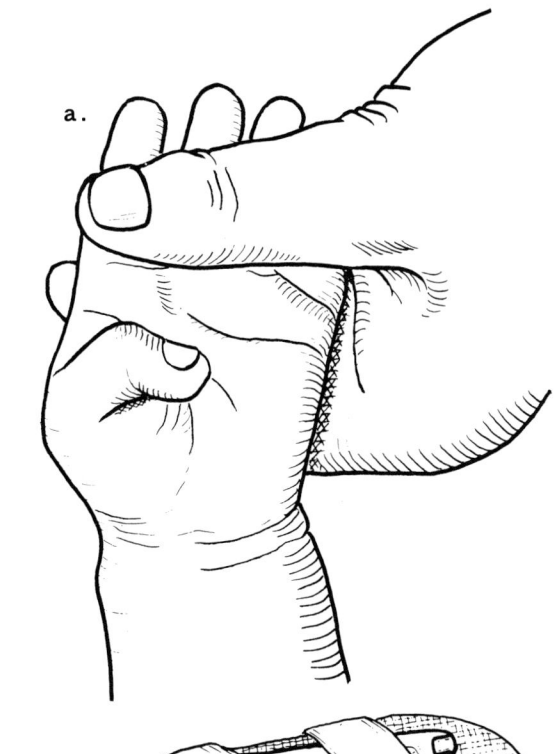

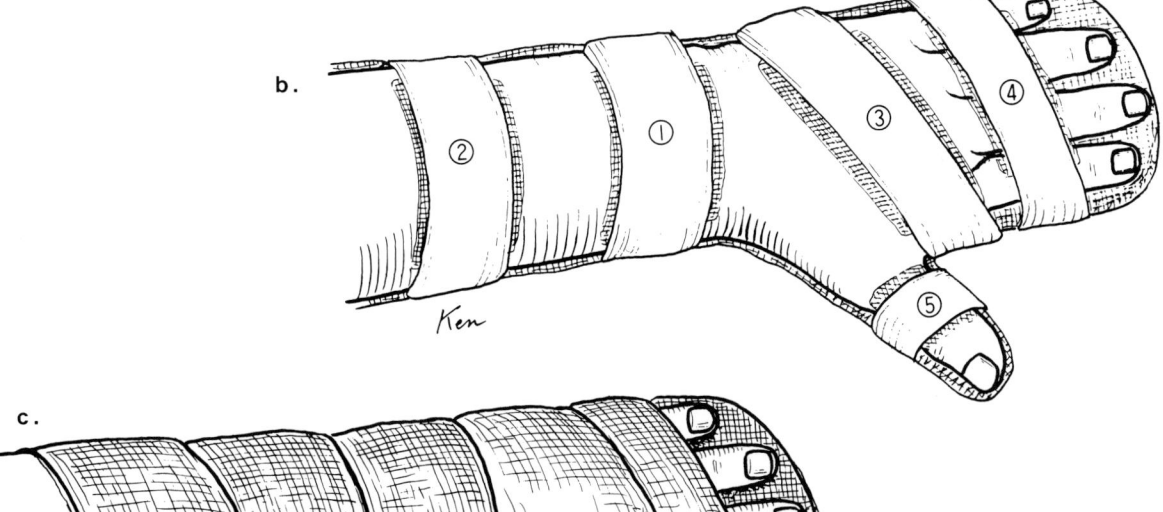

(註) 生後数日から開始してよい．矯正と固定は確実に行う．最初は必ず上記方法で行い，2～3ヵ月後より装具に移行してよいが，最初から装具を使用することについては注意を要する．密着した装具の作製が困難で，矯正力が不十分になりがちだからである．そして矯正可能な時期を失うこととなる．

2 母指屈曲・内転拘縮の治療

A. 母指屈曲・内転拘縮の治療（1）

1歳，男児．

a．来院時所見

母指の屈曲拘縮と内転拘縮をみる．原因としては母指伸筋腱の発育不全を合併することが多い．脳性麻痺の小児で同様の拘縮をみることがあるので注意する．

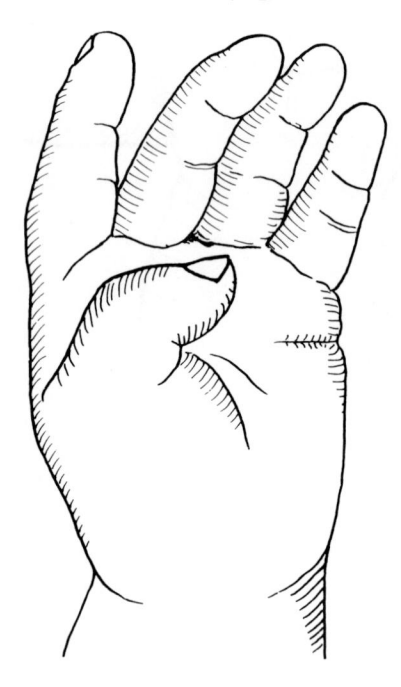

b．Z-形成の実施

副子矯正ののち第1指間の内転拘縮に対して，opposed double Z-plasty を行ったところ．

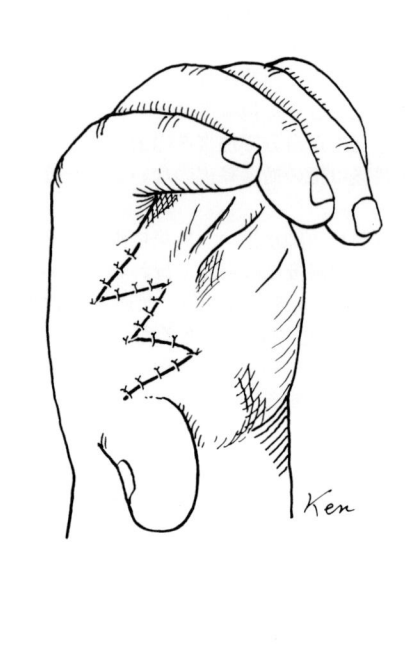

c．腱移行術の合併

① MP 関節背側切開により短母指伸筋の発育がきわめて不良であることを知る．よって，
② 示指伸筋腱を切離．これを，
③ 手関節背側切開に引き出し，
④ 母指 MP 関節伸展位，
⑤ IP 関節伸転位として，基節骨基部に腱移行した．固定期間はほぼ 3〜4 週．

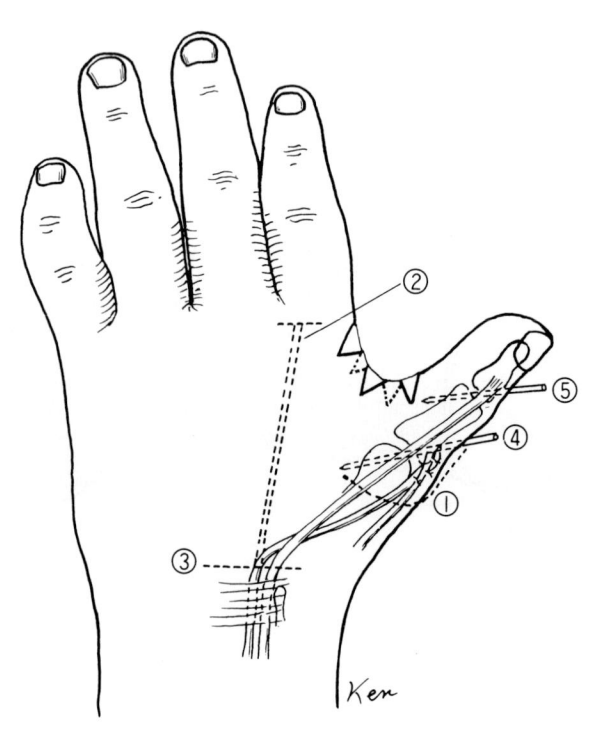

d．術後の副子固定

3～4週以後も，状況により副子固定を継続せしめる．ただし患児の手に密着した装具の作製はなかなか困難で，確実な固定になり得ないことが多いので，その使用状況については常に注意する．

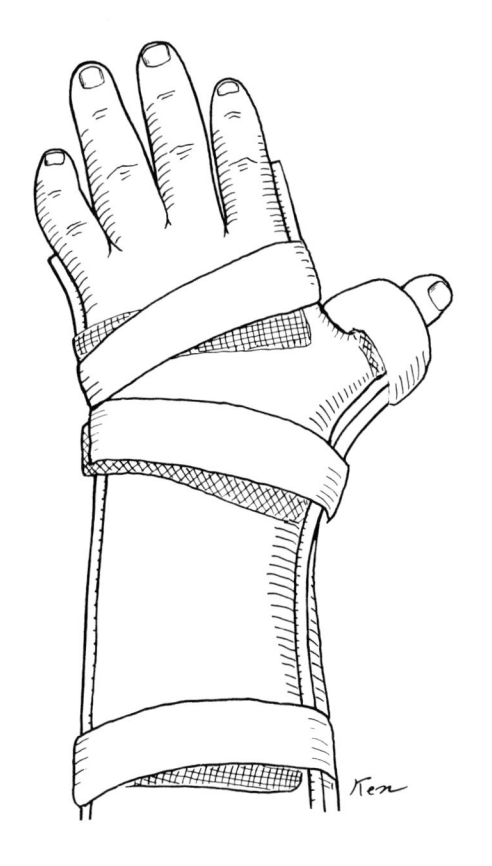

B．母指屈曲・内転拘縮の治療（2）

a．来院時所見

4歳，男児．

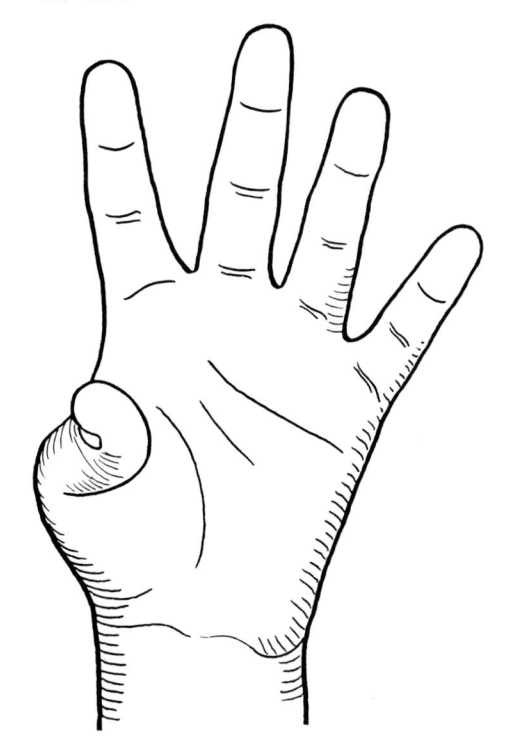

b．母指球筋の解離と植皮

母指球筋の皺に沿う切開で母指球筋の付着部を切離し（運動枝を損傷しないよう注意），拘縮を取ったのち，植皮を行った（母指球筋のreleaseについては痙性麻痺手の項も参照）．

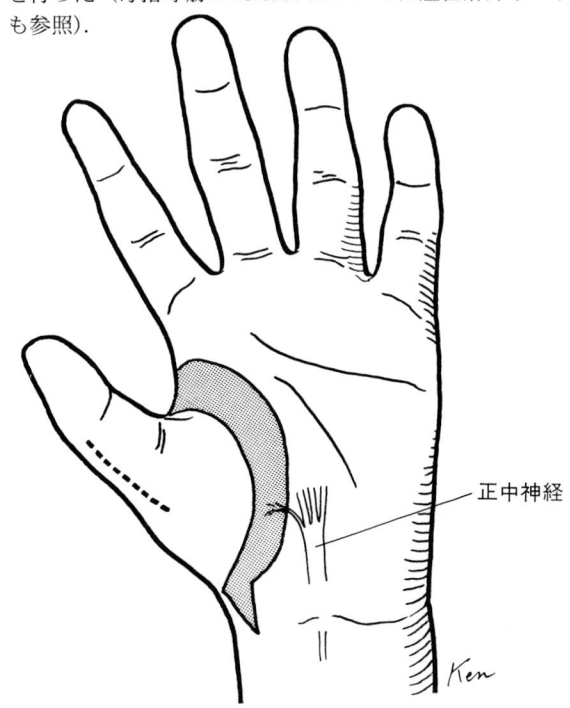

正中神経

c. 示指伸筋腱欠損の場合

のちに述べる指伸筋の先天性欠損と一連の関連性を有する疾患と考えるべきであろう.

① MP関節背側切開により短母指伸筋腱の発育不良をみる.
② 示指伸筋腱も欠損のため移行不能. よって,
③ 長橈側手根伸筋腱を力源とし, これを付着部で切離したのち手関節の橈側に移動, 長掌筋腱を移植して延長したのち, 先端を基節基部に固定した. 力源としては橈側手根屈筋を使用するのもよいであろう.

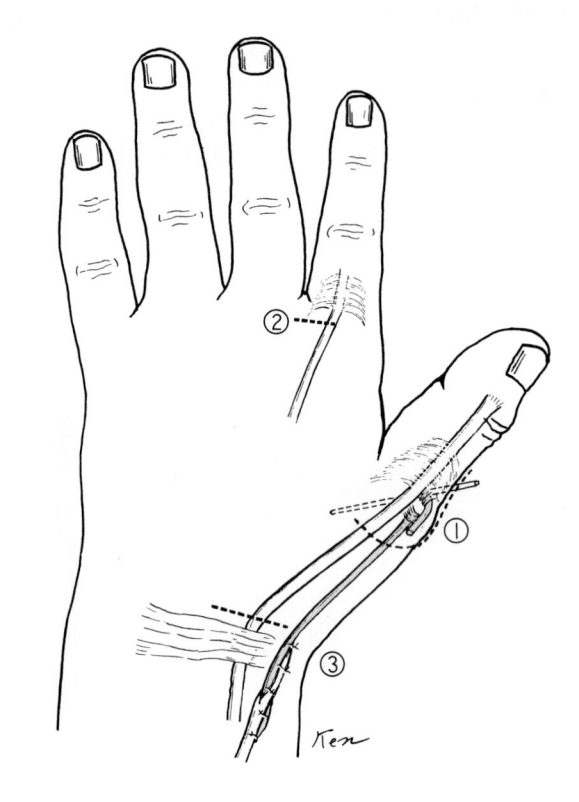

C. MP関節固定術

a. MP関節固定術

MP関節については関節固定術を行うのもよい方法である. 年長児にとっては最良の方法とも言いうる.

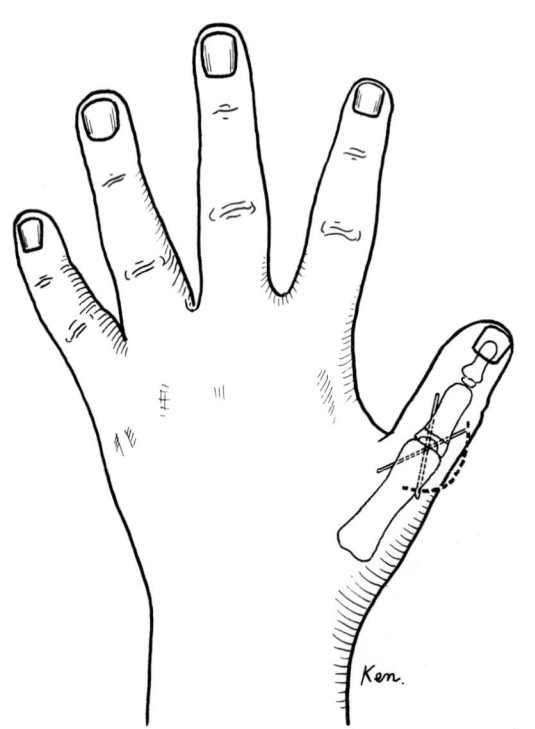

b．年長児における関節固定術

　骨端線を損傷しないよう，軟骨のみメスで切除して，骨面を接触させる．

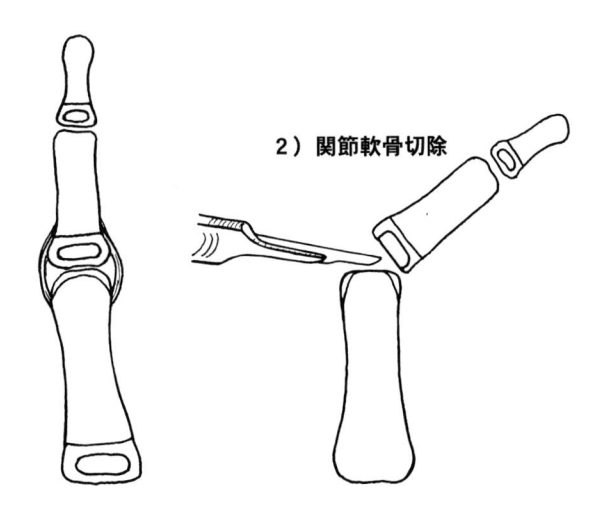

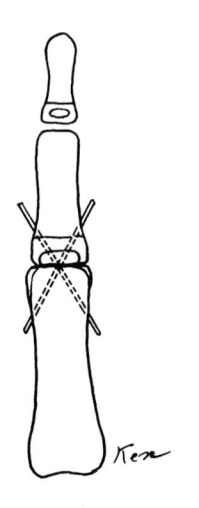

　　　　　1）年長児母指　　　　　　　　　　　　3）骨面接触固定

　　　　　　　　　　2）関節軟骨切除

II. 屈指症

1 屈指症に対する矯正位副子固定

　先の母指の屈曲・内転拘縮の場合と同様である．背側副子にするか，掌側副子にするかは症例ごとに決定すればよいが，一般的には背側副子のほうが効果的．ただし PIP 関節背側皮膚の壊死をきたさないよう注意が必要で，その恐れがある場合には，副子のアルミニウムに屈曲をつけ漸次伸展していく．

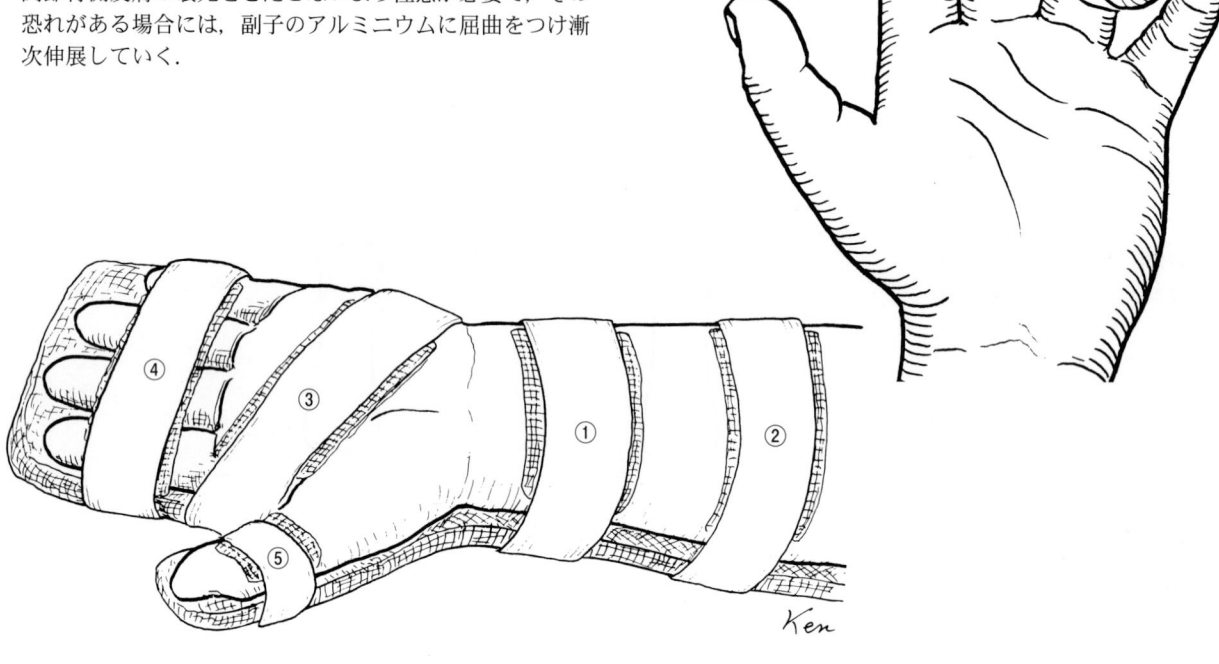

2 屈指症の実際

A．両側小指屈指症

a．術前所見

　10歳，女児．
　手術を行ったが，手術の時期としては少し遅すぎると考えられ，もし行うのであれば3〜4歳以内が適当であろう．
　比較的早期であれば，コイルスプリントでもよく矯正される．

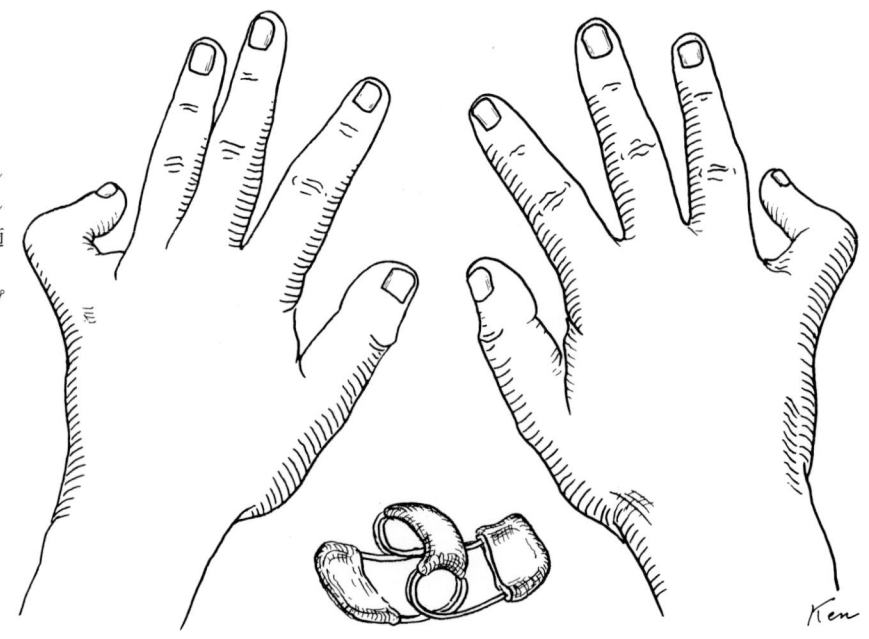

b．小指屈指症の手術所見

側正中線切開で進入するに，PIP 関節屈曲拘縮の原因としては，

① 浅指屈筋腱の付着部が扇状となり，中節基部から基節骨頭の部にまで拡がっている．
② 腱鞘の一部と浅指屈筋腱の線維が交錯している．
③ 深指・浅指両屈筋腱の間に線維の交錯がみられる．また滑車の中枢端が fibrous となり，これと癒着するものあり．
④ 手掌腱膜と浅指屈筋腱との間に線維の交錯をみることがある．

以上で浅指屈筋腱を切除することによりかなりの指伸展が可能となった．

その他，伸筋腱の菲薄化とか lateral band の側方転位を合併することもあるので注意する．掌側の皮膚の切離と植皮も時に行われるが，常に良結果を得るとは限らない．

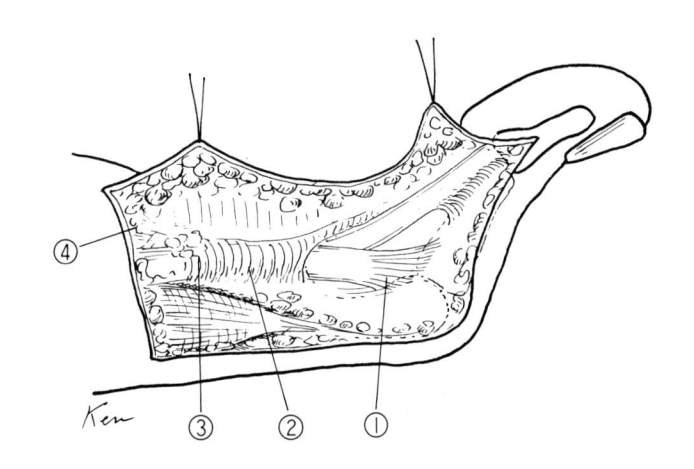

B．中・環指の屈指症

a．術前所見

4 歳，男児．
副子矯正を行ったが，矯正不十分のため手術を行った．

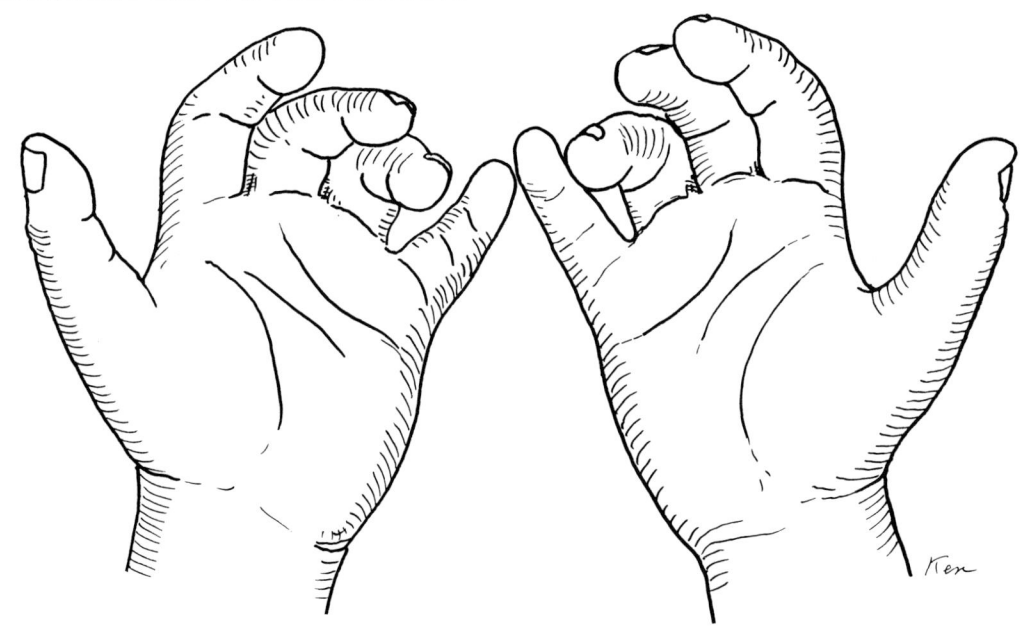

b. 中指の屈指症の手術所見

先の場合とほぼ同様で,
① 浅指屈筋腱の扇状拡大付着
② 浅指屈筋腱と腱鞘との癒着
③ 浅指・深指両屈筋腱の相互癒着
④ 滑車中枢端のfibrosisと浅指屈筋腱との癒着

これらの切離によりかなりの伸展が得られた.
なお掌側皮膚の切離と皮膚移植を行うこともある. 可能なればdynamic splintでできるだけ術前に拘縮をとることが望ましい.

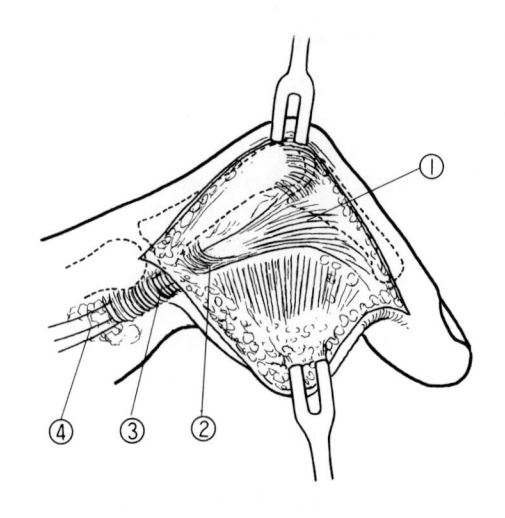

C. 年長児の屈指症に対する手術

皮膚の拘縮が比較的軽い場合にはZ-形成か横切開を, 強い場合にはコ字切開か, H字切開を加えて指を伸展せしめ, できた欠損に対して植皮を行う.
なお強い拘縮のさいには, 皮膚のみでなく血管・神経の短縮も著明で, 思うほどの伸展は得られないのがふつうである. このさい伸展は無理のない程度にとどめたほうがよい.

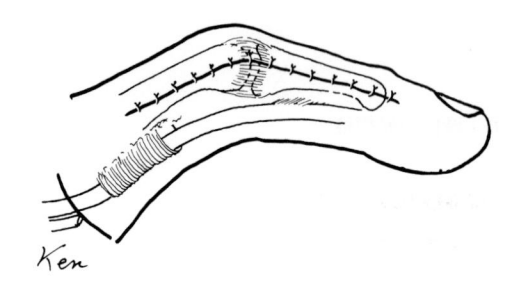

a. 皮膚に対する手術

切開のいろいろ.
示指にZ-形成, 中指にはH字切開, 環指にはコ字切開, 小指には横切開を用いたところ.

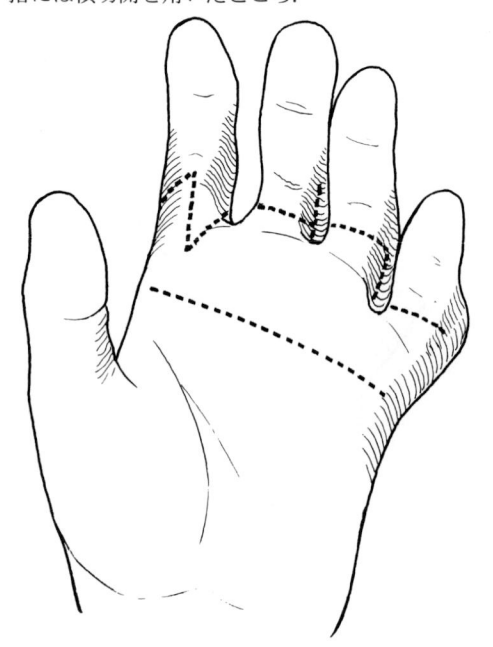

b. 骨に対する手術

屈指症が強い場合には骨切り術も考慮されてよい.

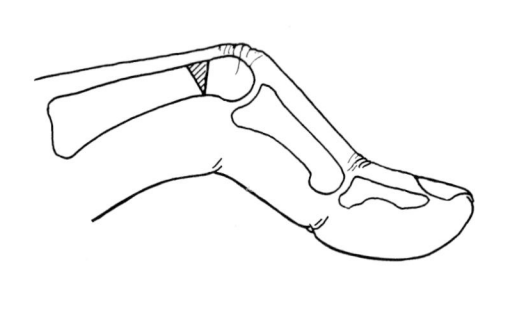

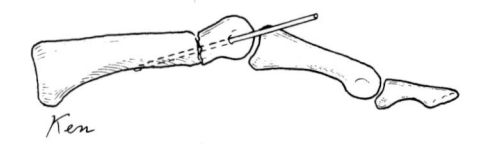

c．関節切除と固定

拘縮の強いもので，しかも成人の場合には，皮膚を切離しても血管・神経束の短縮のため，指伸展は困難である．もし手術を行うとすれがPIP関節切除術とその後の固定術も考えられる．

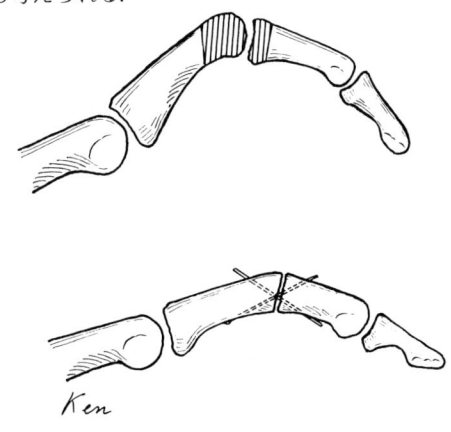

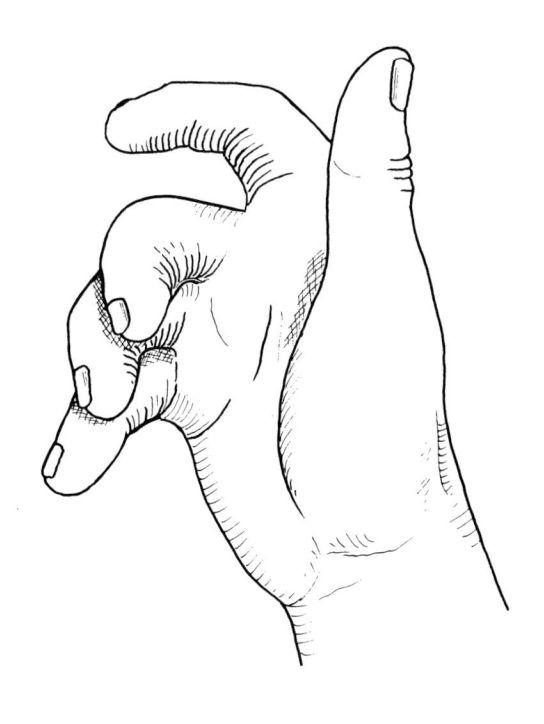

③ 風車翼状手の治療

A．軽度症例の外科的矯正

a．術前所見と切開

5歳，女児．
母指屈曲・内転拘縮，および指の屈曲拘縮をみる．

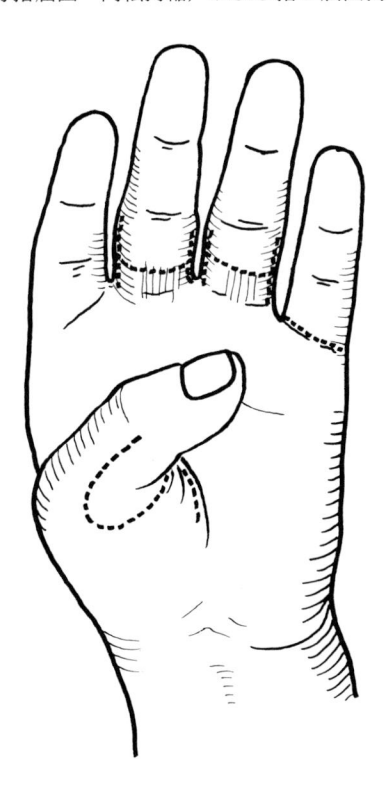

b．矯正手術の実施

① 母指MP関節屈側にZ-切開をおき母指を伸展，できた皮膚欠損部に全層植皮を行う．
② L字切開を加え長母指屈筋腱をZ-延長した．
③ 母指MP関節伸展位固定
④ 横切開を用いて拘縮をとり，できた皮膚欠損に対して植皮を行った．

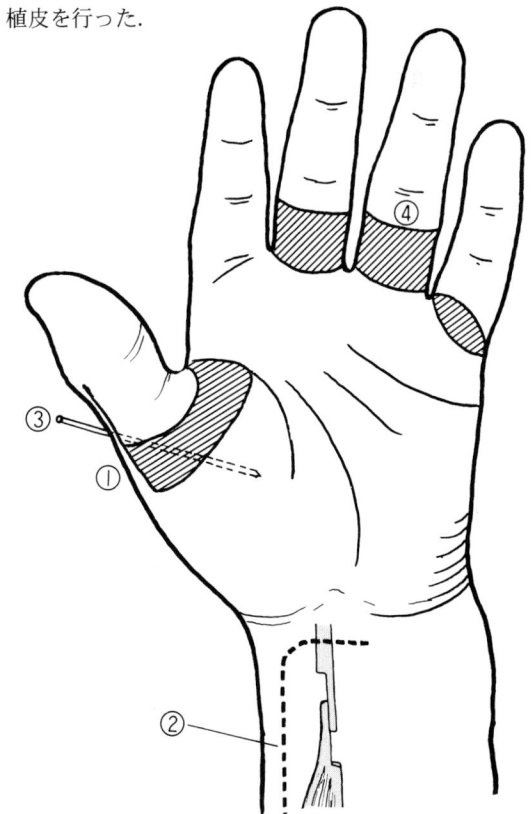

B. 重度症例の外科的矯正

a. 術前所見

7歳，男児．
母指内転・屈曲拘縮と指の尺側偏位（アルトログリポージス）を認める．

b. 第1指間の拘縮除去

第1指間の拘縮を除去するため Brand 型の release op. を行わんとするところ．

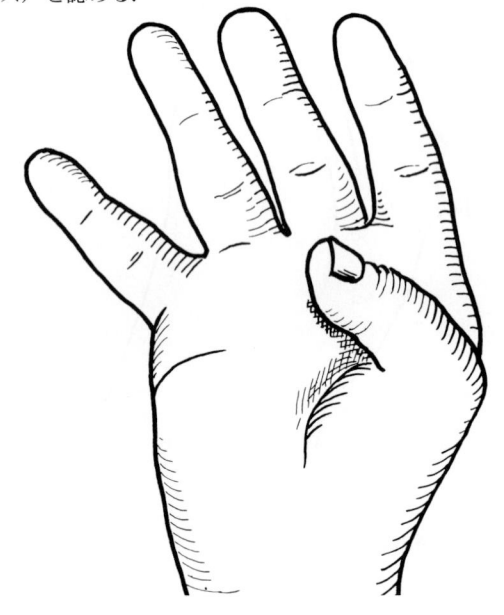

c. 側面よりみた手術

① Brand 型 release op. で内転拘縮をとるとともに皮膚欠損部に植皮を行った．母指は外転位保持のため，中手骨間にキルシュネル鋼線を刺入した．
② 母指 MP 関節固定術（761頁の図 b 参照）
③ 長母指屈筋腱を Z-延長する．
④ 母指 IP 関節伸展位保持
⑤ 掌側皮膚切開と指の伸展

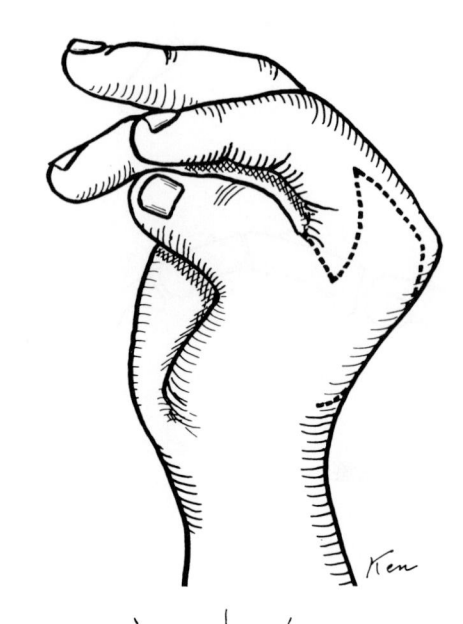

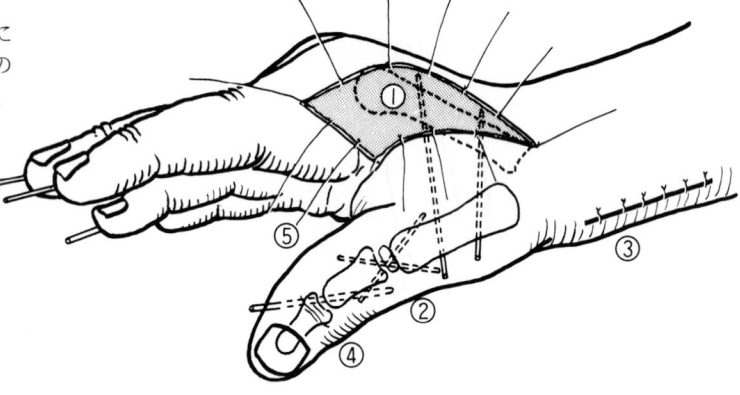

d. 掌面よりみた手術

① Brand 型 release op. で作製した皮弁の先端
② 掌側横切開（次頁の図 e 参照）：必要に応じこの部に植皮を行う．
③ 指の伸展：キルシュネル鋼線を皮下に一時的に刺入して，伸展位を保持すると便利

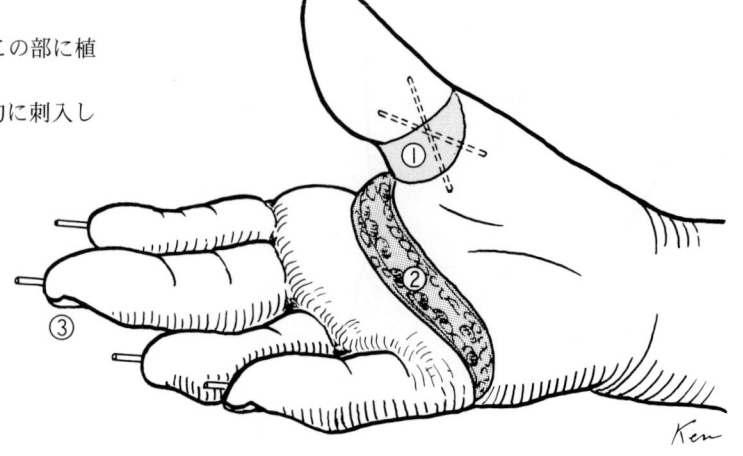

e．横切開と MP 関節の構造

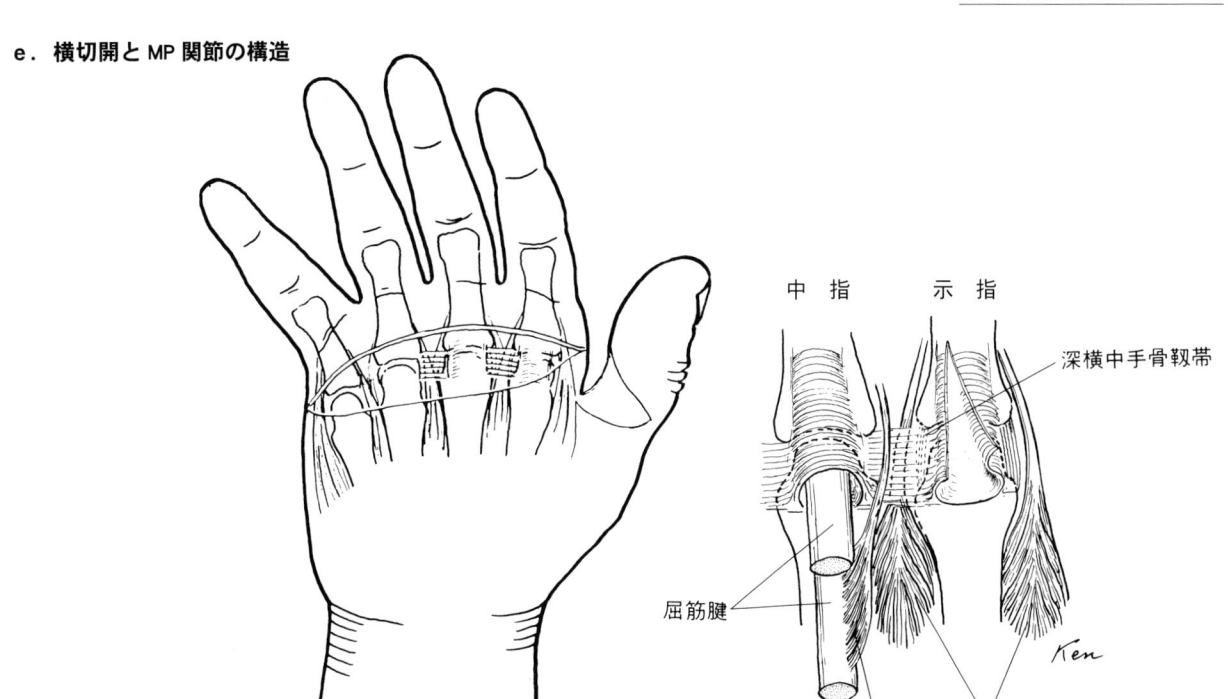

中指　示指
深横中手骨靱帯
屈筋腱
虫様筋　骨間筋

f．MP 関節の屈曲拘縮とこれの切離・除去

Intrinsic tendon，および側副靱帯の切離を行う．

① 骨間筋
② 虫様筋
③ Lateral band（intrinsic tendon）
④ Expansion hood
⑤ Volar plate
⑥ 側副靱帯
⑦ 副靱帯

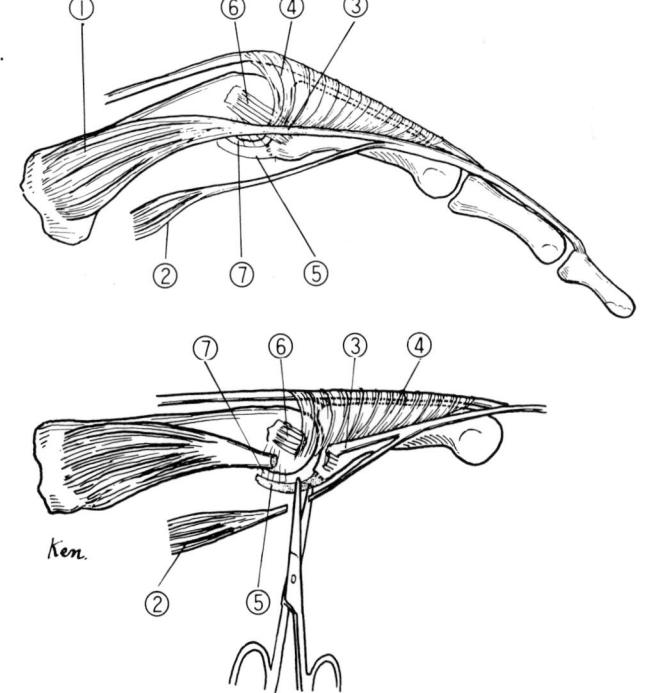

g. MP関節の屈曲拘縮

MP関節の屈曲拘縮が軽度のさいには，まずは尺側の intrinsic tendon，および側副靱帯を切離して指の伸展を試みるが，なお不十分であれば橈側のもの，また volar plate も解離する．

しかし拘縮高度の症例では神経・血管束が短く，これらを切離しても思うほどの指伸展が得られないことがある．このさいは無理のない程度の指伸展にとどめる．伸展位は一時的にキルシュネル鋼線を皮下（または関節に）に刺入して矯正位を保持せしめる．

固定期間は4～5週とし，以降取りはずしの可能な副子固定に移行する．

（註）手に限局するフォルクマン拘縮に対してもほぼ同様の手術を要することがある．

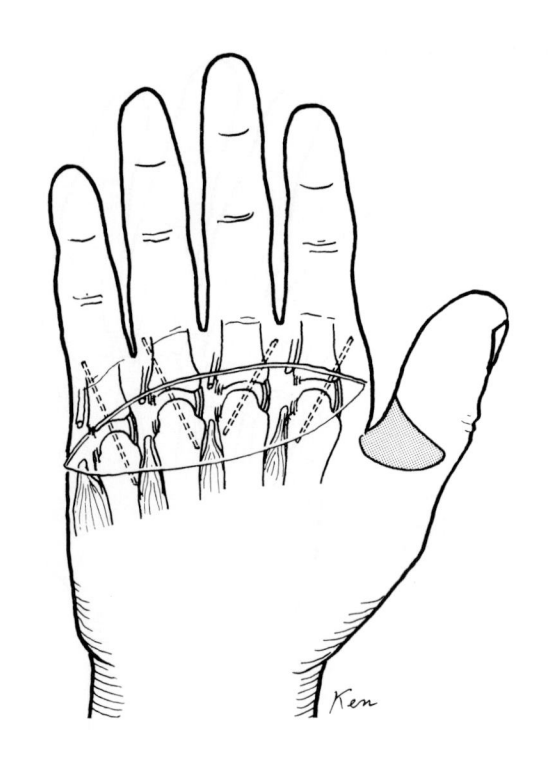

h. 骨切り術による指尺側偏位の矯正

指の尺位偏位は同時に伸筋腱の尺側脱臼を伴うものである．これの矯正には尺側 hood の切離と橈側 hood の縫縮が行われるが，確実な矯正はきわめて困難である．その実際はリウマチの項，668頁を参照されたい．

なお Zancolli がリウマチに使用しているごとく，伸筋腱を切離して基節骨基部に固定する方法も考慮されてよいであろうが，著者には経験がない．ここでは骨切り術による矯正を示す．

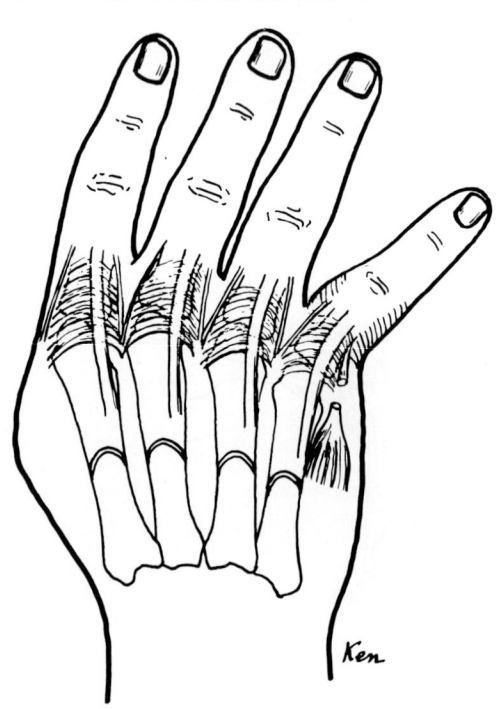

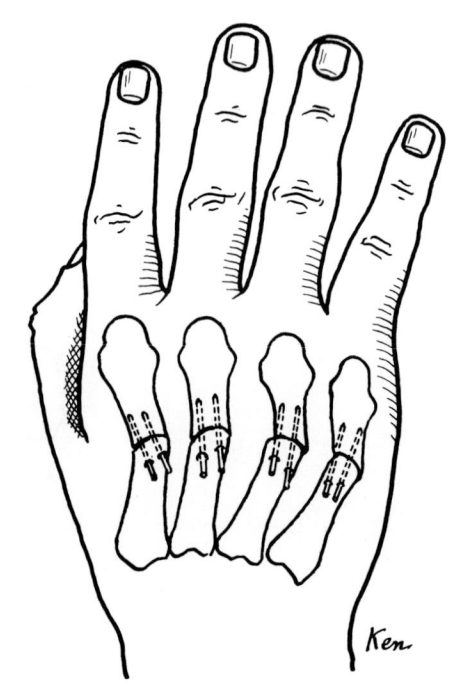

i．有茎植皮による第1指間の矯正

1）術前所見と切開

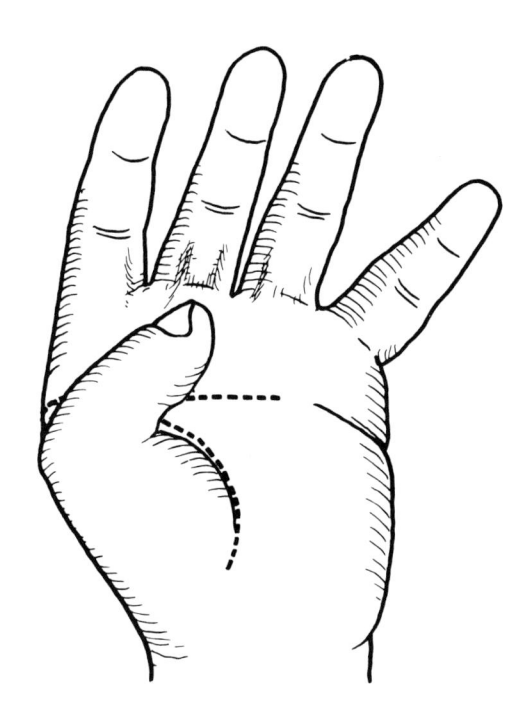

2）母指内転拘縮の解離

矯正位でキルシュネル鋼線を刺入固定する．

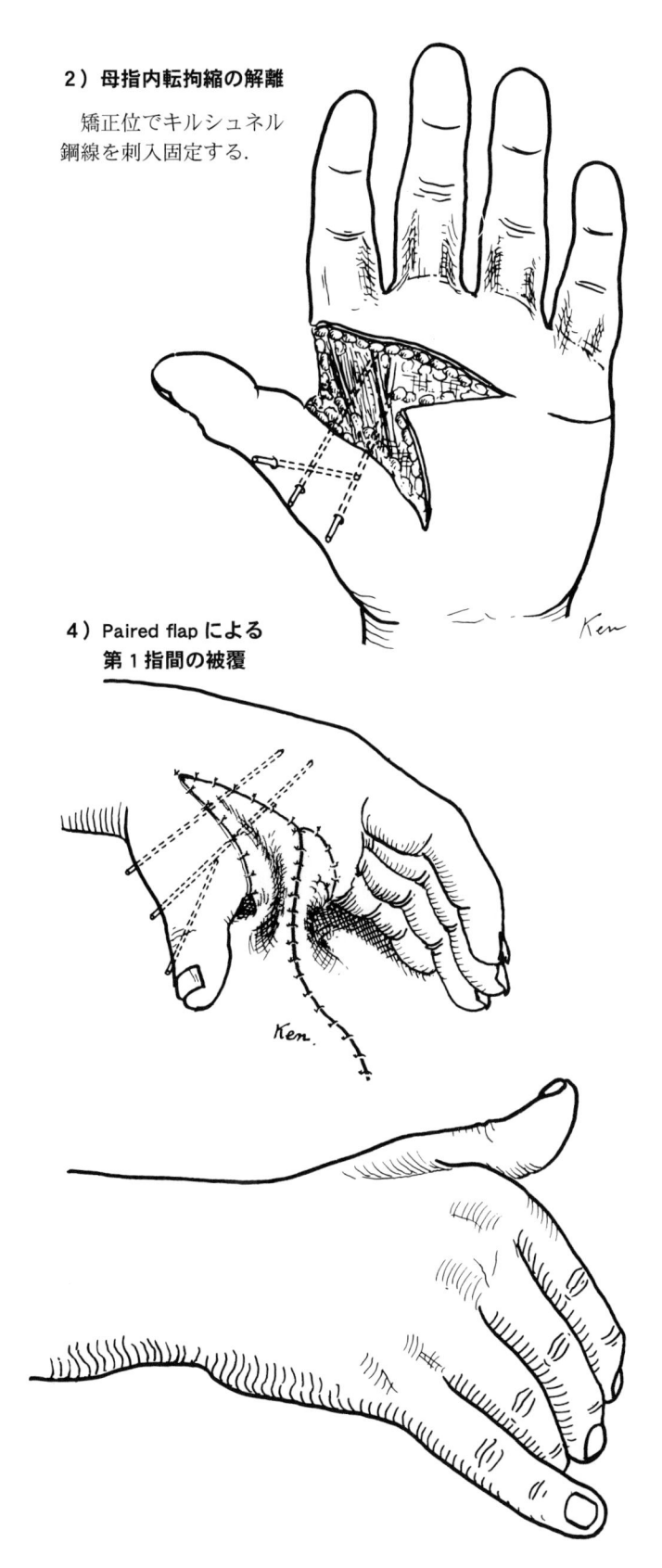

3）腹部に paired flap を作製

Paired flap の作製については 321〜323 頁参照．

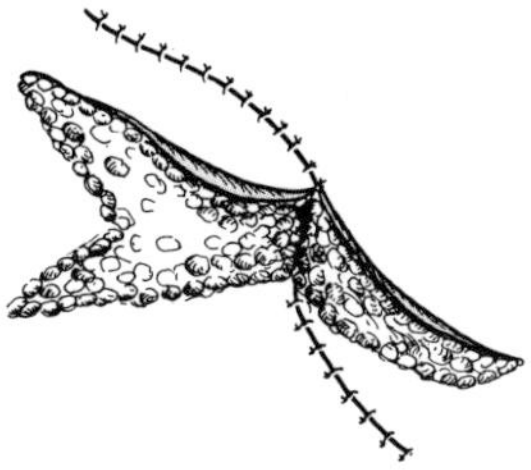

4）Paired flap による第1指間の被覆

4 指伸筋腱の先天性欠損

A．指伸筋腱の先天性欠損（1）

a．術前所見

7歳，男児．伸筋欠損例で，示・中・環指の伸展障害を主訴として来院した．反対手にも指の伸展障害をみる．母指，および小指の伸展は正常．

b．切開と所見

図のごとき切開ではいるに，長・短母指伸筋腱，および小指固有伸筋腱は存在するのに対し，総指伸筋，および示指固有伸筋腱は存在せず，ただ紐状のものがあるも，中枢は脂肪組織の中に消失していた．

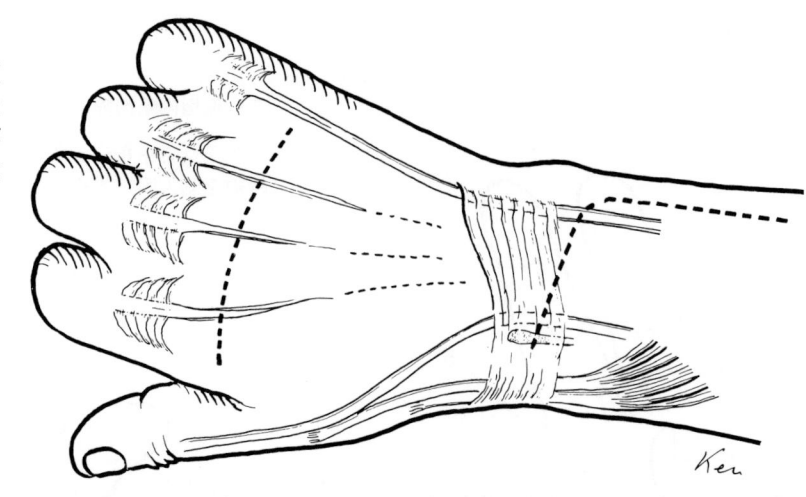

c．腱移行術の実施

橈側手根屈筋腱を付着部で切離（橈骨神経麻痺に対する腱移行の項，558～562頁の図1a～i参照），これを長母指屈筋と他の屈筋との間から，骨間膜を通して背側に引き出し力源とした．移植腱は，足底筋腱と長掌筋腱を使用．Three tailed tendon として，中枢を手関節・指伸展位で力源に縫合した．なお，長橈側手根伸筋腱を力源にしたこともあるが，現在では橈側手根屈筋のほうが望ましいと考えている．

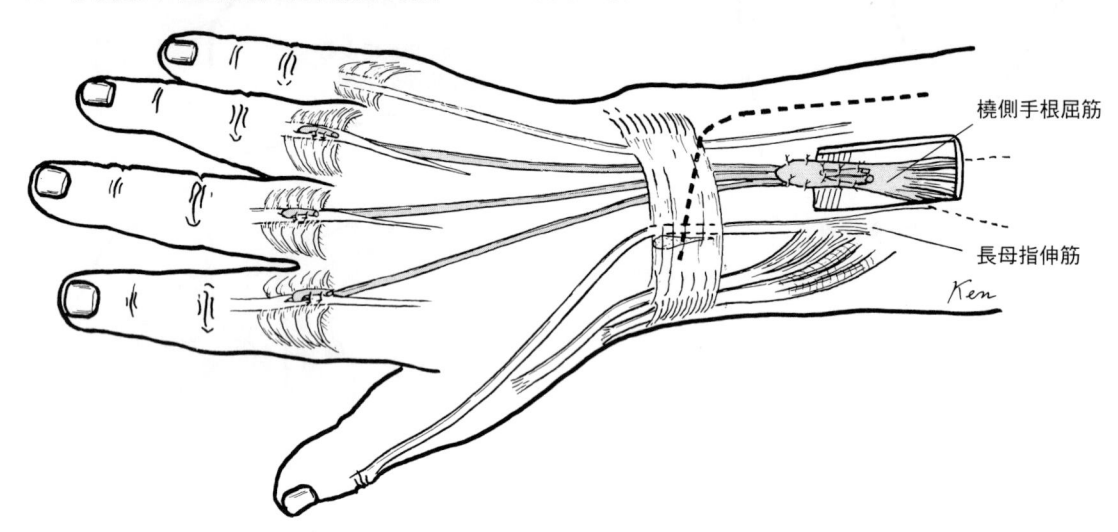

橈側手根屈筋
長母指伸筋

B．指伸筋腱の先天性欠損（2）

a．術前所見

この症例は成人例で小指のみ伸展可能で他の指はすべて伸展不能であたったが，原因は小指固有伸筋のみ存在し，他の伸筋すなわち，総指伸筋，示指固有伸筋，長・短母指伸筋が欠損しているためのものであった．

なお，患者は必要に応じて指を他動的に伸展，橈屈位として指伸展位を保持していたが，これは側副靱帯を用いて関節をロックする trick motion によるものであった．

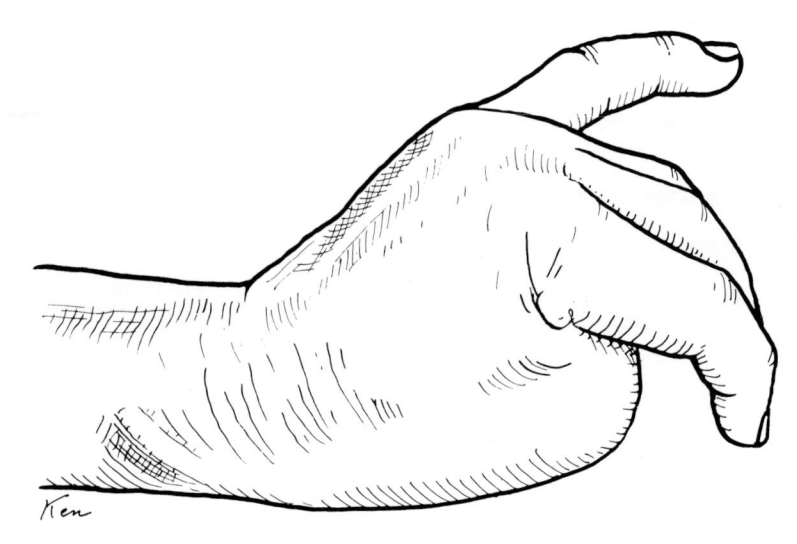

b．腱移行術の実施

　図は中・環指の浅指屈筋腱を切離，前腕掌側に引き出し，次に骨間を通して背側に引き抜いたのち，先端を二分し，中指の浅指屈筋腱は長母指伸筋腱と示指に，環指のそれは先端をそれぞれ中指と環指の伸筋腱に，MP 関節背側で縫合したところを示す．母指 MP 関節は固定とした．術後の固定期間はなるべく長期間とし，漸次装具固定に変更する．成人例では予後良好とは言い難い．この例では力源を浅指屈筋腱としたが，橈側手根屈筋腱とすべきであっただろう．

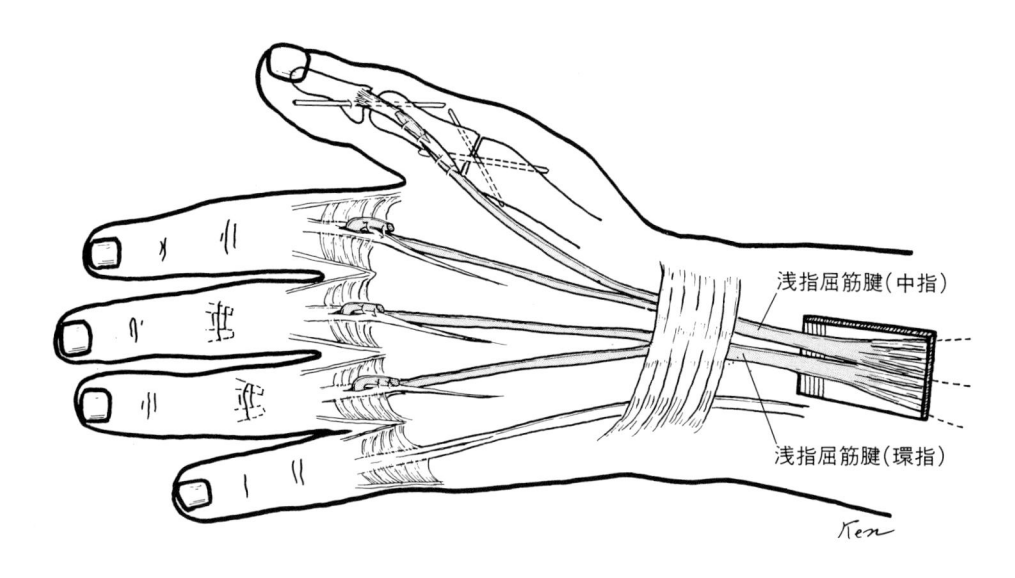

浅指屈筋腱（中指）
浅指屈筋腱（環指）

5 第 1 指間の拘縮と示指斜指

a．術前所見

　拘縮は Z-形成，ならびに opposed double Z-plasty により矯正．斜指は骨切り術により矯正された．

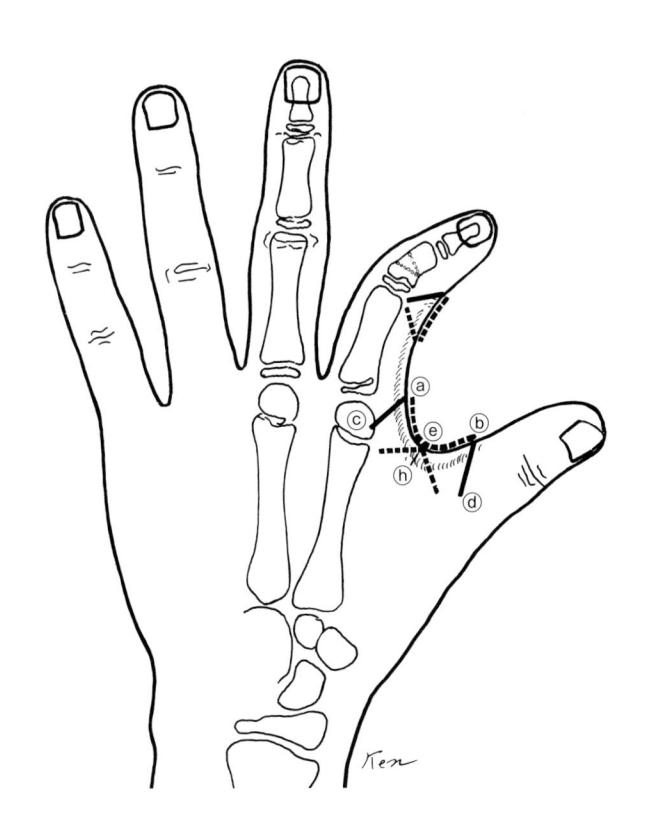

772 第28章 先天異常

b．Z-形成の実施

Z-形成，および opposed double Z-plasty のデザイン．

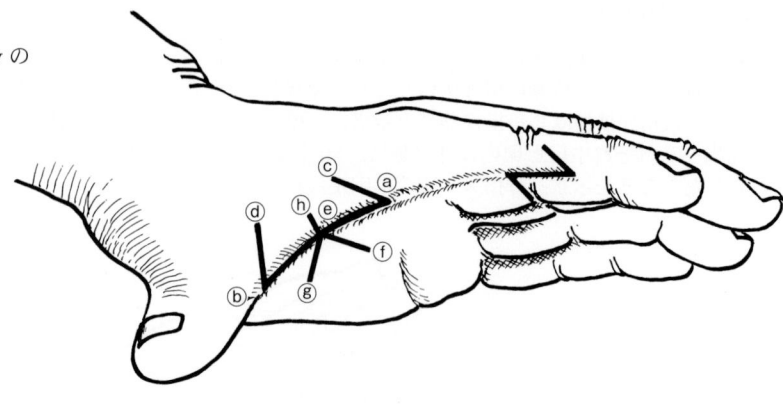

c．術後の矯正（側面）

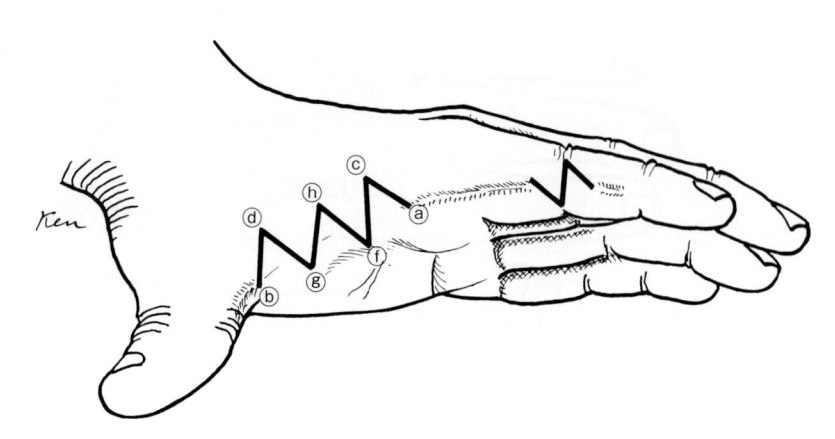

d．術後の矯正（背面）

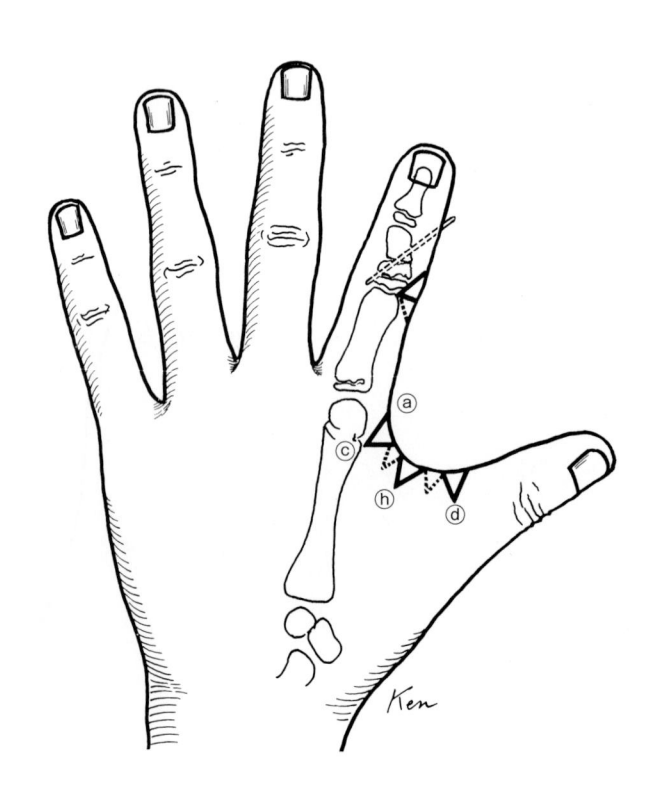

⑥ 手関節屈曲拘縮（多発性関節拘縮症による）

アルトログリポージスには，時として手関節屈曲拘縮を伴うことがある．治療としては手関節掌側関節囊の切離とか，筋にも拘縮があれば，フォルクマン拘縮のさいのごとくに前腕屈筋の sliding op. を，また両者の合併を行うのがよいであろう．

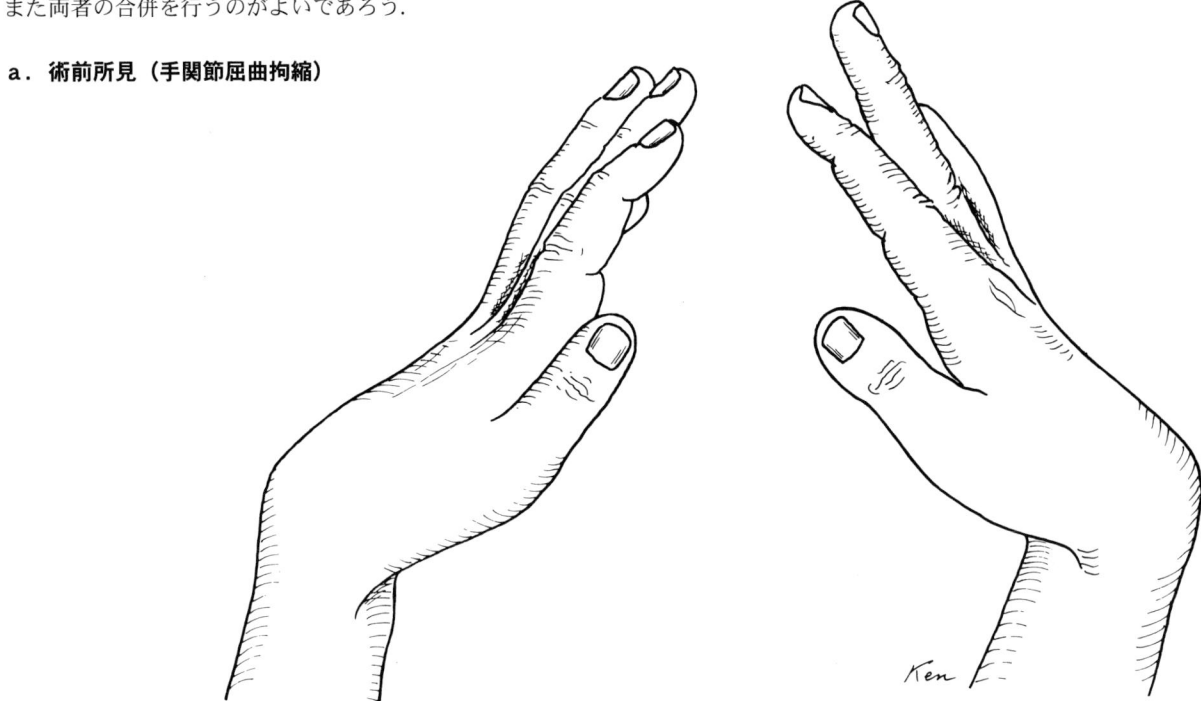

a．術前所見（手関節屈曲拘縮）

b．前腕屈筋・円回内筋の解離手術

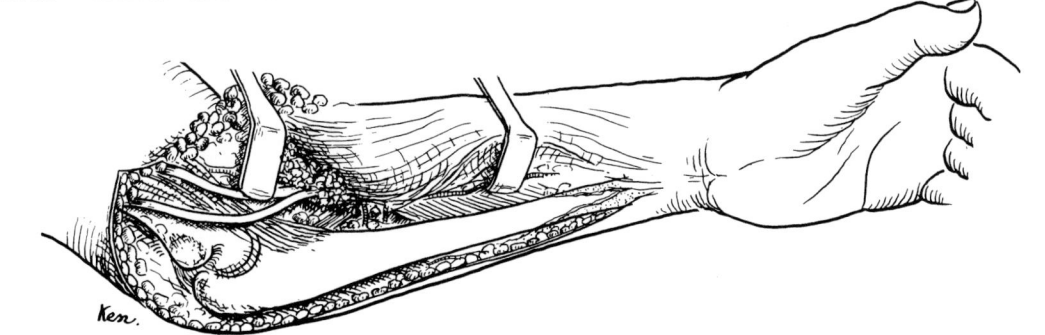

28-6 橈側列発育不全症の治療

I. 母指発育不全

Blauthは，これを次の5型に分類している．

第1度：母指球筋発育不良（軽症例）
とくに治療を要しない場合が多い．

第2度：母指球筋発育不良（中等症例）
母指対立再建を要することとなる．

第3度：中手骨中枢側欠損（浮遊母指）
骨移植，または関節移植が必要であり，さらに対立再建術の追加が必要となろう．

第4度：発育不良な末・中節部の一部が示指の側方に付着するもの
示指を用いての母指化術が適応となる．

第5度：母指の欠損で4指手
同じく母指化術が適応となろう．

II. 内反手

母指球筋発育不全も，とくに重症度のものを合併するのがふつう．5指手を合併するものもある．橈骨の欠損は程度により，橈骨部分欠損，橈骨完全欠損などに分けられるが，治療法としてはともにcentralizationとその後における母指化手術が一般的である．しかし，後述するようにradializationも行われるようになった．これであれば1歳以下が望ましく，年長になると手術がやりにくい．

III. 手術時期

早期手術がよいとするもの，遅いほうがよいとするものなどいろいろの考え方があるが，著者としては，2～3歳が適当と考えている．なお前腕短縮に対する骨延長手術も将来考慮されてよいが，その時期は10歳以上となろう．

母指発育不全（Blauth分類）

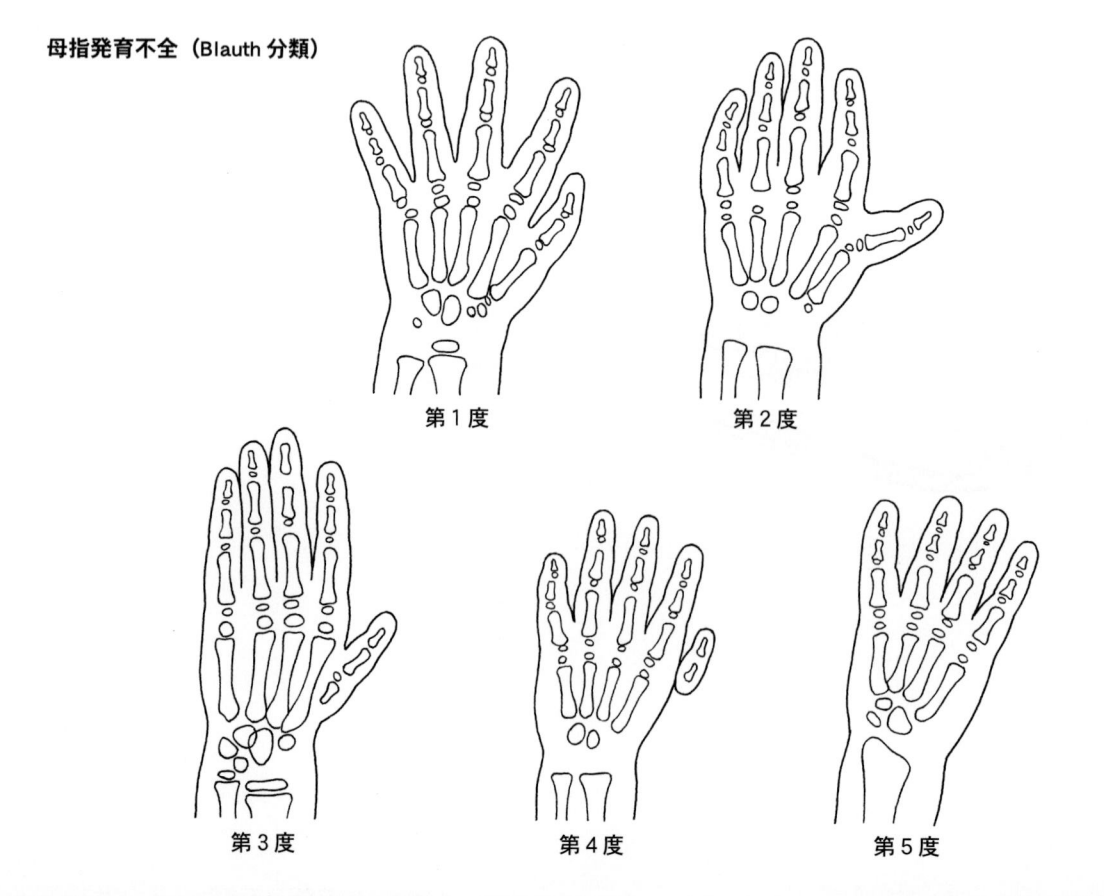

第1度　　第2度

第3度　　第4度　　第5度

I．橈側列発育不全の治療

この項については，腱移行による母指対立再建の項も参照されたい．しかし先天性の母指球筋発育不全症例に対しては，次に述べる小指外転筋の移行が主として用いられ，ふつうの腱移行はあまり使用されない．

1 母指球筋発育不全（1，2度）の治療

a．小指外転筋による母指対立再建（Hüber-Littler 法）とその切開

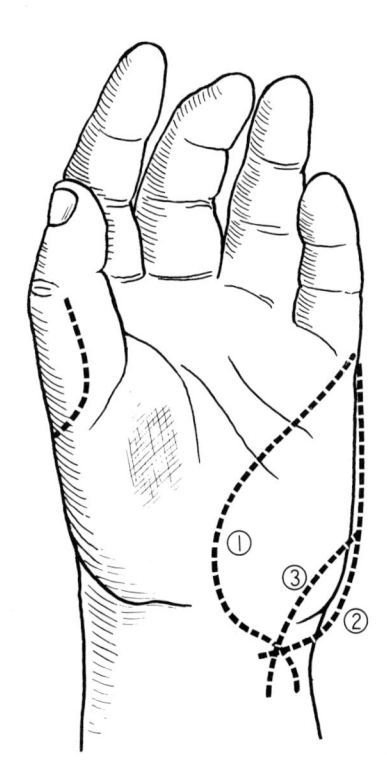

①より②のほうが目立ちにくいが，操作がやや困難であり，しかも先端部が壊死に陥りやすい．したがって③の切開を用いるというものもあるが，著者はやはり①を多用している．

b．小指外転筋の剝離

手術は必ず拡大鏡使用のもとに行う．

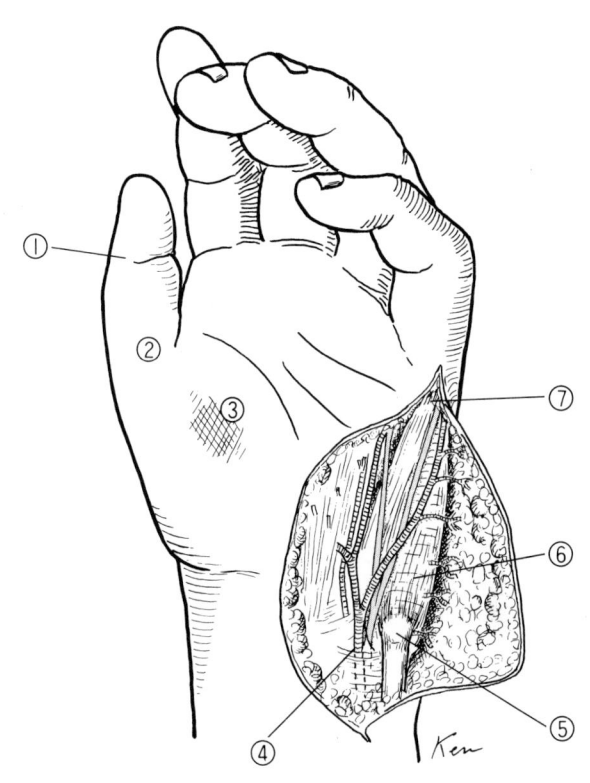

① IP 関節の屈曲は，多くの場合障害されている．
② MP 関節はしばしば不安定である．
③ 母指球筋発育不良
④ 尺骨動脈，および尺骨神経
⑤ 豆状骨
⑥ 小指外転筋
⑦ 基節骨基部への付着部，および lateral band への移行部

c．小指外転筋の分離

① IP 関節の屈曲障害
② 第 2 切開
③ 両切開間の皮下の剝離
④ 尺骨動脈・神経
⑤ 豆状骨・小指外転筋が付着する．
⑥ 小指外転筋・栄養血管，および支配神経は橈側より侵入する．
⑦ 小指外転筋付着部の切離はなるべく末梢で行う．そして筋は末梢から中枢に向かって剝離する．

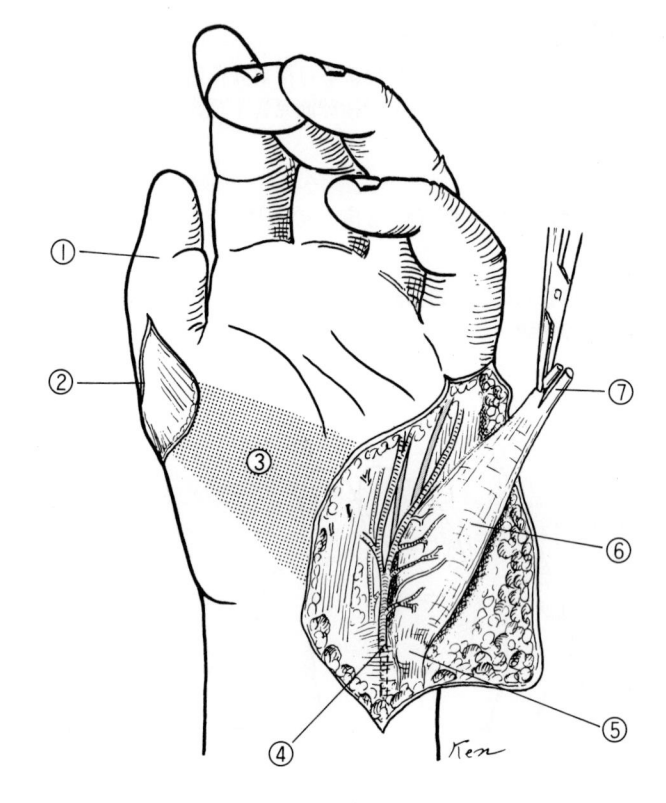

d．小指外転筋の移行

① 長母指屈筋の発育不全のため．母指屈曲障害をみる．
② 第 2 切開に小指外転筋の切離端を引き出す．
③ 小指外転筋を本のページをめくるように反転したのち，両切開間の皮下のトンネルを通す．無理なく通すことが大切．
④ 尺骨動脈・神経
⑤ 小指外転筋の付着部をそのままにすると，筋の移動が不十分となることが多い．したがって豆状骨への付着部を切離して，筋を十分母指側に移動して，母指球筋のふくらみをつくるようにする．しかし栄養血管に無理がかからないよう注意する．以上ののち，外転筋の基部は 2，3 の結節より掌側手根靱帯に縫合する．

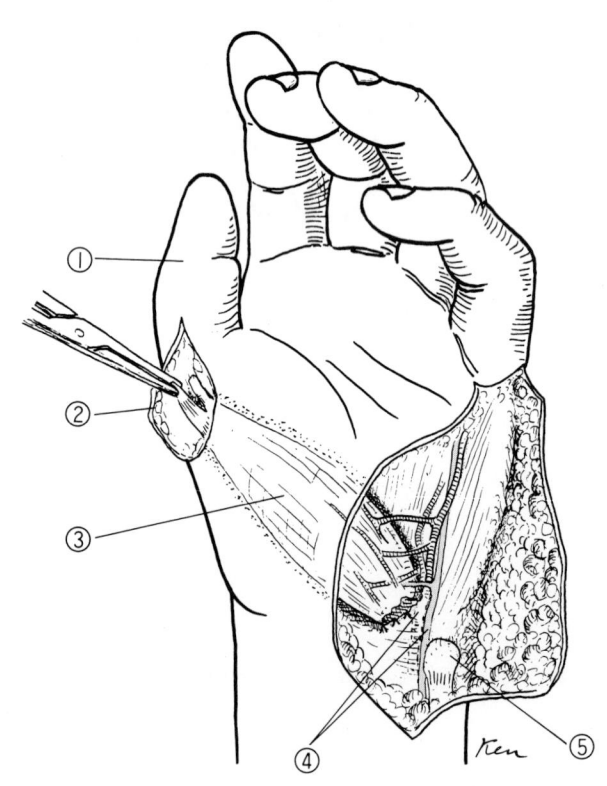

e．手術の完了

① 母指の回内・対立肢位に注意する．なお IP 関節の屈曲が障害されていることが多いが，これは長母指屈筋の発育不全に原因するものと考えられる．治療としては時に腱移植術，または腱移行も考慮されるが，一般には放置される．

② MP 関節が不安定なことが多いので小指外転筋先端の縫合操作は重要となる．付着部が MP 関節の末梢になっても，また中枢になっても不適当で，先端を二分し MP 関節をまたぐごとくにして長母指伸筋腱に縫合する．これにより MP 関節の固定性を得るようつとめる．この固定については腱移行による母指対立再建の項（正中神経麻痺）も参照されたい．術後は母指対立，手関節軽度屈曲位として 3 週間固定，以後漸次運動を開始する．

MP 関節の不安定性の強いものに対しては，一次的に靱帯形成または腱移植などで不安定性を除いたのちに本手術に移行するのが望ましい．

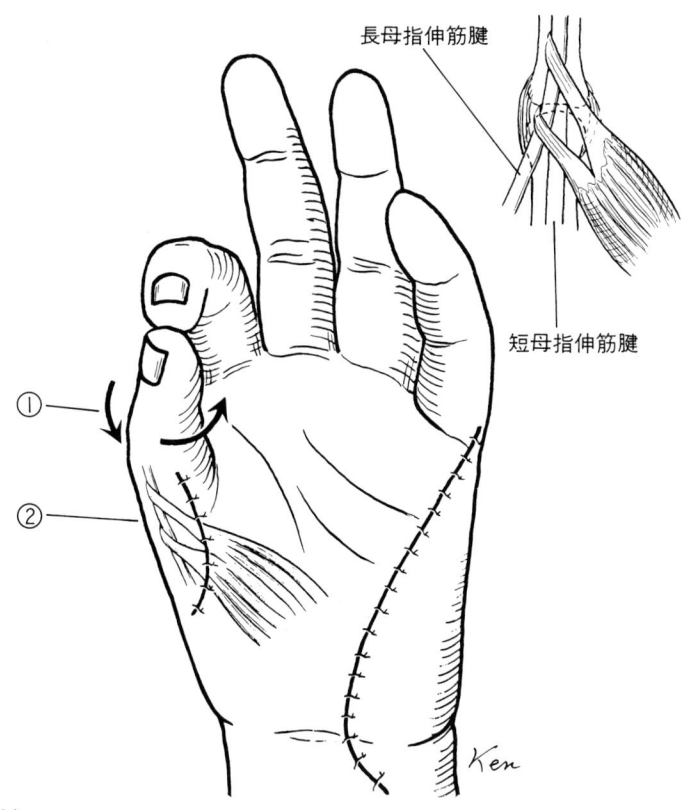

② Myocutaneous flap による母指対立再建（生田法）

これであれば筋のみでなく皮膚も移行するので，母指球筋のふくらみが得やすいという利点がある．

しかし操作はやや困難であり，本のページをめくるごとく筋を反転することはできない．

a．切開のデザイン

b．Myocutaneous flap の作製

筋肉として小指外転筋，および短小指屈筋を利用した．

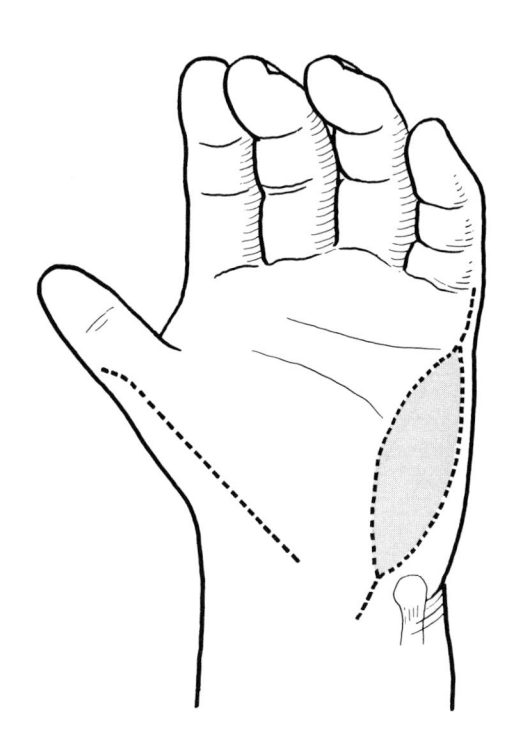

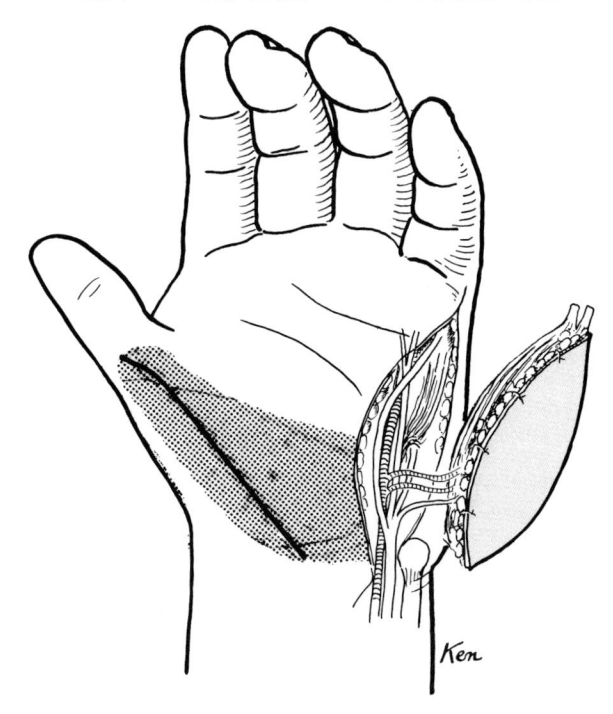

c．手術の完了

術後は母指対立・手関節屈曲位として3週間固定した．

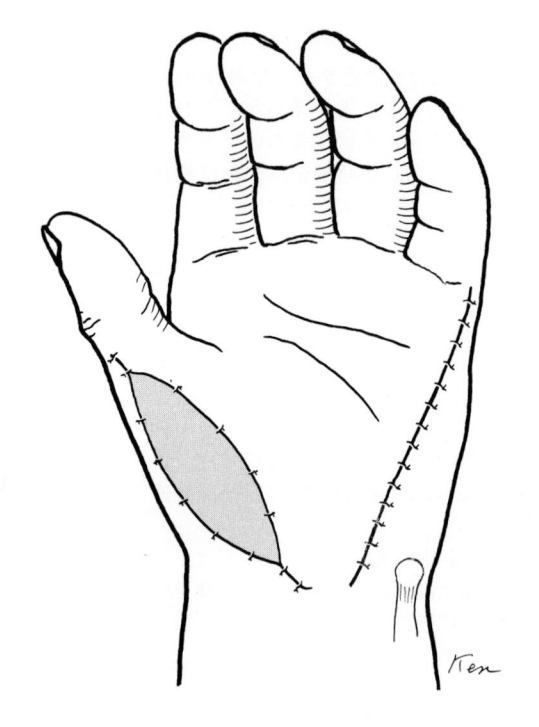

③ 浮遊母指（3度）の治療

本症のごとく単に骨移植を行うもののほか，足指のMP関節を背側皮膚を含めて関節移植するのもよい方法と思われるが，その実施は慎重でなければならない．

a．術前所見とX線所見

10歳，女児．

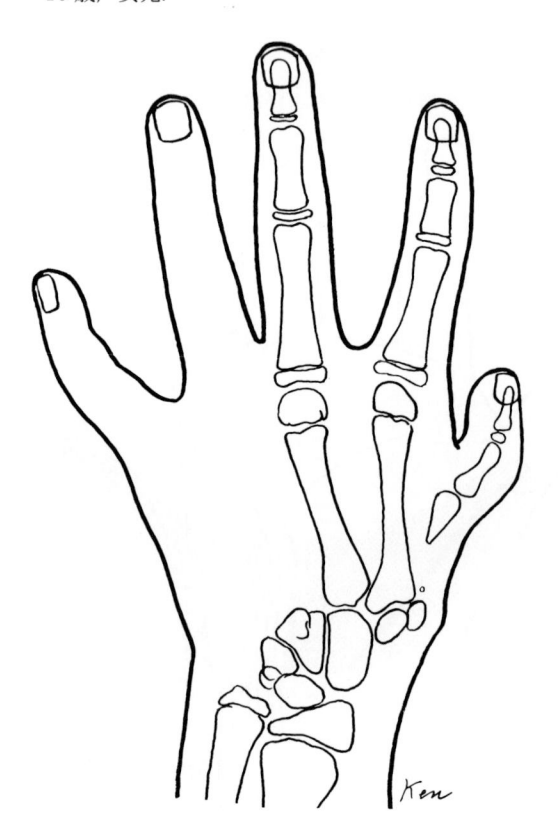

b．切開と腸骨移植

症例によっては次の示指を用いての母指化手術のほうが望ましいこともあるであろう．

骨移植ののち，さらに小指外転筋の移行による母指対立再建を同時に行った．

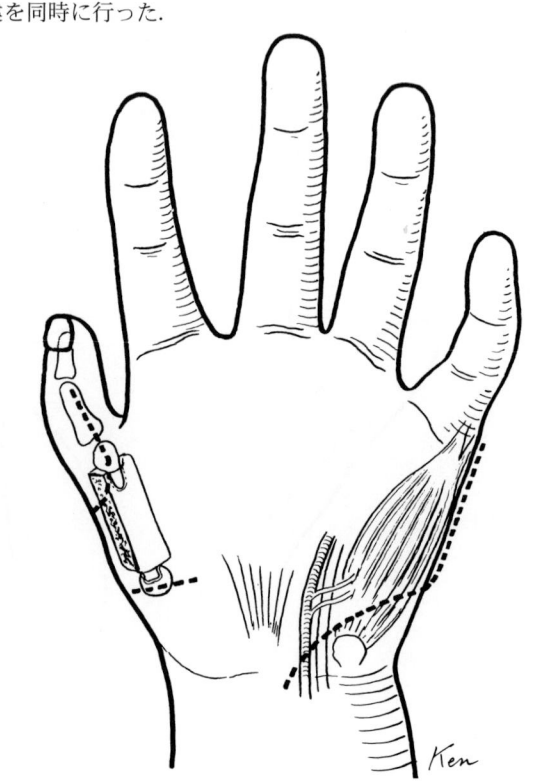

c．できあがりの所見

両手術は同時に行った．

母指の固定性が得られ，形態的にも機能的にも改善が得られた．

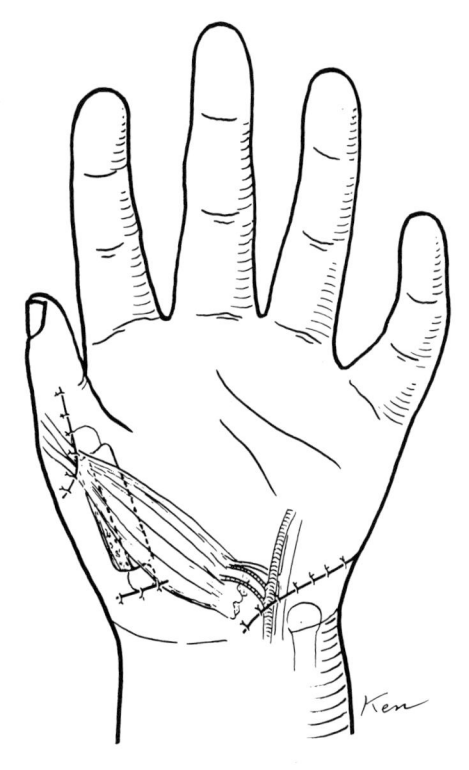

4 浮遊母指手に対する母指化手術（Blauth法）

橈側指の発育が不良（3度）で第2指列を用いて，母指化手術を行うさいのデザイン．デザインは慎重に行う．

A．皮切のデザイン

a．背側デザイン

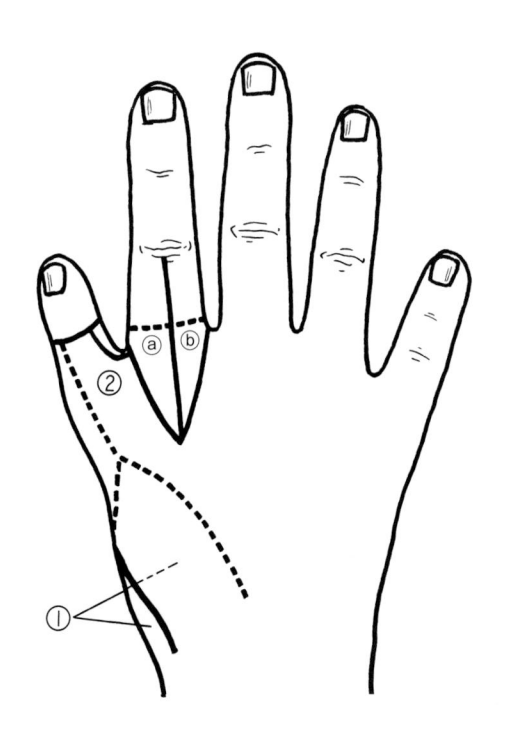

b．掌面デザイン

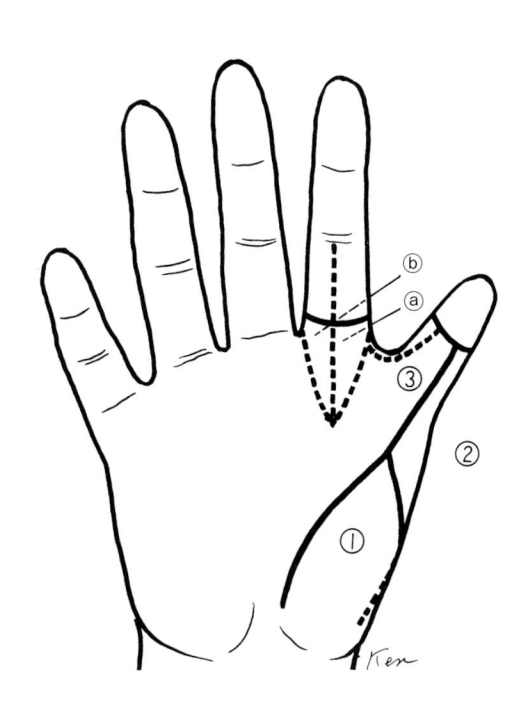

B. 母指化完了

深部組織の操作については，次頁の Buck-Gramcko 法を参照されたい．

a．完了時の縫合線（側面）

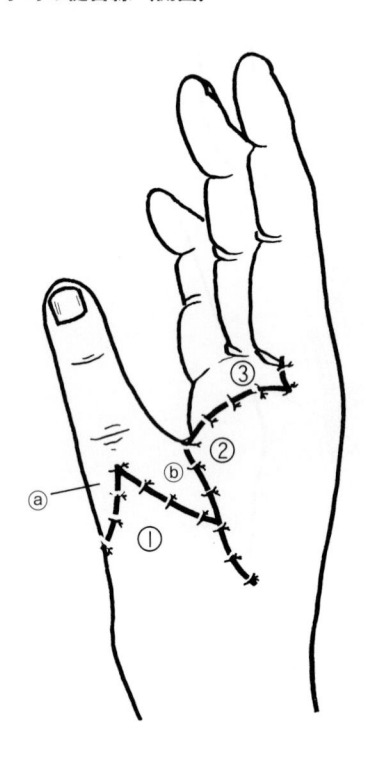

b．完了時の縫合線（掌面）

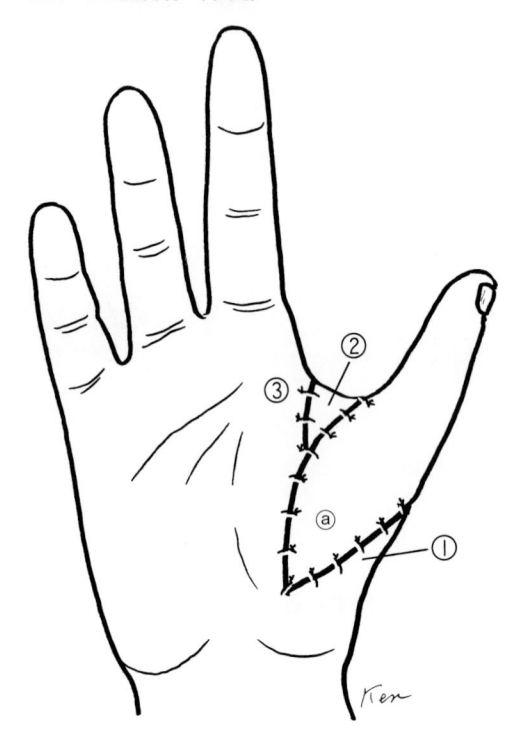

C．別縫合

時として皮弁②に切開を加え，この間に⑥を刺し込んで図のごとくに縫合したほうが好都合のことがある．

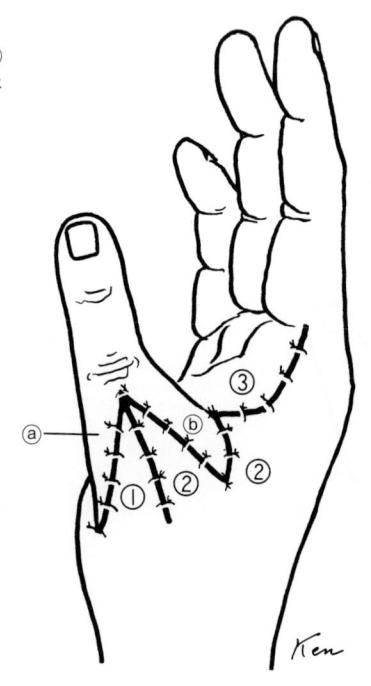

5 母指高度発育障害（4，5度）に対する母指化手術（Buck-Gramcko法）

母指化手術にはこの方法が多用される．

a．背側切開

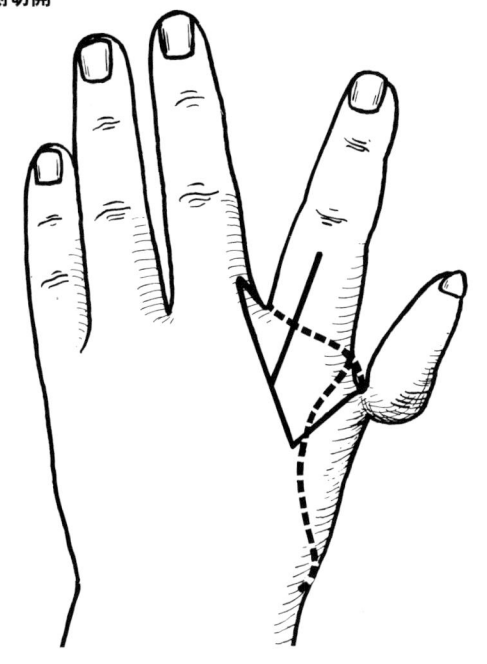

b．掌側切開

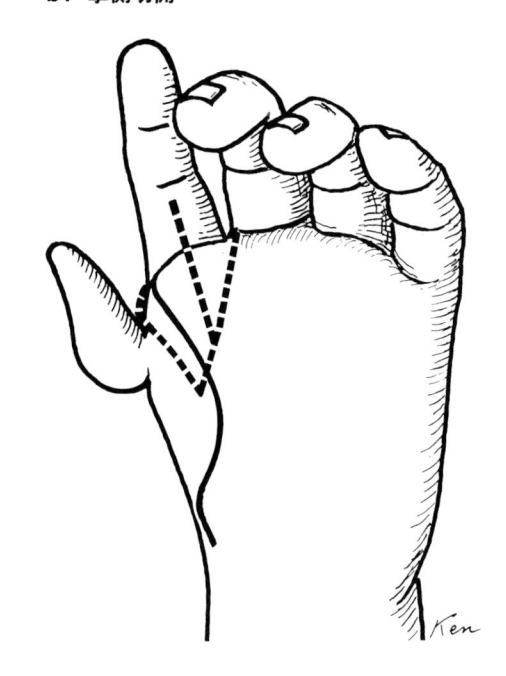

c．母指化手術に必要な解剖

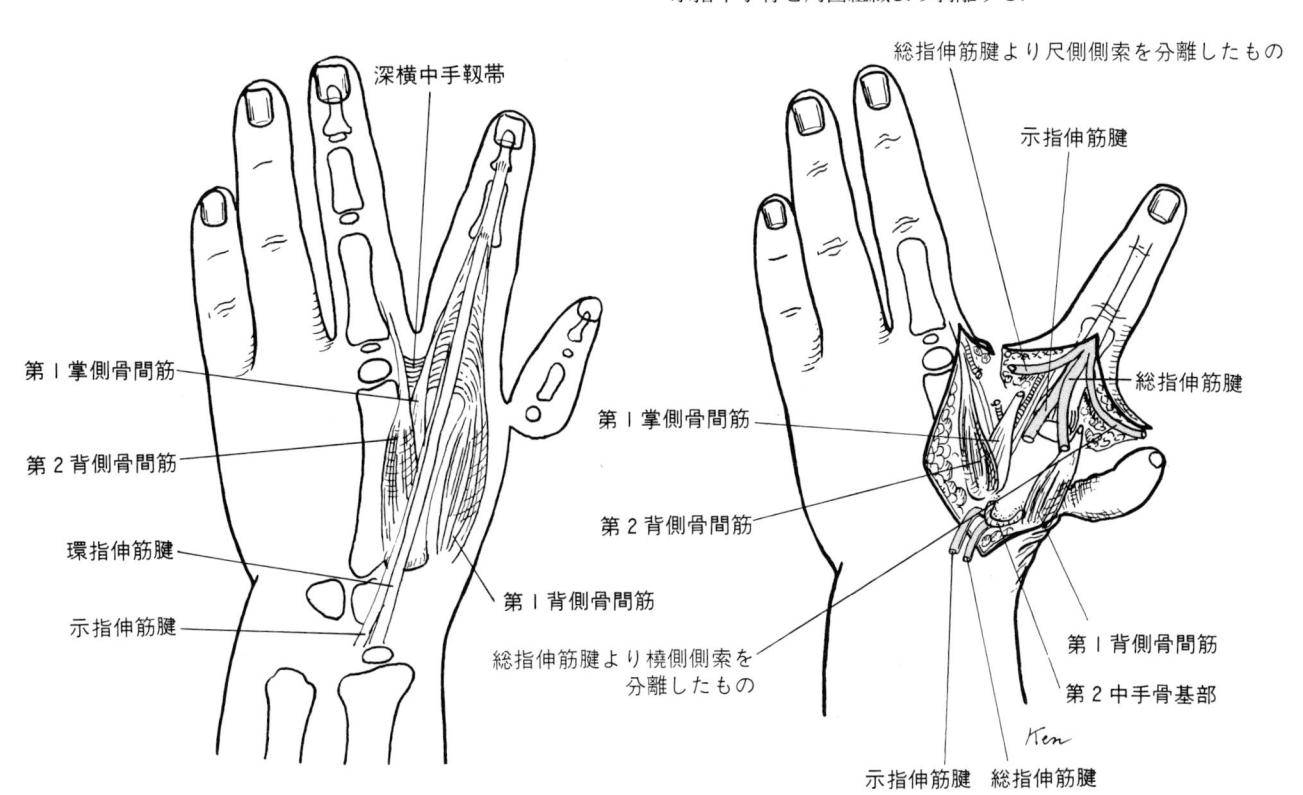

深横中手靱帯
第1掌側骨間筋
第2背側骨間筋
環指伸筋腱
示指伸筋腱
第1掌側骨間筋
第2背側骨間筋
第1背側骨間筋
総指伸筋腱より橈側側索を分離したもの

d．指の短縮と組織の分離・切離

総指伸筋腱，示指伸筋腱を示指中手骨中央の背側で切離，総指伸筋腱より両側側索をPIP関節まで分離．次に示指中手骨を周囲組織より剝離する．

総指伸筋腱より尺側側索を分離したもの
示指伸筋腱
総指伸筋腱
第1掌側骨間筋
第2背側骨間筋
第1背側骨間筋
第2中手骨基部
示指伸筋腱　総指伸筋腱

e．示指中手骨の短縮の決定

横線部は切除範囲，切除の範囲は指骨の長さにより決定する．正常であれば①，短ければその程度により②のごとくにする．

① 示指の発育が正常の場合　　② 示指の発育が不良の場合

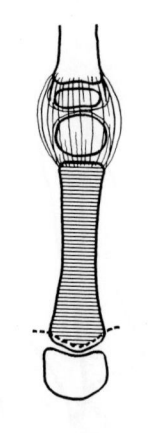

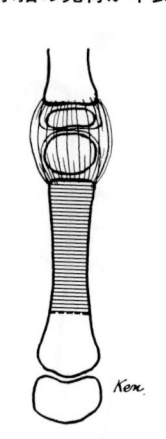

f．CM 関節の再建と骨の固定（図 e の①の場合）

矢印は MP 関節を 70 〜 90°過伸展することを示す．キルシュネル鋼線は，新しくできた母指を外転・内旋・対立位に固定するためのものである．

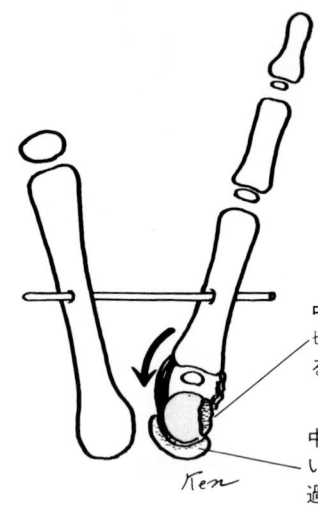

中手骨骨頭の骨切離面　切離は骨端線の部とする．

中手骨基部を鋭匙で搔いて皿状にしたもの．過伸展した骨頭を中に入れ，2 〜 3 の結節縫合で固定する．

g．母指化する指の発育不良の場合（図 e の②の場合）

母指化する指の発育がよくない場合には，図のごとく中手骨基部を少し残して，その上に骨頭を固定し，CM 関節を作製する．

（註）ブラブラの母指は急いで切除してはならない．最後まで残し，皮膚縫合時に皮膚が不足すれば，有茎植皮として利用する．

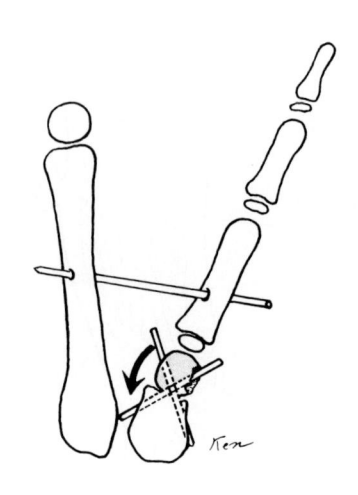

h．母指化手術の再縫合

屈筋腱の短縮はしないが，MP 関節部の腱鞘は開いておく．

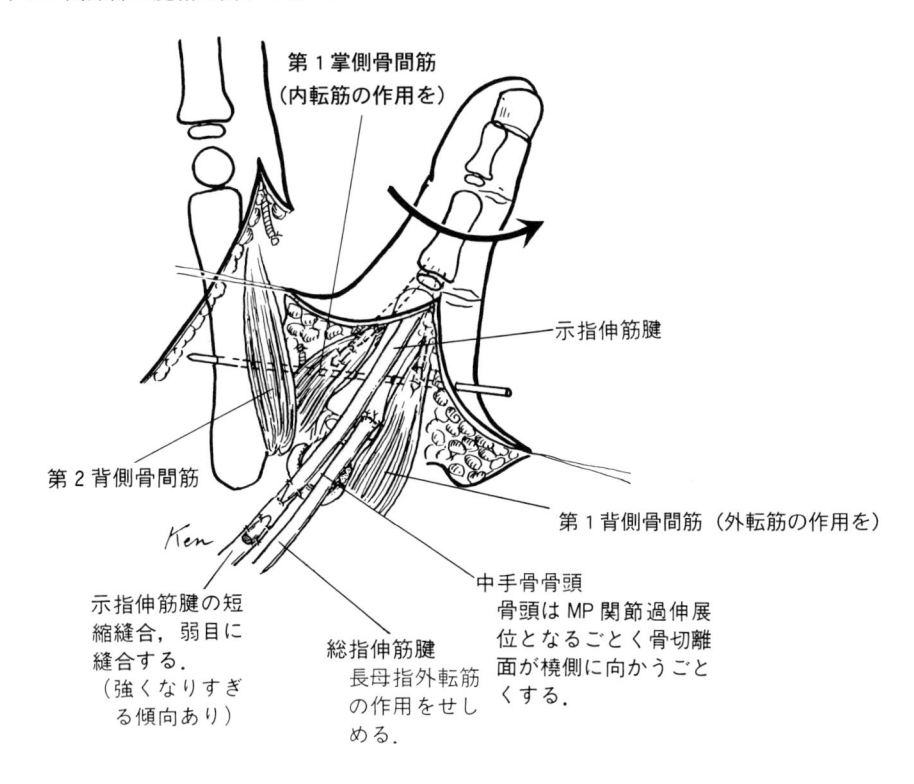

第1掌側骨間筋
（内転筋の作用を）

示指伸筋腱

第2背側骨間筋

第1背側骨間筋（外転筋の作用を）

示指伸筋腱の短縮縫合，弱目に縫合する．
（強くなりすぎる傾向あり）

総指伸筋腱
長母指外転筋の作用をせしめる．

中手骨骨頭
骨頭は MP 関節過伸展位となるごとく骨切離面が橈側に向かうごとくする．

i．母指化手術の終了

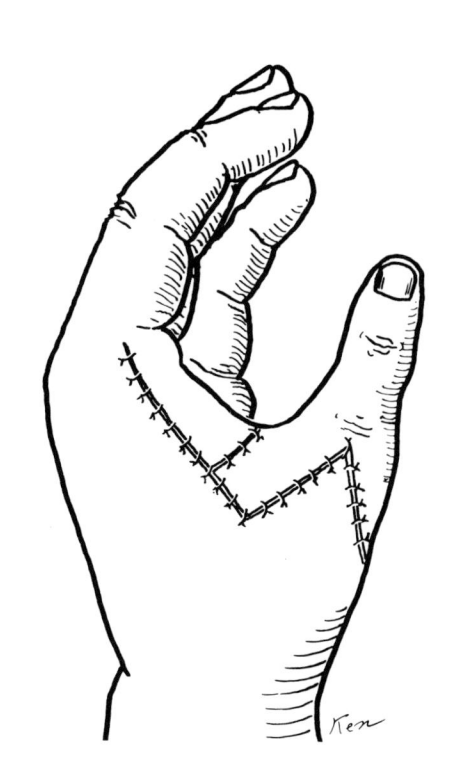

6 4指手(5度)に対する母指化手術(Buck-Gramcko法)

橈側指を用いて母指化手術.

A. 皮切のデザイン

a. 掌側デザイン

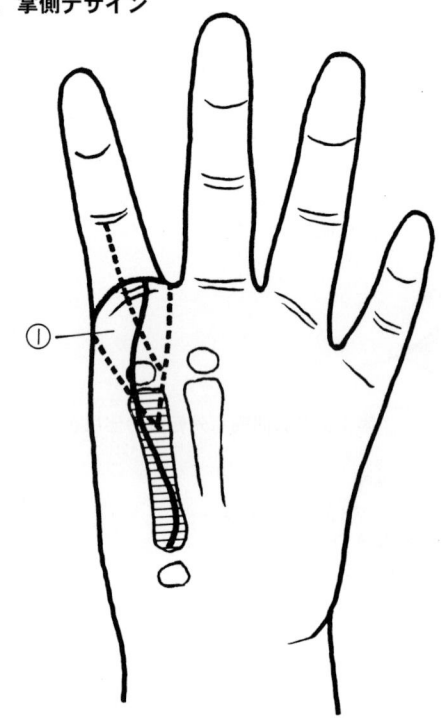

b. 背側デザイン

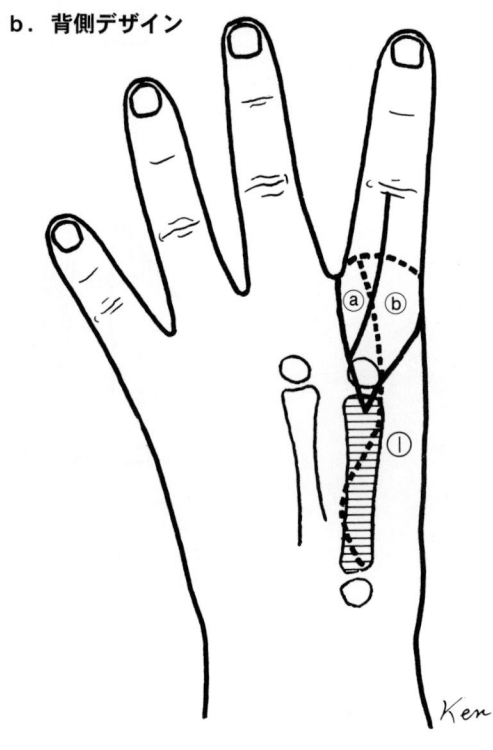

B. 母指化完了

a. 完了時の縫合線(掌面)

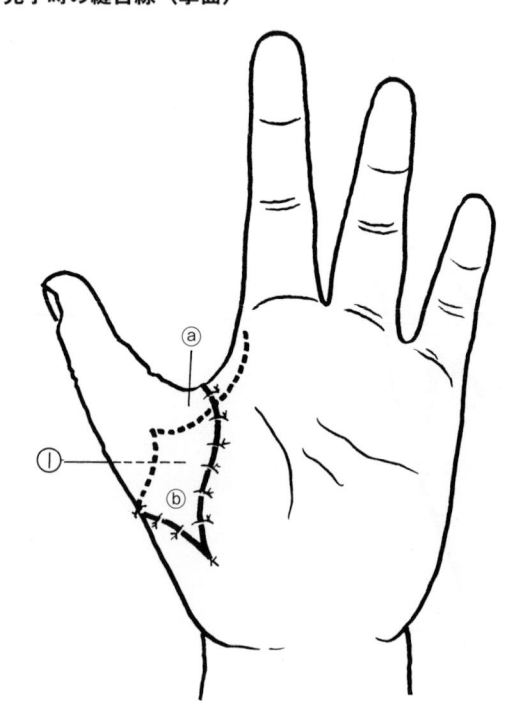

b. 完了時の縫合線(側面)

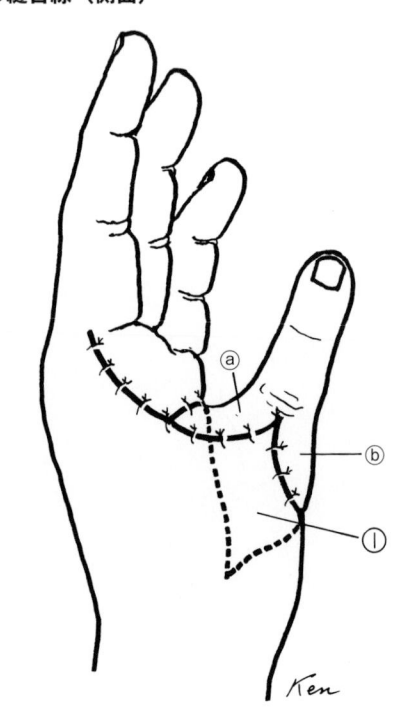

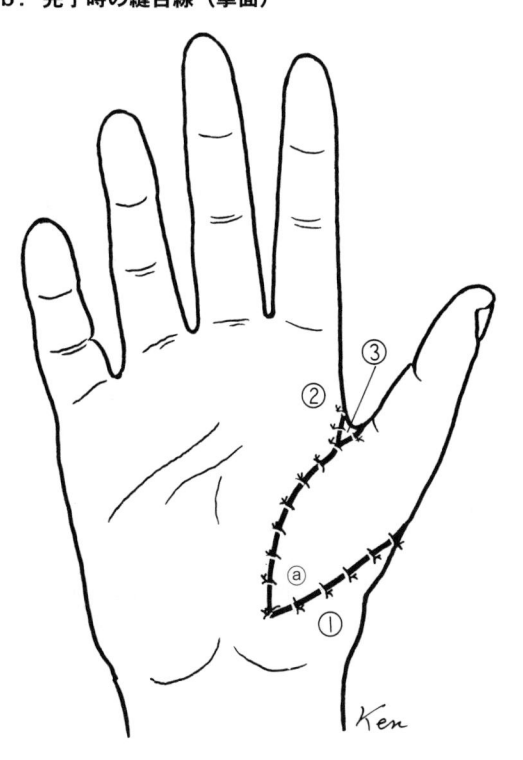

⑦ 5指手に対する母指化手術

発育のよい橈側指を用いて母指化手術のデザインで，4指手の母指化にも使用される．

A．皮切のデザイン

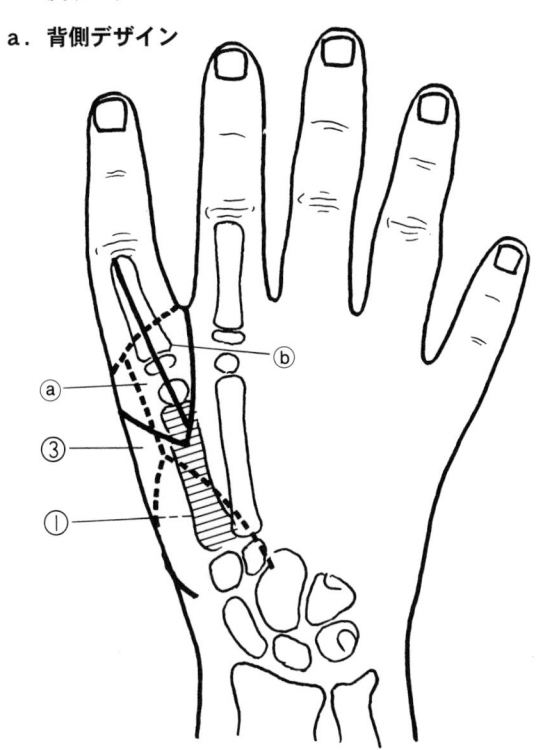

a．背側デザイン

b．掌側デザイン

B．母指化完了

a．完了時の縫合線（側面）

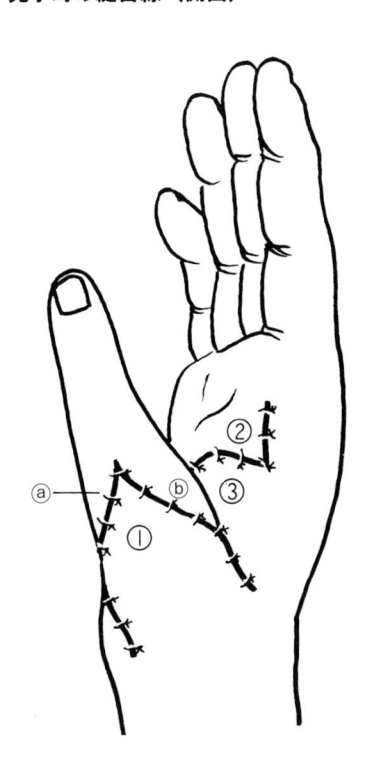

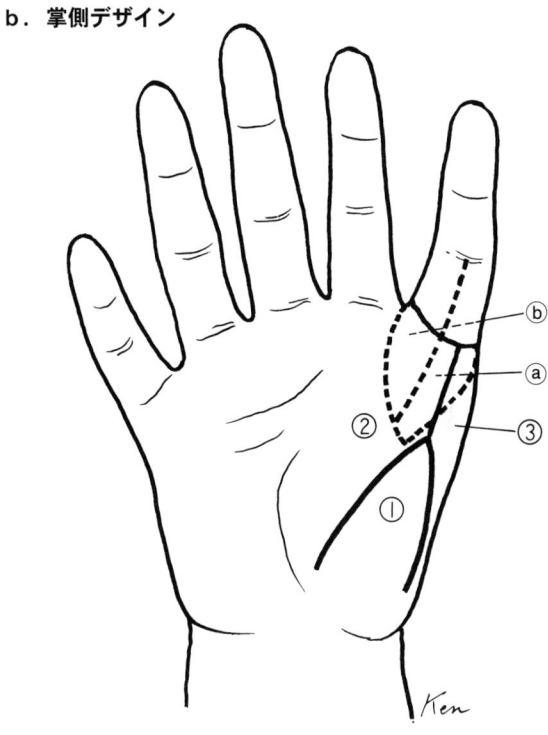

b．完了時の縫合線（掌面）

8 5指手に対する母指化手術（生田法）

　母指化手術は先の Buck-Gramcko 法によって行うが，同時に小指外転筋を移行して母指の対立作用を補強する，または myocutaneous flap として皮膚も同時に移植することによっても，母指球部のふくらみをつくることは可能である．

a．術前所見と切開のデザイン

　2歳，男児．

b．手術の経過

　Buck-Gramcko 法を実施．次に小指外転筋の剥離を行っている．

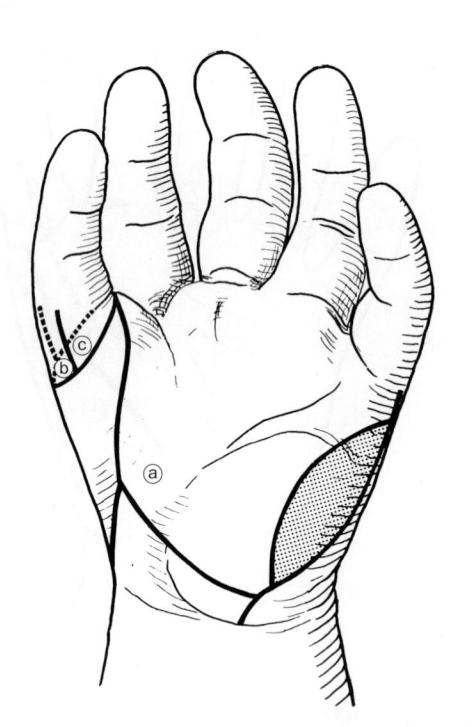

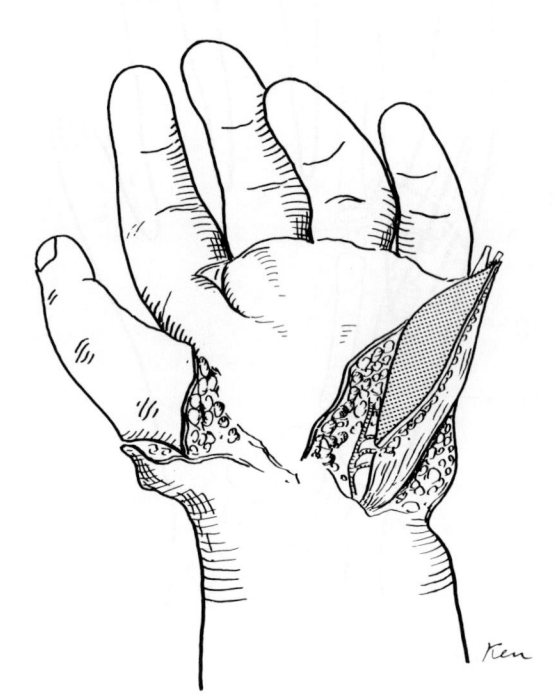

c．できあがりの所見

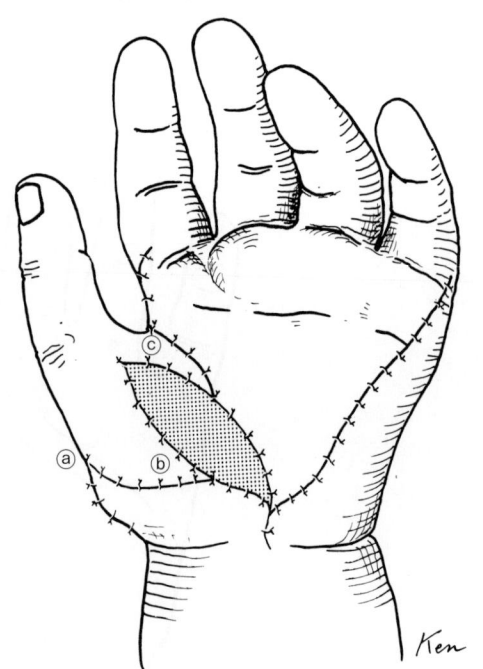

9 有茎植皮を用いての母指の再建

6歳,女児.ブラブラ母指(4度)については,これを切除して4指症として母指再建するのもよいが,本症例は有茎植皮でこれを保存してみた.

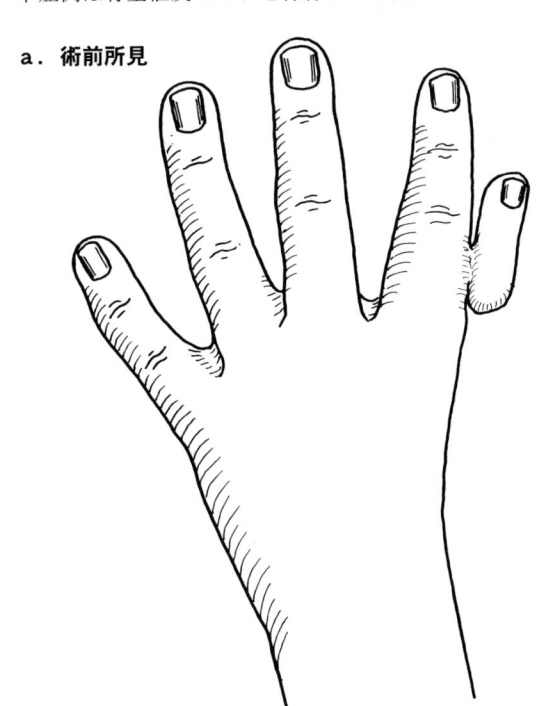

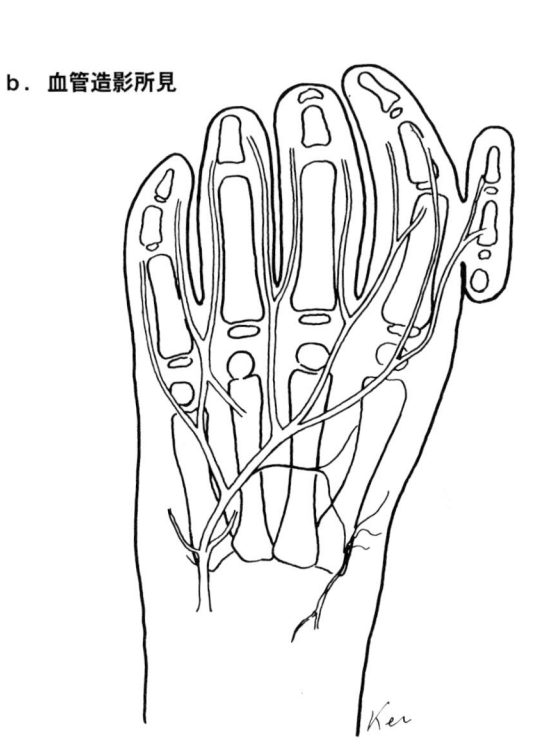

a. 術前所見

b. 血管造影所見

c. 有茎植皮の実施

腹部に tubed pedicle を作製.これを母指球部に縫着した.

d. 手術の完了

Tubed pedicle 切離時にブラブラ母指を血管・神経柄付きとして,この tubed pedicle の中に入れ,その先端部に指を移行した.

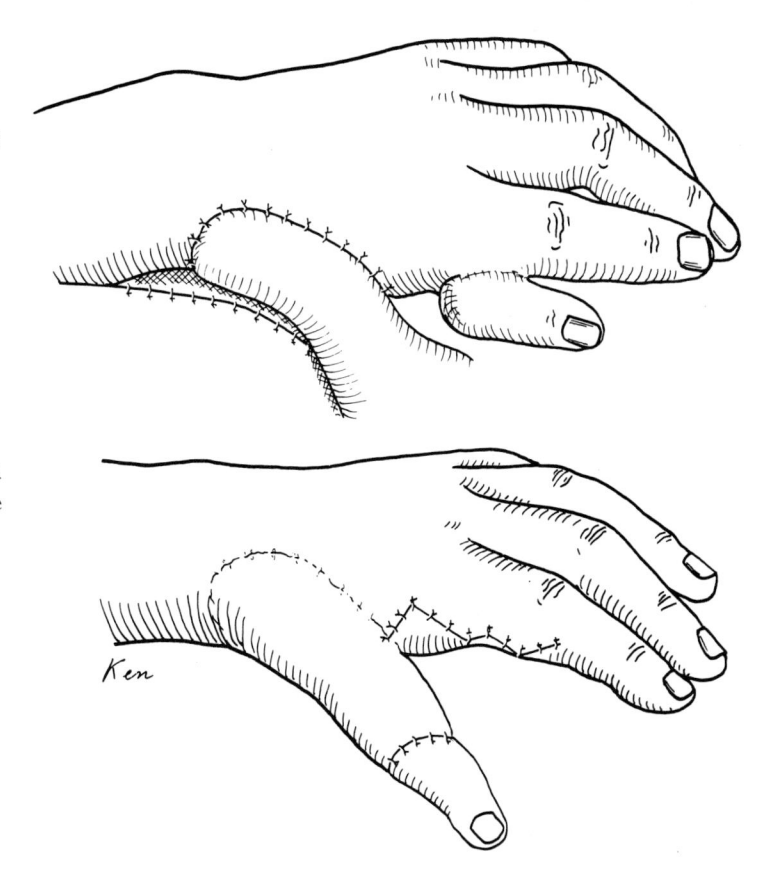

e. 術後10年の背面所見　　　　f. 術後10年の掌面所見

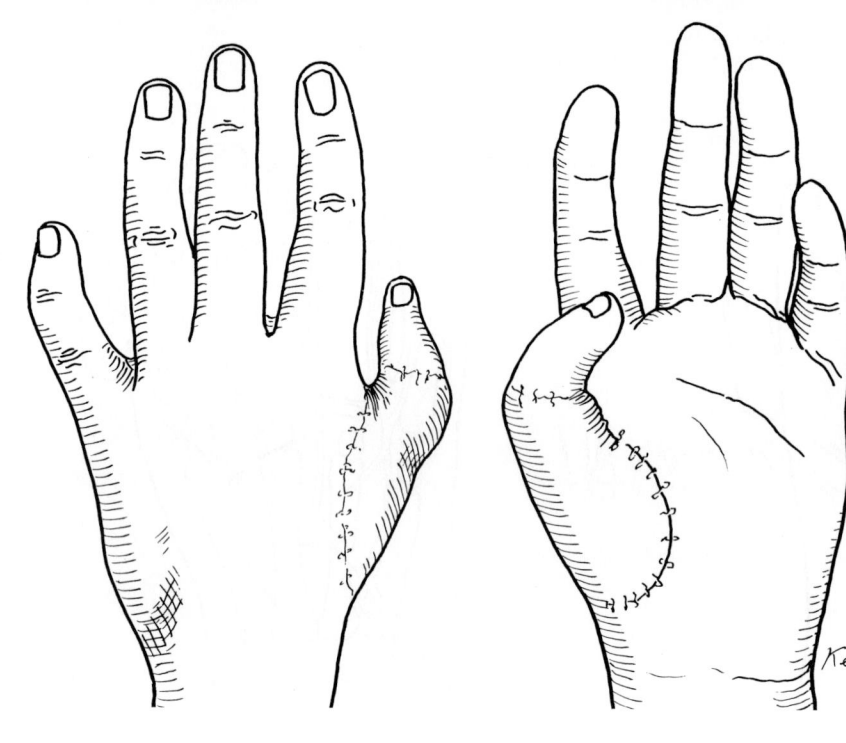

本症例には骨移植は行っていない．したがって相変わらず母指はブラブラで使用には耐えないが形態的には満足している．指先にはほぼ正常の知覚があり，ブラブラのためかえって邪魔にならない利点もある．
　二次的に関節移植を追加するのもよいかもしれない．

II. 内反手の治療

今日まで主として centralization が行われてきたが，実施にあたっては次のことを知っておくべきであろう．なお centralization にはまだ多くの未解決の問題があり，完成された術式とはいいがたいものと考えている．

1 内反手に対する centralization の考え方

a. 内反手の手と尺骨との関係

手は側方に位置し，回旋肢位をとっている．斜線の部が関節の接触面．

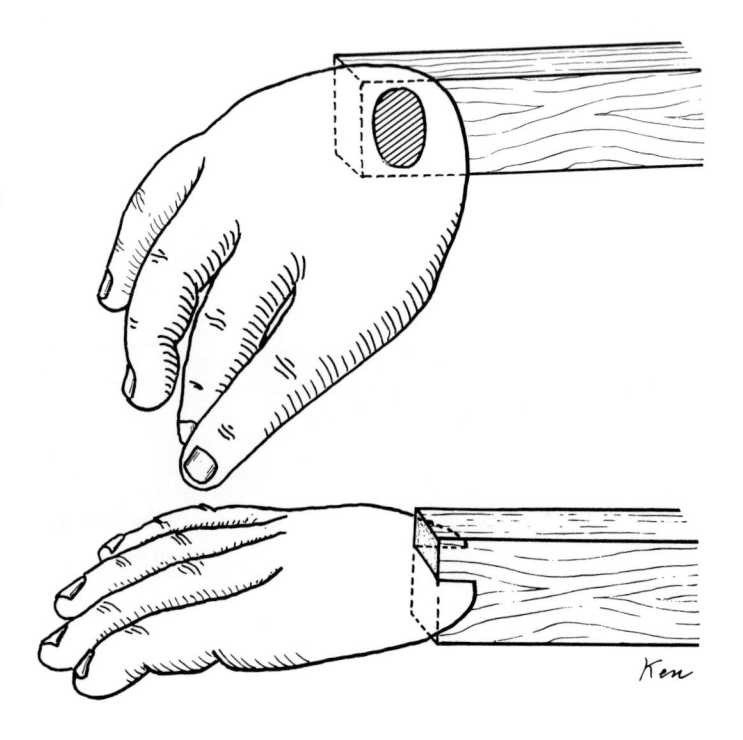

b. Centralization の意義

Centralization 実施後の手と尺骨の関係．

(註) 手術に際しては，術前になるべく長い矯正位装具を使用せしめ拘縮を除去しておくことが望ましい．

2 内反手に対する centralization

　橈骨動脈は欠損しているのに対し，尺骨動脈はよく発達している．中央を走るのは骨間動脈と考えられ，その発達は不良である．

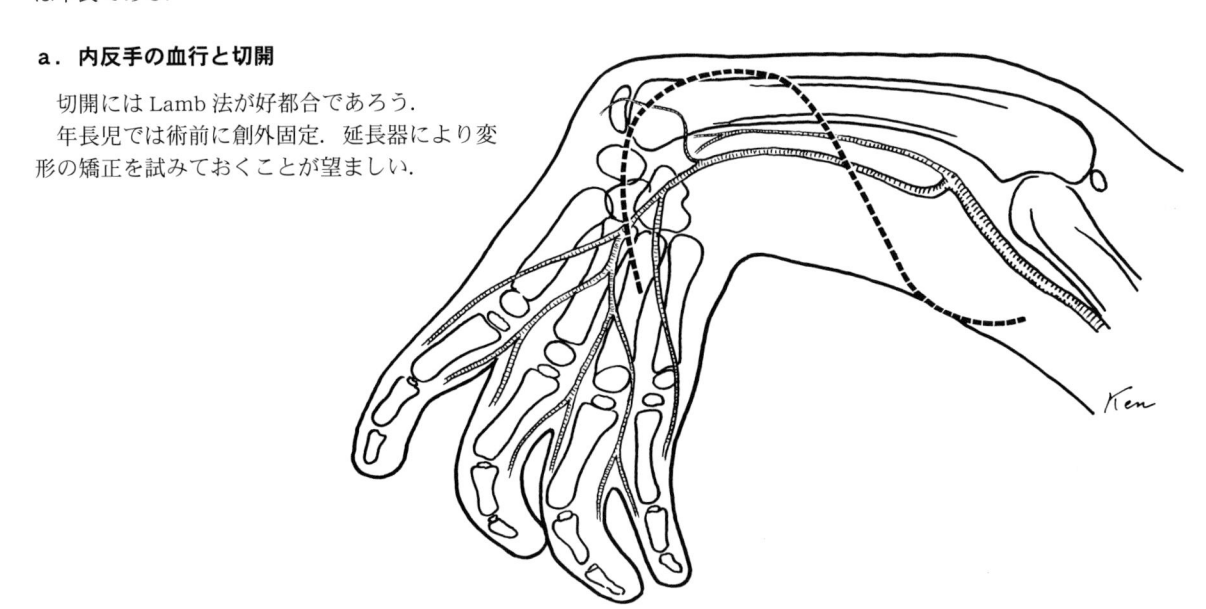

a．内反手の血行と切開

　切開には Lamb 法が好都合であろう．
　年長児では術前に創外固定，延長器により変形の矯正を試みておくことが望ましい．

b．組織の剝離と内反の矯正

　腱，神経を確認しながら剝離をすすめる．とくに橈側筋膜，その他の組織の剝離は内反の矯正に重要である．なお正中神経はしばしば橈側に位置し緊張して，内反の矯正を困難にすることが多いので注意する．しかも先端が2つに分かれて，1つは背側枝として手背に向かい，他は手根管より掌側にはいる．術中損傷しないよう注意する．

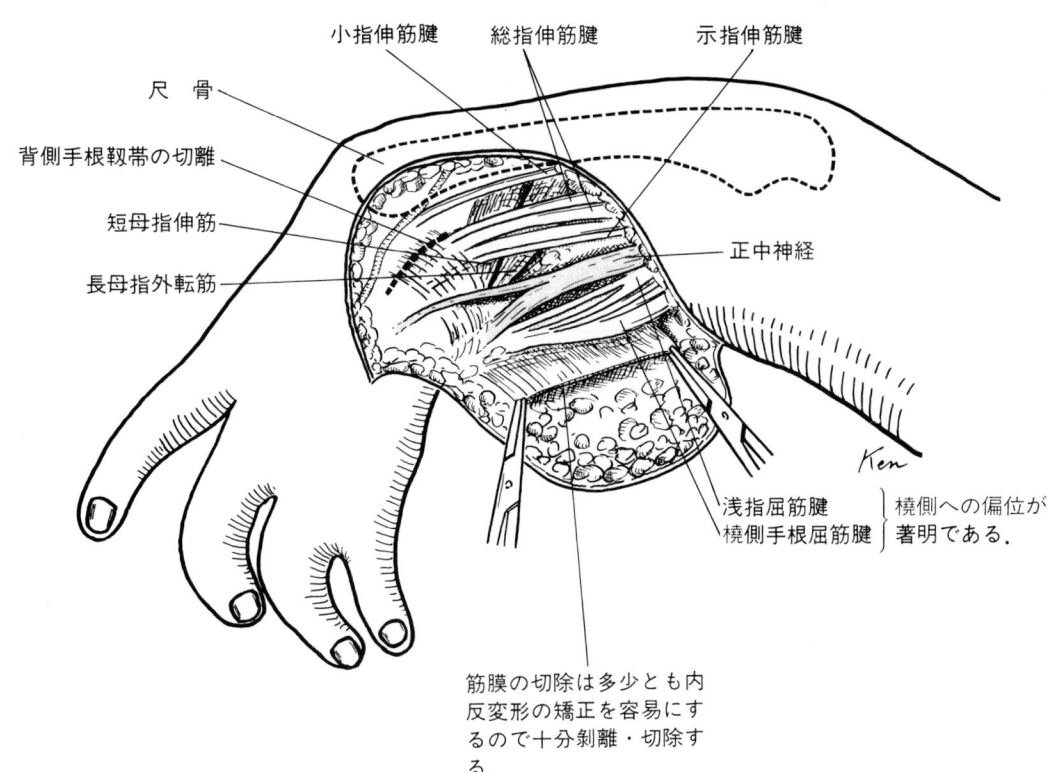

c. 手根骨の切除と尺骨遠位端挿入穴の形成

橈側筋膜を剝離して，内反をできるだけ矯正したのち，伸筋支帯の一部を切離して，尺骨遠位端を剝離，手根骨と遊離する．次に手根骨の相互関係を確かめたのち，月状骨，また有頭骨を切除して，尺骨遠位端を挿入する陥凹部を作製する．

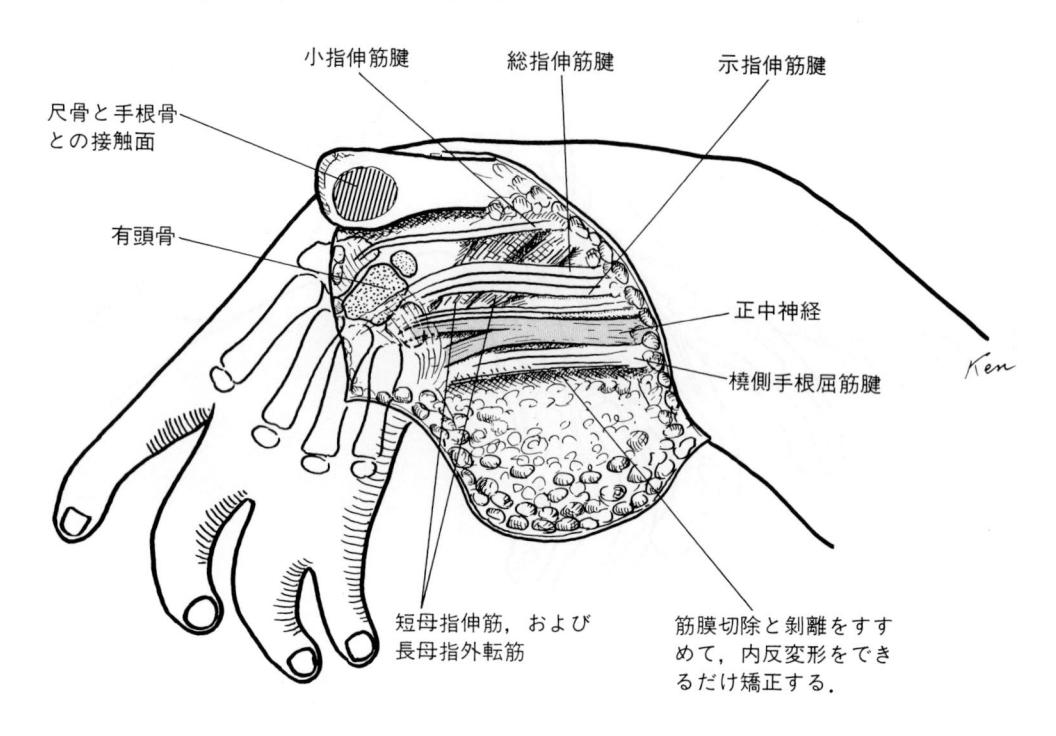

d. Centralization の完了とキルシュネル鋼線の刺入

キルシュネル鋼線は確実に第2，または第3中手骨の髄腔内にはいっていることが望ましい．先端は MP 関節の運動に邪魔にならない程度に後退させておく．鋼線は6〜8週後に抜去し，以後，装具固定を継続する．なお尺骨に彎曲が強ければ骨切り術を合併することもあるが，これは二次的に行うのが安全であろう．

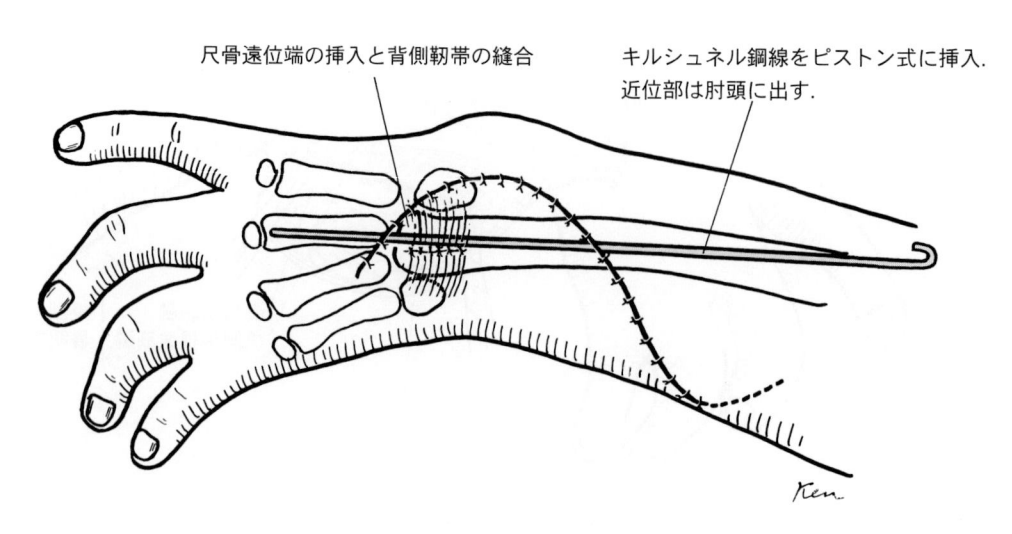

e．骨切り術と腱移行の合併

尺骨の彎曲が強ければ骨切り術を行う．また変形再発防止のため橈側手根屈筋を尺骨をまわして尺背側に出し，この部の腱，また靱帯に腱移行することがあるが，これはcentralizationと同時に，または二次的に行うのもよい．

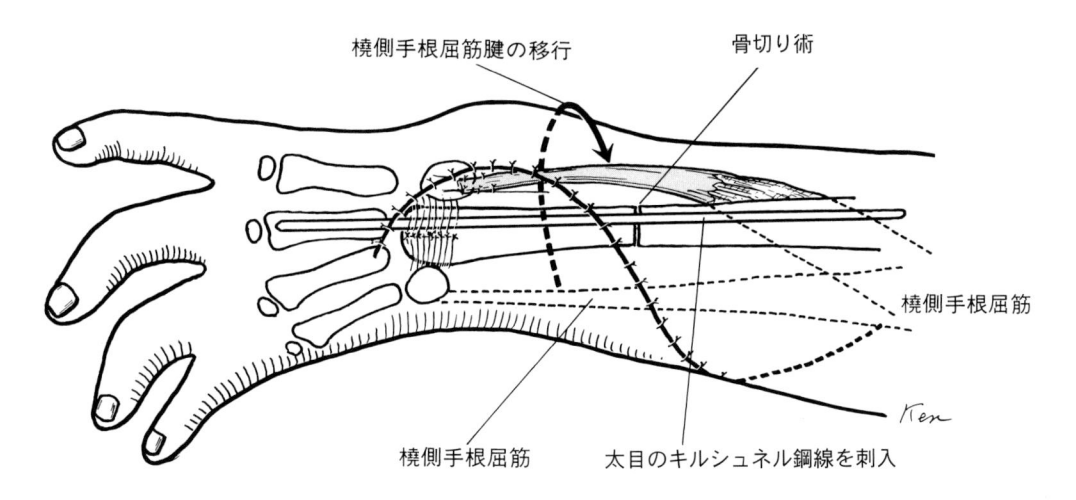

橈側手根屈筋腱の移行　　骨切り術
橈側手根屈筋
橈側手根屈筋　　太目のキルシュネル鋼線を刺入

③ Radializationによる内反手の矯正（Buck-Gramcko法）

Centralizationでは変形の再発がおこりやすいので，現在ではBuck-Gramcko（1985）のradialization法を行うことが多くなった．

a．術前所見

8ヵ月，男児．
両手に内反変形あり．

b．術後所見

術後3年の所見．変形はよく矯正されているが，母指の外転は不十分．手はよく使用している．ただ前腕の短縮は否定できない．

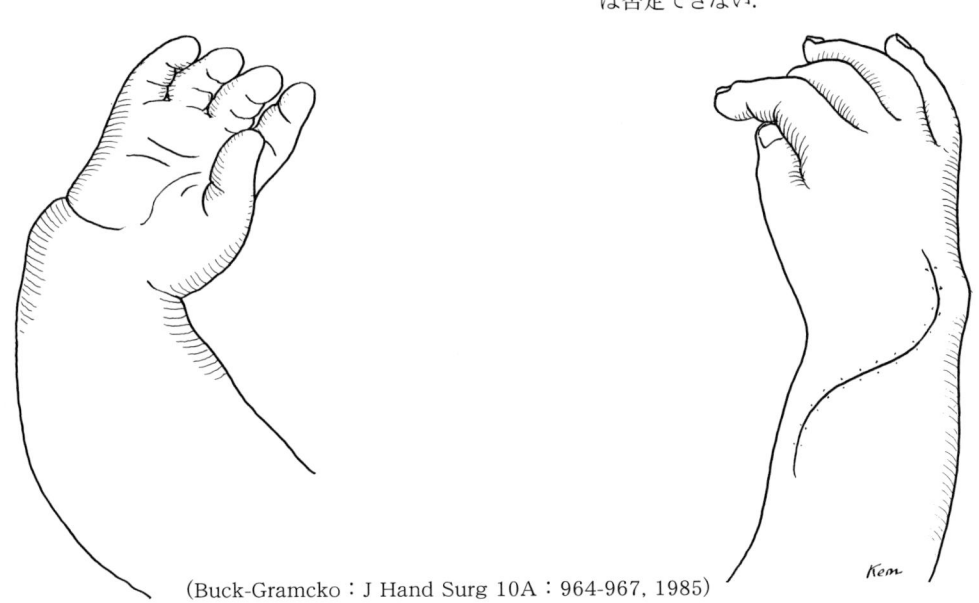

(Buck-Gramcko：J Hand Surg 10A：964-967, 1985)

c. 術中の操作

　先述とほぼ同様の切開をおき，皮下を剥離．伸筋支帯を橈側で切り反転．しばしば癒合した橈側手根伸筋・屈筋の手根付着部を切り，拘縮解離をつとめる．ついで伸筋腱を分離，また手関節囊を横切し，尺骨遠位端を軟骨・血行を損傷しないよう注意しながら遊離する．

d. 手術の完了

　尺骨遠位端を伸筋腱の下を通して橈側に出し，ついで太目のキルシュネル鋼線を尺骨から第2中手骨に向かって髄内性に刺入，ついで関節囊を縫合し，先に反転した伸筋支帯で被う．次に切離した橈側手根伸・屈筋腱を斜めに移行して尺側手根伸筋腱に縫合．矯正位を保持せしめ，この上に伸筋腱を置く．固定は3週でよいが，キルシュネル鋼線は長目に置き，その後，夜間副子とする．

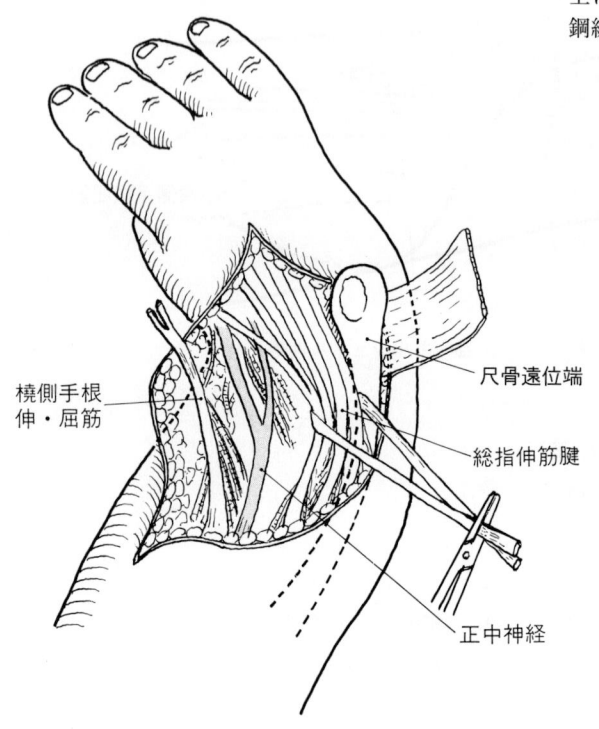

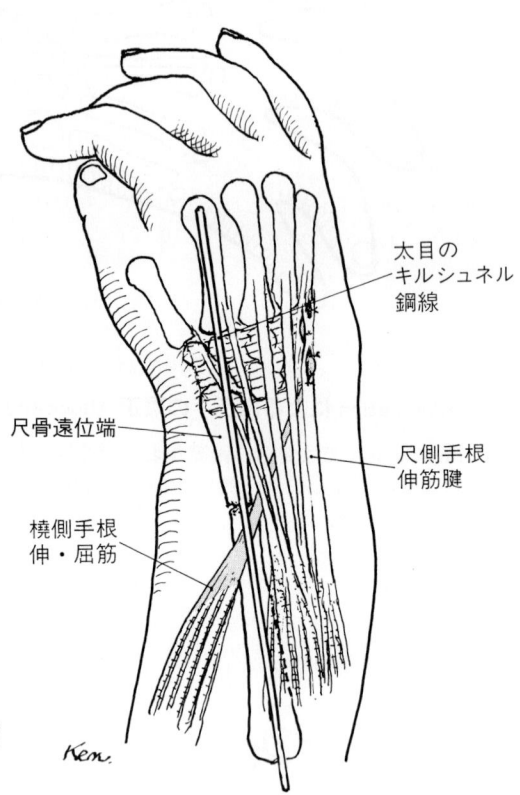

e. 別症例の術前X線所見

　生後7ヵ月，女児．
　右手に内反手をみる．左手は正常．

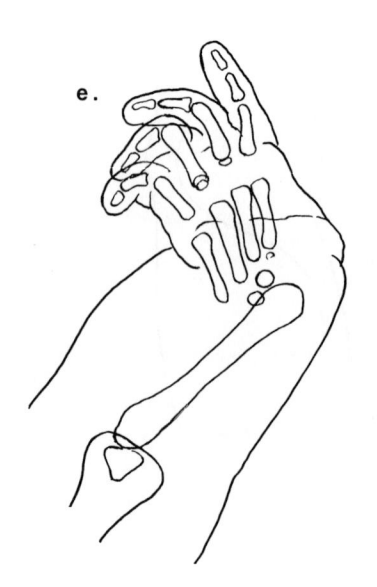

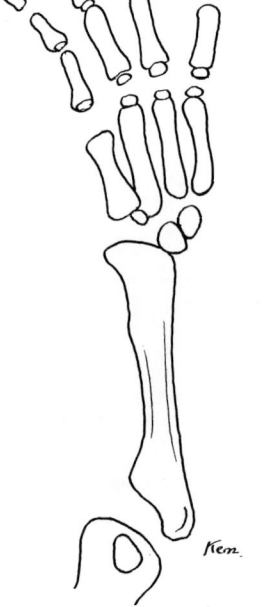

f. 術後X線所見

　術後2年の所見で外観はよく矯正され，指もよく使用するようになった．ただ前腕の短縮は否定できず，将来は延長器による骨延長を考慮する必要があるのではないかと考えている．

（註1）著者の経験では，術後の矯正はよいが後日手関節の脱臼傾向がみられた．尺骨遠位端の固定は確実にしておく必要がある．

（註2）川端らは Ilizarov 骨延長器，unilateral 延長器を用い，前腕の3～4.6 cm の骨延長が，また内反変形の矯正が可能であったと報告している（川端ほか：日手会誌 17：616-619, 2001）．

28-7　尺側列発育不全の治療

　尺側列の発育不全は，橈側列のそれに比較してさほど多いものではない．尺骨欠損には種々の手指の欠損・変形を合併するが，その異常は多様であるので，ここでは簡単に触れ，あと環・小指の癒合のみについてみることとする．なお渡（1991）の研究によれば，尺側形成不全は一定の形態をもって定義することはできず，縦軸性要素のみならず横軸性要素も多く，きわめて多彩な臨床像をもっているとしている．

1　尺側列発育障害の治療

　尺側列発育障害はいろいろの像をとり，一定のパターンはない．したがって治療法としても一定のものはないが，骨切り術とか one bone forearm などの術式が考慮される．

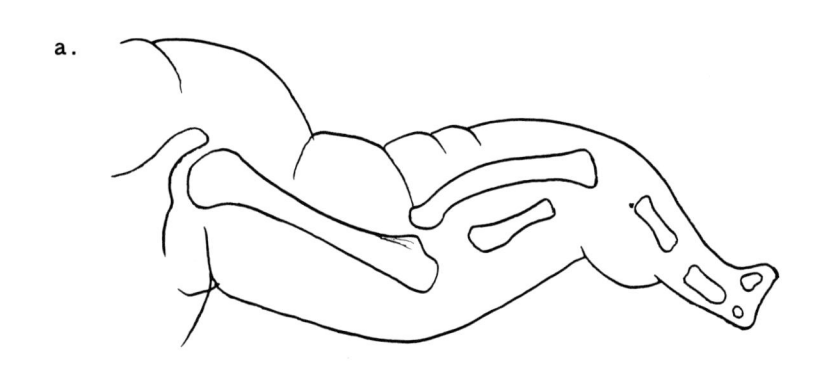

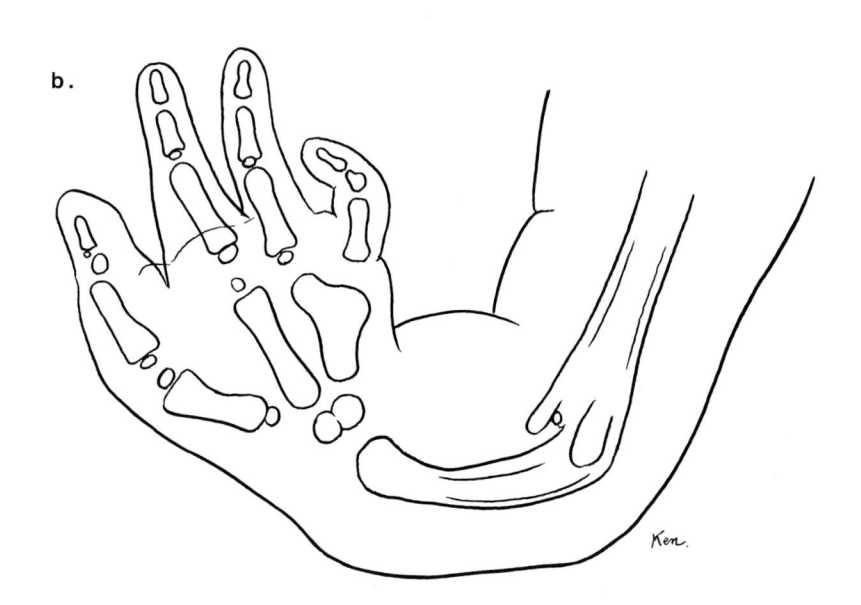

2 尺側指の発育不全（癒合症）の治療

3歳，男児．

a．来院時所見

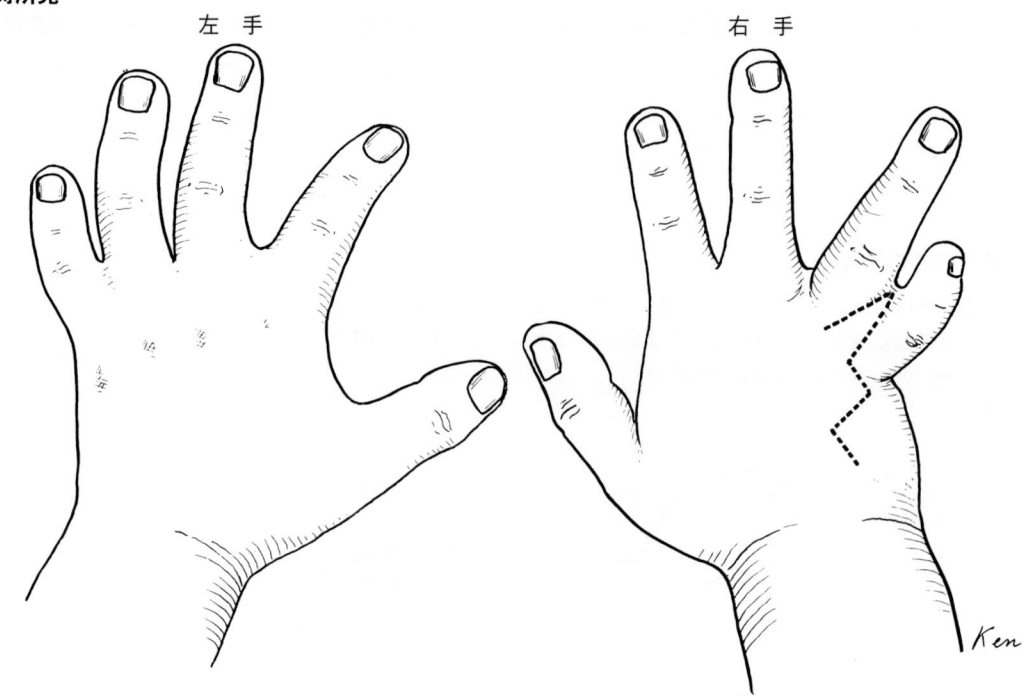

b．X線所見（両手）

右手環・小指に中手骨癒合を，左小指中節に短指症を認める．

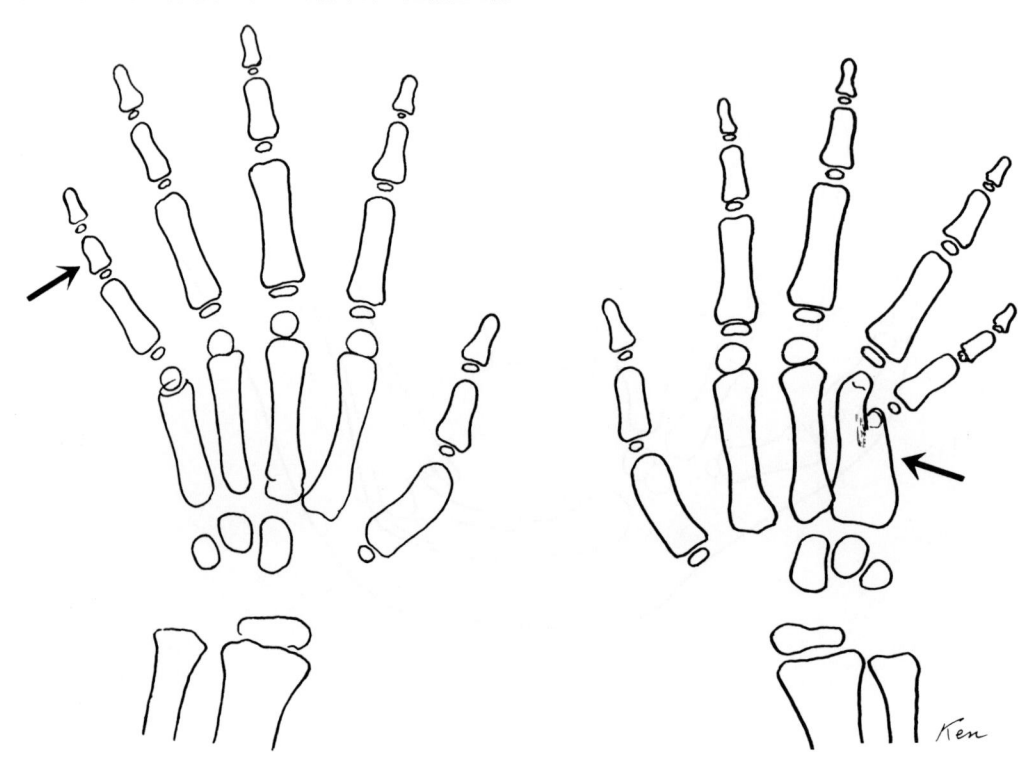

c．環・小指の分離

　中手骨分離後には，この間に骨，またはシリコンブロックをはさみ，手の横幅の保持につとめる．シリコン挿入のさいには数年後に再度矯正を行い，骨の成長を待って骨移植することも可能である．

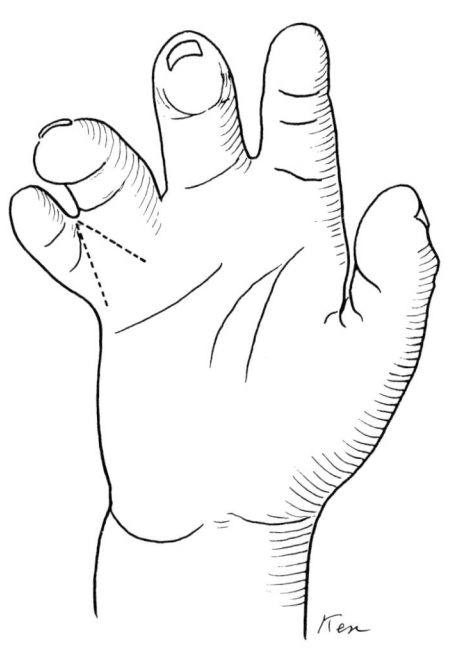

d．術後Ｘ線所見

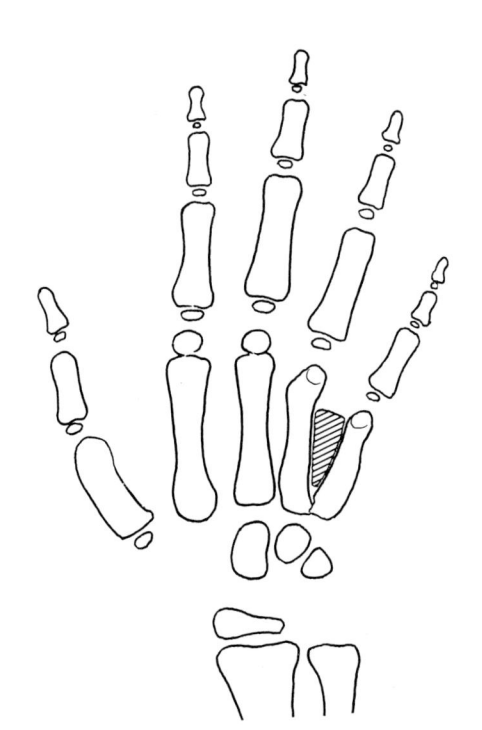

e．術後所見

　斜線部には植皮を行った．

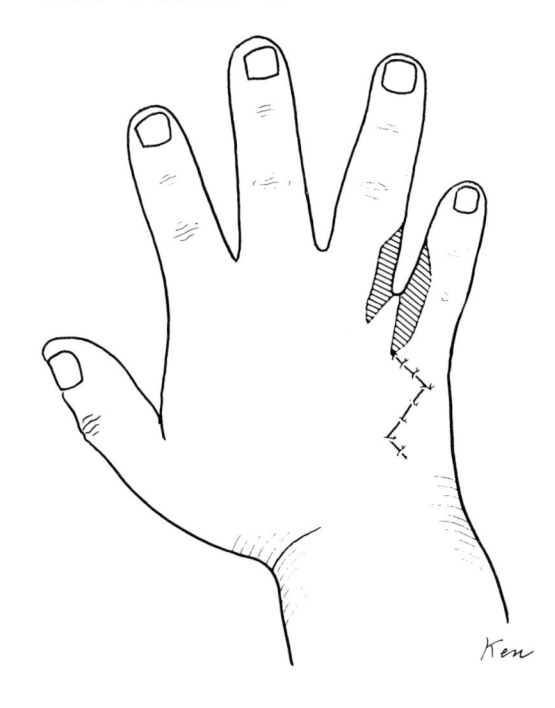

28-8 絞扼輪症候群の治療

I. 特 徴

本症の特徴とするところは，次の3つであろう．

① 指の欠損がある場合，先端に爪を残さない．すなわち先天性切断とも呼ばれるもので，この点，発育停止の場合と異なる．

② リンパ性浮腫．絞扼の強い場合には末梢に浮腫をみる．

③ 指の合指（acrosyndactyly）をみるが基部に穿通孔をみるのがふつうである．

これらは一側手に発生するとは限らず，両手，両足に種々の程度の変形を示すものが多い．

II. 手術時期

合指による指の偏位が強い場合には，早期にこの部の切離を要することもあるが，一般には1年半〜2年まで待期したほうがよいであろう．手術は1回で終わることはなく，数回を要するものも少なくない．

1 絞扼輪症候群の治療

1歳8ヵ月，男児．

a．術前掌面所見と切開

① 前腕部絞扼輪：Z-形成を行った．
② 小指絞扼輪とリンパ浮腫：これもZ-形成を行った．
③ 合指で基部に穿通孔を認める．分離して皮膚移植を行った．

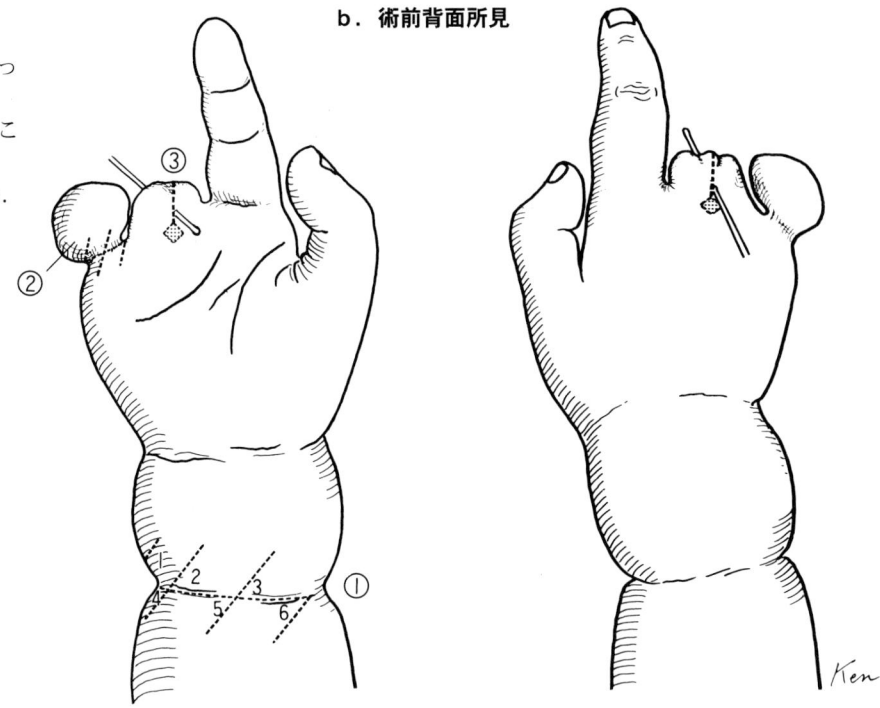

b．術前背面所見

c．術後掌面所見

① Z-形成を完了したところ：Z-形成をそのまま縫合すると皮膚のたるみができるのでトリミングが必要．なお，ジグザグ縫合より右のごとく直線で皮膚を切除し，絞扼を除去後，皮下を縫合．皮膚は線状またはslow wavyに縫合するのがよいであろう．
② Z-形成を完了したところ：リンパ性浮腫もZ-形成による血行改善に従い，漸次軟化・縮小するのがふつう．
③ 分離，植皮により被覆したところ：以上，一次手術

d．背面二次手術

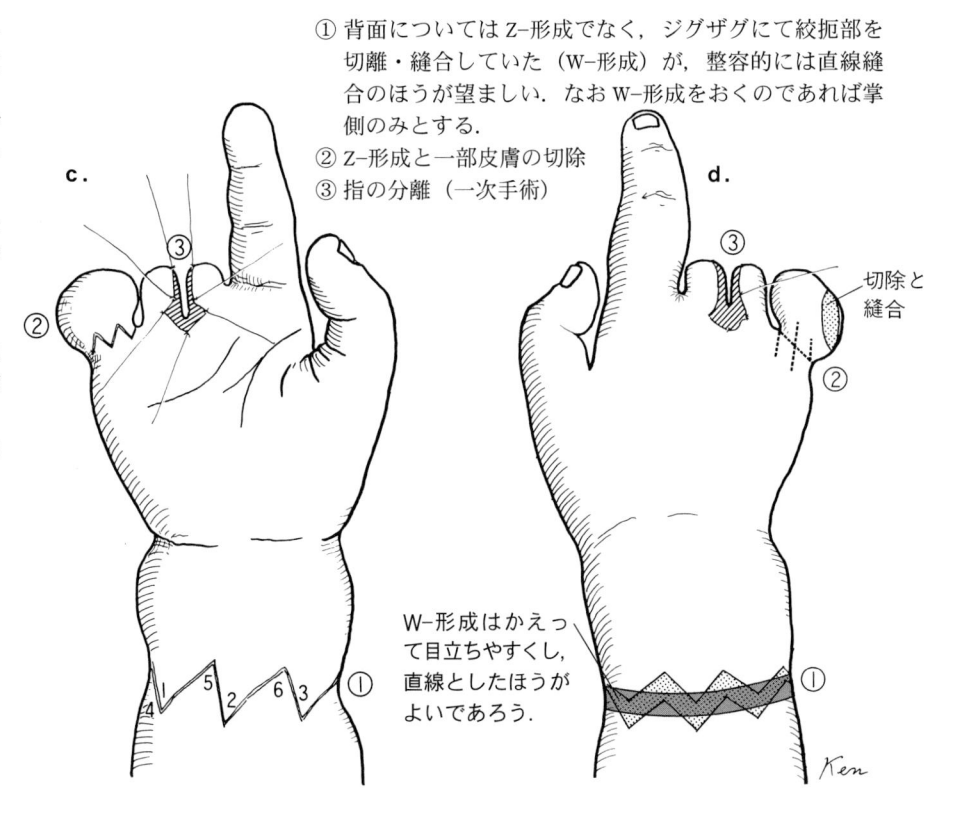

① 背面についてはZ-形成でなく，ジグザグにて絞扼部を切離・縫合していた（W-形成）が，整容的には直線縫合のほうが望ましい．なおW-形成をおくのであれば掌側のみとする．
② Z-形成と一部皮膚の切除
③ 指の分離（一次手術）

W-形成はかえって目立ちやすくし，直線としたほうがよいであろう．

2 複雑な形態を示す acrosyndactyly

a. 掌側所見

1歳8ヵ月, 男児.

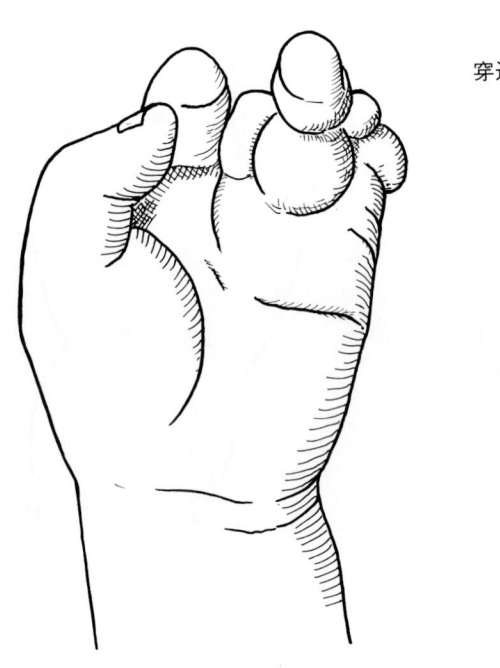

b. 背側所見

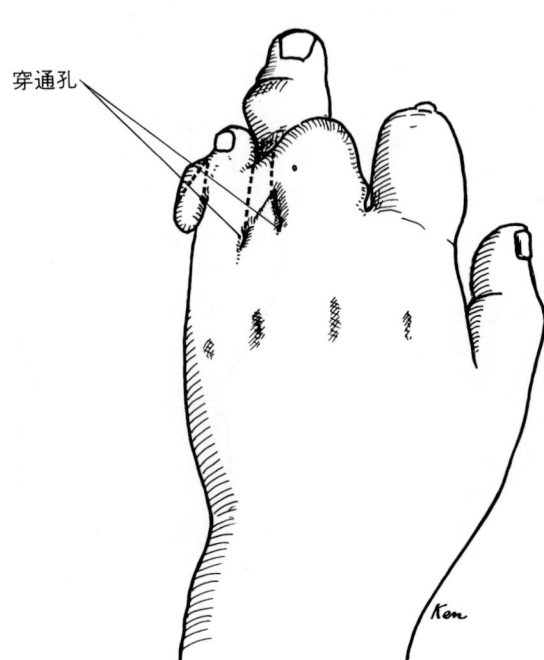

穿通孔

c. 術後6年の所見

　この症例では指の合指と皮膚の架橋所見をみる．指の基部に穿通孔をみることは，指の分離が完了したのちに，何らかの異常がおこり（したがって他の奇形より遅れて），その後にちょうど火傷のさいのごとき機転が作用して，指の癒合が発生したと考えられる．合指はみるも骨性合指はみられず，瘢痕性癒合であるのも特徴．

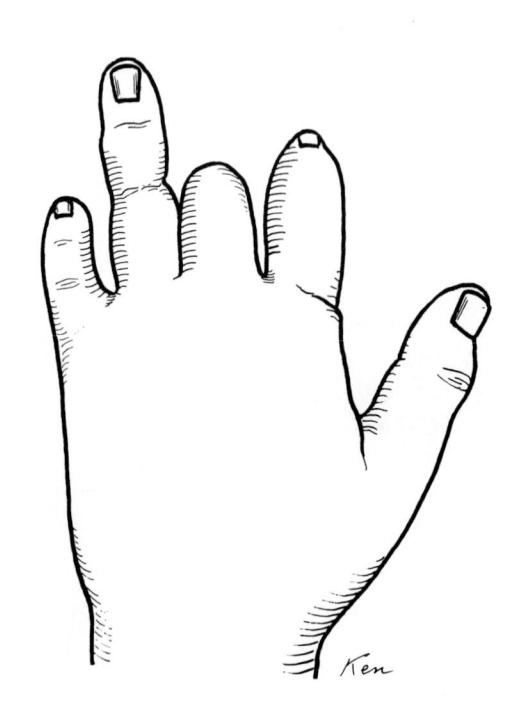

③ 絞扼輪の除去に用いられるいろいろの手術法

これらの方法を適宜合併して使用する.

a．W-形成

絞扼が少なく皮膚に余裕がある場合．絞扼を除去し，皮下脂肪を寄せたのちジグザグ縫合を行う．

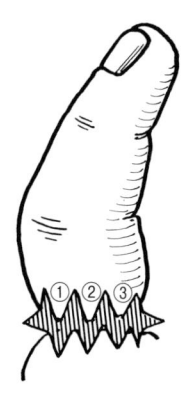

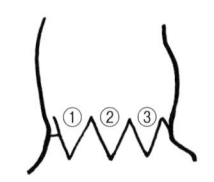

b．V-Y 形成

皮膚に余裕のない場合に便利．

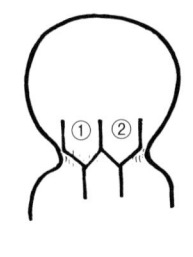

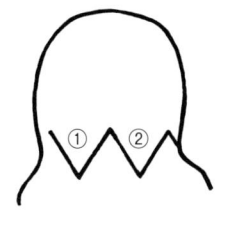

c．Z-形成

一般的によく利用される．一部皮膚を切除してのトリミングが必要となる．

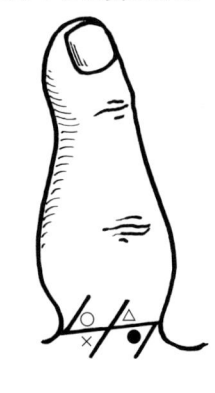

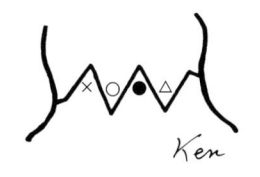

④ 両手の絞扼輪症候群の治療

4歳, 男児.

a．術前所見

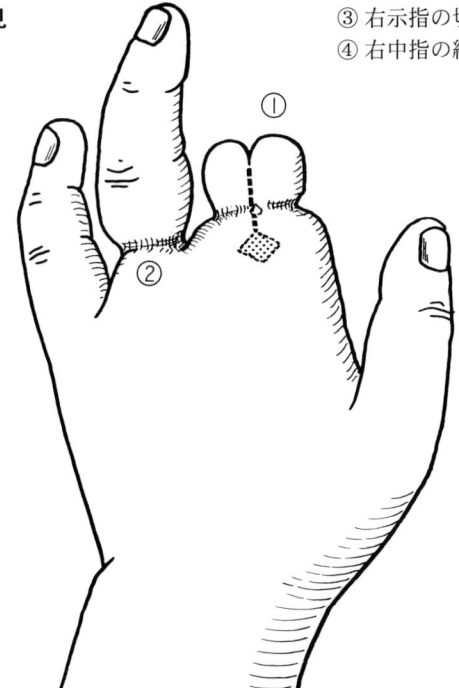

① 左示・中指切断と合指, および穿通孔
② 左環指の絞扼輪
③ 右示指の切断と絞扼輪
④ 右中指の絞扼輪

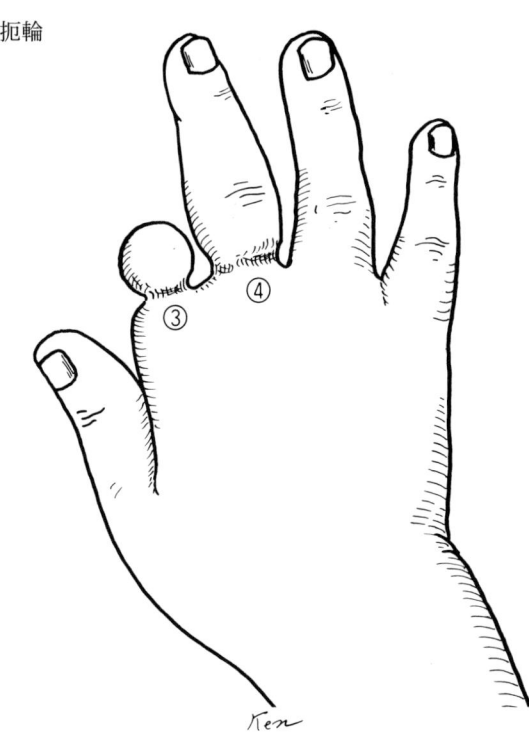

b．術後所見

① 指の分離と植皮
② W-形成
③ V-Y 形成
④ Z-形成

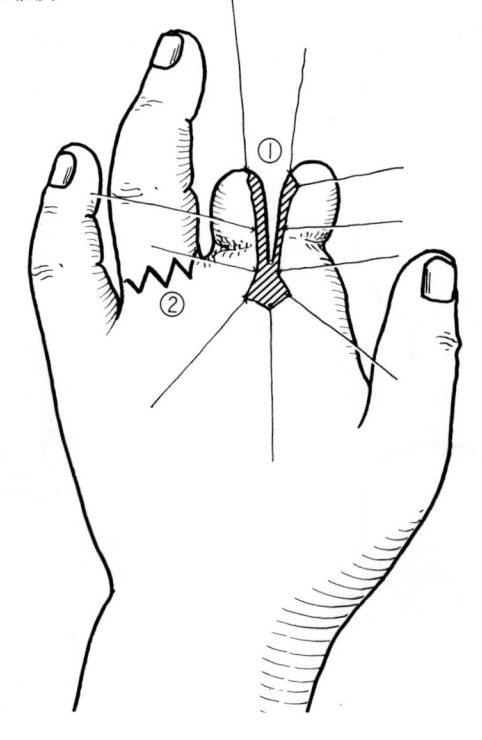

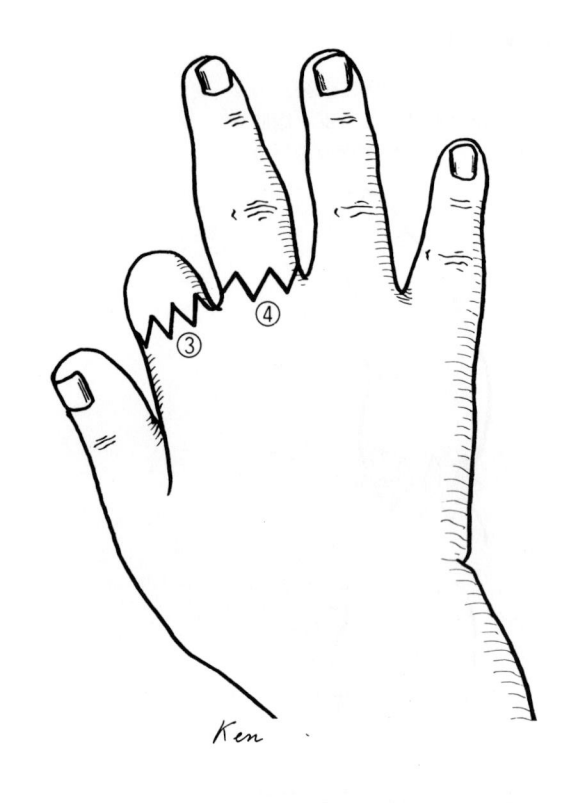

⑤ **Acrosyndactyly の分離**

2歳，女児．

a．掌側所見

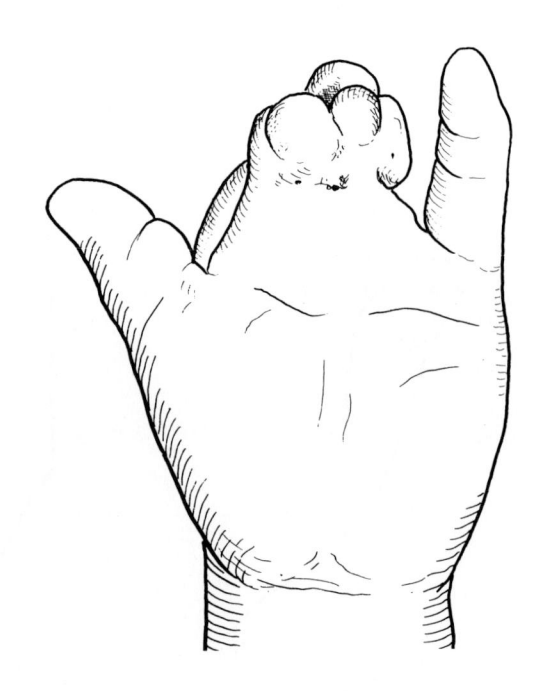

b．背側所見，示指の分離（一次手術）

指は相互に複雑にからみ合っているので，その分離は慎重に行う．

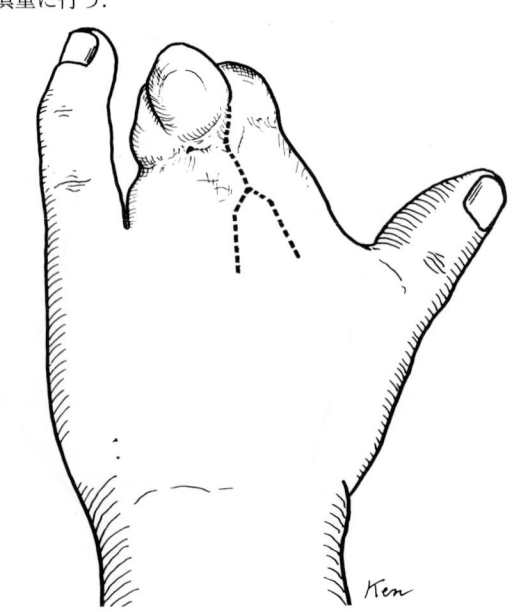

c．環・中指の分離（二次手術）

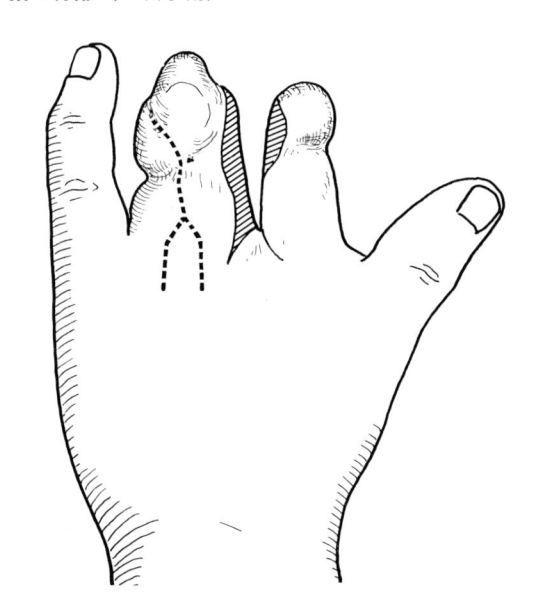

d．分離の完了

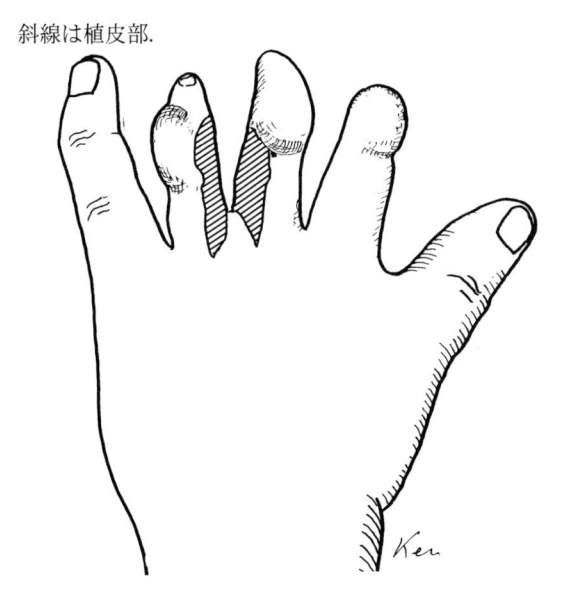

斜線は植皮部．

⑥ 絞扼輪に対するV-Y法の利用

a．背面のデザイン

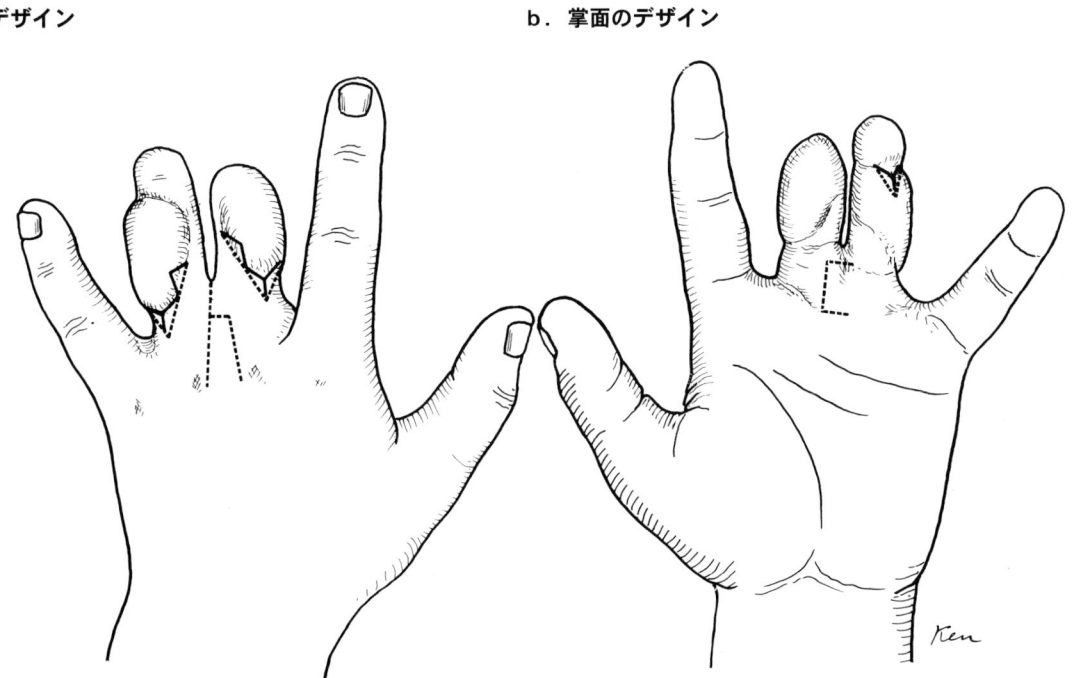

b．掌面のデザイン

c．創の縫合のできあがり所見　　背　面　　　　　掌　面

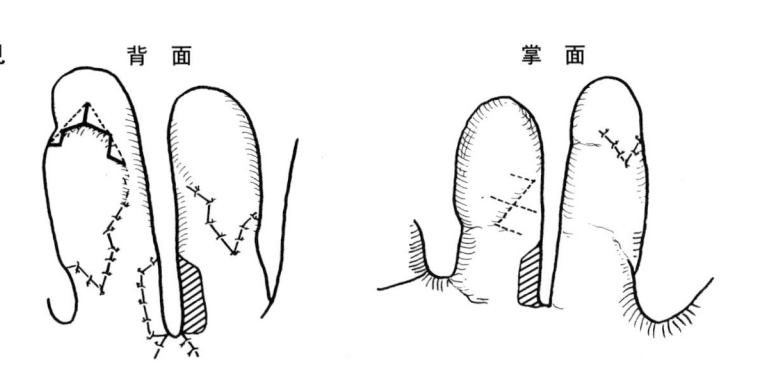

28-9 巨指症の治療

I．特　徴

① 発　生：示・中指に多く，ついで環・小指，母指の順．単発のこともあるが示・中指，環・小指と複数指に発生することが多い．全指の発生はまれ．

② 症　状：肥大は一般に指の末梢ほど著明．爪の増大，関節の屈曲制限，側方偏位，指神経の肥大をみる．手掌・前腕の肥大をみることもあるが，これらもその部の神経肥大と周囲脂肪組成の増殖によるものである．

II．治　療

巨指の発生はその部位・範囲，また発育程度に差異があるので，治療法は症例ごとに決定しなければならない．しかも現在のところ巨指発生の原因は不明であり，その発育を防止する確実な方法はない．ただし骨端軟骨の切除は長軸成長を防止するが，横軸成長を防止することはできない．

① 軽症例：指の縮小をはかる．肥大指神経の部分，または全切除，および脂肪組織除去．必要に応じ神経移植を行う．

② 中等症例：指の短縮と指の縮小をはかる．肥大神経の部分，または全切除，脂肪組織の除去のほか，骨端軟骨の切除，または関節切除（とくにMP関節）などを行う．骨切り術を要することも多い．

③ 高度巨指：これについては母指は別として，機能を考慮したうえでの切断が適応となろう．

1 巨指に対する骨端線切除

小児で指の発育傾向が強い場合に用いられる．側正中切開によりはいり，針で骨端線の部位を決定，のちメス，および耳鼻科用小鋭匙を用いて骨端線切除を行う．もし指に側方偏位があれば骨切り術を合併する．このさいにはリーマーも使用させる．

a．定型的巨指症（環・小指）

b．骨端線，および末節骨の切除範囲

骨端軟骨はできるだけ完全に切除するが，骨端骨および関節軟骨は損傷しないよう注意する．

c．その他の矯正

骨端軟骨切除とともに指神経の部分切除と脂肪組織の除去を行い，太さの縮小をはかるとともに指先部の形成も行った．

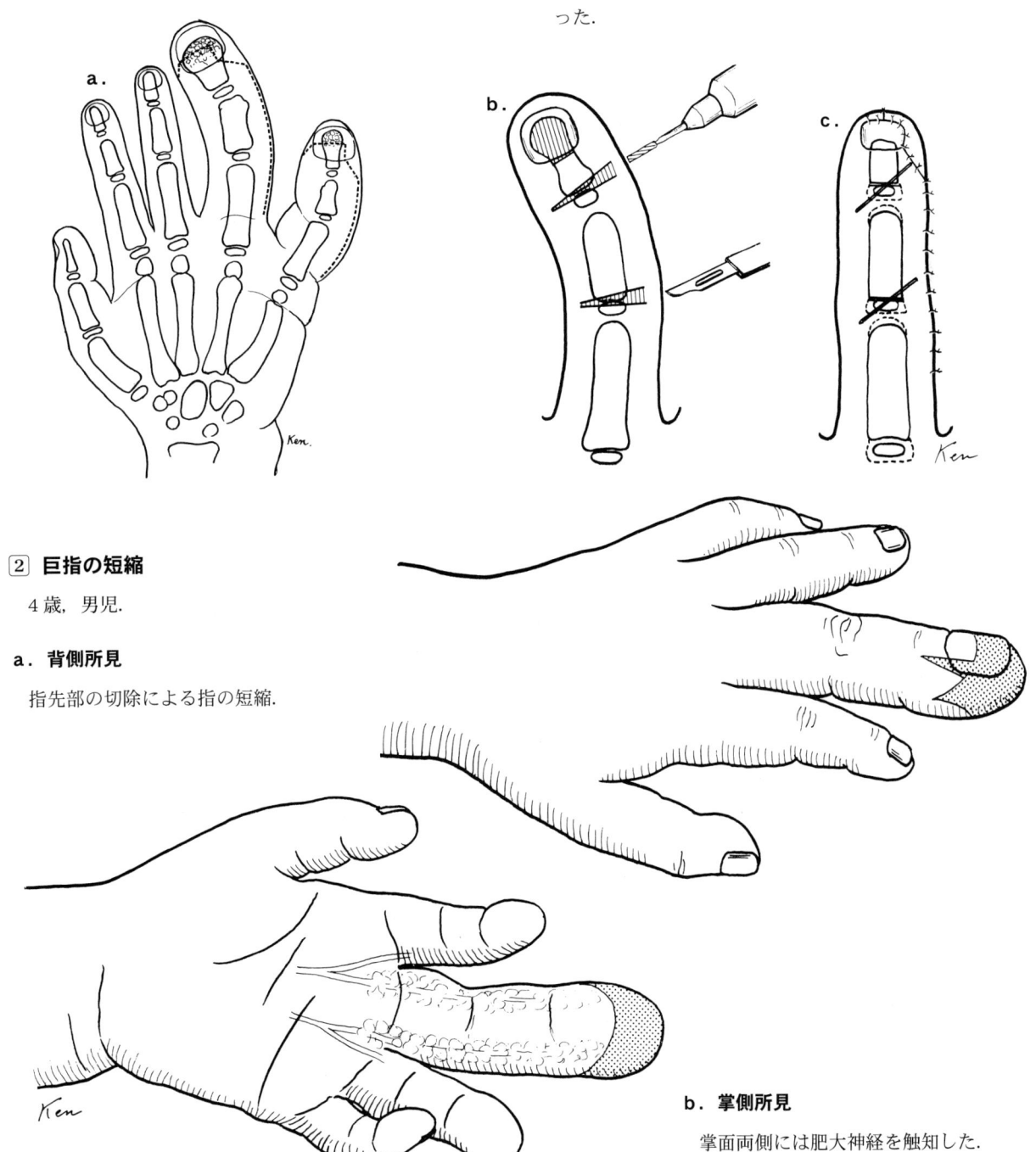

2 巨指の短縮

4歳，男児．

a．背側所見

指先部の切除による指の短縮．

b．掌側所見

掌面両側には肥大神経を触知した．

3 巨指の短縮と縮小 (1)

　3〜5歳，またはそれ以上で巨指がきわめて著明な場合，まず指先部を縮小し，なお短縮が不十分であれば基節骨基部の骨端部，さらには MP 関節の切除を行う．

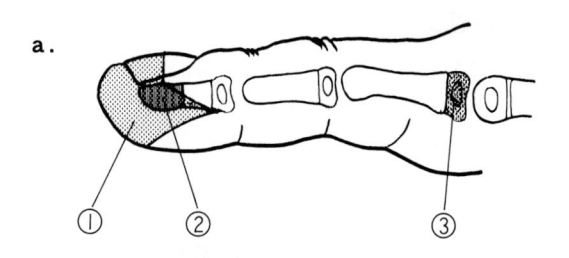

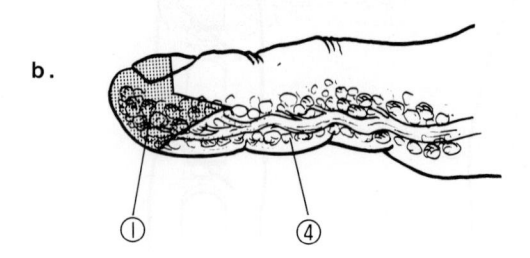

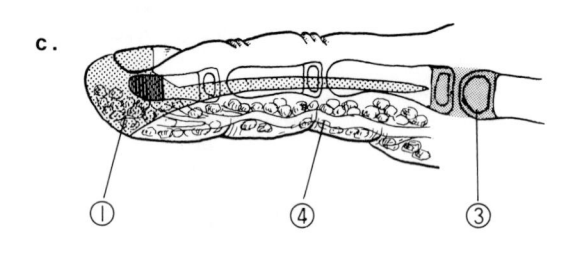

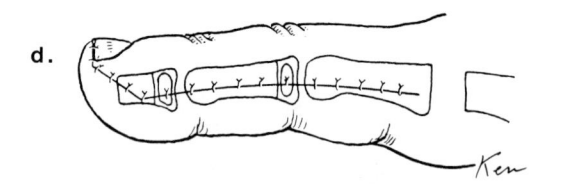

a.

b.

c.

d.

① 爪，および指先部切断
② 末節骨の一部切断
③ MP 関節，また骨端核の切除
④ 肥大した指神経，および脂肪組織増殖：これの切除にさいしては必ず拡大鏡を使用して指動脈を損傷することのないよう注意する．なお脂肪組織のみを切除するか，肥大した指神経をも含めて摘出するかであるが，これは患者の年齢，指の肥大程度，いずれの指かなどにより決定しなければならない．とくに 10 歳以下の小児については，切除してもさほどの問題はないようである．しかし多少の異常感は残存する．神経切除にさいしては神経移植を考慮するのもよい．

4 巨指の短縮と縮小 (2)

a. 背　面

　指先部の切離．爪の縮小（①）．

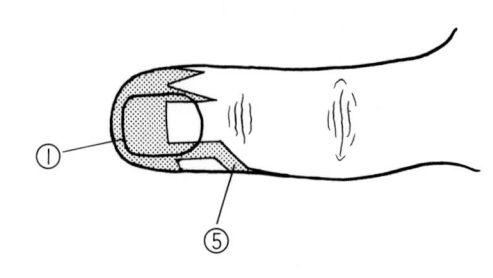

b. 側　面

　指先部の切離，および側正中線切開による縫縮（⑤）．

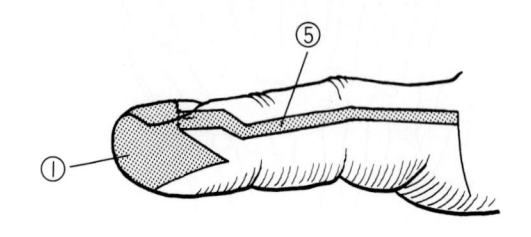

c. 側面の縫縮

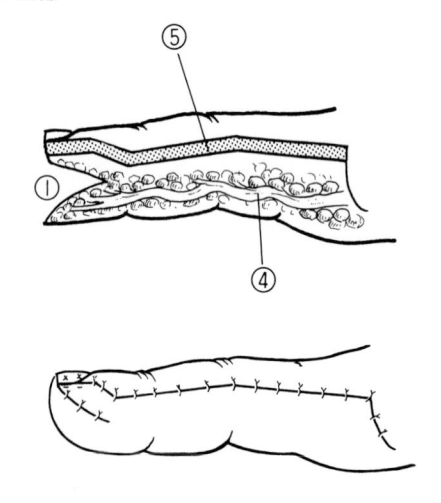

d. 指先部の形成

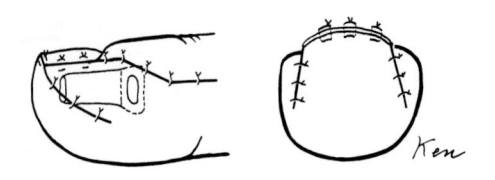

　なお指先部の閉鎖は，90 頁の図 9 のごとくにするのもよい．

5 巨指の短縮（Barsky法）

a.

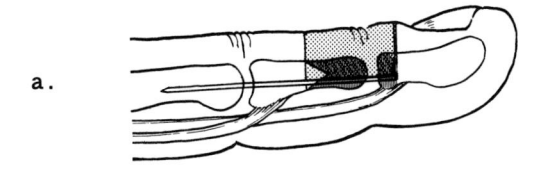

b.

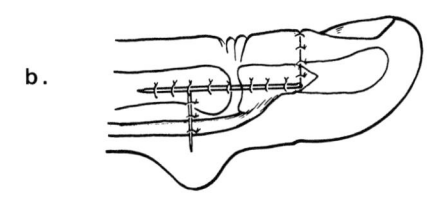

c.

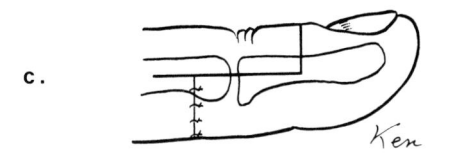

6 巨指の短縮（Tsuge法）

図5の方法は成人の場合に用いられるが，最近では前頁の図3，4の方法を使用することが多くなった．下図の方法によれば指先部の形成が容易という利点がある．この方法は足指巨指の短縮に便利．

a.

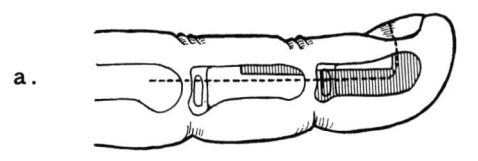

b.

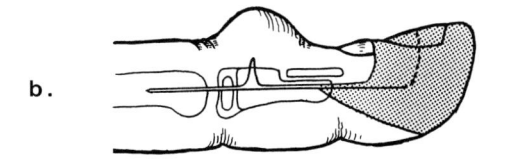

c.　　　d.

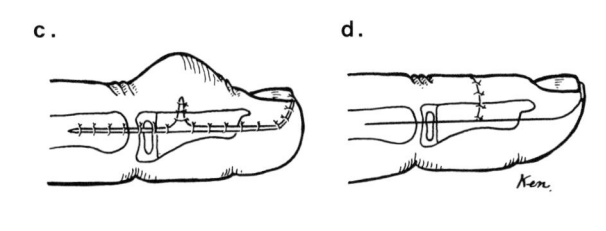

7 巨指の切断

異常に大きい指が1〜2指に限局する場合には，切断術を施行するのがよいであろう．

a．来院時の所見（掌面）と切開

1歳，男児．

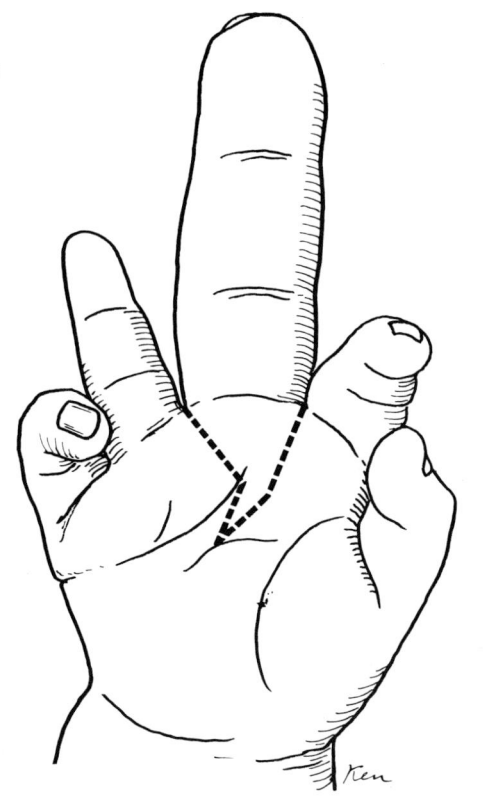

第28章 先天異常

b．来院時の所見（背面）と切開

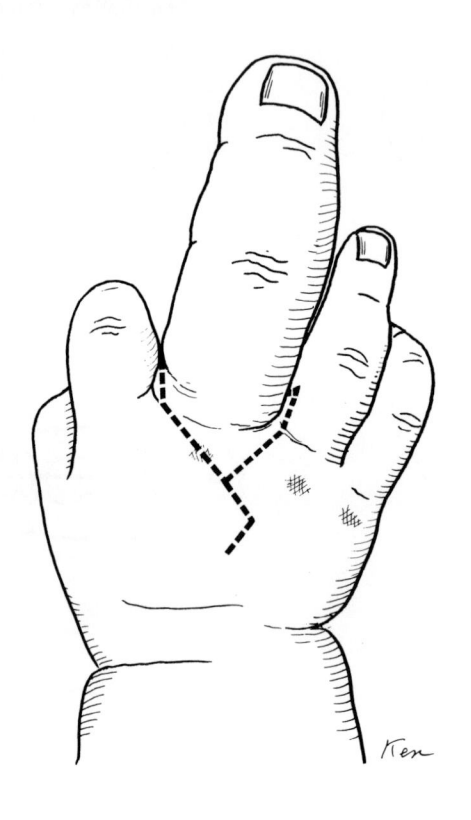

c．X線所見

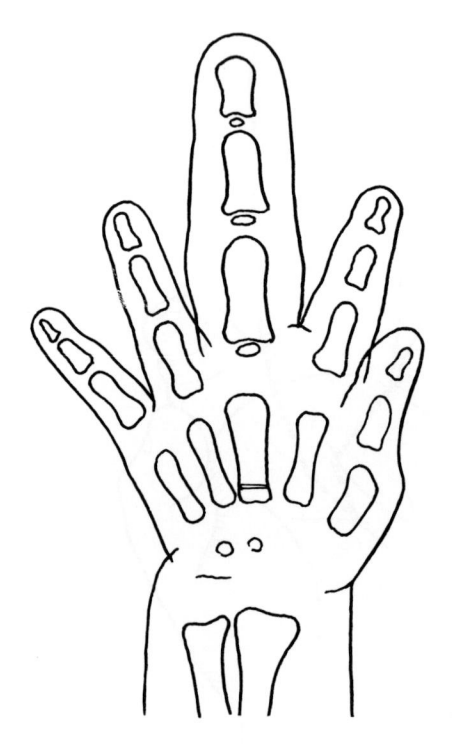

d．中指の切断と示指の移行

中指切断後，示指を中指側に metacarpal transfer したのち，腱鞘を互いに反転・縫合して深横中手靱帯とした．

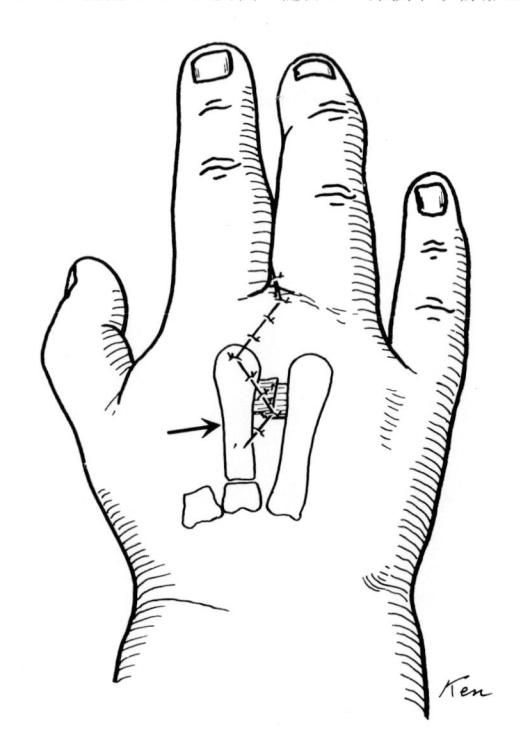

8 巨指症に対する関節切除

17歳，女．

a．来院時所見（背面）

関節切除・固定

骨頭切除

b．来院時所見（掌面）

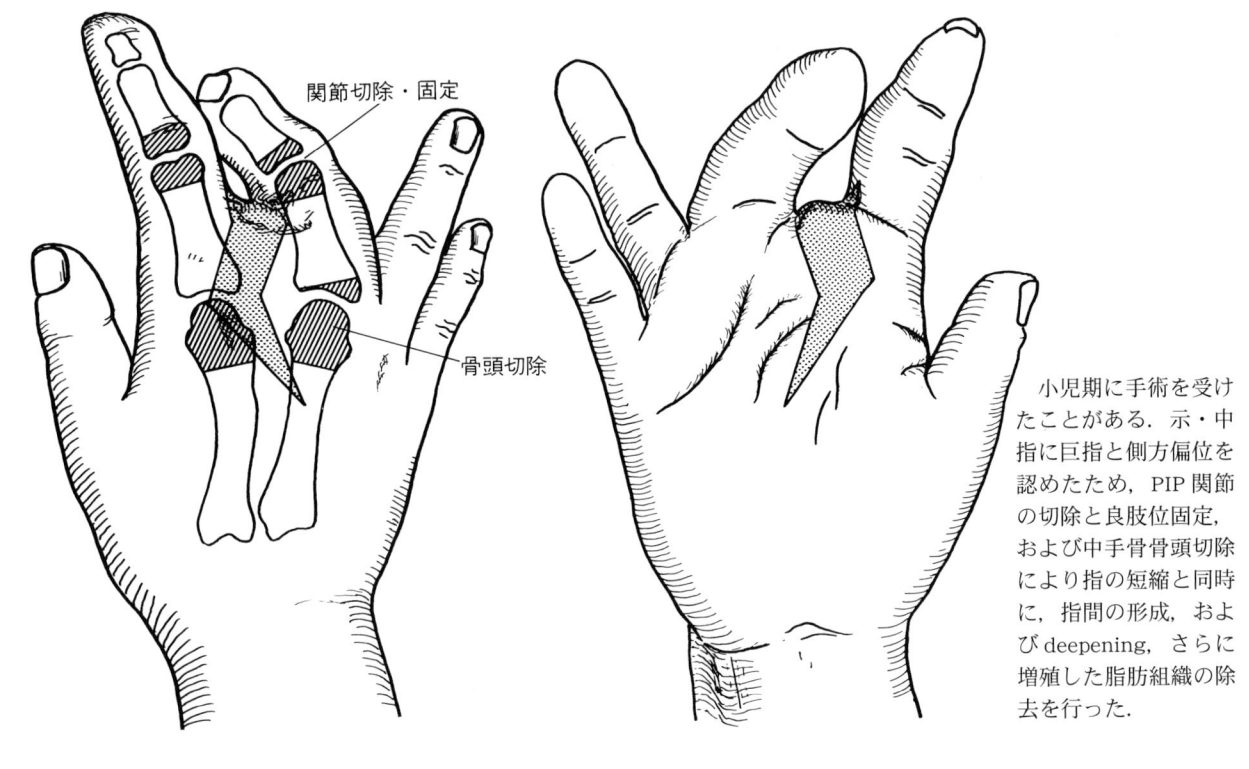

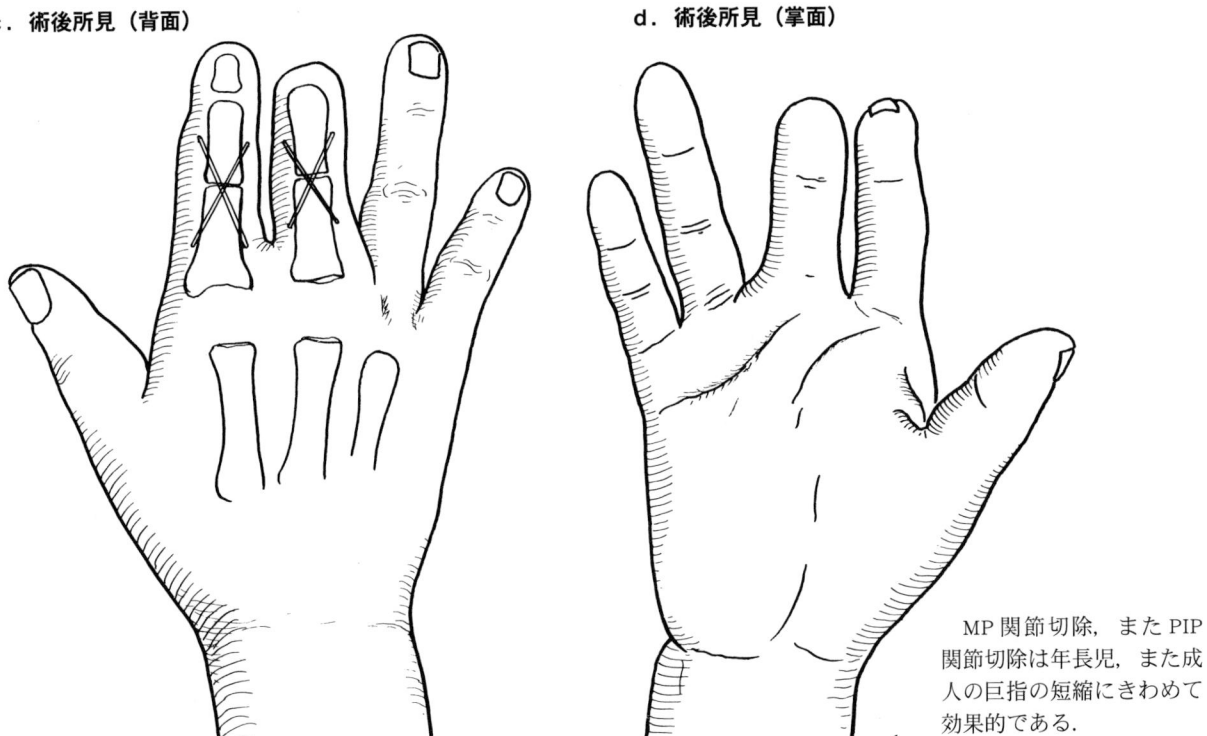

小児期に手術を受けたことがある．示・中指に巨指と側方偏位を認めたため，PIP関節の切除と良肢位固定，および中手骨骨頭切除により指の短縮と同時に，指間の形成，およびdeepening，さらに増殖した脂肪組織の除去を行った．

c．術後所見（背面）

d．術後所見（掌面）

MP関節切除，またPIP関節切除は年長児，また成人の巨指の短縮にきわめて効果的である．

9 巨指と正中神経肥大の合併

16歳, 男.

a. 背側所見

母指と示指に巨指を認める.
図は縮小のための切開線を示した.

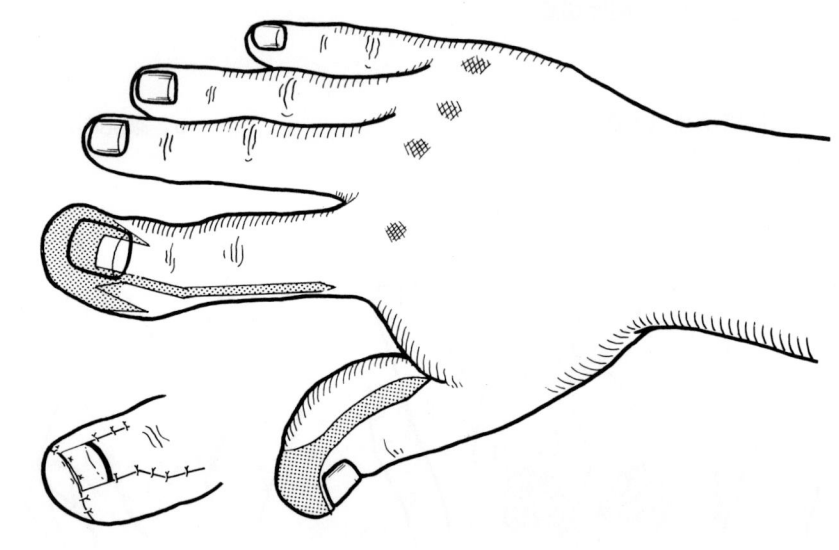

b. 掌側所見

母・示指の短縮と縮小, 手掌部に軟性肥大があり, 正中神経領域にシビレ感を認める. また手根管部に Tinel's sign があり手根管症候群を合併している. 点線は切開線を示した.

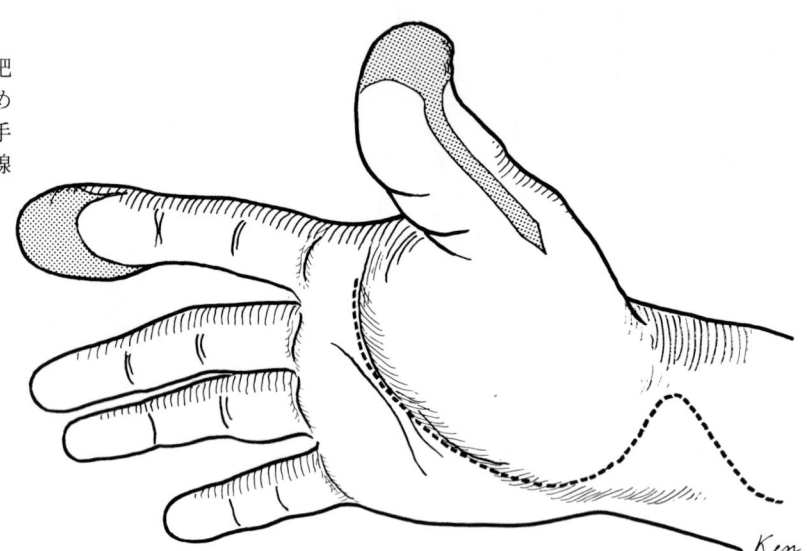

c. 肥大した正中神経

手根管部に絞扼が認められる. 肥大した神経は軟らかで周囲の神経鞘膜の肥大が著明. 手掌部においては脂肪組織の増殖も著明となる. いわゆる正中神経の fibro-fatty proliferation というべきもので治療としては良法はなく, このままで経過をみるということになろう. 肥大はあっても大した障害とはならないからである.

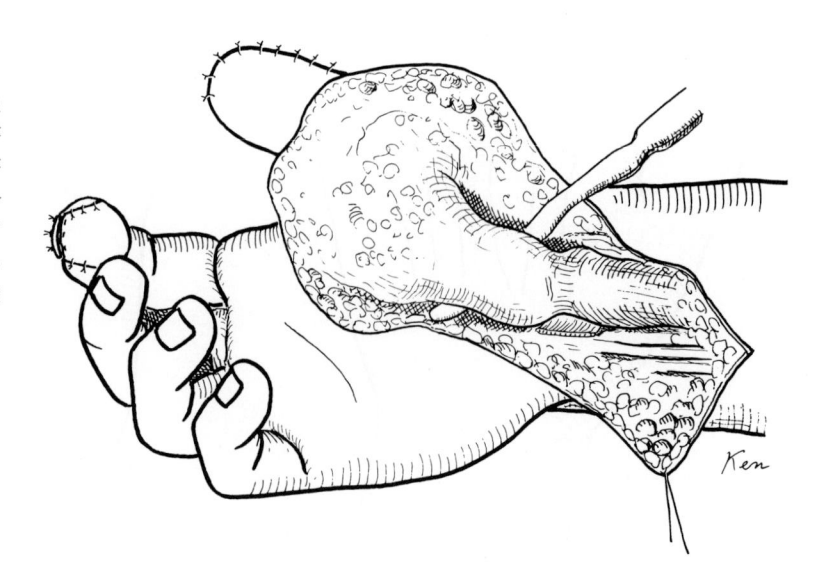

28-10 短指症の治療

1 短指症（小指中節骨）の治療

小指中節骨短指症に合併した斜指．
骨切り術により矯正を行った．

a.

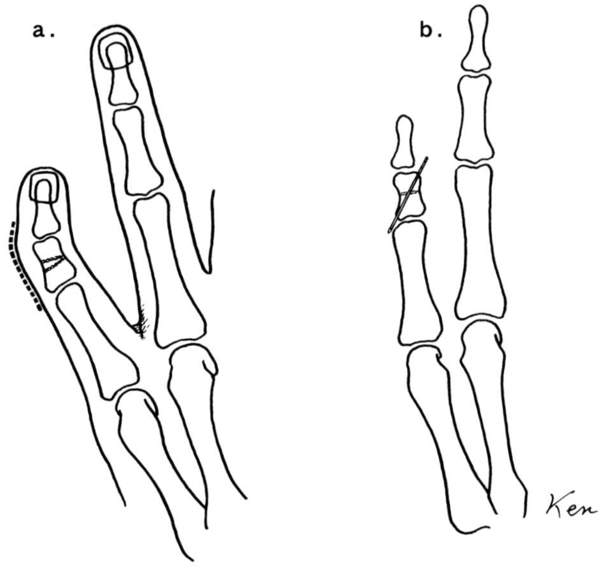

b.

2 短指症（中手骨）の治療

a．環指中手骨短指症例

切開を示す．

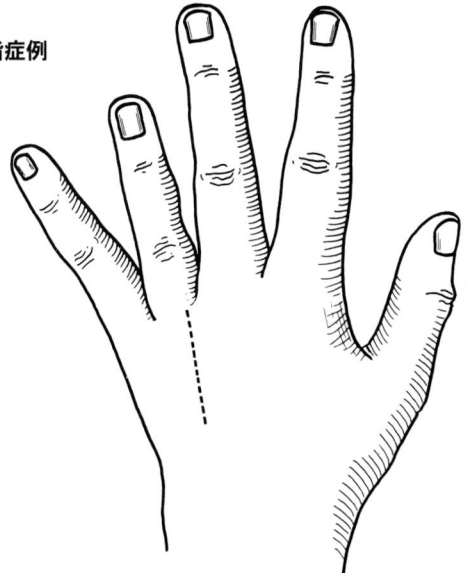

b．環指短指症のX線所見

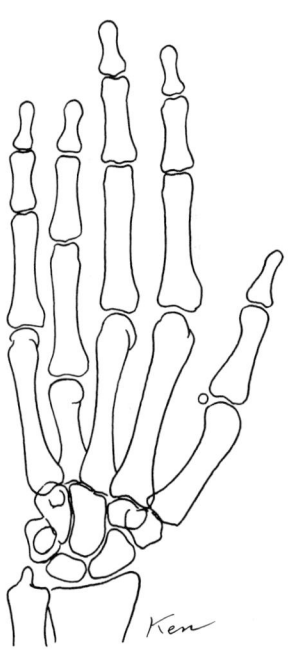

c．骨延長のための骨移植のいろいろ

腸骨を採取し適宜形成ののち，延長・固定に使用する．
1 cm程度の延長は骨移植で可能．

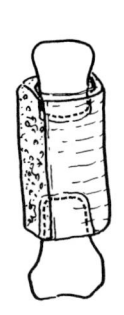

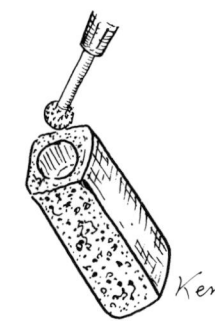

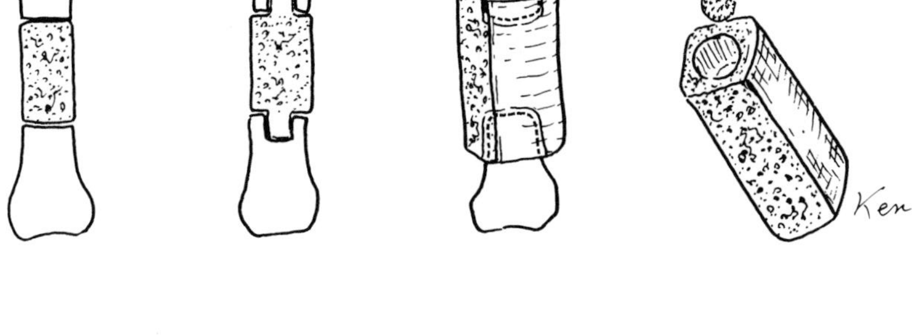

d．骨移植による環指延長

一度に強い延長を行うと，指の屈曲が制限されることとなるので注意しなければならない．場合によってはシリコンブロックなどで一次的に延長，二次的に骨移植を行うのもよいであろう．また創外骨延長器などを用いての仮骨延長法もよい方法と思われる．ただし長時間を要するのが問題．

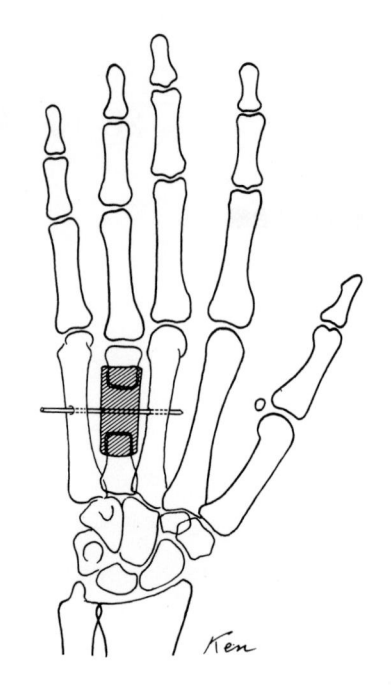

③ 短合指症の分類と治療

短合指症の治療は，先に合指症の項でも述べたので参照されたい．

a：短合指症でとくに中節の発育不良のもの
b：裂手型変形で中央指の発育不良のもの
c：単指形：中央，ならびに橈側指の発育が不良のもの
d：指欠損型：全指の発育が不良のもの

とくに図 c，d の治療については，将来 phalangization を行うとか，子どもの成長を待って足指の移植を行うなどの方法が考えられるが，完全な解決策はない．生後6ヵ月～1年以内であれば，足指骨の遊離移植で移植骨の成長が期待されるとの報告もある．また子どもの成長を待って創外固定器による中手骨延長を考慮するのもよいかも知れない．

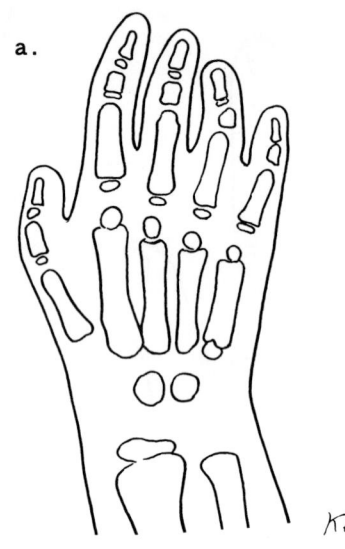

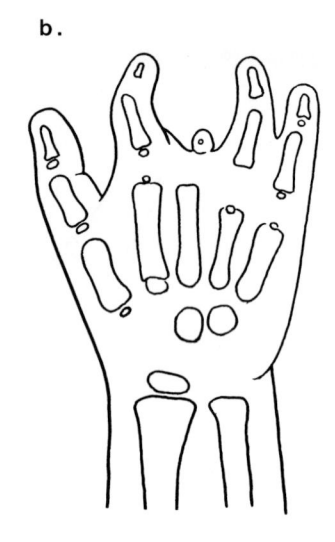

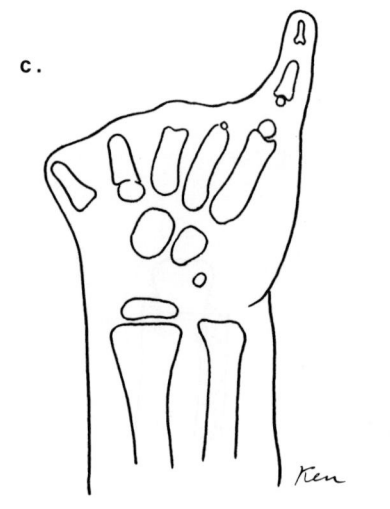

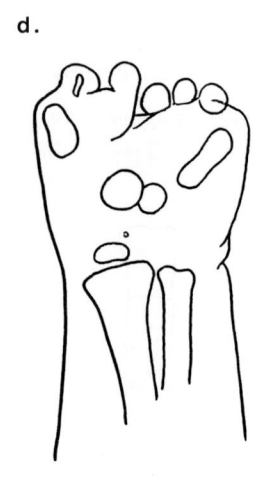

4 横軸発育停止（欠損症）

図aに示したごとき切開で示指中手骨を摘出．これを用いて中指の延長を行った（図b）．皮膚欠損部には全層植皮を行う．

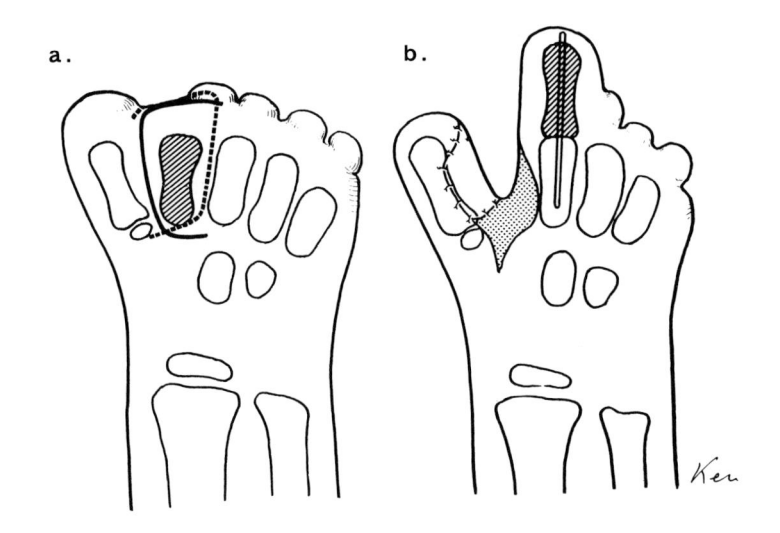

28-11 その他

A．カーナー（Kirner）変形の矯正

小指末節に発生，末節骨に偽関節形成をみる．

a．X線所見

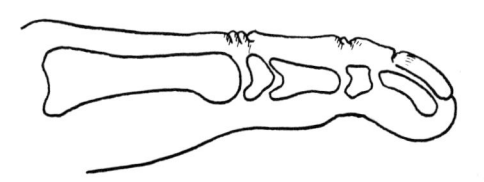

b．切開と抜爪

爪を抜去したほうが矯正が容易である．

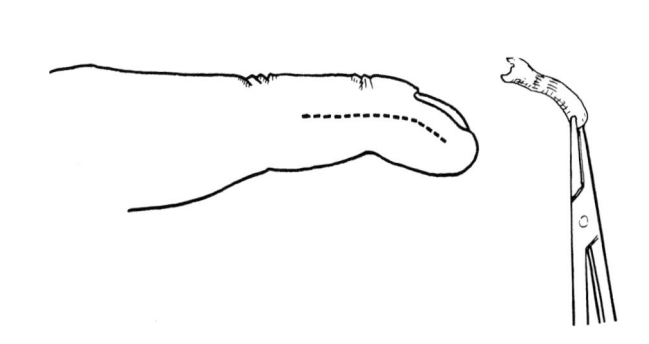

c．骨切り術による矯正

橈骨遠位端より採取した小海綿骨片を掌側に挿入するのもよい．

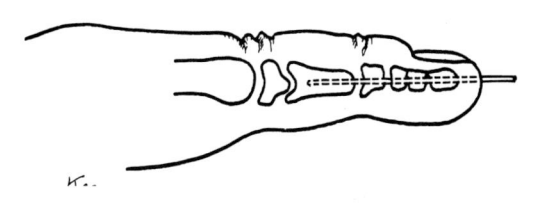

B．母指MP関節過伸展例

3歳，男児．まれな奇形．

a．初診時所見

母指伸展時MP関節が過伸展し，ピンチにさいし力がはいらない．

b．手術所見

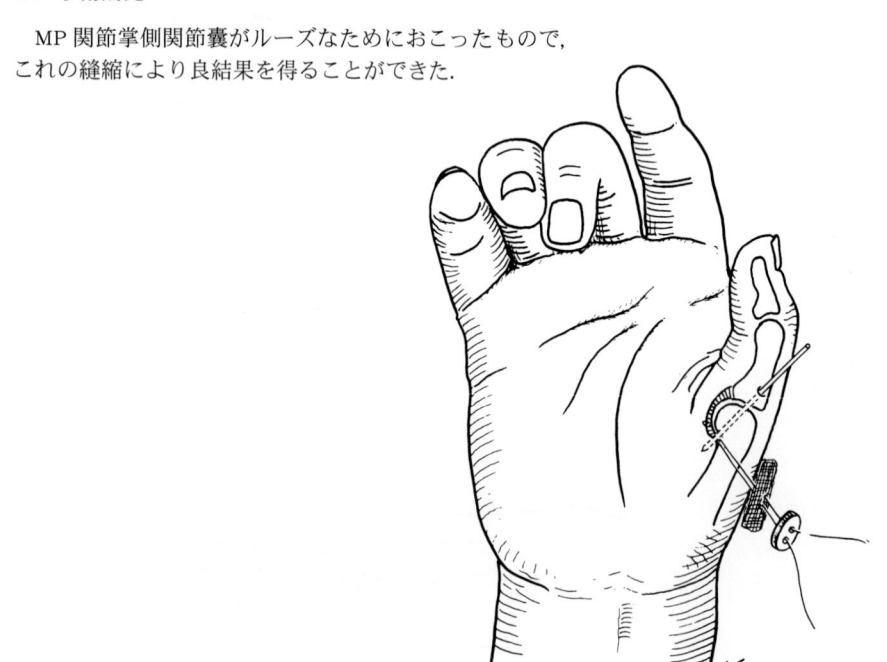

MP関節掌側関節囊がルーズなためにおこったもので，これの縫縮により良結果を得ることができた．

C. マーデルング変形手

a. 術前X線所見（正面像）

25歳, 女.
反対手にも, 程度は軽いが変形を認めた.
手関節部に疼痛を訴えて来院.

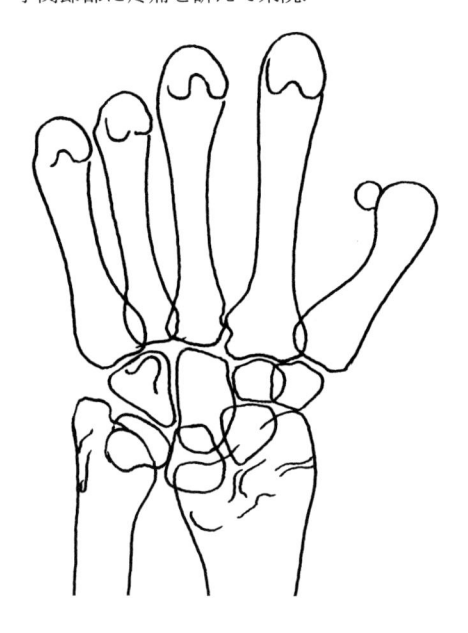

b. 術前X線所見（側面像）

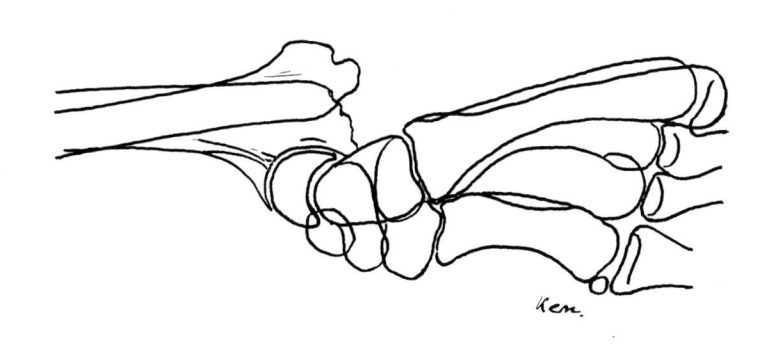

（註）この症例では尺骨の短縮術を試みたが, 手関節部になお多少の疼痛が残存する. 疼痛が強ければ手関節の部分的, または全固定術が適応となるかも知れない. また, 橈骨の骨切り術やSauvé-Kapandji手術を考慮する.

D. 短指伸筋の存在

伸側筋の異常の中に短指伸筋の存在があり, 時に疼痛をきたして来院することがある. 短指伸筋は, 全体の3〜4%にみられるというが, 多くは20〜40歳代で手作業職の男性が手使用時の局所腫大, 疼痛, 圧痛を主訴として来院する. ガングリオンとの鑑別を要することがある. 疼痛が強ければ摘出を考慮する.

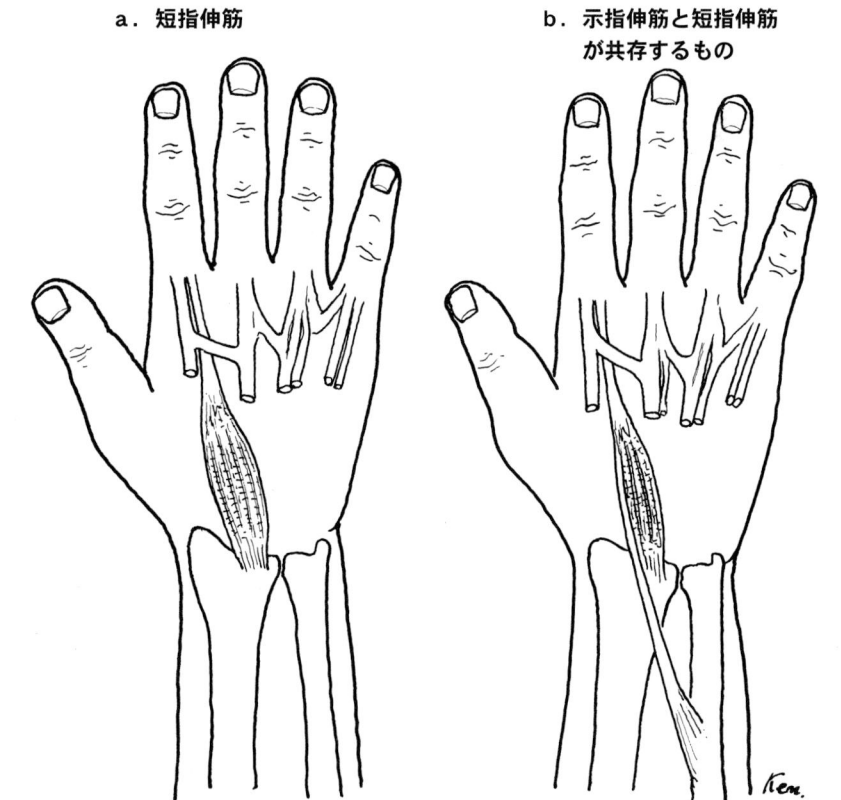

a. 短指伸筋

b. 示指伸筋と短指伸筋が共存するもの

第 29 章　手の腫瘍

　手の腫瘍は，手の外科全体の約20％を占めるとされる．著者の大学時代の過去25年間における腫瘍の経験例（手術例）を症例数順に列挙すれば，次のごとくである．

　腫瘍の摘出に際しては，術前にX線検査のみでなくMRI検査を行い，腫瘤の部位・範囲を確認してからメスをとるのが望ましい．

I．**軟部腫瘍手術例**		
A．**良性腫瘍**		
ガングリオン		189
血管腫		87
グロムス腫瘍		31
神経鞘腫		24
類表皮嚢腫		24
巨細胞腫		21
脂肪腫		9
リンパ管腫		7
若年性腱鞘線維腫		6
粘液嚢腫		2
皮脂腺嚢腫		3
		403
B．**悪性腫瘍**		
扁平上皮癌		6
悪性黒色腫		4
悪性線維性組織球腫		1
横紋筋肉腫		1
		12

II．**骨腫瘍手術例**		
A．**手の骨腫瘍**		
内軟骨腫		68
軟骨性外骨腫		20
類骨骨腫		4
骨嚢腫		1
骨巨細胞腫		1
転移癌		2
悪性間葉系腫瘍		1
		97
B．**前腕骨骨腫瘍**		
線維性骨異形成		5
軟骨性外骨腫		4
骨巨細胞腫		4
		13

　　　　　　　　　　総　計　　525

29-1 手に発生する悪性腫瘍

1 扁平上皮癌

78歳，男．

2年前より環指に湿疹様のものが発生．その後，腫瘍を形成するにいたった．試験切除により悪性化を確認，切断術を実施した．

皮膚癌は陳旧な火傷に続発した潰瘍とか，放射線潰瘍などが悪性化して発生することが多い．リンパ節に腫脹があれば郭清が必要．化学療法としてはブレオマイシンが広く用いられている．

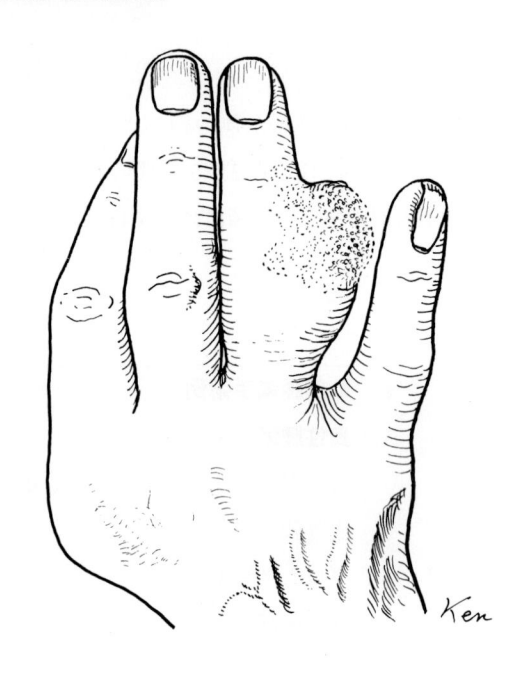

2 メラノーム (melanoma)

52歳，女．

爪部に発生したpigmented typeのメラノームで，切断術を実施した．このほかamelanic typeのものがあるが，これの診断はやや困難となる．

組織侵蝕の深さの程度にもよるが，切断にさいしては辺縁より3～6 cmの範囲の切除が必要となる．

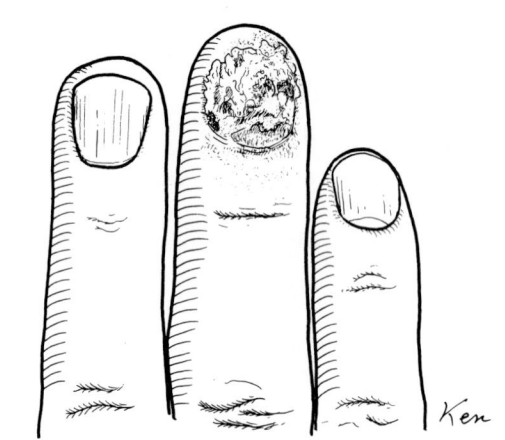

3 転移癌

77歳，女．
腎癌が母指基節骨に転移したものである．

a．X線所見

骨の破壊像を示す．

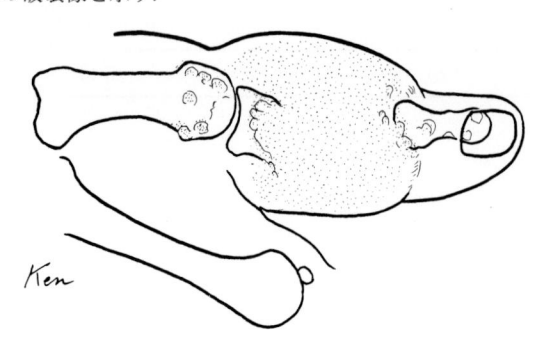

b．肉眼所見

肉芽の発生，血管の怒張を認める．

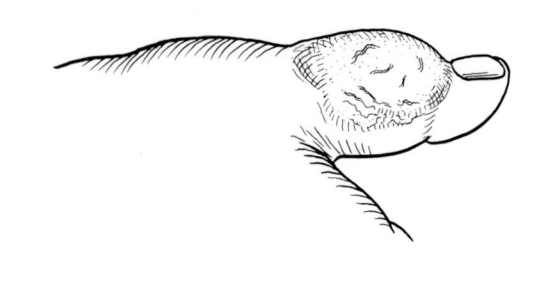

29-2 軟部組織よりの腫瘍

1 脂肪腫（lipoma）

日本人にはその発生は欧米人に比べて比較的まれのようである．軟らかい無痛性腫瘍として認められる．摘出は比較的容易．部位により神経麻痺を合併することあり．取り残すと再発することがあるという．

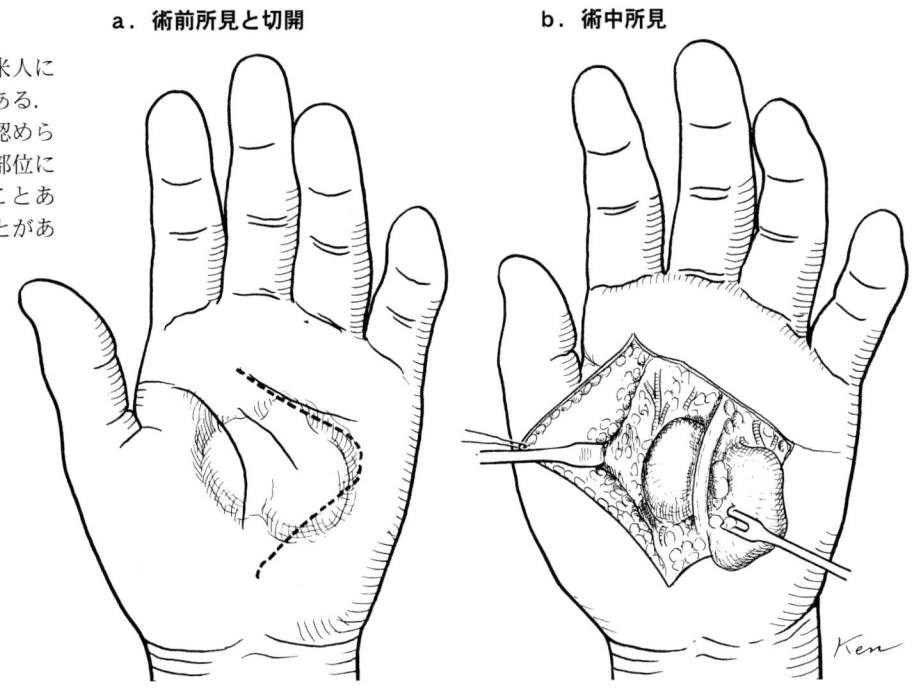

a．術前所見と切開　　b．術中所見

2 ガングリオン（ganglion）

手の腫瘍の中でもっとも多い腫瘤であるということは，よく知られていることである．

A．もっとも多いガングリオン

a．肉眼所見と切開

ガングリオンは舟状骨・月状骨間の靱帯部に発生することがもっとも多い．切開には横切開が利用される．手背知覚神経枝を損傷しないよう注意する．手術にさいしては術前 MRI 所見を精査，腫瘤の範囲を確認してからメスをとるのが望ましい．

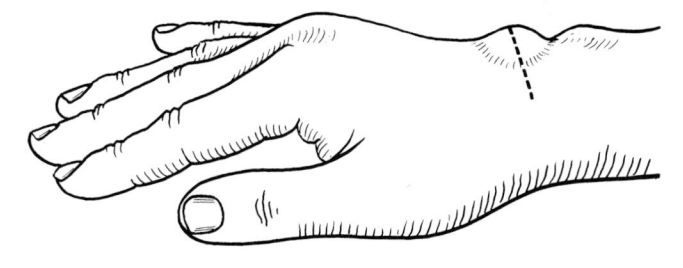

b．ガングリオン摘出の所見

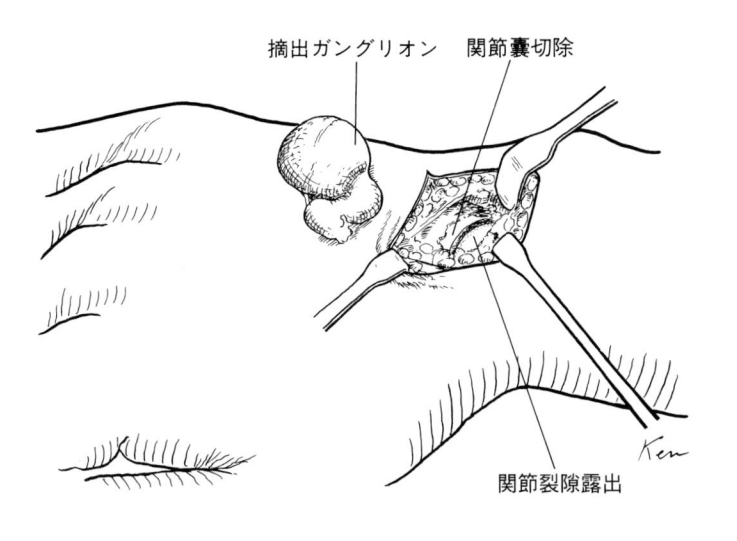

摘出ガングリオン　関節囊切除

関節裂隙露出

3 いろいろのガングリオン (Angelides AC: J Hand Surg 1A: 228-235, 1976)

A. もっとも多いガングリオン

a. もっとも多いガングリオンの型

ガングリオンと柄部，および靱帯，関節の相互関係で，この型のものがもっともふつうである．

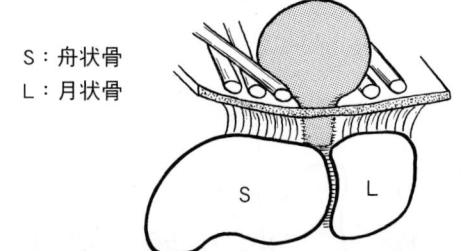

S：舟状骨
L：月状骨

b. 多胞性ガングリオン

摘出にさいしては取り残しのないよう注意する．

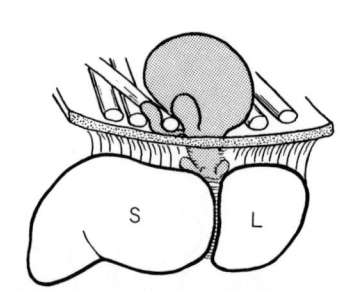

c. 長い柄のガングリオン

柄部が伸筋腱の下を横走していることに注意．

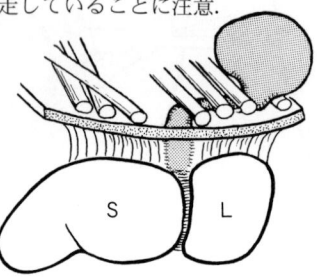

d. 小囊胞の存在

靱帯内において多数の小囊胞が存在する．これらの取り残しも再発につながることに注意する．

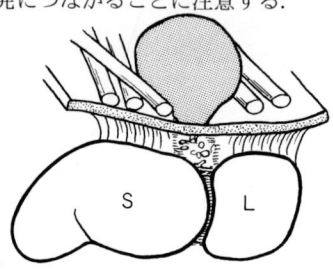

e. 骨内ガングリオン

月状骨，舟状骨などの骨内にガングリオンの発生をみることがある．骨嚢腫，内軟骨腫，痛風による骨透明巣との鑑別を要することがある．疼痛があれば搔爬・骨移植が必要となる．

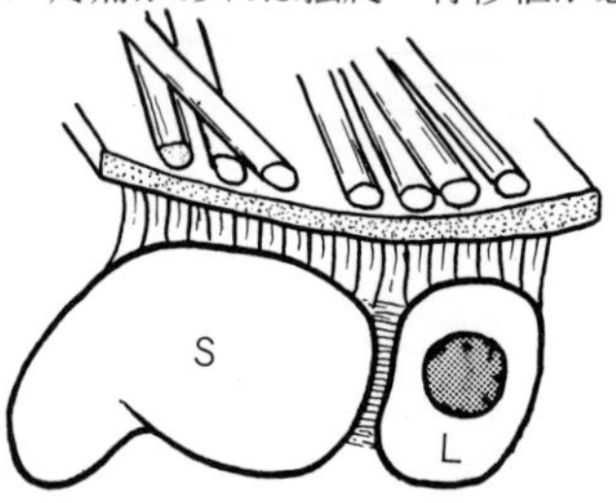

f. 骨内ガングリオンとの連絡

まれに骨内ガングリオンと背側ガングリオンの連絡をみることがある．

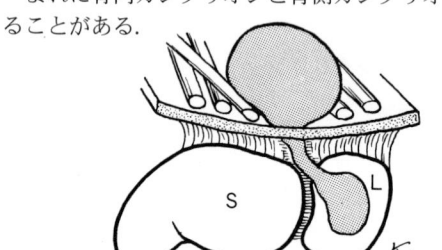

B. 比較的まれな部におけるガングリオンの発生

a. 局所所見と切開

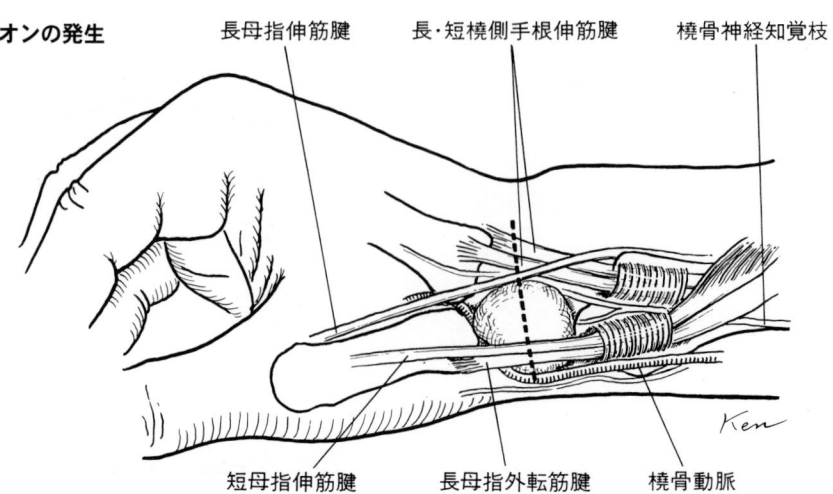

長母指伸筋腱　長・短橈側手根伸筋腱　橈骨神経知覚枝

短母指伸筋腱　長母指外転筋腱　橈骨動脈

b．ガングリオンの剥離

剥離には先の曲がったモスキート鉗子，またハサミが使用される．腱・神経，また動脈を側方によけ，ガングリオンの茎部の位置と範囲を早く確認することが大切．

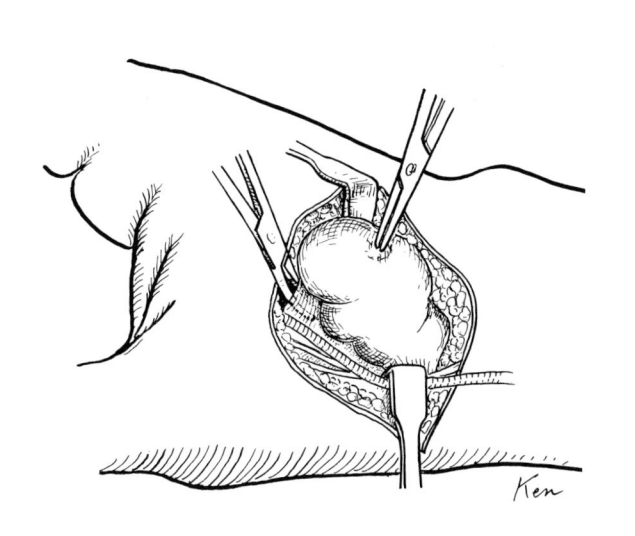

c．ガングリオンの切除

茎部を関節囊，滑液膜を含めなるべく広目に切除する．

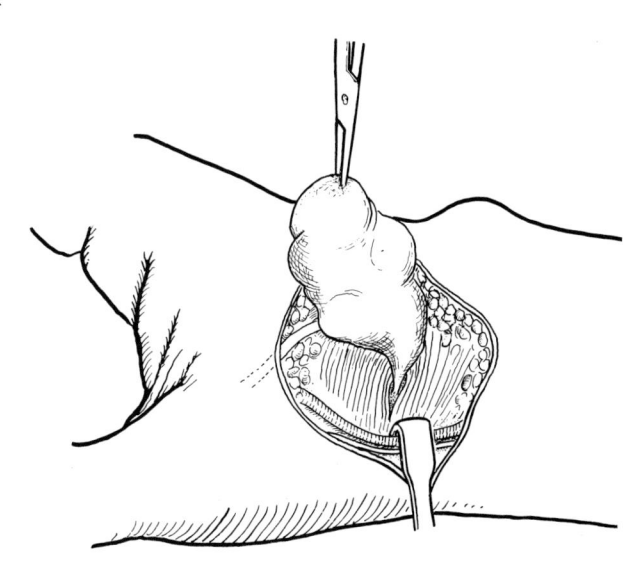

C．長い柄を有するガングリオン

a．手背ガングリオン

比較的まれである．

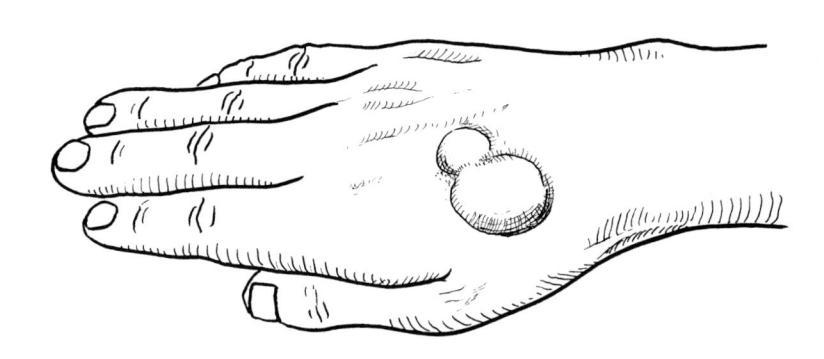

b．ガングリオンの剥離

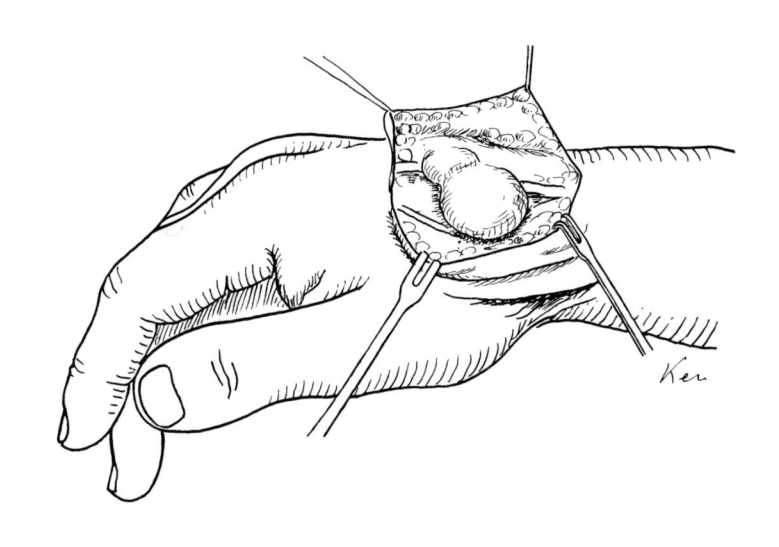

c．ガングリオン柄部の剝離

柄部は伸筋腱の下を走るのがふつう．

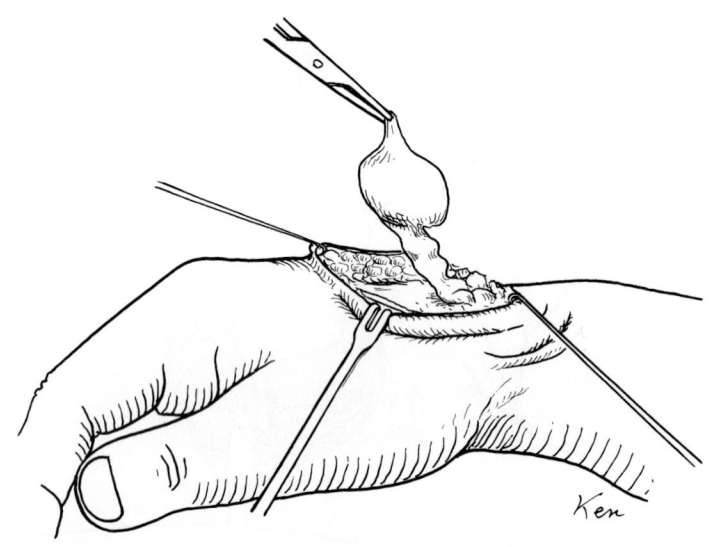

d．摘出したガングリオン

多数のガングリオンが念珠状に連なっている．

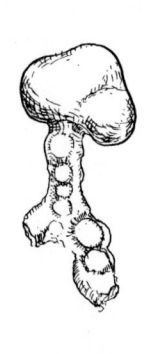

D．屈筋腱腱鞘よりのガングリオン

a．ガングリオンと切開

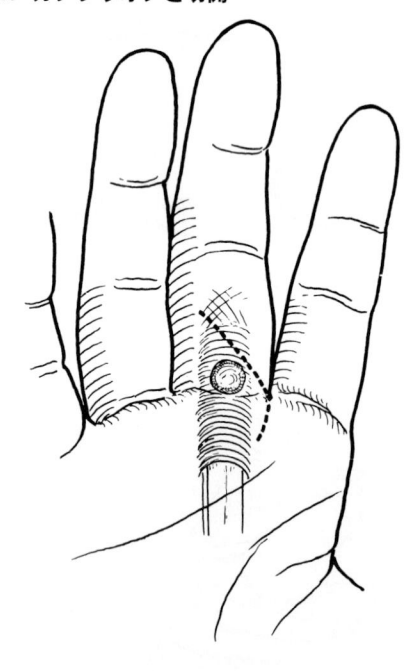

b．腱鞘切除

ガングリオンとともに腱鞘を切除する．

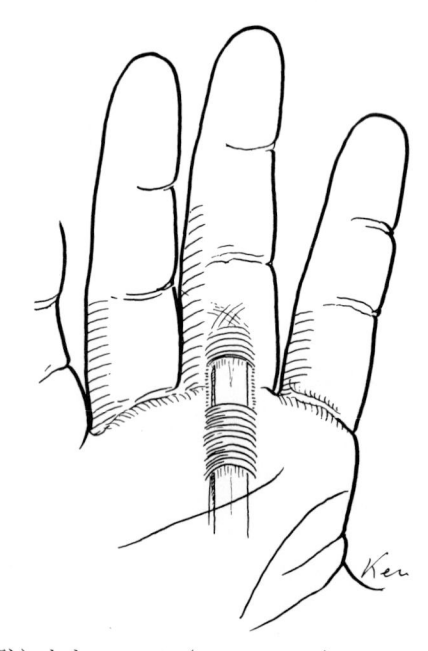

　手部発生ガングリオンの5〜16％を占める．最初穿刺療法を試みるのもよい．
　中手骨骨頭の掌側で皮膚の硬結を認める部位に切開が及ぶと，のち疼痛の原因となるので注意する．

（註）なお，occult（dorsal carpal）ganglion の発見のためには MRI がよいが，場合により超音波診断もかなり有力とされている．

c．特殊な腱鞘ガングリオン

51歳，女．
ジグザグ切開による開放．環指MP関節掌側の腱鞘ガングリオン．

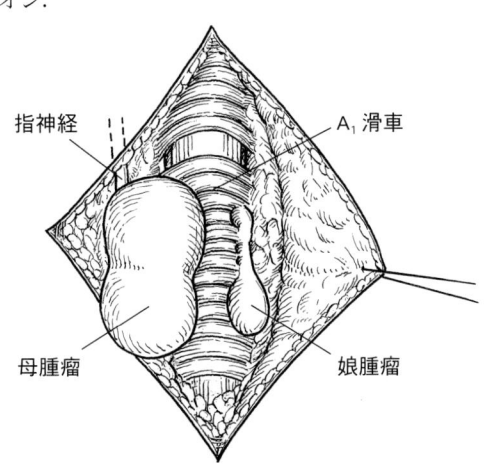

指神経，A₁滑車，母腫瘤，娘腫瘤

d．腱鞘と共に腫瘤を切除

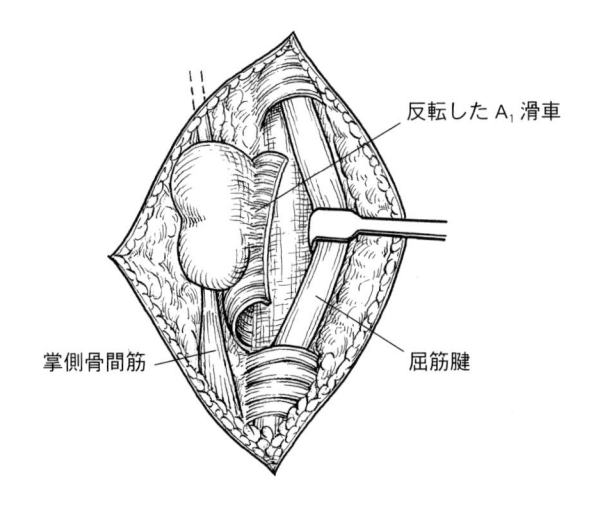

反転したA₁滑車，掌側骨間筋，屈筋腱

E．DIP関節における粘液囊腫（mucous cyst）

DIP関節の変形性関節症に続発したガングリオンの一種と考えられる．切除が不十分であると再発をきたしやすい．

a．来院時所見と切開線

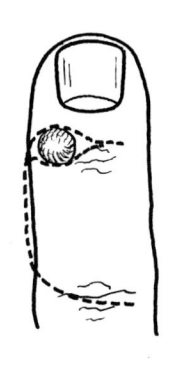

b．側面X線像

骨棘をみる．

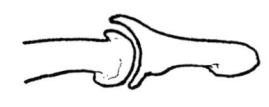

c．創の閉鎖

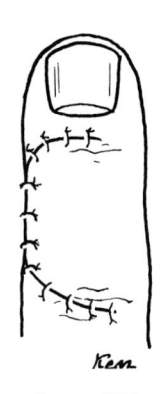

関節包を含めて囊腫および骨棘の切除ののち創を閉鎖する．時に植皮を要することもある．

4 良性巨細胞腫 (giant cell tumor)

A. 指における良性巨細胞腫

a. 肉眼所見

表面平滑,または凹凸不平,弾性硬の腫瘤として触れ,皮膚との癒着はないが,基底は固定されて可動性はない.

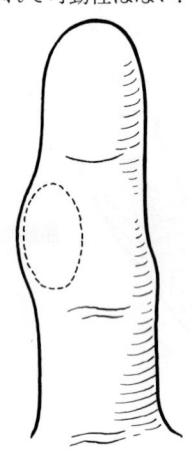

b. 切開

X線的にしばしば骨の陥凹所見をみる.

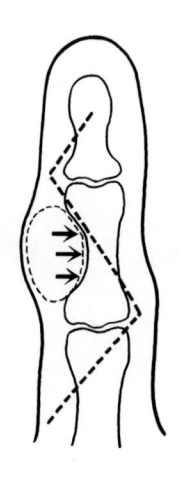

c. 術中所見

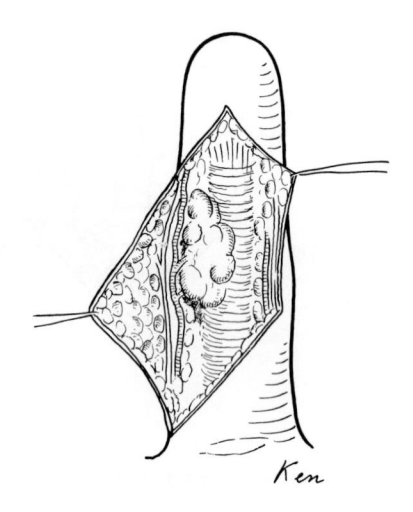

d. 側面像

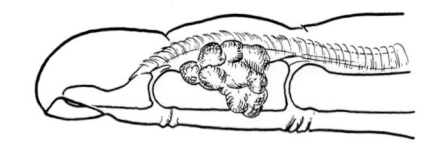

e. 横断面の所見

腫瘍は黄色で,しばしば屈筋腱と指骨の間を通って他側に及び,砂時計,または馬蹄型を呈することがある.摘出は時間をかけて完全に摘出すべく行う.取り残しがあると再発傾向が強いので注意.局所再発率10～40%.

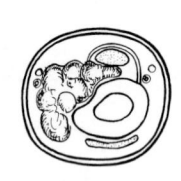

B. 広範な良性巨細胞腫

a. 肉眼所見と切開

骨間筋の萎縮は,尺骨神経管における腫瘤による尺骨神経の圧迫によるものである.

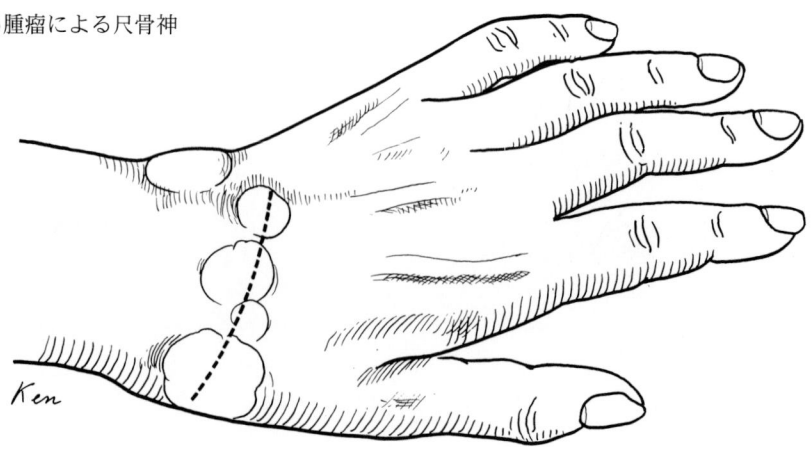

b．手術所見

伸筋腱は腫瘤の中にめり込んだ所見を示していた．

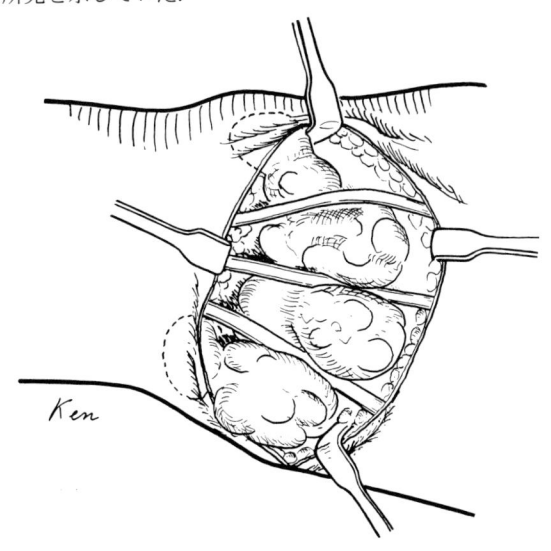

c．X線所見と骨の破壊

腫瘤はできるだけ完全に摘出すべきで，取り残しをすると再発の可能性が強い．骨への多数の侵蝕像を認める．

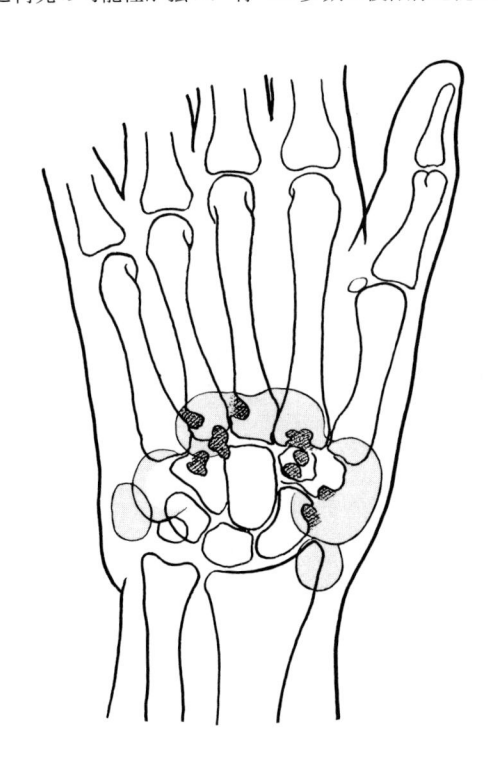

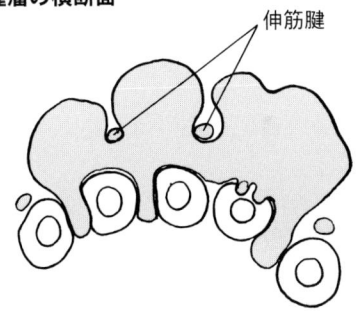

d．腫瘤の横断面

伸筋腱

e．掌側所見と尺骨神経の圧迫

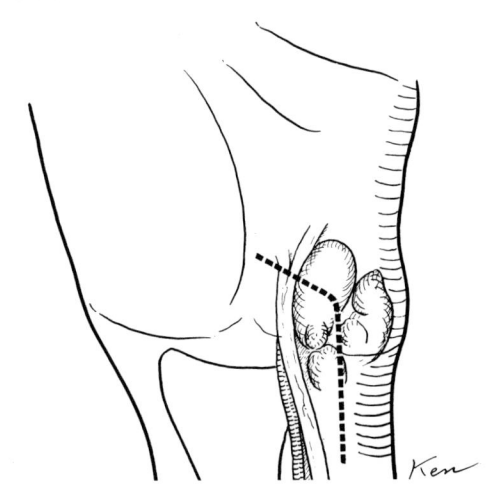

5 類上皮囊腫 (epidermoid cyst)

　手をよく使用し，外傷を受けやすい労働者にしばしば認められる．無痛性の硬い腫瘤として触れ，白色の嚢腫を形成，うちにコレステロールを含有する．MRI による精査が望ましい．

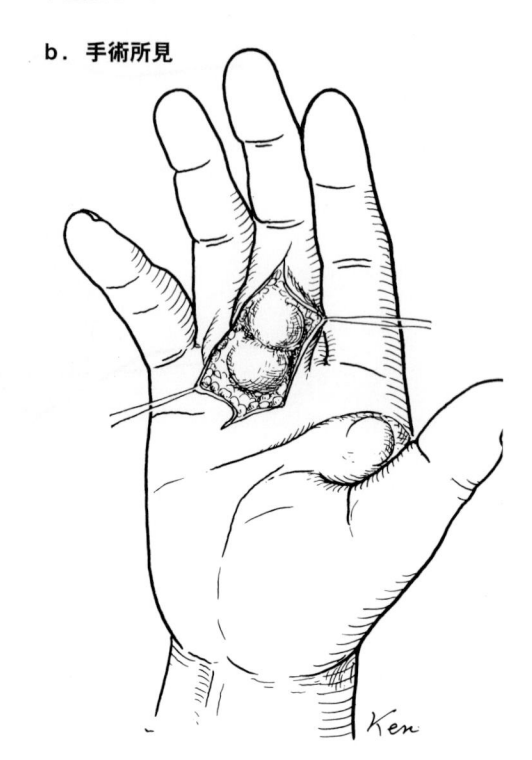

a．肉眼所見と切開

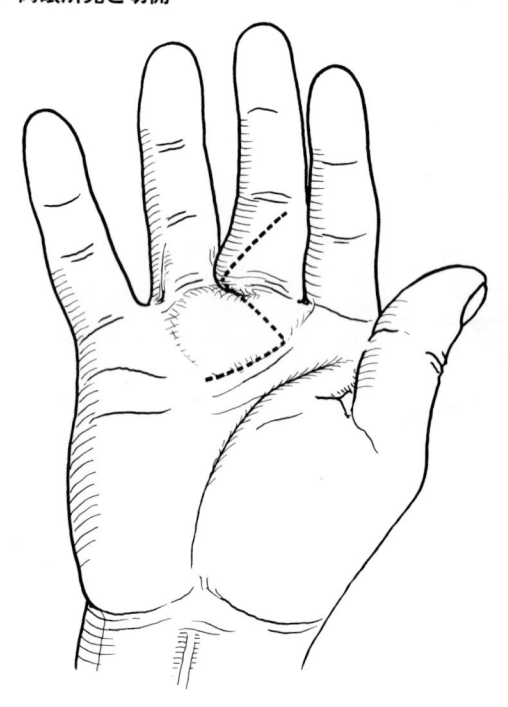

b．手術所見

6 肉芽腫 (granuloma)

　45歳，女．
　金属とか木材，竹などの刺入による．
　17年前に針が刺入．最近になり局所の軽度の腫脹，疼痛，発赤をみるようになった．

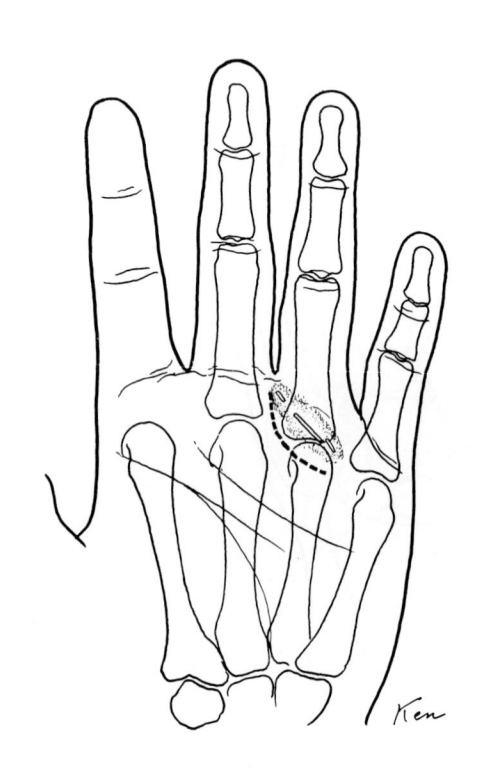

7 神経鞘腫 (schwannoma)

末梢神経からの腫瘍で比較的多いものである.
① 神経に沿う円型または楕円型腫瘤として触れる,
② 叩打により神経支配方向への放散痛を認める,
③ 神経走向に対し直角方向にはよく動くが, 長軸方向にはあまり動かない,
などの特徴を有する.

A. 単発性の神経鞘腫

もっともふつうのタイプのもので腕神経叢はもちろん正中・尺骨神経, また橈骨神経にも発生する.

a. 尺骨神経より発生した腫瘤

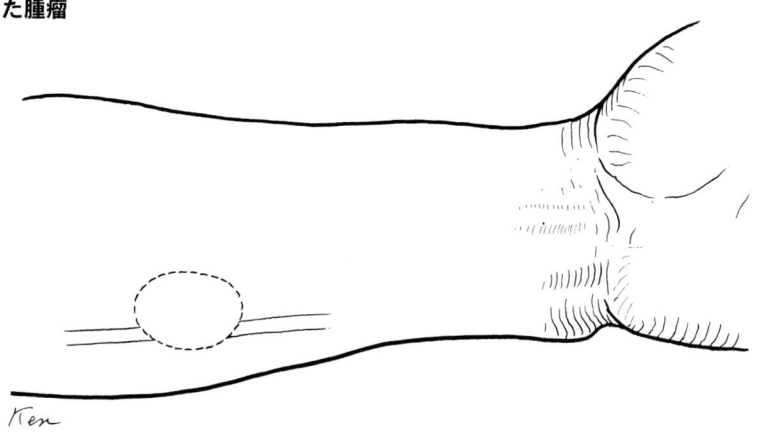

b. 手術時所見

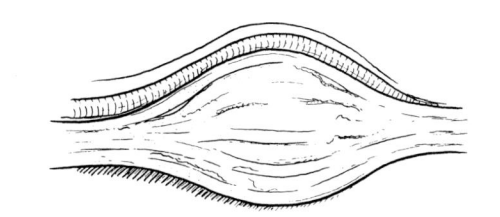

c. 腫瘤の摘出

顕微鏡下または拡大鏡下に正常な神経線維はできる限り温存する.
腫瘤は末梢神経と細い1本の神経枝により連結しているので, これを切離すれば摘出は容易である. 間違っても神経を切離して腫瘤を摘出することがあってはならない.

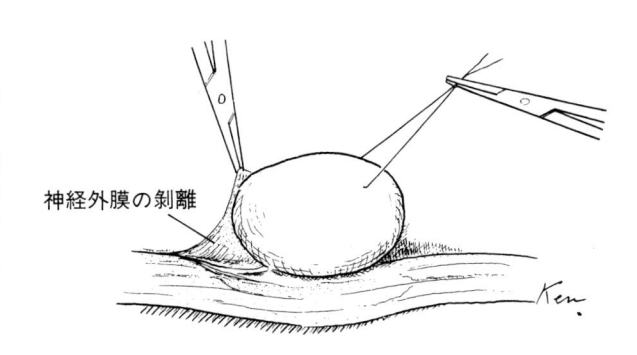

神経外膜の剥離

B．多発性の神経鞘腫

多発性のものは比較的まれである．MRIで部位，範囲を確定する．

a．肘部に発生した多発性神経鞘腫

レックリングハウゼン病における神経線維腫との鑑別が必要．

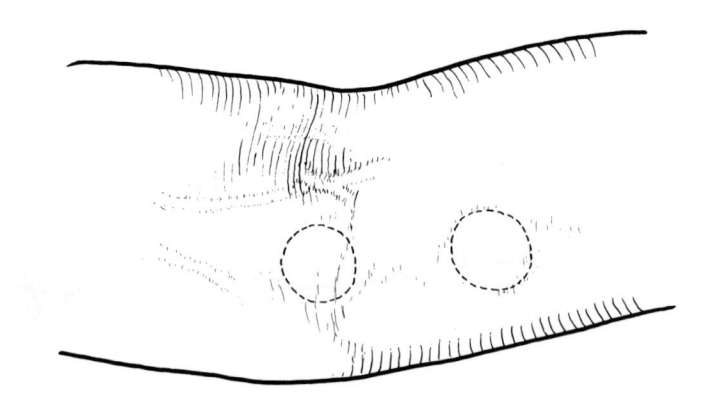

b．手術時所見

正中神経よりの多発性神経鞘腫．

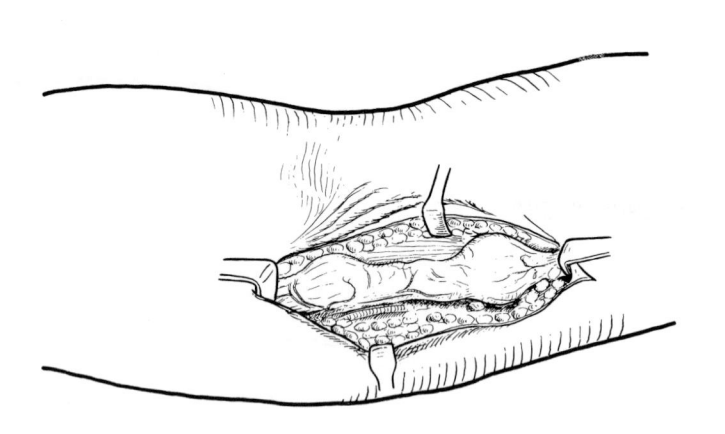

c．念珠状の神経鞘腫

剥離にはできれば顕微鏡，少なくとも拡大鏡を使用することが望ましい．

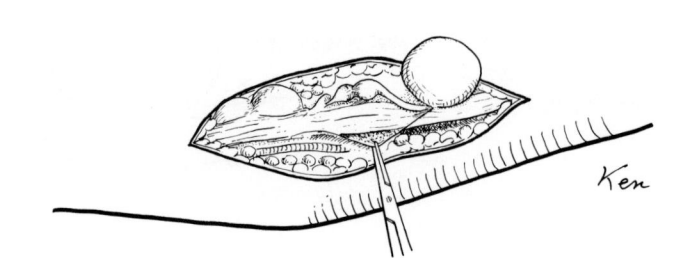

d．摘出した神経鞘腫

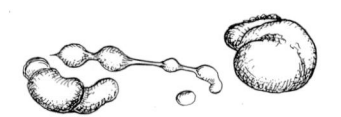

8 血管腫 (haemoangioma)

本症の手における発生はガングリオンについで多いものである．MRIで部位，範囲を確定する．

a．中指橈側の血管腫

45歳，女．

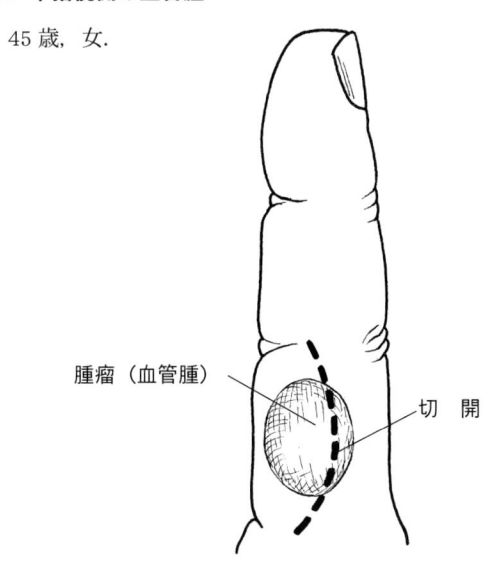

腫瘤（血管腫）　切　開

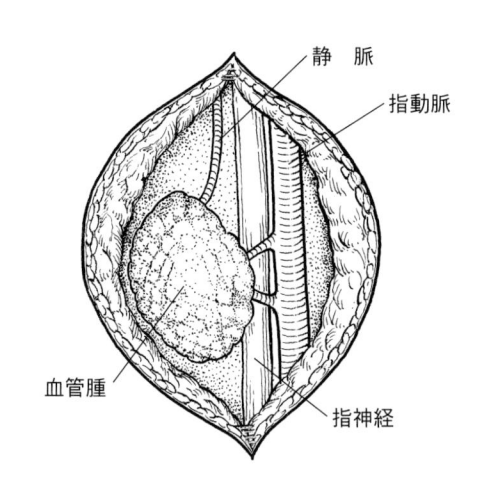

静　脈
指動脈
血管腫
指神経

A．指に発生した硬化性血管腫

単純性の毛細管性血管腫であるが，慢性外傷のためヘモジデリンが沈着して着色するとともに，内被細胞増強のため硬化して，sclerosing angioma の型をとっている．

a．術前所見

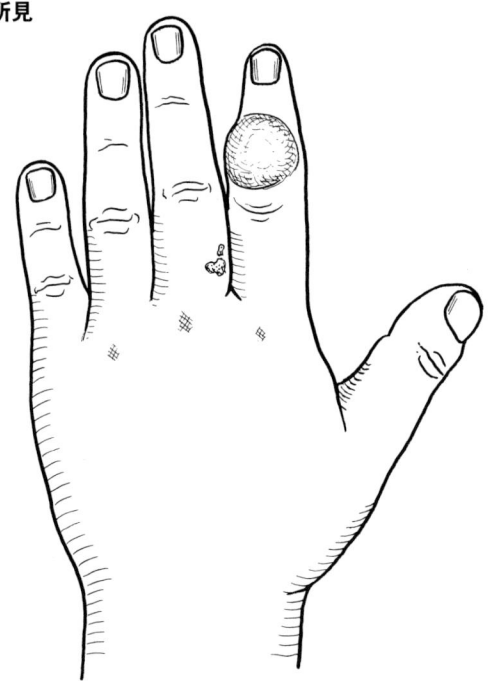

b．切除と植皮

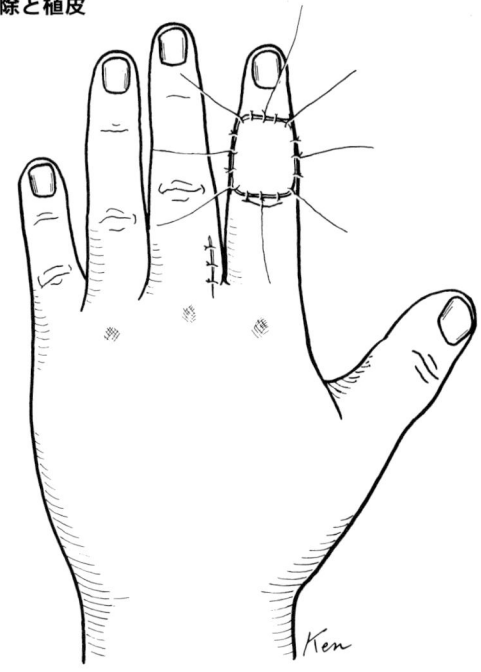

B. 手に発生した広範な硬化性血管腫

25歳,男.
Sclerosing angioma の型をとり,手指の使用にさいして疼痛を訴える.よって示指については切断術を行うこととした.

a. 術前所見

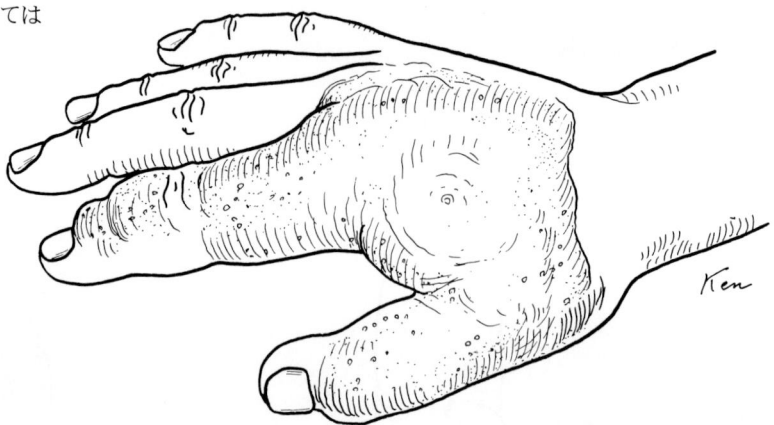

b. 術中所見

示指を中手骨基部で切断,第1背側骨間筋を中指指列に移行.できた皮膚欠損部は Littler 法に従い有茎植皮でカバーすることとした.Littler 法については母指機能再建の項(318～321頁)を参照.
また逆行性前腕皮弁(159頁の図C),逆行性後骨間皮弁(159～160頁の図D)を考慮するのもよい.

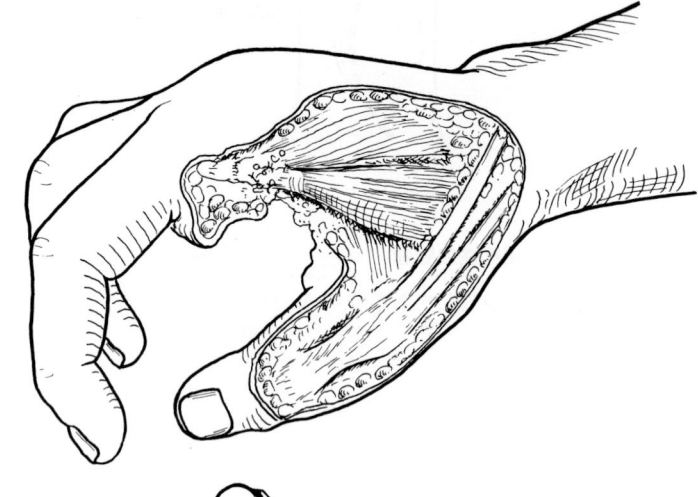

c. 掌側手術所見

血管腫はできるだけ完全に切除した.

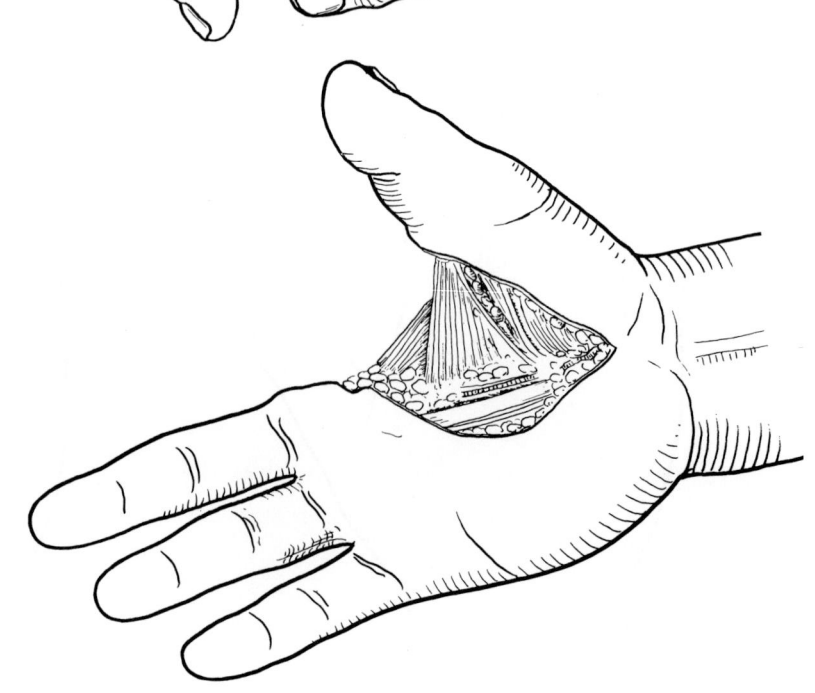

d．有茎植皮の実施

実施に関しては有茎植皮の項（319頁の図5）を参照のこと．

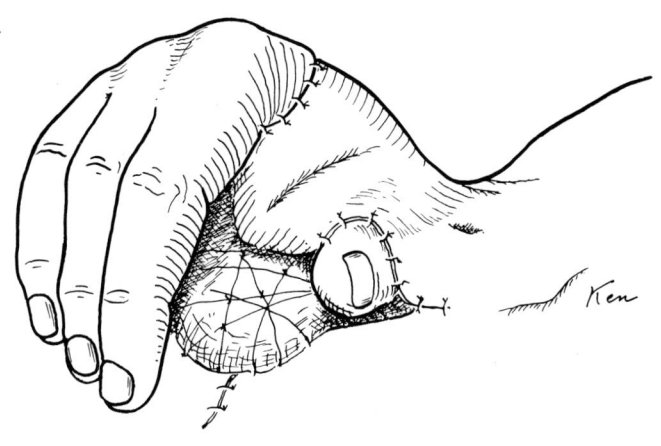

e．術後における有茎植皮

f．掌側所見と握り動作

術後は疼痛なく，重労働に従事可能となった．

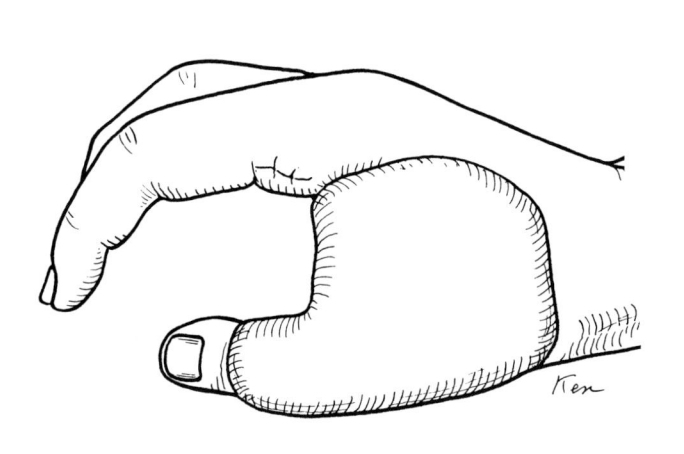

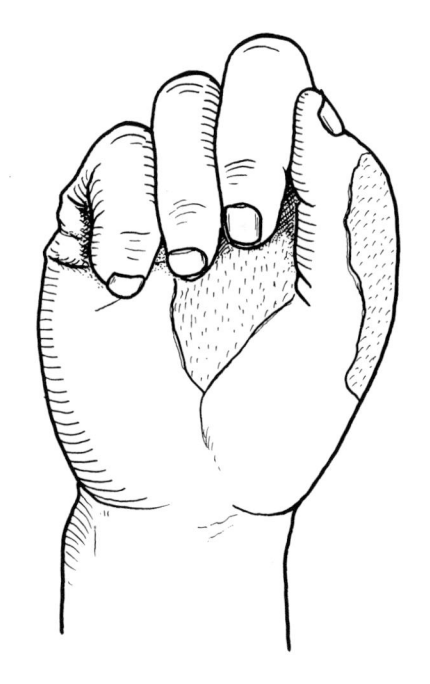

C. 手掌における海綿状血管腫

青紫色の軟らかい腫瘍で，圧迫により縮小するのが特徴である．

a. 術前所見と切開

血管腫は，皮下・筋肉内から腱・神経・骨内にも侵入している場合がある．

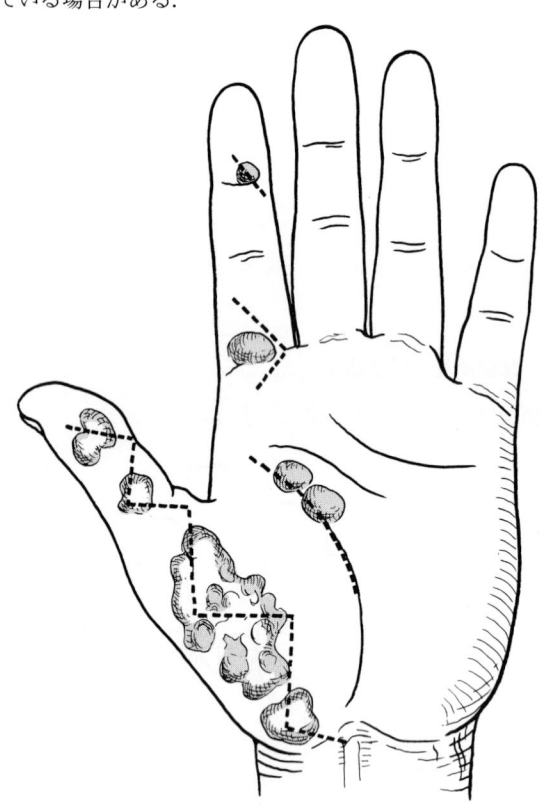

b. 摘出所見

深部の血管腫は摘出不能なことも多い．摘出にはもちろん拡大鏡の使用が必要．神経損傷などの副損傷をきたすことがあってはならないからである．摘出不能な血管腫に対しては電気凝固を使用することがある．

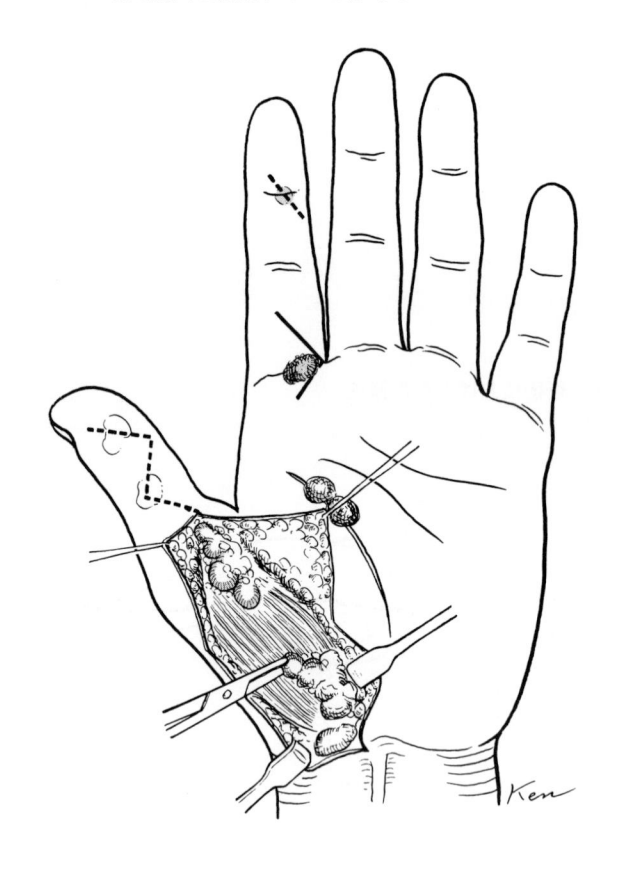

D. 前腕における海綿状血管腫

6歳，男児．

母指球より前腕にかけ海綿状血管腫あり，時に疼痛を訴える．X線上数個の球状陰影を認めるが，これは海綿状をした血管のsinus内において血流の渦巻き現象がおこり，そのためfibrinが析出して凝固集結したものである．術前にMRIにより精査のこと．

a. 術前所見

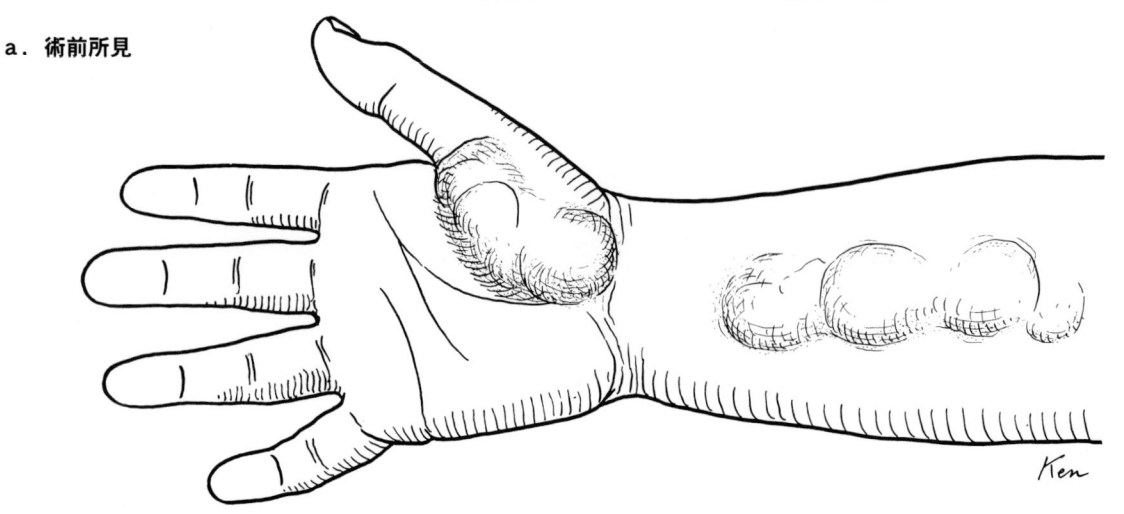

b．X線所見

切開と球状陰影．

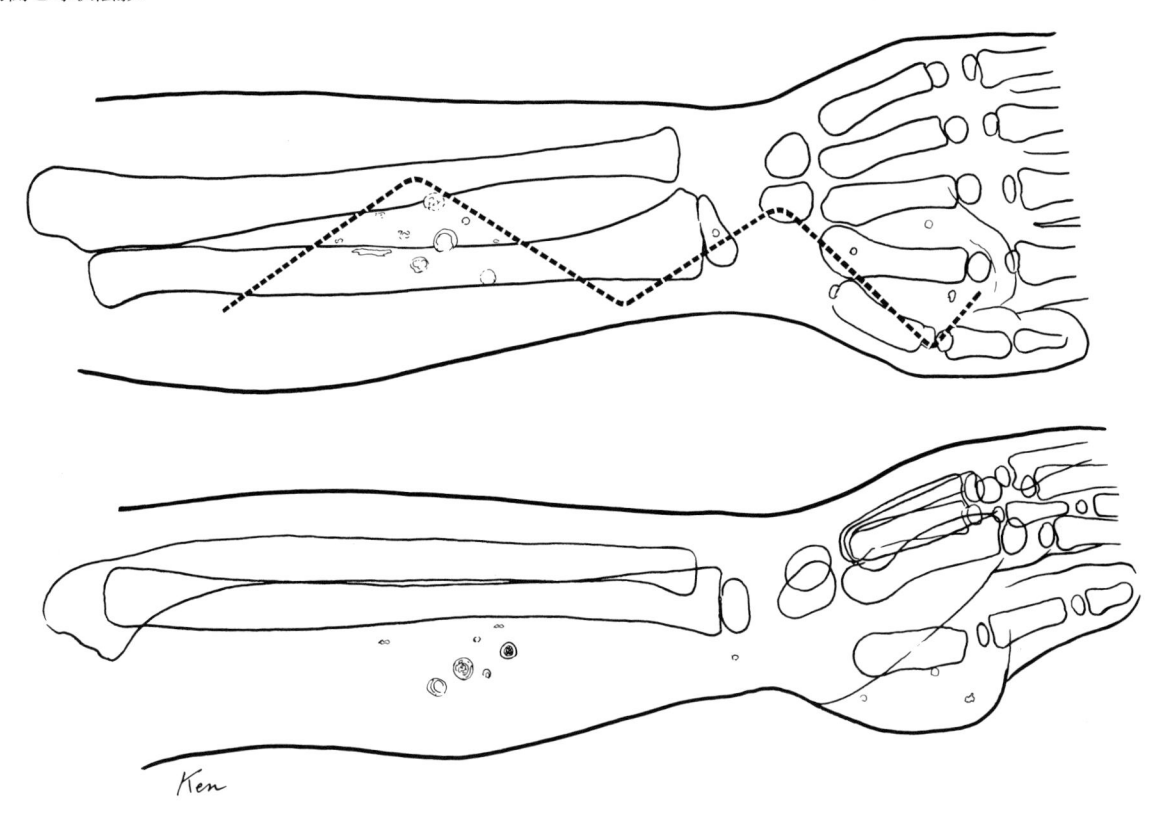

c．術中所見

　この症例においては，血管腫は筋肉内はもちろん，神経から骨内に及び，さらに前腕背側にも及んで完全な摘出は不能であった．しかし限局された範囲であれば，術後の機能障害を考慮・検討のうえ，筋組織も切除し，可能な限りの完全摘出を試みる．

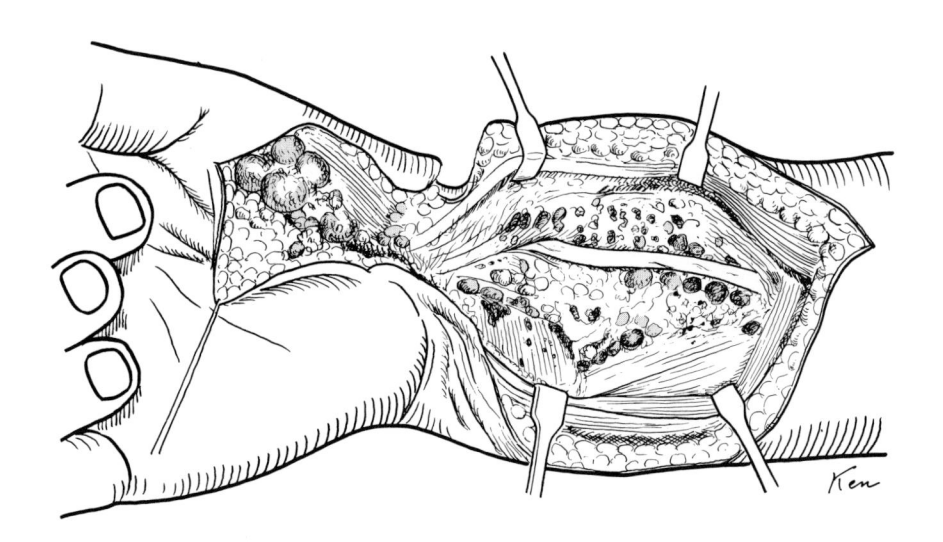

9 リンパ管腫 (lymphangioma)

　発生はさほど多いものではない．比較的硬いびまん性の腫瘤として現われ，圧迫すると圧痕をつくるのがふつう．皮膚は粗となり，薄い青または黄色の着色をみることもある．時に血管腫との鑑別困難なことも少なくない．術前に MRI により精査のこと．

a．術前所見

　4歳，男児．

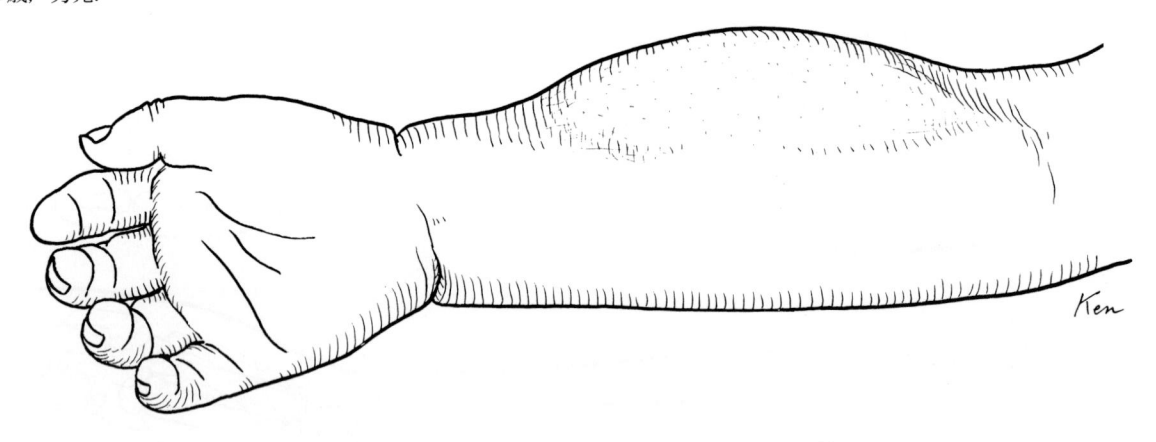

b．術中所見

　腫瘍内にはリンパのみでなく，血液を混入して赤色を呈するものも多い．筋組織内への侵入は少ないので，摘出は血管腫の困難例と比較してやや容易と言ってよいようであるが，摘出が不完全に終わると，再発，またリンパ漏を形成することもあるので注意する．

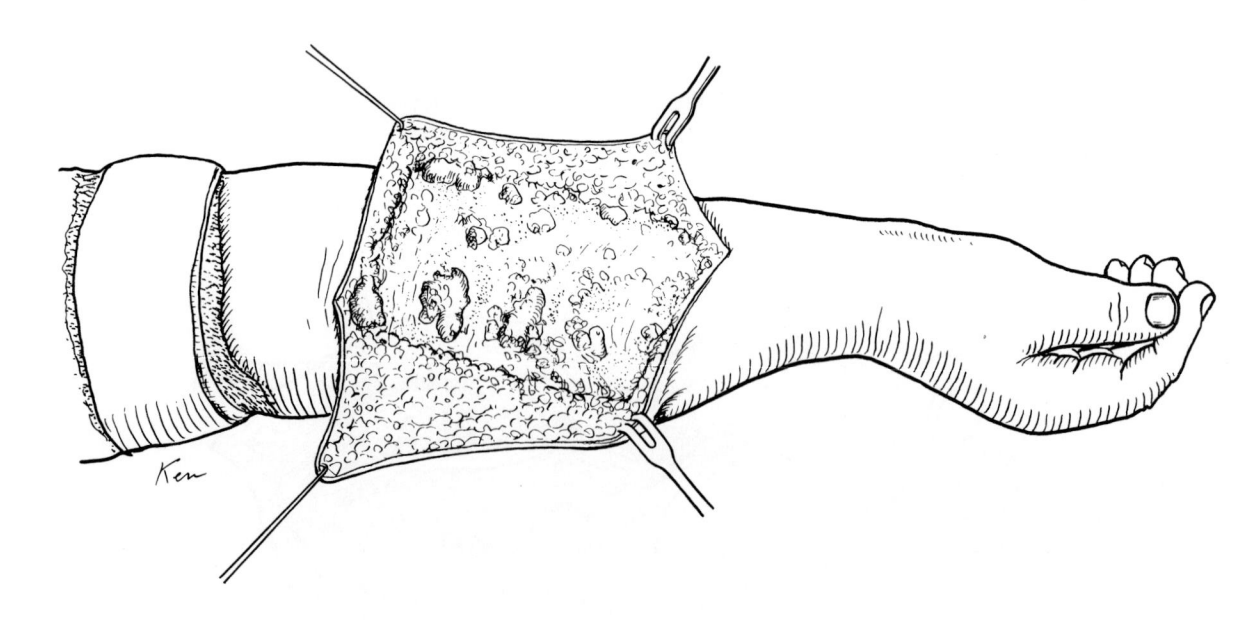

10 グロムス腫瘍 (glomus tumor)

指先，また爪床に好発．中年の女性に多い．症状としては指先，また爪下部に激烈な疼痛を訴え，爪を透して2〜5 mm径の球型の赤紫色を呈す部を認める．皮膚に萎縮，爪に変形をみることがある．術前にMRIにより精査，部位を確認のこと．

A．指先部のグロムス腫瘍

a．切　開

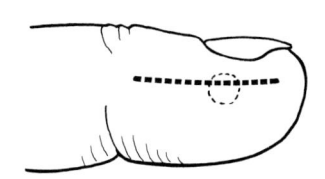

b．X線所見

しばしば骨に圧痕を認める．

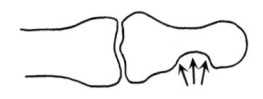

c．腫瘍摘出

真珠状の色と大きさを有する腫瘍を認める．

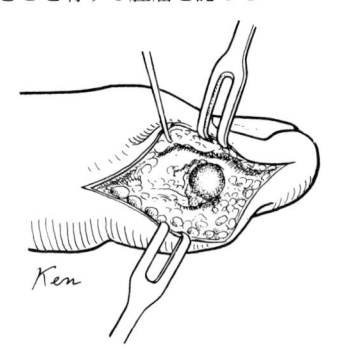

d．念珠状腫瘍

時に腫瘍が念珠状を呈することがある．かかる場合取り残しがおこり，再発の原因となることが考えられる．

図はMaxwellらの発表したもの (J Hand Surg 4: 363, 1979) をスケッチしたものである．

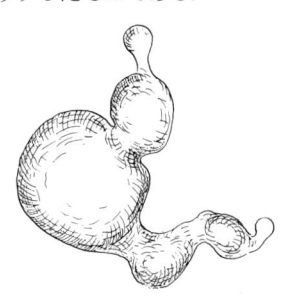

B．爪下グロムス腫瘍の摘出

a．術前所見

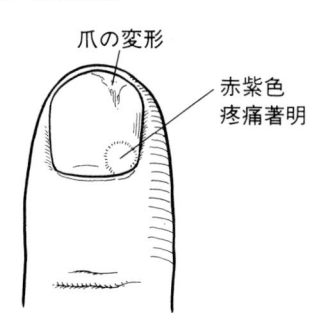

爪の変形
赤紫色
疼痛著明

b．爪の切除

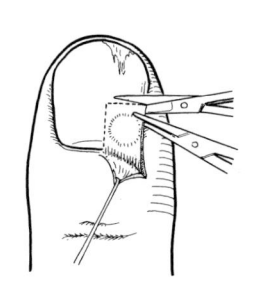

c．爪切除と爪床切開

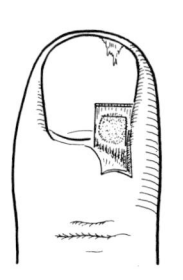

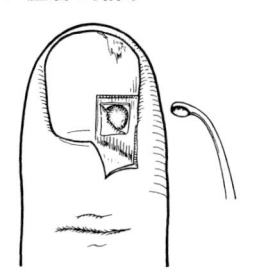

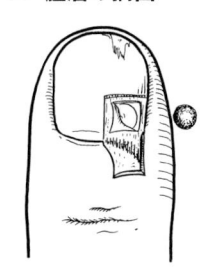

d．腫瘍の露出

e．腫瘍の摘出

腫瘍摘出により疼痛はただちに消退する．

f．創の閉鎖

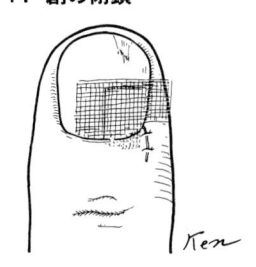

11 外傷性仮性動脈瘤（pseudoaneurysm）

35歳，女．

ビール瓶の破片で手掌部を損傷．その後数日してその部の腫脹と疼痛をきたす（腫瘍ではないが，適当な項目がないのでここに入れることとした．当然 MRI で精査のこと）．

a．術前所見

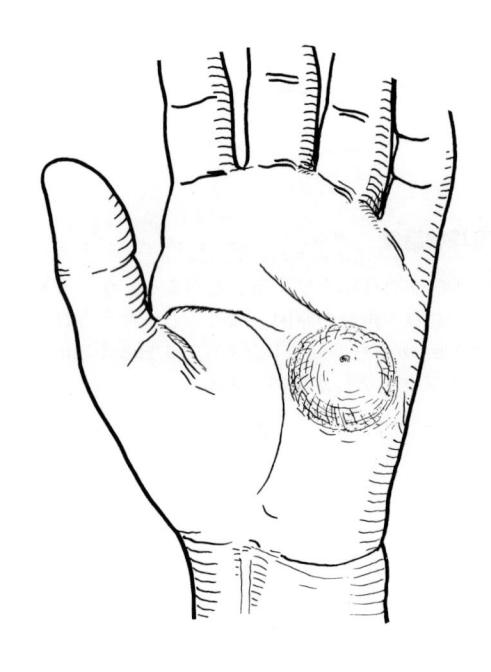

b．術中所見

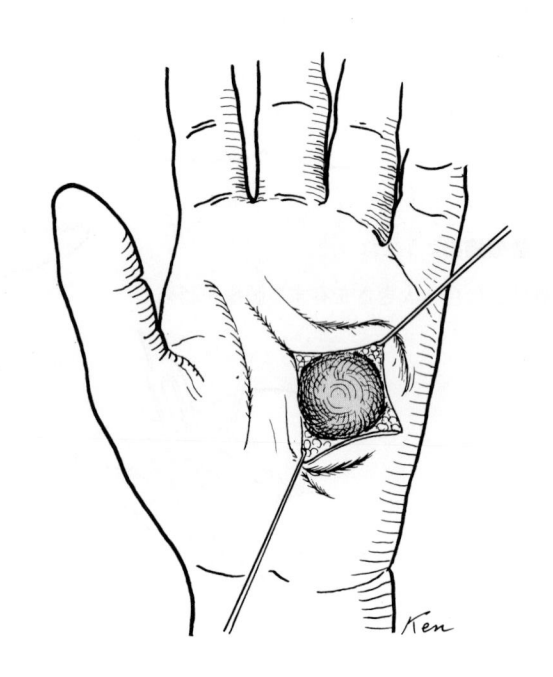

c．術前の血管造影所見

血管を結紮，腫瘤の摘出を行った．ふつう腫瘤摘出のみで血管縫合の必要はない．

血管縫合をするのであれば，マイクロサージャリーの項を参照のこと．

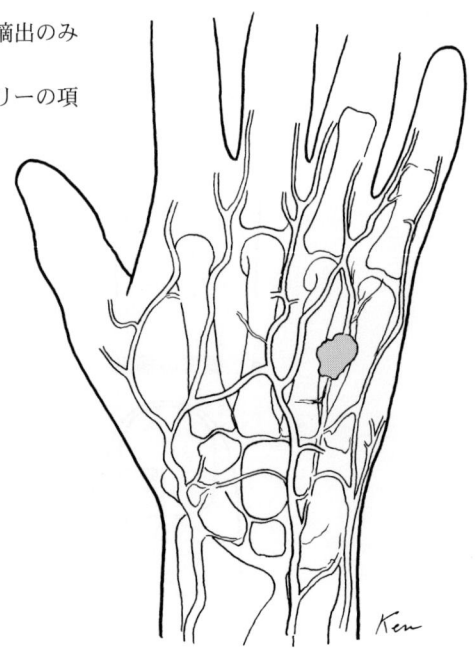

12 先天性動静脈瘻 (arteriovenous fistula)

皮下血管群は怒張迂回して，拍動を触れるとともに雑音を聞く．局所の皮膚温は高く，静脈血の酸素飽和度は著明に増大する．骨端線部の血流が増大すれば過成長をきたすこととなる．治療法としては瘻の閉鎖が望ましいが，先天性動静脈瘻では短絡形成が複雑で，閉鎖手術は不能．よって手指については，切断術，または切除術が適応となることが多い（腫瘍ではないがここに入れた）．

a．術前所見

31歳，男．

14〜15年前より，示指皮下血管の腫大・うっ血を認めるようになり，時に出血を繰り返すようになった．

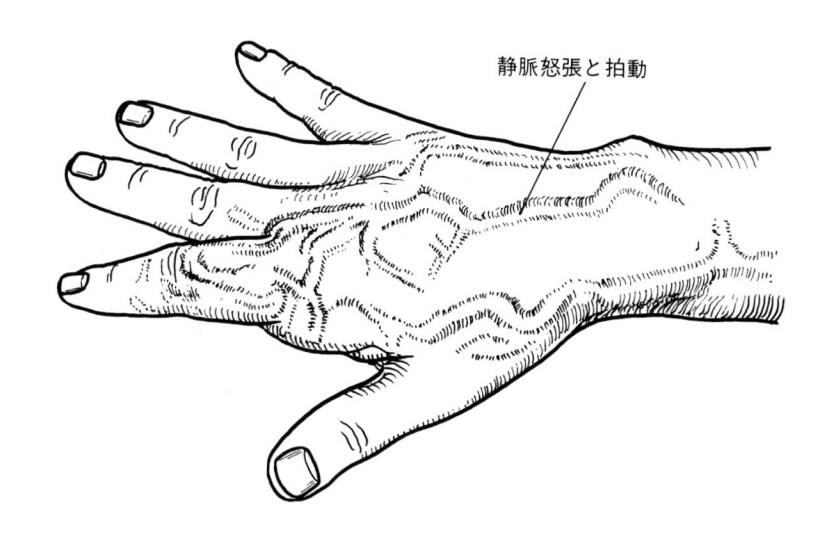

静脈怒張と拍動

b．術後所見

怒張した皮下血管は，できるだけ切除する．示指の皮膚は菲薄化しているため，神経と指先部の皮膚の一部を残してこれも切除．のちにこの部を有茎植皮で被覆した．さらに有茎植皮の脂肪切除形成術を2回にわたり追加した．指先部の知覚はほぼ正常に保たれている．なお状況により切断術を実施するのもよかったかもしれない．Microsurgery を用いての足背皮膚の移植と知覚神経縫合を追加したり，前・後前腕有茎皮弁の使用を考慮するのも一法である．

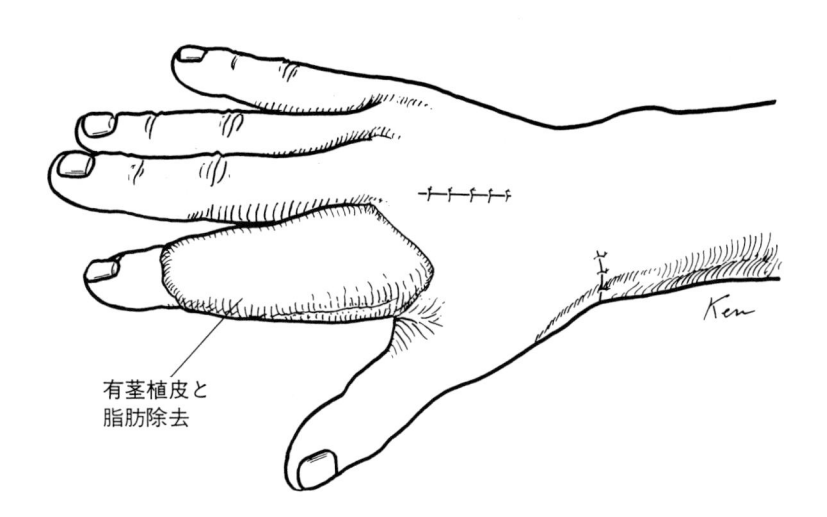

有茎植皮と脂肪除去

c．血管造影所見

MRI でも精査のこと．

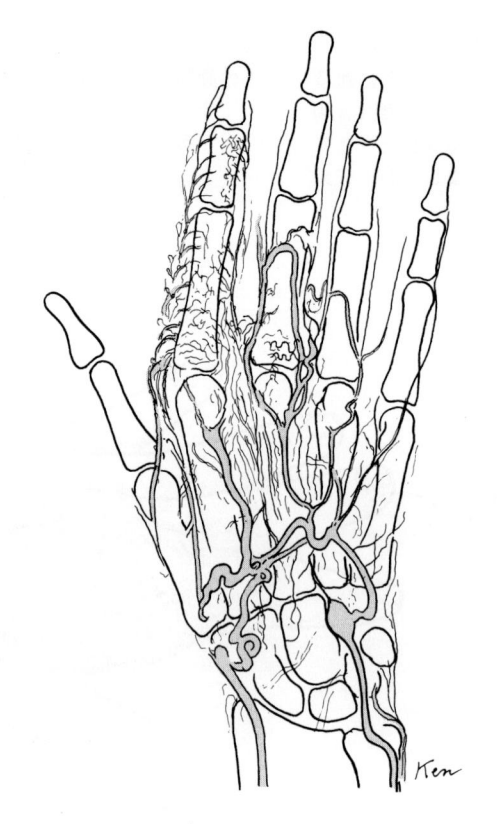

13 幼児性指線維腫 (infantile digital fibromatosis)

生後 9 ヵ月，男児．
ステロイドテープを貼用．経過を観察した．

a．来院時所見

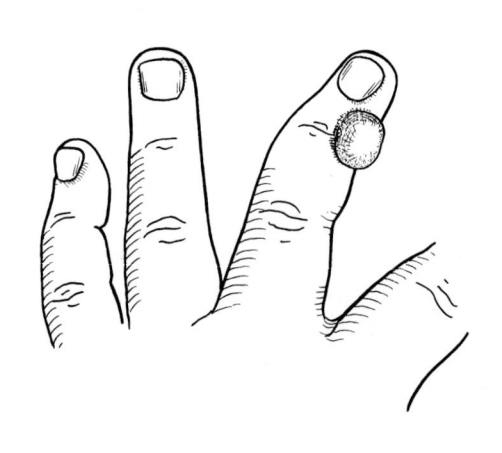

b．4 年後の所見

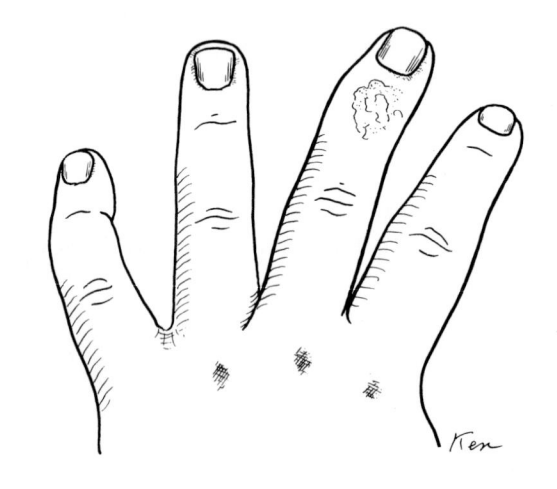

現在腫瘤は縮小．瘢痕化しているが DIP 関節での尺側偏位をみる．再発傾向はない．時に腫瘤の切除と皮膚移植が行われることもあるが，再発傾向が強いので注意する．

14 若年性腱膜線維腫 (juvenile aponeurotic fibromatosis)

生後2ヵ月．
腫瘤は発赤．硬くて表面に血管怒張を認め悪性腫瘍をも疑わせたが，biopsyの結果は以上のごとくであった．

a. 来院時所見

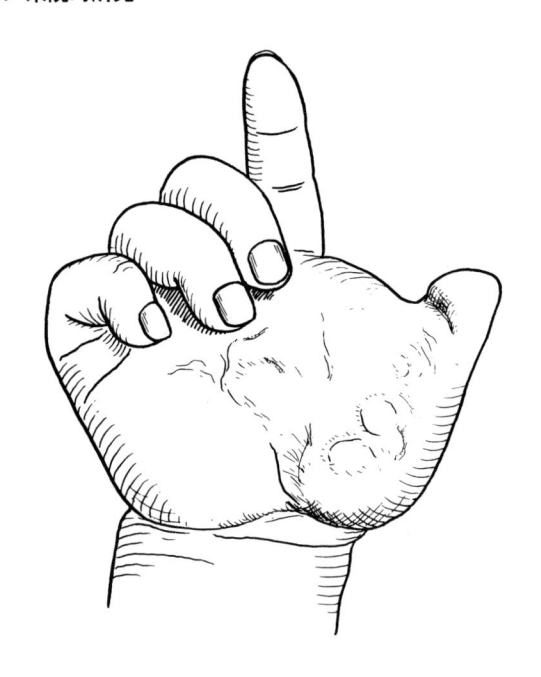

b. 5年後の所見

腫瘤は沈静化の傾向にあり，それに対して母指以外の指は正常に成長したため，腫瘤は相対的に目立たなくなった．しかし母指球部には依然として硬い腫瘤を触れる．機能的には不自由はない．

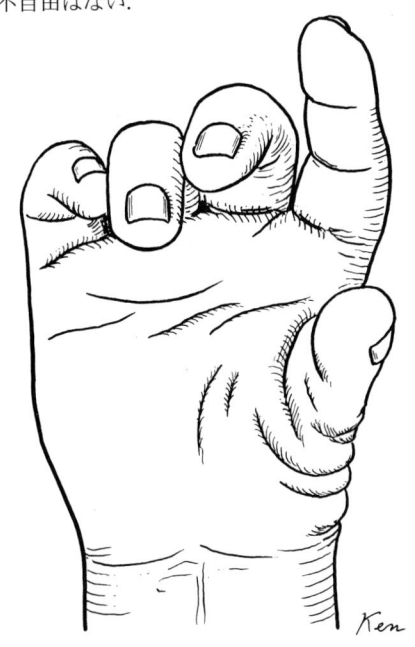

c. X線所見

母指中手骨には溶解所見を認めるが，破壊の進行は認めない．将来母指に対して何らかの手術が必要であろうと考えているが，目下経過観察中．不用意な手術は再発を招来することもあるので注意すべきであろう．

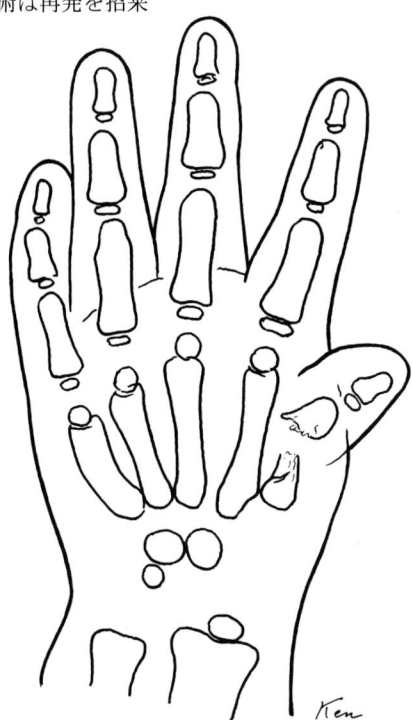

29-3　骨組織よりの腫瘍

1　内軟骨腫（enchondroma）

骨の腫瘍としてはもっとも多いものである．時に骨折を合併する．このさいは早期に手術に移行，掻爬と骨移植により固定を確実にする．

a．術前所見

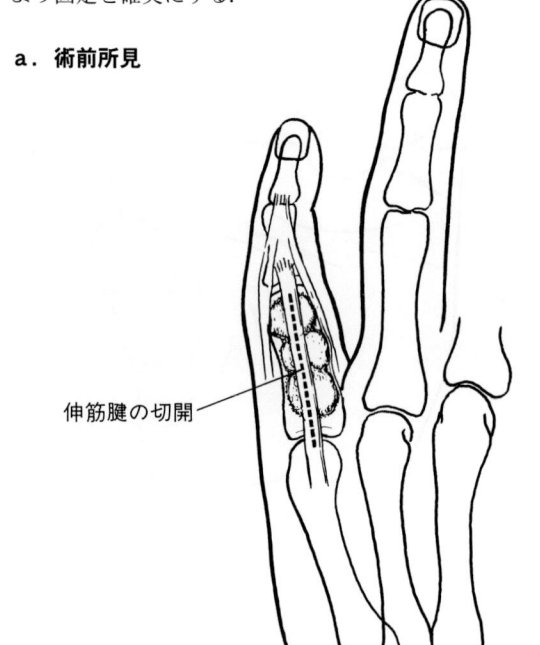

伸筋腱の切開

b．腫瘍の露出

伸筋腱を縦切して骨皮質を出し，ついで皮質はできればメスによって切離する．一側にドアを開けるように開くこととする．

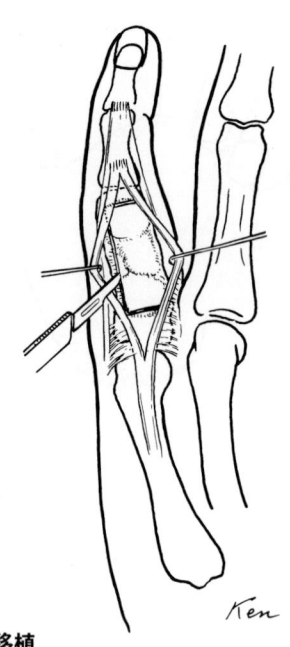

c．腫瘍掻爬

時間をかけ完全な掻爬を行う．バイポラールで内面を焼くと再発がより少ないという（赤堀）．

内面に凹凸があればバーで扁平化につとめ，腫瘍組織を十分に掻爬・除去する．

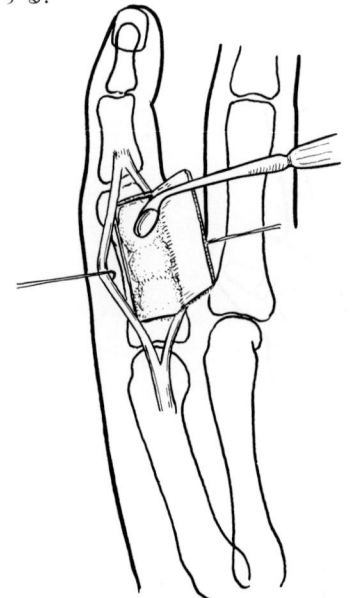

d．骨移植

腸骨よりの骨細片をすき間がないようつめ込む．ついで先に開いた皮質をもとに返して伸筋腱を閉じたのち，創を閉鎖する．最近では人工骨を使用することも多くなっている．

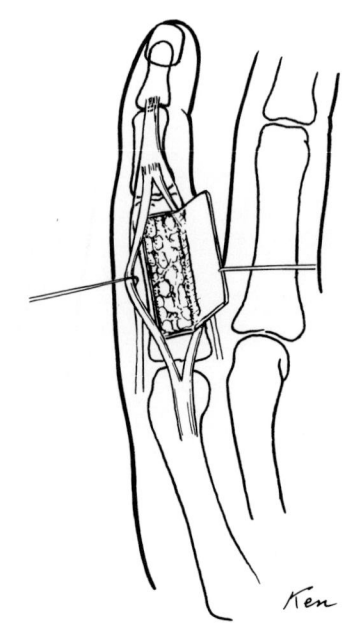

2 多発性内軟骨腫 (multiple enchondroma)

しばしば多発性に発生し，さらに偏側性に発生する場合には Ollier 病と呼ばれることがある．

a．X線所見（正面）

時間をかけて搔爬，骨移植を行う．しかしすべてが手術を要するわけではなく，あまりにも多発性のさいには手術を行うことなく経過を観察することもある．多発性内軟骨腫では，20～30％と比較的高頻度の悪性化の可能性があるとされ，定期的な経過観察が望ましい．

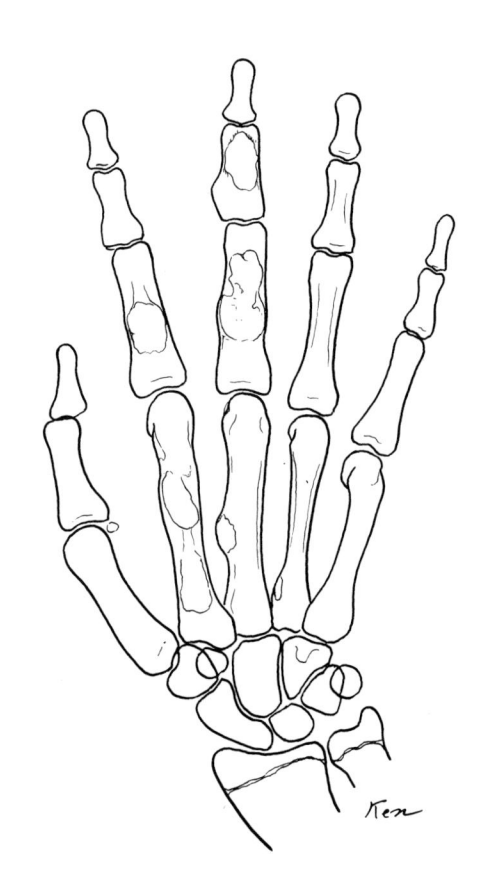

b．X線所見（側面）

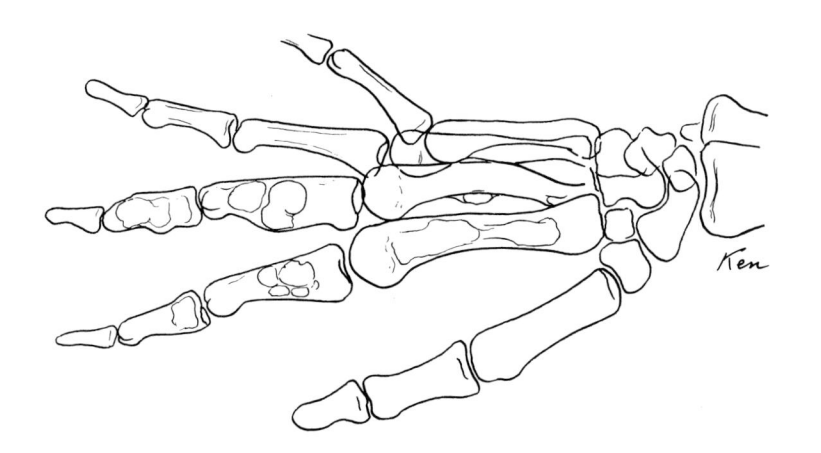

3 月状骨嚢腫に対する搔爬と骨移植 (bone cyst)

48歳, 男.
左手関節背側痛.

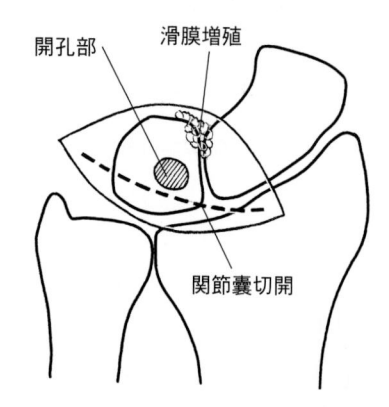

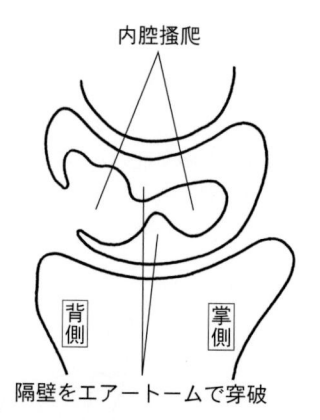

開孔部　滑膜増殖
関節嚢切開
内腔搔爬
背側　掌側
隔壁をエアートームで穿破

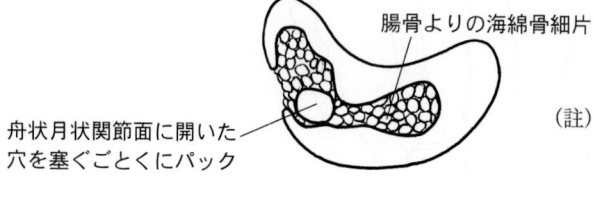

腸骨よりの海綿骨細片
舟状月状関節面に開いた穴を塞ぐごとくにパック

（註）骨内ガングリオンの場合も略々同様と考えてよい.

4 軟骨性外骨腫 (cartilaginous exostosis) (1)

全身性の軟骨性外骨腫の一部分症として手指にも発生.
関節偏位とか変形の原因となることがある.

a. 術前X線所見

示指に橈側偏位をみる. 背側のS字切開ではいり, 伸筋腱を側方によけ腫瘤を露出する.

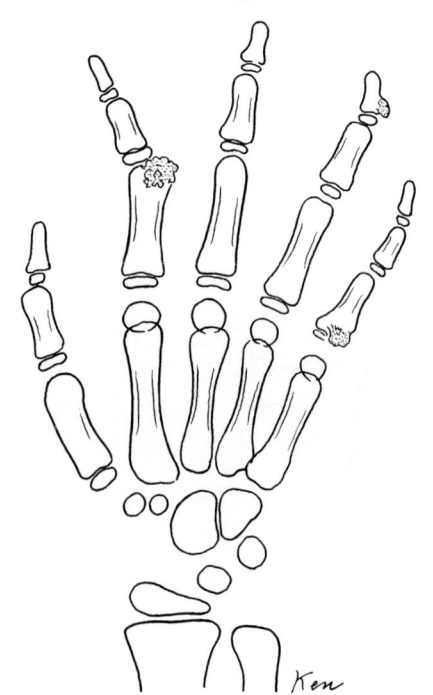

b. 腫瘤の増大

腫瘤は関節軟骨を冒して関節内に増大していたため, この部を含めて腫瘤を除去した.

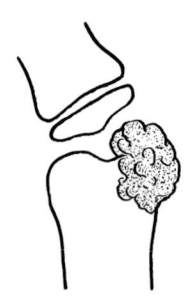

c. 腫瘤の切除

側副靱帯の再縫合を行った.

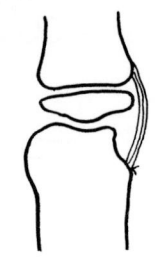

5 軟骨性外骨腫 (cartilaginous exostosis) (2)

a. 術前 X 線所見と切開

11 歳, 男児.

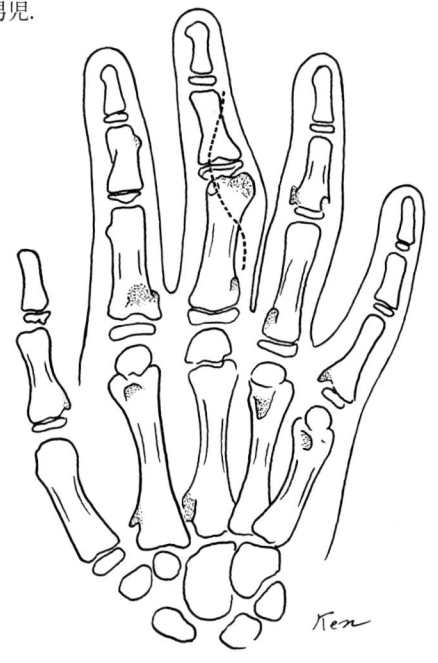

b. 骨切り術を実施

腫瘤を含めて骨切り術を行い, これの摘出を行った. 骨切り術には主としてメスを使用する.

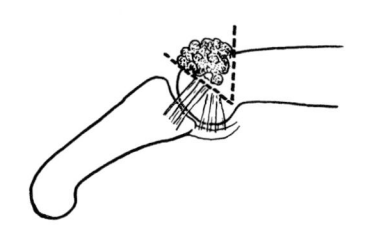

c. 骨切り後の矯正と固定

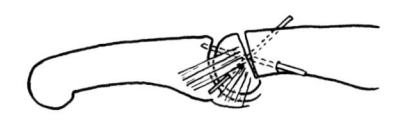

6 類上皮嚢腫 (epidermoid cyst)

42 歳, 男.

3 年前に示指末端に圧挫を受けたことがあり, 数日前に転倒して示指先端部に疼痛を訴えるようになった. 治療としては病巣搔爬・骨移植を行った.

外傷により皮膚の表皮性要素が骨内に迷入して発生する.

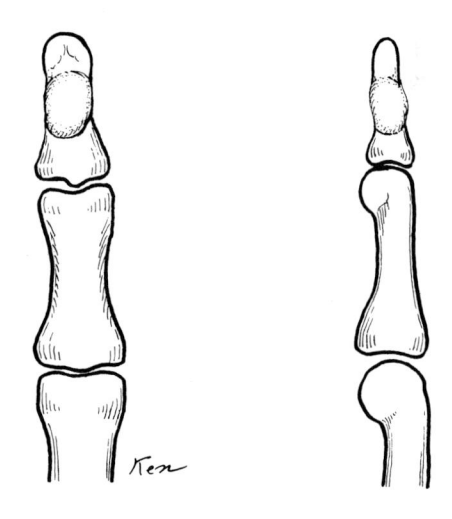

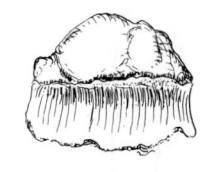

7 外骨腫 (exostosis)

発生は比較的まれ. 硬い無痛性腫瘤として現れる.

a. X線所見（正面）

56歳，男.

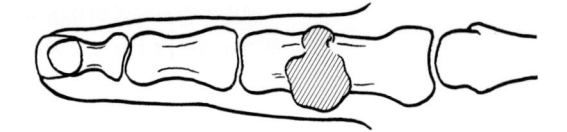

b. X線所見（側面）

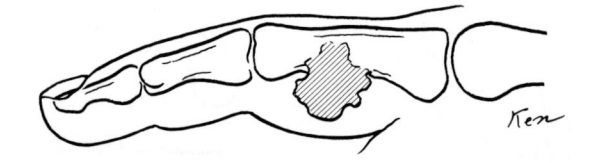

c. 切　開

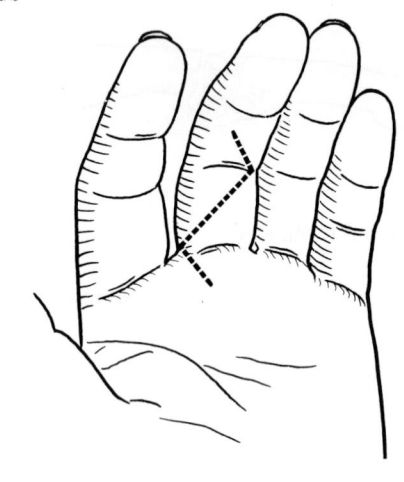

d. 手術所見

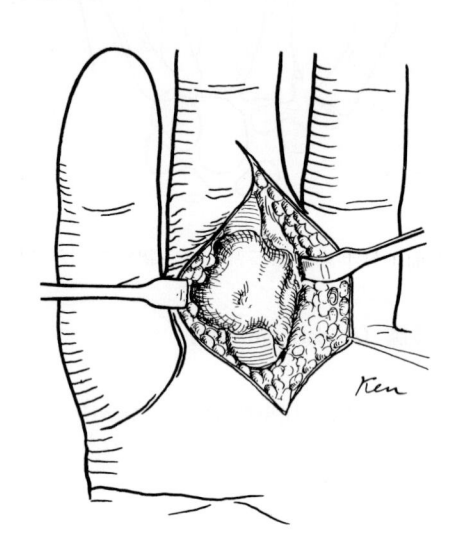

e. 摘出した外骨腫

腱鞘を含めて摘出した.

8 爪下外骨腫 (subungual exostosis)

a. 皮膚切開

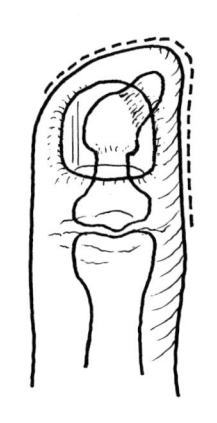

b. 腫瘤の切除

抜爪後，爪床を骨から鋭的に剝離し，軟骨帽を含めて基底部より腫瘤を切除する．切除が不十分であると再発することがある．

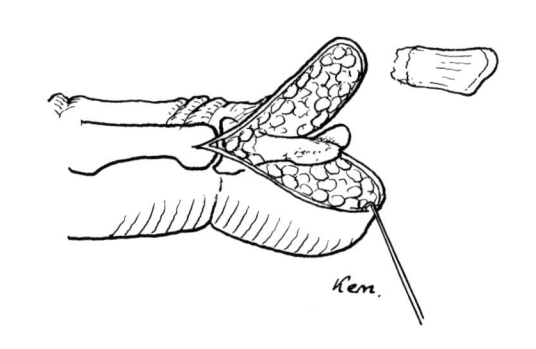

9 類骨骨腫 (osteoid osteoma)

a. 来院時所見

23歳, 女.
2年ほど前より手背に腫脹と疼痛を認める．とくに夜間痛が強い．

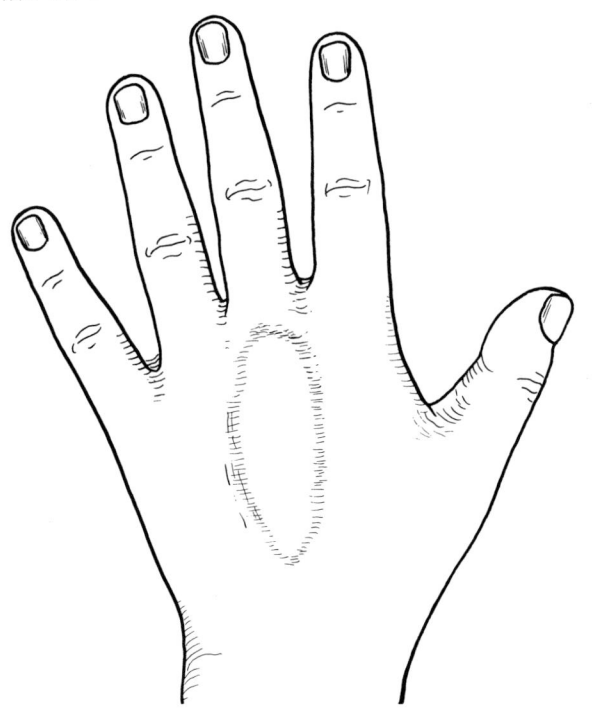

b. X線所見

中指中手骨に硬化陰影と，中央にnidusと思われる所見をみる．

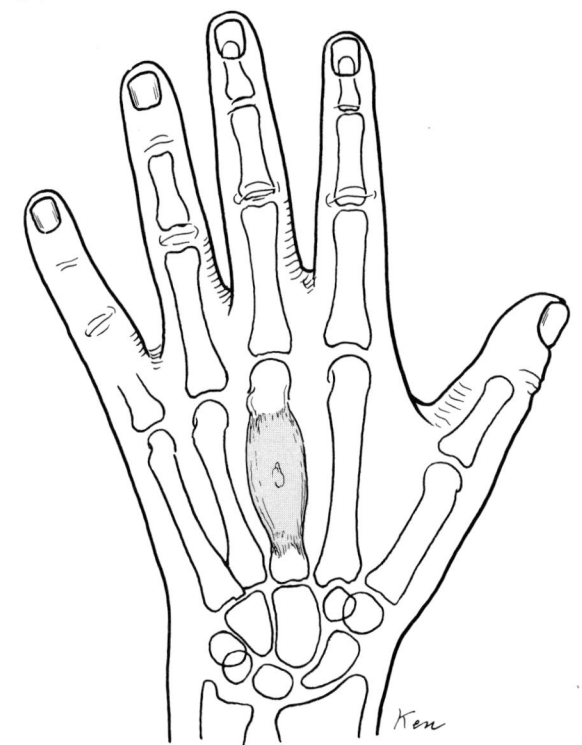

c. 切除と骨移植

切除と骨移植により症状は軽快した.
Nidus の切除のみでも十分であったと考えられる.

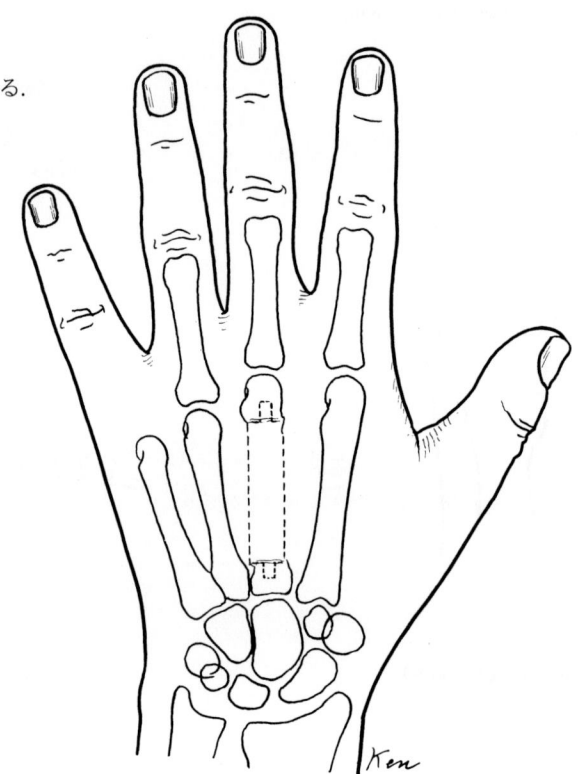

10 動脈瘤性骨嚢腫 (aneurismal bone cyst)

10歳, 男児.
手背の腫脹と疼痛を主訴として来院.

a. 来院時X線所見

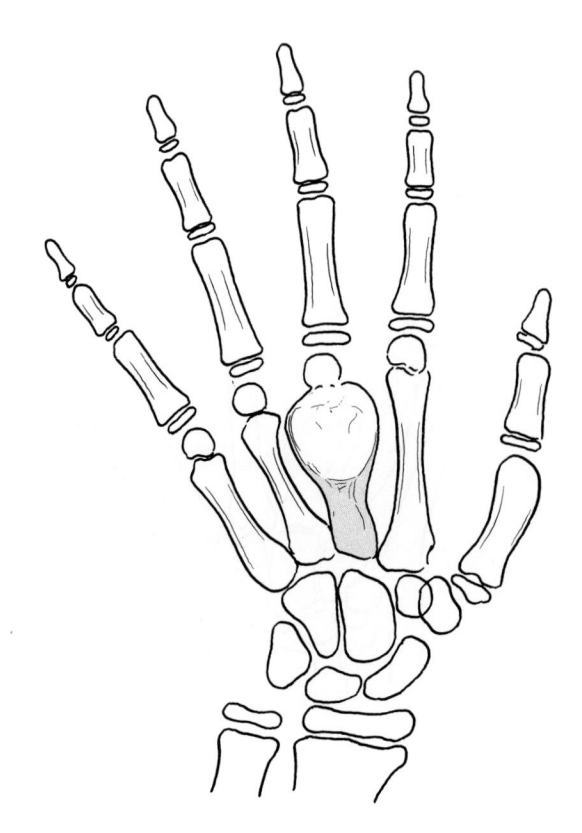

b. 術後X線所見

嚢腫を切除し, あと骨移植術が行われた. 経過良好.

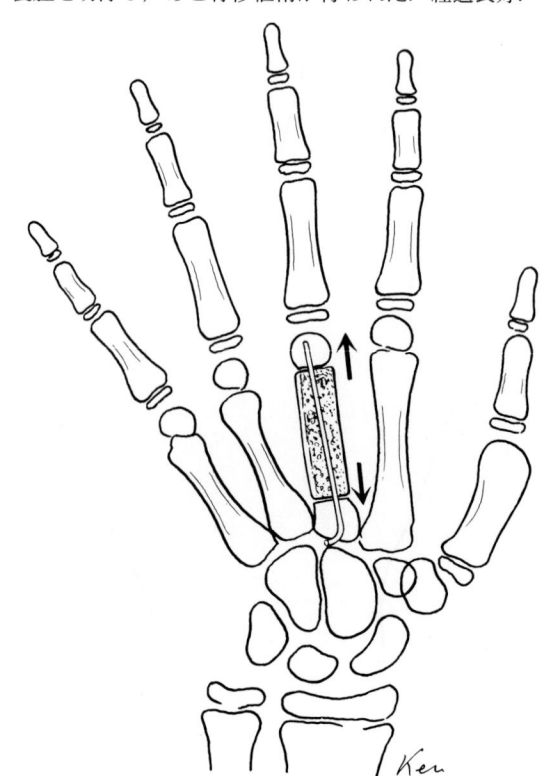

11 創外固定器による仮骨延長術

7歳,男児.

尺骨遠位の軟骨性外骨腫（一度これに対する手術を受ける）による短縮で，肘頭より 5 cm の部を骨切り部として M-101 専用ピンを打ち込み，bone saw で中央の骨切り術を施行する．以後は待機 10 日ののち，0.5 mm/day で延長する．予定の延長ができると待機し，骨癒合を待つ（仮性延長 callotosis）（整・災外 45：4, 2002）.

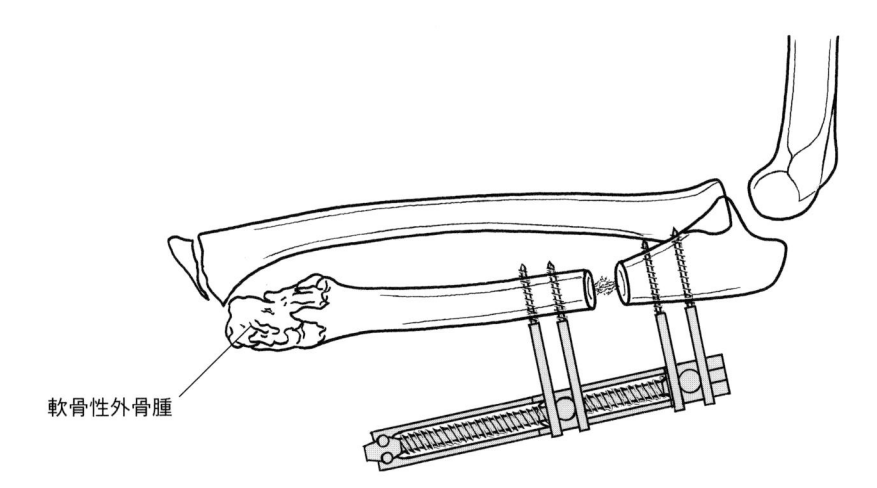

軟骨性外骨腫

文 献

① 手の外科全般

1) Boyes, J.H. : Bunnell's Surgery of the Hand. 5th Ed., Lippincott, Philadelphia, 1970.
2) Chase, P.A. : Atlas of Hand Surgery. Saunders, Philadelphia, 1973.
3) Green, D.P. : Operative Hand Surgery. Churchill Livingstone, New York, Edinburgh, London, Melbourne, 1982.
4) Hunter, J.M., Schneider, L.H., Mackin, E.J. and Bell, J.A. : Rehabilitation of the Hand. Mosby, St. Louis, 1978.
5) Lamb, D.W. and Kuczynski, K. : The Practice of Hand Surgery. Blackwell Scientific Publication, Oxford, London, Edinburgh, Boston, Melbourne, 1981.
6) Lister, G. : The Hand. Diagnosis and Indications. 2nd Ed., Churchill Livingstone, Edinburgh, 1984.
7) Rank, B.K., Wakefield, A.R. and Hueston, J.T. : Surgery of Repair as Applied to Hand Injuries. 4th Ed., Churchill Livingstone, Edinburgh, 1973.
8) Strickland, J.W. and Steichen J.B. : Difficult Problems in Hand Surgery. Mosby, St. Louis, 1982.
9) Tubiana, R. : The Hand. Vol. 1, Saunders, Philadelphia, 1981.
10) Zancolli, F. : Structural and Dynamic Bases of Hand Surgery. 2nd Ed., Lippincott, Philadelphia, 1979.
11) 生田義和ほか編：上肢の外科．医学書院，東京，2003.
12) 石井清一編：手の臨床．メジカルビュー社，東京，1998.
13) 茨木邦夫ほか編：手の外科診療ハンドブック．南江堂，東京，2004.
14) 津下健哉：手の外科の実際．第6版，南江堂，東京，1985.
15) 二ノ宮節夫編：手関節部の外科．別冊整形外科 No.31．南江堂，東京，1997.
16) 林　浩一郎編：整形外科の小手術．OS NOW No. 19．メジカルビュー社，東京，1995.

② 手の解剖

1) Brown, H. : Functional anatomy of the hand. Orthop. Clin. N. Am., **1** : 199〜204, 1970.
2) Eyler, D.L. and Markee, J.E. : The anatomy and function of the intrinsic musculature of the fingers. J. Bone Joint Surg., **36-A** : 1〜9, 1954.
3) Kaplan, E.B. : Functional and Surgical Anatomy of the Hand. Lippincott, Philadelphia, 1965.
4) Landsmeer, J.M.F. : Atlas of Anatomy of the Hand. Churchill Livingstone, Edinburgh, London, New York, 1976.

5) Milford, L.W.Jr. : Retaining Ligaments of the Digits of the Hand. Gross and Microscopic Anatomic Study. Saunders, Philadelphia, 1968.
6) Tubiana, R. and Valentin, P. : The anatomy of the extensor apparatus of the finger. Surg. Clin. N. Am., **44** : 897～906, 1964.
7) Tubiana, R. : The physiology of the extension of the fingers. Surg. Clin. N. Am., **44** : 907～918, 1964.
8) Shrewsbury, M.M.and Johnson, R.K. : A systematic study of the oblique retinacular ligament of the human finger. Its structure and function. J. Hand Surg., **2** : 194～199, 1977.

③ 手のリハビリテーション

1) Fess, E.E., Gettle, K.S. and Strickland. J.W. : Hand Splinting. Principles and Methods. Mosby, St. Louis, 1981.
2) Lunseth, P.A., Burton, R.I. and Braun, R.M. : Continuous suction drainage in hand surgery. J. Hand Surg., **4** : 193～194, 1979.
3) Moberg, E. : Dressings, splints and postoperative care in hand surgery. Surg. Clin. N. Am., **44** : 941～950, 1964.
4) Moberg, E. : Splinting in Hand Therapy. Thieme-Stratton, New York, 1984.
5) Wynn Parry, C.B. : Rehabilitation of the Hand. 3rd Ed., Butterworths, London, 1973.

④ 手の外傷

1) Beasley, R.W. : Principles and techniques of resurfacing operation for hand surgery. Surg. Clin. N. Am., **47** : 389～413, 1967.
2) Chase, R.A. : Early salvage in acute hand injuries with a primary island flap. Plast. Reconstr. Surg., **48** : 521～527, 1971.
3) Flagg, S.V., Finseth, F.J. and Krizek, T.J. : Ring avulsion injury. Plast. Reconstr. Surg., **59** : 241～248, 1977.
4) Hanel, D.P. and Lederman, E.S. : Index transposition after resection of the long finger ray. J. Hand Surg., **18-A** : 271～277, 1993.
5) Johnson, R.K. and Iverson, R.E. : Cross-finger pedicle flaps in the hand. J. Bone Joint Surg., **53-A** : 913～919, 1971.
6) Kleinman, W.B. and Dustman, J.A. : Preservation of function following complete degloving injuries to the hand. Use of simultaneous groin flap, random abdominal flap, and partial-thichness skin graft. J. Hand Surg., **6** : 82～89, 1981.
7) Reading, G. : Secretan's syndrome. Hard edema of the dorsum of the hand. Plast. Reconstr. Surg., **65** : 182～187, 1980.
8) Reid, C. : Hand injuries requiring skin replacement and restoration of tendon function. Br. J. Plast. Surg., **27** : 5～18, 1974.
9) Sanguinetti, M.V. : Reconstructive surgery of roller injuries of the hand. J. Hand Surg., **2** : 134～140, 1977.
10) Smith, R.C. and Furnas, D.W. : The hand sandwich. Adjacent flaps from opposing body

surfaces. Plast. Reconstr. Surg., **57** : 351〜354, 1976.
11) Thompson, R.V.S. : Closure of skin defects near the proximal interphalangeal joint-with special reference to the patterns of finger circulation. Plast. Reconstr. Surg., **59** : 77〜81, 1977.
12) Urbaniack, J.R., Evans, J.P. and Bright, D.S. : Microvascular management of ring avulsion injuries. J. Hand Surg., **6** : 25〜30, 1981.
13) Weeks, P.M. and Young, V.L. : Revascularization of the skin envelop of a denuded finger. Plast. Reconstr. Surg., **69** : 527〜531, 1982.

5 手の火傷

1) Boswick, J.A.Jr. : Management of the burned hand. Orthop. Clin. N. Am., **1** : 311〜320, 1970.
2) Huang, T.T., Larson, D.L. and Lewis, S.R. : Burned hands. Plast. Reconstr. Surg., **56** : 524〜529, 1973.
3) Mahler, D. and Hirshowitz, B. : Tangential excision and grafting for burns of the hand. Br. J. Plast. Surg., **28** : 189〜192, 1975.
4) Malfeyt, G.A.M. : Burns of the dorsum of the hand treated by tangential excision. Br. J. Plast. Surg., **29** : 78〜81, 1976.
5) Salisbury, R.E., Hunt, J.L., Warden, G.D. and Prutt, B.A.Jr. : Management of electrical burns of the upper extremity. Plast. Reconstr. Surg., **51** : 648〜652, 1973.
6) Wexler, M.R., Yeschua, R. and Neuman, Z. : Early treatment of burns of the dorsum of the hand by tangential excision and skin grafting. Plast. Reconstr. Surg., **54** : 268〜273, 1974.

6 指尖部損傷

1) Atasoy, E., Ioakimidis, E., Kasdan, M.L., Kutz, J.E. and Kleinert, H.E. : Reconstruction of the amputated finger tip with a triangular volar flap. J. Bone Joint Surg., **52-A** : 921〜926, 1970.
2) Bindra, R.R. : Management of nail-bed fracture-lacerations using a tension-band suture. J. Hand Surg., **21-A** : 1111〜1113, 1996.
3) Fisher, R.H. : The Kutler method of repair of finger tip amputation. J. Bone Joint Surg., **49-A** : 317〜321, 1967.
4) Keim, H.A. and Grantham, S.A. : Volar flap advancement for thumb and finger-tip injuries. Clin. Orthop. Relat. Res., **66** : 109〜112, 1969.
5) Lie, K.K., Magargle, R.K. and Posch, J.L. : Free full-thickness skin grafts from the palm to cover defects of the finger. J. Bone Joint Surg., **52-A** : 559〜561, 1970.
6) Macht, S.D. and Watson, H.K. : The Moberg volar advancement flap for digital reconstruction. J. Hand Surg., **5** : 372〜376, 1980.
7) Miura, T. : Thumb reconstruction using radial-innervated cross-finger pedicle graft. J. Bone Joint Surg., **55-A** : 563〜569, 1973.
8) Millender, L.H., Albin, R.E. and Nalebuff, E.A. : Delayed volar advancement flap for thumb tip injuries. Plast. Reconstr. Surg., **52** : 635〜639, 1973.

9) Posner, M.A. : Ray transposition for central degital losses. J. Hand Surg., **4** : 242～257, 1979.
10) Posner, M.A. and Smith, R.J. : The advancement pedicle flap for thumb injuries. J. Bone Joint Surg., **53-A** : 1618～1621, 1971.
11) Venkataswami, R. and Subramanian, N. : Oblique triangular flap. A new method of repair for oblique amputations of the finger tip and thumb. Plast. Reconstr. Surg., **66** : 296～300, 1980.
12) 金谷文則：新鮮指尖欠損型損傷の治療－閉鎖法．OS NOW No. 28．メジカルビュー社，東京．p12～17, 1997.
13) 西源三郎ほか：分層爪床採取部の爪再生．日手会誌, **11** : 657～661, 1993.

7 瘢痕の処置・皮弁形成

1) Alexander, J.W., MacMillan, B.G., Martel, L. and Krummel, R. : Surgical correction of postburn flexion contractures of the fingers in children. Plast. Reconstr. Surg., **68** : 218～224, 1981.
2) Borge, A.F. : The rhombic flap. Plast. Reconstr. Surg., **67** : 458～466, 1981.
3) Browne, E.Z.Jr., Teague, M.A. and Snyder, C. C. : Burn syndactyly. Plast. Reconstr. Surg., **62** : 92～95, 1978.
4) Chao, J.D. et al：Local hand flaps. J. of ASSH : 25～44, 2001.
5) Chase, R.A., Hentz, V.R. and Apfelberg, D. : A dynamic myocutaneous flap for hand reconstruction. J. Hand Surg., **5** : 594～599, 1980.
6) Dolich, B.H., Olshansky, K.J. and Barbar, A.H. : Use of a cross-forearm neurocutaneous flap to provide sensation and coverage in hand reconstruction. Plast. Reconstr. Surg., **62** : 550～558, 1978.
7) Foucher, G. and Braun, J.B. : A new island flap transfer from the dorsum of the index to the thumb. Plast. Reconstr. Surg., **63** : 344～349, 1979.
8) Foucher, F. Smith, D.,Pempinello, C., Braun, F.M. and Cition, N. : Homodigital neurovascular island flaps for digital pulp loss. J. Hand Surg., **14-B** : 204～208, 1989.
9) Furnas, D.W. : The tetrahedral Z-plasty. Plast. Reconstr. Surg., **35** : 291～301, 1965.
10) Green, D.P. and Dominguez, O.J. : Transpositional skin flap for release of volar contractures of a finger at the metacarpophalangeal joint. Plast. Reconstr. Surg., **64** : 516～520, 1979.
11) Gibraiel, E.A. : A local finger flap to treat posttraumatic flexion contracture of the fingers. Br. J. Plast. Surg., **30** : 131～134, 1977.
12) Hirshowitz, B., Karev, A. and Rousso, M. : Combined double Z-plasty and Y-V advancement for thumb web contracture. Hand, **7** : 291～293, 1975.
13) Iselin, F. : The flag flap. Plast. Reconstr. Surg., **52** : 374～377, 1973.
14) Joshi, B.B. : A sensory cross-finger flap for use on the index finger. Plast. Reconstr. Surg., **58** : 210～213, 1976.
15) Joshi, B.B. : Dorsolateral flap from same finger to relieve flexion contracture. Plast. Reconstr. Surg., **49** : 186～189, 1972.
16) Karkowski, J. and Buncke, H.J. : A simplified technique for free transfer of groin flaps by use

17) Katsaros, J., Tan E. and Zoltie N. : The use of the lateral arm flap in upper limb surgery. J. Hand Surg., **16-A** : 598～604, 1991.
18) Kojima, T. Tsuchida, Y., Hirase, Y., and Endo, T. : Reverse vascular pedicle digital island flap. Br. J. Plast. Surg., **43** : 290～295, 1990.
19) Lueders, H.W. and Shapiro, R.L. : Rotation finger flaps in reconstruction of burned hands. Plast. Reconstr. Surg., **47** : 176～178, 1971.
20) MacDougal, B., Wray, R.C.Jr. and Weeks, P.M. : Lateral-volar finger flap for the treatment of burn syndactyly. Plast. Reconstr. Surg., **57** : 167～171, 1976.
21) McGregor, I.A. : Flap reconstruction in hand surgery. The evolution of presently used methods. J. Hand Surg., **4** : 1～10, 1979.
22) McGregor, I.A. and Jackson, I.T. : The groin flap. Br. J. Plast. Surg., **25** : 3～16, 1972.
23) Miura, T. : Use of paired abdominal flaps for release of adduction contractures of the thumb. Plast. Reconstr. Surg., **63** : 242～244, 1979.
24) Miura, T. and Nakamura, R. : Use of paired flaps to simultaneously cover the dorsal and volar surfaces of a raw hand. Plast. Reconstr. Surg., **54** : 286～289, 1974.
25) Russell, R.C., Van Beek A.L., Wavak, P. and Zook, E.G. : Alternative hand flaps for amputations and digital defects. J. Hand Surg., **6** : 399～405, 1981.
26) Sandzen, S.C.Jr. : Dorsal pedicle flap for resurfacing a moderate thumb-index web contracture release. J. Hand Surg., **7** : 21～24, 1982.
27) Shaw, D.T., Li, C.S., Richey, D.G. and Nahigian, S.H. : Interdigital butterfly flap in the hand. The double-opposing Z-plasty. J. Bone Joint Surg., **55-A** : 1677～1679, 1973.
28) Smith, P.J., Foley, B., McCregor, I.A. and Jackson, I.T. : The anatomical basis of the groin flap. Plast. Reconstr. Surg., **51** : 41～47, 1972.
29) Strauch, B., Vasconez, L.O. and Hall-Findlay, E.J. : Grabb's Encyclopedia of Flaps. Vol. II Upper extremities. Little, Brown and Company, 1990.
30) Vilain, R.V. and Dupuis, J.F. : Use of the flag flap for coverage of a small area on a finger or the palm. Plast. Reconstr. Surg., **51** : 397～401, 1973.
31) Woolf, R.M. and Broadbent, T.R. : The fourflap Z-plasty. Plast. Reconstr. Surg., **49** : 48～51, 1972.
32) Zancolli, E.A. and Angrigiani, C. : Posterior interosseous island forearm flap. J. Hand Surg., **13-B** : 130～135, 1988.
33) 児島忠雄：逆行性指動脈島状皮弁．整形外科治療のコツと落とし穴－上肢．中山書店，東京，p.244～245, 1997.
34) 児島忠雄：手の皮弁手術の実際．克誠堂出版，東京，1997.
35) 波利井清紀監修，児島忠雄編著：四肢の形成外科，最近の進歩．克誠堂出版，東京，1993.

8 手の骨折と脱臼

1) Agee, J.M. : Unstable fracture dislocations of the proximal interphalangeal joint of the fingers. A

preliminary report of a new treatment technique. J. Hand Surg., **3** : 386〜389, 1978.

2) Aitken, A.P. and Nalebuff, E.A. : Volar transnavicular perilunar dislocation of the carpus. J. Bone Joint Surg., **42-A** : 1051〜1057, 1960.

3) Atroshi, I. and Axelsson, G. : Extensor carpi radialis longus tendon arthroplasty in the treatment of primary thapeziometacarpal arthrosis. J. Hand Surg., **22-A** : 419〜427, 1997.

4) Baldwin, L.W., Miller, D.L., Lockhart, L.D. and Evans, E.B. : Metacarpophalangeal joint dislocation of the fingers. A comparison of the pathological anatomy of index and little finger dislocations. J. Bone Joint Surg., **49-A** : 1587〜1590, 1967.

5) Campbell, R.D.Jr., Thompson, T.C., Lance, E.M., and Adler, J.B. : Indications for open reduction of lunate and perilunate dislocations of the carpal bones. J. Bone Joint Surg., **47-A** : 915〜937, 1965.

6) Cooney, W.P., Dobyns, J.H. and Linscheid, R.L. : Nonunion of the scaphoid. Analysis of the results from bone grafting. J. Hand Surg., **5** : 343〜354, 1980.

7) Coonrad, R.W. and Pohlman, M.H. : Impacted fracture in the proximal portion of the proximal phalanx of the finger. J. Bone Joint Surg., **51-A** : 1291〜1296, 1969.

8) Crawford, G.P. : Screw fixation for certain fractures of the phalanges and metacarpals. J. Bone Joint Surg., **58-A** : 487〜492, 1976.

9) Doi, K., Oda, T., Soo-Heong, T. and Nanda, V. : Free vascularized bone graft for nonunion of the scaphoid. J. Hand Surg., **25-A** : 507〜519, 2000.

10) Donaldson, W.R. and Millender, L.H. : Chronic fracture-subluxation of the proximal interphalangeal joint. J. Hand Surg., **3** : 149〜153, 1978.

11) Dooley, J. : Inlay bone grafting for non-union of the scaphoid bone by the anterior approach. J. Bone Joint Surg., **50-B** : 102〜109, 1968.

12) Eaton, R.G. and Littler, J.W. : Ligament reconstruction for the painful thumb carpometacarpal joint. J. Bone Joint Surg., **55-A** : 1655〜1666, 1973.

13) Freeland, A.E. and Sud,V. : Unicondylar and bicondylar fractures. J. of ASSH : 14〜24, 2001.

14) Froimson, A.I. : Osteotomy for digital deformity. J. Hand Surg., **6** : 585〜589, 1981.

15) Gelberman, R.H., Vance, R.M. and Zakaib, G.S. : Fracture at the base of the thumb. Treatment with oblique traction. J. Bone Joint Surg., **61-A** : 260〜262, 1979.

16) Griffiths, J.C. : Fracture at the base of the first metacarpal bone. J. Bone Joint Surg., **46-B** : 712〜719, 1964.

17) Gingrass, R.P., Fehring, B. and Matloub, H. : Intraosseous wiring of complex hand fractures. Plast. Reconstr. Surg., **66** : 383〜394, 1980.

18) Green, D.P. and O'Brien, E.T. : Open reduction of carpal dislocations. Indications and operative techniques. J. Hand Surg., **3** : 250〜265, 1978.

19) Hartwing, R.H. and Louis, D.S. : Multiple carpometacarpal dislocation. J. Bone Joint Surg., **61-A** : 906〜908, 1979.

20) Hamas, R.S., Horrell, E.D. and Pierret, G.P. : Treatment of mallet finger due to intraarticular fracture of the distal phalanx. J. Hand Surg., **3** : 361〜363, 1978.

21) Hunt, J.C., Watts, H.B. and Glasgow, J.D. : Dorsal dislocation of the metacarpophalangeal

joint of the index finger with particular reference to open dislocation. J. Bone Joint Surg., **49-A** : 1572～1578, 1967.

22) Kaplan, E.B. : Dorsal dislocation of the metacarpophalangeal joint of the index finger. J.Bone Joint Surg., **39-A** : 1081～1086, 1957.

23) Linscheid, R.L., Dobyns, J.H., Beabout, J.W. and Bryan, R.S. : Traumatic instability of the wrist. Diagnosis, classification and pathomechanics. J. Bone Joint. Surg., **54-A** : 1612～1632, 1972.

24) McCollum, M.S. : Cancellous bone grafts from the distal radius for use in hand surgery. Plast. Reconstr. Surg., **55** : 477～478, 1975.

25) Mayfield, J.K., Johnson, R.P. and Kilcoyne, R.K. : Carpal dislocation. Pathomechanics and progressive perilunar instability. J. Hand Surg., **5** : 226～241, 1980.

26) McElfresh, E.C., Dobyns, J.H. and O'Brien, E.T. : Management of fracture dislocation of the proximal interphalangel joint by extension-block splinting. J. Bone Joint Surg., **54-A** : 1705～1711, 1972.

27) Mirly, H.L., Manske, P.R., and Szerzinski, J.M. : Distal anterior radius bone graft in surgery of the hand and wrist. J. Hang Surg., **20-A** : 623～627, 1995.

28) Morgan, J.P., Gordon, D.A., Klug, M.S., Perry, P.E., and Barre, P.S. : Dynamic digital traction for unstable comminuted intra-articular fracture-dislocations of the proximal interphalangeal joint. J. Hand Surg., **20-A** : 565～573, 1995.

29) Palmer, A.K., Dobyns, J.H. and Linscheid, R.L. : Management of post traumatic instability of the wrist secondary to ligament rupture. J. Hand Surg., **3** : 507～532, 1978.

30) Palmer, A.K. and Linscheid, R.L. : Chronic recurrent dislocation of the proximal interphalangeal joint of the finger. J. Hand Surg., **3** : 95～97, 1978.

31) Pollen, A.G. : The conservative treatment of Bennet's fracture-subluxation of the thumb matacapal. J. Bone Joint Surg., **50-B** : 91～101, 1968.

32) Posner, M.A. and Ambrose, L. : Malunited Colles' fractuers. J. Hand Surg., **16-A** : 1017～1026, 1991.

33) Pritsch, M., Engel, J. and Farin, I. : Manipulation and external fixation of metacarpal fractures. J.Bone Joint Surg., **63-A** : 759～768, 1960.

34) Robbins, R.R., Ridge O and Carter, P.R. : lliac crest bone grafting and Herbert screw fixation of nonunions of the scaphoid with ayascular proximal poles. J. Hand Surg., **20-A** : 818～831, 1995.

35) Rotman, M.B. Manske, P.R. Pruitt, D.L. and Szerzinski, J. Scaphocapitolunate arthrodesis J. Hand Surg., **18-A** : 26～33, 1993.

36) Russe, O. : Fractures of carpal navicular. Diagnosis, nonoperative and operative treatment. J. Bone Joint Surg., **42-A** : 759～768, 1960.

37) Saito H. : Classification and treatment of intra-articular fractures of the distal radius. Fractures of the Distal Radius, Saffer, P. and Cooney Ⅲ, E. P. (ed), Martin Dunitz, London, p.131～142, 1995.

38) Saeki, Y. Hashizume, H. Nagoshi, M. Tanaka, H. and Inoue, H. : Mechanical strength of intramedullary pinning and transfragmental Kirschner wire fixation for Colles' fractures. J. Hand Surg., **26B** : 550～555, 2001.

39) Spinner, M. and Choi, B.Y. : Anterior dislocation

of the proximal interphalangeal joint. J. Bone Joint Surg., **52-A**：1329〜1336, 1970.

40) Smith, L. and Friedman, B.：Treatment of ununited fracture of the carpal navicular by styloidectomy of the radius. J. Bone Joint Surg., **38-A**：368〜375, 1956.

41) Taleisnik, J.：The ligament of the wrist. J.Hand Surg., **1**：110〜118, 1976.

42) Vance, R.M., Gelberman, R.H. and Evans, E.F.：Scaphocapitate fractures. Patterns of dislocation, mechanisms of injury, and perliminary results of treatment. J. Bone Joint Surg., **62-A**：271〜276, 1980.

43) Weckesser, E.C.：Rotational osteotomy of the metacarpal for overlapping fingers. J. Bone Joint Surg., **47-A**：751〜756, 1965.

44) Weiss. A.P. and Hastings, H.2nd.：Distal unicondylar fractures of the proximal phalanx. J. Hand Surg., **18-A**：594〜599, 1993.

45) Wolfe, S.W. and Katz, L.D.：Intra-articular impaction fractures of the phalanges. J. Hand Surg., **20-A**：327〜333, 1995.

46) 石黒　隆ほか：骨片を伴ったmallet fingerに対するclosed reductionの新法．日手会誌．，**5**：444〜447, 1988.

47) 木野義武：陥没骨片を伴った指PIP関節背側脱臼骨折の観血的整復手技．整形外科治療のコツと落とし穴－上肢．中山書店，東京，p.210〜211, 1997.

48) 木野義武：橈骨遠位端関節内粉砕骨折の観血的整復手技．整形外科治療のコツと落とし穴－上肢．中山書店，東京，p.130〜131, 1997.

49) 斎藤英彦：橈骨遠位端骨折－解剖学的特徴と分類，治療法．整災外，**32**：237〜248, 1984.

50) 中村光伸ほか：骨折手術における新しいプレート固定の概念と実際．橈骨遠位端骨折．整災外，**47**：1299〜1307, 2004.

51) 藤　哲：不安定性の強い舟状骨骨折整復固定のコツ．整形外科治療のコツと落とし穴－上肢．中山書店，東京，p.194〜195, 1997.

52) 藤　哲；手指の骨折に対する創外固定の応用．整形外科治療のコツと落とし穴－上肢．中山書店，東京，p.204〜205, 1997.

9　手，指の靱帯損傷

1) Bowers, W.H. and Hurst, L.C.：Gamekeeper's thumb. J. Bone Joint Surg., **59-A**：519〜524, 1977.

2) Browne, E.Z., Dunn, H.K. and Snyder, C.C.：Ski pole thumb injury. Plast. Reconstr. Surg., **58**：19〜23, 1976.

3) Buch, B.D. Innis, P. McClinton, M.A. and Kotani, Y.：The Mitek Mini G2 suture anchor：biomechanical analysis of use in the hand. J. Hand Surg., **20-A**：877〜881, 1995.

4) Coonrad, R. and Goldner, J.L.：A study of the pathological findings and treatment in soft tissue injury of the thumb metacarpophalangeal joint. J. Bone Joint Surg., **50-A**：439〜451, 1968.

5) Durham, J.W., Khuri, S. and Kim, M.H.：Acute and late radial collateral ligament injuries of the thumb metacarpophalangeal joint. J. Hand Surg., **18-A**：232〜237, 1993.

6) Glickel, S.Z. Malerich, M., Pearce, S.M. and Littler, J.W.：Ligament replacement for chronic instability of the ulnar collateral ligament of the

metacarpophalangeal joint of the thumb. J. Hand Surg., **18-A** : 930〜940, 1993.
7) Neviaser, R.J., Wilson, J.N. and Lievano, A. : Rupture of the ulnar collateral ligament of the thumb (Gamekeeper's thumb). Correction by dynamic repair. J. Bone Joint Surg., **53-A** : 1357〜1364, 1971.
8) Parikh, M., Nahigian, S. and Froimson, A. : Gamekeeper's thumb. Plast. Reconstr. Surg., **58** : 24〜31, 1976.
9) Rehak, D.C. Sotereanos, D.G. Bowman, M.W. and Herndon, J.H. : The Mitek bone anchor. J. Hand Surg., **19-A** : 853〜860, 1994.
10) Sakellarides, H.T. and DeWeese, J.W. : Instability of the metacarpophalangeal joint of the thumb. Reconstruction of the collateral ligaments using the extensor pollicis brevis tendon. J. Bone Joint Surg., **58-A** : 106〜112, 1976.
11) Skie, M.C. Mekhail, A.O. Deitrich, D.R. and Ebraheim, N.E. : Operative technique for inside-out repair of the triangular fibrocartilage complex. J. Hand Surg., **22-A** : 814〜817, 1997.
12) Stener, B. : Displacement of the ruptures ulnar collateral ligament of the metacarpophalangeal joint of the thumb. J. Bone Joint Surg., **44-B** : 869〜879, 1962.
13) Smith, R.J. : Post-traumatic instability of the metacarpophalangeal joint of the thumb. J. Bone Joint Surg., **59-A** : 14〜21, 1977.
14) Tanaka, J. and Yanagida, H. : Reconstruction of the ligament using an interference screw (tendon junction screw). Techniques in Hand & Upper extremity surgery, **5** : 57〜62, 2001.
15) Weiland, A.J. Berner, S.H. Hotchkiss, R.N. McCormack, R.R.Jr. and Gerwin, M. : Repair of acute ulnar collateral ligament injuries of the thumb metacarpophalangeal joint with an intraosseous suture anchor. J. Hand Surg., **22-A** : 585〜591, 1997.
16) Wolte, S.W. : Scapholunate instability. J of ASSH : 45〜60, 2001.
17) 麻生邦一：指関節掌側板剥離骨折の診断と手術手技．整形外科治療のコツと落とし穴－上肢．中山書店，東京，p.208〜209, 1997.
18) 石突正文：指MP関節側副靱帯損傷の診断と治療．整形外科治療のコツと落とし穴－上肢．中山書店，東京．p.200〜201, 1997.
19) 奥野宏昭ほか：TJ screwを用いた靱帯再建の組織学的・力学的検討．中部整災誌，**47** : 421〜430, 2004.
20) 西浦康正ほか：母指MP関節尺側側副靱帯損傷．OS Now No.28. : 62〜68, 1997.
21) 堀井恵美子：肘関節外側側副靱帯再建のコツ．整形外科治療のコツと落とし穴－上肢．中山書店，東京，p.112〜113, 1997.
22) 三浪明男：三角線維軟骨複合体（TFCC）損傷に対する手術的治療．整形外科治療のコツと落とし穴－上肢．中山書店，東京，p.162〜163, 1997.

10　関節拘縮の処置

1) Adamson, J.E. : Treatment of the stiff hand. Orthop. Clin. N. Am., **1** : 467〜480, 1970.
2) Allende, B.T. and Engelem, J.C. : Tension-band arthrodesis in the finger joints. J. Hand Surg., **5** : 267〜271, 1980.
3) Ashmead, D. 4th, Watson, H.K. Damon, C. Herber, S. and Paly, W. : Scapholunate advanced collapse wrist salvage. J. Hand Surg., **19-A** :

741〜750, 1994.

4) Bowers, W.H., Wolf, J.W.Jr., Nehil, J.L. and Bttinger, S. : The proximal interphalangeal joint volar plate. I. An anatomical and biomechanical study. J. Hand Surg., **5** : 79〜88, 1980.

5) Bowers, W.H. : The proximal interphalangeal joint volar plate. II. A clinical study of hyperextension injury. J. Hand Surg., **6** : 77〜81, 1981.

6) Buch, V. I. : Clinical and functional assessment of the hand after metacarpophalangeal capsulotomy. Plast. Reconstr. Surg., **53** : 452〜457, 1974.

7) Buck-Gramcko, D. : Denervation of the wrist joint. J. Hand Surg., **2** : 54〜61, 1977.

8) Camp, R.A., Weatherwax, R.J. and Miller, E.B. : Chronic posttraumatic radical instability of the thumb metacarpophalangeal joint. J. Hand Surg., **5** : 221〜225, 1980.

9) Campbell, C.S. : Gamekeeper's thumb. J. Bone Joint Surg., **37-B** : 148〜149, 1955.

10) Clendenin, M.B. and Green, D.P. : Arthrodesis of the wrist-complications and their management. J. Hand Surg., **6** : 253〜257, 1981.

11) Conyers, D.J. : Scapholunate interosseous restruction and imbrication of palmar ligament. J. Hand Surg., **15-A** : 690〜700, 1990.

12) Coonrad, R. and Goldner, J.L. : A study of the pathological findings and treatment in softtissue injury of the thumb metacarpophalangeal joint. J. Bone Joint Surg., **50-A** : 439〜451, 1968.

13) Curtis, R.M. : Capsulectomy of the interphalangeal joints of the fingers. J. Bone Joint Surg., **36-A** : 1219〜1232, 1954.

14) Curtis, R.M. : Management of the stiff proximal interphalangeal joint. Hand, **1** : 32〜37, 1969.

15) Dell, P.C., Brushart, T.M. and Smith, R.J. : Treatment of trapeziometacarpal arthritis. Results of resection arthroplasty. J. Hand Surg., **3** : 243〜249, 1978.

16) Dobyns, J.H. et al. : Traumatic instability of the wrist. American Academy of Orth Surgeons, Instructional. Course Lectures. Vol.24, Mosby, St Louis, p.182〜199, 1975.

17) Eaton, R.G. : Replacement of the trapezium for arthritis of the basal articulations. A new technique with stabilization by tenodesis. J. Bone Joint Surg., **61-A** : 76〜82, 1979.

18) Eaton, R.G. and Littler, J.W. : Ligament reconstruction for the painful thumb carpometacarpal joint. J. Bone Joint Surg., **55-A** : 1655〜1666, 1973.

19) Eaton, R.G. and Malerich, M.M. : Volar plate arthroplasty of the proximal interphalangeal joint. A review of ten years' experience. J. Hand Surg., **5** : 260〜268, 1980.

20) Fortin, P.T. and Louis, D.S. : Long-term follow-up of scaphoid-trapezium-trapezoid arthrodesis. J. Hand Surg., **18-A** : 675〜681, 1993.

21) Frykman, G.and Johansson, O. : Surgical repair of rupture of the ulnar collateral ligament of the metacarpophalangeal joint of the thumb. Acta Chir. Scand., **112** : 58〜64, 1956.

22) Gould, J.S. and Nicholson, B.G. : Capsulotomy of the metacarpophalangeal and proximal interphalangeal joints. J. Hand Surg., **4** : 482〜486, 1979.

23) Green, D.P. and Terry, G.C. : Complex dislocation of the metacarpophalangeal joint. J. Bone Joint Surg., **55-A** : 1480〜1486, 1973.

24) Haffaker, W.H., Wray, R.C.Jr. and Weeks, P.M. : Factors influencing final range of motion in the fingers afters fractures of the hand. Plast.

Reconstr. Surg., **63** : 82～87, 1979.

25) Inglis, A.E. and Jones, E.C. : Proximal row carpectomy for diseases of the proximal row. J. Bone Joint Surg., **59-A** : 460～463, 1977.

26) Ishida, O. Ikuta, Y. and Kuroki, H. : Ipsilateral osteochondral grafting for finger joint repair. J. Hand Surg., **19-A** : 372～377, 1994.

27) Kettelkamp, J. et al. : A comparison of experimental arthroplasty and metacarpal head replacement. J. Bone Joint Surg., **50-A** : 460～463, 1977.

28) Kessler, I. : A simplified technique to correct hyperextension deformity of metacarpophalangeal joint of the thumb. J. Bone Joint Surg., **61-A** : 903～905, 1979.

29) Kessler, I. and Axer, A. : Athroplasty of the first carpometacarpal joint with a silicone implant. Plast. Reconstr. Surg., **47** : 252～257, 1971.

30) Kleinman, W.B. and Greenberg, J.A. : Salvage of the failed Darrach procedure. J. Hand Surg., **20-A** : 951～958, 1995.

31) Kleinman, W.B., Steichen, J.B. and Strickland, J.W. : Managment of chronic rotary subluxation of the scaphoid by scapho-trapezoid arthrodesis. J. Hand Surg., **7** : 125～136, 1982.

32) Lee, D.H. and Carroll, R.E. : Wrist arthrodesis : A combined intramedullary pin and autogenous iliac crest bone graft technique. J. Hand Surg., **19-A** : 733～740, 1994.

33) McCue, F.C., Honner, R., Johnson, M.C. and Gieck, J.H. : Athletic injuries of the proximal interphalangeal joint requiring surgical treatment. J. Bone Joint Surg., **52-A** : 937～956, 1970.

34) Madden, J.W., DeVore, G. and Arem, A.J. : A rational postoperative management program for metacarpophalangeal joint implant arthroplasty. J. Hand Surg., **2** : 358～366, 1977.

35) Makin, M. : Wrist arthrodesis in paralyzed arms of children. J. Bone Joint Surg., **59-A** : 312～316, 1977.

36) Mayfield, J.K., Johnson, R.P. and Kilcoyne, R.K. : Carpal dislocations. Pathomechanics and progressive perilunar instability. J. Hand Surg., **5** : 226～241, 1980.

37) Menon, J., Schoene, H.R. and Hohl, J.C. : Trapeziometacarpal arthritis-results of tendon interpositional arthroplasty. J. Hand Surg., **6** : 442～446, 1981.

38) Palmer, A.K. : Triangular fibrocartilage complex lesions : A classification. J. Hand Surg., **14-A** : 596～606, 1989.

39) Rayan, G.M. and Young, B.T. : Ligament reconstruction arthroplasty for trapeziometacarpal arthrosis. J. Hand Surg., **22-A** : 1067～1076, 1997.

40) Rhode, C.M. and Jenning, W.D.Jr. : Operative treatment of the stiff proximal interphalangeal joint. Am. J. Surg., **37** : 44～59, 1971.

41) Simonian, P.T. and Trumble, T.E. : Traumatic dislocation of the thumb carpometacarpal joint : Early ligamentous reconstruction versus closed reduction and pinning. J. Hand Surg., **21-A** : 802～806, 1996.

42) Smith, R.J. : Non-ischemic contractures of the intrinsic muscles of the hand. J. Bone Joint Surg., **53-A** : 1313～1331, 1971.

43) Sprague, B.L. : Proximal interphalangeal joint contractures and their treatment. J. Trauma, **16** : 259～265, 1976.

44) Stark, H.H., Moore, J.F., Ashworth, C.R. and Boyes, J.H. : Fusion of the first metacarpotra-

pezial joint for degenerative arthritis. J. Bone Joint Surg., **59-A** : 22〜26, 1977.

45) Swanson, A.B. : Flexible implant arthroplasty for arthritic finger joints. J. Bone Joint Surg., **54-A** : 435〜455, 1972.

46) Swanson, A.B. and Herndon, J.H. : Flexible (silicone) implant arthroplasty of the metacarpophalangeal joint of the thumb. J. Bone Joint Surg., **59-A** : 362〜368, 1977.

47) Swanson, A.B. : Flexible Implant Resection Arthroplasty in the Hand and Extremities. Mosby, St. Louis, 1973.

48) Taleisnik, J. : Wrist, anatomy, function and injury. American Academy of Orth Surgeons, Instructional Course Lectures. Vol. 27, Mosby, St. Louis, p.61〜87, 1978.

49) Taleisnik, J : The Wrist. Churchill-Livingstone, New York, 1985.

50) Tomaino, M.M., Delsignore, J. and Burton, R.I. : Long-term results following proximal row carpectomy. J. Hand Surg., **19-A** : 694〜703, 1994.

51) Watson, H.K. and Hempton, R.F. : Limited wrist arthrodesis. I. The triscaphoid joint. J. Hand Surg., **5** : 320〜327, 1980.

52) Watson, H.K., Goodman, M.L. and Johnson, T.R. : Limited wrist arthrodesis. II. Intercarpal and radiocarpal combinations. J. Hand Surg., **6** : 223〜233, 1981.

53) Watson, H.K., Light, T.R. and Johnson, T.R. : Checkrein resection for flexion contracture of the middle joint. J. Hand Surg., **4** : 67〜71, 1979.

54) Watson, H.K., Ritland, G.D. and Chung, E. : Post-traumatic interosseous lumbical adhesions. A cause of pain and disability in the hand. J. Bone Joint Surg., **56-A** : 79〜84, 1974.

55) Werner, F.W. Palmer, A.K., Fortino, M.D. and Short, W.H. : Force transmission through the distal ulna : Effect of ulnar variance, lunate fossa angulation and radial and palmar tilt of the distal radius. J. Hand Surg., **17-A** : 423〜428, 1992.

56) Wexler, M.R., Rousso, M. and Weinberg, H. : Arthrodesis of finger joints by dynamic external compression. Using dorsoventral Kirschner wires and rubber band. Plast. Reconstr. Surg., **60** : 882〜885, 1977.

57) Wilson, J.N. : Arthroplasty of the trapeziometacarpal joint. Plast. Reconstr. Surg., **49** : 143〜148, 1972.

58) Young, V.L., Wray, R.C.Jr. and Weeks, P.M. : The surgical management of stiff joints in the hand. Plast. Reconstr. Surg., **62** : 835〜841, 1978.

59) Zemel, N.P., Stark, H.H., Ashworth, C.R. and Boyes, J.H. : Chronic fracture dislocation of the proximal interphalangeal joint. Treatment by osteotomy and bone graft. J. Hand Surg., **6** : 447〜455, 1981.

60) 生田義和ほか：手の指関節内関節面の欠損に対する遊離骨軟骨移植．日手会誌., **2** : 505〜508, 1985.

61) 貞廣哲郎：遠位橈尺関節障害－鑑別診断，保存療法および手術適応．整形外科治療のコツと落とし穴－上肢．中山書店．東京．p.138〜139, 1997.

62) 中村蓼吾：Sauvé-Kapandji法の手術手技．整形外科治療のコツと落とし穴－上肢．中山書店．東京, p.144〜145, 1997.

63) 中山蓼吾：尺骨短縮術の手術手技．整形外科治療のコツと落とし穴－上肢．中山書店，東京．p.148〜149, 1997.

64) 二見俊郎ほか：Abduction-opposition wedge osteotomy. OS NOW No. 28. : 170～174, 1997.
65) 水関隆也：尺骨短縮ガイドを用いた尺骨短縮術. 整形外科治療のコツと落とし穴－上肢. 中山書店, 東京, p.150～151, 1997.
66) 矢島弘嗣：橈骨手根骨部分手関節固定術の手術手技とその適応. 整形外科治療のコツと落とし穴－上肢. 中山書店, 東京, p.146～147, 1997.

11 フォルクマン拘縮

1) Goldner, J.E. : Volkmann's contracture. Hand Surgery (ed. by Flynn, J.E.). Williams & Wilkins, Baltimore, p. 953～977, 1966.
2) Halpern, A.A. and Nagel, D.A. : Compartment syndromes of the forearm. Early recongnition using tissue pressure measurements. J. Hand Surg., **4** : 258～263, 1979.
3) Hargens, A.R., Romine, J.S., Sipe, J.C., Evans, K.L., Mubarak, S.J. and Akeson, W.H. : Peripheral nerve-conduction block by high muscle compartment pressure. J. Bone Joint Surg., **61-A** : 192～200, 1979.
4) Harris, C.Jr. and Riordan, D.C. : Intrinsic contracture in the hand and its surgical treatment. J. Bone Joint Surg., **36-A** : 10～20, 1954.
5) Matsen, F.A. 3rd, Winquist, R.A. and Krugmire, R.B.Jr. : Dignosis and management of compartental syndromes. J. Bone Joint Surg., **62-A** : 286～291, 1980.
6) Niebauer, J.J. and Howard, L.D.Jr. : Ischemic contracture of the forearm and hand. J. Bone Joint Surg., **45-A** : 875, 1963.
7) Newmeyer, W.L. and Kilgore, E.S.Jr. : Volkmann's ischemic contracture due to soft tissue injury alone. J. Hand Surg., **1** : 221～227, 1976.
8) Parkes, A. : The treatment of established Volkmann's contracture by tendon transfer. J. Bone Joint Surg., **33-B** : 359～362, 1951.
9) Seddon, H.J. : Volkmann's contracture. Treatment by excision of the infarct. J. Bone Joint Surg., **38-A** : 152～174, 1956.
10) Tsuge, K. : Treatment of established Volkmann's contracture. J. Bone Joint Surg., **57-A** : 925～929, 1975.
11) Tsuge, K. : Management of established Volkmann's contracture. Operative Hand Surgery (ed. by Green, D.P.). Churchill Lovingstone, Edinburgh, p. 499～514, 1982.

12 デュプイトレン拘縮

1) Deming, E.G. : Y-V advancement pedicles in surgery for Dypuytren's contracture. Plast. Reconstr. Surg., **28** : 581, 1962.
2) Freehafer, A.A. and Strong, J.M. : The treatment of Dupuytren's contracture by partial fasciectomy. J. Bone Joint Surg., **45-A** : 1207～1216, 1963.
3) Honner, R., Lamb, D.W. and James, J.I.P. : Dupuytren's contracture, long term results after fasciectomy. J. Bone Joint Surg., **53-A** : 240～246, 1971.
4) King, E.W., Bass, D.M. and Watson, H.K. :

Treament of Dupuytren's contracture by extensive fasciectomy through multiple Y-V plasty incisions. Short-term evaluation of 170 consecutive operations. J. Hand Surg., **4** : 234 ～ 241, 1979.

5) McFarlane, R.M. : Patterns of the diseased fascia in the fingers in Dupuytren's contracture. Displacement of the neurovascular bundle. Plast. reconstr. Surg., **54** : 31 ～ 44, 1974.

6) McFarlane, R.M. : The anatoamy of Dupuytren's disease. Bull. Hosp. Jt. Dis. Orthop., Institute, **44** : 318 ～ 336, 1984.

7) Skoog, T. : The transverse elements of the palmar aponeurosis in Dupuytren's contracture. Scand. J. Plast. Reconstr. Surg., **1** : 51 ～ 63, 1967.

8) Tubiana, R. : Limited and extensive operation in Dupuytren's contracture. Surg. Clin. N. Am., **44** : 1071 ～ 1080, 1964.

13 無腐性壊死

1) Almquist, E.E. and Burns, J.F.Jr. : Radial shortening for the treatment of Kienböck's disease ; A 5 to 10 year follow-up. J. Hand Surg., **7** : 348 ～ 352, 1982.

2) Divelbiss, B. and Baratz, M.E. : Kienböck disease. J. of ASSH : 61 ～ 72, 2001.

3) Graner, O. Lopes, E.I., Carvalho, B.C. and Atlas, S. : Arthrodesis of the carpal bones in the treatment of Kienböck's disease, painful ununited fractures of the navicula and lunate bones with avascular necrosis and old fracture-dislocation of carpal bones. J. Bone Joint Surg., **48-A** : 767 ～ 774, 1966.

4) Hori, Y. Tamai, S., Okuda, H., Sakamoto, H., Takita, T and Masuhara, K., : Blood vessel transplantation to bones. J. Hand Surg., **4** : 23 ～ 33, 1979.

5) Lichtman, D.M., Alexander, A.H., Mack, G.R. and Gunther, S.F. : Kienböck's disease. Update on silicone replacement arthroplasty. J. Hand Surg., **7** : 343 ～ 347, 1982.

6) Lichtman, D.M., Mack, G.Y., MacDonald, R.I., Gunter, S.F. and Wilson, J.N. : Kienböck's disease. The role of silicone replacement arthroplasty. J. Bone Joint Surg., **59-A** : 899 ～ 908, 1977.

7) Miura, H. and Sugioka, Y. : Radial closing wedge osteotomy for Kienböck's disease. J. Hand Surg., **21-A** : 1029 ～ 1034, 1996.

8) Nakamura, R. Linscheid, R.L. and Miura, T. : Wrist disorders, Current Concepts and Challenges. Springer-Verlag, Tokyo, 1992.

9) Quenzer, D.E., Dobyns, J.H., Linscheid, R.L., Trail, I.A. and Vidal, M.A. : Radial recession osteotomy for Kienböck's disease. J. Hand Surg., **22-A** : 386 ～ 395, 1997.

10) Sheetz, K.K., Bishop, A.T. and Berger, R.A. : The arterial blood supply of the distal radius and ulna and its potential use in vascularized pedicled bone grafts. J. Hand Surg., **20-A** : 902 ～ 914, 1995.

11) Strark, H.H., Zemel, N.P. and Ashworth, C.R. : Use of a hand-carved silicone-rubber spacer for advanced Kienbock's disease. J. Bone Joint Surg., **63-A** : 1359 ～ 1370, 1981.

12) Sunagawa, T., Bishop, A.T. and Muramatsu, K.:

Role of conventional and vascularized bone grafts in scaphoid nonunion with avascular necrosis : A canine experimental study. J. Hand Surg., **25-A** : 849〜859, 2000.

13) Swanson, A.B. : Silicone rubber implants for the replacement of the carpal scaphoid and lunate bones. Orthop Clin. N. Am., **1** : 299〜309, 1970.

14) Watson, H.K., Monacelli, D.M., Milford, R.S. and Ashmead, D. IV. : Treatment of Kienböck's disease with scaphotrapezio-trapezoid arthrodesis. J. Hand Surg., **21-A** : 9〜15, 1996.

15) 玉井　進：Kienböck 病に対する血管束移植手技．整形外科治療のコツと落とし穴－上肢，中山書店，東京，p.192, 1997.

⑭　母指の機能再建

1) Bralliar, F. and Honer, R.L. : Sensory crossfinger pedicle graft. J. Bone Joint. Surg., **51-A**：1364〜1368, 1969.

2) Buck-Gramcko, D. : Pollicization of the index finger. J. Bone Joint Surg., **53-A**：1605〜1617, 1971.

3) Buck-Gramcko, D. : Thumb reconstruction by digital transposition. Orthop. Clin. N. Am., **8**：329〜342, 1977.

4) Reid, D.A. : The Neurovascular island flap in thumb reconstruction. Br. J. Plast. Surg., **19**：234〜244, 1966.

5) Chase, R.A. : An alternate to pollicization in subtotal thumb reconstruction. Plast. Reconstr. Surg., **44**：421〜430, 1969.

6) De Bastiani, G. Aldegheri, R., Renzi-Brivio, L. and Trivella, G. : Limb lengthening by claaus distraction (callotasis). J. Pediatr. Orthop., **7**：129〜134, 1987.

7) Durham, J.W, Khuri, S. and Kim, M.H. : Acute and late radial collateral ligament injuries of the thumb metacarpophalangeal joint. J. Hand Surg., **18-A**：232〜237, 1993.

8) Gaul, J.S. Jr. : Radial-innervated cross-finger flap from index to provide sensory pulp to injured thumb. J. Bone Joint Surg., **51-A**：1257〜1263, 1969.

9) Glickel, S.Z. Malerich. M. Pearce, S.M. and Littler, J.W. : Ligament replacement for chronic instability of the ulnar collateral ligament of the metacarpophalangeal joint of the thumb. J. Hand Surg., **18-A**：930〜941, 1993.

10) Harrison, S.H.: Restoration of muscle balance in policization. Plast. Reconstr. Surg.,**34**：236〜240, 1964.

11) Holevich, J. : A new method of restoring sensibility to the thumb. J. Bone Joint Surg., **45-B**：496〜502, 1963.

12) Holevich, P.E. and Yankow, E. : A distraction method for lengthening of the finger metacarpals. A preliminary report. J. Hand Surg., **5**：160〜167, 1980.

13) Kelleher, J.C. and Sullivan, J. G.: Thumb reconstruction by fifth digit transposition. Plast. Reconstr. Surg., **21**：470〜478, 1958.

14) Kelleher, J.C. Sullivan, J.G., Baibak, G.J. and Dean, R.K. : "On top plasty" for amputated fingers. Plast. Reconstr. Surg., **42**：242〜248, 1968.

15) Kessler, I., Baruch, A. and Hecht, O. : Experience

with distraction lengthening of digital rays in congenital anomalies. J. Hand Surg., **2** : 394～401, 1977.

16) Krause, J.O., Manske, P.R. Mirly, H.L. and Szerzinski, J. : Isolated injuries to the dorsoradial capsule of the thumb metacarpophalangeal joint. J. Hand Surg. **21-A** : 428～433, 1996.

17) Littler, J.W. : Subtotal reconstruction of the thumb. Plast. Reconstr. Surg., **10** : 215～226, 1952.

18) Littler, J.W. : Principles of reconstructive surgery of the hand. Reconstr. Plast. Surg., **4** : 1613～1673, 1964.

19) Littler, J.W. : On making a thumb. One hundred years of surgical effort. J. Hand Surg., **1** : 35～51, 1976.

20) Littler, J.W. : Neurovascular pedicle method of digital transposition for reconstruction of the thumb. Plast. Reconstr. Surg., **12** : 303～319, 1953.

21) Lewin, M.L. : Partial reconstruction of thumb in one-stage operation. J. Bone Joint Surg., **35-A** : 573～576, 1953.

22) Markley, J.M.Jr. : The preservation of close two-point discrimination in the interdigital transfer of neurovascular island flaps. Plast. Reconstr. Surg., **59** : 812～816, 1977.

23) Matev, I.B. : Thumb reconstruction through metacarpal bone lengthening. J. Hand Surg., **5** : 482～487, 1980.

24) Matev, I.B. : Thumb reconstruction in children through metacarpal lengthening. Plast. Reconstr. Surg., **64** : 665～669, 1979.

25) Omer, G.E.Jr. Day, D.J., Ratliff, H. and Lambert, P. : Neurovascular cutaneous island pedicles for deficient median nerve sensibility J. Bone Joint Surg., **52-A** : 1181～1192, 1970.

26) Pohl, A.L., Larson, D.L. and Lewis, S.R. : Thumb reconstruction in the severely burned hand. Plast. Reconstr. Surg., **57** : 320～328, 1976.

27) Rybka, F.J. and Pratt, F.E. : Thumb reconstruction with a sensory flap from the dorsum of the index finger. Plast. Reconstr. Surg., **63** : 141～144, 1979.

28) Tubiana, R. and Roux, J.P. : Phalangization of the first and fifth metacarpals. J. Bone Joint Surg., **56-A** : 447～457, 1974.

29) Tubiana, R. and Dupare, J. : Restoration of sensibility in the hand by neurovascular skin island transfer. J. Bone Joint Surg., **43-B** : 474～480, 1961.

30) Yeschua, R., Wexler, M.R. and Neuman, Z. : Cross-arm triangular flaps for correction of adduction contracture of the first web space in the hand. Plast. Reconstr. Surg., **9** : 859～861, 1977.

31) 木森研治ほか：母指化術. OS NOW No.28. : 144～151, 1997.

32) 土井一輝：母指再建術. 整形外科治療のコツと落とし穴－上肢. 中山書店, 東京, p.220～221, 1997.

15 屈筋腱の損傷

1) Arons, M.S. : Purposeful delay of the primary repair of cut flexor tendons in "some-man's land" in children. Plast. Reconstr. Surg., **53** : 638～641, 1974.

2) Bader, K. and Curtin, J.W. : Clnical survey of silicone underlays and pulleys in tendon surgery in hands. Plast. Reconstr. Surg., **47** : 576〜579, 1971.

3) Boyes, J.H. and Stark, H.H. : Flexor-tendon grafts in the fingers and thumb. J. Bone Joint Surg., **53-A** : 1332〜1342, 1971.

4) Caplan, H.S., Hunter, J.M. and Merklin, R.J. : Intrinsic vascularization of flexor tendons in the human. J. Bone Joint Surg., **57-A** : 726, 1975.

5) Chacha, O. : Free autologous composite tendon grafts for division of both flexor tendons within the digital theca of the hand. J. Bone Joint Surg., **56-A** : 960〜978, 1974.

6) Chang, W.H., Thomas, O.J. and White, W.L. : Avulsion injury of the long flexor tendons. Plast. Reconstr. Surg., **50** : 260〜264, 1972.

7) Chuinard, R.G., Dabezies, E.J. and Mathews, R.E. : Two-stage superficialis tendon reconstruction in severely damaged fingers. J. Hand Surg., **5** : 135〜143, 1980.

8) Doyle, J.R. and Blythe, W.F. : The finger flexor tendon sheath and pulleys. Anatomy and reconstruction. : Symposium on Tendon Surgery in the Hand. Mosby, St. Louis. p. 81〜87, 1975.

9) Doyle, J.R. and Blythe, W.F. : Anatomy of the flexor tendon sheath and pulleys of the thumb. J. Hand Surg., **2-A** : 149〜151, 1977.

10) Duran, R.J. and Houser, R.G.: Controlled passive motion following flexor tendon repair in zones 2 and 3. American Academy of Orth Surgeons : Symposium on Tendon Surgery in the Hard. Mosby, St. Louis, p. 105〜114, 1975.

11) Farkas, L.G., McCain, W.G., Sweeney P., Wilson, W., Hurst, L.N. and Lindsay W.K. : An experimental study of the changes following silastic rod preparation of a new tendon sheath and subsequent tendon grafting. J. Bone Joint Surg., **55-A** : 1149〜1158, 1973.

12) Farkas, L.G. and Lindsay, W.K. : Functional return of tendon graft protected entirely by pseudosheath-experimental study. Plast. Reconstr. Surg., **65** : 188〜194, 1980.

13) Folmar, R.C., Nelson, C.L. and Phalen, G.S. : Ruptures of the flexor tendons in hands of non-rheumatoid patients. J. Bone Joint Surg., **54-A** : 579〜584, 1972.

14) Furlow, L.T.Jr. : The role of tendon tissues in tendon healing. Plast. Reconstr. Surg., **57** : 39〜49, 1976.

15) Green, W.L. and Niebauer, J.J. : Results of primary and secondary flexor tendon repairs in no man's land. J. Bone Joint Surg., **56-A** : 1216〜1222, 1974.

16) Hunter, J.M., Cook. J.F. and Ochiai, N. : The pulley system. J. Hand Surg., **5** : 283, 1980.

17) Hunter, J.M. and Salisbury, R.E. : Flexor-tendon reconstruction in severely damaged hands. J. Bone Joint Surg., **53-A** : 829〜858, 1871.

18) Hurst, L.M., McCain, W.G. and Lindsay, W.K. : Results of tenolysis. A controlled evaluation in chickens. Plast. Reconstr. Surg., **52** : 171〜173, 1973.

19) Kessler, F.B. : Use of a pedicled tendon transfer with a silicone rod in complicated secondary flexor tendon repairs. Plast. Reconstr. Surg., **49** : 439〜443, 1972.

20) Kessler, I. and Nissim, F. : Primary repair without immobilization of flexor tendon division within the digital flexor sheath. Acta Orthop. Scand., **40** : 587〜601, 1969.

21) Kleinert, H.E., Kutz, J.E. and Ashbell, T.S. : Primary repair of lacerated flexor tendons in "no man's land" J. Bone Joint Surg., **49-A** : 577, 1967.

22) Kleinert, H.E., Kutz, J.E. and Cohen, M.J. : Primary repair of zone 2 flexor tendon lacerations. American Academy of Orth Surgeons : Symposium on Tendon Surgery in the Hand. Mosby, St. Louis, p.91～104, 1975.

23) Leffert, R.D., Weiss, C. and Athanasoulis, C.A. : The vincula. With particular reference to their vessels and nerves. J. Bone Joint Surg., **56-A** : 1191～1198, 1974.

24) Lister, G.D., Kleinert, H.E., Kutz, J.E. and Atasoy, E. : Primary flexor tendon repair followed by immediate controlled mobilization. J. Hand Surg., **2** : 441～451, 1977.

25) Lister, G.D. : Reconstruction of pulleys employing extensor retinaculum. J. Hand Surg., **4** : 461～464, 1979.

26) Lundborg, G., Myrhage, R. and Rydevik, B. : The vascularization of human flexor tendons within the digital synovial sheath region. Structural and functional aspects. J. Hand Surg., **2** : 417～427, 1977.

27) Lundborg, G. and Rank, F. : Experimental intrinsic healing of flexor tendons based upon synovial fluid nutrition. J. Hand Surg., **3** : 21～31, 1978.

28) Mahoney, J., Farkas, L.G. and Lindsay, W.K. : Silastic rod pseudosheaths and tendon graft healing. Plast. Reconstr. Surg., **66** : 746～750, 1980.

29) Magus, D.J., Brown, E., Byrnes, W. and Habal, A. : Tendon repairs with nylon and a modified pullout technique. Plast. Reconstr. Surg., **48** : 32～35, 1971.

30) Matthews, P. : The fate of isolated segments of flexor tendons within the digital sheath. A study in synovial nutrition. Br. J. Plast. Surg., **29** : 216～224, 1976.

31) McClinton, M.A., Curtis, R.M. and Wilgis, E.F.S. : One hundred tendon grafts for isolated flexor digitorum profundus-injuries. J. Hand Surg., **7** : 224～229, 1982.

32) Pennington, D.G. : The locking loop tendon suture. Plast. Reconstr. Surg., **63** : 648～652, 1979.

33) Reynolds, B., Wray, R.C.Jr. and Weeks, P.M. : Should an incompletely severed tendon be sutured? Plast. Reconstr. Surg., **57** : 36～38, 1976.

34) Saldana, M.J. Ho, P.K., Lichtman, D.M, Chow. J.A., Dovelle, S. and Thomes L.J. : Flexor tendon repair and rehabilitation in zone II, open sheath technique versus closed sheath technique. J. Hand Surg., **12-A** : 1110～1113, 1987.

35) Schlenker, J.D., Lister, G.D. and Kleinert, H.E. : Three complications of untreated partial laceration of flexor tendon. Entrapment, rupture, and triggering. J. Hand Surg., **6** : 392～398, 1981.

36) Schneider, L.H., Hunter, J.M., Morris T.R. and Nadeau, P.O. : Delayed flexor tendon repair in no man's land. J. Hand Surg., **2** : 452～455, 1977.

37) Stark H.H., Zemel, N.P., Boyes, J.H. and Ashworth, C.R. : Flexor tendon graft through intact superficialis tendon. J. Hand Surg., **2** : 456～461, 1977.

38) Stark, H.H., Boyes, J.H., Johnson, L. and Ashworth, C.R. : The use of paratenon, polyethylene film, or silastic sheeting to prevent

restricting adhesions to tendons in the hand. J. Bone Joint Surg., **59-A**：908～913, 1977.
39) Strickland, J.W. and Glogovac, S.V. : Digital function following flexor tendon repair in zone Ⅱ. A comparison of immobilization and controlled passive motion techniques. J. Hand Surg., **5**：537～543, 1980.
40) Tsuge, K., Ikuta, Y. and Matsuishi. Y. : Repair of flexor tendons by intratendinous tendon suture. J. Hand Surg., **2**：436～440, 1977.
41) Urbaniak, J.R., Bright, D.S., Gill, L.H. and Goldner, J.L. : Vascularization and the gliding mechanism of free flexor-tendon grafts inserted by the silicone-rod method. J. Bone Joint Surg., **56-A**：473～482, 1974.
42) Urbaniak, J.R. and Goldner, J.L. : Laceration of the flexor pollicis longus tendon. Delayed repair by advancement, free graft or direct suture. J. Bone Joint Surg., **55-A**：1123～1148, 1973.
43) Verdan, C.V. : Half a century of flexor-tendon surgery. Current status and changing philosophies. J. Bone Joint Surg., **54-A**：472～491, 1972.
44) Weeks, P.M. and Wray, R.C. : Rate and extent of functional recovery after flexor tendon grafting with and without silicone rod preparation. J. Hand Surg., **1**：174～180, 1976.
45) Whitaker, J.H., Strickland, J.W. and Ellis, R.K. : The role of flexor tenolysis in the palm and digits. J. Hand Surg., **2**：462～470, 1977.
46) Winspur, I., Phelps, D.B. and Boswick, J.A.Jr. : Staged reconstruction of flexor tendons with a silicone rod and a "pedicled" sublimi transfer. Plast. Reconstr. Surg., **61**：756～761, 1978.
47) Wray, R.C.Jr. and Weeks, P.M. : Reconstruction of digital pulleys. Plast. Reconstr. Surg., **53**：534～536, 1974.
48) Wray, R.C.Jr. Holtmann, B. and Weeks, P.M. : Clinical treatment of partial tendon lacerations without suturing and with early motion. Plast. Reconstr. Surg., **59**：231～234, 1977.
49) Wray, R.C. and Weeks, P.M.: Experimental comparison of technics of tendon repair. J. Hand Surg., **5**：144～148, 1980.
50) 大井宏之ほか：新鮮指屈筋腱損傷の治療－腱鞘内一次縫合術と早期自動運動療法の実際．OS NOW No.28.：98～107, 1997.
51) 津下健哉：腱剝離術について．整形外科治療のコツと落とし穴－上肢．中山書店，東京，p.242～243, 1997.
52) 土田浩之ほか：腱縫合法の実験的研究，第1報．日手会誌，**8**：428～434, 1992.
53) 土田浩之ほか：腱縫合法の実験的研究，第2報．日手会誌，**9**：201～205, 1992.
54) 林　淳二ほか：腱縫合法の基礎的研究．第1報，術直後の tensile strength について．日手会誌，**1**：58～61, 1984.
55) 林　淳二ほか：腱縫合法の基礎的研究．第2報，Tensile strength の経時的推移について．日手会誌，**2**：67～71, 1985.
56) 林　淳二ほか：腱縫合法の基礎的研究．第3報，Gap 形成と縫合糸の関連について．日手会誌，**3**：462～467, 1986.
57) 吉津孝衛：早期運動療法のための屈筋腱縫合手技．整形外科治療のコツと落とし穴－上肢．中山書店，東京，p.236, 1997.

16 伸筋腱の損傷

1) Bowers, W.H. : Mallet deformity of a finger after phalangeal fracture. J. Bone Joint Surg., **59-A**：525〜526, 1977.

2) Burkhalter, W.E. and Carnerio, R.S. : Correction of the attritional boutonnière deformity in high ulnar-nerve paralysis. J. Bone Joint Surg., **61-A**：131〜134, 1979.

3) Elliott, R.A.Jr. : Splints for mallet and boutonnière deformities. Plast. Reconstr. Surg., **52**：282〜285, 1973.

4) Gama, C. : Renults of the Matev operation for correction of boutonnière deformity. Plast. Reconstr. Surg., **64**：319〜324, 1979.

5) Harris, C.Jr. and Rutledge, G.L.Jr. : The functional anatomy of the extensor mechanism of the finger. J. Bone Joint Surg., **54-A**：713〜726, 1972.

6) Inoue, G, and Tamura, Y. : Dislocation of the extensor tendons over the metacarpophalangeal joints. J. Hand Surg., **21-A**：464〜469, 1996.

7) Iselin, F. Levame, J. and Godoy, J. : A simplified technique for treating mallet fingers : Tenodermodesis. J. Hand Surg., **2**：118〜121, 1977.

8) Kettelkampe, D.B., Flatt, A.E. and Moulds, R. : Traumatic dislocation of the long finger. extensor tendon. A clinical, anatomical and biomechanical study. J. Bone Joint Surg., **53-A**：229〜240, 1971.

9) Kilgore, E.S. and Graham, W.P. : Operative treatment of boutonnière deformity. Surgery, **64**：999〜1000, 1968.

10) Kleinman, W.B. and Petersen, D.P. : Oblique retinacular ligament reconstruction for chronic mallet finger. J. Hand Surg., **9-A**：399〜404, 1984.

11) McCoy, F.J. and Winsky, A.J. : Lumbrical loop operation for luxation of the extensor tendons of the hand. Plast. Reconstr. Surg., **44**：142〜146, 1969.

12) Riddell, D.M. : Spontaneous rupture of the extensor pollicis longus. J. Bone Joint Surg., **45-B**：506〜510, 1963.

13) Schultz, R.J., Furlong, J.Jr. and Storace, A. : Detailed anatomy of the extensor mechanism at the proximal aspect of the finger. J. Hand Surg., **6**：493〜498, 1981.

14) Thompson, J.S. Littler, J.W., and Upton, J. : The spiral oblique retinacular ligament (SORL). J. Hand Surg., **3**：482〜487, 1978.

15) Urbaniak, J.R. and Hayes, M.G.: Chronic boutonnière deformity. An anatomic reconstruction. J. Hand Surg., **6**：379〜383, 1981.

16) Vaughan-Jackson, O.J. : Tendon rupture in the hand. Hand, **1**：122〜124, 1969.

17) von Schroeder, H.P. and Botte, M.J. : Anatomy of the extensor tendons of the fingers : variations and multiplicity. J. Hand Surg., **20-A**：27〜34, 1995.

17 末梢神経損傷

1) Bora, F.W. : Peripheral nerve repair in cats. The fascicular stitch. J. Bone Joint Surg., **49-A**：

659〜666, 1967.
2) Bora, F.W., Pleasure, D.E. and Didizian, N.A. : A study of nerve regeneration and neuroma formation after nerve suture by various techniques. J. Hand Surg., **1** : 138〜143, 1976.
3) Curtis, R.M. and Eversmann, W.W.Jr. : Internal neurolysis as an adjunct to the treatment of the carpal-tunnel syndrome. J. Bone Joint Surg., **55-A** : 733〜740, 1973.
4) Dellon, A.L., Curtis, R.M. and Edgetron, M.T. : Reeducation of sensation in the hand after nerve injury and repair. Plast. Reconstr. Surg., **53** : 297〜305, 1974.
5) Dellon, A.L. : Clinical use of vibratory stimuli to evaluate peripheral nerve injury and compression neuropathy. Plast. Reconstr. Surg., **65** : 466〜476, 1980.
6) Finseth, F., Constable, J.D. and Cannon, B. : Interfascicular nerve grafting. Early experiences at the Massachusetts General Hospital. Plast. Reconstr. Surg., **56** : 492〜495, 1975.
7) Frey, M., Gruber, H., Holle, J. and Freilinger, G. : Experimental comparison of the different kinds of muscle reinnervation. Nerve suture, nerve implantation and muscular neurotization. Plast. Reconstr. Surg., **69** : 656〜667, 1982.
8) Grabb, W.C. : Median and ulnar nerve suture. An experimental study comparing primary and secondary repair in monkeys. J. Bone Joint Surg., **50-A** : 964〜972, 1968.
9) Hakstian, R.W. : Funicular orientation by direct stimulation. An aid to peripheral nerve repair. J. Bone Joint Surg., **50-A** : 1178〜1186, 1968.
10) Hatano, E.: A comparative study on primary and secondary nerve repair. Plast. Reconstr. Surg., **68** : 760〜767, 1981.
11) Hill, H.L., Vasconez, L.O. and Jurkiewicz, M.J. : Method for obtaining a sural nerve graft. Plast. Reconstr. Surg., **62** : 177〜179, 1978.
12) Jewett, D.L. and McCarroll, H.R. : Nerve repair and regeneration. Its clinical and experimental basis. Mosby, St. Louis, 1980.
13) Jabaley, M.E., Burns, J.E. and Orcutt, B.S. : Comparison of histologic and functional recovery after peripheral nerve repair. J. Hand Surg., **1** : 119〜130, 1976.
14) Jabaley, M.E., Wallace, W.H. and Heckler, F.R. : Internal topography of major nerves of the forearm and hand. A current view. J. Hand Surg., **5** : 1〜18, 1980.
15) Kuczynski, K. : Functional microanatomy of the peripheral nerve trunks. Hand, **6** : 1〜10, 1974.
16) Lundborg, G. : Structure and function of the intraneural microvessels as related to trauma. Edema formation and nerve function. J. Bone Joint Surg., **57-A** : 938〜947, 1975.
17) Lundborg, G. : The intrinsic vascularization of human peripheral nerves. Structural and functional aspects. J. Hand Surg., **4** : 34〜41, 1979.
18) Lundborg, G.: Ischemic nerve injury. Experimental studies on intraneural microvascular pathophysiology and nerve function in a limb subjected to temporary circulatory arrest. Scand. J. Plast. Reconstr. Surg., **6** (Suppl.) : 3〜113, 1970.
19) Marin, C.H., Seiler, J.G. 3rd. and Lesesne, J.S. : The cutaneous innervation of the palm : An anatomic study of the ulnar and median nerves. J. Hand Surg., **21-A** : 634〜638, 1991.
20) McFarlane, R.M. and Mayer, J.R. : Digital nerve

grafts with the lateral antebrachial cutaneous nerve. J. Hand. Surg., **1** : 169〜173, 1976.

21) Millesi, H., Meissl, G. and Berger, A. : Further experience with interfascicular grafting of the median, ulnar and radial nerves. J. Bone Joint Surg., **48-A** : 209〜218, 1976.

22) Millesi, H., Meissl, G. and Berger, A. : The interfascicular nerve-grafting of the median and ulnar nerves. J. Bone Joint Surg., **54-A** : 727〜750, 1972.

23) Miyamoto, Y., Watari, S. and Tsuge, K. : Experimental studies on the effects of tension on intraneural microcirculation in sutured peripheral nerves. Plast. Reconstr. Surg., **63** : 398〜403, 1979.

24) Omer, G.E.Jr. : Injuries to nerves of the upper extremity. J. Bone Joint Surg., **56-A** : 1615〜1624, 1974.

25) Omer, G.E.Jr. and Spinner, M. : Management of Peripheral Nerve Problems. Saunders, Philadelphia, 1980.

26) Schwager, R.G., Smith, J.W. and Goulian, D.Jr. : Small, deep forearm lacerations. Differential diagnosis of muscle and nerve injuries. Plast. Reconstr. Surg., **55** : 190〜194, 1975.

27) Seddon, H.J. : Surgical Disorders of the Peripheral Nerves. Williams & Wilkins, Baltimore, 1972.

28) Spinner, M. : Injuries to the Major Branches of Peripheral Nerves of the Forearm. 2nd Ed., Saunders, Philadelphia, 1978.

29) Sunderland, S. : The pros and cons of funicular nerve rapair. J. Hand Surg., **4** : 201〜211, 1979.

30) Taylor, G.I. and Ham, F.J. : The free vascularized nerve graft. A further experimental and clinical application of microvascular techniques. Plast. Reconstr. Surg., **57** : 413〜425, 1976.

31) Terzis, J., Faibisoff, B. and Williams, H.B. : The nerve qap. Suture under tension vs. graft. Plast. Reconstr. Surg., **56** : 166〜170, 1975.

32) Tsuge, K., Ikuta, Y. and Sakaue, M. : A new technique for nerve suture. The anchoring funicular suture. Plast. Reconstr. Surg., **56** : 496〜500, 1975.

33) Vsconez, L.O., Mathes, S.J. and Grau, G. : Direct fascicular repair and interfascicular nerve qrafting of median and ulnar nerves in the rhesus monkey. Plast. Reconstr. Surg., **58** : 482〜489, 1976.

34) Wilgis, E.F.S. and Maxwill, G.P. : Distal digital nerve grafts. Clinical and anatomical studies. J. Hand Surg., **4** : 439〜443, 1979.

35) Young, L., Wray, R.C. and Weeks, P.M. : A randomized prospective comparison of fascicular and epineural digital nerve repairs. Plast. Reconstr. Surg., **68** : 89〜92, 1981.

18 絞扼性神経障害 (entrapment neuropathy)

1) Adamson, J.E., Srouji, S.J., Horton, C.E. and Mladick, R.A. : The acute carpal tunnel syndrome. Plast. Reconstr. Surg., **47** : 332〜336, 1971.

2) Apfelberg, D.B. and Larson, S.J. : Dynamic anatomy of the ulnar nerve at the elbow. Plast. Reconstr. Surg., **51** : 76〜81, 1973.

3) Ariyan, S. and Watson, H.K. : The palmar approach for the viscualizaion and release of the carpal tunnel. An analysis of 429 cases. Plast.

Reconstr. Surg., **60**：539〜547, 1977.

4) Broudy, A.S., Leffert, R.D. and Smith, R.J. : Technical problems with ulnar nerve transposition at the elbow. Findings and results of reoperation. J. Hand Surg., **3**：85〜89, 1978.

5) Browne, E.Z.Jr. and Synder, C.C. : Carpal tunnel syndome caused by hand injuries. Plast. Reconstr. Surg., **56**：41〜43, 1975.

6) Craven, P.R.Jr. and Green, D.P. : Cubital tunnel syndrome. Treatment by medial epicondylectomy. J. Bone Joint Surg., **62-A**：986〜989, 1980.

7) Eaton, R.G., Growe, J.F. and Parkes, J.C. 3rd. : Anterior transposition of the ulnar nerve using a non-compressing fasciodermal sling. J. Bone Joint Surg., **62-A**：820〜825, 1980.

8) Freshwater, M.F. and Arons, M.S. : The effect of various adjuncts on the surgical treatment of carpal tunnel syndrome secondary to chronic tenosynovitis. Plast. Reconstr. Surg., **62**：93〜96, 1978.

9) Froimson, A.I. and Zahrawi, F. : Treatment of compression neuropathy of the ulnar nerve at the elbow by epicondylectomy and neurolysis. J. Hand Surg., **5**：391〜395, 1980.

10) Gore, D.R. : Carpometacarpal dislocation producing compression of the deep branch of the ulnar nerve. J. Bone Joint Surg., **53-A**：1387〜1390, 1971.

11) Harris, C.M., Tanner, E., Goldstein, M.N. and Pettee, D.S. : The surgical treatment of the carpaltunnel syndrome related with preoperative nerve-conduction studies. J. Bone Joint Surg., **61-A**：93〜98, 1979.

12) Hartz, C.R., Linscheid, R.L., Gramse, R.R. and Daube, J.R. : The pronator teres syndrome. Compressive neuropathy of the median nerve. J. Bone Joint Surg., **63-A**：885〜890, 1981.

13) Helm, R.H. and Vaziri, S. : Evaluation of carpal tunnel release using the Knifelight instrument. J. Hand Surg., **28-B**：251〜254, 2003.

14) Johnson, R.K., Spinner, M. and Shrewsbury, M.M. : Median nerve entrapment syndrome in the proximal forearm. J. Hand Surg., **4**：48〜51, 1979.

15) Leffert, R.D. : Anterior submuscular transposition of the ulnar nerves by the Learmonth technique. J. Hand Surg., **7**：147〜155, 1982.

16) Kleinert, H.E. and Hayes, J.E. : The ulnar tunnel syndrome. Plast. Reconstr. Surg., **47**：21〜24, 1971.

17) Lanz, U. : Anatomical variations of the median nerve in the carpal tunnel. J. Hand Surg., **2**：44〜53, 1977.

18) Lindsey, J.T., Watumull, D. : Anatomic study of the ulnar nerve and related vascular anatomy at Guyon's canal : A practical classification system. J. Hand Surg., **21-A**：626〜633, 1996.

19) Lister, G.D., Belsoel, R.B. and Kleinert, H.E. : The radial tunnel syndrome. J. Hand Surg., **4**：52〜59, 1979.

20) Nagano, A., Shibata, K., Tokimura, H, Yamamoto, S. and Tajiri Y. : Spontaneous anterior interosseous nerve palsy with hourqlass-like fascicular constriction within the main trunk of the median nerve. J. Hand Surg., **21-A**：266〜270, 1996.

21) Still, J.M. and Kleinert, H.E. : Anomalous muscles and nerve entrapment in the wrist and hand. Plast. Reconstr. Surg., **52**：394〜399, 1973.

22) Sharrard, W.J. : Posterior interosseous neuritis.

J. Bone Joint Surg., **48-B**：777〜780, 1966.

23) Sharrad, W.J. : Anterior interosseous neuritis. J. Bone Joint Surg., **50-B**：804〜805, 1968.

24) Spinner, M. : The anterior interosseous nerve syndrome. With special attention to its variation. J. Bone Joint Surg., **52-A**：84〜94, 1970.

25) Spinner, M. : The arcade of Frohse and its relationship to posterior interosseous nerve paralysis. J. Bone Joint Surg., **50-B**：809〜812, 1968.

26) 東田紀彦：肘部管症候群の観血的治療．整形外科治療のコツと落とし穴－上肢．中山書店，東京，p.106, 1997.

27) 平山隆三：尺骨神経前方移動術．整形外科治療のコツと落とし穴－上肢．中山書店．東京，p.108〜109, 1997.

19　麻痺手に対する腱移行術

1) Albright, J.A. and Linburg, R.M. : Common variations of the radial wrist extensors. J. Hand Surg., **3**：134〜138, 1978.

2) Blacker, G.J., Lister, G.D. and Kleinert, H.E. : The abducted little finger. in low ulnar nerve palsy. J. Hand Surg., **1**：190〜196, 1976.

3) Boyes, J.H. : Tendon transfers for radial palsy. Bull. Hosp. Jt Dis., **21**：97〜105, 1959.

4) Brand, P.W. : Tendon transfers for median and ulnar nerve paralysis. Orthop. Clin. N. Am., **1**：447〜454, 1970.

5) Brand, P.W. : Paralytic claw hand. J. Bone Joint Surg., **4-B**：618〜632, 1958.

6) Brand, P.W.: Follow up study of reconstructive procedures to produce mobility or stability of the paralysed thumb. J. Bone Joint Surg., **43-A**：515, 1961.

7) Brand, P.W. : Tendon grafting. Illustrated by a new operation for intrinsic paralysis of the fingers. J. Bone Joint Surg., **43-B**：444〜453, 1961.

8) Burkhalter, W.E. and Strait, J.L.: Metacarpophalangeal flexor replacement for intrinsic-muscle paralysis. J. Bone Joint Surg., **55-A**：1667〜1676, 1973.

9) Burkhalter, W.E., Christense, R.C. and Brown, P. : Extensor indicis proprius opponensplasty. J. Bone Joint Surg., **55-A**：725〜732, 1973.

10) Burkhalter, W.E. and Carneiro, R.S. : Correction of attritional boutonnière deformity in high ulnar-nerve paralysis. J. Bone Joint Surg., **61-A**：131〜134, 1979.

11) Chuinard, R.G., Boyes, J.H., Stark, H.H. and Ashworth, C.R. : Tendon transfers for radial nerve palsy. Use of superficialis tendons for digital extension. J. Hand Surg., **3**：560〜570, 1978.

12) Enna, C.D. and Riordan, D.C. : The Fowler procedure for correction of the paralytic claw hand. Plast. Reconstr. Surg., **52**：352〜360, 1973.

13) Enna, C.D. : Use of extensor pollicis brevis to restore abduction in the unstable thumb. Plast. Reconstr. Surg., **46**：350〜356, 1970.

14) Groves, R.J. and Goldner, J.L. : Restoration of stong opposition after median-nerve or brachial plexus paralysis. J. Bone Joint Surg., **57-A**：112〜115, 1975.

15) Hamlin, C. and Littler, J.W. : Restoration of power pinch. J. Hand Surg., **5**：396〜401,

1980.

16) Henderson, E.D. : Transfer of wrist extensors and brachioradialis to restore opposition of the hand. J. Bone Joint Surg., **44-A** : 513〜522, 1962.

17) Kaplan, I., Dinner, M. and Chait, L. : Use of extensor pollicis longus tendon as a distal extension for an opponent transfer. Plast. Reconstr. Surg., **57** : 186〜190, 1976.

18) Leddy, J.P., Stark, H.H., Ashworth, C.R. and Boyes, J.H.: Capsulodesis and pulley advancement for the correction of claw-finger. deformity. J. Bone Joint Surg., **54-A** : 1465〜1471, 1972.

19) Littler, J.W. and Li, C.S. : Primary restoration of thumb opposition with median nerve decompression. Plast. Reconstr. Surg., **39** : 74, 1967.

20) Littler, J.W. : Tendon transfers and arthrodesis in combined median and ulnar nerve paralysis. J. Bone Joint Surg., **31-A** : 225〜234, 1949.

21) Littler, J.W. and Cooley, S.G.E. : Opposition of the thumb and its restoration by abductor digiti quinti transfer. J. Bone Joint Surg., **45-A** : 1389〜1396, 1963.

22) Makin, M. : Translocation of the flexor pollicis longus tendon to restore opposition. J. Bone Joint Surg., **49-B** : 458〜461, 1967.

23) Neviaser, R.J., Wilson, J.N. and Gardner, M.M. : Abductor pollicis longus transfer for replacement of first dorsal intersseous. J. Hand Surg., **5** : 53〜57, 1980.

24) Omer, G.E. Jr. : Evaluation and reconstruction of the forearm and hand after acute traumatic peripheral nerve injuries. J. Bone Joint Surg., **50-A** : 1454〜1478, 1968.

25) Omer, G.E.Jr. : Injuries to nerves of the upper extremity. J. Bone Joint Surg., **56-A** : 1615〜1624, 1974.

26) Omer, G.E.Jr. : Tendon transfers in combined nerve lesions. Orthop. Clin. N. Am., **5** : 377〜387, 1974.

27) Omer, G.E.Jr. : Tendon transfers for reconstruction of the forearm and hand following peripheral nerve injuries. Management of Peripheral Nerve Problems (ed. by Omer, G.E. Jr. and Spinner, M.). Saunders, Philadelphia, p.817〜846, 1980.

28) Ranney, D.A. : Reconstruction of the transverse metacarpal arch in ulnar palsy by transfer of the extensor digiti minimi. Plast. Reconstr. Surg., **52** : 406〜412, 1973.

29) Riley, W.B.Jr., Mann, R.J. and Burkhalter, W.E. : Extensor pollicis longus opponensplasty. J. Hand Surg., **5** : 217〜220, 1980.

30) Riordan, D.C. : Tendon transplantation in median nerve and ulnar nerve paralysis. J. Bone Joint Surg., **35-A** : 312〜320, 1953.

31) Riordan, D.C. : Surgery of the paralytic hand. American Academy of Orth Surgeons, Instructional Course Lectures. Vol. 16, Mosby, St. Louis, p.79〜90, 1959.

32) Smith, R.J. : Tendon transfer of the hand and forearm. Little, Brown and Company, 1987.

33) Snow, J.W. and Fink, G.H. : Use of a transverse carpal ligament window for the pulley in tendon transfers for median nerve palsy. Plast. Reconstr. Surg., **48** : 240〜240, 1971.

34) Srinivasan, H. : Correction of the paralytic claw-thumb by two-tailed transfer of the superficialis tendon through a window in the flexor retinaculum. Plast. Reconstr. Surg., **69** : 90〜94, 1982.

35) Tsuge, K. : Tendon transfers in median and

ulnar nerve paralysis. Hiroshima J. Med. Sci., **16**：29〜48, 1967.
36) Tsuge, K. : Tendon transfers for radial nerve palsy. Aust. N.Z. J. Surg., **50**：267〜272, 1980.
37) Tubiana, R. : Anatomic and physiologic basis for the surgical treatment of paralysis of the hand. J. Bone Joint Surg., **51-A**：643〜660, 1969.
38) Tubiana, R. and Malek, R. : Paralysis of the intrinsic muscles of the fingers. Surg. Clin. N. Am., **48**：1139〜1148, 1968.
39) Tubiana, R. and Valentin, R. : Opposition of the thumb. Surg. Clin. N. Am., **48**：967〜977, 1968.
40) Zancolli, E.A. : Paralytic supination constracture of the forearm. J. Bone Joint Surg., **49-A**：1275〜1284, 1967.
41) Zancolli, E.A. : Structural and Dynamic Bases of Hand Surgery. 2nd Ed., Lippincott, Philadelphia, 1979.
42) Zweig, J., Rosenthal, S. and Burns, H. : Transfer of the extensor digiti quinti to restore pinch in ulnar palsy of the hand. J. Bone Joint Surg., **54-A**：51〜59, 1972.

⑳ 腕神経叢麻痺の機能再建

1) Adler, J.B. and Patterson, R.L. : Erb's palsy. Long time results of treatment in eighty-eight cases. J. Bone Joint Surg., **49-A**：1057〜1064, 1967.
2) Brooks, D.M. and Seddon, H.J. : Pectoral transplantation for paralysis of the flexors of the elbow. A new technique J. Bone Joint Surg., **41-B**：36〜50, 1959.
3) Carroll, R.E. and Kleinman, W.B. : Pectoralis major transplantation to restore elbow flexion to the paralytic limb. J. Hand Surg., **4**：501〜507, 1979.
4) Clark, J.M.P. : Reconstruction of biceps brachii by pectoral muscle transplantation. Br. J. Surg., **34**：180, 1946.
5) Chung, D.C. Carver, N. and Wei, F.C. : Results of functioning free muscle transplantation for elbow flexion. J. Hand Surg., **21-A**：1071〜1077, 1996.
6) Hoffer, M.M., Wickenden, R. and Roper, B. : Brachial plexus birth palsies. Results of tendon transfers to the rotator cuff. J. Bone Joint Surg., **60-A**：691〜695, 1978.
7) Ikuta, Y., Yoshioka, K. and Tsuge, K. : Free muscle grafts as applied to branchial plexus injury. Case report and experimental study. Ann. Acad. Med., **8**：454〜458, 1979.
8) Kettlekamp, D.B. and Larson, C.B. : Evaluation of the Steindler flexor plasty. J. Bone Joint Surg., **45-A**：513〜518, 1963.
9) Leffert, R.D. : Brachial plexus injuries. Orthop. Clin. N. Am. **1**：399〜417, 1970.
10) Lesavoy, M.A. : A new "puppet procedure" for functional movement of totally deanimated trinerve paralysis below the elbow. Plast. Reconstr. Surg., **67**：240〜245, 1981.
11) Lusskin, R., Campbell, J.B. and Thompson, W.A.L. : Post-traumatic lesions of the brachial plexus. Treatment by transclavicular exploration and neurolysis or autograft reconstruction. J. Bone Joint Surg., **55-A**：1159〜1176, 1973.
12) Manske, P.P., McCarroll, H.R.Jr. and Hale, R. :

Biceps tendon rerouting and percutaneous osteoclasis in the treatment of supination deformity in obstetrical palsy. J. Hand Surg., **5**：153〜159, 1980.

13) Matory, W.E.Jr, Morgan, W.J. and Breen, T：Technical considerations in pectoralis major transfer for treatment of the paralytic elbow. J. Hand Surg., **16-A**：12〜18, 1991.

14) Mayer, L. and Green, W.：Experiences with the Steindler flexorplasty at the elbow. J. Bone Joint Surg., **36-A**：775〜789, 1954.

15) Narakas, A.：Brachial plexus surgery. Orthop. Clin. N. Am., **12**：303〜323, 1981.

16) Oberlin, C., Beal, D. Leechavengvongs, S., Salon, A. Dauge, M.C. and Sarcy, J.J.：Nerve transfer to biceps muscle using a part of ulnar nerve for C5-C6 avulsion of the brachial plexus：Anatomical study and report of four cases. J. Hand Surg., **19-A**：232〜237, 1994.

17) Owings, R., Wickstrom, J., Perry, J. and Nickel, V.L.：Biceps brachii rerouting in treatment of paralytic supination contracture of the forearm. J. Bone Joint Surg., **53-A**：137〜142, 1971.

18) Songcharoen, P., Mahaisavariya, B. and Chotigavanich, C.：Spinal accessory neurotization for restoration of elbow flexion in avulsion injuries of the brachial plexus. J. Hand Surg., **21-A**：387〜390, 1996.

19) Teboul, F., Kakkar, R, Ameur, N., Beaulieu, JY., Oberlin, C.：Transfer of fascicles from the ulnar nerve to the nerve to the biceps in the treatmwnt of upper brachial plexus palsy. J. Bone Joint Surg., **86-4**：1485〜1490, 2004.

20) Tracy, J.F. and Brannon, E.W.：Management of brachial plexus injuries (traction type). J. Bone Joint Surg., **40-A**：1031〜1042, 1958.

21) Tsuyama, N. and Hara, T.：Diagnosis and treatment of brachial plexus injury. Orthopaedic Surgery and Traumatology. International Congress Series. No.291. Excerpta Medica, Amsterdam, 1972.

22) Zancolli, E. and Mitre, H.：Latissimus dorsi transfer to restore elbow flexion. An appraisal of eight cases. J. Bone Joint Surg., **55-A**：1265〜1275, 1973.

23) Zancolli, E.：Paralytis supination contracture of the forearm. J. Bone Joint Surg., **49-A**：1275〜1284, 1967.

24) 川端秀彦ほか：重度分娩麻痺手に対する早期神経手術．日手会誌，**11**：582〜586, 1994.

25) 土井一輝：腕神経叢麻痺，筋肉移植による再建．整形外科治療のコツと落とし穴－上肢．中山書店，東京，p.258〜259, 1997.

21 頸髄損傷の機能再建

1) Bryan, R.S.：The Moberg deltoid-triceps replacement and keypinch operation in quadriplegia. Preliminary experiences. Hand, **9**：207〜214, 1977.

2) DeBenedetti, M.：Restoratlion of elbow extension power in the tetraplegia patient using the Moberg technique. J. Hand Surg., **4**：86〜89, 1979.

3) Freehafer, A.A.：Tendon transfers in patients with cervical spinal cord injury. J. Hand Surg., **16-A**：804〜809, 1991.

4) Freehafer, A.A. and Hast, W.A.：Transfer of

brachioradialis to improve wrist extension in high spinal-cord injury. J. Bone Joint Surg., **49-A**：648～652, 1967.
5) Fairbank, S.R. and Corelett, R.J.: The role of the extensor digitorum communis muscle in lateral epicondylitis. J. Hand Surg., **27-B**：405～409, 2002.
6) Freehafer, A.A., Vonhaam, E. and Allen, V.： Tendon transfers to improve grasp after injuries of the cervical spinal cord. J. Bone Joint Surg., **56-A**：951～959, 1974.
7) Hentz, V.R. and Keoshian, L.A.： Changing perspectives in surgical hand rehabilization in quadriplegic patients. Plast. Reconstr. Surg., **64**：509～515, 1979.
8) House, J.H., Comadoll, J. and Dahl, A.L.： One-stage key pinch and release with thumb carpalmetacarpal fusion in tetraplegia. J. Hand Surg., **17-A**：530～538, 1992.
9) House, J.H., Gwathmey, F.W. and Lundsgaard, D.K.： Restoration of strong grasp and lateral pinch in tetraplegia due to cervical spinal cord injury. J. Hand Surg., **1**：152～159, 1976.
10) Landi, A.： Update on tetraplegia. J. Hand Surg., **28-B**：196～204, 2003.
11) Lipscomb, P.R., Elkins, E.C. and Henderson, E.D.： Tendon transfers to restore function of hands is tetraplegia, especially after fracture-dislocation of the sixth cervical vertebra on the seventh. J. Bone Joint Surg., **40-A**：1071～1080, 1958.
12) McDowell, C.L., Moberg, E.A. and Smith, A.G.： International conference on surgical rehabilitation of the upper limb in tetraplegia. J. Hand Surg., **4**：387～390, 1979.
13) Moberg, E.： Surgical treatment for absent single-hand grip and elbow extension in quadriplegia. Principles and preliminary experience. J. Bone Joint Surg., **A-57**：196～206, 1975.
14) Zancolli, E.： Functional restoration of the upper limbs in traumatic quadriplegia. Structural and Dynamic Bases of Hand Surgery. 2nd Ed., Lippincott, Philadelphia. p.229～262, 1979.
15) Nickel, V.L., Perry, J. and Garrett, A.L.: Development of useful function in the severely paralyzed hand. J. Bone Joint Surg., **45-A**：933～952, 1963.
16) O'Driscoll, S.W., Jaloszynski, R., Morrey, B.F., and An, K.N.： Origin of the medial ulnar collateral ligament. J. Hand Surg., **17-A**：164～168, 1992.
17) 橋爪長三：頸髄麻痺手の手術適応とその機能再建．日手会誌, **5**：1051～1061, 1989.
18) 橋爪長三ほか：高位頸損麻痺手の再建とその問題点．日手会誌, **10**：467～471, 1993.
19) 平山隆三ほか：頸髄損傷麻痺手の機能再建．整災外, **34**：1003～1008, 1991.

22 肘の機能再建

1) Axer, A., Segal, D. and Elkon, A.： Partial transposition of the latissimus dorsi. A new operative technique to restore elbow and finger flexion. J. Bone Joint Surg., **55-A**：1259～1264, 1973.
2) Bostwick, J. III, Nahai, F., Wallace, J.G. and Vasconez, L.O.： Sixty latissimus dorsi flaps. Plast. Reconstr. Surg., **63**：31～41, 1979.

3) Brones, M.F., Wheeler, E.S. and Lesavoy, M.A. : Restoration of elbow flexion and arm contour with the latissimus dorsi myocutaneous flap. Plast. Reconstr. Surg., **9** : 329～332, 1982.

4) Carroll, R.E. and Kleinman, W.B. : Pectoralis major transplantation to restore elbow flexion to the paralytic limb. J. Hand Surg., **4** : 501～507, 1979.

5) Doyle, J.R., James, P.M., Larsen, L.J. and Achley, R. K. : Restoration of elbow flexion in arthrogryposis multiplex congenita. J. Hand Surg., **5** : 149～152, 1980.

6) Dutton, R.O. and Dawson, E.G. : Elbow flexor plasty. An analysis of long-term results. J. Bone Joint Surg., **63-A** : 1064～1069, 1981.

7) Ewald, F.C. Scheinberg, R.D., Poss, R., Thomas, W.H., Scott, R.D., and Sledge, C.B. : Capitellocondylar total elbow arthroplasty. J. Bone Joint Surg., **62-A** : 1259～1263, 1980.

8) Inglis, A.E. and Pellicci, P.M. : Total elbow replacement. J. Bone Joint Surg., **62-A** : 1252～1258, 1980.

9) Manktelow, R.T., McKee, N.H. and Vettese, T. : An anatomical study of the pectoralis major muscle as related to functioning free muscle transplantation. Plast. Reconstr. Surg., **65** : 610～614, 1980.

10) Roberts, J.B. and Pankratz, D.G. : The surgical treatment of heterotopic ossification at the elbow following long-term coma. J. Bone Joint Surg., **61-A** : 760～763, 1979.

11) Stern, P.J., Neale, H.W., Gregory, R.O. and Kreilein, J.G. : Latissimus dorsi musculocotaneous flap for elbow flexion. J. Hand Surg., **7** : 25～30, 1982.

12) Tsuge, K., Murakami, T. and Kanaujia, R.R. : Arthroplasty of the elbow. Twenty year's experience of a new approach. J. Bone Joint Surg., **69-B** : 116～120, 1987.

13) Tsuge, K. and Mizuseki, T. : Debridement arthroplasty for advanced primary osteoarthritis of the elbow. J. Bone Joint Surg., **76-B** : 641～646, 1994.

14) Zancolli, E. and Mitre, H. : Latissimus dorsi transfer to restore elbow flexion. Anappraisal of eight cases. J. Bone Joint Surg., **55-A** : 1265～1275, 1973.

15) 石井清一：肘関節症に対する骨棘切除関節形成術．整形外科治療のコツと落とし穴－上肢．中山書店，東京，p.110～111, 1997.

16) 加藤貞利：難治性上腕骨外上顆炎に対する手術のコツ．整形外科治療のコツと落とし穴－上肢．中山書店，東京，p.92～93, 1997.

17) 津下健哉：肘スポーツ障害－観血的治療．臨スポーツ医，**7** : 1019～1025, 1990.

23 痙性麻痺手の治療

1) Braun, R.M., Mooney, V. and Nickel, V.L. : Flexor origin release for pronation-flexion deformity of the forearm and hand in the stroke patient. J. Bone Joint Surg., **52-A** : 907～920, 1970.

2) Braun, R.M., Vise, G.T. and Roper, B. : Preliminary experience with superficialis-to-profundus tendon transfer in the hemiplegic upper extremity. J. Bone Joint Surg., **56-A** : 466～472, 1974.

3) Filler, B.C., Stark, H.H. and Boyes, J.H. : Capsulodesis of the metacarpophalangeal joint of the thumb in children with cerebral palsy. J. Bone Joint Surg., **58-A** : 667〜670, 1976.

4) Green,W.T. and Banks, H.H. : Flexor carpi ulnaris transplant and its use in cerebral palsy. J. Bone Joint Surg., **44-A** : 1343〜1352, 1962.

5) House, J.H., Gwathmey, F.W. and Fidler, M.O. :A dynamic approach to the thumb-in-palm deformity in cerebral palsy. J. Bone Joint Surg., **63-A** : 216〜225, 1981.

6) Matev, I.B.: Surgical treatment of flexion-adduction contracture of the thumb incerebral palsy. Acta Orthop. Scand., **41** : 439〜445, 1970.

7) Matsuo, T. Lai, T. and Tayama, N. : Combined flexor and extensor release for activation of voluntary movement of the fingers in patients with cerebral palsy. Clin. Orthop., **250** : 185〜193, 1990.

8) McCue, F.C. Honner, R. and Chapman, W.C. : Transfer of the branchioradialis for hands deformed by cerebral palsy. J. Bone Joint Surg., **52-A** : 1171〜1180, 1970.

9) Omer, G.E. and Capen, D.A. : Proximal row carpectomy with muscle transfers for spastic paralysis. J. Hand Surg., **1** : 197〜203, 1976.

10) Rayan, G.M. and Saccone, P.G. : Treatment of spastic thumb-in-palm deformity : A modified extensor pollicis longus tendon rerouting. J. Hand Surg., **21-A** : 834〜839, 1996.

11) Sakellarides, H.T., Mital, M.A. and Lenzi, W.D. : Treatment of pronation contracture of the forearm in cerebral palsy by the insertion of the pronator radii teres. J. Bone Joint Surg., **63-A** : 645〜652, 1981.

12) Smith, R.J. : Flexor pollicis longus abductor-plasty for spastic thumb-in-palm deformity. J. Hand Surg., **7** : 327〜334, 1982.

13) Swanson, A.B. : Surgery of the hand in cerebral palsy and muscle origin release procedures. Surg. Clin. N. Am., **48** : 1129〜1138, 1968.

14) Swanson, A.B. : Surgery of the hand in cerebral palsy and the swan neck deformity. J. Bone Joint Surg., **42-A** : 951〜964, 1964.

15) Zancolli, E.A. et al. : Surgery of the spastic hand in cerebral palsy ; report of the committee on spastic hand evaluation. J. Hand Surg., **8** : 766〜772,1983.

16) Zancolli,E. : Surgery of the hand in infantile spastic hemiplegia. Structural and Dynamic Bases of Hand Surgery. 2nd Ed., Lippincott, Philadelphia, 1968.

24 マイクロサージャリー

1) Acland, R.D. : The free iliac flap. A lateral modification of the free groin flap. Plast. Reconstr. Surg., **64** : 30〜36, 1979.

2) Alpert, B.S., Buncke, H.J. and Brownstein, M. : Replacement of damaged arteries and veins with vein grafts when replanting crushed, amputated fingers. Plast. Reconstr. Surg., **61** : 17〜22, 1978.

3) Buncke, H.J.Jr. McLean, D.H., George, P.T., Creech, B.J., Chater, N.L., Commons, G.W. : Thumb replacement. Great toe transplantation by microvascular anastomosis. Br. J. Plast.

Surg., **26**：194〜201, 1973.

4) Buncke, H.J.Jr. Daniller, A.I., Schulz, W.P., Chase, R.A. : The fate of autogenous whole joints transplanted by microvascular anastomoses. Plast. Reconstr. Surg., **39**：333〜341, 1967.

5) Cobbett, J.R. : Microvascular surgery. Surg. Clin. N. Am. **47**：521〜542, 1967.

6) Foucher, G., Merle, M., Mameaud, M. and Michon, J. : Microsurgical free partial toe transfer in hand reconstruction. A report of 12 cases. Plast. Reconstr. Surg., **65**：616〜626, 1980.

7) Hurwitz, P.J. : Experimental transplantation of small joints by microvascular anastmoses. Plast. Reconstr. Surg., **63**：221〜231, 1979.

8) Holle, J., Freilinger, G., Mandle, H. and Frey, M. : Grip reconstruction by double-toe transplantation in cases of a fingerless hand and a handless arm. Plast. Reconstr. Surg., **69**：962〜968, 1982.

9) Ikuta, Y., Kubo, T. and Tsuge, K. : Free muscle transplantation by microsurgical technique to treat severe Volkmann's contracture. Plast. Reconstr. Surg., **58**：407〜411, 1976.

10) Kleinert, H.E. Kasdan, M.L., Romero, J.L. : Small blood vessel anastomosis for salvage of severely injured upper extremity Am. J. Orthop., **45-A**：788〜796, 1963.

11) Man, D. and Acland, R.D. : The microarterial anatomy of the dorsalis pedis flap and its clinical applications. Plast. Reconstr. Surg., **65**：419〜423, 1980.

12) Mankelow, R.T., McKee, N.H. and Vettese, T. : An anatomical study of the pectoralis major muscle as related to functioning free muscle transplantation. Plast. Reconstr. Surg., **65**：610〜615, 1980.

13) Manktelow, R.T. and McKee, N.H. : Free muscle transplantation to provide active finger flexion. J. Hand Surg., **3**：416〜426, 1978.

14) Maxwell, G.P., Manson, P.N. and Hoopes, J.E. : Experience with thirteen latissimus dorsi myocutaneous free flaps Plast. Reconstr. Surg., **64**：1〜8, 1979.

15) May, J.W.Jr., Smith, R.J. and Peimer, C.A. : Toe-to-hand free tissue transfer for thumb construction with multiple digit aplasia. Plast. Reconstr. Surg., **67**：205〜213, 1981.

16) Harii, K. Omori, K., Torii, S., Murakami, F. and Kasai, Y. : Free groin skin flaps. Br. J. Plast. Surg., **28**：225〜237, 1975.

17) Morrison, W.A., O'Brien, B.M. and MacLeod, A.M. : Thumb reconstruction with a free neurovascular wrap-around flap from the big toe. J. Hand Surg., **5**：575〜538, 1980.

18) O'Brien, B.M. and Miller, G.D.H. : Digital reattachment and revascularization. J. Bone Joint Surg., **55-A**：714〜724, 1973.

19) O'Brien, B.M. Morrison, W.A., Ishida, H., MacLeod, A.M. and Gilbert, A. : Free flap transfers with microvascular anastomoses. Br. J. Plast. Surg., **27**：220〜230, 1974.

20) Olivari, N. : Use of thirty latissimus dorsi flaps. Plast. Reconstr. Surg., **64**：654〜661, 1979.

21) Ohmori, K. and Harii, K. : Free groin flaps. Their vascular basis. Br. J. Plast. Surg., **28**：238〜246, 1975.

22) Strauch, B. and Tsur, H. : Restoration of sensation to the hand by a free neurovascular flap from the first web space of the foot. Plast. Reconstr. Surg., **62**：361〜367, 1978.

23) Radocha, R.F., Netscher, D. and Kleinert, H.E. : Toe phalangeal grafts in congenital hand

anomalies. J. Hand Surg., **18-A**：833～841, 1993.
24) Watson, J.S., Craig, R.D.P. and Orton, C.I. : The free latissimus dorsi myocutaneous flap. Plast. Reconstr. Surg., **64**：299～305, 1979.
25) Wray R.C.Jr., Mathes, S.M., Young, V.L. and Weeks, P.M. : Free vascularized whole-joint transplants with ununited epiphyses. Plast. Reconstr. Surg., **67**：519～525, 1981.
26) Yoshimura, M. : Toe-to-hand transfer. Plast. Reconstr. Surg., **66**：74～83, 1980.
27) Wilgis E.F.S. Jezic, D., Stonesifer, G.L.Jr., Classen, J.N. and Sekercan, K. : The evaluation of small vessel flow. : A study of dynamic noninvasive techni ques J. Bone Joint Surg., **56-A**：1199～1206, 1974.
28) 生田義和ほか：微小外科，第2版．南江堂，東京，1993.
29) 中島英親：wrap-around flapによる母指・指再建．整形外科治療のコツと落とし穴－上肢．中山書店，東京，p.222～223, 1997.
30) 吉村光生：足趾移植による手指再建．整形外科治療のコツと落とし穴－上肢．中山書店，東京，p.218～219, 1997.

25　リウマチ手の治療

1) Beckenbaugh, R.D., Dobyns, J.H., Linscheid, R.L. and Bryan, R.S. : Review and analysis of silicone-rubber metacarpophalangeal implants. J. Bone Joint Surg., **58-A**：483～487, 1976.
2) Carroll, R.E. and Dick, H.M. : Arthrodesis of the wrist for rheumatoid arthritis. J. Bone Joint Surg., **53-A**：1365～1369, 1971.
3) Ellison, M.R., Flatt, A. E. and Kelly, K.J. : Ulnar drift of the fingers in rheumatoid disease. Treatment by crossed intrinsic tendon transfer. J. Bone Joint Surg., **53-A**：1061～1082, 1971.
4) Ellison, M.R., Kelly, K.J. and Flatt, A.E. : The results of surgical synovectomy of the digital joints in rheumatoid disease. J. Bone Joint Surg., **53-A**：1041～1060, 1971.
5) Harrison, S.H. and Ansell, B.M. : Surgery of the rheumatoid thumb. Br. J. Plast, Surg., **27**：242～247, 1974.
6) Hastings, D.E. and Evans, J.A. : Rheumatoid wrist deformities and their relation to ulnar drift. J. Bone Joint Surg., **57-A**：930～934, 1975.
7) Hueston, J.T. and Wilson, W.F. : The role of the intrinsic muscles in the production of metacarpophalangeal subluxation in the rheumatoid hand. Plast. Reconstr. Surg., **52**：342～345, 1973.
8) Inglis, A.E., Hamlin, C., Sengelmann, R.P. and Straub, L.R. : Reconstruction of the metacarpophalangel joint of the thumb in rheumatoid arthritis. J. Bone Joint Surg., **54-A**：704～712, 1972.
9) Inglis, A.E., Ranawat, C.S. and Straub, L.R. : Synovectomy and débridement of the elbow in rheumatoid arthritis. J. Bone Joint Surg., **53-A**：653～662, 1971.
10) Jackson I. T. and Paton, K.C. : The extended approach to flexor tendon synovitis in rheumatoid arthritis, Br. J. Plast. Surg., **26**：122～131, 1973.
11) Kulick, R.G., DeFiore, J.C., Straub, L.R. and Ranawat, C.S. : Long-term results of dorsal

stabilization in the rheumatoid wrist. J. Hand Surg., **6** : 272～280, 1981.

12) Larsen, A. et al. : Radiographic evaluation of rheumatoid arthritis and related conditions by standard film. Acta. Radiol. Diagr., **10-A** : 821 ～829, 1985.

13) Mannerfelt, L. and Andersson, K. : Silastic arthroplasty of the metacarpophalangeal joints in rheumatoid arthritis. J. Bone Joint Surg.,**57-A** : 484～489, 1975.

14) Marmor, L. : Surgery of the rheumatoid elbow. Follow-up study on synovectomy combined with radial head excision. J. Bone Joint Surg., **54-A** : 573～578, 1972.

15) Millender, L. H., Nalebuff, E. A. and Philips, C. : Interpositional arthroplasty for rheumatoid carpometacarpal joint disease. J. Hand Surg., **3** : 533～541, 1978.

16) Millender, L. H., Nalebuff, E.A., Albin, R., Ream, J.R. and Gordon, M. : Dorsal tenosynovectomy and tendon transfer in the rheumatoid hand. J. Bone Joint Surg., **56-A** : 601～610, 1974.

17) Millender, L. H. and Nalebuff, E.A. : Arthrodesis of the rheumatoid wrist. An evaluation of sixty patients and a description of a different surgical technique. J. Bone Joint Surg., **55-A** : 1026～1034, 1973.

18) Millender, L.H., Nalebuff, E.A. and Holdsworth, D.E. : Posterior interosseous-nerve syndrome secondary to rheumatoid synovitis. J. Bone Joint Surg., **55-A** : 753～757, 1973.

19) Nalebuff, E.A. : Surgical treatment of rheumatoid tenosynovitis in the hand. Surg. Clin. N. Am., **49** : 799～809, 1969.

20) Nalebuff, E.A. : Surgical treatment of finger deformities in the rheumatoid hand. Surg. Clin. N. Am., **49** : 833～846, 1969.

21) Scott, D.L. Grindulis, K.A., Struthers, G.R., Coulton, B.L., Popert, A.J. and Bacon, P.A. : Progression of radiographical changes in rheumatoid arthritis. Ann. Rheum. Dis., **43** : 8 ～17, 1984.

22) Shapiro, J.S. : Wrist involvement in rheumatoid swan-neck deformtiy. J. Hand Surg., **7** : 484～491, 1982.

23) Swanson, A.B. : Silicone rubber implants for replacement of arthritic or destroyed joints in the hand. Surg. Clin. N. Am., **48** : 1113～1127, 1968.

24) Swanson, A.B. : Disabling arthritis at the base of the thumb. Treatment by resection of the trapezium and flexible (silicone) implant arthroplasty. J. Bone Joint Surg., **54-A** : 456～471, 1972.

25) Swanson, A.B. : Flexible implant arthroplasty. for arthritic finger joints. Rationale, technique, and results of treament. J. Bone Joint Surg., **54-A** : 435～455, 1972.

26) Swezey, R.L., Bjarnason, D. and Austin, E.S. : Nerve conduction studies in resorptive arthropathies. Opera-glass hand. J. Bone Joint Surg., **55-A** : 1680～1684, 1973.

27) Tonkin, M.A. Hughes, J. and Smith, K.L. : Lateral band translocation for swan-neck deformity. J. Hand Surg., **17-A** : 260～267, 1992.

28) Tsuge, K. Sanada, Y. and Nagayama, Y. : Surgical treatment of rheumatoid hand. Hiroshima J. Med. Sci., **15** : 103～120, 1966.

29) Vainio, K. : Surgery of the hands in rheumatoid arthsitis. J. Bone Joint Surg.,**45-A** : 879～880,

1963.
30) Wilde, A.H. : Synovectomy of the proximal interphalanegeal joint of the finger in rheumatoid arthsitis. J. Bone Joint Surg., **56-A** : 71〜78, 1974.
31) Zancolli, E : Structural and Dynamic Basis of Hand Surgery. 2nd Ed., Lippincott, Philadelphia, 1979.
32) 今村宏太郎ほか：Thompson 法による陳旧性腱性槌指の治療. OS Now No. 28, : 30〜37, 1997.
33) 森　俊仁ほか：RA 肘における工藤式人工肘関節の成績. 整災外, **47** : 741〜749, 2004.

26　手の先天異常

1) Aston, J.W.Jr. and Lankford, L.L. : Use of thin, mobile skin flaps in pollicization of the index finger. Plast. Reconstr. Surg., **62** : 870〜872, 1978.
2) Bora, F.W.Jr., Osterman, A.L., Kaneda, R.R. and Esterhai, J. : Radial club-hand deformity. J. Bone Joint Surg.,**63-A** : 741〜745, 1981.
3) Buck-Gramcko, D. : Pollicization of the index finger. Method and results in aplasia and hypoplasia of the thumb. J. Bone Joint Surg., **53-A** : 1605〜1617, 1971.
4) Buckwalter, J. A., Flatt, A. E., Shurr, D.G., Dryer, R.F. and Blair, W.F. : The absent fifth metacarpal. J. Hand Surg., **6** : 364〜367, 1981.
5) Carroll, R.E. and Bowers, W.H. : Congenital deficiency of the ulna. J. Hand Surg., **2** : 169〜174, 1977.
6) Catagni, M.A. Szabo, R.M. and Cattaneo, R. : Preliminary experience with Ilizarov method in late reconstruction of radial hemimelia. J. Hand Surg.,**18-A** : 316〜321, 1993.
7) Edgerton, M.T. : The cross-hand finger transfer. Plast. Reconstr. Surg., **57** : 281〜293, 1976.
8) Engber, W.D. and Flatt, A.E. : Camptodactyly. An analysis of sixty-six patients and twenty-four operations. J. Hand Surg., **2** : 216〜224, 1977.
9) Graham, T.J. and Louis, D.S. : A comprehensive approach to surgical management of the type IIIA hypoplastic thumb. J. Hand Surg., **23-A** : 3〜13, 1998.
10) Green, W.T. and Mital, M.A. : Congenital ratioulnar synostosis. Surgical treatment. J. Bone Joint Surg., **61-A** : 738〜743, 1979.
11) Hall, E.J., Johnson-Giebink, R. and Vasconez, L.O. : Management of the ring constriction syndrome. A reappraisal. Plast. Reconstr. Surg., **69** : 532〜536, 1982.
12) Hartrampf, C.R., Vasconez, L.O. and Mathes, S. : Construction of one good thumb from both parst of a congenitally bifid thumb. Plast. Reconstr. Surg., **54** : 148〜152, 1972.
13) Hentz, V. R. and Littler, J.W. : Abduction-pronation and recession of the second (index) metacarpal in thumb agenesis. J. Hand Surg., **2** : 113〜117, 1977.
14) Ireland, D.C.R. and Takayama, N. and Flatt, A.E. : Poland's syndrome. A review of forty-three cases. J. Bone Joint Surg., **58-A** : 52〜58, 1976.
15) Kino, Y. : Clinical and experimental studies of the congenital constriction band syndrome, with an emphasis on its etiology. J. Bone Joint Surg., **57-A** : 636〜643, 1975.

16) Lamb, D.W. : Radial club hand. A continuring study of sixty-eight patients with one hundred and seventeen club hands. J. Bone Joint Surg., **59-A** : 1 ~ 13, 1977.

17) Lister, G. : Pollex abductus in hypoplasia and duplication of the thumb. J. Hand Surg.,**16-A** : 626 ~ 633, 1991.

18) Lösch, G.M. and Duncker, H.R. : Anatomy and surgical treatment of syndactylism. Plast. Reconstr. Surg., **50** : 167 ~ 173, 1972.

19) Manske, P.R., McCarroll, H.R.Jr. and Swanson, K. : Centralization of the radial club hand. An ulnar surgical approach. J. Hand Surg., **6** : 423 ~ 433, 1981.

20) Manske, P.R. and McCarroll, H.R.Jr. : Abductor digiti minimi opponensplasty in congenital radial dysplasia. J. Hand Surg., **3** : 552 ~ 559, 1978.

21) Marks, T.W. and Bayne, L.G. : Polydactyly of the thumb. Abnormal anatomy and treatment. J. Hand Surg., **3** : 107 ~ 116, 1978.

22) Marumo, E., Kojima, T. and Suzuki, S. : An operation for syndactyly and its results. Plast. Reconstr. Surg., **58** : 561 ~ 567, 1976.

23) Match, R.M. : The use of a skin flap from a floating thumb in pollicization of the index. Plast. Reconstr. Surg., **61** : 790 ~ 792, 1978.

24) McFarlane, R.M., Classen, D.A., Porte, A.M., and Botz, J.S. : The anatomy and treatment of camptodactyly of the small finger. J. Hand Surg.,**17-A** : 35 ~ 44, 1992.

25) Miura, T. : Triphalangeal thumb. Plast. Reconstr. Surg., **58** : 587 ~ 594, 1976.

26) Miura, T. and Komada, T. : Simple method for reconstruction of the cleft hand with an adducted thumb. Plast. Reconstr. Surg., **64** : 65 ~ 67, 1979.

27) Miura, T. : Duplicated thumb. Plast. Reconstr. Surg., **69** : 470 ~ 479, 1982.

28) Miura, T. : An appropriate treatment for postoperative Z-formed deformity of the duplicated thumb. J. Hand Surg., **2** : 380 ~ 386, 1977.

29) Moses, J.M., Flatt, A.E. and Cooper, R.R. : Annular constricting bands. J. Bone Joint Surg., **61-A** : 562 ~ 565, 1979.

30) Nutt, J.N. III and Flatt, A.E. : Congenital central hand deficit. J. Hand Surg., **6** : 48 ~ 60, 1981.

31) Rank, B.K. : Long-term results in epiphysial transplants in congenital deformities of the hand. Plast. Reconstr. Surg., **61** : 321 ~ 329, 1978.

32) Senrui, H., Egawa, T. and Horiki, A. : Anatomical findings in the hands of patients with Poland's syndrome. J. Bone Joint Surg., **64-A** : 1079 ~ 1082, 1982.

33) Strauch, B. and Spinner, M. : Congenital anomaly of the thumb. Absent intrinsics and flexor pollicis longus. J. Bone Joint Surg., **58-A** : 115 ~ 118, 1976.

34) Su, C.T., Hoopes, J.E. and Daniel, R. : Congenital absence of the thenar muscles innervated by the median nerve. J. Bone Joint Surg., **54-A** : 1087 ~ 1090, 1972.

35) Swanson, A.B. : A classification for congenital limb malformations. J. Hand Surg., **1** : 8 ~ 22, 1976.

36) Tada, K., Yonenobu, K. and Swanson, A.B. : Congenital central ray deficiency in the hand. A survey of 59 cases and subclassification. J. Hand Surg., **6** : 434 ~ 441, 1981.

37) Tsuge, K. and Watari, S. : Surgical treatment of

cleft hand and its associated deformities. Bull. Hosp. Jt. Dis. Orthop. Inst., **44** : 532～541, 1984.

38) Ueba, Y. : Plastic surgery for the cleft hand. J. Hand Surg.,**6** : 557～560, 1981.

39) Upton, J., Havlik, R.J. and Coombs, C.J. : Use of forearm flaps for the severely contracted first web space in children with congenital malformations. J. Hand Surg., **21-A** : 470～477, 1996.

40) Watari. S. and Tsuge, K. : A Classification of cleft hands, based on clinical findings. Theory of developmental mechanism. Plast. Reconstr. Surg., **64** : 381～389, 1979.

41) Wassel, H.D. : The results of surgery for polydactyly of the thumb. Clin. Orthop., **64** : 175～193, 1969.

42) Wood, V.E. and Flatt, A.E. : Congenital triangular bones in the hand. J. Hand Surg., **2** : 179～193, 1977.

43) Wood, V.E. : Polydactyly and the triphalangel thumb.. J. Hand Surg., **3** : 436～444, 1978.

44) Wood, V.E. : Treatment of central polydactyly. Clin. Orthop., **74** : 196～205, 1971.

45) 渡 捷一ほか：合指症と裂手症. OS NOW No. 28. : 118～129, 1997.

27 巨指症

1) Barsky, A.J. : Macrodactyly. J. Bone Joint Surg., **49-A** : 1255～1266, 1967.

2) Callison, J.R., Thomas, O.J. and White, W.L. : Fibro-fatty proliferation of the median nerve. Plast. Reconstr. Surg., **42** : 403～413, 1968.

3) Emmett, A.J.J. : Lipomatous hamartoma of the median nerve in the palm. Br. J. Plast. Surg., **18** : 208～213, 1965.

4) Friedlander, H.L., Rosenberg, N.J. and Graubard, D. J. : Intraneural lipoma of the median nerve. Report of two cases and review of the literature. J. Bone Joint Surg., **51-A** : 352～362, 1969.

5) Frykman, G.K. and Wood, V.E. : Peripheral nerve hamartoma with macrodactyly in the hand. Report of three cases and review of the literature. J. Hand Surg., **3** : 307～312, 1978.

6) Kelikian, H. : Congenital Deformities of the Hand. Saunders, Philadelphia, p.610～660, 1974.

7) Moore, B.H. : Peripheral nerve changes associated with congenital deformities. J. Bone Joint Surg., **26** : 282～288, 1944.

8) Paletta, F.X. and Senay, L.C.Jr. : Lipofibromatous hamartoma of median nerve and ulnar nerve. Surgical treatment. Plast. Reconstr. Surg., **68** : 915～921, 1981.

9) Patel, M.E., Silver, J.W., Lipton, B.D. and Pearlman, H.S. : Lipofibroma of the median nerve in the palm and digits of hand. J. Bone Joint Surg., **61-A** : 393～397, 1979.

10) Rechnagel, K. : Megalodactylism. Report of seven cases. Acta Orthop. Scand., **38** : 57～66, 1967.

11) Rudolph, R. and Jaffe, S. : Painless fibro-fatty hamartoma of the median nerve. Br. J. Plast. Surg., **28** : 301～302, 1975.

12) Thorne, F.L., Posch, J.L. and Mladick, R.A. : Megalodactyly. Plast. Reconstr. Surg., **41** : 232～239, 1968.

13) Tsuge, K. : Treatmant of macrodactyly. Plast.. Reconstr. Surg., **39** : 590～599, 1967.

14) Tsuge, K. : Macrodatyly and fibro-fatty prolif-

eration of the median nerve. Hiroshima J. Med. Sci., **22** : 83〜101, 1978.

15) Warhold, L.G. Urban, M.A. Bora, F.W.Jr, Brooks, J.S. and Peters, S.B. : Lipofibromatous hamartomas of the median nerve. J. Hand Surg., **18-A** : 1032〜1037, 1993.

28 手の腫瘍

1) Andrén. L. and Eiken, O. : Arthrographic studies of wrist ganglions. J. Bone Joint Surg., **53-A** : 299〜302, 1971.
2) Angelides, A.C. and Wallace, P.F. : The dorsal ganglion of the wrist. Its pathogenesis, gross and microscopic anatomy, and surgical treatment. J. Hand Surg.,**1** : 228〜235, 1976.
3) Artz, T.D. and Posch, J.L. : The carpometacarpal boss. J. Bone Joint Surg., **55-A** : 747〜752, 1973.
4) Becker, H. and Chait, L. : Fibromatosis of the upper limb. J. Hand Surg., **4** : 264〜269, 1979.
5) Bowers, W.H. and Hurst, L.C. : An intraarticular-intraosseous carpal ganglion. J. Hand Surg., **4** : 375〜377, 1979.
6) Burkhalter, W.E., Schroeder, F.C. and Eversmann, W.W.Jr. : Aneurysmal bone cysts occurring in the metacarpals. A report of three cases. J. Hand Surg., **3** : 579〜584, 1978.
7) Carbeurim, R.S. : Aneurysm of the wrist. Case report. Plast. Reconstr. Surg., **54** : 483〜489, 1974.
8) Carroll, R.E. and Berman, A.T. : Glomus tumors of the hand. Review of the literature and report on twenty-eight cases. J. Bone Joint Surg., **54-A** : 691〜703, 1972.
9) Clodius, L., Köhnlein, H. and Piller, N.B. : Chronic limb lymphoedema produced solely by blocking the lymphatics in the subcutaneous compartment. Br. J. Plast. Surg., **30** : 156〜160, 1977.
10) Cremone, J.C.Jr., Wolff, T.W. and Wolfort, F.G. : Synovial chondromatosis of the hand. Plast. Reconstr. Surg., **69** : 871〜874, 1982.
11) Cuono, C.B. and Watson, H.K. : The carpal boss. Surgical treatment and etiological considerations. Plast. Reconstr. Surg., **63** : 88〜93, 1979.
12) DeBenedetti, M.J. and Schwinn, C.P. : Tenosynovial chondromatosis in the hand. J. Bone Joint Surg., **61-A** : 898〜902, 1979.
13) Dick, H.M., Francis, K.C. and Johnston, A.D. : Ewing's sarcoma of the hand. J. Bone Joint Surg., **53-A** : 345〜348, 1971.
14) Eaton, R.G., Dobranski, A.I. and Litter, J.W. : Marginal osteophyte excinion in treatment of mucous cysts. J. Bone Joint Surg., **55-A** : 570〜574, 1973.
15) Falco, N.A., Upton, J. : Infantile digital fibromas. J Hand Surg **20-A** : 1014〜1020, 1995.
16) Hasselgren, G. Forssblad, P. and Tornvall, A. : Bone grafting unnecessary in the treatment of enchondromas in the hand. J Hand Surg **16-A** : 139〜142, 1991.
17) Green, D.P. : True and false traumatic aneurysms in the hand. Report of two cases and review of the literature. J. Bone Joint Surg., **55-A** : 120〜128, 1973.
18) Jewusiak, E.M., Spence, K.F. and Sell, K.W. : Solitary benign enchondroma of the long bones

of the hand. J. Bone Joint Surg., **53-A** : 1587 ～ 1590, 1971.

19) Jonnson, R.K. : A surgical approach to subungual glomus tumors. Plast. Reconstr. Surg., **47** : 345 ～ 346, 1971.

20) Jokl, P., Albright, J.A. and Goodman, S.H. : Juxtacortical chondrosarcoma of the hand. J. Bone Joint Surg., **53-A** : 1370 ～ 1376, 1971.

21) Kleinert, H.E., Kutz, J.E., Fishman, J.H. and McCraw, L.H. : Etiology and treatment of the so-called mucous cyst of the finger. J. Bone Joint Surg., **54-A** : 1455 ～ 1458, 1972.

22) Kozin, S.H. : Syndactyly. J. of ASSH, **1** : 1 ～ 13, 2001.

23) Landon, G.C., Johnson, K.A. and Dahlin, D.C.: Subungual exostoses. J. Bone Joint Surg., **61-A** : 256 ～ 259, 1979.

24) MacCollum, M.S. : Mucous cysts of the fingers. Br. J. Plast. Surg., **28** : 118 ～ 120, 1975.

25) Nelson, C.L., Sawmiller. S. and Phalen, G.S. : Ganglion of the wrist and hand. J. Bone Joint Surg., **54-A** : 1459 ～ 1464, 1972.

26) Newmeyer, W.L., Kilgore, E.S. and Graham, W.P.III : Mucous cysts. The dorsal distal interphalangeal joint ganglion. Plast. Reconstr. Surg., **53** : 313 ～ 315, 1974.

27) Maxwell, G.P., Curtis, R.M. and Wilgis, E.F. S. : Multiple digital glomus tumors.J. Hand Surg., **4** : 363 ～ 367, 1979.

28) Mogan, J.V., Newberg, A.H. and Davis, P.H. : Intraosseous ganglion of the lunate. J. Hand Surg., **6** : 61 ～ 63, 1981.

29) Pollem, N.K. and Niebauer, J.J. : Recurring digital fibrous tumor of childhood. J. Hand Surg., **2** : 253 ～ 255, 1977.

30) Rettig, A.C. and Strickland, J.W. : Glomus tumor of the digits. J. Hand Surg., **2** : 261 ～ 265, 1977.

31) Schenkar, D.L. and Kleinert, H.E.: Desmoplastic fibroma of the hand. Plast. Reconstr. Surg., **59** : 128 ～ 133, 1977.

32) Schlenker, J.D., Clark, D.D. and Weckesser, E.C. : Calcinosis circumscripta of the hand in scleroderma. J. Bone Joint Surg., **55-A** : 1051 ～ 1056, 1973.

33) Seitz, W.H.Jr and Froimson, A.I. : Callotasis lengthening in the upper extremity : indications, techniques, and pitfalls. J. Hand Surg., **16-A** : 932 ～ 939, 1991.

34) Specht, E.E. and Staheli, L.T. : Juvenile aponeurotic fibroma. J. Hand Surg., **2** : 256 ～ 257, 1977.

35) Stark, H.H., Jones, F.E. and Jernstrom, P. : Parosteal osteogenic sarcoma. J. Bone Joint Surg., **53-A** : 147 ～ 153, 1971.

36) Strickland, J.W. and Steichen, J.B. : Nerve tumors of the hand and forearm. J. Hand Surg., **2** : 285 ～ 291, 1977.

37) Tada, H., Hirayma, T. and Takemitsu, Y. : Prevention of postoperative nail deformity after subungual glomus resection. J. Hand Surg., **19-A** : 500 ～ 503, 1994.

38) Takigawa, K. : Chondroma of the bones of the hand. J. Bone Joint Surg., **53-A** : 1591 ～ 1604, 1971.

39) Wallace, P.F. and Fitzmorris, C.S. Jr. : Juvenile aponeurotic fibroma. A case report. J. Hand Surg., **2** : 258 ～ 260, 1977.

40) 荻野利彦：疼痛を伴った手関節背側ガングリオン．整形外科治療のコツと落とし穴－上肢．中山書店，東京，p.174, 1997.

索 引

欧文別（アルファベット順）と
和文別（五十音順）に分けてある．

A

A and H型植皮刀　39
acrosyndactyly　796,798
　──の分離　800
advancement法　164
anchoring funicular suture　468
aneurismal bone cyst　844
arcade of Frohse　514
arteriovenous fistula　835
atraumaticな操作　3
Avanta MCP implant　671,676
Avanta PIP implant　686
Avanta型implantの使用例　672
axonotmesis　461,465

B

Baldwin法　279
ballooning　243
Barsky法　805
Barton骨折　214,215,216,220
Bauer, Tondra and Trusler法　729
Becker法　382
Bennett骨折　204,206,207,208
Bilhaut-Cloquet法　704
bipedicle graft　73
bipolar coagulator　20
Blauth分類　774
Blauth法　779
bone cyst　840
boutonnière変形　436
bow string　453
Bower法　279
boxer's fracture　198
Boyes変法　373
Boyes法　471,542
Brand型のrelease operation
　　　　713,766
Brand法　135,318,534,546
bridge graft　412
Buck-Gramcko法
　　　373,781,784,786,791
Bunnell法　382,535
Burkhalter and Strait法　538,548
Burkhalter法　447,686
butterfly plasty　317
button hole変形　436,441

C

cable graft　483
callotasis　329
Camitz法　501,525,698

Cardinal line　12
carpal height ratio　661
carpal ulnardistance ratio　661
cartilaginous exostosis　840,841
central band　445
　──のZ-延長　680
centralization　788
chauffeur骨折　215,216
chest flap　157
chiasma構造　374,384
Chinese finger trap　218
Clark法　586
clasped thumb　756
Clayton法　651
cleansing　353
cleft hand group　726
Cleland ligament　8,436,678
Cloquet法　704
CM関節障害に対する人工関節置換
　　　　693
CM関節脱臼・骨折　210
CM関節の滑膜腫大　692
CM関節の再建　782
CM関節背側脱臼・骨折　210
cocked hat法　325
Colles骨折　212,213,216,217,218
compartment syndrome　281
composite graft　84
cord形成　300
cortical ring shadow　211,248
cross bone　746
cross union　410
cross-finger flap法　433
cross-finger法　88,93,139,152
cubital tunnel syndrome　504

D

Darrach手術　278,651,661,663
　──後の靱帯形成　278
de Quervain腱鞘炎　494
débridement　36
degloving injury　55,66,368
delayed primary suture　371
delta phalanx　754
deltoid to triceps transfer　566
DIP関節屈曲障害　388
DIP関節固定術　254
DIP関節切断　100
DIP関節脱臼　172
DIP関節内骨折　172
DIP関節における滑膜腫脹　687
DIP関節の変形性関節症　255
DIP関節背側切開　19

DISI変形　211
distant flap　141
dorsal flap with double-opposing
　lateral digital extensions　134
dorsal split depression型骨折　218
double lesion　504
double loop suture　378,448
double muscle法　583
double Z-rhombic repair法　165
drop finger　436
Duran法　402
dynamic splint　26

E

Eaton and Littler法　208
Eaton分類　269
Eaton法　183
ellipsoid infarct　284
enchondroma　838
Enna変法　523
entrapment neuropathy　497
epidermoid cyst　824,841
epigastric flap　363
epineuro-perineural funicular suture
　　　　461,467
exostosis　842
expansion hood　8
extension block　169,178

F

Finkelsteinテスト　494
fish mouth切開　629
fixed angle fixation plate　219
flag flap　161
flexor tendon blockage　400,424
floating prosthesis　616
forearm flap　135
four tailed tendon　546,578,677
Fowler法　138,446,447,533,545,685
Froment徴候　532
Frykmann分類　214
funicular pattern　461,466
funicular suture　461
Furnas法　317

G

Garland分類　214
giant cell tumor　822
glomus tumor　833
granuloma　824
Grayson ligament　298

Green 法　622
groin flap　155,363
gull-wing 変形　704
Guyon 管　503

H

haemoangioma　827
heat press injury　73,434
Heberden 結節　255
Hemi-Hamate Autograft　182
hemipulp flap　156,366
Henderson 法　525
Herbert screw　221,224
Highet 法　461
hockey stick 切開　629
Howard 法　270
Hüber-Littler 法　526,775

I

ice-water 療法　67
icing system　20
Indiana Tome　500
infantile digital fibromatosis　836
interfascicular nerve graft　483
interlacing suture　528,529,688
interlacing 法　400,401,613
intersection syndrome　496
intra-tendinous tendon suture　379
intrinsic plus position
　　　　　534,546,570,575,578
intrinsic plus 拘縮　292
intrinsic tendon の切離　675
Iselin 法　440
island pedicle　54,158

J

J-vac サクション　23
juvenile aponeurotic fibromatosis
　　　　　837

K

Kanavel の 4 主徴　630
Kapandji 法　649,660
Kaplan 法　240
Kessler 変法　382
Kessler 法　382
key joint　11
King 法　504,508
Kirner 変形　811
kite flap　54,158
Kleinert 変法　402
Kleinert 法　372,378,382,402
knuckle bender splint　32,295
knuckle pad　297
Krukenberg 法　342
Kutler 法　89

L

Lamb 法　789
Larsen 分類　641
lasso 変法　541
lasso 法　537,538,540,544,549,574
lateral band　8,174,258,446
lateral digital sheath　298
Leach and Bolton 法　271
Learmonth 法　508
Lichtman 分類　305
life line　25,207
lipoma　817
Littler 変法　319
Littler 法　828
local flap　141,164
locking compression plate　219
long graft　410,411
loop operation　460
lymphangioma　832

M

Makin 変法　527
mallet finger　436
Martini 変法　694
Matev 法　329,446
mattress suture　441,449
melanoma　816
Melon 分類　214
metacarpal transfer　806
Meyerding 分類　297
Micks 型副子　438
microgeodic disease　311
microsurgery　345,461
Milch 法　279
Milford 法　236
Mitek mini bone anchor
　　　　　179,181,236
Moberg and Gedda 法　206
Moberg による key grip 法　568
Moberg 法　256,566
MP 関節滑膜腫脹　674
MP 関節滑膜切除　664,667
MP 関節屈曲拘縮　267,293,767,768
　　──の除去　295
MP 関節固定術　721,760
MP 関節掌側関節囊縫縮術　535,536
MP 関節脱臼　666,669,673
　　──と指尺側偏位の矯正　676
MP 関節の構造　767
MP 関節背側切開　19
MP 関節ロッキング　246
mucous cyst　255,821
multiple enchondroma　839
multiple pedicle flap　150
multiple Z- 形成　129
musculocutaneous flap　161
Mycobacterium marinum　637
myocutaneous flap　291,777

N

Nalebuff 分類　690
natatory ligament　298
neuralgic amyotrophy　513,515
neurapraxia　465
neurotmesis　461,465
neurovascular bundle flap　97
neurovascular flap　48,92,96
neurovascular island pedicle　159,340
Neviaser 法　543
nidus　844
no man's land　371
node anchoring system　218
nodule 形成　299

O

Oberlin et al 法　583
oblique retinacular ligament　8
oblique triangular 法　85
occult ganglion　820
off set nail　704
Ollier 病　839
on top plasty 法　330
one bone forearm　793
open palm 法　299
opposed double Z-plasty
　　　50,131,712,728,750,758,771,772
opposed double Z-plasty with V-Y
　　　advancement 法　130
Osborne バンド　504
osteoid osteoma　843
radio-scaphoid perilunar 脱臼　220

P

paired flap　59,153,769
paired triangular flap　322
palmar flap　90
palmar shelf arthroplasty　658
Parona 腔　633
patency test　351
Pennington 法　382
perilunar periscaphod 脱臼　220
phalangization　332
Phalen's test　497
PIP 関節過伸展変形　237
PIP 関節滑膜囊の腫大　684
PIP 関節屈曲用スプリント　32
PIP 関節拘縮　258,259,261,763
PIP 関節固定術　255
PIP 関節掌側の靱帯構造　260
PIP 関節切除術　765
PIP 関節側副靱帯再建　236
PIP 関節側副靱帯断裂　234
PIP 関節での弾撥現象　493
PIP 関節の滑膜切除　681
PIP 関節の屈曲障害　257
PIP 関節の掌側脱臼　186,188

PIP 関節の伸展障害　257
PIP 関節の脱臼・骨折
　　　177,179,180,183,184,185,235
PIP 関節の変形　684
PIP 関節の変形性関節症　262
pit 形成　299
plication　668
praying hands　153
prestyloid recess　249
pretendinous band　298
primary suture　371
pseudoaneurysm　834
pull out wire 法　389,404,420,578,691
Pulvertaft 法　386

Q
quadriga syndrome
　　　396,400,410,424,425

R
"rabbit ears" flap　132
radial angle　217
radial forearm flap　159
radial-length　217
radialization　791
release operation　318
resection arthroplasty　669,672
retinacular ligament　445
retrograde forearm flap　324
revascularization　306
reverse posterior interosseous flap
　　　159
ring injury　60
Riordan 変法　558
Riordan 法　522,547,559,563
Rolando 骨折　204,205
rotary subluxation of scaphoid
　　　211,248
rotation flap　131,163
rotation 法　163
Russe 法　225

S
S-P 腱移行術　626
saddle joint　207
sagittal band　8
Sandzon 法　324
Sauvé and Kapandji 法　252,279,660
scapholunate angle　211

scapholunate dissociation
　　　211,212,248
schwannoma　825
sclerosing angioma　827,828
scrubbing　36
SC 固定　311
secondary suture　371
Semmes-Weinstein monofilament test
　　　464
Semmes-Weinstein 知覚テスター　461
sensory cross-finger 法　94,95
serial corrective cast 法　283
silastic implant　309
silicone rod　432
silicone synovitis　310
Skoog 切開　300
Smith 骨折　213
Snow 法　440
spiral ligament　298
split nail　704
Stack 型副子　438
Steindler 変法　584
Stener's lesion　239
Struthers' arcade　512
STT 関節固定術　212,311
subungual exostosis　843
suspended meniscus　249
swan-neck 変形
　　　626,669,677,684,690,691
　──の矯正　678,680,681
Swanson 法　309,626,681

T
tension band wiring　256
tetrahedral Z- 形成　317
TFCC　249
　──の障害　249
3D-CT　395
tie-over 法　87,118,735
Tinel's sign　497,519,808
TL (triple loop) 法　382
toe to thumb transfer　370
total active motion (TAM)　372
TPD　373
trans-scaphoid perilunar 脱臼　220
trans-styloid, trans-scaphoid
　perilunar 脱臼　220
transfixation pin　708
transverse retinacular ligament　8
　──の切離　682
trick motion　770
trigger wrist　496

Tsuge 法　805
tubed pedicle　62,154,787
Tupper 法　670
2-point discriminator　464

U
ulnar head hemiresection 法　279
ulnar plus variance　217
ulnocarpal abutment syndrome　278

V
V-Y 形成　799
V-Y 法　84,89,93,126,131,301
Vainio 法　670
Verdan 法　382
vincula　375
VISI 変形　211
volar flap advance 法　82
volar plate　8,174,183,258,374,536
volar tilt　217

W
W- 形成　799
washing　36
Wassel 分類　703
White 法　373
wrap around flap　366,369
wrist flexion test　497

X
X 線透視　16,167
　──用手術台　17

Z
Z-plasty　728
Z- 形成　128,130,301,316,758,772,799
Z- 変形　705,707,718,719,720
Zancolli 分類　565
Zancolli 法　535,536,537,594,673
zone I での腱前進法　385
zone I での腱損傷　386
zone I での腱縫合法　383
zone II での腱損傷　389,390,394,397
zone II での二次腱縫合　395
Zuggurtüng 法　256

888　索　引

あ

圧挫創　36,38,194
アペール症候群　737
アルトログリポージス　756,766,773
安全肢位　11,68,69,127,175,191
安全ピンスプリント　31

い

生田式創外固定器　184
生田法　777
移行腱　458
　——の採取　720
石黒法　169
移植腱　429,656
　——の採取　398
　——の中枢端縫合　388,399,401
　——の縫合　407
　——の末梢端縫合　387,399,400
　——の誘導　387
移植神経の採取　482
移植皮膚のデザイン　116,119,127
一次的機能再建術　62
一次縫合　371,383
　——を不能とする原因　396
1段階法　154

う

烏口腕筋　14
運動機能評価　462

え

腋窩動脈　14
エロジオン角　609
遠位橈尺関節の亜脱臼　250
円回内筋再縫合　480
円回内筋の剝離　558

お

横軸アーチ　8
横支靱帯　8,436
横手根靱帯　374,499

か

カーナー変形　811
回外拘縮の矯正　594
外骨腫　842,845
外傷性仮性動脈瘤　834
外傷性内転拘縮　320
外傷性瘢痕　113,137
回旋骨切り術　743,744
回旋転位　200
外側側副靱帯の切離　643
外側側副靱帯の縫合　644
開存試験　351

外反肘　508
解剖的修復　2
海綿骨採取　173
海綿状血管腫　830
かぎ爪変形
　　532,533,535,537,538,544,555
　——矯正後の固定肢位　547
　——の矯正　551
拡大用ルーペ　346
仮骨延長法　329,845
顆上骨折　605
肩関節固定術　593
滑液包　633
滑車作製法　523
滑車上肘筋　504,512
滑膜炎　641,699
　——と骨の侵蝕　665
滑膜切除　632,642,645,650,652,696
　——用小鉗子　666
化膿性腱鞘炎　630,634
　——の手術療法　631
　——の波及経路　634,636
　——の保存療法　630
化膿性疾患　627
化膿創　65
下腹皮弁　363
環・小指伸展障害　654
環・小指の分離　795
眼科用涙管洗浄針　349
ガングリオン　503,514,817,818
観血的整復　180,206
環指延長　810
環指切断　111
環指浅指屈筋　522
環指短指症　809
環指中手骨短指症　809
環指中節骨基部骨折　181
環指列裂手　755
関節円板　249
関節形成術　253
関節拘縮　600
関節固定術　253,722,760,761
関節切除　604,674,765,807
関節軟骨切除　722
陥入爪　628
灌流療法　631

き

キーンベック病　305,420
基節型母指多指　705
基節骨　8
　——頸部骨折の変形治癒　201
　——骨折　190,191,194,264
　——骨頭骨折　189
機能肢位　11
逆 cocked hat 法　327
逆 swan-neck 変形　690
　——に対する関節固定術　691
逆行性後骨間皮弁　159

逆行性指動脈島状皮弁　91
逆行性前腕皮弁　159
逆行性背側中手動脈島状皮弁　162
吸引ドレーン　23
狭窄性腱鞘炎　494
巨細胞腫　822
巨指症　802
　——の短縮　804,805
巨指の切断　805
挙上位保持　23
キルシュネル鋼線刺入　438,439,663
金属副子　194
筋内圧測定器　281
筋肉移植　290
筋皮神経　591
筋縫合　457
筋膜球　310
筋膜減張切開　281
筋力増強　26

く

屈曲拘縮発生の防止　735
屈筋腱・神経の相互関係　414
屈筋腱腱鞘炎　664,696
屈筋腱腱鞘よりのガングリオン　820
屈筋腱周囲滑膜肥厚　699
屈筋腱損傷　371
屈筋腱の断裂　420,422,638
屈指症　756,762
工藤式人工関節　646
クレランド靱帯　8,436
グロムス腫瘍　833

け

茎状突起切除　226
頸髄損傷　565
　——に関する国際分類　566
痙性麻痺手　617
結核性腱鞘炎　637,638
結核性手関節炎　639
血管止血固定鉗子　348
血管腫　827,830
血管束移植　308
血管柄付き骨移植　308
血管柄付き神経移植　487
血管柄付き腓腹神経移植　487
血管柄付き皮弁移植　364
血管縫合　348
血行再建　306
月状骨　12
　——周囲脱臼　227
　——脱臼　212
　——囊腫　840
楔状骨切り術　201
腱移行　72,76,289,403,408,421,422,
　　449,517,619,657,770,771
　——後の母指固定　688
　——の原則　517

索引　889

──の適応　517
腱移植　76,386,397,406,410,412,421,
　　456,534,656
牽引による整復　179
牽引療法　184
腱間結合再建　741
腱球　310
──挿入法　310
限局性関節固定術　661
腱交叉部での弾撥現象　494
腱固定術　386,660
腱鞘　8,174,375
──炎　489
──ガングリオン　821
──再建　427,429,432
──切開　696
──内腱縫合　393
腱性腱鞘　374
腱前進法　385,405
腱損傷修復後の固定肢位　402
腱損傷と断端壊死　376
腱損傷のzone区分　383
腱断端の発見　390,396
腱の血行　381
腱の縫合法　377
腱の癒着　423
腱剥離　264,423,426,427,430,431,450
──のための切開　426
顕微鏡　346,382
腱縫合　371
──の評価法　372
──用ループ状ナイロン糸付き針
　　　　　　377
腱膜修復　460
腱膜切除術　302

こ

コイルスプリント　31,138,437,444,762
高位尺骨神経麻痺　544
高位正中・尺骨両神経麻痺　552
──に対する腱移行　555
高位正中神経麻痺　527
高位橈骨神経麻痺　556
──に対する腱移行　558
硬化性血管腫　827,828
後骨間神経　513
──の採取　483
──麻痺　513
合指症　727
──の術後瘢痕拘縮の矯正　735
──の術後療法　735
拘縮指　302
後爪縁　80
広背筋　14,589
広範腱膜切除　299
絞扼性神経障害　497
絞扼輪症候群　796
絞扼輪の除去　799
後療法　24

五角型皮弁　740
5指手　785,786
コ字切開　125
骨移植　226
骨延長　232,774,809
骨間筋　174,436
──萎縮　742
──機能再建　533,742,744
骨切り術
　　　200,201,202,231,272,692,707
──による指尺側偏位の矯正　768
骨髄炎　630
骨折　167
──治療　167
骨端線離開　191
骨内ガングリオン　818
骨・軟骨移植　182,256,612
骨抜き皮弁形成法　705,710,711
骨把持器　347
骨端線切除　803
コンパスPIPジョイントヒンジ付き
　創外固定器　184

さ

再拘縮防止　120
斎藤の分類　214,215
挫創　418
挫滅創　36,41,43
三角筋　14
三角骨　12
三角指骨　755
三角靱帯　436
三角線維軟骨複合体　249
三角皮弁　740
──指間形成法　728,731
3指節型母指多指　713
3指節母指　723

し

指間形成　58,133
ジグザグ切開　19,125
指屈曲時の交差　743
指屈曲用スプリント　26
止血　3
──帯　3,15
指血管周囲自律神経切除術　102
指交叉の防止　743
指骨変形治癒　201,202
指骨癒合　754
──を伴う複合裂手　751
指根部瘢痕　133
示指MP関節背側脱臼　195
示指MP関節ロッキング　243
──に対する側方進入路　245
示指外転再建　543
示指斜指　771
4指手　784
示指伸筋腱移行術　240,655

示指伸筋腱欠損　760
示指切断　103
示指中手骨移行術　109
示指中手骨の短縮　782
矢状索　8,436
指掌側ジグザグ切開　19
指伸筋腱の先天性欠損　769,770
指神経の縫合　468
指伸展用スプリント　30
指伸展用筒状ギプス　32
指尖-手掌間距離　373
指尖形成　82
指尖部横切断　86
指尖部斜切断　84
指尖部掌側斜切断　88
指尖部切断　84,89
指尖部損傷　83
指尖部断端変形　98
指尖部の解剖　80
持続灌流療法　631,636
指側正中線切開　19
指動脈　374
指背腱膜のplication　668
指背腱膜の縫縮　460
指背側切開　19
指背側皮下血管網　163
指背腱膜　436
脂肪腫　817
示指伸筋腱の移行　449
尺骨神経　13
尺側滑液包　633
尺側骨間筋腱移行部の切離　668
尺側指の発育不全　794
尺側手根屈筋　12,14
──の移行　623
尺側手根伸筋腱の脱臼　250
尺側側副靱帯　210
尺側多指症　724
尺側列発育不全　793
若年性腱膜線維腫　837
斜指　809
斜支靱帯　8,436
尺骨遠位端切除　278,649,656
尺骨遠位端の背側亜脱臼　251
尺骨遠位端プラス変異　610
尺骨茎状突起偽関節　252
尺骨手根靱帯　210
尺骨神経　14
──管症候群　503
──前方移動　508,510
──損傷　479
──の神経支配　532
──分岐部損傷　472
──縫合　479
──麻痺　531,532,538
尺骨短縮術　280
尺骨突き上げ症候群　232,280
尺骨動脈　14
舟状骨　13
──偽関節　226

——結節　12
　　　——遷延治癒骨折　224,225
舟状骨骨折　212,222
　　　——を伴う月状骨周囲脱臼
　　　　　　　　　　　212,221
重度変形性関節症　608
手関節簡易固定用装具　498
手関節屈曲・前腕回内変形　624
手関節屈曲拘縮　773
手関節固定　273,296,662,663
手関節尺側障害　252
手関節掌側関節囊の穿孔　700
手関節掌側切開　19
手関節の滑膜切除術　647
手関節の尺側障害　249
手関節の掌側脱臼　653
手関節の弾撥現象　496
手関節の掌屈　10
手関節の捻挫　248
手関節背屈　10
　　　——が不能なものに対する機能再建
　　　　　　　　　　　567
手関節背側切開　19
手関節部での伸筋腱と区画　451
手関節部分固定術　660
手根管　8
　　　——症候群　497,698,699,808
　　　——靱帯　499
　　　——切開　473,499,500,501,525
　　　——内血腫形成　499
　　　——部での腱損傷　411,412
手根骨摘出術　296
手根不安定症　211
手根伸筋　525
手術台　16
手術の配置　17
手掌腱膜　298
手掌靱帯　298
手掌皮弁　86,90
手掌部切開　19
手掌部切断　354
手掌部での腱損傷　409,410
術中 X 線透視　16
手背瘢痕　137
　　　——に対する有茎植皮　146
ジョイント・ジャックスプリント　31
小指 MP 関節内骨折　193
小指外転筋　294,526,775,776
　　　——の移行　776
小指基節骨基部骨折　193
小指球筋萎縮　532
小指屈曲障害　422
小指屈筋腱断裂　422
小指屈指症　762
小指伸筋腱　520
　　　——の脱臼　460
　　　——の弾撥現象　493
小指切断　106
上肢切断　352
小指中手骨頸部骨折　198

小指中節骨短指症　809
小指中手骨移行術　111
小指のデュプイトレン拘縮　303
掌側 Barton 骨折　214,220
掌側滑膜の切除　670,683
掌側骨間筋　294
掌側手根靱帯　499
掌側靱帯断裂　211,248
掌側橈尺靱帯　210
掌側における landmark　12
掌側板剥離骨折　187
掌側皮弁前進法　90,92,93
掌側副子　437
小多角骨　12
静脈移植　44
上腕骨遠位端粉砕骨折　616
上腕骨小頭の摩滅　610
上腕三頭筋　14
　　　——再建法　566
上腕動脈　14
上腕二頭筋　14,595
植皮　114
　　　——簡便法　123,124
　　　——後の後療法　114
　　　——縫合線　114
指列移動　744
指列を寄せる方法　741
深横中手靱帯　8,174,294,436
伸筋腱　174
　　　——欠損症　756
　　　——の reroute　677
　　　——の各区画　648
　　　——の滑膜炎　652
　　　——の滑膜切除術　652
　　　——の構造　436
　　　——の切離　685
　　　——の脱臼　459,668
　　　——の剝離術　451
　　　——の縫合　439
伸筋腱損傷　435
　　　——の zone 区分　436
伸筋腱断裂　459,654
　　　——の治療　654,655,658
伸筋支帯の反転　452,647,654
神経移植　72,418,481,482,483,484
神経鞘腫　825
神経束の縫合　480
神経損傷の分類　465
神経断端　102
　　　——の結紮　102
　　　——の新鮮化　476
　　　——の相互縫合　102
　　　——の骨内埋没　102
神経のくびれ現象　513
神経の部分損傷　480
神経のブロック　13
神経剝離　287,290
神経縫合　477,481
人工関節　263,646,671,686,694
人工骨　218

深指屈筋腱　8,174,374
　　　——付着部の剥離断裂　388
靱帯形成術　208,240,741
靱帯損傷　233

す

垂指　436,447
髄内固定法　198
髄内釘　198
ステロイドの腱鞘内注入　491

せ

正中・尺骨神経損傷　474
　　　——に対する神経移植術　484
正中神経　13,14
　　　——の神経支配　518
　　　——肥大　808
　　　——分岐部損傷　472
正中神経麻痺　518
　　　——の陳旧症例　529
整復障害因子　197
切開　19
切腱術　447
切断指再接着　357
切断指の利用　48,50
切断部分の保存　352
セブロン法　256
線維性隔壁　629
前腕筋解離手術　284
遷延一次縫合　371,383
浅横走靱帯　298
全合指症　730
前骨間神経　515
　　　——の絞扼部　516
　　　——麻痺　515
浅指屈筋腱　8,174,374
　　　——固定術　626,681
　　　——の切除　412,417,419
　　　——の抜去　416,431
全手関節固定術　662,663
浅掌弓　12
線状瘢痕　129,316
全層植皮　114
選択的神経束縫合法　466
先天異常　701
　　　——治療の開始時期　702
　　　——の原因　701
　　　——の分類　701
先天性拘縮症　756
先天性動静脈瘻　835
先天性母指屈曲・内転拘縮　756
全面植皮法　731
前腕回内・手関節屈曲変形　619
前腕回内変形　622
前腕屈筋解離　285,620
前腕尺側皮神経　14
前腕掌側での腱損傷　414,416
前腕皮神経　482

索引 891

前腕皮弁 324

そ

創外固定器 184, 195, 217, 223, 845
爪下外骨腫 843
爪郭 80
爪下グロムス腫瘍 833
爪下血腫 168
爪下皮 80
早期運動開始 167
爪溝 80
爪根 80
　――炎 628
　――剝離 81, 628
総指伸筋腱 13
爪床 80
　――処置 81
　――縫合 80
創傷の処置 35
創傷の清掃 36
創の閉鎖 37
爪抜去 81
爪母 80
側索 8, 258, 436
足指の移植 734
側爪郭 80
足底筋腱 398
　――採取用ストリッパー 398
足背よりの皮弁採取 364
側副靱帯 8, 174
　――切除 258
　――断裂 234, 235, 238
　――の Z-切離 683
　――の一時的切離 667
　――の再建 234
鼠径皮弁 363
損傷腱の剝離 398
損傷腱の抜去 406
損傷腱の誘導 384, 391

た

ターンバックル 33
大円筋 14
大胸筋 586
台形皮弁指間形成法 729
第Ⅲ度熱傷 69
大多角骨 13, 693
　――結節 12
第2中手骨 12
第Ⅱ度熱傷 68
大菱形骨切除 272
多指症 703
田島法 382
多数指の切断 51, 52
脱臼 167
多発性関節拘縮症 756, 773
多発性内軟骨腫 839
多胞性ガングリオン 818

短合指症 732, 734
　――の分類 810
短指症 809
短指伸筋 813
単純関節内骨折 215
断端痛 102
弾撥指 489, 491
　――に対する腱鞘切開 19
弾撥母指 490, 492
短母指外転筋 315
短母指屈筋 294
短母指伸筋腱 13, 315, 523
知覚機能評価 461
知覚再教育 488

ち

力の介達 10
遅発性尺骨神経麻痺 504
中央手掌腔 633
中央列多指 726, 748
肘外側側副靱帯の再建 614
肘外反不安定 613
肘外反変形 646
中・環・小指伸展障害 654
中・環指屈指症 763
肘関節形成術 597
肘関節後側方アプローチ 598
肘関節周囲骨化形成 606
肘関節内・外両側アプローチ 604
肘関節内側アプローチ 598
肘関節に対する人工関節 646
肘関節の滑膜切除術 642
肘屈曲再建術 583, 584, 586, 589
中指 PIP 関節背側脱臼・骨折 181
中指伸筋腱の脱臼 459
中指切断 109
中手骨 8
　――型母指多指 712
　――頸部骨折 198
　――骨折 197, 267
　――骨頭圧迫骨折 198
　――骨頭の降下 673
　――骨頭の切除 670, 672
中枢腱断端の後退 395
中枢列手根骨切除 227, 229
中節骨 8
　――頸部骨折 176
　――骨欠損 174
　――骨折 175
　――骨頭骨折 176
肘内側側副靱帯 613
　――の再建 614
肘部管症候群 504
　――の原因 511
虫様筋 8, 174, 374, 436
腸骨移植 661, 778
長軸アーチ 8
長掌筋腱 14, 446
長橈側手根伸筋腱 694

長母指外転筋 13, 315
　――の腱固定 569, 625
長母指屈筋腱 527
　――腱鞘 374
　――損傷 404, 406
　――の腱固定 568
長母指伸筋腱 13, 315, 456
　――損傷 449
　――断裂 687
陳旧性 DIP 関節内骨折 177
陳旧性 MP 関節脱臼の治療 669
陳旧性顆上骨折 605
陳旧性基節骨頸部骨折 189
陳旧性月状骨周囲脱臼 222
陳旧性腱損傷 427
陳旧性骨性槌指変形 173
陳旧性伸筋腱損傷 455, 457
陳旧性正中神経損傷 475
陳旧性電撃火傷 71
陳旧性フォルクマン拘縮 296

つ

突き指 437
土踏まず皮弁 86
槌指 168, 173, 436, 437, 439
爪の移植 82
爪の損傷 79
爪の段差 704
爪の変形 81, 704
津山法 591
吊り上げ法 612

て

低位正中・尺骨両神経麻痺 544, 549
　――に対する腱移行 551
低位正中神経麻痺 519
低位橈骨神経麻痺 557
　――に対する腱移行 562
テニス肘 611
手の外科手術手技ビデオ 4
手の腱鞘 633
手の腫瘍 815
デュプイトレン拘縮 297
テリー帯 80
デルマトーム 39
転移癌 816
電撃火傷 70

と

橈尺関節滑膜切除 648
橈尺骨伸展骨折 213
橈骨遠位端屈曲骨折 213
橈骨遠位端骨折 212, 213
　――の合併症 230
　――の分類 214
橈骨遠位端掌側面の破壊 659
橈骨遠位端変形治癒骨折 230, 232
橈骨楔状骨切り術 306

橈骨月状骨部分固定術　276
橈骨三角骨靱帯　210
橈骨手根靱帯　210
橈骨神経　485
　　──運動枝　486
　　──知覚枝損傷　478
　　──の神経支配　556
橈骨神経麻痺　556
　　──に対する腱移行　557
橈骨短縮術　306
橈骨頭骨折　615
　　──の分類　615
橈骨頭周囲の滑膜切除　644
橈骨頭切除　646
橈骨頭の摩滅　610
橈骨動脈　14
橈骨有頭骨靱帯　210,224,225
豆状骨　12
透析患者　499,501
橈側滑液包　633
橈側手根屈筋　12,14
　　──の移行　624
橈側側副靱帯　210
　　──の再建　672
橈側列発育不全症　774
動脈瘤性骨嚢腫　844
ドーム型骨切り術　202
特発性伸筋腱脱臼　460
徒手整復　178,206
ドプラー血流検出器　362

な

内上顆　506
　　──切除　508
　　──切離術　504
内上顆固定　586
　　──用の骨穴形成　585
内側側副靱帯　598,602
内軟骨腫　838
内反手　774
　　──に対する centralization　789
　　──の矯正　791
　　──の治療　788
内反肘　504,511
軟骨性外骨腫　840,841

に

二関節筋　588
肉芽腫　824
肉芽創　40,65
　　──の除去　418
二次的腱剥離　381
二次縫合　371,383
2段階法　154
二点識別　461
　　──用器具　464
熱傷　67
　　──性瘢痕　113

ね

粘液嚢腫　255,821
念珠状腫瘤　833
年長児の屈指症　764

は

背側 Barton 骨折　212,214
背側腱膜　8
背側骨間筋　294
背側手根間靱帯　210
背側橈骨手根靱帯　649
背側橈尺靱帯　210
背側副子　169,175,438,443,498
バギーテーピング　27
剥皮創　38,40
8字結節法　380
8字縫合　380
反回神経　294
瘢痕拘縮　113,316
　　──（小児）　119
　　──（陳旧症例）　120
ハンドテラピスト　4

ひ

肥厚滑膜　632,634
肘の変形性関節症　505
微小血管縫合　348,349
微小用糸切剪刀　347
微小用開大鑷子　347
微小用持針器　347
微小用組織剪刀　347
微小用有鉤鑷子　347
腓腸神経の採取　482
皮膚縫合　22
瘭疽　629
　　──に続発した骨髄炎　630
ピンバイス　347

ふ

風車翼状手　756,765
フォーク型変形　213
フォルクマン拘縮　281
　　──（軽症例）　284
　　──（重症例）　290
　　──（中等症）　284
　　──に対する腱移行術　288
　　──の分類　282
複合裂手　726,739,746
　　──における指の分離　752
複雑な複合裂手　750
副靱帯　8,174
浮腫の防止　34
部分腱膜切除　299
部分的関節固定術　311
浮遊母指　778,779
ブラブラ母指　787

へ

不良肢位　11
粉砕 Colles 骨折　216
粉砕関節内骨折　215
分層植皮　114
分娩麻痺　581

へ

米粒体　699
　　──除去　638
ヘパリン液灌流　352
扁平上皮癌　816
ペンローズドレーン　22

ほ

放射線火傷　77
母指 CM 関節形成術　271,272,694
母指 CM 関節固定術　270,271
　　──の別法　695
母指 CM 関節の靱帯構造　693
母指 CM 関節の脱臼・骨折
　　　206,207,208
母指 CM 関節の変形性関節症　269
母指 DIP 関節内骨折　171
母指 IP 関節脱臼骨折　170
母指 IP 関節の側方偏位と固定　691
母指 MP 関節亜脱臼　242
母指 MP 関節過伸展　812
母指 MP 関節固定術　268,722
母指 MP 関節尺側側副靱帯基節骨付着
　　部断裂　241
母指 MP 関節尺側側副靱帯断裂　238
母指 MP 関節尺側側副靱帯中手骨骨頭
　　付着部断裂　241
母指 MP 関節脱臼　202
母指 MP 関節橈側側副靱帯再建　243
母指 MP 関節の滑膜切除　689
母指 MP 関節ロッキング　246
母指 swan-neck 変形　691
母指化手術　63,334,779,781,784
母指基節骨基部剥離骨折　203
母指球筋　294
　　──の萎縮　497
　　──の解離　759
母指腔　633
母指屈曲・内転拘縮　757
　　──の治療　758,759
母指高度発育障害　781
母指再接着　361
母指側正中線切開　19
母指損傷に対する神経移植　485
母指対立位固定術　530
母指対立位保持用スプリント　32
母指対立再建　417,501,520,521,522,
　　523,525,526,527,551,555,775,777
母指多指症　703
母指多指症術後変形　718
母指中手骨基部横骨折　204
母指中手骨基部骨折　204

母指中手骨頸部骨折　205
母指内転・屈曲拘縮　617
母指内転機能再建　541,542,551,555
母指内転筋　294,315
母指内転拘縮　136,293,316
　　──除去　33,324,769
　　──に対する二次的矯正　327
母指の安定性　314
母指の延長　325
母指の可動範囲　314
母指の機能再建　313
母指の腱鞘　490
母指の知覚再建　340
母指のデュプイトレン拘縮　303
母指発育不全　774,775
母指引き抜き損傷　362
母指変形の分類　690
ボタン穴変形
　　　70,138,436,441,444,447,684

ま

マーデルング変形　813
マイクロサージャリー　345
埋没法　379
滑膜性腱鞘　374
麻酔　13
末梢神経損傷　466
末節型母指多指　704
末節骨　8
　　──開放骨折　170
　　──骨折　81,168
　　──掌側脱臼　169
　　──背側脱臼　169
　　──剥離骨折　168,172
マットレス縫合　378

み

三浦法　321
水かき形成　130
　　──の治療　131
ミルキング　390

む

虫食い像　645
ムチランス型リウマチ　663

め

メニスクス　249
メラノーム　816

ゆ

有茎骨片　308
　　──移植法　308
有茎植皮
　　　114,141,319,418,430,752,829
　　──後の脂肪除去　149
　　──における二次手術　148
　　──の切り離し　145
　　──の範囲　146
　　──を用いての母指再建　787
有鉤骨鉤　12
有鉤骨骨折　230
有頭骨　12
有頭三角骨靱帯　210
遊離植皮　114,141
遊離全層植皮術　115
指の延長術　329
指の屈曲　9
　　──拘縮　125
指の再接着　359
指の挫滅　46
指の尺側偏位　667
指の伸展　9
指の切断　46,47,99
指の分離　151
指環と化膿　635

よ

幼児性指線維腫　836

ら

ライビンガー螺子　181,205,208

り

リウマチ手　641,669
リウマチにおける屈筋腱断裂　422
リウマチ肘　646
リスター結節　13,250
離断性骨軟骨症　611
良性巨細胞腫　822
両側小指屈指症　762
リングスプリント　31
リングメイト　678,680
リンパ管腫　832

る

類骨骨腫　843
類上皮嚢腫　824,841
ループ状ナイロン糸付き針
　　　377,449,453
　　──による腱縫合　378,379

れ

裂手　739
　　──に対しての切開　742
　　──の閉鎖法　740
　　──発生のメカニズム　739

ろ

肋間神経移行術　591,592
ロッキング　243,246,247

わ

割れ爪　81,704
腕神経叢　582
　　──手術に用いられる切開　582
　　──ブロック　15
　　──麻痺　581
腕橈骨筋　14

著者略歴

1945年	岡山医科大学卒業
1954年	岡山大学医学部整形外科 助教授
1958年	アメリカ留学（手の外科専攻，デトロイト）
1964年	広島大学医学部整形外科 教授
1968年	日本手の外科学会 会長
1973年	アメリカ手の外科学会 名誉会員
1981年	南アフリカ手の外科学会 名誉会員
1983年	日本リウマチ・関節外科学会 会長
1985年	定年退官，広島大学 名誉教授
	日本整形外科学会 名誉会員
	日本手の外科学会 名誉会員
	広島県立身体障害者リハビリテーションセンター 所長
1987年	中国文化賞受賞
1992年	国際手の外科連合パイオニヤー賞受賞（パリー）
1994年	広島県立身体障害者リハビリテーションセンター 顧問
1996年	勲三等旭日中綬章受賞
1998年	広島手の外科・微小外科研究所 所長
2006年	広島手の外科・微小外科研究所 顧問
2007年	英国手の外科学会名誉会員

私の手の外科―手術アトラス―（改訂第4版）

1984年10月25日　第1版第1刷発行	著　者　津下健哉
1988年12月 1日　第2版第1刷発行	発行者　小立健太
1995年11月20日　第3版第1刷発行	発行所　株式会社　南江堂
2004年 7月20日　第3版第7刷発行	〒113-8410　東京都文京区本郷三丁目42番6号
2006年 3月10日　第4版第1刷発行	☎(出版)03-3811-7236　(営業)03-3811-7239
2023年 5月22日　第4版第6刷発行	ホームページ　https://www.nankodo.co.jp/
	印刷・製本　図書印刷

© Ken-ya Tsuge, 2006

定価はケースに表示してあります．
乱丁・落丁の場合はお取り替えいたします．
ご意見・お問い合わせはホームページまでお寄せください．

Printed and Bound in Japan
ISBN978-4-524-23891-0

本書の無断複製を禁じます．
JCOPY 〈(社)出版者著作権管理機構　委託出版物〉
本書の無断複製は，著作権法上での例外を除き，禁じられています．複製される場合は，そのつど事前に，(社)出版者著作権管理機構(TEL 03-5513-6969，FAX 03-5513-6979，e-mail: info@jcopy.or.jp)の許諾を得てください．

本書の複製（複写，スキャン，デジタルデータ化等）を無許諾で行う行為は，著作権法上での限られた例外（「私的使用のための複製」等）を除き禁じられています．大学，病院，企業等の内部において，業務上使用する目的で上記の行為を行うことは私的使用には該当せず違法です．また私的使用であっても，代行業者等の第三者に依頼して上記の行為を行うことは違法です．